U0723033

内容提要

《中医药学高级丛书——中医基础理论》是由我国当代著名中医理论专家李德新、刘燕池两位教授组织编写的。

本书（第2版）在保持第1版优势和特色的基础上，坚持继承与创新并存，充分吸收和反映中医基础理论研究的新进展、新成果、新技术和新方法。

全书内容分为绪论、哲学基础、脏象经络、病因病机、防治康复5篇，共20章。其中『中国传统文化与中医学』、『中医学的科学思维』两章是新增内容，对进一步理解中医理论、发展中医具有重要的启发和指导意义。本书全面、系统地阐述了中

中医药学高级丛书

中医基础理论

第2版

主　　编　李德新　刘燕池

副主编　王　键　童　瑶　梅晓云

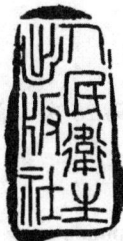

图书在版编目（CIP）数据

中医基础理论/李德新等主编. －2 版 . —北京:人民卫生出版社,2011.3

（中医药学高级丛书）

ISBN 978-7-117-13896-3

Ⅰ.①中… Ⅱ.①李… Ⅲ.①中医医学基础 Ⅳ.①R22

中国版本图书馆 CIP 数据核字(2010)第 263750 号

人卫社官网　www. pmph. com 人卫医学网　www. ipmph. com	出版物查询，在线购书 医学考试辅导，医学数 据库服务，医学教育资 源，大众健康资讯

中医基础理论

第 2 版

主　　编：李德新　刘燕池

出版发行：人民卫生出版社（中继线 010-59780011）

地　　址：北京市朝阳区潘家园南里 19 号

邮　　编：100021

E - mail：pmph @ pmph. com

购书热线：010-59787592　010-59787584　010-65264830

印　　刷：人卫印务（北京）有限公司

经　　销：新华书店

开　　本：787×1092　1/16　　印张：56

字　　数：1398 千字

版　　次：2001 年 5 月第 1 版　2025 年 4 月第 2 版第 28 次印刷

标准书号：ISBN 978-7-117-13896-3/R · 13897

定　　价：110.00 元

打击盗版举报电话：010-59787491　E- mail：WQ @ pmph. com

（凡属印装质量问题请与本社市场营销中心联系退换）

中医药学高级丛书

中医基础理论（第2版）
编写委员会

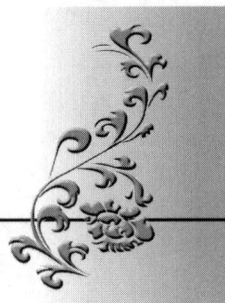

主　编

李德新（执行主编）　辽宁中医药大学

刘燕池　　　　　　　北京中医药大学

副主编

王　键　　　安徽中医学院

童　瑶　　　香港中文大学

梅晓云　　　南京中医药大学

编　　委（以姓氏笔画为序）

王　键　　　安徽中医学院

王彩霞　　　辽宁中医药大学

刘燕池　　　北京中医药大学

孙广仁　　　山东中医药大学

纪立金　　　福建中医学院

严石林　　　成都中医药大学

李其忠　　　上海中医药大学

李德新　　　辽宁中医药大学

易　杰　　　辽宁中医药大学

战丽彬　　　大连医科大学

姜　惟　　　南京中医药大学

郭霞珍　　　北京中医药大学

梅晓云　　　南京中医药大学

鲁明源　　　山东中医药大学

童　瑶　　　香港中文大学

詹向红　　　河南中医学院

潘　毅　　　广州中医药大学

学术秘书

易　杰　　　辽宁中医药大学

中医药学高级丛书

中医基础理论（第1版）
编写委员会

主 编

王新华

副主编

童 瑶

编 委（按姓氏笔画排序）

王新华　刘燕池　孙广仁　李其忠　李植延

李德新　张新春　严石林　吴昌国　周学胜

梅晓云　童园园　童 瑶

出版者的话

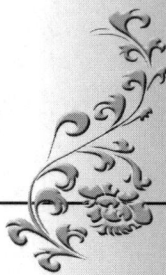

《中医药学高级丛书》(第 1 版)是我社在 20 世纪末组织编写的一套大型中医药学高级参考书,内含中医、中药、针灸 3 个专业的主要学科,共计 20 种。旨在对 20 世纪我国中医药学在医疗、教学、科研方面的经验与成果进行一次阶段性总结,对 20 世纪我国中医药学学术发展的脉络做一次系统的回顾和全面的梳理,为 21 世纪中医药学的发展提供借鉴和思路。丛书出版后,在中医药界反响很大,并得到专家、学者的普遍认可和好评,对中医药教育与中医药学术的发展起到了积极的推动作用,其中《方剂学》分册获得"第十一届全国优秀科技图书三等奖",《中医内科学》获第 16 批全国优秀畅销书奖(科技类)及全国中医药优秀学术著作一等奖。

时光荏苒,丛书出版至今已十年有余。十余年来,在党和政府的高度重视下,中医药学又有了长足的进步。在"读经典,做临床"的学术氛围中,理论探讨和临床研究均取得了丰硕的成果,许多新观点、新方法受到了学界的重视,名老中医学术传承与经验总结工作得到了加强,部分疑难病及传染性、流行性疾病的中医诊断与治疗取得了突破性进展。在这种情形下,原丛书的内容已不能满足当今读者的需求;而且随着时间的推移,第 1 版中存在的一些问题也逐渐显露。基于上述考虑,在充分与学界专家沟通的基础上,2008 年,经我社研究决定,启动《中医药学高级丛书》的修订工作。

本次修订工作在保持第 1 版优势和特色的基础上,增补了近十几年中医药学在医疗、教学、科研等方面的新进展、新成果。如基础学科方面,补充了"国家重点基础理论研究发展计划(973 计划)"的新突破、新成果,进一步充实和丰富了中医基础理论,反映了当前我国中医基础学科研究的新思路、新方法;临床学科方面,在全面总结现代中医临床各科理论与研究成果的基础上,更注重理论与临床实践的结合,并根据近十年来疾病谱的变化,新增了传染性非典型肺炎、甲型 H1N1 流感、艾滋病等疾病的中医理论与临床研究成果,从而使丛书第 2 版的内容能更加适合现代中医药人员的需求。

本次修订的编写人员,在上一版专家学者的基础上,增加了近年来中医各学科涌现出来的中青年优秀人才。可以说此次修订是全国最具权威的中医药学家群体智慧的结晶,反映了 21 世纪第 1 个 10 年中医药学的最高学术水平。

本次出版共 21 种,对上一版的 20 个分册全部进行了修订,新增了《中医急诊学》分册。工作历时二载,各位专家教授以高度的事业心、责任感,本着求实创新的理念投入编写或修订工作;各分册主编、副主编所在单位也给予了大力支持,在此深表谢意。希望本版《中医药学高级丛书》,能继续得到中医药界专家和读者的认可,成为中医药学界最具权威性、代表性的重要参考书。

由于本套丛书涉及面广,组织工作难度大,难免存在疏漏,敬请广大读者指正。

人民卫生出版社

2010 年 12 月

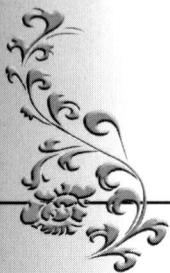

2 版前言

《中医基础理论》（中医药学高级丛书）为人民卫生出版社组织编写的大型中医药高级丛书之一，于 2001 年出版，受到专家、学者的好评，对中医药学特别是中医药教育产生了积极的作用。

近年来，中医药学又有了长足的发展。中医学理论研究、中医药的传承研究、中医药的诊疗技术研究、中医药防治重大疾病研究、中医药标准规范研究等，均取得了新的可贵的成果。特别是"国家重点基础理论研究发展计划（973 计划）中医理论基础研究专项"于 2005 年实施以来，中医理论研究已经取得了一些新的突破。

根据《中医药创新发展规划纲要（2006～2020 年）》，"继承、创新、现代化、国际化"是中医学创新发展的四项基本任务。其中，继承是对中医药理论进行系统整理和现代诠释，创新是对中医药科学问题开展广泛深入的研究和探索，丰富和发展中医学理论，为创建具有中国特色的新中医奠定基础。本次修订《中医基础理论》（中医药学高级丛书）就是在继承基础上，反映新理论、新知识，帮助读者了解发展的前沿和趋势。

中医药学是我国最具有原始创新潜力的学科领域之一。科学理论具有解释和实践两大基本功能，中医理论源于实践又高于实践，对中医认识生命、健康和疾病以及辨证论治、处方遣药具有重要的指导作用。

本书的修订力求做到：

1. 在保持第 1 版优势和特色的基础上，坚持继承与创新并存，从中医药创新发展的全局出发，基于"继承、创新、现代化、国际化"，充分吸收和反映中医基础理论研究的新进展、新成果、新技术和新方法。

2. 按照科学理论的逻辑结构，从基本知识、基本概念、基本原理到学说和理论体系，进行系统梳理和构建，正确处理传统与现代、中医与西医、东方文化与西方文化的关系，进行综合创新，发前人之未发。

3. 突出中医学理论和实践作用，从中医学的科学观点、科学方法、科学思维、科学原理，系统地阐述中医学理论的具体应用，使理论与实践紧密结合，突出应用性。使读者在熟谙中医理论的基础上，进一步理解中医学理论的科学性、原始性、先进性和实践性。

4. 基于中医基础理论体系的系统性、完整性，从概念、原理到学说、理论，对中医基础理论的知识体系进行全面、系统地阐述，在修订中与中医研究生教材、教学参考书区别开来，体现出学术研究性专著的特征。

本次修订在第 1 版的基础上，增加了"中国传统文化与中医学"，"中医学的科学思维"两章。全书内容分为绪论、哲学基础、脏象经络、病因病机、防治康复五篇，共20 章。

本书的修订工作，得到了辽宁中医药大学和全国兄弟院校的鼎力支持。凝聚了全国中医学术界特别是中医基础理论界专家、学者的智慧和心血。由辽宁中医药大学、北京中医药大学、上海中医药大学、南京中医药大学、广州中医药大学、成都中医药大学、山东中医药大学、安徽中医学院、福建中医学院、河南中医学院、香港中文大学、大连医科大学等中医基础理论教研室的部分教授和副教授参加编写和修订。其中，绪论由王键、童瑶编修；哲学基础由孙广仁、李德新、詹向红、鲁明源编修；脏象经络由童瑶、王彩霞、李其忠、易杰、李德新、战丽彬、纪立金编修；病因病机由潘毅、刘燕池、郭霞珍、严石林、童瑶、李其忠、纪立金编修；防治康复由梅晓云、姜惟编修。

由南京中医药大学王新华教授领衔的《中医基础理论》（第1版）编委会，为中医基础理论学科建设和学术建设作出了巨大贡献，谨致诚挚的谢意。《中医基础理论》（中医药学高级丛书）的修订，是一项承前启后、继往开来的工作。限于水平，不足或错误之处仍属难免，切望读者批评指正。

李德新　刘燕池

2010 年 8 月

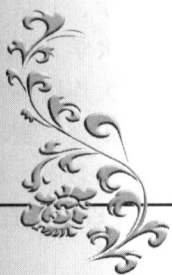

1版前言

本书是由人民卫生出版社组织编写的"中医药学高级丛书"之一。全书内容分为绪论篇、哲学基础篇、藏象经络篇、病因病机篇、防治康复篇共五篇18章。

本书的编写，旨在全面、系统地阐述中医基础理论的基本内容及其理论渊源、历代沿革、临床应用和现代研究，并在总结四十多年来中医基础理论教学、科研及临床成果的基础上，进一步充实和丰富中医基础理论的内容，成为一部既能深入系统地发掘前人的理论和实践经验，汲取历代医家的学术精华，又能反映国内外现代研究成果，具有一定深广度、内容全、体例新、论理深、文献精、实用性强等特点的学科专著。

因此，本书有别于一般的教科书和教学参考书，而且是一部具有较高学术水平、内容丰富、资料翔实，并反映本学科研究最新动态的学术著作，可作为具有一定中医理论水平的中医教师、中医临床医师、中医研究生及高年级大学生强化理论学习的高级参考书。

本书是由南京中医药大学、上海中医药大学、北京中医药大学、广州中医药大学、成都中医药大学、山东中医药大学、辽宁中医学院、福建中医学院中医基础理论教研室的部分教授和副教授参加编写的。具体分工情况是：绪论篇由童瑶编写；哲学基础篇由孙广仁编写；藏象经络篇中的脏腑由吴昌国、童瑶、周学胜编写，经络由李植延编写，精气血津液由李德新编写，形体官窍由李其忠编写，体质由吴昌国编写；病因病机篇中的病因与发病由张新春编写，病机由刘燕池、严石林、童瑶、李其忠、李植延编写；防治康复篇中的养生与康复由梅晓云编写，治则由童圆圆编写。

本书编委会在组织之初，以及撰写样稿和细目的工作中，得到上海中医药大学的吴敦序教授、湖北中医学院的喻自成教授、内蒙古医学院中蒙医系的朱宗元教授的支持，在此谨表谢忱！

本书的编写出版，历经了四年的时间，数易其稿，今天终于和读者见面了，在庆贺之余，深知由于我们的水平所限，错误和欠当之处一定不少，故衷心希望读者提出批评指正，以便进一步修订提高。

王新华

2000年12月

于南京中医药大学

目 录

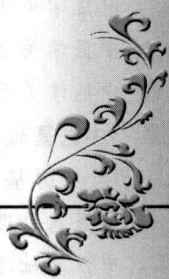

第一篇 绪 论

第二篇　哲　学　基　础

第三篇 脏象经络

第四篇　病 因 病 机

第五篇　防　治　康　复

第一篇　绪论

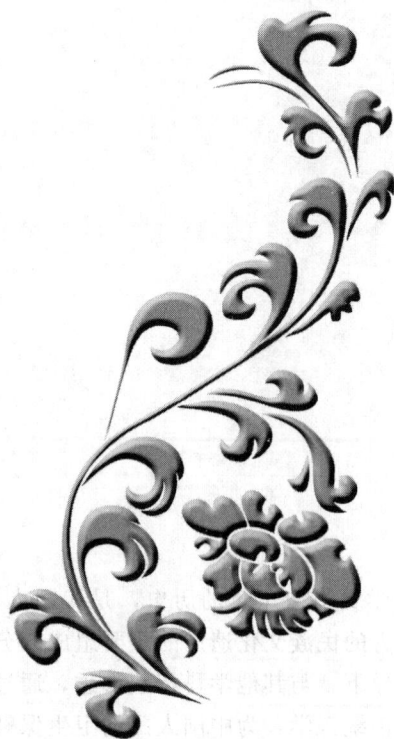

中国医药学具有数千年的历史，是我国人民长期同疾病作斗争的极其丰富的经验总结，是我国优秀的民族文化遗产的重要组成部分。中国医药学是在古代的唯物论和辩证法思想影响及指导下，与其他学科相互渗透，通过长期的医疗实践验证，逐步形成的具有独特理论体系的传统医学，为中国人民的卫生保健事业和中华民族的繁衍昌盛，作出了巨大的贡献。如今，这一古老的医学正焕发出新的光彩，迈向世界各地，将为世界人民的卫生保健事业作出新的贡献。

第一章

中国传统文化与中医学

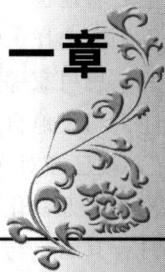

中国传统文化，又称中华传统文化，是指在中国文化历史发展过程中，自夏、商、周以来至鸦片战争前（有的认为可延至"五四"新文化运动前），中国奴隶社会和封建社会的文化，是由以汉族为主体的中华民族创造并传承下来的文化。其气势恢宏，博大精深，具有中华民族特色，凝结着中华民族的民族精神，是中华民族繁衍昌盛、生生不息的不竭动力。它以强大的生命力和灿烂的文化奇观，屹立于世界文化之林，推动了世界文明的进展，在世界文化史上占有极其重要的地位。

中国传统文化为中医学的形成和发展提供了社会文化条件。中医学是中国传统文化的重要组成部分。中医学随着中国传统文化的发展而发展，而中医学的发展又丰富和发展了中国传统文化。中医学是中国优秀传统文化的奇葩。

中国古代哲学是中国传统文化的思想基础。在中国古代哲学的指导下，中华民族形成了独特的民族精神和整体辩证的思维方式。中医学以中国古代哲学——气一元论和阴阳五行学说为世界观和方法论，熔自然科学和人文社会科学于一炉，形成了具有中国传统文化特色的医学体系。

第一节 中国传统文化

一、中国传统文化的哲学观念

中国传统哲学是中国传统文化的脊梁，是中华民族博大精神的集中体现。结合中医学内容的实际需要，特选择学术界公认共识的基本哲学思想作如下阐释。

（一）"天人合一"理念

"天人合一"理念是中国传统哲学的核心思想，是中国传统文化的基本信念和主要基调，是中华民族传统的世界观和人生观。这一理念认为，人体小宇宙，宇宙大人生，小宇宙中藏大宇宙。"人与天地相参也，与日月相应也"（《灵枢·岁露论》），人类作为天地万物中的一个部分，与天地万物息息相通；人与天地和谐统一，主观与客观浑然一体。

"天人合一"观念的产生，首先是人类生存的客观环境和条件所决定的。一方面，"民受天地之中以生"（《左传·成公十三年》），大自然为人类提供了一切生活所需，而人类经过数百万年的进化，自身也已形成了比较完好的，能与时空环境相协调、相和谐的生存能力，与大自然融为一体、和谐相处是人类必然的选择；另一方面，斗转星移、四季变更、洪涝干旱、冰雪地震，在瞬息万变的大自然面前，人类显得渺小无力，自然也会产生敬畏和依赖的心理。其次，"天人合一"观念更是我国数千年农业文明的产物。农耕经济仰赖天时地利，"靠天吃饭"，风调雨顺则五谷丰登，洪涝干旱则颗粒无收，"夫稼，为之者人也，生之者地也，养之者天也"（《吕氏春秋·审时》）。顺天时、因地利、靠人和，中国古代先民别无选择。

北宋思想家邵雍曰："学不际天人，不足以谓之学"（《观物外篇》），中国古代哲人极其关注人与天地自然的关系。远古伏羲画八卦，"仰观天象、俯察地理、近取诸身、远取诸物"，就已经对人和天地的关系作了思考。《周易·系辞》指出："天地氤氲，万物化醇。男女构精，万物化生。"人和万物一样秉受天地之大德而生，故应当做到"与天地合其德，与日月合其明，与四时合其序，与鬼神合其吉凶，先天而天弗违，后天而奉天时"（《周易·乾卦·文言》）。既然人与天地同根、与万物一体，就应当遵循"不违天"的天人和谐原则，与自然界相互适应，相互协调，从天而动，达到人生的最高理想境界，"与天地相似，故不违；知周乎万物而道济天下，故不过；旁行而不流，乐天知命，故不忧；安土敦乎仁，故能爱；范围天地之化而不过，曲成万物而不遗，通乎昼夜之道而知"（《易传》）。人们通过自觉修养，就可以如同天地一样造福于人类和自然，达到与自然同呼吸、共命运、物我同一的境界，"能尽人之性，则能尽物之性；能尽物之性，则可以赞天地之化育，则可以与天地参矣"（《中庸》）。孟子继承了《中庸》衣钵，进一步提出了"性天相通"观点，认为"上下与天地同流"，"万物皆备于我"，世界上万事万物之理已由"天"赋予"我"，人们只要能尽心养性，就能够认识天，"尽其心者，知其性也；知其性则知天矣"（《孟子·尽心上》）。

与儒家相比，道家更为明确地提出了"天人合一"的理念，主张"顺应天道"，"无为而治"。老子曰："人法地，地法天，天法道，道法自然"（《老子》）。天就是道，是自然规律，是宇宙意志，是天地宇宙万物生化之机的总和。要求人们从"天道"出发，顺应自然。庄子是最早提出和阐述"天人合一"思想概念的第一人，《庄子·齐物论》曰："人与天，一也。"并指出："天地与我并生，而万物与我为一。"天之所生谓之物，人生亦为万物之一，而人生之所以异于万物者，在于能独近于天命，能与天命最相合一。

天人合一，儒道互补，两家对于天人关系的一致观点，构成中国传统文化的主导。除了以庄子为代表的"顺天"说、以《易传》为代表的"天人调谐"说外，先秦时期还有邹衍运用"五行生克"说推衍五德终始，墨子以"兼爱非攻"说推崇"天志"，子产以"天经地义"说推倡周礼等，均含"天人合一"之意。当然，亦有荀子的"制天"说，强调改造自然、人定胜天，而与"天人合一"相反相成。

西汉大儒董仲舒继承了"天人相通"理论，明确强调"天人之际，合而为一"，并创造性地提出了"人副天数"和"天人感应"说。天有四时，地有四方，人有四肢，他在《春秋繁露·人副天数》中还说："人有三百六十节，偶天之数也；形体骨肉，偶地之数也；上有耳目聪明，日月之象也；体有空窍理脉，谷川之象也。"在《春秋繁露·阴阳义》中又说："天亦有喜怒之气，哀乐之心，与人相副，以类合之，天人一也。"认为天和人同类相通，相互感应，天能干预人事，人亦能感应上天。无论孟子的"尽心知性"，还是董仲舒的"天人感应"，都强调天地万物本与人一体。

明确提出"天人合一"四字成语的是宋代理学家张载。宋代理学昌盛，张载、二程（程颢、程颐）发展了孟子学说，扬弃了董仲舒的粗陋形式，达到了新的理论水平。程颐说："天、地、人，只一道也。""道与性一也。""道未始有天人之别。"认为天道、人性是同一的，人性即是天道，天道即是天理，仁义礼智等道德原则和自然规律是一致的。张载说："理不在人皆在物，人但物中之一物耳。""天称父，地称母，予兹藐焉，乃混然中处。

故天地之塞，吾其体；天地之帅，吾其性。民吾同胞，物吾与也"（《西铭》）。明确肯定人类是天地的产物，是自然的一部分，人的生命由天地所赋予，天地之体即人之身体，天地之性即人之本性；认为天下同胞情同手足，明确提出爱人、爱物、爱自然的生命关怀思想，把天人合一、天人协调、实现天理和人性的统一，看作是人生所追求的最高境界。从张载的"立心立命"，到范仲淹的"先天下之忧而忧"，在这种"内圣外王"的人生选择和设计中，充满了"民胞物与"的情怀，浸透着"天人合一"的和谐境界。

印度佛学称"天"为"梵"（brahman），称"人"为"我"（Atman），有"梵我一如"（brahma-ātma-aikyam）的命题。"梵我一如"认为，万物依一定顺序发生，人类乃至一切生物之灵魂从其业力而有各种形式之轮回。"天人合一"与"梵我一如"其哲学内涵虽不尽相同，但在天人关系上则持基本相同的观点，都强调主客观之间的内在统一性。正因为有这样的共同基础，印度佛教自两汉传入中国后，表现出极强的适应能力，逐渐与传统的儒道文化（尤其老庄哲学、魏晋玄学）相融合，至隋唐时期已完全扎根中国，成为中华传统文化的一个重要组成部分。产生于"梵我一如"的环境中，成长于"天人合一"的氛围里，中国禅宗的天人观不言自明。宋明时期，儒道佛相摩相荡完全合流，汇入宋明理学体系之中。发端于先秦、定型于西汉的"天人合一"学说，最终由融儒释道于一体的宋明理学总结并明确提出。

由仰赖自然的生存意识发展而来的天人合一思想，追求天人之间的和谐统一，阐发了天地万物一体的宇宙观和社会观，内涵非常丰富，影响极其深远。中国历代思想家的学术思想都能从中找到根源，孔子的"仁"，老子的"道"，孟子的"义"，周敦颐的"诚"，张载的"气"，程朱的"敬"等等，无不深契天人之意，"天人合一"成为中国古代数千年的主导文化。

（二）气一元论

气一元论又称元气论、气本原论，是以"气"来探求宇宙本原、阐释宇宙变化的世界观和方法论，也是以"气"解释世界一切事物发生、发展和变化规律的理论学说。气一元论认为，"有形生于无形，有形化为无形"（《列子》），而"气"或称"精气"就是宇宙中运行不息、无形可见的最基本的微细原始物质，是构成天地万物包括人类生命的物质本原和终极本体，也是推动宇宙万事万物发生、发展和变化的原始动力，还是宇宙万物相互感应的中介和信息传递的载体。

气的本始意义是指自然界的云气、风气或大气。古人观察风云雨雾之流动变化，体悟人身之呼吸吐纳，把自然界日月四时、地震星坠和人世间男女孕育、人生时运等等联系起来，进而产生质的飞跃，认识到人与自然之间存在着内在的统一性、相关性和感应性，借用"气"字来概括其存在和作用。"天人合一"合于气，古代诸子百家一致认同，"天地未生，浑沌一气"，"其大无外，其小无内"，无边无际，弥漫宇宙；氤氲和合，生成天地，化生万物，十分活跃。气运动不息，变化不止。气的运动称为气机，主要有升降出入聚散等形式。气稀疏离散而成虚空，聚集凝结而形成有形物体，聚则物生，散则物消；天气居上亲下而降，地气在下亲上而升，"天气下降，气流于地；地气上升，气腾于天。故高下相召，升降相因，而变作矣"（《素问·六微旨大论》）。一气分阴阳，天地阴阳二气氤氲交感，相错相荡，产生了有形和无形构成的世界。

气的运动产生的各种变化称为气化。阴阳二气相互作用是气化的终极原因，任何事物都是无形之阴阳二气交感聚合而化生，所谓"阴阳二气感应，万物化生"（《易经·系辞上》)。气从混沌中化生万物的气化过程，可以描述为这样一条基本路线：气→阴阳→五行→万物。宇宙开始只是一团混沌的元气，元气运动使阴阳二气相离而形成天地，天地阴阳交感而化生"五行"，阴阳二气升降交感、氤氲合和，五行之气运动换和，阴阳五行之间相互摩荡、相互杂糅，生成万物。气化有不同的表现形式，有同气相求，有异气相感，无形之气之间、有形之物之间、无形之气与有形实体之间都可相互转化。"物生谓之化，物极谓之变"（《素问·天元纪大论》），通过气的升降出入聚散等运动，新事物不断孕育发生，旧事物不断衰败或消亡，自然界新陈代谢，整个宇宙充满生机。气的运动一旦止息，宇宙即失去生生之机，整个世界就会毁灭，生命就会消亡。

气一元论源自先秦时期道家之"精气学说"。春秋时期《老子》曰："万物负阴而抱阳，冲气以为和。"《老子·四十二章》以气论道释阴阳，并说"其中有精，其精甚真"。战国《管子·内业》指出："精也者，气之精者也。""凡物之精，此则为生。下生五谷，上为列星。流于天地之间，谓之鬼神；藏于胸中，谓之圣人。是故此气，杲乎如登于天，杳乎如入于渊，淖乎如在于海，卒乎如在于己。"明确称精为"气"，精气运行于天地之间，无孔不入，流行不止，聚合而生万物。但《老子·四十章》认为气由道生，故云"天下万物生于有，有生于无"，提出"道→气→物"的宇宙发生模式。《管子·内业》也说："万物以生，万物以成，命之曰道。"《庄子》、《淮南子》等也都认为宇宙的最初本原或本体是"道"，精气只是"道生万物"的中间环节，构成天地人的直接物质材料。《列子·天瑞》则说："夫有形者生于无形，则天地安从生？故曰有太易，有太初，有太始，有太素。太易者，未见气也；太初者，气之始也；太始者，形之始也；太素者，质之始也。气，形质具而未相离，故曰浑沦。"认为气生于太易，气是"太易"化生万物的中间环节，创立了"太易→太初→太始→太素→万物"的宇宙发生模式。

宇宙之精气构成人类形体并藏寓于人体之中，又成为人的精神世界。人若善养精气则能与天地共存，成为至善至美之人。如《管子·内业》认为，精（气）藏胸中，浩然和平，则为圣人；《孟子》则将气规定为充塞于天地之间和人体内的"浩然之气"，"至大至刚，以直养而无害，则塞于天地之间"，从而纳入其心性学说之中，强调"我善养吾浩然之气"，人的意志坚定，正气存在于体内，则能成为"威武不能屈，富贵不能淫，贫贱不能移"的大丈夫。气成了涵盖自然、社会、人生，并为诸子各家共用的哲学范畴，既是客观实在又是主观精神。

"元气说"则始于西汉·董仲舒的《春秋繁露》，"元者，始也"，"元者，为万物之本"，并产生于"天地之前"。东汉元气思想广为传播，思想家王充指出，"天地，含气之自然也"、"天地合气，万物自生"（《论衡·自然》），气为万物之本原故称"元气"，是构成天地万物的唯一本原，也是人类形体、智慧与道德精神的唯一本原，其上没有"道"或"太易"等，天地元气生万物是"自然""自生"的（所谓"自然"就是"本来如此"），从而提出了比较完整而系统的"元气自然论"，确立了"元气本原论"。至此，滥觞于先秦时期的精气说及冲气、天地之气、阴阳之气、五行之气、自然六气、浩然之气等不同概念，最终被两汉时期盛行的"元气说"所同化，嬗变汇流为"元气一元论"。然而，主张"浑天说"的科学家张衡，也对世界的物质本原作了探讨，他在《灵宪浑天仪》中云："夫覆载之根，莫先于元气；灵曜之本，分气成元象。"认为天地万物由元气产生，但又认为元气由"玄"产生，"玄"是万物的最初本原，包含天地最大的道德，故又称"道"。唐初成玄英《庄子集释》认为，"气为生物之元"，但由道生，无疑是继承了先秦道家之"道本原论"。

王充之后，唐代柳宗元和刘禹锡、北宋张君房和张载等也都继承和发展了"元气自然论"。张君房辑成《云笈七签》，提出"元气本一，化生有万"、"元气无号，化生有名"的"元气本体说"以及"道即元气也"的"道气合一说"，发展了"元气本原论"。张载则进一步提出"太虚即气"的观点，以气的聚散来统一无形的太虚与有形的万物，他在《正蒙·太和》中指出："太虚无形，气之本体，其聚其散，变化之客形尔。""太虚不能无气，气不能不聚而为万物，万物不能不散而为太虚。"认为太虚是气散而未聚的本体状态，而万物则是气之不同的凝聚状态，气凝聚而成为有形的万物，万物散为气又复归于无形的太虚。二程（程颢、程颐）持"理本气化"之说，认为"万物之始，皆气化"（《二程遗书·卷五》），但却纳入"理本体论"体系，认为"理本气末"，朱熹又进而明确提出理为宇宙之本体，认为"理先气后、理能生气"。明末清初思想家王夫之继承和发展了张载的基本观点，指出"阴阳二气充满太虚，此外更无他物，亦无间隙。天之象、地之形皆其所范围也"。并针对二程、朱熹的主张，提出了"气先理后、理在气中、气为本体、气即实有"等观点。明末清初学者方以智，把气的性质定义为"充一切虚，贯一切实"。清代思想家戴震提出了由气、道、理逻辑地构成的元气实体思想，认为"道，即阴阳气化"，"阴阳五行，道之实体也"，"谓之气者，指其实体之名；谓之道者，指其流行之名"，明确指出"气"与"阴阳五行"是"实体"，而"道"是实体的功用。由张载、王夫之、戴震构筑的"气本体论"，是以气为宇宙本体的哲学逻辑结构，由此以气为最高哲学范畴的"气一元论"发展到了最高峰。

（三）阴阳五行学说

阴阳五行学说是中华传统文化的核心学术理论体系，它既是归纳和概括天地万物及其属性与人类实践知识的总体纲领，又是全面统一地阐释万事万物变化规律的认识论，还是指导人们进行自然社会实践活动的方法论。阴阳五行学说是阴阳学说和五行学说的合称，阴阳说必兼五行，五行说必合阴阳，两者相辅相成。

所谓阴阳，一说本意指阳光之向背；一说本是指事物的部位而言，阳在外而阴在内；一说盘古开天辟地，一分为二，天为阳、地为阴。《易经·系辞》曰"一阴一阳之谓道"，《老子》曰"万物负阴而抱阳"，任何事物都可以一分为二，都有阴阳两重性态。作为哲学范畴的"阴阳"概念，是对自然界及人体内相互关联的事物和现象及其属性的对立双方的高度概括。就其基本性质来说，天为阳、地为阴，日为阳、月为阴，暑为阳、寒为阴，昼为阳、夜为阴，刚为阳、柔为阴，健为阳、顺为阴，明为阳、幽为阴，进为阳、退为阴，外为阳、内为阴，辟为阳、阖为阴，伸为阳、屈为阴，男为阳、女为阴，君子为阳、小人为阴等等。古人根据生产生活实践和对大自然的长期观察，逐步提要钩玄，凡向上的、运动的、积极的、肯定的、善意的、热情的属性归为阳，凡下沉的、静止的、消极的、否定的、恶意的、冷淡的属性归为阴，故《素问·阴阳离合论》曰："阴阳者，数之可十，推之可百；数之可千，推之可万。万之大，不可胜数，然其要一也。"必须指出，阴阳属性既是绝对的又是相对的，绝对性是指上述阴阳属性具有不可变性，水属阴、火属阳，水火阴阳不可反称；但阴阳可因比较对象（同一层次）的改变而改变，可在一定条件下相互转化，而且阴中有阳、阳中有阴，阴阳之中还可再分阴阳，所以阴阳又是相对的。

阴阳对立统一的运动是一切事物的普遍规律，阴阳相随，相互排斥，相互吸引，对立制约；阴阳互根，相互依存，互源互用，相反相成；阴阳互涵，阴中藏阳，阳中寓阴，负阴抱阳；阴阳消长，此消彼长，皆消皆长，互生互动；阴阳转化，重阴必阳，重阳必阴，物极必反；阴阳自和，自持自复，阴平阳秘，协调平衡；阴阳交感，相摩相荡，氤氲合和，化生万物。作为阴阳对立双方的关系形式或运动形式，阴阳排斥、吸引、互根、互涵、交感、消长、转化、自和、平衡之间是相互关联、不可分割的，如阴阳交感是事物发生发展变化的根源；阴阳互根互涵是阴阳交感的动力，是阴阳消长转化的内在根据；阴阳消长转化维系了阴阳的动态平衡；阴阳动态平衡是阴阳双方对立统一运动的结果。阴阳的对立统一是宇宙万物运动变化和协调发展的基础，阴阳的运动变化表达了自然界四时万物之勃勃生机和生命活动的稳定有序。其阴阳不测的玄妙变化谓之"神"，混沌神妙变化反映于人谓之"意"。故《素问·阴阳应象大论》曰："阴阳者，天地之道也，万物之纲纪，变化之父母，生杀之本始，神明之府也。"

"阴阳是气，五行是质"，"五行说"滥觞于殷商时期"五方"观念，与阴阳学说相伴而生。同样作为构成世间万物的基础，"五行"春秋时期称作"五材"（《左传》），又有五星说，后经衍化抽象为木、火、土、水、金五种基本物质元素，进一步升华为五种属性和态势的抽象概念，以五为基数来阐释事物之间的相互关系。《尚书·周书·洪范》曰："水曰润下，火曰炎上，木曰曲直，金曰从革，土爰稼穑。"木有生长、升发、条达、舒畅之性；金有沉降、肃杀、收敛、变革之性；水有滋润、下行、寒凉、闭藏之性；土有生化、承载、受纳、存实之性质；火有温热、向上等性质。五行在天对应金木水火土五星，在地对应金木水火土五种物质，在人对应仁义礼智信五种德性，世间没有任何事物可以"跳出三界外，不在五行中"。以五行特性为依据，运用取象比类的方法，将自然界千变万化、千姿百态的事物和现象分归于五大类，五行结构模型可以说是最简约的表达方式。

"一气分阴阳，阴变阳和，化生五行"，论阴阳必联系五行，言五行必及阴阳。汉代董仲舒指出："天地之气，合而为一，分为阴阳，判为四时，列为五行"（《春秋繁露》）。宋代朱熹指出："阳变阴合，而生水火木金土，阴阳气也，生此五行之质"（《朱子语类》）。与阴阳学说同源的五行生克学说，是阴阳相互作用化生的产物。如木、火和金、水分列于土地上下，前两者属阳，后两者属阴，火比木更活跃属至阳，水比金位置更下，属至阴，土处中间属于中性。五种元素相互变化、相互影响，根据春夏秋冬四时气候及物候运转规律，依次推衍而构成木生火、火生土、土生金、金生水、水生木的五行循环，称为"五行相生"。而"相克"指的是事物的相互克制、制约或抑制的关系，也属天地之性，《素问·宝命全形论》曰："木得金而伐，火得水而灭，土得木而达，金得火而缺，水得土而绝。"由此推衍出木克土、土克水、水克火、火克金、金克木，称为"五行相克"。五行相生与相克结合，循环往复，自我调节，并形成"五行胜复"的反馈机制。若有一行过于亢盛，按相克次序依次制约，必然"有胜则复"（《素问·至真要大论》），引起其所不胜行（即复气）的旺盛，以制约其偏盛，使之复归于平衡，从而使整个五行系统复归于协调和稳定。由于五行合于阴阳，五行关系可达 20 种、200 种关系变量，形成一个多元、多维、动态的结构性"五行框架"，足可网络天地万物变化的各种可能。以五行生克关系，运用推演络绎的方法，阐明一切事物相互资生、相互制约的运动变化，五行功能模式可以说是最简约的说理工具。

从数学角度分析，阴阳是"阳奇阴偶"的数字抽象，五行是以五为基数来涵括和解释世间万事万物及其运动变化的数字抽象，阴阳五行学说也可以说是以"数"来概括和阐释一切事物及其运动变化的说理工具。

阴阳二分法源于《周易》，《易传·系辞上》曰："易有太极，是生两仪，两仪生四象，四象生八卦。"阴阳之中再分阴阳，而生四象八卦。《易经》将"一"解释为阳，将"一一"解释为阴。阴爻（一一）和阳爻（一）是《周易》的基本单位，卦符就是阴阳观念的集中体现。远古鸿蒙初判，我们的祖先仰观天文识其象，日月星辰，一明一暗，阴阳也；俯察地理合其序，寒来暑往，四时更替，阴阳也。伏羲画先天八卦，仅以简单的点（·）和圈（○）表示奇、偶，用抽象的阴（一一）和阳（一）符号来破译宇宙万象，尚无文字表述，所谓"圣人立象以尽其意"。"象为主，数为用"，《易经》以"一、一一"两个符号的不同组合，首先形成冬、春、夏、秋四时和天（乾）、地（坤）、雷（震）、风（巽）、水（坎）、火（离）、山（艮）、泽（兑）八卦，而后至六十四卦，以此来概括和解释自然界和人类社会的各种现象，"是故刚柔相摩，八卦相荡，鼓之以雷霆，润之以风雨，日月运行，一寒一暑。乾道成男，坤道成女"（《周易·系辞上》）。四时更替，八卦相错，构成了运动着的物质世界。可见，阴阳五行之数是我们人类心中有数的"数"，是有生命的"数"，八卦被赋予了生命的含义。

一般认为，八卦乃据河图洛书推演出来，《周易·系辞上》曰："河出图，洛出书，圣人则之。"以河洛之图来解释八卦的来源。河图洛书以图示数，表示阴阳、五行之间的多元时空关系。其具体所指后世理解不一。又有指称五行生成图为河图。河图五行相生，乃万物相生之理也。

人类在实践中不断积累知识，随着知识的越来越多，有效地记忆、传授和运用这些知识，就需要一个理论工具来沟通、串联和把握。阴阳五行理论作为纲领和核心，有效地将中华几千年的实践经验提纲挈领，组织成一个有机的整体，在内部能够自成体系、自圆其说，在外部能够与实践紧密关联，利用阴阳五行的能动性把握未知、预测未来，能动地进行阐释推衍和活化活用。每一节点知识经验的有效性，保证了整体的有效性，整体的有效性又保证了理论体系的权威性。如果抽去"阴阳五行"这一内核，中华数千年的知识经验立刻变成一盘散沙，甚至灰飞烟灭。我们应珍惜和保护中华文明的人文生态环境，以免"水土流失"而最终失去自己特有的知识体系和精神家园。

（四）人本人伦思想

人本人伦思想是中国传统的政治伦理哲学，人伦思想还是中国古代社会的道德规范和行为准则。"天人合一"合于人，人与天相提并论，"天人合一"命题本身就隐含"以人为本"之义。天是人之天，人是天之人，两者统一于人而不是统一于天、统一于万物，强调"天地万物，唯人为贵"，人在一切事物中居于最重要的地位。在政治上"人"与"民"同义，人本即民本，即儒家所谓德治仁政、以民为本。所谓人伦，顾名思义是指人与人关系中的次序与道理，调节人际关系应该遵循的规则。儒家文化要求人们要做到"五伦"，即"父子有亲，君臣有义，夫妇有别，长幼有序，朋友有信"，遵循"孝"、"悌"、"礼"、"义"等规范准则，统治者通过诗书礼乐等文明的方式教化人民，由此建立起一个和谐、有序、文明的理想社会。

以人为本的思想最早可以追溯到周代。中华民族最早的精神文化形态是巫文化，巫文化认为万物有灵，经过人格化又形成了神灵观念，出现了图腾崇拜。新石器中期（传说中的颛顼之后），神通过"绝地通天"的改造，在人们心中形成了天命神本观念。刚走出蛮荒状态的殷商时代，天命神学占统治地位，人们笃信鬼神，一切听从"天命"。殷王朝覆灭、政权更替后，周人对天命鬼神观产生了动摇，感觉到"天命靡常"、"天不可信"，敬天不如"敬德"（《尚书·周书》），周以后人们的观念开始由神本向人本转变。

孔子把"人"从天命神学桎梏中解放出来。强调"畏天命"的同时更强调"知天命"，他所说的"天命"是一种不以人的意志为转移的客观必然性。他提出"天地人三才"说，把人和天、地并列为"三才"，认为人是"五行之秀气"、"天地之心"（《礼记·礼运》），"惟天地万物之母，惟人万物之灵"（《尚书·周书·泰誓》），突出人在天地间的地位。人是天地之精华，宇宙之主宰，万物之中心。孟子也不认为天是神，指出"万物皆备于我矣"（《孟子·尽心上》），人们只要能尽心养性，就能够认识天。后世儒家继其衣钵，西汉董仲舒在《春秋繁露·实性》中指出："（人）超然万物之上而最为天下贵。"《春秋繁露·立元神》又说："天地人，万物之本也。"东汉班固说"天地之性人为贵"（《白虎通》），北宋周敦颐说"唯人也，得其秀而最灵"（《太极图说》），北宋欧阳修云"人者万物之最灵也"（《秋声赋》）。正因为如此，人可以"与天地合其德"，可以"赞天地之化育"，可以"下长万物，上参天地"（《春秋繁露·天地阴阳》）。中医认为，"天复地载，万物悉备，莫贵于人"（《素问·宝命全形论》）。道家也认为，"人生之所以异于万物者，即在其能独近于天命，能与天命最相合一"（《庄子·齐物论》）。即使是佛家，中国禅宗也提出了人性即佛性之说，提倡"顿悟成佛"。一个来自自然又高于自然的人活跃于天地之间，最终成就了一个大写的"人"。

"仁者爱人"是孔孟提出的仁本主义"人学"，而最先提出"以人为本"四字的是战国时期《管子》一书。《管子·霸言》曰："夫霸王之所始也，以人为本；本理则国固，本乱则国危。"相对于统治者而言，"人"与"民"同义。同时代的荀子表达了相似的看法："天生民而立君，以为民也"（《荀子·大略》）。即使是主张无为而治的道教，也极力奉劝君主要以民为本，"圣人无常心，以百姓心为心"（《老子·四十九章》）。"故治国之道，乃以民为本。无民，君与臣无可治，无可理也。是故古者大圣贤共治事，但旦夕专以民为大急，忧其民也"（东汉《太平经》）。儒家始终认为，天道、天理、天意只能通过民心、民意来表达，天意就是民意，"民之所欲，天必从之"（《尚书·泰誓》），作为君王则必须服从天意，顺从民心。《孟子·尽心上》更说出了"民为贵，社稷次之，君为轻"的豪言壮语，勾画出一幅天与民共同制约君主的理想政治图景。

仁本主义"人学"以仁为核心，以礼为外在表现，其主要内容是为人之道、人伦之道，"仁者爱人"实质上是伦理道德观。孔子在《论语·学而》中说："君子务本，本立而道生。孝悌也者，其为仁之本与？"指出圣贤做人要抓根本，懂得了根本就懂得了做人的道理，这个根本就是对父母要"孝"（尽心奉养顺从），对兄弟姐妹亲属要"悌"（亲情和睦）。《中庸·哀公问政》中说："天下之达道五，所一行之者三。曰君臣也，父子也，夫妇也，昆弟也，朋友之交也，五者天下之达道也。知、仁、勇三者，天下之大德也。所以行之者一也。"治理天下必须遵循古今经纬之"五道"，以"孝、悌、忠、信、顺"处理好君臣、父子、夫妇、弟兄、朋友这五大关系，才能营造亲亲有序、和谐发达的理想社会。

在调整和确定人伦关系的原则上，据《史记》记载，舜帝就针对氏族家族不亲、五品不和的情况，推行"父义、母慈、兄友、弟恭、子孝"五教，以形成各族人民和睦相安的局面。西周宗法制度建立，人伦之道的建设越来越重要。孟子首先明确提出人之所以异于禽兽者在于有"人伦"，把远古时期的人伦五教发展为五伦："人之有道也，饱食暖衣，逸居而无教，则近于禽兽。圣人有忧之，使契为司徒，教以人伦：父子有亲，君臣有义，夫妇有别，长幼有序，朋友有信"（《孟子·滕文公上》）。后世以长幼近于父子，朋友近于君臣，而删五伦为三纲，班固《白虎通·三纲六纪》曰："三纲者，何谓也？谓君臣、父子、夫妇也。"

西汉董仲舒则把道德与政治密切结合起来，提出"三纲五常"等伦理规范，三纲指君为臣纲、父为子纲、夫为妻纲，五常指仁、义、礼、智、信。三纲把伦理变成了臣忠、子孝、妇随的片面义务，确定了上下尊卑主从的人伦关系秩序，并加以神圣化。宋明理学注重"心性之学"，重人伦而轻自然，张载、二程和朱熹均认为天道、人性、人道是同一的，其内容也就是仁义礼智信等道德原则。

以儒为主干的中国传统文化是伦理本位的文化，亲亲为本、以孝为先是儒家道德选择的基本取向，重人伦血缘是儒家崇尚的首要伦理，"仁、义、礼、智、信"是儒家一以贯之的根本准则，以孝、忠为核心的礼义纲常观念构成了宗法社会的心理主导。以人为核心、以人伦道德为本位，人本人伦思想成为数千年中华传统文化相当稳定的价值认同和道德认知。

中国传统文化孕育的中国，从"究天人之际"到"通古今之变"，从"原天地之美"到"达万物之理"，无论是哲学家、科学家，还是文人墨客，都在以时间为主导的时空统一观念引导下，探索人与大自然的沟通联系，践行人与自然的亲近，构建人与社会的和谐，以求达到人生的天长地久、社会的长治久安。

二、中国传统文化的载体

语言文字是人类交流、传播和传承文化最主要的信息载体。中国传统文化的语言载体有汉语、藏语、苗语等，以汉语为主体。汉语是世界上使用人数最多、最发达、最丰富的语言之一，被列为联合国法定的五种通用语言之一。汉语以字为本，虽方言众多，古今有别，但都以汉字作为统一的书面语表现方式，字本位有力地维护了中华民族的统一和整合。

自从上古"仓颉造字"开始，汉字经历了象形义字→甲骨义→钟鼎义→人篆→小篆→隶书→楷书几个阶段，已在中华大地上延续了四五千年，印证了我国历史的全部发展过程，作为表意兼表象的文字，已是世界上硕果仅存了。在承载文化的漫长历史长河中，汉字以形表意、灵动机变，本身就蓄涵着极其丰厚的文化内核，生动反映了中华传统文化的丰厚底蕴，是中华文化生成和发展的原始动因。从汉字中几乎可以找到所有古代哲学思想的原始影像，也几乎可以找到所有古代文化体系和形式的因素。可以说，汉字就是中国传统文化的基因。

（一）汉字本身的文化内涵

上古结绳以治，伏羲始作八卦，依类象形，产生文字。如"观象于天"有日、月、星、云，"观法于地"有水、火、山、石，"观鸟兽之文"有牛、羊、鱼、鸟，"观地之宜"有竹、木、草、禾，近取诸身有耳、目、手、足，远取诸物有车、舟、戈、网，见其形而知其义。翻开字典可以发现，最基本、最简单尤其做部首的汉字几乎都是象形字。象形字并非镜子映物般地机械描摹，而是包含着极其丰富的创造性思维活动，蕴藏有深厚的思想内涵。以"𣲙"（水）字为例，现实中的水形态不可胜数，丰富多彩，有江河湖海之汪洋，有沟溪塘池之恬静，有大浪淘沙之雄奇，但古人没有被这些表象所迷惑，而是舍弃许多外在的感性经验，抓住了水的流动性这一根本特征，画龙点睛，犹如神来之笔，造型上还有对称美和曲线美。他如"☉"（日）字突出圆形，形象生动，充分地体现出古人传统的直觉形象思维能力与抽象思维能力。

汉字结构起于象形，但不局限于象形。东汉许慎撰《说文解字》，按照"六书"理论分析字形、说解字意。六书之象形、指事、会意、形声、转注、假借（转注、假借当属用字而非造字），由具象向意指发展。作为表意文字，汉字记载着古人的造字方法和心理，体现了"以意赋形、以形写意"的造字规律。每一个汉字都蕴涵有丰富的思想文化信息，今人也可以由此而推知古代的社会文化形态。如指事字"一"字，《说文解字》曰："惟初太极，道立于一，造分天地，化成万物。"《老子》曰："一生二，二生三，三生万物。"《淮南子·诠言》曰："一也者，万物之本也。"古人崇尚"一"，认为一个人掌握了"一"就无所不通，这样"一"字就有了哲学意味、有了灵性，体现了古人对万物产生和变化的看法，体现了中华传统文化的世界观。"一生万物"的思维体现在造字上，就是形声字造字方法的发明。形声字是在象形字基础上，以象形字为形符（即"一"），加声符组配，由"一"不断孳生出字来，形成一个个庞大的字族大家庭。形声组合具有强大的衍生造字能力，逐渐成为汉字造字的基本规律和方法，现今汉字90%以上是形声字。形声字这种类分属性，明显地打上了传统文化"一通百通"的整体思维的烙印。

史前时期，大自然既可以给人类带来吉祥福乐，也能给人类造成灾害祸殃。面对变幻莫测的大自然，先人充满了畏惧和崇拜，把许多自然现象的变化看成是神支配，由此而崇信神灵。会意字"示"，甲骨文本作"丁"，像祭台形，表示迎接天神从天而降，以求得福祉。故以"示"作为部首的字，其义多与祭祀、礼仪有关，如祭（向神献肉）、祐（神灵保护）、社（土地神）、福（向神祈求幸福）等。"丁"字后来在横上又加一横，表示在天上方，下边的竖也加了两条，三竖代表日月星，"示"字明确表示日月星三神。《说文解字》曰："古文三垂，日月星也。观乎天文以察时变，示神事也。""天垂象见吉凶，所以示人也。"而形声字"神"，声旁"申"是闪电的象形，古人认为闪电威力无边，神秘莫测，是上天的代表、万物的主宰，对它顶礼膜拜，奉为神灵。几千年来，神成了中国人心目中一个信仰和制度的概念。由此延伸，道家讲的"精气神"之神，是人体生命活动现象的总称，中医之"神"则是指生命活动的总规律。

农耕经济是中国数千年传统社会的经济形态，而人类早期生活处境艰难，为求得生存，就产生了凡能维持生活的东西都是美好的意识，反映在语言文字上，与粮食作物相关的字，如"穀、良、郎、娘、穆、淑"都含有"美善"之义。会意字"美"，甲骨文是人戴着羊头跳舞，与原始的巫术礼仪祭祀活动相关；金文从羊从大，本义羊大味美，肥壮的羊味很美；进而延伸衍义出哲学、美学等正面价值意义的广泛概念。其他"善美吉福"之义的字，如"畜、善、义、鲜、祥"等，均与古人对畜牧业的认识有关。

家族宗法制度、家国天下一体是我国传统社会的政治结构，而父慈子孝对于巩固基层社会秩序、增强民族凝聚力具有极其重要的作用。会意字"孝"，从老从子，是"子"搀扶着老人的形象，本义是尽心奉养和顺从父母。反映在医疗要求上，就是"为人子者不可不知医"，故金代医家张从正医著取名《儒门事亲》，宋代医家陈直著有《奉亲养老书》。由孝推而广之，又有"老吾老以及人之老，幼吾幼以及人之幼"之训，医著又有《老老恒言》、《幼幼集成》之类。几千年来，人们把忠、孝视为天性，视为天经地义的最高准则，成为中华民族的两大基本传统道德行为准则。

医药学在古代备受重视，3000多年前的殷商甲骨文中，我国已经有关于医疗卫生以及十多种疾病的记载。《说文解字》中收载直接相关医药的字近1300字，实际占全书将近

1/6，其释义明显打上了中医阴阳五行理论的烙印。如形声字"病"字，由疒和丙组成。"疒"是一个单独的象形古字，《说文解字》解为："倚也，人有疾病像倚箸之形。"《集韵》曰："疒，疾也。"即今之疾病之义。"丙"在十天干中位于南方，五行属火，《说文解字》释云："丙位南方，万物成炳然。阴气初起，阳气将亏，从一入门，一者阳也。"炳然就是很茂盛，治病"开方"就是利用药物模拟出不同的时空之"方"，"方以类聚"，把人从不健康的疾病时空状态转换到健康的时空状态；"丙"五行中又属心，心为君主之官，主神明，"病"与神明、与精神相关，上古时指重病，是生理与心理上不正常的状态，其内涵与今世界教科文组织的身心健康概念不谋而合。

汉字中还有很多这种具有哲学意味和灵动之性的字，如哲学中的天、地、乾、坤、有、无、阴、阳、道、理、器、元、真、否、泰等，伦理中的仁、义、德、道、礼、和、合、诚、信、廉、耻、勇等，这些文字、概念、命题，不但有表述意义、价值意义、哲学意义，还有终极信仰的意义与审美意义，中华传统文化中最根本的概念多半是字本位的。就方块汉字本身来说，古人认为地上的一切人工建筑都要建成方形，汉字是作为地上人们使用的工具，应该与大大小小的方形建筑一致。横平竖直的方块汉字反映了"天圆地方"的观念，代表了中国人端端正正做人的态度。

汉字喻意深、含义广，其表意性超越了语音的羁绊和时空的局限，成为可以直接视读的"活化石"，只不过"日用而不知"而已。

（二）汉字运用上的文化内涵

素称方块字的汉字，其方块之内饶有深意，方块之外更是乾坤无限。

汉字在构词上渗透着传统文化方方面面的内容。汉语中出现许多天与人相比附、黏合的词汇，如周易指乾为天、为君，君王被称为天子，反映了"君权神授"的观念；人世间重大事宜，非人力所能为者，古人皆视为天命、天意、天数、天定、天机、天运、天时、天灾、天谴；在人的性情才能方面，凡先天具备的均冠以天，如天才、天性、天赋、天资、天分、天真、天良、天年等。人们崇奉天道、天理，希求天佑、天助，感怀天泽、天恩，欣赏天趣、天然。由天组构并富有哲理的成语更是难以计数，如天经地义、天造地设、得天独厚、天从人愿等等。所有这些用"天"构成的词语，把天与人的属性融合在一起，处处留下"天人合一"哲学观的印迹。

人本思想是中国传统哲学的一大特点，汉字中"人"字构词能力排在第五位，由"人"字组成的形声字，超过全部形声字的5％。如"𠤎"（化）字特有韵味，甲骨文从二人，象二人相倒背之形，一正一反，以示变化，其意境可谓出神入化，妙不可言。除了表现在尊人上，人本思想还表现在重视人心、人性、人伦、人事上。汉语中亲属称谓十分复杂丰富，体现了古代宗族社会复杂的人伦关系。"心"字构字排在形声字的第八位，凡涉及精神、思维、意识、情感的字大多都有心字，如意志、思想、情怀、思念、慈悲、怜悯、惋惜、惦念、愤怒、惊恐、惧怕、惭愧、怀想、懊恼、恋慕等等。"心"字构词有心理、心灵、心态、心境、心声、心眼、心悟、身心、仁心、人心、真心等等，成语有心想事成、心地善良、心领神会、心中有数、语重心长等等。汉代人班固《白虎通》云："心之为言任也，任于思也。"意即心为承担思维的工具、任人神游的脏器，这与中医"心为君主之官、主神明"的理论是一致的，《灵枢·本神》曰："所以任物者谓之心，心有所忆谓之意。"可见，汉字"心"的含义与现代西医所言心脏（heart）概念截然不同。西学传入中国，翻译之中必然要大量借助中华传统的名词概念，强势之下又反客为主，以致今日其本义反倒不明朗了。

在中医药术语中，更有着深厚的文化内涵，其所反映的不只是一个简单的医学概念，还有其错综复杂的文化背景。以"藏象"一词为例，汉·班固《白虎通》曰："人有五藏六府，何法？法五行六合也。""五藏六府"并非纯粹实指人体内脏，现代西医并无"五脏"、"六腑"的区分，把"五藏六府"与阴阳五行相结合，是古代先民在哲学上、医学上探索的结果。"五藏六府"概念本身就蕴藏了阴阳五行学说的内涵，体现了天人合一的宇宙观。所谓藏象就是藏体象用，即脏腑本体与功能现象。他如"十二官"、"五官"的定名，药物上、中、下三品分类，中药组方"君臣佐使"之配伍，还借助了封建社会行政职能来解说功用。汉字以自己的方式生动地演示着藏象学说等中医理论，成为中医学不可或缺的奠基的砖石。甚至医书方药的取名，也有丰富的文化背景，如元代著名医家朱震亨著《格致余论》，清代新安医家朱本中著《格物须知》，即格物致知之省语。《礼记·大学》有"物格而后知"、"致知在格物"的命题，朱熹注解"格物"为穷至事物之理。所以本草学家往往有言相告：本草立名，各有意寓，能通药名，思过半矣。明白了这些命名的来由，领会中医学基本概念的内涵及其精髓，就能体味中华文化天人合一、阴阳五行、援物比类等思想和方法。看似深奥难懂的理论，一旦放入传统文化中就很好理解了。

汉字具有超越具象的意象性和灵动性，汉语是一种诗性的语言，具有很大的思维空间。譬如人们常说的"良药苦口利于病"，并非单纯指用药治病之苦，而更侧重于"忠言逆耳利于行"之义；他如病入膏肓、治病救人、灵丹妙药、如法炮制等等医疗用语，早已渗透入我们的社会生活之中，分别有了无法挽回、惩前毖后、有效方法、照样仿做等喻义。这种超越对于自然科学、法学的发展也许不太有利，新文化运动就曾提出汉字拼音化的改革主张。但是，汉字的灵感灵性是汉语拼音难以表达的，譬如唐诗"白日依山尽，黄河入海流"，简短丰富，读起来就有视觉的享受，引起想象，如果用汉语拼音来表达——"bai ri yi shan jin, huang he ru hai liu"——就没有感觉了。医学是科学与文学的完美结合，医学救死扶伤、治病救人，文学陶冶情操、净化心灵，都有调节身心和谐健康的共同作用和目的。在中国传统文学中，无论是诗文札记、歌赋小说，还是历史典籍、名物训诂，往往都包含有不少中医的理论或临床知识；而历代中医典籍都有其独特的哲理色彩和文学特色，中医学家在文学修养上往往也有较深的造诣。伏羲制九针、神农尝百草，杏林春暖、橘井流香，中医情结跃然纸上，广为国人津津乐道；中医医案、医话、医论文辞古雅，行文简练，讲究声律修辞，"汤头歌诀"更是朗朗上口。经典著作如《黄帝内经》、《伤寒论》文字精炼整齐，医学、哲学、文学融为一体，尽收科学抽象的神会之笔。张仲景《伤寒杂病论·原序》、孙思邈《千金翼方·序》更是文采飞扬，对仗、排比、比喻运用娴熟，句式固定，长短错落，前后照应，层次分明，富有节奏，有如无韵之诗，堪称是医学与文学有机结合的经典之作。尤其孙思邈《大医精诚》更是德育美育的名篇，描绘得生动形象，表达得情意真切，时隔千年，至今读起来依然和蔼可亲，充满哲理。文以载道、诗以言志、乐以扬善，中华文学作品特别重视美和善的结合，以伦理为中心，注重发挥文化的社会教化功能，体现了中华文化的人本人伦精神。

第二节 中医学文化的精神与特征

一、中医学文化的基本精神

（一）中医学的生命哲学

生命也是哲学思考的中心问题，哲学必然要思考到医学问题。战国时期，中国古代先哲多以"气"来解释人的生死，认为人体生命是由气化生的，生命的存在就是气的存在，气在则命在、气去则命去。如《庄子·知北游》曰："人之生，气之聚也。聚则为生，散则为死。"《管子·枢言》曰："有气则生，无气则死，生者以其气。"《素问·宝命全形论》曰："人以天地之气生"，"天地合气，命之曰人"。《论衡·论死》曰："气之生人，犹水之为冰也。水凝为冰，气凝为人。"又云："人生于天地之间，其犹冰也。阴阳之气，凝而为人；年终寿尽，死还为气。"三国时《五运历年记》还这样描述盘古化身的过程："元气濛鸿，萌芽滋始，遂分天地，肇立乾坤。启阴感阳，分布元气，乃孕中和，是为人矣。"人类之所以"至精至贵"，乃由"精气"即宇宙之气的精华所化生，《淮南子·精神训》曰："烦气为虫，精气为人。"《论衡·论死》曰："人之所以生者，精气也。"

古代哲学的生命本原说，源于古人对自然现象和人体生命现象的观察和体悟。万物土中生，而水为地之经脉，故古人萌生了水与土同为生命之源，进而并列为宇宙万物之生成本原的认识。《管子·水地》说："地者，万物之本原，诸生之根菀也。""水者，何也？万物之本原也，诸生之宗室也。"不仅在中国，古希腊也认为水是宇宙万物生成的共同本原。古希腊哲学创始人泰利士说"大地浮于水上"，提出水是万物始基的观点。自然界的水为土地中之精华，是万物赖以生长发育之根源，因而在"水地说"的基础上引申出"精"的概念。人类自身的繁衍，本是男女生殖之精相结合而成，也可说成是水凝聚而成，故《管子·水地》曰："人，水也。男女精气合，而水流形。"还说："水集于玉而九德出焉，凝塞而为人而九窍五虑出焉，此乃其精也。"水之精凝停相合而为人，由此"水地生万物"说嬗变为"精生万物"说。

生命本原说虽源于"水地说"，但水为有形之物，人体内的精也属有形之物，并不符合当时占主导地位的"有形生于无形，无形化为有形"的原则，并没有得到进一步发展。在气学理论的引导下，古代先哲开始把精的概念抽象为无形可见而运动不息的极细微物质，《管子·心术下》曰："气者，身之充也……一气能变曰精。"精即能够运动变化的气，无形无状，并且"下生五谷，上为列星，流行于天地之间"（《管子·内业》）。《列子·天瑞》曰："轻清者上为天，重浊者下为地，冲和气者为人。故天地含精，万物化生。"精被直接称为"气"，精即是气，并构成万物。《黄帝内经》也认为，精气是充塞于"太虚"之中的极细微物质，《素问·五运行大论》曰："虚者，所以列应天之精气也。"《素问·天元纪大论》曰："太虚寥廓，肇基化元，万物资始。"精或精气被规定为存在于宇宙之中的无形可见而运动不息的客观实在，是宇宙万物的共同构成本原，从而与气的概念汇流合一，发展为"气一元论"。

中医学对精的认识，在生命本原说的形成过程中起到十分重要的启发作用，也是精气学说产生的重要途径。古人通过对整个生殖繁衍过程的观察与体验，首先认识到精为生命之源，是构成胚胎的原始物质。如马王堆汉墓出土的竹简《天下至道谈》有"精赢必舍"

的记载，《灵枢·经脉》曰"人始生，先成精"，《灵枢·决气》曰："两神相搏，合而成形，常先身生，是谓精。"既然精是由父母阴阳生殖之精相合而生，自然就包含有了阴阳两种成分。正是阴阳的交合才有生命的产生，故《素问·上古天真论》曰："二八……精气溢泻，阴阳和，故能有子。"古代先哲认为生命和宇宙存在内在的统一性，故而由男女阴阳生殖之精相结合孕育出新生命，引申推导出阴阳二气交感合和而化生万物的普遍规律，《周易·系辞下》曰："天地氤氲，万物化醇。男女构精，万物化生。"《荀子·礼论》曰："天地合而万物生，阴阳接而变化起。"具体的生殖之精抽象为无形可见、运行不已的天地阴阳精气，并成为宇宙万物的生成之原。人作为宇宙万物之一，自然也由天地阴阳二气相互交感合和而化生，天地精气也是构成人的本原，《管子·内业》曰："凡人之生也，天出其精，地出其形，合此以为人。"

在古代哲学中，不仅宇宙万物和人是由天地精气所化生，而且人的性情智慧也是由精气集聚而生成，如《吕氏春秋·尽数》曰："精气之集也，必有入也。集于羽鸟，与为飞扬；集于走兽，与为流行；集于珠玉，与为精朗；集于树木，与为茂长；集于圣人，与为夐明。"更有《孟子》倡心性之说，将气规定为"浩然之气"。东汉王充也认为，阴阳之气平和，则耳目聪明、道德纯正，而为圣人，《论衡·气寿》曰："圣人禀和气，故年命得正数。"人体生命的维持尤其是精神修养，必须与自然环境保持协调关系。由于把天地自然与人类社会乃至精神世界联系在一起，而且更侧重于社会运动发展规律和精神生活领域的探索，传统哲学同时具有了科技文化和人文文化的双重内核。

在人类早期，医学与宗教、哲学融为一体。我国到了先秦两汉时期，各家思想、各科技艺之间相互渗透影响，并没有明确的分野。就中医学与哲学而言，两者同体同构，不仅哲学探讨了生命议题，中医学也参与了当时哲学领域一系列重大问题的探讨。中医经典《黄帝内经》，在阴阳、五行、气、天人关系、形神关系等方面都有精辟的阐述，既对整个宇宙万物之象作了分析研究，更对人体藏象、脉象、舌象、证象等生命现象和健康、疾病等一系列医学问题作了推演探讨，奠定了中医学2000多年以来的宏观走向。学术界一致认为，《黄帝内经》作为"至道之宗，奉生之始"（《素问》王冰序），从医学角度丰富和提高了哲学理论，不仅仅是医学典籍，更是一部哲学著作。在传统哲学指导下，中医学不断探索生命现象，深入研究生理病理和疾病防治的规律，形成了独特的理论体系和生命健康观念。譬如中医藏象学说，虽以古代解剖方法为始基，但又不以解剖形态学为指归，天人相应、阴阳五行等学说和由表知里、以外揣内等方法参与了理论建构，五脏六腑从实体性脏器演化为功能态藏象，已不再仅仅指解剖意义上的组织器官，而是关于人的生命运动方式的分类，是人体五脏、五官、五体、五神、五志、阴阳气血等与四时五方等自然界协调协同的生命系统，阴平阳秘、形神合一、气机升降出入、五行生克乘侮等，都是作为整体功能显现出来的。因此，中医不以形质结构及其物量变化作为衡量疾病与健康的单一标准，而是更强调整体功能的紊乱与失常，认为疾病是生命活动有序、和谐统一的破坏，诸凡饮食起居、劳作情志等一切身心活动反生理之常者均可致病；对于疾病变化的机制，则着眼于宏观、动态地分析其整体功能失调的方式、状态和过程；疾病的预防以增强体质为核心，与健康长寿的理念相结合，提出了外以适应自然变化、内以促进机体抗病能力和协调能力的养生原则。

在中医理论的奠基时期，人们防治疾病的经验已经极其丰富，实践活动开始由盲目性、自发性向自觉性、目的性迈进，并已经作了系统的整理。早在西周，《周礼·医师章》

已提出四时发病及五药治病理论；春秋时代，秦医和提出六气致病的学说。先秦四时、五气（六气）、五节、五味、五谷、五药、五声、五色等概念，反映了天人相应、元气说、阴阳五行等观点。《黄帝内经》的医学内容更为丰盛，包括藏象、经络、病机、诊法、辨证、治则及针灸和汤液治疗等等；马王堆汉墓帛书载有经脉名、疾病名和药名药方等医药知识；《伤寒论》更从实践中总结归纳出来六经疾病的发生传变规律及其诊疗套路和方法。在实践基础上，中医学把百家争鸣的学术成就吸纳进来，完成了哲学、自然科学、防病治病经验等在生命科学领域的融合，通过理性地整理、归纳、提炼和选择，使杂乱的经验和知识在医学这一交汇点上实现了完美的结合。与哲学比较而言，中医学从形成之初，就侧重于生命保健和疾病预防诊治的客观规律的研究探索，内容上更多地表现为科技文化的内核。

具有丰富科技文化内涵的中医学，在运用哲学概念理论创新发明的同时，也在不断地为传统哲学赋值充质，充入具有实用价值的内容。以宋明时期中医学术发展为例。宋代有三大发明，是我国古代科技发展的高峰期，天文数学、医药农艺、雕版印刷、冶金制造等领域均超越前代、领先世界。如北宋王惟一铸铜人，标注十二经脉穴位图，"内分脏腑，旁注溪谷，井荥所会，孔穴所安，窍而达中，刻题于侧……使观者烂然而有第，疑者涣然而冰释。"（北宋·夏竦《新铸铜人腧穴针灸图经·序》），标志着经络腧穴学、针灸学的重大进步。

宋代理学倡盛，对易理和气论尤有创新，自此医学受其影响而多有发明。医者易也，《易经》是《黄帝内经》的活水源头，宋代哲学家邵雍等从《易经》中阐发先天、后天之说，元明医家受其启发，认为人身之气也有先后天之分，并且提出肾为先天根本和脾为后天根本的论说；《难经》有"左肾右命门"的命题，宋代陈抟以易创"无极图"、周敦颐论宇宙发生而立"太极图说"，受此启发，明代以孙一奎、赵献可、张介宾为代表的医学家，把《周易》、太极阴阳理论引入中医命门水火阴阳学说中，创立了命门动气说和太极命门理论，张介宾由此还建立了以义理象数为基础的医易学。中医学以易学取象比类的思维方法和太极象数的思维模型为基础，建立了脏象经络的生理学模式，阴阳失调、邪正盛衰的病理学模式，八纲辨证、六经辨证的诊断学模式，调和阴阳的治疗学模式，君臣佐使的方药配伍模式，构建起中医理论体系的基本框架。从生理病理到临床辨证论治，中医理论的形成和发展可以说是在易理指导下进行并完成的。"易肇医之端，医蕴易之秘"，宋明易理已渗透到中医理论及临床的方方面面，反过来中医理论和实践也不断丰富和充实了易理的内容。

《黄帝内经》论天地之气有"高下相召，升降相因"等论，宋代哲学家张载发挥了"元气"学说，强调气之"浮沉升降与动静相感"（《正蒙》），此后中医理论中"气"的学说也随之成长，医家张元素论药物气味有升降浮沉之性；医家李杲提出了脾胃之气为一身之"元气"的论点，而尤重阳气的升发，他还以《易》卦中"乾"、"坤"二卦的变化，来说明人身元气的升降浮沉。宋金医家的气机气化学说，比气一元论更具体、更细致，更符合自然科学的认识，从医学的角度和层面在充实和探讨了气机理论，赋予了不同于纯哲学的新内容。

唐代医学家王冰为《素问》补充《天元纪大论》等七篇大论，系统阐述自然变化与人体发病的关系。在此基础上，宋代医家刘温舒有《素问入式运气论奥》问世，《本草衍义》、《圣济总录》随之加以推崇；金元医家刘完素除论述自然界五运六气与人体的关系之外，还提出"六气病机学说"，以运气阐明脏腑病机，认为"寒、暑、燥、湿、风、火六气，应于十二经络"，"脏腑经络，不必本气兴衰而能为其病，六气互相干而病也。"并对"亢则害，承乃制"作了新的阐释，认为"所谓五行之理，过极则胜己反来制之，故火热过极则反兼于水化"，以"胜己之化"来解说某些病理假象；金元医家张元素则提出"脏腑病机学说"，将五运六气之理熔于制方遣药之中，其论方则以六气而分，言药则以五运以别，如"风升生"、"热浮长"、"湿化成"、"燥降收"、"寒沉藏"等，对李杲及后世医家立方用药有深刻影响；他如金元医家刘完素的火热病机理论，朱震亨的"相火论"和"阳有余阴不足论"，都在不同程度上受到运气学说的启迪。宋元医家的医学理论与实践，大大丰富和提高了运气学说的学术价值。

中医理论来源广泛，除哲学外，既有解剖及生物学基础，又有生产生活中认识和处治疾病的实践经验；既包含有天文、地理知识，又包含有数理学科知识，还包括有社会学、心理学的知识。就中华传统哲学而言，中医学的融入既为之提供了最可靠的实践空间，也不断地为其注入了科技文化的内涵、活力和生机；反过来说，中医学则借助哲学人文形式反映了科技文化的内涵，因此将中医学定位为"理论形式的人文哲学性质和实践内容的自然科学性质"是不无道理的。但中医学研究对象是人，人除了具有自然属性外，还具有社会属性，还有丰富的精神文化生活，事实上天人合一、气一元论、阴阳五行等核心哲学已深深植入中医学中，在养生保健和疾病诊疗中，中医非常重视社会环境及心理因素，中医学不仅在形式上，即使在内容上也无法彻底摆脱人文文化内核的浸润与渗透。恰恰印证了亚里士多德的话：哲学应从医学开始，医学最终要归于哲学。

（二）在中医学中的"天人合一"观

中医学虽然以人为研究对象，但不是孤立地研究人体的生命活动规律，而是把人置于天地自然的动态时空中加以考察，放在自然环境和社会环境的大背景下进行研究，天地自然的变化决定了农作物的生长化收成，同样也决定了人体生理功能的变化。《黄帝内经》一开始就将生存环境纳入考察研究的视野，认为人是大自然运动变化的产物，是宇宙时空的有机组成部分，人与天地万物是一个统一的不可分割的整体。《素问·宝命全形论》曰："夫人生于地，悬命于天，天地合气，命之曰人。""天复地载，万物悉备，莫过于人。人以天地之气生，四时之法成。"《素问·生气通天论》曰："天地之间，六合之内，其气九州九窍、五脏、十二节，皆通乎天气。"人处于天地"气交"之中，是天地自然界发展变化的产物，人的形态结构、生理功能是长期适应自然界环境的结果，在正常情况下，人体具有较好的自然抗病能力、自我调节能力和康复能力。

大自然不仅孕育了人类，而且为人类提供了赖以生存的基本条件。自然界的大气通过呼吸与人体内之气进行交换，人类赖此以维持生命。自然界还是人类的衣食父母，丰富的物产为人类提供了充足的食物来源。《素问·脏气法时论》曰："五谷为养，五果为助，五畜为益，五菜为充。"各种食物性质各异，人体消化吸收后各有所归。《素问·六节藏象论》曰："天食人以五气，地食人以五味。"五气即臊、焦、香、腥、腐，臊入肝，焦入心，香入脾，腥入肺，腐入肾；五味即酸、苦、甘、辛、咸，酸入肝，苦入心，甘入脾，辛入肺，咸入肾。五气五味进入人体，通过化生后其中精微物质输送到全身以养五脏，从而保证了生理功能的正常发挥和生命过程的正常运行。

作为大自然的产物，中医认为人与自然界又有共同的规律，共同受阴阳五行法则的制约。"人副天数"，中医脏腑、经络的数目与阴阳五行、八卦、十天干、十二地支的数目分毫不差，而且其功能性质与这些数目所标示的天地之气直接联网对应，如五脏与五行联网，奇经八脉与八卦联网，五脏六腑与十天干联网，十二正经与十二地支联网。在阴阳二气运动机制上，人与自然也存在多种相互通应的关系。如天气阳中藏阴而下降，地气阴中寓阳而上升，人身之气也相类同，阴升阳降以协调共济，天人一理也。《素问·阴阳应象大论》又云："故清阳为天，浊阴为地；地气上为云，天气下为雨；……清阳发腠理，浊阴走五脏；清阳实四肢，浊阴归六腑。"清阳之气在上为天，浊阴之气在下为地，与自然界云雨升降的运动规律相同，人的物质代谢也有类似的过程。人与万物同生于天地阴阳之中，万物从之则生长化收藏，人从之则生长壮老已。故《素问·举痛论》曰："善言天者，必有验于人。"

中医学认为，生命存在的基本形式是时间和空间。"天人相应，生气通天"，人体生理功能与天地四时息息相通。其一，受四时气候春暖、夏热、秋凉、冬寒变化的影响，人体之气随之发生规律性的变化。如春夏阳气发泄，气血容易趋向于体表；秋冬阳气收藏，气血容易趋向于里，故《灵枢·五癃津液别》曰："天暑衣厚则腠理开，故汗出……天寒则腠理闭，气湿不行，水下留于膀胱，则为溺与气。"机体受四时更递的影响，在气血方面作出适应性的调节，反映在脉象上就有浮沉等变化，《素问·脉要精微论》曰："春日浮，如鱼之游在波；夏日在肤，泛泛乎万物有余；秋日下肤，蛰虫将去；冬日在骨，蛰虫周密。"人体气血的运行也与气候变化的风雨晦明有关，《素问·八正神明论》曰："天温日明，则人血淖液而卫气浮，故血易泻，气易行；天寒日阴，则人血凝泣而卫气沉。"其二，与四时"春生、夏长、秋收、冬藏"的变化规律相适应，人体脏腑经络气血也相应地阴阳消长、起承转合。《灵枢·一日分为四时》："春生夏长，秋收冬藏，是气之常也。人亦应之。"《素问·六节藏象论》说："心者生之本，神之变也，通于夏气；肺者气之本，……通于秋气；肾者主蛰，封藏之本，……通于冬气；肝者罢极之本，……通于春气；脾胃……仓廪之本，……通于土气。"《素问·四时刺逆从论》曰："是故春气在经脉，夏气在孙络，长夏气在肌肉，秋气在皮肤，冬气在骨髓。"此外，地理环境也不同程度地影响着人体的功能，《素问·金匮真言论》就提出了一个以五脏为中心、与四时五方相统一的生理体系，即东方—肝木—春—生发，南方—心火—夏—生长，（中央—脾土—长夏—主化），西方—肺金—秋—收敛，北方—肾水—冬—收藏。

不仅四季变化对人的生理功能有影响，一天之内昼夜晨昏的变化也有一定影响，人体内之阳气也会随一日之内温热寒凉的变化而有规律地盛衰变化。故《素问·生气通天论》曰："阳气者，一日而主外。平旦人气生，日中而阳气隆，日西而阳气已虚，气门乃闭。"白天人体阳气行于外，推动着人的各种功能活动，故人的劳动多在白昼；夜间阳气内敛，人们也由动入静，通过休息而恢复精力和体力。从五脏之气与四时之气相通应，到人体阳气与一日之气相通应，《黄帝内经》"四气调神大论"开篇起始，着重讲述的都是时间与人体生命的关系问题，所建构的人体内在结构其实是一个"其应四时"的五脏系统，故近代名医恽树钰明确指出："古人《内经》之五脏非血肉之五脏，乃四时的五脏。"

中医学四时阴阳与五脏的关系，属于阴阳二分法。春为阳气初生，故为阳中之少阳；夏为阳气旺盛，而为阳中之太阳；秋为阴气生、阳气衰，故为阴中之少阴；冬为阴气最盛，故为阴中之太阴。五脏与之相应，心为阳中之太阳而应夏，肝为阳中之少阳而应春，肾为阴中之太阴而应冬，肺为阴中之少阴而应秋。为了进一步说明日月运行规律与人体五脏六腑、十二经脉的联系，中医学又根据《老子》"三生万物"和《史记》"数成于三"之说，以阴阳三分法建立新的解释模型：依人体经络阴气阳气的多少而各分为三阴三阳，一阴分为三阴即太阴、厥阴、少阴，一阳化为三阳即阳明、少阳、太阳，十二经脉分为手足三阳经和三阴经，三阴经三阳经各有不同的功能，并隶属于脏或腑。"数成于三"，故有天有三宝"日月星"、地有三宝"水火风"、人有三宝"精气神"之比附；甚至于说人有360节（《春秋繁露·人副天数》），药有365味（《神农本草经》），以应周天之数。中医学"天人相应"承袭了"天人合一"理念，更有进一步的变通推衍和发挥。

人生活在天地之间，自然环境的变化必定会影响到人体的健康，人的疾病与天地之气密切相关。其一，自然界的天气（即空气）、地气（即人类生活的物质原料）、四时六气（风、寒、暑、湿、燥、火或热），正常情况下是人类生存、生长发育和生命活动的外部条件，异常情况下就成为致病邪气。《素问·阴阳应象大论》曰："天之邪气，感则害人五脏；水谷之寒热，感则害于六腑；地之湿气，感则害皮肉筋脉。"《灵枢·顺气一日分为四时》曰："百病之所生者，必起于燥湿寒暑风雨，阴阳喜怒，饮食居处。"而四时六气分为四时，序为五节，过则为灾。违背四时之气的变化规律，或六气变化过于剧烈变为"六淫"邪气，感之则百病丛生。更有一种疫疠毒气，"五疫之至，皆相染易，无问大小，病状相似"（《素问·刺法论》）。甚至"人感乖戾之气而生病，则病气转相染易，乃至灭门"（《诸病源候论·温病诸候》）。对此，《黄帝内经》联系人体的健康和疾病，根据四时六气分属三阴三阳的时空方位，归纳出自然气候变化的周期性规律即"五运六气"学说。"五运六气"有常也有变，"当其时则正，非其时则邪"，"非其时而有其气"就是疫气、疠气、杂气、毒气，明代张介宾指出："疫气遍行，以众人而患同病……运气使然也。"其二，人体病情病理过程也深受自然界的影响。《灵枢·四时气》指出"四时之气，各不同形。百病之起，皆有所生。"如季节发病各有不同的特点，春天多温病，夏天多痢疾、泄泻，秋天多疟疾，冬天多咳嗽、哮喘、痰饮等病，《素问·金匮真言论》曰："春善病鼽衄，仲夏善病胸胁，长夏善病洞泄寒中，秋善病风疟，冬善病痹厥。"

除与四时相通应外，昼夜的变化对疾病也有一定的影响。《灵枢·顺气一日分为四时》曰："夫百病者，多以旦慧昼安，夕加夜甚。……朝则人气始生，病气衰，故旦慧；日中人气长，长则胜邪，故安；夕则人气始衰，邪气始生，故加；夜半人气入脏，邪气独居于身，故甚也。"疾病的发生还因地而异，《素问·异法方宜论》说：东方之人易患痈疡，西方之人其病生于内，北方之人脏寒生满病，南方之人易病挛痹，中央之人易病痿厥寒热。外出之人往往有"水土不服"的经历，也就是致病因素和人的体质因地而异的缘故。至于地方病则更与地理环境有密切关系。所以，中医学将人的健康和疾病放在自然与社会的大环境去考察，重视疾病与外部环境特别是气候变化的关系，认为疾病是泛指人与其生存环境的非和谐状态，《黄帝内经》甚至将疾病作为受制于天（生存环境）的产物。

对于疾病的治疗，中医学主要着眼于人与生态环境、时节气候的协调，着力于调整人体内外的失衡状态，着重保护或恢复人体的自然抗病能力和自我康复能力。其调整平衡人与自然、社会状态的思路，贯穿于疾病的病因检查、诊断治疗、保健预防的各个环节中。治疗上，中医运用草、木、虫、石等天然药物来调整，或针灸、推拿、吐纳、导引等非药物疗法来调节，"必先岁气，无伐天和"（《素问·五常政大论》），"因天时而调血气"、"必候日月星辰，四时八正之气，气定乃刺之"（《素问·八正神明论》）。"法天则地，随应而动"（《素问·宝命全形论》），因势利导，"顺天之时，而病可与期"（《灵枢·顺气一日分为四时》）；若"治不法天之纪，不用地之理，则灾害至矣"（《素问·阴阳应象大论》）。随着时空的变迁，人类生存环境、生活方式的不断改变，疾病谱相应地发生着变化，所以金元医家张元素又指出："运气不齐，古今异轨，古方今病不相能也。"治疗上要因时制宜、通权达变，切忌"执死方以医活人"。

在疾病预防上，中医学认为，人类必须遵循天地阴阳的运动变化规律来调摄养生。《素问·生气通天论》曰："夫自古通天者，生之本，本于阴阳……苍天之气，清净则志意治，顺之则阳气固，虽有贼邪，弗能害也，此因时之序。"《素问·四气调神大论》曰："故阴阳四时者，万物之终始也，死生之本也，逆之则灾害生，从之则苛疾不起，是谓得道。""所以圣人春夏养阳，秋冬养阴，以从其根，故与万物沉浮于生长之门。逆其根则伐其本，坏其真矣。"人在起居生活之中要充分发挥自己的能动作用，《素问·移精变气论》曰："动作以避寒，阴居以避暑。"《备急千金要方》曰："凡人居住之室，必须固密，勿令有细隙，有风雨得人。"《寿亲养老新书》曰："栖息之室，必常洁雅，夏则虚敞，冬则温密。"《养生类纂》曰："积水沉之可生病，沟渠通浚，屋宇清洁无秽气，不生瘟疫病。"在养生保健上，要"法于阴阳"、"合于四时"，重视季节、昼夜、地理环境等对人体的影响，顺应四时寒暑变迁而起居饮食，《灵枢·本神》曰："故智者之养生也，必顺四时而适寒暑，和喜怒而安居处，节阴阳而调刚柔。如是，则僻邪不至，长生久视。"要保持人的生命生生不息，就必须顺应四时，养生调神，调摄保全生气。

天人一体、天人相通、天人同理，人体生理活动、病理变化与自然界日月运行、季节转换、气象变化等息息相关，中医的生命观、健康观、疾病观，中医的病因学、病理学、诊疗学、药物学和养生康复学中，处处体现着"天人合一"的思想和方法。"天人合一"思想早已渗透入阴阳五行、藏象经络等中医理论的骨髓之中。

（三）中医的气学理论

中医学在形成之初，即接受了"气"或称"精气"是构成天地万物本原的哲学观点，认为人类作为宇宙的一部分也是由天地之气构成，天地之气也是生命的本原和动力，"人以天地之气生"，"天地合气，命之曰人"，天地人三者是一气分布到不同领域的结果。《素问·微旨大论》还提出"气交"的命题："言天者求之本，言地者求之位，言人者求之气交。帝曰：何谓气交？岐伯曰：上下之位，气交之中，人之居也。""天枢之上，天气主之；天枢之下，地气主之；气交之分，人气从之，万物由之。"这与哲学上的生命本原说一脉相承。但必须指出，中医学生命理论与哲学生命学说又有所区别，它并没有停留于哲学上的抽象思考，而是沿着自身的方向丰富和发展。中医之气是相对具体的，主要是指人体内存在的气。人体的一身之气乃由三气合化为一而成，三气即先天之精所化生之元气、水谷之精所化生之谷气和吸入的自然界清气。中医学认为，生命的本原是"精"而非"气"，中医学中"精"或"精气"主要指人体内一切有用的液态精华物质，既包括禀受于父母的先天之精，又包括从水谷中获得的后天之精。先天之精在后天之精的充养下合化为生殖之精，是形成胚胎、繁衍生命的根源。后天之精在先天之精所化之原动力的激发下，化气生神以推动和调控机体的生命活动。生命来源于父母生殖之精的结合，生命过程的维系有赖于精所化生之气的推动气化。中医在说明生命本原中，对"气"作了推陈出新的科学改造。

精为生命之本原，气为生命之维系，中医学生命学说虽有别于"天地合气生人"的哲学抽象，但也还是在"元气一元论"思维的启发和影响下形成的。古代哲学认为，天地之气或精气是宇宙万物的共同本原，中医学类比于人体之中，认为体内各种气也有共同的化生之源，即一身之气由精化生，并与吸入的自然界之清气相结合而形成。精化气，为有形化为无形；气生精，为无形化为有形。但气生精不是说气凝聚在一起变生为精，而是指气的运动促进精的化生，能量的消耗换得了营养物质的产生，气是这一过程的推动力和调控力，人体内的各种气都是一身之气的分化。一身之气因其来源、所在部位和功能不同，又可分为元气（真气）、宗气、营气、卫气，这是人气的第二层次；再分为脏气、腑气、经气、脉气、骨气、筋气等，为人气的第三层次。其中，先天之精所化之元气是人体自身生成的原初动力，所谓"气本一气"。"气一元论"在说明人的生理机制中，被中医学赋予了全新的内涵。

中医学认为，人气与天地之气一样，存在于体内，极为精微，运行不息、无形可见。可见，中医气学理论的产生，既源于对呼吸之气和人体内散发的"热气"等生命现象的观察和推理，也源于自然界云气、风气的启迪。古代先哲认为，气是推动宇宙万物发生、发展和变化的动力，《管子·枢言》曰"有气则生，无气则死，生者以其气"，这一思想渗透到中医学中，就产生了气是人体生命的体现，是维持人体生命活动之根本的认识。气是推动和调控人体生命活动的动力，气在则人在，气的运动停止，则标志着人体生命活动的终止；人要长寿，则必须珍惜、保养运行于人体内的气。

人体之气周而复始地运行周身，这一认识可能来源于古人在"导引"、"气功"锻炼中对自身之气上下运行的体悟和体验，但古代哲学中气别阴阳、以成天地，天地之气升降交感、阴阳上下合和而生养万物的观点，对中医学关于人气分阴阳、阴阳之气升降出入以协调维持生命进程的理论，也产生了积极的影响。古代医家运用类比思维方法，将人体比作一个小天地，认为人体内之气与宇宙中的天地之气一样，也可根据其运动趋势和作用分出阴阳（如一身之气分布到五脏而各分阴阳），阴气主滋养、宁静、抑制、肃降，阳气主温煦、推动、兴奋、升发，阴阳二气也在人体内不断地升降出入，以维持机体的动态平衡和生命活动。天地之气的运动规律，是天气下降、地气上升，交感合和，协调有序。人气虽有自身特殊的运动方式，但升降出入、阖辟往来的基本形式是与天地万物相同、相通的——在下之气升，居上之气降，阴升阳降以协调共济，畅达有序。如心火下降，肺气肃降，犹天气下降；肾水上济，肝气升发，犹地气上升，以维持心肾水火协调共济，肺肝二气运行有度。脾气主升，胃气主降，斡旋诸气于人体之中，是人体气机升降之枢。人体之气的运行协调有序，称为"气机调畅"，标志着人体的生命活动稳定有序。至于居上者为何能降，在下者为何能升，古代先哲认为，上下阴阳之气的升降机制存在于阴阳二气本身，阴中寓阳故能亲上而升，阳中藏阴故能亲下而降。天人一理，中医学也由此推论，心肺居上属阳，其气中含有阴性成分，故心火、肺阳能在其心阴、肺阴的作用下下行，以温肾或制约肝气之升；肾肝在下属阴，其气中寓有阳性成分，故肾水、肝阴能在其肾阳、肝阳的鼓动下上升，以济心阴或制约肺气之降。脾属阴而以阳为事，喜燥恶湿；胃属阳而以阴为用，喜润恶燥，脾升胃降而为一身气机升降之枢纽。在中医气机理论上，可以说是哲学上宇宙阴阳二气升降出入运动理论的具体复制和翻版。

中医气化说认为，人体之气的升降出入运动及其变化，不仅推动和调控着各脏腑的功能活动，而且激发和调控着精、气、血、津液的新陈代谢及其与能量的相互转化，推动和调控着人体生长壮老已的生命过程。人身之气虽由精化生，但气的运动促进精的化生，生命本身就产生于气化，气化就是阴阳互交、刚柔相济、男女交媾而化生，"生生之气"是生命的原动力，因而也是各脏腑组织器官以及精血津液化生的原动力。脏腑气化功能正常，则五味水谷之气不断转化为人体所需的物质之气，以充实形体和满足生命活动的需要，《素问·阴阳应象大论》曰："味归形，形归气，气归精，精归化，精食气，形食味，化生精，气生形。味伤形，气伤精，精化为气，气伤于味。"人体内物质与能量的新陈代谢，也是气的升降出入运动所推动的气化过程，如膀胱的排尿功能就需要肾气的推动，《素问·灵兰秘典论》曰："膀胱者，州都之官，津液藏焉，气化则能出矣。"正是由于人体之气的气机气化运动，产生了维持脏腑功能活动的动力，维系了人体正常的生命进程，故《素问·六微旨大论》曰："出入废则神机化灭，升降息则气立孤危。故非出入，则无以生长壮老已；非升降，则无以生长化收藏。是以升降出入，无器不有。"因此，中医气化学说也可以说是"有形生于无形，有形化为无形"哲学思想的另一种形式的体现，但比哲学更具体、更细致，更符合自然科学的认识。

中医学还认为，人体之气既是气化过程的推动力和调控力，又是气化过程的中间产物，是生命活动的载体。人体内各种生命信息，各脏腑经络、组织器官之间的密切联系，皆可通过人体升降出入之气相互感应和传递。气为精化、色随气华，脏气的盛衰、功能的强弱、内在脏腑的各种信息，都可通过运行之气的介导而反映于面部、舌部等体表部位，如"心气通于舌"、"肝气通于目"、"脾气通于口"、"肺气通于鼻"、"肾气通于耳"。脏腑之间的各种生命信息，还可以无形之气为载体，以经脉或三焦为通道相互传导，以维护脏腑之间的功能协调。外部体表感受到的各种信息和刺激，也可由气的负载向内在的脏腑传导。如针刺、艾灸和按摩等刺激，就是通过运行于经络之中经气的负载，以传导于内脏而发挥整体调节作用的。中医人体之气负载传递生命信息的理论，无疑是受宇宙万物以气为载体和中介相互联系感应的哲学思想的影响。

人体之气贯穿于生命的全过程，生长与衰老的生理病理过程都离不开气，故中医有"百病皆生于气"之说。发病之气分两类，即外感病邪之气、内伤失常之气，内外邪气还可合而发病。其一，外感病邪，即天气、地气、四时六气异常。六气太过、超过人体适应能力，就成为致病之"六淫"邪气。《黄帝内经》又载有疫疠之气，吴有性在《温疫论》中指出，温疫病原"非风非寒非暑非湿，乃天地间别有一种异气所成"，显然已经逼近现代致病微生物的认识。其二，体内之气运行失常，气机气化失宜致病。其表现有四：一为物质不足，气化失常；二为气机失常，如情志异常；三为气滞，即气行不畅，进而可导致血瘀；四为气逆，即气不下行而上逆，或气不顺达而横逆。另一方面，中医提出"正气存内，邪不可干"（《素问·刺法论》）、"邪之所凑，其气必虚"的观点，所谓正气是相对于邪气而言的，是指由精所化并与吸入的自然界清气相结合而生成的一种极细微物质，在体内运行不息，发挥抗御病邪和促使机体康复的作用。如果正气充沛，就能抗御邪气，病愈也系正气战胜邪气；邪气过盛，正不胜邪，就会发生疾病，邪盛正衰则病情加重。可以说，《黄帝内经》"百病皆生于气"的病因学说，是对"气有常也有变"哲学思想的丰富和发展。

人体之气运行异常会在不同部位有所反映，所以中医学认为，通过望闻问切四诊能察明人体之气盛衰和运行的状况，并在治疗上注重气机的调理。如观察面部色泽，可以了解人体内脏的盛衰、气血的虚实、邪气的深浅；通过听呼吸之声，可以判断气之虚实。《灵枢·口问》还说："上气不足，脑为之不满，耳为之苦鸣，头为之苦倾，目为之眩。中气不足，溲便为之变，肠为之苦鸣。下气不足，则乃为痿厥心悗。"根据"百病皆生于气"的理论，诊断上就要"审察病机，无失气宜"，辨清邪气在表在里，伤经伤络、伤脏伤腑。

气病辨证可分为九个方面：①外感六淫之邪气；②内伤七情之气；③气滞；④气郁；⑤气逆；⑥气闭；⑦气虚；⑧气脱；⑨气陷。在治疗上，"必审五脏之病形，以知其气之虚实，谨而调之"。采用方药调气、针刺得气、气功调气和太极拳运气等多种路径和方法，对失衡的人体内外阴阳二气进行动态的有针对性的调控，以温补阳气、保存阴气。气虚者宜补气，如补脾益气、补益肺气等；气逆者宜降气，如和胃降逆、降气平喘等；气陷者宜升提，如益气升陷等；气滞者宜行气，如通腑顺气等。中医并不采用对抗性治疗，而是用药物等增强体内的正气，调整人体的自组织能力，通过机体正气营造出一个抗御并战胜邪气的环境。

"气"一词在《黄帝内经》中凡2956见，各种"气"名则有两三百种。其气学理论宏博多采，决非"精气神"、"气血津液"和"五运六气"等所能赅括。可见，气一元论对中医学生理、病理、诊断、治疗各个方面，都产生了广泛而深刻的影响。

（四）中医学的阴阳五行学说

"医学之要，阴阳而已"（张介宾《类经图翼·医易义》），中医在阴阳学说运用上更有独创发展。首先，"生之本，本于阴阳"（《素问·生气通天论》），人体生命与宇宙万物一样，都是在阴阳离合的轨道上运行。人之生成离不开阴阳，《灵枢·决气》曰："两神相搏，合而成形。"人之生理离不开阴阳，《素问·生气通天论》曰："阴平阳秘，精神乃治；阴阳离决，精气乃绝。"人体阴气平和、阳气固秘，阴阳有序谐和则生理功能正常，形体康健、精神充实；阴阳二气分离而不相交就会失去生化之机，精气就会衰败甚至于竭绝。人的生命是由阴阳动态平衡来维持的，人从生到死就是一个阴阳动态平衡的运动过程。"无阴则阳无以生，无阳则阴无以化"，《黄帝内经》对脏腑经络、营卫气血的阐述，也都反映了人之生命运动不离阴阳的理性认识。张仲景则在《伤寒论》中，首次以阴阳自和理论解释人体疾病自愈的机制。人类生活应顺应自然界的变化而起居饮食、调养生息，保持人类社会生活的阴阳和谐；应充分调动机体自身的修复、调节、自和功能，使阴阳二气自动趋向协调平衡，所谓"和于阴阳，调于四时"、"提挈天地，把握阴阳"。

其次，"人生有形，不离阴阳"（《素问·宝命全形论》），人体各部位组织虽形态各异、功能复杂，但都可以根据其特性分为阴阳。"夫言人之阴阳，则外为阳，内为阴。言人身之阴阳，则背为阳，腹为阴。言人身之脏腑中阴阳，则脏者为阴，腑者为阳。肝、心、脾、肺、肾五脏皆为阴，胆、胃、大肠、小肠、膀胱、三焦六腑皆为阳"（《素问·金匮真言论》）。有形实体分阴阳，无形之气也可分阴阳，如人体一身之气分为阴气阳气，阴上阳降、协调平衡；"阳化气，阴成形"，有形实体与无形之气之间又可分为阴阳，以精与气、血与气而言，精有形、气无形，精生气而气化生精；气为血之帅，能够生血、运血和统血，血为气之母，能够载气、养气，精与气、血与气就存在着阴阳相互资生又相互促进的关系。阴阳之中可再分阴阳，"是故内有阴阳，外亦有阴阳。在内者，五脏为阴，六腑为阳；在外者，筋骨为阴，皮肤为阳"（《灵枢·寿夭刚柔》）。五脏之中，心与肺属阳脏，肝、脾、肾属阴脏；再具体到每一脏腑还可分阴阳，如心有心阴、心阳，肝有肝阴、肝阳，肾有肾阴、肾阳等等。哲学阴阳概念与中医学特定名词相融合后，产生了一些内涵相对独立的具体概念，不再是"有名而无形"、"所指无定在"了。如上述肾阴肾阳等是最具体、最低层次的概念，已不再具备阴阳的抽象性。阴阳概念由抽象到具体，是阴阳学说在中医学中的具体运用与深化，也是中医学显著不同于哲学的独特之处。

其三，"阴阳反常，疾病乃生"，疾病的发生及其病理过程都是阴阳失去动态平衡所致。临床常见的寒热病证其病理就是阴阳偏胜偏衰，"阴胜则阳病，阳胜则阴病。阳胜则热，阴胜则寒"（《素问·阴阳应象大论》）。"阳虚则阴盛、阴虚则阳亢"、"阳虚则外寒，阴虚则内热"（《素问·调经论》）。若阴阳互根互源和互化互用遭到破坏，阴精不足不能化生阳气可致阳气亦虚，阳气虚衰不能激发阴精化生可致阴精也不足，可导致阳损及阴、阴损及阳和阴阳俱损的病理变化。"孤阴不生，独阳不长"，若阴阳对立排斥，生生之机遭到压制和破坏，则会导致阴阳格拒，出现真寒假热、阴盛格阳，真热假寒、阳盛格阴等病理变化。机体阴阳还可以在一定条件下相互转化，阳热证在其阳热盛极时可转化为阴寒证，阴寒证在其阴寒盛极时可转化为阳热证，出现所谓"寒极生热，热极生寒"、"重寒则热，重热则寒，……重阴必阳，重阳必阴"（《素问·阴阳应象大论》）的病理变化。若阴阳互藏失常、阴阳反作，则出现阴阳升降失常、上下不交不制等病理变化，如心肾不交，水火不济，上热下寒；肝肺左升太过、右降不及，肝气化火上逆、升发太过；中气失调，升降反作，脾气不得上升，"清气在下则生飧泄"，胃气不得下降，"浊气在上则生䐜胀"。若阴阳脱失，阳随阴脱临床常见有气随血脱、气随津脱、气随精脱等，阴因阳脱临床常见有自汗不止、二便失禁、精液漏泄、妇人血崩等，最终阴竭阳脱、阴阳离决而死亡。伤寒病分三阴三阳、温病分卫气营血，也是阴阳学说在说明疾病传变规律和辨证论治方面的具体应用。阴阳失调可概括说明脏腑、经络、精气、气血、营卫等多方面病理变化。《黄帝内经》还首次将病因分为阴阳两类，《素问·调经论》曰"夫邪之生也，或生于阴，或生于阳。其生于阳者，得之风雨寒暑；其生于阴者，得之饮食居处，阴阳喜怒。"阴阳对立制约、互根互藏、平衡转化等理论，在中医病理学说中得到了进一步的深化。

其四，诊疗上应"谨察阴阳所在而调之，以平为期"（《素问·至真要大论》），即辨别阴阳表里寒热虚实，调整人体的气血阴阳，恢复阴阳的协调平衡。"善诊者，察色、按脉，先别阴阳"（《素问·阴阳应象大论》）。无论望、闻、问、切都应以分别阴阳为首务。而"治病必求于本"，这个本就是阴阳之本，所谓"调气之方，必别阴阳"（《素问·至真要大论》），治疗的基本原则就是调整阴阳。阴阳偏胜偏衰，则补其不足、损其有余，热者寒之、寒者热之，恢复阴阳的动态平衡；治法更有诸多灵活变通之用，"诸寒之而热者取之阴"，阳虚不能制阴而致阴盛虚寒者用扶阳益火之法，"益火之源，以消阴翳"；"诸热之而寒者取之阳"，阴虚不能制阳而致虚热者用滋阴壮水之法，"壮水之主，以制阳光"。阴阳互损则阴阳双补，"阴中求阳，阳中求阴"。同理，"善用针者，从阴引阳，从阳引阴"（《素问·阴阳应象大论》）。正如明代医学家张介宾所指出的那样，"善补阳者，必于阴中求阳，则阳得阴助而生化无穷；善补阴者，必于阳中求阴，则阴得阳升而泉源不竭"（《景岳全书·新方八阵·补略》）。阴阳格拒则施以"反治"，真寒假热治当"热因热用"，真热假寒治当"寒因寒用"。阴阳反作，心肾不交、上下不寒，则温补肾阳，祛下寒以"引火归元"，引心火下行；左升太过、右降不及则"佐金平木"；中枢不转而致腹胀飧泄，则温补脾阳以升陷，滋胃阴以泻胃火。阴阳脱失则以补阳固阳为首要，阳随阴脱之阳脱证，有形之精血津液难以速生，故无形之气所当急固；阴因阳脱之阴脱证也当以补阳为主，养阴为次。阴阳互根互藏、对立统一理论，为中医调整阴阳失常病证提供了新的思路和方法；反过来说，中医治疗学内容则把阴阳对立统一的辩证法思想发挥到了极致。

其五，归纳药物的性能，指导组方配伍用药。药物分寒热温凉四气，辛甘酸苦咸五味。四气分阴阳，即温热为阳，寒凉为阴；五味分阴阳，即"辛甘发散为阳，酸苦涌泄为阴，咸味涌泄为阴，淡味渗泄为阳"（《素问·至真要大论》）。而中医组方之妙，妙在阴阳辩证法思想的运用，如散与收、攻与补、温与清、升与降、动与静。凡补阴之剂决不是一派滋腻，而是补泻结合；凡补阳之剂也决不是一派辛热，而是阴中求阳；凡理气决不是一派香燥，而多佐以血分药物；凡治血分之剂总加用气分药，活而不滞。又有去性取用的组方配伍，在大队或寒或热药中少佐性能相反的寒热之品。其组方看似矛盾，却都是阴阳对立统一规律的具体运用和体现。

明代医家张介宾归纳指出："医道虽繁，而可以一言蔽之者，曰阴阳而已。故证有阴阳，脉有阴阳，药有阴阳……设能明彻阴阳，则医理虽玄，思过半矣。"（《景岳全书·传忠录》）中医学运用阴阳学说，用以解释丰富的临床实践知识，用以解释人们对生命活动的感性认识，尤其是凭解剖直视而无法解释的生命活动规律，用以指导对疾病的诊察判断和理性分析以及治疗用药和养生防病，阴阳与医学知识融为一体，虽有哲学烙印，但已脱离纯哲学的色彩，具有了丰富的医药学知识和自然学科特征，赋予阴阳以新的生命力。

言阴阳必言五行，中医学在运用阴阳学说的同时，也结合运用五行的相互联系、相互作用，来阐释人体的形态结构、生理功能、病理变化，阐释疾病的发生发展和变化规律，并指导疾病的诊断和防治。在生理方面，中医引入五行学说而建立了藏象学说，以五脏（六脏）配属五行，通过五行归属与自然界五运、六气、五方、五季、五化、五气、五味、五色、五音等相外应，并通过表里经络关系与各自所属的五体、五官、五液、五志、九窍等相内应，同一行中诸事物和现象之间"同气相求"、相互感应，形成以五脏为中心，外与自然环境相统一、内则各部分有机结合的生理体系。以肝为例，"东方生风，风生木，木生酸，酸生肝，肝生筋……肝主目"（《素问·阴阳应象大论》），肝与胆为表里，在体合筋，开窍于目，其华在爪，在液为泪，在志为怒，自然界的东方、春季、风、酸等，通过五行之木与人体肝、筋、目联系起来。同时，运用五行生克规律，阐释五脏之间的相互资生、相互制约关系，如肝生筋、筋生心，心生血、血生脾，脾生肉、肉生肺，肺生皮毛、皮毛生肾，肾生骨髓、髓生肝；肾为心之主，心为肺之主，肺为肝之主，肝为脾之主，脾为肾之主。肝、心、脾、肺、肾五个系统之间及其内外相应之间生克制化，共同协调地完成人的生命活动。按"同气相求"原则，同一行的药物色味与某脏存在着一种特殊的"亲和"关系，即青色、酸味入肝，赤色、苦味入心，黄色、甘味入脾，白色、辛味入肺，黑色、咸味入肾，这为"药物归经"提供了理论依据。中医学所构建的人体内外环境相联系的五行功能模型，确立了人体自身的整体性及人与自然环境相统一的整体观念，扩充五行的内涵，丰富和发展了五行的方法论。

在病理方面，中医学创造性地提出了五行生克乘侮理论，较好地解释了五脏病理传变这一复杂的医学问题。五行相生相克，子复母仇，胜复反馈，相互资生、相互制约、自我调节。"亢则害，承乃制，制则生化"（《素问·六微旨大论》），五行制化要保持其协调稳定和均衡有序，相生相克都要维持"中和"的界限，不可太过又不可不及；否则，"气有余，则制己所胜而侮所不胜；其不及，则己所不胜，侮而乘之，己所胜，轻而侮之"（《素问·五运行大论》）。五脏间疾病的传变，根据相生关系可分为"母病及子"和"子病犯母"两个方面，根据相克关系分为相乘和相侮两个方面。其中"相乘"就是相克太过，次序与相克一致，比如木气偏亢，太过的木便去乘土，使土气虚弱；"相侮"又叫反克，即本来是自己可以克胜的一方，却反而被对方所克胜，次序正好与相克相反，比如正常木土是木克土，然而木气不足，土就会反过来侮木。五脏之中的一脏失常，均可以相生或乘侮方式累及其他四脏发病。以肝为例，肝病影响到心，为母病及子；影响到肾，为子病及母；影响到脾，为"肝气乘脾"或称"肝木克土"，如剧烈情志变化引起的脾胃功能失调，慢性胃病因情绪变化而发作；影响到肺，为"木亢侮金"（或称"木火刑金"），如"左升太过，右降不及"之肝火犯肺证，慢性肺病因情绪剧烈变化而加重或发作。他如心肾不交、水火未济，按五行说为"水克火"，均反映了五行生克乘侮之病理、病变和病机。五行制化机制失常在人体则表现为疾病状态，在自然界表现五运六气周期性节律变化的异常，"非时之邪"即为疫疠。中医五脏疾病乘侮传变学说，完善、充实和发展了五行学说。

在诊断方面，由于五脏、五色、五音、五味等都归属于五行，可以综合望、闻、问、切四诊所得，根据其五行之归属、性质和生克乘侮关系来诊断疾病，并推断病情的变化和预后。《难经·六十一难》曰："望而知之者，望见其五色，以知其病。闻而知之者，闻其五音，以别其病。问而知之者，问其所欲五味，以知其病所起所在也。切脉而知之者，诊其寸口，视其虚实，以知其病，病在何脏腑也。"

在治疗方面，根据五脏疾病的传变规律，采取"先安未受邪之地"的方法以控制传变。《难经》、《金匮要略》均不约而同地提出了"见肝之病，知肝传脾，当先实脾"的命题，通过五行学说体现出"既病防变"的治未病思想。根据相生传变规律确定的治则是"虚则补其母，实则泻其子"（《难经·六十九难》），临床常用的治法有滋水涵木法（滋补肝肾）、益火补土法（温肾健脾）、培土生金法（补养脾肺）、金水相生法（补肺滋肾）、泻火清木法、宣金澄土法、泻土清火法等；根据相乘相侮规律确定的治则是抑强和扶弱，"东方实，西方虚，泻南方，补北方"（《难经·六十九难》），临床常用的治法有抑木扶土法（疏肝健脾）、培土制水法（健脾利水）、佐金平木法（泻肝清肺）、泻南补北法（泻心火滋肾水）、补南泻北法（通阳利水）、补火暖金法、泻火润金法（清心滋肺）等。五行学说还可用于指导针灸治疗，如五输穴的配伍等。治疗情志疾病也可根据五行相克原理，以情胜情，以情志制约进行治疗。如怒为肝志、属木，思为脾志、属土，木能克土，所以怒胜思。根据情志五行规律，《素问·阴阳应象大论》确立了"怒伤肝，悲胜怒……喜伤心，恐胜喜……思伤脾，怒胜思……忧伤肺，喜胜忧……恐伤肾，思胜恐"的治疗方法。

中医学运用五行学说及其思维方式，阐释了人与自然界的关系，人体自身的整体性和系统性、各系统之间的相互联系，并指导临床诊断、病理分析、治疗用药、针灸取穴，更有效地解释了医学领域的复杂问题。五行已经成为中医学的术语，被赋予了中医学的特定含义，与纯哲学概念大不相同。但五行学说在阐明人的生理病理及其疾病转归方面还存在一定的局限性，不能机械套用。譬如"火不生土"，按五行生克解释为"心火不生脾土"并无临床价值，中医命门学说兴起以后就作了修正，多指命门之火（肾阳）不能温煦脾土的脾肾阳虚证，"益火补土"则是指温肾阳而补脾阳的治法。在阐释五脏母子相及、乘侮传变时，还应将阴阳五行学说、精气理论结合起来全面分析。如"水不涵木"，以肾阴虚不能滋养肝木也无临床意义，结合阴阳学说，肾属水内涵真阴、真阳，肝属木内寓肝阴、肝阳，肾阴不足致肾本身的阴阳失调，不能滋养肝阴，肝阴虚不能制约阳气，阳气浮越而肝阳上亢、虚风内动，治当"滋水涵木"，即滋肾阴、养肝阴，以制约亢逆之肝阳。我们在具体运用五行学说中，还必须从实际出发，灵活变通，不断修正完善。

从数学角度分析，阴阳五行学说还是中医以"数"来概括和分析人体生理病理变化、诊断治疗的理论工具。"法于阴阳，和于术数"是中医养生的原则；《黄帝内经》以五行模型表述脏腑关系和特征，是以五为基数建立的五行脏象论；六经是以六为基数来概括时序和热病关系，《伤寒论》以六经模型阐述了热病按病序演变的六种类型，创立了六经辨证；

在《灵枢·九宫八风》中，还有八卦数学模型的八卦脏象等。河图、洛书上的定位规定了脏腑的生理特征，如肾之天一生水、地六成之，在北方则主冬，生数一、成数六则有补无泻。《黄帝内经》虽然没有河图之说，但时空观念与河图方位是一致的。明代医学家李中梓在《医宗必读》中还概括了"现九会五"的规律，用生成数解说五脏补泻用药法则。故中医学也可用图示数，以阐述人体五脏和四时、四方的关系。中医辨证论治讲究"套路"，分步骤、按套路逐步解决复杂难治之病，如东汉张仲景在《金匮要略》中，对于"咳逆倚息不得卧"的支饮，就是一个分六步的套路，先后使用小青龙汤、茯苓桂枝五味甘草汤、苓甘五味姜辛汤，再用半夏、再加杏仁、再加大黄等，分别解决不得卧、冲气、喘满、眩冒、水肿和面热如醉的戴阳证。

中医学以阴阳五行学说为纲领，对已有充分积累的医疗经验进行分门别类的归纳，以解释人与自然之间的关系，阐释人体生理现象、病理变化、病因病机及其相互之间的关系，并利用其能动性活化活用、指导实践；反过来，相对虚空的阴阳五行框架，经中医学填充补入富有实用价值的内容，其内涵逐渐丰盛，理论体系进一步完善，学术价值得以提高。作为认识论和方法论，中医学充分发挥了阴阳五行思维模式和理论框架的作用，并全面参与阴阳五行学说的成熟完善和提高发展，其本身也成为中医基础理论的核心内容，成为独特的中医学术语。

天人相应、形神合一以养生，阴阳平衡、辨证论治以治病，中医学从天人合一整体观念出发，以气为本体，以阴阳五行为结构模型，建立起了独特的生理、病理模型，并提出相应的诊治原则。正是中华传统哲学的全面渗透，使得中医学走上一条从宏观关系来说明人体生理病理变化的发展道路；而中医学之所以历经沧桑而经久不衰，也正是把握住了人与外在环境密切相连的规律，从生理、心理、社会、环境多因素出发，整体、全面地揭示了人的生命规律。

二、中医学文化的基本特征

在中华传统文化的背景下，以人的生命为研究对象的中医学，把人放在天地自然之间来考察，把人的社会属性和生物属性结合起来看待，要求医生"上知天文，下知地理，中知人事"，并把人伦观念融入生理病理、诊断治疗中，自然与伦常并融于医学体系之内，其人文特征十分显著。

（一）"仁心仁术"的人文精神

中医学的基本价值定位是"医乃仁术"。所谓"仁"，就是与生俱来的恻隐之心，就是将恻隐之心推而广之。"仁者爱人"，生命至上，作为"生生之具，活人之术"，作为治病救命的学问，医学是推行"仁"道的最佳途径。中医强调对待所有患者都要充满慈爱之心，要像父母对待子女一样满怀爱意。中医的魅力就在于人文内涵已融入省病问疾之中，融入日常生活之中。中医医家与病家的关系，与其说是职业上的医患关系，倒不如说是一种奠基于生活之中的伦理共生关系。中医不仅是一门知识、一门技术，更是一种生活，其医理与伦理本质相通，中医"仁心仁术"集中地体现了传统伦理的仁爱、仁慈和仁义观，成为古今医家普遍遵奉的职业伦理道德原则。"医乃仁术，无德不立"，儒家的仁善伦理经过千百年的积淀，嵌入了医家的文化心理结构之中，内化为"发大慈恻隐之心"、"普救含灵之苦"的从医动机，"大医慈悲心"、"医者父母心"成为行医的基本素养和要求。

"医乃仁术"不仅体现在"仁爱救人"的道德修养境界上，还体现在"悬壶济世"的道德理想信念上。在中国古代，掌握医术被看作封建士大夫阶层应尽的义务和责任，所以医圣张仲景在《伤寒论·序》中说："怪当今居世之士，曾不留神医药，精究方术。"晋代医家皇甫谧指出："夫受先人之体，有八尺之躯，而不知医事，此所谓游魂耳。若不精于医道，虽有忠孝之心，仁慈之性，君父危困，赤子涂地，无以济之。"明代医药学家李时珍在《本草纲目》中明确指出："医之为道，若子用之以卫生，而推之以济世，故称仁术。"在中医学看来，治病、救人和济世三位一体，不可分割。正是基于这一点，张仲景潜心于医学，"勤求古训，博采众方"，写出了不朽的《伤寒杂病论》，实现了他"上以疗君亲之疾，下以救贫贱之厄，中以保身长全，以养其生"的愿望。医学是经世致用的最佳介质之一，从治生救命到经国济民，良相和良医都是济世利天下，其本质是一致的，自古治病治国、良相良医等量齐观，故而宋代政治家范仲淹有"不为良相当为良医"之名言，治病救人、悬壶济世历来被认为是经国济民的重要途径。

"上医医国，中医医人，下医医病"（《千金方·论诊候》），唐代医药学家孙思邈进一步提出了泛医学思想，将社会事务也纳入医学的视野。治病如治国，"治"字本义就是治理国家，治病就是要像治国用兵那样进行调理平衡、运筹帷幄；反过来，治国亦如治病，无非也是消除不正常状态，恢复正常运转机制。"论病以及国，原诊以知政"，中医之道不仅是治病养生的法则，也是治国安邦的方略。清代医家徐大椿又有"医道通治道论"，从病因、病理、治则、治法中如何掌握攻补施治的尺度，与儒家礼乐兵刑的治国方略环环相扣，紧密联系，详论治国之术与治病之道相通之处。"学而优则仕，学而仁则医"，受关注现实、关注民生、积极入世思想的传统影响，"不为良相，即为良医"成为古代知识分子实现人生理想和抱负的一种变通的选择。

孙思邈把心怀仁爱、济世救人的传统医德概括为"大医精诚"。所谓精，即医学贵精，要求医术精湛，须"博及医源，精勤不倦"，潜心医道，此乃仁爱救人的前提；所谓诚，要求感同身受，言行诚谨，治学诊疗诚笃端方，"不衔虚名，惟期普济"（《医箴》）。"人命至重，有贵千金"，人的生命是医学的出发点和归宿，为医者要有高度的同情心和责任感，不论贵贱贫富，一视同仁；不计名利得失，一心赴救。"儒治世，道治身，佛治心"，医学上的这种人道主义精神，正是儒家"恻隐之心"、道家"无欲无求"、墨家"兼爱"、佛家"慈悲为怀"等人文观念的具体体现。"医乃仁术"仁为先，"大医精诚"诚为重，"悬壶济民"济天下，"苍生大医"大在德，中医学的医德观集中地体现了中华传统的人本人伦精神，"仁心仁术"构成了中医学最基本的人文精神。

从病家自身的角度来说，中医认为"七情"也是疾病发生的主要内因之一，"喜、怒、忧、思、悲、恐、惊"的情绪变化过大，也会引起疾病，预防的最好方法莫过于自身的道德修养。对病家的养生忠告与对行医者的医德要求是有内在联系的，两者是相一致、相统一的。

医学是人的医学，是一种德性的知识，是一种人生智慧的学问，将医学放在整个人类生活之中，特别从道德生活领域去认识和解决人的健康和疾病问题，更能体现医学作为人学的真谛。在西医领域，《希波克拉底誓言》中同样表达了以德为先的行医准则。现如今，中医"医乃仁术"、"大医精诚"理念已广为医学界所接受，"儿女性情，英雄肝胆，神仙手眼，菩萨心肠"已成为当今医学界公认共知的从医要求。

（二）"和合兼容"的人文特质

作为中华传统文化的重要组成部分，中医学的养生理论、经络学说、五脏六腑、气血津液、病因病机、防治原则等等，无一不体现出传统文化的内涵和底蕴。天人合一、阴阳五行、精气学说融会贯通，儒释道诸子百家熔于一炉，天文、地理、物候、气象汇聚一身，医理、哲理、易理、文理融贯一体，中医理论可谓是气吞寰宇，包容性极大，全方位地涵括了中华传统文化方方面面的内容。

中华传统文化儒释道并存，诸子百家争鸣，理念主张各异，但都能和谐融洽地统一于中医学体系之中。其一，医儒相通，医理即易理。阴阳和合、取象运数对中医学体系的形成产生了深刻的影响，阴阳本系《周易》最基本的范畴和理论精髓，象数取用本是《周易》的基本思维模型，《黄帝内经》将其运用于养生保健、诊断治疗的医学实践中。"是以《易》之为书，一言一字皆藏医学之指南"（明代张介宾《类经图翼·医易义》），唐代医家孙思邈更指出"不知易，不足以言大医"。医儒相通还表现在医与儒互为表里，儒学不仅奠定了中医"医乃仁术"的人文精神，还形成了独特的高素质、高修养的"儒医"群体，文化根基深厚的儒医，重经典、重传承、重流派、重积累，编纂、整理和保留了大量医学文献，对中医学的发展和价值取向产生了重要影响。

其二，"医乃道之绪余"，《黄帝内经》的基本内涵即以"道"为主。《素问·上古天真论》曰："恬淡虚无，真气从之，精神内守，病安从来。"道家之"清静无欲"，恬淡虚无，顺应自然，颐养天年，构成了中医养生学的内核，其养生术和笃求成仙的炼丹实践，为养生理论和古代制药工艺指引了方向。儒家突出乾阳刚健、自强不息，偏于阳；道家强调阴柔归藏、致虚守静，偏于阴。中医学则注重阴阳和合、阴阳并重，强调阴平阳秘、精神乃治，兼蓄儒道两家之精髓，老庄的出世和孔孟的入世和谐统一于中医学之中。

其三，中医学曾以海纳百川的胸襟，同化和吸收了佛学的文明成果，注入了佛学文明的新鲜空气。印度医学地、水、火、风四大不调之说，就曾在隋唐中医典籍中留下过足迹，如孙思邈《千金方》就将四大学说与阴阳五行交相并列。印度医学"万物无一物而非药"的思想，也早已被消化吸收为中医的内容。唐代《新修本草》吸收了波斯的安息香、婆律国的龙脑香、西戎的底野迦、西番的阿魏、大秦国的郁金等药；唐末五代李珣还专门著有《海药本草》，其所载龙脑出律国，没药出波斯国，金屑出大食国，降真香出大秦国，肉豆蔻出昆仑国，偏桃人出卑占国，艾纳香出飘国，延胡出奚国，缩砂蜜出西戎国等；宋代芳香药物的大量输入，则为后世"芳香开窍"法作出了良好的开端；而今西洋参等大量外来药早已成为中药的组成部分。从《神农本草经》365 种到《本草纲目》1892 种再到《中华本草》1 万余种，"万物皆药"思想对中药种类数量的增加产生了重要的促进作用。明清之际，佛家《易筋经》第一次对中医导引经验进行了系统总结，丰富和发展了中医经筋理论，初步构建了中医特色的导引学术体系。佛教的禅定对中医养生学也产生了一定的影响，其参禅要求清净调神，通过气功以祛病强身，延年益寿，为中医所吸纳而形成养性修身理论。"医者意也"，中医强调"心悟"、"心法"等直觉体验功夫，认为"医理无穷，脉学难晓，会心人一旦豁然，全凭禅悟"，这种"直观领悟，内向反思"的思维特质，接纳和综合了道家"清静无为"、禅宗"明心见性"等的思维方式。中医学所强调的经验，与其说是技术，不如说是中华文化所强调的功夫与修持。儒释道兼容互补，中医学集"顺应天道"、"尽人事以听天命"、"多行善事"于一体，紧密融合了儒释道诸子百家学说的精华。

自然百科知识在中医学中也有充分的体现和运用。《黄帝内经》之所以被历代医家奉为圭臬墨绳，除了它的哲学内涵外，还在于它综合了当时的天文、地理、历史、军事、数学、人类学、社会学等多学科的成就，可以说是一部以生命科学为主体的包容广大的百科全书；而在历代的本草典籍中，我国古代天文学、哲学、气象学、地理学、物候学、生物学、矿物学、数学以及冶金、酿造等知识、技术均有所反映，本草著作往往被当作综合性百科全书或"博物之志"来看待。正因为吸纳了百科知识，才有了针灸、按摩、导引、药物、手术等多种诊疗手段。"天文地理"各科知识，促进了中医药学的形成和发展，构筑了一个包罗万象、以医为纲的理论体系。

中医学以开放包容的心态不断吸收接纳新文化，而汇聚于中医学领域的百家百科，也在不断的磨合中擦出了智慧的火花，历史上就涌现出许多杰出的医药学家，产生了各自不同的医学理论和观点，形成了观点各异的学术流派，但各派都能和谐共融于中医体系之中。就《黄帝内经》本身而言，它不仅是诸子百家学说和自然科学知识结合的产物，也是先秦时期各医家多种学说的荟萃，具有丰富的医疗实践基础。如《素问》一书曾采用古医经二十多种，其学术见解不一致之处时有所见。汉代有张仲景医经派与华佗方士术之分。"医之门户，分于金元"，至金元以后中医学术争鸣异常活跃，各家学说异彩纷呈。历史上主要的医学流派就有伤寒学派、河间学派、攻邪学派、丹溪学派、易水学派、温补学派、温病学派，而且各大学派还有细支分派，如伤寒从晋迄宋最有成就者约有八大家，明清伤寒影响较大者有错简重订派、维护旧论派、辨证论治派三大派；温病学派在其形成发展过程中又分为温疫学派、温热学派两个派系。再从地域上说，明清时期还形成了新安医学、吴中医学、孟河医学、钱塘医学、永嘉医学、旴江医学、岭南医学、庆阳医学等地域性医学流派。各学派、流派之间学术观点不一，各陈己见，如"金元四大家"分说立论，刘完素主火热病机理论、张从正主攻邪理论、李杲主脾胃内伤学说、朱震亨主养阴学说；甚至还有针锋相对、截然相反的观点，如朱震亨提出"阳常有余，阴常不足"，张介宾则认为"阳常不足，阴本无余"。虽各家师承有别，观点各异，甚至相互对立，但都是在《黄帝内经》、《伤寒论》理论的基础上不断发展、演化而成的，均以《黄帝内经》、《伤寒论》为依据。"流派千家，不离其宗"，各学派"和而不同"，长期共存，兼容并蓄，呈现出一派和谐统一、交相辉映的学术繁荣景象。不仅如此，秉承了兼收并蓄传统的中医学，还进一步以和为进，对各家学说进行整合创新。近代中西医相遇，中医学又继续发挥其整合创新能力，不断吸收西医学的科学精神，如张锡纯等中西医汇通派就提出"衷中参西"的观点，中医为体，西医为用。中西医"对立互补"、相互配合、和谐共荣，共同维护人类的健康，已经成为共识。

中华文化具有强大的中和性、兼容性、融汇性和渗透性，海纳百川，兼收并蓄，尚中贵和，融会贯通。如果要用四个字来概括其人文特质的话，那就是"和合兼容"。"阴阳贵和"，阴阳合和则为冲和之气，"阴阳和，则万物生矣"（《淮南子·泰族训》），《淮南子·本经训》补充说："阴阳者，承天地之和，形万物之殊。"阴阳二气合和则化生缤纷多彩的万物万象。可见，"和合兼容"的人文特质是中华传统哲学的内在本质所决定的，是与天人合一、合和一气、阴阳平衡、"仁者爱人"等理念相统一、相一致的，也是与中医天人相应之整体观、阴阳平和之健康观、调和致中之治疗观、仁心仁术之医德观相通的。中医学作为中华传统文化的缩影，历来强调"阴阳合和"，并重视人与自然、与社会的和谐，而其"上极天文，下穷地纪，中悉人事，大而阴阳变化，小而草木昆虫，间律象数之肇端，脏腑经验之曲折"（明代张介宾《类经·序》），更是汇和了"和合兼容"之精髓。所以说，"和合兼容"是中华传统文化内在的本质要求和特色属性，当然也是中医学内在的人文特质。

中医学基础深厚、理论精微、内涵丰富、知识多元、形式多样、特色突出，她以其独特的发展方式逐渐构建起完整独特的理论体系，其天人合一、整体自然、阴阳平衡、和合兼容、仁心仁术等理论观念、思维方式、价值取向，无不渗透到男女老少各个阶层，贯穿于生老病死各个阶段，影响到衣食住行各个方面。有学者用"金字塔"模型来说明中医学与中华传统文化的关系，塔基是中华传统文化，包括易学、儒学、道学、天人观、阴阳五行等人文内容和天文、地理、本草等自然百科知识，这两大部分共同构成了中医学庞大的文化背景和理论基础；中间是中医基础学科，如中医基础、中医诊断、中药、方剂；塔尖是中医临床各科。没有传统文化作塔基，中医学就会变成空中楼阁，飘摇不定。

第三节 中医学的特色和优势

特色和优势是任何一门学科生存和发展的灵魂和根本。所谓特色优势是相比较而言的，中医学作为五大传统医学体系中硕果仅存的代表，其特色优势是相对于现代西医学而言的。特是指你无我有，优是指你有我长，特中有长更为优。特长相伴，特色与优势往往难以截然区分。中医学的相对特色优势主要体现在以下几个方面。

一、独特的人文内容和文化根基

作为中华传统文化中具有代表性的学科，中医学不仅具有自然学科属性，而且带有明显的人文色彩，这种人文色彩不仅仅在于以人文的形式反映科学的内容，而且在于理论本身也包含人文内容。中医学的名词术语、理论方药往往都带有明显的人文性质，譬如藏象学说中五脏六腑乃四时五方之脏腑，辨证论治之证候是人的体质或疾病某一阶段具有人文特征的概括，方药中四气五味之药性和君臣佐使之配伍等等理论，既是客观实在又带有一定的主观精神，体现了人文与科学的统一。中医学强调形气神的统一，从自然生理、心理、社会和环境等多个层面，动态综合地认识和把握人体的生命活动和疾病现象，在自然条件下和人文环境中综合研究人体生理病理的整体变化状态。中医学有"七情"致病之说，重视疾病与其精神状态、生活状态以及外部环境的关系，强调心理因素在疾病发生、发展、转归和养生防病中的作用，治疗上把社会文化的养生、道德情操的调养及信仰疗法放在重要地位，注重文化心理的调适作用。中医学还是一门生活化的医术，不仅有丰富的"医食同源"、"药食同用"等养生保健文化，而且重视人伦社群的沟通，强调医家与病家伦理共生，其人文内涵已融入省病问疾之中，融入人性化的因人制宜的诊疗之中，融入人们的日常生活之中。中医学之所以能够发展延续至今，正是综合了自然、社会、生理、病理多方面因素，整体全面地揭示了人的生命规律和病理变化的结果，其天人相应、形神统一的观念，人性化、生活化的养生治病实践，因人因地因时制宜的要求，契合了生物—心理—社会—环境医学模式的转变，合乎现代科学发展的总趋势。

中医学植根于中华文化的土壤和环境之中，与中华文化水乳交融，几千年来一直维护着中华民族的健康繁衍。在中国这样一个有着数千年文化传统的国度里，中医学广为国民所接受和认同，至今仍有着广泛的群众基础。不仅在国内深入人心，而且在国外的华人文化圈内，中医药也有着广泛的市场。底蕴深厚的中医学，已经成为中华文化软实力的具体体现。文化认同是最根本的优势，随着中华民族的崛起，中华文化影响力的不断扩大，中医药必将为世界上越来越多的人所认识和接受，也必将为世界人民的医疗卫生保健发挥出越来越大的作用。

二、独特的思维观念和理论体系

"天人相应，生气通天"，作为天地自然的产物、自然界整体的一部分，人类与自然环境息息相应。在传统天人观指导下，中医学注重从天地自然的整体动态时空中去研究人的生命，认为人体是一个与时空自然协调协同的生命系统，人类与"万物并育而不相害，与万物浮沉于生长之门"，人的生理病理与自然界昼夜寒暑运转、气象物候变化等等生态环境密切相关。其生命学说强调生发和激活人的生机活力、把握"生生之机"，认为"方技者，皆生生之具"（汉书·艺文志》），医学研究的对象是人而不是"病"，医学的目标任务是运用生生之术，把周围环境中的因素转化为有利于"生"的因素，以"赞天地之化育"，"与天地合其德"。其病理学说也非常重视疾病与外部环境特别是气候变化的关系，认为疾病就是指与自然界时空不相适应的状态，是人体在内外因素作用下一定时间的失衡，疾病的发生发展是机体与外界环境对立统一被破坏的结果，治疗上主要着眼于人与生态环境、时节气候的协调，着力于调整人体内外的失衡，力图把人从疾病的时空状态转换到健康的时空状态。其"生生之机"的观点和思路，明显不同于生物医学模式的抑制、阻断和对抗病原病灶的观点，杀灭或切除致病因素的"抗生"思路。名老中医之所以能够药到病除，原因往往正在于抓住"生生之机"的窍门，产生了"蝴蝶效应"的放大疗效，这是中医学思维特色和优势之所在。中医学为人类健康、发展、进化服务的观点，协调平衡人与自然关系的"卫生"思路，贯穿于生理、病理等学说的各个方面，贯穿于疾病的病因检查、诊断治疗、保健预防各个环节中，全面奠定了中医学大生态、大生命、大综合的医学模式基础。西医也开始汲取中医学的长处，开始了医学模式的转变。

不仅人与自然相统一，人体内部更是一个统一的有机整体。中医学把人体看作一个由以脏腑经络等组织器官、气血津液等基本物质构成的整体，各组分之间通过内在联系和相互作用形成一个统一完整的开放系统，并以五脏为中心、经络为纽带，运用阴阳五行学说将人体内环境与自然外环境联系在一起，形成一个自动调节反馈、平衡协调的系统。衡量健康与疾病则强调从整体功能的紊乱失常与否进行判断，把各脏腑、经络、气血、津液等紧密联系在一起进行考察，重脏腑而兼及精气神，强调十二正经而兼及奇经八脉；疾病辨证上不是简单孤立地看待局部病变，而是把"病人"看作是一个整体，重视脏腑之间病变的传变和影响，并对患者体质、当时反应状态及所处的自然环境进行综合分析；治病求本，治疗上不是"头疼医头，脚疼医脚"，而是从调整机体整体功能出发，采用一体化的治疗方法和措施，全面恢复人体的健康。

人的生命过程还是在多种内外环境因素相互作用下的动态运动过程，是整体与动态的统一。中医学把人体放在自然界整体运动的广阔动态平衡中进行研究，始终以动态的观点看待健康和疾病的变化，认为健康就是人体内外动态变化的相对平衡状态，这种动态平衡又包含阴阳相对平衡于其中，即"阴平阳秘"状态；动态平衡失调就会导致器质性或功能性的疾病状态，所谓疾病就是生命有序活动过程的破坏，人体内部及其与自然环境之间的动态失衡，应从动态过程去分析考察其整体功能失调的方式和状态；治疗上应以调治求衡为原则，通过调整调和机体状态恢复人体的动态平衡。

有必要特别提出的是，中医学中还有很多现代西医尚未认识、尚未涉足的内容。如在生理状态下，中医学对人体不同体质类型的认识，自《黄帝内经》中的阴阳二十五人到历代医家所说的"素有寒者"、"素有热者"，"阳旺之躯"、"阴寒之体"，再到现代学者将人体分为六种体质类型等，虽然在体质分类上还存在诸多不一致的观点，但中医体质学说有着坚实的理论基础和大量临床证据的支持，这一点则是毋庸置疑的。病理状态下中医对许多疾病规律的认识，诸如气火失调、阴虚火旺、阳虚火浮、寒热真假以及一些虚损病机的认识，药物学上对中药寒热药性的认识等等，都从不同的角度和层面揭示了健康和疾病的规律，作为重要的理论依据指导着中医的临床实践。

中医学在天人合一、阴阳五行等理论的指导下，把生理、病理、诊断、用药、治疗、预防等有机地结合在一起，形成以藏象经络、气血津液为基础的生理病理学，以望、闻、问、切四诊诊断，阴阳、表里、虚实、寒热八纲辨证的诊疗学，以寒热温凉四气和酸甘苦辛咸五味概括药物性能的药物学，以君臣佐使、七情和合进行药物配伍的方剂学，以经络、腧穴学说为主要内容的针灸学等，从而构成完整独特的中医学理论体系。其外以适应自然、内以协调平衡的天人生命观，其贯穿于生理、病理、诊断、防治各个方面的整体恒动观，其辩证法、系统论的科学思维方式，其对生命现象和疾病规律的独特把握和认识，其阴阳五行、藏象经络、病因病机、四诊八纲、辨证论治、治则治法等理论方法，都是中医学的精髓和灵魂所在，充分体现了中医学理论的特色和优势。

三、独特的养生之术和"治未病"思想

养生又称摄生，是中医学所独有的概念，是指通过适当的方法保持身体健康并延年益寿。中医学不仅是治疗疾病的医学，更是保持生命生机活力的"生生之学"，其本质在于改善人的生存状态，在于改善人与环境相互影响和依存的关系，养生正是这一本质要求的具体体现。天人相应思想指导下的中医学，其养生之道表现在以下四个方面：一是顺时养生，把顺应自然作为养生的根本原则，认为"四时阴阳者万物之根本"，强调"顺四时而适寒温"，"服天气而通神明"，并提出"春夏养阳，秋冬养阴"的具体原则，遵循天地阴阳的运动变化规律，"逆之则灾害生，从之则苛疾不起"。二是养心养神，把调摄精神作为养生的重要措施，要求"恬淡虚无"，"积精全神"，"精神内守"，从而使"形体不蔽，精神不散"。《管子·内业》确定了内心修养的标准，其"内"字就是心，"业"字就是术，内业者养心之术也；而在《素问》中专门辟出"四气调神大论"专篇，讨论四时气候变化对人体精神活动的影响。三是重视保养正气，认为"正气存内，邪不可干"，各种养生方法都应保持强壮正气，以达到"僻邪不至，长生久视"的目的。四是养生方法众多，诸如运动养生、食疗养生、药物养生、情志养生等等。运动养生中，早在汉代马王堆出土的《养生图》中，已经出现了吐纳、导引等方法；名医华佗就根据虎、鹿、熊、猿、鸟五种动物的习性，创编了积极有效的养生之术——五禽戏；行之有效的运动养生术还有太极拳、太极剑、八段锦、各种健身气功等；根据"药食同源"理论，将药物与食品合理搭配服食，可收到延缓衰老、调节免疫、抗疲劳等多种功效。中医药在养生保健、延年益寿方面的优势，蕴藏着广阔的市场前景。

中医养生体现了"未病先防"的思想，也属于"治未病"的范畴。与西医"有病治病"的理念不同，《黄帝内经》早在两千多年前提出了防患于未然的治未病思想，认为医学的最高境界是"圣人不治已病治未病，不治已乱治未乱"（《素问·四气调神大论》）。未病之前，重视形体和精神的调养，"顺四时而适寒暑，和喜怒而安居处，节阴阳而调刚柔"

（《灵枢·本神》），以提高正气即机体的抗病能力。《素问·八正神明论》又拓宽了治未病概念，提出"上工救其萌牙"的防微杜渐思想。《难经》进一步拓展了治未病概念，提出了"见肝之病，当传之于脾"的命题，《金匮要略》更明确地指出其"当先实脾"的既病防变思想。到了唐代，孙思邈提出"上医医未病之病，中医医欲病之病，下医医已病之病"（《备急千金要方·卷二十七》），将疾病分为"未病"、"欲病"、"已病"三个层次，认为上医是维护健康的养生医学，中医是早期干预的预防医学，下医是针对疾病的治疗医学；加上针对疾病初愈后防止复发的调摄，治未病包括了未病先防、防微杜渐、既病防变和瘥后防复四个方面，四个方面贯穿于无病、疾病隐而未显、发而未传、瘥后康复的全过程。此后历代医家多有强调和补充发挥，如既病防变又有"有病早治"、"先安未病之脏"、"病后止遗"三道防线。

中医治未病思想源自于中华文化中的忧患意识。《周易·系辞下》曰："安不忘危，存不忘亡。"注重矛盾转化的辩证哲学是中华文化的精髓所在，同理，未雨绸缪的治未病思想则是中医学的精髓所在。历经几千年的实践积累，中医学重养生、治未病的观念不仅形成了系统的理论，也积累了一套行之有效的方法，收到了"小方防大病"的实效。珍惜生命、保护健康、追求延年益寿，是充分发挥防重于治的核心价值观的作用，总结推广治未病的特色优势，中医学养生、治未病有着广阔的发展前景。

东汉班固又在《汉书》提出"有病不治，常得中（zhòng，音众）医"的命题，是指发挥人体自身的自我康复作用，不加治疗而调养痊愈。这里我们不妨赋予其另一层含义：人不可能返老还童、长生不死，生长壮老已是人的生命历程和客观规律，当生命走向终点时，与其消耗资源、过度医疗、加重病情、增加痛苦，不如调养生息而顺其自然，真正体现了中医的最高境界。譬如自然状态下人可与肿瘤和平共处，即使在肿瘤恶性度比较高的情况下，治疗的理念也应转变为在"赶尽杀绝"与"带瘤生存"中寻求平衡。这种与治未病相反相成的辩证法思想，同样体现了中医治未病的特色优势。

四、独特的诊疗方法和临床疗效

中医学诊疗上最显著的特点就是辨证论治。中医学把人体看作一个自动调节反馈的整体动态系统，"有诸内必形诸外"（《孟子·告子上》），不打开其黑箱，综合四诊信息，以整体动态的分析方法，把疾病与患者机体状态联系起来，并充分注意人的个体差异性，辨其证求其本，不受某一局部生理、病理的局限，因时因地因人制宜，不仅仅有见症施治、对症治疗，更强调针对生命整体动态之"证候"进行调节治疗，表现出同病异治、异病同治的特点。这种从生命整体上运用发展变化的观点认识和处理疾病的方法，在临床上表现出了明显的特色和优势。

以辨证为特点的中医诊断，注重望、闻、问、切四诊合参。在人的自然生存状态下，省病问疾，望其神、色、形、态、舌象，闻其声音、嗅其气味，于人性化、生活化的交流沟通之中"察言观色"，有效地拉近了病家与医家的距离，非常有利于病情的掌握和判断。中医四诊重在生命的整体把握，虽存在非实体化的倾向，也许对具体病变的诊断不易具体化、明确化，但其技艺之精则能在更根源的生存论意义上把握病情。扁鹊望齐桓侯之色而知其生死，已达到神乎其技的极高境界。经言"望而知之谓之神，闻而知之谓之圣，问而知之谓之工，切而知之谓之巧"（《难经》），实乃熟中生巧、巧中益精、胸中有数也，治疗自然也就犹如庖丁解牛、轮扁斫轮。作为获取人体生理、病理综合信息的有效手段，切实易行的望闻问切四诊，在临床中显示出了它独有的魅力，其中脉诊更是中医所独有。现代运用生物力学、医学工程学、生理学、计算机技术，对脉象形态、生理变化、时间节律、临床意义进行了多样化的综合研究，本身就是对脉诊特色优势的充分肯定。从客观检测到脉象信息的处理分析，从脉象力学模型的建立到血流动力学特征参数的测算，从脉象形成机制的实验到脉图检测方法在临床中的应用，名老中医脉诊经验的科学化研究成果令人瞩目。当然，医家个体性的诊疗经验还包含了慧观悟性的成分，是不能完全技术化处理的。

用药治疗上，中医采用以草为本的天然性中药，以其四气五味药性为根据，以理、法、方、药为思维方法，以君臣佐使、七情和合为原则，配伍组方用药。中药方剂成分复杂，可以通过多环节、多层次、多靶点发挥整合调节作用，与人体多样性和病变复杂性相适应，具有疗效好、毒副作用相对较低的特点。中药剂型多种多样、用药途径广泛，传统就有汤剂、丸散膏丹等剂型和内服、外用等形式，其中饮片—汤剂是传统中医最主要的用药形式，便于药物的辨证加减、灵活运用，与辨证论治的整体动态观察相适应。除采用草、木、虫、石等天然药物来治病外，中医还运用针灸、推拿等非药物疗法来调节。针灸、推拿疗法是以经络学说为理论根据，通过对人体体表穴位的刺激，对患者进行整体调节，其方法简便易行，经济实用，适应证广，副作用极少，推拿疗法无创伤、作用可靠，针灸疗效比较迅速和显著，具有良好的兴奋身体功能，提高抗病能力和镇静、镇痛等作用，均可协同其他疗法进行综合治疗，深受患者欢迎。针灸是中医独创性的一种治疗方法，目前已经在世界一百多个国家使用。除汤药、针灸、推拿外，还有食疗、药膳、刮痧、拔罐、穴位埋线、理疗、正骨、熏蒸熏洗、贴敷、导引、气功、太极拳、心理疗法等多种多样、简便易行的适宜技术。当今世界，人类将自身托付给高科技，而人体自身素质、自然生存能力却下降了。反观传统的适宜技术，不需要改变患者的自然生存状态，不需要进入修理站式的高科技"杀灭"的冰冷环境，在生活状态下就可以进行整体调理，体现了中医治疗手段的生态特色和优势。天然性的用药取向，多路径的治疗方法，多样化的干预手段，实用性的适宜技术，成为中医出奇制胜的法宝。

中医学十分重视实际效用，其疗效评价更关注根源性的人类生存状态，既有人文特征的生活质量"软"指标，又结合了长期观察的生命结果"硬"指标，注重巩固而持续的疗效。中医学采用"生生之术"进行整体动态调节，或四两拨千斤，或重剂起沉疴，或单方除顽症，或针灸显神功，或辨证出奇效，呈现出作用时间持久、远后效应和综合效应较好的特点。在疑难病、慢性病、非实体性疾病及常见病、多发病上，在妇科、针灸科、骨伤科、皮肤科等专科领域，都具有十分明显的特色和优势。譬如急慢性肝炎西医少有办法，中医却能有较好的疗效；再如骨科疾病，中医不仅注意局部的手法整复处理，而且强调适当的活动和功能锻炼，同时配合活血化瘀和调理脏腑功能的药物，综合疗效显著；又如虚损性疾病，中医补法可改善系统低下的功能，逆转或明显改善生存状态，而现代补充替代疗法必须依赖药物长期使用、不能停药。中医采用非手术疗法治疗急腹症疗效明显，仅用中药而不用激素治疗皮炎、红斑狼疮也有较好的效果。当抗生素毒副作用及病菌病毒抗药性越来越大的时候，当人们为滥用抗生素、滥用激素、滥施手术问题所困扰的时候，中医学却一再显示出灵验、简便、价廉、安全的比较优势。西医手术在术前、术中、术后配合中医疗法，往往可以提高临床疗效，降低致残率、死亡率。许多疾病在西医治疗的基础上配合中医治疗，可起到减毒增效、减停激素、提高生存质量的作用。近年来，在非典、艾滋病、H1N1等重大疫情的防治中，中医药所发挥的积极有效作用令世人刮目相看，认知度和信任度不断提升。临床疗效确切、用药相对安全、服务方式灵活、费用比较低廉，中医学特色优势十分突出。

五、独特的医疗经验和防治技术

中医学知识是在长期医疗实践概括和归纳出来的，数千年积累延续下来的独特诊疗经验和技术，数千种药物的性味归经，数以万计的临床方剂，纵横全身的经络路线，遍布人体的数百个穴位，还有深藏民间的验方秘方、土方偏方、绝招绝技等等，诸多方面的潜在优势尚待进一步研究、开发和利用。中医药典籍浩如烟海，医经、医案、本草、方药、临床各科数不胜数，是体现中医学术发展特色内容，更是现代中医研究取之不尽、用之不竭的资源。毛泽东同志曾经指出："中国医药学是一个伟大的宝库，应当努力发掘，加以提高。"中医学具有丰富的资源特色和优势，创新潜力巨大，发展空间广阔。

世界五大传统医学体系的形成，都以其背后五个文明古国的灿烂文化深厚背景为依托。在这些传统医学中，古希腊—罗马医药学、印度医药学、埃及医药学、亚述—巴比伦医药学渐次退出历史舞台，惟有中医学根深叶茂，经受住了时间考验，延续至今。在当今世界，中医学是惟一拥有5000年连续历史的医学，是保存最完整、影响力最大、使用人数最多的传统医学体系。她以传统文化的人文精神、完整独特的理论体系、确实可靠的防治效果呈现在世人面前，显示出巨大的生命力。目前，已有中医生命与疾病认知方法、中医诊法、中医正骨疗法、中医养生等近20项中医学内容，被列入国家级非物质文化遗产名录。

（王　键）

第二章

中医学理论体系的形成和发展

医学起源于人类维持生存和生产劳动中的医疗实践。中国医药学的起源、形成和发展，是与我国人民数千年来生活、生产实践和科学实验等活动紧密相关的。从原始人群的一些保护自身的简单措施，到人们逐渐摸索出并有意识地进行的各项养生防病活动；从有意无意地在生产生活过程中发现各类药物，到积极主动地进行疾病治疗的临床实践；从好奇地悉心观察自然现象，特别是生命过程的众多奥秘，到开始解剖人体，了解形体结构，分析身心活动和疾病变化规律等探索性科研实践，都促进了中医学的进步。医学理论体系的形成，不仅需要大量的和反复的医疗实践经验的不断积累、不断总结、不断提高，而且也必然与社会历史、科学文化和传统学术思想等密切相关。中医学的理论体系受到中国古代唯物论和辩证法——精气、阴阳、五行学说的深刻影响。它是以整体观念为其理论体系的主导思想，以脏腑经络的生理、病理为其理论体系的基础，以辨证论治为其诊疗特点的医学理论体系。

第一节　中医学理论体系的形成

一、中医学理论体系形成的历史背景

从我国现存最早的一部医学文献《黄帝内经》的内容来分析，早在《黄帝内经》成书以前，就有了中医学理论体系的雏形，在春秋战国至秦汉时期便已初步形成。春秋战国至秦汉是我国历史上的一个重大变革时期，社会政治经济体制由奴隶制过渡到封建制。激烈的社会斗争导致思想意识领域诸子蜂起，"百家争鸣"，学术气氛非常活跃。此时，气阴阳五行等学说日趋成熟，被广泛用于解释自然现象及其规律，天文、历法、数学等科学技术也有较大的进步。这种客观形势为中医学理论体系的形成准备了有利的条件。中医学理论体系之所以能在这个时期形成，其原因主要有如下几个方面：

（一）长期医疗经验的积累

古代长期医疗经验的积累，为中医学理论体系的形成奠定了丰富的实践基础。从许多史料来看，中医学的起源可追溯到远古时期，如《韩非子》就说："上古之世……民食果蓏蚌蛤，腥臊恶臭，而伤害腹胃，民多疾病。有圣人作钻燧取火，以化腥臊，而民悦之……"《礼纬·含文嘉》亦说："燧人氏始钻木取火，炮生而熟，令人无腹疾。"从公元前21世纪以后，随着长期医疗经验的积累，人们对于疾病的认识，也逐步深化发展。殷代甲骨文的考证表明，除了部分疾病予以专门命名（如疟、疥、蛊、龋等）或以症状命名（如耳鸣、下利、不眠）外，大多则是按人体的患病部位而命名（如疾首、疾目、疾耳、疾鼻、疾身等）。如胡厚宣认为："殷人之病凡有头、眼、耳、口、牙、舌、喉、鼻、腹、

足、趾、尿、产、妇、小儿、传染等十六种，具备今日之内、外、脑、眼、耳鼻喉、牙、泌尿、妇产、小儿、传染诸科"(《甲骨文商史论丛·殷人疾病考》)。

到了西周及春秋战国时期，对疾病又有了更进一步的认识。如在《山海经》中记载了38种疾病，其中以专用病名来命名者已有疸、痹、风、癃瘕、疥、疯、疫等23种之多，以症状为病名者，则有腹痛、嗌痛、呕、聋等12种。商周时期的甲骨文中记载了许多病证的名称，如疟、疥、蛊、龋等，并分析了部分疾病的原因。《吕氏春秋·古乐》提到："昔陶唐之始（尧帝时），阴多滞伏而湛积，水道壅塞，不行其源，民气郁阏而滞着，筋骨瑟缩不达，故作为舞以宣导之。"1973年底，长沙马王堆三号汉墓出土的战国时期著作《五十二病方》中，除载有病证52种以外，文中还提到不少的病名，共计约103个。而在《易经》、《诗经》等十三经中，据不完全统计，其所载有关病证的名称，已达180余种。这就充分说明当时对疾病的认识已经相当广泛，并已积累了较为丰富的医疗实践经验，从而为医学规律的总结和理论体系的整理，提供了资料，奠定了基础。

同时，我们的祖先在医疗实践中也逐步积累了药物治疗的知识。史书提到了远古时期的历史人物"神农氏"尝百草，在《淮南子·修务训》、《诗经》、《山海经》、《离骚》等书中，即已记载了丰富的药物学资料。其中，春秋时期的《山海经》中明确记下了38种病证的名称和一百多种药物。又如在《五十二病方》中所用药物（包括植物药、矿物药和动物药等）就有247种之多。

此外，在治疗方法上除药物疗法外，还创造了针砭、艾灸、醪醴、导引等疗法。《周礼·天官》中对当时宫廷医生的分工、医政组织措施和医疗考核制度等作了描述。《左传》等一再提及当时的医和、医缓等名医，而扁鹊则是这一历史时期最著名的医学家。这些表明在当时专职医生已很普遍。由于临诊实践经验和医学知识的大量积累，某些医学理论也初具雏形。如《左传》所载的医和给晋侯看病时的一段议论，就是病因、病机理论之端倪。

（二）古代自然科学的渗透

自然科学的发展，从来都是相互渗透、相互促进的，中医学理论体系的形成和发展，与我国古代科学技术的成就是分不开的。如中国古代高度发展的天文、历法、气象、农业、数学等多学科知识，对中医学的渗透和影响，即为中医学理论体系的形成奠定了科学基础。如医和所提出的"六气致病"说，就说明了当时人们已经认识到，自然界气候的异常变化，对人体的健康具有不容忽视的影响。

（三）古代哲学思想的影响

中医学理论体系的形成具有深刻的哲学渊源，古代医家在整理其长期积累下来的医疗实践经验时，有意识地运用了我国古代的唯物论和辩证法观点，如气一元论（或称精气学说）、阴阳五行学说等，从而把散在的、零碎的医疗经验，通过归纳总结和分析研究，使其逐步系统化和完整化，并从感性认识上升为理性认识，使之成为比较完整的医学理论体系。

二、中医学理论体系形成的标志

中医学理论体系初步形成的标志，是先秦秦汉时期所出现的《黄帝内经》、《难经》、《伤寒杂病论》和《神农本草经》等医学经典著作，这些著作通常称为"四部经典"。

（一）《黄帝内经》、《难经》奠定了中医学理论体系的基础

《黄帝内经》成书的年代，一般认为从春秋战国开始，可能至汉代才完成。所以，此书非出自一时一人之手，是众多医学家的论著几经修纂而成。《黄帝内经》总结了春秋战国时期的医学成就和临床经验，并吸收了秦汉以前有关天文学、历算学、生物学、地理学、人类学、心理学、逻辑学及古代哲学等多种学科的重要成就，确立了中医学的理论原则，创立了独特的理论体系，从而成为中医学发展的理论基础和源泉。而且，这一理论体系至今仍卓有成效地指导着中医的临床实践。

《黄帝内经》由《素问》和《灵枢》两部分所组成，各九卷、八十一篇，内容十分丰富，是系统反映这一时期医学理论的巨著。书中论述了人的生理、病理，以及疾病的诊断、治疗和预防等问题，其内容包括：对习医、行医和医德的要求，人体解剖、生理学知识、体质学说、医学心理学、阴阳五行学说、藏象经络学说、运气学说、诊法学说、防治学说、疾病病因证候学、时间医学、地理医学、气象医学、针灸学、养生学等。上述名称虽然有的并未见载于《黄帝内经》，但是，许多内容确实在《黄帝内经》均已论及。

《黄帝内经》以当时先进的哲学思想为指导，阐发医学基本理论，它论述的气阴阳五行学说，是与医学内容结合在一起的。所以《黄帝内经》中的气阴阳五行学说实际上已成为医学理论的一个组成部分。另一方面，《黄帝内经》又借助医学知识，对阴阳、五行、气、天人关系和形神关系等作了探索，丰富和发展了哲学理论。阴阳学说是《黄帝内经》阐述人体生理、病理、疾病、诊断、防治和养生等的重要理论，贯穿在各个方面。掌握阴阳学说，对医学问题的认识和医疗实践，就有了一个总纲，《灵枢·病传》说："何谓日醒？岐伯曰：明于阴阳，如惑之解，如醉之醒。"高度评价阴阳学说在医学上的重要意义。阴阳学说认为，人体阴阳平衡，就能保持健康，"阴阳匀平，以充其形，九候若一，命曰平人"（《素问·调经论》），"平人者，不病也"（《素问·平人气象论》）。人体的阴阳平衡遭到破坏后，则可能引起疾病。《黄帝内经》还强调，人的生命现象始终是运动的，人体的阴阳平衡也应该是动态的，也就是在不停的运动中求得平衡。《素问·六微旨大论》所说的"器者生化之宇，器散则分之，生化息矣。故无不出入，无不升降。化有小大，期有近远。四者之有，而贵常守，反常则灾害至矣"就包含了动态平衡的意思。

《黄帝内经》一书，以医学内容为中心，把自然科学与哲学理论有意识地结合起来，进行多学科的统一考察和研究，因此其中许多内容是正确的、可贵的，已具有较高的水平，对当时的世界医学作出了重大贡献，有的至今仍有重要意义。对于人体各部结构和器官的形态及其生理功能，记载了大量正确的资料，这是通过解剖观察和医疗实践所取得的认识。如在形态学方面，关于人体骨骼、血脉的长度，内脏器官的大小和容积等的描述，符合大体解剖情况。记载食管与肠道的长度比是1：35，而现代解剖结果是1：36.5，两者非常接近。对人体心脉血管系统和血液循环的论述，《黄帝内经》留下了丰富的记载，其中有的是世界医学史上最早述及。《素问·五脏生成》说："诸血者，皆属于心。"《素问·痿论》指出："心主身之血脉。"正确认识到心脏与血管的密切联系，认识到心脏是血液运行的中心。《素问·举痛论》更进一步指出："经脉流行不止，环周不休。"这是世界医学史上最早对血液循环的正确记载。将人体的心脏、血管和血液三者联结在一起，这比哈维提出血液循环要早一千六百多年。对血管和血液的功能，《灵枢·经水》说："经脉者，受血而营之。"《灵枢·本脏》说："经脉者，所以行血气而营阴阳，濡筋骨，利关节者也。"即是说，血管既作为血液运行的管道，又承担着运送营养物质到全身筋骨、关节、

肌肉、内脏等各部分，使各部分得以进行正常活动的工作。

人何以发生疾病？从《黄帝内经》的记载看，致病因素包括气候、饮食起居和精神情绪三方面不正常的影响。《灵枢·口问》写道："夫百病之始生也，皆生于风雨寒暑，阴阳喜怒，饮食居处，大惊卒恐。"从上面记载看，中医学归纳的外感六淫、内伤七情和饮食劳逸失宜三方面病因都包括在内，除了限于当时科学水平还未认识到的微生物病因外，《黄帝内经》所谈到的，确实包含了相当大部分的致病因素了。人体遇到外界致病因素（外邪）后，是否发生疾病，《黄帝内经》认为人体内部的功能和抵抗力（正气）具有重要的意义。《素问·刺法论》说："正气存内，邪不可干。"就是说人体的正常功能与抵抗力旺盛，则外界致病因素就难以侵犯，或者即使侵犯也不易引起疾病。《灵枢·口问》说"邪之所在，皆为不足"，则是指外邪所以致病，是由于人体内部功能和抵抗力有所减弱的缘故。即使人们同时遭受同类外邪的侵犯，同时得病，但是其病情却不一样。《灵枢·五变》在阐述其道理时，举出工匠砍树的例子，说用刀砍同一棵树，树的向阳面和背阳面，坚脆程度不一样，松弛处容易砍入，坚硬处则较难砍入，若是砍在树节处，由于该处更加坚硬，反而使刀发生缺损。刀砍同一棵树木却有如此不同，砍不同的树木其结果就更不一样了。而对不同的人来说，由于其体质等因素的不同，病情也就可能各异。《黄帝内经》是一部内容相当丰富的中医学重要典籍，它不仅奠定了独特的中医理论体系的基础，同时在诊断、治疗、预防养生等各个方面都作出重要的贡献，对两千多年以来中医学的发展产生了极为深远的影响。而且，从距今一千四百多年以前起，《黄帝内经》就曾流传到国外，公元701年日本的医学校就曾以《黄帝内经》为主要教科书。

《难经》是东汉时期的医著，托名秦越人（扁鹊）所撰。它以问难答疑方式讨论了八十一个医学理论难题，故又称八十一难。全书涉及生理、病理、诊断和治疗等多方面，对后世医界也有较大影响。其内容不仅是解释《黄帝内经》中的疑难问题，而且还补充了《黄帝内经》的不足，尤其在脉诊和针灸治疗方面，其内容较《黄帝内经》更为详细，是一本在当时可与《黄帝内经》媲美的古典医籍。因此认为，《内》、《难》二经已为中医学的独特理论体系奠定了基础。

（二）《伤寒杂病论》奠定了中医学辨证论治理论体系的基础

秦汉以前，临床医学基本处于探索阶段，治病主要凭借经验。随着经验的积累和医学理论的形成，临床医学迅速发展。两汉时期，中医学已有显著的进步和发展。东汉末年著名医学家张仲景（公元150—219年）在《内》、《难》的基础上，进一步总结前人的医学成就，并结合自己的临证经验，写成了我国第一部临床医学专著《伤寒杂病论》，以六经辨证和脏腑辨证等方法，对外感疾患和内伤杂病进行辨证论治，从而确立了中医临床治疗的辨证论治体系和理、法、方、药等运用原则，为后世临床医学的进一步丰富和发展，打下了良好的基础。《伤寒杂病论》后经晋代医学家王叔和编纂整理成《伤寒论》和《金匮要略》两书。

《伤寒论》着重探讨外感疾病的诊治问题，它归纳了外感疾病发生、发展的大致规律，分析了疾病不同阶段的变化特点及诊断要点，提出了外感疾病的六经辨证纲领，并记载了113首方剂。《金匮要略》则着重探讨内伤杂病的诊治问题，书中以病分篇，论述了四十多种疾病的病证特点，分析它们的病变机制，指明了诊断要点，全书贯穿着内伤杂病的脏腑辨证方法，并涉及方剂262首。此外，在《金匮要略》一书中，发展了《黄帝内经》的病因学说，提出"千般疢难，不越三条：一者经络受邪入脏腑，为内所因也；二者四肢九窍，血脉相传，壅塞不通，为外皮肤所中也；三者房室金刃虫兽所伤。以此详之，病由都尽。"给后世病因病机学的发展以深刻影响。《伤寒杂病论》的方剂由于来源于临床实践，组方严谨科学，疗效确切，故至今仍为国内外临床医师所广泛应用。《伤寒杂病论》的成就，使中医临床学科有了根本的改观，它奠定了中医理论体系中临床医学部分的基石，并使中医理论和临床融贯成一体。

（三）《神农本草经》为中医学理论体系提供了较系统的药物学知识

先秦秦汉时期，药物学知识也日渐丰富。马王堆出土书籍中，记载药物已达 243 种。西汉时设"本草待诏"官职，并征求教授本草者赴京师，可见，当时已有专门从事药物研究、教育和管理者。这一时期出现了一本重要的药物学专著《神农本草经》。书中共收载药物 365 种。其中，植物药 252 种，动物药 67 种，矿物药 46 种，并对药物作了分类，概括出一些药物学理论。此书是中药学奠基性著作，对后世影响很大。临床实践和现代研究都表明：书中的记载大多是确实可靠的。如麻黄治喘，常山截疟，黄连止痢，海藻疗瘿等，都经得起验证。此书的问世，为中医学术体系提供了较系统的药物学知识。

总之，秦汉时期出现的这些医著，分别从中医学基础理论、临床医学和药物学知识诸方面，总结了以往的成就，使之上升到一个新的高度。中医学在人体结构、生理、病因、病机、诊法、辨证、治疗、方剂和中药等各方面，都形成了相对完整的理论，为后世中医学发展奠定了基础。

第二节　中医学理论体系的发展

四部经典著作的出现，使中医学术界有了统一的学术范式，从而促使医学呈现出较快的发展趋势。继《伤寒论》和《金匮要略》之后，历代医学家大多结合临床医疗实践，从不同角度发展了中医学的理论。

两晋隋唐时期，医家们在《黄帝内经》和《伤寒杂病论》等的理论认识指导下，广泛而又卓有成效地进行实践活动。在对病证及其原因和机制的认识、诊断技术、医方创制、新药发现及临床各科等方面，都取得较大的成就，出现了一批专科性著作。如晋代王叔和著有《脉经》一书，结合临床系统探讨了脉学的基础理论，使脉学诊断理论与方法系统化；西晋皇甫谧则系统总结了针灸经络学成就，撰有《针灸甲乙经》一书，书中厘定的穴位已达 654 个，并详论了各穴位的主治及禁忌；隋代巢元方组织医家探讨疾病的病源及证候特点而编写的《诸病源候论》，论述证候 1700 多条，涉及内、外、妇、儿、五官等各科病证，是中国历史上第一部探讨病因病机理论和临床证候学的专著；唐代孙思邈的《备急千金要方》、《千金翼方》和王焘的《外台秘要》，是综合了基础理论和临床各科的巨著，在脏腑辨证方面有长足的进步；南齐龚庆宣著成现存最早的外科学专著《刘涓子鬼遗方》，总结了外科和皮肤科的诊治经验及方法；唐代的蔺道人写成《仙授理伤续断秘方》一书，是我国现存最早的伤科专著，介绍常见伤科疾患的诊断问题；咎殷撰有《经效产宝》一书，论述了妇科和产科常见病证的诊治和急救等；此外，有关儿科、五官科和按摩等也都相继出现专著或有关文献资料。总之，这一时期内科的进展尤其显著，是临床医学大发展的时期。

宋、金、元时期的医家们在前代医学理论和实践的基础上，结合自己的阅历和经验体会，提出了许多独到的见解，在各抒己见、百家争鸣的气氛中，中医学的理论体系产生了突破性的进展。

宋代陈言的《三因极一病证方论》，在中医病因学方面提出了著名的"三因学说"，他在梁·陶弘景《肘后百一方·三因论》的基础上提出："六淫，天之常气，冒之则先自经络流入，内合于脏腑，为外所因；七情，人之常性，动之则先自脏腑郁发，外形于肢体，为内所因；其如饮食饥饱，叫呼伤气，金疮踒折，疰忤附着，畏溺压，有背常理，为不内外因。"充实和提高了中医病因学；宋代钱乙的《小儿药证直诀》丰富了脏腑辨证论治的内容。

宋、金、元时期，临床医学进一步发展、学术流派崛起、理论争鸣激烈是这一时期医学发展的显著特点。这些各具特色的医学流派，大大地发展了中医基础理论。其中，代表人物是刘完素（刘河间）、张从正（张子和）、李杲（李东垣）和朱震亨（朱丹溪）等。后世誉之为"金元四大家"。

刘完素在系统研究《黄帝内经》中的运气学说和病机学说的基础上，形成了以"主火论"为特点的学术思想。倡"六气皆从火化"和"五志过极皆为热甚"之说，认为大多数病证的性质属于火热，故诊治着眼于火热，擅用寒凉药物清泄火热，后世称他为"寒凉派"或"主火学派"。刘氏的学术思想和临床经验，为后世温病学说开了先河。

张从正精研仲景《伤寒论》汗、吐、下三法，认为人之患病，多由邪生。"邪去则正安"，故主张治病以攻邪为要，其治病善以汗、吐、下三法以攻逐邪实，反对滥用补药，故后人称之为"攻下学派"。

李杲着重研究脾胃元气的理论，提倡"人以元气为本"，"内伤脾胃，百病由生"之说，认为脾胃虚弱或脾胃功能异常是内伤疾病的主要矛盾，主张治疗以调补脾胃为主，善用益气升阳之方药去治疗疾病，故后人称之为"主气学派"，"脾胃学派"。

朱震亨集河间、子和、东垣之学，善治杂病，创见颇多。他提出"郁证"，认为气血流畅，百病不生，一有郁滞，则诸病生焉，故治病当解郁。他还认为痰是重要的致病因素，提出"百病多因痰作祟"之说，因而治当化痰。朱震亨受理学影响较大，认为生理情况下，生命活动有赖于"相火"这种生命活动的推动力之激发，但相火性质属阳，易妄动太过，妄动太过每可损及人体阴液而致病变，故强调："阴常不足，阳常有余。"认为湿热相火为病，十之八九，治病以滋阴降火为主，后世誉其为"滋阴派"。

这些医家的学术观点尽管不同，但都以一定的实践经验为基础，能在一定程度和范围内指导临床实践。这些学说的出现，极大地推动了医学理论的发展，丰富了中医学术内容，对后世医家，包括国外医界产生很大影响。如日本在16世纪出现了尊崇李杲和朱震亨的学派，近代又成立了"丹溪学社"，专门研究他们的学术观点。此外，金元医家强调"古方今病，不相能也"的探索创新精神，也激发了大批医家勇于创立新说，造就了活跃、热烈而健康的学术气氛。

明、清时期，中医学的发展，出现了对前期理论学说进行分析评价，综合汇通的总趋势。在集古代中医基础理论大成的基础上，结合该时期医家的临床经验和哲学研究成果经过反复探讨，提出许多创见，大大提高了中医对正常人体和对疾病的认识水平，使中医理论体系得到进一步的发展。这一时期有一批集大成的综合性医著问世，影响较大的有《证治准绳》、《景岳全书》、《张氏医通》、《医学纲目》、《医宗金鉴》、《四库全书·子部·医家类》、《古今图书集成·医部全录》及药物学集大成巨著《本草纲目》等。

这一时期医学理论的进展较显著，体现在藏象理论、病源学说等方面的深入发展及温病学派的崛起。明、清医家不再满足于原有的藏象理论，他们更深一层地致力于探讨生命的本质和原动力，探索调节人体全身脏腑阴阳的枢纽所在，由对《难经》的"左肾右命门说"的争论发展形成了"命门学说"。这一学说认为肾中精气或命门之阴阳水火是生命活动的根蒂和原动力，命门之阴阳水火的盛衰决定着全身阴阳的盛衰，命门是调节人体全身脏腑阴阳的枢纽。这一观点使人们对生命的认识前进了一步，为调整阴阳提供了理论依据和具体治疗方法，有效地指导人们对许多疾病的防治及延年益寿等实践活动。对这一学说作出重大贡献的当推赵献可和张介宾。近年来，人们借助现代科学手段，对肾和命门学说的研究取得了较多进展，揭示了一些重要的未知奥秘。

李中梓还在总结前人对脏腑认识的基础上，明确提出了"肾为先天本，脾为后天本"的论断。至今仍被广泛应用。

明清时期形成的温病学说，虽是研究四时温病的发生、发展规律及其辨证论治的一门临床学科，但在发展中医基础理论方面也有重要意义。温病学说的理论渊源于《黄帝内经》、《难经》和《伤寒杂病论》，经历了汉以后历代医学家的不断研究、充实和发展，逐渐形成了一门独立的新兴学科。其中突出的如明代吴有性通过细致的观察和反复实践，写成了传染病学专著《温疫论》。在《温疫论》中提出，温疫的病源"非风、非寒、非暑、非湿，乃天地间别有一种异气所成"；温疫的传染途径是从口鼻吸收。确立了感染"戾气"为传染病发病主因的新观点，戾气说与现代人们所认识的病原微生物的一些致病特性十分吻合。这对于温病学和温病的病因、病邪侵犯人体的途径等方面，在理论和实践两方面均作出了重大的贡献。吴氏的成就促使中医学对传染病的认识和处理发展到一个新的水平。在前期积累的知识和经验的基础上，随着实践的不断探入，在清初人们对于热性病的认识和治疗出现了一大飞跃，发展形成了一种新的诊治体系——温病学说。清代叶桂在临床实践的基础上，创立了卫气营血温病病机传变规律及其辨证论治方法，这是对热性病发病途径和传变规律的新认识，是对热性病在诊断和治疗方面作出的较大的发展。吴瑭则创立了三焦的温病病机传变规律及其辨证论治方法，论述了风温、温热、湿温等九种热病的证治。所有这些，都使得中医学对热性病的认识及处理大为深化和系统，叶桂、吴瑭等温病学家的成就，促使温病学说日趋成熟，成为在病因、病机传变，辨证论治等方面自成体系的一门学科。

此外，清代王清任重视解剖，改正古代有关"内景图说"中的人体解剖方面的错误，著成《医林改错》，并致力于人体气血运行的研究，发展了瘀血致病的理论，倡导活血祛瘀的治疗方法，对于中医基础理论的发展也作出了贡献。

近代和现代的医家，一方面继续收集和整理前人的学术成果；另一方面在西方医学大量传入的前提下，从中西医论争，逐渐发展到中西医汇通，然后走向中西医结合的道路。

16世纪末，传教士的涌入带来了西方医学知识。由于当时的西医学知识比较粗浅，尤其在临床方面，无法与中医学相抗衡，故对我国医学界并未产生多大影响。鸦片战争前后，帝国主义分子意识到医学是文化侵略的最好武器，而文化侵略又是经济掠夺、政治奴役的先头部队，故在中国大肆开设教会医院和医学校。它客观上促进了我国医学的发展。

鸦片战争后，西方医学大量传入中国，对中医学产生了很大的冲击。在长期争论过程中，医学界出现了影响较大的中西医汇通思潮，中西医双方在学术上逐渐沟通，代表人物有唐宗海、朱沛文、恽树钰、张锡纯等。如恽树钰认为西医重解剖和细菌，对病原和局部病灶特别重视，但缺点在于反自然、执着试药和不顾四时五行；中医重"形能"，讲"气化"，顺乎自然，治疗用药重视四时五行等外界环境的影响。故中西医互有优劣，可以殊途而同归。所以他强调"治医者不当以《内经》为止境"，应吸取西医之长，发展中医。张锡纯所著的《医学衷中参西录》，就是一部很有价值的中西医学汇通的专著。同时，西医界也不断吸收和研究中医，如西药麻黄碱、四氢帕马丁（延胡索乙素）等等，都是西医药学家研究中药取得的成果。中西医汇通是当时社会条件下中医学界的进步思潮。然而，由于客观条件的限制，加上当时两大医学体系还不具备真正汇通的可能性，在研究方法上又缺乏切实的科学手段，故中西医汇通的成就很有限，它同目前的中西医结合工作，有着质的差异。

在整理前人的成果方面，20 世纪 30 年代曹炳章主编的《中国医学大成》，乃是一部集古今中医学大成的巨著；成书于 20 世纪 70 年代的全国高等中医院校试用教材《中医学基础》，为中医理论体系的系统化和规范化打下了基础。

1956 年以来，国家大力提倡中西医结合，继而倡导用现代科学的多学科研究中医，这使中医的理论体系得到较快的发展。近三十多年来，用现代科学研究中医的工作，在藏象学说领域内，尤其是对于肾和脾的研究，有了较大的进展。特别是"国家重点基础理论研究发展计划（973 计划）中医理论基础研究专项"于 2005 年实施以来，中医理论研究在脏腑、经络、病因病机等方面取得了一些新的突破。目前，这些研究还在继续进行中。

（童　瑶）

第三章

中医学理论体系的内容和基本特点

第一节　中医学理论体系的内容

中医学理论体系在其形成和发展过程中，在古代的唯物论和辩证法思想指导下，通过长期的实践观察，包括对生活现象、生理功能表现、病理变化反应，以及临床治疗效应等方面的反复观察，并进行综合与归纳、分析和对比，经过抽象思维的推导和升华，从而逐步形成了以整体观念和阴阳五行学说为指导思想，以脏腑经络学说为理论核心，以辨证论治为诊断特点的完整的理论体系。中医学，是发祥于中国古代社会的一门学科。中医学是在中国产生，经过数千年发展而形成的一门具有独特理论体系和丰富的养生方法、诊疗手段的传统医学。它与我国的人文地理和传统的学术思想等有着密切的内在联系，属于东方的传统科学范畴。因此，它和肇源于西方的近代或现代医学相比，有其自身的某些独到之处，存在着一些特色和优势。中医学理论体系主要包括中医基础医学、中医临床医学和中医预防医学三部分。

中医基础医学是关于医学基本问题的理性认识，它既包括历代公认的比较成熟的基本理论，又包括一些医家就医学基本问题所阐发的大量的学术见解，或者说"假说"。它不仅使中医学具有基础学科的某些特征，而且还对中医理论体系中的其他组成部分起着指导作用。

中医临床医学是中医临床各科对各种病证的具体认识，包括数千年来积累起来的各种解决病证痛苦的措施、方法和经验。它是在中医基础理论指导下，通过历代医家不断探索和验证积累发展起来的。

中医预防医学是在中医基础理论指导下，运用各种预防方法，防止疾病的发生、发展、传变的一门学科。

第二节　中医学理论体系的基本特点

中医学有许多特点，其中主要的有三方面，即整体观念、恒动观念和辨证论治。

一、整体观念

整体指的是统一性、完整性和联系性。整体观念就是强调观察分析和研究处理问题时，须注重事物本身所存在的统一性、完整性和联系性。

中医学非常重视人体本身的统一性、完整性，包括内在脏腑器官之间，心理与生理功能活动之间，以及人与外界环境的相互联系。它认为人是一个有机整体，构成人体的各个组织器官，在结构上是相互沟通的，在功能上是相互协调、相互为用的，在病理上是相互影响的；人与外界环境也有着密切的联系，在能动地适应环境的过程中，维持着自身稳定的机能活动。这种内外环境的统一性、联系性，机体自身的整体性、稳定性的思想，就是中医学的整体观念。这一观念贯穿在中医学对生理、病理、诊法、辨证、治疗等各个方面的理性认识中。

（一）人是一个有机整体

中医学强调人是一个有机整体。它具体体现在四个方面：就形体结构而言，人体是由若干脏腑等组织器官组成的，这些组织器官是相互沟通的，任何局部都是整体的一个组成部分，与整体在形态结构上有着密切的关联。就基本物质而言，组成各组织器官，并维持其功能活动的物质是同一的（即精、气、血、津液），这些物质，分布和运行于全身，以完成统一的功能活动。就功能活动而言，组织结构上的整体性和基本物质的同一性，决定了各种不同功能活动之间的密切联系性，它们互根互用，协调制约，相互影响。如心理和生理是人的两大基本功能活动，心身之间就存在着相互依赖、相互促进、相互制约的协同关系。所以，古人强调"形与神俱"，"形神合一"，认为人的正常生命活动是心理和生理功能的有机融合。就病理变化而言，各脏腑组织之间，各局部与整体之间，在病理上可相互影响、相互传变而产生复杂的病理变化。

生理方面：中医学认为人体是由若干组织器官所组成的，人的各个脏腑、形体、官窍有着各自不同的功能，这些不同的功能都是整体活动的一个组成部分，它一方面受着整体活动的制约和影响；另一方面又影响其他功能活动，从而表现出整体统一性。从中医学的认识来看，机体的这种整体统一性是以五脏为中心，配以六腑，通过经络系统"内属于腑脏，外络于肢节"的作用实现的。五脏代表的是整个人体的五个功能系统，人体所有的组织器官都可以赅含于这五个系统之中。人以五脏为中心，通过经络系统，把六腑、五体、五官九窍、四肢百骸等全身组织器官组合成一有机的整体，并通过精、气、血、津液的作用，完成机体统一的功能活动。因此，在关于人是一个有机整体的认识方面，中医学具有以五脏为中心的整体观念。但应指出，这五个生理系统和西医学的循环、呼吸、消化、生殖、内分泌等系统在概念上是有很大区别的。

中医学在整体观念指导下，认为人的功能活动，一方面要靠各脏腑组织正常地进行各自的功能活动，既不过亢，亦非不及；另一方面还要靠脏腑组织之间相辅相成的协同作用和相反相成的制约作用，才能使整体功能处于协调稳定状态。

每个脏腑具有各自不同的功能活动，而在整体中又有着各自的分工合作，这体现了局部与整体的统一。虽然人以五脏为中心，形成了五个功能系统，然而这五者之间不是并列的，心在五脏中居于主导地位，靠心的整合和主宰，各个系统才体现出统一协调的整体性，人也才表现为生机不息，《黄帝内经》将此形象地比拟为："主（心）明则下安……主不明则十二官危。""凡此十二官者，不得相失也"（《素问·灵兰秘典论》）。

人体各脏腑组织之间的关系极其复杂，中医学借助阴阳和五行学说，以"阴平阳秘"，"亢则害，承乃制，制则生化"等理论，宏观地来说明各脏腑功能之间相互制约、消长、转化和相生相克等的错综机制。中医学认为：正是凭借这些调控机制，各个脏腑组织之间维持着协调平衡，从而使整体处于生化不息的稳定状态。在这种整体观念基础上所体现出的制约观、稳态观，对中医生理学的发展有着重要意义。

病理方面：中医学不仅从整体上来探索人体生命活动的规律，而且在分析疾病的病因病机时，亦着眼于整体，着眼于局部病变所引起的整体病理反应。中医病理学一般是把局部病理变化与整体病理反应统一起来，既重视局部病变与其相关内在脏腑之联系，更强调该病变与其他脏腑之间的相互影响。所以，病理上的整体观，主要是体现在病变的相互影响和传变方面。如脏腑功能失常，可以通过经络而反映于体表；体表组织器官病变，也可以通过经络而影响脏腑。同时，脏与脏、脏与腑、腑与腑之间，也可以通过经络而相互影响，发生疾病传变。

例如外感风寒，肌表受邪，可导致皮肤肌腠营卫不和，从而产生恶寒，发热，鼻塞，脉浮，甚至咳嗽等症。这是由于肺合皮毛，外邪袭表，可使肺气不利所致。肺失宣肃，其气上逆，则发生咳嗽。但是，咳嗽既可以是肺脏本身之病变，亦可以由其他脏腑病变影响及肺而发生，如肝火亢逆，循经灼肺，亦可发生咳嗽，甚则咯血。

又如肝病，发病初起，多为脾胃湿热或肝气郁结，可见恶心呕吐，脘腹作胀，大便溏泻等。这些症状多是脾胃功能失调的反映，亦即肝病影响了脾胃功能所致。所以，张仲景在《金匮要略》中指出："见肝之病，知肝传脾，当先实脾。"

又如肝火亢盛，可见面红目赤；心火上炎，可见舌体溃烂、疼痛、舌尖红赤；肺热壅盛，可见鼻干喘粗；肾虚不足，可见腰酸、耳鸣等，这些都是内脏病变通过经络影响到体表组织器官的临床见症。

诊断治疗方面：中医临床诊察疾病，其主要理论根据是"有诸内，必形诸外"（《孟子》），故《灵枢·本脏》说："视其外应，以知其内藏，则知所病矣。"人的局部和整体是辩证统一的。某一局部区域的病理变化，往往与全身脏腑、气血、阴阳的虚实盛衰有关。由于各脏腑等组织器官在生理、病理上的相互联系和相互影响，决定了诊察患者时，可以通过观察分析五官、形体、色脉等的外在病理表现，借此以分析、揣测内在脏腑的病变情况，从而对患者所患疾病作出正确的判断，并进行治疗。如舌通过经络直接或间接地与五脏相联系。"查诸脏腑图，脾、肝、肺、肾无不系根于心；核诸经络，考手足阴阳，无脉不通于舌。则知经络脏腑之病，不独伤寒发热有胎（苔）可验，即凡内外杂证，也无一不呈其形，著其色于舌。""据舌以分虚实，而虚实不爽焉；据舌以分阴阳，而阴阳不谬焉；据舌以分脏腑，配主方，而脏腑不差，主方不误焉"（《临证验舌法》）。可见舌相当于内脏的缩影，察舌即可诊脏腑之病理变化。不仅察舌，而且诊脉，观面色，甚至观察耳廓，也能得知全身的情况，故中医学上的"审察内外"、"四诊合参"，即是整体观念在中医诊断学上的具体体现。局部和整体是相互联系的，现代生物全息律的研究结果也表明：生物体某些局部的变化，可在相当程度上以一定的方式反映整体的、内在的情况。故古代中医学家创造并且发展完善的，通过观察舌、脉及体表一些部位的变化情况，以揣测和判断内在脏腑及全身功能状态的一系列方法、经验和理论，是整体观念指导下的伟大创造和贡献。

整体观念也融贯在中医学的治疗用药中。对于局部病变，中医往往不是头痛医头脚痛医脚，而是主张从整体上加以调治。如肝开窍于目，肝和目的关系十分密切，故临床治疗眼科疾患，常常从调治肝着手，每可获得满意疗效。心开窍于舌，心与小肠有着内在联系（相表里），所以可用清心泻小肠火的方法来治疗口舌糜烂等病证。又如脱发、耳鸣、耳聋，多由于肾虚精亏所致，可用益肾补精法治之，这是由于肾藏精，开窍于耳，其华在发。其他如"从阴引阳，从阳引阴；以右治左，以左治右"（《素问·阴阳应象大论》），"病在上者下取之，病在下者高取之"（《灵枢·终始》）等等，都是体现整体观念的治疗原则。

所以，中医治疗学强调要从整体出发，全面了解和分析病情，不但要看到发生病变的局部情况，而且要看到病变所在脏腑的病理变化，同时还要注意与其他脏腑的关系，注意整体的阴阳气血失调情况，并从协调整体阴阳气血及脏腑的平衡出发，扶正祛邪，消除病变对全身的影响，切断病变在脏腑之间相互传变所造成的连锁病理反应，通过整体的治疗效应，达到消除病邪治愈疾病的目的。中医学的辨证论治，实际上即是整体治疗观的具体体现。

总之，中医学认为：人在组织形态结构上，是相互沟通，有着层次结构的；在物质组成上，是同一的，精、气、血、津液等时刻灌注全身，并循行不休；在功能活动上，是相互协调、相互制约、互根互用的；在病理变化上，又是相互影响、互为因果的。故认识和阐述人的生理功能、病理变化，以及进行疾病的诊断和治疗时，都贯穿着"人是一个有机整体"这一基本观点。

（二）人与外界环境的统一性

人体不仅本身是一个有机整体，而且人体与外界环境也存在着对立统一的关系。人是自然界进化的产物。从中医学认识来看，人与外界环境有着物质同一性，人又生活在环境里，自然环境和社会环境中存在着人类赖以生存的必要条件。正因为这些原因，外界环境的变化可以直接或间接地、显著或不显著地影响到人，影响到人的功能活动，迫使机体作出相应的反应。如果这类反应处于生理适应范围之内，则表现为生理性的适应；如果这类反应超过一定范围，或者虽作出了反应，但仍使机体无法适应外界的变化，就有可能出现病理性情况，甚或发展为疾病。这就是中医学强调的人与环境的统一性。《黄帝内经》以"人与天地相参也，与日月相应也"等来表述这一认识。它具体体现在两个方面：一是自然环境对功能活动的影响；二是社会环境对功能活动的影响。

1. 人和自然界的统一性　中医历来十分重视人和自然环境的联系，季节、昼夜、地理等，对人体的生理、病理、疾病的诊断治疗等许多方面均有影响。

生理方面：人禀天地之气而生存，并通过体内的自然调节功能，在一定的生理限度内，保持着人体与自然界的适应统一。生命活动是自然发展到一定阶段的必然产物，天地阴阳二气的对立统一运动，为生命的产生提供了最适宜的环境，故《素问·宝命全形论》说："人以天地之气生，四时之法成。"所谓天地之气，即指自然界供给人类以生活的物质。法，即是规律，顺序。又如《素问·六节藏象论》说："天食人以五气，地食人以五味……气和而生，津液相成，神乃自生。"五气，指臊、焦、香、腥、腐。五味，指酸、苦、甘、辛、咸。五气与五味相和，系泛指空气和饮食的生化结合，这是生命活动产生的必需条件。

自然环境对人体功能的影响涉及许多方面。如季节气候，在四时气候变化中，中医学根据五行学说，分为五季。春温、夏热、长夏湿、秋燥、冬寒就是一年四时中气候变化的一般规律。四时气候与人体五脏功能相互通应，即四时之气与人体脏腑功能有促进和适应关系，或对其有影响作用，如肝气通于春，心气通于夏，脾气通于长夏，肺气通于秋，肾气通于冬等。此即中医学理论体系中的"四时五脏阴阳相互收受通应"学说。在四时气候的规律性变化影响下，生物表现出春生、夏长、长夏化、秋收、冬藏等相应的生理性适应过程。人亦不例外，人体受自然界气候的影响，其生理活动亦必须进行与之相适应的调节。《黄帝内经》说："天暑衣厚则腠理开，故汗出……天寒则腠理闭，气湿不行，水下留于膀胱，则为溺与气"（《灵枢·五癃津液别》）。指出了春夏阳气升发在外，气血容易趋于体表，故出现皮肤松弛，汗腺易开，漐漐汗出的情况；秋冬阳气收敛内藏，气血闭行于内，故表现为皮肤致密，汗腺紧闭，少汗多尿等情况。这些是人们不断体验的生活事实。所以，人体在一年四季之中，随着自然气候的变化，其阴阳气血也进行着相应的生理性调节。人们还发现，一年四季中，处于生长发育阶段的青少年生长速度不一，春夏身高的增长速度明显较秋冬为快，与中医学所说的机体活动有春生、夏长、秋收、冬藏特点不谋而合。随着季节气候的变化，四时脉象亦相应地发生某些变化。李时珍《四言举要》说："春弦夏洪，秋毛冬石，四季和缓，是谓平脉。"《素问·脉要精微论》形容："春日浮，如鱼之游在波；夏日在肤，泛泛乎万物有余；秋日下肤，蛰虫将去；冬日在骨，蛰虫周密。"指出了春夏脉多浮大，秋冬脉多沉小。现代运用脉象仪，对人群群体一年四季的脉象进行追踪观察，也发现了脉象的四季变化情况。这种变化是机体受四时季节气候更递的影响，在功能方面所产生的适应性调节的反映。又如人体气血运行也与气候变化的风雨晦明有关，"天温日明，则人血淖液而卫气浮，故血易泻，气易行；天寒日阴，则人血凝泣而卫气沉。"就是《素问·八正神明论》对这一变化的描述，这一现象也已部分地为现代研究的结果所证实。这些，都说明了人的功能活动受着季节变化的影响。

中医学还认为不仅四时气候变化对人体生理功能有所影响，即使在一天之内也是如此，昼夜24小时的阴阳变化也对人产生一定的作用。古人以一日分为四时，朝则为春，日中为夏，日入为秋，夜半为冬。虽昼夜的寒温变化并没有四季那样明显，但长期以来的规律性更替，随着昼夜晨昏的变化，人体的阴阳气血也进行着相应的调节，使人的功能也产生了似昼夜的节律性变化，以适应环境的改变。如《素问·生气通天论》说："故阳气者，一日而主外，平旦人气生，日中而阳气隆，日西而阳气已虚，气门乃闭。"此是说，人体的阳气白天运行于外，趋向于表，推动着人体的脏腑组织器官进行各种功能活动。早晨阳气生发，中午阳气隆盛，到夜晚则阳气内敛，便于人体休息，恢复精力。故中医学认为"阳入于阴则寐"，这亦反映了人体在昼夜的阴阳消长过程中，其生理功能活动的适应性变化。有人曾对20名健康大学生某些生理指标昼夜变化进行观察统计。结果体温、呼吸、脉搏、血压、能量代谢、心电图的R波都存在一个深夜低、白天高的变化，与"阳气主昼"相符。而甲皱的皮肤温度和血流速度却与上述变化相反，夜里比白天高，与"阴气主夜"相合，阴气主营血，因此夜里血流比较旺盛。这些研究，说明人体生理上确实存在着昼夜阴阳消长节律。

昼夜晨昏对人体的影响，主要还反映于天地有五运六气的周期性节律变化，不但有"年节律"、"月节律"，而且还有"日节律"。如《素问·六节藏象论》说："五运相袭，而皆治之，终期之日，周而复始，时立气布，如环无端。"而人体同样也必须与之相应。故《灵枢·营卫生会》说："营在脉中，卫在脉外，营周不休，五十而复大会，阴阳相贯，如环无端。卫气行于阴二十五度，行于阳二十五度，分为昼夜，故气至阳而起，至阴而止……如是无已，与天地同纪。"可见，人体营卫气血运行的日周期节律，与自然界阴阳变化的周期节律是一致的。现代时间生物学的研究还证实几乎体内所有的功能活动都存在着昼夜节律，这些事实充分说明中医学认识的正确性。

地理区域是外界环境中的一个重要因素。中医学认为：地理环境的差异，包括与地理环境有关的地域性气候和人文地理、风俗习惯等的不同，也可在一定程度上影响人们的生理功能和心理活动。如江南土地卑弱，多湿热，其民腠理多疏松，体格多瘦削；北方地高陵居，多燥寒，其民腠理多致密，体格偏壮实。现代群体体质调查也表明，北方和南方，高纬度和低纬度之间，群体的体质存在着明显差异，北方人多壮实，多寒实之体，南方人多瘦削，多虚热之质。越是濒海，痰湿之体的比例越多。这些都与地理区域的差异有关。人生活在不同的地理环境中，受环境的长期影响，逐渐在功能方面表现出某些适应性变化。一旦易地而居，环境的突然改变，许多人初期都感到不太适应，有的甚至会因此而罹病，但经过一定的时间，大多数人是能够逐渐适应的。

病理方面：中医学认为，人与天地相应，受外界环境的影响，不完全是消极的、被动的，有时也可以是积极的、主动的。人类不仅能主动地适应环境，而且能在一定程度上改造自然，以便更好地适应环境变化，从而提高健康水平，减少疾病。如《素问·移精变气论》提出："动作以避寒，阴居以避暑。"《备急千金要方》要求："凡人居住之室，必须固密，勿令有细隙，有风雨得入。"《寿亲养老新书》主张："栖息之室，必常洁雅，夏则虚敞，冬则温密。"《养生类纂》告诫曰："积水沉之可生病。沟渠通浚，屋宇清洁无秽气，不生瘟疫病。"这些都是改造环境，以便更好地适应外界变化的具体措施，它们体现了中医学对人的主动适应和改造环境能力的认识。

人体的适应能力是有限的，人和人之间也表现出较大的差异。一旦外界的变化过分激烈，超过某些人的调节能力的限度，或者由于机体本身适应及调节能力失常，不能对外界环境的变化作出相应的调整时，这些人就往往因此而发生疾病。

在中医学的病因学和发病学中，通常把气候的异常变化，看成是主要的致病因素之一。在四时的气候变化中，每一季节都有它不同的特点。因此，除了一般的疾病外，常常可以发生一些季节性很强的多发病、流行病。如《素问·金匮真言论》说："春善病鼽衄，仲夏善病胸胁，长夏善病洞泄寒中，秋善病风疟，冬善病痹厥。"就指出了季节不同，发病也常不同这一特点。一般说来，春季多温病（包括呼吸道传染病）；夏秋季多痢疾（包括消化道传染病）、泄泻（消化不良）；冬季多病伤寒。此外，一些慢性宿疾，往往在气候剧变或季节交换的时候发作或增剧，如慢性咳嗽、哮喘、痹证等。

昼夜的变化对疾病过程也有一定的影响。一般疾病，大多是白天病情较轻，傍晚加甚，夜间最重，故有"夫百病者，多以旦慧昼安，夕加夜甚"（《灵枢·顺气一日分为四时》）之说。这是因为昼夜间自然界阳气的变化，致使人体内的阳气也相应表现出朝生发、午最盛、夕始弱、夜半衰的改变，从而影响到邪正斗争，病情呈现出旦慧、昼安、夕加、夜甚的不同。通过大量的临床观察，发现很多疾病确实具有这一变动规律，特别是那些久病气血虚损之人，表现更为典型。如结核病的发热和盗汗多在夜晚加重，咯血和气胸的发生也多在晚上。另外，哮喘、青光眼的疼痛、心脏病患者的心律失常和心衰也总是好发于夜晚的一定时间。有人曾对门脉高压症呕血发生的时间进行了调查，结果发现夜间发生率很高，较白天有明显差异。并发现呕血前处于活动状态者明显少于静止状态者，说明呕血绝大多数在静止状态下发病，从西医学机制来分析，与大量的血液回流于肝，造成门脉高压，导致消化道静脉压力增高而破裂出血有关。地理环境与某些疾病有密切的关系，特别是某些地方性疾病，则主要和环境中的人文地理因素相关。另外，地域不同，人的体质不同，所患疾病亦可不同。近年来，随着科学技术的进步，人们越来越认识到保护人类生活环境的重要意义，并建立了"系统理论"，来研究和解决生态环境协调平衡问题，否则人类的生存将受到严重的威胁，这足以证明古人的认识是正确的。

诊断治疗方面：中医学强调，诊察疾病必须结合致病的内外因素，进行全面的考察，对任何疾病所产生的症状，都不应孤立地看待，应该联系四时气候、地方水土、生活习惯、性情好恶、体质强弱、年龄性别、职业特点等，运用四诊（望、闻、问、切）方法，全面地了解病情，把疾病的原因、疾病的部位、疾病的性质，以及致病因素与机体相互作用的反应状态概括起来，并加以细致地分析研究，从而作出正确的诊断结论。故《素问·疏五过论》说："圣人之治病也，必知天地阴阳，四时经纪，五脏六腑，雌雄表里，刺灸砭石，毒药所主；从容人事，以明经道，贵贱贫富，各异品理，问年少长，勇怯之理；审于分部，知病本始，八正九候，诊必副矣。"这是说，凡是具有高明医术的医生，其诊治疾病，必须了解天地阴阳、四时经纪和五脏六腑的相互关系，掌握针灸和汤药所适宜主治的病证；更须周详人事的变迁，掌握诊治的常规，审知贵贱贫富体质的差异，询问年龄的少长，分析个性的勇怯；再详审病证的所属部分，即可以知道疾病的根本原因，然后结合四时八正之时节，运用阴阳三部九候的理论，其诊察始能全面而名副其实。可以看出这种诊察方法，充分体现了人与自然对立统一的整体观念。

关于疾病的治疗，中医学强调必须遵循人体内外环境相互统一的客观规律，必须顺应四时季节气候的变化，以及昼夜晨昏的阴阳变化。首先，古人提出"春夏养阳，秋冬养阴"的养生防病原则，其治疗用药则又提出"用热远热"、"用寒远寒"以及"必先岁气，无伐天和"（《素问·五常政大论》）等理论原则。反之，《素问·阴阳应象大论》指出："治不法天之纪，不用地之理，则灾害至矣。"《医门法律》亦说："凡治病不明岁气盛衰，人气虚实，而释邪攻正，实实虚虚，医之罪也。""凡治病而过四时生长化收藏之气，所谓违天者不祥，医之罪也。"因此，治疗疾病必须以"天人相应"观点为指导，根据天时、气候的变化，采用适宜的治疗方法，方能取得预期之疗效。此外中医还讲究择时服药，有人认为择时服药有三大临床意义。一是能提高疗效。认为择时服药顺应了人体有节奏的生理变化，能充分利用体内积极的抗病因素以增强药力。二是能预防和减少药物的不良影响。认为服药时间不当，能够扰乱人体的生理节律，产生或加大药物的不良作用。如入夜人体阳气收藏，心神入舍，若此时服补阳、升提、发汗类药物，就扰乱人体的"日西而阳气已虚，气门乃闭"的生理节律。同样，若在清晨服养阴、沉降、泻下类药物，亦能遏止阳气升发，产生弊端，正如徐大椿所言，服药"早暮不合其时，不惟无益，反能有害"。三是能诱导紊乱的人体节律恢复正常。如痰饮、食积窒塞胸膈胃脘，必气机不能应时条达；阳气虚弱，则平旦午前不能应时生长旺盛。因此，吐药与补阳气药于清晨午前用之，除了清除病因作用外，还可以造成一种与人体气血盛衰节律同步的人工"涨落"。这种涨落的目的，在于平旦午前及时扶持阳气生发，从而使人体功能活动重新进入有序的消长转化轨道。

2. 人和社会环境的统一性 人生活在社会之中，社会环境的不同，也造成了人身心功能上的某些差异。就社会经济和政治地位而言，《医宗必读》指出："大抵富贵之人多劳心，贫贱之人多劳力；富贵者膏粱自奉，贫贱者藜藿苟充；富贵者曲房广厦，贫贱者陋巷茅茨。劳心则中虚而筋柔骨脆，劳力则中实而骨颈筋强；膏粱自奉者脏腑恒娇，藜藿苟充者脏腑恒固；曲房广厦者玄府疏而六淫易客，茅茨陋巷者腠理密而外邪难干。故富贵之疾，宜于补正；贫贱之疾，利于攻邪。"强调了社会地位的不同，可造成身心功能上的众多差异。从现代关于不同社会群体的体质调研结果来看：工人、农民、知识分子和干部等社会群体之间，体质的确存在着一些差异，这些结果可为上述中医认识之印证。人是社会的组成部分，人能影响社会，社会对人也产生影响。其中社会的进步，社会的治或乱，以及人的社会地位变动，对人体的影响更大。

社会的进步，无疑对人们的健康带来不少好处。随着社会的进步，食品与衣着日趋丰盛，可供人们选择；居住环境日益舒适，更加有利于健康；加上人类对自身与疾病的知识日益重视，知道如何养生，如何防病和治病。因此，人类的寿命随着社会的进步而越来越延长。但是，社会进步也会给人类带来一些不利于健康的因素。在 20 世纪，一方面是人类社会的大发展，物质文明和精神文明得到了空前的提高。但是，另一方面，也是人类社会经受各种各样困扰的时期。人口的加速增长，使世界人口从 10 亿增至 60 亿。由于工业高度发展，以及矿物资源的加速使用，环境问题也日益严重，由点污染、区域污染，迅速扩张成全球污染，造成全球性生态危机。臭氧层空洞的形成和扩大，由大气温室效应引起的全球升温和海平面上升，正威胁着人类社会的未来。由于人类的短视和贪婪，造成对大自然的掠夺性开采，已经形成了资源危机和能源危机。从现在的种种趋势看，这种危机可能会迅速加剧。土地的沙漠化，热带雨林的消退以及大批生物的灭绝，说明人类赖以生存和发展的生物圈日益恶化。人类人生观、价值观和生活方式的改变，也导致了一些新的身心疾病的产生。过度紧张的生活节奏，给人带来精神焦虑、头痛、头晕等症状。所以在人类社会向前发展时，我们一定要重视人与自然、社会的协调。这一点，中医学一直是非常强调的。社会的进步和公共健康的需求，给中医学提出了新的课题，也推动着中医学的进步。

社会环境不是一成不变的，社会的治或乱，对人体的影响非常大。社会安定，人的生活有规律，抵抗力强，民病少而轻，寿命也较长。社会大乱，人的生活不规律，抵抗力下降，各种疾病皆易发生，民病众且重，死亡率也高。中外历史上记载由于战争使人们流离失所、饥饱不常、劳役过度、瘟疫流行导致人群大量死亡者不计其数。如东汉末年，宦官专权，政治黑暗，人民生活在水深火热之中，各地纷纷爆发农民起义。战火绵延，天灾频仍，疫病流行，死亡枕藉，到处是"白骨露于野，千里无鸡鸣"的惨状。据张仲景在《伤寒杂病论·序》中记载，他的家族原有两百多人，自汉献帝建安元年（公元 196 年）以来，不到 10 年的时间，就有三分之二的人因染疾病而死去。

个人的社会地位改变，势必带来物质和精神生活上的变化，这对人的心身功能的影响很大。《素问·疏五过论》指出："故贵脱势，虽不中邪，精神内伤，身必败亡。始富后贫，虽不伤邪，皮焦筋屈，痿躄为挛。"指的就是这一类情况。所以，古人主张不要把贫富、贵贱看得太重而影响健康。如《素问·上古天真论》所说，应当"恬淡虚无，真气从之，精神内守"。

由于人与外界环境存在着既对立又统一的关系，所以因时、因地、因人制宜，就成了中医治疗学上的重要原则。因此，在临床诊治疾病过程中，必须注意分析外界环境与整体功能活动的有机联系。只有这样，才能卓有成效地进行临床诊治活动。

二、恒动观念

恒动，就是不停顿地运动、变化和发展。恒动观念是指在分析研究生命、健康和疾病等医学问题时，应持有运动的、变化的、发展的观点，而不可拘泥一成不变的、静止的、僵化的观点，这也是中医理论体系的一大特点。

中医学认为，一切物质，包括整个自然界，都处于永恒无休止的运动之中，"动而不息"是自然界的根本规律。《素问·六微旨大论》指出："夫物之生从于化，物之极由乎变，变化之相薄，成败之所由也……成败倚伏生乎动，动而不已，则变作矣。"一切事物的发生、发展、变化和衰亡，都根基于运动，是运动过程所产生的。动固然是运动，静中又何尝没有运动，完全的静止是不存在，也不可能存在的。宋代朱熹便说："静者养动之根，动所以行其静。"故动与静，为物体运动的两种不同形式，"动静相召，上下相临，阴阳相错，而变由生也"（《素问·天元纪大论》）。

中医理论用阴阳来概括自然界相互关联的事物和现象的对立双方，并认为阴阳之间存在着对立、转化、资生和制约关系。这些关系体现了阴阳双方始终处于彼此消长的不断运动状态，绝无静止不变之时。中医学还以五行学说论述自然界一切事物的起源、特性及不同事物之间的相互联系。五行之中存在着相生和相克关系，构成了一个五类要素组成的世界模型。这个模型也不是静止的，而是真正的动力模型，通过五个要素之间的相互生克，各系统之间表现出协调和统一，整个模型就在运动之中取得了稳定。由于阴阳五行学说是中医学的方法论，故阴阳五行学说中的运动不息的基本思想是中医理论体系中的恒动观念的重要组成部分。

中医学认为："天主生物，故恒于动；人有此生，亦恒于动"（《格致余论·相火论》）。自然界生化万物有赖于恒动不休，人维持自身生命活动也有赖于恒动不休。气是构成人体和维持人体的生命活动的基本物质之一，它具有很强的活动能力，无处不到，始终处于运动之中，时刻激发和推动着体内的各种生理活动。中医学在理论上把气的这种运动归纳成升、降、出、入四种基本形式。《素问·六微旨大论》指出："非出入，则无以生长壮老已；非升降，则无以生长化收藏。是以升降出入，无器不有。""出入废则神机化灭，升降息则气立孤危。"生命活动，可以说就是气的运动变化过程。气的运行失常，人便处于病理状态。

血的主要功能是营养和滋润全身脏腑组织，它的这些作用，只有在循行过程中才得以发挥。《黄帝内经》中已明确指出，血液须在脉管中，"流行不止，环周不休"。局部血液循环一旦变慢或者停滞，即属于血瘀状态，甚或导致瘀血，都要引发疾病。津液也同样，在各个脏腑的参与下，津液在体内处于不断新陈代谢的过程中，生成、输布和排泄之间维持着动态稳定，一旦津液输布运行失常，就将引起痰饮、水湿、肿胀等种种病证。鉴于气血津液具有恒动特性，张从正总结强调为"君子贵流不贵滞"，气血津液等以畅达流通为贵。

五脏六腑各有自己的生理功能特点，然而，都建立在脏腑之气的运动变化之上。如在心气的推动下，心脏一刻不停地进行着收缩和舒张运动，通过心脏的搏动，血液被输送到全身，故主血脉是心的主要生理功能之一。在肺气的作用下，肺通过一张一缩，进行着有节律的呼吸运动，在这过程中体内的气体不停地交换着，许多表现出较明显节律性的生理功能也得以正常进行。脾以健运不息为其特征，脾气充沛，脾的运化水谷和运化水液功能正常，则机体的消化吸收功能和水液代谢才能正常。反之，脾失健运，机体会出现多种病理表现。因此，运动不息也是脏腑的生理特点。张仲景就曾总结说："若五脏元真通畅，人即安和。"这些认识充分揭示了生命过程的规律，即：生命在于运动，生命在于生化不息，生命在于动有常度。

基于恒动观念，中医学认识到自然界，特别是生命运动的错综复杂性，但这不等于说错综复杂的运动变化不存在规律，没有规律可循。古人在认识这些规律方面做了许多可贵的探索。如以营卫之气的运行而言，"营在脉中，卫在脉外，营周不休，五十而复大会。阴阳相贯，如环无端。卫气行于阴二十五度，行于阳二十五度，分为昼夜，故气至阳而起，至阴而止"(《灵枢·营卫生会》)。此外，中医学还在恒动观念指导下，探索了一太阴月、一太阴年及更长周期的生物功能变化规律。以一太阴月为例，《灵枢·岁露论》说："月满则海水西盛，人血气积，肌肉充，皮肤致，毛发坚，腠理郄，烟垢著。当是之时，虽遇贼风，其入浅不深。至其月郭空，则海水东盛，人血气虚，其卫气去，形独居，肌肉减，皮肤纵，腠理开，毛发残，膲理薄，烟垢落。当是之时，遇贼风则其入深，其病人也卒暴。"指出在月相变化的影响下，人的多方面功能活动，呈现出一个由低落到高涨再到低落的有规律的发展变化过程。这一运动变化规律的描述，已为国内外关于心理和生理功能的实验调研结果所支持。

就人一生来说，功能活动也经历着发展演变过程。《灵枢·天年》谓："人生十岁，五脏始定，血气已通，其气在下，故好走。二十岁，血气始盛，肌肉方长，故好趋。三十岁，五脏大定，肌肉坚固，血脉盛满，故好步。四十岁，五脏六腑十二经脉，皆大盛以平定，腠理始疏，荣华颓落，发颇斑白，平盛不摇，故好坐。五十岁，肝气始衰，肝叶始薄，胆汁始灭，目始不明。六十岁，心气始衰，苦忧悲，血气懈惰，故好卧。七十岁，脾气虚，皮肤枯。八十岁，肺气衰，魄离，故言善误。九十岁，肾气焦，四脏经脉空虚。百岁，五脏皆虚，神气皆去，形骸独居而终矣。"就是对这一过程的大致归纳总结。因此，可见人的生理功能始终是处于运动、发展和变化过程中的。

中医学不只强调应以恒动观念来认识人的生理，更强调以此来把握患者的疾病过程及病理变化。从病因作用于机体到发病，机体一直在与致病因素进行着争斗，疾病本身也处于不断发展变化之中，表现出发展变化的一定阶段性。以外感风寒的寒证为例，《黄帝内经》就已提出此病的发展过程大致可经历六个阶段的基本变化。如《素问·热论》曰："伤寒，一日巨阳受之"，"二日阳明受之"，"三日少阳受之"，"四日太阴受之"，"五日少阴受之"，"六日厥阴受之"。其中一日、二日，仅是指疾病变化的大致时序，并不一定是一天两天。这段话清楚地说明外感疾病时刻处于变化发展中。张仲景在《伤寒论》中，依据外感热病错综复杂的证候表现及其演变趋势，对外感热病的发展变化规律进一步做了总结归纳，提出了六经辨证，认为太阳病证不解，病情就会继续发展，或发展至太阳之腑，或成为寒热往来的少阳证，或入里化热，变成阳明经证或腑证。若三阳病证不解，则病情将进一步变化，便会发生三阴病证等。叶桂总结归纳了温病发展变化的大致规律，早期往往首先侵犯肺系和卫分，继而可以发展到气分、营分甚或血分。这些认识，体现着中医学注重对疾病发展变化阶段性的把握。

除了注重疾病发展变化的阶段性外，中医学还重视同一阶段证所发生的细微的或者显著的变化。如同属外感伤寒的太阳病证，就可以有许多不同的变化情况，张仲景在《伤寒论》中以大量的篇幅，列举事实，论述这一问题。有时，上午和下午，甚至一小时前后病证都会发生明显的变化。因此，认识疾病必须以恒动观念为指导，细心探察，深入分析，随时根据新的情况全面考虑，而不可拘泥于一时之结论，以致贻误病情。

中医学对于生理和病理过程中恒动现象的论述，可以概括出三大类型：一是各脏腑组织、气血津液各自所存在的生理或病理上的运动变化特点。这些运动变化是各具特色的。二是受自然因素影响，生理和病理方面所表现出的似日、似月，以至似年等周期性波动，这类"动"往往以"振荡"、"涨落"为基本形式。三是以整个一生，或者以某病的全过程为周期的发展与变化，这些"动"，往往表现出抛物线形的规律。

恒动观念还要求人们在临床治疗时不断把握患者出现的新情况、新变化，随时校正处方用药，以期药与证合，取得良好疗效。张仲景在《伤寒论》中就太阳病证这一类情况，列出相关处方 75 首，许多方下还列有加减法，这是在治疗用药上贯彻恒动观念、以变应变的典范。

三、辨证论治

"证"者证据，如司法凭证据判案，中医凭证而论治。《黄帝内经》虽无"证"的名称，但在论述某些病证如疼痛、咳嗽、昏厥等时往往已涉及脉象、症状、病因、病机、病位、病性等内容，并且《黄帝内经》中的阴阳五行学说是中医辨证的纲领，贯穿于各种辨证方法之中。张仲景在《黄帝内经》基础上发展了辨证论治原则，并且升华出"证"这样一个重要的概念。在其著作中首先以"脉证"分篇立目，进行疾病分类，重视"观其脉证，知犯何逆，随证治之"。汉代以后，《伤寒论》证的概念普遍用于临床，而且辨证手段不断发展和深化，形成了八纲辨证、气血津液辨证、脏腑辨证。清代温病学说形成后，创立了卫气营血辨证和三焦辨证等。证于是就成为医者对患者的症状、舌脉、病情变化、治疗经过、个体情况、地土方面等状况，经过四诊八纲的分析，采用某种辨证方法得出的一个总的概括性的结论。

对于"证"与"症"字的使用，宋朝以前的医籍中未见到"症"字，到明、清医籍中才广泛使用"症"字，而且有的医籍中"证"、"症"并用，看不出含义的差别。究其原因，可能因为"症"是由"证"衍化而来的一个俗字（《辞源》、《中华大字典》）。

证与症和病有着质的区别。在张仲景的《伤寒论》中，既言病，又言证，有时病与证互称，但病与证是有区别的。病是全程的，证是阶段的。所谓病，是指有特定病因、发病形式、病机、发展规律和转归的一种完整的过程。如感冒、痢疾、哮喘、中风、疟疾等。所谓证，是指在疾病的发展过程中某一阶段的病理概括。它包括病的原因（如风寒、风热、瘀血、痰饮等等）、病的部位（如表、里、某脏、某腑、某条经络等等）、病的性质（如寒、热等等）和邪正关系（如虚、实等等）。此外，证还能反映疾病可能发展变化的趋势，并且涉及影响疾病性质的患者年龄、体质等自身因素和自然、社会环境等外界因素。证的这些特性反映着疾病发展过程中某一阶段的病理变化之本质和全貌。总之，证会随着疾病的进退而变化，是一个相对稳定的具有时间性、阶段性、变化性的概念。"症"即"症状"和"体征"，是疾病的临床表现，如患者诉说的不适，如头痛、腹痛等等，或者是医生检查患者所获得的结果。同一症状可以出现在不同疾病之中，可以由多种不同病因引起，病理机制常可大相径庭，基本性质也可以完全不同。中医学中的病名是个专业术语，本身内涵不够确切，有些病是根据疾病部位命名的，如肺痈、肠痈等；有些是根据病因命名的，如伤食、中暑等；有些是根据临床表现命名的，如黄疸、消渴等。同一种病可以有不同的本质特点，更可以有不同的发展阶段。因此，证比单纯的症状或病名更能够全面、深刻、确切地揭示疾病变化的本质。

辨证论治分为辨证和论治两个阶段：所谓辨证，就是将四诊（望、闻、问、切）所收集的资料、症状和体征，在中医理论指导下，通过分析、综合、去粗取精、去伪存真，辨清疾病的原因、性质、部位及邪正之间的关系等，最后概括、判断为某种性质的证。因此，辨证的过程就是对患者作出正确、全面判断的过程，或者说分析并找出主要矛盾的过程。事实上，所谓证是指在疾病的发展过程中某一阶段的病理概括，可以认为"证"是人体在疾病的发展过程中某一阶段的反应状态。致病因素（包括外源性和内源性致病因素）

作用于机体，引起机体不同反应。不仅不同致病因素，可以引起机体不同的反应，而且，同一致病因素，由于个人的体质不同，也可以引起机体反应的差异。致病因素不管多么复杂，总是作用于特定的人体，并通过人体的反应性而表现出来，而且，人体的结构和功能是有限的，故典型的反应状态也是有限的。临床上，中医就是依靠自己的感官直接从这些反应状态中获得病理信息，并通过医生的分析、综合，而最后辨别和判断患者当时的功能状态，这就是辨证的实质。所以，中医学的"辨证"，是从机体反应性的角度来认识疾病，是从分析疾病当时所表现的症状和体征来认识这些临床表现的内在联系，并且以此来反映疾病本质的临床思维过程。

论治，则是根据辨证结果，确定相应的治疗方法。辨证是确定治疗方法的前提和依据，论治是辨证的目的，并通过辨证论治的效果，可以检验辨证论治是否正确。所以，辨证论治的过程，就是认识疾病和治疗疾病的过程。辨证和论治，是诊治疾病过程中前后衔接、相互联系、不可分割的两个方面，是理论和实践的有机结合，是理（中医理论）、法（治疗原则、方法）、方（方剂）、药（中药）在临床上的具体运用，是指导中医临床工作的基本原则。

中医认识并治疗疾病，是既注重辨病又强调辨证的，且重点在于辨证。对于比较简单的疾病来说，辨病论治是比较容易做到的，如蛔虫病可以用驱虫剂治疗等。但是，多数疾病都有比较长的过程，在这个过程中每个阶段的病理变化不尽相同，治疗方法也不尽一致。因此，只能根据疾病发展过程中每一阶段的病理概括来确定治疗方针。也就是说，不是根据病，而是根据证来确定治疗方法，这就是为什么中医辨证论治比辨病论治用得多的道理。例如感冒，常可见到发热、恶寒、鼻塞、头身疼痛等症状，病的部位在于体表。由于致病因素和机体反应性的不同，往往可表现出不同的证型，常见的如风寒感冒和风热感冒等。论治前只有把感冒的本质特点，比如说是属于风寒还是风热等分辨清楚确切，才能确定应该用辛温解表还是用辛凉解表的方法。只有这样，才能避免治疗用药的盲目性、偶然性，减少失误，提高疗效。又如头痛是临床常见的症状，有时是患者求治的主要原因。头痛常常可由于不同的病因所致，各自有着不同的本质特点。

常见的病因病机有瘀血、痰湿、肝阳上亢、气血亏虚、风寒或风热束表等。要想获得满意的治疗效果，就必须对头痛症状进行辨别，分析出它的本质特点，从而分别运用祛瘀止痛、化湿止痛、平肝止痛、补益气血、发散风寒或风热等法。可见，辨证论治既区别于那种不分主次、不分阶段，只知一方一药治一病的治疗方法，又不同于见痰治痰，见血止血，头痛医头，脚痛医脚的对症疗法。

辨证论治作为指导临床诊治疾病的基本原则，要求人们辩证地看待病和证的关系。既应当看到一种病常可表现出多种不同的证，又须注意不同的病在其发展过程的某些阶段，有时可以出现类同的证。因此，在临床治疗时还可以根据辨证结果，分别采取"同病异治"或"异病同治"的方法。在同一种疾病当中，由于在疾病发展的不同阶段病理变化不同，机体的反应性不同，即证不相同，根据辨证论治的原则，治法也就不相同，这种情况称为"同病异治"。如水肿病，根据其本质特点，可以辨出多种证来，就脏腑而言，其主要涉及肺、脾、肾三脏；就其性质而言，既可以是虚证，又可以是实证；就病因而言，有风热、风寒和水湿等等，故同样是水肿病，合理的治疗就必须根据这些特点，采用不同的治法。又如麻疹，由于病理发展的阶段不同，因而治疗方法也不一样。初期麻疹未透，宜发表透疹；中期多肺热明显，常须清肺；后期多为余热未尽，肺胃阴伤，故又常以养阴清热为主。这些都体现了"同病异治"。疾病是发展变化的，不同的疾病，在其发展过程中，有时可以表现出相同或近似的病理变化，出现相同或近似的机体反应性，即出现相同或相似的证。根据辨证论治的原则，就可采用相同的方法进行治疗，这就是"异病同治"如慢性肠炎、肾炎、哮喘、冠心病是不同的病，但在它们的发展过程中，都可以发展到以肾阳虚为本质特点的阶段，就都可用温补肾阳的方法进行治疗。又如，久痢脱肛、子宫下垂、崩漏等是不同的病，但都可以是中气下陷的表现，这时，皆可以用升提中气的方法加以治疗，而且疗效也比较满意。这些都体现了"异病同治"。

总之，中医治病主要的不是着眼于"病"的异同，而是取决于"证"的性质。相同的证，代表着类同的主要矛盾，可以用基本相同的治疗方法；不同的证，提示其本质特点不同，就必须用不同的治法。故有"证同治亦同，证异治亦异"的说法。由于证实质上代表着病机特点，故"同病异治"、"异病同治"的关键在于病机之异同。这种针对疾病发展过程中不同的病机和不同的本质矛盾，用不同的方法加以治疗的法则，就是辨证论治的精神实质和精髓所在。

目前，中西医结合的实践中，创造了辨证与辨病相结合的办法。这种办法，能够采中医和西医之所长，并尽可能去两者之所短。因而，采用辨证与辨病相结合治病，疗效多有所提高，疗程多有所缩短，这正反映出中西医结合的优越性。但是还必须明确指出，中医辨证与西医辨病，还是建立在两个不同理论体系之上。所以，目前辨证与辨病相结合的办法，只能说是中西医结合前进道路上的桥梁，它还远不是目的地。我们还必须给自己提出更高的要求：在目前中西医结合实践中，积累大量的经验材料，在此基础上进行更艰巨的理论工作，逐步搞清各种疾病发生发展过程中辨证与辨病的内在联系，逐步建立统一的理论体系，为创建具有中国特色的医学体系奠定基础。

中医的辨证论治学说对于病因与机体反应互相作用而致病的认识，主要着眼于机体反应性（内因）这个方面。中医辨证方法中，主要有八纲辨证、脏腑辨证、六经辨证、卫气营血辨证和三焦辨证等方面。这些辨证方法，其基本精神都是从机体对于病因作用的反应性为着眼点的。不同的辨证方法只是从不同的方面、不同的角度去观察和认识疾病的本质和规律，用以指导临床实践。西医辨病，在很多的场合下也是从机体的反应状况出发的，如内科病中水盐代谢失调、内分泌失调、心功能不全、肺气肿等，从病的名称上就可以看出，它们是从机体功能的病态出发命名的。只不过，西医和中医认识疾病的理论有所不同罢了。另外，西医在另一些场合，又常从病因出发进行辨病。如对于多数传染病，则多以什么细菌或病毒感染致病，病名上多冠以细菌或病毒的名称，如细菌性痢疾、阿米巴肝脓肿、金黄色葡萄球菌肺炎、病毒性肝炎等等。对于后者，西医在治疗上也就更多地从病因出发，采取抑菌、灭菌的办法。这方面和中医的辨证论治差别是比较大的。例如肺结核病，西医认为这是结核杆菌侵害肺部所致，故其治疗措施，主要是应用杀灭结核杆菌的抗结核药物。中医的辨证论治，因其着眼点主要在于机体的反应性而不在于致病的细菌，因而，一般不应用统一处方去针对结核菌治疗。当然，中医治疗肺结核病，也常加入百部、夏枯草等能抑制结核菌的药物，但其主要出发点仍然是调整机体阴阳的偏盛偏衰恢复机体的正常平衡，调动机体的抗病能力，达到战胜病邪（如结核菌），促使疾病转向痊愈的目的。结核菌侵害人体肺部，这是所有肺结核病患者都存在的共同病因，这是矛盾的普遍性。作为患有肺结核病的人，不同的人有不同的体质，在不同的环境因素和季节气候条件下，因而有不同的机体反应性，这是矛盾的特殊性。我们在中西医结合中，既要认识疾病矛盾的普遍性，也要抓住患者有个体差异这种矛盾的特殊性，既要治"病"，也要治"人"。《备急千金要方》中说："上医医国（有群体预防之义），中医医人，下医医病；上医医未病，中医医欲病，下医医已病。"

《黄帝内经》中指出："邪之所凑，其气必虚"，"正气存内，邪不可干"，"内外调和，邪不能害"。意思是说病原微生物之所以能在人身上引起疾病，首先是因为人体虚弱，机体抗病能力差，病邪才能进一步引起机体的阴阳失去相对平衡，而引起疾病。事实也证明，正常人的皮肤上、口腔里、肠道内，几乎处处都存在有许多可以致病的微生物。当机体健康的时候，这些致病微生物是不能致病的，只有当我们因种种原因（如过度疲劳、营养极差、自然环境恶劣等）使机体的抵抗力下降时，机体阴阳相对平衡受到了损伤，这时致病微生物才得以为害，引起疾病。发病过程也是正邪双方进行斗争的过程，一方面病邪可以引起机体阴阳进一步失调，造成病势的发展恶化；另一方面，机体对于病邪也绝不是无能为力的，它在病邪侵害下也力图恢复自己的抵抗力，去战胜病邪。有许多病可以不药而愈，就是机体调动了自己的抗病力，战胜病邪（也包括致病微生物）的结果。所以，连一生一世研究微生物的伟大学者巴斯德临死前也感慨万千，他说："微生物没有什么，一切都是机体。"决定事物发展的根据，是内因而不是外因；决定健康与疾病的根本因素，是机体的正气而不是病邪（当然，也不能否认病邪在某些场合下对疾病起着重要作用乃至决定作用）。

中医学治疗法则的精髓，在于"谨察阴阳所在而调之，以平为期"（《素问·至真要大论》）。病理上的阴阳失调，不外太过或不及两方面，故治疗的目的就在于调整阴阳，使之重新建立起正常的动态平衡。因此，中医治病处处注意正反两个方面，如祛邪而不伤正、补阳而不伤阴，其他诸如扶正祛邪、补泻泻实、寒者热之、热者寒之、壮水之主、益火之源等治疗原则，无不包含着辩证法的思想，这就是中医学调节控制人体的论治特点。所以，辨证论治研究的是特定的证候与特定的方药之间的对应关系及其变化规律，而这些都是经过千百年的临床实践检验，被反复证实了的客观规律。辨证论治的思想，既符合内因是根据，外因是条件，外因通过内因而起作用的辩证法观点；同时，也逐步为当代医学如免疫学等方面的发展所论证，具有丰富的科学内容和良好的治疗效果。

中医学从人体对外界环境密切联系的观点出发，从人体本身是对立统一的有机整体出发，来观察人体对周围环境的反应状态，并透过临床表现的征象来认识疾病的本质，从而抓住人体反应状态的主要矛盾，运用动态平衡的理论，通过各种具体治疗手段，使病者重新建立起新的平衡，从而达到使疾病痊愈的目的。

（童　瑶）

第四章

中医基础理论的学科性质和研究内容

第一节 中医基础理论的学科性质

中医基础理论，是指导中医预防医学和临床医学的理论基础，是学习中医学的入门课程。其形成和发展有着深刻的科学和文化背景。它以临床实践为基础，融汇了自然、社会、生物、心理等多方面的知识和学说，以人体生命活动及其病理变化为其整体观察与调控对象，表现了整体层次上的机体反应状态及其运动变化的规律，以及从整体上动态、综合地研究疾病过程中的证候及证候的运动变化机制及规律，对人体生命活动、病理变化的调控原则和方法等。中医基础理论所体现的思维方式是整体辩证的思维方式，以从整体、联系、运动的观念出发，认识问题、解决问题为其特征。这与西方现代医学及其他国家和地区的传统医学有着根本区别。中医基础理论，以其独特的原理和法则，客观地概括了人体生命活动、病理变化、诊断治疗、养生及预防疾病的基本规律，而且具有指导临床实践的作用。因此，中医基础理论是科学的知识体系。目前的中医基础理论，作为一种科学的知识体系，在系统性、全面性、规范性方面，尚有待完善和提高，以充分丰富其学术内涵，揭示其内在科学规律，提高其科学价值和应用价值。

第二节 中医基础理论的研究内容

中医基础理论主要阐述人体的生理、病理、病因，以及对疾病的防治原则等基本理论知识。中医基础理论的主要内容包括四个部分：中医学的哲学基础、中医对正常人体的认识、中医对疾病的认识、中医养生和治病原则。

一、中医学的哲学基础

任何一门医学都必然受一定哲学思想的指导，中医学产生于中国古代，当时占统治地位的哲学思想是精气学说、阴阳学说和五行学说，这三种哲学思想对中医学影响极大，几乎渗透到了中医学的所有领域，成为中医学的主要哲学思想方法。精气学说认为，世界上的一切都是由气构成的，气运动不息，变化不止。世界是气的产物，万物的运动都是气运动的体现，万物的变化都是气变化的结果。因此，可以认为，精气学说是认识世界本原的一元论。在东方传统文化中，占主导地位的自然观是元气论。同样，它也是东方传统科学（包括中医学）得以建立的基石。中医学的整体观念和恒动观念都与元气论密切相关。进一步说，中医理论涉及的问题，大多离不开气，机体是由气聚合而成的。人的功能活动，是气推动和激发的结果。人的感觉、思维、情志等精神心理现象也是气活动的产物。人不断地从自然界中摄取"清气",呼出"浊气",从水谷等饮食物中汲取"水谷精气",并以禀受于父母的"先天精气"为原动力,以维持生命活动的需要。因此,可以说,整个中医理论都是建立在元气学说基础之上的。

阴阳学说认为,世界上任何事物都可以分为阴和阳两个方面。阴和阳是相反的。但是阴阳双方中的任何一方,都不能离开对方而单独存在,所以又是互根的。阴阳双方在事物中所占的量和比例,不断地消长变化。然而,随着阴消阳长到了一定程度,阴阳是可以互相转化的。阴阳学说把世界上的一切都一分为二,因此,可以把阴阳学说看作对世界本原持二元论的学说。五行学说认为,世界是由木、火、土、金、水五类事物组成的。木、火、土、金、水五大类事物之间存在着相生、相克两种关系,由于事物间的相生和相克,才维持着宇宙中万事万物间的动态平衡。所以,五行学说是认识世界本原的一种多元论。阴阳五行学说,是我国古代的哲学,具有朴素的唯物论和自发的辩证法思想,是中国古代人们用以认识自然和解释自然的方法论,也是构筑中医理论体系的方法。中医学运用它来阐释人体的组织结构、生理、病理,并指导对疾病的诊断和治疗。如阴阳学说有两分法的特点,因此,它的适用范围极其广泛。中医学家正是利用这一特点,进行理性思维的。无论是认识人的生理或病理、分析精神和形体,还是探讨致病因素和抗病能力的各自特点或相互关系;无论是确定症状或体征进行辨证,并决定治疗原则或方法,还是进行中药的属性归类,把握药物和方剂的特点等等,都是应用阴阳学说来进行分析、归纳的。五行学说的意义和作用也类同,由于"构成科学的并非是事实本身,而是整理事实的方法"(毕尔生《科学入门》),可以说中医理论体系就是以阴阳五行学说为基本方法构筑而成的。阴阳五行学说具有高度的概括性和思辩性。正因为这一点,历代无数医家所积累的大量有关医学、药学的零散知识被融合成一个整体,阴阳、五行学说则贯穿在其中。阴阳五行学说的上述特点赋予中医理论体系很大的包容性,它可以不断地接受、容纳和同化新的知识或经验。

二、中医学关于正常人体的理论

中医学认为,人体是以心为主宰,五脏为中心,结合六腑、形体和官窍共同组成的一个有机整体。这个整体中的各个组成部分,由经络把它们联系起来,在经络和脏腑中运行着精、气、血和津液。正是依靠精、气、血、津液的运行和滋养,人体的生命活动才得以维持。所以说,对脏腑、经络、形体、官窍、精气血津液的认识,是中医基础理论的重要组成部分。

精气血津液,是构成人体的基本物质和维持人体生命活动的物质基础。精气血津液理论主要阐述其生成、运行输布、功能及其相互联系和与脏腑的关系。

藏象学说,是研究人体各脏腑组织的生理功能、病理变化及其相互关系以及脏腑组织与外界环境之间关系的学说,是中医学理论体系的重要组成部分。藏象学说着重阐述五脏、六腑、奇恒之腑的生理功能以及脏腑之间的相互联系,五脏与形体、官窍、情志活动的联系。应该指出一点,中医学对于脏腑的生理功能和病理变化的观察研究方法极大地不同于西医。藏象学说的主要内容,并不是着重于脏腑形态解剖部位等方面的论述。中医学藏象学说的重要方面,主要是采取了以"象"测"脏"的方法,并以阴阳五行学说和整体观念为指导,对于人体生理和病理功能及其间的相互关系的认识,这也正是藏象学说的精华所在。

经络是人体通行气血，联络脏腑肢节，沟通表里上下的通路。经络学说是研究人体经络系统的生理功能、病理变化及其与脏腑的相互关系的学说，是中医基础理论的重要组成部分。经络学说着重阐述十二正经、奇经八脉、十二经别、十五别络、十二经筋的基本概念、分布、循行路线、生理功能，并简述经络学说在病理、诊断、治疗上的应用。

三、中医学关于疾病的理论

中医学对疾病的认识，包括病因、发病和病机三大部分。病因即引起疾病的原因。中医把病因分为外感病因（包括六淫和疠气）、内伤病因（包括七情太过、过劳、过逸、饮食失宜等）、病理产物形成的病因（如瘀血、水湿痰饮等）和其他病因（外伤、药邪等）四类。发病，包括发病的基本原理、发病途径和发病类型三项内容。发病的基本原理主要论述邪气（即致病因素）和正气在发病过程中的作用。当病邪作用于人体时，如果正气胜邪，病邪被驱除，则不发病；与此相反，若邪气胜正，正气敌不过邪气，邪气乘机侵入机体，则发病。所以说，疾病的发生主要在于人体内外环境的失调。正气和邪气是发病的两个主要因素。在疾病的发生、发展过程中，内因是根据，外因是条件，外因通过内因而起作用。此外，在讨论发病原理时，还要论及外界环境、体质和情志等影响发病的重要因素。发病途径，包括外感和内伤两类。发病类型，有新感即发、伏而后发、徐发、继发和复发五种情况。病机，指疾病发生、发展、变化和转归的机制。可分基本病机和系统病机两部分。基本病机主要有邪正盛衰、阴阳失调、气血津液失常等，这是在任何疾病中都会出现的最基本的病机；系统病机包括脏腑病机、经络病机、形体官窍病机和外感热病病机，这是基本病机在人体不同部位或不同病种中的具体表现。

四、中医学关于养生和防治的理论

在中医基础理论中只讨论养生和治疗的原则。至于具体方法，将分别在中药学、方剂学、针灸学、推拿学、气功学和中医临床各科中进行论述。在这里所讨论的原则对中医养生和治疗的具体方法有指导作用，是中医养生和治疗方法的理论基础。只有掌握了这些理论基础，才能学好和用好具体的方法。中医学强调预防为主，主张"治未病"。这对于控制疾病的发生、发展具有重要意义。主要包括：未病养生、重在预防（治其未生）；欲病救萌、防微杜渐（治其未发）；适时调治、防其发作（治其未发）；已病早治、防其传变（治其未传）；瘥后调摄、防其复发（瘥后防复）等。养生即保养生命，主要用于未病之时，包括强身、防病、延寿等内容。养生的原则有：适应自然规律、重视精神调养、加强形体锻炼、谨和五味以养生、防止病邪侵害等。治疗，主要用于已病之后，是尽快地使疾病痊愈和减轻患者痛苦的手段。治疗的原则主要包括：治病求本、扶正与祛邪、治标与治本、正治与反治、调整阴阳、调理气血、调理脏腑和三因制宜等。

（童 瑶）

第五章

中医基础理论研究的现状与展望

第一节　中医基础理论研究的现状

一、中医基础理论研究的进展

五十多年来，对中医基础理论进行系统的不同层次的广泛研究，积累了丰富的经验，取得了重大研究价值，对中医基础理论的发展提供了深入探索的思路。研究的方法包括文献研究、实验研究、临床研究和多学科多方法的研究等。目前，研究的内容主要围绕着藏象学说、经络学说、体质学说、治则治法和证的研究而展开。

脏象学说研究的重点是对中医"藏象"的概念和现代本质的研究。近几年来，不少学者用历史的唯物辩证方法，围绕中医脏象学说形成的原因、演化及确立过程展开了探讨。比较一致的看法是脏象的概念源于古人的解剖观察；脏象的功能是根据其形态结构推理而得，其复杂的部分则通过整体观察而赋予；脏象概念的确立及系统化得益于古代哲学思想诸学说的渗透，并在临床实践中不断修正和完善。

20世纪50年代最早研究的脏象就是"肾"。从1959年起，国内对"肾"的本质从多方面进行研究。目前比较一致的看法是"肾"与神经、内分泌、免疫有密切关系。通过对下丘脑－垂体所属的三个靶腺（肾上腺皮质、性腺、甲状腺）轴进行同步观察，经过分析推论获得了肾阳虚主要发病环节是下丘脑（或更高中枢）的功能紊乱的结论。肾主生殖的研究认为它与性腺功能、生殖内分泌、下丘脑及垂体促性腺激素水平等密切相关；肾主骨髓的研究认为它与神经－生殖内分泌－免疫网络的调控功能、造血功能和钙磷代谢密切相关。此外，肾虚时还有骨骼、钙磷代谢、能量代谢、耳听功能、泌尿功能等的改变。

脾本质的研究起始于20世纪70年代。目前研究中有人认为微量元素锌、铜可能是脾的物质基础之一；也有研究得出脾与自主神经、垂体－肾上腺皮质、免疫、消化系统及三大物质代谢有一定联系。其中以对脾虚研究较有成果。近年来对脾阴虚的研究逐渐增多，现一般认为脾阴虚的临床表现有运化失司、濡养无权、阴虚内热三大类；实验研究提示，脾阴虚患者自主神经功能紊乱，迷走神经功能亢进，消化腺储备功能低下，应激能力降低，这与运化失司有关；皮温升高，符合阴虚内热的病理；血浆总蛋白浓缩，白蛋白低下，这是脾阴虚运化失司的结果。但对脾阴的概念、生理功能、病因病机的认识众说纷纭，没有超出前人认识的范围。

除了脏本质研究以外，脏象学说的研究还取得了一些其他的进展。在脏象的概念和内容上基本取得共识。有的补充和完善了五脏证治系统的研究。如关于肝气虚证、肝阳虚证、脾阴虚证、脏腑相关证治等的研究较多，在近几年的研究中，基本上完善了其证治体系。中医关于脏象学说的研究，基本上遵循中医基础理论体系的框架去进行，但个别学术问题争鸣激烈。如"凡十一脏，取决于胆也"的内涵与意义上持见不同；心主神明，脑主神明，或是心脑共主神明等问题，仁智各见。

除了脏本质研究以外，藏象学说的研究还取得了一些其他的进展。其中国家 973 计划项目"中医五脏相关理论继承与创新研究"取得了阶段性的成果。邓铁涛教授提出五脏相关的概念，指在人体大系统中，心、肝、脾、肺、肾及其相应的组织器官，分别组成五个脏腑系统，在本脏腑系统内部、脏腑系统与脏腑系统之间、脏腑系统与自然界和社会之间，存在着多维联系。这样一个多层级功能结构体现了中医学对人体系统复杂性的认识，也隐含着对五脏功能子系统的非线性特征的启示。如对多发性肌炎动物模型肌酶谱检测及其肌细胞组织与其他脏器组织病理改变的相关性进行研究结果发现，多发性肌炎病位在脾，除肌酶谱异常升高外，还合并间质性肺炎或其他脏器的损害。对骨质疏松症虚证的五脏相关性进行研究的结果表明，63 例经腰椎骨密度检测确诊为骨质疏松症虚证患者中，仅有 9.5%（6/63）为肾虚的单脏证，90.5%（59/63）为肾虚合并他脏虚证的多脏证，腰椎骨密度值越低，涉及病变的脏腑越多。五脏相关学说认为五脏之间存在促进、抑制和协同三种作用模式。以心与脾的关系为例，可以从三个管道来体现。其一，血的生成与运行。心主血，脾统血，且脾为气血化生之源。其二，气的关系。心主血脉，血行脉中时动力来自宗气，宗气的充沛则赖于脾气充盛。其三，痰与瘀，这是从病理而言。脾为生痰之源，痰浊阻滞胸阳，则可闭涩心脉，因痰致瘀。痰瘀相关是心脾在病理上相互影响的体现。

中医体质学是以中医理论为指导，研究人类体质特征、体质类型的生理、病理特点，分析疾病的反应状态、病变的性质及发展趋向，指导疾病预防、治疗以及养生康复的一门学科。"基于因人制宜思想的中医体质理论基础研究"被列为国家重点基础研究发展计划（亦称 973 计划）中医基础理论整理与创新研究项目。体质分型是体质学说临床运用中的重要问题，较有代表性的分类方法有王琦的九分法和匡调元的六分法。以王琦为组长的973 计划项目"基于因人制宜思想的中医体质理论基础研究"课题组编制中医体质量表，形成了标准化量表；并研究制定《中医体质分类判定标准》，作为中华中医药学会标准（试行），有助于把握中华民族的体质特点，可直接应用于健康评估。现代中医对体质的分型研究，一般是从临床角度根据疾病群体中的体质变化、表现特征及与疾病的关系等方面对体质作出分类。因此对人群体质现象做出客观的分类、建立规范化的分类方法与标准的研究，解决的是现代体质研究中一个突出的问题，为体质分型规范化研究提供了新的思路。在此基础上进行体质分类判定标准及其方法学体系的研究，为鉴别人群中体质类型，提供理论指导与应用工具，形成体质分类的规范化研究方法。王琦认为，体质与证既有着本质的差别，又有着密切联系。体质在许多情况下，决定着机体对某些疾病的易罹性和病变过程中的倾向性。理清体质和证的关系，是体质研究和证候研究都必须面对的问题。现阶段对体质与证候关系的理论阐述的研究较多，但缺乏临床验证方面的研究。因此在以后的研究中，有必要在临床中利用现代医学先进手段探讨体质与证候本质差异，例如进行体质与证候代谢组学的相关性研究等。

经络学说研究的核心问题是循行路线的客观检测和经络实质的探索。从 20 世纪 50 年代至 60 年代，主要进行关于循行路线的客观检测及经络、穴位形态观察，研制了"经络测定仪"。20 世纪 70 年代后主要进行循经感传及经络实质的研究。经过大量关于循经感传的调查，发现了诱发感传的方法。通过动物实验还开展了经穴脏腑相关等研究。并采用了声、光、电、热、放射性核素等先进检测方法，对经络提出了"神经体液学说"、"低阻抗学说"、"经络皮层内脏相关学说"、"第三平衡系统论"、"波导论"，近年又提出了"液晶态说"等假说。目前，经络研究重在探索经络与脏腑体表相关及经络的物质基础、针刺镇痛的机制等，经络研究已列入国家攀登计划。

通过"证"的研究来反证中医基础理论的概念，也是研究中医基础理论主要方法之一。五十多年来在中医学实验研究方面进行最多的是建立各种"证"的模型。继 20 世纪 60 年代上海研制肾虚动物模型后，70 年代北京中医学院研制了脾虚动物模型，山西医学院、上海第一医学院研制了血瘀模型；80 年代湖南医学院研制了肝郁模型，第二军医大学研制了温病卫气营血模型，北京中医学院研制了血虚动物模型等。迄今为止，动物模型已逾一百六十余种，已成为中医和中西医结合研究中不可缺少的一部分。但也应看到各种动物模型的局限性，加之中医的理论概念有待于规范化，致使目前所研制的动物模型尚有待不断完善和发展。证的研究主要侧重于证的规范化的研究、四诊客观化的研究、微观辨证及证的计量诊断等。因证的研究主要归属于中医诊断学范畴，本书从略。

科学交叉是学术创新的基本范式和方法，也是中医学理论继承与创新的基本范式和方法。中医学理论研究除积极吸收，利用现代自然科学的知识和方法外，又与人文社会学科相交叉，借以揭示中医学理论所蕴涵的中国传统文化的科学思想和科学精神，并取得了可喜的成果。

二、中医基础理论研究的方针政策

中医药是我国各族人民在几千年生产生活实践和与疾病作斗争中逐步形成并不断丰富发展的医学科学，为中华民族繁衍昌盛作出了重要贡献，对世界文明进步产生了积极影响。新中国成立特别是改革开放以来，党中央、国务院高度重视中医药工作，中医药事业取得了显著成就。根据《中医药创新发展规划纲要（2006—2020）》的要求和《国务院关于扶持和促进中医药事业发展的若干意见》（2009），中医基础理论研究的主要方针政策是：

做好中医药继承工作。开展中医药古籍普查登记，建立综合信息数据库和珍贵古籍名录，加强整理、出版、研究和利用。整理历代医家医案，研究其学术思想、技术方法和诊疗经验，总结中医药学重大学术创新规律。依托现有中医药机构设立一批当代名老中医药专家学术研究室，系统研究其学术思想、临证经验和技术专长。加快中医药科技进步与创新。建立符合中医药特点的科技创新体系、推进中医药科研基地特别是国家和省级中医临床研究基地建设。支持中医药科技创新，开展中医药基础理论、诊疗技术、疗效评价等系统研究。

三、中医基础理论研究的思路与方法

关于中医基础理论的研究方法，有学者认为，应以传统研究方法和现代研究方法相结合。具体包括文献整理研究方法、临床研究方法、现代实验研究方法、理论思维方法。上述方法，应从两个层次上运用和把握：第一个层次是文献整理研究、临床研究、现代实验研究；第二个层次是在前述研究的基础上运用理论思维方法，实现理论研究的学术目标，即提出新概念，发现新规律，创造新理论，包括为文献整理研究、临床研究、实验研究再提出新的思路和假说。

系统生物学（systems biology），又译为"系统集成生物学"或"系统综合生物学"，是研究一个生物系统中所有组成成分（基因、蛋白质等）的构成以及在特定条件下，如遗传的、环境的因素变化时，分析这些组分间相互关系的学科。

系统生物学的研究方法给中医药研究领域提供了示范和启示，使传统中医药的研究有可能与现代科技研究接轨并赋予新的内涵，从而得到国际社会的认可，发挥其巨大的生命力。目前，有关中医中药的研究多借鉴现代西医学分析还原的方法。但其一般仅仅局限在某一个点，如对单个的基因、蛋白或某一个靶点进行研究，而忽视了中医学理论的关键问题——整体观。因此，在中医理论研究的过程中，我们不仅要运用分析还原方法，从器官、组织、细胞、代谢产物、蛋白质、基因等水平阐明中医气、阴阳、藏象等的物质基础，还要经过综合分析，利用系统生物学的方法和技术手段，把孤立的物质和组成整体的所有器官联系在一起，这样就把中医的整体观念、朴素的系统论上升到高度综合的现代系统理论。它不仅能反映事物的整体特征性，还能充分反映组成整体的各层次、各部分的特性及其相互联系和影响，从而将中医整体宏观的优势与西医微观还原的优势结合起来，形成新的符合现代语言和思维方式的中医药理论，同时也有助于诠释中医理论的科学依据。

四、中医基础理论研究存在的问题

半个世纪以来，中医药基础理论研究取得了长足的进步，但无突破性进展。当前，中医药基础理论发展滞后于应用技术的进步，已经成为制约中医药学术继承、临床优势发挥、中药产业发展和服务于社会的重要因素。当起源于实验科学的西方医学进入中国以后，其以实证思维表达的医学体系与中医学产生了激烈的冲突。为此，关于中医药理论的生物学基础研究获得广泛开展。阴阳学说与生命活动研究显示，阴阳消长与 cAMP/cGMP 的平衡具有密切的关系，并与交感/副交感神经系统的兴奋优势有关。藏象功能研究诸如脾主运化与消化酶、胃肠运动吸收的关系、肝主疏泄与自主神经系统功能稳态的关系、肝脾相关之肝功能与胃肠消化吸收的关系。病机与证候研究则最为广泛，涉及机体反应性、自稳态调节和损害与抗损害能力的平衡等广泛的基础医学范围等等。这些基于现代实验医学基础的验证，均获得了一定的生物学证据。这些研究工作是对中医药基础理论现代科学内涵的揭示，具有重要的时代意义。但是，这些研究成果尚不是严格意义上的中医理论的突破与创新。

毫无疑问，还原论思维方式指导下的分析性研究，使中医药基础理论在各个领域的认识深度获得了大幅度提高，对中医理论的现代研究是非常必要的。问题在于，基于还原论思维的分析研究，不能脱离了中医理论整体辩证思维模式。否则，必然会出现研究结果在阐释理论问题上的片面性，甚至误导实践应用。血瘀证研究所取得的创新性成果举世共睹，在心脑血管疾病等多项重大疾病的治疗上获得了显著的临床疗效。然而，其关于血瘀证客观指标，特别是血液流变学指标的确定则有较大的局限性。当前大量的临床实例显示多种内环境改变均可影响血液流变学的参数，中医寒证、热证、血虚、阴虚等证均有血液流变学的改变，相关方药在改善证候表现的同时，血液流变学异常状态也获得改善。因此，获得了反证性的结论，提出了"非活血化瘀药的活血化瘀作用"的概念，和临床医生一旦发现血流变指标异常就用活血化瘀药的弊端。当前从神经内分泌免疫网络对肝、脾、肾、肺等脏腑功能及病理变化的研究也存在类似问题，值得我们注意。

　　中医理论研究涉及中国文化与西方文化、中国传统思维方式与西方二元分析思维方式的冲突、交叉、融合。两种文化和思维方式的矛盾已成为中医学理论现代研究的方法学上的关键科学问题。中医理论研究应坚持"文化自觉"，在中医学整体辨证思维方式指引下，体现中医理论的特色和优势，整体论与还原论互补，在整体指导下进行系统分析与还原。从整体系统出发，经过还原、分析与综合，再上升到整体系统。

第二节　中医基础理论研究的展望

一、中医基础理论研究的机遇与挑战

　　当前，中医药对外交流与合作日益增多，国际影响越来越大。具有系统理论体系、独特诊疗方法、显著临床疗效、丰富经验积累、依靠自然资源的中医药正被越来越多的国家和地区所认识，面临着前所未有的良好发展机遇。然而半个世纪以来，中医药由于科学研究工作起步较晚，原始性基础研究工作薄弱，同时中医药复杂体系研究缺乏应有的科学技术支撑，中医药基础理论尚未有重大突破，临床诊治水平提高迟缓，远远不能满足世界范围内中医药发展的需求。加强中医药基础理论研究，已经成为新世纪中医药事业发展内在的、迫切的要求。医学模式的转变为中医药充分发挥作用创造了有利条件，也为中医基础理论研究带来了前所未有的机遇。"生物－社会－心理－环境"医学模式的建立，改变了西方生物医学模式只重视"病"而忽视"人"的问题。以人为本，人与自然和谐共存的科学发展观以及疾病防治战略的"前移"和重点的"下移"，为中医药发挥整体观、辨证观、个体化思想，对疾病、亚健康状态进行防治和综合调理，在延长生命的同时提高生存质量的优势创造了机会。现代科技发展为中医药传承创新提供了有力支撑。随着科学技术的迅速发展，新理论、新技术、新方法不断产生。21世纪以生命科学、生物技术、信息科学、电子科学、材料科学、复杂科学和系统科学为前沿的世界科学技术迅猛发展，自然科学与人文科学间相互交叉、渗透、融合，新兴学科不断产生，不断增长的知识、大量的数据库、分析工具和技术，为证实和阐明中医基础理论的科学内涵及关键问题的解决提供了新的方法和可能。

二、中医基础理论研究的指导思想

　　中医基础理论研究首先要重视理论的继承与创新。要在充分认识和把握中医基础理论精髓的基础上，继承中医基础理论对人体生理、病理认识的基本观点和方法，充分运用各种科学技术手段，积极发现、鼓励和培育中医基础理论新的生长点，赋予其现代科学的内涵和时代的特征，促进中医基础理论新理论的产生发展，为提高中医药学的临床、科研及教学水平，促进开发性研究和实现产业化提供科学理论，为中医药事业可持续发展，为使中医药产业成为我国经济新的增长点服务。通过中医药基础研究创造出新认识、新思路、新理论和新方法。要进一步解放思想，突破束缚，善于继承，敢于否定，勇于创新。其次要注意研究方法的继承与创新。中医基础理论研究既要积极采用实践证明行之有效的传统研究方法，又要大胆引进现代的研究思路、科学技术和科学成果。充分认识多学科的参与，是中医药基础研究取得突破性进展的首要条件。要以具有广泛实践基础的中医药对生命活动规律的基本认识为核心，采用传统的和现代最新科学技术，汲取生命科学前沿的最新成果，通过多学科相互碰撞，逐步建立起一支掌握中医药发展规律、明确制约中医药发展的关键问题、能够充分利用各种技术，具有多学科共融，人才技术一流，能够跟踪生命科学前沿的精干的中医药基础研究队伍。首先在中医基础研究的方法学上有所突破，带动各方面的研究深入进行，促进中医药学理论和实践的发展，为实现中医药现代化提供科学原理和技术支撑。

坚持以人为本、为人类健康服务的根本宗旨，按照"自主创新，重点跨越，支撑发展，引领未来"的新时期科技工作方针，在继承发扬中医药优势特色的基础上，充分利用现代科学技术，努力证实、阐明中医药的科学内涵，通过知识创新丰富和完善中医药理论体系和医疗保健模式，加快中医药现代化和国际化进程，全面提高我国的医疗保健和重大疾病防治水平，不断满足广大民众的社会需求，确立我国在传统医药领域的优势地位，为人类健康作出更大贡献。

三、中医基础理论研究的基本原则

坚持"继承与创新并重，现代化与国际化相互促进，多学科结合"的基本原则，推动中医基础理论的传承与创新发展。

继承与创新并重。继承是中医药发展的基础，创新是中医药发展的动力。要在系统继承中医药的学术思想和宝贵经验，保持中医药优势特色的基础上，切实加强自主创新，挖掘中医药的科学内涵，丰富和完善其理论和技术体系，进而提出医学整体发展新思路，探索新方法，开展新实践，争取新突破。

现代化与国际化相互促进。国际化是现代化的重要目的之一，现代化是国际化的前提和基础。通过现代化推进中医药国际化进程，以国际化促进中医药现代化发展，两者相辅相成，互为促进，达到沟通中医与西医、传统与现代、东方与西方的目的。

多学科结合。中医基础理论融合了多学科的知识，多学科结合是发展的必然途径。它具有自然科学和人文科学的双重属性，要认识和挖掘中医基础理论的科学内涵并加以丰富和发展，必须博采众长，充分运用现代科学的新理论、新技术和多学科交叉渗透的思路和方法，通过多学科、跨领域、产学研、海内外的合作加以突破。

四、中医基础理论研究的战略目标

根据国家卫生工作战略目标和中医药自身发展的规律，近十年来中医药基础理论研究的战略目标是：丰富发展中医基础理论体系。加强中医药人才队伍建设，建立高效的中医药学术思想和实践经验的传承方法，初步完成中医药理论和经典文献的系统整理和诠释；开展民族医学及民间医药的系统整理和评价研究；多学科结合，深入认识和挖掘中医药理论的科学内涵，建立中医药知识库；在丰富和完善中医药理论体系的同时，丰富发展医学和生命科学的认识论和方法论，促进东西方医学优势互补、相互融合。

五、中医基础理论研究的基本任务

以证实和阐明中医药的科学内涵为目的，充分运用中医药学的历史积累、实践经验和现代系统科学、复杂科学的思想方法与技术手段开展多学科交叉研究。

（一）中医药理论体系研究

以中医药理论的系统研究为出发点，在整理分析以往研究成果的基础上，充分应用现代科学成果和多学科方法，深入阐明其独特有效的系统思维模式及其知识体系，阐明其基本理论的概念内涵、生理观、病理观和治疗观的现代生物学基础及其逻辑关系，人与自然和谐的医疗养生保健理论等，揭示中医药学认识自然、人体、生命、疾病现象及其相互关系的规律。

（二）临床基础理论研究

以满足临床辨证论治需求为出发点，系统分析以往临床研究成果，重点开展病因病机与治法理论、脏腑经络理论、证候与辨证论治、中医药防治重大疾病和疑难疾病的研究以及相关临床疗效评价的基础研究，经穴特异性及针灸治疗机制、养生保健与疾病预防方法等研究；并针对目前死亡率较高的重大疾病和难以解决的慢性复杂性疾病的基础理论问题开展示范研究。

（三）医学发展模式研究

在整合中医药学和现代医学优势及各自成功经验的基础上，按照医学的自然科学和人文科学的双重属性，根据未来医学发展模式，探索建立以系统－动态的观点和分析－综合的方法，对个体生命的健康、亚健康和疾病发生、发展、演变、转归过程进行认知和干预，并形成统一的理论体系和标准规范指导临床实践，以维护人类健康、提高生命质量的医学科学，为创建具有中国特色的新医药学打下基础。

（童　瑶）

主要参考文献

1. 王新华．中医基础理论［M］．北京：人民卫生出版社，2001．

2. 童瑶．中医基础理论［M］．北京：中国中医药出版社，1999．

3. 洪治平，梁茂新．五脏证本质研究的思考［J］．辽宁中医杂志，1998，25（9）：390．

4. 朱向东，李广远，刘稼，等．中医"治未病"思想的内涵探讨［J］．中华中医药学刊，2008，26（12）：2725-2727．

5. 程昭寰．藏象学说的回顾与展望［J］．中国中医基础医学杂志，1997，3（1）：4．

6. 徐志伟，刘小斌，邱仕君，等．中医"五脏相关"理论继承与创新的初步研究［J］．广州中医药大学学报，2008，25（6）：475-479．

7. 王琦，王睿林，李英帅．中医体质学学科发展述评［J］．中华中医药杂志，2007，22（9）：627-630．

8. 科技部、卫生部、国家中医药管理局等16部委．中医药创新发展规划纲要（2006-2020）．

9. 国务院．国务院关于扶持和促进中医药事业发展的若干意见．2009，4．

10. 车离．关于中医基础理论研究的思考［J］．中国中医基础医学杂志，1998，4（7）：3．

11. 闪增郁，成伊竹，向丽华，等．论中医基础理论现代研究的思路与方法［J］．中国中医基础医学杂志，1996，2（5）：21．

12. 烟建华．论中医药学发展的关键在于基础理论研究的突破［J］．北京中医药大学学报，1997，20（6）：22．

第二篇　哲学基础

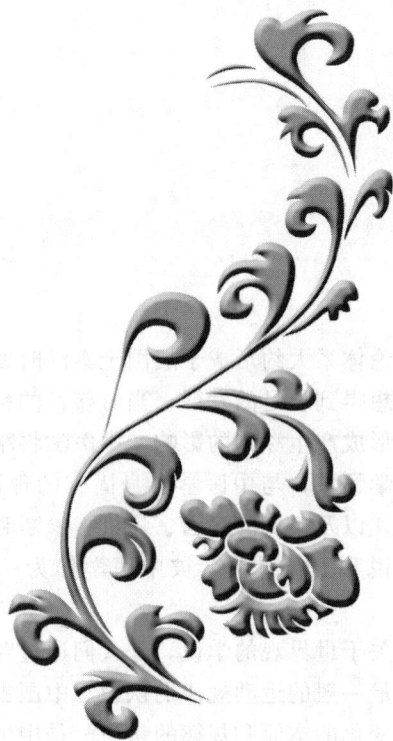

　　中医学理论体系大约形成于战国至秦汉时期。在"诸子蜂起，百家争鸣"的时代，中国古代哲学思想得到长足的发展，当时盛行的精气学说、阴阳学说、五行学说必然对中医学理论体系的形成产生深刻的影响。中医学将精气学说、阴阳学说和五行学说作为一种思维方法引入医学领域，与中医学自身固有的理论和经验相融合，用以说明人体的形态结构、生命过程，以及疾病的病因、病机、诊断和防治。因而本为中国古代哲学思想的精气学说、阴阳学说和五行学说，被中医学作为一种思维方法所应用而成为中医学的哲学基础。

　　哲学，是关于世界观的学说，是人们通过对各种自然和社会知识进行概括、发展而成的关于世界的最一般的运动规律的认识。中国古代的哲学思想，是古代哲学家们对宇宙的发生、发展和变化的本原和规律的认识，是中国古代的世界观和方法论。古人运用"近取诸身，远取诸物"的观察思维方法，对各种自然现象和人体的生命现象进行细致的观察和体悟，从而获得了大量的感性认识，将这些感性认识进一步推理和抽象，则升华为阐释世界发生、发展和变化的本原和规律的哲学思想与方法。

中医学，是发祥于中国古代的研究人体生命、健康、疾病的科学。它具有独特的理论体系、丰富的临床经验和科学的思维方法，是以自然科学知识为主体、与人文社会科学知识相交融的科学知识体系。中医学属于自然科学的范畴，但亦具有浓厚的社会科学的特点，同时还受到中国古代哲学思想的深刻影响，是一门以自然科学为主体、多学科知识相交融的医学科学。

古代哲学思想和方法渗透到中医学中，帮助中医学构筑了独特的医学理论体系；而中医学对人体的形态和生命现象的观察和认识，又是古代哲学思想与方法萌发的土壤。古代哲学的精气学说、阴阳学说和五行学说，主要是在中医学对人体形态和生命现象的观察、体悟之积累的基础上，与对自然现象的观察和推理而获得的认识相结合，再进一步抽象、纯化而生成。

在古代哲学的诸学说中，精气学说、阴阳学说和五行学说是对中医学理论体系的形成最有影响的哲学思想和方法。

精气学说，是古代先哲们探求宇宙本原和阐释宇宙变化的一种世界观和方法论。精气学说认为，精或气是宇宙万物的共同本原，精或气自身的运动变化，推动和调控着宇宙万物的发生、发展和变化。此学说作为一种思维方法渗透到中医学中，促使中医学建立了精为人体生命的产生本原，气为推动和调控生命活动的动力的精气理论，并对中医学的整体观念、藏象经络理论、体质理论、病因病机理论、养生防治理论的构建具有方法学方面的重要意义。

阴阳学说，是建立在唯物论基石之上的朴素的辩证法思想，是古人认识宇宙本原和阐释宇宙变化的一种世界观和方法论。阴阳学说以"一分为二"的观点，来说明相对事物或一事物的两个方面存在着互藏、交感、对立、制约、排斥、互根、互用、消长、转化、自和等运动规律和形式。宇宙万物的产生、发展和变化是阴阳互藏、交感和对立互根的结果。中医学将阴阳学说用于解释人体，认为人体是由各种对立互根的组织结构、生理功能所构成的有机整体，"阴阳匀平……命曰平人"。阴阳学说帮助中医学构筑了独特的医学理论体系，并贯穿于其中的各个方面，指导着历代医家的理论思维和临床实践。

五行学说，既是古代朴素的唯物辩证的宇宙观和方法论，又是一种原始而质朴的系统论。五行学说认为，宇宙万物可在不同层次上分为木、火、土、金、水五类，整个宇宙是由此五类不同层次的事物和现象之间的生克制化运动所构成的整体。中医学以五行学说解释人体，将人体的五脏、六腑、五体、五官、五志等分归于五行之中，构筑以五脏为中心的五个生理病理系统，并以五行的生克制化规律阐释此五个生理病理系统的相互关系。五行学说帮助中医学建立了人体是一个有机整体和人与自然环境息息相关的整体思想，构筑了人体脏腑经络的系统模型，并用于解释疾病的病理传变和指导对疾病的诊断和防治。

精气学说、阴阳学说和五行学说，虽然各自从不同角度阐释了人体的生命活动、病理变化及养生防病等重大问题，但它们之间又相互联系、相互补充。与阴阳学说和五行学说相比较，精气学说更具"本体论"性质，旨在说明天地万物的同源性及物质统一性，为中医学建立天人一体观以及人体自身完整统一的整体观奠定了方法学基础。阴阳学说和五行学说作为方法论，则构筑了中医学理论体系的基本框架。中医学借助于古代哲学的精气—阴阳—五行的矛盾运动，阐述了人体生命活动的基本规律以及人与自然社会环境的密切联系，构建了独具特色的理论体系。

第一章

精 气 学 说

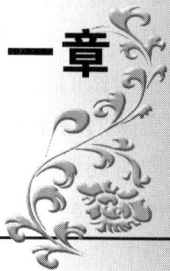

精气学说，是研究精气（气）的内涵及其运动变化规律，并用以阐释宇宙万物的构成本原及其发展变化的一种古代哲学理论。

精气学说认为，精气（气）是宇宙万物的共同构成本原；不论是存在于宇宙中的有形物体，还是无形而运动于有形物体之间的极细微物质，都是气的存在形式；由于精气的中介作用，宇宙构成了一个万物相通、天地一体的整体；人类作为宇宙万物之一，也由精气构成；精气自身的运动变化，以及由此产生的阴阳二气与五行之气的运动变化，推动着宇宙万物的发生、发展与变化。因此，精气学说是古代先哲们探求宇宙本原和阐释宇宙变化的一种世界观和方法论。

精气学说滥觞于先秦时期，西汉以后遂被"元气学说"所同化。因而精气学说是中国古代哲学气学范畴中的一种具有时代特征的哲学思想，它与此时出现的"冲气"说、"天地之气"说、"阴阳之气"说、"浩然之气"说、"六气"说等，在两汉时期一并汇流于"元气"说之中而发展为"气一元论"。但精气学说在古代哲学气范畴中有其特殊性和代表性，故研究精气学说必然要对古代哲学的各种气范畴作一讨论。

精，又称精气，最早见于《老子》、《周易》与《管子》，其后《吕氏春秋》、《黄帝内经》、《淮南子》等也有精辟的论述。《老子》首先提出了精的概念，认为精是"道"的内核，"道之为物……其中有精；其精甚真，其中有信。"《周易》提出了"精气为物"的思想，认为精气为宇宙万物的构成本原。《管子》认为精是能够变化的气，"一气能变曰精"，精流行天地之间，是宇宙万物构成的共同本原。《吕氏春秋》指出"精充天地而不竭"，且上下运动，无所稽留，"其大无外，其小无内"，集聚而生宇宙万物。《黄帝内经》对精作了精辟的论述，既论述了充塞于宇宙之中的精气，又详尽地讨论了藏于人体脏腑之内的精气的来源、功能、分布等，是集精气理论之大成者。《淮南子》称气为精，是宇宙万物构成的共同物质基础，"天地之袭精为阴阳，阴阳之专精为四时，四时之散精为万物"，同时又将精（气）分为"精气"与"烦气"两类，指出"烦气为虫，精气为人"。《论衡》认为精气是宇宙中元气的最精微的部分，指出"人之所以生者，精气也"。

古代经史子书中对气的论述较多，较早的有《左传》提出的"六气"说，认为天地之中存在着阴、阳、风、雨、晦、明六气，分为四时，序为五节，过则为灾。《国语》指出"天地之气，不失其序"，若过其序，则导致万物不丰，甚至发生地震，并认为气可在人体之内，决定人的性情。可见此时的气已是涵盖自然、社会和人的意识的普遍概念，开始上升为哲学范畴。《老子》提出"冲气以为和"的观点，并构建了"道—气—物"的宇宙发生模式。《庄子》继承和发展了《老子》的观点，认为气是"道"产生的一种极细微物质，是天地万物（包括人类）构成的共同物质基础，"人之生，气之聚也，聚则为生，散则为死"，人死复归为气，构造了"道—气—物（人）—气—道"的宇宙运动模式。《管子》提出了"生者以其气"的命题，认为此气对人的生命至关重要。《孟子》将气规定为充塞于天地之间和人体内的"浩然之气"，纳入他的心性学说之中。《荀子》认为气是自然存在的，"万物各得其和以生，各得其养以成"。《列子》提出"夫有形者生于无形"的思想，并构造了"太易－太初－太始－太素－万物"的宇宙发生模式，发展了《老子》的"道"学说。《黄帝内经》讨论了不同系统、不同层次的一千七百多种气，既有宇宙中存在的万物之本原之气，又有自然界的四时阴阳之气，而更重要的，是讨论了人体内的各种气的生成、运行、分布和功能等。因此，该书集秦汉以前气说之大成，为中医学气学说的形成奠定了理论基础。《淮南子》指出，气是宇宙万物的精微原始物质，生成于宇宙，而宇宙由"道"产生，进一步发展了《老子》的"道"学思想；同时指出气的交感和合是天地万物包括人类的发生发展和变化的根本原因，与《老子》的"冲气以为和"思想一脉相承。《春秋繁露》首次以"元气"论气，认为元气是宇宙万物和人类生成的本原物质，天地阴阳二气是元气的存在形式，阴阳二气和合，方能生成宇宙万物和人类。《白虎通》以阴阳五行之气论宇宙的生成，提出了"太初－太始－太素－万物"的宇宙发生模式，认为气一开始就存在于宇宙之中，通过"交易变化"而产生宇宙万物，与老子等人的"气由道生"的学说不同。《论衡》明确提出元气为天地万物和人类的形体及其道德精神的唯一生成本原，将气作为哲学逻辑的最高范畴，确立了"元气一元论"的思想，对中国古代哲学的气范畴的发展产生了深刻的影响。其后宋代张载创立了"气本体论"，认为气是宇宙的最初本原，是宇宙的本体，宇宙之中的一切事物和现象，不论其有形与无形，都是气的存在形式。而二程（程颢、程颐）持"理本气化"之说，将气学说纳入了"理本体论"的哲学体系之内，开"理本气末"理论之先河。朱熹则继承和发展了二程的理本气末论，提出以理为宇宙之本体，以气为构成万物的材料的理本气末论，建立起以理为最高范畴的哲学体系。

由于古代哲学的气范畴涵盖了自然的、社会的、人类的各个方面，而中医学主要研究人体的各种生理活动、病理变化以及疾病的防治，故古代哲学的精气学说必然对中医学的精气理论产生重要的影响；而古代先哲和医学家们在修身养性、摄生延年和医疗实践活动中对气的体悟和认识，对古代哲学的精气理论的产生和发展也有非常重要的作用，因为这实际上是古代哲学精气理论产生和发展的源泉，滋生和嬗变的土壤。由于先秦至两汉正值中医学理论体系形成的奠基时期，故此时盛行的精气学说必然对中医学理论体系的建立有着深刻的影响。两汉以后中医学精气理论的发展和进步，也时时刻刻受到当时哲学中气学思想发展与进步的影响。但由于中医学与古代哲学研究的对象、范围不同，故中医学所研究的精、气与古代哲学所研究的精、气在概念上有着明显的区别。

第一节 精气的基本概念

在中国古代哲学中，精与气的概念基本上是同一的，都是指存在于宇宙中的运行不息而含有巨大能量的无形可见的极细微物质，是构成宇宙万物的共同本原或本体，也是推动宇宙万物的发生发展与变化的动力源泉。精或气的运动不息维系着宇宙的发展和变化。另外，精气有时专指存在于宇宙中的气的精粹部分，是构成人的形体和化生精神的本原性物质。但由于精与气的概念来源不同，其内涵的形成和发展也有细微的区别，故将精与气分开讨论。

一、精的基本含义

精，又称"精气"，是指存在于宇宙中的无形而运行不息的极精微物质，是宇宙万物的共同构成本原和发展变化的动力源泉。

（一）精的哲学意蕴

精，首见于《老子》、《周易》与《管子》，其后《吕氏春秋》、《黄帝内经》、《淮南子》等也有精辟的论述。根据诸子百家的论述，精的基本含义主要有以下几种：

1. 精是指水。地中之水，相当于人体内的精华物质，是自然界万物生长发育的本原。如《管子·水地》说："水者，何也？万物之本原也，诸生之宗室也。"

2. 精是指人体的生殖之精。这是精的本始意义。如马王堆汉墓出土的竹简《天下至道谈》有"精赢必舍"之论，《素问·上古天真论》有"二八……精气溢泻，阴阳和，故能有子"之说。

3. 精是道的内核，是万物构成的本原。《老子·二十一章》指出精是道的内核，是万物的构成本原。"道之为物……其中有精；其精甚真，其中有信。"这是精最早的抽象概念。

4. 精是指宇宙中的本原之气。精是存在于宇宙中的运行不息且无形可见的极细微物质，是宇宙万物的共同构成本原。如《周易·系辞上》说："精气为物。"《管子·心术下》说："一气能变曰精。"精即是能够运动变化的气。

5. 精是指气的一部分。精是气中的精华部分，是构成人的形体和化生精神的本原。如《淮南子·精神训》说："烦（繁）气为虫，精气为人。"

（二）精的基本内涵

通过对先秦及秦汉时期上述各种经典著作的考察和研讨，认为精或精气的内涵主要应有以下几点：

1. 精是存在于宇宙中的运动不息的极精微物质。精存在于宇宙之中，运行不息，极精极微，虽然是无形可见的，但仍是物质的实在。如《周易·系辞上》说："精气为物，游魂为变，是故鬼神之情状，与天地相似，故不违。"指出精气是存在于宇宙之中的如游魂般的无形可见的极细微物质，是宇宙万物的构成本原。《吕氏春秋·圜道》说："精气一上一下，圜周复集，无所稽留，故曰天道圜也……精行四时，一上一下，各与遇，圜道也。"指出精气在宇宙中运行不息而构成万物。《吕氏春秋·下贤》说："精充天地而不竭，神覆宇宙而无望。莫知其始，莫知其终，莫知其门，莫知其端，莫知其源，其大无外，其小无内。"指出精气是无形可见的极细微物质。马王堆汉墓出土的竹简《十问》说："天地之至精，生于无征，长于无形，成于无体。得者寿长，失者夭死。"明确指出精气是存在于宇宙中的无形可见的客观实在。

2. 精是构成宇宙万物的本原或直接质料。精是宇宙万物生成的共同物质基础，宇宙万物都是精凝聚而生成的。《老子·二十一章》说："道之为物……其中有精；其精甚真，其中有信"，认为精是道的内核，道中的精是宇宙万物的构成本原或质料。《管子·内业》说："凡物之精，此则为生，下生五谷，上为列星。流于天地之间，谓之鬼神。"指出天上的列星，地上的五谷，都是精气构成的。《吕氏春秋·尽数》说："精气之集也，必有入也。集于羽鸟，与为飞扬；集于走兽，与为流行；集于珠玉，与为精朗；集于树木，与为茂长；集于圣人，与为夐明。"指出宇宙万物和人的精神智慧，也是由精气集聚而生成的。

3. 精气是推动和调控宇宙万物发生发展变化的动力。精自身的变化，分为阴阳二气和五行之气，而阴阳二气的氤氲交感，五行之气的揉杂合和，推动着宇宙万物的发生、发展与变化。如《周易·系辞上》说："易有太极，是生两仪，两仪生四象，四象生八卦。"精气分为阴阳二气，阴阳二气的相互作用，相摩相荡，氤氲交感，产生宇宙万物，并推动其发展和变化。《淮南子》指出，精气分为阴阳二气，以成天地，而天地阴阳二气交感合和，则化生万物。如《淮南子·天文训》说："天地未形，冯冯翼翼，洞洞灟灟，故曰太昭（始）。道始于虚廓，虚廓生宇宙，宇宙生气，气有涯垠，清阳者薄靡而为天，重浊者凝滞而为地。"又说："阴阳合和而万物生。"

因此，精或精气，是存在于宇宙中的无形可见的极细微物质，是宇宙万物的共同构成本原，与"气"的基本概念是同一的；有时专指气的精粹部分，是构成人类形体与精神的本原。纵观《周易》、《管子》、《吕氏春秋》、《黄帝内经》、《淮南子》等对精或精气的论述，可见在中国古代哲学中精或精气的概念与气的概念基本上是同一的。《管子·内业》虽有"精也者，气之精者也"之说，但因没有说明此"精"与非"气之精"的不同，故难以从一般意义的精（即气）中分出，只能认为此"精"是能够运动变化的气，即一般意义的精。到了《淮南子》，始把精（气）分为"精气"与"烦气"两类，此"精气"自然为精（气）的精华部分，它与"烦气"不同，是人类始祖的形体和精神的生成本原。

在中国古代哲学中，精或精气在一般意义上虽为宇宙万物的共同构成本原，但在《老子》、《管子》、《淮南子》等书中皆认为宇宙万物的本原是"道"。《老子·二十一章》说："道之为物，惟恍惟惚……其中有精；其精甚真，其中有信。"《老子·四十二章》说："道生一，一生二，二生三，三生万物。"《管子·心术上》说："道在天地之间也，其大无外，其小无内。"《管子·内业》说："万物以生，万物以成，命之曰道。"《淮南子·原道训》说："道者，一立而万物生矣。"《淮南子·天文训》说："道始于虚廓，虚廓生宇宙，宇宙生气。"又说："道曰规，始于一，一而不生，故分而为阴阳，阴阳合和而万物生。故曰一生二，二生三，三生万物。"可见，在道家思想体系中，宇宙万物的本原是"道"，精或精气只是"道生万物"的中间环节，是构成天地人的直接物质材料。

二、气的基本含义

在中国古代哲学中，气是一个非常复杂而重要的范畴。气的内涵确定起来有一定困难。但经多年的研究，对气的基本概念形成了一定的共识，即认为气是存在于宇宙中的运行不息且无形可见的极细微物质，是构成宇宙万物的本原或本体；气的自身的运动变化，推动着宇宙万物的发生发展与变化；气充塞于宇宙万物之间，与宇宙万物相互渗透，成为万物相互联系的中介，使万物相互感应而构成一个整体。当代哲学家张岱年先生认为，气"是最细微最流动的物质，以气解释宇宙，即以最细微最流动的物质为一切之根本"；"要而言之，中国古典哲学中所谓气，是指占空间、能运动的客观存在"。

（一）气的基本蕴涵

通过对先秦至秦汉时期的经典著作中有关气的概念的对比考察和辨析，可见气有多种涵义：

1. 气是指云气、风气或大气。这是气的最初涵义，如《说文解字》说："气，云气也。"《庄子·知北游》说："大块噫气，其名为风。"但需要指出，气与"氣"不同：气为云气，无形而运行不息；氣为氣廪之氣，又作"饩"，是指"精米"，引申为饮食物。如

《说文解字》说："氣，馈客刍米也，从米，气声。"这是天子待诸侯之礼，如《左传·桓公十年》说："齐人来氣诸侯。"

2. 气是指"六气"。《左传》以六气论气，如《左传·昭公元年》说："六气，曰阴、阳、风、雨、晦、明也。"

3. 气是指天地阴阳之气。气是自然存在于天地之间的阴阳之气，如《国语·周语上》说："夫天地之气，不失其序。若过其序，民之乱也。阳伏而不能出，阴迫而不能蒸，于是有地震。"《荀子·礼论》说："天地合而万物生，阴阳接而变化起。"

4. 气是指冲气。冲气即阴阳冲和之气，是宇宙万物的生长发育之原。如《老子·四十二章》说："万物负阴而抱阳，冲气以为和。"

5. 气是指浩然之气。《孟子》认为气是充塞于天地之间并受人的意志所支配的浩然之气。

6. 气是指精气。如上述的《周易》、《管子》等皆将气规定为精或精气。

7. 气是指阴阳五行之气。《白虎通》认为阴阳五行之气由宇宙中的"浑沌"一气所分，如《白虎通·天地》说："浑沌相连，视之不见，听之不闻，然后剖判，清浊既分，精曜出布，庶物施生，精者为三光，号者为五行。"

8. 气是指元气。董仲舒、王充、何休等皆将气规定为元气。《春秋繁露·重政》说："元者，为万物之本。"《公羊传解诂》说："元者，气也。"

(二) 气的基本内涵

通过对气的各种含义的分析，气的基本内涵一般可归纳为以下几点：

1. 气是存在于宇宙中的无形而运行不息的极细微物质。气存在于宇宙之中，运行不息，虽不具有形体、声音、状态等，但是客观的实在，是天地万物的共同构成基础。如《老子·四十二章》说："道生一，一生二，二生三，三生万物。"气由道生，无形而运行于天地之间，聚合而生万物，故《老子·四十章》又说："天下万物生于有,有生于无。"《庄子》认为气存在于宇宙之中，"通天下一气耳"，而人类也由此气聚合而成，如《庄子·知北游》说："人之生，气之聚也。聚则为生，散则为死。"《列子·天瑞》则认为"有形者生于无形"，而气生于"太易"，无形无状，"视之不见，听之不闻，循之不得，故曰易也"。此气"轻清者上为天，重浊者下为地，冲和气者为人。故天地含精，万物化生"。

2. 气是宇宙的本原或本体。气作为中国古代哲学逻辑结构的最高范畴，是最高的本体，宇宙即气，宇宙万物皆由气构成；气作为宇宙万物生成的中间环节，由道或太极产生，是宇宙万物的共同构成质料或元素。气是一个抽象的、一般的范畴。先秦和秦汉时期的道家提出了以"道"为宇宙本原的宇宙观，并创立了"道－气－物"和"太易－太初－太始－太素－万物"的宇宙发生模式，将气作为"道"或"太易"化生宇宙万物的中间环节。《老子》、《庄子》、《管子》、《淮南子》等皆认为"道"是宇宙万物产生的本原或本体。如《淮南子·泰族训》说："夫道者，有形者皆生焉。"《列子·天瑞》则说："夫有形者生于无形，则天地安从生？故曰有太易，有太初，有太始，有太素。太易者，未见气也；太初者，气之始也；太始者，形之始也；太素者，质之始也。气，形质具而未相离，故曰浑沌。"至两汉，元气说盛行。《春秋繁露》认为，"元者，始也"，"元者，为万物之本"，并产生于"天地之前"。《论衡》认为元气自然存在，产生天地万物和人的道德精神。《论衡·自然》说："天地合气，万物自生。"《论衡·论死》说："气之生人，犹水之为冰也。水凝为冰，气凝为人。"气为万物之本原，故称为"元气"。元气是构成宇宙万物和人类的形体与道德精神的唯一本原，其上没有"道"或"太易"等，因而是中国古代哲学逻辑结构的最高范畴，后世称为"元气一元论"或"气一元论"或"气本原论"。

3. 气自身的运动变化，推动着宇宙万物的发生发展与变化。气分为阴阳二气或五行之气，阴阳二气的升降交感、氤氲合和，五行之气的运动揳和，产生了宇宙万物并推动着它们的发展与变化。如《周易·系辞上》说："刚柔相推而生变化。"《周易·咸卦》说："天地感而万物化生。"《管子·乘马》说："春秋冬夏，阴阳之推移也；时之短长，阴阳之利用也；日夜之易，阴阳之化也。"《吕氏春秋·大乐》说："太一出两仪，两仪出阴阳。阴阳变化，一上一下，合而成章……万物所出，造于太一，化于阴阳。"

4. 气是宇宙万物之间的物质媒介。气充塞于宇宙万物之中，使它们之间相互贯通，相互影响，处于和谐有序的运动之中。气是宇宙万物之间相互感应的中介物质，是信息的负载者。通过气的中介作用，宇宙万物得以构成一个相互联系、相互影响的整体。如《周易·乾·文言》说："同声相应，同气相求，水流湿，火就燥，云从龙，风从虎，圣人作而万物睹。本乎天者亲上，本乎地者亲下。"《吕氏春秋·召类》说："类同则召，气同则合，声比则应。"

5. 气是人体生命的体现。气存在于人体内，极为精微，无形可见，运行不息，是生命的体现。气是推动和调控人体生命活动的动力源泉。人的寿夭，与气密切相关。气的运动停止，则标志着人体生命活动的终止。人要长寿，则必须珍惜、保养运行于人体中的气。如《管子·枢言》说："有气则生，无气则死，生者以其气。"

6. 气是道德精神。气是一种道德境界，充塞于天地之间，与天地之气相通，也是道德修养。如《孟子》认为，存在于人体内的气为"浩然之气"，"至大至刚，以直养而无害，则塞于天地之间"。此"浩然之气"是一种道德精神，受人的意志的支配，人的意志坚定，则成为"威武不能屈，富贵不能淫，贫贱不能移"的大丈夫。

因此，气的内涵，既是客观的实在，又是主观的道德精神。它是一个涵盖自然、社会、人生的范畴，也是中国古代哲学中各家共同使用的范畴。其内涵相当复杂，不可作单一的、片面的理解。

三、精气理论的层次结构

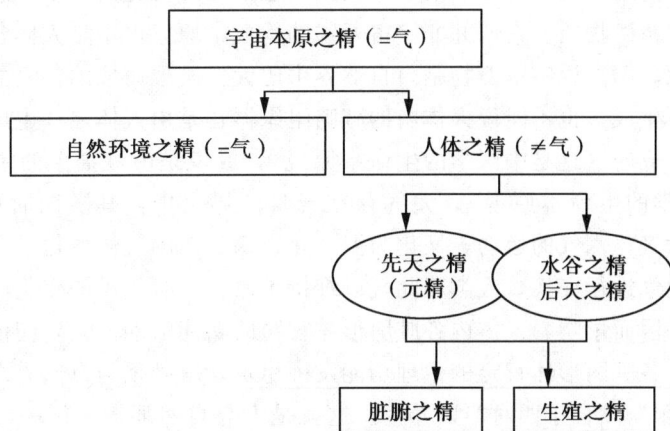

图 2-1-1　精理论体系的层次结构模式图

　　构建精气理论的层次结构，目的是为了界定精气理论体系中各种气的概念、研究对象和研究范围。精气理论体系中含有哲学的、自然界的、人体内的各种各样的气，既有抽象的，也有具体的。根据各种气的不同内涵、来源、作用等，可将它们分别归属于精气理论框架中的不同层次，从而构建起精气理论的层次结构（图 2-1-1，图 2-1-2）。

（一）古代哲学的宇宙之气（精）

　　古代哲学的宇宙之气是指构成宇宙万物的本原的气，宇宙之精是指构成宇宙万物的本原的精。由于此宇宙之精与宇宙之气的概念是同一的，都是宇宙万物的构成本原，故以"宇宙之气"称之。古代哲学的宇宙之气是精气理论结构中的最高层次的气范畴，其概念是最抽象的。此宇宙之气是指存在于宇宙之中的无形可见的运行不息的极细微物质，是构成宇宙万物的本原或本体，也是宇宙万物发展变化的内在新动力。此气在先秦及秦汉道家的"道－气－物（人）"的宇宙发生模式中，是宇宙万物的共同构成质料，而在两汉"元气一元论"或"气本原论"的哲学逻辑结构中，是宇宙万物的构成本原。在"气本体论"的哲学思想中，此气既是无形的，又是有形的；不论是无形的气态物质，还是有形的液态或固态物质，都是气的存在形式。

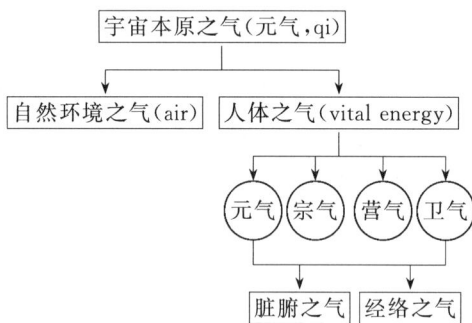

图 2-1-2　气理论体系的层次结构模式图

（二）自然界的气（精）与中医学的气

　　自然界的精与气的概念是同一的，主要是指大气及其运动变化而产生的气候变化。中医学的气，主要是指人体之气，但与人体之精有着严格的区别。自然界的气与中医学的人体之气，是精气理论结构中的第二层次。它们虽然也是无形可见而运动不息的，但都是比较具体的、实在的精微物质。它们并非宇宙万物的构成本原，也不是人体各脏腑组织器官的构成本原。因此，不能说宇宙万物是由自然界中的大气凝聚而成的，只能说它们是由极抽象的宇宙之气所生成；也不能说人体内的脏腑组织器官是由人体之气生成的，只能说它们是由人体之精生成的（这是中医学的生命本原说），或说是由极抽象的宇宙之气所构成（这是中国古代哲学的生命本原说）。大气存在于自然界之中，其随四时而化为风、寒、暑、湿、燥、火六气；六气的运动，又化为温、热、寒、凉的气候变化。自然界的大气通过呼吸与人体内之气进行交换，人类赖此气以维持生命。四时气候的变化，影响着人体之气的运动和功能，因而影响着人体内各脏腑形体官窍的功能活动。人要使体内之气升降出入运行协调有序，各脏腑形体官窍的生理功能发挥稳定，就必须与自然界之气的运动变化相统一，"法于阴阳"，"合于四时"以养生。这就是人与自然环境相统一的整体观念。可见，人体之气是与自然界之气而非宇宙之气发生相互联系和相互作用。人体之气和自然界之大气及其气候变化，虽然受最高层次的宇宙之气的制约，但此宇宙之气并非直接作用于人体，人体之气也不可能直接受到此极端抽象的宇宙之气的影响。

（三）人体之内的各种气

人体内有各种各样的气，如元气、宗气、营气、卫气、五脏六腑之气、经络之气等，它们各处于人体气结构的不同层次。

人身之气，又称一身之气，是人体内之气的最高层次，一般简称"气"。所谓一身之气，即运行于人体内各处而推动和调控各脏腑形体官窍的功能活动，推动和调控精、血、津液的运行、输布、代谢的极精微物质，其生成来源有三：一是禀受于父母的先天之精所化之气，即元气，又称真气，先天之气；二是由脾胃化生的水谷之精所化之气，即谷气，又称后天之气；三是由肺吸入的自然界清气。谷气与自然界之清气在肺中相结合为宗气，积于胸中气海。宗气与元气再结合为一身之气。一身之气分布于人体内的不同部位，则分化为不同名称的气。而不同部位的气，有其各自的运动形式和功能特点。

元气、宗气、营气、卫气为人体之气的第二层次。元气，是人体内的最根本、最重要的气。之所以说它最重要，是因为它由禀受于父母的先天之精所化，是人体生命活动的原动力，既能推动和调控人体的生长、发育与生殖，又能推动和调控人体各脏腑形体官窍的生理功能，还能在保卫机体和抗衰老方面起非常重要的作用。但此元气仅是一身之气的一个重要组成部分，不能替代一身之气而成为人体之气的最高层次。人体内的元气与古代哲学中的元气在概念上是有明显不同的，决不能以古代哲学的"元气一元论"来阐释人体内的元气。以"气本一元说"来论述人体之气，也是值得认真商榷的；而以"气本一气说"来说明人体诸气皆本于一身之气，则是应该倡导的。

宗气与元气处于同一层次，元气是先天之气，宗气是后天之气。宗气又称"大气"，由肺吸入的自然界清气与脾胃化生的水谷之精所化之气相结合而成。宗气与元气合为一身之气，宗气生成的充足与否，直接关系到一身之气的盛衰。宗气积于胸中气海，推动心肺的功能，即所谓上出息道以司呼吸，贯注心脉以行血气，与人的呼吸、声音、心搏、运动密切相关。

营气与卫气也是一身之气的分化，与元气、宗气处于同一层次。如果说元气和宗气是以其生成之源来命名，那么营气与卫气是以其分布于全身血脉之内外而为一身之气的区分。因此，营卫二气不仅为水谷之精所化生，而且还应含有先天元气及后天宗气的成分，故有"营出中焦，卫出下焦"之说。营气行于脉中，卫气行于脉外。营气有营养和化血的作用，卫气有温养和保卫的作用。二者谐和，则阴阳和调，卫外固密，气血畅达，昼精夜瞑。

脏腑之气也是一身之气的分化。由于一身之气主要由先天之精、后天之精所化之气与肺吸入的自然界清气合化而成，而先天之精和后天之精又分别藏于脏腑之中而成脏腑之精，故脏腑之气实由其相应的脏腑之精来化生。如心气由心精化生，肾气由肾精化生。其他脏腑之气的化生，以此类推。因此，脏腑之气比元气、宗气又低一个层次，但其中也应含有元气、谷气及吸入的清气的成分。脏腑之精呈液态贮藏于脏腑内而为脏腑之气的化生本源，脏腑之气是脏腑之精化生的流动不息的极细微物质和能量。脏腑之气的运动，推动和调控着各脏腑形体官窍的生理功能。如心气推动和调控着心脏的搏动，脉的舒缩，血液的运行和精神活动；肺气推动和调控着呼吸运动，水液输布和一身之气的生成、运行；脾气推动和调控着饮食物的消化吸收，水液的运行，以及血液的运行；肝气推动和调控着情志活动，精、气、血、津液的运行输布，饮食物的消化和吸收，胆汁的排泄，生殖功能以及肝血的贮藏和施泄；肾气推动和调控着人体的生长发育生殖、脏腑气化、水液代谢和呼吸运动；其他脏腑之气以此类推。此脏腑之气也是活力很强、不断运动且无形可见的极细微物质，含有巨大的能量，是推动和调控脏腑功能的动力，并非脏腑"功能"的本身。脏腑之气以其运动趋向和作用，可分为阴气与阳气两部分，分别称为"脏腑之阴气"和"脏腑之阳气"，简称"脏阴"和"脏阳"。如心气可分为心阴和心阳；肺气可分为肺阴和肺阳；脾气可分为脾阴和脾阳；肝气可分为肝阴和肝阳；肾气可分为肾阴和肾阳。脏腑之阴气有凉润、宁静、抑制等作用，脏腑之阳气有温煦、推动、兴奋等功能。脏腑之阴气有沉降、敛藏的运动趋向，脏腑之阳气有升浮、发散的运动趋向。各个脏腑的阴阳二气对立互根，协调平衡，脏腑之气才能冲和畅达，发挥其推动和调控脏腑功能的作用，脏腑功能才能稳定、协调、有序。

人体内的各种不同层次的气，各有其相应的内涵、来源、分布和功能。虽然某些古代医家对气的内涵、层次认识不一，如有的将谷气作为一身之气，有的将元气作为一身之气，有的将宗气视为一身之气，有的将谷气称为元气，有的将水谷之精称为谷气，将先天之精视为元气，如此等等，致使人体内各种气的概念产生了混乱。还有的认为人体内的气即宇宙中的作为万物生成本原的极为抽象的气，人体内的元气即古代哲学的"元气一元论"的元气，人体内的气即自然界的大气，如此则混淆了宇宙中的、自然界的、人体内的各种气的概念和层次。但这些认识仅是某些古代医家或哲学家根据当时所处的社会条件与自然环境等因素提出的个人见解，不能视为一般的认识。因此，应当从气的基本概念出发，从气为无形可见的"最细微最流动的物质"这一基本内涵出发，对宇宙中的、自然界的、人体内的各种各样的气的内涵作一比较性的研究和考订，取得比较一致的认识，并将它们的层次重新排定，以明确它们之间的关系。

第二节　精气学说的形成

精气学说的形成之源与发展变化，可分精学说与气学说作一讨论。因为精学说，也可称为"精气学说"，是整个古代哲学气学范畴中的一种观点、一种思想，也是整个气学理论发展过程中的一个阶段、一个部分。要明确精与气的基本内涵，就必须探讨精和气的概念的产生与学说的形成的整个过程。

精学说与气学说的产生，皆源于古人运用"观物取象"的思维方法观察自然界事物和现象和认识人体的各种生命现象的生活实践和社会实践。所谓"观物取象"，即《周易·系辞下》所谓的"近取诸身，远取诸物"，是指通过观察自然界或人体的一些重要的、显而易见的、最容易体验到的自然现象或生命现象来获取一些直观的朴素的认识的实践过程。

一、精学说的形成与发展

在中国古代哲学范畴中，精气学说是研究精气的内涵及其运动变化规律，并用以阐释宇宙的本原及其发展变化的一种哲学思想。而中医学的精学说（又称精气学说），是研究人体内精（精气）的内涵、来源、分布、功能及其与气、血、脏腑组织器官相互关系的医学理论。虽然古代哲学的精学说对中医学的精理论的形成有重要的影响，但医学对精的认识对古代哲学精概念的产生也有重要的启示作用。中医学对精的认识是古代哲学精学说产生的土壤，古代哲学的精概念正是在医学的精概念的基础上进一步抽象而产生的。

（一）"水地说"是精学说的形成之源

古人在观察自然界万物的发生与成长过程中，联想到自然界的万物由水中或土地中产生，并依靠水与土地的滋养、培育而成长与变化，因而把水与土地并列而视为自然界万物的生成本原。如《管子·水地》说："地者，万物之本原，诸生之根菀也。"又说："水者，何也？万物之本原也，诸生之宗室也。"不仅如此，西方的哲学家也认为宇宙万物由水生成。西方哲学的最源头，即古希腊哲学家泰利士的一句话："万物的始基是水"。

"水地说"是古人对自然界万物生成本原的最朴素的认识。自然界的水为地之经脉，土地中之精华，是万物赖以生长发育之根源，因而在水地说的基础上引申出"精"的概念，水地生万物也就嬗变为精为万物之原。

人类自身的繁衍，是男女生殖之精相结合而成，也可说成是水凝聚而成。如《管子·水地》说："人，水也。男女精气合而水流形。"还说："水集于玉而九德出焉，凝蹇而为人而九窍五虑出焉，此乃其精也。"水，即精，凝停相合而为人。这是古人对天地自然及人类自身反复观察、联想而得出的结论，可以认为是"水生万物"向"精生万物"的嬗变。

（二）中医学对精学说形成与发展的影响

古代医家通过对人体自身生殖繁衍过程的观察与思考，逐渐认识了精的来源、作用，建立了中医学的精学说。

古人通过对整个生殖繁衍过程的观察与体验，首先认识到男女生殖之精相结合，则产生一个新的生命个体。这是古人对精的最原始最直观的认识。如马王堆汉墓出土的竹简《天下至道谈》说："精赢必舍。"《素问·上古天真论》说："二八……精气溢泻，阴阳和，故能有子。"随着观察的深入，认识的深化，对生殖之精的来源、生成、贮藏、施泄等，有了较深刻的认识。精源于父母，与生俱来，是父母遗传的一切生命物质的统称。如《灵枢·决气》说："两神相搏，合而成形，常先身生，是谓精。"精为生命之源，是构成胚胎的原始物质，也是推动胚胎发育的本原物质。如《灵枢·经脉》说："人始生，先成精，精成而脑髓生，骨为干，脉为营，筋为刚，肉为墙，皮肤坚而毛发长。"禀受于父母的精，称为先天之精，藏于肾而不妄泻。

中医学对精的认识，在古代哲学精学说的生成过程中起到十分重要的启发作用。如《周易·系辞下》说："男女构精，万物化生。"把本为医学中男女两性之精相结合形成胚胎之论，进一步推理为雌雄两性之精相合而万物生成，进而再引申为天地阴阳精气相合而万物化生。如此把具体的生殖之精抽象为无形可见的天地精气。《周易·咸卦》说："天地感而万物化生。"《荀子·礼论》说："天地合而万物生，阴阳接而变化起。"因而天地阴阳精气这一无形之物也就成为宇宙万物的生成之原。人为宇宙万物之一，自然也由这一无形而运行不息之物所化生。如《管子·内业》说："凡人之生也，天出其精，地出其形，合此以为人。"

（三）精气学说的发展

古代哲学的精气说始见于《周易》与《管子》，在《吕氏春秋》、《淮南子》、《黄帝内经》、《论衡》中有所发展，并在两汉时期被元气说所同化，嬗变为"元气一元论"。因而精气说可以认为是古代哲学气学范畴中具有先秦至秦汉时代特点的一种哲学思想。

精气学说虽源于"水地说"，但水、地皆为有形之物，人体内的精也属有形之物，这都不符合当时占主导地位的"有形生于无形，无形化为有形"之原则，皆难以成为宇宙万物的生成之原，因而没有得到进一步发展。《周易》与《管子》皆把精的概念抽象为无形可见而运动不息的极细微物质。如《管子·心术下》说："一气能变曰精。"精即能够运动变化的气，无形无状，因而可为宇宙万物的构成本原。《管子·内业》说："凡物之精，此则为生，下生五谷，上为列星，流于天地之间……是故此气，杲乎如登于天，杳乎如入于渊。"可见《管子》已将精称为"气"，精即是气。《黄帝内经》也认为精气是充塞于宇宙（太虚）之中的极细微物质，如《素问·五运行大论》说："虚者，所以列应天之精气也。"《素问·天元纪大论》说："太虚寥廓，肇基化元，万物资始。"如此将精或精气的概念规定为存在于宇宙之中的无形可见而运动不息的客观实在，是宇宙万物的共同构成本原，从而与气的概念同一，汇流于气学范畴中，发展为"元气一元论"。

二、精气学说的形成与发展

在中国古代哲学范畴中，气学说是研究气的内涵及其运动变化规律，并用以阐释宇宙的生成之原与发展变化的一种哲学思想。而中医学的气学理论，主要是研究人体内气的内涵、来源、分类、功能及其与血、精、津液和脏腑经络的关系的医学理论。在气学说的生成过程中，不但哲学的气概念促进了医学气学理论的形成，而且中医学中关于气的认识对哲学气学说的产生也起了重要的奠基作用。不管是古代哲学的气学说，还是中医学的气学理论，其产生皆借助于古人的"观物取象"的思维方法，是古代哲人将观察天地自然的变化与人体自身的生命现象而获得的认识加以抽象、纯化的结果。

（一）云气说是气学说产生的始基

气的概念源于"云气说"。云气是气的本始意义，如《说文解字》说："气，云气也。"古代先哲们运用"观物取象"的思维方法，"近取诸身，远取诸物"，将直接观察到的云气、风气、水气以及呼吸之气等加以概括、提炼，抽象出气的一般概念。

古代先哲们在日常的对自然现象的观察与体验中，发现了天空中的白云，体验到了风的流动。云在风的吹动下，或升或降，或聚或散，变化无穷。天地间的这种升降聚散氤氲之气，即是云气。风的流动，云的聚散，能引起自然界中的各种各样的变化。风吹云聚，可致雷鸣闪电和雨，雨水可孕育万物，而雷鸣闪电及狂风暴雨又可毁坏自然界的万物。由此产生诸多联想与推理，并萌生出一个理性概念：自然界的有形质之物皆由风、云之类的无形无状而变幻多端、运行不息之物所造就与毁灭。即《老子·四十章》所谓的"天下万物生于有，有生于无"，《易纬·乾凿度》所谓的"有形生于无形"。这类无形无状之物则被进一步抽象为"气"，认为它是存在于宇宙之中的无形而运行不息的极细微物质，是宇宙万物的共同构成本原，又是宇宙万物发生发展变化的动力；气的升降氤氲聚散运动，造就天地万物，并推动万物的发展与变化。于是产生了"气"的一般概念。

（二）中医学对气学说形成与发展的影响

古代医家通过对人体自身的呼吸、心跳、消化、排泄、运动、生殖以及神志、思维等生命现象的观察与体悟，逐渐认识了人体内气的内涵、来源、分类、功能等，建立了中医学的气学理论。

中医学以人体为研究对象，故中医学的气，主要是指人体内存在的气。此气是体内存在的不断升降出入运动的极细微物质，既是构成人体的基本物质，又是推动和调控机体生命活动的动力所在。这一气概念的产生，源于古人对人体的各种显而易见的且至关重要的生命现象的观察、推理、抽象和纯化。

1. 对呼吸之气的认识。人在呼吸时，能感受到气的存在。这是古人对人体之气的最原始最朴素的认识。人在剧烈运动时，可以感受到心跳加快和呼吸急促，从而认识到人的运动与心跳、呼吸有关，剧烈的运动需要更多的清气吸入体内，然后再排出体外。人的呼吸停止，生命也就终止，从而认识到呼吸之气与人体生命至关重要。人们在观察人在临终时的各种表现过程中，发现了人的呼吸停止后，心跳和脉搏也随之停止，从而推测人呼吸之气有推动心脏跳动和脉搏搏动的作用，如《素问·平人气象论》说："人一呼脉再动，一吸脉亦再动。"《灵枢·五十营》说："故人一呼，脉再动，气行三寸，一吸，脉亦再动，气行三寸，呼吸定息，气行六寸。"《难经·二十二难》说："气主呴（推）之。"这可能是"气入于脉中"和"气能行血"的最早描述。

2. 对人体"热气"的认识。人在出汗时，可见到蒸蒸热气。大量汗出之后，又有虚弱无力的感觉，因而产生体内之"热气"随汗而失的联想。另外，天气寒冷时，人排尿可伴随发散"热气"。如《灵枢·五癃津液别》说："天寒衣薄则为溺与气。"人排便、呕吐时，也可见发散"热气"。剧烈吐泻时，因"热气"消耗多，可使人出现体倦乏力之感。在战争中，肢体伤残时可见到血气喷发，宰杀动物时也会见到"热气"与血一起喷发的现象，从而产生联想，认为"热气"与血共存于体内，血出多时"热气"亦失。"热气"脱失则影响人的生命活动，使人处于衰竭状态。殆至阴阳学说渗透于中医学，此"热气"则被定义为人身之"阳气"。阳气是温暖人体的热量，推动机体生命活动的动力，故《素问·生气通天论》说："阳气者，若天与日，失其所则折寿而不彰。"

3. 对谷气的认识。从饥饿时感到全身无力，可推测到饮食物摄入人体后，其精华部分被摄取并转化为支持身体运动的动力，即水谷之精转化为更细微的，而且运行不息的无形物质——气。此气由水谷之精华物质化生，故称之为谷气。但此气与气禀之气不同：彼为"馈客刍米"，引申为食物；此为水谷之精所化之无形可见的运行于体内的极细微物质。日本学者滕堂明保在《汉字字源辞典》中认为"氣"的原义是蒸米之时锅中不断冒出的热气，则将"气"为无形而运动之"云气"的本义融合进来。古人观察到蒸米时锅中冒出的带有米香的热气，则易联想到人体内摄取的精华物质亦可蒸化为气，以支持人体的各种功能活动。如《灵枢·营卫生会》说："人受气于谷，谷入于胃，以传于肺，五脏六腑，皆以受气，其清者为营，浊者为卫。"《素问·阴阳应象大论》说："精化为气。"

4. 对真气的认识。通过对家族成员之间的比较性观察，可以发现不同家族成员在体力与智慧上存在着差异，并且这种差异与其祖辈有一定联系，因而推测到父母以生殖之精的形式将其生命物质遗传给后代，而后代在禀受父母的生命物质之后，依靠其所化生的动力，即真气或元气，推动其生长发育，使其具备生殖能力，再将其生命物质传给下一代。此元气或真气必须获得谷气的资助才能发挥其作用，故《灵枢·刺节真邪》说："真气者，所受于天，与谷气并而充身者也。"父母遗传给后代的生命物质藏于肾，称为"先天之精"，其所化生的气，称肾气，又称元气或真气。肾气主司人体的生长发育与生殖，推动和调控人体各脏腑的生理功能，故肾被称为"先天之本"，如《云笈七签》说："夫元气者，乃生命之源，则肾间动气是也。此五脏六腑之本，十二经之根，呼吸之门，三焦之源。"

5. 对气运动的认识。古代哲人在摄生延命的实践过程中，如气功家的练功过程中，通过对导引、吐纳等功法的修炼，体悟到气在体内上下流动或沿经脉流注，再通过联想与类比，推测人体内的气如同自然界的云气，也不断地发生着升降出入和聚散运动。体内的气称为内气，呼吸之气称为外气。在练气功之时，内气与外气是相互交换的。外气入于体内，变为内气，与谷气、元气结合为一身之气；内气排出体外，则为外气，如呼出的浊气。内气的运动决定呼吸之气的出入。若内气的运动停止，则人的心跳、呼吸、运动、代谢、神志、思维等生命现象也就全部消失，标志着生命的终止。古代哲人已经认识到气的运动不息是推动人体生命活动的动力所在。古代医家正是通过对人体生命现象的观察和推理，确立了人体之气的内涵：气是人体内无形可见的、活力很强的、运行不息的极细微物质，既是构成人体的基本物质，又是推动和调控机体生命活动的动力。同时又认识了气的来源、功能、结构及其与脏腑、经络的关系，建立了中医学的气学理论。

古人在观察和体悟人体之气的同时，又在观察和推测自然界的云气、风气以及大气的流动和变化。观察经验的积累，则产生了一个飞跃，抽象出气的一般概念：气是存在于宇宙之中的无形可见且运行不息的极细微物质，既是宇宙万物的构成本原，又是天地万物发生发展变化的动力根源。

（三）气一元论的形成

在气概念的形成过程中，先秦时期的先哲们抽象出冲气、天地之气、阴阳之气、五行之气、自然之气、浩然之气、精气等不同概念，但最终被两汉时期的"元气说"所同化，发展为"元气一元论"。

所谓元气一元论，是指以元气作为宇宙万物之本原的一种古代哲学思想，即认为元气是哲学逻辑结构的最高范畴，是构成宇宙万物的最原始的本原，在元气之上，没有"道"、"太极"等的存在。由于把"气"作为宇宙的最初本原，故称"元气"。因而凡将气作为宇宙最初本原的哲学思想，皆可称为"元气一元论"，或"气一元论"，或"气本原论"。

"元气说"始于西汉时期董仲舒的《春秋繁露》。该书认为，气即是本始之气，说："元者，始也"（《春秋繁露·王道》）。同书又指出，元气存在于"天地之前"，是产生天地万物的本原，说："元者，为万物之本"（《春秋繁露·重政》）。

东汉时期，元气思想广为传播。张衡主张"浑天说"，认为："浑天如鸡子，天体圆如弹丸，地如鸡中黄，孤居于内，天大而地小。"天地万物由元气产生，而元气由"玄"产生。《全后汉文·玄图》说："玄者，无形之类，自然之根，作于太始，莫之与先，包含道德，构掩乾坤，橐籥元气，禀受无原。""玄"是万物的最初本原，包含天地最大的道德，故又称为"道"。道经过长久的运动，产生元气，元气是一种未成形的"气体"，但蕴含万物，又称为"太素"。可见张衡的元气，是一种原始物质，是道生万物的中间环节，还未发展到"元气本原论"。

《古微书·春秋纬》认为："元者，气之始。"但元气并不是宇宙的最初本原，宇宙的最初本原是"太易"。如《易纬·乾凿度》说："夫有形生于无形……有太易，有太初，有太始，有太素也。太易者，未见气也；太初者，气之始也；太始者，形之始也；太素者，质之始也。"元气生于太易，无形而动，产生天地，也并非宇宙之最初本原。

王充的《论衡》认为气即元气。元气自然存在，没有任何东西在元气之前存在，也没有任何东西可以支配元气。元气是天地万物的构成本原，也是人类智慧的产生本原。此元气是王充哲学逻辑结构的最高范畴，是宇宙的最初本原。故说王充确立了"元气本原论"，标志着"元气一元论"的形成。两汉以前的有关气的各种思想、各种学说，至此也多被"元气本原论"所同化。

从"元气一元论"的形成过程可见，两汉时期对宇宙本原的探讨，基本上沿着两个方向发展：一是发展先秦道家的"道－气－物"的宇宙生成模式，提出了"玄－元气－万物"和"太易－太初－太始－太素－万物"的宇宙发生模式，把元气作为"玄"和"太易"化生宇宙万物的中间环节；二是以王充的《论衡》为代表，发展了董仲舒《春秋繁露》的"元气说"，明确提出了"元气"为宇宙万物之本原的思想，开"气本论"哲学之先河。其后唐初成玄英的《庄子集释》认为"气为生物之元"但又由道生的思想，无疑是继承和发展了先秦道家的"道本原论"；而北宋张君房辑成的《云笈七签》指出"元气本一，化生有万"、"元气无号，化生有名"的"元气本体说"以及"道即元气也"的"道气合一说"，则是发展了王充的"元气本原论"。北宋张载的《正蒙》指出的"太虚无形，气之本体"，"太虚不能无气，气不能不聚而为万物，万物不能不散而为太虚"的"气本体论"，认为太虚是气的无形和本然状态，气是宇宙的本体，太虚与万物为气之聚散的两种不同形态。这种以气为宇宙本体的哲学逻辑结构，是以气为最高范畴的"气一元论"哲学发展的最高峰（图 2-1-3）。

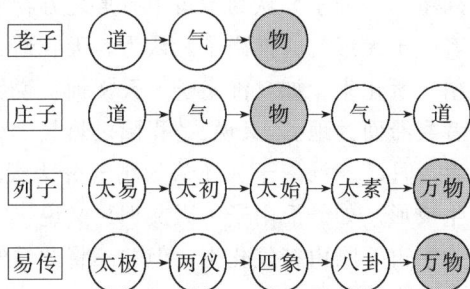

图 2-1-3 宇宙万物生成模式图

由上可见，古代哲学的气学说，源于"云气说"，而中医学的气学理论，源于对呼吸之气和人体"热气"等生命现象的观察和推理。两种不同范畴的气学说，各有生成之源。但古代哲学的气学说，在其形成过程中，受到中医学有关气的认识的重要影响，中医学的气学理论是古代哲学气概念形成的基础、气学说萌生的土壤。而中医学的气学理论的产生，也受到古代哲学气学说的渗透和影响。如中医学气概念的产生，虽然源于古人对人体生命现象主要是对呼吸之气和人体内散发的"热气"的观察和推理，但与古人对自然界云气、风气等的观察和类比不无关系。中医学将人体内之气定义为无形而运动不息，无疑是接受了自然界之云气、风气的无形而运动的概念而产生。再如中医学对体内之气的升降出入运动的认识，虽然可能源于古人气功锻炼时的体验，但与哲学中宇宙本原之气的升降出入运动的理论渗透于中医学似不无关系。

第三节 精气学说的基本内容

精气学说是研究世界的生成本原及其发展变化的古代哲学理论，是中国古代的世界观和方法论。精气学说认为：精气是世界的本原，宇宙万物皆由精气构成；宇宙是一个万物相通、天地一统的有机联系的整体；人类作为宇宙万物之一，亦由精气构成；精气是存在于宇宙中的运动不息的极细微物质，其自身的运动变化，推动着宇宙万物的发生发展与变化。以上这些观点，构成了精气学说的主要内容。

一、精气是构成世界的本原

精气学说认为，世界上的一切事物都是由精气构成的，宇宙万物的生成皆为精气自身运动变化的结果。精气自身的运动变化，分化为阴阳五行之气。阴阳二气的升降交感，五行之气的搀杂合和，构成天地万物。

（一）精气是构成宇宙万物的本原或本体

精气是构成天地万物包括人类的共同原始物质。在先秦道家的"道生万物"的宇宙发生模式中，精气是宇宙万物的共同构成质料，但并非最初本原。如《周易·系辞上》说："精气为物，游魂为变。"认为天地万物和人体、精神，甚至游魂，都由精气化生。《老子》认为宇宙万物由"冲气"化生。此冲气是无形的浑沌，分化为运动不息的阴阳之气，阴阳合和而化生万物，即所谓"万物负阴而抱阳，冲气以为和"。《庄子》认为天地万物及人类生灵，皆为一气所生。如《庄子·知北游》说："通天下一气耳。"《庄子·至乐》说："气变而有形。"《管子》认为宇宙万物皆由精气所生，如《管子·内业》说："凡物之精，此则为生，下生五谷，上为列星。"《列子》认为宇宙中有形之万物皆为存在于其中的无形之气所化生，即所谓"有形者生于无形"。《淮南子》认为，天、地、水、火、日、月以及自然界万物皆由宇宙产生的精气所化生。如《淮南子·天文训》说："宇宙生气，气有涯垠。清阳者薄靡而为天，重浊者凝滞而为地。"又说："积阳之热气生火，火气之精者为日，积阴之寒气为水，水气之精者为月。"《淮南子》还认为精气分为天地阴阳二气，阳刚阴柔，二气交感聚合，万物乃萌生成形。如《淮南子·天文训》又说："阴阳合和而万物生。"

以上各位先哲虽皆认为宇宙万物由精气化生，但并不将此精气作为宇宙万物的最初本原。他们认为精气由"道"产生，或寓于"太极"之中，"道"或"太极"是宇宙万物的最初化生本原，而精气只是"道生万物"或"太极生万物"的中间环节，是构成宇宙万物的直接物质材料或元素。

两汉时期，精气学说逐渐被此时兴起的"元气学说"所同化，并进而发展为"元气一元论"。"元气一元论"认为，气是最原始的，是宇宙的唯一本原或本体，宇宙万物，包括人类，皆由气化生。

（二）精气化生万物的机制

对于精气化生宇宙万物的机制，精气学说认为，精气自身的运动变化，化生阴阳五行之气，阴阳二气的升降交感，五行之气的搀杂合和，生成了宇宙万物和人类。

1. 阴阳二气氤氲交感。气分阴阳，以成天地。如《淮南子·天文训》说："气有涯垠，清阳者薄靡而为天，重浊者凝滞而为地。"《素问·阴阳应象大论》说："积阳为天，积阴为地。"先秦至秦汉的道家虽然认为气由"道"产生，或寓于"太极"之中，但仍然认为气自身的运动变化，分化为阴阳二气，其中清阳部分弥散而为天，重浊部分凝滞而为地。《周易》、《老子》、《庄子》、《管子》、《黄帝内经》、《淮南子》、《春秋繁露》、《太玄经》、《易纬·乾凿度》、《云笈七签》等，皆以阴阳论气。《国语》、《荀子》，以及倡"气本原论"的《论衡》、倡"气本体论"的张载，倡"理本气末"的朱熹，亦主张气分阴阳。阴阳之气既分，天地由之化生，故天地之气亦即阴阳之气。天地阴阳之气升降交感，即天气下降，地气上升，相错相荡，氤氲合和，则化生宇宙万物。故《周易·咸》说："天地感而万物化生。"《正蒙·乾称》说："以万物本一，故一能合异，以其能合异，故谓之感……二端故有感，本一故能合。天地生万物，所受虽不同，皆无须臾之不感。"

2. 精气化生万物的过程。对于精气化生万物的具体过程，《淮南子》、《太玄经》等都作了较详细的描述。如《淮南子》认为精气先生天地，然后天地之气相摩相荡，交感合和而生万物。因而精气化生万物，历经了从"冥冥"到"无始"，到"有始"，再到"有有"的过程。《淮南子·俶真训》详细描述了这一精气生万物的过程：在"冥冥"阶段，天地之气虽已存在，但尚未流动交感，整个宇宙处于虚无寂寞的冥冥状态。"天含和而未降，地怀气而未扬，虚无寂寞……气遂而大通冥冥者也。"到"无始"阶段，天地之气开始流动交感，相错相荡，万物开始有萌生的趋向。"天气始下，地气始上，阴阳错合，相与优游竞畅于宇宙之间，被德含和，缤纷茏苁，欲与物接，而未成兆朕。"到"有始"阶段，天地阴阳二气开始交感合和，万物开始萌生，但仍处在尚未成形的状态。"繁愤未发，萌兆芽蘗，未有形埒垠鄂，无无蠕蠕，将欲生兴而未成物类。"到"有有"阶段，万物萌生，宇宙中出现了形形色色的事物，"万物掺落，根茎枝叶，青葱苓茏，萑蔰炫煌，蠉飞蠕动，蚑行哙息，可切循把握而有数量。"但同时又形成了广袤无垠的空间，其中存在着运行不息的气，"视之不见其形，听之不闻其声，扪之不可得也，望之不可极也。"有形万物与无形之气在宇宙中是有与无的统一。

3. 阴阳升降交感的内在机制。古代哲学虽以天地阴阳二气的升降交感来阐释宇宙万物的发生发展与变化，如《素问·六微旨大论》说："天气下降，气流于地；地气上升，气腾于天。故高下相召，升降相因，而变作矣。"《素问·阴阳应象大论》说："地气上为云，天气下为雨。雨出地气，云出天气。"但天气居于上而属阳，地气位于下而属阴，天阳之气为何能降，地阴之气为何能升？设若天气不降，地气不升，天地阴阳二气又如何能交感合和而化生宇宙间之万物呢？对天地阴阳二气交感合和而化生宇宙万物的内在机制，古代哲学家是从气含阴阳，阴阳互寓互化来认识的。天地阴阳二气本于一气（元气）之划分。一气之运动，分为阴阳二气，在阳气薄靡为天之时，阴气已含其中；在阴气凝滞成地之时，阳气已寓其内。故《素问·天元纪大论》说："天有阴阳，地亦有阴阳……故阳中有阴，阴中有阳。"《周易·系辞下》说："阳卦多阴，阴卦多阳。"《淮南子·天文训》说："天地以设，分而为阴阳。阳生于阴，阴生于阳。阴阳相错，四维乃通，或生或死，万物乃成。"明代王廷相《太极辨》说："阴阳即元气，其体之始，本自相浑，不可离析，故所生化之物有阴有阳，亦不能相离。"天地万物相反相成、对立统一的属性来源于气本体自身具有的阴阳对立属性，由于本体有阴阳，所以所化之万物亦有阴阳。明代吴廷翰《吉斋漫录》说："盖太极始生阴阳，阳轻清而上浮为天，阴重浊而下凝为地，是为两仪，盖一气之所分也。""阴阳既分为天地，天地又各自为阴阳。"因而天地之气各有阴阳。天气居上，但内含地之阴气，即阳中有阴，有"亲下"之势，故天气在其所含地之阴气的作用下下降于地；地气虽在下，但内含天之阳气，有"亲上"之势，故地气在其所含天之阳气的鼓动下上升于天。如此则"动静相召，上下相临，阴阳相错，而变由生也"（《素问·天元纪大论》）。故《周易·乾·文言》说："本乎天者亲上，本乎地者亲下，则各从其类也。"可见天地阴阳二气交感合和的内在机制在于天地阴阳之气的互寓互化。

天地阴阳二气升降交感，氤氲相错而化生万物，必须在"和"的状态下进行。如《老子·四十二章》强调"万物负阴而抱阳，冲气以为和。"冲气即阴阳谐和之气，阴阳二气协调、有序，是宇宙万物化生的基本保证。《淮南子·本经训》说："阴阳者，承天地之和，形万物之体，含气化物。"阴阳之气的变化幽深莫测，无穷无尽，但必须达到"和"的状态，"和"是阴阳二气运动的根本趋向和达到的最佳境界。《淮南子·氾论训》说：

"天地之气，莫大于和。和者，阴阳调。日夜分而生物，春分而生，秋分而成，必得和之精……积阴则沉，积阳则飞，阴阳相接，乃能成和。"阴阳二气既不偏盛，又不偏衰，协调平衡，方能化生宇宙间万物，方能促进万物的发展与变化。故《淮南子·泰族训》说："阴阳和则万物生矣。"《春秋繁露》认为，阴阳中和是天地之气和人体之气运行的最佳状态和法则。如《春秋繁露·循天之道》说："阳者天之宽也，阴者天之急也，中者天之用也，和者天之功也。举天地之道而美于和，是故物生。"宇宙万物的生长变化必须遵循阴阳之气这一"和"的法则和固有机制。故该书该篇又说："起之不至于和之所不能生，养长之不至于和之所不能成。成于和，生必和也；始于中，止必中也。中者，天地之终始也，而和者，天地之所成也。夫德莫大于和，而道莫正于中。中者，天地之美达理也……和者，天地之正也，阴阳之平也，其气最良，物之所生也。"若阴阳之气不"和"，便会出现灾害。如《春秋繁露·精华》说："大旱者，阳灭阴也。""大水者，阴灭阳也。"《论衡》也认为阴阳交感，二气合和，才能化物生人。如《论衡·宣汉》说："阴阳和则万物育，万物育则奇瑞出。"《论衡·感类》说："阴阳不和，灾变发起。"明清时代的王夫之指出："太和之气，阴阳浑合，互相容保其精，得太和之纯粹，故阳非孤阳，阴非寡阴，相函而成质，乃不失其和而久安"（《张子正蒙注》）。在气化生万物的过程中，阴阳相互渗透而成质。"阴阳异撰，而其氤氲于太虚之中，合同而不相悖害，和之至也"（《张子正蒙注》）。阴阳二气的和调共济，稳定有序，是气生宇宙万物的最佳状态。

4. 五行之气揉杂合和。精气运动，别为阴阳，化为六气，列为五行。《管子》认为"天地精气有五"，即精气化分为五行之气，五行之气相互揉和而成宇宙万物。《国语·郑语》说："以土与金木水火杂，以成百物。"《白虎通·五行》说："五行者……金木水火土也。言行者，欲为天行气之义也。"金木水火土五气是一气运动变化而生成的，也是阴阳之气的表现。水位北方，阴气在黄泉之下，妊养万物；木在东方，阳气始动，万物始生；火在南方，阳气用事，万物变化；金在西方，阴气始起，万物禁止；土在中央，主吐含万物。五行之气随阴阳二气的变化而变化。如《白虎通·五行》又说："五行之性，或上或下，何？火者，阳也，尊，故上；水者，阴也，卑，故下。木者少阳，金者少阴，有中和之性，故可曲直从革。土者最大，苞含物，将生者出，将归者入，不嫌清浊，为万物。"因而五行之气内涵阴阳之气，其在天实为随四时五方而变化的风寒暑湿燥火六气，在地为木火土金水五行。天之六气，与地之五行相感合和，则化生宇宙间之万物。故《素问·天元纪大论》说："天有五行，御五位，以生寒暑燥湿风……在天为风，在地为木；在天为热，在地为火；在天为湿，在地为土；在天为燥，在地为金；在天为寒，在地为水。故在天为气，在地成形，形气相感而化生万物矣。"宋代王安石认为"冲气"由宇宙之本体的元气产生，是阴阳冲和之气，此"冲和之气鼓动于天地之间，而生养万物。"冲气化为五行之气，而五行之气中又内寓阴阳二气，故五行之气化生的宇宙万物之中也寓含阴阳两个对立的方面。如《洪范传》说："盖五行之为物……皆各有耦，推而散之，无所不通……耦之中又有耦焉，而万物之变遂至于无穷。"冲气化生五行，五行化生万物，万物之中寓含阴阳，阴阳之中又各有对立的两个方面，因而推动着宇宙万物的无穷变化。

（三）精气的存在形式

从精（精气）学说的生成来看，精概念源于"水地说"及中医学对生殖之精的认识。水、地和生殖之精虽皆为有形之物，但古代哲学家将精抽象为无形可见的极细微物质，是构成宇宙万物及人类的本原。故精的概念与气的概念类同，精学说也就被元气说所同化。

因此精（精气）是以无形而运动的状态存在于宇宙之中。但在医学范畴中，精以有形而呈液态存在于人体的脏腑之中，是化气以推动和调控人体的各种功能的基本物质，是构成人体的最根本的物质。

从气学说的生成来看，气的基本概念源于自然界中的云气、风气和大气。古代哲学家正是在观察此云气、风气和人体呼吸的大气的过程中，抽象出了气的一般概念，即气是存在于宇宙中的无形可见的运动不息的极细微物质，是宇宙间万物包括人类的共同构成本原。因此，宇宙之气是抽象的，无形的。此无形之气能化生有形之物，即所谓"有形生于无形"，因而形成了宇宙中的各种有形事物。

所谓"无形"，是指精气处于弥散而运动的状态，它不占有固定的空间，不具备稳定的形态，松散、弥漫、活跃、多变，充塞于无垠的宇宙空间。此乃气的基本存在形式。由于用肉眼看不见，故称其无形。所谓"有形"，是指精气处于凝聚而稳定的状态，即无形之气以凝聚的方式形成各种各样占有相对固定空间、具备并保持相对稳定形质特点的物体。它们结构紧凑、相对稳定、不甚活跃，一般都可以肉眼看清其性状或推测其有具体形状。有形之物为气凝聚而成。故《素问·六节藏象论》说："气合而有形。"

按照"气本体论"的观点，"有形"与"无形"皆为气之本体状态，故说气有两种存在形式：一是以弥散而运动的状态存在；二是以凝聚而成形质的状态存在。前者称为"无"，后者称为"有"。如《正蒙·太和》说："太虚无形，气之本体。"又说："知虚空即气，则有无、隐显、神化、性命通一无二。顾聚散、出入、形不形能推本所从来，则深于《易》也。"可见有无、隐显、聚散、形或不形是本体气的两种表现形态。《横渠易说·系辞上》说："气聚则离明得施而有形，气不聚则离明不得施而无形。方其聚也，安得不谓之有？方其散也，安得遽谓之无……自无而有，故显而为物；自有而无，故隐而为变……大意不越有无而已，物虽是实，本自虚来。"此即是说：当气散时，它是无形的太虚，表现为无、隐、虚；当气聚时，它是有形的万物，表现为有、显、实。但有形之物生于无形之太虚，故无形之太虚是本，正如《正蒙·太和》说："气本之虚则湛一无形。"虽然气本体论者持上述观点，但习惯上仍然将弥散状态的气称为"气"，而将有形质的实体称为"形"。当代哲学家张岱年先生就指出："气是未成形质之有，而为形质所由成者。"

据现代物理学的认识，自然界不仅有空间上分离的基本粒子、原子、分子以及由它们构成的基本物质形态，即实物，称为非连续性或粒子性物质，而且还有空间上连续分布的电场、磁场、引力场之类的不是由原子、分子组成的物质形态，称为非粒子性或连续性物质。精气的"有形"形态类似于前者，其"无形"形态类似于后者。我国著名物理学家何祚庥先生指出，元气论者所谓的"元气"是连续性物质，它"接近于现代科学所说的场"；"元气学说……是现代量子场论的滥觞"。英国著名自然科学史家李约瑟认为气"可以是气体或水汽，但也可以是一种感应力，像现代人心目中的以太波（ether wave）或辐射线一样精微"。

二、精气的运动和变化

精气（气）是存在于宇宙中的具有巨大能量的运行不息的极细微物质。由于精气的不断运动，使得由精气构成的宇宙处于不停的运动变化之中。宇宙中一切事物的纷繁变化，都是精气运动的结果。

(一) 精气的运动

气的运动,称为气机。气的运动形式多种多样,但主要有升、降、出、入、聚、散等几种。升与降,出与入,聚与散,虽是对立的,但保持着协调平衡关系。

精气自身的运动变化,化为天地阴阳二气,即所谓"清阳者薄靡而为天,重浊者凝滞而为地"(《淮南子·天文训》)。天为阳,地为阴。天气居上,地气在下。居上之天气当下降,在下之地气应上升。如此则天地阴阳二气氤氲交感,相错相荡,化生宇宙万物,并推动着它们的发展与变化。如《素问·六微旨大论》说:"气之升降,天地之更用也……升已而降,降者谓天;降已而升,升者谓地。天气下降,气流于地;地气上升,气腾于天。故高下相召,升降相因,而变作矣。"明代王廷相认为,气有阴阳,"天地未判之前只有一气而已,一气中即有阴阳",而阴阳相互感应,"二气流行,生物不休"。

聚散也是精气的主要运动形式。古人观察到天空的云聚而为闪电雷雨,散则为晴空万里,因而在此基础上萌生了一个聚则生物,散则物消的抽象概念。《庄子》认为气凝聚而人物成,气消散而人物亡。《庄子·知北游》说:"人之生,气之聚也。聚则为生,散则为死。"《素问·阴阳应象大论》说:"积阳为天,积阴为地。"《淮南子·天文训》说:"气有涯垠,清阳者薄靡而为天,重浊者凝滞而为地,清妙之合专易,重浊之凝竭难,故天先成而地后定……积阳之热气生火,火气之精者为日;积阴之寒气为水,水气之精者为月。"可见天地皆由阴阳二气凝聚而成。宋代张载以气的聚散来统一无形的太虚与有形的万物,云:"太虚不能无气,气不能不聚而为万物,万物不能不散而为太虚。""气之聚散于太虚,犹冰凝释于水"(《正蒙·太和》)。聚与散,是气的两种运动形式,可表现为气的两种不同的形态:当气聚时,它是有形的万物,表现为有、显;当气散时,它是无形的太虚,表现为无、隐。气聚则氤氲而化生有形之万物,气散则万物形溃而复为无形之太虚。

气的运动具有普遍性。《素问·六微旨大论》说:"是以升降出入,无器不有。""器",即由阴阳五行之气凝聚而产生的各种各样的有形质之实物。宇宙之中的任何一个有形之体,任何一个具体事物,既是由无形而运动的阴阳之气交感聚合而化生,其自身之中又具备着阴阳之气的运动特性及升降出入聚散等运动形式。气的升降出入聚散运动,使整个宇宙充满了生机,既可促使无数新生事物的孕育和发生,又可引致许多旧事物的衰败与消亡,如此则维持了自然界新陈代谢的稳定与平衡。气的运动止息,宇宙则失去生生之机,整个世界就会毁灭,生命就会消亡。故《素问·六微旨大论》说:"出入废则神机化灭,升降息则气立孤危。故非出入,则无以生长壮老已;非升降,则无以生长化收藏……故器者,生化之宇,散则分之,生化息矣。故无不出入,无不升降。"

(二) 气化

气化,是指气的运动产生宇宙中各种变化的过程。凡在气的直接作用下或参与下,宇宙万物在形态、性能以及表现形式上所出现的各种变化,皆是气化的结果。

由于宇宙万物的各种各样的变化,都是在气的不断运动过程中产生的,故气化理论也随着气的运动理论的产生而形成。古人观察到云气和风气的流动、交感、氤氲而产生闪电、雷雨,推测出天地阴阳之气的升降运动,氤氲交感,相摩相荡,从而化生宇宙万物。如《素问·阴阳应象大论》说:"地气上为云,天气下为雨。"古人又可从男女生殖之精相结合而孕育一个新生命的过程中推理出阴阳二气交感合和而生物的普遍规律。如《周易·系辞下》说:"天地氤氲,万物化醇。男女构精,万物化生。"由于精气自身的升降运动,天地阴阳之气的交感合和,宇宙间万物发生了纷繁的变化,有新事物的产生,也有旧事物的消亡。故《周易·系辞上》说："生生谓之易。"《庄子·至乐》说："气变而有形，形变而有生。"《素问·六节藏象论》说："气合而有形，因变以正名。"《素问·五常政大论》说："气始而生化，气散而有形，气布而蕃育，气终而象变。"《素问·天元纪大论》说："物生谓之化，物极谓之变……在天化气，在地成形，形气相感而化生万物矣。"《素问·六微旨大论》说："物之生从于化，物之极由乎变，变化之相薄，成败之所由也。"在气的运动的促进作用下，不仅自然界的万事万物都有生长化收藏或生长壮老已的变化，而且人类自身也出现了生长壮老已的变化规律。人体内的物质与能量的新陈代谢过程，也是气的运动所产生的气化过程。如《素问·阴阳应象大论》说："味归形，形归气，气归精，精归化，精食气，形食味，化生精，气生形。味伤形，气伤精，精化为气，气伤于味。"《素问·灵兰秘典论》说："膀胱者，州都之官，津液藏焉，气化则能出矣。"但此气化过程是由人体内之气的升降出入运动来推动，并非由宇宙之气或天地阴阳之气的运动来激发。由于《黄帝内经》不但从哲学的高度以气化论述了宇宙中万物的发生发展变化的机制，而且更重要的，还从医学的角度以气化阐述了人体内的精、气、血、津液的新陈代谢及其相互转化的内在机制，故将《黄帝内经》的成书作为中医学气化学说形成的标志。

气化学说是研究由气的运动推动宇宙万物的发生发展与变化的理论，是古代哲学气学说中的核心部分。气化学说在两汉、隋唐、五代时期得到了一定发展，到宋明两代得到了长足的进步。宋代的张载提出：气的运动，推动万物的产生，"天惟运动一气，鼓万物而生"（《横渠易说·系辞上》）；气中对立的阴阳双方的运动是产生万物变化的根本原因，"气有阴阳，推行有渐为化"（《横渠易说·系辞下》）。他将阴阳变化分为渐化与著变两个阶段，"变，言其著；化，言其渐"（《横渠易说·上经》），并认为事物通过逐渐变化而发展到显著变化，化与变是密切相关的，"变则化，由粗入精也；化而裁之谓之变，以著显微也"（《正蒙·神化》）。二程认为宇宙万物的产生，皆由于气化。"万物之始，皆气化；既形，然后以形相禅，有形化。形化长，则气化渐消"（《二程遗书·卷五》）。气有阴阳消长的属性，由此产生运动变化，在阴阳二气的动静变化中，万物得以生成。"万物之始，气化而已。"气生成万物后，气化的形式便消失，代之以形化，即有形质的事物发生的变化。气化生万物是一个由微至著的过程，"物之始生，其气至微，故多屯艰……其类渐进而来，则将亨盛"（《周易程氏传·复卦》）。在二程看来，气化只是无形之气向有形之物的变化，并不包括有形之物复变为无形之气。宋应星把"气化形"与"形化气"合称为"形气生化"，说："天地间非形即气，非气即形……由气化形，形复返于气"（《论气》）。

总之，古代哲学家对气化理论有如下认识：

1. 气化是一个自然的过程。气的运动是产生气化过程的根本原因，气是运行不息的，因而气化过程也是自然存在的。古代哲学家认为气中的阴阳对立双方的相互作用是宇宙万物发生发展变化的终极原因。如明清之际的哲学家王夫之《张子正蒙注》说："气化者，气之化也……一阴一阳，动静之机，品汇之节具焉。"气化的动力来自气自身之内，是阴阳两方面升降交感、氤氲合和、相错相荡的结果。清代哲学家戴震将气自身之中的这种阴阳矛盾运动称为"自然之潜运"，并说："人与百物各以类滋生，皆气化之自然。"因此，气自身的升降聚散运动，气内部阴阳两方面的相互作用，是气化过程发生和赖以进行的前提和条件。气的运动停止，气化过程也就终止。另一方面，气化过程中寓有气的各种形式的运动，气的运动也正是从气化过程中体现出来。因而气的运动与气化过程实际上是"分之为二，合之为一"的概念。气的运动及其维持的气化过程是永恒的，不间断的，它们是宇宙万物发生发展变化的内在动力。

2. 气化过程有化与变两个不同的类型。变化，是中国古代哲学的一个重要观念，即认为宇宙之中的一切事物都在运动变化之中。如《庄子·秋水》说："物之生也，若骤若驰，无动而不变，无时而不移。"《庄子·天道》说："万物化作，萌区有状，盛衰之杀，变化之流也。"《周易》则详细论述了"阴阳相摩"，"八卦相错"而致宇宙万物"生生"的不息变化。《黄帝内经》又将"化"与"变"作为气化过程的两种不同的类型，可产生于气化过程中的不同阶段。如《素问·天元纪大论》说："物生谓之化，物极谓之变。""化"，是指气的较缓和的运动所促成的某些改变，类似于今之"量变"；"变"，是指气的较剧烈的运动所促成的显著变化，类似于今之"质变"。"化"可常出现于气化过程的初始阶段，而"变"则出现于气化过程的极期阶段。但不管是"化"，还是"变"，皆取决于气的升降聚散运动，取决于气内部的阴阳两方面的相互作用。一旦气的运动停止，则各种变化也就终止。

3. 气化的表现形式。气化是宇宙万物在形态、性能以及表现形式上所出现的变化，其主要的表现形式有如下几种：

其一，气与形之间的转化。无形之气交感聚合成有形之物，即"气生形"的气化过程；有形之物死亡消散，又化为无形之气，乃是"形化气"的气化过程。张载《正蒙·太和》所说的"气不能不聚而为万物，万物不能不散而为太虚"，即说明了无形之气与有形之物的相互转化。

其二，形与形之间的转化。有形之实体在气的推动和激发作用下也可相互转化，如自然界的冰化为水，水化为雾或雨雪等，人体内的精血互化、津血互生等，皆属于"形化形"的气化过程。

其三，气与气之间的转化。无形之气之间也可发生相互转化。天气下降于地，可变为地气；地气上腾于天，可化为天气。如《素问·阴阳应象大论》说："地气上为云，天气下为雨。"

其四，有形实体自身的不断更新变化。植物的生长化收藏，动物的生长壮老已等变化，都属于有形实体自身的不断更新的变化过程。动植物的这些变化是在有形之体的内部与自然界的无形之气之间的升降出入转换中进行的，它们与自然界共处于一个统一体中。人类是自然界之中的最可贵的、最高级的生物，人体自身的新陈代谢，是由于人体内之气的不断运动而推动和调控的气化过程。人体内之气的升降出入运动，推动和调控着精、气、血、津液的新陈代谢及其与能量的相互转化，推动和调控着各脏腑的功能活动，推动和调控着人体生长壮老已的生命过程。而人体内的这一气化过程，是在与自然界之大气的交换过程中进行的，也是在自然界气候变化的影响中进行的。故说人与自然界息息相通，"人以天地之气生，四时之法成。"

三、精气为天地万物之间的中介

气别阴阳，以成天地。天地交感，以生万物。天地万物既生，它们之间就是相对独立的物体。但它们不是彼此孤立，互不相关的，而是相互联系，相互作用的。由于精气（气）是宇宙万物化生的共同本原，天地万物之间又存在和充斥着无形而运动不息的精气（气），而且这无形之气还能渗透于有形物体之中，与已构成有形物体的气进行各种形式的交换活动，因而精气（气）不仅是宇宙万物的构成本原，而且还是宇宙万物之间相互联系、相互作用的中介性物质；精气不仅是宇宙万物构成的物质材料或元素，而且还充当宇宙万物之间各种信息的传递载体。

中国古代哲学认为，宇宙万物之间的相互联系和相互作用，源于它们之间的相互感应。而存在于它们之间的无形可见的运动不息的极细微物质是气（精气），因而气是宇宙万物得以相互感应的中介性物质。

所谓感应，是指事物之间的相互感动和相互影响，表达了事物之间的相互联系和相互作用的关系。最早提出事物之间存在着感应关系的是《周易》，如《周易·乾》说："同声相应，同气相求，水流湿，火就燥。"《周易·咸象》说："二气感应以相与。"即指出宇宙之中不论有形之万物还是无形的阴阳二气，既存在着同类属性事物之间的相互感应，相互影响，又有相反属性事物之间的相互联系，相互作用。

《吕氏春秋》指出同类事物之间有相互招求、相互应答之势，如《吕氏春秋·应同》说："类同相召，气同则合，声比则应。鼓宫而宫动，鼓角而角动；平地注水，水流湿；均薪施火，火就燥。山云草莽，水云鱼鳞；旱云烟火，雨云水波。无不皆类其所生。"《吕氏春秋·精通》说："月也者，群阴之本也。月望则蚌蛤实，群阴盈；月晦则蚌蛤虚，群阴亏。夫月形乎天而群阴化乎渊……故父母之与子也，子之与父母也，一体而两分，同气而异息，若草莽之有华实也，若树木之有根心也，虽异处而相通，隐志相及，痛疾相救，忧思相感，生则相欢，死则相哀。"

《黄帝内经》也指出了人体内之气受自然界的大气和四时气候变化的影响而出现规律性的变化，人体内的脏腑之气与四时气候变化相通应。如《灵枢·邪客》说："此人与天地相应者也。"《素问·诊要经终论》说："正月二月，天气始方，地气始发，人气在肝；三月四月，天气正方，地气定发，人气在脾；五月六月，天气盛，地气高，人气在头；七月八月，阳气始杀，人气在肺；九月十月，阴气始冰，地气始闭，人气在心；十一月十二月，冰复，地气合，人气在肾。"人体内的阳气也与自然界之气一日之内的变化相通应，如《素问·生气通天论》说："故阳气者，一日而主外，平旦人气生，日中而阳气隆，日西而阳气已虚，气门乃闭。"

《淮南子》认为，宇宙万物禀阴阳之气而生，故万物能够同气相应，同类相生，"精气为人，烦气为虫"。即便人类自身，由于禀受的精气不同，也表现出男女、寿夭、愚智之差异。如《淮南子·地形训》说："土地各以其类生，是故山气多男，泽气多女，郭气多暗，风气多聋，林气多癃，木气多伛，岸下气多肿，石气多力，险阻气多瘿，暑气多夭，寒气多寿，谷气多痹，邱气多狂，衍气多仁，陵气多贪；轻土多利，重土多迟，清水音小，浊水音大，湍水人轻，迟水人重，中土多圣人，皆象其气，皆应其类。"

《春秋繁露》认为，天人相互感应，彼此相副。阴阳之气不但存在于自然界，而且存在于人类自身。如《春秋繁露·如天之为》说："阴阳之气，在上天，亦在人。在人者为好恶喜怒，在天者为暖清寒暑。"《春秋繁露·人副天数》说："天地之符，阴阳之副，常设于身，身犹天也。"人的喜怒哀乐，如同自然界的春夏秋冬，皆是阴阳二气变化的结果。因此，天人是相互感应而合一的。如《春秋繁露·天辨人在》说："人无春气，何以博爱而容众？人无秋气，何以立严而成功？人无夏气，何以盛养而乐生？人无冬气，何以哀死而恤丧？天无喜气，亦何以暖而春生育？天无怒气，亦何以清而秋就杀？天无乐气，亦何以竦阳而夏养长？天无哀气，亦何以激阴而冬闭藏？故曰：天乃有喜怒哀乐之行，人亦有春夏秋冬之气者，合类之谓也。"故人类必须遵循天地阴阳的运动变化规律来调摄自身的性情，此与《黄帝内经》所说的"四气调神"，一脉相承。

宋代张载认为，阴阳两端的相互感应是自然产生的，由此化生的宇宙万物存在着普遍联系，这是宇宙的基本规律。他在《横渠易说·上经》中说："有两则须有感，然天之感有何思虑？莫非自然。"所谓感，即两者有感必应，相互影响，相互作用，相互联系。两者有差异，就有相互感应以求统一。如《正蒙·乾称》说："以万物本一，故一能合异，以其能合异，故谓之感……二端故有感，本一故能合。天地生万物，所受虽不同，皆无须臾之不感。"然感应的方式不一，他在《横渠易说·下经》中说："感之道不一，或以同而感，圣人感人心以道，此是以同也；或以异而应，男女是也，二女同居则无感也；或以相悦而感，或以相畏而感，如虎先见犬，犬自不能去，犬若见虎则能避之；又如磁石引针，相应而感也……圣人老吾老以及人之老，而人欲老其老，此是以事相感也。感如影响，无复先后，有动必感，咸感而应，故曰咸速也。"宇宙万物之间的联系是十分广泛的，不论同类还是异类，都存在着普遍的相互感应，相互影响。故他在《正蒙·动物》中说："物无孤立之理……非同异，有无相感，则不见其成。"事物之所以存在与变化，是因为事物内部存在着既相异，又相同的两个矛盾着的方面。

宋代胡宏也指出天地之气相互感应是自然规律，一旦感应失调，就会发生自然灾害。如他在《释疑孟·仕》中说："天气感乎下，则地气应乎上，一有感而不应，则为水旱寒燠之灾。"

总之，中国古代哲学中所说的感应，是指无形之气之间，无形之气与其化生的有形之物之间，以及有形之物之间的相互感动，相互吸引，相互影响，相互渗透，相互作用。天地阴阳之气的升降交感，氤氲合和而化生有形万物，即是无形之气的相互渗透，相互作用；王充在《论衡·变动》中所说的"鹤唳夜半，鸡鸣将旦"的"天气感物"，自然界大气的运动及其所化生的四时气候的变化对人体的影响，皆属于无形之气与有形之物之间的相互感应；日月之间的相互感应，月球的运动对海水潮汐的影响，磁石的吸引铁块，亲人之间的感情交流等，则属于有形之物之间的相互感应。古人认为，宇宙中有形实体之间的相互感应，不受空间距离的限制，也不受有形之物的阻隔。这是由于宇宙有形万物之间存在和充塞着运动不息的无形之气。此无形之气，既是参与相互感应而化生宇宙有形万物的本原物质，又是有形万物之间相互影响、相互联系的中介。宇宙万物之间的以气为中介的相互感应，构成了宇宙空间的多层次、多方面、多交叉的广泛性联系。感应是宇宙空间中普遍存在的现象，如《二程遗书·卷十五》说："天地间只有一个感应而已，更有甚事？"但古代哲学家认为，一气之内的阴阳两个方面之间，或其自身化生的天地阴阳二气之间的相互渗透，相互作用，是宇宙万事万物相互感应的基本规律。

事物之间的感应主要有以下两种形式：

一是同气相感，即同性事物之间的相互感应，相互联系。如人体内之阳气随自然界一日之内的温热寒凉的变化而有规律性的盛衰变化，某些以阳气虚衰为主要病机的慢性病证出现"旦慧，昼安，夕加，夜甚"的病理变化，以及《淮南子》所谓的"山气多男，泽气多女"等，皆属于同气相感，又称"同气相求"。

二是异气相感，即异性事物之间的相互感应，相互渗透和相互作用。如天地阴阳之气交相感应，氤氲合和，相互渗透而化生万物；男女相互感应，精气相合而产生新的生命个体；以及磁石吸铁，琥珀拾芥，等等，皆属于异气相感。

由上可见，气作为宇宙万物之间的中介性物质，维系了它们之间的相互感应，使它们之间能够相互感动，相互吸引，相互渗透，相互影响，从而构筑了宇宙万物之间的广泛性联系，将宇宙万物联系成一个有机整体。这一以无形之气将整个宇宙空间联系成为一个整体的认识，实际上就是对《庄子·天下》所谓的"天地一体"观点的发挥，也是对《淮南子·泰族训》"万物有以相连，精侵（气侵入）有以相荡"之说的进一步阐发。人为宇宙万物之一，处于天地气交之中，故也是宇宙整体的一部分。通过气的中介作用，人与天地万物的变化息息相通，与自然界的大气的运动及其气候的变化时时相应。故《素问·宝命全形论》说："人以天地之气生，四时之法成。"《灵枢·岁露论》说："人与天地相参也，与日月相应也。"

四、精气为人

中国古代哲学家认为，人类由存在于宇宙之中的无形可见而运动不息的极细微物质，即气的凝聚而生成。由于宇宙中的无形之气的运动，化生天地阴阳之气，故又说人类由天地阴阳二气相互交感合和而生成。天地之气是构成人类的本原物质。如《庄子·知北游》说："人之生，气之聚也。聚则为生，散则为死。"《素问·宝命全形论》说："人以天地之气生。"又说："天地合气，命之曰人。"《论衡·论死》说："气凝为人。"又说："阴阳之气，凝而为人，年终寿尽，死还为气。"

由于人类为宇宙万物之至精至贵者，故构成人类的气与构成其他物种的气不同，人类由宇宙之气的精华部分，即所谓"精气"所化生。如《淮南子·精神训》说："烦气为虫，精气为人。"《论衡·论死》说："人之所以生者，精气也。"

至于人的寿夭强弱，善恶贵贱，受所禀受之宇宙之气的精粗厚薄之影响。如《论衡·气寿》说："夫禀气渥则其体强，体强则其命长；气薄则其体弱，体弱则命短。"《论衡·命义》说："人禀气而生，含气而长，得贵则贵，得贱则贱。"

人的形体与精神皆由精气构成和化生。形体由精化成，由气充塞，由神主宰。《淮南子·原道训》说："夫形者，生之舍也；气者，生之充也；神者，生之制也。一失位则三者伤矣。"形体是生命寄存的躯壳，由精化生；气充塞于人体之中，是生命活动的动力源泉；神由精、气化生，是生命活动的主宰或调节机制。形（精）、气、神和谐协调，则维持生命活动的存在与发展。若其中之一方失去了应有的作用，则可导致生命活动停止而危及生命。人要健康长寿，就必须"将养其神，和弱其气，平夷其形，而与道沉浮俯仰"（《淮南子·原道训》）。

宇宙之精气构成人类形体并藏寓于人体之中，又成为人的精神世界。人若善养此精，则能与天地共存，成为至善至美之人。

《庄子》认为，气在人体内，即人的内心精神世界。《庄子·人间世》说："气也者，虚而待物者也"，即是说气是人的一种虚静地对待外界事物的精神状态。

《管子》认为，精（气）藏胸中，浩然和平，则为圣人。故人要善于治气，"心静气理，道乃可止。"要做到"不以物乱官，不以官乱心，是谓中得……敬除其舍，精将自来，精想思之，宁治治之，严容畏敬，精将自定……精存自生，其外安荣，内藏以为泉原，浩然和平以为气渊。渊之不涸，四体乃固；泉之不竭，九窍遂通。乃能穷天地，被四海，中无惑意，外无邪灾。心全于中，形全于外，不逢天灾，不遇人害，谓之圣人"（《管子·内业》）。

《孟子》认为人体是气之充，而气是受人的意志支配的。人的意志坚定，正气也就存在于体内。故强调"我善养吾浩然之气",则能成为"威武不能屈,富贵不能淫,贫贱不能移"的大丈夫。

《吕氏春秋》认为,人体内的精气,如同宇宙之中的精气,也要运行通畅。若体内之气运行郁滞,则导致疾病的产生。《吕氏春秋·达郁》说:"凡人三百六十节九窍五藏六府肌肤欲其比也,血脉欲其通也,筋骨欲其固也,心志欲其和也,精气欲其行也。若此则病无所居而恶无由生矣。病之留,恶之生也,精气郁也。故水郁则为污,树郁则为蠹,草郁则为菑。"《吕氏春秋·尽数》说:"流水不腐,户枢不蠹,动也。形气亦然,形不动则精不流,精不流则气郁。郁处头则为肿为风,处耳则为挶为聋,处目则为眵为盲,处鼻则为鼽为窒,处腹则为张为疛,处足则为痿为厥。"《吕氏春秋·先己》说:"精气日新,邪气尽去,及其天年。"

《春秋繁露》认为,人体之中如同宇宙之中,也存在着阴阳二气的运动变化。人要修身养生,也必须遵循天地阴阳中和之道。《春秋繁露·天地阴阳》说:"人,下长万物,上参天地。"《春秋繁露·循天之道》说:"泰(太)实则气不通,泰虚则气不足……泰劳则气不入,泰佚则气菀至。怒则气高,喜则气散,忧则气狂,惧则气慑。凡此十者,气之害也,皆生于不中和。故养生之大者,乃在爱气。"

王充认为,人体是天地阴阳之气交感合和而成,人体内的阴阳之气平和,则耳目聪明,道德纯正,而为圣人。如《论衡·气寿》说:"圣人禀和气,故年命得正数,气和为治平,故太平之世,多长寿人。"

葛洪认为:"人在气中,气在人中。"人要长寿,必须调和自身的阴阳之气,"是以善摄生者……忍怒以全阴气,抑喜以养阳气"(《抱朴子·极言》)。还要内炼"宝精行气"之功,炼精化气,炼气化神,炼神还虚,以增强人体的生命力,达到防病延年之目的。

第四节　精气学说在中医学中的应用

中国古代哲学的精气学说奠基于先秦至秦汉时期。这一时期正值中医学理论体系的形成阶段,故古代哲学的精气学说,作为一种宇宙观和方法论,渗透到中医学中,对中医学理论体系的形成及临床各科的发展都产生了深刻的影响。

一、中医学精气神学说的建构

中医学的精气神学说,是研究人体内精、气、神各自的内涵、来源、分布、功能、相互关系,以及与脏腑经络的相互关系的系统理论。它的形成,与古代哲学的精气学说的渗透和影响有着密切的关系。中医学理论体系接纳了古代哲学精气学说的精髓,与其自身固有的理论和实践相融合,创立了独特的中医学的精气神理论。

(一)对中医学精学说建立的影响

中医学的精,又称精气,泛指人体内一切有用的液态精华物质。既包括禀受于父母的生命物质,称先天之精,又包括后天获得的水谷之精,称后天之精,还包括精的衍生物如血、津液、髓等。先天之精藏寓于肾,成为肾精的主体部分;后天之精输送到脏腑中,称为脏腑之精。先天之精在后天之精的充养下合化为生殖之精,是形成胚胎,繁衍生命的根源;后天之精在先天之精所化之原动力的激发下,化气生神以推动和调控机体的生命活动。因此,中医学所说的精,是指实在的,有形的,常呈液态而藏寓于脏腑之中的精华物质。它是人之形体与精神的生成之源，生命繁衍之本，因而是构成人体和维持人体生命活动的最基本物质。

中医学的精学说，来源于古人对人类自身生殖繁衍过程的观察与体验，是由对生殖之精的认识发展而来。古代哲学的精学说，作为一种思维方法，对中医学的精学说的产生，起到了重要的启示作用。

中国古代哲学认为精气是宇宙万物的共同构成本原的思想渗透到中医学中，对人体内的精或精气是人的形体与精神的化生之源，是构成人体和维持人体生命活动的最基本物质的认识的产生，无疑在方法学上起到了类比思维的启发作用。古代哲学精气学说的形成根源"水地说"的出现，对中医学精学说的建立，产生了一定的影响。水即是精，水生万物对两性之精结合产生新的生命个体有重要的启发作用，从而说明了人体生命的物质性。如《管子·水地》说："人，水也。男女精气合，而水流形。"

中国古代哲学认为精气分阴阳，阴阳和则万物生的思想，渗透到中医学中，对人体内之精分阴阳，阴精与阳精协调共济则形体康健、精神内守的理论的建立，也有一定影响。作为人体生命本原的精，本由父母的阴阳生殖之精相合而成，自然就含有阴阳两种成分。体内阴精与阳精匀平，其化生的阴气与阳气的运动和功能有序谐和，则人体康健，精神内守，因而对病邪的抵抗力强。即《素问遗篇·刺法论》所谓"正气存内，邪不可干"。因此，精是正气化生的内在的物质基础，精不足则正气虚，故《素问·通评虚实论》说："精气夺则虚。"精若分归于五脏，则为五脏之精，如《素灵微蕴·藏象解》说："津入于肺，液入于心，血入于肝，精入于肾，是为五藏之精。"五脏之精是化生五脏之气的物质本原，也是支持机体生命活动的物质基础，故《灵枢·本神》说："是故五脏，主藏精者也，不可伤，伤则失守而阴虚，阴虚则无气，无气则死矣。"

中医学的有关精的认识，在古代哲学的精学说的生成过程中，起到重要的奠基作用，而古代哲学的精学说，作为一种方法论，对中医学的精理论的建立，也有诸多的启示意义。但中医学的精学说，是关于人体内之精的生成、分布、功能的理论，与古代哲学的精学说专门研究宇宙之中的精气是宇宙万物的构成本原和联系中介的哲学思想不同。

（二）对中医学气理论形成的影响

中医学的气，主要是指人体内生命力很强，不断运动且无形可见的极细微物质，它既是人体的重要组成部分，即所谓"气充形，形寓气"，又是激发和调控人体生命活动的动力，感受和传递各种生命信息的载体。此气由精化生，是比精更为细微的且具有很强活动力的含有巨大能量的物质，是精的功能体现或功能态。气的运动，推动和调控着人体内外的新陈代谢，激发着物质与能量的转化，负载和传递着生命信息，激发和调节着脏腑的功能，从而维系着人体的生命进程。气的运动停止，则标志着人体生命活动的终止。

中医学的气的概念，虽源于古人运用"近取诸身，远取诸物"的观察思维方法对人体各种显而易见但至关重要的生命现象如呼吸之气、体内散发的"热气"、体内上下流动之气的观察，体悟，抽象和纯化，但与古代哲学气学说的渗透和影响密切相关。古代哲学气学说中关于气的无形而运动不息的认识，气的运动推动和调控宇宙万物变化（即气化）的认识，气分阴阳而升降交感合和的认识，气为中介而使宇宙万物相互感应的认识，以及元气为诸气之原的认识，渗透于中医学中，对形成气的以下认识产生了巨大的影响。

1. 气是人体生命的动力，是维持人体生命活动的根本。古代哲学中，存在于宇宙中的气是运动不息的，是推动宇宙万物发生、发展和变化的动力源泉。这一观点对中医学的关于人体内之气（人气）是不断运动的极精微物质，是激发和调控人体生命活动动力的认识的产生，具有深刻的影响。古代哲学中气的运动推动宇宙万物发生、发展和变化的思想，渗透于中医学中，产生了在人体之中运行的"人气"，也激发和推动了精、血、津液等有形之物之间的相互转化及其与能量的相互转化的理论。这实际上是古代哲学中的"有形生于无形，有形化为无形"思想在中医学中的应用。人体中的气，既是这一气化过程的推动力和调控力，又是这一气化过程的中间产物。精血津液为有形之物，气为无形之物。精化气，为有形化无形；气生精，为无形化有形。但中医学所说的有形与无形之间的转化，比古代哲学更为具体，更为细致，更符合自然科学的认识。如气生精，一般不说气凝聚一起则变为精，而是说气的运动促进精的化生，即消耗了能量而获得了营养物质的增多。由于人体内的气的不断运动，推动了物质与能量的相互转化，产生了维持脏腑功能活动的动力，因而维系了人体正常的生命进程。气是人体生命维系的根本。有气则生，无气则死。

2. 气本一气，人身诸气皆一身之气之划分。在古代哲学的"元气一元论"思想中，气即元气，宇宙之中的一切有形的和无形的事物，都是由气化生的，因而都是气的存在形式。这一思想渗透于中医学中，产生了两种不同的学说：一是将古代哲学的"元气一元论"完全复制到中医学中，认为人体内的元气是人体自身的生成之原，是各脏腑组织器官以及精血津液的化生本原，此即所谓"气本一元说"；二是将古代哲学的"元气一元论"作为一种思维方法，类比人体内的各种气也有共同的化生之源，即一身之气由精化生，与吸进的自然界之清气相结合而形成；人体内的各种气，都是一身之气的划分，此即所谓的"气本一气说"。第一种学说，显然混淆了中医学的元气与古代哲学"元气一元论"的元气，导致了中医学中元气概念的混乱，故不能被中医学所接受。第二种学说较明确地划清了两种不同学科范畴元气的概念，又合乎《黄帝内经》与《难经》之旨，故应提倡。

中医学的元气学说，是研究人体内的元气的概念、来源、分布、功能的气学理论，是中医学气学理论中的一个重要组成部分。在中医学中，元气又作"原气"，"真气"。《黄帝内经》中虽无元气之说，但有"真气"之论，如《灵枢·刺节真邪》说："真气者，所受于天，与谷气并而充身者也。"《难经》始论人体内之原气与元气。《难经》认为元气（原气）发源于命门，如《难经·三十六难》说："命门者，诸精神之所舍，原气之所系也。"原气实为肾间动气，又称"生气"，沿三焦自下而上分布全身，为脏腑经络功能活动之本，如《难经·八难》说："诸十二经脉者，皆系于生气之原。所谓生气之原者，谓十二经之根本也，肾间动气也。此五脏六腑之本，十二经脉之根，呼吸之门，三焦之原。"《难经·三十八难》说："所以府有六者，谓三焦也，有原气之别焉。"原气的有无关系到人的生命的存亡，原气是维系人体生命的根本，如《难经·十四难》说："脉有根本，人有元气，故知不死。"根据《黄帝内经》与《难经》所论，中医学中元气的基本内涵，可以归纳为以下几点：

其一，原气由禀受于父母的先天之精所化，发源于肾或命门，实为肾间动气，或肾气，是人体中最根本，最重要的一种气，但必须得到后天获得的水谷之精所化生的谷气的资助才能发挥作用。

其二，原气沿三焦自下而上运行全身，推动和协调各脏腑经络的功能活动，为生命活动的原动力，并维系机体的生命，抗衰延寿。

其三，原气作为一身之气的重要组成部分，自然也是人体正气的主要成分，有保卫机体，抗御病邪和祛除病邪的作用。

人体内的元气是一身之气的重要组成部分，但不能代表一身之气。一身之气由先天之精化生的元气，水谷之精化生的谷气，肺吸入的自然界的清气，三者相结合而形成。元气因由先天之精所化，又称先天之气；谷气与自然界之清气相结合于胸中气海而生成宗气，因是后天获得，又称后天之气。先天之气与后天之气相互促进，相互资助，合化于胸中气海或脐下丹田，则为一身之气。是故先天之气也受后天之气的滋养，后天之气也受先天之气的促进。两者互含，合而为一。一身之气分布到脉外，分布到体表肌腠皮肤，发挥保卫机体、抗御外邪的作用，则为卫气；分布到脉内，发挥化血、营养等作用，则为营气。一身之气分布到各脏腑经络之中，则为以各脏腑经络命名的脏腑之气与经络之气。由于各气所在的部位不同，所在的脏腑不同，故各有自己的运行规律和相对特异功能。

3. 气分阴阳，升降交感，和畅有序。古代哲学中的气别阴阳，以成天地，天地之气升降交感，阴阳上下合和而生养万物的观点，对中医学气学理论中关于人气分阴阳，阴阳之气的升降出入运动协调维持人体生命进程的理论的产生，具有积极的影响。

由精化生并与吸进的自然界清气相结合而形成的一身之气，又名"人气"，根据其运动趋势和所起的作用，可分为阴气与阳气：阴气主滋养、宁静、抑制、肃降；阳气主温煦、推动、兴奋、升发。阴阳二气的运动和功能有序谐和，平衡稳定，人体则健康无病。如《素问·调经论》说："阴阳匀平……命曰平人。"《素问·生气通天论》说："生之本，本于阴阳。""阴平阳秘，精神乃治。"

人气在体内不断升降出入运动的认识，可能来源于古人在"导引"、"气功"锻炼中对自身之气上下运行的体悟，但无疑也与古代哲学气学思想的渗透有关。古代医家运用类比思维，将人体比作一个小天地，认为人体内的气，与宇宙中的天地之气相同，也在人体内不断地升降出入运动，以维持机体的生命活动。宇宙中天地之气的运动规律是：天气下降，地气上升，即阳降阴升，交感合和，协调有序。人气的运动规律也类同天地之气，在下之气升，在上之气降，即阴升阳降，以协调共济，畅达有序。如心火下降，肺气肃降，犹天气下降；肾水上济，肝气升发，犹地气上升。如此则维持了心肾水火协调共济，肺肝二气运行有度。而脾气主升，胃气主降，斡旋诸气于人体之中，是人体气机升降之枢。人体之气的运行协调有序，称为"气机调畅"，标志着人体的生命活动稳定有序。若人体之气的运行失常，称为"气机失调"，则可出现气滞、气逆、气陷、气闭、气脱等异常变化，标志着人体生命活动失常而进入疾病状态。

4. 气是感应传递信息的载体。人体内各种生命信息，皆可通过在体内升降出入运行的气来感应和传递，从而构建了人体之内各脏腑经络组织器官之间的密切联系。外在的信息感应和传递于内在的脏腑，内在脏腑的各种信息反映于体表，以及内在脏腑的各种信息的相互传递，皆可以体内的无形之气为其载体来感应和传递。如内在脏腑精气的功能正常与否，其信息可以气为载体，以经络为通道反映于体表相应的部位，"心气通于舌"，"肝气通于目"，"脾气通于口"，"肺气通于鼻"，"肾气通于耳"；气为精化，色随气华，脏腑所藏精气的盛衰及其功能的强弱常变，皆可通过气的介导而反映于面部、舌部等体表部位。脏腑之间的各种生命信息，还可以气为载体，以经脉或三焦为通道而相互传递，以维护脏腑之间的功能协调。外部体表感受到的各种信息和刺激，也可由气来感应和向内在的脏腑传导。如针刺、艾灸和按摩等刺激就是通过运行于经络之中的气感应并传导于内脏而发挥整体调节作用的。以上中医学关于气的感应传递信息的认识，无疑与古代哲学的关于气的中介作用的认识密切相关。古代哲学关于通过气的中介作用而使宇宙万物得以相互感应的认识，渗透于中医学，为人体之气的感应传递生命信息的理论的产生，提供了一种类比思维的方法，起到了积极的启发作用。

古代哲学的气学说，作为一种思维方法，对中医学的气学理论的构建起到了重要的启发作用，而中医学的有关人体之气的认识，是古代哲学气学说产生的土壤。但中医学的气学理论，是研究人体之中各种具体的气的概念、来源、结构、功能的理论，与古代哲学的气学说所研究的范围、对象不同，应注意区别。

（三）对中医学神概念形成的影响

古代哲学范畴的神，是指宇宙万物变化的主宰和规律。如《说文解字》说："神，天神引出万物者也。"《周易·系辞上》说："阴阳不测谓之神。"《素问·气交变大论》说："天地之动静，神明为之纪。"神的概念的出现，可能源于古人对各种天象的观察。"神"字的本义，是指北斗的斗柄。古人通过观察日月星辰的运行，联系四时寒暑的更替以及万物生长化收藏的变化，发现各类变化均与北斗之斗柄的变化方位相关联，从而将其定为天地万物变化规律的标志。至于是谁主宰和控制宇宙的变化，限于古代生产力及人们认识能力的低下，只能推测为宇宙中的一种超自然的力量，于是出现了主宰宇宙一切的神的概念。但随着人们认识能力的提高，先秦时期出现了精气、阴阳、五行诸哲学思想，对世界本原作出了新的解释，认为精气自身的运动及其生成的阴阳二气与五行之气的运动变化，构成了世界的万事万物，并推动着它们的发展和变化。自此，神也就脱掉了它的神秘外衣而成为世界万事万物发生发展和变化的内在动力和规律。如《管子·内业》说："一物能化谓之神。"《荀子·天论》说："列星随旋，明暗递炤，四时代御，阴阳大化，风雨博施，万物各得其和以生，各得其养以成，不见其事，而见其功，夫是之谓神。"神即精气、阴阳五行之气运动不息的表达。《吕氏春秋·下贤》说："精充天地而不竭，神覆宇宙而无望。莫知其始，莫知其终，莫知其门，莫知其端，莫知其源，其大无外，其小无内。"可见神与精气的内涵大致相同，都是无形可见而运动不息的。但精气或气是构成宇宙万物的本原物质，而神是一种超物质的力量，能主宰和控制精气或气的运动变化。至汉代，"元气"说兴起并发展为"元气一元论"或"气一元论"，又称"气本原论"，认为"气"即是宇宙万事万物的最始本原，故又称"元气"，在气之上，没有"道"等的制约和控制，因而神也就仅指气，其内涵也就与气相同。如《论衡·论死》说："水凝为冰，气凝为人；冰释为水，人死复神。"此神即指气。因此，按元气一元论的观点，精、气、神三者名异而实同，都是关于宇宙的本原及其发展变化的认识，只是精与气偏重于表述宇宙万物的本原，而神则偏重于阐释宇宙万物的变化而已。

中医学的神，一指人体一切生命活动的外在表现或主宰者，即广义的神；二指人的精神意识思维情感等活动，即狭义的神。中医学的神的概念，源于古人对人体生命的认识。古人在对人类自身生殖繁衍过程的观察中，发现了男女的生殖之精相结合，则形成胚胎，产生新的生命。这即是神。如《灵枢·本神》说："两精相搏谓之神。"生命之神产生后，还需要水谷之精及其衍生物如血、津液的滋养。如《素问·六节藏象论》说："五味入口，藏于肠胃，味有所藏，以养五气。气和而生，津液相成，神乃自生。"《灵枢·平人绝谷》说："神者，水谷之精气也。"随着认识的深化，又逐渐确立了神为生命之主宰的概念。人不能离开神而存在，如《灵枢·本脏》说："人之血气精神者，所以奉生而周于性命者也。"《灵枢·天年》说："血气已和，荣卫已通，五脏已成，神气舍心，魂魄毕具，乃成为人。"五脏六腑的功能协调，气血津液的运行有序，物质与能量的代谢平衡，情志活动的舒畅调达，都必须依赖神的统帅和调节。神实为机体一切生理活动和心理活动的主宰。神由心主司，因而心为"五脏六腑之大主"，为"君主之官"，为"生之本"。心神内守，则发挥主宰和调控作用，故《素问·灵兰秘典论》说："主明则下安"，"主不明则十二官危"。神由精生，形由精成。神随形体而生，依形体而存在。神存于形则形活，神离于形则形亡。"形与神俱"是人体健康的保证，神亡而形骸独具则生命终结。这就是中医学的"形神一体观"。

中医学的神，即人体之神，由精化生，由气养成，具有物质依赖性，并为物质生命的主宰，能统精驭气，是人体生命力的体现。古代哲学的神，是宇宙中制约和控制精、气运动变化的内在势力和宇宙运动变化的规律。这一神的基本内涵，渗透于中医学中，对中医学神的概念的形成，有一定的影响。中医学可能吸收了古代哲学关于神为宇宙万物运动变化之主宰的认识，构建了人体之神为人体生命活动的主宰者和调控者的概念。古代哲学关于神为宇宙万事万物的发生、发展与变化的规律和秩序的认识，渗透于中医学，对产生人体生命活动的有序和稳定是神健运不息的认识，也有一定的启示作用。但中医学的神与古代哲学的神，其概念是有一定区别的：前者是关于人体生命的认识，后者是关于宇宙发展变化的认识。

（四）精气神之间的关系

在古代哲学范畴中，有关于宇宙的发生、发展与变化的精、气、神的概念；在中医学中，有关于人体生命的产生、发展及消亡的精、气、神的概念。两种不同学科范畴的精、气、神之间，在概念上有一定的区别与联系。

在古代哲学范畴中，精与气的内涵一般是同一的，即皆指宇宙中无形而运动不息的极精微物质，是宇宙万物的本原或本体。神是主宰和控制宇宙万物发生、发展与变化的内在势力，又是宇宙运动变化的规律。但在元气一元论形成后，神与精、气的内涵相同一，神也是气。因而精、气、神三者，都是宇宙中物质的存在形式，都是关于世界本原和发展变化的认识。另外，精，有时专指气中的精粹部分，即构成人的形体与精神的部分；神，有时指气中的"清通不可象"的部分，是一种极清极精而不显象不可见的气。如《正蒙·神化》说："疏散而不可象为气，清通而不可象为神。"

在中医学中，精、气、神被称为人身"三宝"。精为形体之本，生命之原；气为生命活动之推动力和调控力；神为生命的主宰及总体现。精、气、神三者，都是关于人体生命之本原及发展变化的认识，反映了中医学的生命是物质的，生命过程是物质的运动的生命观。

中医学认为，精、气、神三者之间存在着相互依存，相互为用的关系。如《类证治裁》说："一身所宝，惟精、气、神。神生于气，气生于精，精化气，气化神。故精者气之本，气者神之主，形者神之宅也。"因形以精化生，故精气神原称"形气神"。精化生形体、生命和精神，而气为生命之动力，神为生命之控制。三者协调统一，才能维持人体正常的生命进程。如《淮南子·原道训》说："夫形者，生之舍也；气者，生之充也；神者，生之制也。一失位则三者伤矣。"

精为形体生成之本，生命化生之原，故说精生形，"夫精者，身之本也"。形为精之舍，气之寓，神之宅。精足气充则形全，形全则神明。

精能化气，精为气之源。气能生精，气的运行不息激发精的生成。精足则气充，气畅则精盈。精华物质代谢为能量的过程，即是精化为气的过程；能量的消耗导致精华物质的化生，则是气生精的过程。精与气互化，实际上是物质与能量的相互转化的代谢过程。

精能化神，故说精为神化生的物质基础。精盈则神明，精亏则神疲，故《黄帝内经》倡导"积精全神"。神能统精，并依赖精而存在于体内。神安则精固，神荡则精失。此即心理（神）对物质（精）的控制与调节作用的体现。

气由精生，又能化神养神，故称气为"神之母"，精足则气充，气充则神明。神以气立，又能驭气统精，神明则气畅，气畅则精固。

明确形、精、气、神之间的关系，对防治脏腑经络的病证具有重要的指导意义。如《素问·阴阳应象大论》说："形不足者，温之以气；精不足者，补之以味。"《理虚元鉴》说："夫心主血而藏神者也，肾主志而藏精者也。以先天生成之体质论，则精生气，气生神；以后天运用之主宰论，则神役气，气役精。精气神，养生家谓之三宝，治之原不相离。故于滑泄、梦遗，种种精病，必本于神治；于怔忡、惊悸，种种神病，必本于气治。盖补精必安其神，安神必益其气也。"

二、中医学整体观念的构建

中医学的整体观念，即中医学对人体自身整体性及人与自然、社会环境相统一的认识。它认为人体自身是一个有机整体；人生活在自然、社会环境中，必然受到自然与社会环境各种变化的影响，人类在适应自然和社会环境的斗争中维持着机体的生命活动。

古代哲学的精气学说认为，精气的概念涵盖了自然、社会、人类的各个层面，精气是存在于宇宙之中的无形可见而运行不息的极细微物质，是自然、社会、人类及其道德精神获得统一的物质基础；精气是宇宙万物的构成本原，人类为宇宙万物之一，与宇宙其他物种有着共同的化生基础；运行于宇宙之中的精气，充塞于太虚中各个有形之物之间，具有传递信息的中介作用，使宇宙有形之物之间得以相互感应。这些哲学观点渗透于中医学中，帮助中医学构筑了人体自身是一个有机整体，人与自然、社会环境相统一的整体观念。

中医学认为，人与自然、社会环境之间时刻进行着各种信息交流。通过肺、鼻及皮肤，体内外之气进行着交换；通过感官，感受和传递着自然和社会环境中的各种信息。因而通过气的中介作用，人与自然、社会环境的各种变化相感应，相统一。人体内的各种生理功能和病理变化，必然受到自然、社会环境的变化的影响而出现相应的适应性变化。如《灵枢·岁露论》说："人与天地相参也，与日月相应也。"自然与社会环境的各种剧烈的变化，必然对人体的生理功能和病理变化产生一定的影响。如剧烈的气候变化或社会动荡，强烈而持久的情志刺激，则易导致病邪的产生，作用于人体而发病。

中医学认为，人体自身也是一个有机整体。构成人体的各个组成部分之间，在结构上是不可分割的，在功能上是相互为用的，在病理上是相互影响的。这一整体思想的形成，基于两种基本观点：一是"五脏一体观"，即认为人体以五脏为中心，通过经络系统联络六腑、五体、五官等，将人体联结为一个结构上的统一体；而精、气、血、津液贮藏和运行于脏腑经络形体官窍之间，不但作为营养物质支持了它们的功能活动，并作为中介物质加强了它们之间的联系。二是"形神一体观"，即认为形体产生精神，精神主宰形体，形神合一是人体健康的保证。

人体自身是一个有机整体的理论的形成，在思维方法上也受到古代哲学精气学说的渗透和影响。古代哲学的精气为宇宙万物构成本原的思想，类比于中医学，则易产生人体的各个脏腑组织器官也由形成胚胎的精来生成的推理，如此则人体之内的各个脏腑组织器官皆为"同原异构"物，它们之间存在着相互沟通、相互联系的内在依据。古代哲学的气为宇宙万物之间相互联系的中介而使它们相互感应的思想，渗透于中医学，则易产生人体内之气通过三焦升降出入运行于人体的各个组成部分之间，也是人体各个脏腑经络组织器官相互联系的中介的联想。通过运行于人体之内的气的升降出入运动及其所具有的中介作用，不仅推动和调控着体内营养物质与能量的转化，废物的排泄，使各个脏腑在功能上相互支持，相互为用；而且使人体的上下内外相互感应，相互联系，如心肾相交，肺肝协调，脾胃共济等，从而维持了机体的统一和稳定。一般认为经络是机体内各个脏腑组织器官相互联系的桥梁，但必须有作为生命信息载体的气（血）运行于经络之中，它才能通过气（血）的流动而发挥其联络作用。另外，古代哲学中的神主宰整个宇宙发展变化的认识，渗透于中医学，对产生人体之神主宰和控制整个人体生命进程的理论，构建"形神一体观"，也有非常积极的意义。

中医学在古代哲学思想气一元论的渗透和影响下构建的整体观念，强调从宏观上，从自然与社会的不同角度，全方位考察和研究人体的生理病理及疾病的防治，勾画出了现代医学"生物－心理－社会"医学模式的雏形，并为这一新型医学模式的扩充提供了丰富的新内容。古老的中医学的整体观念也影响了现代的西方医学，医学模式由单纯的"生物"医学模式向新的"生物－心理－社会"医学模式的转换，也可能是西方医学接受了中医学的整体思想的反映。

古代哲学中道家的"有生于无"思想及其创立的"道－气－物"的宇宙生成模式，儒家的"太极为宇宙万物本原"的思想，以及其后形成的元气一元论，是中医学产生人体是一个"元整体"性的有机体的思维方法之根源。《老子·四十二章》说："道生一，一生二，二生三，三生万物。"《老子·四十章》说："天下万物生于有，有生于无。"《周易·系辞上》说："易有太极，是生两仪，两仪生四象，四象生八卦。"古代哲人把世界和万物理解为由浑沌一元的"元整体"分化发展而来。人体为宇宙万物之一，自然也由此元整体分化发展而成。古代医家继承了中国传统文化的丰厚底蕴，接受了古代哲学的气一元论思想的渗透和影响，并与医学自身的某些理论相结合，产生了人体的各个部分是以精为本原分化发展而来、由气的运动构成相互联系的元整体的思维模式。这一人体的元整体思维模式，对中医学在藏象、经络、气血的生理病理及其实质的研究中，具有重要的指导意义。人体中的一个脏腑，是整体下的脏腑；一支经脉，也是整体下的经脉。只有在整体思想指导下进行脏腑经络精气血津的研究，才是正确的研究思路和方法。

三、藏象经络学说的构建

藏象经络学说是中医学的理论核心。藏象学说，是以研究人体各脏腑的形态结构、生理功能、病理变化及其与精、气、血、津液之间的关系为中心，结合研究脏腑之间、脏腑与形体官窍之间、脏腑与自然社会环境之间的关系的学说。经络学说是研究人体内经络的形态结构、生理功能、病理变化及其与脏腑、气血津液之间关系的基础理论。它们都是中医学理论体系的重要组成部分，对临床实践有着重要的指导意义。古代哲学的精气学说，渗透于中医的藏象经络学说中，对其某些理论的形成，起到了重要的启示作用。

（一）对藏象理论形成的影响

藏象，是指藏于体内的具有不同活动规律的内脏及其表现于外的解剖形态、生理病理征象以及与自然界相通应的事物和现象。

藏象内涵的确定取决于对"藏"的定义。目前对"藏"的定义有两种不同的认识：一是认为"藏"是"藏器"，是具有不同功能的实质性器官，属"形藏"，主传化水谷、津血和各种化物，实而不能满；二是认为"藏"为"藏气"，即不是实体性脏器，而是人体整体之气运动变化状态的一种抽象，不同"藏"的名称只不过是人气运动变化的不同状态的代名词而已，主藏无形之气，满而不能实，可称为"神藏"，与天地之气相通应，并能产生喜怒忧思悲惊恐等情志活动。以上认识似乎割裂了"藏"的内涵。古代哲学精气一元论的思想，渗透于中医学，对其藏象理论的形成，具有重要的影响。古代哲学精气为宇宙万物化生本原的认识，作为一种思维方法渗透于中医学中，产生了人体内的脏腑组织器官皆由构成胚胎的精所化生，精是人体的构成本原的理论。精构成胚胎后则随着人的形体的发育而藏于肾中（称为先天之精），并受到后天获得的水谷之精（称为后天之精）的充养而不断充盛。水谷之精输送到各脏腑之中，则为脏腑之精。如此确立了"脏腑藏精"的概念。既然人体内的脏腑是由精化生的实体性的"藏器"，又能贮藏精以维持其功能活动，就不可能仅是"人气运动变化状态的一种抽象"，仅是"藏气"了。古代哲学的气无形可见而运动不息的思想，渗透于中医学中，促使其产生了"藏气"也是无形可见的极细微物质，也是在人体内升降出入运行不息的认识。但是中医学认为，"藏气"由脏腑之精化生，运行不息以激发、推动和调控脏腑的功能，让其像精一样贮藏于实体性的"藏器"之中，于理不通。因此，根据古代哲学思想对中医学藏象学说的影响，结合中医学固有的关于"藏象"概念的生成之源的认识，可认为中医学的"藏"，既是一个形态学的概念，又是一个功能性概念。"藏"的结构，可以认为是一个形态性结构与在此基础上建立的功能性结构的结合。每一"藏"的功能，不管是由观察其形态所得，如心主血脉、肺主呼吸等，还是由整体功能的分别赋予，如心主神志、肝主疏泄等，都是用"脏腑－精气－阴阳"理论来阐释的。由于精主要藏于五脏之中，既能化气，又能生神，故五脏在人体的生命活动中起着非常重要的作用；加之中国古代哲学的"气分化五行"思想被中医学引用来阐释人体的"藏器"的属性，因而中医学构建了以五脏为中心的人体的五个生理病理系统。

中国古代哲学的精气分阴阳的思想，对中医学"脏腑－精气－阴阳"理论的建立，也有十分重要的影响。精藏于脏腑之中，则为脏腑之精；脏腑之精所化之气，则为脏腑之气，简称"藏气"，也写作"脏气"。心气由心精（心血）所化，肝气由肝精（肝血）所化，肺气由肺精（肺津）所化，脾气由脾精（水谷之精）所化，肾气由肾精所化。如《侣山堂类辨》说："五藏主藏精者也，是三阴之气（此指五脏之气）生于五藏之精。"藏气由脏腑之精化生，运行不息以推动和调控脏腑的生理功能。如心气推动和调控着心脏的搏动、血脉的舒缩以及神志的活动；肺气推动和调控着肺的宣发和肃降运动，呼吸的出入和水液的输布；肝气推动和调控着肝的疏泄和藏血功能；脾气推动和调控着脾的运化、摄血功能；肾气推动和调控着人体的生长、发育与生殖功能等。藏气既推动其脏腑的功能得以发挥，又调控之防其太过；既可使之兴奋，又可使之抑制。故藏气可分为脏腑之阴气和脏腑之阳气，即所谓"一生二"：脏腑之阴气，是指藏气中具有宁静、凉润、抑制作用的部分；脏腑之阳气，是指藏气中具有温煦、推动、兴奋作用的部分。在正常情况下，脏腑之阴气与阳气维持着协调平衡关系，因而藏气冲和畅达，运行有序，各发挥其应有的功能。

如肺气有肺阴与肺阳两部分：肺阳主温煦，宣发；肺阴主凉润，沉降。肺阴与肺阳功能协调，则宣发与肃降相反相成，呼吸均匀，和缓有度，"水精四布，五经并行"（《素问·经脉别论》）。其他藏气以此类推。若脏腑之阴气与阳气失去了协调平衡，则可导致脏腑之气升降失常，变生寒热。脏腑之阴气虚衰，凉润、宁静作用减退，可致阳气亢逆，产生虚热性病证；脏腑之阳气虚衰，温煦、兴奋功能不足，则致阴气不化而生虚寒性证证。如肺阴与肺阳功能失调，则肺的宣发与肃降必然失常。肺阴亏虚则肺失凉润，气不下降而上逆，故见咳喘、逆气、潮热、咯血等症；肺阳虚衰则宣发无力，津液不得四布而停聚肺中为痰为饮。滋肺之阴可助肺之肃降而除咳喘、潮热；温肺之阳可助肺之宣发以化痰蠲饮。他脏以此类推。精为气的化生之源，故藏气的化生之源也当分为阴精和阳精：阴气由阴精所化，阳气由阳精所生。作为人体生成本原的精，既然根源于父母的阴阳生殖之精，其本身就含有阴阳两种成分，因而它所化生的无形之气，自然可以分为阴气与阳气。如此在"气别阴阳"思想影响下构建的"脏腑精气阴阳"理论，不仅界定了每个脏腑的精、气、阴、阳四个方面的概念，而且理顺了每个脏腑之精、气、阴、阳之间的关系。这一理论能较好地表达脏腑功能活动的物质基础、推动和调控的动力以及各脏功能正常发挥、各脏之间协调共济的内在机制，为临床脏腑病证的治疗，提供了实用的基础理论。

（二）对经络学说形成的影响

经络，是经脉和络脉的总称，是人体内运行营卫气血，沟通表里上下，联络脏腑肢节，感应传递信息，调节功能平衡的一个输送、传导、调节系统。

经络的概念与藏象不同，功能也有其特点。经络的概念虽然根源于古人观察到的解剖实体如动静脉血管和条索样组织，但在其后的发展中，逐渐脱离了解剖概念而变为一个纯功能性的概念。因而经络的结构，不是解剖可见的实质性结构，而是超解剖的功能性结构。古代哲学精气学说中精为宇宙万物之本原和气为宇宙万物之中介的思想，渗透于中医学的经络学说中，对经络概念的建立，具有重要的启示作用和"类比"的方法学意义。人体内的脏腑组织器官，由作为人体本原的精所生成，而精藏于脏腑之中，化气以推动和调控脏腑的功能，并运行于脏腑之外、三焦或血脉之中，联络各个脏腑组织器官，负载各种信息以协调它们的功能。经络是脏腑之间、脏腑与体表组织感官之间的联络通道，是感应传导信息的功能性结构。因而经络与脏腑相连，是脏腑之气运行的道路，是脏腑某些功能的表达，也是脏腑之间相互关系的协调者。经络的感应传导信息以调节人体功能平衡的作用，实际上是以气为载体，通过气的运动而实现的。因此，人体之气是经络的结构实质，是经络各种功能得以发挥的物质基础。针刺、艾灸、按摩经络而产生的各种治疗作用，实际上是通过循经络运行的气的感应传导信息的作用来实现的。

四、对体质理论构建的影响

中医学的体质理论，是研究体质的概念、形成、特征、类型和差异规律的系统理论，是中医学理论体系的一个组成部分。

体质，是指人类个体在生命过程中，由遗传性和获得性因素所决定的表现在形态结构、生理功能和心理活动方面综合的相对稳定的特性。因此决定人类个体体质差异的因素主要有二：一是先天遗传，一是后天获得。

中国古代哲学的精气生命说，是古人对宇宙万物，包括人类生命产生的认识，即以古代哲学的思想和方法阐释人类生命的产生和消亡。它认为人体生命与宇宙其他万物一样，都是由存在于宇宙之中的不断运动变化的精或气凝聚而生成。人体生命与宇宙中的其他万物有一个共同的生成本原，是同源异构体，它们之间有着内在联系的统一性。因此，古代哲学的生命本原说，作为一种思维方法，帮助中医学构建了天人相应的整体观，并指导着人们的养生康复以及疾病的诊断和治疗等医事活动。

个体或人群体质特征的形成，主要取决于家族的遗传和自身的获得，但与其所在的自然环境密切相关。气候条件、地域环境的不同，对人体体质的形成具有重要影响。如《淮南子·地形训》说："土地各以其类生，是故山气多男，泽气多女；鄣气多喑，风气多聋；林气多癃，木气多伛；岸下气多肿，石气多力，险阻气多瘿；暑气多夭，寒气多寿；谷（山谷）气多痹，邱（山丘）气多狂，衍气多仁，陵气多贪；轻土多利，重土多迟；清水音小，浊水音大；湍水人轻，迟水人重，中土多圣人，皆象其气，皆应其类。"自然环境和社会环境优良的地方，常出现健康长寿的体质，如《论衡·气寿》说："夫禀气渥则其体强，体强则其命长；气薄则其体弱，体弱则命短。"又说："圣人禀和气，故年命得正数，气和为治平，故太平之世，多长寿人。"

依据中国古代哲学的生命本原说及中医学的整体观念，调整人体的偏颇体质，使之达到健康体质之理想目标，在自然环境和社会环境优良的地方如山清水秀之处，或人烟稀少的清静之地修炼，顺应自然规律养生，春夏养阳，秋冬养阴，是非常重要的。对阳虚体质而冬天易发病的老年人，所谓"能夏不能冬"，应注重夏天保养阳气，所谓冬病夏养；对阴虚体质而夏季易发病的老年人，所谓"能冬不能夏"，应重视冬天保养阴气，以静养为要，切忌烦躁，并常用滋阴泻火之品，所谓夏病冬养。

五、病因病机理论的构建

中国古代哲学的精气学说，渗透于中医学，对病因病机理论的形成，也有深刻的影响。

(一) 对病因概念形成的影响

病因，一般是指疾病发生的原因和条件。外感六淫、疠气，内伤七情，都是常见的致病因素，称为致病"邪气"，以与人体的"正气"相对。如《素问·调经论》说："夫邪之生也，或生于阴，或生于阳。其生于阳者，得之风雨寒暑；其生于阴者，得之饮食居处，阴阳喜怒。"严格地说，依据气的无形而运行不息的内涵，邪气也是无形而运动变化的。古人因看不见这些病邪的形状，故称它们为"气"。

古代哲学的气为无形而运动不息的极细微物质的概念，本来产生于古人对自然界风气、云气和大气的观察、推理与抽象，因而它对致病邪气概念的形成，也有一定的启示意义。《左传·昭公元年》就指出了："天有六气，降生五味，发为五色，徵为五声，淫生六疾。六气，曰阴、阳、风、雨、晦、明也，分为四时，序为五节，过则为灾。阴淫寒疾，阳淫热疾，风淫末疾，雨淫腹疾，晦淫惑疾，明淫心疾。"自然界的大气的运动，产生了风、寒、暑、湿、燥、火"六气"。六气的运动变化，以应春夏秋冬四时。六气运动正常则能促使自然界动植物的生长发育；六气失常标志着气候变化失常，六气则变为"六淫"而侵害人体，导致疾病的发生。从表面上看，六气的异常仅是促使疾病发生的条件，而非真正的致病物质，似与气的一般概念不符。但中医学认识病因，是以致病因素侵入人体后引起的各种病理反映为依据来分析和辨识其致病原因的。因此，六淫邪气的概念，蕴有在六气异常变化中滋生的各种致病物质。六淫邪气侵害人体，不仅有物理因素的刺激，而且常伴有某种病原微生物的损伤。故六淫邪气的概念，符合气的一般概念。至于疠气的概念，源于《素问遗篇·刺法论》，称之为"毒气"，并说："五疫之至，皆相染易，无问大小，病状相似。"后由明代吴有性确立其内涵：是指自然界中存在的一类与六淫邪气不同而具有强烈传染性的致病邪气。鉴于当时客观条件限制，将烈性传染病的致病原因概括为某种物质性的气，也是难能可贵的。

宇宙之中的气运动变化失常，可致天崩地裂；自然界的大气的运行变化异常，可致气候异常；人体内的气的升降出入运行紊乱，则致气机失调而为病。古人运用这种类比性的思维，说明某些内伤病的病因。人体内的各种气，如阴阳之气、营卫之气、精化之气、血中之气、呼吸之气等，因保养失当，运行失常，则可变为致病邪气，《黄帝内经》称为厥气、逆气、乱气、恶气、淫气等。

情志，是人体通过感官感受到外界事物的刺激而作出的情感或情绪反应。不同的情志与不同的内脏相关联，由相应的脏腑精气所化生。故《素问·阴阳应象大论》说："人有五脏化五气，以生喜怒悲忧恐。"人体受到外界事物的刺激过于剧烈或持久，则作出较剧烈的情感或情绪反应，因而引起相应脏腑精气的损伤和功能的障碍。实际上，情志刺激是先伤心神而后影响相应脏腑的，并且主要影响脏腑之气的运行，因情志活动属于心神的范畴，而神是调控脏腑之气运行的。如《素问·举痛论》既言"思则气结"，又言"思则心有所存，神有所归"；既言"惊则气乱"，又言"惊则心无所倚，神无所归"。既言"怒则气上"（《素问·举痛论》），而又言"盛怒者，迷惑而不治"（《灵枢·本神》）；既言"喜则气缓"（《素问·举痛论》），而后者又言"喜乐者，神惮散而不藏"（《灵枢·本神》）。可见情志刺激是通过伤神乱气来损害人体的生命活动的，气是情志致病、损害人体生命功能的中间环节。

（二）对发病原理构建的影响

《老子》的"有从无中来"的思想，对中医学关于疾病发生机制的认识，具有深刻的影响。中医学认为，疾病的发生，关系到外在的致病邪气与人体内的正气。邪气侵袭人体，人体正气则奋起抵抗，导致了正邪之间的斗争。斗争则有胜负，邪气战胜正气则发病，正气驱除邪气则不病。正气，是人气相对邪气时的称谓，即人气的抵抗病邪的能力，促进病体康复的能力，对自然界气候变化的适应能力，对外界事物刺激的情感控制能力等的表达。人与自然界相统一，自然界的大气及其运动而产生的气候变化时时刻刻影响着人体的生理功能和病理变化。自然界的六气变化异常，则生病邪。而人体之正气不足，抗病能力低下，一般的气候变化也会变为六淫邪气而致病。社会环境中的某些事物引起的长期持久或突然剧烈的情志刺激，可伤神乱气而为病邪，而正气不足，对情感的控制能力低下，也会使本来不太剧烈的情志刺激变为病邪，伤神乱气而致病。正气与邪气，都是无形可见而运行不息的极细微物质，因而正邪斗争，是两种细微物质之间的相互作用。邪胜正负而引起具有各种表现的疾病，也多为非器质性病变。即便是器质性病变，也多是先由无形之气的运行失常导致有形之物的积聚而生成，如气虚血瘀、气滞血瘀、气虚饮停、气滞痰聚等，皆属此类。

（三）对病机理论形成的影响

古代哲学的"有形生于无形，有形化为无形"的思想，渗透于中医学中，对病机学说中某些理论的形成，起了重要的启发作用。尤其是对中医学的"功能性病理学"的构建，具有理论上的奠基意义。

人的疾病，既有器质性的，也有功能性的。中医学对疾病病理机制的认识，与西医学有着根本的不同。西医病理学以解剖形态为基础，认为疾病在本质上是器质性的，目前所见的功能性疾病，是从属于器质性病变的，并且最终能以器质性的改变来揭示所有功能性疾病。中医学接受古代哲学的"有生于无"的思想，以此作为思维方法，着眼于体内无形之气的运动失常而产生的功能性病理变化，并之揭示疾病的本质。如《素问·举痛论》说："余知百病生于气也。"气的运行失常，即气机失调，是多种疾病，包括功能性疾病和器质性疾病的最基本的病理机制。多数器质性疾病，也可因气虚或气机失调而形成。大量的临床资料已证实，某些癥积，常因长期情志抑郁，气机郁结，导致痰饮与瘀血相互结聚而形成。因此，中医学强调疾病的本质是功能性的，气机失调是疾病的基本病理机制，器质性疾病可因气的运行失常而形成。中医学运用古代哲学的"无（道）为有之本"的思维方法，认为人体内的无形之气的运行不息是生命赖以维持的根本，而气的运行失常，即气机失调，是生命活动失常的基本特征，是病证的基本病机变化。中医学的功能病理学，强调疾病的本质首先是功能性的，功能性的改变可导致器质性的病变，但同时也承认器质性的病变可产生功能性的病变。如既强调气机郁滞是导致瘀血、痰浊生成而积聚互结为癥积的根源，又不否认癥积形成后必然伴随不同程度的气滞。即所谓"气滞则血瘀"，"气滞则痰凝"，"血瘀则气滞"，"痰阻则气滞"。现代科学证明，人的生命功能，比解剖形态更基本，生命的本质在于生命运动而不在于解剖形态。人体除了解剖形态外，还有多种结构形态，任何结构都有其发生过程，在本质上都是过程流。人体的结构，是一个不断更新的活的形态性结构与功能性结构的结合。

中医学的功能病理学，在《黄帝内经》时代就已基本形成。《素问》依据宇宙之气的升降聚散运动可以推动物质形态结构的生成和转化的认识，构建了有关人体之气的升降出入运动推动和调控着体内有形物质之间、有形物质与无形之气之间的相互转化的气化理论。《素问·六微旨大论》说："气之升降，天地之更用也……天气下降，气流于地；地气上升，气腾于天。故高下相召，升降相因，而变作矣。""出入废则神机化灭，升降息则气立孤危。故非出入，则无以生长壮老已；非升降，则无以生长化收藏。是以升降出入，无器不有。"《素问·五常政大论》说："气始而生化，气散而有形，气布而蕃育，气终而象变，其致一也。"气的"升降出入"和"始、散、布、终"的运动产生和维持"生长壮老已"、"生长化收藏"以及"生化、有形、蕃育、象变"等气化过程的思想，对中医学构建关于人体之气的运动及其产生的无形之气与有形之物之间、物质与能量之间相互转化的气化过程的理论，具有十分重要的意义。如中医学关于"气为血之帅"，"气行则血行，气滞则血瘀"的认识，营卫运行谐和则"昼精夜瞑"的认识，"审察卫气，为百病母"的认识，"味归形，形归气，气归精，精归化……化生精，气生形"等认识的产生，似皆与古代哲学中气的运动推动物质形态转化思想的影响有着密切的关系。因此，中医学将认识人体疾病的着眼点放在无形之气的运动及其产生的气化过程的正常与否，放在无形之气如邪气与正气、阴气与阳气之间的相互作用所产生的盛衰变化，从而提出了邪正盛衰、阴阳失调、气机失常三大基本病机，构成了认识功能性病理的基本框架。

六、诊断与防治理论的构建

古代哲学的精气学说，渗透于中医学中，对诊断和防治理论的建立，也具有重要的影响。

（一）对诊断理论构建的影响

四诊合参和辨证是中医学的关于疾病诊断的理论。它们的产生，与古代哲学思想对中医学的渗透密切相关。中医学运用了古代哲学的"气为万物本原"的思维方法，建立了精为人体化生本原，精化气生神以推动和调控生命活动的理论。因而人体的各个组成部分，包括有形的内脏和体表的组织器官，无形的气、神，都有一个共同的构成本原。内脏与体表组织之间，必然存在着内在的联系，而构成这一联系的物质基础，就是在体内的无形而运行不息的气。气是各种生命信息的载体，由脏腑所藏的精化生，运行于内在脏腑与体表的组织器官之间，能感受和传递各种生命信息。故内在脏腑的生理活动和病理变化，可通过气的感受和传递信息的作用表现于体表的相应组织器官。如《灵枢·五阅五使》说："五气者，五脏之使也……五官者，五脏之阅也……五色之见于明堂，以观五脏之气。"《灵枢·脉度》说："五脏常内阅于上七窍也。故肺气通于鼻……心气通于舌……肝气通于目……脾气通于口……肾气通于耳。"诊察和分析这些外在组织或器官可见的生理或病理征象，则可测知内在脏腑的功能是否正常，并可根据病理征象的特点，分析和推断病变的部位、性质和病势的深浅。此即所谓"有诸内者，必形诸外"，"视其外应，以知其内藏，则知所病矣"（《灵枢·本脏》）。

中医学根据古代哲学的"宇宙本于一元气"的思维方法，认为人体是一个由精分化的"元整体"。人体的某一部分，是元整体中的部分，可负载着整体中的所有生命信息。因而人体的外在可诊察的某些部分，如舌、耳、面部、寸口、足掌面等，都可为人体元整体生命信息的表达部位。因此，诊察人体面部不同区域的色泽变化，耳部不同部位的压痛点，舌的不同区域的舌质与舌苔的改变，寸口脉的各种脉象，皆可测知相应内在脏腑的不同性质、不同程度、不同层次的病变。但中医学要求"四诊合参"，即将通过四诊收集到的多种资料进行综合分析，去粗取精，去伪存真。在辨明了该病的原因、性质、病位、病势以及邪正关系后，判定为表达疾病阶段性本质的证，为治疗提供依据。

辨证是中医学认识疾病的过程。证是诊断的结果，也是治疗的依据。证是疾病过程的某一阶段或某一类型的病理概括，由一组反映疾病阶段性本质的，表达疾病某阶段病因病机的症状和体征组成，主要为机体功能性病变的反映，故为中医功能性病理学的核心。证的内容，既包括功能性病变及其引起的器质性的病变，又不排除器质性病变及其导致的功能性病变。但证在本质上是功能性的，是人体功能异常的特定疾病态。这是中医学运用具有中国传统文化特色的哲学思维方法与其丰富的医疗实践经验相结合而形成的理论，一直指导着对疾病的诊断和防治。

（二）对治病原则和方法形成的影响

古代哲学的精气学说，对中医学治病原则和方法形成的影响，主要有以下几个方面。

1. 注重整体的功能性调整。古代哲学的"宇宙本于一元气"的思想渗透到中医学中，与中医学的理论和实践相结合，构建了中医学的整体观念。既然人与自然界的变化息息相关，自然界气候的变化和地域环境的差异时刻影响着人体的生理功能和病理变化，那么在治疗疾病时必须遵循"因时制宜"、"因地制宜"的原则。人体是一个由精化生的元整体，而精又源于父母的生殖之精，故前辈的体质差异必然遗传给下一代而影响其体质的形成。虽然人出生后通过后天获得也影响其体质的形成，但先天遗传在人的体质形成过程中的作用是不可忽视的。因此，在治疗疾病时，必须注重个体的体质差异，"因人制宜"而作体质调理。既然人体是一个由精化生的元整体，人体的任何一部分的功能，都是整体功能的表达；人体某一部分的病变，也是整体功能失常的反映。因而中医治病，着眼于整体功能的调整，注重辨证论治，虽也同时作局部的治疗，但总不以之为主。对于功能性病变导致的器质病变，自然要注重整体性的功能调节；对于器质性病变引起的功能性改变，也要注重功能性调整以逐渐修复其器质性病变。

2. 以调气为基本治疗原则。既然人体之气的无形而运行不息的概念是构建中医功能性病理学的理论基础，气的功能减退是导致邪气侵袭人体而发病的内在依据，气的运行失常又是人体自身发病的最根本的原因，因而调理气机而使之运行通畅，补养正气而使之充实形体，是中医治疗疾病的最基本的原则。虽然疾病的基本病机有邪正盛衰、阴阳失调和气机失常三方面，但从广义上讲，邪正盛衰，是人体正气与致病邪气的相互作用而产生的疾病的虚实变化，属于气的运动及其所发挥的祛邪功能的失常；阴阳失调，实际上是邪气（可分为阴邪和阳邪）与正气（可分为阴气与阳气）在人体内相互作用而产生的寒热虚实病理变化的概括，也属气的运动及其防御功能的失常。可见气的虚而不充和运行失常是疾病的最基本的病机，是机体一切病变，包括功能性的病变和器质性的病变产生的根本。因此，调气，从广义上讲，即补精益气，调理气机，或调整阴阳，表达了中医学"治病求本"的概念，是治疗疾病必须遵循的最基本原则。如《素问·阴阳应象大论》说："形不足者，温之以气；精不足者，补之以味。"《素问·至真要大论》说："调气之方，必别阴阳，定其中外，各守其乡。内者内治，外者外治。微者调之，其次平之，盛者夺之，汗之下之，寒热温凉，衰之以属，随其攸利。"《素问·六元正纪大论》说："木郁达之，火郁发之，土郁夺之，金郁泄之，水郁折之，然调其气，过者折之，以其畏也，所谓泻之。"调气的目的是使正气充足以祛邪，阴阳重建协调平衡，气机得以畅达有序，从而使机体恢复健康状态。诚如《素问·至真要大论》所说"调其气，使其平也。"

七、养生康复理论的构建

中医养生学，是在中医学理论指导下，研究颐养生命，预防疾病，抗衰延寿的原则和方法的系统理论。中医康复学，是研究中医传统康复理论、方法和应用的学科，是关于伤残、慢性病和急性病后期身体功能和精神的恢复，并使之尽量达到最佳状态的系统理论。古代哲学的精气学说，渗透到中医学中，对其养生和康复理论的构建，产生了积极的影响。

（一）对养生理论构建的影响

古代哲学的宇宙本于一气的思想，促使中医学产生了人与自然界相统一的观念。人要保持健康长寿，必须顺应自然规律以保养生命。如《素问·上古天真论》说："其知道者，法于阴阳，和于术数。"《素问·四气调神大论》说："春夏养阳，秋冬养阴，以从其根。"要求做到顺时摄养，使人体的生理活动与自然界的变化周期同步，保持机体内外环境的统一。

古代哲学关于形气神关系的认识，对中医学"形神统一"观念的产生以及在养生活动中养形与摄神相统一，但以摄神为要的原则的建立，有着重要的启发意义。如《素问·上古天真论》说："虚邪贼风，避之有时，恬淡虚无，真气从之，精神内守，病安从来。"又说："提挈天地，把握阴阳，呼吸精气，独立守神……和于阴阳，调于四时，去世离俗，积精全神，游行天地之间，视听八达之外，此盖益其寿命而强者也。"《素问·四气调神大论》则论述了人随四时气候变化而调摄精神情志的原则和方法。人体内所藏之精是生命化生的本原，是形体生成的根本，又是化气生神以推动和调控人体生命活动的最基本物质；而运行于人体内的气由精化，并与肺吸入的自然界清气相融合而成，是推动、激发和调节、控制脏腑功能活动的动力，是感应和传递各种生命信息的载体。因而气的运动，关系到人体生命的存亡；人体内所藏的神，既是人体生命活动的总体现，又是生命活动的主宰者，还是人的精神意识思维活动和情志活动的表达。故古代养生家将精气神视为人身"三宝"，强调必须认真保养，不可妄用，切勿妄失，而三者之中，保精为本，行气为法，摄神为先。

（二）对康复理论构建的影响

根据人与自然界相统一的观点，可构建顺应自然和利用自然的康复原则。如根据《素问·四气调神大论》所提出的"春夏养阳，秋冬养阴"之说，对阳虚而多秋冬发病或加重者，可借春夏旺盛之阳气以温养之，或于春夏之季以温热药治之，以补其阳气；对阴虚而多春夏发病或加重者，可借秋冬旺盛之阴气以滋养之，或于秋冬之季用凉润药物调理之，以助其阴气。预培阴阳，事半功倍，体现了预防性康复思想。其他如针灸、按摩、药治诸康复之法，也贯穿顺应自然法则的思想。合理利用自然界的阳光、空气、高山、河海、森林、花草、声音、颜色等，促进病体的康复，也是基于人与自然界相统一的观点的。目前世界上倡导的"回归大自然"的观点，也可能是受到中国传统文化和中医学整体观念的影响而提出的。

根据人体是一个以精为本原，以气为动力的形气神合一的有机整体的观点，人的形体的损伤必然伴有精神情志的异常，而更为重要的是，精神情志的失常也可导致形体的损伤或器质性病变。因此，中医学在康复治疗过程中，要求遵循形神共复，首先治神的原则。因"神散则形坏"，故《素问·宝命全形论》说："一曰治神，二曰知养身。"精神损伤一般重于形体损伤，故应"首先治神"。当一些形体伤残者认识到自己成为社会、家庭的负担时，其精神伤害比形体损害更为严重。此时不但应积极地矫治形体伤残，而更为重要的是，要对他们有意识地进行精神锻炼，指导他们进行自我精神调摄，以避免因精神情志伤害而加重病残。

【文献选录】

1. 老子：道之为物，惟恍惟惚。惚兮恍兮，其中有象；恍兮惚兮，其中有物；窈兮冥兮，其中有精；其精甚真，其中有信。（《老子·二十一章》）

2. 老子：有物混成，先天地生，寂兮寥兮，独立不改，周行而不殆，可以为天下母。吾不知其名，字之曰道，强为之名曰大。大曰逝，逝曰远，远曰反……人法地，地法天，天法道，道法自然。（《老子·二十五章》）

3. 老子：昔之得一者，天得一以清，地得一以宁，神得一以灵，谷得一以盈，万物得一以生。（《老子·三十九章》）

4. 老子：天下万物生于有，有生于无。（《老子·四十章》）

5. 老子：道生一，一生二，二生三，三生万物。万物负阴而抱阳，冲气以为和。（《老子·四十二章》）

6. 左丘明：口内味而耳内声，声味生气。气在口为言，在目为明。（《国语·周语下》）

7. 《周易》：精气为物，游魂为变。是故知鬼神之情状，与天地相似，故不违。（《周易·系辞上》）

8.《周易》：天地氤氲，万物化醇；男女构精，万物化生。(《周易·系辞下》)

9. 庄子：生也，死之徒；死也，生之始。孰知其纪？人之生，气之聚也。聚则为生，散则为死。若死生为徒，吾又何患？故万物一也。是其所美者为神奇，其所恶者为臭腐。臭腐复化为神奇，神奇复化为臭腐。故曰通天下一气耳，圣人故贵一。(《庄子·知北游》)

10. 庄子：夫形全精复与天为一。天地者，万物之父母也，合则成体，散则成始……壹其性，养其气，合其德，以通乎物之所造。夫若是者，其天守全，其神无却，物奚自入焉。(《庄子·达生》)

11. 管仲：凡物之精，此则为生。下生五谷，上为列星。流于天地之间，谓之鬼神；藏于胸中，谓之圣人。是故此气，杲乎如登于天，杳乎如入于渊，淖乎如在于海，卒乎如在于己。是故此气也，不可止以力而可安以峨，不可呼以声而可迎以音。敬守无失，是谓成德……万物以生，万物以成，命之曰道……一物能化谓之神，一事能变谓之智。化不易气，变不易智……不以物乱官，不以官乱心，是谓中得，有神自在心，一往一来莫之能思。失之必乱，得之必治……精存自生，其外安荣，内藏以为泉源，浩然和平以为气渊。渊之不涸，四体乃固；泉之不竭，九窍遂通。乃能穷天地，被四海，中无惑意，外无邪灾，心全于中，形全于外，不逢天灾，不遇人害，谓之圣人……凡人之生也，天出其精，地出其形，合此以为人。和乃生，不和不生。(《管子·内业》)

12. 吕不韦：天生阴阳，寒暑燥湿，四时之化，万物之变，莫不为利，莫不为害……精气之集也，必有入也。集于羽鸟，与为飞扬；集于走兽，与为流行；集于珠玉，与为精朗；集于树木，与为茂长；集于圣人，与为夐明。精气之来也，因轻而扬之，因走而行之，因美而良之，因长而养之，因智而明之。流水不腐，户枢不蠹，动也。形气亦然，形不动则精不流，精不流则气郁。郁处头则为肿为风，处耳则为挶为聋，处目则为眵为旨，处鼻则为鼽为窒，处腹则为张为疛，处足则为痿为厥。(《吕氏春秋·尽数》)

13. 刘安：天地未形，冯冯翼翼，洞洞漉漉，故曰太昭。道始于虚廓，虚廓生宇宙，宇宙生气，气有涯垠，清阳者薄靡而为天，重浊者凝滞而为地。清妙之合专易，重浊之凝竭难，故天先成而地后定。天地之袭精为阴阳，阴阳之专精为四时，四时之散精为万物。积阳之热气生火，火气之精者为日；积阴之寒气为水，水气之精者为月。日月之淫为精者为星辰。天受日月星辰，地受水潦尘埃……是故天不发其阴则万物不生，地不发其阳则万物不成……道曰规，始于一，一而不生，故分而为阴阳，阴阳合和而万物生。故曰一生二，二生三，三生万物……天地以设，分而为阴阳。阳生于阴，阴生于阳。阴阳相错，四维乃通，或生或死，万物乃成。(《淮南子·天文训》)

(孙广仁　鲁明源)

主要参考文献

1. 张岱年. 中国哲学大纲 [M]. 北京：中国社会科学出版社，1982：39.

2. 张岱年. 中国哲学大纲 [M]. 北京：商务印书馆，1958：65.

3. 张岱年. 中国古典哲学中的唯物论传统 [J]. 甘肃社会科学，1993，(5)：12.

4. 程宜山. 中国古代元气学说 [M]. 武汉：湖北人民出版社，1986：3-4.

5. 何裕民. 中医学导论 [M]. 上海：上海中医学院出版社，1987：18-34.

6. 任应秋. 中国医学百科全书：中医基础理论 [M]. 上海：上海科学技术出版社，1989：2-3，57-58.

7. 印会河，张伯讷. 高等中医药院校教学参考丛书：中医基础理论 [M]. 北京：人民卫生出版社，1989：142.

8. 张立文. 气 [M]. 北京：中国人民大学出版社，1990：19-83.

9. 杨学鹏. 阴阳——气与变量 [M]. 北京：科学出版社，1993：77-78.

10. 吴敦序. 普通高等教育中医药类规划教材：中医基础理论 [M]. 上海：上海科学技术出版社，1995：10-13.

11. 李心机. 中医学气论诠释 [J]. 中国医药学报，1996，10 (5)：18-21.

12. 王玉兴. 试论中医学的哲学基础——气一元论 [J]. 北京中医药大学学报，1996，19 (3)：12.

13. 孙广仁.《内经》中精、精气的涵义及相关的几个问题 [J]. 山东中医药大学学报，1998，22 (5)：329-331.

14. 孙广仁. 精气考辨 [J]. 北京中医药大学学报，1997，20 (4)：14-16.

15. 孙广仁. 中医精气学说与哲学精气学说的源流 [J]. 中国医药学报，1997，12 (3)：12-16.

16. 孙广仁. 精气的概念、源流及结构浅识 [J]. 山东中医药大学学报，1997，21 (5)：342-346.

17. 刘庆华，王玉兴. 试论精气学说对中医基础理论的渗透和影响 [J]. 天津中医，1994，11 (3)：39-41.

18. 孙广仁. 关于中医学气概念中的几个问题 [J]. 中医研究，1998，11 (3)：1-3.

19. 祝世讷. 中医学整体观的深层内涵 [J]. 山东中医学院学报，1996，20 (4)：217-220.

20. 祝世讷. 研究和发展现代天人相应论 [J]. 山东中医学院学报，1996，20 (5)：288-292.

21. 孙广仁. 藏象的概念及其生成之源 [J]. 中医研究，1997，10 (5)：1-5.

22. 孙广仁. 简论五脏精气阴阳 [J]. 中医研究，1998，11 (1)：1-4.

23. 祝世讷. 深化"证"的研究，发展功能病理学 [J]. 山东中医药大学学报，1997，21 (2)：88-92.

24. 孙广仁. 两种不同学科范畴的元气学说 [J]. 北京中医药大学学报，1999，22 (6)：8-10.

25. 孙广仁. 关于中医气学理论结构中的几个问题 [J]. 上海中医药大学学报，1999，13 (4)：20-21.

26. 孙广仁. 中医学与中国古代哲学生命本原说之探讨 [J]. 南京中医药大学学报：社科版，2000，(1)：19-22.

27. 孙广仁. 脏腑精气阴阳理论体系的构建 [J]. 山东中医药大学学报，2000，24 (5)：322-325.

28. 孙广仁. 应科学地评价古代哲学思想在中医学中的作用和地位 [N]. 中国中医药报，2000-07-31 第3版.

29. 孙广仁.《内经》中气的涵义辨析 [J]. 浙江中医学院学报，2000，24 (5)：15-16.

30. 孙广仁.《内经》中两种不同学科范畴的生命本原说 [J]. 陕西中医学院学报，2001，24 (1)：2-4.

31. 孙广仁. 论"气分阴阳"对中医学气学理论的影响 [J]. 南京中医药大学学报：社科版，2001，2 (1)：11-13.

32. 孙广仁. 中国古代哲学精气学说对中医学精气生命理论的影响 [J]. 福建中医药，2001，32 (2)：9-10.

33. 孙广仁.《内经》中脏气的概念及相关的几个问题 [J]. 山东中医药大学学报，2001，25 (4)：242-244.

34. 孙广仁. 古代哲学的气化学说与中医学的气化理论 [J]. 浙江中医学院学报，2001，25 (5)：1-4.

35. 孙广仁. 正气辨析 [J]. 安徽中医学院学报，2001，20 (5)：20-23.

36. 孙广仁. 中医学气的功能中的几个问题 [J]. 中医药信息，2001，18 (5)：2-4.

37. 孙广仁，王洪武. 脏腑精气阴阳生理学体系概要 [J]. 中医药通报，2002，1 (1)：29-32.

38. 孙广仁，于少泓. 中医学精概念的内涵释义 [J]. 中医药学刊，2002，20 (5)：560-561.

39. 孙广仁.《周易》阴阳气论对中医学藏象理论的影响 [J]. 南京中医药大学学报：社科版，2004，5 (2)：75-77.

40. 臧笑薇，孙广仁. 试论中医学整体观念构建的哲学基础 [J]. 山东中医药大学学报，2004，28 (5)：336-337，341.

41. 高博，孙广仁. 中医学精气理论在体质形成中的作用 [J]. 辽宁中医学院学报，2005，7 (4)：

310-311.

42. 王勇，段学忠，蔡新吉，等．论古哲学到中医学精气涵义的演变与"气分阴阳"思想的传承［J］．广州中医药大学学报，2005，22（1）：78-80.

43. 孙广仁．中医学精气理论的逻辑建构［J］．中医药学刊，2006，24（6）：981-984.

44. 徐宁，孙广仁．《内经》中精气的含义及其相互关系［J］．山东中医药大学学报，2006，30（6）：472-474.

45. 孙广仁．《内经》中有关精气理论的几个核心概念的辨析［J］．北京中医药大学学报，2007，30（4）：224-225.

46. 孙广仁．五脏精气阴阳的虚性病机及几个相关问题［J］．中华中医药杂志，2007，22（7）：421-423.

47. 孙广仁．两种精气生命说对体质理论构建的影响［J］．天津中医药，2008，25（4）：304-306.

48. 孙广仁．脏腑精气阴阳的概念及其逻辑关系［J］．中华中医药学刊，2008，26（10）：2099-2101.

49. 孙广仁．"十五"国家级规划教材：中医基础理论［M］．北京：中国中医药出版社，2002.

50. 孙广仁．国际中医药针灸培训考试指导用书：中医基础理论［M］．北京：人民卫生出版社，2006.

51. 孙广仁．"十一五"国家级规划教材：中医基础理论［M］．北京：中国中医药出版社，2007.

52. 孙广仁．全国高等中医药院校研究生规划教材：中国古代哲学与中医学［M］．北京：人民卫生出版社，2009.

53. 王琦．高等中医药院校创新教材：中医体质学［M］．北京：人民卫生出版社，2005.

54. 孙广仁，刘家义，张安玲，等．中医基础理论难点解析［M］．北京：中国中医药出版社，2001.

55. 孙广仁．中医藏象生理学［M］．北京：中国医药科技出版社，2002.

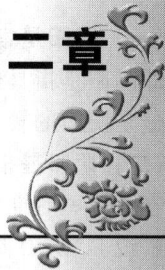

第二章

阴 阳 学 说

  阴阳学说，是研究阴阳的内涵及其运动变化规律，并用以解释宇宙万物万象的发生、发展和变化的一种古代哲学理论，是古人认识宇宙本原和阐释宇宙变化的一种世界观和方法论。

  阴阳学说是建立在古代唯物论基石之上的朴素的辩证法思想。阴阳学说认为，世界是物质性的整体，世界本身是阴阳二气对立统一的结果。由于阴阳二气的相互寓含和相互作用，促成了宇宙中万事万物的发生，推动和调控着万事万物的发展和变化。阴阳学说含有丰富的辩证法思想，认为宇宙中无论有形的实体或无形的太虚，无论是天上的星体或地上的物类，都是运动变化的，并通过阴阳二气的升降出入运动，存在着普遍的联系。宇宙中的一切事物和现象，都普遍存在着阴阳两种对立的势力。如天与地，日与月，水与火，明与暗，昼与夜，寒与热，动与静，升与降，上与下，表与里，生与死等等，无不是既相互关联又相互矛盾的事物和现象，而每一事物或现象本身，也都存在着阴阳两种既相互对立又相互关联的运动趋势。因而宇宙中一切事物和现象的发生发展与变化，都是其含有的阴阳两种对立势力的相互作用的结果。故《素问·阴阳应象大论》说："阴阳者，天地之道也，万物之纲纪，变化之父母，生杀之本始，神明之府也。"

  阴阳学说，源于古人在生产、生活实践中对自然界万物万象的观察，分析，抽象和纯化，是从最朴素的经验发展而来。阴阳的概念起源很早，可追溯到殷商时期或者更早。阴阳理论的形成，至迟在战国时期。春秋战国时期的诸子百家，发展了阴阳学说，而《周易》提出的"一阴一阳之谓道"的思想，则标志着古代哲学阴阳学说的形成。

  阴阳学说，作为一种方法论，渗透到医学领域，成为中医学的独特思维方法。中国古代哲学的阴阳学说，与中医学的理论认识和实践经验相结合，成为中医学理论体系的重要组成部分。它作为中医学的特有的思维方法之一，一直用于阐释人体的生命活动和疾病的病理变化，并指导着疾病的诊治，指导着养生和康复等医事活动。

第一节　阴阳的基本概念

  阴阳，是对自然界和人体内的相关联的某些事物或现象对立双方的属性概括。阴与阳，既可以标示自然界和人体内的一对相关联而对立相反的事物或现象，也可标示一事物或现象内部一对相关联而对立相反的两个方面。如《类经·阴阳类》说："阴阳者，一分为二也。"

一、阴阳的语词意义

综合考察先秦及秦汉时期的先人们对阴阳认识的演变，可以得出阴阳的三种主要含义：

（一）阴阳是指实体

即阴阳是指具体的有形可见的实体，如自然界可见的日月、水火、天地、阳光雨露等。这是阴阳的较早的含义。

（二）阴阳是指气

春秋战国时期的诸子百家，大多认为阴阳是指宇宙中运行不息的无形之气。《庄子·则阳》说："阴阳者，气之大者也。"气分为阴气与阳气两部分：阴气凝聚为地，阳气弥散为天。即《淮南子·天文训》所谓"清阳者薄靡而为天，重浊者凝滞而为地"。

（三）阴阳是指事物或现象的属性

阴阳发展为一对哲学范畴，一般是指事物或现象的属性，是对事物对立统一关系的表达。此为阴阳的具有哲学意义的含义，是从阴阳为有形实体的含义经抽象发展而来。

二、阴阳的术语意义

对上述阴阳概念进一步分析，可以认为其内涵主要有以下几点。

（一）阴阳是一个抽象的概念

阴阳的基本概念，是从具体事物和现象中撇开个别的、非本质的属性，抽象出共同的本质的属性而形成的具有一般意义的概念。因而它不再专指某一具体事物或现象，其本身也无实物可见。如《灵枢·阴阳系日月》说："且夫阴阳者，有名而无形。"阴阳标示的是既相关联又相对立特性的一对有形实体，或是无形之气，或是一事物内部相互对立的两个方面，因而所标示的对象不同，阴阳的具体所指也就相应地不同。故《局方发挥》说："阴阳二字，固以对待而言，所指无定在。"

（二）阴阳只标示相对待的两种事物或现象，或一事物内部的两种属性

相对待，是古代哲学阴阳理论中的一个重要概念。所谓相对待，是指两种或两类事物或现象或其属性，既是相互关联的，又是对立相反的。因此，相对待是阴阳的唯一结构形式：凡有阴阳关系在，就有相对待的联系。相对待是事物或现象及其属性的阴阳分属的根据，也是事物或现象及其属性的阴阳关系得以相互维系的内在机制。

阴阳标示着既相互关联又对立相反，即所谓"相对待"的两种事物或现象，或一事物内部的两种属性，因而以阴阳来标示事物和现象及其属性，必须具备两个条件：一是事物或现象及其属性的相互关联性，二是事物或现象及其属性的对立相反性。也就是说，只有相对待的事物或现象或其属性，才能用阴阳来标示，才能用阴阳的运动规律来阐释它们之间的关系。

所谓相互关联性，是指以阴阳标示的事物或现象，必须是密切相关地处于一个统一体中的两种事物或现象，或是一事物或现象内部的密切相关的两种属性。无关联的事物或现象及其属性，是不能以阴阳来标示的。如日与月，是指两种具有不同作用的天体，日掌阳，月掌阴；男与女，是指两种不同性别的人；内与外，是指同一事物所占据空间的不同部位。它们都是一对密切相关的事物，故可用阴阳来标示：日为阳，月为阴；男为阳，女为阴；外为阳，内为阴。而男与内，女与外，彼此无关联性，故不能用阴阳来概括，也就难以辨别何者为阴，何者为阳。

所谓对立相反性，是指以阴阳标示的事物或现象及其属性，必须是一对对立相反的事物或现象，或是一事物或现象内部的一对对立相反的属性。如天与地，水与火，明与暗，上与下，升与降，动与静等，都是对立相反而又相互关联的，因而皆可用阴阳来标示：天为阳，地为阴；火为阳，水为阴；明为阳，暗为阴；上为阳，下为阴；升为阳，降为阴；动为阳，静为阴。非对立相反的一对事物和现象，即便是相互关联的，也不能以阴阳来标示。如标与本、正气与邪气，毫无疑问都是相互关联的一对范畴，但因它们的属性并非对立相反，故不能用阴阳来标示它们之间的关系：不能将"标"说成"阳"，把"本"说成"阴"；将"正气"确定为"阳"，将"邪气"规定为"阴"。反之也是一样。

因此，只有属性相反而又处于一个统一体中的两种事物或现象，或一事物内部的对立统一的两种属性，才能用阴阳来标示，才能区分何者属阴，何者属阳，才能进一步以阴阳的运动规律来阐释它们的变化机制和相互之间的内在联系。如上述的天与地、日与月、水与火，以及阳光与雨露，人体内的脏与腑、腹与背、心与肾、肝与脾、脾与胃等，皆是处于一个统一体中的属性相反的一对有形之实体，因而构成一对阴阳关系，可进一步以阴阳的对立与互根、制约与互用、排斥与吸引、交感与互藏、消长与转化来阐释它们的变化机制及其相互之间的联系。再如上述的上与下、明与暗、寒与热、升与降、动与静、兴奋与抑制等，皆为一事物内部相互关联而相互对立的属性，因而皆可以阴阳来标示，并以阴阳的运动规律来解释它们的变化机制和它们之间的对立互根、交感与互藏、相互消长与相互转化的内在联系。没有关联性的两事物或现象不在一个统一体中，因而不能用阴阳来标示；虽有关联性但它们的属性并非对立相反，也不能以阴阳来说明。因它们不能构成一对阴阳关系，因而也就不能用阴阳的运动规律来阐释它们的变化机制和相互之间的内在联系。

（三）阴阳是一些特殊的矛盾范畴

阴阳虽含有对立统一的概念，但并不等同于矛盾。阴阳与矛盾虽然有着质的类同，但也有一些重要的区别：矛盾范畴的对立面除了具有对立统一关系外，对对象的性质不加任何限定，故矛盾是最抽象最一般的哲学概念，它可以互换：甲乙之间，甲既可作矛，亦可作盾；乙亦一样。而阴阳范畴不仅具有对立统一属性，还对事物或现象及其属性作出了某些特殊的质的规定，因而对于同一对事物或现象或其属性，阴阳所指往往是确定不变的，不可互换。如对水火来说，水为阴，火为阳。其阴阳属性是确定不变的，不可反称，即不能把水说成属阳，将火说成属阴。其他如天与地、阳光与雨露、日与月、昼与夜、脏与腑、腹与背，以及上与下、升与降、明与暗、动与静、兴奋与抑制等，其阴阳属性也是固定不变的，不可反称的。因此，阴阳仅是一对具有特定属性的特殊矛盾范畴，没有矛盾抽象得那样完全彻底，只能用来标示宇宙中和人体内的某些既相互关联又对立相反的一对事物和现象，以及一事物或现象内部既相关联而又相反的一对属性，而不能像矛盾那样能概括说明宇宙中的一切事物和现象。阴阳的内涵大而外延小，矛盾的内涵小而外延大。阴阳只是对宇宙中和人体内的一些特殊矛盾范畴的表达。

阴阳虽概括了事物或现象的对立统一属性，但又在此基础上对其所标示对象的属性作出了明确的规定，即明确规定了何者属阴，何者属阳，并且不可反称。这一矛盾所没有的外加限制无疑影响了它适用的广泛性。中医学的某些问题，用矛盾的对立统一可作出清楚的解释，而用阴阳则难以说明。如前述的标本关系，实际上是指矛盾的主次关系。在辨证过程中应抓住其主要病机；在治疗过程中则应分清矛盾的主次，以便先解决主要矛盾。若这一标本关系用阴阳来说明，因分不清标本之间何者为阴，何者为阳，故难以表述它们之间的关系。

（四）阴阳作为一种方法论应用于中医学

阴阳作为一种方法论应用于中医学，主要用以说明人体生命过程中各种生命活动的对立统一关系和发展变化规律，也就是以阴阳的基本概念和其运动变化规律来说明人体的形态结构和生命活动规律，阐释疾病的发生发展和变化规律，并指导疾病的诊断与防治。在中医学中，可用阴阳标示：

1. 人体内一对相关联而属性相反的实体结构，如脏与腑、腹与背、心与肾、肝与肺、脾与胃等。

2. 人体内一对相关联而动静相反的精微物质，如精与气、血与气、津液与气等。

3. 人体内一对相关联而功能相反的流动的精微物质（气），如阴气与阳气、营气与卫气、脾气与胃气、肾阴与肾阳、心阴与心阳等。

4. 人体内一事物内部的一对相关联而相反的作用、特性或运动趋向，如人体之气的推动与调控作用、肺气的宣发与肃降运动、肝气的刚强与柔和特性等。

5. 病因中的一对相关联而属性相反的致病因素，如寒邪与火邪等。

6. 疾病中的一对相关联而属性相反的证候、症状或体征，如寒证与热证、虚证与实证、发热与畏寒、亢奋与抑郁、脉数与脉迟等。

7. 药物的一对相关联而相反的性味功效，如寒凉与温热、升浮与沉降等。

虽然中医学的阴阳概念能够说明人体生命过程中一些矛盾范畴的对立统一关系，但它与中国古代哲学的阴阳概念一样，其阴阳所指一般也是固定不变的，不可反称的。如脏与腑、营气与卫气、精与气、血与气、宣发与肃降、兴奋与抑制等，其阴阳属性是不可变换的。

当中国古代哲学的阴阳概念用于中医学中，与某些特定的中医学词语相融合后，便产生了一些内涵相对独立的概念。如肾阴与肾阳、心阴与心阳、肝阴与肝阳、脾阴与脾阳、肺阴与肺阳、胃阴与胃阳等，其内涵都是相对独立的，具体的，不再具备阴阳概念之抽象性。这可以说是阴阳概念的最低层次，最具体的层次，也是目前必须加强研究，以明确其确切内涵的着眼点。只有将中医学阴阳理论中的最具体层次的概念的内涵明确起来，才能确定中医学阴阳一般概念的内涵，才能规范和发展中医学的阴阳理论。

第二节　阴阳学说的形成

从阴阳原始概念的出现到阴阳学说的形成，是伴随着古人对自然界的万事万物的发生发展变化和人体生命现象的观察和认识的不断深化而产生的。

一、阴阳原始概念的出现

阴阳的最初含义是极为朴素的，指的是日光的向背：向太阳者为阳，背太阳者为阴。即太阳照到的地方为阳，照不到的地方为阴。这一朴素的认识无疑来源于古人在生产和生活实践中对自然现象的观察。

早在殷商时期的甲骨文中，就有"晦月"、"阳日"等具有阴阳含义的字词，这是古人对自然现象观察的真实记录。一般地说，日常最容易见到的东西，也就是最先认识到的东西。日和月是古人最常见到的天体，《诗经》就曾提到日月运行及日食。如《小雅·十月之交》说："日有食之，亦孔之丑……日月吉凶，不用其行。"指出日食是一种常见的天文现象，不论人们看到或看不到日月，日月都在不停地运行。通常白天阳光普照，夜间则无，但能见到月亮，因而将日与月相对待。

阳之本义，是指阳光照射。如《诗经·小雅·湛露》说："湛湛露斯，匪阳不晞。"即露水不被阳光照到，就不会干。此处已将阳光与雨露相对待来看。《诗经·秦·渭阳》说："我送舅氏，曰至渭阳。"此"阳"指"水之北"。河谷之北岸，因阳光能照射得到，故曰阳；河谷之南岸，因阳光照射不到，故曰阴。此处以河流之南北两岸相对待。

随着阳的概念的产生，阴的概念也随之出现。阴与阳是相对待而言的。既然阳指阳光的照射，那么阴则指没有阳光照射或阳光照射不到。如《易经·中孚·九二》说："鸣鹤在阴，其子和之。"此"阴"通"荫"，指树荫。因阳光照射不到，故称阴。《诗经·小雅·黍苗》说："梵梵黍苗，阴雨膏之。"此"阴"指阴天，太阳被云所遮。《诗经·豳·七月》说："二之日凿冰冲冲，三之日纳于凌阴。"此"凌阴"指冰窖，要避免阳光的照射。由上可见，"阴"，皆指阳光照不到，此是"阴"之本义。

古人通过观察，获得以下直观认识，即阳光照到的地方或有阳光照射的时段为阳，故《说文解字》说："阳，高明也。"阳光照不到的地方或失去阳光照射的时段为阴，故《说文解字》说："阴，暗也；水之南，山之北也。"白天有阳光照射而明，故为阳；夜间无阳光而暗，故为阴。昼有太阳，夜见月亮。故有"日掌阳，月掌阴"之说。因此，阴阳的原始概念，是在古人看到了日与月两个常见的天体，观察到了日与月的昼夜运行规律的基础上而产生的一个相对待的概念，实指日光的向背：向太阳者为阳，背太阳者为阴。如《诗经·大雅·公刘》说："既景乃冈，相其阴阳，观其流泉。"此处的"相其阴阳"，即站在山冈上，观察哪方向阳，哪方背阳，判断何方为阴，何方是阳。

总之，以山之南北东西论阴阳，是以阳光能否照射到为依据；以昼夜之时段论阴阳，也是以有无阳光之照射为根据。日光的向背和光照的有无是阴阳的最原始最朴素的概念。

二、阴阳哲学概念的产生

阴阳的原始概念是非常朴素的，仅指日光的向背，并不具备哲学上的意义。以后随着古人观察面的拓宽，观察深度的增加，阴阳的原始而朴素的概念逐渐得到引申。但这一阴阳概念的引申仍然以其原始朴素的概念为基础，即以日光的向背为基础，通过类比思维而引申出若干相对待的概念。

如向阳者为阳，背阳者为阴。向阳处温暖而明亮，生机旺盛；背阳处寒凉而阴暗，生机萧条。从而引申出温暖为阳，寒凉为阴；明亮为阳，晦暗为阴；生机旺盛为阳，生机萧条为阴。再进一步引申，春夏温暖，秋冬寒凉；故春夏为阳，秋冬为阴。兴奋、运动、激发、推动等是生机旺盛的表达，故属阳；抑制、静谧、控制、固摄等是生机萧条的表达，故属阴。水具有寒凉、滋润、静谧、抑制、沉降等特性，故属阴；火具有温热、干燥、运动、兴奋、升腾等特性，故属阳。水火是阴阳特性的标征物，阴阳不可见，观察分析水与火的特性，则能体悟出阴阳的基本含义。故《素问·阴阳应象大论》说："水火者，阴阳之征兆也。"

阴阳原始概念的不断类比引申的结果，则几乎将自然界和人体内的所有相对待事物或现象及其自身具有的相对待的属性，都归于阴与阳两个方面，甚至将构成宇宙的本原之气，也分为阴阳二气。因而自然界中的相对待的两种事物或现象，人体内相对待的形体结构或生理功能，都可用阴阳来概括；宇宙中的任何一种事物或现象，都含有阴与阳两个方面的属性。《老子·四十二章》说："道生一，一生二，二生三，三生万物，万物负阴而抱阳"，指出宇宙万物遵循"道－气－物"的生成模式而化生，故宇宙万物在其生成过程中自然禀受了不对等的阴阳两种成分，从而表现为不同的形态和属性。《周易·系辞上》所说的"一阴一阳之谓道"，则指出了既然宇宙万物之中都含阴阳，那么阴阳就是宇宙的最基本的规律。

由以上分析可见，阴阳的概念发展到此时，已经不再特指日光的向背和人体的男女，而变为一个概括宇宙中一切具有对立统一属性的事物或现象双方的抽象概念，是宇宙中万物发展变化的最基本规律。这标志着阴阳作为一个哲学意义的概念已经形成。

三、阴阳学说的形成

古人在认识宇宙万物发生、发展和变化的过程中，逐渐认识了阴阳的运动变化规律和相互关系，这标志着阴阳作为一种古代哲学理论，已经形成。

阴阳学说萌芽于西周末年，形成于战国时期，在西汉时期大有发展。标志着阴阳学说成功地应用于中医学，并与中医学的固有理论和经验相融合的经典巨著，是《黄帝内经》。

早在西周末年，古代先哲就试图以阴阳来分析、阐释一些难以理解或不能直接观察的复杂事物变化的机制。如《国语·周语上》记载伯阳父用阴阳来解释周幽王二年（公元前780年）陕西发生的大地震时说："阳伏而不能出，阴迫而不能烝，于是有地震。"把地震发生的机制归结为阴阳两种势力的不协调。这种极为抽象的解释，说明此时的阴阳学说作为一种哲学理论，已处于萌芽阶段了。

春秋战国时期，哲学理论进入了前所未有的快速发展时期，作为古代哲学的阴阳学说也逐渐形成。此时的哲学家们不但认识到任何一种事物或现象内部都存在着阴与阳两种势力，而且认识到这两种势力是运动变化的，是相互作用的：既对立制约，又互根互用；既相互藏寓，又交感相错；既相互排斥，又相互吸引；既有消长运动，又有相互转化。阴阳两种势力的相互作用，推动着宇宙中一切事物和现象的发生、发展和变化。如《国语·越语》说："阳至而阴，阴至而阳，日困而还，月盈而匡。"可见日有升落，月有圆缺，循环往复，是阴阳双方相互推移的结果。又如《管子·乘马》说："春秋冬夏，阴阳之推移也；时之短长，阴阳之利用也；日夜之易，阴阳之化也。"可见四时寒暑的更替，昼夜时间的长短变化，也是阴阳相互作用的结果。《荀子·礼论》说："天地合而万物生，阴阳接而变化起。"指出宇宙中万物的生成和变化，有赖于阴阳二气的氤氲交感，相推相摩。

由上可见，先秦时期的哲学家们已经认识到：阴阳普遍存在于宇宙中的一切相对待的事物和现象中，普遍存在于一事物或现象内部相对待的属性中，并且是由于阴阳双方的相互作用推动着宇宙万事万物的发生、发展和变化。阴阳的普遍存在及其运动变化是宇宙的最基本规律，存在于事物和现象内部的阴阳两种势力的相互作用是事物或现象发生发展变化的根本原因，事物和现象发生发展变化的动力在于其内部阴阳双方的相互作用。阴阳的对立制约、互根互用、互藏互寓、交感相错、消长转化、自和平衡是事物或现象运动变化的基本规律。这标志着阴阳学说作为古人认识世界和解释世界的一种宇宙观和方法论的形成。

作为古代哲学的阴阳学说，是一种世界观和方法论。阴阳学说用于医学领域，主要是将其视为一种方法论，即用阴阳的对立、制约、互根、互藏、交感、消长、转化、自和、平衡等运动变化规律和形式来阐释人体形态结构、生理功能、病理变化，并指导疾病的诊察、辨识、预防和治疗。古代哲学的阴阳学说与医学的理论和实践相结合，融为一体，则成为中医学理论体系的一个重要组成部分。

第三节　事物和现象的阴阳属性

阴和阳代表着一对相关联而相对立的事物和现象的属性。因而属性相反而又处于一个统一体中的两种事物或现象，或一事物或现象内部既相关联又对立相反的两个方面，都可以阴阳来标示其属性。

一、事物和现象阴阳属性的规定

自然界和人体内的有形实体之间阴阳属性的区分，无形之气之间阴阳属性的区分，以及一事物或现象内部两个方面的阴阳属性的区分，是有一定规律可循的。其中哪方属阳，哪方为阴，是根据两方的性质、动态、位置、发展趋势等不同因素来确定的。一般地说，凡是剧烈运动着的、外向的、上升的、温热的、明亮的、刚强的、弥散的、兴奋的、亢进的一方皆属于阳，而相对静止的、内守的、下降的、寒凉的、晦暗的、柔和的、凝聚的、抑制的、衰退的一方都属于阴（表 2-2-1）。如以天地和水火而言，则天为阳，地为阴；水为阴，火为阳。以事物或现象的属性如动静而言，则动为阳，静为阴。就自然界与人体的气而言，具有温煦、兴奋等作用的气，属于阳，而具有寒凉、抑制作用的气，属于阴。就人体的精血津液与气而言，精血津液主静故属阴，气主动故属阳。

表 2-2-1　事物阴阳属性归类表

属性	空间（方位）	时间	季节	温度	湿度	重量	性状	亮度	事物运动状态
阳	上外左南天	昼	春夏	温热	干燥	轻	清	明亮	弥散上升动 兴奋亢进
阴	下内右北地	夜	秋冬	寒凉	湿润	重	浊	晦暗	凝聚下降静 抑制衰退

只有处于同一层次的同类事物或现象及其属性，才能规定其阴阳之性。上述的有形实体和无形之气，都是同类的，并处于同一层次的事物或现象，其一事物内部的属性也是处于同一层次的，因而可按其阴阳分属之规律，确定其阴阳属性。不在同一层次的，或不是同类的事物或现象及其属性，无法确定其属阴属阳，因而不能以阴阳来标示。如物质与功能，不属同类的事物或现象，也不是同类的属性，因而不能区分其何者为阴，何者为阳。将其中的物质规定为阴，功能规定为阳，在逻辑上是不通的。

二、事物或现象阴阳属性的相对性与绝对性

事物或现象的阴阳属性既是相对的，又是绝对的。也就是说，由于阴阳含有对立统一的概念，是对事物或现象对立统一属性的表达，故事物或现象的阴阳属性必然是相对的，可变的；但阴阳与矛盾的概念不同，它没有矛盾抽象得那样完全彻底，对相对的双方作出了一些特殊的质的规定，只是一些特殊的矛盾范畴，故用阴阳尚不能完全概括说明自然界的和人体的各类事物或现象的对立统一关系，因此事物和现象的阴阳属性必然又有其绝对性，即固定不变性。

（一）事物或现象阴阳属性的相对性

事物或现象的阴阳属性，是根据事物或现象不同的运动趋势、不同的功能属性、不同的所在空间和时间等，通过相互比较而归纳出来的。若该事物或现象的总体属性未变，或比较的对象和层次未变，它的阴阳属性是固定不变的。但若该事物或现象的总体属性发生了改变，或比较的层次或对象变了，则它的阴阳属性也随之改变。事物或现象的阴阳属性的相对性主要体现于以下几个方面。

1. 事物的阴阳属性在一定条件下可各向其相反方面转化。如本来具有光明、向上、运动、温热等特征的阳性事物或现象，可在一定条件下转化为具有晦暗、向下、静谧、寒凉等特性的阴性事物或现象。反之亦然。此即事物或现象的总体属性变了，其阴阳属性也随之改变（详见"阴阳转化"条）。

2. 阴阳之中可再分阴阳，淡化了其原有的阴阳属性。事物或现象的阴阳属性的划分，并不限定在某一层次上。两种属性相反的事物或现象可以分阴阳，而其中的某一方又可再分为阴阳两个方面，即所谓阴阳之中复有阴阳。如《素问·阴阳离合论》说："阴阳者，数之可十，推之可百，数之可千，推之可万，万之大，不可胜数，然其要一也。"

如以昼夜分阴阳，则昼为阳，夜为阴。昼又分上午与下午，上午阳益趋旺而为阳中之阳，下午阳渐趋衰而为阳中之阴；夜又分为前半夜与后半夜，前半夜阴渐趋盛而为阴中之阴，后半夜阴渐趋衰而阳渐趋复而为阴中之阳。如《素问·金匮真言论》说："阴中有阴，阳中有阳。平旦至日中，天之阳，阳中之阳也；日中至黄昏，天之阳，阳中之阴也；合夜至鸡鸣，天之阴，阴中之阴也；鸡鸣至平旦，天之阴，阴中之阳也。"

古代思想家将八卦的产生亦认为是阴阳再分的结果。如《周易·系辞上》说："易有太极，是生两仪，两仪生四象，四象生八卦。"太极是宇宙的究极本原，按"气一元论"的观点，亦即气或元气；两仪是指阴阳，亦即天地；四象是指太阴、少阳、少阴、太阳，亦即四时；八卦是指天（乾）、地（坤）、雷（震）、风（巽）、水（坎）、火（离）、山（艮）、泽（兑）等自然界有代表性的事物和现象。元气动静而分为阴阳二气，以成天地；天地阴阳二气的运动又产生了四时、八卦，亦即自然界的万事万物；四时更替，八卦相错，则构成了运动着的物质世界。如邵雍《皇极经世·观物外》说："太极既分，两仪立矣。阳下交于阴，阴上交于阳，四象生矣。阳交于阴，阴交于阳，而生天之四象；刚交于柔，柔交于刚，而生地之四象。于是八卦成矣。八卦相错，然后生万物矣。是故一分为二，二分为四，四分为八，八分为十六，十六分为三十二，三十二分为六十四。故曰分阴分阳，迭用柔刚，易六位而成章也"（图2-2-1，图2-2-2，图2-2-3）。

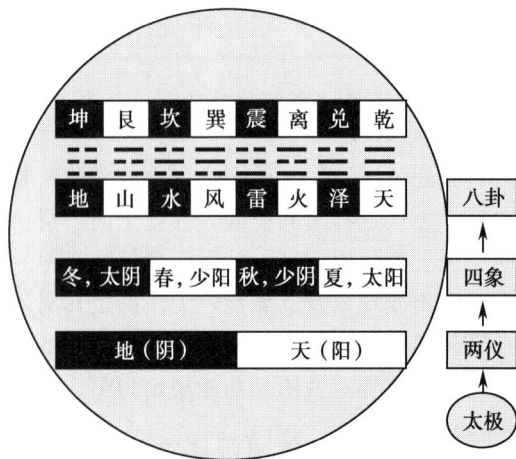

图 2-2-1　阴阳八卦生成图（见附图）

3. 事物的阴阳属性可因其比较对象的改变而改变。同一层次的事物或现象一般不只两个或两类，可能有三到四个（类）或者更多。因而若其中一事物或现象与其同一层次的他事物或现象相比较而确定其阴阳属性时，可因其比较的对象不同而有不同的阴阳属性。如一年的春夏秋冬四季，属于同一层次，春夏属阳，秋冬属阴。但若确定春天和秋天的阴阳属性，就不那样简单了。春天与冬天相比，因其气温高而属阳；但若与夏天相比，因其气温低而只能属阴。同样，秋天与夏天相较而属阴，与冬天相较则属阳。因此，按《周易》"两仪生四象"的说法，应是冬春属阴，夏秋属阳。冬为阴中之阴，名曰太阴；春为阴中之阳，名曰少阳；夏为阳中之阳，名曰太阳；秋为阳中之阴，名曰少阴。

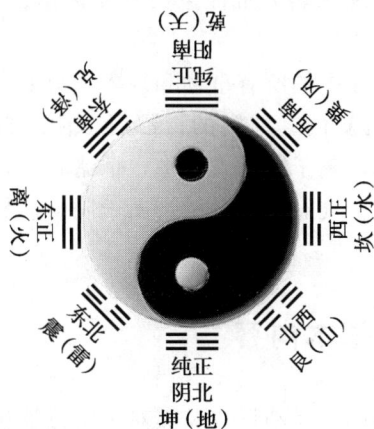

图 2-2-2　伏羲八卦图（先天八卦）（见附图）　　　　　图 2-2-3　文王八卦图（见附图）

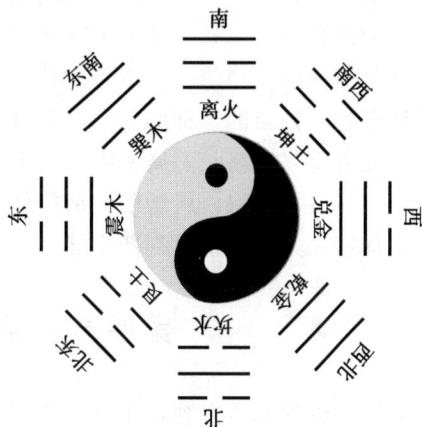

由上分析可见，事物或现象的阴阳属性既可因其总体属性的改变而改变，又可因阴阳的可分性而被淡化，还可因其比较对象的改变而改变，故说是相对的。

（二）事物或现象阴阳属性的绝对性

矛盾是对事物或现象及其属性的对立统一规律的最一般的概括。矛盾的双方有主次之分，但不必有阴阳之别。矛盾的主次是可以变化的，是相对的。阴阳所概括的只是事物或现象及其属性中的一些特殊的矛盾范畴，并不能概括说明宇宙中和人体内的所有的事物或现象及其属性，因而与矛盾有着非常重要的区别。

既然阴阳不能等同于矛盾，没有矛盾抽象得那样彻底，因而事物或现象的阴阳属性，就不可能是完全彻底地相对的，即可变的，必然存在着一定的绝对性，即不变性。假若事物或现象的阴阳属性是完全相对的，可变的，不是绝对的，不变的，那么阴阳岂不升格成了矛盾？

事物或现象的阴阳属性的绝对性，主要表现在其属阴或属阳的不可变性，即不可反称性。如上述的水与火，水属阴，火属阳，其阴阳属性一般是固定不变的，不可反称的。就水与火这一对阴阳范畴来说，水不论多热，仍属阴；火不论多弱，仍属阳。其他如天与地、日与月、上与下、升与降、动与静、寒与热、明与暗、温煦与凉润、兴奋与抑制、推动与宁静、弥散与凝聚等等，其阴阳属性皆具有不可变性和不可反称性，故说事物或现象的阴阳属性在某种意义上又是绝对的。

三、阴阳的特性

阴阳范畴的特性，是指确定事物阴阳属性的具有特定意义的属性。也就是说，我们确定该事物或现象是属于阴还是属于阳的标尺性属性。如确定一年四季的阴阳属性，是以寒热属性和动静属性为标尺的。水与火具备了阴阳的寒热动静特性，故说："水火者，阴阳之征兆也"（《素问·阴阳应象大论》）。

由于阴阳的概念本源于对日光向背的认识，故寒热可以说是阴阳属性最本质的特征。自然界和人体的所有事物和现象，只要是有寒冷征象的都属于阴，只要是有温热征象的都属于阳。寒热征象是阴气与阳气盛衰变化的表现。自然界中一年四季的气候变化，春夏阳气渐盛，故由温到热；秋冬阴气渐盛，故由凉到寒。人体之中，发热是阳气亢盛的表现，恶寒是阴气亢盛的表现。人体中的阴阳失调，也以出现寒热失常征象为判断依据。"寒热者，阴阳之化也"（《景岳全书·寒热》）。

动静是阴阳属性的另一本质性特征。自然界和人体中的所有事物和现象，只要是运动的、活跃的、兴奋的，都属于阳；只要是静止的、沉寂的、抑制的，都属于阴。自然界中，春夏万物复苏盛长，属于阳；秋冬万物沉寂萧条，属于阴。人体中，情绪亢奋，烦躁易怒，气血流动过快，属于阳；情绪低落，抑郁消沉，气血流动过缓，属于阴。动静失常也是人体阴阳失调的重要判断指标。

第四节 阴阳学说的基本内容

阴阳学说的基本内容，主要是介绍阴阳的运动规律、运动形式及其对宇宙万物包括人体的发生发展变化的作用和意义。阴阳之间的运动变化是复杂的，概括起来主要有阴阳的互藏与交感、对立与互根、消长与转化、自和与平衡等几个方面。

一、阴阳对立

阴阳对立，是指属性相反的阴阳双方在一个统一体内的相互斗争、相互制约和相互排斥。对立是统一的前提，统一是对立的结果。没有阴阳的对立，就没有事物和现象的相成。阴阳的对立，主要有以下几个方面的含义。

（一）阴阳对立是宇宙中普遍存在的规律

阴与阳代表了属性相反的一对事物或现象，或一事物或现象内部一对相反的属性。它们是矛盾的，相对待的，因而它们并非互不相干地共处于一个统一体中，而是相互斗争、相互作用的。如寒与热，升与降，出与入，动与静，左与右，上与下，兴奋与抑制，水与火，等等，都是属性相反的矛盾双方。

阴阳的对立，《春秋繁露》称为"阴阳相反"。如《春秋繁露·天道无二》说："天之常道，相反之物也。……阴与阳，相反之物也，故或出或入，或右或左……天之道，有一出一入，一休一伏，其度一也。"

属性相反的阴阳双方，大都处于相互斗争、相互作用的矛盾运动之中。如《周易·系辞上》说："刚柔相摩，八卦相荡……刚柔相推而生变化。"说明阴阳二气的相互作用是产生各种变化的根源。《管子·乘马》说："春秋冬夏，阴阳之推移也；时之短长，阴阳之利用也；日夜之易，阴阳之化也。"指出阴阳二气的相互作用推动了四时寒暑的更替和日夜的长短变化。

阴阳相反的概念来源于阴阳的"相对待"之说。阴阳的概念在发生之初，阴阳就以相对待而言。阴阳的原始概念即日光的向背，本来就是一个相对待的概念。其后《黄帝内经》所论述的阴阳概念，也是以相对待而言的。如《素问·阴阳应象大论》说："阴静阳躁，阳生阴长，阳杀阴藏……天地者，万物之上下也；阴阳者，血气之男女也；左右者，阴阳之道路也；水火者，阴阳之征兆也。"

阴阳的对立相反，就是泛指阴阳"相对待"的关系。因此，阴阳的对立相反是宇宙中普遍存在的规律。但应指出，相对待的阴阳双方不一定存在剧烈的相互斗争、相互作用的关系，而性质相反的阴阳双方一般都有相互斗争、相摩相荡的特性。如在中医学中，精与气、血与气等都是相对待的阴阳双方，但都没有剧烈的相互斗争；而寒与热，水与火，都是性质相反的阴阳双方，大都存在着你死我活的相互作用。

（二）相互对立的阴阳双方，大都存在着相互制约的特性

"阴阳对立制约"中的"制约"，是指阴阳双方的相互抑制、相互压制、相互克制或相互牵掣。

《管子》首先提出了阴阳之间的相互制约关系，如《管子·心术上》说："阴则能制阳矣，静则能制动矣。"《黄帝内经》称"制约"为"胜"，如《素问·生气通天论》说："阴不胜其阳，则脉流薄疾，并乃狂；阳不胜其阴，则五脏气争，九窍不通。"其后张介宾对阴阳的相互制约关系作了进一步的阐释，如《类经附翼·医易义》说："动极者镇之以静，阴亢者胜之以阳。"

正是由于阴阳的相互制约，才使事物或现象的阴阳双方之间取得了统一，取得了相对的协调平衡，即所谓"阴平阳秘"。阴阳双方的有序的运动变化，有利于事物之间的协调发展，在自然界则表现为气候的正常发展变化，在人体则表现为生命活动的正常进行。

四时气候的温热寒凉的更替，是自然界阴阳二气相互制约而取得相对协调平衡的结果。如《素问·脉要精微论》说："冬至四十五日，阳气微上，阴气微下；夏至四十五日，阴气微上，阳气微下。"此处的四十五日，是指从冬至到立春，或从夏至到立秋。冬至一阳生，从冬至到立春，阳气逐渐趋强而北上，阴气被抑制而趋弱北撤，故气温渐高；至夏至则阳气盛极，阴气伏藏，气候炎热。夏至一阴生，从夏至到立秋，阴气逐渐趋强而占上风，阳气被抑制而趋弱南撤，故气温渐低；至冬至则阴气盛极，阳气潜伏。如此循环，年复一年。

人体之所以能进行正常的生命活动，是阴阳双方相互制约取得统一的结果。就人体功能的兴奋与抑制来说，兴奋是阳气的作用，抑制是阴气的作用。根据"天人相应"的观点，人体白天阳气充盛，兴奋功能制约了抑制功能而占主导地位，因而工作学习精力充沛；入夜则阴气充盛，抑制功能制约了兴奋功能而占主导地位，因而人进入睡眠状态。正是由于一日之内阴阳二气的盛衰更替，相互制约，才使兴奋与抑制取得了协调统一。

相互对立的阴阳双方，若一方过于强盛，则对另一方过度抑制，可致其不足，一般称为"制约太过"；若一方过于虚弱，则对另一方的抑制不足，可致其相对偏亢，一般称为"制约不及"。如此则阴阳失去了相对平衡协调，在自然界表现为气候的异常变化，在人体表现为生命活动失常而处于疾病状态。

（三）相互对立的阴阳双方是相互排斥的

阴阳双方是对立的，对立的阴阳双方一般具有相互斗争、相互排斥的运动趋势。这是古人对自然界的某些事物和现象对比观察分析而得出的结论。古人已经观察到寒热不两立，水火不相容等自然特性。将这种朴素的认识进一步抽象到理论高度，并用阴阳这一抽象的概念来概括，则产生了阴阳双方相互斗争、相互排斥的理论。

古代医家在医学实践中，发现了疾病的现象与本质不一致的情况，如高热的患者反见四肢发凉，久泄患者反见面红如妆等等。在阴阳概念于中医学中得到广泛而充分应用的时代，用阴阳的对立排斥来阐释此类病证的病变机制，是顺理成章的事情。由此，阴阳对立排斥的概念在中医学中得到了进一步深化。

阴阳的对立排斥在中医学中一般用于解释"阴阳格拒"的病理变化。但这并不是说在正常或生理情况下，人体内的阴阳双方不存在相互排斥，只是由于阴阳双方的相互排斥在正常情况下表现不出来或表现得不明显，人们难以观察到而已。因此，人体内阴阳的相互排斥往往在阴阳双方中有一方偏盛至极时明显表现出来。

人体内的阳气亢盛至极，可将阴气排斥于外；阴气偏盛至极，可将阳气格拒于外。从而形成真热假寒或真寒假热的病证。阴阳二气明显地相互格拒，相互排斥，标示人体内的阴阳二气不能相互维系，统一体即将崩溃瓦解。若不及时调整，终至"阴阳离决，精气乃绝"（《素问·生气通天论》）。

二、阴阳互根

阴阳互根，又称"阴阳相成"，是指相互对立的阴阳双方，又相互依存、相互化生、相互为用、相互吸引地共处于一个统一体中。阴阳互根的内涵和外延主要有以下几个方面。

（一）阴阳相互依存

阴阳相互依存，是指阴阳双方各以其对立面的存在为自己存在的前提，即阳依阴而存，阴依阳而在，任何一方都不能脱离另一方而单独存在。如上与下，升与降，寒与热，明与暗，兴奋与抑制等，都是相互依存的阴阳双方：没有上就无所谓下，没有下也就无所谓上；没有升就无所谓降，没有降也就无所谓升；没有明就无所谓暗，没有暗也就无所谓明；没有寒就无所谓热，没有热也就无所谓寒。如此等等，都说明阴阳中的一方必须以对方的存在为自己存在的前提。因此，阴阳的相互依存是宇宙中普遍存在的规律，是从哲学的高度归纳出的结论，它与阴阳对立一样，具有一般性的普遍意义。

阴阳依存互根的概念来源于古代哲人对自然界的各种事物或现象以及人体的生命现象的观察与体悟，脱胎于阴与阳"相对待"的概念。阴阳的概念既然以相对待而生，从日光的向背这一相对待的概念而来，那么古人在观察到阴与阳相对立的同时，也必然体悟到阴与阳是不可截然分开的，是相互依赖而存在的。既然阴阳是由一分为二相对待而来的，那么就必然具有能够统一的内在机制；阴阳既然具有相互对立的概念，就必然同时具有互根统一的关系。如上与下，动与静，升与降，左与右，寒与热，明与暗等等，都以相对待而言，既是相互对立的，又是依存互根的，表达了阴阳的对立统一概念。如《朱子语类·卷七十四》说："阴阳虽是两个字，然却是一气之消息，一进一退，一消一长，进处便是阳，退处便是阴，长处便是阳，消处便是阴：只是这一气之消长，做出古今天地间无限事来。所以阴阳做一个说亦得，做两个说亦得。"

阴阳相互依存的关系因某种原因而遭到破坏，就会出现"孤阴"、"独阳"。"孤阴不生，独阳不长"，在自然界则表现为各类植物或动物的不生与不长，在人体则表现为生生之机遭到压抑和破坏而发病，最终导致"阴阳离决"而死亡。

（二）阴阳互源互用

阴阳的互源互用，是指在阴阳相互依存的基础上，某些阴阳范畴还存在着相互资生、相互促进的关系。如《淮南子·天文训》说："阳生于阴，阴生于阳。"

　　阴阳的互源互用关系在自然界和人体内体现的十分普遍。在自然界中，四时寒暑的更替和气候的相应变化，是阴阳二气运动变化的结果。阴阳二气虽然是对立制约的，但又是相互资生和促进的。如夏天虽热，但阴从阳生，雨水增多；冬日虽寒，但阳从阴化，干燥少雨。如此则维持一年四季气候的相对稳定。故《素问·阴阳应象大论》说："阳生阴长，阳杀阴藏。"

　　在人体内，生命活动的正常有序的进行，也体现出某些阴阳范畴的互源互用关系。以构成人体和维持机体生命活动的最基本物质精与气而言，精属阴，气属阳。精是体内液态精华物质，气是含有巨大能量的运行不息的极精微物质。精是气的化生本原，是能量的化生基础，此即所谓阳依存于阴并化生于阴；没有精则不能化生气，能量的产生有赖于精的分解，故精亏则气少。气是精的功能体现或功能态，又是化精的动力源泉，即所谓阴依存于阳而又化生于阳；没有气则难以生精，精华物质的合成以消耗能量为代价，故气少则不能生精。精与气之间存在着既相互资生又相互促进的关系。

　　又以构成人体和维持人体的基本物质气与血而言，气为阳，血为阴。气为血之帅，能够生血、运血和统血，故气的运行正常有序，有助于血的生成和运行；血为气之母，能够载气、养气，血的充沛可使气充分发挥其功能。气与血之间存在着阴阳的相互资生和相互促进关系。

　　再以人体的基本功能兴奋与抑制而言，兴奋为人体阳气的功能，抑制是人体阴气的作用。人体的阳气与阴气既是相互制约的，又是相互为用的。天人相应，白天阳气盛，人体阳气也盛，精力旺盛，精神饱满，处于兴奋状态；夜间阴气盛，人体的阴气也旺，睡眠安和，处于抑制状态。白天健全的兴奋状态，是以夜间充分的抑制即充足的睡眠为代偿的，当属于阴气资助阳气；而夜间睡眠安和又以白天的充分的兴奋为前提，则属于阳气资助阴气。失眠日久，势必导致白天兴奋亦趋不足，可出现精神委靡、昏昏欲睡或精神不集中的病理状态。某些老年人白天兴奋不足，精力不及，到夜晚也难有质量好的睡眠，此即所谓"昼不精夜不瞑"。前者属于阴气虚少，损及阳气，导致阳气也不足；后者属于阳气不足，累及阴气，导致阴气也衰少。

　　若阴阳互源互用的关系遭到破坏，阴阳双方中的一方虚弱，不能资助另一方，久之必然导致另一方亦不足，从而出现阴阳互损的病理变化。如王冰说："阳气根于阴，阴气根于阳。无阴则阳无以生，无阳则阴无以化。"

（三）阴阳相互吸引

　　阴阳的相互吸引是与阴阳的相互排斥相对而言的，是指阴阳双方相吸相抱而维系它们处于一个统一体中。

　　阴阳的相互吸引和相互排斥，都是古人在对自然界各种事物和现象及人体自身的观察和体悟中获得的认识，即《周易·系辞下》所谓"近取诸身，远取诸物"。如动物的雌雄阴阳，既相互排斥，又相互吸引。阴阳的相互排斥缘于阴阳的对立，而相互吸引则维系阴阳的统一。因此，阴阳双方的相互吸引是维系阴阳同处于一个统一体中的纽带。如《素灵微蕴·藏象解》说："阴阳互根……盖阴以吸阳，故神不上脱；阳以煦阴，故精不下流。阳盛之处而一阴已生，阴盛之处而一阳已化。故阳自至阴之位而升之，使阴不下走；阴自至阳之位而降之，使阳不上越。上下相包，阴平阳秘，是以难老。"指出精属阴，神属阳，阴阳相互吸引，上下相抱，维系阴阳协调平衡，则"精神乃治"，健康长寿。《寓意草》说："阳欲上脱，阴下吸之，不能脱也；阴欲下脱，阳上吸之，不能脱也。"指出阴阳的相互吸引能维系双方共处一个统一体中。

若阴阳双方因某种原因而导致相互吸引的机制被破坏，如阴阳双方中一方过于虚弱而不能吸引另一方，则可导致另一方的脱失，临床上可见阳脱或阴脱的病证。如此，则阴阳双方不得相互维系于一个统一体内，阴阳互根的关系完全被破坏，终致阴阳离决而病势垂危，甚或死亡。

阴能吸引阳，阳能吸引阴，阴阳双方通过自身具有的相互吸引维系其双方统一的思想，是符合现代辩证法认识的。

需要指出，阴阳的相互对立和相互依存，只是就最一般的哲学意义而言的。只要有阴阳，就有相反性和相成性。因此，阴阳的对立统一，作为宇宙中一切事物和现象的运动变化的基本规律，是普遍存在的。阴阳的相互制约、相互排斥和相互资生、相互为用、相互吸引，则分别是在阴阳相互对立和相互依存基础上的具体化，深入化。它们是广泛存在的，但不是普遍存在的。某些范畴的阴阳关系主要体现于阴阳的相互制约、相互作用，如水与火，寒与热，它们之间的矛盾往往表现为你胜我衰的不可调和性，说它们是统一的，主要是基于没有水就无所谓火，没有寒就无所谓热的一般的哲学含义。另外一些阴阳范畴则较多地体现了阴阳之间的相互资生和相互为用，如精与气、气与血、精与神等，说它们是对立的，是由于它们的阴阳属性相反，其实它们之间的相互制约、相互排斥表现得并不明显，而主要表现为互源、互化、互用和互吸的关系。诚如张介宾《景岳全书·补略》说："以精气分阴阳，则阴阳不可离；以寒热分阴阳，则阴阳不可混。"当然，还有一些阴阳范畴兼有以上两种特性，只是在不同的阶段表现为占主导地位的特性不同。如前述的兴奋与抑制，既是相互对立的，相互制约的，又是相互依存的，相互为用的。

三、阴阳互藏

阴阳互藏，是指阴阳双方中的任何一方都含有另一方，即阴中藏阳，阳中寓阴。有时也称"阴阳互寓"、"阴阳互含"。阴阳的互藏互寓，是宇宙万物普遍存在的基本规律。凡有阴阳关系存在，就有阴阳双方的互藏互寓。宇宙中的万物皆由阴阳二气氤氲聚合而化生，故宇宙中的任何事物和现象都含有阴与阳两种不同属性的成分。也就是说，此事物或现象虽然属阴，但含有阳性成分；彼事物或现象虽然属阳，但含有阴性成分。如《类经·运气类》说："天本阳也，然阳中有阴；地本阴也，然阴中有阳。此阴阳互藏之道。"阅读上面的伏羲八卦图和文王八卦图中的太极阴阳鱼，阴阳互藏的道理自明：阳鱼中有属阴的眼睛，阴鱼中含属阳的眼睛，阴阳互相藏于对方之中。阴阳的互藏互寓，是事物的阴阳双方产生运动变化的根源和基础。阴阳双方互藏共存于一事物中，才能产生相错相摩的相互作用，事物才能产生运动、变化与发展。

阴阳互藏之道，源于古人对自然现象的观察和体悟。阴阳本以对待而言，如上为阳，下为阴，但上中有下，下中寓上，即阴中有阳，阳中寓阴。诚如《春秋繁露·阳尊阴卑》说："阴之中亦相为阴，阳之中亦相为阳。诸在上者皆为其下阳，诸在其下者皆为其上阴。"再如水为阴，火为阳，但水中内明，火中内暗，即阴中寓阳，阳中藏阴。这些朴素的直观认识用带有哲学意味的八卦卦象来表达，则水应坎，火应离。坎属阴，但内寓阳爻；离属阳，但内含阴爻。这表明水中有火，火中有水，即阴中有阳，阳中有阴。由此看来，阴阳的互藏互寓实为古代哲人的一种朴素的自然观。

按照汉代倡导的"气一元论"的观点，气为宇宙万物的共同构成本原。气别阴阳，以成天地，即所谓"清阳者薄靡而为天，重浊者凝滞而为地"（《淮南子·天文训》）。但在"积阳为天"之时，地阴之气已寓其中；于"积阴为地"之际，天阳之气已含其内。因此，天为阳，但内寓地阴之气；地为阴，但内含天阳之气。如《素问·天元纪大论》说："天有阴阳，地亦有阴阳……故阳中有阴，阴中有阳。"宇宙中之万物，本由天地阴阳二气氤氲交感，合和凝聚而成。宇宙万物所禀受的阴阳之气的多少不同，性质有别，故表现出不同的形态、色泽、动静趋势、运动形式等，因而也就具有了不同的阴阳属性。由此可见，属阳的事物中也有阴性成分，属阴的事物中也寓有阳性成分。诚如《春秋繁露·基义》所说："物莫无合，而合各有阴阳。阳兼于阴，阴兼于阳。"《朱子语类·卷九十四》说："统言阴阳只是两端，而阴中自分阴阳，阳中亦有阴阳。乾道成男，坤道成女。男虽属阳，而不可谓其无阴；女虽属阴，亦不可谓其无阳。"

前已论述，《老子》所说的"万物负阴而抱阳"与《周易》所说的"一阴一阳之谓道"，指出了宇宙中的任何事物都含有阴阳两个方面，是宇宙的最基本规律。据此推断，阴中有阳，阳中有阴，即阴阳的互藏互寓，自然也是宇宙万物普遍存在的规律。

事物或现象的阴阳属性，是依据其所含的阴性与阳性成分的比例大小而定的。阳中含阴，是说属阳的事物或现象中也寓有阴性成分，而该事物或现象的整体属性仍属阳；阴中寓阳，是说该事物或现象中也寓有阳性成分，而该事物或现象的整体属性仍属阴。一般地说，表达事物属性的成分占绝对大的比例并呈显象状态，而被藏寓于事物或现象内部不得显露的成分占较小的比例。后者虽然因占的比例小而不能代表该事物或现象的属性，但有非常大的作用，一般将它们称为"真阴"、"真阳"，即阴中之阳为真阳，阳中之阴为真阴。由于它们对事物或现象本身的生长、发展和变化有着极其重要的调控作用，故有人又称真阳为"阳根"，称真阴为"阴根"，意指阴性事物或现象的发展变化以真阳为其根，受真阳的调节；阳性事物或现象的发展变化以真阴为其根，受真阴的控制。如《四圣心源·劳伤解》说："阳自右降，降于坎府而化浊阴，则又含阳气，是谓阳根……阴自左升，升于离位而化清阳，则又含阴精，是谓阴根。"指出离火中所藏之阴气为阴根，有沉降之性，能牵掣心火下降，即《周易·乾》所谓"本乎地者亲下"；坎水中所寓之阳气为阳根，有升发之性，能鼓动肾水上济，即《周易·乾》所谓"本乎天者亲上"（图2-2-4）。

阴中有阳根的鼓动，阳中有阴根的静谧，阴阳二者相互作用，维持阴阳的协调和稳定。如《四圣心源·天人解》说："阴极则阳生，故纯阴之中又含阳气……阳极则阴生，故纯阳之中又胎阴气。阴中有阳则水温而精盈，阳中有阴则气清而神旺。"

阴阳互藏是阴阳双方相互依存、相互为用关系的构筑基础和维系纽带。阳中有阴，因而阳依阴而存在，阳以阴为源而生；阴中寓阳，因而阴依阳而存在，阴以阳为根而化。若阳中无阴，阴中无阳，就变成"孤阴"或"独阳"，其相互依存关系也就被破坏；而"孤阴不生"、"独阳不长"，阴与阳之间也就失去了相互资生与相互促进的关系。

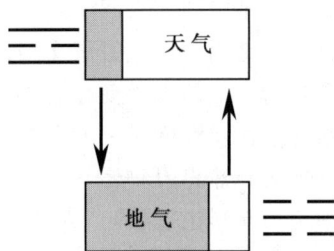

图 2-2-4 阴阳互藏示意图
（说明：天气属阳，但阳中有阴，象离卦，故能降；地气属阴，但阴中有阳，象坎卦，故能升。）

阴阳互藏是阴阳二气升降交感合和的动力根源。阴阳二气的升降运动而引起的交感相错、氤氲合和是宇宙万物生成与发展变化的根源。如《素问·六微旨大论》说："天气下降，气流于地；地气上升，气腾于天。故高下相召，升降相因，而变作矣。"然天气居上，为何能降？地气在下，为何能升？古代哲学家是用"本乎天者亲下，本乎地者亲上"来解释的。也就是说，天气虽居上，但内含地之阴气，即阳中有阴，有"亲下"之势，故天气在其所含的地之阴气的作用下下降于地；地气虽在下，但内寓天之阳气，即阴中有阳，有"亲上"之势，故地气在其所寓天之阳气的鼓动下上升于天。如此则"动静相召，上下相临，阴阳相错，而变由生也"（《素问·天元纪大论》）。可见阴升阳降而致天地阴阳二气氤氲交感的内在动力机制在于阴阳的互藏互寓之道。由于阳中有阴，阴中有阳，因而天之阳气下降，地之阴气上升，天地阴阳二气氤氲合和，云施雨作。故《素问·阴阳应象大论》说："地气上为云，天气下为雨。雨出地气，云出天气。"

阴阳互藏而致阴升阳降的理论用于中医学中，可对"心肾相交"的机制作出诠释。心居上，为火脏，属阳而内含真阴；肾在下，为水脏，属阴而内寓真阳。肾阴在其内含真阳的鼓动下上济心阴，以制心火，使其不亢；心火在其内寓真阴的牵掣下下助肾阳，以暖肾阴，使其不寒。如此则心肾相交，水火既济，维持心肾之间的协调平衡，稳定有序。

阴阳互藏之道还为我们调整心肾水火之间的关系失常提供了新的思路和方法。因肾阴亏虚，不能上济心阴以制心火而致心火偏亢者，当补肾阴，而因肾阳虚衰不能鼓动肾阴上济而致心火虚亢者，当温肾阳；因心火不足，不能下温肾阳而致水寒偏盛者，当温通心阳，而因心阴亏虚不能牵掣心火下行而致下焦虚寒者，当滋养心阴。诚如《吴医汇讲》说："水不升为病者，调肾之阳，阳气足，水气随之而升；火不降为病者，滋心之阴，阴气足，火气随之而降。则知水本阳，火本阴，坎中阳能升，离中阴能降故也。"

另外，阴阳互藏还是阴阳消长与转化的内在根据（见"阴阳转化"条）。

四、阴阳交感

阴阳交感，是指阴阳二气之间相互感应而交合，发生相摩相错相荡的相互作用。阴阳二气的交感相错，是宇宙万物生成变化之究极本原。如《素问·阴阳应象大论》说："阴阳者，万物之能始也。"

古代哲学家认为，精气（或气）是宇宙万物的共同构成本原。由于精气自身的运动，产生了属性相反的阴阳二气：阳主动，阴主静；阳化气，阴成形；阳气布散而为天，阴气凝聚而为地。即《素问·阴阳应象大论》所谓"积阳为天，积阴为地"。天气下降，地气上升，天地阴阳二气氤氲交感，相摩相荡，达到了"和"的状态，则化生宇宙万物并推动和调控着它们的发展变化。如《周易·系辞下》说："天地氤氲，万物化醇；男女构精，万物化生。"《淮南子·天文训》说："阴阳合和而万物生。"

人为自然界万物之一。人类的产生，也是宇宙中阴阳二气相互作用的结果。如《素问·宝命全形论》说："人以天地之气生……天地合气，命之曰人。"《灵枢·本神》说："天之在我者，德也；地之在我者，气也；德流气薄而生者也。"

古人运用"类比"思维，认为人身是一个小天地。既然天地阴阳二气不断地升降运动而致氤氲交感，那么人身之阴阳二气也在不停地升降出入运动中相摩相错。天地阴阳二气的升降交感，维系了宇宙万物的有序产生与发展变化；人体内的阴阳二气的升降运行协调，则维持人体生命过程的正常进行。如《类经附翼·医易义》说："天地之道，以阴阳二气而造化万物，人生之理，以阴阳二气长养百骸。"

人体中的阴阳二气，如同天地之气，居上之气应降，在下之气当升；居上的脏气应降，在下的脏气当升。"阴升阳降"是宇宙中和人体内的阴阳之气的共同运行规律。

人体内的阴阳二气的升降协调，运行有序，相摩相错，推动着机体的新陈代谢，推动着人体的生命进程。若人体之气的升降出入运动失调，则人体进入疾病状态；若升降出入运动停止，则标志着生命过程的终止。故《素问·六微旨大论》说："出入废则神机化灭，升降息则气立孤危。"《医源》说："天地之道，阴阳而已；阴阳之道，升降而已……一身之内，非阳伤则阴损。阳伤者不升，阴损者不降。不降不升，而生生之机息矣。"

阴阳交感相错是宇宙万物产生和变化的究极本原，故古代哲学家对阴阳二气能否氤氲交感十分重视。《周易》在论述卦象时指出："天地交，泰"；"天地不交，否"。天地交，卦象为坤上乾下；天地不交，卦象为乾上坤下。因天阳之气性本升上，地阴之气性本沉下，阴居上而阳在下，天地阴阳二气方能交感相错，才能维系大自然的生机勃勃的状态。若阳在上而阴居下，则天地阴阳二气不得交感相错而离析分崩，故称"否"，大自然的生机被遏制而出现异常变化。再就坎水离火来说，坎上离下，即水上火下，为"既济"，而离上坎下，即火上水下，为"未济"。因火性炎上，水性润下，水上火下，则水火交济，阴阳二气交感相错，故为常；而火上水下，则水火不得交济，阴阳二气不得相推相摩，故为变。可见只有阴上阳下，阴升阳降，阴阳二气方能交感相摩，自然界万物方能正常不断地化生和发展变化。

阴阳二气的交感相错是在阴升阳降的运动过程中实现的。至于天阳之气为何能降，地阴之气为何能升，古代思想家认为阴阳二气升降的动力存在于阴阳二气自身之中。阴中有阳，故阴能在其所含阳气的推动下上升交于天气；阳中有阴，故阳能在其所寓阴气的牵掣下下降交于地气。如王冰说："天有阴故能下降，地有阳故能上腾，是以各有阴阳也。阴阳交泰，故化变由之成也。"《类经·运气》说："惟阳中有阴，故天气得以下降；阴中有阳，故地气得以上升，此即上下相召之本。"因此，阴阳互藏互寓是阴升阳降以致天地二气氤氲交感合和之态势产生的内在机制。

阴升阳降既是作为宇宙本原的阴阳二气的主要运动形式，也是人体内阴阳二气的主要运动形式。由于阴升阳降，天地阴阳二气得以交感合和以推动万物的生成和发展变化，人体内的阴阳二气得以交济协调以维持机体生命活动的稳定有序。如中医学所说的心肾两脏之气升降互济，肝肺两脏之气龙虎回环，就是运用阴升阳降、交感相错这一运动规律来论说的。

阴阳双方，既是相互对待的，又是交感合和的。由于相互对待，相互藏寓和相互作用而有阴升阳降，由于阴升阳降而达到相互交感、氤氲合和。因此，阴阳的交感相错表达了事物矛盾双方的对立统一。人身之阴阳，如同天地之阴阳，既是相互对待和相互藏寓的，又是阴升阳降而维系其协调平衡的。

五、阴阳消长

阴阳消长，是指对立互根的阴阳双方的量和比例不是一成不变的，而是处于不断的增长或消减的运动变化之中。在正常情况下，阴阳双方应是长而不偏盛，消而不偏衰。若超过了这一限度，出现了阴阳的偏盛或偏衰，则为异常的消长变化。

古代哲学家在对自然界的各种事物和现象以及人体自身的观察过程中认识到，自然界的各种事物和现象都是不停地运动变化着的，如日月星辰的运行，四时寒暑的更替，风雷云雨的布施以及植物的生长化收藏、动物的生长壮老已的规律性变化，都属于阴阳二气的有序的消长运动；人体生命活动的正常进行，生长壮老已的变化，也是机体内阴阳两种势力相互作用而出现的有序消长变化的表达。因此，不论是自然界的还是人体内的阴阳双方，都处于不断的消长变化之中。如《国语·越语》说："阳至而阴，阴至而阳，日困而还，月盈而匡。"《周易·丰》说："日中则昃，月盈则食（蚀），天地盈虚，与时消息。"

以上所言自然界阴阳二气的消长变化，表现为四时寒暑的更替、日夜的短长等，而人与自然界的事物相通应，故人体内的阴阳二气也随自然界的阴阳二气的运动而有相应的变化。如《素问·脉要精微论》说："天地之变，阴阳之应，彼春之暖，为夏之暑，彼秋之忿，为冬之怒。四变之动，脉与之上下。以春应中规，夏应中矩，秋应中衡，冬应中权……阴阳有时，与脉为期。"指出人体脉象的变化与自然界阴阳二气的消长变化相通应，因而出现春弦、夏洪、秋毛、冬石的相应变化，称为"四时平脉"。《灵枢·顺气一日分为四时》说："春生夏长，秋收冬藏，是气之常也。人亦应之，以一日分为四时，朝则为春，日中为夏，日入为秋，夜半为冬。朝则人气生，病气衰，故旦慧；日中人气长，长而胜邪，故安；夕则人气始衰，邪气始生，故加；夜半人气入藏，邪气独居于身，故甚也。"指出阴阳二气一日之内的盛衰与其一年四季的消长变化是相类似的，因而人体疾病的病理变化趋势也与一日之内阴阳二气的消长变化相一致。

一般说来，阴阳的消长是指阴阳双方在数量上的减少或增多，故可视为事物变化的量变过程。阴阳的消长变化一般有两类不同的形式：一是阴阳的此消彼长和此长彼消；二是阴阳的皆消与皆长。

（一）阴阳的此消彼长和此长彼消

阴阳的此消彼长和此长彼消，具体可分为阴消阳长、阳消阴长与阴长阳消、阳长阴消四种运动变化形式。它们主要出现在阴阳双方的对立制约过程中。

如四时寒暑的正常更替，其机制就在于由于阴阳双方的对立制约所产生的消长变化：从冬至经春至夏，阳生而旺，阳制约阴而见阳长阴消；从夏至经秋至冬，阴生而盛，阴制约阳而见阴长阳消。

再以人体的生理功能对自然界阴阳二气变化的适应而言，昼日阳气盛，人体的生理功能也以兴奋为主；夜间阴气盛，人体的生理功能也以抑制为主。子夜一阳生，日中阳气隆，阳生则制约阴，故出现阳气渐盛而阴气渐消的变化，机体的生理功能由抑制转为兴奋；日中一阴生，阴盛则制约阳，故出现阳气渐衰而阴气渐长的变化，机体则由兴奋转为抑制。前为阳长阴消的过程，后为阴长阳消的变化。

在人体的新陈代谢过程中，亦存在着阴阳消长的变化。如人饱食之后，由于消化饮食物需要消耗大量的能量，即化生"精"必须以耗损一定量的"气"为代价，故为阳消阴长的过程。此时不宜做剧烈活动，以免加重能量的消耗。而在工作劳动时，营养物质转化为能量，即精化为气，以支撑生理需求，此为阴消阳长的过程。

在自然界气候的异常变化和人体的病理过程中，也存在着阴阳的消长变化，但这并非阴阳双方在一定限度内的正常消长，而一般是超出正常限度的盛衰改变。如夏天的过度炎热和干旱，是阳长阴消太过；冬日的过度寒冷和冰雪，是阴长阳消太过。春天当暖而反寒，是阳长阴消不及；秋日应凉而反热，则是阴长阳消不及。就人体的病理变化而言，阴阳双方中有一方过于亢盛，则可过度制约另一方，引起剧烈的阳长阴消或阴长阳消的病理变化；而其中一方不足，不能有效地制约另一方，可导致阳消阴长或阴消阳长的病理变化。但应注意，前面的阳长阴消和阴长阳消中的"长"，确实是绝对的增长；而后面的阳消阴长和阴消阳长中的"长"，仅是相对偏亢，而非绝对增长。

(二) 阴阳的皆消与皆长

阴阳的皆消与皆长，具体可分为阴随阳消、阳随阴消和阴随阳长、阳随阴长四种运动形式。这类消长变化形式存在于阴阳的互根互用过程中。

如在四时寒暑的更替过程中，春夏期间，随着气温的逐渐升高而出现降雨增多，随着气候的转凉而雨雪亦少，即为阴随阳长和阴随阳消的正常变化，故《素问·阴阳应象大论》说："阳生阴长，阳杀阴藏。"

阴阳的皆消与皆长变化，也存在于人体的生理过程中。如人饥饿时出现气力不足，即是由于精不足不能化生气，属阳随阴消的阴阳皆消的变化。而补充营养物质，化生能量，增长了气力，则属阳随阴长的阴阳皆长的变化。

在疾病的发生发展过程中，阴阳双方中一方不足，不能化生、资助或促进另一方，可累致另一方也虚衰，称为"阴阳互损"，属于阴阳的皆消。其中，由于阴气不足，不能化生阳气而致阳气亦虚，称为"阴损及阳"。如高血压肝阳上亢证的后期，肝肾阴气不足，不能资助肾阳，导致肾阳也衰而四肢发凉，属于阳随阴消；由于阳气虚衰，不能资助阴气的化生，导致阴气也不足，称为"阳损及阴"。如尿毒症肾阳虚水肿继续发展，肾阳虚不能资助肾阴，导致肾阴虚衰而五心烦热，则属于阴随阳消。

在疾病的治疗过程中，对阴阳互损的病证，补养阴阳双方中的先受损一方，可使另一方也得到充实；或重点培补阴阳双方中受损较重的一方，则另一方也可随之增长。此即属于阴阳的皆长。其中，对阴损及阳者，重点补阴，兼以补阳，则阴得阳升而泉源不竭，属于阴随阳长和阳随阴长的阴阳互生互长；对阳损及阴者，重点补阳，兼以补阴，则阳得阴助而生化无穷，属于阳随阴长和阴随阳长的阴阳互生互长。

如以气血为例，气为阳，血为阴。气能生血，若气虚日久，不得恢复，则化血功能衰退，可在原气虚的基础上发展为气血两虚。或血虚日久，致气的生化无源，也可在血虚的基础上出现气血两虚。前者属于阳损及阴，阴随阳消；后者属于阴损及阳，阳随阴消。而在治疗时，补气则可生血，养血也可益气。此又属阴随阳长或阳随阴长的阴阳皆长。

再以肝肾阴阳二气为例，肝肾阴阳二气既是相互制约的，也是相互资助的。上述的高血压肝阳上亢证的后期，当在滋养肝阴肾阴的基础上加用补肾阳的药物，可用知柏地黄丸加用肉桂或附子，属于阴随阳长。而尿毒症的阳损及阴，当在温补肾阳利水的基础上加用玄参、生地等滋养肾阴的药，属于阳随阴长。

阴阳的消长仅是阴阳运动变化的一种形式，而导致其消长变化的根本原理是阴阳的对立制约和互根互用。阴阳的此消彼长和此长彼消，是建立在阴阳对立制约基础上的盛衰变化，而阴阳双方的皆消和皆长，是建立在阴阳的互根互用基础上的消长运动。

六、阴阳转化

阴阳转化，是指相互对立的阴阳双方，在一定条件下可各自向其对立面转化。此种转化，一般是指事物或现象总体属性的改变，即属阳者在一定条件下可转变为属阴，属阴者在一定条件下也可转变为属阳。

阴阳转化是阴阳双方运动变化的又一基本形式，一般在阴阳的消长变化发展到一定程度时发生。阴阳双方为什么能发生转化？事物和现象阴阳属性改变的内在根据和外在条件是什么？这一直是中医学基础理论中想搞清而没有搞清的问题。

古人通过对自然界和人体内的各种事物和现象的观察和体验，已认识到事物或现象的阴阳属性的改变一般出现在其发展变化的极期阶段，即所谓"物极必反"。事物或现象的运动变化发展到了极点，即阴阳双方的消长变化发展到一定程度，其阴阳属性就会发生转化。如《素问·阴阳应象大论》说："重阴必阳，重阳必阴。"《灵枢·论疾诊尺》说："四时之变，寒暑之胜，重阴必阳，重阳必阴，故阴主寒，阳主热，故寒甚则热，热甚则寒。"

其实，事物和现象的阴阳属性是相比较而言的：说此事物或现象属阴，是说此事物或现象中的阴性成分占了较大的比例，并非说其只含阴性成分而不含阳性成分；说此事物或现象的阴阳属性为阳，也并非说其只含阳性成分而不含阴性成分。因按照阴阳互藏互寓的基本规律，不可能有只含阴性成分或阳性成分的事物或现象；即便是有，也是被称为"孤阴"、"独阳"的不能发展变化的事物或现象。

阴阳双方发生转化的内在根据是阴阳的互藏互寓。阴中寓阳，阴才有向阳转化的可能性；阳中藏阴，阳才有向阴转化的可能性。阴中寓阳，其阴性成分才能逐渐（或突然）转化为阳性成分而表现为阴消阳长。当此阴性事物或现象在其内部的阴阳消长与伴随的转化中，其阴性成分仍然占较大的比例时，此事物或现象的阴阳属性仍属阴。但若在其内部的阴阳消长与转化中，其阳性成分多于阴性成分而成为该事物或现象的主导成分，该事物或现象则改属阳性。此即所谓"阴转化为阳"。反之则"阳转化为阴"。因此阴阳的互藏互寓是事物或现象的阴阳属性转化的内在根据，而阴阳的消长运动及与此相伴的阴阳转化，是促使事物或现象总体阴阳属性转化的必要条件。

阴阳转化与阴阳消长是密切相关的。阴阳的消长过程中寓有阴阳的转化，而阴阳的转化，又导致了阴阳的消长运动。如以四时寒暑的更替为例，由春温到夏热，阳长阴消与阴逐渐转化为阳相互伴随，发展到夏热之极点，就是向寒凉转化的起点，其后阳渐消而阴渐长，阳也逐渐转化为阴；秋凉到冬寒，阴长阳消与阳逐渐转化为阴相伴相随，发展到冬寒之极点，就是向温暖转化的起点，其后阴渐消而阳渐长，阴也逐渐转化为阳。如此往复循环，年复一年。

一般所说的阴阳转化，是指事物或现象总体属性的改变，并非指事物或现象内部阴阳两种成分与其消长相伴随的转化。当然，事物或现象内部的阴阳两种成分的转化和与此相伴的阴阳的消长运动，是该事物或现象总体阴阳属性转化的内在机制。

阴阳双方的消长运动发展到一定程度，就会向其相反方面转化。如果说阴阳消长是一个量变过程的话，那么阴阳转化往往表现为量变基础上的质变。阴阳的转化既可以表现为渐变形式，又可以表现为突变形式。但不管哪种形式，一般都有一个量变到质变的发展过程。

所谓阴阳转化的渐变形式，是指阴阳在其消长过程中，随着阳长阴消的变化，阴渐变为阳；随着阴长阳消的变化，阳渐变为阴。如四时寒暑的更替，昼夜中的阴阳的转化及其相伴随的兴奋与抑制的交替，人体内物质与能量（精与气）的分解与合成，都是以渐变形式进行的。

所谓阴阳转化的突变形式，是指阴阳双方在其消长变化过程中，平时表现为量的变化而表现不出质的改变，当消长变化发展到一定限度时，阴阳双方即快速或突然向其相反方面转化而表现为质的改变。如气候的骤热骤寒的剧烈变化，或夏天的当热不热反而突然有寒流的侵袭，冬天的当寒不寒反而突然有温热风的流行等等，都是阴阳转化的突变形式。又如生性孤僻的内倾型患者，遭受重大的心身刺激后，可表现出超乎常人的强烈的精神反应；某些精神病患者，也往往经历着狂躁与抑郁相互交替的病变。这也常表现为阴阳转化的突变形式。再如急性热病中，高热至极的阳性病证，突然变为四肢发凉、面色苍白、脉微欲绝、冷汗淋漓等表现的阴性病证，也属阴阳的突变性转化。

七、阴阳自和

阴阳自和，是指阴阳双方自动维持和自动恢复其协调平衡状态的能力和趋势。对生命体来说，阴阳自和是生命体内的阴阳二气在生理状态下的自我协调和在病理状态下的自我恢复平衡的能力。

阴阳自和的概念，脱胎于中国古代哲学中"阴阳贵和"的思想。"阴阳自和"一词，在古代哲学著作中，最早见于东汉王充的《论衡》；在中医学著作中，最早见于东汉张机的《伤寒论》。

《论衡·自然》说："黄老之操，身中恬澹，其治无为，正身共己而阴阳自和，无心于为而物自化，无意于生而物自成。"此处的阴阳自和，是指通过自身的修身养性，来协调自身的阴阳二气，并使自身的阴阳运动与自然界阴阳的变化融合为一体。此与《素问·生气通天论》所说的"是以圣人陈阴阳，筋脉和同，骨髓坚固，气血皆从。如是则内外调和，邪不能害，耳目聪明，气立如故"如出一辙。由此可见，阴阳自和的观念实际上来源于道家的崇尚自然的思想。

阴阳合和，万物自生，是中国古代哲学的重要观点。阴阳两者为什么能合和？阴阳合和是自然发生的，还是在外力的作用和支配下产生的？中国古代哲学家认为，阴阳合和是由于阴阳两者的相互作用而产生的，而阴阳双方之所以能产生相互作用，是由于阴阳本来就是由一气之所分，相对待而言，因而必然也是互藏互寓的，也是能够"合二为一"的。由于阴中有阳，阳中寓阴，阴阳共处于一个统一体中，对立相反而相推相摩，则推动着阴升阳降的运动，而阴阳二气的升降，则交感合和而生万物。可见，阴阳的交感合和，是由于阴阳自身中的相互作用而产生的，并非由于外力的作用，也不受外力的支配。也就是说，阴阳二气合和的动力，源于阴阳自身。

阴阳自和是阴阳的本性，是阴阳双方自动地向最佳目标的发展与运动，是维持事物或现象协调发展的内在机制。既然中医学成功地运用了阴阳的对立统一规律来阐释人体的生命活动、疾病的发展变化和相应的防治原则，那么古代医家自觉地运用道家的阴阳自和的思想来说明人体阴阳的自动协调是促使病势向愈和机体健康恢复的内在机制，这在秦汉这一中医学理论体系形成的奠基时期，也是自然出现的事。

张机的《伤寒论》首次将阴阳自和思想运用于中医学，解释人体疾病自愈的机制。

《伤寒论·辨太阳病脉证并治》说："凡病若发汗，若吐，若下，若亡血，亡津液，阴阳自和者，必自愈。"

《伤寒论·辨脉法》说："问曰：病有不战，不汗出而解者何也？答曰：其脉自微，此以曾发汗，若吐，若下，若亡血，以内无津液，此阴阳自和，必自愈，故不战不汗出而解也。"（此条见宋代成无己《注解伤寒论》）

以上两条经文，主要是指用汗、吐、下诸攻法太过，耗伤津液，但若功能不衰，阴阳可自和，疾病可自愈。说明在疾病过程中，机体内已不协调的阴阳双方能够自动地趋向于协调平衡的最佳目标，是疾病自愈的内在机制。

其后，历代《伤寒论》注家对"阴阳自和"都有一些独到的认识，清代吴谦的《医宗金鉴》尤有发挥。

《医宗金鉴》对"阴阳自和"的注解说："凡病，谓不论中风、伤寒一切病也。若汗，若吐，若下，若亡血，若亡津液，施治得宜，自然愈矣。即或治未得宜，虽不见愈，亦不至变诸坏逆，则其邪正皆衰，可不必施治，惟当静以俟之，诊其阴阳自和，必能自愈。"此处的阴阳自和，是指机体虽因正气随邪气同衰，但生机仍存的脉证表现。只要生机仍在，阴阳就有自和的趋势，疾病就有自愈的可能。

讨论阴阳自和的目的之一，是引起医学界对阴阳自和的重视。中医学的阴阳自和理论，反映了阴阳的深层次运动规律，揭示了人体疾病自愈的内在变化机制。而我们用药物或其他方法、技术治疗疾病，实际上是在调动和发挥机体内的阴阳双方的自和潜能和机体的修复、调节作用。如果机体内的生机无存，阴阳双方也就没有了自和的能力和使疾病向愈的趋势，再好的药物和治疗手段恐怕也无济于事。认识到这一点，对我们正确评价中药方剂和针灸推拿的治疗作用，是非常重要的。

八、阴阳平衡

阴阳平衡，是指阴阳双方在相互斗争、相互作用中处于大体均势的状态，即阴阳的相互协调和相对稳定状态。阴阳双方虽然不断地处在相互斗争、相互排斥、相互作用的运动中，彼此之间随时发生着消长和转化，但阴阳双方仍然维持着相对稳定的结构关系。

阴阳平衡的观念，可能受儒家"中庸之道"的影响，也是"阴阳贵和"思想的反映。在古代哲学中，"平衡"与"中和"的内涵是同一的。如《春秋繁露·循天之道》说："中者，天之用也；和者，天之功也……中者，天地之终始也；和者，天地之所生成也。德莫大于和而道莫正于中。中者，天地之美达理也。"指出天地阴阳二气的中和，促成了万物的发生和发展。中和是天地万物必须遵循的法则，是天地之间最大的道理。

阴阳双方的平衡，是动态的常阈平衡。所谓阴阳的动态常阈平衡，是指阴阳双方的量的比例是不断变化的但又稳定于正常限度之内的状态，是动态的均势，而非绝对的静止。维持这种平衡状态的机制，是建立在阴阳对立制约与互根互用基础上的阴阳双方在一定限度内的消长和转化运动。阴阳双方维持动态常阈平衡的关系，在自然界标志着气候的正常变化，四时寒暑的正常更替，在人体标志着生命活动的稳定、有序、协调。故《素问·调经论》说："阴阳匀平，以充其形，九候若一，命曰平人。"如果阴阳的对立制约和互根互用关系失调，阴阳双方的消长与转化运动失常而超过了正常的限度，阴阳的动态常阈平衡就会遭到破坏而出现偏盛偏衰或皆盛皆衰，在自然界标志着气候变化的异常，在人体标志着生命活动的失常而进入疾病状态。故《素问·调经论》又说："血气以并，病形以成，阴阳相倾。"而养生与治疗的一切方法和手段，都不外乎是为了维持或恢复机体阴阳的平衡。故《素问·至真要大论》说："谨察阴阳所在而调之，以平为期。"

实际上，宇宙中的一切事物和现象，都是在不断地变化发展着。其发展与变化的机制在于阴阳双方的升降交感、氤氲合和，而阴阳二气升降交感的内在机制是阴阳双方的互藏互寓、对立相摩。人体的生命过程中，气的升降运动，血液的循环，物质与能量的代谢，精与气的转化，都是时刻不停顿的。如《素问·六微旨大论》说："是以升降出入，无器不有。"整个宇宙处于不停的运动变化之中，人体的生命活动也处于运动变化之中。但这种不停的运动变化必须有一种自控机制，以使其自律而不至于过度运动或过于静止。宇宙中一切事物和现象的发生发展与变化，只有处于相对稳定的状态才有可能。如果事物内部的阴阳双方永远处于消长转化运动中，永远没有均势、相持、稳定和平衡，那么宇宙就会处于瞬息万变之中，生命就不可能产生和存在，人体健康的维持也是不可能的。因此，由于阴阳二气的相反相成，相互作用和消长转化，维持了宇宙万物发生发展变化的整体协调平衡，构成了缤纷多彩的物质世界。同样由于人体内的阴阳二气的对立互根，相互作用和消长转化，维系了人体整个生命活动的稳定有序。

中医学既承认人体生命过程的恒动性，认为生命在于运动，如《素问·玉机真脏论》说："神转不回，回则不转"；又不否认生命过程的稳定性，如《素问·生气通天论》说："阴平阳秘，精神乃治。"人体的生命活动就是在阴阳双方的恒动性和稳定性的对立统一过程中进行的，发展的。因此，人体的阴阳平衡是体内阴阳二气在运动变化中维系的动态平衡，而体内的阴阳二气的运动，是推动和调控物质与能量代谢和各脏腑功能的升降出入运动。

总之，阴阳双方的互藏、交感、对立、互根、消长、转化、自和、平衡等，是从不同角度阐述阴阳之间的运动规律和运动形式。阴阳的各个运动规律和运动形式之间，是相互关联的，不可割裂的。阴阳的互藏互寓和相摩相错，是阴阳双方交感合和的动力根源，也是阴阳双方产生消长转化运动形式的内在根据；阴阳双方的交感合和，是事物发生发展变化的究极本原，也是天地万物维持协调发展的根本；阴阳双方的对立制约、相互排斥和互根互用、相互吸引，是阴阳之间相互关系和相互作用的具体形式，也是阴阳相反相成关系的具体表达；阴阳的消长和转化是事物运动变化的具体形式，它们建立在阴阳双方对立制约、互根互用的关系之上，维系了阴阳的动态常阈平衡；阴阳自和是指阴阳双方自动向平衡协调目标的运动趋向，是维系阴阳双方协调平衡的深层次机制，也是人体疾病自动向愈的内在机制；阴阳的动态常阈平衡是阴阳双方相反相成运动的结果，也是阴阳双方由于对立制约、互根互用而出现的消长转化运动维持在一定限度之内的稳定状态的表达，它是宇宙万物得以协调发展变化的基础，表达了自然界四时的生机勃勃的正常变化和人体生命活动的稳定有序。

阴阳的互藏和交感是宇宙万物普遍存在的基本规律，也是阴阳的最基本的运动规律，是宇宙万物生生不息、发展变化的根源。阴阳互藏表达了阴阳双方互寓共存而为相互作用的根源，阴阳交感表达了阴阳相错相摩而生生不息的发展变化。

对立互根是阴阳相对待关系的基本表达。阴阳的对立和制约，表明了阴阳的相反；阴阳的互根互用，说明了阴阳双方的相互依存、相互资助和相互促进。阴阳的对立互根，表达了宇宙万物之间的相反相成的相对待关系。

阴阳的消长和转化是阴阳运动的基本形式。阴阳的消长表达了阴阳的运动是永恒的，一般有两种消长形式：一是建立在阴阳对立制约基础上的此消彼长和此长彼消，二是建立在阴阳互根互用基础上的皆消和皆长。阴阳双方消长到一定程度则产生向相反方面的转化，完成阴阳某一方总体属性的转变。

阴阳的动态常阈平衡是阴阳双方的一切运动规律和形式所趋向的目标，也是阴阳自和所要求达到的目的。"平衡"，表达了阴阳的相成；"动态"，则表达了阴阳的相反。平衡，是阴阳双方在对立基础上的相对协调和稳定；平衡的动态性，则反映了阴阳双方的对立和相互作用，而此阴阳的对立和相互作用，又是阴阳双方在相对平衡协调关系中的相摩相错。

宇宙中的一切事物和现象，其发生发展与变化，都是阴阳双方的互藏、交感运动的结果；人体的一切生命活动，如生长壮老已的规律性变化，脏腑经络功能的协调有序等，都可以说是阴阳双方对立互根关系协调稳定时的表现。

第五节 阴阳学说在中医学中的应用

中国古代哲学的阴阳学说，帮助中医学构筑了理论体系，并贯穿于中医学理论体系的各个方面，指导着历代医家的理论思维和临床实践。哲学的阴阳学说，渗透到中医学中，与中医学的固有理论和实践经验相结合，融为一体，则成为中医学理论体系的重要组成部分。阴阳学说作为中医学特有的思维方法，一直指导着历代医家认识人体的生命活动规律，认识疾病的发生发展变化规律，认识药物的药理作用和应用规律，从而建立了防治疾病的理论和方法学体系。

一、说明人体的组织结构

人体是一个有机整体，人体内部充满着阴阳的对立互根关系。故《素问·宝命全形论》说："人生有形，不离阴阳。"人体的一切形体结构，既是有机联系的，又可以划分为相互对立的阴阳两个部分。由于划分的层次不同，人体脏腑经络的阴阳所指也不同。就大体部位而言，上部为阳，下部为阴；体表为阳，体内为阴。就其背腹而言，背部因朝天而为阳，腹部因向地而为阴。就四肢内外侧而言，外侧属阳，内侧为阴。

根据阴阳之中复有阴阳的道理，不同层次的事物和现象有不同的阴阳属性。如体表的组织皆属阳，而其中的皮肉为阳中之阳，筋骨为阳中之阴；体内的脏腑皆属阴，而其中的五脏为阴中之阴，六腑为阴中之阳。若在其下一层次分阴阳，则皮肉为阳，其中皮肤为阳中之阳，肌肉为阳中之阴；筋骨为阴，其中筋为阴中之阳，骨为阴中之阴；五脏为阴，其中心肺居上为阴中之阳，肝脾肾在下为阴中之阴。若再在其下一层次分阴阳，则心肺居胸中为阳，其中心为阳中之太阳，肺为阳中之少阴；肝脾肾位腹中为阴，其中肝为阴中之少阳，肾为阴中之太阴，脾为阴中之至阴。

《黄帝内经》中关于五脏的太少阴阳属性的论述有三处两说：一是《素问·六节藏象论》中以心为阳中之太阳，肺为阳中之太阴，肾为阴中之少阴，肝为阳中之少阳，脾为至阴；二是《灵枢·九针十二原》和《灵枢·阴阳系日月》中以肺为阳中之少阴，心为阳中之太阳，肝为阴中之少阳，肾为阴中之太阴，脾为阴中之至阴。两说的不同主要是肺、肾两脏的阴阳属性不同。以《周易·系辞上》"易有太极，是生两仪，两仪生四象，四象生八卦"的思想来分析，当以后《灵枢》两篇的说法为对。

根据《周易·系辞上》的说法，太极生天地阴阳两仪，天地阴阳生太阳、少阴、太阴、少阳四象，即四时，其中夏为太阳，秋为少阴，冬为太阴，春为少阳。肝属木位东方通于春，心属火位南方通于夏，肺属金位西方通于秋，肾属水位北方通于冬。以四时论阴阳，则冬春为阴，夏秋为阳。冬春相对而言，冬为阴中之阴是为太阴，春为阴中之阳是为少阳；夏秋相对而言，秋为阳中之阴是为少阴，夏为阳中之阳是为太阳。因此肾为阴中之太阴，肝为阴中之少阳，肺为阳中之少阴，心为阳中之太阳之说是合理的。

脾属土而居中央，故称为阴中之至阴。以内外论阴阳，则中央为阴，外周为阳。相对于外周的木、火、金、水而言，居于中央的土属阴，脾居中央，故称为至阴。这可理解为是道家的内外阴阳说及中根思想在中医学藏象理论体系中的体现。因道家以内外隐显论阴阳：内在的隐藏的属阴，外在的显露的属阳，并且认为内在的属阴的能生成并决定外在的属阳的。即阳生于阴，阴贵于阳。这一思想引入中医学的藏象理论体系，便产生了内在的五脏决定外在的六腑和形体官窍，而居中的脾能长养并调控外周的肝心肺肾四脏的认识（图 2-2-5）。

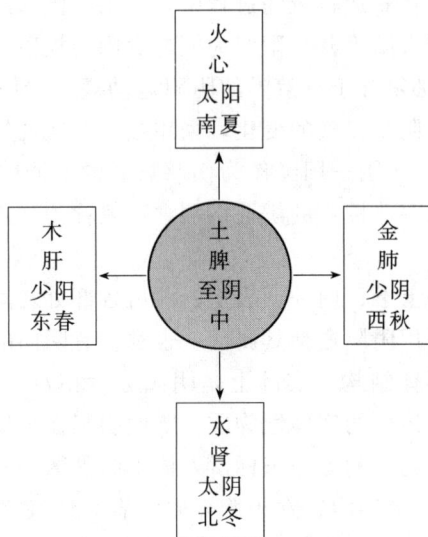

图 2-2-5 五脏的太少阴阳属性

若再具体到每一脏，则根据一事物内部有相对的两种属性的道理，任何一个脏腑都有相对的阴阳两个方面的属性。如心有心阴心阳，肝有肝阴肝阳，脾有脾阴脾阳，肺有肺阴肺阳，肾有肾阴肾阳，胃有胃阴胃阳等。但此处的脏腑阴阳所指，并非是脏腑实体的阴阳两分，实际上也难以将其阴阳两分，也不是将脏腑所藏之精称阴，精所化之气为阳，而是专指脏腑之精所化之气的阴阳两分：具有温煦、推动、兴奋、升发、布散等作用的属阳，称为阳气；具有凉润、宁静、抑制、沉降、凝聚等作用的属阴，称为阴气。阴气与阳气对立制约，协调平衡，则脏腑之气冲和畅达，脏腑功能得以正常发挥。脏腑之阴与脏腑之阳都是脏腑之气的一部分，它们是一些内涵相对明确而外延较小的具体概念，一般不再具备古代哲学阴阳的抽象性和概括性。实际上它们也是中医学藏象理论中最为具体的概念，自然也是深化藏象理论研究的主攻点和突破口。当然，脏腑所藏之精属阴，脏腑之精所化之气为阳，也是中医学的通常说法。但从临床上脏腑阴阳的病证表现来看，这并非脏腑阴阳之所指：脏腑阴虚并非指脏腑之精（血、津液）不足，而是指脏腑之阴气的凉润、宁静等功能减退而阳气相对亢盛的一类病证，一般具有虚热性的临床表现；脏腑阳虚也非指脏腑之气的虚弱，而是指脏腑之阳气的温煦、推动作用减退而出现阴气相对亢盛的一类病证，一般都具有虚寒性的临床表现。因此，脏腑的阴虚证或阳虚证，是脏腑之气所划分的阴阳之气中的一方虚弱，不能制约另一方而致其相对偏亢所导致的虚热证或虚寒证。

分布于全身的经络，也有阴阳之分。由于脏为阴，腑为阳，故隶属于脏的经脉为阴，称为阴经；隶属于腑的经脉为阳，称为阳经。由于上为阳，下为阴，外为阳，内为阴，故分布于机体上部及体表的络脉称为阳络，分布于身体下部和内脏、肢体深层的络脉称为阴络。

为了表述十二经脉与一年十二月的联系，表达人体气血的运行与宇宙中日月运行之间的关系，中医学将十二经脉以手足三阴三阳表述之。一阴衍化为三阴，即太阴、厥阴、少阴；一阳衍化为三阳，即阳明、少阳、太阳。再分别将三阴经隶属于五脏（加心包为六脏，以合手足六阴经之数），将三阳经隶属于六腑，以成十二经之数。人体十二经脉气血的运行，与一年十二个月、一日十二时辰的自然界的阴阳二气的运动及其气候变化相通应。人体十二经脉的气血，在其运行流注过程中，三阴三阳六经所起的作用是不同的，如《素问·阴阳离合论》说："太阳为开，阳明为阖，少阳为枢"；"太阴为开，厥阴为阖，少阴为枢"。人要健康长寿，必须合于自然界的阴阳运动规律，而治疗疾病，也要根据一年十二个月和一日十二时辰的阴阳二气的变化，采用按时开穴的针灸方法（如子午流注开穴法）。至于《素问·热论》将三阴三阳经作为伤寒热病的不同阶段，而东汉张机又在《伤寒杂病论》中将其发展为伤寒热性病的辨证纲领，一般称为"六经辨证"，已有诸多专论，此不复赘。

总之，人体组织结构的上下、内外、表里、前后各部分之间，皮肉筋骨和内脏经络之间，都可区分出阴阳，都可用阴阳概括其属性，也都含有阴阳的对立统一关系。

以阴阳来概括人体的形体结构，实际上是阴阳标示相对实体之概念在中医学中的应用。脏腑筋骨皮肉，都是人体中的实体性物质。既然阴阳在早期可以用来标示天地、日月等实体，自然也可以用"类比"的方法来标示人体中的脏腑等实体性结构。如《素问·五脏别论》说："脑、髓、骨、脉、胆、女子胞，此六者，地气之所生也，皆藏于阴而象于地，故藏而不泻，命曰奇恒之腑。夫胃、大肠、小肠、三焦、膀胱，此五者，天气之所生也，其气象天，故泻而不藏。"说明此六个奇恒之腑与地相类，故属阴；此五个腑与天相类，故属阳。但现在我们在用阴阳来说明人体的形体结构时，判定其何者为阴，何者为阳，是依据其部位的内外上下，或依据其所具备的功能属性，并非以一个同一层次的统一标准。如上述的心肺两脏，心为阳，肺为阴，这是依据两脏的功能特点来确定其阴阳属性的：心主血脉，以"温通"为用，维持人体的体温恒定，与四时的夏季相通应，故属阳；肺主清肃，以"收下"为用，与四时的秋季相通应，故属阴。但据两脏所在的部位来看，心在肺下，按上为阳，下为阴的标准来说，心应属阴而肺应属阳。就人体脏腑的形态与功能来说，中医学比较重视其功能而忽略形态，故就心肺的阴阳属性来说，一般还是将心定为阳，而将肺定为阴。

区分脏腑的阴阳属性，对在宏观上认识脏腑的生理功能和病理变化特点，有着一定的指导意义。五脏属阴而贮藏精气，六腑属阳而传化水谷，如《素问·五脏别论》说："所谓五脏者，藏精气而不泻也，故满而不能实。六腑者，传化物而不藏，故实而不能满也。"五脏属阴而病多由饮食劳倦情志所伤而发，虚证多见；六腑属阳而病多由外感虚邪贼风所致，实证多发。故《素问·太阴阳明论》说："阴阳异位，更虚更实……阳者，天气也，主外；阴者，地气也，主内。故阳道实，阴道虚。故犯贼风虚邪者，阳受之；食饮不节起居不时者，阴受之。阳受之则入六腑，阴受之则入五脏。入六腑则身热，不时卧，上为喘呼；入五脏则䐜满闭塞，下为飧泄，久为肠澼。"此段论述虽主言脾与胃在功能和病变上的区别，但以之举一反三，用以概括五脏与六腑在阴阳属性及其生理、病变的区别，也是很恰当的。"阳道实，阴道虚"已成为指导临床脏腑病变诊治的重要理论，"六腑以通为用"就是这一理论的具体运用。"肝无虚证，肾无实证"与肝属阳、肾属阴也是密切相关的，这既是古代医家临床经验的总结，又可以说是"阳道实，阴道虚"理论的具体反映。

二、概括人体的生理功能

阴阳学说可用来阐释人体的生理功能。一是以阴阳的运动规律和形式说明人体的"阴阳匀平"的生理状态；二是以气的两分阴阳和对立互根说明脏腑的生理功能。

（一）阐释人体的阴阳匀平生理状态

《素问·太阴阳明论》说："阴阳匀平，以充其形，九候若一，命曰平人。"说明人体在生理状态下，阴阳两方是平衡协调的。人体的生长壮老已的全过程，是以精为物质基础和内守，以精所化之气的运动为动力来推动和调控的，因此人体阴阳的协调平衡，可从精与气、气自身分化的阴阳二气两个层面来说明。

人体内的精与气，即人体之精与人体之气，它们之间的互根互用，维持着人体阴阳的在精气层面的相对协调平衡，从而推动和调控着机体生命活动的有序稳定进行。精与气皆为构成人体和维持人体生命活动的精微物质，其中精泛指一切对人体有用的液态精华物质，包括先天之精、水谷之精、脏腑之精、生殖之精以及血液、津液等；气指体内含有巨大能量的无形而运行不息的极细微物质，是推动和调控机体生命活动的动力源泉，其运动停止则生命终止。精因藏于脏腑之中，主静谧而属阴，气因运行不息，主推动和调控而属阳。"精化为气"，精是构成人体并维持人体各种功能活动的最基本物质，气是推动和调控人体生命进程的动力来源。精是人体生命的本原，气是人体生命的维系。精构成了人体各脏腑形体官窍并藏于其中，而气的运动激发和调控着各脏腑形体官窍的生理功能，并推动和调控着精、血、津液的化生和输布。

人体之气，《黄帝内经》称为"人气"，根据"一分为二"的哲学思维，可分为阴阳二气。阴阳二气的升降交感、相摩相错，即相互作用，激发和推动着机体内物质之间、物质与能量之间的相互转化，推动和调控着人体的生命进程。阴气主凉润、宁静、抑制，阳气主温煦、推动、兴奋。阴阳二气的对立制约、互根互用，维持了人体阴阳在气层面的协调平衡，推动和调控机体各种生理功能的有序进行。

人体的生命活动是恒动的，因而阴阳的协调平衡也是相对的，呈动态变化的。阴阳的消长和转化正说明了这一点。精化为气，以推动和调控机体各种功能的发挥，是阴消阳长、阴转化为阳的过程；气的运动，消耗能量而激发各种功能并促进精的化生，则是阳消阴长、阳转化为阴的过程。因此，人体内阴阳的对立制约、互根互用以及在此基础上的一定限度内的消长和转化，共同维系着阴阳的平衡和协调，维系着生命活动的有序和稳定。

人体是一个上下协调、内外统一的整体。这一人体的整体统一性可以用阴阳二气的升降出入和交感合和来解释。由于阴阳二气的升降出入运动，在下的阴气能升，在上的阳气能降，在内的阴气能出，在外的阳气能入，阴阳二气在其升降出入的运动中交感相摩，协调平衡，因而沟通和联结了机体上下内外的相互联系，维系了机体在整体水平上的协调统一。而阴阳升降出入的内在机制，即阴升阳降、阴出阳入的机制，在于阴阳双方的互藏互寓和相摩相错。心肾相交、肝升肺降、脾升胃降、营卫出入等，都是以阴阳的互藏互寓和相摩相荡为内在机理的。就心肾相交来说，心属阳而为火脏，肾属阴而为水脏，二者似乎水火不相容。但火中寓水，阳中有阴；水中含火，阴中有阳。火中寓水则能降，水中含火则能升。故心火在其所含阴气的牵掣作用下下降以温肾，肾水在其所寓阳气的鼓动下上济以滋心，如此水火既济，心肾功能协调平衡。再如肝肺两脏，肝为阴中之阳脏，阴中含阳，故肝气得以升发，由下左升而达上；肺为阳中之阴脏，阳中寓阴，故肺气得以肃降，由上右降而沉下。如此则肝升肺降，左右轮转，两脏功能得以协调。脾升胃降，为一身气机升降之枢纽，也是这一机制（图 2-2-4）。又如营卫出入，营卫皆为水谷之精所化生之气，营属阴而主守于内，卫属阳而主运于外。然营中藏卫，阴中有阳；卫中含营，阳中有阴。故营在其所含阳气的作用下出于脉外而化为卫气，运行于体表以保卫机体；卫在其所含阴气的作用下入于脉内而化为营气，运行于体内以滋养内脏。如此，营卫和调，相偕运行，维系了机体内外的协调统一，增强了机体的抗病康复能力。

不同的人由于其先天禀赋、后天营养及饮食居住环境的不同，从而导致体质阴阳偏颇的差异，或阳盛多热、或阴盛多寒、或阳虚阴盛、或阴虚阳亢。如《灵枢·寿夭刚柔》所说："人之生也，有刚有柔，有弱有强，有短有长，有阴有阳。"《景岳全书·传忠录中·藏象别论》亦指出："血气为人之橐籥，是皆人之所同也，若其同中之不同者，则脏气各有强弱，禀赋各有阴阳。"《灵枢·通天》根据人体禀赋不同将人划分为五态人："天地之间，六合之内，不离于五，人亦应之，非徒一阴一阳而已也"。"盖有太阴之人，少阴之人，太阳之人，少阳之人，阴阳和平之人。凡五人者其态不同，其筋骨气血各不等。"并进一步论述其阴阳气血的多少及形体特征："太阴之人，多阴而无阳，其阴血浊，其卫气涩，阴阳不和，缓筋而厚皮"；"少阴之人，多阴而少阳，小胃而大肠，六腑不调，其阳明脉小而太阳脉大"；"太阳之人，多阳而少阴"；"少阳之人，多阳少阴，经小而络大，血在中而气外"；"阴阳和平之人，其阴阳之气和，血脉调。"《灵枢·五音五味》亦云："夫人之常数，太阳常多血少气，少阳常多气少血，阳明常多血多气，厥阴常多气少血，少阴常多血少气，太阴常多血少气，此天之常数也。"文中"太阳之人"与"少阳之人"皆多阳少阴，似无差异；又言"太阴之人，多阴而无阳"，"少阴之人，多阴少阳"亦难区别。明代张介宾在《类经》中注曰："盖以天禀之纯阴者曰太阴，多阴少阳者曰少阴；纯阳者曰太阳，多阳少阴者曰少阳。"虽对太阳人与少阳人进行了区分，但其"纯阴"、"纯阳"之说则未必符合实际。要言之，"太阳人"、"少阳人"、"太阴人"、"少阴人"，其阴阳气血的多少是相对而言的，而"阴阳和平之人"的阴阳气血亦是相对而言，亦非绝对的平衡。五态人的分类，只是大概说明了人的个体之间的阴阳差异，"五态之人，尤不合于众者也"，所以，其后又有阴阳二十五人之说。

（二）说明脏腑的生理功能

人体脏腑的生理功能，不是以其解剖形态来论说的，而是以脏腑的"精气阴阳"理论来阐释的。一身之精藏于脏腑则为脏腑之精，脏腑之精所化之气则为脏腑之气，脏腑之气中具有凉润、宁静、抑制、沉降等作用和运动趋向的部分是脏腑之阴气，具有温煦、推动、兴奋、升腾等作用和运动趋向的部分是脏腑之阳气。同一脏腑的阴气与阳气既对立制约又互根互用，协调统一，推动和调控该脏腑的各种功能。如此构建了脏腑精气阴阳理论体系（脏腑的"精气阴阳"理论详见藏象部分）。

三、阐释疾病的病理变化

疾病，是由病邪作用于人体而引起邪正斗争，导致阴阳平衡失调、脏腑组织损伤、生理功能失常或心理活动障碍的生命过程，在这一过程中，始终存在着损伤、障碍、失调与修复、调节、自和的矛盾斗争和邪正盛衰变化。

病邪，又称邪气，本指四时不正之气，即现在所说的六淫邪气，是指自然界存在的能够侵入人体使之发病的流行于四时的极细微物质，亦即不正常的"六气"。若邪气从"冲后之乡"来，也就是乘正气虚弱而侵袭，则称为"虚邪"，又称为"虚邪贼风"。其后，邪气的本义得到了引申，凡一切能够引起疾病发生的因素和条件，都可称为病邪或邪气。邪气可依据其发病部位而分为阴邪、阳邪两大类，如《素问·调经论》说："夫邪之生也，或生于阴，或生于阳。其生于阳者，得之风雨寒暑，其生于阴者，得之饮食居处，阴阳喜怒。"邪气也可以其自身的性质和致病特点来分为阴阳两类，如就六淫邪气来说，寒湿是阴邪，风暑火为阳邪，如《素问·疟论》说："夫寒者，阴气也；风者，阳气也。"

人体的正气也可分为阴气与阳气两部分。正气，是一身之气与邪气相对时的称谓，是机体内的活力很强、运行不息且无形可见的极细微物质。正气充足而运行有序，则发挥抗御病邪的侵袭或祛除病邪使病体康复的作用。一身之气，主要由精（包括先天之精和后天之精）化生，并与吸入的自然界清气相合而成，故精亏则气弱。正气不足，抗病和祛邪能力减退，则可引致病邪的侵袭而发为实性病变，也可因其自身的调节功能失常而发为虚性病变。故《素问·通评虚实论》说："邪气盛则实，精气夺则虚。"

根据"一气分阴阳"的观点，体内的一身之气分为阴气和阳气两部分。正气实为一身之气之别称，自然也可分为阴与阳两个相互对立的方面。疾病的发生，是邪气侵入人体引起邪正斗争的结果。若用阴阳学说来解释，则是引起了阳气与阴邪、阴气与阳邪的相互作用、相互斗争。有相互作用和相互斗争就有胜负，因而导致机体阴阳的失调而出现偏胜、偏衰、互损、格拒、转化、反作、亡失等病理变化，故《素问·著至教论》说："合而病至，偏害阴阳。"中医学常用阴阳失调来概括疾病的病理变化，将阴阳失调作为疾病的基本病机（图 2-2-6）。

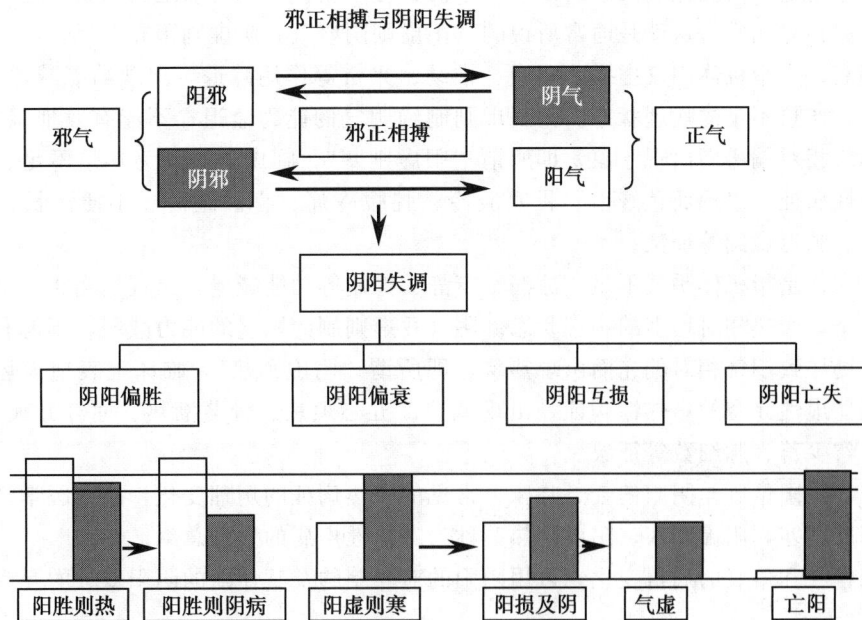

图 2-2-6 邪正相搏与阴阳失调

（一）阴阳偏胜

阴阳偏胜，是指人体阴阳二气中某一方的病理性亢盛状态，属"邪气盛则实"的实性病机。多由于外感病邪的侵袭而致。阳邪侵犯人体，机体阴气与之相搏，邪胜则病成，形成阳偏胜；阴邪侵入人体，机体阳气与之抗争，邪胜则病成，可形成阴偏胜。机体的精气血津液代谢失常，"邪"自内生，亦可出现阴阳二气的偏胜而表现为里寒或内热的病理变化。如《素问·生气通天论》说："阴不胜其阳，则脉流薄疾，并乃狂；阳不胜其阴，则五脏气争，九窍不通。"《素问·脉要精微论》说："阳气有余为身热无汗，阴气有余为多汗身寒。"《素问·阴阳应象大论》说："阳胜则身热，腠理闭，喘粗为之俯仰，汗不出而热，齿干以烦冤，腹满死，能冬不能夏。阴胜则身寒汗出，身常清，数栗而寒，寒则厥，厥则腹满死，能夏不能冬。"阴阳双方中有一方偏胜，必然过度制约另一方而使之偏衰。《素问·阴阳应象大论》所说的"阴胜则阳病，阳胜则阴病"，就是指的这种情况。

阳偏胜，是指机体在疾病过程中所出现的一种阳气病理性偏盛、功能亢奋、机体反应性增强、热量过剩的病理状态。临床上表现为亢奋有余的实热性病证，出现壮热、烦渴、面红、目赤、尿黄、便干、苔黄、脉数等症状。由于阳气与阴气之间存在着对立制约关系，阳气亢盛必然损伤阴气和津液，故说"阳胜则阴病"，临床上可出现实热兼阴亏的病证。若病情进一步发展，可出现阴虚证。

阴偏胜，是指机体在疾病过程中所出现的一种阴气病理性偏盛、功能抑制、热量耗伤过多的病理状态。临床上表现为有余的实寒性病证，出现形寒、肢冷、踡卧、舌淡而润、脉迟等征象。由于阴气与阳气之间存在着的对立制约关系，阴气亢盛必然损伤阳气，故说"阴胜则阳病"，临床上表现为实寒兼阳虚的病证。若病情进一步发展，可出现阳虚证。

（二）阴阳偏衰

阴阳偏衰，是指阴阳双方中的某一方低于正常水平而另一方相对亢盛的病理状态，属于"精气夺则虚"的虚性病机。阴阳双方中的一方不足，不能有效地制约另一方，必然导致另一方的相对亢盛。这就是通常所说的"阳虚则阴盛"、"阴虚则阳亢"。

阳偏衰，是指机体阳气虚损，温煦、推动、兴奋等作用减退，出现功能减退或衰弱，代谢减缓，产热不足的病理状态。阳气虚则制约阴气的能力衰退，不能有效地温化阴气，则导致阴气相对偏盛而出现寒象，即所谓"阳虚则寒"，临床上表现为热量不足、代谢迟缓的虚寒性病证，出现面色㿠白、畏寒肢冷、脘腹冷痛、喜静踡卧、小便清长、下利清谷、舌淡、脉迟微细等征象。

阴偏衰，是指机体阴气不足，凉润、宁静、抑制等功能减退，出现代谢相对增快，功能虚性亢奋，产热相对增多的病理状态。阴气亏虚则制约阳气的能力减弱，不能有效地抑制阳气，则导致阳气相对偏亢而出现热象，即所谓"阴虚则热"，临床上表现为热量相对增多、功能虚性亢奋的虚热性病证，出现低热、五心烦热、骨蒸潮热、面红升火、消瘦、盗汗、舌红少苔、脉细数等征象。

总之，阴阳偏胜与阴阳偏衰是临床上常见的寒热病证的病理变化，故中医学将"阳胜则热，阴胜则寒，阳虚则寒，阴虚则热"称为寒热性疾病的病理总纲。

阴阳偏胜和偏衰的病机变化，可用阴阳的对立制约及其伴随的阴阳双方的互为消长来解释。

阴阳偏胜属阴阳的对立制约太过，并出现超过正常限度的阴阳消长：阳气偏胜则对阴气制约太过，阳长而阴消；阴气偏胜则对阳气制约太过，阴长而阳消。此处的"长"是量的绝对增加，而"消"则有量的相对减少与绝对减少之别：阴阳偏胜的初期，表现为实热证或实寒证，虽然偏胜的一方必然损伤另一方，但此时的阴气或阳气的"消"是相对的，在治疗上是忽略不计的；若阴阳偏胜的病理变化继续发展，偏胜的一方则因大量伤损或耗伤另一方，可导致另一方的量的绝对不足，此时的阴气或阳气的"消"则是绝对的，临床上一般表现为实热兼阴虚证或实寒兼阳虚证。在治疗时必须充分考虑这一绝对的"消"，应采用攻补兼施的方法。

阴阳偏衰属阴阳双方的制约不及，并出现低于正常限度的阴阳消长：阳气偏衰则对阴气制约不及，阳消而阴长；阴气偏衰则对阳气制约不及，阴消而阳长。但此"消"是量的绝对不足，低于正常限度，而"长"只是相对而言，并非量的绝对增加。在治疗上也主要考虑阴阳偏衰的一方，一般不考虑或较少考虑其所引起的相对的"长"。

（三）阴阳互损

阴阳互损，是指阴阳双方中的任何一方虚损到一定程度而致另一方也不足的病理变化。阴阳双方本来存在着相互依存、相互资生、互为化源和相互为用的关系，阴阳双方中的某一方虚损不足或功能减退，因不能资助另一方或促进另一方的化生，必然导致另一方的化生无源或动力无生，引起量的不足或功能的减退。如《景岳全书·本神论》说："阴阳之理，原自互根，彼此相须，缺一不可，无阳则阴无以生，无阴则阳无以化。"

阴阳互损是阴阳的互根互用关系失调而出现的病理变化，一般有两种情况：一是以精与气、血与气、津液与气等分属阴阳，精、血、津液等属阴的有形物质与属阳的无形之气间的互损而形成的精气两虚、气血两虚、津气两虚，以及气随血脱、气随津脱等。由于此类阴阳互损在其后的"精气血的失常"和"津液代谢失常"中有专述，此处从略。二是以气自身分阴气与阳气，阴气亏虚日久，不能化生阳气，或阳气虚衰日久，不能化生阴气，从而形成阴阳两虚的病变。由于肾为五脏阴阳之本，故无论阴虚或阳虚，多在损及肾之阴阳及肾本身阴阳失调的情况下，才易于发生阴阳互损的病理变化，而阴阳互损导致的阴阳两虚，并非阴阳处于低水平的平衡状态，而是有偏于阴虚或阳虚的不同。

阳损及阴，是指阳气虚损到一定程度时，因不能推动阴气的化生，而引起阴气也亏虚的病理变化，即所谓"无阳则阴无以生"。临床上表现为以阳虚为主的阴阳两虚证。例如肾阳亏虚、水泛为肿一证，其病机主要为阳气不足，温煦、推动功能减退，水液停聚，溢于肌肤所致。但其病变发展，则又可因阳气不足而导致阴气化生无源而亏虚，出现日益消瘦，烦躁升火等肾阴亏虚之征象，转化为阳损及阴的阴阳两虚证。

阴损及阳，是指阴气虚损到一定程度时，因致阳气的化生无源，而引起阳气也不足的病理变化，即所谓"无阴则阳无以化"。临床上表现为以阴虚为主的阴阳两虚证。例如肾阴不足，影响肾阳化生，继而出现畏寒、肢冷、面色㿠白、脉沉细等肾阳虚衰症状，转化为阴损及阳的阴阳两虚证。

阴阳互损，可以认为是阴阳偏衰的另一种表现形式，多发生于阴阳偏衰的病理变化发展到一定程度时，一般是发展到肾阴或肾阳明显虚损之时。这是由于肾阴肾阳是机体阴阳的根本，病变累及到肾阴肾阳，说明病变已经发展到比较严重的程度。此时肾阴肾阳二者的互源互用关系被破坏，故易出现阴损及阳或阳损及阴的病理变化。

阴阳互损的病机，常出现于精与气、气与血等阴阳范畴中。这是由于这些阴阳范畴，虽说是对立的，但其制约、排斥关系一般表现得不明显，而其互根互源互化互用的关系却是非常密切的。

阴阳互损的理论依据是阴阳的互根互源和互化互用，故不能用阴阳的对立制约规律来解释。若用阴阳的消长变化来阐释，那它不是阴阳对立制约基础上的此消彼长，而是在阴阳互根互源互用互化基础上的不对等的皆消。

（四）阴阳格拒与阴阳转化

阴阳格拒与阴阳转化都是在阴阳双方中的某一方偏盛至极的基础上产生的病理变化，但两者又有严格的区别，故放在一起讨论。

阴阳格拒，是指阴阳双方中一方偏盛至极而盘踞于内，而将另一方排斥于外，致使阴阳双方不能平秘协调而出现寒热真假的病理变化。阴寒盛极，壅聚于内，而将阳气排斥于外，致使阴阳不能相互维系，浮阳外越，形成真寒假热证，称为阴盛格阳；阳热盛极，郁闭于内，而将阴气排斥于外，致使阴阳二气不能平秘透达，形成真热假寒证，称为阳盛格阴。

阴阳格拒，《黄帝内经》中没有明确提出。从《素问·至真要大论》所说的"逆者正治，从者反治"来看，此时对阴阳格拒似有一定的认识。但此时的"格拒"，多以机体对与其病性相反的药物进行排斥而论，并非我们现在所说的导致寒热真假证的病机。

虽然《素问·阴阳应象大论》有"寒极生热，热极生寒"，"重寒则热，重热则寒"（《甲乙经》作"阴病则热，阳病则寒"），"重阴必阳，重阳必阴"等说法，《灵枢·论疾诊尺》有"寒生热，热生寒，此阴阳之变也"之论，某些古代医家和现在的某些书本上也以此作为"阴阳格拒"的论据，但实际上这些说法都不是指阴阳的相互排斥或格拒，而是指阴阳的相互转化，即阴阳双方发展变化到极点，就向其相反方面转化。

东汉张机在其《伤寒论》中明确提出了寒热真假的病证，只是没有说明该类病证的病机是阴阳格拒。如：

《伤寒论·辨太阳病脉证并治上》（11 条）说："病人身大热，反欲得近衣者，热在皮肤，寒在骨髓也；身大寒，反不欲近衣者，寒在皮肤，热在骨髓也。"指出身热而反欲近衣者，为真寒假热证；身寒而反不欲近衣者，为真热假寒证。

《伤寒论·辨阳明病脉证并治》（228 条）说："脉浮而迟，表热里寒，下利清谷者，四逆汤主之。"此为内有真寒，外有假热的表热里寒证。

《伤寒论·辨少阴病脉证并治》（317 条）说："少阴病，下利清谷，里寒外热，手足厥逆，脉微欲绝，身反不恶寒，其人面色赤，或腹痛，或干呕，或咽痛，或利止，脉不出者，通脉四逆汤主之。"此为阴寒盛于内而格阳于外的真寒假热证。

《伤寒论·辨厥阴病脉证并治》（335 条）说："伤寒一二日，至四五日厥者，必发热，前热者后必厥，厥深者热亦深，厥微者热亦微。"（350 条）又说："伤寒，脉滑而厥者，里有热，白虎汤主之。"厥指四肢发凉，热盛于内而厥见于外，故属真热假寒的热厥证，可用白虎汤治之。

《伤寒论·辨厥阴病脉证并治》（344 条）说："伤寒发热，下利厥逆，躁不得卧者，死。"（352 条）又说："大汗出，热不去，内拘急，四肢疼，又下利厥逆而恶寒者，四逆汤主之。"（369 条）又说："下利清谷，里寒外热，汗出而厥者，通脉四逆汤主之。"此三条皆指寒盛于内而热见于外的真寒假热证。

明清时期的医学家明确指出阴阳格拒是寒热真假病证的病理机制，并提出了该类病证的治疗禁忌。如：

《景岳全书·传忠录》说："假热者，水极似火也……此皆阴盛格阳，即非热也。""假寒者，火极似水也……此阳极似阴，即非寒也。"

《医学正传》说："假热者，水极似火，阴证似阳也……亦曰阴盛格阳也。""至若假寒者，火极似水，阳证似阴也……亦曰阳盛格阴也。"

《医学源流论》说："寒热有真假者，阴证似阳，阳证似阴也。惟阴极反能发热，是内寒外热，即真寒假热也；阳极反能厥冷，乃内热外寒，即真热假寒也。假热者，最忌寒凉；假寒者，切忌温热。"

阴阳转化，就其用来阐释疾病的病理变化来说，虽然也是在阴阳双方中的某一方偏盛至极时发生，即所谓"物极必反"，但与阴阳格拒是本质不同的一种病理变化，应注意区别。两者的相同之处：都是在阴阳双方中的某一方偏盛至极时发生，故称"阴盛格阳"、"阳盛格阴"，"寒极生热，热极生寒"，"重阴必阳，重阳必阴"。两者的不同之处：阴阳转化是阴阳双方偏盛至极时在一定条件下所产生的本质性的改变，如阳热证在其阳热盛极时可转化为阴寒证，疾病的本质已经发生了根本的变化。而阴阳格拒是阴阳双方在偏盛至极基础上的相互排斥，即偏盛的一方将另一方排斥于外，故阴阳双方之间并未发生质的转化，疾病的性质也没有改变，如阳盛格阴所致的真热假寒证，其本质仍是热，寒仅是假象而已。

（五）阴阳亡失

阴阳亡失，包括亡阴和亡阳两类，是指机体的阴气或阳气突然大量亡失，导致生命垂危的一种病理状态。

阴中寓阳，阳中藏阴。若阴阳双方中的一方突然大量脱失，则可导致另一方也随之脱失。

亡阳，是指机体的阳气发生突然大量脱失，而致全身功能严重衰竭的一种病理状态。由于邪气太盛，正不敌邪，阳气突然脱失所致；也可因汗出过多，吐、利无度，津液过耗，气随津泄，阳气外脱；或由于素体阳虚，劳伤过度，阳气消耗过多所致；亦可因慢性疾病，长期大量耗散阳气，终至阳气亏损殆尽，而出现亡阳。

阳气暴脱，多见冷汗淋漓、心悸气喘、面色苍白、四肢逆冷、畏寒蜷卧、精神委靡、脉微欲绝等生命垂危的临床征象。

亡阴，是指由于机体阴气发生突然大量消耗或丢失，而致全身功能严重衰竭的一种病理状态。由于热邪炽盛，或邪热久留，大量煎灼津液，或逼迫津液大量外泄而为汗，以致阴气随之大量消耗而突然脱失。也有长期大量耗损津液和阴气，日久导致亡阴者。

阴气脱失，多见手足虽温而大汗不止、烦躁不安、心悸气喘、体倦无力、脉数疾躁动等危重征象。

亡阴和亡阳，在病机和临床征象等方面，虽然有所不同，但由于机体的阴阳之间存在着互根互用和相抱相吸的关系，阴气亡失则阳气无所吸引而散越；阳气亡失则阴气无以吸引而丢失。故亡阴可以迅速导致亡阳，亡阳也可继而出现亡阴，最终导致"阴阳离决，精气乃绝"，生命活动终止而死亡。

（六）阴阳反作

阴阳反作，是指阴阳二气升降运动失常，上下不得交济互制的病理变化。在下之阴升，居上之阳降，是阴阳二气的运动的基本规律，维系了机体上下的协调平衡。一般说来，阳在上，阴居下，阴阳之位也。阳主升，阴主降，阴阳之性也。然若在上之阳升，在下之阴降，则致阴阳上下分离，不得交感合和，失去了相推相摩，生命就不能发展。故要维持人体的生命进程，必须使在上之阳降，居下之阴升。即阴升阳降，以成交感合和之势。如此则阴阳二气相推相摩，互济互制，促进生命活动的正常进行。在上之阳不得降，居下之阴不得升，则阴阳离析分崩，逆为冰炭，出现上热下寒，或清气不升，浊气不降，而见腹胀飧泄。阴阳反作的病变，主要有以下几种：

1. 心肾不交，上热下寒。心居上为火脏而属阳，肾在下为水脏而属阴。正常情况下，心火在心阴的牵掣下化气下降以助肾阳，共温肾水，使肾水不寒；肾水在肾阳的鼓动作用下化气上济心阴，共制心火，防其过亢。如此则心火不亢而无上热之患，肾水不盛而无下寒之虞。若阴阳二气的升降失常，阴阳反作，居上之心火不得下温，在下之肾水不得上济，则心火亢于上而为上热，肾水盛于下而见下寒。此称为心肾不交，水火不济。然心火不降而亢于上，固与心阴不足而牵掣力弱有关，但与肾阳亏虚不能鼓动肾阴上济心阴，共制心火亦有关。而肾水不升而盛于下，既与肾阳亏虚鼓动无力有关，又与心阴不足而不能引心火下行，以助肾阳共温肾水有关。故在治疗时必须深入分析其内在的病理机制，做到治病求本。

2. 左升太过，右降不及。肺居上而为阳中之阴脏，其气从右清肃下行；肝在下而为阴中之阳脏，其气自左升发上腾。肝主左升，即是由于肝之阳气推动肝之阴气上升以滋养头目，资助心脏，故有"肝开窍于目"、"木生火"之说；肺主右降，亦是由于肺阴牵掣肺阳下行以资生肾脏和大肠，因而有"金生水"、"肺合大肠"之说。肝气左升，肺气右降，左右轮转，龙虎回还，升降协调，心肾等脏得以资助而能发挥其职，则维系了机体的上下左右的平衡协调。若肝气左升太过，肺气右降不及，则见肝气化火上逆，或发为中风薄厥，或因肝火犯肺而见咯血痰喘。反之，若肺气肃降太过，肝气不得升发，则肝气郁结于经脉而见胁痛牵引少腹。肺气不降是因其阴不足，或因肝气升发太过而致；肝气郁结是因肝气被肺气所困而不得升发，而肝气上逆是因肝气升发太过，或因肺气肃降之力不足而致。在治疗时必须充分考虑其病证产生的机制，即所谓"谨守病机，各司其属，有者求之，无者求之"（《素问·至真要大论》）。

3. 中气失调，升降反作。中气，是中焦之气，亦即脾胃升降有序协调之气。脾为阴脏，其气主升，转输水谷之精于心肺等脏，化生气血以营养全身，即所谓"脾为孤脏，中央土以灌四傍"（《素问·玉机真脏论》），"脾主升清"；胃为阳脏，其气主降，传化水谷于肠道，并排泄糟粕于体外，维系机体新陈代谢的协调平衡，即所谓"胃主降浊"。脾胃居中焦，为一身之气升降运动的枢纽机关，故有脾气升则肝肾之气皆升，胃气降则心肺之气皆降的说法。脾胃之气升降协调，即中气运转有序，则一身之气当升则升，当降则降，上下联系，协调共济，如此维系了五脏功能的正常发挥和稳定有序。然脾气之升在于其所含阳气的鼓动升腾，脾阳温煦脾阴合化为脾气而上运于心肺等脏；胃气之降在于其所含阴气的凉润沉降，胃阴凉润胃阳合化为胃气而下降于肠道等腑。脾胃之气升降协调，与脾胃之气所在的内环境有关。中焦湿盛，困遏脾气，则脾气难升；胃中津液亏少而不润，则胃气难降。故《医学求是》有"脾燥则升，胃润则降"之说。若脾气不得上升，则"清气在下则生飧泄"，上不得养而见眩晕耳鸣；若胃气不得下降，则"浊气在上则生䐜胀"，下不得通而见便秘龈肿。若脾气虚极不升，反而下陷，则见滑泄脱肛或阴挺脱垂；若胃气不降，反而上逆，则见嗳气、呃逆、恶心、呕吐。此皆阴阳反作之表现。治疗时必须辨明引起脾胃之气升降反作的机制，随证调理之。

四、指导疾病的诊断

由于疾病的基本病理机制是阴阳失调，所以各种疾病的临床表现尽管错综复杂，但大都可以用阴阳相对待的概念加以说明。诊察疾病时，若能善于运用阴阳两分法，就能抓住疾病的关键所在，故《素问·阴阳应象大论》说："善诊者，察色按脉，先别阴阳。"

在诊察疾病时，审辨阴阳大则可以用以概括整个病证的基本属性是阳证还是阴证，小则可用以分析四诊中的某个具体症状或体征是属阴还是属阳。

（一）辨别病证的阴阳属性

在辨证方面，虽有阴阳、表里、虚实、寒热八纲，但此八纲中又以阴阳作为总纲：表、实、热属阳；里、虚、寒属阴。在临床辨证中，分清病证的属阴属阳是首要的关键。只有这样，才能在宏观上抓住疾病的本质，做到执简驭繁。如程国彭《医学心悟》说："病有总要，寒热虚实表里阴阳八字而已。至于病之阴阳，统上六字而言，所包者广。热者为阳，实者为阳，在表者为阳；寒者为阴，虚者为阴，在里者为阴。寒邪客表，阳中之阴；热邪入里，阴中之阳；寒邪入里，阴中之阴；热邪达表，阳中之阳。"

（二）分析色脉声息的阴阳属性

在分析具体的症状和体征时，可用阴阳相对的概念来概括色泽、脉象、声音、呼吸等变化。

1. 色泽辨阴阳　色泽鲜明为病在阳分，病情较浅；色泽晦暗为病在阴分，病情较深重。如黄疸色泽鲜明者，可能提示为急性肝胆疾病，病情一般较轻浅；色泽晦暗，黄中隐隐显露灰黑色者，一般提示为慢性肝胆疾病，或为恶性肿瘤。

2. 声息辨阴阳　语声高亢洪亮，多言而躁动者，多属实、热而为阳；语声低微无力，少言而沉静者，大多为虚、寒而为阴。呼吸微弱，动辄气喘，多属虚而为阴；呼吸有力，声高气粗，多属实而为阳。凡属阳者，病情一般较轻浅，急性病证多见；凡属阴者，病情一般较深重，慢性病证多见。

3. 脉象分阴阳　以部位分，则寸为阳，尺为阴；以脉动过程分，则至者为阳，去者为阴；以至数分，则数者为阳，迟者为阴；以形态分，则浮大洪滑为阳，沉小细涩为阴。故《素问·脉要精微论》说："微妙在脉，不可不察，察之有纪，从阴阳始。"

总之，在望、闻、问、切四诊过程中，应以阴阳相对的概念来分辨病证、症状或体征为首务。只有辨明了症状和体征的阴阳属性，才能弄清疾病的病机是哪种形式的阴阳失调，才能进而确定病证的性质，从宏观上把握病证的本质，并为治疗提供确切的依据。故《景岳全书·传忠录上》说："凡诊病施治，必须先审阴阳，乃为医道之纲领。阴阳无谬，治焉有差？医道虽繁，而可以一言蔽之者，曰阴阳而已。"

五、指导疾病的防治

阴阳学说用于指导疾病的防治，主要体现于以下几个方面。

（一）指导养生防病

养生，古称"道生"，又称"摄生"，即保养生命之意。养生的目的，一是延年，二是防病。要保持人体健康无病，必须"法于阴阳"，遵循自然界阴阳二气变化的规律生活，与自然界的阴阳变化协调统一，使精神内守，形体强壮。如《素问·四气调神大论》说："夫四时阴阳者，万物之根本也。所以圣人春夏养阳，秋冬养阴，以从其根，故与万物沉浮于生长之门。逆其根，则伐其本，坏其真矣。故四时阴阳者，万物之终始也，死生之本也，逆之则灾害生，从之则苛疾不起，是谓得道。"

根据"春夏养阳，秋冬养阴"的原则，对"能夏不能冬"的阳虚阴盛患者，夏用温热之药预培其阳，则冬不发病；对"能冬不能夏"的阴亏阳盛患者，冬用凉润之品预养其阴，则夏日病减。遵四时之化而预培阴阳，可收到事半功倍之效。此即所谓"冬病夏治"、"夏病冬治"之法。

在摄生的原则和方法方面，中医学既强调顺应自然界阴阳二气的运动变化以调养，如"提挈天地，把握阴阳"，"和于阴阳，调于四时"，"处天地之和，从八风之理"，"虚邪贼风，避之有时"，"食饮有节，起居有常"（《素问·上古天真论》），"食气有禁：春避浊阳，夏避汤风，秋避霜雾，冬避凌阴"（《十问》）等。并且还强调通过"外功"和"内功"的锻炼，如"恬淡虚无，真气从之，精神内守"，"志闲而少欲，心安而不惧，形劳而不倦，气从以顺，各从其欲，皆得所愿"，"美其食，任其服，乐其俗，高下不相慕"，"呼吸精气，独立守神"，"去世离俗，积精全神，游行天地之间，视听八达之外"（《素问·上古天真论》），使自身的精神内守，即让自身的精神处于充沛饱满和对病邪无所畏惧的状态，以充分调动机体自身具有的修复、调节、自和的功能，调整机体自身轻度的阴阳失调，使阴阳二气自动趋向协调平衡，而达祛邪防病之目的。

（二）确定治疗原则

由于阴阳失调是疾病的基本病机，因而调整阴阳，补其不足，泻其有余，恢复阴阳的协调平衡，就是治疗疾病的基本原则。如《素问·至真要大论》说："谨察阴阳所在而调之，以平为期。"《济生方》说："冷者热之，热者冷之，痼者解之，积者散之。使阴阳各得其平，则二者无偏胜之患矣。"

1. 阴阳偏胜的治疗原则　阴阳偏胜，即阴气或阳气的亢盛有余，故治疗采用"损其有余"的原则。阳气偏胜引起的实热证，即所谓"阳胜则热"，当用寒凉性的药物以直接清热，即"热者寒之"之法；阴气偏胜所致的实寒证，即所谓"阴胜则寒"，当用温热性的药物以直接祛寒，即"寒者热之"之法。阳胜伤阴引起的实热兼阴虚证，即所谓"阳胜则阴病"，宜用清热兼滋阴法治之；阴胜伤阳所致的实寒兼阳虚证，即所谓"阴胜则阳病"，宜用祛寒兼温阳法治之。

2. 阴阳偏衰的治疗原则　阴阳偏衰，即阴气或阳气的虚损不足，故治疗采用"补其不足"的治疗原则。阴气虚衰不能制约阳气引起的虚热证，即所谓"阴虚则热"，一般不能用苦寒性的药物直折其热，而宜用滋阴以制阳的治法。此即《素问·阴阳应象大论》所说的"阳病治阴"，《素问·至真要大论》所说的"诸寒之而热者取之阴"，王冰注谓："夫寒之不寒，责其无水"，"壮水之主，以制阳光"之谓。阳气虚衰不能制约阴气而致的虚寒证，一般不能用辛温发散性的药物以祛其寒，而宜用补阳以消阴的治法。此即《素问·阴阳应象大论》所说的"阴病治阳"，《素问·至真要大论》所说的"热之而寒者取之阳"，王冰注谓："热之不热，责其无火"，"益火之源，以消阴翳"之说。

3. 阴阳互损的治疗原则　阴阳互损，导致阴阳两虚，故治疗应采用阴阳双补的原则。但在应用时，必须注意分清其先后主次。阳损及阴，"无阳则阴无以生"，导致以阳虚为主的阴阳两虚证，治当补阳为主，兼以补阴；阴损及阳，"无阴则阳无以化"，导致的以阴虚为主的阴阳两虚证，治宜补阴为主，兼以补阳。如此则阴阳双方互源互化，相互资助，相互促进。

根据阴阳互根互用的道理，补阳治疗虚寒证时适当佐以补阴药，谓之阴中求阳；补阴治疗虚热证时适当佐以补阳药，谓之阳中求阴。如明·张介宾所说："善补阳者，必于阴中求阳，则阳得阴助而生化无穷；善补阴者，必于阳中求阴，则阴得阳升而泉源不竭"（《景岳全书·新方八阵》）。

4. 阴阳格拒的治疗原则　阴阳格拒，导致寒热真假的病证。对寒热真假的病证，临床上一般采用"反治"的方法治疗。阴盛格阳出现的真寒假热证，治当"热因热用"，即用温热性的药物顺从其假热现象来"以热治热"，而实际上还是针对其"真寒"的本质进行治疗。如《伤寒论》317、369条的通脉四逆汤证以及228、352条的四逆汤证，皆是用温热性的药物"以热治热"来调理"真寒假热"病证。阳盛格阴出现的真热假寒证，治当"寒因寒用"，即用寒凉性的药物顺从其假寒现象来"以寒治寒"，而实际上仍是针对其"真热"的实质来进行治疗。如《伤寒论》335、350条的白虎汤证，即是用寒凉性的药物"以寒治寒"来调理"真热假寒"病证。

5. 阴阳亡失的治疗原则　阴阳亡失有亡阴、亡阳之分。亡阳者，当回阳以固脱，方如参附汤；亡阴者，当救阴以固脱，方如生脉散。

6. 阴阳反作的治疗原则：阴阳反作，即阴阳升降失常，可导致或心肾不交，上热下寒，或中枢不转，腹胀飧泄，或左右升降失调，中风昏厥，咳喘咯血等。

对心肾不交，上热下寒的病证，治宜清上温下，交通心肾。热亢于上，固与心阴不足而牵掣力弱有关，即所谓"阴不制阳"，但与肾阳亏虚不能鼓动肾阴上济心阴，共制心火亦有关。故在治疗上热时，既可滋养心阴和肾阴以制约心火，又可在滋养心肾之阴的基础上温补肾阳，以"据宅而招"，"同气相求"，"引火归元"。寒盛于下，既可因肾阳亏虚鼓动无力而致，即所谓"阳不制阴"，又与心阴不足而不能引心火下行，以助肾阳共温肾水有关。故治疗下寒时，既可温肾阳以祛下寒，又可滋养心阴以引心火下行，助肾阳共温肾阴以祛下寒。

对左升太过，右降不及的病证，治宜抑其太过，扶其不及。主要病机属左升太过者，治当平肝降气泻火，或佐滋养肺阴以肃降肺气，制约肝气之升发、肝火之亢炎，即所谓"平木佐金"之法；而主要病机属右降不及者，治当滋肺阴降肺气，或辅以疏肝解郁，或佐以清泻肝火，即所谓"佐金平木"之法。

对中枢不转而致腹胀飧泄的病证，治宜枢转中气。"清气在下则生飧泄"，病由脾阳不振，脾气不升，故治宜温补脾阳以升陷，脾阳充则水谷之精得以化为清气上升心肺诸脏，自无飧泄之虞；"浊气在上则生䐜胀"，病或因胃阴不足，或因胃火内盛，胃气不降而生，或因脾被湿困，不得健升而致，故治或滋胃阴，或泻胃火，或除湿醒脾，使胃阴得滋，胃火得泻，湿除脾升，则胃气必降，浊气自下，当无䐜胀之患。

（三）归纳药物的性能

中医学对药物的性能，主要是从气、味和升降浮沉等方面加以分辨的，而气、味和升降浮沉都借用了阴阳学说加以说明。

药性，主要有寒、热、温、凉四种，又称为"四气"。其中寒、凉属阴（凉略次之寒），温、热属阳（温略次之热）。能减轻或消除热证的药物，一般属于凉性或寒性；能减轻或消除寒证的药物，一般属于温性或热性。故临床上治疗热证，一般用寒凉性质的药物；治疗寒证，一般用温热性质的药物。

五味，即辛、甘、酸、苦、咸五种滋味。此外，有些药物属于淡味或涩味，所以不止以上五种，但习惯上仍称之为"五味"。药物的五味理论，一源于实际品尝而获得的味觉感受，二源于对药物效用的分析归纳。如辛味药性主发散，凡有发散作用的药物，不管其实际品尝所获得的味觉是什么，皆可言其为"辛"味。其他诸味以此类推。以阴阳来说明五味的属性，则辛、甘、淡味属阳，酸、苦、咸味为阴。如《素问·至真要大论》说：

"辛甘发散为阳，酸苦涌泄为阴，咸味涌泄为阴，淡味渗泄为阳。"

另外，《黄帝内经》又将药食按其性能分为"气"与"味"两类，与上述的"四气五味"药性理论中的"气"和"味"的内涵不同。据《黄帝内经》所言，"气"类药食质较轻清，善发散或温煦，故属阳；"味"类药食质较厚重，善通泄或滋养，故属阴。"味"类药食与"气"类药食据其功用又各有阴阳之分。如《素问·阴阳应象大论》说："阳为气，阴为味……阴味出下窍，阳气出上窍。味厚者为阴，薄为阴之阳。气厚者为阳，薄为阳之阴。味厚则泄，薄则通。气薄则发泄，厚则发热。""味"类药食一般具有化生精血以补养形体的作用，"气"类药食具有充养机体，推动生命活动的作用。如《素问·阴阳应象大论》又说："形不足者，温之以气；精不足者，补之以味。"

升降浮沉，是指中药进入人体之后的作用特点。升，即药性上升；降，即药性下降；浮，即药性发散；沉，即药性镇敛。凡具有升散发表、祛风散寒、涌吐、开窍等功效的药物，大多药性上行向外，或升或浮，或兼见两者，故属阳；凡具有泻下、清热、利尿、重镇安神、潜阳息风、消积导滞、降逆止呕、收敛摄纳等功效的药物，大多药性下行向内，或沉或降，或兼见两者。故属阴。

总之，养生防病，须"法于阴阳"；治疗疾病，要根据病证的阴阳失调情况确立相应的治疗原则，再结合药物性能的阴阳属性选择适当的药物，以纠正疾病过程中的阴阳失调，从而达到治愈疾病的目的。

【文献选录】

1. 左丘明：夫天地之气，不失其序。若过其序，民之乱也。阳伏而不能出，阴迫而不能烝，于是有地震。今三川实震，是阳失其所而镇阴也。阳失而在阴，川源必塞，源塞国必亡……气无滞阴，亦无散阳，阴阳序次，风雨时至，嘉生繁祉，人民和利。（《国语·周语上》）

2. 戴圣：故人者，其天地之德，阴阳之交，鬼神之会，五行之秀气也。故天秉阳，垂日星；地秉阴，窍于山川……故圣人作则，必以天地为本，以阴阳为端，以四时为柄，以日星为纪，月以为量，鬼神以为徒，五行以为质，礼仪以为器……是故夫礼必本于大一，分而为天地，转而为阴阳，变而为四时，列而为鬼神。（《礼记·礼运》）

3. 庄子：天地者，形之大者也；阴阳者，气之大者也；道者，为之公。（《庄子·则阳》）

4. 管仲：春者，阳气始上，故万物生；夏者，阳气毕上，故万物长；秋者，阴气始下，故万物收；冬者，阴气毕下，故万物藏。故春生、夏长、秋收、冬藏，四时之节也。（《管子·形势解》）

5. 管仲：春秋冬夏，阴阳之推移也；时之短长，阴阳之利用也；日夜之易，阴阳之化也。（《管子·乘马》）

6. 《周易》：天尊地卑，乾坤定矣……动静有常，刚柔断矣……在天成象，在地成形，变化见矣。是故刚柔相摩，八卦相荡……刚柔相推而生变化……一阴一阳之谓道。（《周易·系辞上》）

7. 吕不韦：太一出两仪，两仪出阴阳。阴阳变化，一上一下，合而成章。浑浑沌沌，离则复合，合则复离，是谓天常。天地车轮，终则复始，极则复反，莫不咸当。日月星辰，或疾或徐，日月不同，以尽其行。四时代兴，或暑或寒，或短或长，或柔或刚。万物所出，造于太一，化于阴阳。（《吕氏春秋·大乐》）

8. 刘安：是故天不发其阴则万物不生，地不发其阳则万物不成……道曰规，始于一，一而不生，故分而为阴阳，阴阳合和而万物生。故曰：一生二，二生三，三生万物……天地以设，分而为阴阳。阳生于阴，阴生于阳。阴阳相错，四维乃通，或生或死，万物乃成。(《淮南子·天文训》)

9. 《黄帝内经》：阴阳者，天地之道也，万物之纲纪，变化之父母，生杀之本始……积阳为天，积阴为地。阴静阳躁，阳生阴长，阳杀阴藏。阳化气，阴成形。"(《素问·阴阳应象大论》)

10. 《黄帝内经》：天有阴阳，地亦有阴阳……故阳中有阴，阴中有阳。所以欲知天地之阴阳者，应天之气，动而不息，故五岁而右迁；应地之气，静而守位，故六期而环会。动静相召，上下相临，阴阳相错，而变由生也。(《素问·天元纪大论》)

11. 杨上善：人同阴阳，故人亦有阳中之阳，阳中之阴，阴中之阴，阴中之阳也。(《黄帝内经太素·阴阳杂谈》)

12. 刘完素：殊不知一阴一阳之谓道，偏阴偏阳之谓疾。阴阳以平为和，偏为疾。万物皆以负阴抱阳而生，故孤阴不长，孤阳不成。(《素问玄机原病式》)

13. 严用和：论曰：一阴一阳之谓道，偏阴偏阳之谓疾。夫人之一身，不外乎阴阳气血，相与流通焉耳！如阴阳得其平，则疾不生；阴阳偏胜，则为瘤冷积热之患矣……施治之法：冷者热之，热者寒之，瘤者解之，积者散之。使阴阳各得其平，则二者无偏胜之患矣。(《济生方》)

14. 李中梓：天地造化之机，水火而已矣。宜平不宜偏，宜交不宜分。火性炎上，故宜使之下；水性就下，故宜使之上。水上火下，名之曰交。交则为既济，不交为未济。交者生之象，不交者死之象也。故太旱物不生，火偏盛也；太涝物亦不生，水偏盛也。煦之以阳光，濡之以雨露，水火和平，物将蕃滋，自然之理也。人身之水火，即阴阳也，即气血也。无阳则阴无以生，无阴则阳无以化。(《医宗必读》)

15. 徐大椿：阴阳者，天地之纲纪，万物之化生，人身之根本也。数之可千，推之可万。故病有阴阳，脉有阴阳，药有阴阳。以病言阴阳，则表为阳，里为阴；热为阳，寒为阴；上为阳，下为阴；气为阳，血为阴；动为阳，静为阴；言多为阳，言默为阴；喜明为阳，欲暗为阴；阳微不能呼，阴微不能吸；阳病不能俯，阴病不能仰。以脉言阴阳，则浮、大、滑、动、数皆为阳，沉、涩、弦、微、迟皆为阴。以药言阴阳，则升散为阳，敛降为阴；辛热为阳，苦寒为阴；行气分者为阳，血分者为阴；性动善走为阳，性静善守为阴。此皆医中之大法。迨阴中复有阳，阳中复有阴，则此少彼多，其中便有变化。若阳有余而便施阳治，则阳愈炽而阴愈消；阳不足而更施阴方，则阴愈盛而阳斯灭矣。

道产阴阳，原同一气。火为水之主，水为火之源，水火原不相离也。何以见之？水为阴，火为阳，象分冰炭，何谓同源？盖火性本热，使火中无水，其热必极，热极则亡阴而万物焦枯也；水性本寒，使水中无火，其寒必极，寒极则亡阳而万物寂灭矣。此水火之气，固不可呼吸相离也。其在人，即元阴元阳。(《杂病源》)

16. 吕震名：所谓病者，悉由乎阴阳之偏也。仲景治病诸法，第就其阴阳之偏胜者，剂其偏而病自已。故有时阳气亢极，但用纯阴之剂，不杂一毫阳药，非毗于阴也，育阴正以剂阳；有时阴气盛极，但用纯阳之剂，不杂一毫阴药，非毗于阳也，扶阳正以剂阴。其有阴阳气虽偏胜，而尚未至于偏极者，阳药方中必少加阴药以存津，阴药方中必少加阳药以化气。虽有时寒热互投，补泻兼进，似乎处方之甚杂，其实原乎阴阳互根之理，剂其偏

胜以协乎中。(《伤寒寻源》)

17. 石寿堂：阳不能自立，必得阴而后立，故阳以阴为基，而阴为阳之母；阴不能自见，必得阳而后见，故阴以阳为统，而阳为阴之父。根阴根阳，天人一理也。以定位言，则阳在上，阴在下，而对待之体立；以气化言，则阴上升，阳下降，而流行之用宏……若是阴阳互根，本是一气，特因升降而为二耳……阴气非能自升，必藉阳气乃升……阳气不可虚降，必含阴气以降。(《医原》)

18. 黄玉璐：阴阳互根：五藏阴也，而阳神藏焉，非五藏之藏，则阳神飞矣；六府阳也，而阴精化焉，非六府之化，则阴精竭矣。盖阴以吸阳，故神不上脱；阳以煦阴，故精不下流。阳盛之处而一阴已生；阴盛之处而一阳已化。故阳自至阴之位而升之，使阴不下走；阴自至阳之位而降之，使阳不上越。上下相包，阴平阳秘，是以难老。阴在内，阳之守也；阳在外，阴之卫也。阴能守则阳秘于内，阳能卫则阴固于外。阳如珠玉，阴如蚌璞，含珠于蚌，完玉以璞。而昧者不知，弃珠玉而珍蚌璞，是之谓倒置之民矣。(《素灵微蕴·藏象解》)

19. 芬余氏：天地之道，阴阳而已；阴阳之理，升降而已……一身之内，非阳伤则阴损，阳伤者不升，阴损者不降，不升不降，而生生之机息矣……故吾人业医，必先参天地之阴阳升降，了然于心目间，而后以药性之阴阳治人身之阴阳，药性之升降调人身之升降，则人身之阴阳升降自合于天地之阴阳升降矣。(《医源》)

(孙广仁　鲁明源)

主要参考文献

1. 张岱年. 中国哲学大纲 [M]. 北京：中国社会科学出版社，1982.

2. 印会河，张伯讷. 高等中医院校教学参考丛书：中医基础理论 [M]. 北京：人民卫生出版社，1989.

3. 任应秋. 中国医学百科全书：中医基础理论 [M]. 上海：上海科学技术出版社，1989.

4. 张立文. 中国哲学范畴精粹丛书：气 [M]. 北京：中国人民大学出版社，1990.

5. 张珍玉. 中医学基础 [M]. 北京：中国中医药出版社，1993.

6. 杨学鹏. 阴阳——气与变量 [M]. 北京：科学出版社，1993.

7. 孙广仁. 中国传统医学丛书：中医基础理论 [M]. 北京：科学出版社，1994.

8. 吴敦序. 普通高等教育中医药类规划教材：中医基础理论 [M]. 上海：上海科学技术出版社，1995.

9. 祝世讷. 阴阳平秘不等于阴阳平衡 [J]. 山东中医学院学报，1989，13 (5)：2-6.

10. 祝世讷. 阴阳的本质究竟是什么 [J]. 山东中医学院学报，1996，20 (1)：2-6.

11. 祝世讷. 再论阴阳平秘不等于阴阳平衡 [J]. 山东中医学院学报，1996，20 (2)：74-78.

12. 迟华基. 关于阴阳和阴阳学说概念的思考 [J]. 山东中医学院学报，1996，20 (2)：79-81.

13. 祝世讷. "阴阳自和"是人身阴阳的深层规律 [J]. 山东中医学院学报，1996，20 (3)：147-151.

14. 孙广仁. 试论阴阳互藏 [J]. 山东中医学院学报，1996，20 (5)：305-307.

15. 孙广仁. "十五"国家级规划教材：中医基础理论 [M]. 北京：中国中医药出版社，2002.

16. 孙广仁. 国际中医药针灸培训考试指导用书：中医基础理论 [M]. 北京：人民卫生出版社，2006.

17. 孙广仁. "十一五"国家级规划教材：中医基础理论 [M]. 北京：中国中医药出版社，2007.

18. 孙广仁. 全国高等中医药院校研究生规划教材：中国古代哲学与中医学 [M]. 北京：人民卫生出版社，2009.

19. 孙广仁. 简论五脏精气阴阳 [J]. 中医研究，1998，11 (1)：1-4.

20. 孙广仁. 脏腑精气阴阳理论体系的构建 [J]. 山东中医药大学学报，2000，24 (5)：322-325.

21. 孙广仁. 关于阴阳概念中的几个问题 [J]. 辽宁中医杂志，2000，27 (12)：536-538.

22. 孙广仁. 论"气分阴阳"对中医学气学理论的影响［J］. 南京中医药大学学报：社科版，2001，2（1）：11-13.

23. 孙广仁. 阴阳相对待概念之研讨［J］. 辽宁中医杂志，2001，28（7）：391-393.

24. 孙广仁，王洪武. 脏腑精气阴阳生理学体系概要［J］. 中医药通报，2002，1（1）：29-32.

25. 孙广仁，王洪武. 古代崇阴尊阳思想对中医理论的影响［J］. 山西中医学院学报，2002，3（4）：3-5.

26. 刘宝义，孙广仁. 中医两大阴阳学派及其合理性探讨［J］. 山东中医药大学学报，2003，27（2）：82-86.

27. 孙广仁.《周易》阴阳气论对中医学藏象理论的影响［J］. 南京中医药大学学报：社科版，2004，5（2）：75-77.

28. 孙广仁.《内经》阴气概念及相关的几个问题［J］. 山东中医药大学学报，2005，29（1）：41-43.

29. 孙广仁.《内经》中阳气的概念及相关的几个问题［J］. 山东中医药大学学报，2005，29（2）：140-142.

30. 李中正，孙广仁. 论人体阴阳交感［J］. 山东中医药大学学报，2005，29（2）：107-108.

31. 孙广仁.《内经》中阴虚概念及相关的几个问题［J］. 山东中医药大学学报，2005，29（3）：221-223.

32. 孙广仁.《内经》中阳虚的概念及相关的几个问题［J］. 山东中医药大学学报，2005，29（4）：300-301.

33. 孙广仁.《内经》中的气虚概念及相关的几个问题［J］. 山东中医药大学学报，2005，29（5）：380-382.

34. 孙广仁. 中医学的阴气、阳气概念辨析［J］. 中华中医药杂志，2005，20（11）：645-647.

35. 孙广仁. 道家的崇阴思想对中医藏象和养生理论的影响［J］. 南京中医药大学学报，2006，7（4）：198-200.

36. 孙广仁.《内经》中有关精气理论的几个核心概念的辨析［J］. 北京中医药大学学报，2007，30（4）：224-225.

37. 孙广仁. 脏腑精气阴阳的概念及其逻辑关系［J］. 中医药学刊，2008，26（10）：2099-2101.

38. 王琦. 高等中医药院校创新教材：中医体质学［M］. 北京：人民卫生出版社，2005.

39. 孙广仁，刘家义，张安玲，等. 中医基础理论难点解析［M］. 北京：中国中医药出版社，2001.

40. 孙广仁. 中医藏象生理学［M］. 北京：中国医药科技出版社，2002.

41. 刘宝义. 明于阴阳［M］. 济南：山东大学出版社，2007.

第三章

五 行 学 说

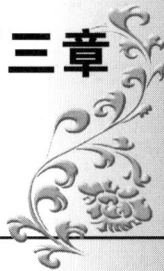

　　五行学说，是研究木、火、土、金、水五行的内涵、特性、归类及生克乘侮规律，并用以阐释宇宙万物的发生、发展、变化及相互关系的一种古代哲学思想。它既是中国古代朴素的唯物辩证的宇宙观和方法论，又是一种原始而质朴的系统论。

　　五行学说不仅认为宇宙万物万象由木、火、土、金、水五种基本物质的运动变化所生成，而且以朴素的系统观点，把天地万物看作是有同源结构的整体。宇宙中的万物可以在不同层次上分为木、火、土、金、水五类，从而构成不同级别的系统结构。五行之间的相生相克关系和"中控四方"联系，维持着系统内部和系统之间的相对稳定。因此，五行是宇宙万事万物具有的共同功能性结构，五行学说也就是研究事物内部和事物之间最一般的功能性结构关系的理论。

　　五行学说渗透到中医学中，与医学的理论和实践相结合，以五行的特性和生克乘侮规律来阐释人体五脏的生理特点、病理联系以及与外在环境的联系，指导疾病的诊断和防治。

第一节　五行的基本概念

　　"五行"一词，首见于《尚书》。如《夏书·甘誓》说"有扈氏威侮五行"，《尚书·洪范》说："鲧堙洪水，汩陈其五行"。

　　五行，即木、火、土、金、水五种物质及其运动变化。五行中的"五"，是指木、火、土、金、水五种构成世界的基本物质或基本元素；"行"，是指这五种物质的运动变化及其相互联系。如《尚书·洪范》疏曰："言五者，各有材干也。谓之行者，若在天，则为五气流行；在地，世所行用也。"

一、五行的语词意义

　　根据先秦及秦汉时期经史百家著作的论述，五行的含义主要有以下几个方面：

（一）五行是指五种基本物质

　　五行即指木、火、土、金、水五种基本物质，如《尚书·洪范》疏说："水火者，百姓之所饮食也；金木者，百姓之所兴作也；土者，万物之所资生也，是为人用。"此五种基本物质又称"五材"，如《左传·襄公二十七年》说："天生五材，民并用之，废一不可。"

（二）五行是指五种基本元素

　　五行是相互攙杂而构成宇宙万物的木、火、土、金、水五种基本元素，如《国语·郑语》说："以土与金、木、水、火杂，以成百物。"

（三）五行是指五大行星

五行是指九大行星中肉眼可见的辰星（水星）、太白星（金星）、荧惑星（火星）、岁星（木星）和镇星（又称填星，土星）。此五大行星乃运行于宇宙中的精气所化生。它们在宇宙中的运行有一定规律，并与四时气候的变化有着密切的联系，故称之为五行。如《史记·历书》说："黄帝考定星历，建立五行。"《汉书·天文志》说："五星不失行，则年谷丰昌。"

（四）五行是指六气

五行即自然界中的风火湿燥寒五气（六气）的运行变化，又称"天之五行"，它占有不同的方位和时序，表现为不同时序与方位的气候变化及由此产生的生物生长化收藏的变化，是对五时（四时）气候变化及其物候变化的抽象而形成的概念。

（五）五行是指木火土金水五种基本物质的特性

这是五行最具哲学意义的概念。如《尚书·洪范》说："五行：一曰水，二曰火，三曰木，四曰金，五曰土。水曰润下，火曰炎上，木曰曲直，金曰从革，土爱稼穑。"

二、五行的术语意义

根据以上对五行几种基本含义的分析和归纳，可见五行的基本内涵有以下几点。

（一）五行是一个抽象的概念

五行的本义，是构成宇宙万物的五种质料及其运动所产生的自然界万事万物万象的变化。天之五行，是对自然界中的风寒暑湿燥火"六气"的运动及其所引起的物候变化的抽象；地之五行，即存在于地的构成自然界万物的木火土金水五种基本元素，它们相互杂合而生万物，是对木火土金水五种基本物质的进一步抽象而形成的概念。但天之五行与地之五行皆由宇宙本原之精气所分化，有其共同的生成本原，故可"合而为一"来阐释宇宙万物万象的生成和变化。此即《素问·天元纪大论》所谓的"在天为气，在地成形"。因此，五行实为抽象的宇宙本原之气所分化，是宇宙万物万象的构成质料和本原，并非是具体的风寒暑湿燥火六种气候变化和可见的木火土金水五种自然物质。

（二）五行是对五类物质和现象之属性及其相互关系的表达

五行作为宇宙万物的构成质料或生成本原的意义，已如上述。但随着观察和认识的深化，尤其在《尚书·洪范》对五行特性作了经典性的阐释之后，五行的物质元素或质料的意义渐趋削弱和淡化，而其方法论的作用日益加强和突出，以致演变成一种既定的思维模式和理论框架。五行特性是从木、火、土、金、水五种自然物质中抽象出来的理性概念。以五行特性为依据，用取类比象和推演络绎的方法，将宇宙中相同、相近、相似性质的事物和现象分归于五行之中，再把这五种自然物在相互作用中所能体现出来的关系加以提炼、概括，并推演到所有被纳入五行之中的事物和现象之间，使它们也按照这种关系相互作用。经过如此反复的联系和推演，五行实际上已经变成宇宙一切事物和现象所共有的功能性结构模型，木、火、土、金、水也不再特指某种自然物，而是归纳宇宙万物并阐释其相互关系的五种属性。五行模型中的某一事物的实体是由什么构成的已不重要，重要的是从整体层面上考察事物之间及其内在要素之间的联系。因此，五行是中国古代一切事物普遍适用的整体性结构模型，是对世界上一切事物之间的普遍的相互联系和相互作用的一种特定方式的反映。

中医学以五行为世界观和方法论，用五行的相互联系、相互作用的概念来阐释人体的形态结构、生理功能、病理变化，并指导疾病的诊断和防治。

第二节　五行学说的形成

五行学说源于古人在生产和生活实践中对自然界各种事物和现象的观察，一般经历从原始概念的产生、对五行特性和相互关系的认识到学说的建立等几个阶段。

一、五行概念的产生之源

关于五行概念的产生根源，主要有以下几种说法。

（一）方位说

一般认为，五行的概念滥觞于殷商时期的"四方一位"观念。殷商时期的先民们通过对自然现象的观察，已经意识到农耕畜牧与从不同方位来的风雨有着密切的关系，从而产生在祭祀中对不同方位风雨的祈求。如在当时的甲骨文中已有"癸卯，今日雨。其自西来雨？其自东来雨？其自北来雨？其自南来雨？"的卜辞。殷人将商朝的领域称为"中商"，并以此为基点分辨东西南北四方，从而建立起"四方"观念。如甲骨文中又有"东土受年"、"西土受年"、"北土受年"、"南土受年"及"王贞受中商年"等卜辞（《卜辞通纂·天象门》）。

古人对"四方一位"的认识从"河图"中可初见端倪（图 2-3-1）。《周易·系辞上》说："河出图，洛出书，圣人则之。"

"河图"据传为上古伏羲时代由龙马背负出自黄河，故名"河图"。它以奇数个白圆为阳，为天数，以偶数个黑圆为阴，为地数，黑白相对阴阳相合两两呈生成关系，按下、上、左、右、中五个方位顺序排列。其中一、二、三、四、五为"生数"，六、七、八、九、十为"成数"，即："天一生水，地六成之，地二生火，天七成之，天三生木，地八成之，地四生金，天九成之，天五生土，地十成之。"又因为古人以坐北面南为正位，即前（上）南后（下）北，左东右西，结合这张图即呈现出东木、南火、西金、北水、中央土的五行模式。

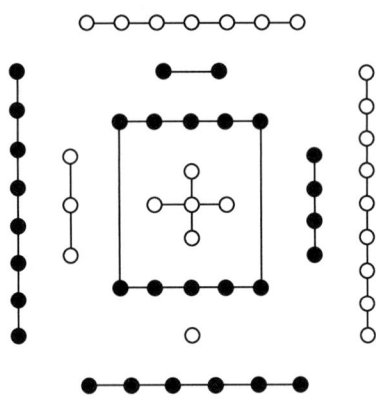

图 2-3-1　河图

天有四时，春夏秋冬；地有四方，东南西北；以五行类比，木居东主春，火居南主夏，金居西主秋，水居北主冬，唯余土行。有人将中央属土名之曰"五方"，但中央相对于其他四方而言是一个标位而非方向，故东南西北为方，中为位，合称"方位"，中央连接着四方，是四方交通的枢纽，并对四方起支援作用。所以土所主时也如中央枢转四方一样，是主春夏秋冬四时，而不是如其他四行各主一时。

战国时代的《管子·四时》也以方位起论，指出："东方曰星，其时曰春，其气曰风，风生木与骨，其德喜嬴而发出节时……南方曰日，其时曰夏，其气曰阳，阳生火与气，其德施舍修乐……中央曰土，土德实辅四时入出，以风雨节土益力，土生皮肌肤，其德和平用均，中正无私，实辅四时，春嬴育，夏养长，秋聚收，冬闭藏……西方曰辰，其时曰秋，其气曰阴，阴生金与甲，其德忧哀、静正、严顺，居不敢淫佚……北方曰月，其时曰冬，其气曰寒，寒生水与血，其德淳越、温怒、周密。"以东南西北应时春夏秋冬，以中央土实辅四时，进而有木火土金水五行的运动变化，构建了类似河图的五行模式。

（二）五材说和六府三事说

春秋时期出现了"五材说"和"六府三事说"。古人在日常的生产和生活实践中认识到木、火、土、金、水五种自然物质的功用，如《左传·襄公二十七年》说："天生五材，民并用之，废一不可。"五材是人们日常生活和生产中必不可少的水、火、金、木、土五种基本物质，如《尚书·洪范》疏说："水火者，百姓之所饮食也；金木者，百姓之所兴作也；土者，万物之所资生，是为人用。"

"六府三事说"先见于《尚书》，后见于《左传》。其具体内容与"五材说"大致一样，也指水、火、金、木、土五种物质，但另加了"谷"。如《尚书·大禹谟》说："水、火、金、木、土、谷，惟修；正德、利用、厚生，惟和。"《左传·文公七年》说："水、火、金、木、土、谷，谓之六府；正德、利用、厚生，谓之三事。"以上两说中的水、火、金、木、土，皆指实体的物质本身，并非为哲学的抽象概念。

（三）五星说

古代先民在生产和生活实践中，不仅认识到方位风雨对农牧业的影响，而且进一步认识到时间、季节、天体的运行变化对农耕稼穑的作用。在观察四时气候的变化和天体运动的规律的基础上，将天气的运行分为五个时节，即所谓"天之五行"。如《左传·昭公元年》说："分为四时，序为五节。"《管子·五行》说："作立五行，以正天时，以正人位，人与天调。"《白虎通·五行》说："言行者，欲言为天行气之义也。"又说："四时为时，五行为节。"古人在观察天体变化的过程中，逐渐发现了水、金、火、木、土五星，因其运动，故曰行星。此五星乃九大行星中用肉眼可观察到者，依次又称为辰星、太白星、荧惑星、岁星和镇星（或填星）。五星在宇宙中的运行有一定规律，并与四时气候的变化有着密切的联系，故称之为五行。《史记·历书》说："黄帝考定星历，建立五行。"《汉书·天文志》说："五星不失行，则年谷丰昌。"由此可见，五行是古人观星定律的产物，反映了四时气候变化的规律，是四时气候特点和生化特点的抽象，已不再是具体的五大行星。

（四）五种元素说

随着观察的不断深入，古人逐渐认识到木、火、土、金、水这五种基本物质，不但为人们生活和生产所必需，而且是构成宇宙万物的基本元素。此五种基本元素自身的运动变化，形成了缤纷多彩的物质世界，如《国语·郑语》说："以土与金、木、水、火杂，以成百物。"此"元素说"是由五种"自然物质"的概念抽象而来，已是具有哲学意味的概念了。

《尚书》始明确提出"五行"一词。如《尚书·夏书·甘誓》说："有扈氏威侮五行。"《尚书·洪范》说："鲧堙洪水，汩陈其五行。"此五行虽可能仍指水、火、木、金、土五种基本物质或元素，但其内涵中已具有"行"，即运动、变化和联系的含义，较"五材说"等有了很大发展，可以说这标志着五行概念的基本内涵已大致确立。

二、对五行特性和相互关系的认识

（一）对五行特性的认识

《尚书·洪范》对五行的特性从哲学的高度作了抽象概括，说："五行：一曰水，二曰火，三曰木，四曰金，五曰土。水曰润下，火曰炎上，木曰曲直，金曰从革，土爱稼穑。"

此时以"润下"、"炎上"、"曲直"、"从革"等五种物质的特性论"五行",可见此"五行"已经从实体的木、火、土、金、水五种物质中抽象出来,上升为哲学的理性概念。根据五行特性,可以用取类比象和推演络绎的思维方法,将自然界的各种事物和现象分归为五类,使"天之五行"与"地之五行"合而为一。因此,可以说《尚书》这部先秦著作的出现,标志着五行作为古代哲学概念的形成。

(二)对五行相互关系的认识

随着人们对木火土金水五种自然物质在相互作用过程中出现的各种现象的观察与推理,逐渐得出了此五种物质之间存在着既"相胜"又"相生"的内在联系。如《左传》中多次提到"火胜金"、"水胜火",已经具备了五行"相克"之雏形。《素问·宝命全形论》则明确指出了五种自然物质的相胜关系:"木得金而伐,火得水而灭,土得木而达,金得火而缺,水得土而绝。"古人正是在观察这五种自然物之间的相互作用过程中认识了五行之间的制约关系。另一方面,古人对自然气候制胜规律的认识,如风可胜湿,湿可胜寒,寒可胜热,热可胜燥,燥可胜风等,与五行概念相结合,则形成了木克土、土克水、水克火、火克金、金克木的五行相克次序。对五行相生,虽先秦著作中少有记载,但根据古人对四时气候及物候运转规律的认识,如春生、夏长、秋收、冬藏,用五行加以归纳,则产生木生火、火生土、土生金、金生水、水生木的五行相生规律。认识了五行之间的相生相克的内在联系,并广泛用于解释自然界各种事物和现象之间的关系及其发展变化,标志着古代哲学五行学说的形成。

需要说明的是,先秦思想家对"五行相胜"曾提出两种不同的见解:"常胜说"与"无常胜说"。"常胜说"认为五行之间存在着如《左传》所说的"火胜金"、"水胜火"等五行相胜规律,也就是目前教科书中所载的"五行相克规律"。"无常胜说"由墨翟提出,如《墨子·经下》说:"五行毋常胜。"《孙子·虚实》也说:"故五行无常胜。"而东汉时期的王充则认为"水火相更也,水盛胜火,火盛胜水"(《论衡·命义》)。实际上,"常胜说"表述的是五行之间的单相制约关系,而"无常胜说"试图表述五行之间的双相制约关系。后者虽在中医学中得到某些应用和印证,但因其不占主导地位,故终究没有发展起来。

对五行的排列次序,今本《黄帝内经》以及西汉以后各著作所载,与《尚书·洪范》所载有一定区别。《尚书》以"水"为五行之首,与古人认为水为万物生成之源的观念有关。如《管子·水地》说:"水者,何也?万物之本原也,诸生之根菀也。"今本《黄帝内经》及其以后的著作,皆将"木"作为五行之始,按木、火、土、金、水次序排列,递相资生,终而复始。这可能是古人观察、分析四时气候及物候变化而得出的结论。如西汉董仲舒《春秋繁露·五行之义》说:"木,五行之始也;水,五行之终也;土,五行之中也。此其天次之序也。木生火,火生土,土生金,金生水,水生木。"《素问·金匮真言论》、《素问·阴阳应象大论》等篇皆以东方(木)、南方(火)、中央(土)、西方(金)、北方(水)的次序来排列五行。由此可见,五行相生次序的确立,虽然晚于相克,但最迟在《黄帝内经》成书之时。

《黄帝内经》时期确立的五行相生次序,与人们观察到的自然界的变化规律相一致,又符合日常生活经验,因而得到广泛的应用和发展。但古代某些医家在运用这一五行相生规律来解释人体的生理功能和病理变化时,发现它也有些不尽如人意之处,因而试图将五行的"单相生"发展为"双相生"。如清代雷丰《时病论》说:"金能生水,水能润金。"

但因"双相生"之说与经旨不符，也与生活经验相悖，故没有得到大的发展。

中医学理论体系形成于战国至秦汉时期，这一时期形成及盛行的五行学说，必然为中医学所借鉴。中医学在阐释人与自然界的关系、人体自身的整体性和系统性、人体各系统之间的相互联系以及在临床诊断、病理分析、治疗用药和药理分析时，无一不用五行学说进行阐述。如《灵枢·阴阳二十五人》说："天地之间，六合之内，不离于五，人亦应之。"中医学在五行生克理论的基础上，进一步提出了五行乘侮理论，使五行学说更加充实完善，能够较好地解释医学领域中的一些较为复杂的问题如病理传变等。五行学说在其应用发展过程中，逐渐与医学理论和实践融为一体，成为中医学理论体系的组成部分。

第三节 五行学说的基本内容

五行学说，是研究五行的内涵、特性及生克规律，并以五行特性为依据归类自然界各种事物和现象，以生克规律来阐释各事物之间相互关系的古代哲学理论。其内容主要包括：五行特性，事物五行属性的推演和归类，五行的生克、制化、胜复、乘侮和母子相及。

一、五行特性

五行特性，是对木、火、土、金、水五种自然物质的表象及性质的直观抽象而形成的理性概念，是分析、归纳各种事物和现象的属性，研究各类事物内部相互联系的依据。因此，五行的特性，虽然来自木、火、土、金、水五种自然物质，但实际上已经大大超越了这五种具体物质本身，是这五种物质的抽象，因而具有更广泛更普遍的意义。《尚书·洪范》所说的"水曰润下，火曰炎上，木曰曲直，金曰从革，土爰稼穑"，是对五行特性的经典性说明。

（一）木的特性

"木曰曲直"。所谓"曲直"，是说树木的主干挺直向上生长，树枝曲折向上向外舒展，生长繁茂，随风招摇，故说木有升发、生长、条达、舒畅等特性。凡具有此类特性的事物和现象，都可归属于木。需要说明一点，目前多强调木的升发条达特性，强调肝的疏泄升发功能，似有点偏颇。其实木有能屈能伸两个方面的特性：伸则舒其条达之性，屈则还其柔和之质。这对临床诊治肝病有一定指导意义。肝气郁结自然应该升发疏泄之，但肝气亢逆者则应注重滋肝柔肝。

（二）火的特性

"火曰炎上"。所谓"炎上"，是说火在燃烧时，能发光放热，火焰飘浮于上，光热四散于外，故火有发热、温暖、光明、向上的特性。进而引申为凡具有温热、升腾、温通、昌盛、繁茂等作用的事物和现象，均可归属于火。火的温暖通达特性，对临床治疗心脏病变具有非常重要的意义。火热亢盛者固然应以寒凉之品清泻之，而心阳不充、血运不畅者则应以辛温和甘温之药温通之。

（三）土的特性

"土爰稼穑"。"稼穑"，是指庄稼的播种与收获，即所谓"春种曰稼，秋收曰穑"。土有播种庄稼，收获五谷，生长万物的作用。进而引申为土具有生长、承载、化生、长养的特性。在中国的传统文化中，古人对土别有感情，对土的作用特别重视，故有"土载四行"、"万物土中生，万物土中灭"、"土为万物之母"之说。凡具有此类生长、承载、化生等作用的事物和现象，皆可归属于土。

（四）金的特性

"金曰从革"。"从革"，有顺从和变革两个方面的含义。"顺从"即金的"刚强"特性的体现，"变革"是金的"柔和"之性的表达。现在通常所说"从革"，是指金有肃杀、收敛、潜降、清洁的特性，似也有点偏颇，因为这只强调了金的"从"的特性，而忽略了金的"革"的特性。金铸造兵器则刚而锋利，但所铸兵器的形状可随人意而改变，故金还有其"柔和"的特性。如《尚书·洪范》在疏证"金曰从革"时说："可改更者，可销铸以为兵器也。""金可以从人改更，更言其可为人用之意也。"因此，刚柔相济，从革相合，是金的特性。肺在五行属金，金的这一特性对认识肺的宣发肃降功能及其病证的临床诊治，都有一定的指导意义。另外，还有人认为，"金曰从革"是说金属是由对矿物的冶炼而成，即所谓"革土成金"。

（五）水的特性

"水曰润下"。所谓"润下"，是指水有滋润寒凉，性质柔顺，流动趋下的特性。进而引申为凡具有寒凉、滋润、向下、闭藏等特性的事物和现象，均可归属于水。水的这一特性对肾的藏精、主水功能的解释，在方法上具有类比思维的意义，故肾在五行属水。

需要指出，由于五行之气与阴阳二气都是宇宙中的本原之气即元气之所分化，故五行之气所构成的木、火、土、金、水五种基本物质中，自然存在着阴阳两个方面的属性。这就是通常所说的：五行之中有阴阳，阴阳之中寓五行；"阴阳为五行之气（性），五行为阴阳之质"。五行中的任何一行，都含有阴阳两个方面的属性。如"木曰曲直"，说明木有条达与柔和的两种属性：条达属阳，柔和属阴。"金曰从革"，说明金有顺从与变革的两种属性：顺从属阴，变革属阳。"水曰润下"，水虽因寒凉滋润而属阴，但由天阳所生，即所谓"天一生水"；"火曰炎上"，火虽因温暖发热而属阳，但由地阴所生，即所谓"地二生火"。因此，不仅金、木中有阴阳，而且水、火之中也有阴阳。此即阴阳之中复有阴阳之谓。认识五行之中寓含阴阳，一则可将五行学说与阴阳学说作一有机的联系，二则可较确切地表达五行中任何一行的特性，三则可较明确地表达五脏中的任何一脏的脏气的运动趋势及其功能。

二、事物和现象的五行归类

（一）事物五行归类的依据

古代思想家以五行特性为依据，将自然界中的各种事物和现象的某种性质和作用特点，与五行特性相类比，把类同于某一特性的事物和现象归纳于某一行中。如此将自然界的各种事物和现象，分归于五行之中，构建了五行系统。

事物五行属性的推演和归类，首见于《尚书》。《尚书·洪范》说："润下作咸，炎上作苦，曲直作酸，从革作辛，稼穑作甘。"此将五味分归于五行之中。对其由来，郭沫若先生曾作如下解释："'润下作咸'，是从海水得出的观念；'炎上作苦'，是物焦则变苦；'曲直作酸'，是由木果得来；'稼穑作甘'，是由酒酿得来；'从革作辛'这句话，想不出它的胚胎。本来'辛'味，照现代生理学说来，并不是独立的味觉，它是痛感和温感合成的。假使侧重痛感来说，金属能给人辛味，也勉强说得过去。"

其后，《左传》又将五色、五声等分归于五行。如《左传·昭公元年》说："天有六气，降生五味，发为五色，徵为五声，淫生六疾……分为四时，序为五节，过则为灾。"

《吕氏春秋》则以五行为纲，把气候、天象、物候等自然现象与农事、政令、祭祀等社会活动联结起来，构成一个无所不包的整体系统。

到《黄帝内经》时期，不仅将气候、声、色、味等分归于五行，而且将人体的脏腑、形体、官窍、情志等也分归于五行。这在《素问·金匮真言论》、《素问·阴阳应象大论》等篇章中作了充分的表述。因而到《黄帝内经》时期，古人已经构建了人体内外环境相联系的五行系统，表达了人体自身的整体性及人与自然环境的统一性的观念。

（二）事物五行归类的方法

事物的五行归类，是以取象比类与推演络绎为基本方法的。

1. 以取象比类法将事物和现象直接五行归类　所谓取象比类，即从事物的形象中找出能反映其本质的特征，直接与五行各自的特性相比较，以确定其五行属性的方法。方位、时序及五脏的五行属性即是用此种方法确定的。

如以四时配五行为例：春季草木萌发，蛰虫复醒，生机盎然，与木之特性相类似，故归属于木；夏季赤日炎炎，地气上腾，生机繁茂，与火的特性相类似，故归属于火；长夏（夏至之后，处暑之前的一段时间）多雨，气温高而湿度大，最利于谷物的灌浆，果实的成熟，是决定农作物收成的最重要时刻，与土主生化的特性相类似，故归属于土；秋风一起，万物萧条，生机潜降，与金的特性相类似，故秋季属金；冬季严寒，蛰虫深藏，与水的特性相类似，故归属于水。

再以五脏配五行为例：肝之性，喜舒展条达而主升，故归属于木；心推动血液运行，温暖全身，故归属于火；脾主运化，为机体提供营养物质，故归属于土；肺主肃降而喜清洁，故归属于金；肾主宰水液代谢而主藏精，故归属于水。

从以上举例中可以看出，事物的五行属性的直接归类，只是以事物的部分特性与五行特性相类比而得出的推断，因而以这种归类方法而得出的结果，不是必然的，而是或然的，有时还有点牵强附会，存在着一定的局限性。

2. 以推演络绎法将事物和现象间接五行归类　所谓推演络绎，即根据已知的某事物的五行属性，推演与此事物相关的其他事物的五行属性的方法（如逻辑推理的"三段论"）。如自然界的五化、五色、五味以及人体的五脏（六腑）、五体、五官、五志等的五行属性，皆是以此方法推演的。

如以自然界的五气配五行为例：长夏属土，湿为长夏主气，故湿也属土；秋季属金，燥为秋季主气，故燥也属金；其他以此类推。

再以人体的六腑、五体、官窍、五志为例：肝属木，肝与胆相表里，主筋，在窍为目，在志为怒，在液为泪，故胆、筋、目、怒、泪也归属于木；心属火，心与小肠相表里，主脉，开窍于舌，在志为喜，在液为汗，故小肠、脉、舌、喜、汗也归属于火；其他以此类推。

从以上举例可以看出，以推演络绎方法将事物和现象分归于五行，首先要求"大前提"和"小前提"都是正确的，推演络绎出的结果才是可信的。

因此，以五行特性为依据，运用取象比类和推演络绎的方法，将自然界千变万化、千姿百态的事物和现象分归于五大类。而每一类的各种事物之间都有着一定的联系。如根据《素问·阴阳应象大论》所说的"东方生风，风生木，木生酸……"等，说明东方、风、酸、青等都与肝有某种联系，由此而构筑了人与自然环境的统一。就人体自身来说，同样也可根据五行特性，运用取象比类和推演络绎的方法，将人体的各个脏腑组织器官和心身功能，分归于以五脏为中心的五个生理病理系统，构建了以五脏为中心的五行藏象体系。

将事物和现象进行五行归类的意义在于：通过五行归属，将自然界的各种事物和现象以及人体的各个脏腑组织器官和生理病理征象，作了广泛的联系，并分别归属于五行中，如此则构建了人体内外环境相联系的五行系统，确立了人体自身的整体性及人与自然环境相统一的整体观念。另一方面，也是更有意义的，此种事物和现象的归类，将五行的内涵作了扩充，发展了五行的方法论方面的意义，使五行变成联结宇宙万物（包括人类），表述它们之间相互联系、相互作用的一个宇宙万物共有的功能性模型。

现代研究认为，五行学说是原始而质朴的系统论。五行系统以取象比类和推演络绎的方法将自然界的各种事物和现象分归于五行而构成，与控制论的同构理论相似。因控制论的同构理论，就是应用类比模拟的方法，在不同的比象中寻找所谓同构性，即相同的属性、功能和行为，并以此分析和揭示自然系统和人造系统中所进行的信息整理过程和控制过程的一般规律。因而可以认为，五行系统是五个同构系统的集合，而它们之间的相生相克联系，可视为信息的输入或输出。

另外，关于五脏、形体、官窍的五行配属，古人尚有不同的认识。对五脏与五行的不同配属，章太炎的《论五脏附五行无定说》已经提出这一点，近几年也引起医学界的重视和讨论。五脏配五行，除了现在通用的"肝木、心火、脾土、肺金、肾水"的配属模式外，在古文《尚书》、《吕氏春秋》、《礼记·月令》等古代文献中，尚有"脾木、肺火、心土、肝金、肾水"的配属模式。今本《黄帝内经》与今文《尚书》等古代书籍中五脏与五行的配属模式，即现行的配属模式，因与医学的理论和实践相符合，至今仍在应用，历经千年，未曾改变。而古文《尚书》、《吕氏春秋》和《礼记·月令》的配属模式，与古代祭祀有关，对中医学没有什么影响，也未被中医学所采用。

今本《黄帝内经》，因非一时一人之作，故对五行与自然界某些事物、现象及人体的脏腑、形体、官窍等的配属上存有分歧。下面是《素问·金匮真言论》、《素问·阴阳应象大论》、《素问·脏气法时论》、《素问·宣明五气》、《素问·五运行大论》、《素问·五常政大论》、《灵枢·五味》、《灵枢·五音五味》八篇有关事物和现象的五行配属比较（表 2-3-1）。

表 2-3-1 《黄帝内经》五行与事物和现象的配属比较表

五行	木	火	土	金	水	《黄帝内经》篇名
方位	东	南	中	西	北	
五季	春	夏	长夏	秋	冬	脏气法时论
	春	夏	季夏	秋	冬	五音五味
气候	风	热	湿	燥	寒	阴阳应象 五常政大论
	温和	炎暑	溽蒸	清切	凝肃	五常政大论
星宿	岁星	荧惑	镇星	太白	辰星	
生数	三	二	五	四	一	
成数	八	七	十	九	六	

续表

天干	甲乙	丙丁	戊己	庚辛	壬癸	
	丁壬	戊癸	甲己	乙庚	丙辛	天元纪大论
五味	酸	苦	甘	辛	咸	五常政大论
五色	青	赤	黄	白	黑	金匮真言论
	苍	赤	黄	白	黑	阴阳应象大论　五常政大论
五音	角	徵	宫	商	羽	
五臭	臊	焦	香	腥	腐	
五化	生	长	化	收	藏	阴阳应象大论
	生荣	蕃茂	丰满	坚敛	凝坚	五常政大论
品类	草木	火	土	金	水	
五果	李	杏	枣	桃	栗	
五菜	韭	薤	葵	葱	藿	
五畜	鸡	羊	牛	马	彘	金匮真言论
	犬	羊	牛	鸡	豚　彘	脏气法时论　五音五味　五味
	犬	马	牛	鸡	彘	五常政大论
五谷	小豆	麦	粳米	黄黍	大豆	脏气法时论
	麻	麦	稷	黍	大豆	五音五味
	麻	麦	稷	稻	豆	五常政大论
	麻	麦	杭米	黄黍	大豆	五味
	麦	黍	稷	稻	豆	金匮真言论
五脏	肝	心	脾	肺	肾	
五腑	胆	小肠	胃	大肠	膀胱	
五体	筋	脉	肉	皮	骨	
官窍	目	舌	口	鼻	耳	阴阳应象大论
	目	舌	口	鼻	二阴	五常政大论
	目	耳	口	鼻	二阴	金匮真言论
五液	泪	汗	涎	涕	唾	
五神	魂	神	意	魄	志	
五志	怒	喜	思	悲	恐	
五声	呼	笑	歌	哭	呻	
变动	握	忧	哕	咳	栗	阴阳应象大论
病位	颈项	胸胁	脊	肩背	腰股	金匮真言论
病变	里急支满	瘛	否	咳	厥	五常政大论

三、五行相生与相克

五行的相生与相克，是指五行之间存在着动态有序的相互资生和相互制约的变化，从而维系五行系统的平衡和稳定，促进事物的生化不息。一般用于阐释自然界的正常变化和人体的生理活动。

（一）五行相生

五行相生，是指木、火、土、金、水五行之间存在着有序的依次递相资生、助长和促进的关系。

五行相生的次序是木生火，火生土，土生金，金生水，水生木。依次递相资生，往复不休（图2-3-2）。

五行的这一相生次序，是古人对季节气候的变化顺序进行分析总结而得出的认识，如《春秋繁露·五行之义》说："木，五行之始也；水，五行之终也；土，五行之中也。此其天次之序也。木生火，火生土，土生金，金生水，水生木。"今本《黄帝内经》应用这一相生次序来说明人体中脏腑之间的依次递相资生关系，如《素问·玉机真脏论》指出"五脏受气于其所生"："肝受气于心"，"心受气于脾"，"脾受气于肺"，"肺受气于肾"，"肾受气于肝"。《素问·阴阳应象大论》所说的"筋生心……血生脾……肉生肺……皮毛生肾……髓生肝"等，亦即木生火，火生土，土生金，金生水，水生木之义。故张介宾《类经·运气类》说："天一生水，水生木，木生火，火生土，土生金，金生水，循环无端。"又说："水为木之化元，木为火之化元，火为土之化元，土为金之化元，金为水之化元，亦运化无穷也。"

五行之间的递相资生，犹如母子之间的代代相继，故《难经》喻为"母子"关系。生我者为母，我生者为子。因此，所谓五行相生，实为五行中的任何一行对其"子行"的资生、助长和促进。

（二）五行相克

五行相克，是指木、土、水、火、金五行之间存在着有序的递相克制和制约关系。

五行相克的次序是木克土，土克水，水克火，火克金，金克木。依次递相制约和克制，循环不止（图2-3-2）。

五行相克及其次序，可能源于古人在观察木火土金水这五种自然物质的相互作用过程中产生的直观而朴素的认识，如《素问·宝命全形论》说："木得金而伐，火得水而灭，土得木而达，金得火而缺，水得土而绝。"同时也可能是古人对四时（五时）气候"相胜"认识的反映，如《素问·金匮真言论》说："春胜长夏，长夏胜冬，冬胜夏，夏胜秋，秋胜春。"

五行之间的相克关系，《黄帝内经》称为"所不胜"与"所胜"之间的关系。克我者为所不胜，我克者为所胜。以"木"与"土"之间的关系为例：木克土，故木为土之"所不胜"；土被木克，故土为木之"所胜"。因此，五行相克，实际上是指五行中的任何一行对其"所胜行"的制约与克制。

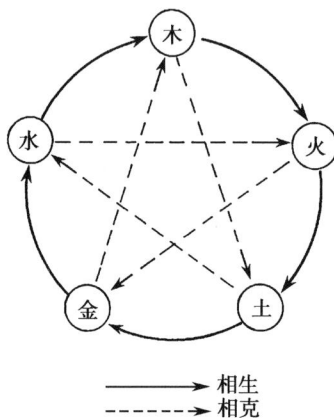

图2-3-2　五行相生相克示意图

四、五行制化与胜复

五行的制化与胜复，是指五行之中存在着既相互资生又相互制约的联系以及有胜则有复的调节机制。通过五行系统中的这种固有的内在联系和自我调节机制，维系了五行系统自身的协调和稳定。

（一）五行制化

五行制化，是指五行相生与相克关系的结合，即五行之间既相互资生又相互制约，以维持五行之间的协调和稳定。制化，即"制则生化"（《素问·六微旨大论》）之义。五行之相生与相克是不可分割的两个方面：没有生，则没有事物的发生与成长；没有克，就没有在协调稳定下的变化与发展。只有生中有克，克中有生，相反相成，协调平衡，事物才能生化不息。诚如张介宾《类经图翼·运气上》所说："造化之机，不可无生，亦不可无制，无生则发育无由，无制则亢而为害。"

五行的制化规律是"亢则害，承乃制，制则生化"（《素问·六微旨大论》）。五行之中某一行过亢之时，必然承之以"相制"，才能防止"亢而为害"，维持事物的生化不息。故《黄帝内经》强调五行系统中存在制约和克制的重要性，《素问·五脏生成》将"所不胜"一方称为"主"，也是这一思想的表达："心……其主肾也；肺……其主心也；肝……其主肺也；脾……其主肝也；肾……其主脾也。"

五行之间的制化调节，具体地说，则是木生火，火生土，而木又克土；火生土，土生金，而火又克金；土生金，金生水，而土又克水；金生水，水生木，而金又克木；水生木，木生火，而水又克火。如此往复循环。也就是说，五行之中只要有一行过于亢盛，必然接着有另一行来克制它，从而出现五行之间新的协调和稳定。

现代研究认为，五行的生克制化观点与控制论的反馈调节原理有密切的联系。五行中的每一行都是控制系统，也都是被控对象。五行的生与克，实际上就是代表控制信号和反馈信号两个方面。从控制论而言，五行的生克制化，就是由控制系统和被控制对象构成的复杂调控系统，对系统本身控制和调节以维持其协调和稳定。

五行中的每一行，皆可同时发出和接收相生和相克两种相反的控制信息，因而五行的反馈调节表现为正反馈和负反馈两种形式。当某一行发出相生的信息，另一行接收到的也是相生信息，或某一行发出相克信息，另一行接收到的也是相克信息时，则反馈作用是加强的正反馈；当某一行发出的是相生信息，另一行接收到的是相克信息，或某一行发出的是相克信息，另一行接收到的是相生信息时，则反馈作用是减弱的负反馈。正反馈导致系统的偏离越来越大，负反馈则使系统的偏离趋向于正常。五行的反馈调节是以负反馈为主，通过五行之间的负反馈效应，维持系统的整体的稳定和正常发展。

五行之间的生克制化关系，构成了一种反馈调节回路。通过五行之间的负反馈效应而使五行系统整体上维持稳定与协调。下面以木行亢盛为例说明五行之间的负反馈调节（图2-3-3）。

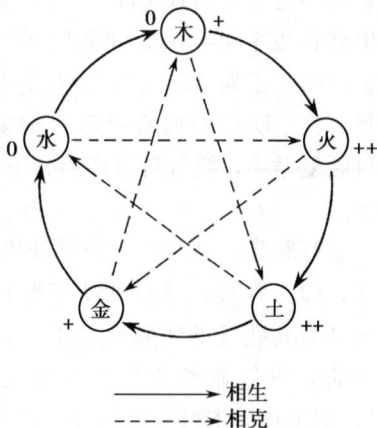

图 2-3-3　五行制化示意图

上图中，木以（＋）生火，则火得生为（＋＋）；火以（＋＋）生土，则土得生应为（＋＋＋），但木以（＋）克土，土被克则还有（＋＋）；土以（＋＋）生金，金得生则应为（＋＋＋），但火以（＋＋）克金，则金被克还有（＋）；金以（＋）生水，水得生则为（＋＋），但土以（＋＋）克水，则水实为（0）；同时金以（＋）克木，则木原（＋）之亢盛因被克而复得平也为（0）。至此，五行中的每一行都发生了变化，但变化的结果在五行系统的整体是（0），即稳定不变。

五行中的任何一行都受着整体调节，而其本身的变化也影响着整体。五行的这种反馈调节模式，表达了五行系统在运动中维持着整体稳定协调的机制。一旦这一自我调节和控制机制失常，则出现亢害或不及的变化，在自然界表现为异常的气候变化，在人体则表现为疾病状态。

（二）五行胜复

胜，即"胜气"；复，即"复气"，又称"报气"。五行中某一行过于亢盛，或相对偏盛，则引起其所不胜行（即"复气"）的报复性制约，从而使五行系统复归于协调和稳定。这种按相克规律的自我调节，称为五行胜复。

五行胜复，源于《黄帝内经》七篇大论的运气学说。胜气的出现，一是由于五行中某一行太过，即绝对偏盛，二是由于五行中某一行不足而致其所不胜行相对偏盛。复气因胜气的出现而产生，即先出现胜气，然后有复气产生，以对胜气进行"报复"，使胜气复平。复气即胜气的所不胜行：若胜气为木行，则复气为金行；若胜气为火行，则复气为水行；若胜气为土行，则复气为木行；若胜气为金行，则复气为火行；若胜气为水行，则复气为土行。

五行胜复的规律是："有胜则复"（《素问·至真要大论》），"子复母仇"。五行中的某一行的偏盛，包括绝对偏盛和相对偏盛，则按相克次序依次制约，引起该行的所不胜行（即复气）旺盛，以制约该行的偏盛，使之复归于平衡，以致整个五行系统复归于协调和稳定。下面以木行的偏盛为例来说明"复气"的产生和"子复母仇"的过程（图2-3-4）。

上图中，木亢（＋）乘土引起土衰（－），土衰则不能制水而致水盛（＋），水盛乘火而使火衰（－），火衰则不能制金而致金旺（＋），金旺则乘木而使木行的偏盛得以平复（0）。此处的木行的偏盛是"胜气"，而金行的旺盛为"复气"，金行的旺盛是对木行偏盛的报复。其余四行的偏盛引起的报复，以此类推。如此经过胜复循环，胜气得以抑制，五行系统复归于协调、稳定。

五行胜复，又称为"子复母仇"。因五行的某一行偏盛，即为胜气；该行的所不胜行，是其复气；而此复气又为其胜气的所胜行之子行。复气之母行受其胜气所害，复气制约胜气，为母复仇，故称"子复母仇"。如上述的木行偏盛为胜气，金行旺盛为复气；木

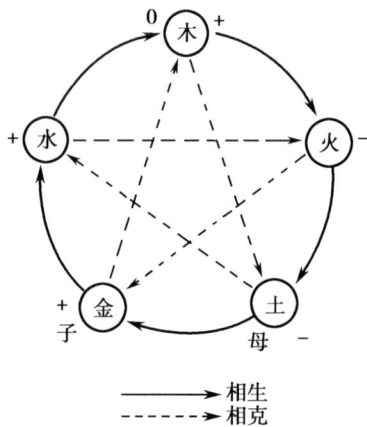

图 2-3-4 五行胜复示意图

亢乘土，金为土之子，金旺则能克木，使木行之偏盛得以平复，则为子复母仇。明代张介宾《类经·运气上》说："自其胜复者言，则凡有所胜，必有所败；有所败，必有所复。母之败也，子必救之。如水之太过，火受伤矣，火之子土，出而制焉；火之太过，金受伤

矣，金之子水，出而制焉；金之太过，木受伤矣，木之子火，出而制焉；木之太过，土受伤矣，土之子金，出而制焉；土之太过，水受伤矣，水之子木，出而制焉。"因此，五行胜复，子复母仇，实指五行系统内部出现不协调时，系统本身所具有的一种反馈调节机制。这一反馈调节机制，可借以说明自然界气候出现异常时的自行调节，也可借以说明人体五个生理病理系统内部出现异常时的自我调节，并可指导治法的确定和方药的选择。

五、五行相乘与相侮

五行的相乘和相侮，均属五行的异常克制现象。五行之间正常的相克关系被破坏而自我调节机制失常时，就出现五行的相乘、相侮。故它们一般用来说明自然界的异常气候和人体的病理变化。

（一）五行相乘

相乘，即乘虚侵袭之义。五行相乘，是指五行中的一行对其"所胜行"的过度克制和制约，又称"倍克"。

五行相乘，实为五行之间过度的"相克"，故相乘的次序与相克相同（图2-3-5）。即木乘土，土乘水，水乘火，火乘金，金乘木。

导致五行相克异常而出现相乘的原因一般有三：

1. 所不胜行过于亢盛，因而对其所胜行的制约太过，使其虚弱。如木行过亢，则过度克制其所胜行土，导致土行虚弱不足，称为"木亢乘土"。临床上所见的剧烈的情志变化引起的脾胃功能失调，一般属此种情况。

2. 所胜行过于虚弱，其所不胜行则相对偏亢，故所胜行也受到其所不胜行的加倍的制约而出现相乘。如木行虽然没有过亢，但土行已经过于虚弱不足，木对土来说属相对偏亢，故土行也受到木行的较强的克制而出现相乘，称为"土虚木乘"。临床上所见的慢性胃病因情绪变化的发作，多属此种情况。

3. 既有所不胜行的过于亢盛，又有其所胜行的虚弱不足，两者之间的力量的差距拉大，则出现较重的相乘。如既有木行的过亢，又有土行的虚弱不足，则两者之间则出现更为严重的相乘。一般称为"木乘土"。临床上所见的肝气郁结或亢逆，而脾胃功能早已虚弱不足，则易发生较重的"肝气乘脾"病理变化，患者的病情也较重。

（二）五行相侮

相侮，有恃强凌弱之义。五行相侮，是指五行中的一行对其"所不胜行"的反向制约，又称"反克"。

五行相侮，实为五行之间的反向克制，故相侮的次序与相克、相乘相反。即木侮金，金侮火，火侮水，水侮土，土侮木。依次循环（图2-3-5）。

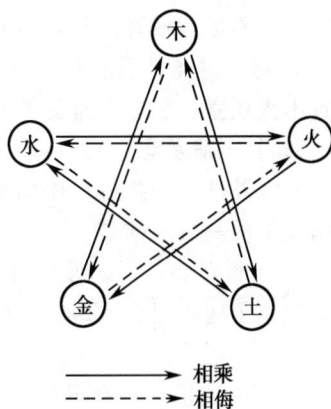

图2-3-5　五行相乘相侮示意图

引起五行相克异常而产生相侮的原因，一般也有三：

1. 所胜行过于亢盛，不仅不受其所不胜行的制约，反而反向克制其所不胜行，因而出现相侮。如木行过于亢盛，不但不受其所不胜金行的制约，反而欺侮金行，一般称为"木亢侮金"，或"木火刑金"。临床上常见的"左升太过，右降不及"的肝火犯肺证，即属此种情况。

2. 所不胜行虚弱不足，而其所胜行则相对偏亢，故所不胜行必然受到其所胜行的反向克制而出现相侮。如金行虚弱不足，而木行相对偏亢，金行不但不能制约木行，反而被木行反向克制，一般称为"金虚木侮"。临床所见的慢性肺病（如肺结核）常因情绪剧烈变化而加重或发作，即属此种情况。

3. 既有所胜行的过于亢盛，又有其所不胜行的虚弱不足，两者的力量差距拉大，易出现较为严重的相侮。如既有金行的虚弱不足，又有木行的过于亢盛，两者差距拉大，相侮则较为严重。一般称为"木侮金"。临床所见的既有慢性肺病长期不愈，肺精气已虚，又有较为强烈的情绪刺激，肝气正亢，因而发作为较为深重的病证，一般属于此种情况。

（三）相乘与相侮的关系

相乘与相侮的概念，皆源于《黄帝内经》，是中医学对古代哲学的五行学说的发展。相乘与相侮，都属于不正常的相克现象，既有联系，又有区别。两者的区别在于相乘是按五行相克次序的克制太过，相侮则是与相克次序相反方向的克制异常。两者的联系在于发生相乘时，有时也可同时出现相侮；发生相侮时，有时也可同时伴有相乘。两者皆用于阐释疾病的病理变化。如《素问·五运行大论》说："气有余，则制己所胜而侮所不胜；其不及，则己所不胜，侮而乘之，己所胜，轻而侮之。"既指出了五行相乘与相侮的产生原因，又说明了相乘与相侮之间的关系。

六、母子相及

母子相及，包括母病及子和子病及母两类，皆属五行相生关系失常而出现的变化。

（一）母病及子

母病及子，是指五行中的某一行失常，影响到其子行，导致母子两行皆异常的变化。母病及子的一般规律：

1. 母行虚弱，累及其子行也不足，导致母子两行皆虚。即所谓"母能令子虚"。如水虚不能生木，引起木行也不足，结果水竭木枯，母子俱衰。临床上常见的肾精亏虚，引起肝精肝血不足，或肾阴亏虚引起肝阴不足而肝阳上亢的病变，即属此类。

2. 母行过亢，引起其子行亦盛，导致母子两行皆亢。如木行过亢，可引起火行过旺，导致木火俱盛。临床上常见的肝火亢盛引致心火亦亢，出现心肝火旺的病变，即属此类。

（二）子病及母

子病及母，是指五行中的某一行异常，影响到其母行，导致子母两行皆异常的变化。子病及母的一般规律是：

1. 子行亢盛，引起母行也亢盛，结果是子母两行皆亢，即所谓"子能令母实"，一般可称为"子病犯母"。如临床上可见心火过亢引起肝火亦旺，结果导致心肝火旺的病理变化。

2. 子行亢盛，劫夺母行，导致母行虚衰，一般可称为"子盗母气"。如临床上可见肝火太盛，下劫肾阴，导致肝阴肾阴皆虚的病理变化。

3. 子行虚弱，上累母行，引起母行亦不足，一般也可称为"子盗母气"。如临床上可见心血亏虚引起肝血亦不足，终致心肝两虚的病理变化。

第四节 五行学说在中医学中的应用

五行学说在中医学中的应用，主要是以五行特性来类比五脏的生理特点和构建以五脏为中心的生理病理学体系，以五行的生克制化运动规律来分析研究脏腑之间的相互关系，以生克关系的失常来分析和阐释脏腑病理状态下的相互影响。因此，五行学说在中医学中不仅被用作理论上的阐释，而且还具有指导临床诊治的实际意义。

一、阐释人体生理

五行学说用于阐释人体生理，主要是用五行特性类比五脏的生理特点，演绎五脏与六腑、形体、官窍的联系，说明五脏之间的相互关系及五脏与自然环境之间的联系。借助于五行学说，中医学建立了人体自身的整体性及人与自然环境统一性的认识，构筑了中医学的整体观。

(一) 类比五脏的生理特点

五行学说将人体的五脏分归于五行，以五行特性来类比五脏的功能特点。如：

木性"曲直"，木既有升发、生长、伸展之性，又有柔和、屈曲之性。而肝的禀性是既喜条达舒畅，又喜柔和滋润。故肝属木。肝病气机郁滞之时，当伸其舒展条达之性；肝病气机亢逆之时，则应还其柔和涵养之质。

火性"炎上"，火有温暖、兴奋和向上、向外发越之性，而心有搏动不息以维持人体之体温和生命之性，故心属火。心病若是温暖、发越之性不足，则应采用"温通"之法。心虽属火，但火中有水。心病若是火亢有余，可发越之，即所谓"火郁发之"，也可滋水以制之。

土性"稼穑"，土有培育庄稼，长养万物的特性，即所谓"土为万物之母"。而脾胃居中焦，腐熟、运化水谷为精微，以支撑人体的生命活动，故脾胃属土。脾为阴土而主升，胃为阳土而主降。脾胃升降协调，精微得以化生和输布，糟粕得以降下和排泄。故脾病治应升，胃病治当降。

金性"从革"，金既有顺从、肃杀、敛降之性，又有变革、成形之性。而肺既有肃降之性，又有宣发之性，故肺属金。肺病气机不降而逆上之时，当肃降肺气，复其敛降之性；肺病气机不宣而郁滞之时，应宣发肺气以复其变革之性。

水性"润下"，水有滋润、寒凉、静谧、闭藏等特性，肾具有藏精、主水、纳气等功能，故肾属水。肾病精气亏虚，闭藏失职，当补养精气以复其"润下"之性；肾虽属水，但水中寓有相火。肾病相火上僭之时，当滋水制火兼以温阳，以"同气相求"，"据宅而招"，"引火归元"。

(二) 演绎五脏与六腑形体官窍情志的联系

以五脏为中心，用五行学说演绎五腑（六腑）、五体、五窍、五液、五志等的五行属性，并将它们分别归属于五行系统之中，从而构建了以五脏为中心的五个生理病理系统，说明了每一系统中脏与腑、体、窍、液、志等的内在联系。如：

肝（木）系统：肝与胆为表里，在体合筋，开窍于目，其华在爪，在液为泪，在志为怒；

心（火）系统：心与小肠为表里，在体合脉，开窍于舌（《素问·金匮真言论》云心"开窍于耳"），其华在面，在液为汗，在志为喜；

脾（土）系统：脾与胃为表里，在体合肉，开窍于口，其华在唇（或唇四白），在液为涎，在志为思；

肺（金）系统：肺与大肠为表里，在体合皮，开窍于口，其华在毛，在液为涕，在志为忧（悲）；

肾（水）系统：肾与膀胱为表里，在体合骨，开窍于耳及二阴，其华在发，在液为唾，在志为恐。

（三）说明五脏之间的相互关系

五行学说以其相生规律阐释五脏之间的相互资生关系，以其相克规律说明五脏之间的相互制约关系。

《黄帝内经》首先以五行相生规律来阐释五脏之间的相互资生关系。如《素问·阴阳应象大论》所说的：

"肝生筋，筋生心"，即木生火，如肝藏血以济心，肝主疏泄以助心行血；

"心生血，血生脾"，即火生土，如心之阳气可以温暖脾阳，以助运化；

"脾生肉，肉生肺"，即土生金，如脾运化之水谷之精化气以充肺，与肺吸入的自然界清气合为宗气；

"肺生皮毛，皮毛生肾"，即金生水，如肺之精津下行以滋养肾精，肺之肃降以助肾纳气；

"肾生骨髓，髓生肝"，即水生木，如肾所藏之精可滋养肝血，肾阴资助肝阴以制约肝阳，防其上亢。

以五行相克规律说明五脏之间的相互制约关系，也首先见于《黄帝内经》。《素问·五脏生成》所说的：

"心之合，脉也；其荣，色也；其主，肾也。"主，即制约、抑制之义。水克火，肾阴上济心阴，共制心阳，以防心火过亢，故肾为心之主。

"肺之合，皮也；其荣，毛也；其主，心也。"火克金，心火温煦肺脏，推动呼吸，以防肺之过寒，故心为肺之主。

"肝之合，筋也；其荣，爪也；其主，肺也。"金克木，肺气清肃下降，可抑制肝气的升发上腾，故肺为肝之主。

"脾之合，肉也；其荣，唇也；其主，肝也。"木克土，肝气之升发，疏泄条达，可促进脾胃的运化，防其壅滞，故肝为脾之主。

"肾之合，骨也；其荣，发也；其主，脾也。"土克水，脾气之运化水液，可防肾水泛滥，故脾为肾之主。

由上可见，五脏各自的功能，皆受其"所不胜"的制约而防其太过，皆在其所不胜的制约性调节中维持其自身的稳定与协调。

五脏之间，既相互资生，又相互制约，维持着机体的生理平衡和功能稳定，即所谓"制则生化"。

（四）阐释五脏与自然环境的联系

五行学说，既将人体的脏腑、形体、官窍、情志等分归于五行，构成以五脏为中心的五个生理病理系统，又将自然环境中的五方、五时、五气、五化、五味、五色等分归于五行，认为同一行中的事物和现象之间有着相互感应的联系，即所谓"同气相求"。《素问·金匮真言论》、《素问·阴阳应象大论》、《素问·五常政大论》等，将自然界的各种事物和现象与人体内的五脏作了广泛性的联系（表2-3-1）。

通过对体内的脏腑形体官窍、自然界的方位季节和各种自然现象的五行归属，将人体内的五脏与自然环境中的各种事物和现象有机地联系在一起，体现了人体与自然环境的统一性，表达了"天人相应"的整体观念。

（五）阐释人体的体质类型

人是形与神的统一体，即形神合一。在体质的特性上也能综合地表现出来。

运用五行特性和相互关系分析人的体质类型，《灵枢·阴阳二十五人》以五行特性为主要依据，总结了人体肤色、形体、举止、性格等生理和心理特征以及与四时气候的适应特点，将人划分为木形、火形、土形、金形、水形五种类型。在木火土金水五种类型基础上，又结合五音太少、阴阳属性以及手足阳经的左右上下、气血多少之差异，将每一基本类型再推演为五种亚型，即五五二十五种体质类型（表2-3-2）。

《黄帝内经》的五行体质分类方法，既概括了人体生理、心理的特征差异规律，又归纳了人的外在体貌和人与地域、时令的关系，为后世体质学说的形成与发展奠定了基础。

二、阐释病理变化

五行学说用于说明疾病的病理变化，主要有两个方面：一是以五行的特性为依据的归类演绎，将自然界的四时（五时）六气（五气）与人体内的五脏建立天人相通应的联系，以说明自然环境的异常变化必然影响人体内的脏腑；二是以五行生克关系的失常说明疾病的传变规律及五脏病变的相互影响。

（一）阐释五脏病变的好发季节

以五行特性为依据，将自然界的事物和现象和人体内的脏腑、形体、官窍分别归属于五行系统，则建立了四时六气与人体五脏的通应联系。五脏分主四时，外应四时的不同主气。如《素问·六节藏象论》说："心者……为阳中之太阳，通于夏气；肺者……为阳中之太阴（少阴），通于秋气；肾者……为阴中之少阴（太阴），通于冬气；肝者……为阳（阴）中之少阳，通于春气；脾胃……此至阴之类，通于土气。"五脏之中，独有脾无所主之时。对此，《黄帝内经》有两种不同的解释：一是脾不独主于一时，而是分主四时，各十八日寄治。如《素问·太阴阳明论》说："脾不主时何也？岐伯曰：脾者，土也，治中央，常以四时长四脏，各十八日寄治，不得独主于时也。"二是脾主长夏，即夏至之后、处暑之前的一段时间，俗称"夏秋之交"。因此时天气炎热多雨，气候潮湿，脾胃病多发，故长夏为脾所主之季节。

五脏外与四时的气候变化相通应，各有所主之季节：肝王于春，心王于夏，脾王于长夏，肺王于秋，肾王于冬。五脏在其所主季节，因其当令，故易于受病邪的侵袭而发病。一般称为四时多发病：春多发肝病，夏多发心病，长夏多发脾病，秋多发肺病，冬多发肾病。如《素问·金匮真言论》说："八风发邪，以为经风，触五脏，邪气发病……东风生于春，病在肝，俞在颈项；南风生于夏，病在心，俞在胸胁；西风生于秋，病在肺，俞在肩背；北风生于冬，病在肾，俞在腰股；中央为土，病在脾，俞在脊。故春气者病在头，夏气者病在脏，秋气者病在肩背，冬气者病在四肢。故春善病鼽衄，仲夏善病胸胁，长夏善病洞泄寒中，秋善病风疟，冬善病痹厥。"如果不是当令之脏受邪气侵袭，也多传之于当令之脏而使其发病。如春季病邪侵袭肺脏，也当传之于当令之肝脏而发病。故《素问·咳论》说："五脏各以其时受病，非其时各传以与之。人与天地相参，故五脏各以治时，感于寒则受病，微则为咳，甚者为泄为痛。乘秋则肺先受邪，乘春则肝先受之，乘夏则心先受之，乘至阴（长夏）则脾先受之，乘冬则肾先受之。"

（二）阐释五脏病变的相互影响

五脏的功能因五行的生克关系而联结为一个有机整体，任何一脏的功能的正常发挥，必然受到其他四脏的或资助或制约的协助。因而五脏之中的某一脏的功能失常，必然影响其他四脏而导致其发病。依据五行的生克规律，五脏之中的一脏有病，可以母子相及或乘侮的方式影响其他四脏。以肝为例：肝病影响到心，为母病及子；影响到肾，为子病及母；影响到脾，为乘；影响到肺，为侮。其余四脏以此类推。如《素问·玉机真脏论》说："五脏受气于其所生，传之于其所胜，气舍于其所生，死于其所不胜……肝受气于心（母病及子），传之于脾（乘），气舍于肾（子病及母），至肺（传至所不胜，即侮）而死（图 2-3-6）。"

表 2-3-2　体质五行分类表

| 类型 | 肤色 | 体质特点分类 | | | | 五音分类 | | |
		形态特征	举止	心理特征	时令适应能力	五音	阴阳上下属性	性格
木形	青色	小头，长面，大肩背，直身，小手足（身材修长俊秀）	少力	有才，劳心，多忧，劳于事	能春夏不能秋冬	上角大角钛角左角判角	足厥阴左足少阳之上右足少阳之上右足少阳之下左足少阳之下	佗佗然（雍容自得貌）遗遗然（退让貌）推推然（勇于进取貌）随随然（柔顺随和貌）栝栝然（方正端直貌）
火形	赤色	广䏚，锐面，小头，好肩背髀腹，小手足（身材不高，面尖，但肩背肌肉丰满）	行安地，疾心，行摇	有气轻财，少信多虑，见事明，好颜急心	能春夏不能秋冬	上徵质徵右徵少徵质判	手少阴左手太阳之上右手太阳之上右手太阳之下左手太阳之下	核核然（真诚朴实貌）肌肌然（浮躁貌）鲛鲛然（活跃爽快貌）慆慆然（乐观喜悦貌）支支颐颐然（怡然自得貌）
土形	黄色	圆面，大头，美肩背，大腹，美股胫，小手足，多肉，上下相称（肥胖丰满，上下均匀）	行安地，举足浮	安心，好利人，不喜权势，善附人也	能秋冬不能春夏	上宫太宫少宫左宫加宫	足太阴左足阳明之上右足阳明之上右足阳明之下左足阳明之下	敦敦然（诚实忠厚貌）婉婉然（婉转和顺貌）枢枢然（灵活敏捷貌）兀兀然（勤奋自主貌）坎坎然（端庄持重貌）
金形	白色	方面，小头，小肩背，小腹，小手足，如骨发踵外	骨轻（行动轻）	身清廉，急心，静悍，善为吏	能秋冬不能春夏	上商钛商左商少商右商	手太阴左手阳明之上右手阳明之上右手阳明之下左手阳明之下	敦敦然（敏厚诚实貌）廉廉然（身洁自好貌）监监然（善于辨察貌）严严然（严肃庄严貌）脱脱然（潇洒超脱貌）
水形	黑色	面不平，大头，廉颐，小肩，大腹，下尻长，背延延然（面背皆瘦，腹大而尻背修长）	动手足、发行摇身	不敬畏，善欺绐人，戮死	能秋冬不能春夏	上羽桎之人大羽众之人少羽	足少阴左足太阳之上右足太阳之上右足太阳之下左足太阳之下	汗汗然（行为不洁貌）安安然（心胸坦荡貌）颊颊然（得意貌）洁洁然（性情坦白貌）纡纡然（迂曲不爽貌）

（此表据王琦主编《中医体质学》五行分类表，见 38-39 页）

五脏病变的相互影响，以五行学说来说，一般有两种形式：一是相生关系的传变，即母子相及，包括母病及子和子病及母；二是相克关系的传变，即乘与侮。

1. 肝病的传变 肝为"五脏之贼"，肝病虚实，皆可以母子相及和乘侮的方式影响其他四脏。

（1）母病及子：即肝病及心。主要有：

肝血亏虚，不能滋养心血，导致心肝血虚。

肝火亢盛，引动心火，导致心肝火旺。

前者为虚，为"木不生火"；后者为实，为母盛致子实。两者皆属母病及子。

（2）子病及母：即肝病及肾。主要有：

肝火亢盛，下劫肾阴，导致肾阴亏而肝火亢，为子盛导致母虚，称为"子盗母气"。

肝阴不足而肝阳偏亢，久病及肾，累及肾阴，导致肾阴也亏，"水不涵木"，肝阳上亢。

肝血亏虚，不能充养肾精，导致肝肾精血亏虚，经闭或不孕。

肝阳虚衰，不能温煦肝脉及胞宫，久之损及肾阳，导致肾阳亦衰，下焦虚寒，宫寒不孕。

后三者当属"子不养母"，多为子母皆虚之证。

（3）乘：即肝病乘脾。主要有：

肝气郁结或肝气上逆，乘脾犯胃，导致脾胃气机升降失常，引起肝气犯胃证或肝脾不和证。称为"木旺乘土"。

若脾胃虚弱在先，肝气郁结或亢逆在后，则致"土虚木乘"的肝脾不和或肝胃不和证。

（4）侮：即肝病侮肺。主要有：

肝气郁结，久而化火，或肝气上逆，亢而化火。肝火上炎，左升太过，耗伤肺阴，右降不及，导致肝火犯肺证。称为"木火刑金"或"木亢侮金"。

若肺阴亏虚在先，肝火上炎在后，则致"金虚木侮"的肺阴虚而肝火旺之证。

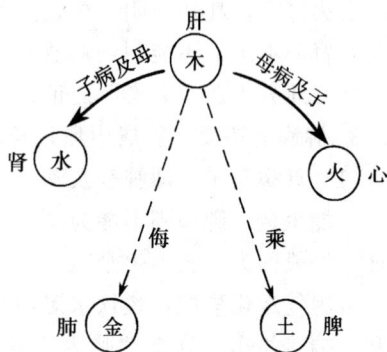

图 2-3-6 五脏病变传变规律示意图
（以肝为例）

2. 心病的传变 心病虚证是血虚、气虚、阴虚、阳虚，心病实证为心火亢盛，皆可影响其他四脏。

（1）母病及子：即心病及脾。常见的有：

心血亏虚，不能滋养脾胃，或心阳虚衰，不能温暖脾胃，脾胃不得心火之助，则运化水谷功能失常而见腹胀泄泻等症。一般称为"火不生土"。

需要说明的是，自从明代命门学说兴起以来，医家皆强调命门相火对脾胃运化水谷的重要性，故将"火不生土"改释为"命门相火（或称肾阳）不能温暖脾土"。但这是以藏象理论来解释肾与脾的关系，不属五行学说"母病及子"的范畴。

（2）子病及母：即心病及肝。常见的有：

心血亏虚，不能滋养肝血，导致心肝血虚，为"子不养母"的虚证。

心火亢盛，引动肝火，导致心肝火旺，属"子能令母实"的实证。

（3）乘：即心病乘肺。常见的有：

心火过亢，燔灼肺脏，耗伤肺阴，导致肺热壅盛，宣降失常，或致肺阴亏虚，肺气不降。称为"火盛乘金"。

若先有肺阴不足，又被心火亢盛所灼，则为"金虚火乘"之证。

（4）侮：即心病侮肾。主要是指：

心火过亢，耗伤心阴，久之累及肾阴，导致肾阴不足。一般称为"火盛侮水"。

若肾阴不足，不能制约心火而致心火偏亢，心火偏亢则又下耗肾阴，此为"水虚火侮"之"北方虚、南方实"之证。

3. 脾病的传变 脾居中焦，长养四脏，病有虚实，必以不同的方式影响"四傍"。

（1）母病及子：即脾病及肺。常见的有：

土能生金，脾病则不能为"生气之源"以输肺而合成宗气，故致肺气亦虚而成脾肺气虚证。一般称为"土不生金"。

若脾气运化失职，痰饮水湿内生，痰饮蕴积于肺，影响肺气的宣发与肃降，导致呼吸不利，喘咳并作。故有"脾为生痰之源，肺为贮痰之器"之说。一般为实证或虚实夹杂证。

（2）子病及母：即脾病及心。脾为血液生化之源，脾病则不能为化生血液提供充足的原料而致血液生化不足，心血不充。属"子不养母"的虚证。

（3）乘：即脾病乘肾。在生理上，土能克水，可防肾水泛滥。但临床上脾气过亢（包括绝对亢盛或相对亢盛）的病理变化很少见，故也就不可能有因脾气亢导致肾水衰的"土乘水"的病变。

（4）侮：即脾病侮肝。脾运湿，湿困脾，脾运化失常则生湿，湿盛则困遏脾气，不得枢转升举，并影响肝的疏泄升发功能而致肝气郁滞或发黄疸。一般称为"土壅木郁"，又称"土壅侮木"。

4. 肺病的传变 肺为脏之长，肺病则影响其他四脏。

（1）母病及子：即肺病及肾。常见的"金不生水"病变有：

肺输布津液以滋养肾精，肺之津液不足可致肾精亏虚。

肺主宗气的生成和布散，宗气虚衰则不能培育元气而致其不充。

肺肾之阴气可相互资生，肺阴不足，久之则致肾阴也亏虚。

肺之阳气以肾阳为根，肺阳虚衰，久之必累及肾阳，导致肾阳亦虚衰。

（2）子病及母：即肺病及脾。常见的是：肺病喘咳，久则伤气，肺气虚衰，可引致脾气不足。故喘咳病，久则健脾益气。

（3）乘：即肺病乘肝。常见的有：

肺病咳喘，病及胸胁，引致肝气不舒，胸胁牵引而痛。

肺病悲忧，清肃太过，抑制肝气的升发舒展，故见情志抑郁太过，善太息。

（4）侮：即肺病侮心。常见的有：

肺病邪热壅盛，热盛则脉流薄疾，影响心脏的搏动，可致心悸气喘。

肺病阳虚水饮内停，呼吸不利，影响心阳的温煦推动功能，可致心阳虚衰。

5. 肾病的传变 肾为五脏阴阳之本。肾病必然以不同的形式影响其他四脏。

（1）母病及子：即肾病及肝。常见的"水不生木"病变有：

肝肾精血同源，肾精亏虚，不能滋养肝血，而致肝血也虚，导致肝肾精血亏虚之证。

肾阴亏虚，不能滋养肝阴以共同制约肝阳，可致肝阳升浮无制而上亢，即所谓"水不涵木"。

肾阳虚衰，不能资助肝阳以共同温暖肝脉及胞宫，可致肝脉寒滞，宫寒不孕。

（2）子病及母：即肾病及肺。常见的病变有：

肾精为五脏所藏精气之源泉，肾精亏虚，不能滋养肺之精津，可致肺肾精津亏虚，皮肤毛发不荣。

肾阴为一身阴气之根本，肾阴亏虚，则不能滋养肺阴，导致肺肾阴气亏虚，虚热虚火内生。

肾阳为一身阳气的根本，肾阳虚衰，则不能资助肺阳，导致肺肾阳气虚衰，虚寒内生，同时因阳虚水饮不化，导致痰饮水肿发生。

（3）乘：即肾病乘心。常见的有：

肾阴亏虚，不能制约肾阳而致相火上僭，继而耗伤心阴，引动心火，导致君相二火并炎，一般称为"水亏火旺"。

肾阳虚衰，不能温化水液而致水饮内停，继而水饮上泛凌心，损伤心阳，导致心肾阳虚，虚寒内生，下肢水肿，重者水漫全身，一般称为"水气凌心"或"水乘心"。

若是心阳先衰，而引致水寒上凌者，当称为"火衰水乘"。

（4）侮：即肾病侮脾。常见的有：

肾阳虚衰，不能温化水液，肾水泛滥，影响到脾阳的运化水液功能，导致脾肾阳虚而水饮停聚，一般称为"水盛侮土"。

若是因脾阳虚衰，不能运化水液，而致水饮停聚、肾水泛滥者，当称为"土虚水侮"。

在运用"母子相及"和"乘侮"来阐释五脏病证的传变时，有几个问题需作以下说明。

（1）五脏病变的母子相及和乘侮传变，其病证有虚有实。从上述的五脏病变的传变规律和形式可以看出，五脏病变的母子相及，既有母脏虚导致子脏亏者（所谓"母能令子虚"），也有母脏盛导致子脏实者；既有子脏盛导致母脏实者（所谓"子能令母实"），也有子脏虚导致母脏亏者（属"子不养母"），还有子脏盛导致母脏虚者（所谓"子盗母气"）。五脏病变的乘侮，既有一脏亢盛导致其所胜或所不胜虚弱的乘或侮，又有一脏不足导致其所不胜或所胜相对偏盛的乘或侮。病变多属因盛致虚或因虚致实的虚实错杂证。临证时盛衰的孰前孰后，虚实的孰多孰少，当应明辨。

（2）在阐释五脏病变的母子相及和乘侮传变时，应与精气、阴阳学说结合应用。在用"母子相及"来说明五脏病变的相互传变时，有时应与精气学说和阴阳学说的某些理论联合应用方能作出合理的解释。如"水不涵木"，在五行学说中是指肾虚不能养肝的病理变化。但这一解释只说明了肾与肝的相生关系失调，对临床治疗无多大指导意义。因为肾虚是一个笼统的概念，到底是肾精虚、肾气虚，还是肾阴虚、肾阳虚，并没有说清楚，因而治疗时也就难以处方遣药。因此，对"水不涵木"的病理变化，还必须结合阴阳学说的某些理论作一较明确的解释：肾在五行属水，其气内含真阴、真阳；肝在五行属木，其气内寓肝阴、肝阳。肾阴与肾阳，肝阴与肝阳，都处于对立统一的状态，分别维系肾与肝本身阴阳的协调平衡。若肾阴不足，一方面可导致肾本身的阴阳失调，另一方面则不能滋养肝阴，而致肝阴亦虚。阴虚则不能制约阳气，阳气浮越而肝阳上亢。治疗时应滋肾阴养肝阴以制约亢逆之肝阳，即所谓"滋水涵木"。另外，五行学说的"水生木"，不仅指肾阴滋养肝阴，肾精资助肝血，还应包括肾阳资助肝阳。若肾阳虚衰，必致肝阳亦亏，阳虚则不能温暖肝脉和胞宫，临床上可出现肝脉寒滞、宫寒不孕等证。可采用温肾阳升肝阳之法以治之。但这一般不能称为"水不涵木"，只可以说是"水不生木"的另一个方面。

同样，在运用五行乘侮来阐释五脏病变的相互影响时，有时也要与阴阳学说的某些理论配合应用，才能作出较明确的解释。如对心火偏亢而肾阴不足的病变，一般称为"水火不济"或"心肾不交"，若用五行乘侮来解释，应是"火盛侮水"或"水亏火侮"。前者偏实，后者偏虚。但这难以说明心与肾之间关系失调的机制。若配合阴阳学说中的阴阳水火升降理论来阐释，则对心肾之间的正常的"相交"关系和失调的"不交"关系作出较明确的解释。心在五行属火，其气有阴阳之分，即分为心阴、心阳；肾在五行属水，其气也有阴阳之分，即分为肾阴、肾阳。肾阴在肾阳的鼓动下上济心阴，与心阴共同制约心阳，则使心火不亢（按五行说，为"水克火"）；心阳在心阴的牵掣下以下温肾阳，与肾阳共同制约肾阴，则使肾水不寒（但不能说成"火克水"）。如此则心肾相交，水火既济。若肾阴不足，不能上济心阴，则心阴不充，阴不制阳，心火偏亢，一般称之为"水不制火"（按五行说，为"水亏火侮"）；或先有心火偏亢，耗伤心阴，继而下耗肾阴而致肾阴不足，一般称之为"火盛耗阴"（按五行说，为"火侮水"）。如此则水火不济，心肾不交。

（3）对母子相及和乘侮传变的轻重逆顺，应具体情况具体分析。对于母子相及传变的轻重，古代医家有母病及子为顺，病情轻，预后好；子病及母为逆，病变重，预后差的论述。如《难经经释》说："邪挟生气而来，则虽进而易退。""受我之气者，其力方旺，还而相克，来势必甚。"临床所见，某些母病及子的传变，其病势较缓，如土不生金的脾肺气虚、木不生火的心肝血虚等；但也有某些传变的病势是较急重的，如属"母盛引起子实"的肝火盛导致心火亢的心肝火旺证等。故临床上应具体情况具体分析，不可以五行相生次序的逆顺来区分病势的轻重，推测预后的善恶。

对于乘侮传变的逆顺，《素问·玉机真脏论》认为：五脏之病，传其"所胜"之脏为顺传，传其"所不胜"之脏为逆传，即所谓"死于其所不胜"，"病之且死，必先传行，至其所不胜，病乃死"。后世医家认为：按相乘传变的病邪为"贼邪"，病情一般较深重；按相侮规律传变的病邪为"微邪"，病情一般较轻浅。如《难经经释》说："所不胜，克我者也。藏气本已相制，而邪气挟扶其气而来，残削必甚，故为贼邪。""所胜，我所克也。藏气既受制于我，则邪气亦不能深入，故为微邪。"临床所见，按相乘规律传变的也有病情轻浅者，按相侮规律传变的也有病情深重者。如肝火犯肺的"木盛侮金"，虽属"微邪"但病情一般较深重；肺病忧悲，清肃太过，导致肝气抑郁的"金盛乘木"，虽属"贼邪"，但病情一般反较轻浅；而"土盛乘水"的所谓"贼邪"，临床上根本就没有见过，更不用说病情轻重了。因此，相乘与相侮传变都可引起轻重深浅不同的病证，都说明病情在发展，不能据此来判断病情的轻重和推测病证的预后。

（4）五行的母子相及和乘侮传变，不能完全概括说明五脏病变的相互影响。五行的生克制化，实际上是用以说明五脏之间的生理联系的解释性模型；五行的生克关系失常的母子相及和乘侮，实际上是用于阐释五脏病变相互影响的一种解释性模型。限于五行本身的和历史的局限性，五行生克制化的解释性模型不可能完全说明五脏之间的各种生理联系，五行的母子相及和乘侮模型也不可能详尽地阐明五脏病变的相互传变规律。并且疾病的发生发展是复杂多变的，不可能完全按照此母子相及和乘侮的传变模式去发展变化，如《素问·玉机真脏论》就有"然其卒发者，不必治于传，或其传化有不以次"之论。因此，我们在临床应用五行学说来阐释疾病的病理变化时，一定要从病证的实际情况出发，不可拘泥于此母子相及和乘侮传变模式，而应发现和总结出新的能说明疾病传变规律的模式。如张机发现的伤寒病的六经传变规律，叶桂创立的温热病的卫气营血传变规律等，都是在临床实践中总结出来的某类具体疾病的传变规律。

三、用于疾病的诊断

人体是一个有机整体。内脏有病，必然反映到体表，即所谓"有诸内，必形诸外"；而观察分析外在的病理征象，又可推知内脏的病变，即所谓"视其外应，以知其内脏，则知所病矣"（《灵枢·本脏》）。五行学说用于疾病的诊断，主要是以五行的推演归类分析四诊所收集的资料，以五行的生克乘侮理论来推断病情和判断预后。

（一）用于指导四诊

内脏有病时，内在功能的紊乱及其相互关系的失调，可以通过众多途径反映到体表的相应部位，表现为色泽、声音、形体、脉象等诸方面的异常变化。而诊断疾病，就是将通过四诊所收集到的有关病证的各种资料，包括症状和体征，进行综合分析，对疾病的原因、证候的性质及其发展和预后作出判断。五行学说用于指导四诊的应用，主要是运用色脉等的五行演绎归类和五行的生克乘侮模式来对四诊所收集的病证资料进行分析和推断，以明确病在何脏何腑。如《难经·六十一难》说："望而知之者，望见其五色，以知其病。闻而知之者，闻其五音，以别其病。问而知之者，问其所欲五味，以知其病所起所在也。切脉而知之者，诊其寸口，视其虚实，以知其病，病在何藏府也。"

由于五脏与五色、五音、五味、五志等都可归属于五行，而五行中的同一行的事物之间相互感应，存在着某些联系，因而运用五行学说能够帮助对五脏的病证作出某种诊断。如面见青色，喜食酸味，脉见弦象，可以诊断为肝有病；面见赤色，喜食苦味，脉见洪数，可诊断为心有病等。

由于五脏的病变是相互影响的，是可按照母子相及和乘侮的模式传变的，故可根据五行的生克乘侮理论来推断病情的变化。如心脏有病的患者，面当见赤色，若见面色偏黑，为水来乘火之兆；脾胃虚弱的患者，面色当见黄色，若见青色，则为木盛乘土之象等。

（二）用于推断病情

五行学说用于推断病情，主要是根据五色之间及色脉之间的生克关系来推测病情的轻重，判断疾病的预后。

古代医家重视面部色诊，并以面部色泽的变化推断病情的轻重。如《医宗金鉴·四诊心法要诀》说："天有五气，食人入鼻，藏于五藏，上华面颐。肝青心赤，脾脏色黄，肺白肾黑，五藏之常。藏色为主，时色为客。春青夏赤，秋白冬黑，长夏四季，色黄常则。客胜主善，主胜客恶。"五脏之常色为"主色"，应时之色为"客色"。客色胜（克）主色，为顺，病较轻浅；主色胜（克）客色，为逆，病较深重。如脾病若见其应时之色为黄色，为顺，因脾脏之主色为黄色，与客色一致；若其应时之色为青色，亦为顺，因此为木克（乘）土的"客胜主"；若其应时之色为黑色，则为逆，因此为土克（乘）水的"主胜客"。其他以此类推。

古代医家还用"色脉合参"来推测疾病的预后。所谓色脉合参，即将通过色诊和脉诊所收集的资料进行综合分析，以评价病情的轻重，推测疾病的预后。色脉合参，无疑比单纯以面色更能客观地把握疾病的变化和预后。故《素问·五脏生成》说："能合脉色，可以万全。"与五行的生克运动规律结合在一起的色脉合参，则能诊断病势的轻重和推测疾病的预后。《灵枢·邪气脏腑病形》说："见其色而不得其脉，反得其相胜之脉，则死矣；得其相生之脉，则病已矣。"《医宗金鉴·四诊心法要诀》说："色脉相合，青弦赤洪，黄缓白浮，黑沉乃平。已见其色，不得其脉，得克则死，得生则生。"如肝病面见青色，并见弦脉，为色脉相符，乃病证单纯之象；若此时反见浮脉，因其为相胜之脉（浮脉属金，青色属木，金克木），故病证预后不良；若此时兼见沉脉，因其为相生之脉（沉脉属水，青色属木，水生木），故病证预后良好。

需要指出，疾病的表现千变万化，要作出正确的诊断，必须坚持"四诊合参"。决不可拘泥于以五行的生克理论为推理工具的色脉合参来推测疾病的逆顺和预后，以免耽误正确的诊断和有效的治疗。

四、指导疾病的治疗

五行学说用于指导疾病的治疗，主要体现于以下三个方面：一是根据药物的色、味，按五行的演绎归类来确定其作用于何脏腑，从而指导脏腑病证的用药；二是根据五行的生克乘侮规律和五脏病证的传变规律，控制疾病的传变，确定治疗原则和方法。

（一）指导脏腑用药

五行学说将五脏和药物的五色、五味分归于五行。按"同气相求"的原则，认为在同一行中的具有某种色味的药物与某脏存在着一种特殊的"亲和"关系，能够调整该脏的功能失调。具体地说，即青色、酸味入肝，赤色、苦味入心，黄色、甘味入脾，白色、辛味入肺，黑色、咸味入肾。如白芍、山茱萸酸味入肝经以滋养肝之精血，朱砂色赤入心经以镇心安神，石膏色白味辛入肺经以清泄肺热，黄连、莲子心味苦入心经以清心泻火，黄芪、白术色黄味甘入脾经以补益脾气，玄参、生地色黑味咸入肾经以滋养肾阴等。

虽然药物的色、味等与五脏有某种"亲和"关系，但临床用药不能单纯以药物的色味及其所归何脏何经为依据，而应结合药物的四气（四性）、升降浮沉，以及功效来综合分析应用。另外，在阴阳学说中也已提到，中药的味，是一个比较特殊的概念，并非皆为口尝所获得的自然之味。有些中药的味，是根据该药的功效作用来确定的，实际上是一种理论性的"味"，与实际口尝获得的自然之味并不相符。

（二）控制疾病的传变

根据五行学说的生克乘侮理论，五脏中的某一脏有病，可通过母子相及和乘侮等传变形式影响到其他四脏。要控制五脏病证的传变和发展，可根据五脏病证的母子相及和乘侮等传变规律，及早做好阻止病证传变的措施，预防五脏病证的传变。如《难经·七十七难》说："见肝之病，则知肝当传之于脾，故先实其脾气。"《金匮要略·脏腑经络先后病脉证》说："见肝之病，知肝传脾，当先实脾。四季脾旺不受邪，即勿补之。"根据五行的乘侮传变规律，肝脏患亢盛有余之病，可乘脾侮肺，而控制该病证的传变和发展，则要补脾养肺。脾气强壮，肺精气得充，则阻止了肝病的传变。五行乘侮发生的规律是盛则传，虚则受。五脏病证的乘侮传变也遵循这一规律。五脏中某一脏亢盛有余，则乘其所胜之脏而侮其所不胜之脏，即所谓"传"；五脏中的某一脏虚弱不足，则要接受来自其所不胜之脏和其所胜之脏的传变，即所谓"受"。被乘侮的脏，若其精气充足，则可避免来自其所胜和所不胜等各方面的传变。

这里需要指出，控制五脏病证传变的最佳措施，是控制住和处理好原发病之脏的病势，此乃根本之图；然后再根据五行的母子相及和乘侮传变规律，预测其可能累及的脏，并同时给以或补或泻的处理，以阻断病证的传变和发展。如上述的肝气郁结和亢逆太过，则可能乘脾犯胃，也可能化火刑肺，故在治疗时应以疏肝、平肝为主，适当佐以健脾或滋肺的药物。这样既治疗了其原发病之脏，又阻断了该脏的乘脾或侮肺的传变，无疑是正确处理疾病的方法，也是最佳的控制疾病传变的措施。如果将上述《难经》和《金匮要略》的两段经文片面理解为"不治肝只治脾"或"不治肝先治脾"，不但与临床实际操作不符，犯了舍本求末的错误，而且有悖解经文之嫌。

疾病的传变错综复杂，每一具体疾病的传变各有其特点。因而应根据病证发展变化的具体情况推断其传变规律，不可将五行的生克乘侮当作刻板的模式机械地套用。

（三）确定治疗原则和方法

疾病的治疗原则和方法，一般根据其病理传变的规律来确定。根据五行学说，疾病的传变规律是母子相及和乘侮，故其治疗原则有补母泻子和抑强扶弱等。

1. 根据相生规律确定的治疗原则和方法　根据五行相生理论，疾病的传变规律是母病及子和子病及母，因而其治疗原则是"虚则补其母，实则泻其子"，又称补母和泻子。

补母，用于治疗母子两脏的虚证。不管是母病及子的母子两脏皆虚，子病及母的子母两脏皆虚，还是单纯的子脏亏虚，皆可用补母之法治之。如脾气虚弱，土不生金的脾肺母子两虚；或单纯的肺气虚；或肺气虚久，影响脾气之健运的肺脾子母两脏皆虚，皆可用健脾益气的"补母"法治之。因母能生子，脾为肺之母，故补脾则能生肺，不但治母脏脾虚，还能治子脏肺虚。

但应指出，"虚则补其母"，并非说子脏虚弱者只补其母脏即可，而是说子脏虚弱者应在补养子脏的基础上兼补养其母脏。

泻子，用于治疗子母两脏的实证。不管是子病及母的子母两脏皆实，母病及子的母子两脏皆实，还是单纯的母脏亢盛，皆可以泻子之法治之。如心火亢盛，子病及母导致的心肝两脏皆火旺；或单纯的肝火亢炎；或肝火上炎，母病及子，引动心火也上炎的肝心两脏皆火盛，皆可以清泻心火的"泻子"法治之。因母能生子，心为肝之子，故清泻心火可抑制肝的功能偏亢，使肝火随心火从小便而解。

需要说明的是，"实则泻其子"，并非要我们见到母脏亢盛时只泻其子脏而置母脏于不顾，而是要我们在清泻母脏盛实的基础上兼以清泻其子脏，以使病邪速除。

根据五行相生理论确定的具体的治疗方法，从上述的五脏母子相及的传变规律来看，确有很多种，在此不一一列举，只将临床上常用的几种介绍如下：

滋水涵木法：是滋肾阴以养肝阴，以制约肝阳上亢的一种治疗方法。适用于肾阴不足，水不涵木，或肝阴亏虚日久，累及肾阴亦虚所致的肝阳上亢证。

水与木之间的母子相及的其他病变，主要有：肾精亏虚不能资生肝血的肾肝精血亏虚证，或肝血亏虚不能滋养肾精的肝肾精血两虚证；肾阳虚衰不能资助肝阳，或肝阳虚衰日久累及肾阳的肝肾阳虚而寒滞肝脉及胞宫的病证；肝火亢炎，下劫肾阴的火旺阴亏证。这类病证的治疗，应具体情况具体分析，分别采用相应的治疗方法，如补肾精养肝血、温补肝肾阳气、滋肾阴而清肝火等，但一般不能称其为"滋水涵木"法。

濡木生火法：是滋养肝血以生心血的一种治疗方法。适用于肝血亏虚不能濡养心血，或心血不足不能充养肝血的心肝血虚证，以及单纯的心血亏虚证。

益火补土法：是指温心阳以助脾阳健运的一种治疗方法。适用于心阳虚衰不能温暖脾阳而致脾失健运的泄泻、肿胀等证。但自命门学说兴起以来，此法嬗变为温肾阳以暖脾阳的一种治疗方法，适用于肾阳式微，不能温暖脾阳，或脾阳虚衰日久，累及肾阳亦虚的脾肾阳虚证，如五更泄泻、下肢水肿等。

火与土之间的母子相及的其他病变，还有脾气虚衰，不能为血液生化之源，而致心血亏虚的心脾两虚证。治当健脾气和养心血并举，不可拘泥于"虚则补其母"而只用补心血之法。

培土生金法：是补脾气以益肺气的一种治疗方法。适用于脾气虚衰，失其健运之职，不能为生气之源而致肺气不足，或肺病日久，肺气虚衰，累及脾气亦虚而致的脾肺两虚证。

金水相生法：是滋养肺肾之阴的一种治疗方法。适用于肺阴亏虚，不能滋养肾阴，或肾阴亏虚，不能滋养肺阴而致的肺肾阴虚证。

金与水之间的母子相及的病变，尚有肺之精津亏虚，不能充养肾精，或肾精亏虚，不能滋养肺之精津而致的肺肾精津两虚证；肺病日久，肺阳亏虚，久之累及肾阳亦虚，或肾阳虚衰，不能温养资助肺阳而致的肺肾阳虚证；肺病日久，宗气的生成障碍，不能下行资助元气（即肾气），或肾气亏虚，不能上行资助宗气而致的一身之气亏虚（即气虚）证。这类病证的治疗，可在辨明肺肾之精、气、阴、阳虚衰的基础上，分别采用补养肺肾之精、补益肺肾之气兼以健脾生气、温补肺肾之阳气的方法治之。它们皆可称为"金水相生"法。

泻火清木法：是泻心火以清肝火的一种治疗方法。适用于心火亢盛，引动肝火，或肝火上炎，引动心火而致的心肝火旺证，以及单纯的肝火亢炎之实证。属于"实则泻其子"的治法。

宣金澄土法：是指祛除蕴积肺中之痰饮以复肺脾输布水液功能的一种治疗方法。适用于脾阳运化水液失职，水湿痰饮上聚于肺中，或肺阳不化水饮，而致水饮痰湿停聚于肺中的痰饮蕴肺证。也属"实则泻其子"的治法。

泻土清火法：是指清泻胃肠之积滞以清泻心火的一种治疗方法。适用于胃肠积滞，浊气不降，郁而化火，胃火亢炎，引动心火上炎的心胃火旺证。也属"实则泻其子"的治法。

2. 根据相克规律确立的治疗原则和方法　根据五行相克规律确立的治疗原则是抑强扶弱。或侧重于制其强盛，使其不得乘侮弱者；或侧重于扶其不足，增强抵御乘侮的能力，避免弱者被欺凌；或抑强与扶弱兼用，损其有余，补其不足，以阻断病证的传变。

抑强，主要用于五脏中的某一脏过于亢盛有余而可能引起的对其所胜的"乘"或对其所不胜的"侮"的病理传变。如肝气太过，或郁滞或亢逆，则可乘脾犯胃，或化火刑肺。治应抑强为主，可用疏肝或平肝之法。亢盛的肝气被抑制或削弱，则不能欺凌脾肺，故使脾肺之虚易于恢复。再如脾湿壅塞，反侮其所不胜，而致肝气疏泄失职，治也应以抑强为主，重在祛湿醒脾，湿去则不侮肝，肝气自能复其疏泄之职。临床应用这一原则时应注意，不管亢盛的脏气有没有乘侮其所胜和所不胜，抑制或削弱这一亢盛的脏气都是必须采用的治疗方法。

扶弱，主要用于五脏中的某一脏虚弱不足而可能引起的其所不胜的"乘"或其所胜的"侮"的病理传变。如脾气虚弱，其所不胜肝（木）及其所胜肾（水）则可相对偏亢，因而可对其产生乘和（或）侮，出现"土虚木乘"和（或）"土虚水侮"的病理传变。治疗时应以健脾为主，脾气得健则精气充满，抵御肝肾乘侮的能力增强，故能阻断传变而使病得愈。应用这一原则时也应注意，不管虚弱不足的脏气有没有引致对它的乘侮，从预防发生乘侮的角度讲，都应将扶助这虚弱不足的脏气作为主要治疗方法。

抑强与扶弱兼用，主要用于五脏之中有一脏亢盛有余而其所胜或所不胜虚弱不足，或一脏虚弱不足而其所不胜或所胜偏盛有余而导致的病及两脏以上的病理传变。如肝气亢盛，同时又有脾气虚弱或肺气不足，而产生的肝乘脾或侮肺，治应抑强与扶弱兼用，即疏肝或平肝与健脾或补肺同时并用。至于抑强与扶弱的孰轻孰重，孰多孰少，孰先孰后，则应根据临床实际情况确定。由于五脏中两脏以上的相关病证大多数是虚实相兼的，故抑强与扶弱兼用是临床上较常用的一种治疗原则。

根据五行相克规律确立的具体治疗方法，以上述的五脏病证的乘侮传变规律来看，确有许多，但概括地说，主要有以下几种：

抑木扶土法：是以疏肝或平肝佐以健脾治疗以肝旺为主的"木乘土"病变的一种方法，又可称为"疏肝健脾"法。适用于肝盛脾虚、木旺乘土之证。若属脾虚肝旺、土虚木乘的以脾虚为主的乘的传变，则应以健脾为主，兼以抑肝或疏肝，可改称为"扶土抑木"法或"健脾平肝"法。总之，病证以肝盛为主者，重在疏肝平肝；以脾虚为主者，重在健脾扶弱。

培土制水法：是以温运脾阳佐以利水治疗脾不制水而致肾水泛滥为病的一种方法，也可称为"健脾利水"法。适用于脾虚不运，水湿泛滥而致的水肿胀满证。此处的"水湿"，现称"水湿邪气"或"内生湿邪"，因其产生与肾脏密切相关，故古人称其为"肾水泛滥"。若属肾水上泛，困遏脾阳而致的土不制水，治当利水除湿为主，温运脾阳为次，可改称为"利水敦土"或"利水健脾"法。

佐金平木法：是滋养肺阴，肃降肺气，佐以清泻肝火以治疗以肺阴亏虚为主的肝火刑肺病变的一种方法，也可称为"滋肺清肝"法。适用于肺阴不足，右降不及而致左升太过的肝火犯肺证。若属肝火亢盛，左升太过，上炎侮肺，耗伤肺阴而致右降不及的肝火犯肺证，治当清肝泻火平木为主，兼以滋养肺阴肃降肺气，可改称为"平木佐金"法或"清肝滋肺"法。总之，病证以肝火偏亢为主者，重在"平木"；以肺阴不足为主者，重在"佐金"。另外，有的教科书将"佐金平木"解释为补肺（金）抑肝（木）以救脾胃（土）的"子复母仇"法。虽能讲通，但因与其他五脏乘侮传变的治法不一致，故一般不采用此说。

泻南补北法：是以清泻心火佐以滋养肾阴治疗以火亢为主的"火侮水"病变的一种方法，也可称为"泻火滋水"法。适用于以心火偏亢为主的心肾不交证。若属肾阴亏虚，不能上济心阴以制心火，而致心火偏亢的心肾不交证，治当滋肾阴为主兼以泻心火，可改称为"补北泻南"法或"滋水泻火"法。总之，病证以心火偏亢为主者，以"泻南"为要；以肾阴偏衰为主者，以"补北"为法。

补南泻北法：是温通心阳佐以利水以治疗以心阳虚为主的"水乘火"病变的一种方法，也可称为"通阳利水"法。适用于心阳虚衰而致肾水上泛的水气凌心证。若属肾阳虚衰，寒水亢盛，上凌心肺，心阳被抑的水气凌心证，治当利水温肾为主，温通心阳为次。即所谓"通阳不在温，而在利小便"。也可改称为"利水通阳"法。实际上，心肾阳气充足，则能化水行水，自无水湿水肿之患。心肾阳气虚衰，则水液代谢失常，停聚而为痰湿水饮。而水饮为阴性有形之物，存在于体内，又易伤耗心肾阳气。故在治疗时，必须辨明水饮邪气与心肾阳气的主次先后。水饮邪气亢盛者，治当利水为主；心肾阳气虚衰者，治当重在温补心肾阳气。但心阳虚者治当温通，肾阳衰者治当温养，用药时应予区别。

补火暖金法：是温通心阳以化肺饮用于治疗以心肺阳虚为主的"金侮火"病变的一种方法，适用于心肺阳气虚衰，不能温化水饮，痰湿水饮内生的寒饮蕴肺证。若属寒痰水饮内盛，蕴积于肺，继而伤损心肺阳气者，治当温化寒痰，蠲饮利水为主，佐以温通心肺阳气。总之，病证属寒饮痰湿内盛为主者，治应重在化饮除痰；属心肺阳虚为主者，治当以温通心肺阳气为要。

泻火润金法：是清泻心火滋润肺阴以治疗心火亢盛为主的"火乘金"病变的一种方法，也可称为"清心滋肺"法。适用于心火亢盛，伤损肺阴的火盛伤阴证。若属肺阴不足，心火来乘的阴虚火旺证，治当滋养肺阴为主，兼以清心泻火。

（四）指导情志相胜疗法

情志化生于五脏精气，如《素问·阴阳应象大论》说："人有五脏化五气，以生喜、怒、悲、忧、恐。"五脏分别归属于五行，而五行具有生克运动规律，故情志之间也具有相互克制和相互制约的关系。如《素问·阴阳应象大论》说："怒伤肝，悲胜怒……喜伤心，恐胜喜……思伤脾，怒胜思……忧伤肺，喜胜忧……恐伤肾，思胜恐。"

悲为肺志，属金；怒为肝志，属木。金能克木，故悲胜怒。

恐为肾志，属水；喜为心志，属火。水能克火，故恐胜喜。

怒为肝志，属木；思为脾志，属土。木能克土，故怒胜思。

喜为心志，属火；忧为肺志，属金。火能克金，故喜胜忧。

思为脾志，属土；恐为肾志，属水。土能克水，故思胜恐。

根据情志之间的相胜之理，临床上可激发患者产生新的有利的情志活动，以矫治其有害的情志变化。这即是情志相胜的心理疗法。张从正将情志的五行相胜理论应用到临床实际中，开"以情胜情"以矫治不良情志之先河。他在《儒门事亲》中说："悲可以治怒，以怆恻苦楚之言感之；喜可以治悲，以谑浪亵狎之言娱之；恐可以治喜，以恐惧死亡之言怖之；怒可以治思，以污辱欺罔之言触之；思可以治恐，以虑彼志此之言夺之。"

总之，以五行学说的生克乘侮理论来指导疾病的治疗，尚有一定的实用价值。但在具体运用时必须灵活掌握。我们应根据病证的临床实际情况，进行辨证治疗，决不可生搬硬套五行生克乘侮的固定模式。

【文献选录】

1. 《尚书》：鲧堙洪水，汩陈其五行……初一曰五行……一，五行：一曰水，二曰火，三曰木，四曰金，五曰土。水曰润下，火曰炎上，木曰曲直，金曰从革，土爰稼穑。润下作咸，炎上作苦，曲直作酸，从革作辛，稼穑作甘。（《尚书·洪范》）

2. 《黄帝内经》：五脏应四时，各有收受乎？岐伯曰：有。东方青色，入通于肝，开窍于目，藏精于肝，其病发惊骇，其味酸，其类草木，其畜鸡，其谷麦，其应四时，上为岁星，是以春气在头也，其音角，其数八，是以知病之在筋也，其臭臊。南方赤色，入通于心，开窍于耳，藏精于心，故病在五脏，其味苦，其类火，其畜羊，其谷黍，其应四时，上为荧惑星，是以知病之在脉也，其音徵，其数七，其臭焦。中央黄色，入通于脾，开窍于口，藏精于脾，故病在舌本，其味甘，其类土，其畜牛，其谷稷，其应四时，上为镇星，是以知病之在肉也，其音宫，其数五，其臭香。西方白色，入通于肺，开窍于鼻，藏精于肺，故病在背，其味辛，其类金，其畜马，其谷稻，其应四时，上为太白星，是以知病之在皮毛也，其音商，其数九，其臭腥。北方黑色，入通于肾，开窍于二阴，藏精于肾，故病在溪，其味咸，其类水，其畜彘，其谷豆，其应四时，上为辰星，是以知病之在骨也，其音羽，其数六，其臭腐。（《素问·金匮真言论》）

3. 《黄帝内经》：东方生风，风生木，木生酸，酸生肝，肝生筋，筋生心，肝主目……在天为风，在地为木，在体为筋，在脏为肝，在色为苍，在音为角，在声为呼，在变动为握，在窍为目，在味为酸，在志为怒。怒伤肝，悲胜怒；风伤筋，燥胜风；酸伤筋，辛胜酸。

南方生热，热生火，火生苦，苦生心，心生血，血生脾，心主舌。其在天为热，在地为火，在体为脉，在脏为心，在色为赤，在音为徵，在声为笑，在变动为忧，在窍为舌，在味为苦，在志为喜。喜伤心，恐胜喜；热伤气，寒胜热；苦伤气，咸胜苦。

中央生湿，湿生土，土生甘，甘生脾，脾生肉，肉生肺，脾主口。其在天为湿，在地为土，在体为肉，在脏为脾，在色为黄，在音为宫，在声为歌，在变动为哕，在窍为口，在味为甘，在志为思。思伤脾，怒胜思；湿伤肉，风胜湿；甘伤肉，酸胜甘。

西方生燥，燥生金，金生辛，辛生肺，肺生皮毛，皮毛生肾，肺主鼻。其在天为燥，在地为金，在体为皮毛，在脏为肺，在色为白，在音为商，在声为哭，在变动为咳，在窍为鼻，在味为辛，在志为忧。忧伤肺，喜胜忧；热伤皮毛，寒胜热；辛伤皮毛，苦胜辛。

北方生寒，寒生水，水生咸，咸生肾，肾生骨髓，髓生肝，肾主耳。其在天为寒，在地为水，在体为骨，在脏为肾，在色为黑，在音为羽，在声为呻，在变动为栗，在窍为耳，在味为咸，在志为恐。恐伤肾，思胜恐；寒伤血，燥胜寒；咸伤血，甘胜咸。（《素问·阴阳应象大论》）

4. 《黄帝内经》：色味当五脏：白当肺，辛；赤当心，苦；青当肝，酸；黄当脾，甘；黑当肾，咸。（《素问·五脏生成》）

5. 《黄帝内经》：木得金而伐，火得水而灭，土得木而达，金得火而缺，水得土而绝，万物尽然，不可胜竭。（《素问·宝命全形论》）

6. 《黄帝内经》：五脏受气于其所生，传之于其所胜，气舍于其所生，死于其所不胜。病之且死，必先传行，至其所不胜，病乃死。此言气之逆行也，故死。肝受气于心，传之于脾，气舍于肾，至肺而死。心受气于脾，传之于肺，气舍于肝，至肾而死。脾受气于肺，传之于肾，气舍于心，至肝而死。肺受气于肾，传之于肝，气舍于脾，至心而死。肾受气于肝，传之于心，气舍于肺，至脾而死……然其卒发者，不必治于传，或其传化有不以次，不以次入者，忧恐悲喜怒，令不得以其次，故令人有大病矣。因而喜大虚则肾气乘矣，怒则肝气乘矣，悲则肺气乘矣，恐则脾气乘矣，忧则心气乘矣，此其道也。（《素问·玉机真脏论》）

7. 《黄帝内经》：五行者，金木水火土也。更贵更贱，以知死生，以决成败，而定五脏之气，间甚之时，死生之期也……肝主春，足厥阴少阳主治，其日甲乙，肝苦急，急食甘以缓之。心主夏，手少阴太阳主治，其日丙丁，心苦缓，急食酸以收之。脾主长夏，足太阴阳明主治，其日戊己，脾苦湿，急食苦以燥之。肺主秋，手太阴阳明主治，其日庚辛，肺苦气上逆，急食苦以泄之。肾主冬，足少阴太阳主治，其日壬癸，肾苦燥，急食辛以润之，开腠理，致津液，通气也……夫邪气之客于身也，以胜相加，至其所生而愈，至其所不胜而甚，至于所生而持，自得其位而起。（《素问·脏气法时论》）

8. 董仲舒：天有五行，一曰木，二曰火，三曰土，四曰金，五曰水。木，五行之始也；水，五行之终也；土，五行之中也。此其天次之序也。木生火，火生土，土生金，金生水，水生木，此其父子也。木居左，金居右，火居前，水居后，土居中央，此其父子之序，相受而布，是故木受水而火受木，土受火，金受土，水受金也。诸授之者，皆其父也；受之者，皆其子也……五行之随各如其序，五行之官各致其能。是故木居东方而主春气，火居南方而主夏气，金居西方而主秋气，水居北方而主冬气。是故木主生而金主杀，火主暑而水主寒。（《春秋繁露·五行之义》）

9.《难经》：病有虚邪，有实邪，有贼邪，有正邪，何以别之？然：从后来者为虚邪，从前来者为实邪，从所不胜来者为贼邪，从所胜来者为微邪。（《难经·五十难》）

10.《难经》：经言七传者死，间藏者生，何谓也？然：七传者，传其所胜也；间藏者，传其子也。何以言之？假令心病传肺，肺传肝，肝传脾，脾传肾，肾传心，一藏不再伤，故言七传者死也。间藏者，传其所生也。假令心病传脾，脾病传肺，肺病传肾，肾病传肝，肝病传心，是母脏相传，竟而复始，如环无端，故曰生也。（《难经·五十三难》）

11.《难经》：经言虚者补之，实者泻之，不实不虚，以经取之。何谓也？然：虚者补其母，实者泻其子，当先补之，然后泻之。（《难经·六十九难》）

12.《白虎通》：五行之性，或上或下，何？火者阳也，尊，故上；水者阴也，卑，故下。木者少阳，金者少阴，有中和之性，故可曲直从革。土者最大，苞万物，将生者出，将归者入，不嫌清浊，为万物。（《白虎通·五行》）

13. 钱乙：肝病见秋，木旺肝强胜肺也，宜补肺泻肝……肺病见春，金旺肺强胜肝，当泻肺……心病见冬，火旺心强胜肾，当补肾治心……肾病见夏，水胜火，肾胜心也，当治肾……脾病见四傍，皆仿此治之。（《小儿药证直诀·五脏相胜轻重》）

14. 张元素：五藏六府相生相克为夫妻子母。肺为金，肝为木，肾为水，心为火，脾为土。生我者为父母，我生者为子孙，克我者为鬼贼，我克者为妻财。相生：木生火，火生土，土生金，金生水，水生木。相克：木克土，土克水，水克火，火克金，金克木。

肝，虚以陈皮、生姜之类补之。经曰：虚则补其母。水能生木，肾乃肝之母。肾，水也。若补其肾，熟地黄、黄柏是也，如无它证，钱氏地黄丸主之。实则白芍药泻之，如无它证，钱氏泻青丸主之。实则泻其子，心乃肝之子，以甘草泻心。

心，虚则炒盐补之，虚则补其母，木能生火，肝乃心之母。肝，木也；心，火也。以生姜泻肝，如无它证，钱氏安神丸是也。实则甘草泻之，如无它证，以钱氏方中重则泻心汤，轻者导赤散。

脾，虚则甘草、大枣之类补之，实则以枳壳泻之。如无它证，虚则以钱氏益黄散，实则泻黄散。心乃脾之母，以炒盐补之；肺乃脾之子，以桑白皮泻肺。

肺，虚则五味子补之，实则桑白皮泻之。如无它证，实则用钱氏泻白散，虚则用阿胶散。虚则以甘草补土，补其母也；实则泻子，泽泻泻其肾水。

肾，虚则熟地黄、黄柏补之，泻以泽泻之咸。肾本无实，本不可泻，钱氏止有补肾地黄丸，无泻肾之药。肺乃肾之母，金生水，补之故也。补则以五味子。（《医学启源》）

15. 朱震亨：气之来也，既以极而成实，则气之乘也，必以复而得平。物极则反，理之自然也。大抵寒暑燥湿风火之气，木火土金水之形，亢极则所以害其物，承乘则所以制其极。然则极而成灾，复而得平，气运之妙，灼然而明矣。此亢则害承乃制之意。（《丹溪心法》）

16. 孙一奎：夫五行者，一水，二火，三木，四金，五土，咸有所也。何以然？《素问》运气曰：水之为言润也，火之为言化也，木之为言触也，金之为言禁也，土之为言吐也。水生于一，《灵枢经》曰：太一者，水之尊号。一，数之始也。天地未分，万物未成之初，莫不先见于水，先地之母，后万物之源。以今验之，则草木之实未就，人虫胎卵胚胎皆水也。故天一生水：一，阳数也；子，北方水之位也。子者，阳生之初，故水曰一。

地二生火：二，阴数也；午，南方火之位也。午者，阴生之初，故火曰二。天三生木：三，奇之数；木居东，东亦阳也，故木曰三。地四生金：四，偶之数；金居西，西亦阴也，故金曰四。天五生土：五者，奇之数，亦阳也；土应西南长夏，故土曰五。以上下左右合而观之，卒莫不有一定之理，而人身应之。午位居上，故火旺于午，在人以心应之，故心居上。子位居下，水旺于子，在人以肾应之，故肾居下。卯位居左，木旺于卯，在人以肝应之，故肝居左。酉位居右，金旺于酉，在人以肺应之，故肺居右。中者，土位，土居末，在人以脾胃应之，故脾胃居中。此五行不易之定位也。（《医旨绪余》）

17. 周学海：天下无一物不备五行，四时无一刻不备五行之气，但有多寡之数，盛衰之宜，一或运行有差，则胜者亢，而不胜者害矣。其所以不终于害者，以有制之者也。其制也，非制于既亢之后也。火承以水，则火自有所涵而不越；水承以土，则水自有所防而不滥；土承以木，则土自有所动而不郁；木承以金，则木自有所裁而不横；金承以火，则金自有所成而不顽。承者，隐制于未然，斯不待其亢而害，消于不觉矣。至于制之云者，世皆以为抑其生之过，而不知制者，正以助其生之机也。木得金制，则不致横溢而力专于火矣；火得水制，则不致涣散而精聚于土矣。此言生也。木亢不成火，以其湿也，得金制之，则木燥而火成矣。火亢不成土，以其燥也，得水制之，则火湿而土成矣。此言化也。制也者，万物之所以成始而成终也，既防亢害之后，而又开生化之先。其诸乾坤阖辟阴阳不测之妙乎。（《读医随笔·承制生化论》）

18. 程芝田：惟颠倒五行生克之理，人所难明。然治病之要，全在乎此。金能生水，水亦能生金。金燥肺痿，须滋肾以救肺是也。水能生木，木亦能生水。肾水枯槁，须清肝以滋肾是也。木能生火，火亦能生木。肝寒木腐，宜益火以暖肝是也。火能生土，土亦能生火。心虚火衰，宜补脾以养心是也。土能生金，金亦能生土。脾气衰败，须益气以扶土是也。如金可克木，木亦可克金。肝木过旺，则刑肺金也。木可克土，土亦可克木。脾土健旺，则肝木自平也。土可克水，水亦可克土。肾水泛滥，则脾土肿满也。水可克火，火亦可克水。相火煎熬，则肾水销铄也。火可克金，金亦可克火。肺气充溢，则心火下降也。至于肺来克母，须补心以制金；肝来侮脾，宜补金以制木；脾燥消肾，当养木以益土；肾水凌心，当扶土以制水；心火刑金，须壮水以制火。此借强制敌，围魏救赵之义也。（《医法心传》）

19. 章太炎：自《素问》、《八十一难》等以五脏附五行，其始盖以物类譬况，久之遂若实见其然者。然五行之说，以肝为木，心为火，脾为土，肺为金，肾为水。及附之六气：肝为厥阴风木，心为少阴君火，脾为太阴湿土，犹无疑也。肺亦太阴湿土，肾亦少阴君火，则与为金为水者殊，已自相乖角矣。《五经异议》、今文《尚书》欧阳说：肝，木也；心，火也；脾，土也；肺金也；肾，水也。古《尚书》说：脾，木也；肺，火也；心，土也；肝，金也；肾，水也。谨按：《月令》春祭脾，夏祭肺，季夏祭心，秋祭肝，冬祭肾，与古《尚书》说同。郑氏驳曰：今医病之法，以肝为木，心为火，脾为土，肺为金，肾为水，则有瘳也。若反其术，不死为剧。然据《周官·疾医》以五气、五声、五色视其死生。郑注云：五气，五脏所出气也。肺气热，心气次之，肝气凉，脾气温，肾气寒。释曰：此据《月令》牲南首而言。肺在上，当夏，故云肺气热，心在肺下，心位当土，心气亦热，故言次之；肝在心下近右，其位当秋，故云肝气凉；脾于脏值春，故云温；肾位在下，于脏值冬，故言寒。愚尝推求郑义，盖肺为火故热，心为土故次热，肝为金故凉，脾为木故温，肾为水故寒。此与古《尚书》说仍无大异。然则分配五行，本非诊治之术，故随其类似，悉可比附。就在二家成说以外，别为配拟，亦未必不能通也。今人拘滞一义，辗转推演于藏象、病候，皆若言之成理，实则了无所当。是亦可以已矣！（《章太炎医论·五脏附五行无定说》）

（孙广仁　鲁明源）

主要参考文献

1. 王庆其．五行学说的现代研究概况［J］．中国医药学报，1987，2（3）：52.

2. 祝世讷．五行学说的方法论价值［J］．山东中医学院学报，1988，12（1）：2.

3. 王玉川．五脏配五行、五味及其它［J］．北京中医学院学报，1988，11（1）：7.

4. 翟双庆．试论《内经》五行学说的各种不同学说［J］．北京中医学院学报，1988，11（5）：15.

5. 印会河，张伯讷．高等中医药院校教学参考丛书：中医基础理论［M］．北京：人民卫生出版社，1989.

6. 任应秋．中国医学百科全书：中医基础理论［M］．上海：上海科学技术出版社，1989.

7. 邓铁涛，邱鸿钟．中医五行学说的哲学、改造与未来［J］．中医研究，1990，3（1）：7.

8. 陈德成，王庆文，尤耕野，等．试论五行学说的"自生"、"反生"作用［J］．吉林中医药，1990，（2）：1.

9. 申秀云．《内经》与《春秋繁露》、《白虎通》中阴阳五行学说的比较研究［J］．甘肃中医学院学报，1991，8（1）：9.

10. 周德生．五行别论［J］．浙江中医学院学报，1991，15（3）：41-42.

11. 刘可勋．中医五行藏象体系的形成及其方法论意义［J］．中医研究，1991，4（2）：3.

12. 张广修．也谈阴阳升降与五行生克［J］．中医药研究，1991，（3）：27-29，32.

13. 戴永生．中医倒五行探微［J］．辽宁中医杂志，1991，（6）：1-3.

14. 薛公忱．论医用"五行"说的特质［J］．中医研究，1992，5（1）：7.

15. 何裕民．五行源流考［J］．中医研究，1992，5（4）：7-10.

16. 张珍玉．中医学基础［M］．北京：中国中医药出版社，1993.

17. 孙广仁．中国传统医学丛书：中医基础理论［M］．北京：科学出版社，1994.

18. 胡化凯，石建军．从五行唯一性看中医理论的合理性［J］．中医研究，1994，7（1）：3-5.

19. 高思华．五行学说之我见［J］．中医杂志，1994，35（8）：493-495.

20. 樊圃．五藏附五行是受古代祭祀的启示［J］．陕西中医学院学报，1994，17（4）：1.

21. 卓同年．追溯历史轨迹，探讨五行源流［J］．中医研究，1995，8（2）：5.

22. 郭洪涛．从象数学看中医五行生克图的排列［J］．贵阳中医学院学报，1995，17（1）：17-18.

23. 党炳琳．中医学五行学说义用析［J］．陕西中医函授，1995，（3）：46.

24. 吴敦序．普通高等教育中医药类规划教材：中医基础理论［M］．上海：上海科学技术出版社，1995.

25. 王洪图．黄帝内经研究大成［M］．北京：北京出版社，1997.

26. 任秀玲．中医理论范畴［M］．北京：中医古籍出版社，2001.

27. 邢玉瑞．《黄帝内经》理论与方法论［M］．西安：陕西科学技术出版社，2005.

28. 戴永生，冯济凤，黄鸿飞．《内经》时辰五行节律与脏病转归探微［J］．湖北中医杂志，2003，25（11）：3-4.

29. 孙广仁．试论五脏精气阴阳的生理作用［J］．山西中医学院学报，2007，8（3）：10-12.

30. 任秀玲．《黄帝内经》建构中医药理论的基本范畴——五行［J］．中华中医药杂志，2008，23（3）：241-243.

31. 孙广仁，刘家义，张安玲，等．中医基础理论难点解析［M］．北京：中国中医药出版社，2001.

32. 孙广仁．中医藏象生理学［M］．北京：中国医药科技出版社，2002.

33. 戴永生. 五行学说现代研究进展 [J]. 辽宁中医学院学报，2003，5（3）：198-199.

34. 孙广仁. "十五"国家级规划教材：中医基础理论 [M]. 北京：中国中医药出版社，2002.

35. 孙广仁. 国际中医药针灸培训考试指导用书：中医基础理论 [M]. 北京：人民卫生出版社，2006.

36. 孙广仁. "十一五"国家级规划教材：中医基础理论 [M]. 北京：中国中医药出版社，2007.

37. 孙广仁. 全国高等中医药院校研究生规划教材：中国古代哲学与中医学 [M]. 北京：人民卫生出版社，2009.

38. 孙广仁，高博.《内经》的河图五行模式及几个相关问题的解析 [J]. 中华中医药学刊，2009，27（11）：2259-2261.

第四章

中医学的科学思维

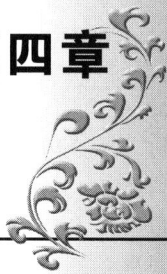

"科学思维是一切创新活动的方法基础和灵魂。一个民族要想登上科学的高峰，究竟是不能离开理论思维的"，要实现我国科学技术的持续创新，既要靠现代化的先进仪器设备作为"硬件"，又要靠丰富的图书文献资料提供可靠信息源和信息载体。更要靠多样化的现代科学思维方法作为"软件"。大量事实证明，正确的科学思维方式确实堪称近现代科学工作的灵魂，犹如科学宏观研究的望远镜和微观研究的显微镜一样重要。

气一元论和阴阳五行学说为中国古代的唯物论和辩证法，称之为世界观和方法论，从而形成了中国传统文化特有的思维方式。中国传统思维方式是一种整体辩证的思维方式，具有高度的理论智慧，在世界文化上独树一帜，创造了世界文明史的奇迹。中国传统文化特有思维风格，在中医学中体现得淋漓尽致，使中医学的思维方式，具有复杂性科学和复杂性思维的特征。

第一节　中医学思维的概念

一、思维的基本概念

（一）思维的语词含义

思，为思考、考虑、思虑。"学而不思则罔，思而不学则殆"（《论语·为政》）。如深思熟虑。

维，为考虑，计度。"维万世之安"（《史记·秦楚之际月表》）。

虑，为思考，谋划。"智者千虑，必有一失；愚者千虑，必有一得"（《史记·淮阴侯列传》）。

思、维、虑，三者均有思考、思维之意。思维即思考。

（二）思维的哲学含义

"思维有二义：广义上是相对于物质而与意识同义的范畴；狭义上是相对于感性认识而与理性认识同义的范畴。"

1. 物质与意识是哲学上的基本范畴。物质是"不依赖于意识而又能为人的意识所反映的客观存在。世界的本质是物质的，意识是物质高度发展的产物"。物质的根本属性是运动，其存在形式为时间和空间。自然界和社会的一切现象，都是运动着的物质的各种不同表现形态。意识是与"物质"相对应的哲学范畴。指高度发展的特殊物质——"人脑的功能和属性"。意识是客观世界在人脑中的主观映象，即客观事物在人脑中的以感觉、观念或思想的形式的再现。它是在人与客观世界相互作用的实践中产生的，是人的大脑对客观世界的综合反映。意识的内容包括：其一，认识论的研究对象，即感性认识和理性认识的认识活动，其中理性认识又是逻辑学的研究领域；其二，心理学的研究对象，如感情、兴趣、注意、需要、意志等心理活动；其三，诸如思想、观点、理论、技术、艺术、经验等，为人类认识活动与心理活动共同的成果，是人类精神财富的内容。

传统上，常常将意识与思维视为同义词而混同使用，但意识的含义较思维更为宽泛而深邃。

2. 存在与思维：思维与存在的关系问题，是哲学的基本问题。存在相对思维而言，是物质的同义词。存在，又称"有"，与"无"相对，是对于"无"的否定。指存在着的东西，既包括物质的东西，也包括精神的东西。

3. 物质与精神：精神与物质对称。哲学上，常将精神视为意识的同义概念。精神是指"人的内心世界现象，包括思维、意志、情感等有意识的方面，也包括其他心理活动和无意识的方面"。

精神、意识、思维三者，在哲学上，虽然常常将其视为同义词，但它们的含义还是有差别的。就其含义所及的范围言，精神的含义最为广泛，意识次之，而思维居末。应在这个意义上，理解思维在哲学上的广义含义。

（三）思维的逻辑学含义

综上所述，哲学上的思维概念可以理解为：思维是物质运动的高级形态，是人脑的功能，是人脑对客观事物的反映，是人类认识的高级阶段，是对客观事物间接的、概括的、能动的反映。

1. 认识是"人脑在实践基础上对外部现实的能动反映。包括感性认识和理性认识"。认识是意识的表现形式之一。人是认识的主体。认识是具有主观和客观双重属性。社会实践是认识发生和发展的基础，是检验认识正确与否的唯一标准。认识是从生动的直观到抽象的思维，并从抽象的思维到实践的辩证发展过程。

2. 感性认识与理性认识相对，属认识的初级阶段，是"人们在社会实践过程中，通过自己的感觉器官直接接触外界客观事物，在头脑中产生对于事物观察、表面和外部联系的认识。包括感觉、知觉和表象等诸种具体反映形式"。

感觉属于意识现象，是客观事物作用于感觉器官而引起的对该事物的个别属性的直接反映。是由一定的物质运动作用于感觉器官并经过外界或身体内部的神经通路传入人脑的相应部位而引起的。感觉因刺激性质和作用器官不同而分为外部感觉和内部感觉两大类。外部感觉，接受外部刺激，反映外部事物的属性，如视觉、听觉、味觉、嗅觉、皮肤感觉等。内部感觉，接受机体内部刺激，反映身体位置和运动以及内脏的不同状况，如运动觉、机体觉、平衡觉等。感觉是感性认识中的一种具体形式，为整个认识过程的起点，是一切知识的源泉。它与知觉紧密结合，为思维活动提供丰富的材料。感觉具有生动、具体和直接性的特点。

知觉属于感性认识的一种具体形式和认识能力，是人对客观事物表面现象和外部联系的综合整体反映。知觉与感觉同为感性认识的具体形式。但是，知觉较感觉更为复杂、完整，是在感性认识阶段中较感觉高一层次的认识形式。感觉是知觉产生的基础，知觉是对感觉的集合。知觉具有遗传基础，但主要依赖于人们的主观态度和知识经验。人们常常根据实践需要和心理倾向主动地采集信息，甚至提出并检验科学假设，从而完整地认识事物及其属性。因此，知觉具有整体性、选择性和恒常性的特征。一般而言，知觉可分为简单知觉和复杂知觉两类。简单知觉包括视知觉、听知觉、嗅知觉、触知觉和运动觉等。复杂知觉包括空间知觉、时间知觉等。理性认识对知觉具有渗透和指导作用。因为人们往往把感官直接反映的事物属性，同语词、术语所表述的属性联系起来，以语词、术语来反映事物的整体映象。知觉对事物的感性整体形象，是抽象思维的起点，为思维准备条件，因而它是感觉和思维之间的一个重要环节。

表象：属于感性认识的高级阶段，是在感觉和知觉的基础上所形成的具有一定概括性的感性形象，是先前获得过的客观事物形象在人的大脑中的再现。表象同感觉和知觉都属于感性认识形式，但感觉、知觉是对当前事物的直接反映，而表象则是对过去感知事物的反映的再现。表象与感觉和知觉相比，其鲜明性、完整性和稳定性较为逊色，往往只反映事物的大体轮廓，主要特征而不反映具体细节，具有初步的概括性和抽象性。表象一般分为记忆表象和想象表象两类。记忆表象是人们感知过的客观事物的形象在大脑中的再现，包括某一个别事物的单一表象和对某一类事物的一般表象。想象表象是在现有知觉形象和记忆表象相结合的基础上，对记忆表象进行改造和重新组合而形成的新的形象，是人类思维能动性的重要表现，是对客观存在的能动的反映。表象是对客观世界的直接感知过渡到抽象思维的一个中间环节。

在中医学中，辨证论治，就认识疾病的思维过程而言，望、闻、问、切四诊便属于感性认识阶段。感觉、知觉和表象等认知过程寓于其中。

3. 理性认识与感性认识对称，为认识的高级阶段。是人们对事物的本质、全体和内部联系的认识。表现为概念、判断和推理等思维过程。

概念在思维科学中，概念是反映事物特有属性或本质属性的思维形式。这一定义一般被称之为逻辑学定义。在术语学中，概念是同某一知识领域所研究的客观相对应的，因而有其内在的系统性。通过特征的独特组合而形成的知识单元，便是概念的术语学含义。科学理论作为科学知识体系本质上便是概念体系。

概念是理性认识阶段的产物，是抽象思维的一种基本形式。在感性认识的基础上，经过比较、分析、综合、抽象、概括等思维加工制作过程，逐步揭示出事物的特有属性，特别是本质属性，使认识过程中产生质的飞跃，上升为理性认识，从而形成概念。内涵与外延是概念的两个基本的逻辑特征。概念和语词有密切的联系。语词是概念的语言形式，概念是语词的思想内容。人类的思维活动必须借助语言才能进行，任何概念都是通过语词来表达的，而任何有意义的语词所表达的含义都是概念。例如，脏象是"人体内在脏腑功能活动表现于外的征象"。"人体内在脏腑功能活动表现于外的征象"便是"脏象"的概念。

判断：对事物的情况有所断定的思维形式称为判断。对思维对象有所肯定或否定的断定，是判断的最基本的特征。判断总是有真有假，这是判断的另一特征。判断都是用句子来表达。同一个判断可用不同句子来表达，同一个句子也可以表达不同的判断。只有陈述句才能表达判断。凡陈述句所表达的意义称为命题，而被断定了的命题，方能称为判断。判断一般可分为简单判断和复合判断、模态判断和非模态判断等。"脏象是人体内在脏腑功能活动表现于外的征象"，便是一个肯定判断。

推理：由一个或几个已知判断（前提）推出另一个判断（结论）的思维形式。换言之，推理是由一个或一组命题（前提）推出另一个命题（结论）的思维形式。在形式逻辑中，推理又称推论。推理是客观事物的一定联系在人们意识中的反映。为保证推理的结论真实，推理必须遵守两个基本条件：其一，前提是真实的；其二，推理的形式有效、正确。一般将推理分为类比推理、归纳推理和演绎推理等。类比推理既是一种重要的推理方式，也是人们认识新事物，做出科学发现、科学发明的一种重要的创新思维方式，在科学认知过程中，类比具有重要的作用。

4. 感性认识与理性认识的关系 认识的真正任务在于经过感性认识到理性认识，把握事物的客观规律。感性认识是理性认识的基础，理性认识依赖于感性认识。在认识过程中，感性认识与理性认识相互渗透，感性之中有理性，理性之中有感性，两者应辩证地统一起来。在中医的临床思维过程中，四诊属于感性认识，辨证属于理性认识，但两者又互相联结而不是截然分开的。例如，舌尖红赤是望诊所取得外部信息，当医生通过视觉观察到这一现象，便会根据中医学理论和以往的经验去认识，不仅仅是直观的感觉，还包括知觉和表象，已渗透着理性认识，舌尖指部位而言，红赤指舌尖的颜色，部位和颜色构成一个完整外部信息，为进入理性认识，从而揭示这一信息所反映的本质，提供可靠材料。舌尖属心、红赤属热，故舌尖红赤为心火炽盛。心火炽盛便是通过舌尖红赤抽象出来的概念、判断，如是使认识从感性认识到达理性认识，从四诊进入辨证的认识阶段。可见，辨证依赖于四诊，离开了四诊，辨证便成了无源之水，无本之木。但四诊又有待于发展到辨证，才能更深刻，更正确，更全面地反映疾病的本质。

（四）思维的思维科学定义

1. 思维科学的含义 思维科学（science）是"研究人的思维规律、方法和应用的综合性科学"。思维科学研究的内容包括：思维的自然属性和社会属性；思维的生理机制；思维的历史发展；思维的规律，包括思维的一般规律，如形象思维、抽象思维、社会思维、灵感思维等的具体规律。从思维与信息的关系而言，思维的过程是人脑对信息进行加工的过程。因此，可以认为，思维科学是研究人脑处理信息的科学。

2. 认知科学 认知科学（noetic science）是"采用信息加工观点探讨人类认识问题的一门综合性科学。主要包括心理学、计算机科学、语言学等"。从认知与信息的关系而言，认知包括获取信息和应用信息的信息加工过程。因此，认知科学的研究内容较之思维科学的范围为广。在心理学上，常常以认知科学指称认识心理学。认知科学就是国外研究思维的科学。在我国，根据钱学森院士的意见，认为思维科学与认知科学是有区别的。其一，研究的内容、范围不同。"认知科学是从人获取信息开始的，信息的传递、存储、加工、输出等都是它的研究对象"，"认知科学还没有认识到形象思维的重要性，更没有把形象思维的研究作为思维研究的突破点"。而"思维科学只研究对所获取的信息如何加工"，"不仅认识到形象思维的重要性，而且明确地把形象思维作为思维研究的突破点"。其二，方法论不同。认知科学运用的仍然是还原论方法，并且对计算机的功能与作用估价过高，过分依赖，甚至把计算机的信息处理也概括到概念中来。而思维科学"把系统科学与思维科学结合起来，提出了从定性到定量综合集成方法，作为思维科学的基本方法。这个方法论的突出特点是，它把形象思维与抽象思维结合起来，把个体思维与社会思维结合起来，把人与计算机结合起来，其中的人—机结合尤其重要"。

3. 思维的思维科学含义 思维科学主要从脑科学、心理学、信息科学等的基础研究探讨思维的本质，通过揭示思维的本质，为思维的定义作出思维科学的具体科学界定："思维是在特定物质结构中以信息变换的方式对客体深层远区实现穿透性反映的，可派生出或可表现为高级意识的物质活动。更简约一些的思维定义则是：思维是脑对客体深层远区的穿透性反映"，这一定义可作如下理解和把握：

其一，思维是一种高级意识的物质运动；

其二，思维是脑对客体的时空远区的穿透性反映；

其三，思维是在特定物质结构中以特殊方式进行的信息变换。

二、中医学思维的含义

（一）中医学思维的属性

1. 抽象概括性（抽象性）　中医学思维属于医学科学的理论思维，是人类在知识经验事实基础上形成的认识生命、健康、疾病的本质、规律和普遍联系的一种理性思维。中医学的科学概念是中医学思维的基本形式。中医学的经验思维和理论思维是相辅相成。仅以经验事实的根据，按照经验的贯性而进行的思维称之为经验思维。中医学思维则是在经验事实的基础上，运用科学抽象思维方法，超越经验事实。从感性到理性，从具体到抽象，从特殊到一般，透过现象把握本质，以科学概念为思维的基本元素，获得对生命，健康、疾病的规律性知识。

2. 原始创新性（原创性）　原始，最初之谓。"译其文字，梵天所制。原始垂则，四十七言"（唐玄奘《大唐西域记·印度国》）。创新，创立或创制新的。"今贵妃盖天秩之崇班，理应创新"（《南史·后妃传上·宋世祖殷淑仪》）。就学术而言，学术创新或学术原创是学术的生命。学术创新就是创制新知。思维创新指思维的理论、范式和方法的创新。中西方不同的文化形成了不同的哲学思想和思维方式。中西方各有不同的原则思维，其创新性体现了不同的文化背景。气一元论和阴阳五行学说为中国古代的唯物论和辩证法，以此为世界观和方法论，从而形成了中国传统文化特有的整体辩证的思维方式。中医学在中国传统思维方式的基础上，结合生命、健康和疾病等科学问题，创造了中医学特有的医学科学思维。就这个意义上讲，中医学思维具有创新性，属于原始创新思维。

（二）中医学思维的含义

中医学思维是基于中国传统文化的，以整体辩证思维为特点的医学科学的原始创新思维。

这一定义包括如下义项：

其一，中医学思维植根于中国传统文化，是在中国传统思维优秀成果的基础上形成的，又丰富和发展了中国传统文化的思维方式。

其二，中医学对生命、健康和疾病等科学问题的认识，从思考、推理和决策，体现了整体辩证的思维方式，以重整体、直觉、和谐、关系为特色。

其三，中医学思维是以生命、健康、疾病为研究对象的具体的科学思维，体现了医学科学的思维特点。

第二节　中医思维的类型与工具

一、中医思维的类型

所谓类型，即具有共同特征的事物而形成的种类。思维的类型为思维分类的结果，即思维的类别归属。

对思维类型的分类，因分类依据不同而有不同的称谓。诸如形象思维与抽象思维、经验思维与理论思维、系统思维与辩证思维、个体思维与社会思维等等。一般从思维的思想载体而言，可分为逻辑思维和形象思维两类，通常指称思维为逻辑思维，就科学创造而言，逻辑思维和形象思维缺一不可。

在思维科学领域，一般将思维分为形象思维、抽象思维和创造思维三大类。"逻辑思维，微观法；形象思维，宏观法；创造思维，微观与宏观相结合。创造思维才是智慧的源泉，逻辑思维与形象思维都是手段。"

本文以上述分类方法为据，将中医学思维分为形象思维（意象思维）、抽象思维和创造思维三类。

二、中医思维的工具

（一）思维与语言的关系

语言是人类最重要的交际工具，也是人类社会最基本的信息载体。语言为人类表达思想的手段，它同思维有密切的联系，是思维的工具。中医科学思维所使用的语言是汉语，属汉藏语系汉语族。现代汉民族的共同语是以北京语音为标准音，以北方话为基础方言，以典范的现代白话文为语法规范的普通话。所使用的文字为规范的简化汉字。在现代，中医学以规范的现代汉语和简化汉字为本门学科的语言文字。因此，现代汉语言的语言文字便成为中医学思维的工具。

（二）中医学的科学语言

"语言是人类特有的一种符号系统，当它作用于人与人关系的时候，它是表达反应的中介；当它作用于人和客观世界的关系时，它是认知事物的工具；当它作用于文化时，它是文化信息的载体和容器。"语言是认识世界的工具。中医学是中华民族对生命、健康和疾病的理性认识成果。从这个意义上说，中医学是一门科学理论。科学理论的基本结构包括逻辑结构和方法结构。概念、原理和结论构成科学理论的严密有序的逻辑结构。科学语言则是科学理论方法结构中的语言结构。科学理论是用科学语言来表达的；从语言学而言，科学理论主要表现为一种陈述系统。科学理论的语言结构是指构成系统的陈述之间的关系。科学概念是构成科学理论的基本知识单元。科学理论便是由概念体系而构成。语词是概念的语言形式，概念是语词的思想内容。用来表达科学概念的语词便是术语。从术语学而言，术语是专业领域概念的语言指称。中医学的科学语言是指表述中医学理论的语言。其构成要素为：

其一，语种：现代汉语，简化汉字。

其二，语法单位：词、词组和句子。其中，词、词组构成术语。句子本为陈述科学理论的基本语义单位，但在中医学中，句子也可构成术语。

其三，概念语言工具：术语。

中医学的科学术语是中医学科学语言的核心成分。

（三）中医科学语言的特征

1. 中医基础理论术语的特征　在汉语语言文字中，言—意—象有着密切关系，言寓意象，蕴涵也泛。因此，中医基础理论术语具有汉语特征，符合汉语词汇学、语法学、语义学和语用学的规律，体现出意象思维的色彩。中医基础理论术语的构成有字（单音词）、词、词组等，在中医学术语规范化研究中，学术界认为，中医学术语也可用句子构成。如"心主血脉"是一个完整的判断句，本由"心"和"血脉"两个术语构成，但共同体现其为一个术语。中医基础理论术语除蕴涵无穷外，视特定的句子为术语则为其另一特征。

2. 中医基础理论的概念的特征　概念是反映对象的特有属性的思维形式，是思维形式的最小单元。科学认识的成果，都是通过形成各种科学概念来总结和概括的。概念的内涵和外延相互联系和相互制约，概念不是永恒不变的，而是随着社会历史和人类认识的发展而变化的。换言之，概念是历史的、运动的、辩证的。中医基础理论的科学概念内涵和外延有古今之别，虽然概念的古义与今义有联系，但不能以古义为标准来判断今日之是非。

中国传统思维对概念性质认识的特殊性在于强调实决定名，名依附于实，并且名与实相符。因此，中国传统思维对概念的首要要求是名实相副，故概念不完全具有纯抽象的性质。其次，对事物性质的考察，重在把握其基本属性而不完全是本质属性。注重概念内涵的丰富性，并不强调严格的"属加种差"的科学定义形式，而是注重概念的具体划分，表现为概念的多义性、多质性，与西方传统逻辑的概念的单义性、单质性大相径庭。

中医学的科学思维是系统整体辩证思维，中医基础理论的概念具有多义性、多质性，是中国传统思维特征的反映。如在中医学中，"气"这一术语，其概念有物质现象、精神现象、物质与功能统一的不同结构，便是概念多质性、多义性的表现。阴阳学说旨在揭示生命运动的动因、源泉和一般最普遍的联系和形式，而五行学说则具体地说明了人体脏腑经络的结构关系及其调节方式，即人体系统整体动态平衡的规律。气一元论和阴阳五行学说是中国传统文化认识世界的根本观点和方法，也是中医学认识生命、健康和疾病的根本观点和方法。体现了中华民族特有的智慧和才能，体现了中医学的特点与优势。

气一元论和阴阳五行学说是中国古代朴素的自然观和方法论，不可避免地存在历史的局限性，由此而构建的中医学理论体系，也必然具有古代传统科学的缺憾，我们应当站在现代最先进的科学的认识水平的高度，根据现代术语学的要求，将气一元论和阴阳五行学说的哲学内容与医学内容区分开来，使中医学的气、阴阳、五行的概念体系从自然哲学范畴体系转化为医学科学的具体科学概念体系，以促进中医学理论的现代化。

第三节　中医思维的形式与方法

一、形象思维

（一）形象思维的含义

形象思维是把感官所获得的并储存于大脑中的客观事物的形象信息，运用比较、分析、抽象等思维方法，加工成为反映事物典型特征或本质属性的意象，以意象为思维基本单元，通过联想、类比、想象等形式，形象地反映客观事物的内在本质或规律。因其以意象为思维的基本单元，故又可称之为意象思维。

在中国传统思维方式中，意为人的主观意见，意由心而发；象为外在的物象，形象。意象是意与象的结合，为主观情意和外在物象相融合的心象。换言之，意象是主观心神与客观形物的结合。"立象尽意"，"得意忘象"，思维的逻辑是由象而意，即由直观到抽象。因此，意象思维是以直观为基础，直观观察与理性认识有机结合的思维方式，意象思维是中国传统思维中的一种特殊的方式，其思维结果由意象导向抽象，形成一种抽象的、理性的认识。中医在临床上，根据四诊所取得的资料（四诊之象），建立病证的诊断（意），就是意象思维的过程。

（二）形象思维的过程

形象思维一般可分为形象感受、形象储存、形象识别、形象创造和形象描述等阶段。在整个思维活动中，想象居于核心地位。由想象、联想而意象。以意象为思维的基本单元，通过具体的形象信息加工，从而揭示事物的状态及其本质与规律。形象思维的产物是具有一般代表性的典型化的新事物、新形象。这种新形象已不是客体的原样，而是经过提炼加工而能反映事物本质特征和内在规律的新形象。中医学四诊之"象"便是形象思维的结果，已不是简单的感性直观了。

（三）形象思维的形式

1. 联想　由一事物想到另一事物的心理过程，称之为联想，为意识能动性表现形式之一。联想是想象的初级形态，是由此及彼的回忆和触类旁通的想象，它是完整的思维活动过程的一个中间环节，为科学创造提供了可能性。

2. 想象　是在原有经验基础上创造新形象的思维活动，按其是否受意志控制而分为随意想象和不随意想象。随意想象是受自觉控制的、有目的、经过意志的努力能够实现的。而不随意想象则是各种印象离奇地、突然地、有时无意义地组合在一起，如梦幻、空想等。想象在科学研究中具有巨大作用，通过想象提出各种科学假说、模型，从而帮助科学家正确地探索自然的微妙，预测社会活动的过程。

3. 意象　意象本属中国美学史的范畴，这一术语由"圣人立象以尽意"（《周易·系辞上》）衍生而来。由南朝梁·刘勰明确提出："独照之匠，窥意象而运斤（《文心雕龙·神思》）"。意指审美观照和创作构思时的感受、情志和意趣，象指出现于想象中的外物形象，两者融合构成审美，孕于胸中的审美意象和呈现于作品中的艺术意象，为主观情意和外物形象的融合。意象是联想和想象的前提和基础，没有意象也就没有联想和想象。

（四）形象思维的特点

1. 直观性　形象思维所运用的材料和反映的内容一般不脱离具体的感性形象。其思维成果具有可感观性和具体性。因此，形象思维又常称直观思维、直觉思维。但形象思维渗透着理性认识的内容。与感性直观的认识不同。形象思维以意象为思维的基本单元，意象贯穿于形象思维的始终。观物取象，客观事物的物象系统是通过意象系统来反映的。

2. 形象性　形象思维以意象为思维基本单元。而意象本身就有形象性的特征。它反映出具有整体性、多样性特征的客观事物的具体形象，给人以栩栩如生之感。

3. 创造性　创造性是形象思维的最主要的特征。形象思维贯穿于创造性思维活动的始终，是一种非线性、跳跃性的思维活动，帮助人们拓展思维空间的深度和广度，克服形式逻辑的局限性，为科学创新奠定了认识基础，没有形象思维便没有科学发现和学术创新。

在中医临床实践中，一位高明的医生在诊断和辨证过程中，必须熟练地运用形象思维。在运用形象思维时，医生的直觉是至关重要的。直觉实质上是对熟悉事物的再认，没有知识就没有再认，没有再认也就没有直觉。只有精通中医学理论和临床经验丰富的人，才能根据直觉做出正确的判断，直觉具有直接性、快速性和或然性的特点。所谓直接性是指它由现象直接达到本质，没有经过严密的逻辑推理而具有一定跳跃性。所谓快速性是经历的时间很短，甚至是瞬间完成的。所谓或然性是指结论有一定的不可靠的成分，既不必然真，也不必然假。"辨证"的过程既体现出形象思维的直接性、快速性，也体现出其或然性，辨证结论的准确或精确程度，尚须通过施治来检验。形象思维是人脑对客观世界及其关系的一种非常迅速的识别和猜想，是基于直接领悟而进行的思维，它不是分析性的、按部就班的逻辑推理，而是跳过了许多中间步骤，做出了许多省略，从整体做出直接把握，顿悟概括了它的特点。顿悟，忽然领悟之谓，习称直觉领悟或直觉顿悟。顿悟是在对研究对象深刻地直观感受的基础上，获得某种灵感，突然领悟到某种普遍形式的客观规律性，在一定程度上，是逻辑思维的凝聚和简缩，属创造性思维方式。慧然独悟，若风吹云，突然而来，顿然领悟。对学问潜心研究，沉思力索以造诣于精微之域，方能心如明镜，恍然有悟，笔下生花。总之，意象思维是运用具有直观特征的意象进行思维的思维方式，是中医学的重要科学思维方式之一。

(五) 中医形象思维的主要方法

1. 观物取象 观物取象，简称观象，是中国传统思维中一种独特的观察方法。

观察是中国传统思维的起点，中国古代的主要的知识门类和思维形态都是在观察基础上发展起来的。观察是想象的基础，观察愈丰富，表象愈丰富，想象也愈丰富。如果没有观察及其表象，思维的想象是不可能的。观察也是抽象的基础，抽象的概念是在大量具体观察的基础上形成的，有了具体观察，才有具体表象，有了具体表象，才可能有抽象的概念。

物生而后有象，有物便有象。事物及其性质总是有固定的"象"相伴随，因此，通过观察进而把握事物及其性质的象，就有可能揭示由象所反映的事物及其本质。

中医学对观象方法运用得最为成熟，它对于人体和人类生活环境的观察，着眼于事物的动态之象，侧重于从象的角度去观察和理解事物。如，"水火者，阴阳之征兆也"，以水与火的动态之象，作为划分事物阴阳属性的标准，把阴阳范畴应用于医学范畴，大大扩展了阴阳的内涵和外延。凡显露于外的、热的、实的、明亮的、伸张的、开放的、发展的、功能的、向上升的、活跃主动的等等，为阳性特征；凡收藏于内的、寒的、虚的、晦暗的、屈缩的、闭合的、凝聚的、形体的、向下降的、稳定主静的等等，为阴性特征。这是从事物的行为功能所表现出来的动态之象，而建立起来的抽象概念。望、闻、问、切四诊是医疗活动中的最为典型的观象，其中，尤以望诊和切脉为最。"能合脉色，可以万全"，通过察色和按脉来确定病情是中医学十分独特的、有效的方法，反映中医学本质特征的辨证论治，也可称作"辨象论治"。

2. 据象归类 归类，归纳分类之谓。分类是寻找事物之间的规律性的联系。方以类聚，物以群分；同声相应，同气相求；本乎天者亲上，本乎地者亲下，各从其类。以事物的功能和行为方式作为类概念的着眼点，即依据事物之象，按上述准则对万事万物进行分类，表现了据象归类的特征。如中医学运用五行归类模式，形成以五脏为核心的人体内外环境相统一的五行系统，体现了时间与空间的统一。他如经络的三阴三阳类，中药药性的四气、五味、升降浮沉与药物归经等，均是据象归类的体现。

3. 据象定脏 脏象学说是中医学关于人体结构的理论。脏是藏在人体内部的脏器，称之为脏腑，脏腑本为人体的脏器实体。象是表现在人体外部可以观察的体征和宏观现象，人体所有表现于外的生命现象，均属于象的范围。中医学研究人体的结构，建立脏腑的概念，虽然有解剖学基础，但不是分析脏器实体结构的方法，而是在大量观察生命现象的基础之上，以象推脏或以象定脏，从总体上把握脏腑的内涵，这种方法称之为脏象方法。脏象方法的指导思想是"内外相袭"，人体内部的脏器与外部征象互相因袭，互相呼应。象与脏如"影之似形"，形影不离，在内外相袭思想指导下，运用"司外揣内"和

"司内揣外"两种方法，"合而察之"。"司外揣内"用于生前，在人的活体上"见而得之"。"切而验之"、"司内揣外"用于死后，在尸体上"解剖而视之"。"司外揣内"比"司内揣外"更为重要，它是建立脏腑概念的主要方法。"切而验之"、"见而得之"属于感性认识，而"合而察之"属于理性认识，实际上是一种综合方法。脏象方法与控制论的"灰箱"方法相似，控制论有一句名言："不问这是什么，而问它在做什么。"控制论的"黑箱"法或"灰箱"法，是基本上不打开系统，观察人的生理功能表现出来的神色形态，广为收集信息，把丰富的感性材料，进行由表及里，由里及表，去粗取精，去伪存真地加工整理，总结出各种现象与脏腑气血阴阳的关系，完成认识上的飞跃，建立比较完整的理论形态。因此，中医学用综合方法所获得的脏腑概念不是人体脏器实体的简单映象，而是一种思维创造物。脏腑概念具有模型性质，是一种思维模型，这就是五脏六腑中某一脏的生理功能与西医解剖学某一脏腑器官的生理功能不是完全对应的根本原因。

中医学的脏象方法，不仅是认识人体结构的方法，也是临床诊断方法。脏象方法的建立、脏腑概念的建立与中医临床医学的建立是一个统一的过程。"欲知其内者，当以观乎外；诊于外者，斯以知其内"（《丹溪心法·卷一》）。如，因"肝开窍于目，其华在爪"，故欲了解肝的生理病理情况，可以考察眼睛和指甲的状态。若两眼干涩，指甲淡白、粗糙，甚则反甲，则是肝血不足的表现。可见，中医临床诊断主要是一个以象推脏或以象揣脏或以象定脏的过程。

二、抽象思维

（一）抽象思维的含义

抽象思维与形象思维对称，又称逻辑思维、概念思维，是用概念、判断、推理反映现实的思维形态。它以概念为思维的基本单元，以抽象为基本的思维方法，以语言、符号为基本表达工具。

（二）抽象思维的过程

抽象思维是在形象思维（感性认识）的基础上，从抽象的规定到思维的具体的思维运动过程。

1. 感性的具体　是指抽象思维通过感觉、知觉、表象、特别是意象等同被研究的对象相联系，须臾不能离开认识的客体。换言之，抽象思维须臾离不开形象思维。

2. 抽象的规定　是指对认识对象的各种属性和方面，进行分析、综合、比较、归纳、演绎等，揭示事物的本质属性或特有属性和内部联系而撇开事物非本质属性或非特有属性，从而形成关于事物的概念，实现从感性认识向理性认识的飞跃。

3. 思维的具体　是指运用概念再现事物的整体性和具体性。即运用概念、判断、推理来概括地、间接地反映现实，使认识更进一步深化，并指导实践和接受实践的检验。

（三）抽象思维的形式

抽象思维是在对认识对象的属性作比较与分类、分析与综合、抽象与概括的基础上，形成概念，以概念作为思想载体，通过判断、推理来认识事物。

1. 概念　概念是反映事物属性或本质属性的思维形式，是理性思维的一种基本形式。概念是组成判断，从而组成推理与论证的基本要素。概念和语词有密切联系，语词是概念的语言形式，概念是语词的内容（含义、意义）。但是，概念和语词又有区别。

其一，概念是一种思维形式，语词则是一种语言形式。概念是对客观事物的本质属性的反映，而语词只是表达概念，标志事物的声音和符号。

其二，概念固然需要语词来表达，但并非所有的词语都能表达概念。一般说来，实词（名词、形容词、动词、代词、数量词等）表达概念，而虚词不能表达概念。

其三，同一概念可以用不同的语词来表达，如真热假寒的病理变化，既可用"阳盛格阴"，又可用"阳极似阴"两种不同的语词来表达。

其四，同一语词在不同语境中可以表达的概念不同。如气化一词，在哲学范畴，指由气化生物，与形化对称。在中医学中，泛指气的运动所产生的各种变化。而水液代谢中言气化，则专指肾与膀胱调节水液代谢的功能。

2. 判断　判断是对思维对象有所断定的思维形式，是人们通过对思维对象的性质、关系等的肯定或否定来反映对象情况的真或假的思想。判断的基本特征有二：一是对事物的断定有肯定或否定之分；二是对事物的断定有真或假之别。判断的表达是通过语句来实现的。如："脾胃为气血生化之源"，"肾主水液"，它们分别肯定脾胃或肾所具有的真实的生理功能，均属真实而肯定的判断。

3. 推理　由一个或一组命题（前提）推出另一个命题（结论）的思维形式。通过肯定或否定对事物做出某种陈述的语句，即含有真假的语句，称之为命题。在普通逻辑中，泛指表达判断的语句。

推理包含着前提和结论两个组成部分。推理所根据的命题称之为前提，由前提推出的命题称之为结论。在前提和结论之间的联系方式为推理的形式，任何推理都是由一定的前提通过一定的推理形式而推出结论的过程。推理是从已知进入未知的一种逻辑方法，在科学研究中具有重要的作用。推理的有效性，即得出正确的结论，必须满足两个基本条件：其一，前提真实，其二，形式正确。

如：脾胃主运化水谷精微。

水谷精微是化生气血的物质之源。

所以，脾胃为气血生化之源。

这一推理，其前提是真实的，其推理形式为三段论的推理形式，符合推理规则，因此其结论是必然而真实的。

推理有类比推理、归纳推理和演绎推理等形式。中医学运用这些推理形式揭示了生命、健康和疾病的本质和规律。

（四）抽象思维的特点

概念性、抽象性、逻辑性和语言符合性为抽象思维的基本特点。

1. 概念性　概念是抽象思维的基本单元、基本形式，判断以概念为基本构成成分，推理以判断为构成成分。任何科学理论都是以概念为基本元素，通过一系列判断、推理建立起来的。如中医学气的概念的形成就是抽象思维的结晶。气的概念是由空气、呼吸之气（气息）、蒸气、天气、地气等具体的常识性的气之中提炼而成的，从种类繁多的具体之气中，透过表面现象、外部联系，概括出它们的整体的、内部的联系，揭示出其共同的本质属性，即气是一种细微的物质，是构成世界万物的本原。对气的认识进一步深入，深入到个体，则认识到"天地合气，命之曰人"，"气者，人之根本也"，从而形成了人体之气的概念。在人体，气是构成人体和维持人体生命活动的最基本物质。气概念的形成过程，体现了对气的认识具体—抽象—具体的思维过程，即由具体的常识之气，抽象出哲学之气，形成哲学层次气的概念，再在哲学气概念的指导下去认识人体，从而形成了人体之气的概念，建立医学科学的气概念。因此，中医学气概念的建立是人类认识水平不断提高的标志。

2. **抽象性** 抽象性是抽象思维的核心，抽象通常指"看不见，摸不着"的东西。在哲学上，抽象与具体相对应；在科学上，抽象与形象相对应。抽象作为一种思维活动或过程，使对已获得的大量感性材料、经验事实，经过比较、分类、分析、综合，将一类事物同其他事物区别开来，排除个别的、偶然的、外部的表面现象，抽出普遍的、内在的本质或规律，这是贯穿于抽象思维过程的基本思维活动，是认识事物本质与规律的基本方法，是概念形成的基本方法。如，人体之气概念的建立就是从水谷之气、呼吸之气、清浊之气、阴阳之气、脏腑之气、营卫之气等气的具体表现形态中，抽出其具有普遍意义的、本质的属性的结果。

3. **逻辑性** 逻辑学是研究抽象思维形式与规律的学问。抽象必须遵守逻辑规律，任何科学结论都是运用概念、判断，按着逻辑规律进行推理而得出的，推理是抽象思维的中心环节。如，运用五行乘侮规律进行推理：

凡木太过必致土不及（木乘土）……大前提

肝属木，脾属土……小前提

所以，肝气太过（太旺）必致脾气虚（不及）……结论

肝木太旺必乘脾土，所谓"见肝之病，必先传脾"。这一条医学原理是根据五行乘侮规律，按三段论的规则推理出来的。

4. **语言符号性** 语言是思维的工具，是人类所使用的最成功、最有效的符号系统。在人类所使用的语言中，除自然语言外，还有许多种类的人工语言。人工语言，又称科学语言，学科领域不同，其所用的人工语言也各不相同，每一个学科都有自己专门的人工语言，称之为专业术语。气血、阴阳、五行、脏腑、经络、六淫、七情、阴阳失调、正治反治等等，都是中医学的专门术语，是中医学进行科学现象，构建理论体系所使用的基本的语言符号。

（五）中医抽象思维的主要形式和方法

1. 中医抽象思维的方法：

（1）分析

分析的含义：在思维活动中对把对象的整体分解为各个部分（或各个方面、各种特征、各种关系、各种因素）而分别加以考察的一种思维方法，称之为分析。分析的类型有定量分析、定性分析、因果分析、结构分析、历史分析、数学分析和系统分析等。

中医学的分析方法有：阴阳分析法、五行分析法、六经分析法、八纲分析法、卫气营血分析法、三焦分析法，以及方药之四气分析、五味分析、升降沉浮分析和七方十二剂分析等等。在中医诊断学中，揆度奇恒从本质上讲也是一种具有中医特色的分析方法。

（2）综合

综合的含义：在思维活动中，在分析的基础上把对象的各个部分（或各个方面、各种特征、各种关系、各种因素）联结起来加以考察，以把握整体的思维方法，称之为综合。

综合的类型：诸如整体与部分，运动与静止，连续与间断，宏观与微观，定性与定量等等综合方法。在中医学中，"参合"、"杂合"就是一种综合方法。"善调尺者，不待于寸，善调脉者，不待于色，能参合而行之者，可以为上工"（《灵枢·邪气脏腑病形》）。"圣人杂合以治，各得其所宜，故治所以异而病皆愈者，得病之情，知治之大体也"（《素

问·异法方宜论》)。前者言诊断之综合，后者言治法之综合。

分析与综合相统一是辩证思维的重要方法之一，分析之中有综合，综合之中有分析，分析与综合相统一的方法在科学研究中得到了广泛的运用，在分析基础上的综合集成本身就是科学创新。

中医学揆度奇恒与参合而行两种方法交互运用形成了揆度与参合相统一，即分析与综合相统一的辩证思维方式。

（3）归纳

归纳的含义：是归纳推理的简称，是从个别、特殊知识概括或推导出一般知识的推理方法。

归纳的类型：归纳推理分为完全归纳推理和不完全归纳推理。不完全归纳推理分为简单枚举归纳推理和科学归纳推理。完全归纳法的结论是可靠的，但其应用有限，不能应用于一个具有无穷分子的类。不完全归纳法（或称简单枚举法）的结论是或然的，科学归纳以蕴含关系的科学分析为前提，结论是必然的。此外，尚有概率归纳和统计归纳等。归纳法主要用于科学发现，故有"发现的逻辑"的美誉。如六淫的性质及其致病特征的发现就是科学归纳的结果。《素问·风论》在列举和分析了风邪可以导致寒热、热中、寒中、厉风、偏枯、偏风、脑风、脏腑之风、肠风飧泄等病证之后，得出"风者，百病之长也"的结论。

（4）演绎

演绎的含义：又称演绎推理，是从一般原理推出个别结论的思维方法。

演绎推理的形式：在形式逻辑中，演绎推理的主要形式是以大前提、小前提和结论三个判断构成的所谓三段式。如直言三段的形式：

M——P　　　　……大前提

s——P　　　　……小前提

所以 s——P　　……结论

其中：s 是结论中的主词（小词）

P 是结论中的宾语（大词）

M 是中词，沟通大词和小词的媒介

在科学认识中，演绎法是科学证明、科学预见和构建科学理论体系的重要思维方法。

从特殊到一般，又由一般到特殊，是科学认识的基本秩序，归纳与演绎相统一是辩证思维的重要方法之一。

在中医学中，阴阳五行是最典型的演绎推理模型。阴阳模式以阴阳的属性和对立统一关系，从自然界四时昼夜之阴阳，推论出人体脏腑组织的阴阳。这种推论便蕴含着演绎推理的三段论形式。五行生克制化推理模式，实质上是一种类的演绎推理。

在中医临床实践中，从望闻问切到辩证论治，就是归纳与演绎相统一的辩证思维过程。

（5）科学抽象

科学抽象的含义：科学抽象是形成概念和理论的一种正确的辩证思维过程和方法。

科学抽象的完整过程为"感性的具体—抽象的规定—思维的具体"。其中：感性的具体指科学事实，抽象的规定指未经展开的科学概念，思维的具体指概念和理论展开的过程。

科学抽象的成果一般表现为科学概念、科学符号、思想模型和科学理论等。

中医学理论体系的构建就是科学抽象的结果。

2. 中医抽象思维的主要形式 中医学的抽象思维是整体的辩证的思维,是中华民族特有的抽象思维方式。

(1) 整体思维:整体思维是中国古代所特有的思维形式,也是中医学的独特的思维方式。中医学的整体思维主要有联系思维、中和思维、综合思维等方式。

联系思维:事物内部矛盾双方或事物之间的相互依赖、相互制约和相互转化的关系,称之为联系。世界是普遍联系的统一整体,孤立的事物是不存在的。因此,人们的思维活动必须以联系的方式进行,而不是以孤立的方式存在,当分析某一事物时必须分析与之相关的事物,既包括该事物对其他事物的影响,也包括其他事物对该事物的影响。故联系思维是整体思维一种具体形式,这种思维方式在中医学中获得了最典型、最充分的表达。例如,中医学总是从整体观念出发,去认识人的生命活动,既考虑人与环境之间的联系,又注重人体内部脏腑组织之间的联系。这种联系思维是以五行学说为依据的,其基本特征是将思考对象置于一个多元结构的互相联系的网络之中,其内在所具有巨大价值,在现代思维中已得到了可靠的印证。

中和思维:为不偏不倚、无过无不及。和,为和谐、协调。中和,又称中庸、中行、中道,也即是平衡。中和思维的基本特征是注重事物的和谐性,也就是行为的适度性,中医学的这种平衡思维是以阴阳五行学说为依据的。人生有形,不离阴阳,一般而言,在正常情况下,人体的阴阳相对平衡意味着健康。所谓"阴阳匀平,以充其形,九候若一,命曰平人"。人体的阴阳是处于相互消长的动态变化之中的,在致病因素作用下,原有的平衡被打破,即阴阳失衡,人体便会生病。阴阳失调的具体表现形式为偏盛和偏衰,盛与衰,又称有余与不足、实与虚,用盛衰、有余、不足、实虚的概念来形象、具体地表达阴阳失调的状况。"谨察阴阳之所在而调之,以平为期","损其有余,补其不足",是纠正人体阴阳偏盛偏衰,恢复人体阴阳平衡的基本原则和方法。当然,这种平衡是阴阳相互消长的动态过程的平衡,而不是静止的平衡,五行系统生克制化、无过无不及而适度维持着系统运动的和谐、协调。

综合思维:综合思维的特点是在对事物或研究对象进行具体分析的基础之上。对分析的结果进行综合,从而得出一个概括性或归纳性的判断与结论。中医学称综合为"杂合"、"参合","杂合以治","参合而行",方为上工。故曰:"切阴不得阳,诊消亡;得阳不得阴,守学不湛。知左不知右,知右不知左,知上不知下,知先不知后,故治不久。知丑知善,知病知不病,知高知下,知坐知起,知行知止,用之有纪,诊道乃具,万世不殆"(《素问·方盛衰论》)。中医学将人的生理、病理和疾病的诊治,乃至于养生防病等,置于天、地、人的整体结构中加以综合考察,其综合思维方法是合之又合,层出不穷,层层推进,达到了极高的水平,这也正是中医学科学思维的一个重要价值所在。

(2) 辩证思维:辩证思维也是中医学独特的思维形态,这种思维方式要求人们在观察和思考问题时,采取完整而非孤立、变化而非静止、相对而非绝对的态度,其基本特征是从事物的对立统一关系去认识事物的运动变化。阴阳的观念和概念为中医学运用辩证思维提供了一个共同的至关重要的概念或语言系统,对立思维和适宜思维是中医辩证思维的基本特征。

对立思维:对立概念是对立思维的标志。在中医学中,大量地运用了对立概念,诸如：阴阳、天地、男女、上下、左右、顺逆、坚脆、清浊、动静、本末、徐疾、标本、厚薄、来去、前后、寒热、水火、燥湿、温凉、生熟、盛衰、缓解、虚实、升降、出入、大小、多少、彼此、补泻、成败、正斜、始终、喜怒、表里、深浅、粗细、迎随、吉凶、偏正、奇恒等等。阴阳学说从阴阳的对立、互根、消长和转化，来认识事物的运动，认识人体正常的生命活动和异常的生命过程。强调揆度奇恒，异中求同，同中求异，认为阴阳矛盾双方，不仅存在"非此即彼"，而且也存在"亦此亦彼"。如，在阴阳失调的病理变化中，不仅有单纯阴或阳的盛或衰，而且也有阴阳盛衰并存，而表现为阴阳、寒热、虚实、错杂的病理变化。寻找同中之异，异中之同是对立思维的真谛，同病异治，异病同治便是对立思维在治疗学上的具体运用。

适宜思维：和谐中正是中医学处理复杂系统之间关系的基本原则，事物运动变化适度，事物之间保持不平衡态和平衡态的统一，事物便能生生不息，顺利发展，即所谓万物各得其宜。宜，适宜、和顺之谓，中医学强调处理问题时，当使各得其所宜。这种思维方式可称之为适宜思维，就是根据思维对象的差异性或具体规定性而制定相应的对策和方法。作为一种科学思维方法，其具体形式主要包括宜地、宜时、宜人。中医学强调医疗活动必须根据具体情况加以确定，即医疗对象及情况不同，医疗方式也应有不同，所谓"勿失其宜"，"各以任其所宜"，用现代术语讲就是强调医疗行为或方式的个体化。中医学这种适宜思维方法，主要表现为因地制宜、因时制宜、因人制宜，疾病可因地、时、人之不同，而表现各异，其治疗的方法与程序也因之而不同。适宜思维蕴含了多样性的变化性的思考，体现了一种辩证思维的性质，对指导养生和医疗实践具有十分重要的意义。

三、创造性思维

（一）创造性思维的含义

创造性思维，又称创新性思维，是"人类一种独特的思维活动。与常规性思维相对。它能突破常规和传统，不拘于既有的结论，以新颖、独特的方式解决问题。具有开放性、开拓性、独创性、新颖性等基本特点。主要有横向思维、求异思维、发散思维、想象思维、直觉思维等表现形式"。创造或创新是人类社会一个永恒的主题。人类总是不断发展的，人类社会的发展是在人类不断地创造或创新中实现的。中医学的发展就是中华民族在实践中对生命、健康和疾病的认识的不断创造或创新而实现的。创造性思维是人类创造或创新活动的灵魂和核心。创造性思维的含义有二：其一，从广义而言，泛指在创造过程中发挥作用的一切思维活动的总称；其二，从狭义而言，是指在知识创新中提出创新思想的思维活动，即在理论创新中的思维活动。没有创造性思维，就没有知识创新，就没有科学进步和发展。

（二）创造性思维的一般过程

1. 创造性思维的准备期　科学知识的增长，永远始于问题，终于问题。问题是创造性思维的动力。在这一阶段，包括发现问题，搜集资料，考察背景，明确概况，审视价值，最终提出科学问题。

2. 创造性思维的酝酿期　即对科学问题的求解决研究阶段。在这一阶段，要明确科学问题的症结，抓住科学问题的关键和中心，利用已有的科学知识和科研成果，对科学问题进行定位与分解，找出解题的目标、方法、手段、途径、措施和可行性。

3. 创造性思维的明朗期　对酝酿阶段所提出的解决科学问题的学说、理论、方法、措施，进行分析、比较、质疑，以科学事实为依据，运用直觉、类比、想象、顿悟、灵感、猜测等非逻辑形式和逻辑思维，发前人之未发，产生新的思想和观念，从而建立起科学合理的科学假说和制定出科学的、可行的研究方案。

4. 创造性思维的验证期 根据研究方案进行科学观察和实验，对科学假说进行证明和检验。通过实践检验其真理性、科学性、合理性、逻辑性、价值性等。进而创造新的概念和新的理论。

（三）创造性思维的特点

1. 创新性 创新性是创造性思维的充分必要条件，它以新颖、独特的方式解决新的问题，尊重传统又不囿于传统，敢于超越传统，具有鲜明独创性和新颖性。

2. 突破性 善于突破理论定势、权威定势、经验定势、从众定势和书本定势等思维定势，敢于超越现有的理论和方法。这对中医学理论的继承与创新显得尤为重要。

3. 开拓性 在知识创新过程中，要善于根据社会需求和科学发展的趋势，突破常规和传统而开辟新的研究领域，去认识尚未认识的对象和领域。

4. 综合性 创造性思维是多种思维形态、多种思维方式、多种思维方法的综合运用，而不是一个单一的思维过程，是形象思维、抽象思维以及直觉、灵感、顿悟等相互交织，共同作用的综合思维过程。

（四）创造性思维的方式

创造性思维没有固定的模式和方法，在知识创新中凡对突破常规、打破传统具有显著作用的思维方式，均可视为创造性思维。

一般认为辩证思维是一种根本的科学的思维方式。系统思维则是一般的科学思维方式中的基本思维方式。系统辩证思维是知识创新的枢纽和灵魂，对创新思维方式的网络系统中起着指导和促进作用。就思维形态而言，将形象思维和抽象思维辩证地统一起来，便形成了创造性思维。在知识创新过程中，根据科学发现、科学问题、科学实践（证明与检验）、科学抽象、新理论的构建与评价的实际需要。应综合运用不同的具体的科学思维方法，其中，发散思维、收敛思维、逆向思维，特别是直观整体意象思维等具有重要的意义。

中医学的思维方式以整体辩证为基本特点，以意象为思维的基本单元，将形象思维和抽象思维有机地统一起来，在四诊基础上的辩证，因时因地因人而异，每一次对疾病的认识都是一次创新性的思维活动。

但须指出，中医学的思维方式是基于中国传统文化的朴素的整体辩证思维方式，长于从天人合一观出发，从整体上考察生命、健康和疾病，但乏于分门别类的分析研究，既有真知灼见，又要天才的猜测。因此，在中医理论的继承与创新中，应积极学习，吸收基于西方文化的分析型思维方式的优秀成果，在继承中国古代优秀思维传统基础上，熔东西方文化于一炉，形成整体与还原、分析与综合相统一的辩证整体思维方式。

（李德新 詹向红）

主要参考文献

1. 马克思，恩格斯. 马克思恩格斯选集［M］. 第4卷. 第2版. 北京：人民出版社，1995：284-285.

2. 路甬祥. 院士思维［M］. 合肥：安徽教育出版社，1998.

3. 中国大百科全书编委会. 中国大百科全书：哲学卷Ⅱ［M］. 北京：中国大百科全书出版社，

1987：828.

4. 辞海编委会. 辞海［M］. 第 6 版. 上海：上海辞书出版社，2010：2021.

5. 辞海编委会. 辞海［M］. 第 6 版. 上海：上海辞书出版社，2010：2263.

6. 辞海编委会. 辞海［M］. 第 6 版. 上海：上海辞书出版社，2010：958.

7. 辞海编委会. 辞海［M］. 第 6 版. 上海：上海辞书出版社，2010：1567.

8. 彭漪涟，马钦荣. 逻辑学大辞典［M］. 上海：上海辞书出版社，2004：741.

9. 中华人民共和国国家质量监督检验检疫总局，中国国家标准化管理委员会. GB/T20348-2006 中华人民共和国国家标准·中医基础理论术语［S］. 北京：国家标准出版社，2006.

10. 辞海编委会. 辞海［M］. 第 6 版. 上海：上海辞书出版社，2010：1771.

11. 辞海编委会. 辞海［M］. 第 6 版. 上海：上海辞书出版社，2010：1567.

12. 赵光武. 思维科学研究［M］. 北京：中国人民大学出版社，1999：116-117.

13. 赵光武. 思维科学研究［M］. 北京：中国人民大学出版社，1999：130.

14. 赵光武. 思维科学研究［M］. 北京：中国人民大学出版社，1999：12.

15. 许国璋. 论语言和语言学［M］. 北京：商务印书馆，2001：14.

16. 辞海编委会. 辞海［M］. 第 6 版. 上海：上海辞书出版社，2010：264.

17. 李德新. 李德新中医基础理论讲稿［M］. 北京：人民卫生出版社，2008.

第三篇　脏象经络

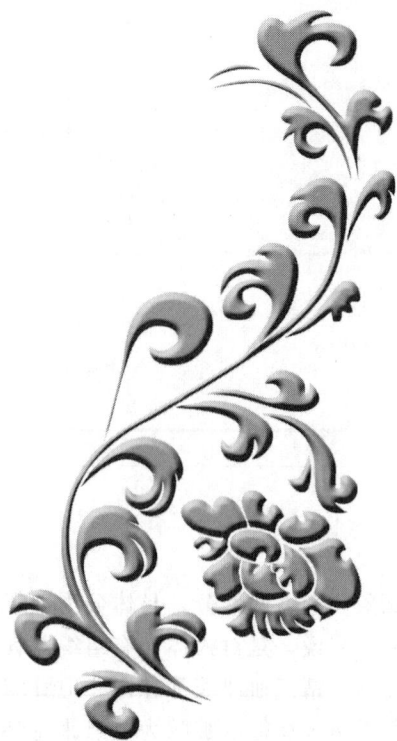

本篇包括藏象和经络两部分，具体分为五章。

藏象，从广义来说，是对人体所有组织器官、物质结构、形态、功能和病理变化理论的概括，包括经络、精气血津液等在内。但脏腑是处于中心环节的重要器官，概括了形体官窍等内容，所以历来往往以脏腑为重点来论述藏象，当然这是狭义的藏象。关于脏腑、经络等病理变化，另有病机篇专门介绍，因此本篇只介绍各组织器官的物质结构、形态和生理功能。

第一章

脏 腑

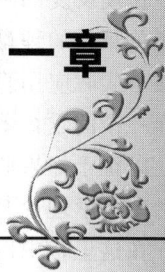

　　脏，《黄帝内经》作"藏"。"藏"有 zàng 和 cáng 两种读音，也具有相应的两种意义。但在"藏象"名词中应读为 zàng，而兼有贮藏的含义。一方面，"藏"深藏于人体内部，另一方面它又是贮藏精气的场所。最初人们将表示器官名称的字每以"月"（读做"肉"）为偏旁，产生了肝、肺、脾、肠等名称。后来又在"藏"字前也加上"月"写成"臟"。随着汉字的简化，又成了现在的"脏"字。因此我们可以简单地说，"藏"，即是藏于人体内的内脏器官。

　　象，就是形象、现象、征象，是可见的。但在这里，"象"其实只是内脏的象。因为内脏藏于体内，往往不易观察，而它们延伸到体表的现象，正可以作为认识内在脏腑器官的门户。因此这个"象"，总是和脏腑联系在一起，是脏的外在表现。它包括人体的外形（形体）、动态、色泽等等。一般所说的脏腑的生理功能，都属于"象"的内容。进一步扩大开来说，包括经络、精气血津液以及病理变化等，也都属于"象"的内容。

　　藏象，就是指藏于人体内的内脏器官的形态结构和生理、病理表现。

　　藏象学说与藏象的概念不一样。藏象学说是以藏象为研究中心，涉及脏腑和形体官窍等的生理、病理及脏腑之间的相互关系等内容。

　　藏象学说的形成，主要有三个来源：古代的解剖知识；对生理病理现象的观察；长期反复的临床验证。

　　古代的解剖：开始可能是无意识的，偶然地知道了一些关于内脏的知识。其一是在宰杀动物时，发现了动物的内脏情形，可能由此推断人体的内脏；其二是从战争中被杀死的人的尸体上观察到一些内脏的解剖结构。后来人们便逐渐地懂得主动地进行解剖，以研究人体的内脏。也有两种情形：其一是对尸体的解剖。如《黄帝内经》说："夫八尺之士，皮肉在此，外可度量切循而得之，其死可解剖而视之"（《灵枢·经水》）。说明在《黄帝内经》成书的时代已经懂得进行人体解剖了，但只限于尸体，活体是无法进行解剖的。另一种情况是在刑场上对被处死的人体进行解剖，这样的解剖往往比较仔细精确，并且画出的图形更为逼真生动，历史上有这样的记载。再往后，古人又在外科临床上积累着解剖学知识。如三国时的华佗已经能够在麻醉下进行腹部外科手术，这不但需要一定的解剖知识做基础，而且也会增加新的解剖学知识。这种解剖被称为大体解剖，这是因为这种解剖是宏观的，而不是微观的，测量和记载也比较粗糙，不像现代解剖那样精确。

　　对生理病理现象的观察：既然活的机体不能进行解剖，那么只好像现代的黑箱理论所主张的那样，不破坏整体来进行观察，从对象的外部进行观察。这种观察，是在长期生产和生活实践中进行的。这实际上是从"象"入手的。人体的所有生理病理现象都属于"象"，例如，胃能容纳饮食物，肺主管呼吸，膀胱能贮存尿液等等。当然，这种观察也必须以基本的解剖知识作基础。

长期反复的临床验证：这是中医藏象学得以不断发展丰富的主要因素。甚至我们现在的有关藏象的理论，大多数内容都是这样得来的。这种临床验证、其特点是将藏象理论的发展与实际应用直接结合起来、与治疗手段结合起来，使之更具有实用性。但这也造成了这样一个问题：藏象学的理论往往与治疗手段（尤其是药物因素）千丝万缕地联系在一起，以至于如果脱离了治疗，藏象学的理论可能都不能独立存在；反过来，治疗学理论，包括中药学理论却又依赖于藏象学理论，离开了藏象学理论，它们也不能独立存在。实际上，在这里，中医学所研究的已经不是单纯的人体或药物，而是研究了人体与药物（包括各种治疗手段）的联系与关系。讲联系与关系，自然必须具备两方面的因素。这就是我们今天的中医藏象研究困难重重的根本原因。换句话说，藏象的实质，其中很多内容也要在人体与药物及其他治疗手段的关系中去认识。这是一个重要的理论问题。这个问题不解决，中医藏象学的研究和发展，甚至整个中医学的研究和发展，都将受到阻碍。

中医学把大体的内脏分为脏和腑两大类，所以传统上就叫做"脏腑"。

按照《黄帝内经》的分类法，人体脏腑分为三类，即五脏、六腑、奇恒之腑。但在概念上，奇恒之腑也属于腑；所以从实质上看，只有脏和腑两类。

把内脏分为脏与腑两类，是根据内脏生理功能的特点来划分的。

五脏共同的功能特点——化生和贮藏精气——藏精气

六腑共同的功能特点——受纳和传导水谷——传化物

由上述共同的功能特点，引导出它们共同的运动特点：

五脏共同的运动特点——藏而不泻、满而不实

六腑共同的运动特点——泻而不藏，实而不满

必须明确，五脏之藏，即是藏精气，精气是珍贵的，所以不宜宣泻，其状态之满而不实，是指精气充满，但不应被有形之实物充填其间；六腑之泻，即是流通之义，六腑以管道相通，上下相连，从上入而从下出，水谷即时向下运送，不会在六腑中停留，所以不应藏，因此六腑虽通行着有形的水谷实物，但不宜充满，满则失去运动的特点，失去流通的可能。中医学认为，五脏宜补，是指补其精气；六腑宜泻，即泻其留滞。又说，六腑以通为用，也有说六腑以通为补，都是强调六腑宜流通的特性。

藏象学说的基本特点有两个：一是以五脏为中心的整体观，一是五脏是综合性的功能单位。

关于五脏为中心的整体观，也就是整体观在藏象理论中的运用。但这里所讲的，又不是一般的简单的整体观，这里强调了"五脏为中心"。其方式是通过五脏配合六腑（实际只能配合五腑），外合五体、五官九窍等，将人体的构成认识为一种既有环状联系，又有内外对应，还有层次重叠这样一个复杂的体系。可以把它画成以下的图示（图3-1-1）：

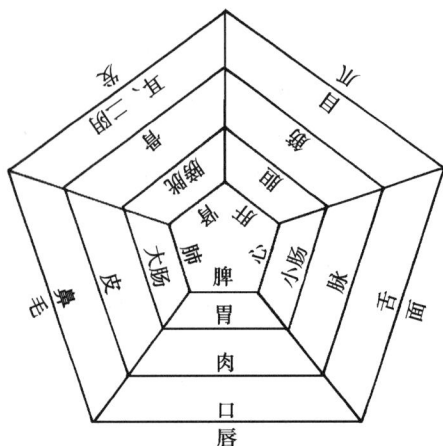

图3-1-1　藏象系统示意图

关于五脏是综合性的功能单位，主要是解决五脏系统的功能和解剖的关系问题。从下面的内容可以看到，五脏或多或少都有一些解剖位置等的记载，但实际上，五脏的功能又超出了这些解剖器官的范畴。

　　五脏的名称，就是心肝脾肺肾，初看起来，这和西医学的一些器官名称完全相同。于是人们往往对号入座把中西医放在一起进行对照。但是这种对照是错误的，它带来了非常严重的后果，导致人们片面地以西医学的概念为准，简单地对中医学进行评头论足，于是出现了一些令人难以接受的难堪局面。比如，有人根据西医学的脾是淋巴器官这一认识，否认中医学关于"脾主运化"的理论。他们说，西医的解剖非常清楚，脾就是一个淋巴器官，根本就没有消化功能。同样的道理，有人说人的精神意识完全是大脑的功能，可中医却说"心主神明"，而心脏本来只是一个循环器官，与精神意识根本就没有关系，所以近年来出现了"脑主神明"的提法。我们认为，这些观点貌似科学，其实是简单化、庸俗化了的所谓的"科学"，有违科学的历史和逻辑关系。

　　不难知道，中国中医的历史要比西医长得多。五脏的名称，中医使用了至少两千多年，而西医传入我国的历史总共才几百年。中医学和西医学的理论体系完全不同，所表达的概念也是有很大差异的。中医学的五脏，与西医学的同名器官，不必全是一回事。西医学从西方传来，在西方语言里面，自有它自己的词汇，有它专门的发音，原来就不与中医相同。当初翻译的时候，翻译者借用了中医学的名词，目的是便于中国人理解。事实上中医学五脏的某些形态和功能与西医学的这些器官的形态和功能有些相似。但实际上，西医学的心肝脾肺肾，只是解剖器官而已，而中医学的五脏早已突破了解剖的约束，演变成关于人体功能系统的特殊单位。解剖上的一定器官当然是参与了五脏的形成，但五脏所包含的实际内容已不限于解剖而更多地着眼于功能系统的概括。也就是说，中医学的五脏概念中，并不排斥解剖结构，但实际上又远远大于解剖结构。不同器官的功能向某一脏的概念集中的现象，证实中医重视五行学说，重视脏之"象"，也是执简驭繁的特色所在，同时也便于确定相应的治疗方案。

　　因此，上述脾与心脏，都必须从功能上来认识，而不应强求与解剖结构相一致。其他如肾、肝、肺脏，也是这样。中医学中的肾主管着人体的水液代谢、生长发育、生殖功能，还与呼吸有关，而西医学中的肾只是一个泌尿器官。中医学中的肝，主管着人体的气机气化，与人体的血液运行和水液代谢、脾胃的运化、情志活动、女子月经等都有关系，而西医学中的肝则主要只是一个生化器官，等等。换个角度看，西医学有许多属于功能的东西并不局限于某一个或几个器官，而是作为一些特殊的像网络一样的系统存在着，或者只是一些微观的内在过程，而在中医学都已把这些内容归纳进了五脏系统中。所以说，中医学中的五脏，实际上已经把人体所有有形的和无形系统的功能进行了高度综合，分别归入心肝脾肺肾之中。自然而然，中医学的五脏就成了一些高度综合的功能单位。除此以外，像中医学中的三焦这样的器官，往往也包括一些在形体上并无踪迹的内容在内。西医学没有三焦这个概念，中医学为三焦的具体所指也争论了多少世纪，如果认识到三焦实质上是概括了一些功能的"功能单位"，可能分歧就不存在了。

第一节　五　脏

一、心

　　心在五脏中是一个最重要的器官，它具有主宰一身上下、统管五脏六腑的特殊功能。心的主要生理功能是主血脉、主藏神。由于心主血和主藏神功能起着主宰人体整个生命活动的作用，故称心为"君主之官"、"五脏六腑之大主"，心的生理特性是为阳脏，主通明。

心在体合脉，其华在面，开窍于舌，在志为喜，在液为汗。手少阴心经与手太阳小肠经相互络属于心与小肠，相为表里。心位于胸中，心在五行中属火，为阳中之阳，与自然界夏气相通应。

（一）心的解剖

对于心的解剖位置，《黄帝内经》中已有详细论述。《灵枢·师传》曰："五脏六腑，心为之主，缺盆为之道，骺骨有余，以候髑骺。"《灵枢·本脏》曰："髑骺直下不举者，心端正；髑骺倚一方者，心偏倾也。""缺盆"，即锁骨上窝。"缺盆之道"，指两个缺盆之间的部位，即前胸部位。"髑骺"是指胸骨下端的蔽心骨，也就是胸骨剑突部位。《灵枢·胀论》曰："膻中者心主之宫城也。"膻中，是指人体胸腔之中、两乳之间的部位。《素问·平人气象论》曰："胃之大络，名曰虚里，贯膈络肺，出于左乳下，其动应衣，脉宗气也。"虚里在左乳之下，其动应衣，是指心尖搏动。《难经·三十二难》指出："心肺独在膈上。"可见，《内》、《难》时代已认识到心的大体解剖位置在人体胸部、两乳之间。后世医家在此基础上又有所发展，元·滑寿《十四经发挥》谓："心形如未敷莲花，居肺下膈上，附着于脊之第五椎。"《类经图翼》也指出："心居肺管之下，膈膜之上，附着脊之第五椎。"由此可见，古人早已认识到心居于膈上、胸中，是隐藏在胸锁关节、胸骨柄、胸骨体、剑突等骨骼之内的一个重要脏器，在人体左乳下可望及或触及它的搏动。

有关心的色泽形态等的描述散见于历代医籍之中。如《难经·四十二难》曰："心重十二两，中有七孔三毛，盛精汁三合。"《十四经发挥》云："心包络在心下横膜（指膈膜）之上，竖膜（指胸膜）之下，其与横膈相粘而黄脂漫裹者，心也。其漫膜之外，有细筋膜如丝，与心肺相连者，心包也。"明·李中梓《医宗必读》指出："心象尖圆，形如莲蕊……心外有赤黄裹脂，是为心包络。"明代赵献可《医贯》谓："其象尖长而圆，其色赤……心之下有心包络，即膻中也，象如仰盂，心即居于其中。""肺之下为心，心有系络上系于肺，肺受清气，下乃灌注。"《类经图翼》也认为："心象尖圆，形如莲蕊。其中有窍，多寡不同，以导引天真之气，下无透窍，上通乎舌，共有四系，以通四藏，心外有赤黄裹脂，是为心包络。心下有膈膜，与脊肋周围相着，遮蔽浊气，使不得上熏心肺，所谓膻中也。"可见中医学对心的外观已有了粗略的了解。其外形尖圆，色红，中有孔窍，外层有心包络，与肺有密切联系。

（二）心的生理功能

1. 心主血脉 心主血脉，即指心气推动血液在脉管中运行，流注全身，发挥营养和滋润作用。心主血脉包括心主血和主脉两个方面。

（1）心主血：心主血的作用有二：其一，行血，主要是指心气能推动血液运行，以输送营养物质于全身五脏六腑、四肢百骸。人体的五脏六腑、四肢百骸、肌肉皮毛皆有赖于血液的濡养，才能发挥它们正常的生理功能，以维持生命活动。血液的运行与五脏功能密切相关，其中心的搏动泵血作用尤为重要。而心脏的搏动，主要是依赖心气的推动和调控作用。心气充沛，心脏搏动有力，频率适中，节律一致，血液才能正常地输布全身，发挥其濡养作用。

其二，心有生血作用，即所谓"奉心化赤"之说。主要指饮食水谷经脾胃之气的作用，化为水谷之精，水谷之精再化为营气和津液，营气和津液入脉，经心火（即心阳）的作用，化而为赤色血液。清·唐宗海《血证论》说："火者，心之所主，化生为血液以濡养周身。"可见，心有总管一身血液的运行和生成的作用。

（2）心主脉：是指心与脉直接相连，形成一个密闭循环的运行系统，心脏有规律地搏动，通过经脉把血液输送到各脏腑组织器官，从而把水谷精微运往全身，起营养组织器官的作用，以维持人体正常生命活动。《素问·六节藏象论》说："心者……其充在血脉。"即是针对心、脉和血液所构成的一个相对独立系统而言。

脉为血之府，是容纳血液，运输血液的通道。血液能正常运行，发挥其濡养作用，除心气充沛外，还有赖于血液本身对脉管的充盈和脉道通利。血是供给人体各脏腑、器官、组织营养物质的载体，心血的充盛，使心主血脉的生理功能正常发挥。脉道通利是指脉管富有弹性和畅通无阻。中医学认为脉管的舒缩与心气的推动和调控作用有关。心之阳气和阴气协调共济，则脉管舒缩有度，血流通畅，既不过速而致妄行，又不过缓而致迟缓。如此则血液方能在经脉中流行不止，循环往复，人体各脏腑组织器官才能源源不断地获得血液供给的营养。

只有心气充沛，血液才能在脉管中正常运行，周流不息，营养全身，呈现面色红润光泽，脉象和缓有力等征象。若心气不充或阴阳失调，经脉壅塞不通，舒缩失常，不能正常地输送血液，人体得不到血液濡养，常见心悸怔忡或心胸憋闷疼痛，唇舌青紫，脉细涩或结代等证。

心、脉、血三者密切相连，构成一个血液循环系统。血液在脉中正常运行，必须以心气充沛，血液充盈，脉管通利为基本条件。其中心脏的正常搏动，对血液循环系统的生理功能的正常发挥起着主导作用，故说"心主身之血脉"（《素问·痿论》）。

2. 心藏神　心藏神，又称主神明或主神志，是指心有统帅全身脏腑、形体、官窍的生理活动和人体精神、意识、思维心理活动的功能。故《素问·灵兰秘典论》说："心者，君主之官也，神明出焉。"

"人身之神"，有广义狭义之分。从广义上来说，是指整个人体生命活动的总括，也就是对以精、气、津液为物质基础的脏腑全部功能活动外在表现的高度概括，反映人体生命活动的情况。即是通常所说的"神气"，如《灵枢·小针解》所说的"神者，正气也"。狭义之神是指人的精神、意识、思维、情感活动及性格倾向（包括知、情、意等）的"神"。

心所藏的神，既有主宰人体生命活动，协调五脏六腑生理功能的广义之神，又有对人体生理活动和心理活动发挥一定影响的狭义之神。人体的五脏六腑，四肢百骸，形体官窍，各有不同的功能，但它们都必须在心神的主宰和调节下，分工合作，共同完成整体生命活动。心神正常，则人体各器官的功能互相协调，彼此合作，全身安泰。中医学认为，神能驭气，神能控精，神能调节血液和津液的运行输布，而精藏于五脏之中而为五脏之精，五脏之精化生的气为五脏之气，五脏之气推动和调控五脏的功能。因此，心神通过协调各脏腑之气以达到调控各脏腑功能之目的。由于心所藏的神有如此大而广的作用，故称心为"五脏六腑之大主"（《灵枢·邪客》）。同时心为神明之脏，主宰精神思维和情志活动。如《灵枢·本神》说："所以任物者谓之心。"意思是说，"心"可接受外界客观事物并作出反应，进行心理、意识和思维活动。这一复杂的精神活动实际上是在"心神"的主导下，由五脏协作共同完成的。但由于心为藏神之官，为五脏六腑之大主，故情志过激所伤，当首伤心神，次及相应脏腑，导致脏腑气机紊乱。

此外，心之所以称为"五脏六腑之大主"，还与心之主血脉功能，即生血和运血的功能也有一定关系。人体各脏腑组织器官各自的生理功能，包括神志活动，都离不开气血的充养，而气血通过脉管到达全身各处，是以心脏搏动为动力的。只有当心主血脉的功能正常，全身各脏腑组织器官才能发挥其正常的生理功能，使生命活动得以继续。若心主血脉的功能发生障碍，就可影响到其他脏腑组织器官。一旦心脏搏动停止，五脏六腑的功能也即丧失，生命活动也随之结束。

（三）心的生理特性

1. 心为阳脏 心位于胸中，在五行属火，为阳中之阳，故称为阳脏，又称"火脏"。火性光明，烛照万物。心喻为阳脏、火脏，其意义在于说明心以阳气为用，心之阳气有推动心脏搏动，温通全身血脉，兴奋精神，以使生机不息的作用。

2. 心主通明 心主通明，是指心脉以通畅为本，心神以清明为要。心脉畅通，固需心阳的温煦和推动作用，但也需心阴的凉润和宁静作用。心阳与心阴的作用协调，心脏搏动有力，节律一致，速率适中，脉管舒缩有度，心血才能循脉运行通畅。心阳能推动和鼓舞人的精神活动，使人精神振奋，神采奕奕，思维敏捷；心阴的宁静作用，能制约和防止精神躁动。心阳与心阴的作用协调，则精神内守，既无亢奋，也无抑郁。因此，古代医家把心喻为人身之"日"，如清·高世栻在《医学真传·头痛》中说："盖人与天地相合，天有日，人亦有日，君火之阳，日也。"唐宗海在《血证论》中也说："心为火脏，烛照万物。"实际是强调心以阳气为用，以及心阳的温通血脉和兴奋精神的作用，并非忽略心阴的作用。若心的阳气不足，失于温煦鼓动，既可导致血液运行迟缓，瘀滞不畅，又可引起精神委顿，神志恍惚；心阴不足，失于凉润宁静，可致血行加速，精神虚性亢奋。

3. 心气宜降 心气宜降，是说位居于上焦的心火，当与心阴合化为心气，以下降为顺。心之阳气，即心之生理之火，又称心火、君火；相对于心火，其他脏腑之火皆称为"相火"，在生理状态下即是各脏腑的阳气。相火以其所在脏腑不同而有不同的称谓，肝之相火称为"雷火"，肾之相火称为"龙火"。君火与相火的关系是"君火以明，相火以位"（《素问·天元纪大论》）。即君火在心，主发神明，以明著为要；相火在肝肾，禀命行令，以潜藏守位为要，即所谓"龙潜海底，雷寄泽中"（肝之相火寓于肝阴中，肾之相火藏于肾阴中）。

古人将人身类比为一个小天地，将人身之气与天地之气的升降运行规律相类比，认为在上之气当降，位下之气当升，以合天气下降、地气上升之理。心位于胸中，居上焦，故心之阳气当降。但心在五行属火，为阳中之阳脏，阳气又主升，如何使之下降？依据阴阳互藏互寓之理，阴中有阳，阳中藏阴，心火之中藏有真阴。故心之阳气在其所藏阴气的制约和牵制下，化为冲和之心气而下行降于肾，以助肾之阳气。若心阴不足，则不能牵制心火下降，而致心火亢炎于上，出现上热下寒之证，治当滋养心阴以制心火。如孙庆增在《吴医汇讲》中说："水不升为病者，调肾之阳，阳气足，水气随之而升；火不降为病者，滋心之阴，阴气足，火气随之而降。则知水本阳，火本阴，坎中阳能升，离中阴能降故也。"

（四）心的精气阴阳

心精，即藏于心中的精，由于心主血，心精常常溶入心血之中，故心精主要以心血的形式存在。心血，即流经于心并在血脉中运行的血液。血液运行依赖心的搏动，故说心主血。如《素问·五脏生成》说："诸血者，皆属于心。"心血由心精及其津液（称心液）所化，故《素问·经脉别论》有"浊气归心，淫精于脉"之说。汗亦可由心精、心液或心血所生,故《素问·经脉别论》又有"惊而夺精,汗出于心"之说,《素问·宣明五气》又有"心为汗"之论。心精、心血又为神志活动的物质基础,故《灵枢·营卫生会》说:"血者,神气也。"故心精心血充足,则机体神志活动正常,表现为精神振奋,神志清晰,思维敏捷,对外界信息反应灵敏等。若心精心血不足,则濡养心、神的功能减退,可见心悸、怔忡、健忘、少寐、神疲、目眩、面色萎黄、舌淡、脉细弱等症,治当补心精养心血,药用当归、白芍、阿胶等辈。

心气由心精所化,是心精的功能体现(或功能态),与宗气中贯心脉行血气的部分相合而成。心气是推动心脏搏动、血液运行及振奋精神的动力。故心气充沛则心脏搏动有力,血运通畅,精神振奋,思维敏捷。若心气虚衰则心搏无力,血运失常,精神委顿,可见心悸、气短、自汗、乏力,活动时尤甚,脉弱或结代等症状,当用补心气药如黄芪、人参、党参、大枣等治之。

心阴与心阳是心气的两种不同阴阳属性的成分。心阴是心气的滋养、宁静、沉降等功能的表达,由心精中属阴的部分所化;心阳是心气的温煦、推动、升发等功能的表达,由心精中属阳的部分所生。心阴能制约心火,防止心火过亢;心阳能制约心阴,防止阴寒过盛。如此则心之阴阳协调平衡,各种功能得以正常发挥。若心阴不足,则凉润、宁静、沉降等功能减退,虚火上炎,可见心悸而烦、手足心热、潮热盗汗、少寐多梦、舌红少苔、脉细数等症,治用生地、麦冬等药;若心阳虚衰,则温煦、推动、升发等功能减退,阴寒内生,可见心悸、胸闷、身寒肢冷、精神困倦、气喘自汗、面浮肢肿,或心痛暴作、面色㿠白、舌淡润、脉迟弱等症,治用附子、肉桂、桂枝等药。

(五)心与形、窍、志、液、时的关系

心与形、窍、志、液、时的关系主要表现为,在体合脉,其华在面,在窍为舌,在志为喜,在液为汗,与夏气相通应。

1. 在体合脉,其华在面 心在体合脉,是指全身的血脉统属于心,由心主司。其华在面,是指心脏精气的盛衰,可从面部的色泽表现出来。"有诸内,必形诸外",内在脏腑精气的盛衰及其功能的强弱,可显露于外在相应的体表组织器官。由于头面部的血脉极其丰富,全身血气皆上注于面,故心的精气盛衰及其生理功能正常与否,可以显露于面部的色泽变化。如《灵枢·邪气脏腑病形》说:"十二经脉,三百六十五络,其血气皆上于面而走空窍。"心气旺盛,血脉充盈,则面部红润光泽。心气不足,可见面色㿠白、晦滞;心血亏虚,则见面色无华;心脉痹阻,则见面色青紫;心火亢盛,则见面色红赤;心阳暴脱,可见面色苍白、晦暗等。故《素问·五脏生成》说:"心之合,脉也;其荣,色也。"

2. 在窍为舌 心在窍为舌,又称心开窍于舌,是指心之精气盛衰及其功能正常与否可从舌的变化反映出来。因而观察舌的变化可以了解心的主血脉及藏神功能是否正常。

舌为心之窍,其理论依据有四:①心与舌体通过经脉相互联系。《灵枢·经脉》说:"手少阴之别……循经入于心中,系舌本。"②心主血脉,而舌体血管丰富,外无表皮覆盖,故舌色能灵敏地反映心主血脉的功能状态。③舌具有感受味觉的功能。心主血脉,心之气血通过经脉上荣于舌,使之发挥鉴别五味的作用。故《灵枢·脉度》说:"心气通于舌,心和则舌能知五味矣。"④舌与言语、声音有关。舌体运动及语言表达功能依赖心神的统领,故说:"舌者,心之官也"(《灵枢·五阅五使》)。

综上所述,舌与心在生理上密切相关。心的主血、藏神功能正常,则舌体红活荣润,柔软灵活，味觉灵敏，语言流利。若心有病变，亦可从舌上反映出来。如心血不足，则舌淡瘦薄；心火上炎，则舌红生疮；心血瘀阻，则舌质紫黯或有瘀斑。若心主神志功能失常，则可见舌强、语謇，甚或失语等症。

另外，舌本为口中的实体感觉器官，并非为"窍"，与耳、目、鼻、口等孔窍性器官有所不同。心本有窍，《素问·金匮真言论》所谓"南方赤色，入通于心，开窍于耳"，是说耳之听声与心神相关，故又有"心寄窍于耳"之说。此外，舌不仅与心有密切关系，而且通过经络还与脾、肝、肾等其他脏腑有密切联系，如《世医得效方·舌之病能》说："心主本脉系于舌根，脾之络脉系于舌旁，肝脉循阴器络于舌本，肾之津液出于舌端，分布五脏，心实主之。"故脏腑之病多可显现于舌，这也正是中医学重视舌诊的理论依据所在。

3. 在志为喜 心在志为喜，是指心的生理功能与喜志有关。《素问·阴阳应象大论》说："在脏为心……在志为喜。"喜，一般来说属于对外界刺激产生的良性反应。喜乐愉悦有益于心主血脉的功能，所以《素问·举痛论》说："喜则气和志达，荣卫通利。"但喜乐过度则可使心神受伤，如《灵枢·本神》说："喜乐者，神惮散而不藏。"从心主神志的功能状况来分析，又有太过与不及的变化。精神亢奋可使人喜笑不休，精神委靡可使人易于悲哀，如《素问·调经论》说："神有余则笑不休，神不足则悲。"另外，心为神明之主，不仅喜能伤心，而且五志过极均能损伤心神。所以《灵枢·邪气脏腑病形》说："愁忧恐惧则伤心。"

4. 在液为汗 汗是五液之一，是津液通过阳气的蒸化后，经汗孔排于体表的液体，如《素问·阴阳别论》说："阳加于阴谓之汗。"心在液为汗，是指心精、心血为汗液化生之源，《素问·宣明五气》有"五脏化液，心为汗"之说。

汗液的生成、排泄与心血、心神的关系十分密切。心主血脉，血液与津液同源互化，血液中的水液渗出脉外则为津液，津液是汗液化生之源。心血充盈，津液充足，汗化有源，既可滋润皮肤，又可排出体内代谢后的废水。汗出过多，津液大伤，必然耗及心精、心血，可见心慌、心悸之症。故又有"血汗同源"、"汗为心之液"之说。心又藏神，汗液的生成与排泄受心神的主宰与调节。心神清明，对体内外各种信息反应灵敏，汗液的生成与排泄，就会随体内生理情况和外界气候的变化而有相应的调节，所以情绪紧张、激动、劳动、运动及气候炎热时均可见汗出现象。惊恐伤心神，又可导致大量汗出，故《素问·经脉别论》说："惊而夺精，汗出于心。"由此可见，心以其主血脉和藏神功能为基础，主司汗液的生成与排泄，从而维持了人体内外环境的协调平衡。此外，汗是阳气蒸化津液所致，汗多又可耗散心气或心阳，大汗可致心气、心阳暴脱而出现气脱或亡阳的危候。

5. 与夏气相通应 脏和自然界的四时阴阳相通应，心主夏。心与夏气相通应，是因为自然界在夏季以炎热为主，在人体则心为火脏而阳气最盛，同气相求，故夏季与心相应。人体的阳气随着自然界阴阳之升降而发生周期性变化。夏季则人体阳气隆盛，生机最旺。从五脏来说，心为阳中之阳，属火，故心之阳气在夏季最旺盛。一般说来，心脏疾患，特别是心阳虚衰的患者，其病情往往在夏季缓解，其自觉症状也有所减轻。而阴虚阳盛之体的心脏病和情志病，在夏季又往往加重。即《素问·阴阳应象大论》所说的"阳胜则身热……能冬不能夏。"从预防角度来看，中医养生理论重视根据时令来调摄身心，在夏三月应当"夜卧早起，无厌于日"，尽量延长户外活动时间，使人的身心符合阳气隆盛状态，这样可使心的功能达到最大限度的扩展，发挥生命的潜能。从治疗角度看，中医学提出了"冬病夏治"的理论。如阳虚性心脏病在"水旺"的冬季易于发作，而"旺气"是不易治疗的，故待到夏季心火之用事，内外阳气隆盛之时给以适当调理，借内外阳气之盛，可收到事半功倍之效。

此外，心与南方、热、火、苦味、赤色等也有着内在联系。如《素问·阴阳应象大论》说："南方生热，热生火，火生苦，苦生心，心生血，血生脾，心主舌。其在天为热，在地为火，在体为脉，在藏为心，在色为赤……"

［附］心 包 络

心包络，简称心包，亦称"膻中"，是心脏外面的包膜。明·虞抟《医学正传·医学或问》说："其心包络，实乃裹心之膜，包于心外，故曰心包络。"心包络紧附裹于心脏之外，故心包络之形状亦为上圆下尖的未开莲花形。明·赵献可《医贯·内经十二官论》说："心之下有心包络，即膻中也，象如仰盂，心即居其中。"心居于心包之中，心包裹于心脏之外，故说心包象"仰盂"。在经络学说中，手厥阴心包经与手少阳三焦经相为表里，故心包络属于脏。

1. 主要生理功能　心包主要有保护心脏、代君行令和代君受邪的作用。

(1) 保护心脏代君行令：心包络是心的外围组织，犹如心脏的宫城一样，具有保护心脏的作用，如《灵枢·胀论》说："膻中者，心主之宫城也。"张介宾在《类经附翼·三焦命门包络辨》中说："包络者，少阴君主之护卫也。……心包络为君主之外卫，犹夫帝阙之重城。"《黄帝内经》认为心包不仅有保护心脏的作用，还有传达心志的功能，如《素问·灵兰秘典论》说："膻中者，臣使之官，喜乐出焉。"喜为心志，但需经心包的作用，方能布达于外。可见，心包有代君行令的功能。

(2) 代君受邪：《黄帝内经》认为，心为君主之官，主司神明，为五脏六腑之大主，是生命的根本，邪不能犯。所以外邪侵袭于心时，首先侵犯心包络，由心包代君受邪，故《灵枢·邪客》曰："心者，五脏六腑之大主也，精神之所舍也。其脏坚固，邪弗能容也。容之则心伤，心伤则神去，神去则死矣。故诸邪之在于心者，皆在于心之包络。"心包受邪，其临床表现主要是心主神志的功能异常。如在外感热病中，因温热之邪内陷，出现高热神昏、谵语妄言等心神被扰的病证，称之为"热入心包"。由痰浊引起的神志异常，表现为神昏模糊、意识障碍等心神昏乱的病证，称之为"痰浊蒙蔽心包"。实际上，心包受邪所出现的病变与心是一致的，故在辨证和治疗上也大体相同。

2. 历代医家对心包的争议　心包理论源于《黄帝内经》，然而《黄帝内经》有五脏六腑说和六脏六腑说之别。五脏心、肝、脾、肺、肾，除藏精化神的功能外，每脏各有与其他脏不同的功能特点。但心与心包则不然，心包在功能上依附于心，在病证上热入心包证实属心的神志症状。自《难经·二十五难》提出"心主与三焦为表里，俱有名而无形"之说之后，更引起了后人的争论。有人认为心包是一个独立的脏器，也有人持否定态度。如明·孙一奎在《医旨绪余·问心包络何以不得为脏》中说："心包络乃心之脂膜，实不离乎心也，……以其质无特形，是故不得为特脏也。"然而，六脏六腑十二经之说，自《黄帝内经》以后，已成为中医脏象经络学、病因病机理论及治则治法理论中的一部分而被广泛应用，故对心包是否是一独立的脏的争议已无实质上的意义。

二、肺

肺位于胸腔，左右各一，覆盖于心之上。其主要生理功能是主气司呼吸，主宣发肃降，主行水，朝百脉，主治节。肺在五脏六腑中位置最高，覆盖诸脏，故有"华盖"之称。肺叶娇嫩，不耐寒热燥湿诸邪之侵；肺又上通鼻窍，外合皮毛，与自然界息息相通，易受外邪侵袭，故有"娇脏"之称。

肺在体合皮，其华在毛，在窍为鼻，在志为悲（忧），在液为涕。手太阴肺经与手阳明大肠经相互属络于肺与大肠，相为表里。肺在五行中属金，为阳中之阴，与自然界秋气相通应。

（一）肺的解剖

有关肺解剖形态的描述，早在《黄帝内经》即可寻其端倪。《灵枢·九针论》曰："肺者，五脏六腑之盖也"，强调肺在五脏中位置最高，后世由此发展了"肺为华盖"一说。《灵枢·本脏》描述了不同胸廓形态对肺脏位置的影响，说："巨肩反膺陷喉者，肺高；合腋张胁者，肺下；……背膺厚者，肺端正；胁偏疏者，肺偏倾也"。《难经》在《黄帝内经》基础上有所发挥。《难经·三十二难》认为"心肺独在膈上"，明确了肺位于横膈以上；《难经·四十二难》记录了肺的重量，并且首次提出了肺脏分叶的观点，"肺重三斤三两，六叶两耳，凡八叶"。此外，《难经》还记载了对肺的实验观察，《难经·三十三难》曰："肺得水而浮……肺熟而复沉"，并与肝同时作了比较，可见，《难经》时代的人已注意到了肺质地疏松，是一个富含气体的器官。

后世对肺与相邻器官的解剖关系有了进一步的认识，如观察到喉管，"肺管十二节"，并认识到喉管与肺相通，《医学入门》谓："肺系喉管而为气之宗。"在肺脏形态方面，元代滑寿发展了《难经》"六叶两耳"的说法，提出"肺之为脏，六叶两耳，四垂如盖，……有二十四空，行列分布诸脏清浊之气"（《十四经发挥》），后世医家多宗其说。这一观点至清代得到纠正，医家王清任通过解剖实践绘出《亲见改正脏腑图》，记录了："肺两叶，大面向背，……肺管下分为两权，入肺两叶，每权分九中权，每中权分九小权……其形仿佛麒麟菜，……肺下实无透窍，亦无行气之二十四孔。"王清任之贡献不仅在于纠正了前人某些错误认识，还在于使肺的解剖形态获得了很大发展。自此，古代医家对肺脏解剖形态的认识渐趋细致，如《医易一理》记录："肺位诸脏之上，上接气管会厌，体窝向内，左二叶，右三叶，中央是心，质轻而松，外面皮实无窍。"

（二）肺的生理功能

肺的主要生理功能表现在肺主气司呼吸、主宣发肃降、主行水、朝百脉、主治节等方面。

1. 肺主气司呼吸 肺主气司呼吸包括肺主呼吸之气和肺主一身之气。气是人体赖以维持生命活动的最基本物质，人身之气均由肺所主。所以《素问·五脏生成》说："诸气者，皆属于肺。"

（1）肺主呼吸之气：机体同外界环境进行气体交换的过程称之为呼吸。肺主呼吸之气，又称肺"司呼吸"，是指肺通过呼吸运动，吸入自然界的清气，呼出体内的浊气，实现体内外气体交换的功能。肺为人体主司呼吸运动的器官，具有呼吸的功能，为人体内外气体交换的场所。《素问·阴阳应象大论》说："天气通于肺。"肺通过气道、喉咙和鼻直接与自然界大气相通。通过吸气运动吸入自然界的清气，通过呼气运动呼出体内代谢后的浊气，实现了体内外气体的交换。通过不断地呼浊吸清、吐故纳新，促进了人体气的生成，调节着气的升降出入运动，从而保证了人体新陈代谢的正常进行。此外，人体内血液的运行、津液的输布和排泄均有赖于肺呼吸运动的均匀和调，才能维持其正常的生理状态。所以，肺主呼吸之气的功能正常，是维持人体生命活动的重要保证。

肺主呼吸的功能，实际上是肺气的宣发与肃降作用在气体交换过程中的具体表现。肺气宣发，浊气得以呼出；肺气肃降，清气得以吸入。肺气的宣发与肃降作用协调有序，则呼吸均匀通畅。肺气失宣或肺气失降，临床都有呼吸异常的表现，但临床表现有所不同。若是因外感引动内饮，阻塞气道，肺气失宣，多为胸闷气急或发为哮喘；若是因肝火上炎，耗伤肺阴，肺失肃降，多致喘咳气逆。

呼吸的调节，五脏六腑皆参与其中，但与肺肾最为相关。呼吸运动不仅靠肺来完成，还有赖于肾的协作。肺为气之主，肾为气之根。肺主呼气，肾主纳气，一呼一纳，一出一入，才能完成呼吸运动。故呼吸功能异常时，有新病在肺、久病在肾之说。

（2）肺主一身之气：肺主一身之气，是指肺有主司一身之气的生成和运行的作用。故《素问·六节藏象论》说："肺者，气之本。"即肺通过呼吸作用而参与气的生成和调节全身气机。

1）参与气的生成：肺参与一身之气的生成，特别是宗气的生成。肺通过呼吸运动吸入的清气是人体气的重要来源和主要组成部分，也是维持机体生命活动的最基本物质。人体通过肺的呼吸运动，把自然界的清气吸入于肺，又通过胃肠的消化吸收功能，把饮食转化成水谷精气，由脾气升清作用上输于肺。自然界的清气和水谷精气在肺内结合，积聚于胸中的气海（又称膻中，位于胸中两乳之间），便称之为宗气。宗气是人体后天之气，上出于喉咙以促进肺的呼吸运动；贯通心脉以行血气而布散全身，温养各脏腑经络组织，从而维持它们的正常生理功能活动，在生命活动中占有重要地位，如《灵枢·五味》所说"其大气之抟而不行者，积于胸中，命曰气海，出于肺，循喉咽，故呼则出，吸则入"。因此，肺的呼吸功能健全与否直接影响到宗气的生成，进而影响全身之气的生成。故肺通过参与生成宗气而起到主一身之气的作用。

2）调节全身气机：所谓气机，即指气的运动，升降出入为其基本形式。肺的呼吸运动本身，就是气的升降出入运动的具体体现。肺有节律的一呼一吸运动，带动着全身气的升降出入运动，对全身气机起着重要的调节作用。

综上所述，肺主气主要取决于肺司呼吸的功能。肺的呼吸匀调通畅是气生成和气机调畅的根本条件。肺司呼吸的功能正常则肺主一身之气的功能正常，全身各脏腑经络之气旺盛，气的升降出入运动协调通畅，全身生命活动正常。反之，肺主气的功能失常，必然影响宗气乃至全身各脏腑经络之气的生成，以及全身之气的升降出入运动，表现为少气不足以息、声低气怯、肢倦乏力等气虚证候。

2. 肺主宣发肃降　所谓宣发，即宣通发散之意；所谓肃降，即清肃下降之意。肺禀清虚之体，其用宣降。肺位居上，其气既宣又降，但以清肃下降为主，为其常。宣发与肃降是肺气升降出入运动的具体表现形式。肺气必须在清虚宣降的情况下，才能维持其主气、司呼吸、助心行血、通调水道等正常的生理功能。

（1）肺主宣发：肺主宣发是指肺气向上升宣和向外布散的功能。其气机运动表现形式为升和出。其生理作用主要体现在三个方面。其一，排出浊气。通过肺气的向上向外的运动，将体内在生命活动中不断产生的浊气经口鼻随呼气运动排出体外。其二，输布精微和津液。肺将脾所转输的水谷精微和津液布散到全身，外达于皮毛，以滋润和濡养脏腑器官、四肢百骸、肌腠皮毛。其三，宣发卫气。卫气源于脾所运化的水谷精微，靠肺气之宣发而布散全身，外达肌表。卫气具有护卫肌表，温养肌腠皮毛，调节和控制腠理开阖的作用。通过肺气向外周布散的运动将卫气布散至全身体表。机体代谢后的津液化为汗液，由汗孔排出体外，是由卫气调节腠理的开阖来控制的。腠理开则汗孔开，即排汗；腠理闭则汗孔闭，即无汗。如《灵枢·决气》说："上焦开发，宣五谷味，熏肤，充身，泽毛，若雾露之溉。"《灵枢·痈疽》说："上焦出气，以温分肉而养骨节，通腠理。"另外，腠理和汗孔的开阖还有散气和闭气的作用，汗孔开则散气，亦是排出体内浊气的一种途径，故汗孔又称"气门"。因此，肺气失于宣散，则可出现呼吸不利，胸闷，咳嗽，以及鼻塞，喷嚏，无汗等症状。

（2）肺主肃降：肺主肃降是指肺气清肃和向下通降的功能。其气机运动表现形式为降和入。其生理作用，亦主要表现在三个方面。其一，吸入清气。通过肺气向下向内的运动，将自然界的清气吸入体内，并向下布散，由肾加以摄纳。其二，输布精微和津液。肺为华盖，居位最高。通过肺气向下的通降作用，将脾转输于肺的水谷精微和津液向体内各脏腑组织布散，以营养和滋润脏腑组织，维持其正常的生理功能。此外，肺为水之上源，肺气肃降则能通调水道，使水液下输，经过肾的气化作用将浊液化为尿液，注入膀胱，排出体外。其三，清肃异物。肺的形质"虚如蜂窠"，清轻肃净而不容异物。肺气的肃降能及时肃清肺和呼吸道内的异物，从而保持其洁净而使肺气运动畅达无阻。这种清肃自洁作用对维持肺本身的正常生理功能起到重要的作用。因此，肺气失于肃降，则可见呼吸短促，上气，喘鸣咳痰等肺气上逆之候。

肺气的宣发和肃降，是相反相成的矛盾运动。在生理上相互依存，相互制约。没有正常的宣发，就不可能有正常的肃降；反之，没有正常的肃降，也必然会影响正常的宣发。例如，宣发排出浊气是为肃降吸入清气创造条件，而吸入的清气被机体代谢利用后又是浊气的来源。这样，排浊吸清，维持机体的气体交换；吐故纳新，保证新陈代谢的正常进行。所以，只有宣发和肃降正常协调，才能使气道通畅，呼吸匀调，保证人体内外气体交换；使全身各脏腑组织得到气、血、津液的营养灌溉，才能免除气滞、血瘀、水湿痰浊之患，使肺气不致耗散太过而保持清肃的正常状态。若外邪袭肺或肺气亏耗，均可使肺气的宣发和肃降失常而失去协调关系，称之为肺气失宣或肺失肃降。前者以咳嗽为主症，后者以喘促气逆为主症。肺气失宣和肺失肃降的病变常相互影响或同时发生，称之为肺失宣肃。

3. 肺主行水　肺主行水又称肺主通调水道，是指肺具有疏通和调节水液运行的通道从而推动水液的输布和排泄的作用。由于肺为华盖，居位最高，参与调节体内水液代谢，所以《血证论·肿胀》说："肺为水之上源。"人体的水液代谢是由肺、脾、肾以及小肠、大肠、膀胱等脏腑共同来完成的。而肺主行水的功能是通过肺气的宣发和肃降作用来实现的。肺气的宣发，一方面使水液向上向外布散到全身，外达皮毛，若"雾露之溉"，以充养、润泽和护卫各种组织器官；另一方面使一部分被机体代谢利用后的废水和剩余的水液，通过呼气以水汽的形式，通过皮肤汗孔以蒸发和排汗的形式而排出体外。肺气的肃降，一方面使水液向下向内输布以充养和滋润体内的脏腑组织器官；另一方面使大部分被机体代谢利用后的废水和剩余的水液不断地下输于肾，经肾和膀胱的气化作用，生成尿液而排出体外。

肺主行水的功能全赖肺气的宣发和肃降作用。若外邪袭肺，肺气失于宣肃，则肺将失其主行水的功能，水道不调，水液输布和排泄障碍。肺失宣发，可致水液向上向外输布失常，出现无汗、全身水肿等症。内伤及肺，肺失肃降，可致水液不能下输其他脏腑，浊液不能下行至肾或膀胱，出现咳逆上气，小便不利，或水肿。肺主行水功能失常，导致脾转输到肺的水液不能正常布散，聚而为痰饮水湿；水饮蕴积肺中，阻塞气道，则影响气体交换，一般都有咳喘痰多的表现，甚则不能平卧。病情进一步发展，可致全身水肿，并能影响他脏的功能。临床上对水液输布失常的痰饮、水肿等病证，可用"宣肺利水"和"降气利水"的方法进行治疗。由于水液输布障碍主要是因外邪侵袭而致肺气的宣发作用失常，故临床上多用宣肺利水法来治疗，即《黄帝内经》所谓"开鬼门"之法，古人喻之为"提壶揭盖"，清·徐大椿《医学源流论》则称之为"开上源以利下流"。

4. 肺朝百脉　"肺朝百脉"语出《黄帝内经》。《素问·经脉别论》云："食气入胃，浊气归心，淫精于脉，脉气流经，经气归于肺，肺朝百脉，输精于皮毛。"王冰注曰："经气归宗，上朝于肺，肺为华盖，位复居高，治节由之，故受百脉之朝会也。由此故肺朝百脉，然乃布化精气，输于皮毛矣。"其后，诸如马莳、张介宾等历代医家莫不皆宗王氏之说，释之为"肺受百脉之朝会"或"百脉朝会于肺"。近年来对于肺朝百脉之"朝"字有多种解释：第一，作使动词解，释为肺使百脉朝；第二，作朝向解，释为肺朝向百脉；第三，作潮汐解，释为肺使百脉如潮。《中医基础理论》五版教材则综合以上观点，认为"肺朝百脉"是指全身血液都通过百脉汇聚于肺，经肺的呼吸，进行体内外清浊之气的交换，再将富含清气的血液通过百脉输送到全身。

"肺朝百脉"是肺在血液生成、循环中作用的高度概括，包含两方面内容：第一，肺受百脉朝会，即全身血液都通过百脉汇聚于肺；第二，肺行血，肺主一身之气，血的运行依赖于气的推动。肺通过生成宗气上出喉咙以行呼吸，下贯心脉以推动全身百脉的血液运行。因此肺朝百脉的生理功能充分体现了肺与血、肺与脉的相互关系。病理上如果肺受到外邪侵袭或肺脏自病，均可导致肺朝百脉不利，引起血液循环障碍形成肺血瘀滞，导致咳喘、肺痈、肺胀等肺血病证。

5. 肺主治节　治节，即治理调节之意。肺主治节是指肺辅助心脏治理和调节全身气、血、津液及各脏腑组织生理功能活动的作用。心为君主，肺为相辅。人体各脏腑组织按一定规律进行正常的生命活动而协调统一，除由心所主宰外，还必须依赖肺助心来治理调节，所以称肺为"相辅之官"。

肺主治节的作用，主要体现于四个方面。其一，肺司呼吸。肺有节律的一呼一吸，呼浊吸清，对完成机体内外气体交换起着极其重要的作用。其二，调节气机。肺的呼吸运动是气的升降出入的具体表现。随着肺有节律的一呼一吸的运动，使全身气的升降出入得到调节而气机协调通畅。即《类经·脏象类》所谓"肺主气，气调则营卫脏腑无所不治"。其三，助心行血。肺朝百脉，全身的血液通过血脉流注汇聚于肺，进行气体交换，再重新输布全身；肺主气，调节气机，气行则血行。所以肺能辅助心脏，推动和调节全身血液的运行。其四，调节水液的代谢。通过肺气的宣发和肃降，推动和调节水液的输布、运行和排泄。因此，肺主治节，实际上是对肺的主要生理功能的高度概括。

（三）肺的主要生理特性

肺的主要生理特性是肺为华盖和肺为娇脏。

1. 肺为华盖　盖，即伞。华盖，原指古代封建帝王出行时所用的车盖。肺位于胸腔，在五脏六腑中居位最高，覆盖心君和诸脏腑，为脏腑之外卫；肺主一身之表，外合皮毛，宣发卫气，抵御外邪，护卫肌表；肺又主一身之气，调节气机，肺气顺则五脏六腑之气亦顺，故有"肺为脏之长"之说。因此，称肺为华盖。肺通过气管、喉、口、鼻直接与外界相通，在五脏中，肺的生理功能最易受外界自然环境因素的影响。如自然界中风、寒、暑、湿、燥、火六淫之邪，尤其是风寒邪气，侵袭人体，常首先犯肺，使肺卫失宣，肺窍不利而为病。肺合皮毛，所以病变初期多见发热、恶寒、咳嗽、鼻塞等肺卫失调的表证。

2. 肺为娇脏　肺为娇脏，是对肺的生理病理特征的概括。生理上，肺脏清虚而娇嫩，吸之则满，呼之则虚，为脏腑之华盖，百脉之所朝会。病理上，外感六淫之邪从皮毛或口鼻而入，常易犯肺而为病；其他脏腑病变，亦常累及于肺。简而言之，肺位最高，邪必先伤。肺为清虚之脏，清轻肃静，不容纤芥，不耐邪气之侵。故无论外感、内伤或其他脏腑病变，皆可病及于肺而发生咳嗽、气喘、咯血、失音、肺痨、肺痿等病证。若娇嫩之肺脏一旦被邪侵犯，治疗当以"治上焦如羽，非轻不举"为法则，用药以轻清、宣散为贵，过寒过热过润过燥之剂皆所不宜。

（四）肺的精气阴阳

肺所藏之精称为肺精。肺精主要由脾转输至肺的津液和水谷之精之轻清部分组成，依靠肺之宣发与肃降作用，上濡头面诸窍，外"输精于皮毛"（《素问·经脉别论》），下输各脏腑以滋润之。故涕、汗皆由肺精所化。肺精充足，则肺脏本身及其所主官窍得以濡养，发挥正常的生理功能；若肺精不足，不但本脏不得濡养，呼吸功能失常，而且皮肤、毛发、鼻喉亦失其濡养而见皮肤粗糙、毛发枯槁稀疏或声音嘶哑等异常表现，治当补养肺精，药如黄精、山药、冬虫草、阿胶、胡桃等。

肺气由肺精化生，并与宗气中上出息道司呼吸部分相合而成。肺气是肺精的功能体现（或功能态），亦即肺脏功能活动的动力。肺气充足，则肺之宣发与肃降、主司呼吸、调节水液的输布和血的运行等功能得以正常发挥。若肺气不足，则呼吸无力而见少气不足以息；水液不得输布而见痰饮内生，咳喘并作；心搏无力而见心悸气喘，面色㿠白。治以补益肺气，药如黄芪、人参、五味子、蛤蚧等。

肺阴与肺阳皆为肺气的一部分。肺阴主滋润、沉降、抑制等，而肺阳则主温煦、宣发、兴奋等，肺阴与肺阳皆由肺精所化。肺阴与肺阳功能协调，则宣发与肃降相反相成，呼吸均匀，和缓有度，"水精四布，五经并行"（《素问·经脉别论》）。如肺阴与肺阳功能失调，则宣降失常。若肺阴亏虚，则肺失凉润，气不下降而上逆，故见咳喘、逆气、潮热、少痰等症；若肺阳虚衰，则宣发无力，津液不得四布而停聚肺中为痰为饮。滋肺之阴可助肺之肃降而除咳喘、潮热，药用沙参、麦冬、玄参、杏仁等；温肺之阳可助肺之宣发而化痰蠲饮，药用干姜、细辛、桂枝、麻黄等，以合"病痰饮者，当以温药和之"（《金匮要略·痰饮咳嗽病脉证治》）之旨。

（五）肺与形、窍、志、液、时的关系

1. 在体合皮，其华在毛　皮毛，包括皮肤、汗腺、毫毛等组织，是一身之表。它们依赖于卫气和津液的温养和润泽，具有防御外邪、调节津液代谢、调节体温和辅助呼吸的作用。肺与皮毛相合，是指肺与皮毛的相互为用的关系。

肺对皮毛的作用，主要有二：①肺气宣发，宣散卫气于皮毛，发挥卫气的温分肉、充皮肤、肥腠理、司开阖及防御外邪侵袭的作用。②肺气宣发，输精于皮毛，即将津液和部分水谷之精向上向外布散于全身皮毛肌腠以滋养之，使之红润光泽。若肺精亏、肺气虚，既可致卫表不固而见自汗或易感冒，又可因皮毛失濡而见枯槁不泽。

皮毛对肺的作用，也主要有二：①皮毛能宣散肺气，以调节呼吸。《黄帝内经》把汗孔称作"玄府"，又叫"气门"，是说汗孔不仅是排泄汗液之门户，而且也是随着肺的宣发和肃降进行体内外气体交换的部位。②皮毛受邪，可内合于肺。如寒邪客表，卫气被郁遏，可见恶寒发热、头身疼痛、无汗、脉紧等症，若伴有咳喘等症，则表示病邪已伤及肺脏。故治疗外感表证时，解表与宣肺常同时并用。

2. 在窍为鼻 鼻为呼吸之气出入的通道，与肺直接相连，所以称鼻为肺之窍。鼻为呼吸道之最上端，通过肺系（喉咙、气管等）与肺相连，具有主通气和主嗅觉的功能。鼻的通气和嗅觉功能，都必须依赖肺气的宣发作用。肺气宣畅，则鼻窍通利，呼吸平稳，嗅觉灵敏；肺失宣发，则鼻塞不通，呼吸不利，嗅觉亦差。故曰："鼻者，肺之官也"（《灵枢·五阅五使》）；"肺气通于鼻，肺和则鼻能知臭香矣"（《灵枢·脉度》）。临床上常把鼻的异常变化作为诊断肺病的依据之一，而治疗鼻塞流涕、嗅觉失常等病证，又多用辛散宣肺之法。

3. 在志为忧（悲） 关于肺之志，《黄帝内经》有两说：一说肺之志为悲；一说肺之志为忧。但在论及五志相胜时则说"悲胜怒"。悲和忧虽然略有不同，但其对人体生理活动的影响是大致相同的，因而忧和悲同属肺志。悲忧皆为人体正常的情绪变化或情感反映，由肺精、肺气所化生，是肺精、肺气生理功能的表现形式。过度悲哀或过度忧伤，则属不良的情志变化，对人体的影响主要是损伤肺精、肺气，或导致肺气的宣降运动失调。《素问·举痛论》说："悲则气消。"悲伤过度，可出现呼吸气短等肺气不足的现象。反之，肺精气虚衰或肺气宣降失调时，机体对外来非良性刺激的耐受能力下降，易于产生悲忧的情绪变化。

4. 在液为涕 涕，即鼻涕，为鼻黏膜的分泌液，有润泽鼻窍的作用。鼻涕由肺精所化，由肺气的宣发作用布散于鼻窍，故《素问·宣明五气》说："五脏化液……肺为涕。"肺精、肺气的作用是否正常，亦能从涕的变化中得以反映。如肺精、肺气充足，则鼻涕润泽鼻窍而不外流。若寒邪袭肺，肺气失宣，肺之精津被寒邪所凝而不化，则鼻流清涕；肺热壅盛，则可见喘咳上气，流涕黄浊；若燥邪犯肺，则又可见鼻干而痛。

5. 与秋气相通应 五脏与自然界四时阴阳相通应，肺主秋。肺与秋同属于五行之金。时令至秋，暑去而凉生，草木皆凋。人体肺脏主清肃下行，为阳中之阴，同气相求，故与秋气相应。秋季之肃杀，是对夏气生长太过的削减；肺气之肃降，是对心火上炎太过的制约。肺与秋气相通，故肺金之气应秋而旺，肺的制约和收敛功能强盛。时至秋日，人体气血运行也随"秋收"之气而衰落，逐渐向"冬藏"过渡。故养生家强调，人气亦当顺应秋气而渐收。如《素问·四气调神大论》云："秋三月……使志安宁，以缓秋刑；收敛神气，使秋气平；无外其志，使肺气清。此秋气之应，养收之道也。"治疗肺病时，秋季不可过分发散肺气，而应顺其敛降之性。此外，秋季气候多清凉干燥，而肺为清虚之脏，喜润恶燥，故秋季易见肺燥之证，临床常见干咳无痰、口鼻干燥、皮肤干裂等症。

另外，肺与西方、燥、辛味、白色等也有着内在联系。如《素问·阴阳应象大论》说："西方生燥，燥生金，金生辛，辛生肺，肺生皮毛，皮毛生肾，肺主鼻。其在天为燥，在地为金，在体为皮毛，在藏为肺，在色为白……"

三、脾

脾的主要生理功能是主运化、主生血和统血、主升。因此是五脏中极其重要的一个脏器。脾胃同居中焦，是人体对饮食物进行消化、吸收并输布其精微的主要脏器。人出生之后，生命活动的继续和精气血津液的化生和充实，均赖于脾胃运化的水谷精微，故称脾胃为"后天之本"。脾气的运动特点是主升举。脾为太阴湿土，又主运化水液，故喜燥恶湿。

脾在体合肌肉而主四肢，在窍为口，其华在唇，在志为思，在液为涎。足太阴脾经与足阳明胃经相互属络于脾与胃，相为表里。脾在五行属土，为阴中之至阴，与长夏之气相通应，旺于四时。

（一）脾的解剖

《黄帝内经》中对脾的位置已有一定认识，如《素问·太阴阳明论》曰："脾与胃以膜相连耳。"指出脾与胃位置邻近，解剖方面有密切联系。《难经》进一步记载了脾的形态、重量。《难经·四十二难》曰："脾重二斤三两，扁广三寸，长五寸，有散膏半斤。"其后，历代医家对脾解剖形态的认识又有所发展。王冰在注释《素问》时提到"脾，形象马蹄"；《脾胃论》中提及"脾长一尺掩太仓"等，从这一时期有关脾的形态及与胃的位置关系的论述来看，所述之"脾"类似于西医解剖概念的脾脏，也有学者认为散膏就是胰腺。脾的位置，古代文献中有居左、居右、居中央等不同提法。脾位中央可能源于《灵枢·经水》；孙一奎《医旨绪余》认为："脾系在膈下，著右胁，上与胃膜相连。"李梴《医学入门》认为"微着左胁于胃之上"。明清时期，关于脾的形态又有不同说法。如《医贯》提出脾"形如刀镰"，从其形状看，似乎更接近胰腺。王清任在《医林改错》中绘出"亲见脏腑改正图"，其所绘脾图明显为胰腺，甚至还标出了珑管（即胰腺管）。晚清唐宗海在《中西汇通医经精义》中直接将脾脏与胰腺结合起来绘成脾图。近代张锡纯明确提出："古人不名胰而名散膏……而时时散其膏液于十二指肠之中……故曰散膏，为脾之付脏"（《医学衷中参西录》）。

通过对历代文献的梳理，可以发现古人对脾的解剖实体的认识主要还是落实在今之脾脏。虽然《难经》中就提到了"散膏"（有人认为是胰腺），但古人一直将其作为脾的附属，而未加以深入研究，更没有把它提升至"脏腑"的高度；他们并未意识到二者是相互独立的脏器，以至将胰腺的一些功能赋予脾。究其原因可能与两者在解剖位置上过于紧密有关；另外，胰腺本身色灰红，重量轻，形态细长，呈脂肪样且位置隐蔽不易观察；即使观察到了，古人可能也会认为其非"肉质性"器官，不具有特殊功能，而将其与脂肪、韧带等组织一并归为脾之附属。古代文献中未见关于胰腺的记载就不足为奇了。及至中西医汇通时期，才由中西医汇通派医家张锡纯、唐宗海等明确提出散膏（胰腺）"为脾之付脏"且具有一定生理功能。

（二）脾的生理功能

脾的主要生理功能为主运化、主生血统血、主升。

1. 脾主运化　运，即转运、输送；化；即消化、吸收。脾主运化是指脾具有将水谷化为精微，并将精微物质吸收转输至全身各脏腑组织的作用。脾的运化功能主要依赖于脾气的气化和升清以及脾阳的温煦作用。脾主运化包括运化水谷和运化水液两个方面。

（1）运化水谷：水谷泛指各种饮食。运化水谷是指对饮食的消化吸收和对水谷精微的转输作用。脾主运化水谷可分为两个方面，其一是通过脾气的气化和脾阳的温煦作用，使饮食化为水谷精微。这一过程称之为"化"。饮食入胃，经胃的受纳和腐熟作用，使其初步消化并下达于小肠，经小肠受盛化物作用，使之进一步消化，分解成水谷精微和糟粕两部分。但胃和小肠的作用必须依赖于脾气的气化和脾阳的温煦作用，才能将水谷化为精微。其二是将水谷精微吸收并向全身转输，这一过程称之为"运"。被消化的水谷精微经小肠的泌别清浊作用与糟粕分别开来，脾将其吸收，在脾气的升清作用下，一方面将水谷精微向上输送至心肺，成为气血等生命物质化生的来源；另一方面"散精"至全身，供机体需要，即《素问·玉机真脏论》所谓"脾为孤脏，中央土以灌四傍"；《素问·厥论》所谓"脾主为胃行其津液者也"。饮食物在体内的消化吸收，水谷精微的转输主要由脾的运化功能来完成；而水谷精微又是人体出生之后生长、发育和维持生命活动所必需的营养物质的主要来源，也是生成气血的主要物质基础。人以水谷为本，而"脾主运化，胃司受纳，通主水谷"（《类经·藏象类》）。所以说脾胃为"后天之本"、"气血生化之源"。这一理论在养生、防病和治病方面，具有重要的指导意义。

脾的运化功能正常，称为"脾气健运"。只有脾气健运，机体的消化功能才能健全，水谷精微才能源源不断地化生，气血生化有源，全身脏腑组织器官才能得其充分的营养，从而维持正常生理功能。脾的运化功能失常，称为脾失健运。若脾失健运，则机体的消化吸收功能便因之而失常，就会出现腹胀、便溏、食欲不振以及倦怠、消瘦等症状。

（2）运化水液：运化水液又称运化水湿，是指脾对水液代谢的调节作用。脾通过对水液的吸收、转输作用，与肺、肾、三焦、膀胱等脏腑共同调节和维持人体水液代谢的平衡。脾在主运化水谷精微的同时，还把人体所需要的水液吸收并向上输送给肺，再由肺气的宣发和肃降输送给全身各组织器官，以起到滋润和濡养作用。同时，又把机体各脏腑组织器官代谢和利用后的水液或多余的水液及时地转输给肾，通过肾的气化作用形成尿液，输送至膀胱，再排出体外，从而维持体内水液代谢的平衡。脾位中焦，在人体水液代谢中起着重要的枢纽作用。因此，脾运化水液的功能健旺，则既能使体内各种组织器官得其水液的充分滋润和濡养，又不致使水湿潴留。反之，如果脾运化水液的功能失常，必然会导致水液在体内停滞，从而产生水湿、痰饮等病理产物，甚则出现水肿。所以《素问·至真要大论》说："诸湿肿满，皆属于脾。"这也就是脾虚生湿、脾为生痰之源和脾虚水肿的发生机制。

脾主运化水谷和运化水液这两个方面，是同时进行的，并且相互联系、相互影响。饮食是人类出生后所需营养的主要来源，是生成精、气、血、津液的主要物质基础。而饮食的消化及其精微的吸收、转输都由脾所主，脾气不但将饮食化为水谷精微，为化生精、气、血、津液提供充足的原料，而且能将水谷精微吸收并转输至全身，以营养五脏六腑、四肢百骸，使其发挥正常功能，并能充养先天之精，促进人体的生长发育，是维持人体生命活动的根本，故称为"后天之本"。脾为"后天之本"的理论，对养生防病有着重要意义。在日常生活中注意保护脾胃，使脾气充实，运化功能健全，则正气充足，不易受到邪气的侵袭，即所谓"四季脾王不受邪"（《金匮要略·脏腑经络先后病脉证》）。否则，脾气不健，气血亏虚，人体易病。所以元·李杲《脾胃论·脾胃盛衰论》说："百病皆由脾胃衰而生也。"

2. 脾主生血和统血　脾主生血，指脾具有生血的功能。统是统摄、控制的意思。脾主统血，是指脾具有统摄血液，控制其在脉内运行而防止逸于脉外的作用。明·薛己《薛氏医案》明确提出："心主血，肝藏血，脾能统摄于血。"清·沈明宗《张仲景金匮要略》

也说："五脏六腑之血，全赖脾气统摄。"

（1）脾主生血：脾为后天之本，气血生化之源。脾运化的水谷精微是生成血液的主要物质基础。脾的运化功能健旺，水谷精微则源源不断地化生，由脾上输于心肺，成为血液化生的主要物质基础，经心肺的气化作用生成血液。故《景岳全书·血证》曰："血……源源而来，生化于脾。"因此，脾气健运，化源充足，则气血生化旺盛而血液充足。若脾失健运，水谷精微乏源，则气血化生减少而血液亏虚，出现头晕眼花，面色㿠白或萎黄，唇、舌、爪甲淡白无华等血虚征象。

（2）脾主统血：脾统血的作用是通过气的固摄作用而实现的，实际上是气对血的统摄作用的具体体现。脾主运化，为气血生化之源；气为血之帅，血随气行，气能摄血。因为脾运化水谷精微主要靠脾气的气化和升清作用以及脾阳的温煦作用，所以，脾的统血作用主要和脾气的旺盛与否密切相关，但和脾阳的旺盛与否也密切相关。脾的阳气充盛，脾气健运，则水谷精微化源充足，气血充盈；气旺则气的固摄作用亦强，气能摄血，血液能正常在脉内循行而不会逸于脉外发生出血现象。反之，脾的阳气不足，脾失健运，运化水谷精微的功能减退，则气血化源不足而气血亏虚；气虚则气的固摄作用减弱，统摄无权，则会发生血逸脉外而导致出血，称为脾不统血。由于脾气有升举的特性，并与肌肉有密切的关系，所以习惯上把下部和肌肉、皮下出血，如便血、尿血、崩漏及肌衄等，称为脾不统血，寓含血随气陷而下逸出血的病机在内。脾不统血由气虚所致，属虚性出血。一般出血色淡质稀，如为便血，可呈黑色柏油样，并有气虚见症。

脾具有生血和统血两方面的功能，实际上都和脾主运化有关。脾为后天之本，气血生化之源，既能促进生血，又能促进生气，而生气则能使气旺，气旺则能统血。所以脾主生血和统血二者是密切相关的。

3. 脾主升　升，即上升和升举之意，脾气主升，是指脾气的运动特点，以上升为主，具体表现为升清和升举内脏两方面的生理作用。

（1）升清：清，指轻清的精微物质。脾主升清，是指脾气的升动转输作用，将胃肠道吸收的水谷精微和水液上输于心、肺等脏，通过心、肺的作用化生气血，以营养濡润全身。若脾气虚衰或被湿浊所困，升动转输功能失常，则致水谷精微和水液的输布运行失常，气血的化生和输布障碍，各脏腑经络形体官窍得不到精气血津液的滋润、濡养和激发、推动而功能不能正常发挥，出现各种各样的代谢失常的病变。

脾主升清是与胃主降浊相对而言的。"脾气升则健，胃气降则和"（清·叶桂《临证指南医案·脾胃门》）。脾气主升和胃气主降构成了升清和降浊的一对矛盾，它们既对立又统一，相互制约又相互为用，相反相成共同完成对饮食物的消化吸收、水谷精微向上输布和糟粕的向下排泄。若脾气虚弱而不能升清，浊气亦不得下降，则上不得精气之滋养而见头目眩晕，精神疲惫；中有浊气停滞而见腹胀满闷；下有精气下流而见便溏、泄泻。正如《素问·阴阳应象大论》所说："清气在下，则生飧泄，浊气在上，则生䐜胀。"

（2）升举内脏：脾主升举内脏，是指脾气上升能起到维持内脏位置的相对稳定，防止其下垂的作用。脾气上升而胃气下降，升降相因，协调平衡，是维持脏器位置恒定不移的重要因素。由于脾气是主升的，因而脾气上升是防止内脏位置下垂的重要保证。若脾气虚弱，无力升举，反而下陷，可导致某些内脏下垂，如胃下垂、肾下垂、子宫脱垂（阴挺）、脱肛（直肠脱垂）等。临床治疗内脏下垂病证，常采用健脾升陷的补中益气汤治之。"中气"是脾胃二气的合称，是升降协调的冲和之气，其气下陷主要责之脾气不升，故中气下陷也称为脾气下陷。

（三）脾的主要生理特性

1. 脾气宜升则健　升，有升浮向上之意。人体五脏的气机各有升降，心肺在上，在上者其气机宜降；肝肾在下，在下者其气机宜升；脾胃居中，脾气宜升，胃气宜降，为气机上下升降之枢纽。五脏之气机升降相互为用、相互制约，维持人体气机升降出入的整体协调。脾气主升，是指脾的气机运动特点是以上升为主。脾气健旺则运化水谷精微的功能正常，脾能升清，气血生化有源。所以说："脾宜升则健"（《临证指南医案·卷二》）。

2. 脾喜燥恶湿　喜燥恶湿是脾的生理特性之一，与胃的喜润恶燥相对而言。脾之所以有喜燥恶湿的特性，是与其运化水液的生理功能分不开的。脾气健旺，运化水液功能发挥正常，水精四布，自然无痰饮水湿的停聚。然脾气升动，才能将水液上输于肺，即所谓"脾气散精，上归于肺"，而脾气升运的条件之一就是脾体干燥而不被痰饮水湿所困，如清·吴达《医学求是》说："脾燥则升。"若脾气虚衰，运化水液的功能障碍，痰饮水湿内生，即所谓"脾生湿"；水湿产生之后，又反过来困遏脾气，致使脾气不升，脾阳不振，称为"湿困脾"。外在湿邪侵入人体，困遏脾气，致脾气不得上升，也称为"湿困脾"。由于内湿、外湿皆易困遏脾气，致使脾气不升，影响正常功能的发挥，故脾欲求干燥清爽，即所谓"脾喜燥而恶湿"。临床上，对脾生湿、湿困脾的病证，一般是健脾与利湿同治，所谓"治湿不治脾，非其治也"。

据以上两个生理特性，可以推测脾气下陷的病机主要有二：一是脾气虚衰，无力升举，又称为中气下陷，当健脾益气治之；二是脾气被湿所困，不得上升反而下陷，治当除湿与健脾兼用。

（四）脾的精气阴阳

脾所藏之精称为脾精。脾精是脾功能活动的物质基础。因饮食水谷之精华皆由脾吸收和转输，故脾精实为水谷之精。脾精输布到其他四脏，化为该脏之精，故有"脾主为胃行其津液"、"中央土以灌四傍"之说。其中脾精之浓重者化营化血，轻清者化卫化气，故又有"脾藏营"，"脾为气血生化之源"、"后天之本"，以及"营气者，水谷之精气也"，"卫气者，水谷之悍气也"之论。涎为脾精所化，故云脾"在液为涎"。四肢、肌肉皆赖脾转输其精以濡养之，故说脾主肌肉、四肢。另外，脾精还是"意"、"思"等精神活动化生的物质基础，脾精充足则"心有所忆"、深思熟虑。脾精不足则既少化营生血之源，亦缺生卫化气之本，可出现形体消瘦、面色萎黄、少气乏力、倦怠神疲等血与气皆虚的症状。补益脾精的药物（包括食物）多为营养丰富之品。如山药、熟地、薏苡仁、莲子肉、桂圆、芡实、大枣、甘草等皆可补养脾精；营养丰富的食品亦可补益脾精，即所谓"培后天须参谷食之方"（《清代名医医案精华·王旭高医案·虚损》）。

脾气由脾精所化，是脾精的功能体现（或功能态），亦即脾功能活动的动力。脾气化水谷为精微，化水饮为津液，并转输水谷之精与津液于全身各脏腑组织器官。脾气以升为健，既体现于将水谷之精与津液上输心肺，化生气血以养全身，又体现于维持内脏位置的稳定而不下垂，还体现于控制血运于脉中而不出血。脾的功能健全，中医学称之为脾气健运。脾气虚衰，即脾的运化水谷、转输精微、统摄血液的功能减退，可见食少腹胀、少气懒言、四肢乏力、面色㿠白、形体消瘦或水肿、舌淡苔白、脉弱等症，还可出现内脏下垂及各种出血症状。治当补益脾气，药用黄芪、人参、党参、白术、茯苓、扁豆等甘温补气及健脾渗湿之品。

脾阴是脾气的滋养、宁静、沉降等功能的表达，由脾精中具有阴性作用的成分所化，亦即脾气的属阴的部分。脾阳是脾气的温煦、推动、升发等功能的表达，由脾精中具有阳性作用的成分所化，亦即脾气的属阳的部分。脾阴与脾阳相互制约，协调统一，维护着脾功能的正常发挥。若脾阴虚则滋润、宁静、沉降等功能减退，可见虚热证候如低热、消瘦、口干、烦热、食少、口唇生疮、痰中带血、遗精、舌红少津、脉细数等。治当滋养脾阴，药如黄精、熟地、沙参、麦冬、生地、山药、石斛等。吴澄在《不居集》中虽专论"补脾阴法"，但他的"脾阴"是与"胃阳"相对而言，类似于本文所说的"脾精"。其补脾阴方中的药亦多为补脾精之品。故应注意区别。脾阳虚则温煦、推动、上升的功能减退，可见虚寒证候，如腹胀食少、腹痛喜温、大便清稀、四肢发凉、面色㿠白、或周身浮肿、舌质淡胖苔白滑、脉沉迟无力等。治当温补脾阳，药用附子、干姜、吴茱萸、肉豆蔻、乌药等。

（五）脾与形、窍、志、液、时的关系

1. 在体合肉，主四肢　脾在体合肉，是指脾气的运化功能与肌肉的壮实及其功能发挥之间有着密切的联系，如《素问·痿论》说："脾主身之肌肉。"全身的肌肉，都有赖于脾胃运化的水谷精微及津液的营养滋润，才能壮实丰满，并发挥其收缩、运动的功能，正如张志聪注释《素问·五脏生成》所说："脾主运化水谷之精，以生养肌肉，故主肉。"脾胃的运化功能失常，水谷精微及津液的生成和转输障碍，肌肉得不到水谷精微及津液的营养和滋润，必致瘦削、软弱无力，甚至痿废不用。健脾胃、生精气是治疗痿证的基本原则，《素问·痿论》称为"治痿者独取阳明"。

四肢与躯干相对而言，是人体之末，故又称"四末"。人体的四肢，同样需要脾胃运化的水谷精微及津液的营养和滋润，以维持其正常的生理活动，故称"脾主四肢"。脾气健运，则四肢的营养充足，活动轻劲有力；若脾失健运，转输无力，则四肢的营养缺乏，可见倦怠无力，甚或痿废不用。所以《素问·太阴阳明论》说："四支皆禀气于胃，而不得至经（径至），必因于脾，乃得禀也。今脾病不能为胃行其津液，四支不得禀水谷气，气日以衰，脉道不利，筋骨肌肉，皆无气以生，故不用焉。"即是说明四肢的功能正常与否，与脾气的运化和升清功能是否健旺密切相关。

脾失健运，气血生化不足，势必导致四肢肌肉运动与抗疲劳所需能量的合成和供应障碍，往往会出现四肢困倦乏力，不耐劳作，肌肉消瘦，甚至痿弱不用等病理表现。正如《素问·示从容论》云："四支解墮，此脾精之不行也。"

2. 在窍为口，其华在唇　脾开窍于口，是指人的食欲、口味与脾的运化功能密切相关。口腔在消化道的最上端，主接纳和咀嚼食物。食物经咀嚼后，便于胃的受纳和腐熟。脾的经脉"连舌本，散舌下"，舌又主司味觉，所以，食欲和口味都可反映脾的运化功能是否正常。脾气健旺，则食欲旺盛，口味正常，如《灵枢·脉度》说："脾气通于口，脾和则口能知五谷矣。"若脾失健运，湿浊内生，则见食欲不振，口味异常，如口淡乏味、口腻、口甜等。

脾之华在唇，是指口唇的色泽可以反映脾气功能的盛衰。如《素问·五脏生成》说："脾之合，肉也；其荣，唇也。"《灵枢·五阅五使》说："口唇者，脾之官也。"脾气健旺，气血充足，则口唇红润光泽；脾失健运，则气血衰少，口唇淡白不泽。

3. 在志为思　脾在志为思，是指脾的生理功能与思志相关。思即思虑，属人体的情志活动或心理活动的一种形式，与思维、思考等概念有别。思虽为脾志，但与心神有关，故有"思出于心，而脾应之"之说。正常限度内的思虑，是人人皆有的情志活动，对机体并无不良影响。但思虑过度，或所思不遂，则会影响机体正常的生理活动，并且主要影响气的运动，导致气滞或气结。从影响脏腑的生理功能来说，思虑太过，最易妨碍脾气的运化功能，致使脾胃之气结滞，脾气不能升清，胃气不能降浊，因而出现不思饮食、脘腹胀闷、头目眩晕等症。

4. **在液为涎** 涎为口津，即唾液中较清稀的部分，由脾精、脾气化生并转输布散，故说"脾在液为涎"。涎具有保护口腔黏膜、润泽口腔的作用，在进食时分泌旺盛，以助谷食的咀嚼和消化，故有"涎出于脾而溢于胃"之说。在正常情况下，脾精、脾气充足，涎液化生适量，上行于口而不溢于口外。若脾胃不和，或脾气不摄，则导致涎液化生异常增多，可见口涎自出。若脾精不足，津液不充，或脾气失却推动激发之能，则见涎液分泌量少，口干舌燥。

5. **与长夏之气相通应** 五脏应四时，脾与四时之外的"长夏"（夏至～处暑）相通应。长夏之季，气候炎热，雨水较多，天阳下迫，地气上腾，湿为热蒸，蕴酿生化，万物华实，合于土生万物之象，而人体的脾主运化，化生精气血津液，以奉生身，类于"土爰稼穑"之理，故脾与长夏，同气相求而相通应。长夏之湿虽主生化，而湿之太过，反困其脾，使脾运不展。故至夏秋之交，脾弱者易为湿伤，诸多湿病由此而起。又因时逢炎夏，湿与热兼，湿热交相为病，多见身热不扬、肢体困重、脘闷不舒、纳呆泄泻等湿热交结不解的症状。治疗应因时制宜，除湿而热自退，所谓"湿去热孤"之法。

此外，又有"脾主四时"之说。如《素问·太阴阳明论》说："脾者土也，治中央，常以四时长四脏，各十八日寄治，不得独主于时也。"提出脾主四季之末的各十八日，表明四时之中皆有土气，而脾不独主一时。人体生命活动的维持，依赖脾胃所化生的水谷精微和津液的充养；心肺肝肾的生理功能，皆赖脾气及其化生的精微物质的支撑。脾气的运化功能正常，则四脏得养，功能正常发挥，人体康健，不易得病，有病也易于康复。这即是脾主四时的意义所在。

另外，脾与中央、湿、土、甘味、黄色等也有着内在联系。如《素问·阴阳应象大论》说："中央生湿，湿生土，土生甘，甘生脾，脾生肉，肉生肺，脾主口。其在天为湿，在地为土，在体为肉，在藏为脾，在色为黄……"

四、肝

肝为五脏之一，是人体的重要器官。早在《黄帝内经》对肝脏的生理、病理已有了较为系统的论述。以后经历代医家不断补充和发展，逐渐形成了肝系统的完整理论。

肝位于胁下，其主要生理功能为主藏血和主疏泄。肝为刚脏，主升主动，体阴而用阳。肝与形体志窍的关系表现在肝藏魂，主谋虑，肝在体合筋，其华在爪，在志为怒，在液为泪，开窍于目。《素问·六节藏象论》说："肝者，罢极之本，魂之居也。其华在爪，其充在筋，以生血气。"此外，足厥阴肝经属肝络胆；足少阳胆经属胆络肝，肝胆解剖位置邻近，生理上相互联系，病理上相互影响，故肝与胆互为表里。肝的阴阳属性，根据其生理特点及所居位置有不同的说法。如《灵枢·顺气一日分四时》称其"牡脏。"《灵枢·阴阳系日月》和《素问·金匮真言论》分别认为肝属"阴中之少阳"和"阴中之阳"。《素问·六节藏象论》则认为肝是"阳中之少阳"。肝在五行属木，通于春气。

（一）肝的解剖

肝位于膈下，腹腔之右上方，右胁之内。早在《黄帝内经》对肝脏的位置已有了一定的了解。《灵枢·本脏》曰："广胸反骹者，肝高；合胁兔骹者，肝下；……膺腹好相得者，肝端正；胁骨偏举者，肝偏倾也。"已认识到肝脏位置和胸廓的发育形态有关。肝位胁下，《黄帝内经》虽未明确提及，但据《灵枢·五邪》"邪在肝则两胁中痛"的记载，不难推断这一时期借助解剖对肝位胁下已有了较为直观的认识。《难经》进一步记载了肝脏的形态重量。《难经·四十一难》曰："肝独有两叶。"《难经·四十二难》曰："肝重四斤四两，左三叶，右四叶，凡七叶。"嗣后，后世医家的认识有所发展。但在肝居左、居右及分叶多少问题上也出现了分歧。如元代滑寿指出："肝之为脏，……其脏在右胁右肾之前"（《十四经发挥》）。明代龚居中则认为"夫左胁者，肝之部位也"（《红炉点雪》）。

肝脏的形态，历代皆以分叶论之，然分叶多少，说法不一。王冰认为"肝有二布叶，一小叶"（《重广补注黄帝内经素问》）。赵献可认为"肝有独叶者，有二、三叶者"（《医贯》）。清代医家王清任通过亲身解剖实践绘出《亲见改正脏腑图》，故《医林改错》有"肝四叶，胆附于肝右边第二叶，总提长于胃上，肝又长于总提之上，大面向上，后连于脊"的记载，使肝脏形态解剖的认识有了较大突破。关于肝脏之颜色，《黄帝内经》指出"肝色青"（《素问·脏气法时论》）。《医方类聚·肝脏图》认为"（肝）色青如缟映绀"。

综括有关文献，可见古代医家所述之肝脏，就其形态而言，即现代解剖学之肝脏。从肝脏重量来看，《难经》记载"肝重四斤四两"，依照《难经》成书年代的三种说法，可分别折算为：周朝964.24g；秦、西汉1097.52g；东汉、魏、晋946.24g。和现代报道我国成人肝重男性1154～1446.70g、女性1028.93～1378.85g相比，以《难经》成书秦、西汉时期，中西医学说法最为相近。从肝脏位置来看，我国古代虽有肝居右、居左的分歧，但总体来讲，各家基本认为肝居膈下、胁肋部，和现代人体解剖学描述大体相仿。"肝居左"认识的形成，可能受到如下两方面因素的影响：①受《黄帝内经》"肝生于左"说法的影响。《素问·刺禁论》指出"脏有要害，不可不察，肝生于左，肺藏于右。"对于"肝生于左"的阐释，历来争议很大。元代滑寿以肝气从左升发，其用在左释之，指出"肝之为脏，其治在左，其脏在右胁右肾之前"。唐代王冰则从天人相应角度进行理解，认为"肝象木，旺于春，春阳发生，故生于左也"。当代赵洪钧推测此说自"左执爵取肝"的先秦古礼发展而来。②不加证实，盲目转引所致。据考证，《医旨绪余》引用的五脏图为宋代早期的《烟萝图》，该图所绘肝、脾两脏是左右易位的。《医学入门》引用的则是较晚时期面世的《存真图》，该图完全纠正了肝脾易位的错误。因此，《医学入门》和《医旨绪余》便有了肝居右、居左的不同说法。从肝脏形态来看，肝脏的形态，历代皆以分叶论之。然在分叶多少问题上却歧见纷呈，莫衷一是。如《难经》既有"肝独有两叶"的记载，又有"左三叶，右四叶，凡七叶"之说。有人认为此说是古人依据肝右叶宽厚、左叶窄薄外形作出的推测。亦有人指出此说可能自动物肝脏类推而来。可见，我国古代对肝脏解剖形态的认识虽已达到一定水平，但由于当时历史条件所限，其认识仍较为粗浅，记述亦欠精确。

（二）肝的生理功能

1. 肝主疏泄 疏，《说文》释为"通"，即疏导、开通之义。泄，有发泄、发散之义。肝主疏泄，是指肝具有疏通、调畅全身的气，使之通而不滞，散而不郁的作用。

肝主疏泄的理论渊源，最早可追溯到《礼记·月令》"孟春之月，祭先脾，……其器疏以达，……盛德在木"一段记载。"其器疏以达"意为所用器物上镂刻的花纹粗疏而通达，是古人用阴阳五行观念规范天地万物思想的体现，蕴含着春木舒畅、条达的思想。"疏泄"一词的最早提出则见于《素问·五常政大论》，曰："发生之纪，是谓启陈，土疏泄，苍气达，阳和布化，阴气乃随，生气淳化，万物以荣。"王冰注曰："生气上发，故土体疏泄；木之专政，故苍气上达。达，通也，出也，行也。"张介宾注："木气动，生气达，故土体疏泄而通也。苍气，木气也"（《类经·运气类》）。由此可见，这里的"土疏泄"意指木气条达，土得木制化而疏通，与《素问·宝命全形论》的"土得木而达"是同一意思。后世医家所谓"肝喜条达而恶抑郁"等说，其源实出于此。以疏泄作为肝的生理功能，汉唐医书俱未论及。明确提出"肝主疏泄"的当首推元代朱震亨。他在《格致余论·阳有余阴不足论》中指出："主闭藏者肾也，司疏泄者肝也，二脏皆有相火，而其系上属于心。心，君火也，为物所感则易动。心动则相火妄动，动则精自走，相火翕然而起，虽不交会，亦暗流而疏泄矣。"朱震亨此处所言"疏泄"之义有二：前者是指肝主男子排精的生理功能，后者则是指相火妄动而精液自走的病机。可见朱震亨所言"疏泄"包括生理和病理含义，并非仅局限于男子"精液"的排泄而言。嗣后，明清医家在实践中逐渐丰富和发展了这一理论。缪希雍在《神农本草经疏·五脏苦欲补泻论》中指出："扶苏条达，木之象也，升发开展，魂（肝）之用也。"明确了疏泄为肝的功能。张璐也特别强调肝主升发的意义，他说"肝藏升发之气，生气旺则五脏环周，生气阻则五脏留著"（《张氏医通·卷十二》）。以上认识，虽均源于《黄帝内经》，然又有所发展，"疏泄"已包含了肝生理特性之含义。晚清唐宗海在理论上对"疏泄"进一步作了阐发，他说："肝属木，能疏泄水谷。脾土得木之疏泄，则饮食化。……设肝不能疏泄水谷，渗泻中满之症，在所不免"（《医精精义·上卷·五脏所主》）。他在《血证论·脏腑病机》中又云："肝主藏血，……其所以能藏之故，则以肝属木，木气冲和条达，不致遏郁，则血脉得畅。"指出了肝主疏泄对脾胃消化和血液运行的促进作用，扩大了肝主疏泄生理作用的范畴。此外，叶桂、王泰林、费伯雄等医家在临床辨证论治中都对这一理论有所阐发，逐渐形成了肝主疏泄较为完整的概念。

肝主疏泄的生理作用，可表现在以下几个方面：

（1）疏通气血津液：气血津液的流通，有赖于气机的调畅，而通畅气机是肝主疏泄最基本的生理作用。肝疏泄功能正常，则气机调畅，气血和调，经络通利，脏腑器官的生理活动就能保持协调。如沈金鳌所说："故一阳发生之气，起于厥阴，而一身上下，其气无所不乘。肝和则生气，发育万物，为诸脏之生化"（《杂病源流犀烛·肝病源流》）。若肝疏泄功能失常，往往表现为两种情况：一是疏泄不及，气机郁滞，称为"肝气郁结"，表现为情志抑郁，胸胁、两乳、少腹等部位胀痛不舒，脘腹痞满等症。二是肝郁化火，升泄太过，表现为一派气火上逆之象，称为"肝气上逆"或"肝火上炎"，症见头胀头痛、面红目赤、胁肋胀满、烦躁易怒等；也可横逆犯脾胃，而见嗳气、呕吐、腹痛腹泻等症。如清·林佩琴指出："肝木性升散，不受遏郁，郁则经气逆，为嗳，为胀，为呕吐，为暴怒胁痛，为胸满不食，为飧泄，为癥瘕，皆肝气横逆也"（《类证治裁·肝气肝火肝风》）。

血的运行无不受气的影响，气行则血行，气滞则血瘀。肝主疏泄以气为用，司人体气机之畅达，故直接关系到血的运行。《明医杂著·医论》薛己注"肝气通则心气和，肝气滞则心气乏"指出肝主疏泄能辅助心气的发动，使血行有力。肝疏泄功能失常，气机失调，对血行的影响可表现在两个方面：一是肝失疏泄，气机郁滞，血行不畅，甚则成瘀，除表现为胸胁、乳房、少腹等部位胀满疼痛不舒的症状外，还可表现为妇女月经不调或痛经，或形成癥积肿块等。二是肝气郁结，郁久化火，或恚怒不节肝气暴升，升泄太过，导致血液妄行，溢出脉外，发生诸衄、吐血、下血、女子月经先期或崩冲漏下等证，又可因血随气逆，郁闭清窍，发生暴厥之证。《素问·生气通天论》"阳气者，大怒则形气绝，而血菀于上，使人薄厥"即指此言。

津液的输布代谢与肺、脾、肾和三焦气化功能密切相关，然肝的疏泄作用对津液的输布也至关重要。具体表现为肝的疏泄既可调畅肺脾肾三脏气机，使气化有权，津液通达全身，又可通利三焦，疏通水道，使津液运行无阻；同时肝经绕阴器，肝气调达，可疏利尿窍，以助膀胱之开合，从而维持水液代谢的相对平衡。若肝失疏泄，三焦气机不利，气滞水停，水液潴留，可酿聚成痰或发为水肿，证见乳癖、梅核气、瘰疬、瘿瘤、臌胀等。也可因肝失疏泄，导致尿窍失于疏启而水停膀胱，则见小腹胀满，发为癃闭之证。《景岳全书·癃闭论治》曰："凡气实者，气结于小肠、膀胱之间，而壅闭不通，当属肝强气逆之证，惟暴怒郁结者多有之，宜以破气行气为主……"也可因肝之疏泄太过，发为遗溺之证。如张志聪《黄帝内经灵枢集注·经脉》说："肝主疏泄，肝气盛而热，故遗溺也。"

（2）调畅精神情志：中医学认为人的精神情志活动，除了由心主宰外，与肝也有密切联系。这是因为人的正常精神情志活动是以气机调畅，气血和平为基本条件的。肝主疏泄，调畅气机，可使血行畅通，对保持心情开朗舒畅起着重要作用，所以肝疏泄功能失常，多有情志异常的表现。如肝失疏泄，肝气郁结，常表现为情志抑郁，多疑善虑，胸闷，喜叹息等；如气郁化火，肝升泄太过，常表现为性情急躁易怒，情绪易于激动。故《灵枢·本神》说："肝气虚则恐，实则怒。"反之，外界因素导致的情志异常，尤其是大怒或情绪过度压抑等，也常常使肝疏泄功能失常，引起肝的病变。如《灵枢·邪气脏腑病形》说："有所大怒，气上而不下，积于胁下则伤肝。"《灵枢·本神》也说："肝悲哀动中则伤魂，魂伤则狂妄不精。"许多医家治疗情志病着重从调肝入手，如赵献可《医贯·郁病论》中说："予以一方治气木郁，而诸郁皆因而愈。一方曰何？逍遥散是也。"

（3）促进脾胃消化：脾胃消化功能正常与否主要取决于脾的升清和胃的降浊之间是否协调平衡。肝主疏泄能够促进脾气上升，脾气升则健运，水谷精微得以上归心肺；又能协助胃气下降，使水谷之浊气依次下达小肠、大肠。所以肝的疏泄功能对促进脾胃消化功能有极其重要的作用。正如唐宗海所云："木之性主于疏泄，食气入胃，全赖肝木之气以疏泄之，而水谷乃化"（《血证论·脏腑病机论》）。若肝失疏泄，影响到脾之升清，可表现为：胁肋胀痛、脘腹胀满、肠鸣、腹泻等，称为"肝脾不和"；若影响到胃之和降，症见嗳气、食欲不振、脘痞腹胀，或攻窜作痛，吞酸嘈杂，呕吐等，称为"肝胃不和"。清代李冠仙对肝气乘脾（胃）的病理作了较为详细的论述，曰："肝气一动，即乘脾土，作痛作胀，甚则作泻；又或上犯胃土，气逆作呕，两胁痛胀"（《知医必辨·论肝气》）。此外，肝对脾胃消化的促进作用还体现在肝能促进胆汁分泌、排泄。胆附于肝之短叶间，内贮胆汁。胆汁由肝之精气所化，胆汁的分泌有赖于肝疏泄功能的调节，胆汁注入小肠有助于饮食物的消化。所以肝疏泄功能正常与否，直接关系到胆汁的分泌，进而影响到脾胃的消化功能。如肝疏泄功能失常，气机不利，胆汁不能正常分泌排泄而泛溢，可见口苦、黄疸；不能下助小肠消化，则见厌食、腹胀等。

（4）调节男子排精与女子月经：精的闭藏在于肾，而男子精液溢泻则由肝疏泄功能控制与调节。肝疏泄条达，经络疏通，则精窍启闭有常，精液藏泄适度。故《格致余论·阳有余阴不足论》说："主闭藏者肾也，司疏泄者肝也。"若肝失疏泄，气机郁结，经脉不舒，精关失启，则表现为精出量少或不射；若肝郁日久化热，相火妄动，疏泄太过，又可发生遗精、早泄。其机制多关系到肝肾两脏，如《医贯·梦遗并滑精论》指出："肾之阴虚则精不藏；肝之阳强则火不秘。以不秘之火加临不藏之精，有不梦，梦即泄矣。"其中与肝之疏泄失常关系尤为密切。如《曹仁伯医案·遗精》说："肾之封藏不固，由肝主疏泄太过耳。"

女子月经与冲任二脉的充盛通利有关。人体气血通过冲任二脉注入胞中，使女子发生月经并能孕育胎儿。所谓"任脉通，太冲脉盛，月事以时下，故有子"（《素问·上古天真论》）。足厥阴肝经与冲任二脉互为沟通。肝主藏血，血液充盈则冲脉盛满；肝主疏泄，肝气条达则任脉通利，从而经事正常而胎孕有期。若肝血亏虚或肝失疏泄，皆可导致冲任充盈不足或失于通利，表现为月经失调。临床治疗女子月经不调，多以疏肝为第一要法，故前人有"女子以肝为先天"之说。

2. 肝主藏血　"肝藏血"一说始于《黄帝内经》。《灵枢·本神》曰："肝藏血，血舍魂。"《素问·五脏生成》曰："故人卧血归于肝，肝受血而能视，足受血而能步，掌受血而能握，指受血而能摄。"已认识到肝具有藏血的功能，肝中所藏血液具有养魂、柔筋、充目、华爪，维持人体视觉、运动、精神情志的作用。后世关于肝贮藏血液、调节血量的认识即来源于此。此外，肝藏血还有收摄血液、防止出血之义。肝病出血，《黄帝内经》已有描述。《素问·举痛论》谓"怒则气逆，甚则呕血及飧泄"。隋代巢元方对其病理加以总结，认为"胁下痛，唾鲜血者，此伤肝"（《诸病源候论》）。元代医家罗天益在总结前人认识的基础上，提出"肝摄血"一说（《卫生宝鉴》）。可见肝藏血的生理作用可概括为贮存血液、调节血量、收摄血液三个方面。

（1）贮存血液："肝藏血"的初始含义，从《素问·五脏生成》等篇文意可以看出，其本意即是指肝内贮有一定量的血液。揣测其起始，可能源于直观。通过动物解剖观察到肝内富含血液，很容易使人联想到肝脏具有藏血的功能。古巴比伦医学正是通过这一途径形成了"藏血器官的肝脏是重要生命所在"的认识。此外，我国清代、民国一些医家运用解剖学手段证实了"肝为藏血之脏器"。如恽树钰说："惟其含血管丰富，故取生物之肝剖之，几乎全肝皆血，……故肝为藏血之脏器"（《生理新语·躯体各部之名色》）。《黄帝内经》之后，后世医家多宗此说，认为血"藏受于肝"（《玉机微义》），"藏纳在肝"（《保婴撮要》）。宋·严用和将肝喻为"血之府库"（《严氏济生方》），明·李梴称"肝为血海"（《医学入门》），清·柯琴说"血室者肝也"（《伤寒来苏集》）。故肝有"血库"、"血室"、"血海"等称。

肝贮存血液的作用可体现在两个方面：一是肝脏本身能储备大量血液，以供机体各部活动所需；二是肝中所藏血液能够营养肝脏本身，保持肝体柔和，才能制约肝之阳气，使其不致升动太过。正如叶桂《临证指南医案·肝风》所说："肝为风木之脏，因有相火内寄，体阴用阳，其性刚，主动、主升，全赖肾水以涵之，血液以濡之，肺金清肃下降之令以平之，中宫敦阜之土气以培之，则刚劲之质，得为柔和之体，遂其条达畅茂之性，何病之有？"如果肝的藏血功能减退，一方面可形成肝贮存血量不足，而致肝血虚，机体各部分得不到足够的血液营养；另一方面不能制约肝的阳气升动，而导致肝阳上亢，肝火上炎，肝风内动等病理变化。

（2）调节血流量：肝调节血流量的认识源于《素问·五脏生成》："人卧血归于肝，肝受血而能视，足受血而能步，掌受血而能握，指受血而能摄。"唐代王冰注曰："肝藏血，心行之，人动则血运于诸经，人静则血归于肝"（《重广补注黄帝内经素问·五脏生成》）。意指肝对于调节人体各部血量分配，特别是外周血量调节具有重要作用。人体各部血液流量，常随人体活动、情绪变化或气候环境等因素影响，经常进行自我调节。如当机体活动剧烈或情绪激动时，肝能把贮藏的血液向外周输布，以供机体活动所需；当人体处于安静休息及情绪稳定时，由于全身活动量小，机体各部特别是外周血液需求量也相应减少，这时相对多余的血液就藏受于肝。现代生理学证实：人静卧时，肝脏血流量可增加 25％，当人体紧急需要时，肝脏至少可提供 1000～2000ml 的血液来保证足够的心脏排出量。可见，中医学有关肝调节血量的认识是有其科学依据的。肝调节血量，是以肝贮藏血液为前提的。它在肝贮藏血液，疏泄功能的共同作用下得以完成。只有血液贮备充足，才能在机体需要时提供足够的血液以有效地调节血量。血液由肝脏向外周输布又赖肝的疏泄功能调节。只有疏泄有度，气机调畅，血液才能正常出入，使之"归于肝脏"或"运于诸经"。可见，肝调节血流量的功能，必须在肝藏血和肝主疏泄功能的协调下完成。

（3）收摄血液："肝藏血"之"藏"还含有约束，固摄之义，所以"肝藏血"包含收摄血液的作用。关于这一作用，古代早有医家明确指出，如《卫生宝鉴》道："夫肝摄血者也。"《女科准绳》引薛己之言说："肝虚不能摄血也。"《杂病源流犀烛·肝病源流》也认为肝"其职主藏血而摄血"。因此肝的功能失常可导致各种出血，这在古籍中已有大量记载。如《素问·举痛论》云："怒则气逆，甚则呕血。"《丹溪心法·头眩》说："吐衄、漏崩，肝家不能摄荣气，使诸血失道妄行。此血虚眩运也。"治疗方面，针对肝在血证发病中的重要作用，明代缪希雍专立调肝一法治疗吐血。认为"吐血者，肝失其职也，养肝则肝气平而血有所归，伐之则肝虚不能藏血矣"（《先醒斋医学广笔记》）。西医学认为，止血过程需要血浆中的凝血因子参与，而凝血因子大部分在肝脏内合成。此外，肝对毛细血管壁的通透性也有影响，各种因素影响到肝脏的造血及凝血功能，都会引起出血。

另外，有人认为肝藏血的生理作用还包括了肝化生血液的功能。其认识源于《黄帝内经》"肝生血气"说，《素问·六节藏象论》曰"肝者，罢极之本，魂之居也；其华在爪，其充在筋，以生血气。"《张氏医通·血证》从精血互化角度阐述了肾精藉肝的作用化生血液，指出："气不耗，归精于肾而为精；精不泄，归精于肝而化为清血。"

综上所述，肝藏血的生理作用主要表现在贮藏血液、调节血量、收摄血液三个方面。肝藏血功能失常所致的病理变化概括起来有两种：一是贮藏血液不足，影响血量之调节而致肝血虚，多因生血乏源或失血过多，或因肾精亏损耗伤肝血所致。其证候以目、爪、筋脉、冲任等失于荣养为特点，而见双目干涩、爪甲枯脆、肢体麻木、月经少或闭等表现。二是肝收摄血液功能失常而致肝不藏血，其病因有六淫、七情、劳倦等，其中尤以火、怒为多。如《傅青主女科》说："夫肝本藏血，肝怒而不藏，不藏则血难固。"《血证论》也说："有怒气伤肝，肝气横决，血因不藏。"都说明肝不藏血是导致出血的基本病机之一。

（三）肝的生理特性

1. 肝体阴而用阳 "肝体阴而用阳"语出《临证指南医案·肝风》。文曰："肝为风木之脏，因有相火内寄，体阴用阳，其性刚，主动，主升。"体即指肝之本体，用指肝的功能活动。从五行来看，肝属木，其母为水，其子为火，肝木介于水火之间；从阴阳来看，肝经为厥阴，肝脏为少阳，故五脏之中肝为体用阴阳合一之脏，古人称其为阴尽阳生之脏。肝为藏血器官。血属阴，故其体为阴。肝性条达，主动主升，故其功用为阳。另一方面，肝之病理常为肝气有余，易化火生风，表现为眩晕、面赤、易怒、肢麻、抽搐诸症，亦属阳之范畴。肝体阴而用阳概括了肝生理、病理的主要特征。生理情况下，肝藏血，体得阴柔而用能阳刚；肝疏泄，用能阳刚则体得阴柔。故病理情况下，肝阴、肝血常为不足，肝阳肝气常为有余。肝体阴柔对维持正常肝用，防止其刚暴太过有重要作用。故医者当知"肝为刚脏，非柔润不和"，以顾护肝之阴血为临证大要。

2. 肝主升主动　升发为肝的生理特性之一。肝在五行属木，通于春气。《素问·四气调神大论》说："春三月，此谓发陈，天地俱生，万物以荣。"春为四季之始，阳气始发，内孕生升之机，生气和则五化皆平。春气内应于肝，肝气升发能启迪诸脏，诸脏之气生升有由，化育既施则气血冲和，五脏安定而生机不息。《张氏医通·卷十一》曰："肝脏升发之气，生气旺则五脏环周，生气阻则五脏留著。"《杂病源流犀烛·肝病源流》也指出："一阳发生之气，起于厥阴，而一身上下，其气无所不乘。肝和则生气，发育万物，为诸脏之生化。"此外，肝主升发尚有升举阳气，调畅气机的作用。人体生命活动的正常进行有赖气机升降出入运动的推动和激发。《素问·六微旨大论》曰："故非出入，则无以生长壮老已，非升降，则无以生长化收藏。"气的升降出入运动在脏腑、经络等组织器官的生理活动中得到具体体现。肝对气机的影响主要表现为升举、宣通作用。肝升肺降，气的升降出入运动才能协调平衡，脏腑经络之气始能调畅而不病。

肝内寄相火，其性刚烈。肝气易郁，易逆，肝阳易亢，易化火生风。《素问·灵兰秘典论》以"将军之官"形容其勇猛顽强，性急好动的特点。如果各种原因导致肝气血失调，则肝之刚柔就会失济，表现出肝气上逆，肝阳亢奋，化火生风的证候。

3. 肝喜条达而恶抑郁　肝喜条达，是指肝木具有喜舒展宣畅的特性。《神农本草经疏·五脏苦欲补泻论》说："扶苏条达，木之象也，升发开展，魂（肝）之用也。"肝在五行属木，功善升发阳气，宣散郁滞。肝调畅气机、通利气血，促进脾胃升降等生理作用，无不由乎肝木条达的本性。肝喜条达舒畅，各种原因所致气机不畅或痰血阻滞皆可阻遏肝气，使之不舒，故凡抑郁皆与肝性悖逆而为其所恶。无论外感、内伤，皆可累及于肝致肝气怫郁，疏泄失常而为病。如《类证治裁·肝气肝火肝风论治》所说"肝木性升散，不受遏郁，郁则经气逆，为嗳、为胀、为呕吐、为暴怒胁痛、为胸满不食、为飧泄、为癫疝，皆肝气横决也。"可见，肝气抑郁，失于条达，轻者气机阻滞，重者变生他证，故曰"肝喜条达而恶抑郁"。

（四）肝的气血阴阳

1. 肝气　肝气是推动肝进行各种生理活动的物质基础，主疏泄是肝气功能的具体体现。因此肝气的功能可概括为：①升发透泄调畅全身气机；②主持谋虑辅佐心神参与思维活动；③统藏血液和调节血量。早在《黄帝内经》对"肝气虚"的病理表现就有过论述。如《素问·上古天真论》曰："七八，肝气衰，筋不能动。"《灵枢·天年》也有"五十岁，肝气始衰，肝叶始薄，胆汁始灭，目始不明"的记载。可见肝气不足，肝气升发疏泄不及可表现出一系列临床症状，其病理表现主要以肝主疏泄和主藏血功能减退为主。如《灵枢·本神》指出："肝气虚则恐。"《素问·脏气法时论》指出"虚则目䀮䀮无所见，耳无所闻。"

2. 肝血　肝血指肝中所藏之血，是全身血液的组成部分。血液贮藏肝内，一方面荣养筋、目、爪等组织器官及冲任，荣养精神情志，另一方面能柔软肝体，制约肝用，防止太过。《血证论·方解上》指出："肝为藏血之脏，又司相火。血足则火温而不烈，游行三焦，达于腠理，莫不得其温养之功。"肝血虚以肝血的调节功能失常，影响相关脏器为特点，主要表现在机体各部组织器官失于滋润、濡养而出现相应的病理改变。如肝开窍于目，肝血不足不能濡养于目则两目昏花、干涩，甚则夜盲。肝主筋，筋失于肝血濡养则筋脉拘挛、肢体麻木、屈伸不利；肝之华在爪，爪失于肝血荣养则爪甲不荣，甚则变形脆裂；肝藏魂，肝血不足，魂失所养则"魂不守舍"，可出现多梦易惊，卧寐不宁；肝血不能调养冲任，女子月经量少，甚则经闭不行。

3. 肝阴　肝阴一词的明确提出，始见于《四诊抉微·管窥附馀》，其曰："左关数虚弦细无力，肝阴亏竭，补阴非易。"肝阴是肝脏中具有滋润、潜降、宁静、收藏等功能的物质，根于肾阴，故肝阴虚常常与肾阴虚同时并见，出现腰膝酸软，两足萎弱等症。如果阴虚不能制阳，阳气亢逆则常出现面红目赤、头胀头痛、心烦易怒等征象。肝阴虚其经脉循行部位失于濡养，也可表现出眩晕、视物昏花，胁肋隐痛、肢体麻木等症状。

4. 肝阳　肝阳根于肾阳，是肝脏中具有促进温煦、上升、运动、宣散等功能的物质。肝阳名称的提出，首见《临证指南医案》。《临证指南医案·中风》指出："脉弦动，眩晕耳聋，行走气促无力，肛痔下垂，此未老欲衰，肾阴弱，收纳无权，肝阳炽，虚风蒙窍，乃上实下虚之象。"肝阳可因肝阴不足而相对亢盛，甚则阳升无制而化风，症见眩晕、震颤、动摇、甚则突然昏仆等肝风内动之象。反之，肝阳不足，温煦不能，升泄无力，气行迟缓而郁滞渐生，可在肝气虚的基础上见形寒肢冷、囊缩阴冷或腹胀如鼓、四肢肿胀、大便溏薄、脉细无力等阳虚之象。

（五）肝与形、窍、志、液、时的关系

1. 在体合筋，其华在爪　筋，即筋膜，包括肌腱和韧带。附着于骨而聚于关节，是连接关节、肌肉，主司关节运动的组织。《素问·五脏生成》说："诸筋者，皆属于节。"正是由于筋的收缩、弛张，关节才能运动自如。因此，筋的内涵，实际应包括有收缩功能的肌肉和有传导支配作用的条索样组织（如神经）在内。筋的功能依赖于肝精肝血的濡养。肝精肝血充足，筋得其养，才能运动灵活而有力，《素问·阴阳应象大论》称为"肝生筋"。肝精肝血充足则筋力强健，运动灵活，能耐受疲劳，并能较快地解除疲劳，故称肝为"罢极之本"。如果肝精肝血亏虚，筋脉得不到很好的濡养，则筋的运动能力就会减退。老年人动作迟缓，运动不灵活，动则容易疲劳，就是由于肝精肝血衰少，不能养筋之故。如《素问·上古天真论》说："丈夫……七八肝气衰，筋不能动。"肝精肝血不足，筋不得濡养，还可出现手足震颤、肢体麻木、屈伸不利等征象。又如邪热过盛，燔灼肝之筋脉，耗伤肝之精津，使筋不得滋养，也会出现手足震颤、抽搐，甚则角弓反张等表现。前者称为"血虚生风"，后者称为"热极生风"，治疗大多从肝着眼。故《素问·至真要大论》说："诸风掉眩，皆属于肝。"

爪，即爪甲，包括指甲和趾甲，乃筋之延续，所以有"爪为筋之余"之说。《素问·六节藏象论》云："肝者，罢极之本……其华在爪。"指出肝与爪有着密切的联系。爪甲亦赖肝精肝血以濡养，因而肝之精血的盛衰，可以影响到爪的荣枯，而观察爪甲的荣枯，又可以测知肝脏功能正常与否。肝精肝血充足，则爪甲坚韧，红润光泽；若肝精肝血不足，则爪甲萎软而薄，枯而色夭，甚则变形、脆裂。

2. 在窍为目　肝开窍于目，见于《素问·金匮真言论》："东方青色，入通于肝，开窍于目，藏精于肝。"目为视觉器官，具有视物功能，故又称"精明"。目之所以具有视物功能，依赖肝精肝血之濡养和肝气之疏泄。肝的经脉上连目系，《灵枢·经脉》说："肝足厥阴之脉……连目系。"肝之精、血、气循此经脉上注于目，使其发挥视觉作用。如《灵枢·脉度》说："肝气通于目，肝和则目能辨五色矣。"肝之精血充足，肝气调和，目才能正常发挥其视物、辨色的功能。如《素问·五脏生成》说："肝受血而能视。"若肝精肝血不足，则会导致两目干涩、视物不清、目眩、目眶疼痛等症；肝经风热则目赤痒痛；肝风内动则目睛上吊、两目斜视；因情志不畅，致肝气郁结，久而火动痰生，蒙阻清窍，可致两目昏蒙、视物不清。由于肝与目在生理病理上关系密切，临床上凡目疾主要以治肝为主。

目的视觉功能的发挥，还依赖于五脏六腑之精的濡养。五脏六腑之精气，上注于眼窠部位，分别滋养眼的各个组织。《灵枢·大惑论》说："五脏六腑之精气，皆上注于目而为之精，精之窠为眼，骨之精为瞳子，筋之精为黑眼，血之精为络，其窠气之精为白眼，肌肉之精为约束；裹撷筋骨血气之精而与脉并为系，上属于脑，后出于项中。"后世在此基础上发展了"五轮"学说，为眼科疾病的辨证论治奠定了理论基础。

3. 在志为怒　怒是人在情绪激动时的一种情志变化，由肝之精气所化，故说肝在志为怒。一般来说，怒志人人皆有，一定限度内的情绪发泄对维持机体的生理平衡有重要的意义。但大怒或郁怒不解，对于机体是一种不良的刺激，既可引起肝气郁结，气机不畅，精血津液运行输布障碍，痰饮、瘀血及癥瘕积聚内生，又可致肝气上逆，血随气逆，发为出血或中风、昏厥，如《素问·举痛论》说："怒则气逆，甚则呕血及飧泄。"《素问·生气通天论》说："阳气者，大怒则形气绝，而血菀于上，使人薄厥。"大怒暴怒，可导致肝气升发太过，表现为烦躁易怒，激动亢奋，称为大怒伤肝；郁怒不解，则易致肝气郁结，表现为心情抑郁，闷闷不乐，称为"郁怒伤肝"。怒由肝之精气所生，若肝之精血不足，不能涵养怒志，或肝阴不足，肝阳偏亢，则稍有刺激，即易发怒。如《素问·脏气法时论》说："肝病者，两胁下痛引少腹，令人善怒。"清·沈金鳌《杂病源流犀烛》更进一步指出："治怒为难，惟平肝可以治怒，此医家治怒之法也。"临床辨证属郁怒者，当以疏肝解郁为治；属大怒者，当以平肝降逆为治。

4. 在液为泪　泪由肝精肝血所化，肝开窍于目，泪从目出。泪有濡润、保护眼睛的功能。在正常情况下，泪液的分泌，是濡润而不外溢，但在异物侵入目中时，泪液即可大量分泌，起到清洁眼目和排除异物的作用。在病理情况下，可见泪液分泌异常。如肝血不足，泪液分泌减少，常见两目干涩；如风火赤眼，肝经湿热，可见目眵增多，迎风流泪等。此外，在极度悲哀的情况下，泪液的分泌也可大量增多。

5. 与春气相通应　五脏与自然界四时阴阳相通应，肝主春。肝与春气相通应，是因为春季为一年之始，阳气始生，自然界生机勃发，一派欣欣向荣的景象。而在人体肝则主疏泄，恶抑郁而喜条达，为"阴中之少阳"，故肝与春气相通应。如《素问·诊要经终论》曰："正月二月，天气始方，地气始发，人气在肝。"因此春季养生，在精神、饮食、起居诸方面，都必须顺应春气的生发和肝气的畅达之性，保持情志舒畅，力戒暴怒忧郁，夜卧早起，免冠披发，松缓衣带，广庭信步，舒展形体。春季天气转暖而风气偏胜，人体之肝气应之而旺，故素体肝气偏旺、肝阳偏亢或脾胃虚弱之人在春季易发病，可见眩晕、烦躁易怒、中风昏厥，或情志抑郁、焦虑，或两胁肋部疼痛、胃脘痞闷、嗳气泛恶、腹痛腹泻等症状。

此外，肝与东方、风、木、青色、酸味等有一定的内在联系。如《素问·阴阳应象大论》说："东方生风，风生木，木生酸，酸生肝，肝生筋，筋生心，肝主目。……在体为筋，在藏为肝，在色为苍……"

五、肾

肾是一个功能极其广泛的重要脏器。中医学认为肾的功能表现在三个方面：一主藏精，促进人体生长发育生殖，《素问·六节藏象论》称之"封藏之本"。二主水液代谢，故又有"水脏"（《素问·逆调论》）之称。三主纳气，为"气之根"（《类证治裁·喘咳》）。明代随着命门学说的兴起，肾在人体中的重要作用日益受到重视。张介宾认为"命门总乎两肾，两肾皆属命门"（《类经附翼·求正录·三焦包络命门辨》）。并强调肾内寓真阴、真阳，为五脏六腑阴阳的根本，故肾又有"阴阳之本"之称。李中梓提出"肾为先天之本，脾为后天之本"（《医宗必读·肾为先天本脾为后天本论》），认为肾为生命的关键所在。肾在体合骨，其华在发，在志为恐，在液为唾，开窍于耳及前后二阴。《素问·六节藏象论》曰："肾者，主蛰，封藏之本……其华在发、其充在骨。"肾与膀胱气化相通，经脉相互络属，故互为表里。此外，在《黄帝内经》中以肾主水液为依据，认为肾与膀胱、三焦皆为表里。如《灵枢·本脏》曰："肾合三焦、膀胱。"《灵枢·本输》曰："肾合膀胱，膀胱者，津液之府也。少阳属肾，肾上连肺，故将两脏。三焦者，中渎之府也，水道出焉，属膀胱，是孤之府也。"肾的阴阳属性，《黄帝内经》有多种提法。《素问·金匮真言论》谓其"阴中之阴"。《素问·六节藏象论》称为"阴中之少阴"。《素问·金匮真言论》以为"阴中之阳"。一般而言，肾为五脏之一，主藏精气而不泻，与六腑相较，其性属阴。五脏之中，肾居膈下，故称之"阴中之阴。"肾在五行中属水，通于冬气。

（一）肾的解剖

早在《黄帝内经》对肾的位置已有认识，如《素问·脉要精微论》曰："腰者，肾之府。"《灵枢·背腧》曰："肾腧在十四焦之间。"此外《灵枢·本脏》还对肾位置高下、形态大小、质地坚脆与其病变的相关性作了描述。《难经·四十难》进一步记载肾的数量及重量"肾有两枚，重一斤一两"。元代滑寿在《十四经发挥》中指出"肾有两枚，状如石卵……"嗣后，历代医家对肾的解剖形态的认识大略相同。明清时期，在前人的基础上，医家们对肾旁结构有了进一步认识。《医学入门》指出："两肾二系相通下行，其上则与心系通而合一……"《医贯》认为"肾有两枚，形如缸豆……各有带两条，上条系于心，下条趋脊下大骨……"文中所说的肾系、肾带可能是指肾动脉或肾静脉。清代王清任则通过自己亲身解剖实践描述出《亲见改正脏腑图》，认为"两肾处有气管两根，通卫总管，两旁肾体结实，内无孔窍，绝不能藏精"。指出生殖之精不从肾出，但误将输尿管说成为通气管。综上所述，虽然古代医家对肾解剖形态的描述尚欠精确，但结合当时的条件，能达到这种水平已属难能可贵。

此外，中医学还把男性睾丸归属于肾的范畴，称之为"外肾"。从睾丸的形态相似于"内肾"，功能与生殖直接相关来看，把它归属于肾是很有道理的。

（二）肾的生理功能

1. 肾藏精，主生长发育与生殖　肾藏精是指肾有摄纳、贮存精气的生理功能。《素问·六节藏象论》说："肾者主蛰，封藏之本，精之处也。"肾主闭藏的主要生理作用在于将精气藏之于肾，使肾中精气不断充盈，防止其无故流失，为精气在体内充分发挥正常的生理效应创造必要条件。

精，是构成人体，维持人体生命活动的基本物质。《素问·金匮真言论》强调"夫精者，身之本也。"精有广、狭义之分。广义的精，泛指一切精微物质，机体气、血、津液以及饮食水谷精微皆属"精"的范畴；狭义之精，仅指生殖之精。生殖之精的一部分直接禀受于父母，与生俱来，属于"先天之精"。《灵枢·决气》所说"两神相搏，合而成形，常先身生，是谓精"以及《灵枢·本神》所说"生之来谓之精"，即指先天之精而言。生殖之精还包括了机体发育成熟后自身形成的精子和卵子。如《素问·上古天真论》所说："二八，肾气盛，天癸至，精气溢泻，阴阳和，故能有子。"即指机体自身形成的生殖之精。

肾所藏的精气有先、后天之分。"先天之精"禀受于父母，是构成人体胚胎的原初物质。"后天之精"是出生后机体摄取的水谷精气及脏腑生理活动过程中所化生的精微物质。后者又称"脏腑之精。"《素问·上古天真论》曰："肾者主水，受五脏六腑之精而藏之。"先、后天之精相互为用，相辅相成。一方面，后天之精的化生有赖先天之精的支持；另一方面，先天之精也须依赖后天之精的培补。脏腑精气充盈，经脾之运化输布全身，其剩余部分通过肾气的作用与先天之精相结合，闭藏于肾。当机体发育到一定阶段，生殖功能成熟时，肾之精气又可化为生殖之精。可见，先、后天之精亦可相互资生、相互转化。

肾中精气的主要生理作用在于促进机体的生长、发育和具备生殖能力。因为肾所藏"先天之精"是人体生长、发育的根本；所藏"后天之精"是维持生命的物质基础。人体生、长、壮、老、已过程和肾中精气盛衰有关。《素问·上古天真论》记述了肾中精气由未盛到逐渐充盛，由充盛到逐渐衰少继而耗竭的演变过程。曰："女子七岁，肾气盛，齿更发长。二七而天癸至，任脉通，太冲脉盛，月事以时下，故有子。三七，肾气平均，故真牙生而长极。四七，筋骨坚，发长极，身体盛壮。五七，阳明脉衰，面始焦，发始堕。六七，三阳脉衰于上，面皆焦，发始白。七七，任脉虚，太冲脉衰少，天癸竭，地道不通，故形坏而无子也。""丈夫八岁，肾气实，发长齿更。二八，肾气盛，天癸至，精气溢泻，阴阳和，故能有子。三八，肾气平均，筋骨劲强，故真牙生而长极。四八，筋骨隆盛，肌肉满壮。五八，肾气衰，发堕齿槁。六八，阳气衰竭于上，面焦，发鬓颁白。七八，肝气衰，筋不能动，天癸竭，精少，肾藏衰，形体皆极。八八，则齿发去。"认识到随着肾中精气的逐渐充盛，人体出现"齿更"、"发长"等生长发育的现象。当精气充盈到一定程度，又产生了一种名为"天癸"的精微物质，促进机体性腺发育，性器官成熟进而具备生殖能力，在女子表现为"月事以时下"，在男子则出现"精气溢泻"。中年之后，随着肾中精气的逐渐衰少，"天癸"也随之衰少而至枯竭，性功能及生殖能力逐渐衰退，形体日趋衰老，步入老年阶段。一般来讲，女性的发育成熟和衰老较男性为早，但总体来说"男不过尽八八，女不过尽七七"。亦有年老而仍具有生殖能力的，《素问·上古天真论》称此为"天寿过度，气脉常通，而肾气有余也"。这段原文明确提出"肾气"盛衰是机体生、长、壮、老、已之根本，齿、骨、发的生长状态及生殖能力是观察"肾气"盛衰、判断生长发育状况及衰老程度的客观标志。临床上补肾精、益肾气作为祛病延年的重要途径被广泛应用。

天癸，是肾中精气充盈到一定阶段而产生的一种促进生殖功能成熟的物质。古人认为，肾属水，癸在天干中也属水，所以叫做"天癸"。王冰曰："癸为壬癸，北方水，干名也。任脉、冲脉皆奇经脉也。肾气全盛，冲任流通，精气渐盈，应时而下，天真之气降与之从事，故云天癸也。"王冰此处以女子月事为天癸，引起后世医家的争议。万全认为"在男子则为精，在女子则为血"（《保命歌括》）。肖庚六引马莳语对王冰以月事为天癸的说法提出异议，说"王冰以月事为天癸者，非也，男女之精，皆可以天癸称，若以女子之血为天癸，则男子之天癸亦为血耶。……男女当交媾时各有精，而行经之际方有其血"（《女科经论·月经》）。张介宾提出"天癸"非精血论，认为"天癸之义，诸家俱以精血为解，是不译内经之旨也。经云：女子二七天癸至，月事以时下，男子二八天癸至，精气溢泻。则是天癸在先，而后精血继之，天癸非即精血之谓明矣"（《质疑录·论天癸非精血》）。王士雄提出"天癸"与女子性欲有关，天癸至则产生欲念，天癸竭则欲念浅薄。《女科揖要·经水》按语曰："孩提能悲能喜，能怒能思而绝无欲念。其有情窦早开者，亦在肾气将盛，天癸将至之年。可见肾气未盛，癸水未足，则不生欲念也；如肾气衰，癸水绝，则欲念自除矣。"

天癸与肾的关系，《黄帝内经》早已明确肾气盛方能天癸至。天癸是肾精充盛的产物，男精与女血又是天癸至的结果。张介宾谓："天癸者，言天一之精气耳，气化为水，因名天癸。其在人身，是谓元阴，亦曰元气"（《质疑录》）。《医宗金鉴》说："天癸乃父母所赋，先天生身之真气也；精血乃水谷所化，后天成形之本也。男子二八，先天肾气盛，天癸至，与后天所生之精会合而盈；女子二七，先天肾气实，天癸至，与后天所生之血会合而盛。"《景岳全书·阴阳篇》更明确地指出："元阴者，即无形之水，以长以立，天癸是也，强弱系之，故亦曰元精。"古人认为"天癸"即"天水"，意为"先天之水"。肾为先天之本，主司元气，天癸必须得到肾气及其他脏腑精气的温煦、滋养才能不断充盛，并随着肾气衰弱而竭止。因此，天癸是由肾精充盈衍生而来，而肾精的发育以至充盈是一个渐进的、由量到质的积累过程。天癸虽属于肾气的范畴，但又不全等同于肾气。正如马莳所说天癸是"由先天之气蓄积而生"。总之，可以认为"天癸"是古人提出的一个性生理概念。古人通过宏观观察，抓住"男精"、"女血"这一明显生理特征，抽象出了"天癸"的概念。

2. 肾主水 "肾主水"是指肾有主持和调节人体水液代谢的功能。《素问·上古天真论》曰："肾者主水。"《素问·逆调论》曰："肾者水脏，主津液。"

机体水液代谢是一个复杂的生理过程，它在肺、脾、胃、肾、肠、膀胱、三焦等的综合作用下完成，其中肾起着主宰作用。肾主水的功能通过肾的气化作用而实现，具体表现在三个方面：其一，肾的气化功能是津液代谢的动力。《素问·水热穴论》曰："肾者牝脏也，地气上者属于肾，而生水液也。"肾位于下焦，接纳肺通调水道输送来的津液，将清者蒸腾于上，再输送到肺及全身，发挥其滋养濡润作用；浊者下输膀胱，化为尿液排出体外。其二，肾为肺脾气化之根。肾藏精，为元气化生之源。元气具有激发、促进各脏腑功能的作用。其中肺对津液的宣肃，脾对津液的转输，其动力皆源于肾。其三，肾是调节尿液排泄，维持机体津液代谢平衡的重要器官。正常情况下，机体津液排泄正常与否是决定津液代谢是否平衡、协调的关键因素。津液排泄有呼吸、汗液分泌、排尿三条途径，与肺肾相关。《灵枢·五癃津液别》曰："天暑衣厚则腠理开，故汗出……天寒则腠理闭，气湿不行，水下留于膀胱，则为溺与气。"尿液排泄作为机体津液排泄的主要途径，它在维持津液代谢平衡中起着极其关键的作用。尿液生成与排泄均有赖肾的气化作用调控。人体排尿，一是排除机体必须清除的废浊之液；二是排除人体剩余水液，后者是肾调节、维持体内津液平衡的功能体现。当机体摄水量多或天冷无汗、少汗致体内剩余津液增加时，肾通过气化作用，将多余的水分输注膀胱，与废浊之液一道排出体外，此时尿多色淡；当机体摄水减少或天暑多汗时，肾有效地控制津液排泄，故此时表现为尿少色浓。肾的这一作用不仅能维持体内津液的代谢平衡，而且在一定程度上能够有效缓解因汗、吐、泻等因素造成津液丧失过多所致的不良影响。由此，前人有"肾主津液"、"肾主开合"之说。

病理情况下，肾中精气虚衰，气化功能失常，不仅可影响肺、脾、三焦等脏腑的气化功能，而且可直接导致肾对津液调控功能发生障碍或紊乱，表现为开合失调。如既可出现尿少、尿闭，又可出现尿多、尿清长。故《素问·水热穴论》指出："肾者，胃之关也，关门不利，故聚水而从其类也。"

3. 肾主纳气　肾主纳气是指肾有摄纳肺气，促进其吸清呼浊、防止呼吸表浅的作用。

"肾主纳气"的理论渊源，最早可追溯到《黄帝内经》。《素问·逆调论》指出："肾者……主卧与喘。"认为咳、喘等症与肾有关。《难经·四难》曰："呼出心与肺，吸入肝与肾"。阐明呼吸功能与心肺肝肾有关，而肾与气吸入有关。张仲景继承了这一学术思想，将补肾法用于呼吸异常的治疗。《金匮要略·痰饮咳嗽病脉证并治》指出："夫短气有微饮，当从小便去之，苓桂术甘汤主之；肾气丸亦主之。"南宋杨士瀛在前人的基础上，明确提出"肾主纳气"一说。其《仁斋直指方论·附补遗·咳嗽》曰："肺出气也，肾纳气也，肺为气之主，肾为气之藏。凡咳嗽暴重，动引百骸，自觉气从脐下逆奔而上者，此肾虚不能收气归元也，当以补骨脂、安肾丸主之，毋徒从事于宁肺。"杨氏此论一出，对明清医家影响颇大。林佩琴《类证治裁·喘症》进一步阐发道："肺为气之主，肾为气之根。肺主出气，肾主纳气，阴阳相交，呼吸乃和。若出纳升降失常，斯喘作矣。"

肾主纳气的机制可从以下几方面来认识：其一，人体气机升降运动与自然界天地上下交感相应。肺为脏腑之华盖，人体之精气借肺之肃降，下纳于肾。肾为脏腑之基，肾之精气须上达于肺。所谓"肺统五脏六腑之气而立之，肾受五脏六腑之精而藏之。肾气原上际于肺，肺气亦下归于肾，一气自为升降者也"（《珍本医书集成·存存斋医话稿·卷二》）。其二，从肾与呼吸的关系来看，肾为原气之根，肾通过潜藏于内的原气对肺进行激发，推动和摄纳而参与呼吸过程，以保证肺能有效地呼浊吸清。明代孙一奎指出："呼吸者，根于原气，不可须臾离也"（《医旨绪余·原呼吸》）。因此，肾所纳之气也包括"肺气"，而并非仅指通常所理解的"清气"。其三，从金水相生的关系来看，肾、肺为子母之脏，一主水，一主气，金水相生，水天一所，水气通调，百脉和调，呼吸乃得顺畅。

（三）肾的生理特性

1. 肾性潜藏　《素问·六节藏象论》曰："肾者，主蛰，封藏之本。"《格致余论》也强调"主闭藏者肾也"。皆认为肾具有闭藏的特性。肾性潜藏的特点决定了人体一切潜藏、摄纳、封藏的生理活动皆由肾所主。具体表现在肾主藏精、藏血、纳气。《医学入门·脏腑条分》指出："肾纳气、收血、化精为封藏之本。"此外，肾还有固水津、摄二便、固胞胎、封藏膏脂之功。如《景岳全书·泄泻》指出："盖肾为胃关，开窍于二阴，所以二便之开闭，皆肾为所主。"《诸病源候论·淋病诸候》认为膏淋是由于"肾虚不能制于肥液，故与小便俱出也"。肾闭藏精气，使其不致无故流失而在体内发挥应有的生理效应，从而能够维持生命活动的正常进行。因此肾精宜藏而不宜泻，命火宜潜而不宜露。耗泄则为患，斯病作矣。肾封藏失司，可表现为肾不纳气的呼吸异常，或精关不固的滑精早泄，或冲任不固的崩漏滑胎，或二便失摄的遗尿溏泻等。治疗多以补肾为大法，辅以固摄收敛之品。

2. 肾恶燥　《素问·宣明五气》有云："五脏所恶……肾恶燥。"明代马莳释曰："肾主水，其性润，肾燥则精涸，故恶燥。"肾为水脏，主藏精，主津液。燥易伤阴津、耗损肾液，故具恶燥的特性。因此临床肾病治疗不宜过用燥烈之品，即使是肾阳不足宜用温燥之证，也应在补阳方中加入滋阴之品以阴中求阳，肾气丸的组方即体现了这一原则。

3. 肾为先天之本　"肾为先天之本"为明代李中梓所倡，他在《医宗必读·肾为先天本脾为后天本论》中说："肾为脏腑之本，十二经之根，呼吸之本，三焦之源，而人资之以为始也，故曰先天之本在肾。"肾藏先天之精，先天之精禀受于父母，为人体生命活动的原初物质及动力所在。《灵枢·经脉》指出："人始生，先成精，精成而脑髓生。"先天之精对人体的孕育、成形到整个发育成长过程起着决定性作用。由于肾为"先天之本"，临床防治先天疾病多从治肾入手。

4. 肾为水火之脏　肾寓真阴真阳、为一身阴阳之根本。《类经附翼·求正录·三焦包络命门辨》指出："命门者，为水火之府，为阴阳之宅，为精气之海，为生死之窍……此谓性命之大本。"又说："五脏之阴气非此不能滋，五脏之阳气，非此不能发。"命门之火即真阳，命门之水即真阴。真阴、真阳闭藏于肾，为五脏六腑阴阳的发源地。肾的阴阳亏虚可累及五脏，五脏所伤亦"穷必及肾"。如肾阳虚衰不能温运脾土，可致脾阳不振，出现下利清谷、五更泄泻等症；反之脾阳不足，久必累及肾阳，终致脾肾阳虚之证。

（四）肾的精气阴阳

1. 肾精　"肾精"一词，《黄帝内经》未明确提及。但已有"肾藏精"（《灵枢·本神》）、"精之处也"（《素问·六节藏象论》）以及"受五脏六腑之精而藏之"（《素问·上古天真论》）的记载。肾精有广、狭义之分。广义肾精是肾中所藏精微物质的总称，其来源有二：一为先天之精，受之于父母。二为水谷之精及脏腑之精，又称后天之精。狭义肾精是指生殖之精。肾精的主要生理作用在于生髓充骨填脑，是维持人体正常发育的物质基础之一。肾精不足时，其病理表现为两个方面：①发育障碍：小儿可见发育迟缓，出现"五迟"，"五软"，身材矮小、智力呆钝等症；成人则早衰，发脱齿落、记忆力减退。②生殖障碍：男子表现为精少不育，女子表现为不孕、月经失调等。治疗宜用填精补髓之品，如河车大造丸等。

2. 肾气　肾气是肾精所化之气，是肾的生理功能活动的物质基础。"肾气"一词，在《黄帝内经》中多次出现。《素问·上古天真论》描述了肾气由盛、实到平均、衰的自然变化过程以及这一过程所引起的人体生、长、壮、老、已的生命现象，因此肾气可视作维持生命活动的基本动力。其生理作用可概括为：推动胎儿形成发育、纳气助肺呼吸、充耳助听觉以及气化水液形成小便并控制二阴开合等。病理上，肾气虚可出现肾失闭藏、失固摄、不化水、不纳气等表现，如遗精、滑泄、大便滑脱、小便清长或遗尿或不利、动辄气喘等。治疗当补肾之中,加以收敛固涩之品。

3. 肾阴 《黄帝内经》等早期著述中无"肾阴"的明确记载。《中藏经》开脏腑辨证之先河,对肾病有了虚实、寒热的辨证分型。其后,唐代孙思邈将肾病虚实寒热分论,在其著作中虽未明言"肾阴",但对肾滋润的一面已有了初步的认识。《备急千金要方·消渴》指出:"惟有虚耗,唇口干焦,精液自泄。"宋代医家钱乙创制六味地黄丸以治肾虚,启滋补肾阴之源头。然肾阴概念的真正确立则是在明代。随着明代命门学说的形成与发展,人们逐渐认识到肾内藏阴阳,肾阴、肾阳为一身阴阳之本。《医贯·血症论》指出:"人得以生者,是立命之门,谓之元神,无形之火,谓之元气,无形之水,谓之元精,寄于两肾中间,故曰五脏之中,惟肾为真,此真火真水、真阴真阳之说也。"《医贯·水火论》进而提出"肾阴"之名,曰:"六味丸,……又治肾阴虚弱,津液不降,收浊为痰,或致咳嗽。"张介宾立左归丸,以治真阴真水不足,并指出"五脏之阴气非此不能滋"(《景岳全书·传忠录·命门余义》),强调了肾阴的重要作用。

肾阴,又称元阴、真阴,是人体阴液之本,对各脏腑组织器官起着滋养、濡润作用。此外,肾阴能够制约肾中阳气,防止其过亢妄动。肾阴不足则有两方面的病理表现:一为滋润不足,症见眩晕耳鸣、视力减退、形体消瘦、咽干舌燥。二为阴不制阳,虚热内扰,症见五心烦热、潮热颧红、盗汗不寐、梦遗等。其治疗,虚热不甚者可滋补肾阴为主,可用左归丸、六味丸等品;虚火较为明显者,当以滋阴降火为大法,当以知柏地黄丸,大补阴丸治之。

4. 肾阳 "肾阳"之称,渊源于宋代。许叔微《普济本事方·诸嗽虚汗消渴》言:"若腰肾气盛,是为真火。"严用和发展了许氏之论,在《济生方》中出现了"真阳"、"坎火"、"真火"的提法。如《济生方·补益》说:"人之有生,不善摄养,虚劳过度,真阳虚衰,坎火不温,不能上蒸脾土,……此皆真火虚衰,不能蒸蕴脾土而然。"明代,命门学说的形成为肾阳概念的确立创造了必要条件。赵献可提出"人身五行之外,另有一无形之火、无形之水,寄于两肾中间,故曰五脏之中,惟肾为真"(《医贯·血症论》)。张介宾也提出了无形水火的概念,并在八味丸基础上创立右归丸,在补阴精的基础上伍以补阳药以期阳中求阴。稍晚的李中梓、喻昌等则不提命门之水火,而直以"肾中之火"、"肾中真阳"名之。

肾阳又称真阳、元阳,是人体阳气的根本,具有温煦机体、促进气化以及制约肾阴等作用。其病理一方面表现为温煦失职,症见神疲倦怠、畏寒肢冷、腰膝冷痛、阳痿、宫寒等;另一方面表现为气化无权,水液代谢失常,出现尿少、水肿等症。治疗以温补肾阳为基本法则,若有水停之患,当利尿行水以兼顾其标。

5. 肾中精气阴阳的关系 肾的精气阴阳为肾中不同种类的精微物质,仔细推敲肾的生理功能及其病证表现,可以看出肾中精气阴阳具有各自独立的生理特性及其不同的病理表现,然而四者又彼此相关,难以截然分开。肾精、肾气为人体生命活动最基本的物质,两者形态不同,精散而为气,气聚而为精,此即"精气相生",故常"精气"并称。肾阴肾阳是肾中具有不同功能状态的两种成分。肾阴、肾阳相对而言,前者对全身脏腑组织器官起滋润、濡养作用,后者起激发、温煦和推动作用。两者相互制约、相互协调,共同维持人体阴阳的相对平衡。从阴阳属性而论,肾精、肾阴同属于阴;肾气、肾阳同归于阳,由于属性相同的物质具有协同作用,所以肾阴与肾精有相似处而易被混淆,肾阳、肾气也常被相提并论。

目前，关于肾中精气阴阳的学术观点很多，归纳起来，大致在于以下几点：①以阴是物质、阳是功能来阐释。认为肾精即是肾阴，是肾的物质；肾气即是肾阳，是肾的功能。②以肾精为物质，肾阴、肾阳是肾精的两类功能表现，肾气是肾阴、肾阳在体内维持平衡的状态来阐释。③以肾精、肾气、肾阴、肾阳均作为共存于肾的精微物质，各有其特殊功能进行阐释。④以肾精、肾气为物质基础，以肾阴、肾阳为肾中精气功能活动的两类表现来阐释。

分析以上分歧的原因，主要是将肾中物质的属性阴阳与肾中物质本体阴阳混淆为一谈。按事物的阴阳属性对肾精、肾气、肾阴、肾阳进行归类，则肾阴肾精属阴，而肾阳肾气属阳，故肾阴、肾精可统称"肾中阴精"，肾阳、肾气可统称"肾中阳气"，但决不能以"阳"代气，以"阴"代精。从病理角度而言，肾精亏和肾气虚均可无明显的阴阳失调，故治疗当以补益肾中精气为大法。肾阴虚、阳虚则在肾中精气亏虚的基础上，又有阴阳不足的表现，故其治疗在补益精气的同时应注意"益火之源以消阴翳，壮水之主以制阳光"。也有仅表现为单纯肾阴虚、肾阳虚者，治疗时只需滋肾阴或温肾阳，而不必涉及精气。

（五）肾与形、窍、志、液、时的关系

1. **在体合骨，生髓，其华在发**　《素问·阴阳应象大论》说："肾生骨髓。"《素问·痿论》说："肾主身之骨髓。"肾主骨生髓的生理功能，实际上是肾精及肾气促进机体生长发育功能的具体体现。肾藏精，精生髓，髓居于骨中称骨髓，骨的生长发育，有赖于骨髓的充盈及其所提供的营养。故《素问·六节藏象论》说肾"其充在骨"。只有肾精充足，骨髓生化有源，骨骼得到髓的滋养，才能坚固有力；若肾精不足，骨髓生化无源，不能营养骨骼，便会出现小儿囟门迟闭，骨软无力，以及老年人骨质脆弱，易于骨折等。

髓分骨髓、脊髓和脑髓，皆由肾精化生。肾精的盛衰，不仅影响骨骼的发育，而且也影响脊髓及脑髓的充盈。脊髓上通于脑，脑由髓聚而成，故《灵枢·海论》说："脑为髓之海。"《素问·五脏生成》说："诸髓者，皆属于脑。"因此，肾精充足，髓海得养，脑发育健全，则思维敏捷，精力充沛；反之，肾精不足，髓海空虚，脑失所养，则见"脑转耳鸣，胫痠眩冒，目无所见，懈怠安卧"（《灵枢·海论》）。可见，脑的功能虽然总统于心，但与肾亦有密切关系。脑的病变，尤其是虚性病变，常采用补肾填精法治疗。

齿与骨同出一源，亦由肾精充养，故称"齿为骨之余"。牙齿松动、脱落及小儿齿迟等，多与肾精不足有关。温热病中望齿的润燥和有无光泽，又是判断肾精及津液盛衰的重要标志。

发的生长，赖血以养，故称"发为血之余"。但发的生机根源于肾。肾藏精，精化血，精血旺盛，则毛发粗壮而润泽，故《素问·六节藏象论》说："肾……其华在发。"《素问·五脏生成》说："肾……其荣，发也。"由于发为肾之外候，所以发之生长与脱落，润泽与枯槁，常能反映肾精的盛衰。青壮年精血旺盛，发长而润泽；老年人精血衰少，发白而脱落，皆属常理。但临床所见的未老先衰，年少而头发枯萎，早脱早白等，则与肾精不足有关，应考虑从肾论治。

2. **在窍为耳及二阴**　耳是听觉器官，耳的听觉功能灵敏与否，与肾精、肾气的盛衰密切相关。故《灵枢·脉度》说："肾气通于耳，肾和则耳能闻五音矣。"因此，只有肾精及肾气充盈，髓海得养，才能听觉灵敏，分辨力高；反之，若肾精及肾气虚衰，则髓海失养，出现听力减退，或见耳鸣，甚则耳聋。人到老年，由于肾精及肾气衰少，则多表现为听力减退。临床常以耳的听觉变化，作为判断肾精及肾气盛衰的重要标志，故说肾开窍于耳。

二阴，指前阴和后阴。前阴是指排尿和生殖的器官；后阴是指排泄粪便的通道。二阴主司二便。尿液的贮藏和排泄虽在膀胱，但尿液的生成及排泄必须依赖于肾气的蒸化和固摄作用协调。肾气之蒸化及固摄作用失常，则可见尿频、遗尿、尿失禁、尿少或尿闭等小便异常的病证。粪便的排泄，本属大肠的传化糟粕功能，但亦与肾气的推动和固摄作用有关。若肾气不足，则推动无力而致气虚便秘，或固摄无权而致大便失禁，久泄滑脱。故《素问·金匮真言论》说："肾……开窍于二阴。"

前阴是人体的外生殖器，其生殖功能与肾精、肾气的关系密切，故前阴性器官又有"外肾"之称。前阴，在男子是精窍与溺窍合而为一的阴茎，在女子则有阴户、阴道之分，以主房事和生殖。肾精充足，肾气充盛，则精液及时溢泻，男女阴阳合而有子。肾精、肾气的生理功能失常，则可导致人体性器官的发育不良和生殖能力减退，从而导致男子阳痿、早泄、少精、滑精、遗精、精瘀及不育等，女子则见梦交、月经异常及不孕等。

3. 在志为恐　恐，是一种恐惧、害怕的情志活动，与肾的关系密切。《素问·阴阳应象大论》说："在脏为肾……在志为恐。"由于肾藏精而位居下焦，肾精化生的肾气，必须通过中上二焦，才能布散全身。恐使精气却而不上行，反而令气下走，使肾气不得正常地布散，所以说"恐伤肾"、"恐则气下"。

恐与惊相似，都是指处于一种惧怕的心理状态。但两者又有区别：恐为自知而胆怯，乃内生之恐惧；惊为不自知，事出突然而受惊慌乱，乃是外来之惊惧。恐和惊，是人体对外界刺激的生理和心理反应，人人皆有。过度的惊恐，则损伤脏腑精气，导致脏腑气机逆乱。《素问·举痛论》说："恐则气下……惊则气乱。"

4. 在液为唾　唾，是唾液中较稠厚的部分，多出于舌下，有润泽口腔、滋润食物及滋养肾精的功能。唾由肾精化生，经肾气的推动作用，沿足少阴肾经，从肾向上经过肝、膈、肺、气管，直达舌下之金津、玉液两穴，分泌而出。故《素问·宣明五气》说："五脏化液……肾为唾。"由于唾源于肾，若咽而不吐，则能回滋肾精；若多唾久唾，则能耗伤肾精。故古代养生家主张"吞唾"以养肾精。

唾与涎，虽然都是口腔分泌的液体，但是二者有一定区别。涎为脾精所化，出自两颊，质地较清稀，可自口角流出；唾为肾精所生，出自舌下，质地较稠厚，多从口中唾出。故临床治疗口角流涎多从脾治，唾多频出多从肾治。

5. 与冬气相通应　五脏与自然界四时阴阳相通应，肾主冬。冬季是一年中气候最寒冷的季节，一派霜雪严凝、冰凌凛冽之象。自然界的物类，则静谧闭藏以度冬时。人体中肾为水脏，有润下之性，藏精而为封藏之本。同气相求，故以肾应冬。《素问·诊要经终论》说："十一月十二月，冰复，地气合，人气在肾。"冬季养生，当早睡晚起，日出而作，以保证充足的睡眠时间，同时食用补阴潜阳的膳食，以利阳气潜藏，阴精积蓄。冬季气候寒冷，水气当旺，若素体阳虚，或久病阳虚，多在阴盛之冬季发病，即所谓"能夏不能冬"；若患阳虚性慢性疾病如肺病、心脏病、胃肠病、骨关节病等，则易在冬季寒冷时复发。

此外，肾与北方、寒、水、黑色、咸味等有一定的内在联系。如《素问·阴阳应象大论》说："北方生寒，寒生水，水生咸，咸生肾，肾生骨髓，髓生肝，肾主耳。其在天为寒，在地为水，在体为骨，在藏为肾，在色为黑……"

[附] 命门

命门一词，最早见于《黄帝内经》，系指眼睛而言。如《灵枢·根结》说："太阳根于至阴，结于命门。命门者，目也。"将命门作为内脏提出则始于《难经》。汉代以后，历代医家对命门较少阐发。直至明清，对命门开展了较为深入的研究，才出现了各种不同见解，命门的重要性也引起了广泛重视。归纳种种见解，其分歧主要体现以下几个方面：

1. 关于命门的形态 从形态言，有有形与无形之论。《难经》以肾为命门，是为有形。如《难经·三十九难》说："肾两者，非皆肾也，其左为肾，右为命门。"明代张介宾认为命门为子宫，为精室，亦为有形。《类经附翼·求正录·三焦包络命门辨》中说："子宫之下有一门，其在女者，可以手探而得，俗人名为产门；其在男者，于精泻之时，自有关阑知觉。请问此为何物？客曰：得非此即命门耶？曰：然也。请为再悉其解。夫身形未生之初，父母交会之际，男之施由此而出，女之摄由此门而入，及胎元既足复由此出，其出其入，皆由此门，谓非先天立命之门户乎？"他在《质疑录》中又进一步指出："命门居两肾之中，而不偏于右，即妇人子宫之门户也。子宫者，肾脏藏精之府也。"

2. 关于命门的部位 从部位言，有右肾与两肾及两肾之间的区别：

(1) 右肾为命门说：《难经》首先提出右肾为命门说，自《难经》之后，晋·王叔和、元·滑寿及明·李梴等人均认为右肾为命门。如《脉诀琮璜·脉赋》中说："肾有两枚，分居两手尺部，左为肾，右为命门。"李梴《医学入门·命门赋》中对命门的部位和生理功能论述得更为详尽。他说："命门下寄肾右，而丝系曲透膀胱之间，上为心包，膈膜横连脂漫之外，配左肾以藏真精，男女阴阳攸分，相君火以系元气，疾病生死是赖。"

(2) 两肾总号为命门说：元·滑寿首倡此说。他认为"命门，其气与肾通，是肾之两者，其实一耳"。至明·虞抟《医学正传》中则明确提出"两肾总号为命门"。如他在《医学正传·医学或问》中说："夫两肾固为真原之根本，性命之所关，虽有水脏，而实有相火寓乎其中，象水中之龙火，因其动而发也。寓意当以两肾总号为命门，其命门穴正象门中之杖阑，司开合之象也。"虞氏否定了左为肾，右为命门之说，认为"若独指乎右肾为相火，以三焦之配，尚恐立言之未精也"。张介宾在《类经附翼·求正录·三焦包络命门辨》中也说："是命门总乎两肾，而两肾皆属命门。"

(3) 两肾之间为命门说：此说首推明·赵献可。他在《素问·灵兰秘典论》"主不明，则十二官危"的启示下，认为十二官之外，还有一个人身之主，这个一身之主，即是命门。如《医贯·内经十二官论》中说："命门即在两肾各一寸五分之间，当一身之中，《内经》曰'七节之旁，中有小心'是也，名曰命门，是真君真主，乃一身之太极，无形可见，而两肾之中，是其安宅也。"赵氏之说对明清两代影响很大，清代医家陈士铎、陈念祖、林佩琴等皆认为命门部位在两肾之间。

3. 关于命门的功能 从功能而言，有主火、水火共主、非水非火为肾间动气之不同。如明代赵献可认为命门即是真火，主持一身之阳气。他在《医贯·内经十二官论》中说："余有一譬焉，譬之元宵之鳌山走马灯，拜者舞者飞者走者，无一不具，其中间唯是一火耳。火旺则动速，火微则动缓，火熄则寂然不动……夫既曰立命之门，火乃人身之至宝。"

清代陈士铎在《石室秘录》中也说："命门者，先天之火也。"明代张介宾则强调了命门之中具有阴阳、水火两气，从而发挥对全身的滋养、激发作用。如他在《景岳全书·传忠录·命门余义》中提出"命门为元气之根，为水火之宅。五脏之阴气，非此不能滋；五脏之阳气，非此不能发"。明代孙一奎则认为命门在两肾中间，为非水非火，而只是存在着的一种元气发动之机，是一种生生不息、造化之机枢而已，即《难经·八难》所说的"肾间动气"。他在《医旨绪余·命门图说》中指出："越人亦曰：'肾间动气者，人之生命，五脏六腑之本，十二经脉之根，呼吸之门，三焦之原。'命门之意，盖本于此。……命门乃两肾中间之动气，非水非火，乃造化之枢纽，阴阳之根蒂，即先天之太极。"

综观以上对命门的种种认识，虽然对命门的形态、部位有不同的见解，但在命门的生理功能与肾息息相通的认识上是基本一致的。历代医家大多认为命门与肾同为五脏之本，内寓真阴真阳。明代命门学说的兴起进一步为肾阴、肾阳理论奠定了基础，因此可以认为：肾阳即命门之火；肾阴即命门之水。肾阴、肾阳，即是真阴、真阳。古代医家之所以称之"命门"，无非是想强调肾中阴阳的重要性，"命门"即"生命之门"。正如孙一奎在《医旨绪余·命门图说》中所说："追越人两呼命门为精神之舍，元气之系，男子藏精，女子系胞者，岂漫语哉！是极归重于肾为言，谓肾间原气，人之生命，故不可不重也。"

六、五脏的现代研究

(一) 心的现代研究

1. 心主血脉　随着中医藏象理论现代研究的深入开展，人们从不同方面、不同层次对"心主血脉"进行了探讨。以现代解剖学为基础，以中医脏腑功能为结合点开展的中西医结合研究，也为中西医心在生理病理上的密切关系提供了依据。李爱忠等发现心气虚证患者的血液流变学指标全血比黏度、全血还原黏度、血细胞比容增高和红细胞电泳时间延长，并随心气虚损的程度而加重。史载祥等证实心气虚具有不同程度的左心功能不全，主要表现在 LVET（左室射血时间）的缩短，PEP（射血前时间）的延长，PEP/LVET 比值增大，反映了等容收缩阶段左室内压上升速率减慢，射血分数减少及左室顺应性减低，左室舒张末期压力增高，且随心气虚的加重而恶化。任树生等观测了 95 例左室收缩时间间期，认为心功能障碍、心搏血量减少、组织绝对或相对灌注不足是产生心气虚的病理基础。心气虚患者的左室有效泵力（VPE）、每搏输出量（SV）、每分输出量（CO）、心脏指数（CI）均显著低于常人，总外周阻力（TPR）则显著高于常人。胡庆国发现心气虚证患者的甲皱微循环可发生以下改变：轮廓模糊，血色淡和黯红，流态也存在显著差异，形态发夹状减少，扭曲状增多，血流速度缓慢，血流量降低。这与中医的"气病则累血，气虚与血瘀互为因果"观点正好相符。《实用中西医结合内科学》甚至指出心气虚实质是由于心肌中维持心脏功能活动的基本能量代谢不足，表现为外周血细胞糖原含量及心肌 SDH 活性的显著下降。因此心气虚确能导致现代医学意义上的心功能不足的病理生理改变。有人用彩色多普勒显像的方法研究了寸口桡动脉血管的运动变化，发现脉管的径向运动、轴心位移与心动周期具有一致性，从而验证了"心合脉"的客观性。孔宪明等通过加速度脉波仪进行实验研究，认为"心主血脉"即相当于脉象是心血管功能的外部表现，与心脏功能由前负荷、后负荷、收缩力以及心率等因素所决定的观点完全相符。

心主血脉理论全面准确地概括了心脏在血液循环过程中所起的重要作用。在心的主宰、控制下，以心气为动力，以血脉为物质基础，血行脉中，濡养五脏六腑、四肢百骸。若心主血、心主脉任何一功能失调造成气滞血瘀、心脉痹阻、脉道不利则可发展为动脉粥样硬化。中医虽无"动脉粥样硬化"之称，但根据其临床表现可归属于"胸痹""眩晕""中风""偏枯"等范畴。动脉粥样硬化不仅是一种疾病的名称，更是多种心、脑血管及周围循环系统疾病的病变基础。临床上常见为累及冠状动脉，导致心肌缺血、缺氧，引起稳定型及不稳定型心绞痛。表现为心前区闷痛，常呈放射性，放射至左肩及左臂。斑块破裂时可以形成不同程度和范围的心肌梗死。《灵枢·五邪》云："邪在心，则病心痛。"《灵枢·厥病》云："真心痛，手足青至节，心痛甚，旦发夕死，夕发旦死。"与现代医学所描述的冠心病和心肌梗死的症状十分接近。

2. 心主神明　关于心主神明的研究，到目前为止还不能通过实证的手段，用现代医学客观指标来阐明其本质，但在理论阐释上却甚为活跃，诸如对"心主神明"理论的演变、形成基础、内容及其意义、价值等方面的探索，均获得了较大的进展。

过去一般认为，心藏神的"神"有广义和狭义之分，心主神明主要是指狭义的神，即心有主持人的精神、意识、思维活动的功能。近年来，一些学者通过对《黄帝内经》以来有关文献的梳理考释，提出了不同的看法，如于鸿玲认为"心主神明"的含义有：①指"任物"之神，即狭义的神，是人的精神、意识、思维的活动；②还指人个体生命活动，包括面色、神态、言语等。以上两个方面缺一不可；只有精神思维活动和生命活动能力的统一，才能使心成为"生命之本"、"五脏六腑之主"。赵健雄则指出神志和神的概念不同，心主神而非心主神志，《黄帝内经》从未提及"心主神志"，因此，心主神包括狭义和广义的神。张超群也认为"心主神志"应含有认知和情志两方面的内容，因而将心主神志定义为：所谓心主神志，是指心主管人体对客观事物的认知和情志（情感）反应。关于"心主神明"理论的形成基础，柯新桥认为，主要是由在形成发展过程中受时代的影响以及对人体生理功能的不同认识方法所决定的，它的理论来源有三个方面：①古代哲学思想的深刻影响；②与中医学对人体生理功能的认识方法独特有关；③以丰富的临床经验为认识基础。在论述"心主神明"的古代哲学思想基础时，有人认为先秦诸子百家均对这一理论有不同程度的影响，如《论语》、《孟子》、《管子》、《荀子》等，而尤以《荀子》对《黄帝内经》这一理论的影响最大。《荀子》认为心是身之主宰，是情感的中枢。张超群在论述心主神志理论形成的原则时还指出，除了心主血脉作为心主神志的物质基础外，以五脏为中心的功能系统的划分、传统认识的影响以及长期生活体验和医疗实践的总结三者也是重要的原则。在阐明"心主神明"含义及其理论基础的同时，研究者还就"心主神明"的具体内容进行了较深入的探究，认为心主神明的理论是对人体生理和心理活动的高度概括。在生理上，心是脏腑功能协调统一的调控中枢，是一切生命活动的主管；在心理上，心主神明则包含了进行思维、贮存记忆、产生情感、统赅意志、主管感知、关系梦寐等心理活动的基本内容。林雷等则认为"心"可分为两部分：心Ⅰ（五脏之心）和心Ⅱ（君主之心），主宰神明的是心Ⅱ，它调控五脏系统，进而通过五脏系统控制全身之四肢百骸、五官九窍。关于"心主神明"的理论意义或价值，张耀民认为"心藏神"的实在意义是完全符合唯物主义认识论的。指出中医理论中的"心"，就整体而言，可以说是心脏与脑的综合，心主血脉和藏神的两大功能，可以说是对心脏和脑的功能的分解。张立等认为，心主神明的理论的形成是历史的必然结果，它具有唯物主义的性质，在认识精神活动的发展史上起到了重大作用，心神论不仅很好地解释了人体复杂生理活动的整合机制以及心理活动的有序进行，更重要的是突出了心理和生理的统一，体现了中医藏象理论对人体认识的生命整体观。中医学没有简单地把心理活动归纳为脑髓的功能，这正是中医理论整体观特色之一。同时，临床实践也充分证明，神志病证，可以反映在各脏腑的寒热虚实各种病证中，但尤以血或心的病证突出，在治疗学上，对于神志病证，中医并非单纯治脑，而主要是从脏腑论治。还有人提出由于"心主神明"的理论主要是来源于实践经验，它不仅有效地指导着临床实践，经得起临床实践的长期检验，同时还突出了人体以五脏为中心的特点。因此这种认识论在中医学范围内无疑是正确的。当然，"心主神明"的理论也并非是十全十美、毫无缺陷的，它在理论上的缺陷主要表现为：无完整的定义；对心主神志的过程及这一理论形成的原因论述不全面；对心主神志的作用阐述不够具体等。

在理论争鸣的同时，也有学者试图从多学科途径进行探讨。如王德坤经大量实验研究，撰写《意识活动与脑心分布最优化》，指出"心脏参与了脑的思维工作，而且是以心脑最佳频率耦合的方式参与了思维"。另有研究表明，BNP 和 CNP 作为心钠素家族的另两个成员都由脑内分离纯化得到，它们的空间结构与 ANP 有很大的相似性，肽链中皆有二硫键组成的环。通过 RNA 印迹法（RNA blot），人们发现 CNP 的 mRNA 只在脑中表达，在心脏没有表达，这可能预示着其在中枢神经系统作为神经肽的功能。BNP 的 mRNA 在心房和心室有大量表达。因此 BNP 作为主要的心脏激素由心脏分泌。由此推论：BNP 也许可以作为神经递质通过类似于神经反馈的途径到达脑部，以调节脑内的神经活动，这也似乎为中医理论的"心主神明"提供了物质基础。

西医学最新的进展表明：人体的生命活动并不是仅仅受神经系统的调节，还要接受内分泌系统、免疫系统的复杂调节和影响。机体神经、内分泌和免疫系统共同形成一个复杂广泛的调节网络，机体内所有细胞、组织甚至分子水平上的 cAMP，cGMP 无一不受这个网络系统的调节和控制，它们既是这个系统的成员，亦接受这个系统的调节，以适应周围环境的变化，维持机体的正常生理功能，发挥防病和抗病作用。这就是著名的神经—内分泌—免疫网络学说。可以认为中医所谈的心神就是以心血管功能为中介，以神经—内分泌—免疫网络为基础的综合功能单元。《黄帝内经》所谓的神主要指的就是神经—内分泌—免疫网络中的体液尤其是免疫部分的信息处理功能。三者之间通过复杂的机制互相作用、互相影响，神经系统是通过神经纤维传达信息的，而左心房存在容量感受器，颈动脉窦和主动脉体存在压力感受器，内分泌因子则以血液循环为主要的传输渠道，而免疫因子主要以血管、组织液和淋巴管为循行通路，神经内分泌和免疫系统都和心血管系统存在着解剖生理病理上的千丝万缕的联系。心血管系统的反应调节是系统整合方式作用的主要途径。而通过诊查心血管的功能变化，就可以间接推测机体神经—内分泌—免疫网络整合形式的变化（也就是神的变化），心血管的功能变化无疑是机体神经—内分泌—免疫网络整合形式的最佳信息输出窗口。

3. 心开窍于舌的现代研究　近年来，随着藏象理论现代研究的进一步开展，中医脏窍相关理论得到了丰富和发展，对"心开窍于舌"理论的内涵也作出了科学的阐释。有人根据胚胎发育全息理论指出，在原始心管和口腔黏膜之间存在着明显的、空间上的邻近。也有人认为心与舌形态结构上的一致性，是脏窍对应关系构思的依据之一。心为一倒置圆锥体，舌呈扁圆形，当舌自然收缩时，舌恰像一缩小的心脏。陈振湘等观察了 1636 人次舌象，认为舌象的动态变化与季节关系密切，夏季异常舌象出现率明显高于其他三季。这与中医学心－舌－夏的五行模式相一致。在临床上，心血管疾病可出现舌的变化（包括舌质、舌苔、舌下络脉）。有人对不同舌象的心脏血管功能进行了研究，淡红舌的心脏血管功能较好，而紫瘀舌的心功能和血管指标变化均较明显，且心功能指标的优劣按淡红舌、红舌、黯红舌、淡白舌到紫瘀舌的次序下降。危氏等观察了各种心脏疾病的舌象变化，发现心肌梗死在急性起病 24 小时以内以薄白苔为主，以后随着痰浊化热→脏腑气衰的病机变化，舌苔转为黄腻或白腻苔→灰腻、黑腻苔。梁氏等观察了 102 例冠心病患者的舌下络脉变化并与 50 例健康人作对照，结果发现冠心病组舌下络脉异常率为 86.2%，两组比较 $P < 0.005$。张问渠认为舌下络脉曲张可以作为早期肺心病的指征，慢性喘咳患者舌下络脉曲张，即使目前无典型肺心病症状，将来也能发展为肺心病；另外慢性气管炎患者尽管放射线、心电图检查正常，只要舌下络脉曲张在Ⅱ度以上，就应考虑有肺气肿及肺心病的可能。

现代药理研究认为，药物可以从口腔、舌下、胃、小肠、肺、皮肤、肌肉等途径吸收入血。而舌"开窍于口"，用于药物的吸收，则主要与口腔及舌下吸收有关。与胃肠道吸收相比，有许多优点，可以避免肝脏的"首过效应"，直接进入血循环。虽然口腔吸收面积小，但它有丰富的血管网络，可促进药物的吸收，只要油－水分布系数大，即能迅速通过脂质膜按被动扩散方式跨膜吸收入血。特别是对非解离的药物来说，更易吸收入血。如复方丹参滴丸通过舌下丰富的毛细血管直接吸收入血，迅速起效，扩张冠状血管、增加冠脉血流量，降低心肌耗氧量，抗心肌梗死而缓解症状，同时避免了肝的"首过效应"，提高药物的利用率。现代药理研究证明，复方丹参滴丸是良好的钙通道阻滞剂，可有效地清除氧自由基，具有膜稳定作用，进而可以改善心功能，改善血流变及微循环。以上证明，从舌上或者舌下给药治疗心血管疾病是完全有临床实用意义的。它证实"心开窍于舌"，不仅在理论上可以用来辨证诊断疾病，更可以用来当作一种给药途径来治疗心系的疾病。

（二）肺的现代研究

1. 肺主宣发肃降　李如辉从发生学的角度对"宣发肃降"进行了考察，指出"宣发"理论是在大量经验事实基础上思辨的结果，运用的是"以表知里"以及"反证"的研究方法；而"肃降"理论的发生则是阴阳五行学说渗透的直接结果。

肺主司呼吸功能主要依靠肺气的推动，肺气宣发—肺气向上向外运动，呼出浊气；肺气肃降—肺气向下向内运动，吸入清气，从而保证了呼吸运动的正常进行。肺司呼吸又是肺主一身之气的前提和先决条件。肺主一身之气的生理效应有二：一主生成诸气，合成宗气；二主调节一身之气机。呼吸功能健旺，吐故纳新，宗气方能得以生成，而呼吸运动，实际上就是肺气的升降出入运动，呼即肺气的升与出，吸即肺气的降与入，这样，通过这种有节律的呼吸运动，对全身气机的升降出入起着重要的调节作用。显而易见，主气司呼吸是通过肺气宣发肃降来实现的。

宣发肃降和通调水道的关系：肺气宣发，就津液的运行敷布和排泄而言具有如下生理效应：①将津液和水谷精微布散全身和体表，宣发卫气，司腠理开合，调节汗液排泄。②推动呼出浊气，由气体中带走部分水液。肺气肃降，具有如下生理效应：①将津液下输五脏六腑及全身起滋润作用。②将津液代谢后的废物下输肾和膀胱形成尿液排出体外。

③协助大肠传导，由粪便中带走部分水液。可见，肺通调水道有赖于肺气的宣发肃降，是通过肺气宣发肃降而得以发挥作用的。

宣发肃降与朝百脉的关系：手太阴肺经为十二经流注之起始，百脉流经周身后，再朝于肺，通过肺的呼吸，进行气体交换，吐故纳新。同时肺气又协助心气推动血液运行，将血中之精微输布全身上下内外。就这个意义说，肺朝百脉也主要是行使肺的宣发肃降作用。《素问·平人气象论》所谓"脏真高于肺，以行荣卫阴阳也"即指此而言。此外，肺主治节，也是由宣降两方面来完成的。通过对宣发肃降功能的分析，认为应该将肺气宣发肃降作为肺最基本的生理功能，同时也是肺主要生理功能的高度概括，而肺的其他功能则包括在宣发肃降之内。

2. 肺主行水　研究肺主行水的理论，首先是对其调节肺本身水液的机制进行深入探讨。依赖于肺气的宣发和肃降，肺输布脾转输到肺的水液而滋养全身的脏腑组织，以维持肺的"肃降"特性，进而有利于气体交换。根据这一中医学的传统认识复制出肺主行水功能失常的动物模型，是深层次研究这一理论的基础。肺主行水功能失常所引起的病变较为复杂，但主要是水饮蕴肺一类。导致水饮蕴肺的病因不同，病证也有寒热虚实之别。饮聚肺中有兼寒者，也有兼热者。兼寒者有四肢发凉、痰清而稀或呈泡沫样，兼热者则可见发热、痰黄量多、喘急烦躁。此类病证的一般症状是胸闷憋气，咳嗽喘息，或呈端坐呼吸，痰多清稀或呈泡沫样，或大量黄痰或脓痰。寒饮蕴肺证临床上较为多见。根据这一思路，孙广仁查阅了近 10 年的有关文献，并在张仲景以小青龙汤治疗内饮外寒证的启示下，研制出寒饮蕴肺证的家兔病理模型，并以小青龙汤的治疗效应为该模型作了初步评价。

现代研究表明，肺气虚病患者血管紧张素、醛固酮等物质水平增高，而上述指标是肺脏重要的代谢物质之一，这提示中西肺脏在物质代谢上部分相关。而最近的研究也表明，在机体水液转运和代谢中起重要作用的一类蛋白质分子家族，水通道蛋白（AQP）在肺、消化系统和肾都有广泛表达。王哲等研究实验性肺气虚证对大鼠肾组织 AQP2 表达增强。

3. 肺朝百脉　西医学对肺脏代谢功能认识也在逐步深入，研究表明：肺通过对肺内代谢物质如前列腺素、血管紧张素等的生成、激活或灭活，以产生相应的血管收缩和舒张，发挥调节血容量和血压的作用；通过调节肺内凝血与抗凝血机制的动态平衡，使循环中的血液保持流态的完整性，从而使血液循行不止。张素歌等研究发现，慢性肺心病的急性加重期血浆反映凝血功能的指标ⅧR：Ag、因子Ⅶ凝血活性及因子Ⅰ含量等均明显增高，而反映抗凝血功能的指标如抗凝血酶Ⅲ抗原（AFⅢ：Ag）、抗凝血酶Ⅲ活性（AFⅢ：A）均明显降低。这些研究反映了肺的呼吸功能异常，可以影响血液流变学指标，即肺朝百脉不利，可以导致血行瘀阻。反之，血行不畅也可以导致肺的功能异常，如冠心病属于中医之"胸痹"、"真心痛"范畴，其发生发展与心肺气虚，瘀血阻滞密切相关，多为"本虚标实"的病证。该病多伴有不同程度的心肌缺血、缺氧征象，其轻者可见胸闷、憋气、心悸等症状；其重者多为典型的心绞痛或心肌梗死。治疗时不仅要活血化瘀，更应补益心肺之气，除用活血化瘀的药物外，也常辅以行气、益气之品。因此，中西医关于肺在血液循环系统作用的认识分歧在逐步缩小。但从目前研究来看，西医肺对血液系统作用的研究重在肺脏局部，这和中医肺对全身血脉的调节作用也不尽相同。

4. 肺气虚的现代研究　李泽庚等比较 58 例肺气虚患者与 20 例正常人血清 CD3$^+$、CD4$^+$、CD8$^+$、CD25$^+$水平，证实肺气虚证患者死亡的淋巴细胞较多，而具备凋亡条件的 T 淋巴细胞比较少，肺气虚证患者免疫功能降低，尤其在中、重度肺气虚证时，免疫细胞新生与凋亡的平衡打乱，从而导致细胞免疫功能下降或紊乱更为明显。他们还进行肺功能、自然杀伤（NK）细胞活性、IL-2 、TNF 的测定，结果肺气虚证患者的肺功能、NK 细胞活性、IL-2 均低于正常组（$P < 0.01$），认为肺气虚证患者存在通气功能障碍，气道阻塞，免疫功能障碍，NK 细胞活性下降等问题。侯辉等对 26 例慢性支气管炎肺气虚证患者支气管——肺泡灌洗液中计数中性粒细胞、巨噬细胞和淋巴细胞的比例进行观察，并与正常人和慢性支气管炎肺气未虚的患者对照，发现肺气虚证组中性粒细胞和巨噬细胞比例显著下降，淋巴细胞比例显著升高（$P < 0.01$），得出支气管肺泡灌洗液（BALF）中中性粒细胞降低、淋巴细胞升高可能与肺气虚证有关的结论。

5. 肺主皮毛　中医肺主皮毛的概念有多重性，不同的情况所指内容也不同。大体而言，分别指代肺与皮肤、机体防御功能和体温调节功能三个方面。而西医学对实体性肺脏和皮肤的关系部分证明了中医肺主皮毛的科学性。我国古代医家在临床实践中总结的外感病发病的一般规律：外邪侵入人体初期，多表现出或轻或重的"表"证，虽然因病因、发病节气、患者素体禀赋等因素的不同，患者的见症可有很大不同，但发热、恶风寒、头疼、身痛、鼻塞流涕等症是普遍存在的。以咳嗽为例，《素问·咳论》指出外感可随时邪之气由表入肺所致，"皮毛者，肺之合也。皮毛先受邪气，邪气以从其合也"。明·张介宾说："夫外感之咳，必由皮毛而入，盖皮毛为肺之合，而凡外邪袭之，则必先入肺。"沈金鳌更是确信"风邪侵入，不论何处感受，必内归于肺"。从西医学看，上述临床症状及传变特点与上呼吸道感染（或某些急性传染病的发病初期）基本相同，致病微生物从口鼻而入，若未得及时有效的治疗，可引发呼吸道感染（或进入传染病发作期）。因此我们有理由认为当"皮毛"一词用于防御外邪侵袭时，在大多数情况下是指呼吸道。从治疗方面看，"故邪风之至，疾如风雨，故善治者治皮毛，其次治肌肤，其次治筋脉"（《素问·阴阳应象大论》）。从古至今，辛温解表、辛凉解表等解表方法及方剂毫无例外地用于治疗感冒，也可以印证皮毛对应于呼吸道。现代研究表明，肺气虚证患者或动物鼻分泌物、气管灌洗液中细胞及体液免疫功能显著下降，鼻腔及气管黏膜廓清功能受损，说明上、下呼吸道免疫防御功能都明显下降，这正是卫外不固、反复上感的根本原因。由上可见，肺主皮毛在用于抵抗外邪侵袭时，皮毛指呼吸系统的抗邪屏障，相当于呼吸道的免疫防御机制。

（三）脾的现代研究

1. 脾主运化　目前对"脾主运化"内在机制的研究多由脾虚证入手。研究已表明脾虚证患者存在胃肠运动和消化液分泌异常，神经体液调节紊乱以及营养物质吸收障碍。西医学认为，消化器官的活动主要受胃肠电的控制、胃—肠—胰内分泌素的调节和自主神经系统支配。其中胃—肠—胰内分泌系统通过脑肠肽影响脑肠轴，神经中枢通过某些递质或肽类物质（如脑肠肽）调节机体胃肠运动和消化液的分泌。从生理上看，脾主运化不仅仅是指食物在消化道的消化吸收，更重要的是指食物在线粒体内的氧化磷酸化过程。将其与中医的脾主肌肉、主四肢，主统血，脾开窍于口，其华在唇的论点相联系，将有助于解释脾与五脏相关的学说；从病理上认识，脾虚证通常会出现细胞线粒体数目减少，线粒体肿胀，基质变淡，嵴断裂，膜缺损等变化。并且线粒体的质与量的改变与脾胃气虚的症状及病情轻重密切相关；从诊断、治疗上来认识，进行线粒体观察有助于脾胃气虚的诊断及对脾胃气虚程度作出判断；健脾方药可在有效改善线粒体结构与功能的同时使得脾气强健，运化正常。因此，把线粒体作为"脾"的重要组成部分，既能较确切地解释中医"脾"的功能，又能使"脾"的生理功能解释建立在客观实在的物质形态学基础上。为了进一步探讨脾主运化与线粒体的关系，有人运用耗气破气加饥饱失常方法，建立大鼠长期脾虚模型，观察大鼠心、肝、胃、骨骼肌细胞线粒体含量和超微结构的变化。研究表明：脾虚模型大鼠心肌、肝、胃黏膜和骨骼肌细胞线粒体含量明显减少，线粒体形状异常（肿胀，缩小），结构紊乱（嵴断裂，嵴突消失，膜破裂），基质改变（变淡）或成空泡样变。健脾药物四君子汤具有提高细胞线粒体数量，修复线粒体损伤作用。观察了四君子汤对脾虚大鼠线粒体细胞色素氧化酶的影响。结果表明：脾虚大鼠存在 mtDNA 编码 COX 亚基损伤，细胞色素和细胞色素氧化酶降低。四君子汤具有修复脾虚所致 mtDNA 编码 COX 亚基损伤，提高细胞色素 cyta，cytb，cytc，cytc1 含量和细胞色素氧化酶的作用。

2. 脾主生血　就血液形成而言，西医学认为与两方面因素有关。其一，营养障碍导致血细胞合成所需原料不足。如胃肠系统疾病造成维生素 B_{12}、叶酸、铁、蛋白质等的不足而导致贫血等。似乎与中医"脾失健运"所致"气血生化乏源"比较接近。其二，免疫功能异常导致血细胞破坏过多。如脾功能亢进使血细胞破坏过多致机体有贫血、出血倾向；红细胞免疫功能下降造成血小板黏附、聚集、收缩功能下降而出血等。实验证明治疗胃肠道疾病的基础方——四君子汤，不仅能提高机体免疫力，而且能刺激集落刺激因子（CSF）等的产生，显著促进骨髓粒—单核细胞的生长，髓外造血也随之增强。可见，古代医家也许在"脾为气血生化之源"理论的形成过程中并未考虑免疫因素的作用，但中医之脾并非单单与消化系统密切相关，脾很可能是作为 NEI 网络中的一个重要环节，参与对全身各系统功能的调节。

3. 脾主统血　根据西医学的观点，造成出血原因之一为血中的诸多凝血因素结构、活性的改变。如血小板结构变异，导致血小板黏附、聚集和释放功能下降或血小板自身抗体产生过多，使血小板破坏过多，生存期过短而出血；血浆中纤溶系统活性改变而出血等。有人对脾虚、脾不统血者，进行了血小板功能及超微结构形态的观察，发现这类患者的血小板数量基本正常，但由于机体能源物质不足及利用障碍，特别是蛋白质代谢障碍，使血小板的膜糖蛋白Ⅰ、Ⅱ、Ⅲ及骨架收缩蛋白中的肌动蛋白结合蛋白生成减少，结构变异，造成血小板黏附、聚集、收缩功能下降，血小板对毛细血管的支持、营养作用降低，毛细血管脆性增加，导致出血。

4. 脾气虚的现代研究　脾气虚证患者全血比黏度、全血还原比黏度、红细胞电泳时间、血细胞比容短于或低于正常，血沉较正常者快，血沉 K 值增高，认为乃脾气虚弱，运化无力所致。脾气虚证患者的红细胞膜蛋白谱带Ⅲ有变化，红细胞膜上 ConA 受体有异常变构，动物实验证实红细胞膜上唾液酸含量及碳酸酐酶活性高于正常，红细胞膜上 ATP 含量低于正常对照，模型组 CO_2 分压远高于对照组，而氧分压又低于对照组。以上说明：阴离子不能正常交换造成缺氧和慢性二氧化碳中毒，引起面色苍白、眩晕、心悸气短、脉缓、面色萎黄以及日渐消瘦等脾气虚症状。

5. 脾主肌肉四肢　目前对脾与肌肉组织关系的研究，主要利用"脾气虚证"动物模型，从肌肉能量生成、贮存及代谢入手。结果表明：脾气虚时骨骼肌存在能量产生不足（肌球蛋白三磷酸腺苷酶及 CPK 的活性下降，ATP 的直接生成减少）及能源物质（肌糖原及脂类、蛋白质）匮乏；由于骨骼肌细胞缺氧、有关酶活性下降以及线粒体结构的异常改变，致有氧氧化能力下降，代偿性地使无氧酵解活跃；肌肉组织蛋白代谢呈负平衡状态，骨骼肌纤维结构发生异常改变。运用健脾益气药物治疗，这些异常改变可基本得到恢复。验证了"脾主肌肉"理论。据舒仪琼等报道，将慢性疲劳综合征患者随机分组，中药治疗组 30 例以补中益气汤为主方，西药对照组 28 例给予谷维素、硝西泮等药物，经 2 个月治疗，治疗组中显效 18 例，有效 6 例，无效 6 例，总有效率 80%；对照组中显效 3 例，有效 6 例，无效 19 例，总有效率 32.15%，治疗组疗效明显优于对照组（$P<0.01$）。

6. 脾在志为思　胃—肠—胰内分泌系统，通过脑肠肽影响脑肠轴，很可能是中医认为脾胃与高级神经活动有关的物质基础。通过调理脾胃气机可对相应模型动物脑内的一些神经递质、神经肽、环核苷酸、第二信使等物质的含量及其基因表达起到广泛的调节作用，进一步为"脾在志为思"理论提供了实际依据和理论解释。然而，"思伤脾"所强调的是一个整体的过程，是对情志致病引起的机体一系列病理反应的概括。七情引起机体发生病理变化的作用原理，可以综合为精神因素—中枢神经系统—自主神经系统—内分泌系统和免疫系统—效应器官的连锁反应。消化道作为人体最大的内分泌腺在这条链中既充当了效应器官，又作为中介因素影响其他系统功能。脑肠肽从中枢和外周调节着胃的运动功能，脑干中的单胺能神经元有大量的轴突末梢集中投射到控制着胃肠运动的初级交感和副交感中枢，脑肠肽与一些单胺类物质同时并存于同一神经元中，共同发挥调节胃肠运动的作用。当过度思虑，持续的精神紧张、抑郁时会导致脑肠肽改变，引起相应的生理、病理改变。近 20 年来，至少发现有 60 多种脑肠肽同时存在于大脑组织中，这些脑肠肽在产生、释放和作用等方面都有一些共同点，显示了神经系统和胃肠系统之间联系的广泛性，也是"脾主思"理论科学性的有力证据。

（四）肝的现代研究

1. 肝主疏泄　近年，随着"肝本质"研究的深入，针对肝主疏泄实质也展开一些探讨。陈家旭认为肝主疏泄的生理病理与神经内分泌活动密切相关；张震指出肝主疏泄包含了自主神经的某些功能和作用。乔明琦等进一步提出"肝主疏泄和调节机体单胺类神经递质相关"的假说。西医学提示肝主疏泄对全身气血的调畅，是通过神经、内分泌系统的整体调控作用实现的。一方面肝脏接受神经、内分泌系统的双重调控。交感、副交感神经末梢分布于肝血管及肝小叶肝细胞上，调节着血管的舒缩和肝细胞活动。肝脏又是激素作用的靶器官。肝脏的微循环和血流量以及胆汁分泌、物质代谢等功能皆赖激素的调节。另一方面，肝脏本身即是一个内分泌器官。它能分泌多种激素及其类似信息物，对其他靶组织具有广泛调节的作用。此外，激素的转运、代谢和排泄也由肝脏执行。

赵晖等从肝主疏泄探讨亚健康状态，认为亚健康状态是因持续、过度的应激反应导致肝主疏泄的功能失调进而引起的躯体、心理症状。中医藏象及七情学说很早就认识到不良环境或精神刺激与躯体疾病的发生发展有着密切的关系。乔明琦等通过对前人情志致病医案统计分析和情志致病方式流行病学调查，认为情志刺激影响脏腑功能首先伤及肝之疏泄功能，"社会事件"是形成情志刺激的始发因素，这些"社会事件"主要表现为居住拥挤、家庭成员不和、夫妻感情失和、性生活不满意、人事关系复杂和工作不称心等。目前，有大量研究证实这些"社会事件"长期可形成慢性心理应激原，导致生理和心理上的异常，严重影响着人类的身心健康，导致亚健康状态的产生。可见，因持续、过度的应激反应导致情志内伤，肝主疏泄的功能失调进而引起"阴平阳秘"状态失衡而出现一系列亚健康状态的异常症状群。

2. 肝开窍于目　中医"肝开窍于目"与实体有无关系？回答是肯定的。彭清华"肝主目"的研究支持了这一点。他对眼底病三个证型进行肝、肺血流图描记，结果眼底病患者肝血流图有特异性改变，而肺血流图则变化不显。提示眼病与肝脏间存在特异性联系。彭氏还观察到眼底病三个证型间肝脏血流图也呈现一定的差异。从肝辨证的肝经瘀滞、肝肾阴虚两型和脾肾阳虚型相比，前者肝循环血量减少、流入阻力增大的程度较后者明显。说明肝脏血流状况和从肝辨证的眼病关系较大，而和未从肝辨证的眼病关系较小。由此推断实体性肝脏可能是中医"肝开窍于目"的物质基础之一。

据研究，肝脏与眼在胚胎发生学上具有特殊的亲缘关系。Toivonen 等报道，成年人肝组织移植到原肠胚的囊胚腔中，能诱导双目的形成。这样，依据同源理论，肝脏与眼既在生理上同功同源，其病理上相互影响的关系也就不言而喻了。这充分说明中医"肝开窍于目"理论具有科学性。

3. 怒伤肝的现代研究　近年，针对"怒伤肝"的机制，国内展开了实验研究。郭蕾观察暴怒大鼠的病理变化，发现暴怒大鼠肝血流量明显大于对照组。认为这是暴怒的应激状态下，血液回流肝脏，由肝发挥调节血量功能，保证重要器官心脑肾组织灌流的表现。郭氏还观察到暴怒大鼠心肝组织中 LPO（脂质过氧化物）含量明显高于对照组，而脑肾组织中则变化不显（LPO 可使肝细胞发生脂肪变性和坏死，同时可致肝功能障碍）。由此认为盛怒对心、肝有特异性致病作用。王朝勋等用激怒豚鼠的方法进行研究，发现激怒组肝胆汁排出量明显减少，胆汁酸碱度明显升高，肝脏血流量减少。王氏分析其机制时指出：愤怒情绪激活交感肾上腺髓质系统，肾上腺素、去甲肾上腺素分泌增多，继而肾上腺皮质、肾素－血管紧张素等激素释放增多，使肝微循环血管网发生强烈收缩，肝脏血流量、肝组织耗氧量皆明显减少，导致肝脏微循环障碍，肝细胞缺血、缺氧加重，影响肝脏功能，甚则出现肝脏病变。

上述研究提示：实体性肝脏结构或功能的改变是中医"怒伤肝"的病理基础之一。然而"怒伤肝"所强调的是一个整体过程，它是怒应激状态下机体一系列病理反应的概括。怒作用于人体，首先影响大脑皮层，使之功能发生改变。继而影响到下丘脑，致自主神经功能紊乱。而后通过神经、体液因素干扰内脏功能，使之发生功能或形态学改变。可见，实体性肝脏的病理改变只是"怒伤肝"过程的一个中间环节。

（五）肾的现代研究

1. 肾藏精　随着中医脏象理论现代研究的深入开展，肾本质不断被揭示。张云如等研究发现肾阴肾阳作用与交感神经－肾上腺功能有着明显的关系。沈自尹教授等经过四十多年的努力研究发现机体肾阳虚证表现为下丘脑－垂体－靶腺轴不同环节、不同程度功能紊乱。蔡定芳等研究发现补肾药直接作用于下丘脑的分子水平——CRF（促肾上腺激素释放激素）mRNA 表达。陈小峰等通过研究认为免疫低下是肾虚证的共性。李震认为中医肾是人体代谢调节的中心。沈自尹教授认为以上研究提示了肾中精气调节机体代谢和生理活动是通过神经－内分泌－免疫网络系统的整体调控来实现的，且具有中枢作用。这与赵献可所说的"真水……上行夹脊……至脑中为髓海，泌其津液……潜行于周身"（《医贯》）是多么相似。不可否认，西医肾脏与神经内分泌免疫功能也有着密切关系。一方面肾脏接受神经内分泌的调控调节机体水盐代谢，另一方面它分泌的激素作用于其他靶组织调节全身新陈代谢。但中医肾具有的能调节全身脏腑生理活动的所谓"阴阳之本"的功能，并非实体肾一脏所能涵盖。

中医学对肾功能的认识，除了受《黄帝内经》思想的影响外，还可能受命门学说的影响。《难经·三十六难》就曾指出："命门者，诸神精之所舍，原气之所系也。故男子以藏精，女子以系胞。"到了明代，医家们为了更深一层探讨生命的本质和原动力，探索调节人体全身脏腑阴阳的枢纽所在，又开始重视命门。虽然医家们对命门的位置众说纷纭，或曰"左肾右命门"（《医学入门》），"命门在两肾之间"（《医贯》），"命门为肾间动气"（《医旨绪余》），或曰"两肾总号为命门"（《医学正传》）等，对命门的形态有形还是无形观点不一，但有一点是一致的，即命门与肾在功能上密切相关。正如张介宾根据《难经》所说的"命门其气与肾通，则亦不离乎肾"（《类经附翼》）。关于命门对人体的作用，张介宾代表性地指出："命门为元气之根，为水火之宅，五脏之阴气，非此不能滋。五脏之阳气，非此不能发"（《景岳全书》）。既然命门对人体有如此重要作用，肾对人体同样也有着重要作用。命门学说的兴起，是人们对生命认识的更深一步；同时命门学说的兴起，为肾阴肾阳理论的产生奠定了基础。对人体生殖功能的认识，中西医相差甚远。现代生理学认为人的生殖功能归生殖系统，而中医学则归之于肾。近年来国内许多学者对肾藏精、主生长发育生殖的功能进行了研究。沈自尹等研究发现肾阳虚一般多表现为肾上腺皮质、甲状腺或性腺功能低下。俞瑾通过尸体解剖研究发现肾虚患者的腺垂体、肾上腺皮质及睾丸、卵巢等腺体有明显退行性病变。李震等通过对应用诱导劳倦过度、房事不节造成雄性小鼠肾阳虚的模型研究发现，这些小鼠明显表现出睾丸萎缩，睾丸组织乳酸脱氢酶（LDH）总活性、LDH-X 同工酶相对明显减少。说明中医主生殖之肾与西医学中肾上腺、性腺等器官有关而非源于实体肾脏。

2. 肾主纳气　肾主纳气的病理称"肾不纳气"，肾不纳气临床多表现为咳嗽，呼多吸少，气短不续，兼肾虚见症，治疗当以补肾为主。现代研究证实，补肾治喘不仅可改善患者的呼吸功能和体内氧代谢，而且能增强体质，提高机体免疫力，减少发病。许得盛等观察到补肾能够维护气道稳定性作用，从而维护肺的通气功能，减轻哮喘的发作。

肾主纳气的机制近年有人从西医学角度进行了探讨。高杏斋指出：肺泡氧分压远远高于组织氧分压，气体交换的形式是呈弥散状态，即气体流动是从压力高处向压力低处流动，肾为远离肺的组织器官，肺泡气可经血液循环至肾脏。认为此为"肾主纳气"的依据。谢先龙从酸碱平衡调节的角度进行了分析，认为肾脏是调节酸碱平衡的更重要环节，是肺通过调节二氧化碳呼出量调节碳酸的浓度，从而"主呼吸之气"的根本。

就临床观察所见，肾与喘证的发生确有密切关系。很多喘证患者，幼年发病，至发育期，随着肾气渐充，疾病可自愈。而与其相反的是，很多慢性咳嗽病例，在老年肾气渐衰时，易于发生喘证。足见喘证的发生、转归与肾中精气的盛衰有密切关系，也提示肾虚不能纳气是喘证发病的内在因素。通过补肾调节体质，可对喘证的控制起到积极作用。当今中医工作者根据"肺肾共主呼吸"、"肾主纳气"理论，将补肾法用于慢性喘咳的治疗。主张缓解期通过补肾、健脾、益肺来改善体质，预防喘证发作；发作期除祛邪外，再酌加少量补肾药物以图固本祛邪，经临床验证，疗效较为满意。现代研究也证实，补肾药物确能多环节、多途径调整喘证患者的神经、内分泌、免疫系统，改善其肺功能，降低气道高反应性，由此达到预防、减轻或中止哮喘季节性发作的目的。

3. 肾与命门的关系　当代中医界对命门实质及命门与肾的关系的争论也较为热烈。丁建国认为《难经》言"左右"，其文辞有互文之意，故其义为"肾脏有两枚，肾水命火，左右以代，阴阳合璧，同居于两枚肾中，两枚肾共同体现肾脏之象——或肾水，或命火"。因此否定了"左肾右门说"，认为"命门即两肾"。潘文奎认为，命门的含义是蕴藏维系生命之物，并予以调节控制兴动之部门。内分泌系统调控着其他各系统，命门与内分泌系统的地位不谋而合。吴绪仙认为命门即男女生殖器官（性腺），男为纯阳命门，名曰睾丸，女为纯阴命门，名曰卵巢。两者分居人身内外，各藏一息真阴真阳之气，为生命之根元，熏育之主，藏精系胞之器。朱荣华认为，命门是有关生殖、发育、生命产生等与肾关系密切的系统，命门既非虚无，又非解剖意义上的实指，而是一种特定的理论表达。命门与肾的关系，潘文奎认为两者有共同之处，也有所分歧。命门之火具有全身性的功能作用，肾阳的功能则相对较为局限。命门的生理功能主要是命门之火的功能。此外尚有藏精、主水、主纳气、主骨、主髓、通脑等作用。命门之火上越，则可为相火，欲潜藏之则赖肾之闭藏，在此肾与命门乃控制与反馈，指挥与制约的协调平衡。关于命门的功能，朱荣华认为，从系统论的角度看，命门的物质基础来源于父母之"真精"，它是人体生命之基态，是早期生命系统的集中，它包含人体某些精细的调控机制、密码系统。命门火的实质是人体生命生化动力系统的总概括。贾耿认为命门的生理作用取决于元气，元气作为命门的物质基础，可以从根本上阐明命门的生理机制和生理意义。

4. 肾主骨　中医学认为肾之所以主骨是由于肾精对骨的充养作用。《黄帝内经》提及肾藏之精不仅含本脏之精，还包括"先天之精"、"诸脏之精"。现代研究显示，性激素是肾中精气的物质基础之一。性激素对人体的骨代谢有着重要作用。朱宪彝认为原发性骨质疏松症是一种与性激素缺乏密切相关的疾病，而衡先培认为原发性骨质疏松中医多辨为肾虚。李学军等运用补肾治疗后能抑制骨吸收、增加骨矿含量，从而达到治疗目的。长期的观察和反复的医疗实践可能是古人认识肾与骨关系的重要原因。古人观察到骨的生长壮老与肾中精气的发展具有同步性，骨的生长状况可以作为判断肾中精气充盛与否的标志之一，在《素问·上古天真论》中有详述。在病理方面，肾病会引起骨病，如《素问·痿论》云："肾气热，则腰脊不举，骨枯而髓减，发为骨痿。"《素问·生气通天论》亦曰："因而强力，肾气乃伤，高骨乃坏。"实验显示，作为滋阴补肾法代表方剂的左归丸对破骨细胞活性有明显的抑制作用，其作用是通过调节破骨细胞分化调控因子 OPG、RANKL 的表达来实现的。具体途径是，一方面直接抑制 RANKL 的分泌，使破骨细胞活性降低；另一方面促进成骨细胞分泌 OPG，使之与 RANKL 的结合增多，进而使破骨细胞活性降低。这可能是左归丸防治骨质疏松症的机制之一，同时也提示中医的"肾"可通过对 OPG、RANKL 的调节而达到"主骨"的作用。

【文献选录】

1. 李梴：心者，一身之主，君主之官。有血肉之心，形如未开莲花，居肺下膈上是也；有神明之心，神者，气血所化，生之本也，万物由之盛长，不著色象，谓有何有？谓无复存，主宰万事万物，虚灵不昧者是也。（《医学入门·卷之一》）

2. 《古今图书集成·医部全录》：心脏身之精，小肠为弟兄。象离随夏旺，属火向南生。任物无纤巨，多谋最有灵。内行于血海，外应舌将荣。七孔多聪慧，三毛上智英。……秤之十二两，大小与常平。（《古今图书集成·医部全录·脏腑门·王叔和脉诀》）

3.《黄帝内经》：南方赤色，入通于心，开窍于耳，藏精于心，故病在五脏，其味苦，其类火。（《素问·金匮真言论》）

4.《黄帝内经》：心主舌，其在天为热，在地为火。（《素问·阴阳应象大论》）

5.《黄帝内经》：心者，生之本，神之变也。其华在面，其充在血脉，为阳中之太阳，通于夏气。（《素问·六节藏象论》）

6. 滑寿：肺之为脏，六叶两耳，四垂如盖，附着于脊之第三椎中，有二千四空行列，分布诸藏清浊之气，为五藏华盖云。（《十四经发挥·十四经脉气所发》）

7. 王清任：肺两叶大面向背，上有四尖向胸，下一小片亦向胸，肺管下分为两杈，入肺两叶，每杈分九中杈，每中杈分九小杈，每小杈长数小枝，枝之尽头处，并无孔窍，其形仿佛麒麟菜，肺外皮亦无孔窍，亦无行气之二十四孔。（《医林改错·卷上》）

8. 陈实功：盖肺为五脏华盖，其位至高，其质至清，内主乎气，中主声音，外司皮毛，又兼主乎寿夭。（《外科正宗·卷六》）

9.《圣济总录》：肺为清肃之脏，处于至高，不容一物，故经以此配合，谓其禀气肃烈，脏适与之相均也。惟是肺主于秋，秋主收而恶燥，故肺常以清凉为贵，犹之金气燥烈，忽得凉气以解，则金坚强不软。（《圣济总录·脏腑病症主药》）

10.《黄帝内经》：食气入胃，浊气归心，淫精于脉，脉气流经，经气归于肺，肺朝百脉，输精于皮毛。毛脉合精，行气于腑。腑精神明，留于四脏，气归于权衡。（《素问·经脉别论》）

11. 唐宗海：盖卫气昼行于阳则寤，夜行于阴则寐，必昼夜各行二十五度，乃复于肺而与营气大会，故营言周于身，卫则言复会于手太阴，文义显别不可混也。营气周行脏内外，而皆会于肺，故独取寸脉，可以诊藏府内外诸病矣。……营周而复始，故无一息不返于肺以入心，卫行必一度乃返于肺也，其五十度则阴阳之数已行尽而返于肺，则各曰大会，脏府之所终始也。以其会于肺，故即肺脉便可诊脏府诸病。（《中西汇通医经精义·下卷》）

12.《黄帝内经》：饮入于胃，游溢精气，上输于脾，脾气散精，上归于肺，通调水道，下输膀胱，水津四布，五经并行。（《素问·经脉别论》）

13. 李梴：脾居中脘一寸三分，上去心三寸六分，下去肾三寸六分，中间一寸二分，名曰黄庭。（《医学入门·卷一》）

14. 朱震亨：心肺阳也居上，肝肾阴也居下，脾居中，亦阴也，属土。经曰：饮食入胃，游溢精气，上输于脾，脾气散精，上归于肺，通调水道，下输膀胱，水精四布，五经并行。是脾具坤静之德，而有乾健之运，故能使心肺之阳降，肝肾之阴升，而成天地交之泰，是为无病。（《丹溪心法·卷三》）

15.《黄帝内经》：长夏属土，脾亦属土，故脾为长夏，斯时也。足太阴脾者，己土也，足阳明胃者，戊土也。正治其时，长夏之日，有戊己，乃脾气之尤旺者。（《黄帝内经素问注证发微·卷三》）

16. 张介宾：水为至阴，故其本在肾，水化于气，故其标在肺，水惟畏土，故其制在脾。（《景岳全书·卷二十二》）

17. 孙思邈：凡肝脏象木，与胆合为腑，其经足厥阴，与少阳为表里，其脉弦，相于冬，王于春。春时万物始生，其气来濡而弱，宽而虚，故脉为弦。濡即不可发汗，弱则不

可下，宽者开，开者通，通者利，故名宽而虚。《备急千金要方·肝脏脉论》）

18. 滑寿：肝之为脏，左三叶，右四叶，凡七叶。其治在左。其脏在右胁右肾之前，并胃着脊之第九椎。（《校注十四经发挥·足厥阴肝经》）

19. 李中梓：肝应东方甲乙，于卦为震，于象为雷，雷藏泽中，雷起而火随之。泽也，海也。莫非水也，莫非下也，故曰乙癸同源。东方之木，无虚不可补，补肾即所以补肝。……东方者，天地之春也。勾萌甲坼，气满乾坤。在人为怒，怒则气上而居七情之升。在天为风，风则气鼓而为百病之长。怒而补之将逆，而有壅绝之忧。风而补之将满，而有胀闷之患矣。……补肝者，肝气不可犯，肝血自当养也。（《医宗必读·乙癸同源论》）

20. 叶桂：肝为风木之脏，因有相火内寄，体阴用阳，其性刚，主升、主动，全赖肾水以涵之，血液以濡之，肺金清肃下降之令以平之，中宫敦阜之土气以增之，则刚劲之质，得以柔和之体，遂其条达畅茂之性，何病之有？（《临证指南医案·肝风》）

21. 唐宗海：肝为藏血之脏，又司相火，血足则血温而不烈，游行三焦，达于腠理，莫不得其温养之功。（《血证论·柴胡清骨散》）

22. 沈金鳌：其性条达而不可郁，其气偏于急而激暴易怒，故其为病也多逆，逆则头痛耳聋，颊肿目瞑，两胁下痛引少腹，善怒善瘛，四肢满闷，虚则目无见，耳不聪，善怒，如人将捕之。经病则腰痛不可以俯仰，丈夫㿉疝，妇人少腹肿，甚则嗌干，面尘脱色，遗溺癃闭，其郁与胜，必侵及乎脾，脾受木邪，则胸满、呕逆、飧泄。（《杂病源流犀烛·肝病源流》）

23. 李梴：人身运动，皆筋力所为，肝养筋，故曰罢极之本。肝藏魂，魂者，神明之辅弼，故又曰肝为宰相。（《医学入门·肝脏赋》）

24. 沈金鳌：肝于五脏为独使，为将军之官，合少阳胆为游部。居脾之下，肾之前，微偏左，其位在少腹，其地在血海，其部在两胁两胠。其经起于足指，通于巅顶。其脏为太少二阴之交尽时，其表为少阳胆经。故一阳发生之气，起于厥阴，而一身上下，其气无所不乘。肝和则生气，发育万物，为诸脏之生化。若衰与亢，则能为诸脏之残败，故又与胆同为少阳，而厥阴兼乎少阳之肝，与少阳根乎厥阴之胆，相为表里。是以其脏主春，其德属木。惟其地为血海，其主又在筋，能任筋骨劳役之事，为罢极之本，其精上荣于目，而兼通于耳。惟其德属木，故其体本柔而刚，直而升，以应乎春，其性条达而不可郁，其气偏于急而激暴易怒，故其为病也多逆。（《杂病源流犀烛·肝病源流》）

25.《黄帝内经》：北方生寒，寒生水，水生咸，咸生肾，肾生骨髓，髓生肝。其在天为寒，在地为水，在体为骨，在气为坚，在脏为肾，其性为凛，其德为寒，其用为□（此字缺），其色为黑，其化为肃，其虫鳞，其政为静，其令□□（此两字缺），其变凝冽，其眚冰雹，其味为咸，其志为恐。恐伤肾，思胜恐；寒伤血，燥胜寒；咸伤血，甘胜咸。（《素问·五运行大论》）

26. 李中梓：先天之本在肾，肾应北方之水，水为天一之源……肾何以为先天之本？盖婴儿未成，先结胞胎，其象中空，以茎透起，形如莲蕊，一茎即脐带，莲蕊即两肾也，而命寓焉。水生木而后肝成，木生火而后心成，水生土而后脾成，土生金而后肺成。五脏既成，六腑随之，四肢乃具，百骸乃全。《仙经》曰：借问如何是玄牝，婴儿初生先两肾。未有此身，先有两牝，故骨为脏腑之本，十二脉之根，呼吸之本，三焦之源，而人资之以为始也，故曰先天之本在肾。（《医宗必读·肾为先天本脾为后天本论》）

27. 张介宾：肾者主水，受五脏六腑之精而藏之。故五液皆归乎精，而五精皆统乎肾，肾有精室，是曰命门，……命门居两肾之中，即人身之太极，由太极以生两仪，而水火具焉，消长系焉，故为受生之初，为性命之本。……所谓真阴之用者，凡水火之功，缺一不可。命门之火，谓之元气；命门之水，谓之元精。五液充，则形体赖而强壮；五气沾，则营卫赖以和调。此命门之水火，即十二脏之化源。故心赖之，则君主以明；肺赖之，则治节以行；脾胃赖之，济仓廪之富；肝胆赖之，资谋虑之本；膀胱赖之，则三焦气化；大小肠赖之，则传导自分。此虽云肾脏之伎巧，而实皆真阴之用，不可不察也。(《类经附翼·求正录·真阴论》)

28. 张介宾：盖肾为精血之海，而人之生气即同天地之阳气，无非自下而上，所以肾为五脏之本。故肾水亏，则肝失所滋而血燥生；肾水亏，则水不归源而脾痰起；肾水亏，则心肾不交而神色败；肾水亏，则盗伤肺气而喘咳频；肾水亏，则孤阳无主而虚火炽。凡劳伤等症，使非伤人根本，何以危笃至此，故凡病甚于上者，必其竭甚于下也。余故曰：虚邪之至，害必归阴，五脏之伤，穷必及肾。(《景岳全书·卷之十六·论虚损病源》)

29. 徐大椿：命门为精血之海，脾胃为水谷之海，均为五脏六腑之本。然命门为原气之根，真火之宅，一阳居于二阴之间，为熏育之主，而五脏之阴气非此不能滋，五脏之阳气，非此不能发。(《杂病源·命门》)

30. 沈金鳌：少阴者，阳气初转，阴气乍生之谓。太阳寒水司气，独归于肾，故肾为阳初抟，阳乍生之少阴。盖以肾之气，主蛰伏，主归藏，天地敛藏之气，必归于此，是以肾得主寒水也，是意为先天根柢与心火相对待也。然肾虽主寒水，而与心火南北对待，而先天有真火亦涵于此。是火也，乃命门真阳之火，安身立命之主。即坎中一画乾阳，以运化生长收藏之原也，是肾固以寒为位，以水为体，以火为本。故其坚滑者，水之体也；其流行者，火之本也。所以诸脏各一，独肾有水火两具。而命门真火与蛰藏真火两相并见。然坎中一阳，要即藏于两阴之中，故命门之火，亦即涵于真水之内。初非火是火，水是水，截分为二者，殆如天地之阴阳动静然。静极而动，阳中阴生，遂能升阴精以上奉心主，此升坎填离，水火既济，皆先天之神妙，不可思议者也。(《杂病源流犀烛·肾病源流》)

31. 赵献可：肾有二，精所舍也，生于脊膂十四椎下两旁各一寸五分，形如豇豆，相并而曲，附于脊外。有黄脂包裹。里白外黑，各有带二条，上条系于心包，下条过屏翳穴后趋脊骨，两肾均属水，但一边属阴，一边属阳，越人谓左为肾，右为命门非也。命门即在两肾各一寸五分之间，当一身之中，《易经》谓一阳陷于二阴之中。《内经》曰：七节之旁，中有小心是也，名曰命门，是为真君真主，乃一身之太极，无形可见，两肾之中，是其安宅也……(《医贯·内经十二官论》)

32. 舒诏：肾中真阳，禀于先天，乃奉仕生身之主，内则赖以腐化水谷，鼓运机神，外则用之温肌壮表，流畅营卫，耳自得之而能视听，手足得之而能持行，所以为人身至宝也。(《伤寒集注·真阳论》)

33. 冯兆张：维持一身长养百骸者，脏腑之精气主之；充足脏腑周流元气者，两肾主之。气为两肾之用，生生不尽，上奉无余者，惟此真阴真阳二气而已。二气充足，其人多寿；二气衰弱，其人多夭；二气和平，其人无病；二气偏胜，其人多病，二气绝减，其人则死。可见真阴真阳者，所以为先天之本，后天之命，两肾之根，疾病安危，皆在乎此。(《冯氏锦囊秘录》)

34. 张介宾：所以发生吾身者即真阳之气也，形以精成，而精生于气，所以成立吾身者即真阴之气也。（《类经附翼·求正录·大宝论》）

35. 王纶：小儿无补肾法，盖禀父精而生，此天一生水，化生之源，肾之根也。此根赖脾胃乳食水谷长养，男至十六而肾始充满；既满之后，婚媾妄用亏损，则可用药补之。若受胎之时，禀之不足，则无可补；禀之原足，又何待于补耶？（《名医杂著·小儿无补肾法》）

36. 陈念祖：肾，水脏，藏精与志。华元化谓："为性命之根也。"又："肾者，任也，主骨而任周身之事，故强弱系之。"《甲乙经》曰："肾者，引也，能引气通于骨髓。"《卮言》曰："肾者，神也，妙万物而言也。"（《医学实在易·肾说》）

37. 张介宾：凡物之死生，本由阳气；顾今人之病阴虚者十常八九，又何谓哉？不知此一阴字，正阳气之根也。盖阴不可以无阳，非气无以生形；阳不可以无阴，非形无以载气也。故物之生也生于阳，物之成也成于阴，此所谓元阴元阳，亦曰真精真气也。性用操消长之权，形体系存亡之本。欲知所以死生者，须察乎阳，察阳者，察其衰与不衰，欲知所以存之者，须察乎阴，察阴者，察其坏与不坏，此保生之要法也。（《类经附翼·求正录·真阴论》）

38. 张介宾：故五液皆归乎精，而五精皆统乎肾，肾有精室，是曰命门，为天一所居，即真阴之府。精藏于此，精即阴中主水也；气化于此，气即阴中主火也。命门居两肾之中，即人身之太极，由太极以生两仪，而水火具焉，消长系焉，故为受生之初，为性命之本。欲治真阴而舍命门，非其治也，此真阴之藏，不可不察也。（《类经附翼·求正录·真阴论》）

（童　瑶）

主要参考文献

1. 元·滑寿. 十四经发挥［M］. 上海：上海卫生出版社，1956.

2. 明·张介宾. 类经图翼［M］. 北京：人民卫生出版社，1991.

3. 明·李中梓. 医宗必读［M］. 北京：人民卫生出版社，1995.

4. 明·赵献可. 医贯［M］. 北京：人民卫生出版社，1965.

5. 凌耀星. 难经校注［M］. 北京：人民卫生出版社，1991.

6. 陈农. 脏腑名称训释［J］. 医古文知识，1996，（2）：37.

7. 清·徐龄臣. 医意内景图说［M］. 广州：铁如意轩，1896.

8. 靳士英. 五脏图考［J］. 中华医史杂志，1994，24（2）：68-77.

9. 胡剑北. 中医脾脏实体初论［J］. 中国中医基础医学杂志，1999，5（5）：7-8，64.

10. 傅延龄，陈非. 论脏腑实质的演变［J］. 医学与哲学，1998，19（1）：27-30.

11. 杨扶国. 中医藏象与临床［M］. 北京：中医古籍出版社，2001.

12. 胡国臣. 唐容川医学全书：中西汇通医经精义［M］. 北京：中国中医药出版社，1999.

13. 张朝佑. 人体解剖学［M］. 北京：人民卫生出版社，1998.

14. 姚元翼. 医史学［M］. 武汉：湖北科学技术出版社，1988.

15. 陈可冀. 实用中西医结合内科学［M］. 北京：北京医科大学中国协和医科大学联合出版社，1998.

16. 李爱忠，苏南湘. 144例冠心病、肺心病心气虚分级的血液流变学观察［J］. 湖南中医学院学报，1993，（5）：3.

17. 刘黎青，幕小婧. 心虚证的客观化研究进展［J］. 中华中医药学刊，2007，25（1）：46-48.

18. 张溪媛, 张艳. 心主血脉与动脉粥样硬化相关性研究 [J]. 长春中医药大学学报, 2008, 24 (6): 632-633.

19. 李舒建. 浅析"心主神明"的科学内涵 [J]. 长春中医学院学报, 2006, 22 (1): 7-8.

20. 许丽梅, 赖仁奎. 心气虚证与神经内分泌免疫调节关系探析 [J]. 中华中医药学刊, 2007, 25 (1): 146-149.

21. 张挺, 李其忠, 陈慧娟, 等. 心的中西医学比较研究 [J]. 上海中医药大学学报, 2002, 16 (2): 10-13.

22. 郝培远, 文旺秀. 析"心开窍于舌"[J]. 河南中医, 2006, 26 (2): 8-9.

23. 李如辉. 肺气宣发肃降的发生学诠释 [J]. 上海中医药大学学报, 2000, 14 (3): 10-12.

24. 李如辉, 张珍玉. "肺主治节"理论的破译 [J]. 浙江中医学院学报, 1998, 22 (4): 48-49.

25. 孙广仁. 肺主行水理论的研究思路 [J]. 山东中医药大学学报, 1999, 23 (6): 406-407.

26. 王艳杰, 柳春, 王德山. "脏腑"功能与水通道蛋白关系的探讨 [J]. 亚太传统医药, 2008, 4 (12): 3-4.

27. 王哲, 太史春, 李淑玲, 等. 实验性肺气虚对大鼠肾组织 AQP2 的表达影响[J]. 中华中医药学刊, 2007, 25 (9): 1846-1848.

28. 李泽庚, 张杰根, 彭波, 等. 肺气虚证和肺阴虚证患者外周血 T 细胞的变化[J]. 中国中医药科技, 2006, 13 (1): 3921.

29. 杨宏新, 闫晓红, 王妍, 等. $CD4^+CD8^+$ 在肺气虚证大鼠肺和皮肤中的表达及其生物学意义 [J]. 中华中医药学刊, 2008, 26 (7): 1538-1540.

30. 侯辉, 李浩, 高雪. 慢性支气管炎肺气虚患者支气管肺泡灌洗液中白细胞计数和 IgA、IgM 含量的变化 [J]. 中国中医药科技, 2002, 9 (4): 201-202.

31. 李浩, 高雪, 侯辉, 等. 护表御邪——肺主皮毛的实质 [J]. 中国中医基础医学杂志, 1999, 5 (5): 5-6.

32. 李如辉, 张晓苹. 肺主皮毛的研究进展 [J]. 福建中医学院学报, 2005, 15 (5): 59-61.

33. 章梅, 夏天, 靳风烁, 等. 四君子汤体外对 ConA 诱导的小鼠脾细胞表达 IL-3mRNA 的影响 [J]. 浙江中医学院学报, 2000, 24 (5): 50-53, 78.

34. 张文平. 从《难经》"脾裹血"浅探脾统血之实质 [J]. 天津中医, 2002, 19 (5): 37-38.

35. 朱凌凌, 童瑶. 脾统血理论渊源及现代研究进展 [J]. 中医药信息, 2003, 20 (5): 6-8.

36. 危北海, 陈小野. 脾虚证实质的初步揭示 [J]. 中国中西医结合脾胃杂志, 1999, 7 (4): 193-195.

37. 王天芳, 杨维益. "脾主肌肉"的实验研究进展 [J]. 北京中医药大学学报, 1996, 19 (5): 23.

38. 刘友章, 刘江凯, 弓淑珍. 中医"脾主肌肉"与骨骼肌舒缩运动中能量代谢关系的探讨 [J]. 江苏中医药, 2009, 41 (4): 5-7.

39. 欧阳五庆, 颜水泉, 李育良. 试论中医"脾在志为思"[J]. 中医药学报, 1998, (4): 6.

40. 郑则宝, 郭义. "脾主思"的现代科学基础 [J]. 山东中医杂志, 2008, 27 (4): 221-223.

41. 乔明琦, 张慧云, 陈雨振, 等. 肝郁证动物模型研究的理论思考 [J]. 中国医药学报, 1997, 12 (5): 42-44.

42. 张安玲. 试析肝藏对血液循环和代谢的影响 [J]. 山东中医杂志, 1996, 15 (8): 341.

43. 陈家旭. 论肝为气血调节之枢 [J]. 中医杂志, 1998, 39 (1): 9-12.

44. 赵晖, 陈家旭. 从肝主疏泄理论探讨亚健康状态 [J]. 上海中医药杂志, 2009, 43 (2): 47-48.

45. 乔明琦, 于霞, 张惠云, 等. "多情交织共同致病首先伤肝"假说及其论证[J]. 山东中医药大学学报, 2006, 30 (1): 8-10.

46. 岳广欣, 陈家旭, 王竹风. 肝主疏泄的生理学基础探讨 [J]. 北京中医药大学学报, 2005, 28 (2): 1-4.

47. 赵益梅, 张成博, 刘志梅. 肝气虚证中医临床研究概况 [J]. 山东中医药学报, 2005, 29 (1):

73-75.

48. 郭蕾. 怒志的生理病理及实验研究 [J]. 山东中医学院学报, 1995, 19 (5): 290-294.

49. 马燕冬. 中医肝气理论研究近况 [J]. 北京中医药大学学报, 2006, 29 (4): 234-236.

50. 沈自尹, 蔡德培. 从分子水平研究补肾法对性早熟与衰老的调控规律 [J]. 中国中西医结合杂志, 2005, 25 (6): 549-551.

51. 潘文奎. 试探命门与内分泌系统 [J]. 辽宁中医杂志, 1994, (6): 244-246.

52. 陈慧娟, 李载明, 童瑶. 肾主纳气的内涵及其发生学思考 [J]. 山东中医杂志, 2006, 25 (2): 79-81.

53. 刘梅洁, 鞠大宏, 赵宏艳, 等. "肾主骨"的机理研究——左归丸含药血清对破骨细胞分化调控因子 OPG、RANKL 蛋白表达的影响 [J]. 中国中医基础医学杂志, 2009, 15 (3): 184-187, 196.

第二节　六　腑

　　六腑，即胆、胃、小肠、大肠、膀胱、三焦的总称。腑，原作府。《说文解字》曰："府，文书藏也。"《说文解字注》曰："文书所藏之处曰府。"《玉篇》也说"府"有聚、藏货之义。可知府为库府之义。六腑之"府"，是与五脏之"藏"相对而言。因"府"为"库府"，故借"府"以说明六腑的共同生理功能是受纳腐熟水谷、传化精微、排泄糟粕。《素问·五脏别论》以"府库"之意来说明其传化水谷的共同生理特点，故说："六腑者，传化物而不藏，故实而不能满也。所以然者，水谷入口，则胃实而肠虚，食下则肠实而胃虚。"这里所谓的"传化物而不藏"，"实而不能满"等，均是说明水谷在体内不能久留，即六腑是以通畅为用的。

　　由于六腑以传化饮食物为其主要生理功能，其特点是"实而不满"、"泻而不藏"，故有六腑"以通为用"、"以降为顺"之说。如《临证指南医案·脾胃》说："脏以藏，腑以通，脏腑之体用各殊也。""六腑者，传化物而不藏，以通为用。"《类证治裁·内景综要》说："六腑传化不藏，实而不能满，故以通为补焉。"六腑"通"和"降"的太过或不及，都会影响到水谷的受盛和传化，易致水谷与糟粕的停滞或积聚，所以六腑之病多实证。故《医原·阴阳治法大要论》说："腑病宜开通，不得以脏药犯之；脏病宜补益，不得以腑药犯之。"

　　另外，由于饮食物的摄入，要经过唇、齿，从口腔进入食管，经胃和肠的消化运动，吸收其精微，将糟粕从肛门排出体外。从整个消化道来说，共有七道关隘，《难经》称之为"七冲门"。如《难经·四十四难》说："七冲门何在？唇为飞门，齿为户门，会厌为吸门，胃为贲门，太仓下口为幽门，大肠小肠会为阑门，下极为魄门，故曰七冲门也。"七冲门中各"门"的名称含义，清·叶霖在《难经正义》中有较详的注释："冲者，要道之地。门者，户也。……唇为飞门者，'飞'，古与'扉'通。扉，户扇也。盖齿为户门，唇为之扇，故曰扉门。"《灵枢·忧恚无言》曰："……口唇者，音声之扇也。"此即其义。会厌为吸门者，会厌为物之所会聚，又能掩闭，勿使误入也。吸者，吸纳处也，言为五脏声音之出入，呼吸之门户也。胃为贲门者，胃能聚物如仓廪，故曰太仓。贲，犹奔也，贲门在胃上口，言物入于胃，疾奔而下太仓也。胃之下口接小肠处曰幽门，言深隐之地，与上下出入处至远也。大肠、小肠会曰阑门者，会，合也。小肠之下，大肠之上，相接处分阑精血糟粕，各有所归也。下极为魄门者，魄门即肛门也。魄，古与"粕"通。《庄子·天道》曰："古人之糟魄已夫？言食饮至此，精华已去，止存形质之糟粕，故曰魄门也。此七者，皆食饮出入，冲要之道路也。"可见，"七冲门"的命名是有一定意义的。西医学之人体解剖学上，消化道中几个交接处的名称，多沿用《难经》对"七冲门"的命名名称。"七冲门"中任何一门发生病变，都会影响到饮食物的受纳、消化、吸收和排泄，故"七冲门"在人体消化系统中有着重要的生理意义。

一、胆

胆，原作膽。《说文解字·肉部》说："膽，连肝之腑，从肉詹声。"胆在右胁之内，附于肝之短叶间，其形若悬瓠，呈囊状，现代称之为"胆囊"。胆内贮藏胆汁，是一种清净、味苦而呈黄绿色的"精汁"，亦称"清汁"，故《灵枢·本输》称胆为"中精之府"，《备急千金要方》称胆为"中清之府"，《难经·三十五难》称之为"清净之府"。《难经·四十二难》说："胆在肝之短叶间，重三两三铢，盛精汁三合。"

胆有经脉与肝的经脉相互络属，构成表里关系，故《灵枢·本输》说："肝合胆。"

胆的生理功能，一是贮藏并排泄胆汁；二是主决断。

胆贮藏、排泄胆汁，其与小肠的消化吸收功能有关，参与六腑的"传化物"，故胆为六腑之一。但胆不容纳水谷、传化浊物，与其他腑又不同；胆贮藏胆汁为精汁，故胆又属奇恒之腑。

（一）胆贮藏排泄胆汁

《灵枢·本输》说："胆者，中精之府。"《难经·四十二难》说胆内"盛精汁三合"。是言胆有贮存胆汁的功能。胆汁是由肝的精气所化生，如《东医宝鉴》说："肝之余气，溢入于胆，聚而成精。"肝生成胆汁是不间断的，而胆汁排泄到小肠是间断性的，故胆有贮存胆汁和排泄胆汁的功能。

胆的上方有管道与肝相通，肝之余气化生胆汁，然后通过此管道流到胆内；胆的下方有管道与小肠相通，随着消化的需要，胆汁经此管道排泄到小肠中，以帮助对饮食物的消化。清·吴瑭在《医医病书·小便论》中说："胆无出路，借小肠以为出路。"《医学衷中参西录·医话》说："徐灵胎注《神农本草经》则以'木能疏土'解之，是谓肝胆属木，脾胃属土。徐氏既云'木能疏土'，是明肝胆助肠胃化食，而胆汁能助小肠化食之理即在其中矣。"因此，胆排泄的胆汁，具有帮助对某些饮食物消化的作用。

胆腑气机调畅，贮存和排泄胆汁的功能才能正常进行。《四圣心源》说："土气冲和，肝随脾升，胆随胃降，木荣而不郁。土弱而不能达木，则木气郁塞，而胆病上逆，木邪横侵，土被其贼，脾不能升而胃不能降。"胆腑气机不畅，必然会导致胆汁排泄不利。胆腑气机不畅的因素，主要有湿热、瘀血、砂石、寄生虫等直接阻塞管道，或气机紊乱所致胆管痉挛，形成胆腑不通的病理变化，从而产生胁肋胀满、疼痛等症。由于胆汁对消化饮食有特殊作用，所以胆汁排泄不畅，则会影响到消化功能，产生食欲不振、厌食油腻、腹胀、大便秘结或腹泻等症。胆汁上逆，可见口苦、恶心、呕吐黄绿苦水等症。胆汁外溢肌肤，则可发生黄疸。

胆排泄胆汁还与肝有重要关系。肝通过疏泄功能以调畅气机，令胆气疏通，胆汁畅流。所以，肝的疏泄功能直接控制和调节着胆汁的分泌和排泄。肝疏泄正常，胆汁排泄畅达，消化功能就正常。若肝失疏泄，则可导致胆汁排泄不利。胆汁郁结，肝胆气机不利，导致肝胆同病，出现消化吸收方面的病变。所以有"肝胆同主疏泄"的说法。

（二）胆主决断

《素问·灵兰秘典论》说："胆者，中正之官，决断出焉。"所谓中正，即处事不偏不倚，刚正果断之意。胆主决断，是指胆有判断事物作出决定措施的功能。对胆的概念认识，如同其他脏腑一样，既有与实质器官相联系的一面，如贮存、排泄胆汁的胆囊；又有据此而取象类比归类某些功能的一面，如主决断作用的胆，属于精神活动范畴。

胆的决断功能，对于预防和消除某些精神刺激（如大惊卒恐等）的不良影响，以调节和控制气血的正常运行，维持脏腑相互之间的协调关系，有着重要的作用。不良的精神刺激会导致气血逆乱，引发脏腑功能失调，如《素问·举痛论》所说："怒则气上，喜则气缓，悲则气消，恐则气下……惊则气乱。"是故胆气弱者，不足控制血行，引起气血不循常经，逆乱而行而致病。而少阳胆气升发旺盛，胆气豪壮之人，虽受突然刺激气血运行而有所影响，但其影响程度较轻，恢复较快。故《素问·经脉别论》说："勇者气行则已，怯者则着而为病也。"唐宗海强调："胆者，木生之火，木气调畅，火气宣达，其人和平。若木郁暴发，则为震怒，凡病之易怒者，皆责于胆也。"

胆主决断与心主神志密切相关。《素问·灵兰秘典论》说："心者，君主之官也，神明出焉。……胆者，中正之官，决断出焉。"人的精神活动虽由心主管，但其他脏腑也参与，不同的脏腑所起的作用有所不同。心对精神活动起主宰作用，而胆起决断作用。胆气通于心，不仅是心与胆均"盛精汁三合"（《难经·四十二难》），胆的经脉"上肝，贯心"（《灵枢·经别》），而主要是在神志上的主辅配合关系。心藏神，神之主在心；胆主决断，某些神志活动又决于胆。在神志方面，二者相辅相成，相互为用。临床上，如果胆病，胆气就会上扰心神而出现心悸不宁，惊恐畏惧，嗜睡或不眠等症。如《灵枢·邪气脏腑病形》说："胆病者，善太息，口苦，呕宿汁，心下淡淡，恐人将捕之。"因此，临证时，心病怔忡，可从胆治；胆病战栗、癫狂，尤当治心。

胆主决断功能，实际上是与肝主谋虑相关联的。《素问·灵兰秘典论》说："肝者，将军之官，谋虑出焉。胆者，中正之官，决断出焉。"王冰注曰："勇而能断，故曰将军；潜发未萌，故谋虑出焉。""刚正果决，故官为中正；直而不疑，故决断出焉。"谋虑，即思维筹划、比较鉴别、分析推理等的思维过程，但潜发未萌，不能付诸实施，只有通过决断，才能对上述思维过程作出行为的决定。这种决定，需要阳刚之气。肝胆之气皆属于木，而肝为体、属阴，胆为用、属阳。谋虑为阴，决断属阳。谋虑出于肝，决断出于胆。故胆决才能肝谋，正如《类经·藏象类》所说："胆附于肝，相为表里，肝气虽强，非胆不断，肝胆相济，勇敢乃成。"因此，胆气壮实，决断无差，使人行为果敢而正确。胆气虚馁，则虽善谋虑，而不能决断，事终难成。故《素问·奇病论》又说："肝者，中之将也，取决于胆，咽为之使。此人者，数谋虑不决，故胆虚气上溢而口为之苦。"王冰注曰："肝与胆合，气性相通，故谋虑取决于胆。咽胆相应，故咽为使焉。"临证时，对谋虑不决者，常见肝胆同病之证，故施以肝胆同治之法。

胆的决断，还反映了人体正气的盛衰。只有正气强盛，内气充实的人，才能"胆气壮"，才能主决断而有果敢行为。由于正气对外邪具有抵抗作用，所以胆气的壮与弱，标志着人体正气的盛与衰，也标志着人体抗邪能力的强与弱。人有决断和果敢，其生理功能就处于旺盛状态；如果决断不出，其生理功能就处于平静或低下状态。这种不同的生理反应在防病治病方面是有重要影响的。

（三）十一脏取决于胆

十一脏取决于胆，语出《素问·六节藏象论》："藏象何如？……凡十一藏，取决于胆也。"此言与"心为君主之官"，"心为五脏六腑之大主"之义并不矛盾。从历代医家对

"凡十一脏取决于胆"的不同注释中，看胆的重要作用。

1. 胆主决断，中正无偏　此种解释以王冰、马莳为代表。虽然主宰人体思维、谋虑的是心、肝两脏，但是胆也参与了重要的情志活动。肝主谋虑，胆主决断，从精神意识、情志情绪等过程来看，谋虑后的决断更重要，故"凡十一脏取决于胆"。如王冰注《素问·六节藏象论》说："上从心脏，下至于胆，为十一也。然胆者，中正刚断无私偏，故十一脏取决于胆也。"马莳在《黄帝内经素问注证发微》中说："胆者中正之官，决断出焉，故凡十一脏皆取决于胆耳。盖肝之志为怒，心之志为喜，脾之志为思，肺之志为忧，肾之志为恐。其余六脏，孰非由胆以决断者乎？"吴昆在《素问吴注》中说："五脏六腑共为十一脏，脏气所发不能自决，而皆取决于胆。由其中正刚断故果敢而直行也。"

2. 胆气春升，余脏从之　此种解释以李杲、张志聪为代表。从天人相应理论出发，以脏腑应四时立说，认为胆主少阳春升之气，为五运六气之首，说明胆所通应的季节运气对五脏六腑气机的运行起决定作用。如李杲在《脾胃论·脾胃虚实传变论》中说："胆者，少阳春生之气，春气升则万化安，故胆气春升，则余脏从之，所以十一脏取决于胆也。"就是强调了胆的升清宣发作用。张志聪在《黄帝内经素问集注》中说："胆主甲子，为五运六气之首，胆气升则十一脏腑之气皆升，故取决于胆也。"

3. 半表半里，通达阴阳　此种解释以张介宾、李中梓为代表。胆少阳枢机为半表半里，通达全身阴阳，是阴阳通行的门户，在六经中具有重要作用。张介宾在《类经·藏象类》中云："足少阳为半表半里之经，亦曰中正之官，又曰奇恒之府，所以能通达阴阳，而十一脏皆取决乎此也。"李中梓在《内经知要》中云："胆为奇恒之府，通全体之阴阳，况胆为春升之令，万物之生长化收藏，皆于此托初禀命也。"

4. 胆勇气行，助正抗邪　此种解释以程文囿为代表。胆气助正抗邪。程文囿在其著作《医述》中引《医参》语曰："勇者气行则止，怯者着留为疾。经言最宜旁通。凡人之所畏者皆是也，遇大风不畏，则不为风伤；遇大寒大热不畏，则不为寒热中；饱餐非出于勉强，则必无留滞之患。气以胆壮，邪不可干，故曰十一脏取决于胆也。"

5. 少阳相火，发生万物　此种解释以万全、滑寿为代表。少阳相火，发生万物。万全认为："相火者，行君火之气者也。所以流行变化，生长万物者，皆相火主之也。在人之身，心为君火，胆与三焦为相火，故经云十一脏皆取决于胆。"滑寿在《读素问钞》中注："胆为中正之官，而其经为少阳，少阳相火也，风寒在下，燥热在上，湿气居中，火独游于其间也，故曰取决于胆也。"因为相火根于肾，藏于肝胆，游于三焦。上焦心肺得少阳相火，则能行气血，调神志；中焦脾胃得此火才能运化水谷精微；肝胆得此火才能疏泄诸脏，少阳之气得升；下焦肾、膀胱得此火才能藏精、调水液；大小肠得此火才能传导、分泌清浊。正如《素问·阴阳应象大论》云："少火生气"，少阳相火旺盛，则元气充足，精气持满。《素问·五常政大论》云："阴精所奉其人寿。"李时珍亦指出："胆，属木，为少阳相火，发生万物，为决断之官，十一脏之主。"

6. 胆为阳木，疏通气血　方药中教授认为：肝与胆的疏泄功能，使全身气机通畅，气血和调，才能保证五脏六腑功能的正常进行。而肝为阴木，胆为阳木，阴为阳基，阳为阴统，阴阳之中，阳起到主导作用。即胆配合肝来完成疏泄功能。

近年来，对"十一脏取决于胆"有人提出不同看法。有人认为："十一脏取决于胆"，即是十一脏取决断于胆，与《素问·灵兰秘典论》所说"胆者，中正之官，决断出焉"义同；胆对脏腑的决断作用主要是针对神志活动而言；胆通过影响心神而决断十一脏。

还有人对《黄帝内经》"十一脏取决于胆"的论点及后世的解释提出质疑。认为如果认定"十一脏取决于胆"，就不得不随意扩大胆的功能，拔高胆的地位，此与《黄帝内经》原意相悖。因而提出质疑，认为其是衍文或误字，并提出勘误：①有人认为《黄帝内经》原文中没有"凡十一脏取决于胆"；②有人认为"十一"乃"土"字之误。但缺乏足够的校勘资料认定。

以上医家各持己见，尚难统一，有待进一步探讨。

（四）胆为奇恒之腑

《素问·金匮真言论》说："胆、胃、大肠、小肠、膀胱、三焦六腑皆为阳。"《素问·五脏别论》说："脑、髓、骨、脉、胆、女子胞，此六者，地气之所生也，皆藏于阴而象于地，故藏而不泻，名曰奇恒之腑。"《黄帝内经》论述胆既是六腑之一，又属奇恒之腑。六腑总的功能特点是"传化物而不藏"（《素问·五脏别论》）。胆贮存并排泄胆汁，"以融化食物，而利传渣滓"（《难经正义·四十二难》），因胆有参与"传化物"的功能特点，故胆属于六腑之一。但胆并不直接接受水谷，也不直接传化糟粕，《素问·五脏别论》称："胃、大肠、小肠、三焦、膀胱，此五者，天气之所生也，其气象天，故泻而不藏，此受五脏浊气，名曰传化之腑，此不能久留，输泻者也。"指出胆与其他五腑（即传化之腑）的不同。而胆中所藏的胆汁被称为"精汁"，胆有"藏精气"的作用，如《类经·藏象类》说："然胆居六腑之一，独其藏而不泻，与他腑之传化者为异。"故又属于奇恒之腑。

近年来，有些学者对"胆既是六腑之一，又属奇恒之腑"提出质疑。有人认为，六腑的特性是"传化物而不藏"，奇恒之腑的特性是"藏而不泻"，胆为"两栖之府"，即既属六腑，又属奇恒之腑，这两种完全相反的特性不应出现于同一个器官。在《黄帝内经》原文又出于同一篇，即《素问·五脏别论》，这种自相矛盾现象只能说明，其中必有文字之误。认为《素问·五脏别论》关于奇恒之腑的原文中的"胆"，当为"卵"字之抄误。其理由之一是：奇恒之腑的"奇"，是无相合配偶的意思，观奇恒之腑中其他的器官都符合这一定义，而胆则与肝脏相合，构成一对阴阳表里关系，和其他的脏腑相合表里关系一致。之二是：胆虽藏"精汁"，却不是久藏而不泄，在肝气的疏泄作用下，必须排泄出去，这一点与膀胱对小便的贮存和排泄相似。膀胱"津液藏焉"，在肾气的作用下，"气化则能出矣"。故胆应与膀胱归属相同。之三是：验之临床，胆汁不应"藏而不泻"，若真的是"藏而不泻"，反而要郁滞为病，诸胁痛、黄疸即因此而成。之四是：奇恒之腑中有女子胞，却没有提到男子相应的器官。如果将胆改正为"卵"，指男子外生殖器（睾丸），则一方面解决了胆的归属的疑难问题，同时又补充了男子的奇恒之腑比女子少一个的缺憾，使《黄帝内经》在对男女脏腑器官的叙述上达到完善。之五是：奇恒之腑所藏之精，其实皆是肾精所化。女子胞，男子"卵"，都是人体的生殖器官，其所藏之精，皆来自于肾。肾精充足，产生天癸，再促使女子发生月经，男子产生精液，男女和合，便能生育后代。

另有人也认为胆不应属于奇恒之腑，《素问·五脏别论》所论述奇恒之腑中的"胆"，应是"膻中"之误。其根据之一是：胆、膻二字的字形易误。"胆"是"膽"的简体字，这个简体字至少在唐代已经有人使用。而"膻"字，也在很早以前就有人把它简化成"胆"。经文在古代传抄中，把"膻中"写成"胆中"，去掉了"中"，就成了"胆"。之二是：膻中亦为"府"。如王冰注释《素问·经脉别论》"毛脉合精，行气于府"时说："府谓气所聚之处也，是为气海，在两乳间，名曰膻中也。"之三是：奇恒之腑，《素问·五脏别论》称为"地气之所生"，《素问·阴阳应象大论》说："地气通于嗌。"膻中又名叫

"嗌"。之四是：膻中形态中空，为心之所居，在功能上代心行令，为心之屏藩，膻中当为奇恒之腑之一，而胆腑只应为六腑之一，不属奇恒之腑之列。奇恒之腑包括脑（髓）、骨、脉、膻中、女子胞（男子精室）。

以上介绍了对奇恒之腑中"胆"的不同见解，仅供参考。

二、胃

胃位于膈下，上接食道，下通小肠。胃的上口为贲门，下口为幽门。胃又称胃脘（guǎn，又读 wǎn 碗），"脘"的古音同"管"，义亦相通。故胃之上为食管，胃之下为肠管，胃居二者之间名为胃管（脘）。其分上、中、下三部。胃的上部称上脘，包括贲门；胃的中部称中脘，即胃体部分；胃的下部称下脘，包括幽门。《中国医学大辞典·胃》按："胃，汇也，水谷汇聚之所也，为人体内消化器，形如囊，左大右小，横卧于膈膜下，上端为贲门，接于食道，下端为幽门，连于小肠。"胃内腔宽阔，受纳饮食，《灵枢·海论》称："胃者，水谷之海。"又因饮食是人体气血生化之源，《灵枢·玉版》称："胃者，水谷气血之海也。"

胃的外形为曲屈状，有大弯小弯。古代医籍中对胃的大小、形态、位置和重量等已有了记载。如《灵枢·肠胃》说："胃纡曲屈，伸之长二尺六寸，大一尺五寸，径五寸，大容三斗五升。"《难经·四十二经》说："胃重二斤二两，纡曲屈伸，长二尺六寸，大一尺五寸，径五寸，盛谷二斗，水一斗五升。"近代测知胃大弯的长度，约为四十公分。周代的二尺六寸，约合五十二公分，似比今之数为大，但相差无几，证明古人是经过实际观察和测量的。明·李梴《医学入门·脏腑条分》中说："胃号太仓，俗呼为肚，上透咽门，而受其所吞，曲接小肠，而传其所腐，容三斗五升，而留亦如之。"

《黄帝内经》将小肠、大肠的功能有时也统括于胃，如《灵枢·本输》说："大肠小肠皆属于胃。"《伤寒论》有时亦将大肠、小肠统称胃，如"胃中有燥屎"，此"胃"即是指肠而言。

胃有经脉（足阳明经）与脾的经脉相互络属，构成表里关系。故《灵枢·本输》说："脾合胃。"

胃的主要生理功能是受纳和腐熟水谷，胃的运动特点是主通降，胃的特性是喜润恶燥。

（一）胃主受纳腐熟水谷

《灵枢·平人绝谷》说胃"受水谷"。《难经·三十一难》说："中焦者，在胃中脘，不上不下，主腐熟水谷。"

受纳，即接受和容纳。水谷，即饮食物。胃主受纳，是指胃具有接受和容纳饮食物的作用。饮食物的摄入，先经口腔，由牙齿的咀嚼和舌的搅拌，会厌的吞咽，从食管进入胃中。胃的纳，不仅是容纳，它还有主动摄入的意思，亦称为"摄纳"。胃之所以能主动摄纳，是依赖于胃气的作用，胃气主通降，使饮食下行，食下则胃空，胃空则能受饮食，故使人产生食欲。饮食入口，经过食管，容纳于胃，故称胃为"水谷之海"、"太仓"、"仓廪之官"。胃容纳水谷的量，在《灵枢·平人绝谷》中有胃"受水谷三斗五升，其中之谷常留二斗，水一斗五升而满"的记载。

腐熟，是指胃对饮食物进行初步消化，形成"食糜"的作用。《灵枢·营卫生会》说的"中焦如沤"，更形象地描绘了胃中腐熟水谷，犹如浸泡沤肥之状。胃接受水谷后，依靠胃的腐熟作用，进行初步消化，将水谷变成食糜，成为更易于转运吸收的状态。食糜传入小肠后，在脾的运化作用下，精微物质被吸收，化生气血，营养全身。故称胃为"水谷气血之海"。

胃的受纳、腐熟功能失常，一是受纳腐熟不及，如胃气虚弱，或胃气不降，即使胃中空虚，也无食欲，或食后胃脘疼痛、嗳腐食臭，或食后呕吐；二是摄纳腐熟太过，如胃中火旺，消谷下行过快，食后不久即饥饿欲食。

胃的受纳腐熟功能，虽然是消化过程的开始，但它是非常重要的，因为胃的受纳腐熟，是小肠的受盛化物和脾主运化的前提条件。人体精气血津液的产生，直接源于饮食物，而作为水谷之海的胃，也就成了气血生化之源。故《灵枢·玉版》说："人之所受气者，谷也。谷之所注者，胃也。胃者，水谷气血之海也。"《素问·五脏别论》说："胃者，水谷之海，六腑之大源也。五味入口，藏于胃，以养五脏气……是以五脏六腑之气味，皆出于胃。"说明胃的受纳腐熟水谷，是机体营养之源。因此，胃的受纳腐熟功能强健，则机体气血的化源充足；反之，则化源匮乏。所以，《灵枢·五味》说："谷不入，半日则气衰，一日则气少矣。"

胃主受纳腐熟水谷的功能，必须和脾的运化功能相配合，才能使水谷化为精微，以化生气血津液，供养全身，维持机体的生命活动。如《景岳全书·饮食门》说："胃司受纳，脾司运化，一纳一运，化生精气。"故脾胃合称为"后天之本"、"气血生化之源"。

（二）胃主通降

通，就是通畅。降，就是下降。饮食物经食管进入胃中，经胃受纳腐熟后再下传小肠，在这一过程中，胃必须保持畅通状态，才能使饮食物的运行畅通无阻。保持"通"的状态，有赖于胃气的推动作用。胃气的运动特点是"降"，才能使饮食物经腐熟后，向下传送到小肠。"通"与"降"的含义虽然不同，但二者关系非常密切。通，才能降；降，才能保持通。若不通，就不可能降；反之，如果不降，也就不会通。也就是说，通与降是互为条件、互为因果的。所以，胃的功能正常，常用"以降为顺"、"以通为和"来说明，简称为"胃主通降"。

胃主通降，相对于脾的升清而言，则是降浊。浊，此指饮食水谷，如《灵枢·阴阳清浊》说"受谷者浊"，"浊者下走于胃"。胃主降浊，主要是指胃中初步消化的食糜，在胃气的推动下而下降肠道。

胃失通降，即为病理状态。若胃气虚弱，传送无力，致饮食停滞胃中，产生胃脘胀满疼痛、食少等症；若胃气不降，甚则上逆，产生胃脘胀满、嗳气、呃逆、呕吐等症。

在藏象学说中，常以脾升胃降来概括整个消化系统的功能活动。胃气的通降作用，不仅作用于胃本身，而且对整个六腑系统的消化功能状态都有重要影响，从而使六腑都表现为通降的特性。胃与其他的腑，一通则皆通，一降则皆降。在中医学中，对小肠将食物残渣下传于大肠，以及大肠传化糟粕的功能活动，也用胃的通降来概括，将大便秘结也列入胃失通降之内。因此，胃之通降，概括了胃气使食糜及残渣向下输送至小肠、大肠和促使粪便排泄等的生理过程。

（三）胃喜润恶燥

《临证指南医案·脾胃》说："太阴湿土，得阳始运；阳明阳（燥）土，得阴自安。以脾喜刚燥，胃喜柔润也。"指出"胃喜润恶燥"的特性。

胃主受纳腐熟水谷的生理功能，除胃气的推动、温煦作用外，还需要胃液（阴）的濡润滋养，其功能才能正常。《灵枢·营卫生会》说："中焦如沤。"沤者，久渍也，长时间浸泡之义。饮食入胃，必赖胃液浸渍和腐熟；若胃液不足，沤腐难成，而致消化不良诸症。

从胃受纳腐熟功能失常的临床表现来看，因胃阴虚而致者，亦每每易见，特别是慢性萎缩性胃炎更为突出。因胃属燥土，无水不沤。导致胃阴虚的原因很多，总括起来不外乎外感、内伤两个方面。外感方面，以暑、热、燥邪为主要。暑热伤人，汗出过多，可劫夺胃阴；温热病邪侵袭，可直接熏灼胃阴；燥热耗灼，则胃津枯涸。在内伤方面，或因素体阴虚，津液不足；或因阳明热盛，灼伤胃津；或因肝郁化火，犯胃伤阴；或因久病、产后、高年之人，阴气大亏；以及误施汗、吐、下法，损伤胃阴。上述种种原因，劫阴伤液，致令胃阴不复。

胃阴虚的临床表现：咽干舌燥，口干口渴，纳食减少，或虚痞不食，或全无食欲，口淡乏味，咽食不利，呕吐，或干呕呃逆，胃脘隐痛，嘈杂不舒，大便干结，形体消瘦，神疲乏力，舌质光红，或干红少津有裂纹，脉弦细而数，或细数无力等症。《临证指南医案》说："知饥少纳，胃阴伤也。""胃阴虚，不饥不纳。"概括了胃阴不足所致胃不受纳的病变特点。

根据胃喜柔润特点，对胃病的治疗，《临证指南医案·脾胃》指出："所谓胃宜降则和者，非用辛开苦降，亦非苦寒下夺，以损胃气，不过甘平或甘凉濡润以养阴，则津液来复，使之通降而已矣。"以甘凉柔润或甘寒生津的药物作为生津养胃的基本方法。此外，如肝气郁结，横逆犯胃，宜疏肝养胃，方选逍遥散，重用白芍，疏中有柔，酸甘化阴；肝郁化火，伤胃劫阴，辛开苦降不宜太甚，用沙参、麦冬有泻火柔肝养胃之功。以及张仲景《伤寒论》中的酸甘化阴以建中之大法，叶桂《临证指南医案·脾胃》中的"阳明阳土，得阴自安"之论述，无不体现胃"喜润恶燥"之特性。

（四）人以胃气为本

"胃气"一词，始见于《黄帝内经》。《素问·平人气象论》云："平人之常气禀于胃。胃者，平人之常气也。人无胃气曰逆，逆者死。"又云："人以水谷为本，故人绝水谷则死，脉无胃气亦死。"历代医家都非常重视胃气，李杲在《脾胃论·饮食劳倦所伤始为热中论》中提出"人以胃气为本"，强调胃气在人体生命活动中的重要作用。

1. 胃气的基本概念　关于胃气的内涵，众说纷纭，概括为五种含义：

（1）指脾胃的生理功能和生理特性：胃有受纳腐熟水谷的功能，又有以降为顺、以通为用的特性。这些功能和特性统称为胃气。《景岳全书·论脾胃》云："人之胃气，即土气也。"因脾与胃同居中焦属土，一纳一运，一升一降，两者配合共同完成饮食物的消化吸收和水谷精微的输布，可以认为，"胃气"是脾胃共同生理功能和生理特性的概括。

（2）指胃生理活动的物质基础："胃气"属脏腑之气的范畴，是元气分布于胃的部分，是胃功能活动的基本物质，具有维持胃生理功能正常进行的重要作用。生理情况下，胃气充足，则胃"消磨、腐熟水谷"的功能活动健旺；反之，胃气耗损而不足，其功能活动就会减退。临床治疗胃气虚证所采用的补益胃气之法，实际就是将耗损的"胃气"通过治疗使其得到补充，以保证胃的功能活动恢复正常。

（3）泛指人体的精气：《脾胃论》云："胃气者，谷气也，荣气也，运气也，生气也，清气也，卫气也，阳气也。"人以胃气为本，意即消化吸收功能在一定程度上代表了人体的一般抗病能力。故《脾胃论·脾胃虚实传变论》云："元气之充足，皆由脾胃之气无所伤，而后能滋养元气。若胃气本弱，饮食自倍，则脾胃之气既伤，而元气亦不能充，而诸病之所由也。"

（4）指脾胃功能在脉象上的反映：脉以胃气为本，即脉有从容和缓之象。《素问·玉机真脏论》云："脉弱以滑，是有胃气。"《素问·平人气象论》亦云："所谓无胃气者，但得真藏脉，不得胃气也。"

（5）专指胃中阳气：程文囿《医述·卷一·医学溯源·脏腑》说："胃之有阳气，又何气也？曰：阳气之与胃气，一而二，二而一者也……阳气即胃中所禀之性，犹夫火之云热也。"

2. **胃气的生理意义**　人以水谷为本，胃为五脏之本。《灵枢·营卫生会》说："人受气于谷，谷入于胃，以传与肺，五脏六腑，皆以受气。"《素问·痿论》说："阳明者，五脏六腑之海。"《素问·玉机真脏论》又说："五脏者，皆禀气于胃。胃者，五脏之本也。"明确指出了胃在五脏六腑中居重要地位。《素问·五脏别论》强调："胃者，水谷之海，六腑之大源也。五味入口藏于胃，以养五脏气……是以五脏六腑之气味皆出于胃。"五脏主藏精气，其功能活动的物质基础也是其所藏的精气，而精气化生于脾胃，靠脾胃的纳运功能，化生水谷精微和气血，故《素问·平人气象论》说："人以水谷为本。"胃气为奉养生身之大源。《中藏经·论胃虚实寒热生死逆顺脉证之法》亦说："胃者，人之根本也，胃气壮，则五脏六腑皆壮。"脾胃的消化功能和饮食的营养，对人体生命和健康至关重要，故言"人以胃气为本"。

脾胃为脏腑之本，还表现在脾胃转枢气机，为全身气机升降的枢纽。脾与胃同居中焦，脾主升清，胃主降浊，通连上下。脾胃枢机畅达，人体的气机才能正常的升降运动，以维持"清阳出上窍，浊阴出下窍，清阳发腠理，浊阴走五脏，清阳实四肢，浊阴归六腑"的生理状态，因此，脾胃乃脏腑气机之本。

3. **胃气失常的病理意义**　胃气属于正气范畴，胃气不足，则易生百病，并影响疾病的预后转归。正如《医门法律》概括说："胃气强，则五脏俱盛；胃气弱，则五脏俱衰。"张介宾也说："胃气者，正气也。"正气产生的重要来源是水谷之气，故胃气充盛则气的化生充足，一身之气充盈即可发挥正气的御邪作用。故《灵枢·五味》说："水谷皆入于胃，五脏六腑皆禀气于胃。……故谷不入，半日则气衰，一日则气少矣。"李中梓在《医宗必读·肾为先天之本脾为后天之本论》中作了一个比喻，说水谷、胃气"犹兵家之饷道也，饷道一绝，万众立散"。李杲提出了"内伤脾胃，百病由生"的内伤学说。因此，胃气的盛衰是疾病发生与否的重要因素之一。胃气不足，则胃不能纳，脾不能运，消化吸收功能障碍，继则气血化生无源，形体消瘦，脏腑皆衰，正气不足，易感邪而生病。正如《王旭高医案》说："胃气一虚，则百病丛生。"《景岳全书·论脾胃》说："胃气之关于人者，无所不至，即脏腑、声色、脉候、形体，无不皆有胃气。胃气若失，便是凶候。"《吴医汇讲》说："脾胃伤则出纳之机失其常度，而后天之生气已息，鲜不夭札生民者已。"以上各家论说，说明胃气盛衰对疾病的发生及发展变化有着密切关系。

4. **胃气在疾病诊断中的意义**　《黄帝内经》在诊察疾病，推测预后时，常以胃气的盛衰存亡作为判断善逆的重要依据。如《素问·平人气象论》说："平人之常气禀于胃，胃者平人之常气也，人无胃气曰逆，逆者死。"又曰："人以水谷为本，故人绝水谷则死，脉无胃气亦死。"

谨察胃气的盛衰，在脉诊中尤为重要，如《素问·平人气象论》曰："春胃微弦曰平，弦多胃少曰肝病，但弦无胃曰死；……夏胃微钩曰平，钩多胃少曰心病，但钩无胃曰死；……长夏胃微弱曰平，弱多胃少曰脾病，但代无胃曰死；……秋胃微毛曰平，毛多胃少曰肺病，但毛无胃曰死；……冬胃微石曰平，石多胃少曰肾病，但石无胃曰死。"可见，四时五脏平脉为应时之脉中兼见胃气充足之象，四时五脏病脉为应时之脉多而胃气少，死脉为只有应时脏脉而无胃气。临证时，无论脉象如何变化，只要脉中有和缓之象，便是脉有胃气，虽病无害。

在望诊中，望神色察胃气，《素问·六节藏象论》说："五味入口，藏于肠胃，味有所藏，以养五气。气和而生，津液相成，神乃自生。"通过观察面色光泽和两目的神气，可以测知胃气的盛衰。故《灵枢·平人绝谷》说："神者，水谷之精气也。"《素问·五脏生成》又说："凡相五色之奇脉，面黄目青，面黄目赤，面黄目白，面黄目黑者，皆不死也。面青目赤，面赤目白，面青目黑，面黑目白，面赤目青，皆死也。"王冰注："凡色是黄，皆为有胃气，皆不死也……无黄色而皆死者，以无胃气也，五脏以胃气为本，故无黄色，皆由死焉。"胃气强则精气充，形神俱旺，目光精采，虽有病多为轻浅，预后亦佳；反之，胃气衰则精气虚，体弱神疲，目无神采，有病多重。望舌苔亦察胃气，舌苔乃胃气所熏蒸，舌苔的有无，可反映胃气的存亡。舌苔薄白而润泽，是胃气旺盛的表现；舌光无苔，为胃气虚，或胃阴损伤的表现。

问饮食察胃气，在疾病过程中，患者饮食量的变化是胃气盛衰的直接反映。若食量不减，则气血生化有源，提示病轻，尚未损及胃气；食量由少渐增，则表明胃气渐复，疾病趋向好转，预后较好；若食欲减退，食量渐减，表示胃气衰退，病情日趋严重，预后多差；若患者水浆不入，表示胃气衰败，预后多较凶险。故《素问·热论》指出，伤寒热病，"水浆不入，不知人，六日死"，水浆不入，即胃气匮乏，化源竭绝，故病危。张锡纯在《医学衷中参西录》中说："无论何病，凡服药后饮食渐增者易治，饮食渐减者难治。"并提出"后天资生，纳谷为宝"。叶桂在《临证指南医案·不食》中说："有胃气则生，无胃气则死，此百病之大纲也。故诸病若能食者，势虽重而尚可挽救；不能食者，势虽轻而必致延剧。此理亦人所易晓也。"能食与不能食，反映了胃气的存亡，以此可以推断疾病的预后。张介宾《景岳全书·脉神章·胃气解》指出："胃气之关于人者，无所不至，即脏腑、声色、脉候、形体，无不皆有胃气。"明确提出"欲察病之进退吉凶者，但当以胃气为主"。

5. 胃气在疾病治疗中的意义 顾护胃气的原则应贯穿于治疗疾病的始终。胃气强弱影响疾病的治疗，如《慎斋遗书·卷二·辨证施治》说："诸病不愈，必寻到脾胃之中，方无一失。何以言之？脾胃一伤，四脏皆无生气，故疾病日多矣。万物从土而生，亦从土而归，补肾不若补脾，此之谓也。治病不愈，寻到脾胃而愈者甚多。"《医宗必读·肾为先天之本脾为后天之本论》说："胃气一败，百药难施。"《景岳全书·十七卷·脾胃》说："凡欲察病者，必须先察胃气；凡欲治病者，必须常顾胃气。胃气无损，诸可无恙。"因此，用药治疗疾病，还必须注意保护胃气。

在标本缓急的治则中，《素问·标本病传论》提出了诸病皆先治本，而惟中满者先治其标的观点。因胃满则药食之气不能行，而脏腑皆失其所禀，故宜先调理胃气。此后，历代医家重视脾胃，保护胃气。张仲景在治疗疾病时，无论外感、内伤，均时刻顾护胃气，主张扶正祛邪当健脾胃，峻攻之时忌伤脾胃，病后调理宜养脾胃。在《伤寒论》的许多方药中都用姜、枣、粳米等，并嘱啜热粥助药，即取意于此。"补土派"的代表医家李杲，系统地提出了脾胃学说，并创造性地提出"升发脾阳"、"甘温除热"的治疗大法。《中国医学大辞典·胃》说：胃气，"无论治何疾病，皆宜首先保护，而虚证尤甚，故益阴宜远苦寒，益阳宜防泄气，驱风勿过燥散，消暑勿轻通下，泻利勿加消导，其他内外诸病应投药物之中，凡与胃气相违者，概宜慎用"。保护胃气已成为中医治疗学中的重要特色之一。

6.胃气在养生中的意义 《黄帝内经》十分重视保护胃气在养生方面的作用，强调使用药物，易损正气，而养生保健，应以调补胃气为上。如《素问·五常政大论》说："大毒治病，十去其六；常毒治病，十去其七；小毒治病，十去其八；无毒治病，十去其九。谷肉果菜，食养尽之，无使过之，伤其正也。"关于具体的养生方法，《素问·上古天真论》提出了"食饮有节"的养生长寿之法，《素问·生气通天论》又曰："谨和五味，骨正筋柔，气血以流，凑理以密，如是则骨气以精。谨道如法，长有天命。"以"谨和五味"为前提，才能达到"长有天命"的目的，进一步阐明了"食饮有节"调脾胃对于养生长寿的重要性。孙思邈继承了《黄帝内经》的养生思想，在《备急千金要方》中详细介绍调理脾胃以养生的措施，还提出"若要身体安，三里常不干"的自我保健方法。李杲在《脾胃论》中亦提倡养生保健以调养脾胃为主。

肾藏精，为先天之本，主人体的生、长、壮、老、已，因此，补肾填精是中医养生的基本方法。按照先后天相互资生理论，肾精之充足，有赖于后天脾胃化生水谷精微的不断充养，才能使其充分发挥生理效应。故脾胃强健，化源充足，肾精盈满，先后天之本稳固，则生命力旺盛，才能长寿延年。因此，扶持胃气以维护元气，是中医养生防病的精髓。故《景岳全书·十七卷·脾胃》在论先后天之气关系时说："脾胃为水谷之海，得后天之气也。何也？盖人之生，本乎精血之源；人之既生，由乎水谷之养。非精血，无以立形体之基；非水谷，无以成形体之壮。……是以水谷之海本赖先天为之主，而精血之海又必赖后天为之资。故人之自生至老，凡先天之有不足者，但得后天培养之力，则补天之功，亦可居其强半。此脾胃之气所关于人体者不小。"

三、小肠

小肠居于腹中，上接胃，下接大肠。小肠与胃相连接处称为幽门，与大肠相连接处称为阑门。我国古代医书中对小肠的大小、形态、位置、重量等已有了较详细的记载。如《灵枢·肠胃》说："小肠后附脊，左环回周迭积，其注于回肠者，外附于脐上。回运环十六曲，大二寸半，径八分分之少半，长三丈二尺。"《灵枢·平人绝谷》说："小肠大二寸半，径八分分之少半，长三丈二尺，受谷二斗四升，水六升三合合之大半。"《难经·四十二难》对小肠的大小、重量及其受盛水谷的数量亦有相近的描述，它说："小肠重二斤十四两，长三丈二尺，广二寸半，径八分分之少半，左回迭积十六曲，盛谷二斗四升，水六升三合合之大半。"

小肠与心通过经脉互相络属，构成表里关系。《灵枢·本输》说："心合小肠。"

小肠的主要生理功能是受盛化物和泌别清浊。

（一）小肠主受盛化物

《素问·灵兰秘典论》说："小肠者，受盛之官，化物出焉。"受盛，即接受、贮盛。凡胃所受纳之饮食物，皆受盛于小肠。化物，即消化饮食物。由于小肠比较长，所以饮食物在小肠中停留较长一段时间，进行充分的消化，这就是小肠的"化物"。小肠接受胃所传递的经胃初步消化的饮食物，并作进一步消化，故称小肠为"受盛之官，化物出焉"。

小肠受盛化物的功能与脾、胃、肝、胆有着密切关系。胃受纳腐熟后，初步消化过的食物在胃气下降的前提下，才会有小肠的受盛；小肠内进行的化物，又是脾主运化功能的一个方面的体现；在肝胆的疏泄作用下，将胆汁排入小肠，参与小肠的化物过程。经过这样的进一步消化过程，由胃通降下来的食糜就变化为可以被人体吸收的营养物质和食物残渣的混合物。

（二）小肠主泌别清浊

泌，即分泌，使包含的液体流出。别，即分别，使不同的物质分出。清，指水谷之精微。浊，指食物之糟粕。所谓泌别清浊，是指经过小肠化物之后的饮食物中，包含着精微物质、水液和食物残渣，小肠的泌别功能就是使它们区分出来，精微部分（包括水液）被吸收，残渣部分下传大肠。所以，小肠的泌别清浊，主要是指小肠的吸收功能。

小肠的生理功能，在饮食物的消化、吸收过程中，起着十分重要的作用。化物和泌别清浊的过程，是脾主运化及胃主通降的功能在小肠中的体现。离开了脾的运化功能，饮食物的消化、营养物质和水液的吸收就不能进行，"化物"和"泌清"就不能实现；没有胃的通降作用，食物残渣就不能下传大肠，"泌浊"也就不能实现。而在藏象学说中，往往将小肠的消化吸收功能归属于脾主运化的范围之内；小肠消化、吸收不良的病证，如腹胀、肠鸣、便溏等，称之为"脾失健运"，并用健脾法进行治疗。

小肠"泌别清浊"出自何处有待于考证。《类经·藏象类》注说："小肠居胃之下，受盛胃中水谷而分清浊，水液由此而渗入前，糟粕由此而归于后，脾气化而上升，小肠化而下降，故曰化物出焉。"小肠将饮食物充分消化后，吸收其精微物质由脾转输至全身，食物残渣通过阑门下注于大肠，代谢后之水液渗入膀胱而为尿。可知，小肠泌别清浊之功能，除吸收营养物质外，还与水液代谢有密切关系。《诸病源候论·诸淋候》论小便之由来时说："膀胱与肾为表里，俱主水。水入小肠，下于胞，行于阴，为溲便。"《中国医学大辞典·小肠》按："小肠较大肠细而长，上接于胃，下连大肠，居腹之中部。凡胃中所纳食物，皆输于小肠，由小肠下口分别滓秽入大肠，水液入膀胱，故曰受盛之腑。"皆指出水液代谢及小便的生成来源均与小肠有关。由于小肠在泌别清浊过程中吸收了大量水液，人体所需的水液绝大部分是在小肠中吸收的，所以有"小肠主液"的说法。小肠主液，对人体小便的形成产生重要的影响，即形成小便的水液来源是在小肠，吸收后的水液被人体利用，经代谢后到达肾，在肾形成小便后经膀胱排出。因此，小肠的泌别清浊功能还与尿量有关。小肠泌别清浊功能正常，则大便成形，小便量正常；若小肠吸收水液过度，则小便量多，大便干燥或秘结；若小肠吸收水液不足，则小便量短少，大便不实而稀薄，甚则泄泻。因此，又有"小肠主小便"的说法。临床上常用的"利小便即所以实大便"的治法，即是这一理论在临床治疗中的应用。

四、大肠

大肠居于腹中，上口在阑门处与小肠相接，下口紧接肛门。其上中部绕行于腹部之左右，先升后降，故古人称为"回肠"；下部管腔扩大，沿脊之下部下行至魄门（即肛门），故古人称为"广肠"。回肠相当于现代解剖学之盲肠、升结肠、横结肠和降结肠；广肠与小肠相对来说，大肠较短而宽大，是大肠的下段部分，它包括现代解剖学中的乙状结肠和直肠。《黄帝内经》、《难经》对大肠的位置、形状、大小和重量等都有记载。如《灵枢·肠胃》说："回肠当脐，左环回周叶积而下，回运环反十六曲，大四寸，径一寸寸之少半，长二丈一尺。广肠传脊以受回肠，左环叶脊上下辟，大八寸，径二寸寸之大半，长二尺八寸。"《灵枢·平人绝谷》说："回肠大四寸，径一寸寸之少半，长二丈一尺，受谷一斗，水七升半。广肠大八寸，径二寸寸之大半，长二尺八寸，受谷九升三合八分合之一。"《难经·四十二难》说："大肠重二斤十二两，长二丈一尺，广四寸，径一寸，当脐右回十六曲，盛谷一斗，水七升半。"

大肠与肺的经脉相互络属，大肠的传导作用与肺气的肃降相关，故《灵枢·本输》说："肺合大肠。"

大肠的主要生理功能是传化糟粕。传化，包括传导和变化。《素问·灵兰秘典论》说："大肠者，传道之官，变化出焉。"传，传送；道，同导，引导。传导，是指大肠接受小肠传来的食物残渣，并逐步向下传送，引导而至肛门排出体外。变化，指将食物残渣（糟粕）变化为粪便。在这一过程中，大肠还将食物残渣中剩余的水分吸收，才能形成有形的粪便。如《医经精义·脏腑之官》说："变化出三字，谓小肠中物至此，精汁尽化，变为糟粕而出。"由于大肠吸收其多余的水分，故说"大肠主津"。因此，大肠的传导变化功能，包括吸收部分水分，形成粪便并暂时贮留，而后排出体外的作用过程。

大肠传导变化功能失常，不能传化糟粕，则出现大便的异常，或为大便秘结，或为腹泻。

饮食物的消化，精微物质及水液的吸收与布散，以及糟粕的排泄过程，是许多脏腑的共同作用。经胃的受纳腐熟，小肠的化物与泌别清浊，脾的运化，大肠的传化糟粕等而完成。因此，大肠传导变化，除自身功能外，还受胃、脾、小肠等脏腑功能的影响。大肠的传导，是胃、小肠下降运动的延续，是在胃气主通降的主导下进行的运动。又肺与大肠相表里，大肠的传导还需要肺气的宣发肃降来调节。如《医经精义》说："大肠所以能传导者，以其为肺之府，肺气下达，故能传导。"肺气肃降，促进大肠传导，肺气布散津液，滋润大肠，粪便得以通行。若肺胃气虚，推动无力，或肺胃气逆不降，肠中津液不足，都会影响大肠传导，而产生大便秘结。故张介宾在《类经·十二经病》中注说："大肠与肺为表里，肺主气，而津液由于气化，故凡大肠之或泻或秘，皆津液所生之病，而主在大肠也。"李杲认为，大肠所主之津液，不但借助于肺气，还依赖于脾胃所化生之营气，如他在《脾胃论·大肠小肠五脏皆属于胃胃虚则俱病论》中说："大肠主津，小肠主液，大肠小肠受胃之荣气乃能行津液于上焦，灌溉皮毛，充实腠理。若饮食不及，大肠小肠无所禀受，故津液涸竭焉。"体现了大肠传导"以津液为体，以气为用"的特性。

五、膀胱

膀胱位于小腹中央，是一个囊状器官。其上有管道通于肾，下有尿道开窍于尿孔。膀胱的大小，因其充盈状态的不同而不一。《黄帝内经》对膀胱的部位、形态及大小提及甚少。《难经·四十二难》记载膀胱的重量和大小是："膀胱重九两二铢，纵广九寸，盛尿九升九合。"近代《中国医学大辞典·膀胱》按说："膀胱俗称尿胞，为贮尿之囊，作卵圆形，颇有弹性，在腹腔下部。其底旁左右各有输尿管一条，通于肾脏，前面下旁又有排尿口，口有括约筋与尿道连接，肾脏分泌之尿，经输尿管入于膀胱，贮蓄既满则放开括约筋，从尿道排出。"其对膀胱部位及作用的描述，即指现代解剖、生理学中的膀胱。

膀胱与肾有经脉相互络属，构成表里关系。故《灵枢·本输》说："肾合膀胱。"

膀胱的生理功能是贮尿和排尿。

然而，今人对中医学中的膀胱提出了一些新的认识，认为其既是解剖学中的膀胱，即尿胞；又和心主神明、胆主决断、三焦运行水液一样，是一个功能单位。

对"膀胱"概念的理解主要有以下几种观点：

其一，指尿胞。如《灵枢·五味论》说："膀胱之胞薄以懦，得酸则缩绻，约而不通，水道不行，故癃。"《素问·宣明五气》说："膀胱不利为癃，不约为遗溺。"《难经·四十二难》说："膀胱重九两二铢，纵广九寸，盛溺九升九合，口广二寸半。"以上所言之膀胱，即后世所称的"胞囊"、"脬"、"尿胞"，有名有形，名实相合，亦是今解剖学之膀胱。其功能为贮尿排尿。

其二，指津液之腑。《素问·灵兰秘典论》说："膀胱者，州都之官，津液藏焉，气化则能出矣。"《灵枢·本输》亦说："肾合膀胱，膀胱者，津液之府也。"这是膀胱藏津液的最早记载。

此外，亦有认为膀胱是指少腹（小腹）部位。如《素问·痹论》说："胞痹者，少腹膀胱按之内痛，若沃以汤，涩于小便，上为清涕。"唐代王冰注说："膀胱为津液之府，胞内居之，少腹处关元之中，内藏胞器。"既指出膀胱包括"胞"在内，又指出膀胱位于少腹关元之处。又如《伤寒论·辨厥阴病脉证并治》（340条）说："病者手足厥冷，言我不结胸，小腹满，按之痛者，此冷结在膀胱关元也。"《金匮要略·黄疸病脉证并治》说："额上黑，微汗出，手足中热，薄暮即发，膀胱急，小便自利，名曰女劳疸。"《金匮要略·妇人产后病脉证治》又说："产后七八日，无太阳证，少腹坚痛，此恶露不尽，……热在里，结在膀胱也。"以上所言膀胱，既与太阳经脉无关，又与尿胞小便无涉，文中加上"小便自利"、"无太阳证"的区别词，排除与尿胞和经脉的关系，而主要是指少腹部位。

强调生理功能是藏象学说的特点之一。《素问·灵兰秘典论》对藏象有一系列论述，神明出于心，治节出于肺，谋虑出于肝，伎巧出于肾，决断出于胆，水道出于三焦，津液藏于膀胱，等等，这里的心、肺、肝、肾、胆、三焦、膀胱都是功能单位，是中医藏学说的特殊含义，而不是单指形态上的脏器。膀胱与尿胞在现代词典中虽多解释成同物异名，但在历代著述中，其含义不尽相同。如唐宗海在《血证论·脏腑病机》中更明确地指出："膀胱……位居下部，与胞相连。"可知膀胱与尿脬相邻近而关联，但并非同一解剖部位，膀胱居上，是贮藏津液的综合性的功能器官；尿脬在下，是一个专管贮尿和排尿的器官。

（一）膀胱藏津液

《素问·灵兰秘典论》说："膀胱者，州都之官，津液藏焉。"对膀胱藏的"津液"，主要有两种说法：一是指尿液，一是指人体中正常的水液。

1. 膀胱所藏津液为尿液　《素问·灵兰秘典论》王冰注："居下内空，故藏津液。若得气海之气施化，则溲便注泄；气海之气不及，则闭隐不通。"此津液就是尿液。后世注家，多承袭此说。膀胱藏津液，就是膀胱贮藏尿液，膀胱亦即是尿胞。故《素问·宣明五气》说："膀胱不利为癃，不约为遗溺。"《难经·四十二难》说："膀胱盛溺九升九合。"《诸病源候论·小便病诸候》明确指出："膀胱为津液之腑，腑既虚冷，阳气衰弱，不能约于水，故令遗尿也。"膀胱阳气虚弱失于约束而产生遗尿，膀胱中的津液即为尿液。

人体的水液代谢是一个复杂的过程，水液通过脾、肺、肾、大小肠、三焦等脏腑的作用，经肾的气化，生成尿液，下注并贮藏于膀胱，待膀胱充盈到一定程度时将尿液排出体外。因此，膀胱藏津液，亦即膀胱的贮尿作用。

2. 膀胱所藏津液为人体中正常的水液　对津液的含义，《黄帝内经》中记载很明确，认为其是人体中宝贵的物质。如《素问·六节藏象论》说："五味入口，藏于肠胃，味有所藏，以养五气，气和而生，津液相成，神乃自生。"《灵枢·决气》说："腠理发泄，汗出溱溱，是谓津。""谷入气满，淖泽注于骨，骨属屈伸，泄泽，补益脑髓，皮肤润泽，是谓液。"并将津、液与精、气、血、脉并列，称为"六气"。所以，津液不能与尿液混为一谈。

从津液的生成、输布过程与膀胱的关系来看，《素问·经脉别论》说："饮入于胃，游溢精气，上输于脾，脾气散精，上归于肺，通调水道，下输膀胱，水精四布，五经并行，合于四时五脏阴阳，揆度以为常也。"即是说水饮入胃经脾运化后，将精气上归于肺，在肺的肃降和通调水道作用下，津液下输入膀胱，揆测四时寒暑变化和五脏的阴阳变化规律，有目的地将水液和精气四布，外而皮毛，内而脏腑经脉，周身内外无所不到。《诸病源候论·卷十五·膀胱病候》对膀胱藏津液的作用论述更为具体："膀胱像水，王于冬，足太阳其经也，肾之府也。五谷五味之津液悉归于膀胱，气化分入血脉，以成骨髓也。而津液之余者，入胞则为小便。"津液为五谷五味所生，归于膀胱；尿液为津液之余，入于尿胞。

至于膀胱"气化则能出"，也不能单指将津液变成尿液输入于尿胞而排出体外，如《血证论·脏腑病机论》解释说："经所谓气化则能出者，谓膀胱之气载津液上行外达，出而为汗，则有云行雨施之象。故膀胱称为太阳，谓水中之阳，达于外以为卫气，乃阳之最大者，外感则伤其阳，发热恶寒。"《吴医汇讲》亦说："殊不思气化则能出者，言膀胱之津液得太阳之气而后能出于皮毛，非津液下出之谓也。"

以上引证，说明膀胱主藏全身有用之津液。"气化则能出"是说膀胱所藏之津液，在肾气的协助下，水精四布，外而充肤泽毛护表以成卫气，内而灌溉脏腑百骸以成精血津液；多余者，外而为汗液，下出而为尿液。

再从临床实践来看，外感病邪侵犯足太阳膀胱经，膀胱经气受阻，卫阳被困而恶寒发热，津液被阻不得外泄而无汗，不得下输而小便不利。此可视为外邪侵袭膀胱，使膀胱藏津液功能失常所致。治伤寒用麻黄、桂枝等发汗以解太阳经之病邪；治痉病用葛根、瓜蒌、桂枝等以解表邪、化阳气、行津液，使筋脉得养而痉解。若太阳表证不解，又可循经入膀胱之腑，使膀胱气化受阻，津液不化，则水蓄膀胱，津液不外泄而无汗，津不上承而口干、消渴，水阻不下而尿闭。用五苓散化膀胱之气而行水，则汗自出、尿得下，诸症悉除。以上从临床病证及治疗方面，说明了膀胱藏津液以及膀胱气化与津液的输布有关。

（二）膀胱之气化

气化，原是我国古代哲学术语，指阴阳之气化生万物。这种观点被引进医学领域，则以"气化"来解释人体生命活动中，由气的运动而产生的各种生理变化，包括精、气、血、津液等的各自新陈代谢及其相互转化。膀胱之气化，见于《素问·灵兰秘典论》："膀胱者，州都之官，津液藏焉，气化则能出矣。"原文对"气化"二字没有进一步说明，历代医家对此解释不一。"气化则能出"，其所出为何物，是认识的焦点。这与膀胱藏津液有密切关系。若膀胱藏的是尿液，则膀胱之气化为排出尿液；若膀胱藏的是正常津液，则膀胱之气化为排出汗液。

王冰注《素问·灵兰秘典论》说："位当孤府，故谓都官。居下内空，故藏津液。若得气海之气施化，则溲便注泄；气海之气不及，则闭隐不通。故曰气化则能出矣。"这里的膀胱气化所出者为"溲便"。

《血证论·脏腑病机论》说："经谓州都之官，津液藏焉，气化则能出矣。此指汗出，非指小便。"又说:"所谓气化则能出者,谓膀胱之气载津液上行外达,出而为汗,则有云行雨施之象。……汗出于毫毛皮腠,而毫毛皮腠为膀胱之所应。"《灵枢·本脏》说:"三焦膀胱者,腠理毫毛其应……密理厚皮者,三焦膀胱厚;粗理薄皮者,三焦膀胱薄。"故汗出毫毛皮腠,离不开三焦膀胱气化。故认为膀胱气化所出者为"汗液"。

膀胱气化与其他脏腑的关系十分密切。其一,膀胱的气化依赖于肾的气化。膀胱与肾直接相通,二者有经脉相互络属,互为表里,所以《灵枢·本输》说:"肾合膀胱。"在生理情况下,水液经肾的蒸腾气化,则化为津液及汗液、尿液,即肾主宰着人体整体水液代谢,而膀胱气化功能全赖肾的蒸腾气化。其二,膀胱气化有赖于三焦气化的协调。《难经·三十一难》说:"三焦者,气之所终始也。"《难经·三十八难》说三焦"主持诸气"。《素问·灵兰秘典论》说:"三焦者,决渎之官,水道出焉。"三焦既是气机升降出入的通道,又是气化的场所,总司全身的气化,运行水液,疏通水道,并影响着膀胱气化及水液代谢的协调平衡。其三,膀胱气化与肺的通调水道和脾的运化功能有关。如《血证论·脏腑病机论》说:"小便虽出于膀胱,而实则肺为水之上源,上源清,则下源自清。脾为水之堤防,堤防利,则水道利。"说明脾肺功能影响着膀胱气化及排尿功能。

综上所述,六腑之一的膀胱,为体内的器官,即是尿脬;所藏津液(实为津液之余),是为尿液;气化则能出,即指膀胱的排尿功能。若从功能单位来理解(亦有称为广义之膀胱),具有藏津液的功能;膀胱气化,上行之津液出于皮肤则为汗,津液之余下行归于尿脬则为尿。

六、三焦

三焦,为六腑之一,是上、中、下三焦的合称。关于"焦"字的含义,历代医家认识不一。有认为"焦"当作"膲"者,膲为体内脏器,是有形之物;有认为"焦"字从火,为无形之气,能腐熟水谷之变化;有认为"焦"字当作"樵"字,樵,槌也,节也,谓人体上、中、下三节段或三个区域。《黄帝内经》首先提出三焦的名称,作为六腑之一。并叙述了三焦的部位和功能。由于《黄帝内经》对三焦的某些具体概念的论述不够明确,而且《难经·二十五难》和《难经·三十八难》又提出了三焦"有名无形"之说,遂导致后世医家争论纷纭。争论的焦点是关于有无实质形态的问题。此外,近来有人根据三焦概念应用的广泛性,而提出"脏腑三焦"、"部位三焦"、"经脉三焦"、"辨证三焦"之说。

三焦与心包络有经脉相互络属,而构成表里关系。

三焦的生理功能主要是运行元气、水谷和水液。

(一)三焦"有名有形"与"有名无形"

自《难经·二十五难》提出"心主与三焦为表里,俱有名而无形"的论点之后,引起后世不少医家之争论,归纳起来,即为"有名有形"与"有名无形"之争。

1. 关于三焦"有名有形"说 《灵枢》最早认为三焦"有名有形",如《灵枢·论勇》说:"勇士者,……三焦理横……怯士者,……其焦理纵。"《灵枢·本脏》说:"密理厚皮者,三焦膀胱厚;粗理薄皮者,三焦膀胱薄。"《素问·金匮真言论》说:"胆胃大肠小肠膀胱三焦六腑皆为阳。"《灵枢·本输》说:"三焦者,中渎之府也,水道出焉,属膀胱,是孤之府也。"在《黄帝内经》论述三焦的基础上,后世一些医家认为三焦应与其他诸腑一样,有表里关系,一定是有名有形的,从而进行三焦形质所指的探讨。主要有腔子、脂膜、油膜、网油等说法。如明·虞抟在《医学正传·医学或问》中说:"三焦者,指腔子而言，包涵乎肠胃之总司也。胸中肓膜之上曰上焦，肓膜之下脐之上曰中焦，脐之下曰下焦，总名曰三焦。"章潢在《图书编·三焦有形考》中说："盖三焦有形如膀胱，故可以藏，可以系。若其无形，尚可以藏系哉？……见右肾下有脂膜如手大者，正与膀胱相对，有二白脉自其中出，夹脊而上贯脑，意此即导引家所谓夹脊双关者，而不悟脂膜如手大者之为三焦也。"张介宾认为三焦是躯体之内，包罗诸脏的一腔之大腑。他在《类经·藏象类》中说："然于十二脏之中，惟三焦独大，诸脏无与匹者，故名曰是孤腑也。……盖即脏腑之外，躯体之内，包罗诸脏，一腔之大腑也。"清·唐宗海在《血证论·脏腑病机论》中说："三焦，古作膲，即人身上下内外，相联之油膜也。"

近代持三焦有名有形观点的学者，对三焦形质也做了许多有益的探索，认为三焦是淋巴系统、网油、胰腺、神经系统等。如陆渊雷、章太炎、祝味菊等人，受西方解剖医学的影响，根据"三焦者，决渎之官，水道出焉"，认为三焦是人体胸腹腔的淋巴干和淋巴导管，可以沟通全身津液，由此进而发展到全身淋巴系统。张锡纯认为三焦是网油。赵隶华等依据古人解剖中无"胰腺"一词，从《难经·四十二难》的"脾有散膏半斤"和陈言的"在脐下有脂膜如掌大"之论说，根据胰腺的现代解剖位置及其形恰如散膏，约如手掌大，结合其生理、生化、病理，认为三焦可能就是胰腺。亦有人根据"三焦与命门相为表里"之说，力倡三焦就是"脊神经"、"交感神经"、"自主神经"，等等。

上述所指的形质，尚不能完全解释三焦运行元气、运行水谷和水液等功能，故难圆其说。

2. 关于三焦"有名无形"说　三焦"有名无形"之论，始于《难经》。《难经·二十五难》曰："心主与三焦为表里，俱有名而无形。"《难经·三十八难》亦谓三焦"主持诸气，有名而无形，其经属手少阳。此外府也"。自此以后，如《中藏经·论三焦虚实寒热生死逆顺之法》说："三焦者，人之三元之气也……其有名而无形者也。"唐·孙思邈亦谓三焦有名无形，如在《备急千金要方·三焦脉论》中说："夫三焦者，一名三关也。上焦名三管反射，中焦名霍乱，下焦名走哺。合而为一，有名无形，主五脏六腑，往还神道，周身贯体，可闻不可见。"元·滑寿的《难经本义》说："盖三焦则外有经而内无形。"明·李梴的《医学入门·卷之一·脏腑条分》说："三焦，如雾、如沤、如渎，虽有名而无形；主气、主食、主便，虽无形而有用。"近代张寿颐在《难经汇注笺正》中亦说三焦"有名无形"。以上诸家论说，皆承《难经》"有名无形"之说。

三焦有形、无形之说，皆有据有理，其对三焦实质的研究有所裨益。然而三焦形名，千年争论，孰是孰非，尚无定论。有名有形与有名无形，各有偏颇之处，难能全面。诚如张志聪在《侣山堂类辩·辩三焦》中所说："有形、无形皆是也，但各偏执一见，而不能通贯耳！"唐·刘禹锡说："古所谓无形，盖无常形耳。"亦有人认为三焦是"非若五脏之形各自成体，故不得定其象"。清·喻昌在《医门法律·论三焦》中亦说："所谓形者，非谓脏腑外别生一物，不过指其所而为形耳。"故近来有人提出：三焦无形，并非人们通常所理解的没有形质的意思。三焦具有通行元气、水谷和水液的功能，功能的发挥是以一定的形质为基础的。但此形质并非是一个具体的确定的脏器组织，而是对一些脏器组织及其功能的概括。即是所谓"无常形"、"不得定其象"、"指其所而为形"、"道是无形实有形"之意。

（二）三焦部位及脏腑划分

所谓"部位三焦"说，认为三焦并非是一个独立的脏腑器官，而是用以划分人体部位及内脏的特殊概念。根据三焦有上焦、中焦、下焦之别，把人体划分成上、中、下三个生理病理区域，将人体重要内脏器官分别辖于这三个区域之中。如何划分人体三个区域及其所辖内脏器官，也存有不同观点。

将胸腹部划分为上、中、下三个区域：《黄帝内经》对上、中、下三焦的位置及分界已有粗略描述，如《灵枢·营卫生会》说："上焦出于胃上口，并咽以上贯膈而布胸中。""中焦亦并胃中，出上焦之后。""下焦者，别回肠，注于膀胱而渗入焉。"原文大体指出了膈上为上焦，胃部为中焦，胃以下为下焦。《难经·三十一难》说："上焦者，在心下，下膈，在胃上口。""中焦者，在胃中脘，不上不下。""下焦者，当膀胱上口。"以膈作为上、中两焦的分界处，以胃下口作为中、下两焦的分界处。对上、中、下三焦的部位划分已较明确：膈上胸中为上焦，膈下脐上腹部为中焦，脐下腹部为下焦。

将人体划分为上、中、下三个区域：《东医宝鉴·内景篇·三焦腑》提出："头至心为上焦，心至脐为中焦，脐至足为下焦。"近年的一些期刊文献及中医教材也沿用此观点。但根据《灵枢·胀论》所说的"脏腑之在胸胁腹里之内"的论述，以及临床对三焦部位概念的具体运用而言，似不将头面、四肢归属于三焦部位为妥。

对上、中、下三焦所属脏腑的认识，除肝的分属不统一外，其余均较一致。且上焦胸部，包括心、肺两脏；中焦上腹部，从解剖部位来说，应包括脾、胃、肝、胆；下焦下腹部，包括肾、膀胱、小肠、大肠。

自《黄帝内经》以来就有肝属中焦与肝属下焦两种说法。肝属中焦说的如：《灵枢·本脏》指出"肝大"、"肝偏倾"、"胁下痛"，肝居胁里，当位于中焦。《黄帝内经》的脉法和晋代王叔和的《脉经》中，均以肝应左关，而属于中焦。《素问·金匮真言论》王冰注明确指出："肝为阳脏，位于中焦，以阳居阴，故为阴中之阳也。"从部位划分而言，肝归属于中焦。肝属下焦说如：唐代孙思邈在《备急千金要方·卷第二十·三焦虚实》中说："下焦……主肝肾病候也。"对其治疗，"热则泻于肝，寒则补于肾"。王冰在注释《素问·至真要大论》"诸厥固泄，皆属于下"时又说："下，谓下焦肝肾之气也。"至于清代吴瑭《温病条辨》将温病后期出现的一系列肝的病证，归于下焦的病变范围后，则肝属下焦又成为辨证概念，现在临床辨证中，仍多从之。因此，肝属下焦之说，主要是辨证上的概念，不是说肝位于脐下。

（三）三焦的功能

1. 三焦总的功能

（1）通行元气：三焦通行元气之说，首见于《难经》。如《难经·三十一难》说："三焦者，水谷之道路，气之所终始也。"《难经·三十八难》说："所以腑有六者，谓三焦也，有原气之别使，主持诸气。"《难经·六十六难》说："三焦者，原气之别使也，主通行三气，经历五脏六腑。"原文明确地说明三焦是人体元气（原气）升降出入的道路，人体元气是通过三焦而到达五脏六腑和全身各处的。

元气，为人体最根本的气，是生命活动的原动力。元气根于肾，通过三焦别入十二经脉而达于五脏六腑，故称三焦为元气之别使。《中藏经·论三焦虚实寒热生死逆顺脉证之法》对三焦通行元气的生理作用作了更为具体的描述："三焦者，人之三元之气也，号曰中清之腑，总领五脏六腑、营卫、经络、内外、左右、上下之气也。三焦通，则内外左右上下皆通也，其于周身灌体，和内调外，营左养右，导上宣下，莫大于此也。"因为三焦通行元气于全身，是人体之气升降出入的通道，亦是气化的场所，故称三焦有主持诸气，总司全身气机和气化的功能。如果元气虚弱，三焦通道运行不畅或衰退，就会导致全身或某些部位的气虚现象。

（2）运行水谷：《素问·金匮真言论》称三焦为六腑之一，《素问·五脏别论》称三焦为"传化之府"，其具有传化水谷的功能。《素问·六节藏象论》说："三焦……仓廪之本，营之居也，名曰器，能化糟粕，转味而入出者也。"指出三焦具有对水谷的精微变化为营气，以及传化糟粕的作用。《难经》明确提出三焦的运行水谷作用，如《难经·三十一难》说："三焦者，水谷之道路，气之所终始也。上焦者，在心下，下膈，在胃上口，主内而不出。……中焦者，在胃中脘，不上不下，主腐熟水谷。……下焦者，当膀胱上口，主分别清浊，主出而不内。"水谷在人体运行道路及气之所终始，包括饮食物的消化、精微物质的吸收、糟粕的排泄全部过程，用"三焦者，水谷之道路"来概括。并根据上、中、下三焦所处部位不同，对水谷运行过程中所起的作用也就不同，而有上焦主纳，中焦主腐熟，下焦主分别清浊、主出的具体描述。这是以三焦运行水谷来概括饮食物的消化、吸收及排泄的功能。

（3）运行水液：三焦为人体水液运行的主要通道，这在《黄帝内经》中有多处论述，如《素问·灵兰秘典论》说："三焦者，决渎之官，水道出焉。"《灵枢·本输》说："三焦者，中渎之腑也，水道出焉，属膀胱，是孤之腑也。"说明三焦是人体管理水液的器官，有疏通水道，运行水液的作用。

人体水液代谢是一个复杂的生理过程，是多个脏腑的一系列生理功能的综合作用。如《素问·经脉别论》说："饮入于胃，游溢精气，上输于脾，脾气散精，上归于肺，通调水道，下输膀胱，水精四布，五经并行。"水液代谢虽由胃、脾、肺、肾、肠、膀胱等脏腑共同协作而完成，但人体水液的升降出入，周身环流，则必须以三焦为通道才能实现。因此，三焦水道的通利与否，不仅影响到水液运行的迟速，而且也必然影响到有关脏腑对水液的输布与排泄功能。也可以说，三焦运行水液，是对脾、肺、肾等脏腑主管水液代谢作用的综合概括。

如果三焦水道不利，则脾、肺、肾等脏腑调节水液的功能将难以实现，引起水液代谢的失常，水液输布与排泄障碍，产生痰饮、水肿等病变。正如《类经·藏象类》所说："上焦不治，则水泛高原；中焦不治，则水留中脘；下焦不治，则水乱二便。"

2. 三焦的各别功能　三焦的各别功能，是说三焦除了运行元气、水谷与水液的功能外，上、中、下三焦还有各自的功能特点。

（1）上焦如雾：根据三焦部位划分，上焦主要指胸中，包括心肺二脏。心主血，推动血液运行于全身。肺主气，主宣发肃降，将水谷精气布散于全身。因此，上焦的生理功能，主要是输布水谷精微（气血）。如《灵枢·决气》说："上焦开发，宣五谷味，熏肤、充身、泽毛，若雾露之溉……"《灵枢·营卫生会》又概括为"上焦如雾"。所谓"如雾"，是形容上焦心肺敷布气血，犹如雾露弥漫之状，灌溉并温养全身脏腑组织的作用。

此外，《难经》认为上焦有受纳水谷的作用，如《难经·三十一难》说："三焦者，水谷之道路……上焦者，在心下，下膈，在胃上口，主内而不出。"

（2）中焦如沤：中焦主要指上腹部，包括脾、胃及肝、胆等内脏。胃主腐熟，脾主运化，肝胆主疏泄，并分泌、排泄胆汁以助消化。因此，中焦具有消化、吸收并转输水谷精微和化生气血的功能。《灵枢·营卫生会》说："中焦……此所受气者，泌糟粕，蒸津液，化其精微，上注于肺脉，乃化而为血，以奉生身。"并概括中焦的功能为"中焦如沤"。

沤，浸泡的意思。所谓"如沤"，是形容中焦脾胃腐熟、运化水谷，进而化生气血的作用。《难经》亦持此说，如《难经·三十一难》说："中焦者，在胃中脘，不上不下，主腐熟水谷。"

（3）下焦如渎：下焦主要指下腹部，包括肾、膀胱及大小肠。《难经·三十一难》说"下焦……主分别清浊，主出而不内，以传道也。"是说下焦的主要生理功能为传导糟粕，排泄二便。糟粕的排泄，一是从大肠排出大便，一是从膀胱排出小便。如《灵枢·营卫生会》说："下焦者，别回肠，注于膀胱而渗入焉。故水谷者，常并居于胃中，成糟粕而俱下于大肠，而成下焦。渗而俱下，济泌别汁，循下焦而渗入膀胱焉。"就是说下焦有排泄二便的作用。

对下焦主"分别清浊"，有不同的认识：

一是就肾与膀胱的功能而言，水液在肾与膀胱的气化作用下，有用的水液（清者），固摄于体内，无用的水液（浊者），成为小便而排出体外。此清、浊，指有用水液与无用水液。故《灵枢·营卫生会》概括为"下焦如渎"。所谓"如渎"，是形容下焦肾与膀胱排泄水液作用，犹如疏通沟渠，使水浊不断外流的状态。即是肾与膀胱的生成和排泄小便的作用。

二是就大小肠的功能而言，水谷通过小肠的化物、泌别与大肠的传导、变化，将微物质（包括水液）吸收，糟粕形成大便而排出体外。此清、浊，是指精微与糟粕。

三是根据《灵枢·营卫生会》所说的下焦使水谷"成糟粕"，"下于大肠"，"济泌别汁，循下焦而渗入膀胱"，以及《难经·三十一难》所说的下焦"主分别清浊，主出而不内"，认为清与浊相对而言，清指小便，浊指大便，皆为糟粕。

（四）关于三焦形质的探讨

对于三焦的有形与无形之说，已见前述。对三焦形质的探讨，现代有人根据三焦运行元气、水谷和水液的生理功能，结合对三焦形体的认识，提出不同见解，主要有：

1. 三焦与淋巴系统密切相关　认为胸腹腔的淋巴干和淋巴导管可以沟通全身津液，类似水道出焉，因此是水液运行的通道。

2. 三焦与神经系统密切相关　认为三焦与命门元气的运行相关，"命门为并列于脊柱二侧之交感神经节，三焦为交感神经互相连络之脊神经"。更有人认为三焦为整个"自主神经"。

3. 三焦与消化系统密切相关　根据《灵枢·营卫生会》"上焦如雾，中焦如沤，下焦如渎"和《难经·三十一难》三焦为"水谷之道路"的论述，将六腑合而为一，并以三焦代替之，认为三焦是指消化系统的生理作用。

4. 三焦为整个代谢系统　认为三焦气化是物质代谢的三个阶段，第一阶段是指人体从外界摄取食物，在体内进行腐熟、消化并吸收；第二阶段是被吸收的精微物质，化为精、气、血、津液，在体内运输、被利用及相互转化；第三阶段是机体将利用后的浊气、浊液等糟粕排出体外。所谓"上焦如雾"、"中焦如沤"、"下焦如渎"分别概括物质代谢三阶段的不同特征。也有人认为三焦是"机体体液平衡调节系统"。还有人认为三焦"包括循环、呼吸、消化、排泄诸器官的功能"。还把三焦的三个部分做了分工，"上焦为血循环，中焦为淋巴系，下焦为排泄系"。

此外，还有人从形体方面来探讨三焦的实质，主要有：脂膜说、组织间隙说、胸腹腔说、胰腺说等。

从形态与功能方面来探讨三焦实质，决不能脱离中医学理论体系。中医学理论体系的形成，主要是建立在实践基础上的推理，因而其基本理论总的来说，主要是抽象概念。中医学术在两千多年的发展过程中，在内容上虽然不断地充实丰富，但由于受到历史条件的限制，难免会产生庞杂，或众说纷纭。对于三焦，不能脱离五脏六腑的整体来谈三焦之有形无形，也不能以西医学的生理解剖知识来臆测三焦之实质。如果那样的话，则是毫无意义的，也无助于探索和把握三焦在生理、病理学上的实际意义。

就形而言，五脏六腑是有形还是无形？以心肾为例，主藏神的心，既不是解剖学中的心脏，又不能笼统地说心就是脑；主生殖的肾，也不是解剖学中的肾脏。古人所说的"有名有形"的脏腑，如果以西医解剖学、生理学的观点来对号，那就是没有真正认识到中医脏腑的实质，也不可能找准每个内脏的形体。因此，脏腑都可以看成是无形的，况且三焦一腑，说它有形还不如说它无形更加确切一些。中医学中的脏腑是在医疗实践基础上推断出来的，包含解剖、生理、病理的综合概念，任何一个脏腑都不会恰好是西医学中的某一个脏器，或者是某一个生理解剖系统。三焦也不例外，只是从表面上看它指不出一个现成的同名脏器，而显得特殊，其实应当是中医学整个脏腑学说中的一部分。为此有人认为：若三焦是无形的，那么五脏六腑亦为无形，这是藏象理论特点所决定的；若三焦是有形的，那么五脏六腑亦当有形，其有形是指脏腑功能活动的实体，而不是西医学某一个同名脏器。

古代医家详于脏腑功能的论述，而略于脏腑形态的研究。所以，单纯追求西医的形态学与中医理论的汇通，这在实践中已被证明是不能获得成功的。对中医脏腑理论的研究，应当以临床实践为基础，遵循中医自身的发展规律，并结合现代科学知识与技术，以冀形成一个完整的具有中医特色的脏象体系。

第三节　奇恒之腑

奇恒之腑是脑、髓、骨、脉、胆、女子胞的总称。奇恒，异于平常之谓。奇恒之腑的形态似腑，多为中空的管腔性器官，而功能似脏，主藏阴精，似脏非脏，似腑非腑，故称奇恒之腑。其中除胆为六腑之外，其余的都没有表里配合，也没有五行的配属，而与奇经八脉关系密切。故《素问·五脏别论》说："脑、髓、骨、脉、胆、女子胞，此六者，地气之所生也，皆藏于阴而象于地，故藏而不泻，名曰奇恒之腑。夫胃、大肠、小肠、三焦、膀胱，此五者，天气之所生也，其气象天，故泻而不藏，此受五脏浊气，名曰传化之腑，此不能久留，输泻者也。"

胆，既属于六腑，又属于奇恒之腑。已在六腑中述及，骨和脉属五体，分属五脏，在此仅论述脑、髓和女子胞。

一、脑

脑，又名髓海、头髓。在气功学上，脑又称泥丸、昆仑、天谷。脑位居颅腔之中，上至颅囟，下至风府（督脉的一个穴位，位于颈椎第1椎体上部）。脑由精髓汇集而成，不但与脊髓相通，而且和全身的精微有关。故曰："诸髓者，皆属于脑"（《素问·五脏生成》）。头为诸阳之会，为清窍所在之处，人体清阳之气皆上出清窍。脑其外为头面，内为脑髓，是精髓和神明高度汇集之处，为元神之府。

（一）脑的生理功能

1. 主宰生命活动　"脑为元神之府"（《本草纲目》），是生命的枢机，主宰人体的生命活动。元神来自先天，称先天之神，"先天神，元神也"（《武术汇宗》），"元神，乃本来灵神，非思虑之神"（《寿世传真》）。人在出生之前，形体毕具，形具而神生。人始生先成精，精成而脑髓生。人出生之前随形具而生之神，即为元神。元神藏于脑中，为生命的主宰。元神存则有生命，元神败则人即死。因为脑为元神之府，元神为生命的枢机，故"刺头，中脑户，入脑立死"（《素问·刺禁论》）。

2. 主精神意识　人的精神活动，包括思维意识和情志活动等，都是客观外界事物反映于脑的结果。思维意识是精神活动的高级形式，是"任物"的结果。中医学一方面强调"所以任物者谓之心"（《灵枢·本神》），心是思维的主要器官；另一方面也认识到"灵性记忆不在心而在脑"（《医林改错》）。"脑为元神之府，精髓之海，实记忆所凭也"（《类证治裁·卷之三》）。这种思维意识活动是在元神功能基础上，后天获得的思虑识见活动，属识神范畴。识神，又称思虑之神，是后天之神。故曰："脑中为元神，心中为识神。元神者，藏于脑，无思无虑，自然虚灵也。识神者，发于心，有思有虑，灵而不虚也"（《医学衷中参西录·人身神明诠》）。而情志活动是人对外界刺激的一种反应形式，也是一种精神活动，与人的情感、情绪、欲望等心身需求有关，属欲神范畴。

脑具有精神、意识、思维功能，为精神、意识、思维活动的枢纽，"为一身之宗，百神之会"（《修真十书》）。脑主精神意识的功能正常，则精神饱满，意识清楚，思维灵敏，记忆力强，语言清晰，情志正常。否则，便出现神明功能异常。

3. 主感觉运动　眼耳口鼻舌为五脏外窍，皆位于头面，与脑相通。人的视、听、言、动等皆与脑有密切关系。"两耳通脑，所听之声归脑；两目系如线长于脑，所见之物归脑；鼻通于脑，所闻香臭归于脑；小儿周岁脑渐生，舌能言一二字"（《医林改错》）。脑为元神之府，散动觉之气于筋而达百节，为周身连接之要领，而令之运动。脑统领肢体，与肢体运动紧密相关。脑髓充盈，身体轻劲有力。否则，胫酸乏力，懈怠安卧。

脑主感觉运动功能正常，则视物精明，听力正常，嗅觉灵敏，感觉正常，运动如常。若其功能失常，不论虚实，都会表现为听觉失聪，视物不明，嗅觉不灵，感觉异常，运动失常。

（二）脑与五脏的关系

脏象学说将脑的生理病理统归于心而分属于五脏，认为心是君主之官，五脏六腑之大主，神明之所出，精神之所舍，把人的精神意识和思维活动统归于心，称之曰"心藏神"。但是又把神分为神、魂、魄、意、志五种不同的表现，分别归属于心、肝、肺、脾、肾五脏，所谓"五神脏"。神虽分属于五脏，但与心、肝、肾的关系更为密切，尤以肾为最。因为心主神志，虽然五脏皆藏神，但都是在心的统领下而发挥作用的。肝主疏泄，又主谋虑，调节精神情志。肾藏精，精生髓，髓聚于脑，故脑的生理与肾的关系尤为密切。肾精充盈，髓海得养，脑的发育健全，则精力充沛，耳聪目明，思维敏捷，动作灵巧。若肾精亏少，髓海失养，脑髓不足，可见头晕、健忘、耳鸣，甚则记忆减退、思维迟钝等症。

脑的功能隶属于五脏，五脏功能旺盛，精髓充盈，清阳升发，窍系通畅，才能发挥其生理功能。

1. 心脑相通　"心脑息息相通，其神明自湛然长醒"（《医学衷中参西录·痫痉癫狂门》）。心有血肉之心与神明之心，血肉之心即心脏。"神明之心……主宰万事万物，虚灵不昧"(《医学入门·脏腑》），实质为脑。心主神明，脑为元神之腑；心主血，上供于脑，血足则脑髓充盈。故心与脑相通。临床上脑病可从心论治，或心脑同治。

2. 脑肺相系　肺主一身之气，朝百脉，助心行血。肺之功能正常，则气充血足，髓海有余，故脑与肺有着密切关系。所以，在临床上脑病可以从肺论治。

3. 脑脾相关　脾为后天之本，气血生化之源，主升清。脾胃健旺，熏蒸腐熟五谷，化源充足，五脏安和，九窍通利，则清阳出上窍而上达于脑。脾胃虚衰则九窍不通。清阳之气不能上行达脑而脑失所养。所以，从脾胃入手益气升阳是治疗脑病的主要方法之一。李杲倡"脾胃虚则九窍不通论"，开升发脾胃清阳之气以治脑病的先河。

4. 肝脑相维　肝主疏泄，调畅气机，又主藏血，气机调畅，气血和调，则脑清神聪。若疏泄失常，或情志失调，或清窍闭塞，或血溢于脑，即"血之与气并走于上而为大厥"；若肝失藏血，脑失所主，或神物为两，或变生他疾。

5. 脑肾相济　脑为髓海，精生髓，肾藏精，"在下为肾，在上为脑，虚则皆虚"（《医碥·卷四》），故肾精充盛则脑髓充盈，肾精亏虚则髓海不足而变生诸症。"脑为髓海……髓本精生，下通督脉，命火温养，则髓益之"，"精不足者，补之以味，皆上行至脑，以为生化之源"（《医述》引《医参》）。所以，补肾填精益髓为治疗脑病的重要方法。

总之，脏象学说认为，五脏是一系统整体，人的神志活动虽分属于五脏，但以心为主导。脑虽为元神之府，但脑隶属于五脏，脑的生理病理与五脏休戚相关。故脑之为病亦从脏腑论治，其关乎于肾又不独责于肾。对于精神意识思维活动异常的精神情志疾病，决不能简单地归结为心藏神的病变，而与其他四脏无关。对于脑的病变，也不能简单地仅仅责之于肾，而与其他四脏无关。

（三）脑与气血精津液的关系

脑为奇恒之腑之一，具有贮藏精气的功能，脑的功能活动是以精气为物质基础，故脑与人体气、血、精、津液之间有着密切的关系。

1. 脑与气血　人体气血通过十二经脉、三百六十五络的传注，都上达于头面部，而分别入于各个孔窍之中，以发挥其濡养脑髓和孔窍的作用。脑则通过经络的传导而发挥其主视、听、嗅、味等感官的作用。故气血不足或气血逆乱都可以导致脑的功能失常和视、听、言、动功能障碍。

2. 脑与精　肾藏精，精生髓，髓聚而为脑，脑为髓之海。髓的化生以先天之精为主要物质基础，又赖后天之精的不断充养。髓分布于骨腔之中，由脊髓而上引入脑，成为脑髓，脑与精的关系是十分密切的。精足则髓海有余而轻劲多力，自过其度；精亏则髓海不足而脑转耳鸣，胫酸眩冒，目无所见，懈怠安卧。

3. 脑与津液　津液源于饮食水谷，通过脾胃的功能活动而生成。津液中稠厚而流动性较小的液能灌注骨节、脏腑和脑髓，具有充养脊髓、脑髓和脏腑的作用。故液脱之人，可以见腰膝酸软，头晕耳鸣等髓海空虚的症状。

二、髓

髓是脑髓、脊髓和骨髓的合称。髓是骨腔中一种膏样物质。髓藏于一般骨者为骨髓。藏于脊椎管内者为脊髓，脊髓经项后复骨（指第6颈椎以上的椎骨）下之骨孔，上通于脑。汇藏于脑的髓称为脑髓。髓由先天之精所化生，由后天之精所充养，有养脑，充骨，化血之功。

（一）髓的生理功能

1. 充养脑神　髓以先天之精为主要物质基础，赖后天之精的不断充养，分布骨腔之中，由脊髓而上引入脑，成为脑髓，故脑为髓海。脑得髓养，脑髓充盈，脑力充沛，则元神之功旺盛，耳聪目明，体健身强。若先天不足或后天失养，以致肾精不足，不能生髓充脑，可以导致髓海空虚，出现头晕耳鸣、两眼昏花、腰胫酸软、记忆减退，或小儿发育迟缓、囟门迟闭、身体矮小、智力动作迟钝等症状。

2. 滋养骨骼　髓藏骨中，骨赖髓以充养。精能生髓，髓能养骨，故曰："髓者，骨之充也"（《类经·脏象类》）。肾精充足，骨髓生化有源，骨骼得到骨髓的滋养，则生长发育正常，才能保持其坚刚之性。若肾精亏虚，骨髓失养，就会出现骨骼脆弱无力，或发育不良等。

3. 化生血液　精血可以互生，精生髓，髓亦可化血。"骨髓坚固，气血皆从"（《素问·生气通天论》）。骨髓可以生血，精髓为化血之源。因此，血虚证，常可用补肾填精之法治疗。

（二）髓与五脏的关系

肾藏精，精生髓，"肾主身之骨髓"（《素问·痿论》）。脾胃为后天之本，气血生化之源，"五谷之精液和合而为膏者，内渗入于骨空，补益脑髓"（《灵枢·五癃津液别》）。水谷精微化而为血，髓可生血，血亦生髓。气、血、精、髓可以互生，故髓与五脏皆相关，其中与脾肾关系尤其密切。

三、女子胞

女子胞，又称胞宫、子宫、子脏、胞脏、子处、血脏，位于小腹部，在膀胱之后，直肠之前，下口（即胞门，又称子门）与阴道相连，呈倒置的梨形。《景岳全书·妇人规》引朱震亨语曰："阴阳交媾，胎孕乃凝，所藏之处，名曰子宫，一系在下，上有两歧，中分为二，形如合钵，一达于左，一达于右。"这种描述与现代解剖所见非常相似。其中，"一系在下"似指子宫颈部分，下连阴道；"上有两歧"似相当于左右各一的与输卵管相接通的两个子宫角；"一达于左，一达于右"即是两侧的输卵管。女子胞是女性的内生殖器官，有主持月经和孕育胎儿的作用。

（一）女子胞的生理功能

1. 主持月经　月经，又称月信、月事、月水。月经是女子生殖功能发育成熟后，每个月周期性子宫出血的生理现象。女子正常发育到二七（14 岁），生殖功能发育成熟，月经开始来潮，直到七七（49 岁）为止。月经的产生，是脏腑气血作用于胞宫的结果。胞宫的功能正常与否直接影响月经的来潮，所以胞宫有主持月经的作用。

2. 孕育胎儿　胞宫是女性孕产的器官。女子在发育成熟后，月经应时来潮，便有受孕生殖的能力。此时，两精相合，孕育胎儿。受孕之后，月经停止来潮，脏腑经络气血皆下注于冲任，到达胞宫以养胎。胎儿在胞宫内生长发育，约达 10 个月娩出。

（二）女子胞与脏腑的关系

女子以血为本，经水为血所化，而血来源于脏腑。在脏腑之中，心主血，肝藏血，脾统血，脾与胃同为气血生化之源，肾藏精，精化血，肺主气，朝百脉而输精微，脏腑分司血的生化、统摄、调节等重要作用。故脏腑安和，血脉流畅，血海充盈，则经候如期，胎孕乃成。其中，女子胞与肾、肝、脾的关系尤为密切。

1. 女子胞与肾　肾藏精、主生殖，与女子胞发生月经、孕育胎儿的功能密切相关。肾精是决定生殖功能的基本物质，而肾主生殖又必须通过肾精产生"天癸"来实现。

天癸，为肾精所化生，当人体生长发育到一定阶段——青春时期，肾精充盛到一定程度时所产生的一种物质，具有促进机体性腺发育成熟和维持生殖功能的作用。"天"表示自然，也就是先天的意思。"癸"在十天干中属水，此处代表肾精。天癸虽生于肾精，却不完全等同于肾精。天癸作用于女子胞，使女子胞发生月经，并维持生殖功能。人生之初，肾精尚未充盛，其主要功能是促进机体生长发育，而不能产生天癸，所以也不具有生殖功能。到了青春时期，肾精充盛，产生天癸，作用于女子胞，则能发生月经，始有生殖功能。进入老年时期以后，肾精渐衰，天癸的产生也渐少，甚至完全衰竭，女子胞失去天癸的作用，月经停止来潮，生殖功能丧失。如《素问·上古天真论》说："女子……二七而天癸至，任脉通，太冲脉盛，月事以时下，故有子。……七七，任脉虚，太冲脉衰少，天癸竭，地道不通，故形坏而无子也。"清代唐宗海在《血证论·经血》中说："天癸者，谓先天肾中之动气，化生癸水；至者，谓至于胞中也。"都说明了天癸的"至"与"竭"，既与肾中精气盛衰密切相关，又是月经来潮的前提条件，也是生殖器官发育成熟与生殖功能退化的主要成因。由此可见，肾精—天癸是决定女子胞发生月经与孕育胎儿的先决条件。

2. 女子胞与肝　肝为血海，主藏血。肝血充足，藏血功能正常，肝血下注，则冲脉盛满，血海充盈。肝主疏泄，调畅气机，肝气条达，疏泄正常，则气机调畅而任脉通，太冲脉盛，月事以时下。因此，肝与女子胞的关系主要体现在月经方面。女子以血为体，以气为用。经、带、胎、产是其具体表现形式。女子的经、孕、胎、产、乳无不与气血相关，无不依赖于肝之藏血和疏泄功能，故有"女子以肝为先天"（《临证指南医案·卷九》）之说。

3. 女子胞与脾　脾主运化，主生血统血，为气血生化之源。血者水谷之精气，和调于五脏，洒陈于六腑，女子则上为乳汁，下为月经。女子胞与脾的关系，主要表现在经血的化生与经血的固摄两个方面。脾气健旺，化源充足，统摄有权，则行经正常。

（三）女子胞与经络的关系

女子胞与冲、任、督、带以及十二经脉，均有密切关系。其中，以冲、任、督、带为最。

1. 女子胞与冲脉　冲脉起于胞中，运行气血，以充盈、滋养胞宫。冲脉有一支与肾经并行，和阳明脉相通，冲脉上渗诸阳，下灌三阴，与十二经脉相通，能调节十二经脉的气血，为"十二经脉之海"。又为"五脏六腑之海"。脏腑经络之气血皆下注冲脉，故称冲为"血海"。因冲为血海，蓄溢阴血，胞宫才能泄溢经血，孕育胎儿，完成其生理功能。

2. 女子胞与任脉　任脉亦起于胞中，在小腹部与足三阴经相会，主持诸阴经，为阴脉之海，能调节全身诸阴经之气血；任，有担任、妊养的意思，即任脉有担负着对胎儿的妊养作用。任脉为"阴脉之海"，蓄积阴血。任脉通畅，月经正常，方能孕养胎儿。因一身之阴血经任脉聚于胞宫，妊养胎儿，故称"任主胞胎"。任脉气血通盛是女子胞主持月经、孕育胎儿的生理基础。

3. 女子胞与督脉　督脉为"阳脉之海"，督脉与任脉，同起于胞中，交会于龈交，其经气循环往复，沟通阴阳，调摄气血，以维持胞宫正常的经、孕、产的生理活动。

4. 女子胞与带脉　"带脉下系于胞宫，中束人身，居身之中央"（《血证论·崩带》）。既可约束、统摄冲任督三经的气血，又可固摄胞胎。

5. 女子胞与十二经脉　十二经脉的气血通过冲脉、任脉、督脉灌注于胞宫之中，而为经血之源，胎孕之本。女子胞直接或间接与十二经脉相通，禀受脏腑之气血，泄而为经血，藏而育胎胞。

第四节　脏腑之间的关系

脏腑之间的关系是脏象学说中整体性联系的主要内容。人体各个内脏虽具有不同的功能，但他们之间是密切联系的有机整体。其联系的方式，除在结构上有一定的联系外，主要是在生理上存在着相互制约、相互依存和相互协同关系。因此，在病理情况下，内脏疾病可以发生相互影响。

脏腑之间的关系主要有：五脏之间的关系，六腑之间的关系，脏与腑之间的关系。

一、五脏之间的关系

五脏之间的关系非常密切，如清·张志聪在《侣山堂类辩·草木不凋论》中说："五脏之气，皆相贯通。"五脏之间的关系，古人多以五行相生相克来说明其生理上的联系，即任何一脏与其他四脏都存在着生我、我生、克我、我克四方面的联系关系；并用五行相乘相侮与子母相犯来说明其病理上的联系，即任何一脏与其他四脏都存在着相乘、相侮、子病及母、母病及子四方面的病变关系。但是，经过历代医家的观察与研究，对五脏之间关系的认识，早已超越了五行生克乘侮的范围，目前主要是从各脏的生理功能来阐述其间的联系，并用病理上的相互影响来反证其生理上的关系。这样，就更具体、灵活、实用。五脏之间的关系较复杂，为了便于分析，此以两脏之间的关系进行说明。

（一）心与肺的关系

《素问·五脏生成》说："诸血者皆属于心，诸气者皆属于肺。"心与肺的关系，主要就是心主血与肺主气之间的相互依存、相互为用的关系。

从心主血对肺主气来说，心推动血液运行，一方面，能维持肺司呼吸功能的正常进行；另一方面，血是气的载体，气附于血而运行全身，从而使肺能主呼吸之气和主一身之气。

从肺主气对心主血来说，肺主气、司呼吸、朝百脉，能促进、辅助心脏推动血液运行，是保证心血正常运行的必要条件。

联结心之搏动和肺之呼吸之间的中心环节，主要是积于胸中的宗气。在肺司呼吸的作用下形成宗气以养心，促进心脏推动血液运行的功能；心血运载宗气以养肺，以维持肺脏司呼吸的功能。所以，宗气具有的贯心脉以行气血和走息道以司呼吸的功能，能够强化血液循环与呼吸之间的协调平衡关系。

在病理方面，心与肺的病变可以相互影响。如肺气虚弱，宗气生成不足，使血行无力，或肺失宣降，气机不畅，使血行受阻，出现咳嗽、气短、胸闷、心悸、唇青、舌紫等症。反之，心气不足、心阳不振，血行不畅，影响肺的宣发肃降，出现心悸、唇青、舌紫、咳嗽、气喘、胸闷等症。

（二）心与脾的关系

心与脾的关系，主要体现在两个方面：一是血液生成方面的相互依存关系，二是血液运行方面的相互协同关系。

血液生成方面,心主血,心血供养脾,维持脾的正常运化;脾主运化,为气血生化之源,脾运正常,则化生血液功能旺盛,保证心血充盈。

血液运行方面,心主血脉,推动血液运行不息;脾主统血,使血液在脉中运行而不致逸出于脉外。心脾协同,血液运行正常。

在病理方面,心脾两脏的病变可以相互影响。如心血不足,不能供养脾运,或思虑过度,使脾失健运,出现心悸、失眠、多梦、食少、腹胀、便溏等心脾两虚证。反之,脾气虚弱,运化无权,则心血的化源不足,或脾不统血,失血过多,亦会导致心血不足,出现食少、腹胀或慢性出血,以及面色无华、心悸、失眠、多梦等病证。

(三) 心与肝的关系

心主血而藏神,肝藏血而舍魂。因此,心与肝的关系,主要体现在血液运行方面与神志方面的既有相互依存又有相互协同的关系。

在血液运行方面,心主血,肝藏血。心血充盈,心气旺盛,则血液运行正常,而肝才能有血可藏;肝藏血充足,并随着人体动静之不同进行调节,而有利于心推动血液运行。正如王冰注《素问·五脏生成》说:"肝藏血,心行之,人动则血运于诸经,人静则血归于肝脏。"心肝协同,血液运行正常。

在精神情志方面,心主神志,肝主疏泄,皆与精神、情志活动密切相关。如《类经·藏象类》说:"神藏于心,故心静则神清;魂随乎神,故神昏则魂荡。此则神魂之义,可想象而悟矣。"心神正常,则有利于肝主疏泄;肝主疏泄正常,调节精神情志活动,则有利于心主神志。心肝两脏,相互依存、相互为用,以维持正常的精神情志活动。

在病理上,血液和精神情志方面的病变,心肝两脏往往相互影响。如心血不足,则常可导致肝血不足;反之,肝血不足,亦可导致心血不足,二者常互为因果。常见面色无华、心悸、头昏、目眩、爪甲不荣、月经量少色淡等心肝血虚证。心神不安,可导致肝失疏泄,或因情志所伤,亦可导致心神不安,出现心烦、心悸、失眠、急躁易怒或抑郁不乐、胁肋疼痛等病证同时并见。

(四) 心与肾的关系

心与肾在生理上的关系,往往称之为"心肾相交"、"水火相济"。

心肾相交理论的形成,是从阴阳、水火关系逐步发展起来的。《黄帝内经》首先提出:"水火者,阴阳之征兆也"(《素问·天元纪大论》)。汉·华佗在《中藏经·阴阳大要调神论》中提出:"火来坎户,水到离扃,阴阳相应,方乃和平。"认为坎离(肾心)水火相通。唐代孙思邈根据《易经》水火既济与水火未济两卦的含义,结合中医心肾的五行归属及心肾两脏的生理关系,在《千金方·卷十三·心脏方》中提出:"夫心者火也,肾者水也,水火相济。"明代周子干在《慎斋遗书·卷一·阴阳脏腑》中明确提出"心肾相交",并对其机制作了说明,曰:"心肾相交,全凭升降。"从升降关系来说,位于下者,以上升为顺;位于上者,以下降为和。《素问·六微旨大论》说:"升已而降,降者谓天;降已而升,升者谓地。天气下降,气流于地;地气上升,气腾于天。"由此可知,心肾相交是对心肾两脏之间相互资生、相互制约的生理功能的高度概括。它包括心肾之间的水火既济、阴阳互补、精血互化、精神互用等内容。

心肾水火既济:心在五行属火,位居于上属阳;肾在五行属水,位居于下属阴。火必须下降于肾,温煦肾阳,使肾水不寒;肾水必须上济于心,资助心阴,制约心火使之不亢。心肾水火相交既济,从而使心肾两脏的生理功能保持协调平衡。

心肾阴阳互补：在生理情况下，心阴与心阳、肾阴与肾阳之间互根互用，使每脏阴阳保持着协调平衡。而心与肾之间相关两脏的阴阳也存在着互根互用关系，心之阴阳能补充肾之阴阳，肾之阴阳能补充心之阴阳，从而使心肾阴阳保持着充足与协调平衡。

心肾精血互化：精和血都是维持人体生命活动的必要物质，精血之间可以互生互化。心主血，肾藏精，心肾精血之间也存在着相互资生、相互转化的关系，这为心肾相交奠定了物质基础。

心肾精神互用：心藏神，为人体生命活动之主宰，神可以益精。肾藏精，精生髓充脑，脑为元神之府，积精可以全神。明·戴思恭在《推求师意·杂病门·怖》中说："心以神为主，阳为用；肾以志为主，阴为用。阳则气也、火也，阴则精也、水也。凡乎水火既济，全在阴精上承，以安其神；阳气下藏，以安其志。不然，则神摇不安于内，阳气散于外；志惑于中，阴精走于下。"马培之说："心主藏神，肾主藏精，精也者神之依，如鱼得水。"因此，心肾精神互用，亦为心肾相交之义。

在病理变化上，心肾病变可以相互影响。例如：心阴不足可导致肾阴不足，肾阴不足亦可导致心阴不足，心阴不足可导致心火偏亢，肾阴不足可导致相火偏亢，从而产生心肾阴虚火旺的病变，表现为心悸、心烦、失眠、多梦、耳鸣、腰膝酸软，或男子梦遗、女子梦交等症，称之为"心肾不交"。又如：肾阳虚损，不能温化水液，阳虚水泛上凌于心，可见畏寒、面色㿠白、水肿、尿少、心悸等症，称之为"水气凌心"。又如：心血不足，血不养神，肾精亏损，脑髓空虚，产生心肾精血亏虚，神失所养的病变，出现健忘、头昏、耳鸣、失眠、多梦等病证。

（五）肺与脾的关系

肺与脾的关系，主要体现在宗气的生成和水液代谢两个方面。

宗气生成方面：肺司呼吸，吸入自然之清气，脾主运化，吸收水谷之精气，清气和精气是生成宗气的主要物质基础。只有在肺脾协同作用下，才能保证宗气的正常生成。

水液代谢方面：津液代谢是多个脏腑的共同作用，就肺与脾而言，需要肺的宣发肃降作用，以通调水道，使水液得以正常的输布与排泄。脾的运化作用，以吸收、输布水液，使水液得以正常的生成与输布。肺脾两脏协同，是保证津液正常生成、输布与排泄的重要环节。同时，在津液代谢过程中，肺的通调水道与脾的运化水液，又存在着相互为用的关系。

在病理关系上，肺脾两脏病变可以相互影响。例如：肺气虚弱不能正常呼吸，脾气虚弱不能正常运化，则气的生成乏源。或因脾气虚弱，生气不足，导致肺气虚；或因肺病日久，耗气过多，影响及脾，产生食少、腹胀、便溏、体倦乏力、咳嗽、气短、气喘等脾肺气虚证。又如：脾气虚弱，不能运化水湿，水湿内停，聚为痰饮，影响肺的呼吸及宣降功能；或因肺气虚弱，宣降失职，水道不能通调，水湿潴留，影响脾的运化功能，表现为食少、倦怠、腹胀、水肿、咳嗽、气喘、痰多等脾肺气虚，痰湿内停的病变。故有"脾为生痰之源，肺为贮痰之器"之说。

（六）肺与肝的关系

肺与肝的关系，主要体现在气机升降调节方面的依存与协同关系。《素问·刺禁论》说："肝生于左，肺藏于右。"其义是说：肝主升发之气，于左上升；肺主肃降之气，于右下降。这就是对肝肺气机升降特点的概括。

肺气以肃降为顺，肝气以升发为畅，肺与肝密切配合，一升一降，对全身气机的调畅，起着重要作用。此外，肺气充足，肃降正常，有利于肝气升发；肝气疏泄，升发条达，有利于肺气肃降。

在病理方面，肝肺气机升降失调病变可以相互影响。如肝气郁结化火，升发太过，气火上逆犯肺，使肺失宣降；或肺失清肃，燥热内盛，影响及肝，使肝失条达，都可产生头痛、面红、目赤、胸胁胀痛、咳嗽、咯血等肝肺同病的病证。对"肝火犯肺"者，用五行理论来概括，又称为"木火刑金"。

（七）肺与肾的关系

肺与肾的关系，主要体现在水液代谢、呼吸运动方面的协同与依存关系，以及肺肾之阴相互资生关系。

水液代谢方面：肺主通调水道，为水之上源，肺气肃降，使水液下行及肾，有助于肾主水；肾为主水之脏，肾气推动、肾阳蒸腾，有利于肺的通调。肺肾协同，相互为用，保证人体水液的正常输布与排泄。

呼吸运动方面：肺主气司呼吸，以主呼吸之气；肾主纳气，以维持呼吸深度。肺肾配合，共同完成呼吸功能。同时，肺在司呼吸中，其气肃降，有利于肾之纳气；而肾气充足，摄纳有权，也有利于肺气肃降。故《类证治裁·喘症》说："肺为气之主，肾为气之根，肺主出气，肾主纳气，阴阳相交，呼吸乃和。"

此外，肺肾之阴也是相互资生的。肺属金，肾属水，金能生水。肺阴充足，输精于肾，使肾阴充足；水亦能润金，肾阴为一身阴液之根本，肾阴充足，上资于肺，使肺阴充足。肺肾之阴，相互资生，从而维持肺肾两脏之阴的充足与协调平衡。

肺肾两脏在病理上的相互影响，主要表现在三个方面：

一是水液代谢障碍：肺失宣降，通调水道失职，必累及于肾；肾气虚弱，肾阳不足，气化失司，水液内停，上泛于肺，使肺失宣降，都可导致水液输布、排泄障碍，出现咳嗽、气喘、尿少、水肿等肺肾同病的病证。故《素问·水热穴论》说："其本在肾，其末在肺，皆积水也。"

二是肾不纳气：肾气不足，摄纳无权，气浮于上；或肺气久虚，久病及肾，均可导致肾不纳气，出现呼吸表浅、动辄气喘、胸闷、咳嗽、气短等病证。

三是肺肾阴虚：肾阴不足，不能上滋肺阴；或肺阴虚损，累及肾阴，肺肾阴虚同时并见，出现两颧嫩红、骨蒸潮热、盗汗、干咳音哑、腰膝酸软等肺肾阴虚内热证。

（八）肝与脾的关系

肝与脾的关系，主要体现在消化功能和血液运行方面的关系。

消化功能方面：肝主疏泄，调畅气机及分泌胆汁，有助于脾的运化功能；脾气健旺，运化功能正常，则有利于肝之疏泄。肝脾相互为用，消化功能正常。

血液运行方面：肝主藏血，贮藏血液并调节血流量；脾主统血，使血液在脉道中运行，不逸出于脉外。肝脾协同，维持血液的正常运行。

在病理方面，肝脾病变可以相互影响。例如：肝失疏泄，无以助脾之升散，使脾失健运，称为"木不疏土"；或因脾失健运，湿热郁蒸，熏及肝胆，出现精神抑郁、胁肋胀痛、腹胀腹泻，或食欲不振、黄疸等肝脾不调的病变。又如：脾失健运日久，血无生化之源；或脾不统血，慢性失血日久，均可导致肝血不足，表现为纳少、倦怠、头晕、目眩，妇女月经量少、色淡等症。亦可因肝不藏血或脾不统血，均可引起血行失常，出现多种出血的病证。

（九）肝与肾的关系

肝与肾的关系，在中医古籍中往往又称为"乙癸同源"或"肝肾同源"。"乙"、"癸"原为古历的两个天干符号，根据天干配属五行法，甲乙属木，壬癸属水，而肝属木，肾属水，故乙、癸分别作为肝、肾之代名词，乙癸同源即肝肾同源。明代李中梓在《医宗必读·乙癸同源论》中明确提出"乙癸同源，肾肝同治"之说，揭示了肝肾在生理、病理上存在着相互资生、相互影响的密切关系。肝与肾的关系主要包括以下几个方面：

肝肾精血同源：肝藏血，肾藏精。《张氏医通·诸血门·诸见血证》说："气不耗，归精于肾而为精；精不泄，归精于肝而化清血。"即肾精化为肝血。《素问·上古天真论》说："肾者……受五脏六腑之精而藏之。"封藏于肾中的精气，也需要依赖于肝血滋养而保持充足。肾精与肝血，一荣俱荣，一损俱损，同盛同衰，休戚相关，二者相互资生，相互转化，肾精养肝化血，肝血滋肾化精。故此"肝肾同源"亦即"精血同源"。

肝肾阴阳互补：肝肾之阴相互资生，肝属木，肾属水，水涵则木荣，母实则子壮；肝阴亦能滋补肾阴，母子相生，子亦能奉母。阴阳既能互生，又能互制。肝肾之阴充足，不仅能相互资生，而且能制约肝阳使其不致偏亢。由于肝肾阴阳的相互资生，相互制约，从而保持肝肾阴阳的充足与协调平衡。

肝肾同寄相火：《素问·天元纪大论》说："君火以明，相火以位。"元·朱震亨在《格致余论·相火论》中说相火"具于人者，寄于肝肾两部"。心火为君火，肝肾之火为相火。在正常生理情况下，君火、相火为人身之阳气，属于少火，蒸腾全身，温暖脏腑，是生命活动之动力。肝有相火，则使血不寒，司气机之升发，尽疏泄之职；肾有相火，输布一身，使水火得济，以奉生身之本。相火为肝肾两脏共同专司，其宜潜藏。肝肾精血充足，肝肾之阴充盛，则相火得以制约，宁静而守位于肝肾。

疏泄封藏互用：肝主疏泄，肾主封藏，二者之间存在着相互为用、相互制约、相互调节的关系。肝气疏泄，可使肾之封藏而开合有度；肾之封藏，则可制约肝之疏泄太过。疏泄与封藏，既相反又相成，互用互制，从而保证并调节女子月经来潮和男子泄精功能的正常。

在病理方面，肝肾病变往往相互影响，而表现为肝肾同病。例如：肾精亏损可以导致肝血不足，肝血不足也可引起肾精亏损，表现为头昏、目眩、耳聋、耳鸣、腰膝酸软等肝肾精血不足证。又如：肝阴不足可引起肾阴不足而致相火偏亢，肾阴不足亦可导致肝阴不足而致肝阳上亢，称之为"水不涵木"，出现头昏目眩、面红目赤、急躁易怒、失眠、遗精、烦热、盗汗等肝肾阴虚火旺证。又如：肝肾精血不足，或肝肾阴虚火旺，引起肝主疏泄和肾主封藏关系失调，则可出现女子月经周期紊乱、经量过多或闭经，男子遗精滑泄或阳强不泄等病证。

（十）脾与肾的关系

脾与肾的关系是后天与先天的关系。脾为后天之本，肾为先天之本，两者相互资助，相互促进，缺一不可。《景岳全书·论脾胃》说："人之始生，本乎精血之源；人之既生，由乎水谷之养。非精血，无以立形体之基；非水谷，无以成形体之壮。……是以水谷之海本赖先天为之主，而精血之海又必赖后天为之资。"故人体生命活动之根本，关系到脾、肾两脏。脾运化水谷精微，化生气血，为后天之本；肾藏精，源于先天，主生殖繁衍，为先天之本。先天与后天又相互资生，脾的运化，必须借助肾阳的温煦蒸化，始能健运；肾中精气，又赖脾运化的水谷精微补充，才能不断充足。故《医门棒喝》说："脾胃之能生化者，实由肾中之阳气之鼓舞；而元阳以固密为贵，其所以能固密者，又赖脾胃生化阴精以涵育耳。"这充分说明了先天温养后天，后天补养先天的相互关系。《血证论·阴阳水火论》所说："人之初胎，以先天生后天；人之既生，以后天生先天。"亦是说明先后天之间的相互依赖关系。

脾与肾的关系，还体现在水液代谢方面。脾运化水液，关系到人体水液的生成与输布，其须得肾阳的温煦蒸化；肾主水，司开合，在肾气、肾阳的气化作用下，主持全身水液代谢平衡，其又须赖脾气的制约，即所谓"土能制水"。脾肾两脏相互协同，共同完成水液的新陈代谢。

在病理方面，脾肾病变常相互影响，互为因果。例如：脾气虚弱，运化不健，导致肾精不足，表现为腹胀、便溏、消瘦、腰酸、耳鸣，或青少年生长发育迟缓、不良等病证。又如：肾阳不足，不能温煦脾阳，或脾阳久虚，损及肾阳，形成脾肾阳虚证，表现为腹部冷痛、下利清谷、腰膝酸冷、五更泄泻等病证。又如：脾气虚弱，不能运化水液，或肾的阳气虚损，气化失司，而导致水液的输布、排泄障碍，表现为面浮、肢肿、腹胀、畏寒肢冷、腰膝酸软等脾肾阳虚水液停滞的病证。

二、六腑之间的关系

（一）六腑协同而传化物

《素问·五脏别论》说："六腑者，传化物。"说明六腑是以"传化物"为其生理特点的。其功能表现在消化、吸收和排泄三个方面。因此，六腑之间的关系，也主要体现在对饮食物的消化、吸收和排泄过程中的相互联系和密切配合关系。胃主受纳腐熟，对饮食物进行初步消化；胆贮藏排泄胆汁，以助饮食物的消化；小肠受盛化物，对饮食物进一步消化，并泌别清浊，吸收精微，以营养全身；大肠传导变化，吸收食物残渣中的一部分水分，使糟粕形成大便，并排出体外；膀胱贮存尿液，气化而使尿液排出体外；"三焦者，水谷之道路也"（《难经·三十一难》），《难经》以三焦来概括六腑传化水谷之功能，体现了三焦总司人体气化作用。

六腑在"传化物"的过程中，既分工又密切配合，相互影响，共同完成对饮食物的消化、精微的吸收和糟粕的排泄。其消化功能，关系到胃、胆、小肠的作用；其吸收功能，关系到小肠、大肠的作用；其排泄功能，关系到大肠、膀胱的作用。六腑协同而完成"传化物"的任务。所以《灵枢·本脏》说："六腑者，所以化水谷而行津液者也。"

六腑之间在病理上，亦可相互影响，导致消化、吸收、排泄功能的失常。例如：胆失疏泄，可以影响到胃，出现胁痛、黄疸、恶心、呕吐苦水、食欲不振等胆胃同病的症状；若再影响到小肠，又见腹胀、腹泻等症，则为胆、胃、小肠同病。又如：胃气不降，影响到肠腑，可使腑气不通，出现大便秘结等症。又如：肠道壅塞，腑气不通，可影响到胃，使胃气上逆，发生脘腹胀痛、恶心、呕吐等症。

（二）六腑虚实更替以通为用

六腑在"传化物"的过程中，胃肠运动是"虚实更替"的。《素问·五脏别论》说："六腑者，传化物而不藏，故实而不能满也。所以然者，水谷入口，则胃实而肠虚；食下，则肠实而胃虚。"胃肠运动，更虚更实，谷气得以上下，是消化功能正常的标志之一。若胃肠皆虚，则无谷运化，生气衰少；若胃肠皆实，则谷不能受，气机闭阻，无以运转。正因胃肠虚实更替，使六腑保持通畅，其消化、吸收、排泄功能正常。饮食物在胃肠中必须更替运化而不能久留或停滞，故后世医家有"六腑以通为用"、"腑病以通为补"之说。

这里尚需指出，"六腑以通为用"，是针对六腑的功能特点而言的，但如有不及或太过，都属于病理状态。临床必须仔细进行辨证，具体情况具体分析，不可过分强调通法。

三、脏与腑之间的关系

五脏与六腑之间的关系比较复杂，从广义上讲，任何一个脏都与各个腑有关系，任何一个腑也都与各个脏有关系。但就其主要关系而言，是指五脏配五腑的五对相互关系。如《灵枢·本输》说"心合小肠"，"肺合大肠"，"肝合胆"，"脾合胃"，"肾合膀胱"。这五对脏与腑之间，存在着阴阳表里配合关系。即脏属阴，腑属阳；阴主里，阳主表。这样，一脏一腑，一阴一阳，一表一里，相互配合，并通过经脉相互络属，形成了脏腑之间的密切关系。这种关系，简称为"脏腑相合"关系。

脏与腑之间，在结构上，有经脉相络属，即每一脏（或腑）都有其隶属的经脉，简称为"属"；而每一脏（或腑）所隶属的经脉又与其相合的腑（或脏）相联络，简称为"络"。如手少阴经，"属"心脏，"络"小肠腑；手太阳经，"属"小肠腑，"络"心脏。在生理上，相合的脏腑又相互为用、相互协同，共同完成某一功能活动。在病理上，相合脏腑的病变又可相互影响，脏病及腑，腑病及脏，脏腑同病。因此，在治疗上，相应地就有脏病治腑、腑病治脏、脏腑同治等方法。所以，脏腑相合理论，对指导临床实践有着重要的指导意义。

（一）心合小肠

心与小肠的经脉相互络属，构成了表里相合关系。在生理功能上的关系，中医古籍中论述较少，就二者的生理功能来说，心属火、主血，心火温煦、心血滋养，则小肠功能正常；小肠主化物、泌别清浊，吸收水谷精微，则可以化生心血。可见心与小肠在生理关系上是相互依存的。《医学见能·卷首·六腑》说："小肠者，心之腑，属火，主化食为液，上奉心血。"由于小肠吸收水谷精微的功能，往往概括在脾主运化的功能之中，因此，心与小肠的这种关系，是属心与脾的关系之一。

在病理方面，有"心移热于小肠"之说。《医宗金鉴·删补名医方论》说："口糜舌疮，小便黄赤，茎中作痛，热淋不利等证，皆心热移于小肠之证。"其病理上的影响关系，一方面是心火亢盛，通过经脉下移于小肠，使小肠热，引起尿少、尿赤、尿热、尿痛等症；另一方面，小肠有热邪，亦可循经脉上炎于心，使心火亢盛，出现心烦、舌赤、口舌生疮等症。

（二）肺合大肠

肺与大肠通过经脉相互络属，构成了表里相合关系。在生理功能上，主要体现在肺气肃降与大肠传导功能之间的相互依存关系。由于"肃降"、"传导"会影响脏腑气机，故肺气肃降下行，气机调畅，并布散津液，能促进大肠的传导下行；大肠传导糟粕下行，亦有利于肺气的肃降。从而使肺与大肠气机调畅，并影响着呼吸运动和排便功能。

在病理方面，肺与大肠病变亦可相互影响。如肺气失于肃降，气不下行反而上逆，津液也不能下达大肠，可引起肠燥，除见咳逆气喘外，还可见有大便干燥秘结；或肺气虚弱，气虚无力传导，可见大便秘结，称之为气虚便秘；或肺气虚弱，大肠气虚而不能固摄，又可见大便泄泻或失禁。若大肠实热，传导不畅，腑气不通，除大便秘结外，还可影响肺的肃降，而产生胸满、咳喘等病证。

（三）脾合胃

脾与胃以膜相连，二者通过经脉的相互络属，构成了表里相合关系。在生理功能上，二者共同作用，完成对水谷的消化、精微的吸收与输布，以营养全身，同为后天之本。《素问·灵兰秘典论》说："脾胃者，仓廪之官，五味出焉。"《素问·太阴阳明论》说："四肢皆禀气于胃，而不得至经，必因于脾，乃得禀也。"都说明了脾胃在生理功能上的合作关系。具体体现在脾主运与胃主纳、脾主升与胃主降、脾喜燥与胃喜润几个方面。《临证指南医案·脾胃》说"纳食主胃，运化主脾；脾宜升则健，胃宜降则和"，"太阴湿土，得阳始运；阳明阳（燥）土，得阴自安。以脾喜刚燥，胃喜柔润也"。就是对脾胃之间关系的精辟论述。

脾胃运纳协调：脾主运化，胃主受纳腐熟。胃的"纳"是为脾的"运"作准备，而脾的"运"是适应胃继续"纳"的需要。如果没有胃的受纳腐熟，则脾就无谷可运，无食可化；反之，没有脾的运化，则胃就不能受纳。因此，胃和则脾健，脾健则胃和。脾胃运纳密切配合，相互协调，才能完成纳食、消化、吸收与转输等一系列生理功能。

脾胃升降相因：脾胃之气的运动特点是脾气主升，胃气主降。升与降，既相反又相成。脾气上升，行运化之职；胃气下降，则水谷下行而无留积之患，又有助于脾气之升运。所以，胃气下降，有助于脾气之升；脾气上升，有利于胃气下降。脾升胃降，相互依赖，相互为用。若没有胃降，就没有脾升；脾不能升，胃就不能继续降。因此，脾胃之气，一升一降，升降相因，从而保证了"运"、"纳"功能的正常进行。

脾胃燥湿相济：脾为脏，属阴，喜燥而恶湿；胃为腑，属阳，喜润而恶燥。脾胃喜恶不同，燥湿之性相反，但其间又是相互制约、相互为用的。脾易湿，得胃阳以制之，使脾不至于湿；胃易燥，得脾阴以制之，使胃不至于燥。正如《临证指南医案·嘈》所说："脾属阴，主乎血；胃属阳，主乎气。胃易燥，全赖脾阴以和之；脾易湿，全赖胃阳以运之。故一阴一阳，互相表里，合冲和之德，而为后天生化之源也。"脾胃燥湿之间相互调剂，是保证脾胃运纳、升降协调的必要条件。

在病理方面，脾病与胃病在临床表现上虽有区别，但二者往往相互影响。例如：脾失健运，可导致胃不受纳，或胃气不和，导致脾运失常，产生腹胀、腹泻、大便夹有未消化食物、脘痞、纳少，或恶心、呕吐等脾胃运纳失常的病证。又如：脾气不升，中气下陷，导致胃气不和而上逆，或胃失和降，导致脾不升清，产生脘腹作胀、腹泻、眩晕、呕吐、呃逆，或内脏下垂等脾胃升降失常的病变。故《素问·阴阳应象大论》说："清气在下，则生飧泄；浊气在上，则生䐜胀。"又如：湿困脾运可导致胃不受纳，胃阴（津）不足亦可影响脾运，因脾胃燥湿失调而产生运纳失常的病变。

（四）肝合胆

胆附于肝，二者有经脉相互络属，构成了表里相合关系。肝胆俱属木，木性疏泄。因此，肝与胆在生理上的关系，主要体现在同主疏泄方面。肝主疏泄，一方面分泌胆汁，贮存于胆，另一方面调畅胆腑气机，以促进胆囊排泄胆汁。胆主疏泄，胆汁排泄畅通，有利于肝发挥疏泄作用。因此，肝胆相互依存、相互为用，胆汁的分泌、排泄正常，共同发挥协助饮食物消化的作用。

此外，肝胆同主疏泄还表现在勇怯方面。《素问·灵兰秘典论》说："肝者，将军之官，谋虑出焉。胆者，中正之官，决断出焉。"肝主谋虑，与情志活动有关；胆主决断，与人的勇怯有关。从情志和思维过程来说，谋虑后则必须决断，而决断又来自谋虑，肝胆密切配合，人的思维活动正常，遇事处理果断。正如《类经·藏象类》说："胆附于肝，相为表里，肝气虽强，非胆不断，肝胆同济，勇敢乃成。"

在病理方面，肝胆病变可相互影响。如肝失疏泄，可影响胆汁的分泌和排泄，胆汁排泄不畅，亦会影响肝的疏泄，出现胁肋胀痛、腹胀、恶心、呕吐、口苦、纳呆、黄疸等肝胆火旺或肝胆湿热的病证。

（五）肾合膀胱

肾与膀胱通过经脉相互络属，构成表里相合关系。在生理功能上，主要体现在同主小便方面。肾主水，水液经肾的气化作用，浊者为尿下降于膀胱，由膀胱贮存和排泄；而膀胱的贮尿和排尿功能，又依赖于肾的固摄与气化，使其开合有度。因此，肾与膀胱相互依存、相互协作，完成尿液的生成、贮存与排泄功能。

在病理方面，肾与膀胱的病变亦可相互影响。如肾气虚弱，气化失常，或固摄无权，可影响膀胱的开合，出现小便不利或失禁、遗尿、尿频等症。临床上见到小便排泄失常的病证，除膀胱本身病变外，多与肾有关，如老年人的多尿、小便失禁等，多为肾气虚弱所致。而膀胱湿热，也可影响到肾，出现尿频、尿急、尿痛、尿赤、腰痛等病证。

【文献选录】

1. 《黄帝内经》：人之所受气者，谷也；谷之所注者，胃也。胃者，水谷气血之海也。（《灵枢·玉版》）

2. 林佩琴：五脏藏精不泻，满而不能实，故以守为补焉；六腑传化不藏，实而不能满，故以通为补焉。（《类证治裁·内景综要》）

3. 沈金鳌：胆为中正之官，决断出焉。又为中清之府，主藏而不主泻。则其所主，异于他脏腑矣。其腑之气，直得先天甲气，而起于少阴，发于厥阴，乃二阴真精所生，以为一阳之妙运也。经曰：少阳连肾，肾上连肺。夫少阳起于夜半之子，为肾之天根，其气上升，以应肺之治节。为肾天根，则通乎下。应肺治节，则通乎上。其所以能通乎上下者，以其为中和之极也。惟通乎上下，故得游行三焦，且即三焦之所治，以致用阳明，故十一经皆藉胆气以为和。经曰：少火生气，以少阳即嫩阳，为生气之首也。（《杂病源流犀烛·胆病源流》）

4. 张锡纯：至于胆汁能化食之说，中医书中亦早寓其理，……至于徐灵胎注《神农本草经》则以"木能疏土"解之，是谓肝胆属木，脾胃属土。徐氏既云"木能疏土"，是明谓肝胆能助肠胃化食，而胆汁能助小肠化食之理，即在其中矣。（《医学衷中参西录·医话》）

5. 唐宗海：胆与肝连，司相火。胆汁味苦，即火味也。相火之宣布在三焦，而寄居在胆腑。胆火不旺，则虚怯惊悸；胆火太亢，则口苦呕逆，目眩耳聋，其经绕耳故也。（《血证论·脏腑病机论》）

6. 张介宾：凡欲察病者，必须先察胃气，凡欲治病者，必须常顾胃气，胃气无损，诸可无虑。（《景岳全书·卷之十七·脾胃》）

7. 张璐：人赖水谷以生，水谷敷布，则五脏安和。水谷阻逆，则百病丛生；水谷废绝，则性命倾危。以胃为水谷之海，五脏之本也。（《张氏医通·卷九·杂门·过饥胃竭》）

8. 沈金鳌：肾为先天之根，胃为后天之本，胃强则后天强，而先天于以补助，胃绝则后天绝，虽先天足恃，七日不食亦死。（《杂病源流犀烛·卷三·胃病源流》）

9. 李杲：大肠主津，小肠主液，大肠、小肠受胃之荣气，乃能行津液于上焦，溉灌皮毛，充实腠理。若饮食不节，胃气不及，大肠、小肠无所禀受，故津液涸竭焉。(《脾胃论·卷下·大肠小肠五脏皆属于胃胃虚则俱病论》)

10. 李梴：魄门者，肺藏魄也。又曰广肠，言广阔于大小肠也。又曰肛门，言其处似车缸形也。《内经》以此为一脏，故俗名坠脏。(《医学入门·卷之一·脏腑条分》)

11. 华佗：膀胱者，津液之腑也，与肾为表里，号水槽橡，又名玉海，足太阳是其经也。总通于五腑，所以五腑有疾，即应膀胱，膀胱有疾，即应胞囊也。(《中藏经·论膀胱虚实寒热生死逆顺脉证之法》)

12. 《难经》：脏唯有五，腑独有六者，何也？然：所以腑有六者，谓三焦也。有原气之别焉，主持诸气，有名而无形，其经属手少阳，此外府也，故言腑有六焉。(《难经·三十八难》)

13. 《难经》：三焦者，何禀何生？何始何终？其治常在何许？可晓以不？然：三焦者，水谷之道路，气之所终始也。上焦者，在心上，下膈，在胃上口，主内而不出。其治在膻中，玉堂下一寸六分，直两乳间陷者是。中焦者，在胃中脘，不上不下，主腐熟水谷，其治在脐旁。下焦者，当膀胱上口，主分别清浊，主出而不内，以传道也，其治在脐下一寸。故名曰三焦，其府在气街。(《难经·三十一难》)

14. 李梴：上焦，玉堂下一寸六分，直两乳间陷处。中焦，脐上中脘。下焦，脐下膀胱上口。上焦主出阳气，温于皮肤分肉之间，若雾露之溉焉，故曰"上焦如雾"。中焦主变化水谷之味，其精微上注于肺，化而为血，行于经隧，以荣五脏周身，故曰"中焦如沤"。下焦主通利溲便，以时传下，出而不纳，开通秘塞，故曰"下焦如渎"也。(《医学入门·卷之一·脏腑条分》)

15. 周自闲：三焦有形无形之说，越人、华佗、王冰、东垣皆曰有名无形，余则或言无状，或言有形，纷云无定。愚意当以无形之说为是，非若五脏六腑各自成形，可以定其象也。《营卫生会》篇云："上焦如雾，中焦如沤，下焦如渎。"此三焦定论也。以其无形，故举功用之相似者以比拟之也。雾类呼气，《决气》篇所谓"若雾露之溉"是也。考沤、渎二字之义：沤，渍也，渐也，渐渍之使柔烂也，则沤者状腐熟水谷之义，谓渐渍以化也。渎，浊也，通也，所以通垢浊也，则渎者状分别清浊，即"决渎之官，水道出焉"之义也。其三焦字义，亦属无形。盖火灼则焦，火即是气，以少阳为相火，即取焦字之义也。上中下有分司之任，故曰三也。《营卫生会》篇云：上焦出于胃上口，并咽以上，贯膈而布胸中；中焦亦并胃中，出上焦之后，泌糟粕，蒸津液，化精微为血，以奉生身，故独得行于经隧，命曰营气；下焦者，别回肠，注于膀胱而渗入焉。水谷者，居于胃中，成糟粕，下大肠，而成下焦。又云：营出中焦，卫出下焦。《五味》篇云："谷始入于胃，其精微者，先出于胃之两焦，以溉五脏，别出两行，营卫之道。"细玩经文，曰出于胃上口，出上焦之后，曰成下焦，曰胃之两焦，皆见无形体之意焉。而细释经旨，即营卫之气所以出，其职司功用，莫非气之所为。故《中藏经》曰："总领五脏六腑，营卫、经络，内外、左右、上下之气也。"至《本脏》篇有厚薄、缓急、直结之说者，孙东宿谓五脏六腑，五行正配合者也，独三焦无合，故附膀胱而言，非谓三焦有物如是也。若《论勇》篇理纵理横之说，不过言其人之躯壳上下通体如此，故以三字贯之，而借焦字助语成辞，与《五味》篇所云"胃之两焦"句法相仿耳！再以《背俞》篇五焦、七焦之文观之，则三焦纵横之句，亦可不必拘泥矣。使必以无形之说为误，岂越人、华佗，其才智反在后人下耶？

（《吴医汇讲》）

16. 虞抟：人身之相火，亦游行于腔子之内，上下肓膜之间，命名三焦，亦合于五脏六腑。丹溪曰：天非此火不能生物，人非此火不能有生。夫《内经》以心包络为脏，配合三焦而为六脏六腑，总为十二经也。其两肾本为一脏，初无左右之分，越人始分之，亦未尝言其为相火之脏。王叔和始立说，以三焦合命门为表里，亦有深意寓焉。盖命门虽为水脏，实为相火所寓之地。其意盖为左属阳，右属阴。左属血，右属气；左属水，右属火。静守常而主乎水，动处变而化为火者也。然而相火固无定体，在上则寄于肝、胆、包络之间，发作如龙火飞跃于霄汉而为雷霆也；在下则寄于两肾之内，发则如龙火鼓舞于湖海而为波涛也。或曰：尝闻人身之有腑者，若府库然，能盛贮诸物之名也。若大小肠、胃、膀胱、胆五腑，皆有攸受而盛之者，未审三焦为腑，何所盛乎？曰：三焦者，指腔子而言，包函乎肠胃之总司也。胸中肓膜之上曰上焦，肓膜之下，脐之上曰中焦，脐之下曰下焦，总名曰三焦。其可谓之无攸受乎？其体有脂膜在腔子之内，包罗乎六脏五腑之外也。（《医学正传·医学或问》）

17. 章太炎：三焦者，自其液言，则所谓淋巴液、淋巴腺；自其液所流通之道言，则所谓淋巴管。腺云，管云，犹血液之与脉管也。内之水源，即脏腑间之淋巴腺与管；外之水源，则肌腠间之淋巴腺与管。肌腠间有毛细管，此云孙络，血中津液溢满，与其余滓当去者，皆自毛细管渗入淋巴腺，故曰血气所注也。脏腑间略分三部：曰如渎者，则淋巴管之象；曰如沤者，则淋巴腺凝如大豆之象；曰如雾者，则淋巴腺凝如粟米丛集成点之象。此三象者，上焦、中焦、下焦所通有，特互言以相发明耳。焦者，潐也，谓小水也。（《章太炎医论》）

18. 王清任：灵机记性在脑者，因饮食生气血，长肌肉，精汁之清者，化而为髓，由脊骨上行入脑，名曰脑髓。盛脑髓者，名曰髓海。其上之骨，名曰天灵盖。两耳通脑，所听之声归于脑，脑气虚，脑缩小，脑气与耳窍之气不接，故耳虚聋；耳窍通脑之道路中，若有阻滞，故耳实聋。两目即脑汁所生，两目系如线，长于脑，所见之物归于脑，瞳人白色，是脑汁下注，名曰脑汁入目。鼻通于脑，所闻香臭归于脑，脑受风热，脑汁从鼻流出，涕浊气臭，名曰脑漏。看小儿初生时，脑未全，囟门软，目不灵动，耳不知听，鼻不知闻，舌不言。至周岁，脑渐生，囟门渐长，耳稍知听，目稍有灵动，鼻微知香臭，舌能言一二字。至三四岁，脑髓渐满，囟门长全，耳能听，目有灵动，鼻知香臭，言语成句。所以小儿无记性者，脑髓未满；高年无记性者，脑髓渐空。李时珍曰："脑为元神之府。"金正希曰："人之记性皆在脑中。"汪切庵曰："今人每记忆往事，必闭目上瞪而思索之。"脑髓中一时无气，不但无灵机，必死一时，一刻无气，必死一刻。（《医林改错·脑髓说》）

19. 张介宾：脾胃为水谷之海，得后天之气也。何也？盖人之始生，本乎精血之源；人之既生，由乎水谷之养。非精血，无以立形体之基；非水谷，无以成形体之壮。精血之司在命门，水谷之司在脾胃。故命门得先天之气，脾胃得后天之气也。是以水谷之海本赖先天为之主，而精血之海又必赖后天为之资。故人之自生至老，凡先天之有不足者，但得后天培养之力，则补天之功亦可居其强半，此脾胃之气所关于人生者不小。（《景岳全书·论脾胃》）

20. 陈实功：脾胃者，脾为仓廪之官，胃为水谷之海。胃主司纳，脾主消导，一表一里，一纳一消，运行不息，生化无穷，至于周身气血，遍体脉络，四肢百骸，五脏六腑，皆借此以生养。（《外科正宗·卷之一·痈疽门·痈疽治法总论第二》）

21.《吴医汇讲》：余尝考治脾胃莫详于东垣，求东垣治脾胃之法，莫精于升降。夫升降之法易知，而升降之理难明。其在《经》曰："脾胃为仓廪之官，五味出焉。"盖脾主生化，其用在于无形，其属土，地气主上腾，然后能载物，故健行而不息，是脾之宜升也明矣。胃者，水谷之海，容受糟粕，其主纳，纳则贵下行，譬如水之性莫不就下，是胃之宜降也又明矣。故又曰："清气在下，则生飧泄；浊气在上，则生䐜胀。"夫清气何？盖指脾气而言，不然何以在下则飧泄也；其浊气何？盖指胃气而言，不然何以在上则䐜胀也。是非可为脾升胃降之一确证乎？（《吴医汇讲·卷七·王鸣内辨脾胃升降》）

22．罗浩：夫脾为己土，其体常湿，故其用阳，譬之湿土之地，非阳光照之，无以生万物也；胃为戊土，其体常燥，故其用阴，譬之燥土之地，非雨露滋之，无以生万物也。况脾之湿，每赖胃阳以运之，胃之燥，又借脾阴以和之，是二者有相需之用。但胃主收纳，脾主消化。食而不化，责在脾；不能食，责在胃。脾宜健而运，胃以通为补。健脾宜升，通胃宜降。故治脾以燥药升之，所谓阳光照之也；治胃以润药降之，所谓雨露滋之也。此其不同也。然而不特此也，脾与胃二脏之中，又各有阴阳偏胜之别。胃为燥土，有时为水湿所伤，则阳气不振；脾为湿土，有时为燥火所烁。则精液大伤。治法又不可拘泥矣。（《医经余论·续脾胃论》）

23．马莳：胆者中正之官，决断出焉，故凡十一脏皆取决于胆耳。盖肝之志为怒，心之志为喜，脾之志为思，肺之志为忧，肾之志为恐。其余六脏，孰非由胆以决断者乎？（《黄帝内经素问注证发微》）

24．吴昆：五脏六腑共为十一脏，脏气所发不能自决，而皆取决于胆，由其中正刚断故果敢而直行也。（《素问吴注》）

25．张介宾：足少阳为半表半里之经，亦曰中正之官，又曰奇恒之府，所以能通达阴阳，而十一脏皆取决乎此也。（《类经》）

26．李中梓：胆为奇恒之府，通全体之阴阳，况胆为春升之令，万物之生长化收藏，皆于此托初禀命也。（《内经知要》）

27．滑寿：胆为中正之官，而其经为少阳，少阳相火也，风寒在下，燥热在上，湿气居中，火独游于其间也，故曰取决于胆也。（《读素问钞》）

（王彩霞　周学胜）

主要参考文献

1. 赵有臣. 论《五脏别论》中的"胆"——奇恒之腑中的"胆"应为"膻中"［J］. 辽宁中医杂志，1987，（9）：9.

2. 吴国传. 辨析"胆""卵"话奇恒［J］. 上海中医药杂志，1988，（3）：39.

3. 邱宰凡. 试论"十一脏取决于胆"［J］. 湖北中医杂志，1980，（4）：39.

4. 战丽彬，李德新. 东垣胃气说新辟［J］. 辽宁中医杂志，1994，21（3）：109-111.

5. 徐丹生. "胃气"是脾胃共同生理功能的概括［J］. 中医药学报，1988，（4）：51.

6. 史同义. 试论膀胱气化［J］. 陕西中医学院学报，1992，15（3）：9-11.

7. 丁光迪. 探讨"膀胱"的几个问题［J］. 成都中医学院学报，1985，（1）：1.

8. 王洪图. 膀胱诠［J］. 北京中医学院学报，1993，（4）：11.

9. 马流红. 膀胱"气化则能出"小识［J］. 河南中医，1982，（3）：49.

10. 李其忠. 关于三焦生理的文献研究［J］. 上海中医药杂志，1992，（10）：42-45.

11. 朱宝忠. 道是"无形"实有形——三焦别论［J］. 上海中医药杂志，1982，（11）：35.

12. 孙广仁. 论心肾相交 [J]. 山东中医学院学报, 1982, (3): 14.

13. 章真如. 论"乙癸同源"与"肾肝同治"[J]. 辽宁中医杂志, 1985, (10): 16.

14. 魏睦森, 何嘉琅. 浅论"乙癸同源"[J]. 广西中医药, 1982, (4): 15.

15. 喻自成. "脏腑相关论"探讨 [J]. 中医药学报, 1984, (5): 28.

16. 蒋燕. 浅谈脏与腑的关系 [J]. 北京中医药大学学报, 1995, (1): 12.

17. 孔繁林. "六腑以通为用"的临床意义 [J]. 北京中医, 1994, (3): 19.

18. 张六通. 漫谈《内经》中的"府"[J]. 河南中医, 1982, (2): 41.

19. 靳冰. 论胆用七种 [J]. 光明中医, 2007, 22 (4): 11-12.

20. 安丽敏, 金昌凤. 小议"十一脏取决于胆"[J]. 黑龙江医药, 2007, 20 (6): 606-607.

21. 江锋. "十一脏取决于胆"论析 [J]. 中医药临床杂志, 2004, 16 (2): 178-180.

22. 李树强. "十一脏取决于胆"当为"土脏取决于胆"[J]. 国医论坛, 2004, 19 (3): 46-47.

23. 林常青, 夏进善. 奇恒之腑质疑 [J]. 湖北中医杂志, 2007, 29 (4): 22-23.

24. 严惠芳, 张卫娜, 马居里, 等. 胃气解析 [J]. 陕西中医学院学报, 2006, 29 (1): 13-15.

25. 肖丹. 浅论《内经》胃气理论及其对后世的影响 [J]. 湖南中医学院学报, 2006, 26 (2): 19-21.

26. 吴华强. "胃气"概念辨析 [J]. 安徽中医临床杂志, 2003, 15 (2): 158-159.

27. 周永红, 王新陆. 确立"脑主神明"是藏象学说发展的必然 [J]. 云南中医学院学报, 2003, 26 (3): 35-38.

28. 史正刚. 中医识脑 [J]. 甘肃中医, 2003, 16 (9): 1-3.

第二章

经　络

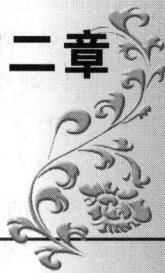

经络，是人体结构的重要组成部分。经络学说，是研究人体经络系统的组成、循行分布、生理功能、病理变化等的一种基础理论。经络与脏腑理论共同构成中医理论体系的核心。

经络学说贯穿于中医生理、病理、诊断和防治各个方面，与阴阳五行、脏腑、精气血津液等理论相互辅翼，深刻地阐释人体的生理活动和病理变化，对临床各科，尤其是针灸、推拿、按摩、气功等，都起到极其有效的指导作用。历代医家高度重视经络学说在中医学中的重要地位，早在《黄帝内经》中就有"经脉者，所以能决死生，处百病，调虚实，不可不通"（《灵枢·经脉》）及"夫十二经脉者，人之所以生，病之所以成，人之所以治，病之所以起，学之所始，工之所止也"（《灵枢·经别》）的记载，后人更有"学医不知经络，开口动手便错。盖经络不明，无以识病证之根源，究阴阳之传变"（《扁鹊心书》）之说。近四五十年来，中医经络学说备受国内外医学界的瞩目，对经络的研究方兴未艾，已取得了显著进展。尽管目前对经络实质的看法还不太一致，但经络系统的客观存在已成为一个无可争辩的事实，普遍被人们所承认。随着经络研究的不断深入发展，相信对经络系统的认识将会更加全面，有可能出现重大突破。

第一节　经络学说的形成和发展

经络学说是以古代的针灸、推拿、气功等的医疗实践为基础，结合当时的解剖生理知识，经过漫长的历史岁月，逐步上升为理论而形成的。在指导临床实践的过程中，经过历代医家的不断调整和充实，而得以逐步发展。

一、经络学说的形成

（一）经络的科学事实（经验事实）

经络学说是古人长期医疗实践的总结，特别与针灸治疗经验的积累密切相关。经络学说形成的主要基础，目前较为一致的看法是：①受到古代哲学思想——阴阳五行学说的深刻影响。②古人对针灸、按摩治疗中所出现的经络现象的观察。③对病理情况下所出现的循经证候的观察。④对针刺穴位主治作用的归纳。⑤对人体解剖知识的综合。

早在距今四五千年前的石器时代，人们在日常生活过程中，每因劳动或其他原因，被石块刺破或被火灼伤，而身上某些部位所患的疾病随之减轻或消除，这样反复不断的体验，逐渐意识到用石刺、火灼可以治病，这可能就是针灸疗法的起源。最原始的针具是砭石，约起源于新石器时代，《黄帝内经》中就有关于砭石治病的记载。随后又出现了骨针、石针等。到了殷商时期，开始有了金属制的针，冶炼铁的技术促进了金属针具的发展。毫针深入机体组织能引起酸、麻、胀、重、寒、热等特殊的感觉，有时还会出现沿一定线路传导的现象。这种现象《黄帝内经》称为"气至"，即"得气"，现代称为"针感"或"经络感传"。除针刺外，艾灸、按摩等亦可引发"经络感传"的出现。《黄帝内经》及后世一些医书中，就有不少关于经络感传的记载。《灵枢·邪气脏腑病形》所说的"中气穴，则针游于巷"及《灵枢·九针十二原》所说的"若行若按，如蚊虻止，如留如还"等等，均为经络感传现象的写照。古人还观察到，针刺后能否出现"气至"的经络现象，与疗效好坏直接相关。《灵枢·九针十二原》："刺之要，气至而有效。"这正是长期针灸临床实践的经验总结。古人是通过长期对经络现象和医疗实践的反复观察、归纳总结，才得出手足十二经脉、奇经八脉等经络循行线路概念的。《帛书·经脉》中只有脉的线路，而无穴位的记载，是经络学说源始于对感传现象观察的最好佐证。因此，许多学者研究认为，对经络感传现象的观察是古人形成经络学说，特别是形成经络线路概念的重要基础之一。

此外，有人认为古人在导引行气时的自我感觉，可能也有助于经络概念的形成。如战国初期的文物中有一玉佩，上刻铭文，是关于气功行气过程的描述，称为《行气玉佩铭》，内有"行气，深则蓄，蓄则伸，伸则下……"等文字，就是气功导引时的自我感觉，意思是呼吸时，气入深沉而蓄积，蓄积到一定时候，就会出现上下运行的情况，类似于现代气功所谓的"小周天"，同样也离不开经络的线路概念范畴。

病理情况下，也会循经出现一些症状体征，《帛书·经脉》中，每一条经脉循行线路后都有"是动则病"和"是主所生病"的记述，这些症状的出现，又和该条经脉循行所过有关。又如《灵枢·经脉》说的"当脉所过者热、肿"和《灵枢·周痹》说的"上下移徙随脉，其上下左右相应……"等病证，都与"（经）脉"密切相关，具有"当脉"、"随脉"以及上下联系的特点。同时，这些循经病证与相应的脏腑也有联系，《灵枢·九针十二原》："五脏有疾也，应出十二原，十二原各有所出，明知其原，睹其应，而知五脏之害矣。"十二原，在这里是指分布于肘、膝、胸、脐等处的原穴。说明内脏有病，可以循其相应经脉，而在体表一定部位表现出症状体征。如肝病可见两胁或少腹痛；心病真心痛可表现为胸前区疼痛，并沿左侧手少阴心经循行路线放射至手小指；胃病在足三里有痛觉异常等。《黄帝内经》中描述最多的当属循经疼痛一症。这些循经病理现象的反复出现，经过古人的观察和总结，更加深了循经感传的经络线路概念，并为"内属于府藏，外络于肢节"的经络理论的形成奠定了基础。

古人建立经络学说的基础，还和穴位主治功用的归纳有关。这是一个从不经意或偶然发现某个部位被刺激后，可使一些病痛消失，到认识某些部位具有的治疗作用，并在医疗实践中反复应用；从用"砭石"治疗到用金属针准确刺入某"点"进行治疗的漫长过程。随着"穴位"发现越来越多，医疗经验越来越丰富，进而就会发现，某些具有相同或类似主治作用的穴位往往聚集于某一条线上，这就形成了"线"的概念。这样反复印证，由"点"到"线"，便形成了经络的循行线路。当然，"穴位"的界定和经络学说的形成，也离不开当时的解剖和生理知识。我国早在春秋战国时代就曾用解剖的方法对人体脏腑、脉等进行过观察，《黄帝内经》中有关经络的记述，有很大一部分是通过解剖观察得来的。如《灵枢·经水》："若夫八尺之士，皮肉在此，外可度量切循而得之，其死可解剖而视之，其脏之坚脆，腑之大小，谷之多少，脉之长短，血之清浊，气之多少，十二经之多血少气，与其少血多气，与其皆多血气，与其皆少血气，皆有大数。"《灵枢·经脉》："经脉十二者，伏行分肉之间，深而不见……诸脉之浮而常见者，皆络脉也。"皆有经络与解剖知识相关的记载，这些都是《黄帝内经》以前的经验积累而形成的。而《灵枢·骨度》中提出的以"骨度"来定"脉度"论点的建立，就更能说明问题了。

还有人认为经络系统可分为广义经络和狭义经络两类，广义经络是揭示人体内在联系的概括，狭义经络是显示针刺穴位与内脏联系的概括。广义经络，是人体一切内在联系通路的总称，包括神经、血管、淋巴管，以及其他传递信息的结构通道。广义经络主要产生于人体的总体观察。古人在对人体进行总体观察中发现，人体的脏腑与脏腑之间，脏腑与肢节之间，表里之间，上下内外之间，在结构上是协调统一的。狭义经络，是显示针刺穴位的经络，主要包括十二经脉及任督二脉。从狭义经络的形成发展来看，它主要是对针刺穴位与内脏联系的概括。我们当今的经络研究，决不能只局限于古典十二（四）经脉，对经外奇穴、经验穴也要进行很好的研究。通过现代科技手段的研究，以期能总结出一套更符合实际，更具有普遍指导意义，更完善的针灸经络体系。

（二）经络的科学抽象

气阴阳五行学说作为我国古代的一种哲学思想，当它渗透到中医学以后，必然会对中医学的各个领域产生深刻影响。经络学说是中医基础理论的重要组成部分，它的形成也同样离不开气阴阳五行学说的指导。如经络命名中的手足三阴三阳，奇经八脉中的阴阳维、阴阳跷，络脉中的阴络、阳络；经络循行上的"阴内阳外"规律；十二经气血多少；经络中的阴阳表里配偶关系；经络的生理功能及"开合枢"理论；经穴的命名及临床应用等等，都有阴阳五行这一哲学思想贯穿其中。气阴阳五行学说成为经络学说形成的世界观和方法论。

气是天生万物的本原，气分为阴阳二气，阳变阴合而产生木、火、土、金、水五行，阴阳五行之精凝合而产生人类和万物。在一阴一阳的基础上提出三阴三阳说，即太阴、少阴、厥阴、太阳、少阳、阳明，建立了六经的概念。十二经脉中，六为阴、六为阳，分别行于人体阴部、阳部，维持阴阳的相对平衡，从而保持人体的协调统一。

依据阴阳的盛衰，即阴阳气的多少而将十二经脉确定为三阴三阳，其中阴气最盛的是太阴，其次为少阴，再次为厥阴；阳明的阳气最旺盛，其次为太阳，再次为少阳。其中，太阴、太阳的太，指的是大的意思；少阴、少阳的少，指的是小的意思；而阳明则指的是太阳、少阳两阳合而为明；厥阴则指的是太阴、少阴两阴交尽（厥，有尽之意）。十二经脉流注从手太阴经开始到足厥阴经为止，完成一个大回环，阳气、阴气相互交替，皆由盛渐至衰，从而维持经络系统的正常运行。

中医学将人体内脏分别归类于五行，以说明脏腑的生理功能、相互关系、病理影响。十二经脉在内属于脏腑，脏腑有五行属性，经脉也就相应有五行的属性。如：手太阴肺经、手阳明大肠经，属于金经；手少阴心经、手太阳小肠经，属于火经；手厥阴心包经、手少阳三焦经，属于相火，并属于火经；足阳明胃经、足太阴脾经，属于土经；足太阳膀胱经、足少阴肾经，属于水经；足少阳胆经、足厥阴肝经，属于木经。

（三）经络的理论构建

经络学说起源的确切年代，在现存的医史资料中尚无明确的记载，根据我国现存医学文献中较早的一部典籍《黄帝内经》中所收载的有关经络的内容看，应推溯至比其成书年代更为遥远的时候。从《黄帝内经》论述经络的系统性和以针刺为主的治疗方法，可以看出经络学说来源于《黄帝内经》以前古代劳动人民医疗实践经验的积累总结。早在《黄帝内经》问世以前，人们对"脉"、"血气"及血气的流行等就有一定的认识。如《管子·水地》说："水者，地之血气，如筋脉之通流者也。"这里，将地上水流比喻为人体的"血气"，而筋脉具有通流的功能。又如《史记·扁鹊仓公列传》记载扁鹊在论及太子病"尸厥"时说："夫以阳入阴中，动胃缠缘，中经维络，别下于三焦、膀胱，是以阳脉下遂，阴脉上争，会气闭而不通。"治疗以针石刺"三阳五会"，说明当时不但出现了"阳脉"、"阴脉"及"经、维、络"等名称，并且已有运用经络穴位治病的经验了。1973年底在我国长沙马王堆三号汉墓出土的一批手抄文本中，有两部写本与经络有关，研究人员将其定名为《足臂十一脉灸经》和《阴阳十一脉灸经》，均属古代脉书的内容。其成书年代，据许多学者考证研究，相当于春秋战国时期或更早，早于《黄帝内经》。书中记载了十二经脉以前的十一条脉的具体名称，分别为臂泰（钜）阴、少阴、泰阳（肩脉）、少阳（耳脉）、阳明（齿脉）及足泰（大）阴、厥阴、少阴、泰（钜）阳、少阳、阳明，独缺臂厥阴。同时具体描述了这些经脉的循行走向、所主疾病及灸法。对于"脉"还指出具有既可以生病，又可以治病的两面性。虽然在帛医书的原文中只出现"脉"字，而无"经脉"之称，脉与脉之间也没有联系，更没有经络系统气血循环的完整概念，脏腑的概念也不够完整，但经络系统的雏形已可辨识。因此，现在一般认为《黄帝内经》成书前的漫长岁月，是经络学说形成的萌芽和雏形阶段，而马王堆汉墓出土的《帛书·经脉》最能反映中医经络学说在这一阶段的概况。

　　《黄帝内经》大约成书于秦汉之际，它总结了在此之前的医学理论和诊疗经验，奠定了经络学说和整个中医理论体系的基础。该书162篇中，专论或主论经络的篇章如《素问》的阴阳离合、血气形志、皮部论、经络论、气穴论、气府论、骨空论及《灵枢》的九针十二原、本输、经脉、经别、经水、经筋、根结、脉度、四时气、阴阳清浊、逆顺肥瘦、背腧、动输、卫气等，计有二十余篇，其他各篇散在论述者亦众。可见，经络理论在《黄帝内经》中占有重要地位，其所涉及的内容主要有以下几方面：①系统阐述了十二经脉的理论。《黄帝内经》对十二经脉的起止、具体循行线路（包括内行线和外行线）及其与相应脏腑的"络属"关系；十二经脉首尾相接及气血在经脉中运行"如环无端""周而复始"的状况；十二经的生理功能及十二经标本，根结之间的上下、内外对应的联系；十二经脉和脏腑功能发生异常时所出现的病候等都做了系统而又详尽的记载。②散载了有关"奇经八脉"的一些内容。《黄帝内经》全书虽然没有出现"奇经八脉"的字样，但对奇经八脉中冲、任、督三脉的起止，循行路线，生理功能和有关病候，在不少篇章中进行了讨论。对带脉、维脉和阴阳跷脉的部位、功用也作了大致的描述。③形成较系统的络脉理论。《黄帝内经》所记载的络脉有十五别络、胃之大络、浮络和孙络。对于络脉，尤其是十五别络的循行分布、流注概况、生理功能和病证，以及络脉理论的临床应用等，均作了较为详细的论述。④专篇记述了经络的连属部分——十二经筋和十二皮部的名称、循行及某些病候。⑤记载了全身穴位的数目，以及部分穴位的名称和部位。《黄帝内经》中记载了160个左右的穴位，定出以"骨度"作为取穴的标准，明示各条经脉的穴位具有主治本经疾病的作用。对一些特殊的腧穴，如井、荥、输、经、合和原穴、背腧穴等，还进行了专门的讨论。⑥探讨经络与自然的关系，提出经络气血运行同自然界水流和日月运行相关联的论点。总之，《黄帝内经》总结归纳了其成书以前的关于"脉"的初步知识，并进一步向纵深发展，构筑了经络体系的整体框架，完善了经络理论，将经络学说从萌芽和雏形阶段向前推进了一大步，出现了质的飞跃。因此，可以说《黄帝内经》的问世，标志着中医经络体系已经形成。

二、经络学说的发展

（一）经络学说的理论创新

经络学说自《黄帝内经》成书以后，历经了两千多年的历史，其间，历代医家在临床实践的基础上，不断充实发展了这一学说，可以说是代有发挥，从而使中医的经络学说得以日趋成熟。其发展概况分述如下：

汉代，《难经》是继《黄帝内经》之后，对经络学说和针灸学的发展有重要贡献的一部典籍。它进一步发挥了《黄帝内经》的精髓，对十二经脉的走向、病证、预后及奇经八脉的含义、功能、循行路线和病候等都有较详细的论述；对正经和奇经的关系也有较好的阐发；对某些经穴（如四十五难的八会穴）的特异性也进行了总结。此外，还提出了"十二经皆有动脉""肾间动气为十二经脉之根"等理论，大大丰富了经络学说的内容。东汉·张仲景是将《黄帝内经》、《难经》中的经络理论运用于临床实践的典范，他的《伤寒杂病论》在重视经络学说思想指导下，总结了病邪侵犯经络、脏腑，由表及里的过程，摸索出伤寒发病规律，创立了六经辨证施治纲领，对后世影响很大。

晋代皇甫谧编著的《针灸甲乙经》，记载各经穴位 349 个，不但将"穴"与"经"联系起来，以经统穴，还通过交会穴的形式表现了各经间的关系。对后世研究经络与针灸临床有很大的指导意义。

隋唐时期，甄权、杨上善、杨玄操等医家，对古代的《明堂图》进行修订。《明堂图》即经络穴位图，据文献记载始于六朝或隋代，《隋书·经籍志》中就记载有《明堂流注》、《明堂孔穴》、《明堂孔穴图》等书名。但这些书大多已亡失，现存最早的文献是杨上善的《黄帝内经明堂类成》十三卷，其中十二经脉各一卷，奇经八脉合一卷，现仅存第一卷手太阴肺经。至唐代，就出现了用颜色绘制的彩色人体经络穴位图。唐代孙思邈的《备急千金要方》和《千金翼方》以及王焘的《外台秘要》等书中，不但收载有大量经络穴位的内容，就经络图而言，据孙思邈在《千金方·明堂三人图》中所述："旧明堂图，年代久远，传写错误，不足指南，今一依甄权等新撰为定云耳……其十二经脉，五色作之；奇经八脉，以绿色为之。"可见，当时经过修订，对经络穴位图的绘制已相当精致了。此外，巢元方等人编撰的《诸病源候论》，也是以脏腑和经络学理论来讨论病因和病机的，在经络学的临床应用方面也有不少发挥。

宋、元时期，经络与针灸临床更有进一步的发展。当时王惟一根据经络学说的分经布点，主持铸造经络穴位模型"铜人"两具，并编著《铜人腧穴针灸图经》三卷，较甄权的《明堂图》又前进了一步，统一了宋以前各家对经络和腧穴的某些不同看法，在经络针灸发展史上占有重要地位。宋金时代，金·何若愚写成《流注指微赋》，经阎广明注解，扩充有关内容而成《子午流注针经》，这是在当时"顺时而刺"思想影响下，研究气血运行与时辰相关的一本著作，是后世按时取穴的重要依据。元代忽泰必烈，则秉承当时已出现的任、督与十二经并重的学术思想，著有《金兰循经》一书，将十二经发展成为十四经体系。尔后滑寿进一步在他的《十四经发挥》中，明确论述了十二经脉和任、督两脉气血运行的关系；首次提出"十四经"的命名；着重对十四经的分布、循行路线及全身 647 个穴位进行了考证，发挥了十四经理论，对经络学说的发展影响甚为深远，《十四经发挥》也因此成了后世研究经络、经穴的主要参考书。此外，在经络学说的临床应用方面，这个时期主要表现在药物归经理论的提出。寇宗奭的《本草衍义》最早描述了附子等药的归经，张元素的《珍珠囊》则是药物归经的最早专著，提出"引经报使"药，经李杲发挥，为后世药物治疗与经络的联系提供了理论基础。

明代，是经络学说发展的旺盛期，著述颇丰。李时珍对古代奇经八脉文献进行汇集、考证，著有《奇经八脉考》一书，对研究奇经八脉大有裨益。他的"内景隧道，惟返观者能照察之"的观点，对探讨经络学说的起源颇有启迪。杨继洲根据家传《针灸玄机秘要》一书的内容，博取历代名家著述，结合自己丰富的临床经验，编撰成《针灸大成》一书，对经络、穴位、针刺手法与适应证等，都作了颇有创意的探讨。如对经络本源及归属问题，他提出："经脉十二，络脉十五，外布一身，为血气之道路也。其源内根于肾，乃生命之本也。"在掌握经络和经穴的要领方面，他则认为应该："宁失其穴，勿失其经；宁失其时，勿失其气。"这种不拘旧说的探究精神，对后世经络学说发展颇有影响，是明代一部重要的经络针灸学专书。此外，张介宾的《类经》、李梴的《医学入门》、沈子禄的《经络全书》、高武的《针灸聚英》、徐凤的《针灸大全》、张明的《经络集说》、张三锡的《经络考》、韦勤甫的《经络笺注》、翟良的《经络汇编》、严振的《循经考穴编》等著述或写本，都是这一时期经络研究成果的反映，对经络学说的发展都起到一定的作用。

清代，统治阶级拘于封建礼教，重药轻针，限制了针灸的发展，对经络学说的发展起到消极的影响。这一时期除了针灸书中有部分内容涉及经络外，经络专书较少，也缺乏新意。但在分经用药及综合性医书的编撰上比较重视，出现了姚澜的《本草分经》、吴谦的《医宗金鉴》及清政府组织编写的大型类书《古今图书集成》中的《医部全录》等，都有利于经络的研究探讨。此外，还有陈惠畴的《经络图考》、黄谷的《明堂经络图册》、钱镜的《脏腑正伏侧人明堂图》等也是这一时期的著述。

清以后至民国时期，因种种原因，中医学遭受严重的摧残，经络学说的应用和发展也受到很大限制，有关经络著述寥若晨星，只有少数人从西医学角度推测过针灸治疗的作用。在学术上没有什么见地。

新中国成立以后，政府积极倡导扶植中医，推动中医研究，经络学说的发展迎来了一个大好时期，中医界开展了对中医古代文献的研究整理，编撰了大量经络针灸的著作及经络和针灸的教材。同时应用现代科学知识和方法，从经络现象入手，对经络学说进行深入研究探讨，尤其对经络的实质研究，也取得了一定成绩，使中医的经络学说有了新的发展，扩大了经络学说在临床上的应用。

（二）经络学说的实践意义

中医学的经络学说和现代神经解剖学、生理学都是在实践中被证明是正确地反映了人体客观规律的，它们是在不同历史条件下的产物，各有自己的特点。人体既然是一个统一整体，则在完整统一的有机体内当然不可能存在两套互不相关的功能调节体系。迄今，我们对人体的结构和功能的了解还是很不够的，因此，探讨经络的特殊联系途径，这对进一步认识人体功能调节的规律有着非常重要的意义。

国内外已经有许多学者利用体表生物活动点（穴位）和脏腑的相关联系来诊断、治疗疾病。他们对各种疾病患者的体表经穴电参数进行测定，已收集了大量的数据，通过电子计算机进行数据处理，比较、判断健康人和各种患者的情况，进而利用经络诊断疾病。也有人根据循经感传"气至病所"的规律，利用穴位作为治疗点（生物活动点），施加适宜（补泻）的刺激参数（强弱、频率），调节机体的生理平衡，进而创立经络治疗学。

经络的研究，尽管已经取得了较大的进展，但要搞清楚经络系统调节规律，阐明经络本质，还有着很大距离，需要我们付出更加艰巨的努力。今后我们应该继续坚持应用现代科学技术进行多学科的客观化的研究，密切结合临床实践进行经络理论研究。例如，应用病理生理学和形态学的方法研究体表内脏联系途径与活动规律；应用生物化学和分子生物学方法研究神经介质、内分泌激素以及代谢物质等因素对循经感传和"气至病所"的影响，应用免疫学方法研究循经感传、"气至病所"时免疫功能变化等。在临床上结合各种患者研究他们的循经感传和"气至病所"规律；在实验室可建立各种动物病理生理模型，在一定控制条件下测定动物体穴位变化、沿经变化、效应器变化、中枢和外周的变化。

经络的深入研究将为生物学、解剖学、组织学、生理学、生物化学、病理学、免疫学、诊断学、治疗学等医学生物科学开辟新的研究领域，增加新的篇章，将为世界新医学的发展、为人类保健事业作出贡献。

第二节　经络系统的内容

一、经络的基本概念

经络，是人体组织结构的重要组成部分，早在《黄帝内经》中，就指出经络是运行气血，联络脏腑肢节，沟通上下内外的通道。《灵枢·本脏》说："经脉者，所以行血气而营阴阳，濡筋骨，利关节者也。"《灵枢·海论》说："夫十二经脉者，内属于腑脏，外络于肢节。"就是将经络作为人体的一种组织结构名称。

经络，是经脉和络脉的总称。经脉的"经"，有路径、途径之意。正如《释名》中说："经，径也，如径路无所不通。"《辞海》中说："纵线，南北为经。"《医学入门》："脉之直者为经。"可见，经脉是经络系统中的纵行主干，主要通路。络脉的"络"，有联络、网络之意。正如《说文》所解释的"络，絮也"，言其细密繁多。《灵枢·脉度》说："支而横者为络。"可见络脉是经脉的分支，错综联络，遍布全身。

经脉和络脉的区别，根据《灵枢·经脉》"经脉十二者，伏行分肉之间，深而不见……诸脉之浮而常见者，皆络脉也"及《灵枢·脉度》"经脉为里，支而横者为络，络之别者为孙"可知，经脉是主干，络脉是分支；经脉大多深而不见，行于分肉之间，络脉大多浮而常见，行于体表较浅部位；经脉较粗大，络脉较细小；经脉以纵行为主，络脉纵横交错，网络全身。

经脉和络脉共同构成人体经络系统，担负着运行气血，联络沟通等作用，将体内五脏六腑、四肢百骸、五官九窍、皮肉筋脉等组织器官联结成一个有机的整体。

关于经脉和络脉中运行的气血，《灵枢·营卫生会》有"营在脉中，卫在脉外"，《灵枢·痈疽》有"中焦出气如露，上注溪谷而渗孙脉，津液和调，变化而赤为血。血和则孙脉先满溢，乃注于络脉，皆盈，乃注于经脉"的说法，指出经脉与络脉中运行的是营气和由营气和津液化生而成的血。但历代各家有不同见解，如元·滑寿在《十四经发挥》中提出"经为营气，络为卫气"的观点。清·喻昌在《医门法律》中，不但同意这一看法，还进一步加以剖析。他说："十二经生十二络，十二络生一百八十系络，系络生一百八十缠络，缠络生三万四千孙络。自内而生出者，愈多愈小。稍大者在俞穴肌肉间，营气为主；外廓繇是出诸皮毛，方为小络，方为卫气所主。"显然与《灵枢》记载的观点不符。孰是孰非，尚需进一步研讨。

经络不但是有机体内部相互联系的通路，也是机体和自然界相应，维持体内外环境统一的桥梁。《黄帝内经》中就有不少关于经络与天时相应，与水地相合的论述。如《灵枢·经别》说："人之合于天道也，内有五脏，以应五音……外有六腑，以应六律……十二经脉者，此五脏六腑之所以应天道。"说明机体与自然界"天人相应"是通过经络实现的。又如《灵枢·阴阳系日月》说："腰以上为天，腰以下为地，故天为阳，地为阴；故足之十二经脉以应十二月，月生于水，故在下者为阴；手之十指以应十日，日主火，故在上者为阳。"还按阴阳属性，把左右两手的十经与十天干相配，左右两足的十二经，与十二地支相配，以说明人体经络与自然界季节时令及日月相对转移的阴阳盛衰消长，有密切的相对应关系，而经络的三阴三阳命名亦与此有关。《灵枢·经水》还指出："经脉十二者，外合于十二经水，而内属于五脏六腑。"并阐述了十二经脉与十二经水相对应的关系。"十二经水"，指当时我国地域上的十二条水流，分别为清水、渭水、海水、湖水、汝水、渑水、淮水、漯水、江水、河水、济水、漳水。用以对应比拟人体的十二经脉。如足太阳外合清水；足少阳外合渭水；足阳明外合海水；足太阴外合湖水；足少阴外合汝水；足厥阴外合渑水；手太阳外合淮水；手少阳外合漯水；手阳明外合江水；手太阴外合河水；手少阴外合济水；手心主（手厥阴）外合漳水。十二经又各自内属于脏腑，这样自然界的十二经水，通过十二经与内在脏腑也有对应关系。古人以十二经水的"受水而行之"比喻十二经脉的"受血而营之"，说明经脉中的气血流行，与自然界的水流一样，互相贯通，有盈有亏。正如《灵枢·经水》所言："凡此五脏六腑十二经水者，外有源泉，而内有所禀，此皆内外相贯，如环无端，人经亦然。"

从上可知，经络作为人体的组织结构之一，与自然界和内在脏腑均有着极其密切的联系。机体脏腑组织通过经络时时刻刻都在与自然界进行着物质、能量、信息的交流，以确保人体生命活动的正常进行。《黄帝内经》阐述的经络与天时相应，与水地相合的内容，实际上都是中医整体观念在经络系统中的具体体现。

二、经络系统的组成

经络系统由经脉、络脉及连属部分所组成。

经脉是经络的主干，主要有正经和奇经两大类。正经有十二，故又称"十二正经"或"十二经脉"。包括手三阴经、足三阴经、手三阳经、足三阳经，共四组，每组有三经。十二正经有一定的起止点、循行部位和交接顺序，在四肢的分布及走向有一定的规律，与脏腑有直接的络属关系。十二正经是气血在经脉中运行时，每一周次都必经的道路。此外，每一条正经各别出一条经脉，称为"十二经别"。分别起于四肢的肘膝以上，具有加强十二正经联系和补充正经不足的作用。实际上，十二经别是十二经脉的最大分支，它虽区别于十二经脉，却也属于正经的范畴，《灵枢·经别》在描述每一经别的循行时，均称其为"手太阳之正"、"足阳明之正"等，这里"正"即表示正经的意思，即手太阳经别是手太阳经脉别出的正经；足阳明经别是足阳明经脉别出的正经。

奇经有八，故称为"奇经八脉"，即冲、任、督、带、阳跷、阴跷、阳维、阴维。奇经具有统率、联络和调节十二经脉中气血的作用。奇经八脉与十二经脉不同，它并非经脉气血循环每一周次必经之道路，故一称"奇经"，一称"常脉"。正如《圣济总录》说："脉有奇常，十二经者，常脉也；奇经八脉则不拘于常，故谓之奇。盖人之气血常行于十二经脉，其诸经满溢则流入奇经焉。"

络脉，是经脉的小分支，有别络、浮络、孙络之分。别络是络脉之中的较大者。之所以称为别络，有本经别走邻经之意，具有加强十二经相为表里的两经之间的联系，并能通达某些正经所没有到达的部位，故可补正经之不足，还有统领一身阴阳诸络的作用。一般认为，别络有十五，即十二正经、任督二脉各有一别络，加上脾之大络，合称"十五别络"。对于十五别络的具体内容，历代医家有不同看法。《灵枢·经脉》记载的十五别络为今所沿用，已如上述；《难经》则以阳络、阴络替代任、督分出的两络。如《难经·二十六难》曰："经有十二，络有十五，余三络者，是何等络也？然：有阳络，有阴络，有脾之大络。阳络者，阳跷之络也。阴络者，阴跷之络也。故络有十五焉。"明言所谓阳络、阴络就是阳跷与阴跷所分出的络脉。《难经》所言，虽与《灵枢·经脉》不同，但任脉为阴脉之海，任一身之阴，在前；督脉为阳脉之海，督一身之阳，在后；两者以前后分阴阳。而阴跷、阳跷有主宰一身左右阴阳的作用，一以前后分阴阳，一以左右分阴阳，其别络所起的作用有殊途同归的意义，值得互为参考。此外，喻昌在《医门法律》中提出"胃之大络"和"奇经之一大络"说，认为："盖十二经各有一络，共十二络矣。此外，有胃之一大络，繇胃下直贯膈肓，统络诸络脉；于上复有脾之一大络，繇脾外横贯胁腹，统络诸络脉之中；复有奇经之一大络，繇奇经环贯诸经之络于周身上下。盖十二络，以络其经；三大络以络其络也。"十五别络则由十二经各一络，脾之大络、胃之大络及奇经之大络组成，其覆盖面较《灵枢》、《难经》所言为广，亦有一定道理，可作参考。但后世多从《灵枢·经脉》之说。

孙络，是络脉再行分支之最细的络脉，分布全身，难以计数。即《灵枢·脉度》所谓的"络之别者为孙"。孙络在人体内有"益奇邪"、"通荣卫"的作用。

浮络，是循行于人体浅表部位，"浮而常见"的络脉。其分布广泛，没有定位，起着沟通经脉，输达肌表的作用。

经络系统的组成中，还包含了它的连属部分。经络对内连属各脏腑，对外则连于经筋、皮部。

经筋，是十二经脉之气"结、聚、散、络"于筋肉、关节的体系，为十二经脉的附属部分，所以称为"十二经筋"。具有连缀百骸，维络周身，主司关节运动的作用。如《素问·痿论》说："宗筋主束骨而利机关也。"机关，即关节。言经筋有保持人体正常运动功能的作用。

皮部，是十二经脉功能活动反映于体表的部位，也是络脉之气散布之所在。《素问·皮部论》说："凡十二经络脉者，皮之部也。"十二皮部的分布区域，是以十二经体表的分布范围为依据，把全身皮肤划分为十二部分，分属于十二经脉。《素问·皮部论》："欲知皮部，以经脉为纪者，诸经皆然。"故皮部又称"十二皮部"。

以上十二经脉、奇经八脉、十二经别、别络、孙络、浮络及经络所连属的经筋、皮部等，共同组成经络系统，成为不可分割的整体。

三、经络的命名

经络的命名多与其分布、功能以及联系的脏腑组织有关。

十二经脉对称地分布于人体的两侧，分别循行于上肢或下肢的内侧或外侧，每一经脉又分别隶属于一个脏或腑，因此十二经脉的名称各不相同。每一经脉的名称都是依据手足、阴阳、脏腑三个方面命定的。主要行于上肢，起于或止于手的经脉，称"手经"；主要行于下肢，起于或止于足的经脉，称"足经"。主要分布于四肢内侧面的经脉，属"阴经"；主要分布于四肢外侧面的经脉，属"阳经"。十二经脉分布于上、下肢的内外两侧，每个侧面都有三条经脉分布，这样，内侧属阴，一阴衍化为三阴，即太阴、少阴、厥阴；外侧属阳，一阳衍化为三阳，即阳明、太阳、少阳。三阴三阳是在阴阳的基础上，根据各经阴阳之气的多少而区分的，如《素问·天元纪大论》说："阴阳之气，各有多少，故曰三阴三阳也。"三阴三阳中，阴阳之气孰多孰少？对"三阴"的看法较为一致，一般认为太阴为阴气最盛，其次为少阴，再次为厥阴。对"三阳"的看法则不太一致，约有两种看法：一是认为太阳为阳之最盛，其次为阳明，再次为少阳。如王好古《此事难知·卷上》说："阳明居太阳、少阳之中，二阳合明，故曰阳明。"二是认为阳明为阳之最盛，其次是太阳，再次为少阳。如张介宾说："阳明者，言阳盛之极也"（《类经·经络类》）。"两阳合明，阳之盛也"（《类经·运气类》）。这两种看法的分歧焦点在于对"两阳合明"的理解不同。不过，在这里三阴三阳是作为十二经脉名称的组成部分。十二经脉的命名，除了手足、阴阳之外，尚与内属脏腑有关，凡直接内属于某一脏腑的，则称为某经。如内属于肺则称肺经，内属于胃则称胃经，等等。阴经属脏，阳经属腑。按照上述的命名原则，就有了手太阴肺经，手少阴心经等十二经脉的名称。

十二经别的名称和十二正经有关，从某经别出的，就称为某经经别。如从手太阴肺经别出者，则称为手太阴经别，《灵枢》称其为"手太阴之正"。

奇经八脉，是十二正经之外的八条经脉。奇经八脉的内容，早已散见于《黄帝内经》有关篇中，但"奇经八脉"这一名称却首见于《难经》。奇经八脉是根据它与正经不同的意义而命名的。因奇经八脉分布不如十二正经那样有一定规律，与五脏六腑没有直接的"属"、"络"联系，相互之间没有表里关系，明显有异于十二正经，故曰"奇经"。"奇"，有两种解释，一为奇（读音为 qí）也，异也，即不同于十二正经之意。如《难经集注·二十七难》："杨曰：奇，异也。此之八脉，与十二经不相拘制，别道而行，与正经有异，故曰奇经也。"一为奇（读音 jī），单数，无偶之意，即指奇经每一条经脉都无表里配偶关系。如《难经集注·二十七难》："虞曰：奇，音基也。奇，斜也。奇，零也，不偶之义。谓此八脉，不系正经阴阳，无表里配合，别道奇行，故曰奇经也。"至于奇经八脉中每一条经脉的命名，则与它的运行和功能有关。督脉，因其行于背部正中，对全身阳经脉气有统率、总督作用而得名。任脉，因其行胸腹正中，能总任全身阴经脉气；又能主胞胎，为人之妊养之本而得名。冲脉，因其脉上至头，下至足，贯穿全身上下前后，为一身要冲，且能通受十二经气血而得名。带脉，因其运行环身一周，束腰如带而得名。阴阳跷脉，因其起于足跟，与人的"跷健"善行有关，是人体举足步行的机要而得名。阴阳维脉，因其具有维系诸阳经、阴经的功用而得名。

十五别络，其命名与十二经脉及任督两脉有关。"别"，有本经别走他经之意。以从经脉别出处的络穴名称来命名。手太阴之别络，名曰"列缺"；手少阴之别络，名曰"通里"；手厥阴之别络，名曰"内关"；手太阳之别络，名曰"支正"；手阳明之别络，名曰"偏历"；手少阳之别络，名曰"外关"；足太阳之别络，名曰"飞扬"；足少阳之别络，名曰"光明"；足阳明之别络，名曰"丰隆"；足太阴之别络，名曰"公孙"；足少阴之别络，名曰"大钟"；足厥阴之别络，名曰"蠡沟"；任脉之别络，名曰"鸠尾"（尾翳）；督脉之别络，名曰"长强"。另有一支脾之大络，名曰"大包"。

经筋，就是十二经脉之气"结、聚、散、络"的筋肉系统，故其命名依十二经脉而定。如手太阴经筋、足阳明经筋等。十二经有"十二经筋"。

皮部，就是体表皮肤按十二经脉分布部位的分区，其命名与十二经脉一致。如手太阴皮部，足太阳皮部等。十二经有"十二皮部"。

四、经络的循行分布

（一）十二正经、经别、别络、经筋

1. 循行分布的具体线路 关于十二正经、经别、别络、经筋的具体循行线路，《灵枢·经脉》、《灵枢·经别》、《灵枢·经筋》有详细记载，历代医家多宗其说。其循行一般以经脉为主，络脉、经别与之内外联系，经筋则多分布在筋肉之部。现分述如下：

（1）手太阴经脉经别别络与经筋：肺手太阴之经脉，主要分布于上肢内侧前缘。其主干内行线，始于中焦（胃），下行络大肠，折回，过胃之下口幽门、上口贲门，穿过膈肌，隶属于肺，再从气管喉部横出，至胸部外上方，出腋下，在手少阴心经和手厥阴心包经之前，沿上肢内侧前缘下行，过肘窝，入寸口，行至鱼，沿手鱼边缘，直至拇指桡侧端。另有一分支，从腕后桡骨茎突上方（列缺穴）分出，沿掌背侧面，走向食指桡侧端（商阳穴），交于手阳明大肠经（图 3-2-1）。

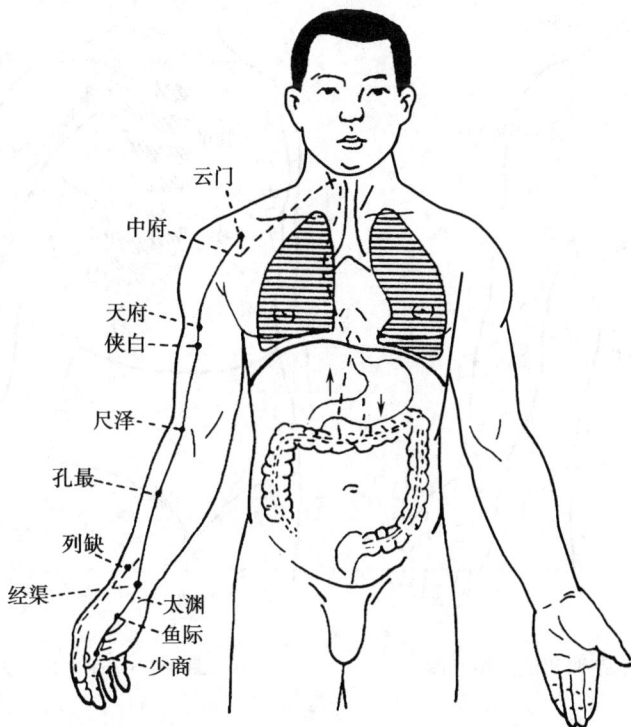

图 3-2-1 手太阴肺经循行图

古医书中对手太阴肺经循行分布的分歧，主要有两方面，一是经脉循行的方向，二是内属的脏器。这些分歧可从《帛书》的记载及《黄帝内经》不同篇章的论述中探知。如《足臂十一脉灸经》说："臂泰（太）阴温（脉）：循筋上兼（廉），之心。"《阴阳十一脉灸经》也说："臂钜阴脉：在于手掌中，出内阴两骨之间，上骨下廉，筋之上，出臂（内阴，

入心中)。"均指出手太阴肺脉的循行方向是从手至心中,而且《帛书》中所述手太阴的病候,如心痛、心烦而噫等与心的病变有关。这些记载与《灵枢·经脉》的从胸走手,属肺络大肠相悖。又如《灵枢·邪客》在介绍手太阴肺经屈折出入的循行概况时,将从胸至手循行为顺,从手至胸循行为逆。此外,《黄帝内经》中还有手太阴肺经从手向上循行的类似记述。如《灵枢·本输》在讨论手太阴脉气出入流注经过时,指出肺脏脉气开始出于少商,流于鱼际,灌注太渊,行经渠,尔后进入肘窝的尺泽穴。《灵枢·脉度》也说:"手之六阴,从手至胸中,三尺五寸。"这里手六阴包括左右手之太阴、厥阴、少阴共六条经脉。说明从《帛书》到《黄帝内经》时期,对于手太阴肺经循行方向及所属脏腑的认识,有两种学说并存的情况,而且逐步过渡演变为《灵枢·经脉》的内容。可以推测,这两种看法对当时的针灸临床都有一定的影响。

手太阴经别,在腋下手太阴经脉的渊腋处分出,行于手少阴经别之前,入胸中走向肺脏,散布于大肠,向上浅出缺盆,沿着喉咙,与手阳明经别相合(图3-2-2)。

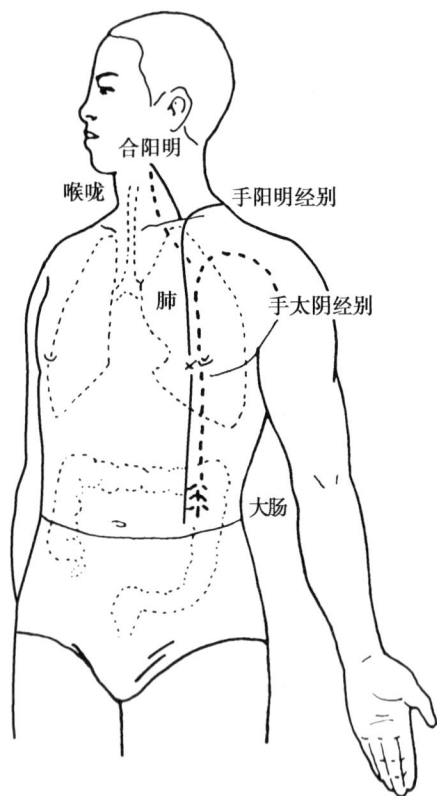

图 3-2-2 手太阴、手阳明经别循行图

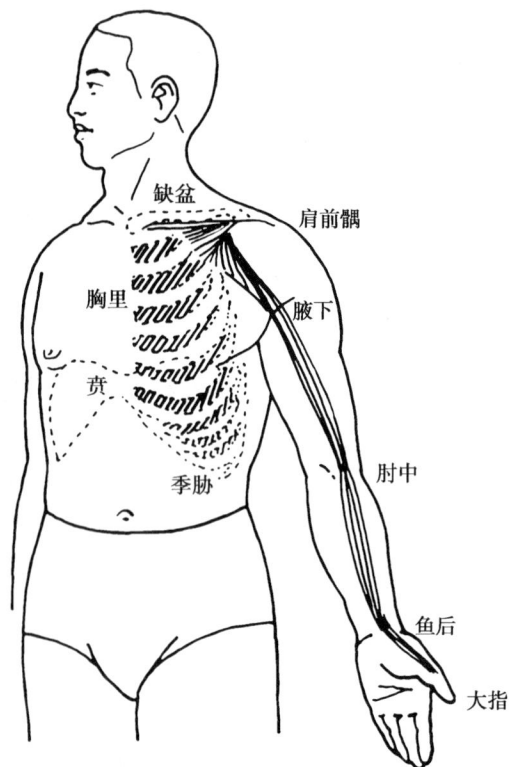

图 3-2-3 手太阴经筋分布图

手太阴络脉,名曰列缺,起于腕关节上方,从列缺穴分出,在腕后半寸处走向手阳明经;其支络与手太阴经相并,直入掌中,散布于鱼际部。手太阴之络是别络中最短的一条,又是手六经中唯一一条从上往下行的络脉。历代医书对本络脉的起点看法不一,《灵枢》、《甲乙经》、《类经》作"起于腕上分间",而《脉经》、《太素》、《备急千金要方》则作"起于腋下分间"。现在一般认为当从《灵枢》之说。

手太阴经筋,起于手大拇指上(少商穴),沿指上行,结于鱼际后,行于寸口动脉外侧，上沿前臂，结于肘中；再向上沿上臂内侧进入腋下，出缺盆，结于肩髃前方，分两支，上者结于缺盆，下者结于胸里，散贯膈膜，会合于膈下，到达季胁。历代对本经筋循行的看法较为一致，并无多大分歧（图 3-2-3）。

（2）手阳明经脉经别别络与经筋：大肠手阳明之经脉，主要分布在上肢外侧前缘。起于食指桡侧端（商阳穴），沿食指桡侧上缘和第一、二掌骨间（合谷穴），向上进入两筋之间（拇长伸肌和拇短伸肌肌腱之间）的凹陷处，沿前臂桡侧上缘，至肘部外侧，经上臂外侧前缘，经肩，走肩峰前缘，转向项部，至第七颈椎棘突下（大椎穴），与诸阳脉相会合，再向前下进入缺盆部（锁骨上窝），下行络于肺，穿过膈肌，属于大肠。有一分支，从缺盆上行颈旁，穿过面颊，入下齿中，还出夹口旁，左脉向右，右脉向左，左右两脉交叉于人中，尔后分别夹行鼻孔两侧，止于鼻旁迎香穴，与足阳明胃经相交接（图 3-2-4）。

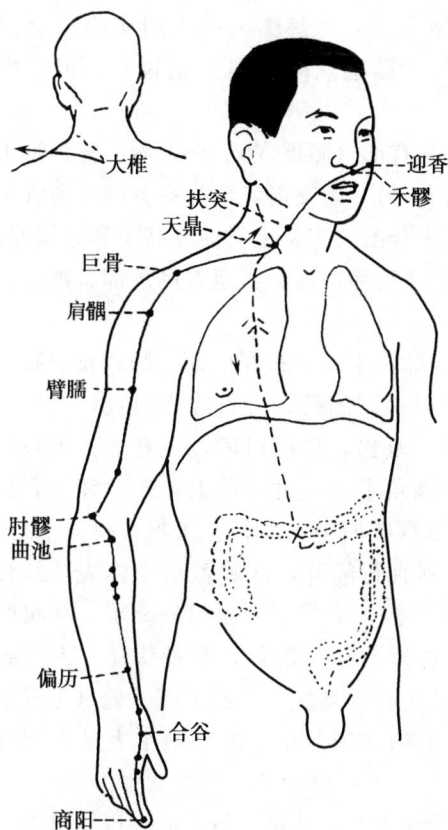

图 3-2-4　手阳明大肠经循行图　　　　图 3-2-5　手阳明经筋分布图

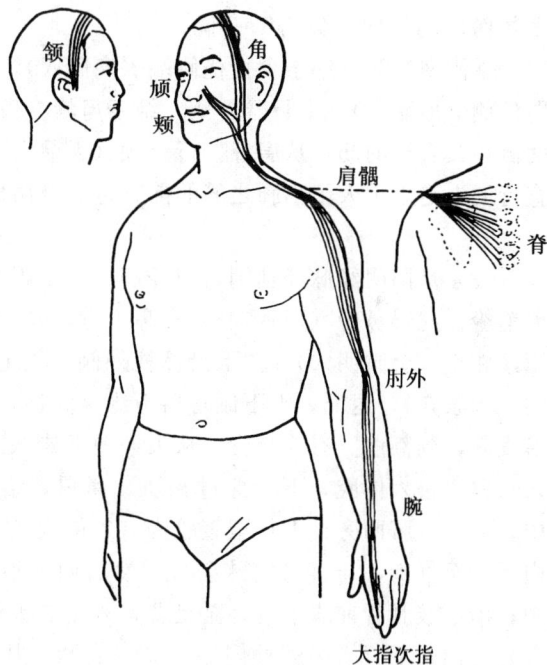

古医书中对本经循行的分歧，主要在于经脉的起止点上。以《灵枢》为代表的许多医书，如《铜人腧穴针灸图经》、《十四经发挥》、《循经考穴编》、《类经》等，均作"起于大指次指之端"，但还有"外侧"、"内侧"之分。《针灸甲乙经》、《脉经》《备急千金要方》等均为起于食指的外侧端，而《铜人腧穴针灸图经》则作"起于大指次指之端内侧"。若按《黄帝明堂》取穴时的体位概念，所谓"内侧"多指桡侧，故"内侧"、"外侧"之分，在这里并无多大意义，所指部位可能基本相同。《足臂十一脉灸经》则认为起于"次指与

315

大指上"，与《灵枢·经脉》的说法不同。此外，《灵枢·邪气脏腑病形》说："大肠合入于巨虚上廉。"说明大肠经下合于足阳明胃经的上巨虚穴，上巨虚为大肠经的下合穴（本经合穴为曲池）。

手阳明经别，从手走胸，在肩峰处（肩髃穴）分出，进入项后柱骨，向下者走向大肠，归属于肺，向上者沿喉咙，浅出于锁骨上窝。其脉气仍旧会合于手阳明经。

手阳明络脉名曰"偏历"，在腕关节后三寸处（偏历穴）分出，走向手太阴肺经；其支脉向上沿着肩膊，经过肩髃，上行至下颌角处，遍布于牙齿根部；另一支脉，进入耳中，与耳中所聚集的众多经脉（宗脉）会合。关于本络脉的循行，历代的分歧主要在于起点上，除《灵枢·经脉》所说的手阳明络脉起于"去腕三寸"之偏历穴外，尚有三种说法与之有异。①《灵枢·经脉》在讨论手足六经络脉时，最显而易见的是指出"手阳明少阳之大络，起于五指间，上合肘中"，认为手阳明络脉起于指间。②《针灸甲乙经》、《外台秘要》则言："臑会……手阳明之络。"谓手阳明之络起于臑会。③《针灸甲乙经·手阳明及臂凡二十八穴》则又说："臂臑……手阳明络之会。"虽然历代对手阳明络所出部位有"偏历"、"指间"、"臑会"、"臂臑"诸说法，但后世多数医家均认同"偏历"一说。

手阳明经筋，起于食指桡侧端（商阳穴），结于腕背部（阳溪穴），向上沿前臂，结于肘外侧（肘髎穴），上行臂外侧，结于肩峰（肩髃穴）。另一条支筋，绕过肩胛部，夹脊柱两侧，其直行的筋，从肩峰上行至颈（天鼎穴）。其中分出一支，上行面颊结于鼻旁颧部；直行的上走于手太阳小肠之筋的前方，上至额角，散络头部，再下行至对侧颔部（图 3-2-5）。

（3）足阳明经脉经别别络与经筋：胃足阳明之经脉，主要分布在头面、胸腹及下肢外侧前缘。起于鼻旁（迎香穴），夹鼻上行，左右交于鼻根凹陷处，旁行入目内眦，与足太阳经相交（会睛明穴），向下沿鼻柱外侧，入上齿中，复出，环绕口唇，左右下交于颏唇沟（承浆穴），退回，沿下颌骨后下缘至大迎，沿下颌角上行，过耳前上关穴（客主人），沿发际，到额前。有一分支，从大迎前下走人迎，沿喉咙向下，后行至大椎，折向前行，入缺盆，进入体腔，下行穿过膈肌，属胃，络脾。其直行经脉，从缺盆出于体表，经乳中，向下夹脐两旁，下行至腹股沟（气街穴）。又一支脉，从胃下口幽门处分出，从腹腔内下行至气街，与直行之脉会合，然后向下沿大腿内侧前缘至髀关，直抵伏兔，入膝膑中，沿下肢胫骨前缘下行，至足背，入足二趾外侧端。有一支脉，从膝下三寸处（足三里穴）分出，下行入中趾外侧端。又一支脉，从足背上的冲阳分出，前行入足大趾内侧端（隐白穴），与足太阴脾经相接（图 3-2-6）。

古医书中对本经的循行起止有两种不同看法：①起于足，从足上行。此说以《帛书·经脉》为代表，如《足臂十一脉灸经》记载："足阳明温（脉）：循胻中，上贯膝中，出股，夹少腹，上出乳内兼（廉），出胳（嗌）；夹口，以上之鼻。"显然是起于足，从足走头的循行方向。《阴阳十一脉灸经》甲、乙本均从此说。②起于头，从头下行。此说以《灵枢·经脉》为代表，《黄帝内经》以后医家，均从其说。

足阳明经别，在大腿前面从足阳明经脉分出，进入腹腔之内，属于胃，散布到脾脏，向上通连心脏，沿食道浅出口腔，上达鼻根和眼眶下部，还回联系眼后与脑相连的脉络组织，其脉气仍注入足阳明本经（图 3-2-7）。

足阳明络脉名曰"丰隆"。在距离足外踝上八寸处分出，走向足太阴脾经，其支络，沿着胫骨外缘，上行络于头项部（会大椎），和该处其他各经的脉气相会合，向下绕络喉咙和咽峡部。关于足阳明络脉，历代医家提出除别络丰隆外，尚有另一大络名曰"虚里"。如在《素问·平人气象论》中就指出了胃之大络的名称及循行分布，谓："胃之大络名曰虚里，贯膈络肺，出于左乳下，其动应衣，脉宗气也。"《针灸甲乙经》、《黄帝内经太素》、《圣济总录》、《针灸聚英》均从之。《黄帝内经》各注家对此也多有解释。如《素问注证发微·平人气象论》说："五脏皆以胃气为本，故胃有大络……而不知胃络丰隆之外，亦有大络曰虚里者，则不止于十五络，而当谓之十六络矣。此虚里者，贯膈络肺，出于左乳之下，其脉气动时，必致应衣。盖以宗气者，即大气也，积于膻中，而与此相通也。"至于十五络脉中，为什么只有丰隆而无虚里，《针灸聚英·十五络脉》从讨论补泻的角度有个较好的说明，他说："胃之大络，名曰虚里，其动应衣，脉宗气也，而不系于补泻之列。盖中焦之气盛衰，而宗气为之盈缩，取之三里以下其气，而宗气之盈者泄；调之三里以补其气，而宗气之耗者滋，则其气未尝不补泻也。特以非别走他经，故不在诸络之列，此所以举丰隆而不属虚里也欤。"故历代曾有别络十五条，加胃之大络则成十六条的说法。

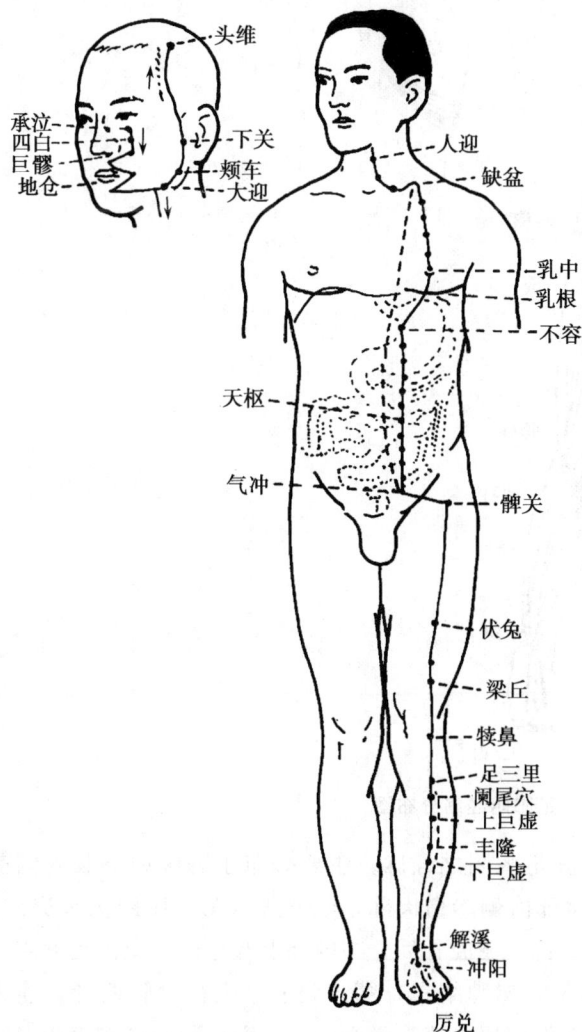

图 3-2-6　足阳明胃经循行图

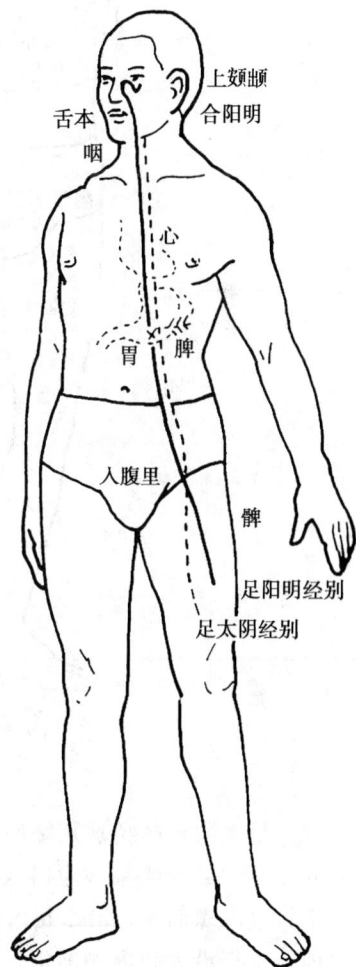

图 3-2-7　足阳明、足太阴经别循行图

足阳明经筋，起始于足次趾、中趾及无名趾，结于足背部，斜向外行而上附于辅骨（腓骨），上结于膝外侧；直行的上结于髀枢部，向上沿胁肋部联系脊柱。直行的自足背上行，沿胫骨结聚于膝部。从本处分出的一条支筋，结于外辅骨，并合足少阳的经筋。其直行的筋，沿伏兔上行，结于大腿部而聚会于阴器，再向上行而散布于腹部，至缺盆处而集结，上颈部，夹口旁，会合于鼻旁颧骨部，向下的结于鼻；向上的并合足太阳经筋。足太阳的经筋网维上眼胞，成为"目上纲"（上睑），足阳明的经筋网维下眼胞，成为"目下纲"（下睑）。另有一支，从面颊分出，结聚于耳前部（图3-2-8）。

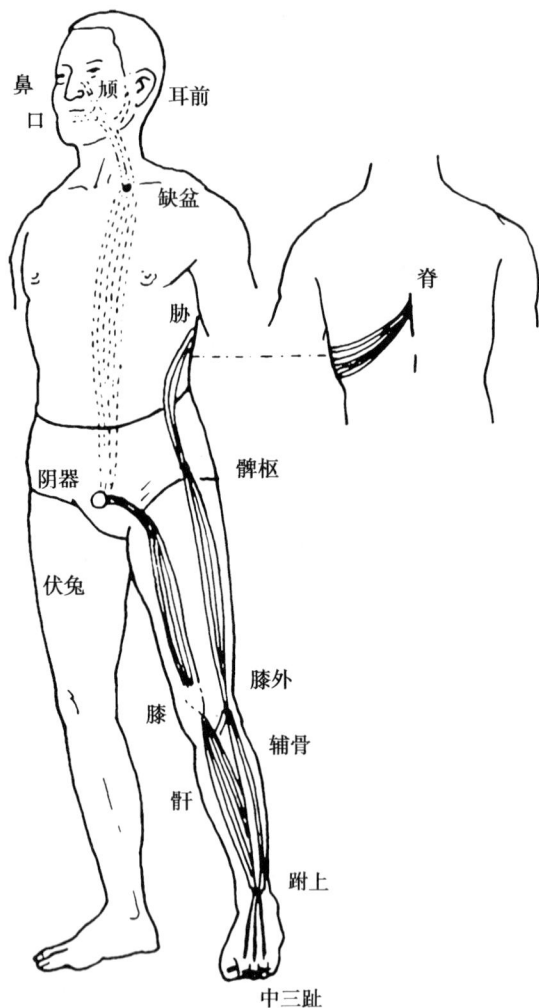

图 3-2-8 足阳明经筋分布图

（4）足太阴经脉经别别络与经筋：脾足太阴之经脉，主要分布于胸腹和下肢内侧前缘。起于足大趾内侧端（隐白穴），沿大趾内侧赤白肉际，经核骨（第一趾蹠关节突起）后，上行过内踝前缘，沿小腿内侧正中上行，循胫骨后，在内踝上八寸处，交出足厥阴肝经之前，上行沿大腿内侧前沿，进入腹部，属脾络胃，穿过膈肌，夹行食管两旁，连舌根，散布舌下。有一支脉，从胃分出，穿过膈肌，流注于心中，与手少阴心经相交接（图3-2-9）。

古医书中对本经循行的看法分歧主要表现在：①帛书《阴阳十一脉灸经》谓："太阴脉，是胃脉也，被胃……"被，在这里可以理解为覆盖之意。《素问·热论》亦谓："太阴脉布胃中。"认为足太阴脉与胃的关系，应该比"络"更为密切。②对足太阴脾经在胸腹部的具体循行看法不一。历代对包括足太阴在内的足三阴经在胸腹部的循行产生争论的意见大致有三种：一是"纯内无外说"，认为足三阴经在胸腹部没有外行线，其体表连线及上面的经穴不属足三阴经。此说置足三阴经胸腹部经穴和循行线而不顾，后人极少从之。二是"内外相混说"，认为足三阴经均无分"有穴通路"和"无穴通路"。以本经为例，《十四经发挥》曰："入腹，经冲门、府舍，会中极、关元，复循腹结大横会下脘，历腹哀，过日月、期门之分，循本经之里，下至中脘下脘之际，以属脾络胃也……由腹哀上膈，循食窦、天溪、胸乡、周荣，由周荣外，曲折向下至大包。又自大包外，曲折向上，向中府上行，行人迎之里，夹咽。"描述了脾经在腹部单线盘曲，两进两出的循行线路。但因曲折太多，与循经感传线路不太符合，亦有人认为不妥。三是"内外分行说"，内行线以脏腑部位为依据，外行线以穴位归经连线为依据，早在《类经》、《经脉图考》论述足太阴经循行时，就是按内外分行来阐述的，至近代、现代更有许多学者认同。为此有人提出足太阴经入腹后的循行应为："内行支自冲门入腹，会中极、关元、下

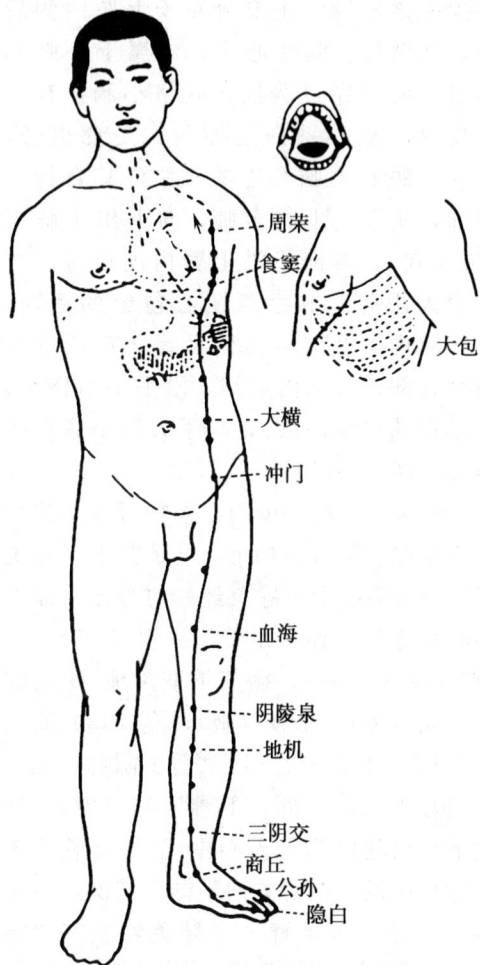

图 3-2-9　足太阴脾经循行图

脘，属脾络胃，上膈，夹行于食道旁，连舌根散舌下；外行支自冲门沿腹部上行，会日月、期门，上至中府，又折下至大包穴而终。"供参。

足太阴经别，从足太阴经脉分出，到达大腿前面，同足阳明经别相并而行，向上结于咽喉，贯通到舌中。

足太阴络脉，名曰"公孙"，在距离足大趾本节后一寸处分出，别行走向足阳明经；其支脉上行进入腹腔，与肠胃相连络。历代医家对本络的循行并未产生大的分歧，但《灵枢·经脉》、《针灸甲乙经》、《黄帝内经太素》均指出足太阴另有一支大络，名曰"大包"。如《灵枢·经脉》曰："脾之大络，名曰大包，出渊腋下三寸，布胸胁。"《太素·十五络脉》杨上善注："脾为中土，四脏之主，包裹处也，故曰大包也。""脾之盛气，腋下三寸，当泉掖而出，布于胸胁，散于百体。"

足太阴经筋，起于足大趾内侧端（隐白穴），上行结聚于内踝。其中直行的一支，向上结于膝内辅骨，再向上沿着大腿内侧，结于股前，会聚于阴器，又向上到腹部，结于脐，再沿着腹内结于肋部，散布于胸中，在内部深层的支筋，则附着于脊柱（图

3-2-10）。

（5）手少阴经脉经别别络与经筋：心
手少阴之经脉，主要分布于上肢内侧后
缘。其循行：起于心中，出属于心脏的
脉络，向下穿过膈肌，联络小肠。有一
条支脉，从心系向上循行，夹食道旁，
上连于眼和大脑相连的脉络。其直行的
经脉，从心系上行至肺，向下出于腋下
（极泉穴），再向下沿上臂内侧后缘，行
于手太阴肺经和手厥阴心包经的后面，
下行肘内，沿前臂内侧后缘，直达掌后
豌豆骨部，入掌内后侧，沿手小指桡侧，
至小指端（少冲穴），与手太阳小肠经相
连接（图3-2-11）。

古医书中对手少阴心经循行分布的分
歧主要在于循行方向上，《足臂十一脉灸
经》及《阴阳十一脉灸经》均为自下而上
向心性循行。如《足臂十一脉灸经》曰：
"臂少阴温（脉），循筋下兼（廉），出臑
内下兼（廉），出夜（腋），奏（凑）胁。"
《阴阳十一脉灸经》曰："臂少阴脉，起于
臂两骨上（之）间，下骨上痛（廉），筋
之下，出臑内阴，入心中。"与《灵枢·
经脉》所说的循行方向不同。其次，对于
本经的循行《足臂十一脉灸经》有"凑
胁"的记载。说明手少阴心经循行与
"胁"密切相关，虽然其余医书均未有类
似的记载，但是在心经病候中多有胁痛一

图 3-2-10 足太阴经筋分布图

症。可见，手少阴经脉循行与"胁"的关系不容忽视。有人以《灵枢·经脉》谓手厥阴之
脉"循胸出胁"和杨上善谓"手少阴、手心主二经皆是心经"为据，认为心经病候中的
"胁痛"可能与手厥阴之脉的循行以及手少阴、手心主两脉的密切联系有关。

手少阴经别，从手少阴经脉的腋窝处两筋之间分出，尔后进入胸腔，归属于心脏，向
上走到喉咙，浅出面部，在目内眦与手太阳经相合（图3-2-12）。

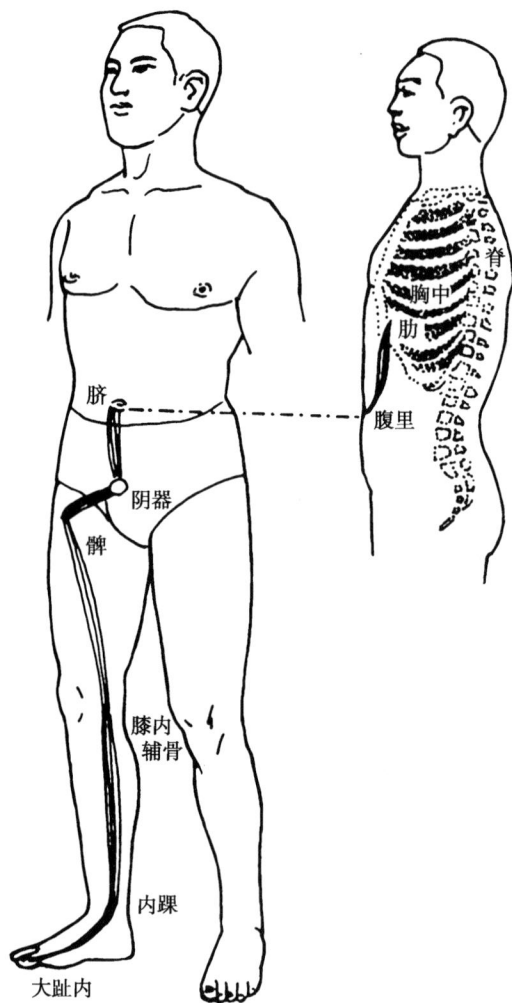

手少阴络脉，名曰："通里"，在腕关节后一寸处（通里穴）分出，顺沿着手少阴本经
经脉上行，入于心中，再向上联系舌根部，然后归属于眼和脑相连的系带。关于本络脉的
循行，历代医家对其起点产生分歧。《灵枢·经脉》、《针灸甲乙经》、《针灸集成》等，均
作"去腕一寸半"，但与本络别出处的络穴"通里"的位置不符，通里穴在腕横纹上一寸
处，故《针灸大成》、《类经》等书均作"去腕一寸"或"在腕后一寸。"其次，《备急千金
要方》将"入于心中"作"入咽中"，供参。

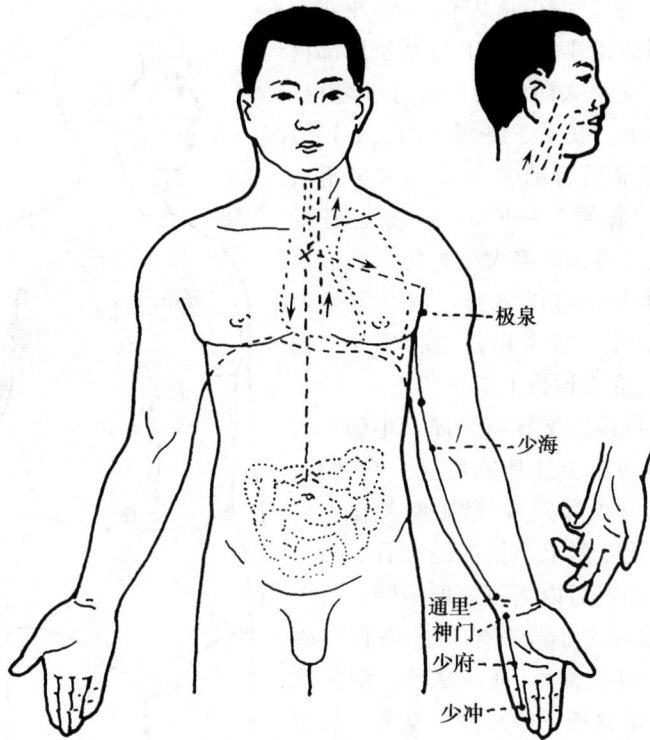

极泉

少海

通里
神门
少府

少冲

图 3-2-11　手少阴心经循行图

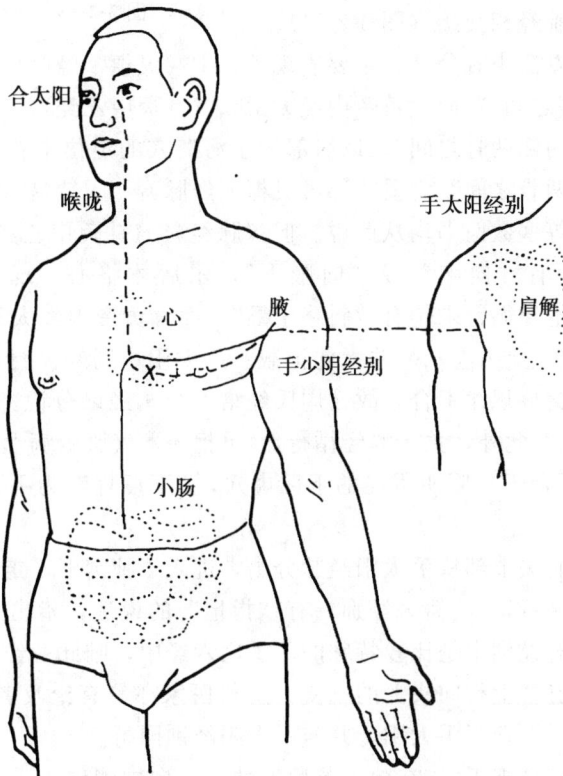

合太阳

喉咙

手太阳经别

心　　腋

肩解

手少阴经别

小肠

图 3-2-12　手少阴、手太阳经别循行图

手少阴经筋，起于手小指内侧（少冲穴），结于掌后手小指侧的高骨部，再上行结于肘部内侧，上行入腋下，交手太阴经筋，夹行于乳内，结于胸中，沿膈而下，联系于脐部（图3-2-13）。历代描述手少阴经筋循行的文字中，《灵枢》、《针灸甲乙经》有"循臂"一说，《灵枢注证发微》、《灵枢集注》、《周氏经络大全》等从之。由于"循臂"于义不符，难以解释，故《类经》、《圣济总录》与明抄本《针灸甲乙经》则为"循贲"。贲，有谓膈，亦有谓胃上口贲门。

（6）手太阳经脉经别络脉与经筋：小肠手太阳之经脉，主要分布于上肢外侧后缘。其循行：起于手小指外侧端（少泽穴），沿手掌外侧，向上进入手腕外侧，出于腕上小指侧的高骨，沿上肢外侧后缘上行，出肘后内侧两筋的中间，再向上沿上臂外侧后缘，出于肩关节后，绕行肩胛部，相交于肩上（过大椎），进入缺盆，深入胸腔，下行络心，再沿食道下穿膈肌，至胃，属于小肠。其支脉，从缺盆循头颈，向上抵颊部，至目外角后，返回目眶下缘，直达鼻部，沿鼻旁至目内角，与足太阳膀胱经相交接（图3-2-14）。

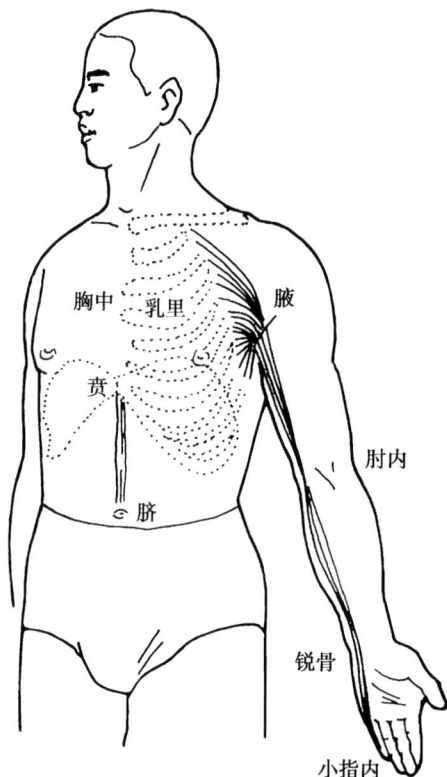

图3-2-13 手少阴经筋分布图

历代对本经循行看法小有分歧，主要表现于：①《灵枢·经脉》描述本经在肘部位置时说："出肘内侧两筋之间。"而《黄帝内经太素》、《针灸甲乙经》、《十四经发挥》、《针灸大成》等均作"出肘内侧两骨之间"，以肘部"小海"穴的定位来看，在肱骨内上髁和尺骨鹰嘴之间，故以"两骨之间"为妥。②《灵枢·经脉》："入缺盆，络心。"《黄帝内经太素》、《十四经发挥》等多数医书均从此说。但《脉经》、《针灸甲乙经》、《备急千金要方》等记载，在入缺盆后有"向腋"或"向腋下"，尔后才络心。现多以《灵枢》为准。③《灵枢·经脉》载本经循行末句有"斜络于颧"，而《黄帝内经太素》、《十四经发挥》、《针灸集书》及《针灸大成·卷六》并无此记载。手太阳小肠经循行最后若"斜络于颧"，则与经脉首尾相接的交接规律不合，故《周氏经络大全·经络分说》言："斜络于颧手之脉，医家认此或失真。"此外，关于本经循行，《灵枢·邪气脏腑病形》有"小肠合入于巨虚下廉"，说明小肠下合于足阳明胃经的下巨虚穴，"下巨虚"为手太阳小肠经的下合穴（上合穴为小海）。

手太阳经别，在肩关节部从手太阳经脉分出，进入于腋窝下，走向心脏，联系于小肠本腑。对于本经别的循行，《灵枢·经别》有"指地"的说法，指出手太阳的经别是自上而下行的，这在手六经经别中是比较特殊的。手之六经中，唯此一经下行，其余均上行向头。因本经循行没有"上行向头"的一支，历代医家亦鲜有论及者，为与各经别一致，现代认为应补上一支，上合于手太阳，并与手太阴经别同行。

手太阳络脉，名曰"支正"，在腕关节后五寸处，向内侧注入手少阴心经；有一别出的支脉上行肘部，再上行络于肩髃部。

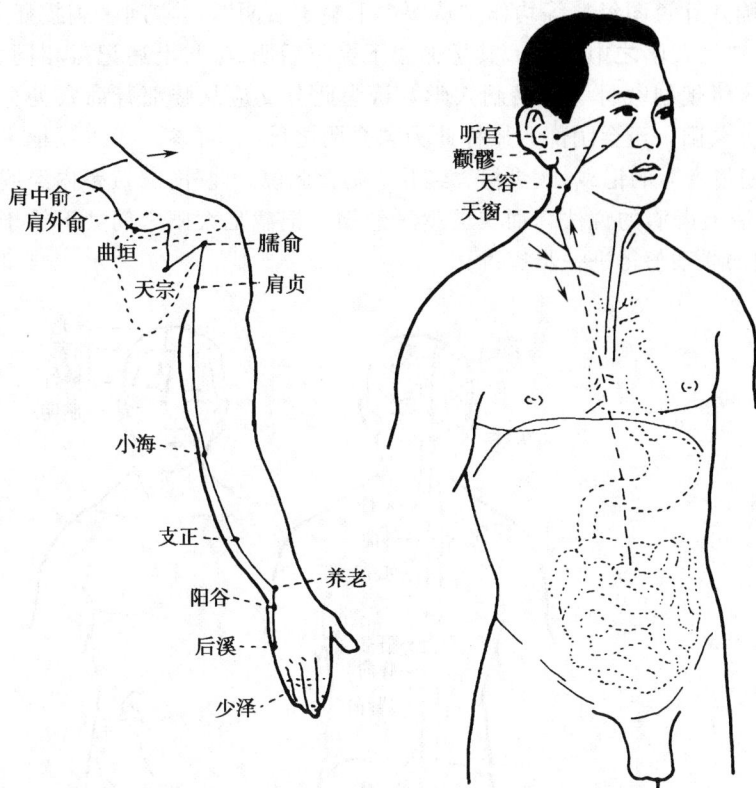

图 3-2-14 手太阳小肠经循行图

手太阳经筋,起于手小指上(少泽穴),结于腕背,上沿前臂内缘,结于肘部内侧高骨(肱骨内上髁)的后方,进入并结于腋下。其分支向后走腋窝后沿,向上绕肩胛,沿颈旁出走足太阳经筋的前方,集结于耳后完骨(耳后乳突部);其别行的一支,走入耳中;其直行的再出于耳上,向下结于下颌处,又上行连属于眼角(图 3-2-15)。

(7)足太阳经脉经别别络与经筋:膀胱足太阳之经脉,主要分布于腰背部及下肢外侧后缘。起于目内眦(睛明穴),向上到达额部,左右交会于头顶(百会穴)。头顶部分出一支脉,至耳上角。其直行主干,从头顶部入络于脑,回出项部(天柱穴),分开下行:一支脉,下行交会于大椎,沿肩胛内侧,夹行于脊柱两旁,直达腰部,再沿脊柱两旁的肌肉(膂)深入内行,络肾,属于膀胱。另有一条小支脉,从腰部分出,沿着脊柱两旁下行,贯穿臀部,进入腘窝中(委中穴)。背部另一支脉,从项部分出后,经肩胛内侧,夹脊柱,由内部下行至髀枢(髋关节)部,沿大腿外侧后缘下行至腘窝,与前一支脉在腘窝处会合,两条支脉合并,下行穿过腓肠肌,出走于外踝骨的后方,沿足背外侧缘,至足小趾外侧端(至阴穴),与足少阴肾经相连接(图 3-2-16)。

古医书中对足太阳膀胱经循行的分歧,主要有以下几点:①在经脉循行方向上,《足臂十一脉灸经》:"足泰(太)阳温(脉):出外踝窦中,上贯肑(腨),出于胳(郄);枝之下髀;其直者贯□,夹脊□□,上于豆(头);枝颜下,之耳;其直者,贯目内眦,之鼻。"所记载的足太阳经循行方向是由足至头面,《阴阳十一脉灸经》亦有类似说法,与《灵枢·经脉》的从头走足不同。②《灵枢·经脉》中记载的一条支脉"从腰中,下挟脊,贯臀,入腘中",后世虽多从之,但《针灸甲乙经》、《脉经》、《备急千金要方》、《针灸大成》、《经络全书》、《铜人腧穴针灸图经》等均作"从腰中下会于后阴",《素问·刺腰痛》"会阴之脉"下,王冰注:"足太阳之中经也,其脉循腰下会于后阴。"与上述记载相同。普通高等教育"十五"国家级规划教材《经络腧穴学》认为此分支应从腰部肾俞穴处分出,夹脊下行,经过八髎、会阳,至会阴部,故称此为"会阴之脉"。可参。③《灵枢·寒热病》足太阳有"入顺遍齿者"的记载,《灵枢·经脉》则无此说。此外,《黄帝内经明堂》有足太阳经昆仑穴可治上齿痛的说法,而《灵枢·经筋》记载足太阳之筋"下结于顺"、"邪上出于头",此间的联系值得进一步探讨。

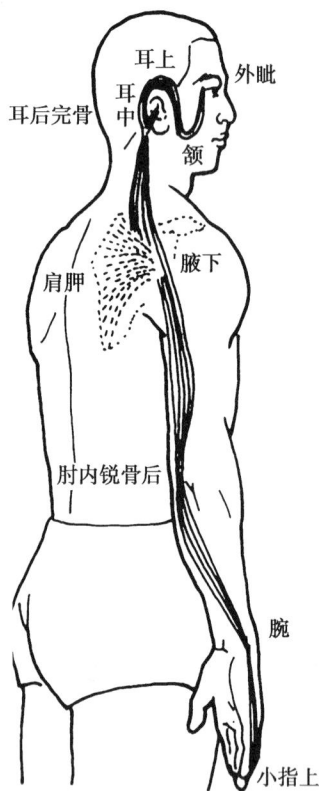

图 3-2-15 手太阳经筋分布图　　　图 3-2-16 足太阳膀胱经循行图

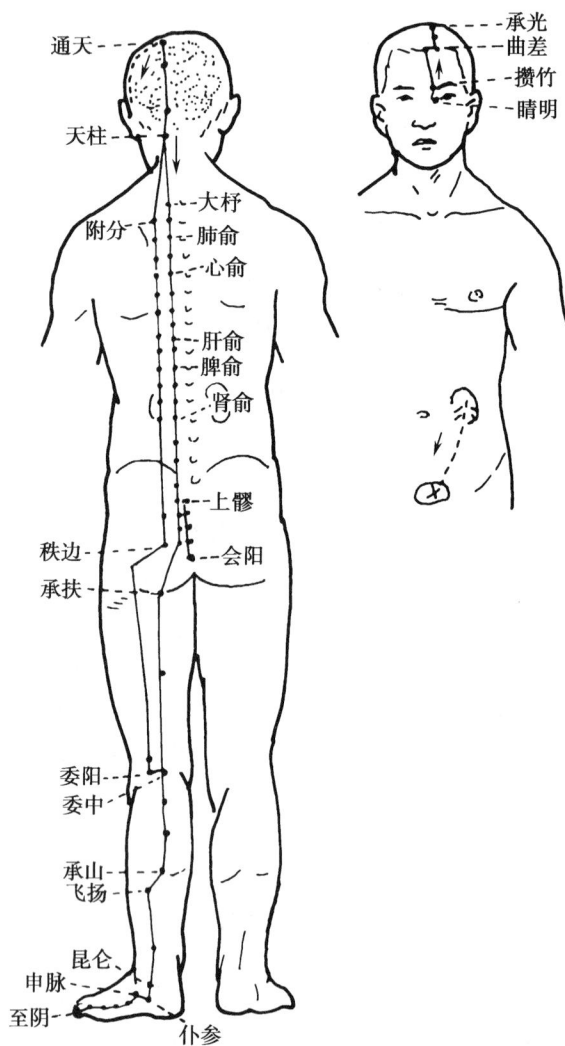

足太阳经别,在腘窝处(委中)从足太阳经脉分出,由此上行。其中一分支,在骶骨下五寸处别行进入肛门,上行归属于膀胱本腑,散布联络肾脏,沿脊柱两旁肌肉,至心脏,散布于心脏内;直行的一支,从脊柱两旁的肌肉继续上行,浅出项部,脉气仍注入足太阳本经(图 3-2-17)。

足太阳络脉,名曰"飞扬",在外踝上七寸处,从本经分出,走向足少阴经脉。

足太阳经筋,起于足小趾外侧(至阴穴),上结于足外踝,再斜上复结于膝部;下方沿足外侧结于足跟，向上沿跟腱结于腘部；其分支结于小腿肚，上向膝腘内侧，和前在腘窝部的一支并行，上结于臀部，再向上夹脊柱两旁，直到项部；由此分出一支，别行入内结于舌根部；自项部直行的经筋，上结于枕骨，上至头顶，下至颜面，结聚于鼻的两旁；从这里分出一条支筋，网维于上眼胞，下行结聚于鼻旁；背部的分支，从腋后外侧结于肩髃部；另一支筋进入腋下，向上出缺盆，再向上结于耳后的完骨部（耳后乳突）；再有一条分支，从缺盆出来，斜上结于鼻旁（图 3-2-18）。历代医书对本经筋的循行无大分歧，唯"向下循足外侧"一说，《类经·经络类》、《周氏经络大全·诸经经筋》等作"向下循足外踝"。另"上头下颜"，《针灸甲乙经》作"上头下额"。

（8）足少阴经脉经别别络与经筋：肾足少阴之经脉，主要分布于下肢内侧后缘及胸腹部。起于足小趾下方，斜行足心（足底涌泉穴），出于舟骨粗隆之下（然谷穴），沿内踝后方，进入足根部，由足根向上沿小腿内侧后缘，出腘窝内侧，直上股内侧后缘，至尾骨部（长强穴），贯穿脊柱，属肾，络膀胱；一条分支，从左右股内侧后缘大腿根部分出，向前夹阴部两侧，至下腹部，沿腹部中线两侧上行，夹脐，抵胸部前，直达锁骨下（俞府穴）；其直行的经脉，从肾向上行，经过肝和膈肌，进入肺部，沿着喉咙上行，夹于舌根；另一支脉，从肺分出，络于心，注胸中，与手厥阴心包经相连接（图 3-2-19）。

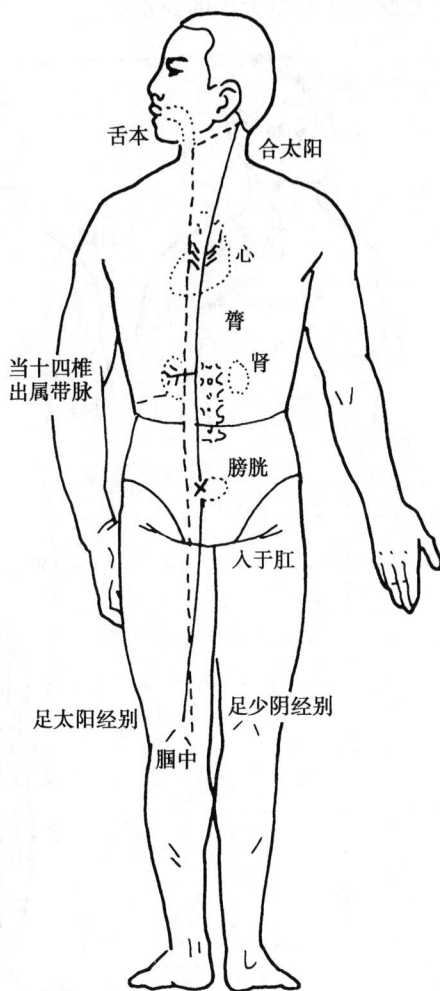

图 3-2-17 足太阳、足少阴经别循行图

历代对本经循行的分歧主要集中在腹部的外行线上。前已述及历代对足三阴经在胸腹循行线路颇有异议，足少阴亦然。据有关专家考证，元代以前医书对本经在腹部的外行线并无明确记载，虽然《素问·骨空论》有"冲脉……并少阴之经，侠脐上行"的记载，但杨上善明确指出："皇甫谧录《素问》云：冲脉起于气街，并阳明之经……"《难经》亦作"并阳明之经"，故后人对于《素问·骨空论》所载极少从之。而且，足太阴、足厥阴经脉、经筋及足少阴经筋在元代以前也未见有腹部外行线的记载。近年对足三阴经胸腹部外行线研究甚多，有许多人认为，对《黄帝内经》中"并少阴之经，侠脐上行"条文应予重视补充。新版《中医基础理论》教材就采纳了这一条腹部外行线。此外，本经循行在《足臂十一脉灸经》中有"出肝，入胠"的记述，而《灵枢·经脉》及后世均无此记载。

足少阴经别，从足少阴经脉的腘窝部分出，与足太阳的经别相合并行，再向上内行到肾脏，在十四椎处分出，归属于带脉；其直行的经别，继续上行，系于舌根，再浅出项部，其脉气注入足太阳的经别。

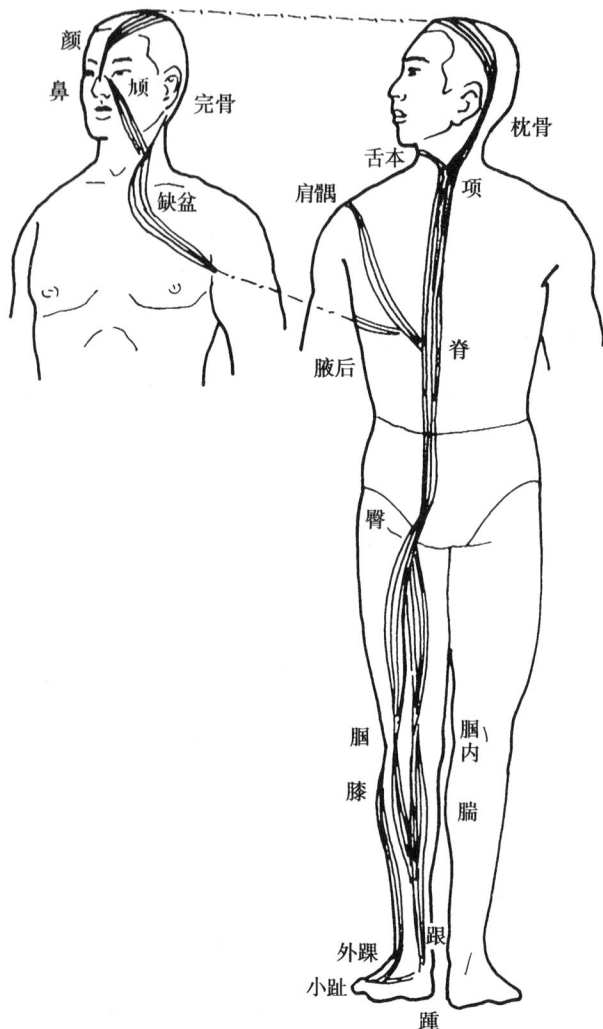

图 3-2-18 足太阳经筋分布图

足少阴络脉，名曰"大钟"，从大钟穴处分出，在足内踝后绕足根，走向足太阳经；其支脉与足少阴肾经上行的经脉相并上行，走至心包下，再向外贯穿腰脊。

足少阴经筋，起于足小趾下，与足太阴脾经的经筋并行，斜走内踝下方，而结于足跟，与足太阳的经筋会合，向上结于内辅骨之下，再同足太阴脾的经筋并而上行，沿大腿内侧，结于阴器，沿脊柱两旁内行，夹脊旁肌肉上行到项部，结于枕骨，与足太阳膀胱经的经筋相合（图 3-2-20）。对于本经筋的分布，历代的小分歧主要表现于：《灵枢·经筋》言"与太阳之筋合，而上结于内辅之下"，而《黄帝内经太素》作："与足太阴之筋合，而上结于内辅之下。"供参。《医学纲目·筋》将"并太阴之筋"作"并太阳之筋"有误。

（9）手厥阴经脉经别别络与经筋：心包手厥阴之经脉，主要分布于上肢内侧中线。起于两乳之间的胸中，出属心包络，下行穿过膈肌，从胸至腹依次络于上、中、下三焦；它的主要分支，从胸中分出，浅出胁部，当腋下三寸处（天池穴），复向上行抵腋窝部，再沿着上臂内侧中线，行于手太阴肺经和手少阴心经两经的中间，入肘中，下行前臂掌侧两经中间，经腕后（内关穴），过腕入掌中（劳宫穴），循中指，直达指尖（中冲穴）；另有一条分支，从掌中分出，沿无名指尺侧，直达指尖，与手少阳三焦经相连接（图3-2-21）。

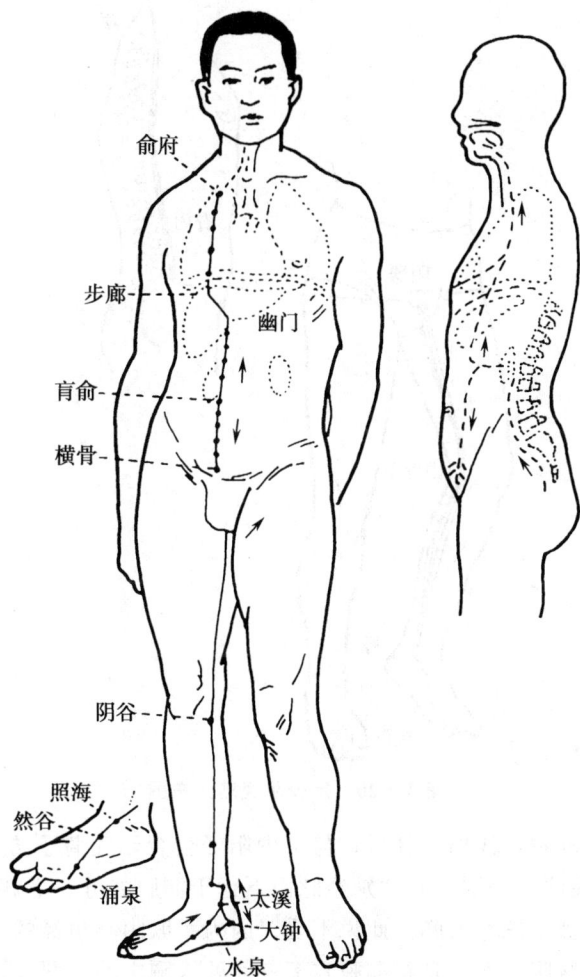

图 3-2-19　足少阴肾经循行图

对于本经的循行，《黄帝内经》在不同篇章有截然相反的记载。《灵枢·经脉》指出本经起于胸中，从胸走手，止于手中指端；而《灵枢·邪客》则言："心主之脉，出于中指之端……外屈，出两筋之间，骨肉之际，其气滑利，上二寸，外屈，出行两筋之间，上至肘内廉，入于小筋之下，留两骨之会，上入于胸中，内络于心脉。"指出心主手厥阴心包络经脉的脉气，出于中指端，从手走胸，进入胸中，并联络心脏的经脉。这显然与《灵枢·经脉》所载有异。《灵枢·本输》在讨论心脏脉气出入流注时，也有"心出于中冲……溜于劳宫……注于大陵……行于间使……入于曲泽"的类似论述。因心包是心的外卫，本处所指中冲、劳宫等穴位，又都是手厥阴心包经的穴位，故这里言心，实则为心包。一般认为《灵枢·经脉》和《灵枢·邪客》这两种说法可以并存。此外，《医经小学》、《针灸大全》有"指透中冲支者别，小指次指络相通"的记载，实属不妥。实际上本经至小指次指的支脉仍然是经而不是络。

手厥阴经别，在腋下三寸处（天池穴）从手厥阴经脉分出，进入胸腔，分别归属上、

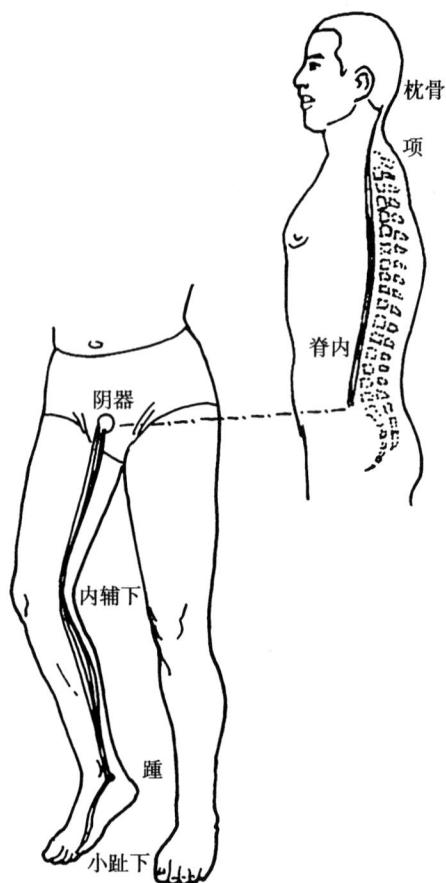

图 3-2-20　足少阴经筋分布图

中、下三焦，向上沿喉咙，浅出于耳后，与手少阳经会合于完骨下方（乳突下）。对于本经别的循行，《灵枢集注·经别》有"别经脉而下行于渊腋之分，下渊腋三寸，以入胸中"的说法，认为是在渊腋下三寸入胸。此说不妥。因为手厥阴心包经的经别，是在腋下三寸天池穴处分出，进入胸腹，而不是在渊腋穴下三寸处入胸中的（图 3-2-22）。

手厥阴络脉，名曰"内关"。从内关穴处分出，在腕后二寸处浅出于两筋之间，分支走向手少阳经脉，并沿着本经上行，连系于心包，散络于心系。

手厥阴经筋，起于手中指，与手太阴经筋并行，结于肘内侧，上臂内侧，结于腋下，向下散布于胁肋的前后；有一支筋，进入腋内，散布于胸中，结于膈（图 3-2-23）。本经筋分布的一个分支，《灵枢·经筋》作"其支者，入腋散胸中，结于臂"，当据明抄本、《针灸甲乙经》、《黄帝内经太素》改为"结于贲"。"结于贲"，杨上善注："结于膈也。"《圣济总录》、《类经》、《周氏经络大全》、《灵枢集注》等亦从是说。

（10）手少阳经脉经别别络与经筋：三焦手少阳之经脉，主要分布于上肢外侧中线。起于无名指外侧端（关冲），沿无名指外侧至手腕背面外侧（阳池穴），上行于上肢外侧中线尺骨和桡骨之间，过肘尖，沿上臂外侧上行通过肩部（肩髎穴），前行入缺盆，分布于膻中，散络心包，向下穿过膈肌，依次隶属上、中、下焦。一分支，从膻中分出，向上出缺盆，至项后，左右交会于大椎穴，上行至项，联系耳后（翳风穴），直上耳上角，然后屈曲向下，至面颊部，复上至目眶下；又一分支，从耳后（翳风穴）分出，入耳中，出耳前，经过上关前，在面颊部与前一支脉相交，至目外眦（瞳子髎穴），与足少阳胆经相连接（图 3-2-24）。

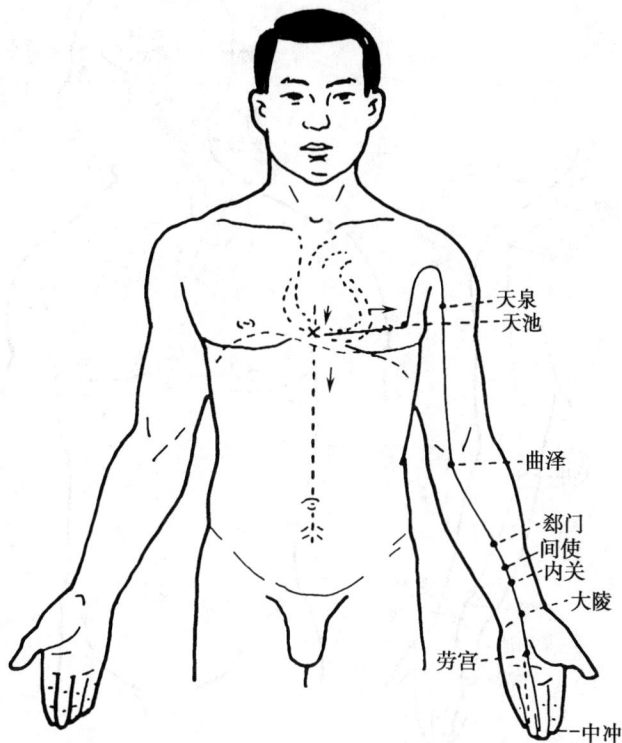

图 3-2-21　手厥阴心包经循行图

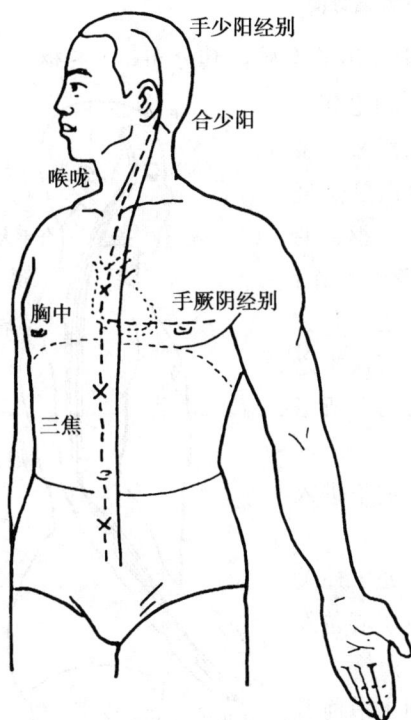

图 3-2-22　手厥阴、少阳经别循行图

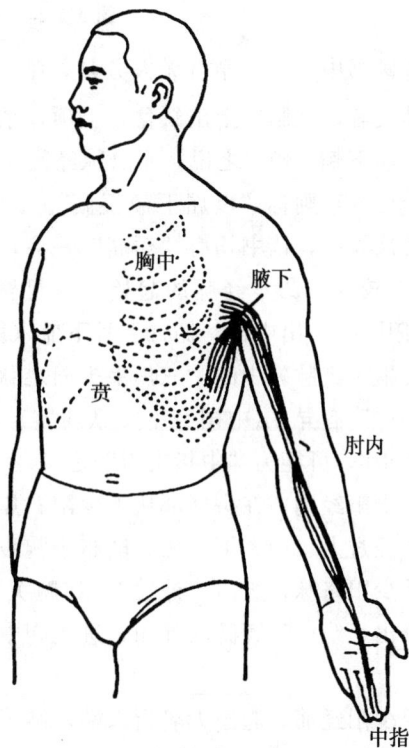

图 3-2-23　手厥阴经筋分布图

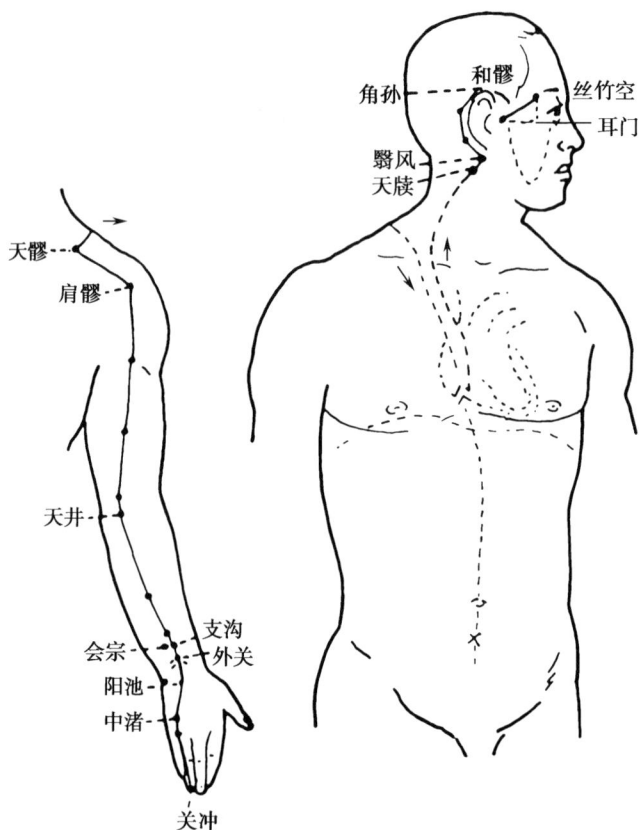

图 3-2-24 手少阳三焦经循行图

古医书中对本经循行无大分歧，唯：①从膻中分出的支脉，其分布，《灵枢·经脉》有"其支者，从膻中上出缺盆，上项，系耳后直上，出耳上角，以屈下颊至𩑋"之说，而《脉经》、《针灸甲乙经》、《备急千金要方》则称"以屈下额至𩑋"。据考，手少阳三焦经的有关病候中，诸书均有"颊痛"一症，故当以《灵枢》的"下颊"较妥。②本经脉的起始，《足臂十一脉灸经》作："臂少阳□□：出中指，循臂上骨下兼（廉），奏（凑）耳。"与《灵枢·经脉》中的"三焦手少阳之脉，起于小指次指之端，……"有异。《中国经络文献通鉴》以为"帛书"所指的"中指"，可能为"中指次指"之义。

手少阳经别，在头项部从手少阳三焦经分出，向下进入缺盆，经过上、中、下三焦，散布于胸腹。

手少阳络脉，名曰"外关"。在腕关节后二寸处（外关穴）分出，绕行于臂膊的外侧，进入胸中，与手厥阴心包经会合。

手少阳经筋，起于无名指末端，结于腕背，向上沿前臂外侧，结于肘尖部，向上绕行上臂外侧，上肩，走向颈部，合于手太阳经筋。其中一条支筋，当下颌角处进入，联系于

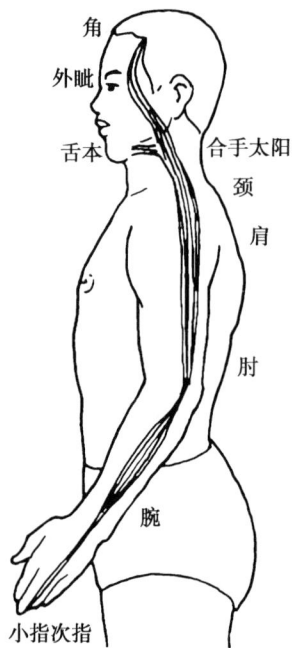

图 3-2-25 手少阳经筋分布图

舌根；另一条支筋，上下颌关节处，从下颌角沿耳前，至目外眦，上达额部，结于额角（图 3-2-25）。

（11）足少阳经脉经别别络与经筋：胆足少阳之经脉，主要分布于下肢外侧中线，侧胸腹及侧头面。起于目外角（瞳子髎穴），向上行至额角，再向下到耳后（完骨穴），又折向上行至额部，达眉上（阳白穴），然后折至耳后（风池穴），再沿颈部侧面下行到达肩部，于项后左右交会于大椎，尔后前行入缺盆。一分支，从耳后（完骨穴）分出，入耳中（翳风穴），出走耳前，过听宫穴，至眼外角后；另一支脉，从目外眦分出，下行走向下颌角（大迎穴），与手少阳三焦经在面颊部的支脉相合，至目下，再向下经下颌角部（颊车穴），至颈部，经颈前人迎穴，与本经前行入缺盆的直行经脉会合，下入胸腔，通过膈肌，络肝，属胆。沿胁里浅出气街，绕阴部毛际，横向进入髋关节（环跳穴）。其直行经脉，从缺盆分出，下行至腋下，过渊液穴，沿侧胸部，过季胁，下行至髋关节环跳穴，与前脉会合后，再向下沿大腿外侧中线，至膝关节外缘，下向腓骨头前（阳陵泉穴），直下到腓骨下端，出外踝之前，沿足背进入第四趾外侧端（足窍阴穴）。一分支，从足背（足临泣穴）分出，沿第一二趾骨间，前行出足大趾外侧端，折回穿过爪甲，分布于足大趾爪甲后丛毛处，与足厥阴肝经相连接（图3-2-26）。

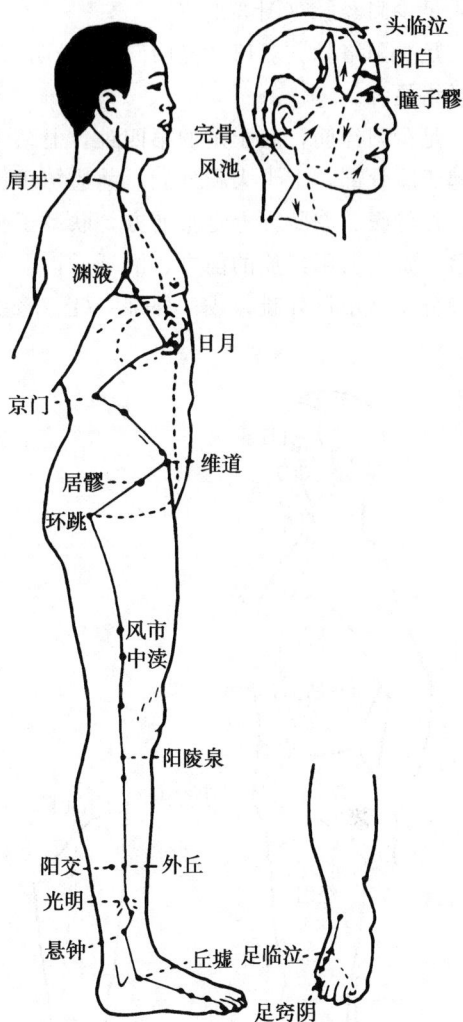

图 3-2-26 足少阳胆经循行图

古医书中对本经循行的分歧表现为：①在循行方向上，《足臂十一脉灸经》指出："足少阳温（脉）：出于踝前，枝于骨间，上贯膝外兼（廉），出于股外兼（廉），出胁；枝之肩薄（髆）；其直者贯腋，出于头、耳，出膕（枕），出目外渍（眦）。"认为足少阳经脉的循行是自下而上行。《阴阳十一脉灸经》甲、乙本亦同此看法。这显然与《灵枢·经脉》的自上而下行相反。后世医家多宗《灵枢·经脉》所载。②在头部的循行上，《灵枢·经脉》为："起于目锐眦，上抵头角，下耳后……支者从耳后入耳中，出走耳前……"元代以前的医书也多如是说。但《十四经发挥》及《针灸聚英》等书，则将头部足少阳经穴连成三折线，以描述胆经在头部的循行情况，较《灵枢·经脉》之描述更复杂。③在本经的终点上，《灵枢·经脉》作"入小指次指之间"，而《素问·厥论》王冰注引文、《脉经》、《铜人腧穴针灸图经》等均作"出小指次指之端"。小指次指，即第四足趾端，足窍阴穴所在，此说更为确切。

足少阳经别，从足少阳胆经在大腿外侧循行部位分出，绕过大腿前侧，进入外阴部，与足厥阴肝经经别会合，上行进入季胁之间，沿胸腔里，归属于胆，散布而上达肝脏，贯心中，夹食道上行，浅出于下颌中间，口旁，散布于面部，系目系。在目外眦，其脉气仍注入足少阳经脉（图3-2-27）。

足少阳络脉，名曰"光明"。在光明穴分出，于外踝上五寸处，走向足厥阴经脉，向下联络足背。

足少阳经筋，起于足的第四趾，上结于外踝，向上沿胫外侧缘，结于膝外侧；其分支另起于腓骨部，上走大腿外侧，前边结于伏兔（股四头肌部），后边结于骶部。直行的经筋，经侧腹、季胁，上走腋前方，联系于胸侧和乳部，结于缺盆。直行的上出腋部，通过缺盆，走向太阳经筋的前方，沿耳后，上绕额角，交会于头顶，向下走向下颌，上结于鼻旁；分支结于目外眦，成"外维"（图3-2-28）。

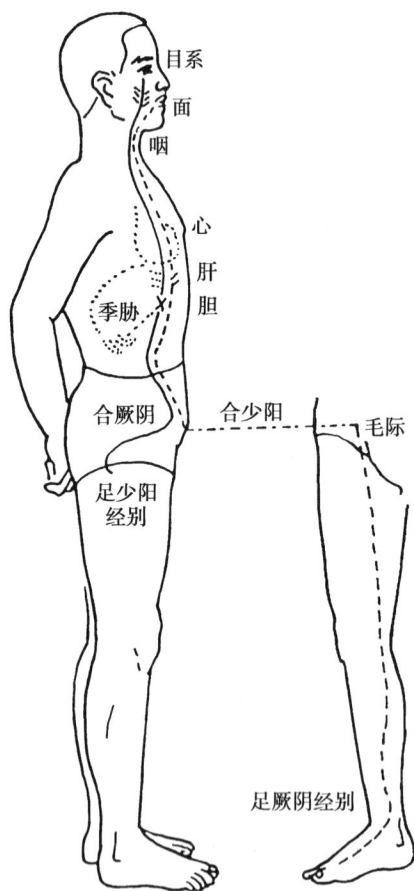

图 3-2-27 足少阳、厥阴经别循行图

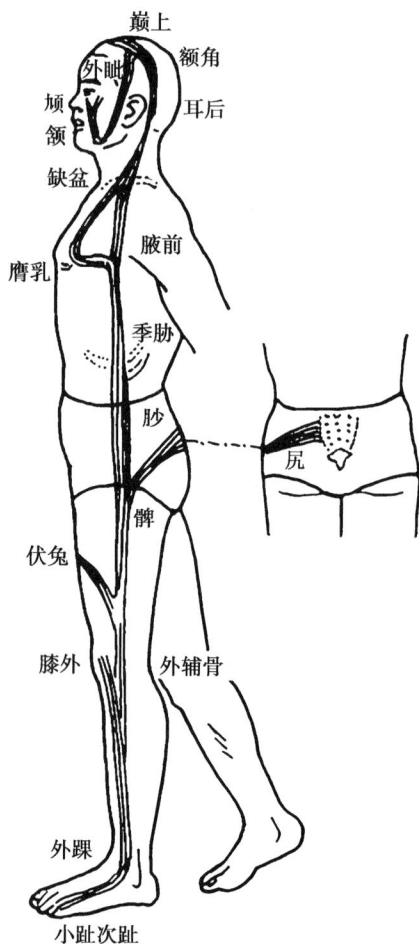

图 3-2-28 足少阳经筋分布图

（12）足厥阴经脉经别别络与经筋：肝足厥阴之经脉，主要分布于下肢内侧中线及侧胸腹。起于足大趾爪甲后丛毛中，沿足大趾外侧、足背外侧向上，至内踝前一寸处（中封穴），上行小腿内侧前缘，在内踝上八寸处交出足太阴脾经之后，行小腿内侧中线，过膝腘内侧，沿大腿内侧中线进入阴毛中，绕阴器，至少腹。沿腹外侧达十一肋前（章门穴），夹胃两旁，属肝络胆。向上穿过膈肌，分布于胁肋部，沿气管之后，向上进入鼻咽部，连

接目系，出于额部，与督脉交会于巅顶（百会穴）。一分支，从目系分出，下向颊里，环绕于口唇之内；另一分支，从肝分出，穿过膈肌，向上注入肺中，与手太阴肺经相连接（图 3-2-29）。

历代医书对本经循行无大分歧，只是《素问·刺腰痛》王冰注及《针灸甲乙经》注，载有："其支者，从小腹与太阴、少阳结于腰髁，夹脊下第三、第四骨孔中。"这一分支《灵枢·经脉》无载，后人有疑为佚文，但从文字上看，可能为后人所补记。肝经病候中，《灵枢·经脉》有："是动则病，腰痛不可以俯仰。"腰痛一症似乎与本分支循行有关，《中国经络文献通鉴》以为："此说确有所本，值得重视。"有待进一步探讨。

足厥阴经别，从足背上足厥阴肝经分出，向上到达外阴，至毛际，与足少阳经别会合并行。

足厥阴络脉，名曰"蠡沟"。在蠡沟穴分出，于内踝上五寸处，走向足少阳经脉；其支脉，经过胫骨部，上行到睾丸，结聚在阴茎处。

足厥阴经筋，起于足大趾上，向上结于内踝前方，沿胫骨向上，结于胫骨内踝之下，向上沿大腿内侧，结于阴部，并与各经筋相联络（图 3-2-30）。

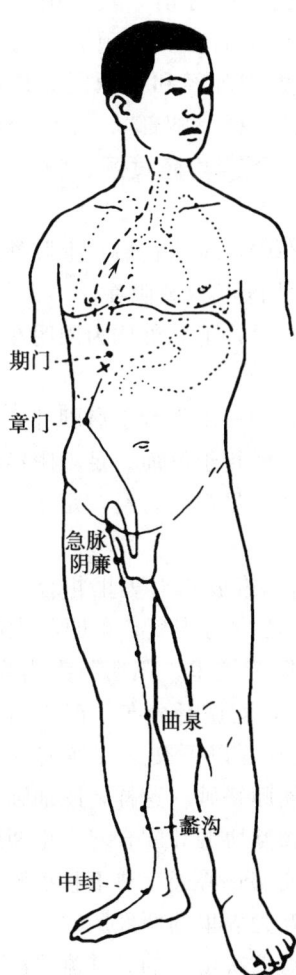

图 3-2-29　足厥阴肝经循行图　　　　图 3-2-30　足厥阴经筋分布图

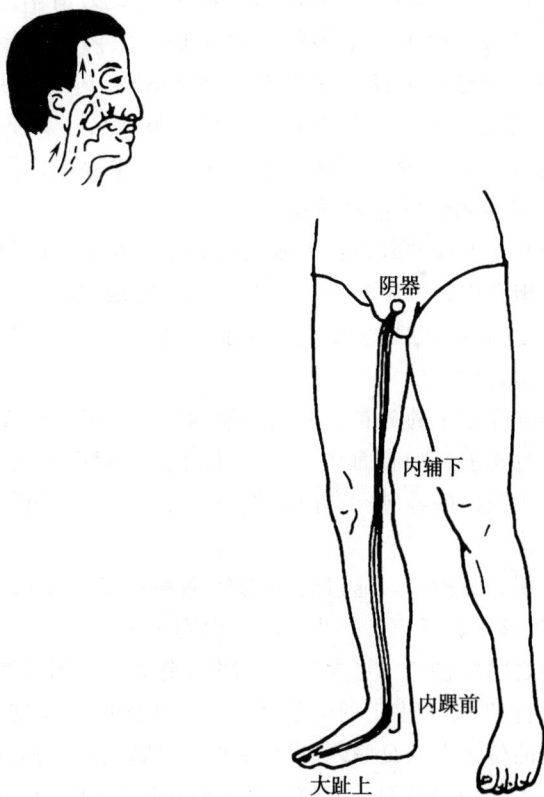

2. 循行分布规律　十二经脉对称地分布于人体两侧，其走向交接、循行分布、表里关系及流注次序等，都有一定的规律可循。

从走向交接看，《灵枢·逆顺肥瘦》曰："手之三阴，从脏走手；手之三阳，从手走头；足之三阳，从头走足；足之三阴，从足走腹。"说明手三阴经，从胸腹内脏走向上肢，在手指与手三阳经相交会；手三阳经，从手指走向头面，在头面部与足三阳经相交会；足三阳经，从头面部走向下肢，在足趾与足三阴经交会；足三阴经，从足走向胸腹，在胸腹内脏与手三阴经交会。如此，手经交于手，足经交于足，阳经交于头，阴经交于胸腹内脏，十二经脉就构成了一种"阴阳相贯，如环无端"（《灵枢·营卫生会》）的循环径路。

从经脉的具体分布看，十二经脉在体内的分布虽有迂回曲折，交错出入的状况，但基本上是纵行的。一般除足阳明胃经外，阴经均行于四肢内侧，躯干的腹面；阳经行于四肢外侧，躯干的背面。手经主要行于上肢；足经主要行于下肢。十二经脉在头面部的分布，《难经·四十七难》曰："人头者，诸阳之会也。诸阴脉皆至颈、胸而还，独诸阳脉皆上至头耳。"这里"诸阳"指手足三阳经脉。因手三阳从手走头，足三阳从头走足，手足六阳经均达于头面部，故有"头为诸阳之会"的称谓。其中阳明经主要行于面部、额部；少阳经主要行于侧头面；太阳经主要行于面颊、头顶和头后。诸阴经并非尽如《难经》所言"皆至颈、胸而还"，其中除手太阴肺经和手厥阴心包经至颈胸而还外，其余均到达头面的深部组织（眼球后、舌下、舌根、咽部）。如手少阴、足厥阴均上达目系，足少阴上抵舌根，足太阴连舌本、散舌下等均超过颈、胸。《难经》所言实际上仅指阴经的有穴通路。

十二经脉在四肢的分布：上肢内侧为太阴在前，厥阴在中，少阴在后；上肢外侧为阳明在前，少阳在中，太阳在后；下肢内侧，在足内踝上八寸以下为厥阴在前，太阴在中，少阴在后，足内踝八寸以上则太阴在前，厥阴在中，少阴在后；下肢外侧为阳明在前，少阳在中，太阳在后。

十二经脉在躯干的分布：手三阴经均从腋下出于体表，手三阳经行于肩胛部。足三阳经则阳明经行于前（胸腹面），太阳经行于后（背面），少阳经行于侧面。足三阴经均行于腹面，循行于腹面的经脉，自内向外的顺序为：足少阴肾经，足阳明胃经，足太阴脾经和足厥阴肝经。

手足三阴、三阳经，通过各自的经别和别络互相沟通，组成六对表里相合关系。如《素问·血气形志》所言："手太阳与少阴为表里，少阳与心主为表里，阳明与太阴为表里，是为手之阴阳也。""足太阳与少阴为表里，少阳与厥阴为表里，阳明与太阴为表里，是为足阴阳也。"相为表里的两条经脉，都在四肢末端交接，均循行分布于四肢内外两个侧面相对应的位置上（足厥阴肝经与足太阴脾经在内踝上八寸以下交叉变换前后位置），并各自络属于相为表里的脏或腑，即阴经属脏络腑，阳经属腑络脏。这样，既加强了表里两经的联系，又促进了相为表里的脏与腑在生理功能上的相互协调和配合。表里两经之间在病理上也可互相影响，如肺经受邪影响大肠腑气不通而便秘；心经有热下移小肠等。治疗时，也可根据表里经的经气互相沟通的原理，交叉使用互为表里的两经腧穴。

十二经脉分布人体内外，其气血运行是首尾相贯、前后依次衔接的。其流注次序是从手太阴肺经开始，依次流注各经，最后传至足厥阴肝经，复回到手太阴肺经，从而完成一个循环（图 3-2-31）。

手太阴肺经 ——食指端——→ 手阳明大肠经
↓ 鼻翼旁
足太阴脾经 ←——足大趾端—— 足阳明胃经
↓ 心中
手少阴心经 ——小指端——→ 手太阳小肠经
↓ 目内眦
足少阴肾经 ←——足小趾端—— 足太阳膀胱经
↓ 胸中
手厥阴心包经 ——无名指端——→ 手少阳三焦经
↓ 目外眦
足厥阴肝经 ←——足大趾端—— 足少阳胆经

（肺中）

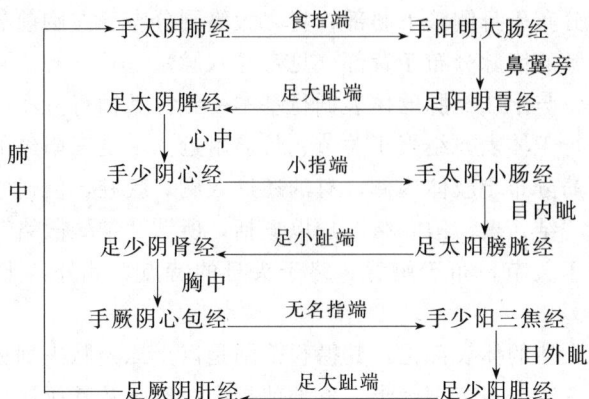

图 3-2-31 十二经脉循行示意图

十二经脉是气血流注的主要通道，与营卫运行密切相关，营行脉中，卫行脉外，故营气在脉中运行的顺序，也就是十二经脉流注的次序。这一点《灵枢·营气》有详尽的阐述，《灵枢·营气》不但阐述了营气由水谷精气化生而成，其流注顺序与十二经流注一致，都是由手太阴肺经起始，然后依次流经大肠经、胃经、脾经、心经、小肠经、膀胱经、肾经、心包经、三焦经、胆经，最后流至足厥阴肝经后，又再注入于肺经。所不同的是，《灵枢·营气》指出有一别支，注入督脉，尔后任脉，复注入手太阴肺。补充了《灵枢·经脉》的不足。《灵枢·经脉》是按十二经气血流注次序阐述十二经循行线路的，以此说明"血气"在经脉中运行不息的概况，其中并未提及任、督。故张介宾等诸医家均认为《灵枢·经脉》与《灵枢·营气》两篇所述，可以互为补充，方为完备。

十二经脉气血流注的形式有三种，一为同名经相传，如手阳明大肠经传注足阳明胃经；手太阳小肠经传注足太阳膀胱经；手少阳三焦经传注足少阳胆经等，此皆阳经与阳经相传，均在头面部（鼻旁、内外眦）交接。二是表里经相传，如手太阴肺经传注手阳明大肠经；足阳明胃经传注足太阴脾经；手少阴心经传注手太阳小肠经；足太阳膀胱经传注足少阴肾经；手厥阴心包经传注手少阳三焦经；足少阳胆经传注足厥阴肝经，均属阴经和阳经相传，都在四肢末端交接，其中手经交接于上肢末端，而足经交接于下肢末端。三是异名经相传，如足太阴脾经传注手少阴心经；足少阴肾经传注手厥阴心包经；足厥阴肝经传注手太阴肺经，此皆阴经与阴经相传，均在胸腹内脏（心中、胸中、肺中）相交接。

十二经别，多分布于肘膝、脏腑、躯干、颈项及头部，补充了十二经脉循行所不到之处。其循行分布特点，可用"离、合、出、入"来加以概括。十二经别循行，多从四肢肘膝以上部位别出，称为"离"；走入体腔脏腑深部，呈向心性循行，称为"入'；然后浅出体表，而上头面，称为"出"；阴经的经别合入相表里的阳经经别，然后一并注入六条阳经经脉，称为"合"。每一对相表里的经别组成一"合"，这样十二经别分手足三阴、三阳共组成六对，称为"六合"。它们是：足太阳经别与足少阴经别为一合；足少阳经别与足厥阴经别为二合；足阳明经别与足太阴经别为三合；手太阳经别与手少阴经别为四合；手少阳经别与手厥阴经别为五合；手阳明经别与手太阴经别为六合。

十二经络脉，是络脉的主体，其分布特点表现为多行于身体的浅表部位，从肘膝以下分出后，均走向与其相为表里的相应正经，并与其络相通，这样，阴经的络脉络于阳经，阳经的络脉又络于阴经，形成了表里两经别络相互联络的密切联系。别络循行于四肢，或上行头面，进入躯干，虽然也有和内脏相联络，但均没有固定的络属关系。脾之大络，从大包穴分出后，主要分布于身侧腋下胁部；胃之大络则分布于左胸前乳下。此外，任脉的络脉分布于腹部；督脉的络脉分布于背部（见奇经八脉）。

十二经筋的分布，与十二经脉的体表循行基本一致，其循行分布一般都在肢体部，从四肢末端走向头身，行于体表，结聚于关节、骨骼附近。手足三阳经的经筋分布于肢体外侧；手足三阴经的经筋分布于肢体内侧，有的还进入胸、腹腔，但通常不入内脏。十二经筋的循行特点也可用"结、聚、散、络"加以概括，所谓"结聚散络"是指十二经筋起于四肢末端，盘旋结聚于关节，布于胸背，终于头身的特点。此外，十二经筋多呈向心性循行。

十二皮部分布在人体的体表部位，其循行范围是以十二经脉来划分的。十二经脉及其所属络脉，在体表有一定分布范围，十二皮部就是十二经脉及其所属络脉在皮表的分区。

（二）奇经八脉

1. 奇经八脉具体循行线路　奇经八脉的循行分布，在《灵枢》的营气、经脉、五音五味、本输、动输、逆顺肥瘦及《素问》的骨空论、举痛论等篇中，均有散在的论述。《难经》不但提出"奇经八脉"的名称，而且对其循行线路也有阐述。《针灸甲乙经》则进一步记载了奇经八脉的有关穴位。明代李时珍专著《奇经八脉考》对奇经八脉循行线路的描述，有一定参考价值。现代对奇经八脉循行分布的认识，是依据《黄帝内经》、《难经》及历代医家的论述综合研究而成的。其具体循行分布如下：

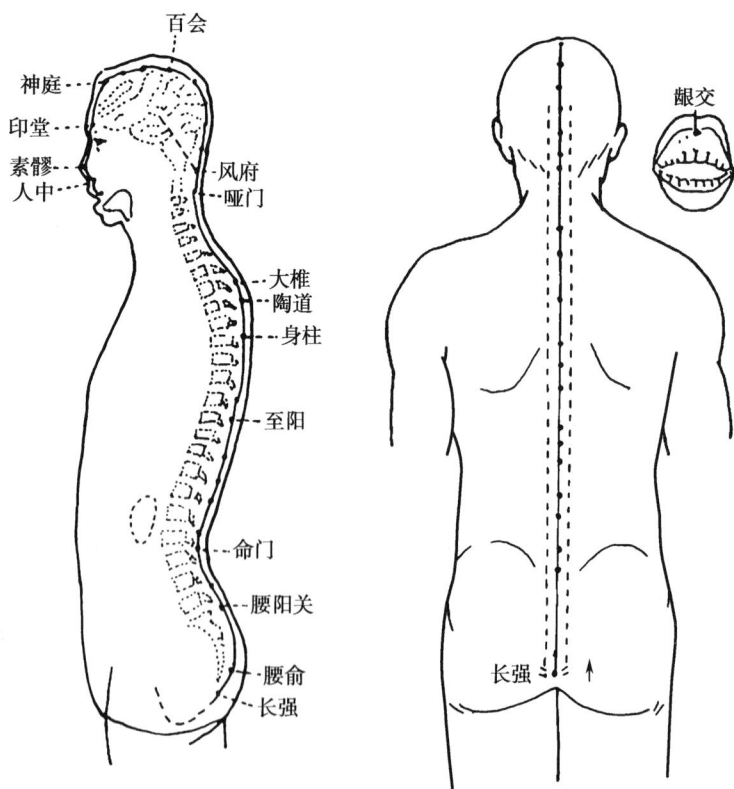

图 3-2-32　督脉循行图

（1）督脉：督脉，起于下腹内（女子为胞宫、男子为精室），与冲脉、任脉同源，继则出于会阴部，从尾骶沿脊内上行，至项后风府穴进入颅腔中，络脑，再沿正中线上行至头顶，循前额正中线到鼻柱下方，至龈交穴而止。一分支，从脊内分出，归属于肾（图3-2-32）。

对于督脉的循行，历代医家有较多分歧。首先，关于督脉的起点问题，就有《素问·骨空论》、《黄帝内经太素·督脉》及《类经·经络类》等的"起于少腹以下骨中央"说；《针灸节要·奇经八脉》、《针灸甲乙经·奇经八脉》等的"起于小腹"说；《难经·二十八难》、《脉经·平奇经八脉病》等的"起于下极之输"说；《奇经八脉考·督脉》的"起于肾下胞中"说；《针灸逢源·督脉》的"起于长强"说。这里"少腹以下骨中央"，"少腹"即小腹，"骨中央"，《类经》注为"横骨下近处之中央也"，意指骨盆中央。"下极之输"，指脊柱下端的长强，故而督脉的起点可归纳为"少腹以下骨中央"、"下极之输"与"肾下胞中"三种不同说法。其实"少腹以下骨中央"正是女子胞宫所在，而"下极之输"的长强正是督脉浅出体表的第一穴位。其次，关于督脉的循行部位，也有几种不同说法：一是《难经》、《针灸甲乙经》及《灵枢·营气》对督脉分布部位认识基本一致，以背部正中线及后头、巅顶、额部正中线为主。二是《素问·骨空论》所述督脉循行分布较复杂，没有背部正中线的循行，却增添了三个分支，即由会阴绕行臀部，与该处的足少阴肾经和足太阳膀胱经的分支相合，上行贯通脊柱，归属于肾；另一支，与足太阳膀胱经一同起于目内眦，上行至额，交会于头顶，入颅络脑，又返出下达项部，沿肩胛骨内侧，夹脊柱下行，直达腰部，入循于脊柱两侧的肌肉（膂），联络于肾脏；再有一支，从少腹直上，穿过脐中，向上通过心脏，入于喉咙，上至下颌部，环绕口唇，向上联系两目之下的中央。这三个分支，以示督脉与足少阴肾经、足太阳膀胱经及任脉和冲脉的关系都十分密切。但是，从少腹贯脐，直至两目下之中央这一分支，与《素问·骨空论》及《灵枢·五音五味》所记载的任脉、冲脉循行路线相重。为此，古人有认同者，如王冰注曰："督脉，亦奇经也。然任脉、冲脉、督脉者，一源而三歧也，故经或谓冲脉为督脉也。何以明之？会《甲乙》及古《经脉流注图解》以任脉循背者谓之督脉，自少腹直上者谓之任脉，亦谓之督脉，是则以背腹阴阳别为名目尔。"又说："自其少腹直上，至两目之下中央，并任脉之行，而云是督脉所系，由此言之，则任脉、冲脉、督脉名异而同体也。"亦有看法不同者，如杨上善谓："有人见此少腹直上者，不细思审，谓此督脉以为任脉，殊为未当也"（《黄帝内经太素·骨空论》）。李时珍的《奇经八脉考·督脉》中，也未将本分支列入。另一条"与足太阳经起于目内眦"的分支，实际上也与足太阳膀胱经的循行相混，故《奇经八脉考·督脉》中也没有录入。其与足太阳经相联系的，应该属督脉之络脉，就是《灵枢·经脉》所言的"督脉之别，名曰长强，挟膂上项，散头上，下当肩胛左右，别走太阳，入贯膂"。再有督脉的止点，《针灸甲乙经·奇经八脉》作"上巅循额，至鼻柱"，而《奇经八脉考》、《针灸大成·标幽赋》、《循经考穴编·督脉之经》等均作"入龈交"或"至龈交而终"。此外，对督脉的循行方向也有两种说法，一为《灵枢·营气》在讨论营气在脉中运行情况时说："故气从太阴出，……究于畜门。其支别者，上额循巅下项中，循脊入骶，是督脉也。"说明营气在督脉中是自上而下行。杨上善亦从此说，他在《黄帝内经太素·营卫气》中注曰："足厥阴脉……上至于巅，与督脉会。督脉自从畜门上额至巅，下项入骶，与厥阴不同。此言别者上额循巅之言，乃是营气行足厥阴至畜门，别于厥阴之脉，循督脉上额至巅，下项入骶络阴器……"与督脉之循行自少腹而上者显然不同。

现在对督脉循行的描述，主要采用《难经》并结合《素问·骨空论》而定。

督脉之络，名曰"长强"，从督脉的长强穴分出，夹脊柱两旁上行到项部，散布头上；

下行的络脉，正当肩胛部开始，向左右分别走向足太阳经，深入脊柱两旁的肌肉（膂）。

（2）任脉：任脉，起于胞中，下出会阴，至阴阜，沿腹胸正中线上行，至咽喉，上行至下颌部，环绕口唇，沿面颊，分行至目眶下。一分支，从胞中分出，向后与冲脉循行于脊柱前（图 3-2-33）。

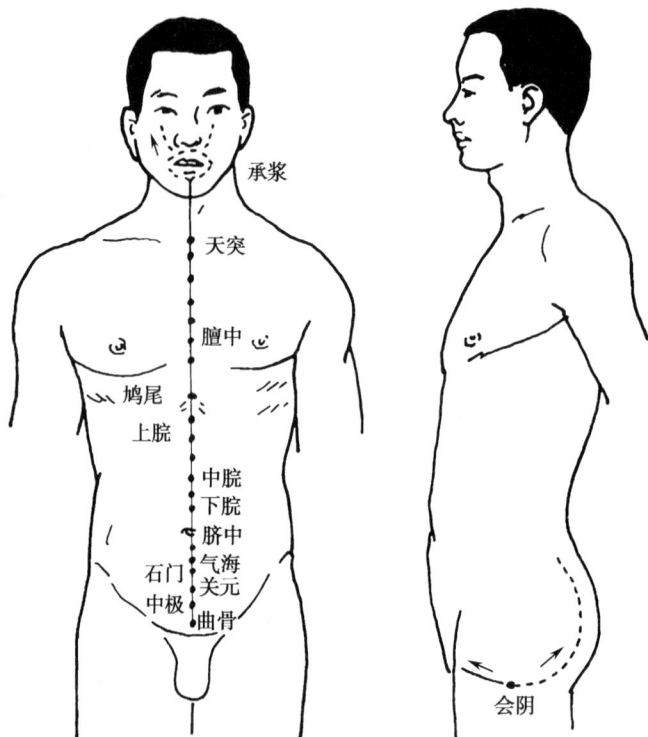

图 3-2-33 任脉循行图

历代对任脉循行分布的分歧，集中以下两点：①关于任脉的起源，有四说，一是《素问·骨空论》及《难经·八十一难》的"起于中极之下"说；二是《灵枢·五音五味》、《黄帝内经太素·任脉》及《十四经发挥·奇经八脉》等的"起于胞中"说。三是《脉经·卷二》的"起于胞门、子户"说。四是《医学纲目·阴阳》注曰："任脉，始终行身之前。东垣云：任脉起于会阴，根于曲骨……"此为"起于会阴"说。对于这四种说法，关键在于对"中极之下"的理解，杨上善《黄帝内经太素·任脉》说："中极之下，即是胞中，亦是胞门子户，是则任脉起处同也。"张志聪在《黄帝内经素问集注·骨空论》中也说："中极之下，即胞宫之所。冲、任、督三脉皆起于胞宫，而出于会阴之间。"说明中极之下正当胞宫的位置，也是胞门、子户的大体位置，所以说任脉的起源实际上是一致的。但是王冰、马莳及吴谦等却有不同看法，如马莳的《黄帝内经素问注证发微·骨空论》说："中极者，脐下四寸，起于中极之下，则始于会阴穴也。"认为中极之下即是会阴穴。这种看法与"冲、任、督三脉一源而三歧"的论述相悖，故以杨上善、张志聪的看法为长。②关于任脉的循行路线，多遵《素问·骨空论》之说："起于中极之下，以上毛际，循腹里，上关元，至咽喉，上颐循面入目。"但《灵枢·五音五味》说："任脉、冲脉皆起于胞中，上循背里，为经络之海。其浮而外者，循腹上行，会于咽喉，别而络唇口。"指出任脉与冲脉同起于胞中，任脉出胞中后分为两支，一支前行于腹面正中线，循腹上行，至咽喉，络唇口；另一支向后，在脊柱内上行。《黄帝内经太素·任脉》与《针灸甲乙经》也有类似论述。其中前一个分支与《素问·骨空论》基本一致，只是没有"上颐，循面入目"，而后一分支，《素问》与《难经》均无详述，多被后世所忽略。

任脉之络，名曰"尾翳"。从鸠尾（尾翳）穴处分出，自胸骨剑突下行，散布于腹部。对于任脉之络脉的分布，多宗《灵枢·经脉》的"任脉之别，名曰尾翳，下鸠尾，散于腹"之说。但后世医家仍有不同看法，如《类经·经络类》认为："尾翳，误也，任脉之络名屏翳，即会阴穴，在大便前，小便后，两阴之间，任、督、冲三脉所起之处。"《医学入门》、《针灸大成》亦从此说。而《黄帝内经太素·十五络脉》则言："尾则鸠尾，一名尾翳，是心之蔽骨，此之络脉，起于尾翳，故得其名。"显然存在"尾翳"和"会阴"两种观点，当以"尾翳"为是。

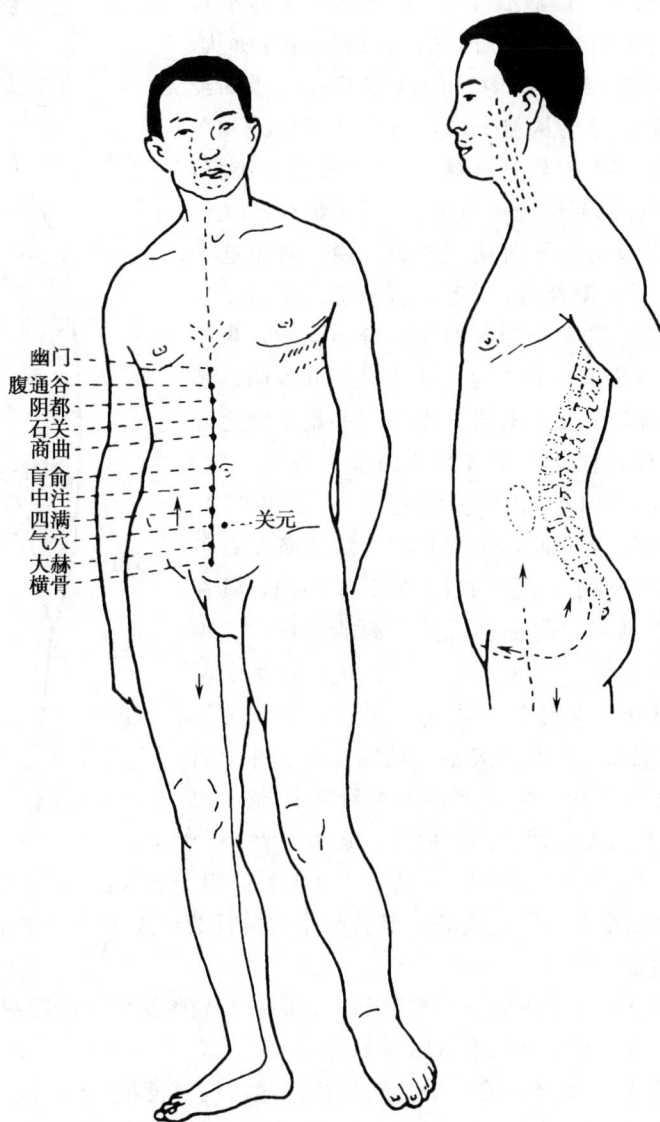

图 3-2-34　冲脉循行图

（3）冲脉：冲脉，起于胞中，下出会阴，浅出于气冲穴（气街），与足少阴肾经相并，夹脐上行，散布于胸中，再向上行，经喉，环绕口唇，到目眶下。一分支，从气冲分出，沿大腿内侧下行进入腘窝，再沿胫骨内侧到足内踝后，下行到足底。在这里又有小支脉从内踝后分出，向前斜入足背，进入大趾；另一分支，从小腹内胞中分出，向后贯肾，与督脉相通，行于背部（图3-2-34）。

关于冲脉的循行，《灵枢·逆顺肥瘦》、《灵枢·动输》、《灵枢·五音五味》及《素问·骨空论》、《素问·举痛论》等均有记载，其阐述的线路也较为复杂，自《难经》以后，则多较简略。历代对冲脉循行分布的分歧，主要有：①冲脉的起始问题，《黄帝内经》各篇章就有不同记述。如《灵枢·动输》："冲脉者，十二经之海也，与少阴之大络起于肾下。"《灵枢·五音五味》："冲脉、任脉皆起于胞中。"《素问·骨空论》："冲脉者，起于气街。"《素问·举痛论》："冲脉起于关元，随腹直上。"归纳起来有起于肾下、胞中、关元、气街（气冲）四说，后世虽各有所从，仍以胞中说为多。如《类经》、《奇经八脉考》、《十四经发挥》、《医经理解》等均从胞中说，对于"起于关元"，《黄帝内经太素·邪客》有较好解释："关元在脐下小腹，下当于胞，故前言冲脉起于胞中直上。"而《难经》、《针灸甲乙经》、《针灸节要》等则从"气街"说。对于这一点，《类经·经络类》解释为："起，言外脉之所起，非发源之谓也。"供参。②关于冲脉的循行分布问题，最主要的是上行分支，《素问·骨空论》认为是"并少阴之经夹脐上行"，而《难经·二十七难》则作"并足阳明之经夹脐上行"，二者孰是孰非？如《圣济总录·奇经八脉》所言："在《难经》则曰'并足阳明之经'。以穴考之，阳明之经夹脐左右各二寸而上行，少阴之经侠脐左右各五分而上。《针经》所载，冲脉与督脉同起于会阴，其在腹也，行乎幽门、通谷、阴都、石关、商曲、肓俞、中注、四满、气穴、大赫、横骨，凡二十二穴，皆足少阴之分也。然则冲脉并足少阴之经明矣。"其次，冲脉的下行线，《灵枢·逆顺肥瘦》和《灵枢·动输》有"并少阴之经"，沿大腿内侧下行，至足部，入大趾的记载，而《素问》及《难经》则无类似论述。此外，还有一些小分歧，如在头面部，《灵枢·逆顺肥瘦》说："其上者，出于颃颡。"而《灵枢·五音五味》有"会于咽喉，别而络唇口"之说等。现在对冲脉循行的论述多从《黄帝内经》，并结合后世的一些看法而定。

（4）带脉：带脉，起于季肋下的季胁部，斜向下行到带脉穴，绕腰腹一周。在腹面的带脉下垂到少腹，背面平于十四椎（图3-2-35）。

对于带脉的循行，《黄帝内经》中并无具体记述，仅《灵枢·经别》在阐述足少阴经别的循行分布时提到："当十四颞，出属带脉。"隐约指出带脉在背部的位置正当十四椎。到了《难经》，对带脉的记叙已较为详细，《难经·二十八难》曰："带脉者，起于季胁，回身一周。"后世论带脉，多宗《难经》。但《奇经八脉考·带脉》对于带脉的起点认为：

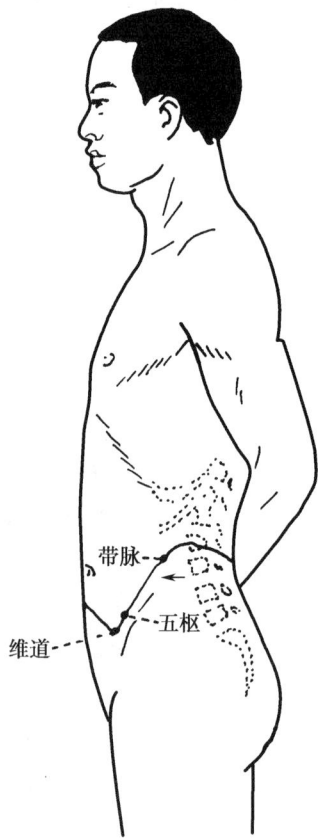

图3-2-35 带脉循行图

"起于季胁足厥阴之章门穴。"《医学纲目·调经》、《医学入门·奇经八脉》等也有类似看法。此说欠妥。

（5）阴跷阳跷脉：跷脉左右成对。阴跷脉与阳跷脉均起于足踝下。阴跷脉起于内踝之下的照海穴，沿内踝后直上，行于下肢内侧，入前阴，沿腹、胸进入缺盆，向上出行于人迎之前，经鼻旁，到目内眦，与手足太阳经、阳跷脉会合（图3-2-36）。阳跷脉，起于外踝下申脉穴处，沿外踝后向上而行，经腹部、胸部后外侧，循肩、颈外侧，从颈结喉旁人迎穴上夹口角，到达目内眦，与手足太阳经、阴跷脉会合，再上行至发际，向下到达耳后，与足少阳胆经会于项后风池穴（图3-2-37）。

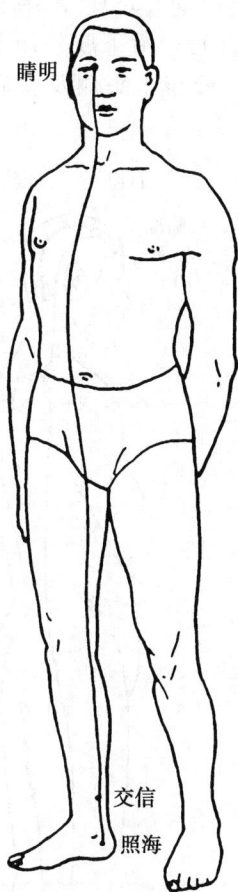

图3-2-36　阴跷脉循行图

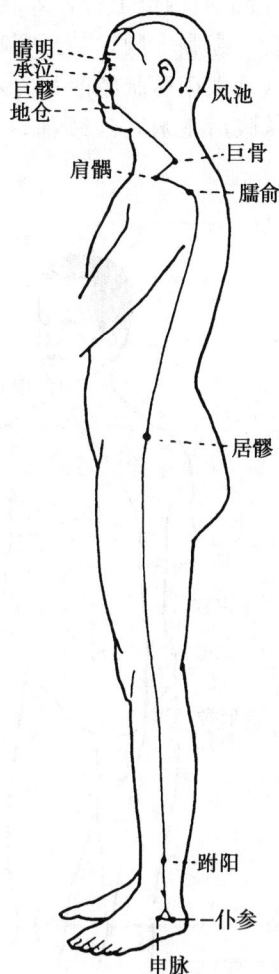

图3-2-37　阳跷脉循行图

关于跷脉的循行分布，《黄帝内经》中已有记载，但详于阴跷而略于阳跷。《灵枢·脉度》："跷脉者，少阴之别，起于然骨之后，上内踝之上，直上循阴股入阴，上循胸里入缺盆，上出人迎之前，入頄属目内眦，合于太阳、阳跷而上行。"这一段，指的是阴跷脉的循行线路。对于阳跷的循行，《灵枢》未直接记载，只在一些篇章中论跷脉时，散在性地提到阳跷的内容。如《灵枢·经筋》中，言足少阴之筋"上过右角，并跷脉而行"，这里的跷脉，当指阳跷脉而言；又如《灵枢·寒热病》有："足太阳有通项入于脑者……在项中两筋间，入脑乃别。阴跷、阳跷，阴阳相交……交于目锐眦。"也提到阳跷和阴跷相交于目内眦以及与足太阳的联系。自《难经》开始才分别记述阴跷、阳跷的循行路线，指出阴跷、阳跷均起于"跟中"，阳跷脉"循外踝上行，入风池"，阴跷脉"循内踝上行，至咽喉，交贯冲脉"。虽然也较简单，但后世论跷脉者，多以《灵枢》与《难经》为据。宋代《圣济总录》在《黄帝内经》、《难经》基础上，参考《铜人腧穴针灸图经》跷脉交会穴内容，详细描述了跷脉循行分布的线路。《奇经八脉考》则在此基础上，进一步加以完善，成为现代论跷脉的主要参考。

（6）阴维阳维脉：维脉，从下肢向上行。阴维脉起于足内踝上五寸（足少阴肾经的筑宾穴），沿下肢内侧上行，入腹，与足太阴脾经交会并行，循胁肋部，与足厥阴肝经会于期门穴，穿膈上胸，走至咽喉部，与任脉相会（图 3-2-38）。阳维脉，起于外踝下一寸五分（足太阳膀胱经的京门穴），与足少阳胆经并行，沿下肢外侧上行，经躯干部后外侧，从腋后上肩，经颈部、耳后，前行至额部，分布于头侧及项后，与督脉会合（图 3-2-39）。

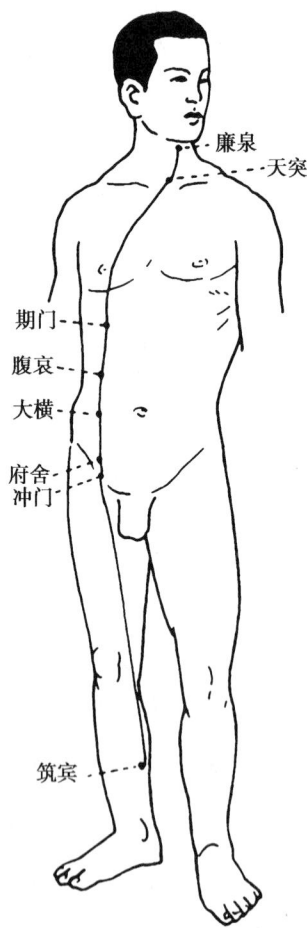

图 3-2-38　阴维脉循行图　　　　图 3-2-39　阳维脉循行图

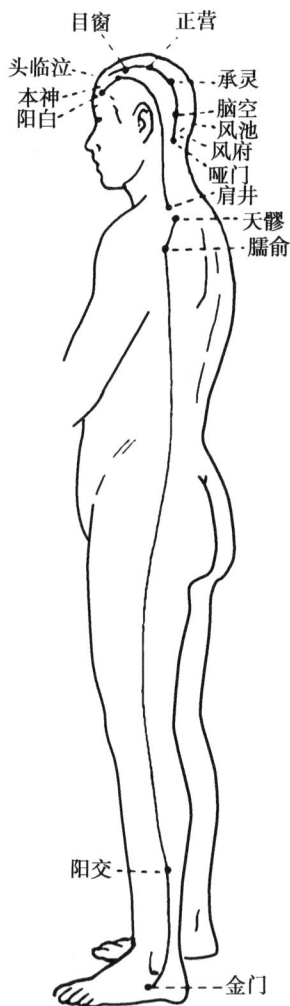

关于维脉循行分布位置，《黄帝内经》并无具体的描述，仅在《素问·刺腰痛》中提

到：“阳维之脉，脉与太阳合腨下间，去地一尺所。”“刺飞阳之脉，在内踝上五寸，少阴之前，与阴维之会。”似乎指出阳维、阴维脉的起始及与足太阳、足少阴的联系。这里“脉与太阳合腨下间，去地一尺所”指的是足太阳膀胱经的承山穴，非阳维脉所起之处。至《难经·二十八难》指出：“……故阳维起于诸阳会也，阴维起于诸阴交也。”讨论了阴、阳维脉的起始，但未言明“诸阳会”、“诸阴交”的具体部位，也未言明两脉具体循行分布线路。《圣济总录》则依据《铜人腧穴针灸图经》所记载的阴维脉、阳维脉等交会穴的论述，较为粗略地描述了维脉的循行线路。在此基础上，《奇经八脉考》才比较清楚地描述了本脉的具体循行路线，为后世论维脉的主要参考。由于《难经》未对其所述的“诸阴交”、“诸阳会”作出具体交代，以至后世有将“诸阴交”指为“三阴交穴”者，实为不妥。

2. 循行分布特点　奇经八脉纵横交错地循行分布于十二经脉之间，与十二正经相比，其循行分布不似十二经脉之有特定规律，但也有它自己的特点。八脉中，督脉行于人体后正中线；任脉行于人体前正中线；冲脉行腹部、下肢及脊柱前；带脉横行腰部；阳跷脉行于下肢外侧、腹部、胸后及肩、头部；阴跷脉行于下肢内侧、腹胸及头目；阳维脉行于下肢外侧、肩和头项；阴维脉行下肢内侧、腹部和颈部。其中除带脉外，均自下而上行，上肢没有奇经的分布，对内与脏腑没有直接的络属关系，但与脑、女子胞等联系较为密切。如督脉循行的“入颅络脑”，督脉、任脉、冲脉同起于胞中等。此外，八脉中不存在表里关系，每一条脉的循行不像十二正经一样存在必然的左右对称关系，其中，带脉、督脉、任脉都只有一条而单行，冲脉除小部分外也是单行的。

第三节　经络的生理功能

经络是人体中一个重要系统，经络的生理功能，在人体生命活动中发挥着重要作用。作为整个经络系统，不仅具有基本功能，而且此系统中的各个组成部分，也具有各自的生理功能特点。

一、经络的基本功能

以十二经脉为主体的经络系统，具有沟通联系、通行气血阴阳、感应传导及调节等基本功能。

（一）沟通联系作用

人体由五脏六腑、五官九窍、四肢百骸、皮肉筋骨等器官和组织构成，它们虽然各有不同的功能，但又共同组成了有机的整体活动。而使人体全身内外、上下、前后、左右之间相互联系，保持协调统一，主要是依赖经络的沟通联系作用。经络在人体内所发挥的沟通联系作用是多方位、多层次的：既有脏腑与体表、外周肢节及官窍的联系，又有脏腑之间的联系；既有十二经脉、奇经八脉以及它们的分支为主的纵向联系，又有十二经标本、气街、四海的节段性横向联系。从而将人体各部紧密联系成一个完整的有机整体。

从脏腑与外周体表及肢节的联系看，主要是通过十二经脉来实现的。《灵枢·海论》说：“夫十二经脉者，内属于腑脏，外络于肢节。”十二经脉中，手之三阴三阳经脉，循行于上肢内外侧，足之三阴三阳经脉，循行于下肢内外侧，而每条经脉对内又与脏腑发生特定的络属关系，十二经脉之气，还结聚散络于经筋、布散于十二经在体表皮肤的分区，即十二皮部。这样，外周体表的筋肉、皮肤组织及肢节等，通过十二经脉的内属外连而相互沟通联系。这种联系方式，表现有特定性和广泛性两方面，即体表的一定部位和体内的不同脏器之间的内外统一关系，以及周身体表肢节与体内脏腑的统一整体性联系。

从脏腑与官窍间的联系看，也是通过经络的沟通而实现的。十二经脉内属于脏腑，而在循行分布过程中，又经过口眼耳鼻舌及二阴等官窍。如《灵枢·邪气脏腑病形》说："十二经脉，三百六十五络，其血气皆上于面而走空窍，其精阳气上走于目而为睛，其别气走于耳而为听，其宗气上出于鼻而为臭，其浊气出于胃，走唇舌而为味。"具体如《类经·藏象类》说："手少阴……系舌本，出于面，系目系，合目内眦。手厥阴循喉咙，出耳后，合少阳完骨之本。手足少阴皆会于耳中……足少阴循喉咙，系舌本……足太阴合于阳明上行结于咽，连舌本；支者结舌本，贯舌中，散舌下。足厥阴……络于舌本，连目系。"《黄帝内经太素·十二邪》："人耳有手足少阳太阳及手阳明等五络脉皆入耳中，故曰宗脉所聚也。"《素问集注·五脏生成》："五脏六腑之精，十二经脉，皆上注目。"除了上述经脉与耳、目、舌等官窍的联系外，又如手阳明"挟口"，足阳明"挟口环唇"，足厥阴"环唇内"及手阳明"挟鼻孔"，足阳明"起于鼻"，手太阳"抵鼻"，足少阳"绕毛际"，足厥阴"入毛中，过阴器"，冲、任、督三脉均"下出会阴"等，这样使内在脏腑得以通过经络与官窍相互沟通，而成为一个整体。脏腑的生理病理便可以通过经络的感传反映于与其相应的官窍。

脏腑之间的联系也与经络的沟通联系密切相关。十二经脉中，每一经都分别络属一个脏和一个腑，这是中医脏腑相合理论的主要结构基础。如手太阴经属肺络大肠，足阳明经属胃络脾，手太阳经属小肠络心等。某些经脉除络属特定内脏外，还联系多个脏腑。如足少阴肾经，是十二经脉中联系脏腑最多的一条，不但属肾络膀胱，还贯肝、入肺、络心；足厥阴肝经，除属肝络胆外，还夹胃、注肺中等。亦有多条经脉同入一个脏的情况，如手太阴经属肺，手阳明经络肺，足厥阴经注入于肺，足少阴经入肺中，手少阴经过肺等。此外，还有经别补正经之不足，如足阳明、足少阳及足太阳的经别都通过心。这样，就构成了脏腑之间的多种联系。

经络系统各部分之间，也存在着密切联系。从十二经脉看，十二经脉有一定的衔接和流注规律，除了依次首尾相接如环无端外，还有许多交叉交会。如手足六条阳经与督脉经会于大椎；足阳明胃经在目内眦与足太阳经相交；足少阳胆经与手少阳经的支脉在面部相合等。十二经脉之中，无论表里经、同名经和异名经之间，都存在着经脉相互贯通，内部气血相互交流的关系，尤以表里经更为突出。十二经脉中六阴经和六阳经之间存在着阴阳表里相合关系，凡相表里的经脉，在内者属于脏则络于腑，属于腑则络于脏；在外者必在上、下肢端互相交接沟通。加上十二经别、十二经的络脉从内外加强了表里相合经脉之间的联系，使相表里的经脉在不同层次上都能充分融洽交流，为脏腑表里相合理论奠定了结构基础。十二经脉和奇经八脉之间也是纵横交错相互联系的，如足厥阴肝经在头顶与督脉交会于百会穴；足少阳胆经与阳跷脉会于项后；手足太阳经与阴跷脉、阳跷脉会合于目内眦；足三阴经与阴维脉、冲脉均会于任脉；冲脉从气街起与足少阴经并而上行；冲脉与任脉并于胸中，后通于督脉，任、督二脉又通会于十二经等。从奇经八脉看，除与十二经脉多处交叉相联外，其本身也自有联系。如阴维、冲脉会于任脉；冲脉与任脉并于胸中，又向后与督脉通；阴跷脉、阳跷脉合于目内眦等，也都体现出奇经间的关联。再如阳维脉与督脉会于风府穴；冲、任、督三脉同起于胞中，"一源而三歧"等，其联系也是十分密切的。此外，还有无数络脉，其在经脉联系中的作用也不容忽视，《类经·经络类》说："络脉所行，乃不经大节，而于经脉不到之处，出入联络，以为流通之用。"它们从经脉分出，网络沟通于经脉与脏腑组织、经脉与经脉之间，使经络系统成为一种具有完整结构的、网络状的调节系统。

关于经络与人身上下内外各部位间的关系，《灵枢》还以根结标本和气街、四海的理论加以说明。根结标本主要用以说明经络的上下之间分段对应关系。《灵枢·根结》曰："太阳根于至阴，结于命门，命门者，目也；阳明根于厉兑，结于颡大，颡大者，钳耳也；少阳根于窍阴，结于窗笼，窗笼者，耳中也。""太阴根于隐白，结于太仓；少阴根于涌泉，结于廉泉；厥阴根于大敦，结于玉英，络于膻中。"关于根结，马莳在《灵枢注证发微·根结》中注曰："脉气所起为根，所归为结。"根结即是指十二经脉之脉气起始和归结的部位。十二经脉经气所起的根源处是四肢末端的"井穴"，而经气所归的结聚处，在头面、胸、腹的一定器官和部位，其根部和结部的方向，都是由四肢行向躯干。这说明了十二经的经气，出自四肢末端，而分向头面与躯干内脏，渐行渐深，形成了一种经气循行两极相连的关系，加强了人体四肢与头面躯干的有机联系，促进腧穴之间的配合作用。经络的标本理论与根结理论有其一致性。十二经标本的具体记载见于《灵枢·卫气》，该篇列举了手足三阴三阳经脉的标本，并讨论了体表肢节部位与各经标本的相应关系和穴位。《灵枢·卫气》："足太阳之本，在跟以上五寸中，标在两络命门。命门者，目也。足少阳之本，在窍阴之间，标在窗笼之前。窗笼者，耳也。足少阴之本，在内踝下上三寸中，标在背腧与舌下两脉也。足厥阴之本，在行间上五寸所，标在背腧也。足阳明之本，在厉兑，标在人迎颊挟颃颡也。足太阴之本，在中封前上四寸之中，标在背腧与舌本也。手太阳之本，在外踝之后，标在命门之上一寸。手少阳之本，在小指次指之间上二寸，标在耳后上角下外眦也。手阳明之本，在肘骨中，上至别阳，标在颜下合钳上也。手太阴之本，在寸口之中，标在腋内动也。手少阴之本，在锐骨之端，标在背腧也。手心主之本，在掌后两筋之间二寸中，标在腋下下三寸也。""本"，是指经气集中的本源部位，手足三阴三阳经脉的本部都在四肢下部。"标"，是指经气弥漫扩散的部位，十二经的标部主要分布于头面胸背等上部。具体是：足三阳的标部都在头面；足三阴之标部都在舌部及背俞；手三阳之标部都在头面，与足三阳标部相通；手三阴之标部都在胸部及背俞。可见各阴阳经都以四肢为本，而各阳经都以头面为标，各阴经都以俞募穴为标。经络的标本学说主要用以阐明四肢与头面躯干之间经气运行的升降关系，与根结理论相似。但标本的"本"部范围较大，不像"根"那样专指井穴；而标本的"标"部、也不像"结"那样着重指器官，而是指经气散布较广的部位。标本理论和根结理论结合，共同说明十二经在四肢与头身内脏间的关系，十二经均以四肢远端为"根"、为"本"，以头胸腹背为"结'、为"标"，十二经根结标本上下之间经气相互贯通，故四肢部腧穴，除可治本部疾患外，还可治头面胸腹背及内脏疾病；头面躯干腧穴，除治本部外，亦可治四肢部疾患。《黄帝内经》所谓的"病在上，取之下；病在下，取之上"（《素问·五常政大论》），"远道刺者，病在上取之下"（《灵枢·官针》），"病在上者下取之，病在下者高取之"（《灵枢·终始》），当与经络的根结标本有一定联系。所以，十二经根结标本的学说在经络联系以及腧穴、治疗等各方面都有重要的意义。

气街、四海说，主要用以说明全身经络气血在上下分部中还有内外之间的分段汇通关系。气街，是经气汇聚、纵横通行的共同道路。正如《灵枢·动输》说："四街者，气之径路也。"气街的部位主要在头、胸、腹、背等处，这些部位是十二经脉经气流行过程中集中和布散的主要部位。具体如《灵枢·卫气》曰："胸气有街，腹气有街，头气有街，胫气有街。故气在头者，止之于脑；气在胸者，止之膺与背腧；气在腹者，止之背腧，与冲脉于脐左右之动脉者；气在胫者，止之于气街，与承山踝上以下。"意指头气街，聚于脑；胸气街，聚于胸前及背俞穴；腹气街，聚于背俞和脐腹旁的冲脉交会穴；胫气街，聚于少腹的气冲和下肢承山穴，以及踝上以下的部位。这样，头、胸、腹、胫都有十二经脉气汇合循行的通道，使内脏与胸腹腰背之间存在内外前后相应的密切关系。四海，是人体髓海、气海、水谷之海、血海的总称，是十二经脉气血从产生、分化到汇聚的四个部位。《灵枢·海论》曰："胃者，水谷之海，其输上在气街，下至三里；冲脉者，为十二经之海，其输上在于大杼，下出于巨虚之上下廉；膻中者，为气之海，其输上在于柱骨之上下，前在于人迎；脑为髓之海，其输上在于盖，下在风府。"说明四海的具体部位是髓海在头部的脑；气海在胸部的膻中；水谷之海在上腹部的胃；十二经脉之海，又称血海，在下腹部的冲脉。此四海便是十二经脉气血像大地上百川之水流最终汇归之处。正如《灵枢·海论》所说："人亦有四海、十二经水，经水者皆注于海。"四海与气街是相通的，如髓海在头，通于头气街；气海在胸，通于胸气街；水谷之海在上腹部，通于腹气街；血海在下腹部，通于腹气街。气街就是经脉中气血汇聚于四海的共同道路。气街又与十二经的标部相通，气街的部位与十二经标本根结中所说的经气布散、归结的部位相似。因此，气街也可以认为与根结标本中的"标"和"结"相当，其所生的范围基本上具有一致性，是头、胸、腹及胫的一种横斜通道，其通行的气血可归于四海。根结标本和气街四海理论相结合，可以更好地说明人体头、胸、上下腹及胫的分段关系，在经络分部联系中起重要作用。

从上可知，经络系统以十二经脉为主体，奇经八脉错综联系，无数大小络脉沟通网络，加上十二经根结标本，气街四海所体现的经络与各部的关联，使经络成为一种能发挥多渠道联系作用的整体系统。

(二) 通行气血阴阳

气血阴阳是构成人体脏腑经络等组织器官的基本物质，而脏腑经络又必须依赖气血阴阳的濡养和温煦等作用，才能维持正常的生理活动。人体的气血阴阳也只有在经络的沟通和传注下，才能布散于全身各脏腑组织器官，以发挥其作用，维持机体的生命活动。《灵枢·本脏》曰："经脉者，所以行血气而营阴阳，濡筋骨，利关节者也。"《灵枢·脉度》曰："气之不得无行也，如水之流，如日月之行不休，故阴脉荣其脏，阳脉荣其腑，如环之无端，莫知其纪，终而复始。其流溢之气，内溉脏腑，外濡腠理。"不但说明了经脉具有"行血气而营阴阳"的作用，是人体气血阴阳运行的通路，而且指出正是由于经脉的营运，才使得气血阴阳如水流般，对内灌注脏腑组织，对外布散于腠理，而发挥气血阴阳的营养、濡润作用，脏腑腠理在气血阴阳的不断循环灌注下，发挥正常的生理功能，机体强健，这样就能抵御外邪的侵袭，从某种意义上说，也就防止了疾病的发生。反之，若经络失去其营运气血阴阳的功能，则脏腑组织得不到足够的气血阴阳供养，功能失常，机体抗御外邪的能力下降，外邪就会乘机入侵而致病。

气血阴阳在经络中的流注，其方式和途径是多样的。十二经脉是人体经络系统的主体，是运行气血阴阳的主要道路，而奇经八脉则主要以溢蓄和调节气血阴阳为主，故《灵枢·营气》认为人体气血运行，主要遵循十二经脉流注衔接的顺序。奇经中的任脉、督脉参与气血大循环，与十二经脉构成首尾连接，如环无端的路线。《类经图翼·经络》曰：
"营气出于中焦，并胃中出上焦之后，上注于肺，受气取汁化而为血，以奉生身，莫贵于
此。其行始于太阴肺经，渐降而下，而终于厥阴肝经，随宗气而行于十二经隧之中，故曰
清者为营，营行脉中。"《灵枢集注·营气》尚卿公注："任脉统任一身之阴，与督脉交通，
阴阳环转者也。""冲脉……盖主行胞中之血，充溢于经脉皮肤之外内，不与经脉循度环
转。"其余如阴维、阳维、带脉等，"此皆不与经脉贯通，故不循度环转"。可见十二经循
行及任、督循行是气血阴阳在经络中循环流注的主要途径。

气血阴阳虽然在十二经脉中运行，但每一经脉中气血多少并不完全一样。《灵枢·经
水》就指出："十二经之多血少气，与其少血多气，与其皆多血气，与其皆少血气，皆有
大数。"至于十二经气血的孰多孰少，在《素问·血气形志》、《灵枢·五音五味》及《灵
枢·九针论》均有记载，但具体内容有一定差异。《素问·血气形志》说："夫人之常数，
太阳常多血少气，少阳常少血多气，阳明常多气多血，少阴常少血多气，厥阴常多血少
气，太阴常多气少血，此天之常数。"而《灵枢·五音五味》的记载，三阳经同《素问·
血气形志》，三阴经却是："厥阴常多气少血，少阴常多血少气，太阴常多血少气。"与上
述正好相反。《灵枢·九针论》所述三阳经亦同上，只是三阴经却为："太阴多血少气，厥
阴多血少气，少阴多气少血。"除太阴外，与《素问·血气形志》所述一样。后世各医经
注家看法也不一致，但多宗《素问·血气形志》。十二经气血多少，是由该经气化功能作
用所决定的，反映了经脉以及相关脏腑的生理特点，并与自然界阴阳消长规律相应。虽然
十二经脉中的气血阴阳各有多少的差异，但因阴经阳经都有相配偶关系，阴经不足则阳经
有余，阳经不足则阴经有余。阴阳经之间相互作用，使经脉中的气血在总体上还是平衡协
调的。十二经气血多少的理论在临床上有一定意义，在治病调节经络气血时，要考虑经脉
中气血的多少。如《素问·血气形志》说："刺阳明出血气；刺太阳，出血恶气；刺少阳，
出气恶血；刺太阴，出气恶血；刺少阴，出气恶血；刺厥阴，出血恶气也。"这里"恶"
可作"不宜"解。不但是针刺，选用用药亦多有考虑。

（三）感应传导作用

经络不仅有运行气血阴阳的作用，而且还有感应传导作用。感应传导是指经络系统对
针刺或其他刺激的感觉传递及通导作用。如对经穴刺激引起的感觉传递，通常称为"得
气"、"行气"等，就是经络的感应传导所发挥的作用。通过经络的传导，经气可以到达病
所，起到调整疾病虚实的作用，故《灵枢·九针十二原》强调："刺之要，气至而有效。"
指出针刺治病的关键在于"得气"，即经络系统感应与传导作用的发挥。

人的生命活动是一个极其复杂的过程，机体中每时每刻都有许多生命信息的发出、交
换和传递。这就必须依赖经络系统的感应传导作用，进行生命信息的传递，沟通各部分之
间的联系。经络循行分布于人体各脏腑组织器官，通上达下，出表入里，犹如机体信息传
导的网络，不但能感受信息，而且能按信息的性质、特点、量度进行传导，分别将信息载
送至有关的脏腑组织器官，反映和调节其功能状态。这种传导既可以发生在各脏腑组织器
官之间，交换、协调人体生命活动的每个进程，又可以发生于体表与内脏之间。如肌表受
到外界某种刺激，这种信息经经络感受，沿经络传送于内脏，并依据信息的性质、特点或
量的不同，而产生或补或泻的作用。又如内脏功能活动或病理变化的信息，亦可由经络感
受，并传达于体表，反映出不同的症状、体征，这是"有诸内必形诸外"的主要结构和生
理基础。经络的感应传导作用，主要是通过运行全身气血阴阳为载体来实现的。所以，经

络中气血阴阳运行的状况，将影响其感应传导作用。针刺时的"气至"、"气不至"就与此有关。

（四）调节作用

经络系统在运行气血阴阳、感应传导功能基础上，通过经气的作用，对各脏腑组织器官的功能活动进行调节，使人体复杂的生理功能互相协调，维持阴阳动态平衡状态。《灵枢·经脉》曰："经脉者，所以能决死生，处百病，调虚实。"具有众多重要生理功能。其中"调虚实"就是指经络的调节作用，当人体发生疾病时，机体的阴阳平衡状态被破坏，运用针灸等治法可激发经气的调节作用，促使人体功能活动恢复平衡。实验证明，针刺有关经脉穴位，可以对脏腑功能产生调整作用，并在病理情况下尤为明显。如针刺足阳明胃经的足三里穴，可调节胃的运动与分泌功能。当胃的功能低下时给予轻刺激，可使胃的收缩加强，胃液酸度增加；当胃处于亢奋状态时给予重刺激，则可引起抑制性效应。又如针刺手厥阴心包经的内关穴，既可使心动加速，在某些情况下，又可抑制心动，故既可治心动过缓，又可治心动过速。足见经络的调节作用可表现出"适应原样效应"，即原来亢奋的，可通过它的调节使之抑制；原来抑制的，又可通过它的调节而使之兴奋。这是一种良性的双向调节作用，尤其在针灸、推拿等疗法中具有重要意义。

二、奇经八脉的功能

（一）奇经八脉的总体功能

奇经八脉是除十二经脉之外，十分重要的一类经脉，在经络系统中同样发挥着运行气血阴阳、感应传导及联系调节等作用。由于奇经八脉不同于十二正经，在循行分布等方面均有异于经络系统中的其他组成部分，故其功能也具有自己的特点，主要表现于以下几方面：①密切十二经脉的联系。奇经八脉在循行分布过程中，不但与十二经脉交叉相接，加强十二经脉间的联系，补充十二经脉在循行分布上的不足，而且对十二经脉的联系还起到分类组合的作用。如督脉与手足三阳经交会于大椎，而成"阳脉之海"；任脉与手足三阴经交会于中极及关元穴，而成"阴脉之海"；冲脉通行上下，渗灌三阴三阳，有"十二经脉之海"之称。带脉约束诸经，沟通腰腹部的经脉。阳维维于阳，组合所有的阳经，阴维维于阴，组合所有的阴经。阳跷、阴跷左右成对，有"分主一身左右阴阳"之说。②调节十二经脉气血。奇经八脉虽然除任、督外不参与十四经气血循环，但它具有涵蓄和调节十二经气血的功能。《难经·二十八难》指出："比于圣人图设沟渠，沟渠满溢，流于深湖，故圣人不能拘通也。而人脉隆盛，入于八脉，而不环周，故十二经亦不能拘之。"而滑寿在《十四经发挥》中亦指出："人之气血常行于十二经，诸经满溢则入奇经焉。"对于奇经八脉涵蓄调节十二经气血的作用都作了描述，认为当十二经脉气血有余时，就会溢入而蓄于奇经八脉，以备不时之需；当十二经脉气血不足时，奇经中所涵蓄的气血则溢出给予补充，以保持十二经脉气血在总体上的相对恒定状态，有利于维持机体生理功能的需要。这正是古人将正经比作"沟渠"，将奇经比作"湖泽"的意思。可见，奇经八脉对十二经气血的涵蓄和调节是双向性的，既能蓄入也能溢出。③与某些脏腑关系密切。奇经八脉虽然不似十二经脉那样与脏腑有直接的络属关系，但它在循行分布过程中与奇恒之腑中的脑、髓、女子胞以及肾脏等也有较为密切的联系。如督脉的"入颅络脑"、"行脊中"以及"属肾"；任、督、冲三脉，同起于胞中，相互交通等。

（二）奇经八脉各自的功能特点

奇经八脉中，各条经脉因循行分布的特点不同，在功能上也不一样，现分述如下：

1. 督脉 督，有总督、督管、统率之意。督脉的主要功能有二：

（1）调节阳经气血：督脉行于背部正中，其脉多次与手足三阳经及阳维脉相交会，如督脉与手足三阳经会于大椎；与足太阳会于百会、脑户等；与阳维脉会于风府、哑门。所以督脉与各阳经都有联系，称为"阳脉之海"，对全身阳经气血起调节作用。正如《十四经发挥·十四经脉气所发》所言："督之为言都也，行背部之中行，为阳脉之都纲。""又云阳脉之海者，以人之脉络，迥流于诸阳之分，譬犹水也，而督脉则为之都纲，故曰阳脉之海。"

（2）反映脑、髓和肾的功能：督脉行脊里，入络于脑，与脑、髓有密切联系。《素问·骨空论》："督脉为病，脊强反折。"《类经·经络类》注为："督脉贯于脊中，故令背强反折而屈伸不利。"《难经·二十九难》："督之为病，脊强而厥。"此间脊强和厥是脊髓和脑的病变，皆归督脉，与督脉的循行过脊络脑有关。督脉又"属肾"，故与肾也有密切关系。肾为先天之本，主生殖，所以历代医家多认为精冷不孕等生殖系统疾患与督脉有关，常以补督脉之法治之。

2. 任脉 任，有担任，妊养之意。任脉的主要功能有：①调节阴经气血。任脉循行于腹面正中线，其脉多次与足三阴经及阴维脉交会。如任脉与足三阴会于中极、关元；与足厥阴会于曲骨；与足太阴会于下脘；与手太阴会于上脘；与阴维脉会于廉泉、天突等。能总任阴脉之间的相互联系，调节阴经气血，统任一身阴经之脉气，故称"阴脉之海"。如《古今医统大全·卷六》曰："谓任脉为阴脉之海者，以其总诸阴脉之会也，故曰阴脉之海。"《针灸大成·卷七》亦曰："属阴脉之海，以人之脉络，迥流于诸阴之分，譬犹水也，而任脉早为总会，故名曰阴脉之海焉。"②任主胞胎。《太平圣惠方·卷一》曰："夫任者妊也，此是人之生养之本。"任脉起于胞中，与女子月经来潮及妊养、生殖功能有关。《素问·上古天真论》的"（女子）二七而天癸至，任脉通，太冲脉盛，月事以时下，故有子"及"七七任脉虚，太冲脉衰少……故形坏而无子也"，正说明了任脉与女性月经、生殖功能的密切关系。

任脉之与督脉，一为阴脉之海，一为阳脉之海，同起于胞中，下出会阴，且相互交通，在功能上有密切的联系。如《身经通考·督任二脉导引说》曰："夫人身有督任，犹天地之子午也。人身之任督以腹背言，天地之子午以南北言，可以分，可以合，分之以见阴阳不离，合之以见浑沦无间。此修真者之周行也。"说明任、督二脉，一行于腹，一行于背，一前一后二脉相贯，对于一身之阴阳有重要调节作用，故古代养生、气功尤重于此。此外，督脉属肾，任脉连督，任、督二脉皆关乎肾，同与人的生殖功能有关。

3. 冲脉 冲，有要冲之意。冲脉的主要功能为：①调节十二经气血。《难经集注·二十八难》冲脉条杨注曰："冲者，通也。言此脉下至于足，上至于头，通受十二经之气血，故曰'冲'焉。"冲脉循行上至头，下至足，后行于背，前布于胸腹，可谓贯穿全身，为一身气血之要冲，故能"通受十二经气血"。冲脉与足阳明经合于宗筋，与足少阴并而上行，通过经脉联系与脾胃、肾相通，脾胃为后天之本，肾为先天之本，故冲脉又"涵蓄了人身先后天精血"。冲脉上行于脊内渗诸阳，下行于下肢渗诸阴，故能容纳和调节十二经脉及五脏六腑之气血阴阳，若经络脏腑气血阴阳不足时，冲脉能给予灌注补充，脏腑经络气血阴阳有余时，冲脉能加以涵蓄、贮存和调节。故有"十二经脉之海"和"五脏六腑之海"之称。如《黄帝内经太素·五脏痿》曰："阳明胃脉，胃主水谷，流出血气，以资五脏六腑，如海之资，故阳明称海。从于脏腑流出，行二十八脉，皆归冲脉，故称冲脉为经脉之海。"《类经·针刺类》也说："冲脉起于胞中，为十二经精血之海，故五脏六腑皆禀焉。"说明了冲脉与十二经、五脏六腑气血的关系。②冲为血海。指冲脉起于胞中，有促进生殖的功能，与妇女月经有密切关系。《素问·上古天真论》的"太冲脉盛，月事以时下"，就指出了冲脉与月经的关系。又如《医学入门·奇经主病》说："其冲任二经，是又妇人乳血月候之所出。"《脉经·平奇经八脉病》说："脉来中央坚实，径至关者，冲脉也。动苦少腹痛，上抢心，有瘕疝，绝孕，遗矢溺，胁支满烦也。"说明冲脉不但主月经，亦与生殖有关，只有当冲、任脉气血旺盛时，其血才能下注于胞中，或泻出为月经，或妊娠时以养胚胎，若冲、任脉气血不足或通行不利，则会发生月经不调、绝经或不孕。如《医宗金鉴·妇科心法要诀》说："女子不孕之故，由伤其冲、任之脉，则月经不调，赤白带下，经漏、经崩等病生焉。"因此，调理冲任成为治疗妇科病重要原则之一，尤其治月经病及不孕症，皆以调理冲任二脉为要务。

4. 带脉　带，有束带之意，指带脉循行，绕身一周，"束带而前垂"的特点，亦指约束诸纵行经脉之意。十二正经与奇经中的其余七脉均为上下纵行，唯有带脉环腰一周，有总束诸脉的功能。如《太平圣惠方·辨奇经八脉法》说："夫带者，言束也，言总束诸脉，使得调柔也。"说明带脉约束直行经脉，以调节脉气，使之通畅。带脉还有维络腰腹，提系胞胎，固护胎儿的作用，如《身经通考·脉说》说："带固腰脊。"《傅青主女科》亦有"带脉者，所以约束胞胎之系也，带脉无力，则难以提系，必然胞胎不固"的说法。故带脉损伤，易致流产。另外，因带脉有病，多见妇人带下，故有带脉"主司带下"的说法，如《经络汇编·带脉论》说："其见证也……若妇人则赤白带证，盖由湿热由此渗流而下，故名带下。"

5. 阴跷阳跷脉　跷，有轻健跷捷的意思。《太平圣惠方·辨奇经八脉法》说："夫跷者，捷疾也，言此脉是人行走之机要，动作之所由也，故曰跷脉也。"跷脉，起于足踝下，从下肢内、外侧分别上行头面，具有交通一身阴阳之气和调节肢体肌肉运动的功能，主要使下肢运动灵活跷捷。此外，跷脉还能控制眼睛的开合，这是由于阴阳跷脉交会于目内眦，阳跷主一身左右之阳，阴跷主一身左右之阴。《灵枢·寒热病》曰："阴跷、阳跷，阴阳相交……交于目锐眦，阳气盛则瞋目，阴气盛则瞑目。"所以阴阳跷有司眼睑开合的功能，跷脉有病则目不合。如《灵枢·脉度》曰："跷脉者……气并相还则为濡目，气不荣则目不合。"

6. 阴维阳维脉　维，有维系、维络之意。《十四经发挥·奇经八脉》曰："阳维则维络诸阳，阴维则维络诸阴。阴阳自相维持，则诸维常调。"《奇经八脉考·八脉》："阳维主一身之表，阴维主一身之里，以乾坤言也。"说明阳维有维系联络全身阳经的作用；阴维有维系联络全身阴经的作用。正常情况下"阴阳自相维"，则能对全身气血盛衰起调节溢蓄作用，否则将产生病理变化，如《难经·二十九难》所言的"苦寒热"、"苦心痛"等均为维脉病证。

三、十二经别的功能

经别，是从经脉分出的重要支脉，它们循行于十二经脉之间，到达某些十二经脉所没有到达的器官和形体部位，所以具有自己的功能特点。具体有：

（一）加强十二经脉表里两经在体内的联系

十二经脉中，阳经为表，阴经为里，在分布循行和功能活动上，表里两经关系默契，经别则更加强了这种联系。主要表现于十二经别进入体腔后，表里两经的经别是相并而行的；浅出体表时，阴经经别又都合入阳经经别，一起注入体表的阳经，加强了十二经脉分布于肢体的表里经之间的关系。同时，十二经别进入胸腹腔后，大多数经别都循行于该经脉所属络的脏腑，尤其是阳经经别全部联系到与其本经有关的脏与腑。《灵枢·经别》说："足太阳之正……属于膀胱，散之肾"，"足少阳之正……属胆，散之上肝"，"足阳明之正……属胃，散之脾，上通于心"，"手太阳之正……走心，系小肠"，"手少阳之正……下走三焦，散于胸中"，"手阳明之正……走大肠，属于肺"，以及"足少阴之正"的"上至肾"，"手少阴之正"的"属于心"，"手心主之正"的"别属三焦"，"手太阴之正"的"入走肺"等等，使体内一脏一腑的配合以及阴阳表里两经在内行部分联系更加密切。

（二）扩大十二经分布范围

十二经别的循行，有些到达十二经脉所未到之处，弥补了十二经脉循行分布上的不足。如在头面部，十二经脉主要是六条阳经到达，而十二经别中不仅六条阳经的经别循行于头面部，六条阴经的经别亦上达头部。如足三阴经经别在合入阳经后上达头部；手三阴经经别均经喉咙，上头面。其中手太阴经别沿喉咙合入手阳明经别；手厥阴经别浅出耳后，与手少阳经合于完骨之下；手少阴经别浅出面部后与手太阳经合于目内眦。这样不仅加强了十二经脉对头面的联系，而且为"十二经脉，三百六十五络，其血气皆上于面而走空窍"（《灵枢·邪气脏腑病形》）的理论，在经络结构上进一步充实了其间的内容，也为近代发展的耳针、面针、鼻针等提供了一定的理论依据。又如，足太阳膀胱经并不到达肛门，但是，足太阳膀胱经的经别却"别入于肛"，加强了足太阳经脉与肛门的联系，故足太阳膀胱经的某些穴位，如承山、承筋等，可治肛门疾病。又如在内脏，足阳明经没有分布到心，而手少阴经也没有到胃，但是，足阳明的经别"属于胃，散络于脾"，又"上通于心"，沟通了心与胃之间的联系，为中医学心胃关系理论在经络结构上奠定了基础。总之，十二经别的循行，使十二经脉的分布和联系的部位更加周密，从而也扩大了十二经脉的主治范围。

（三）加强体表与体内、四肢与躯干的向心性联系

十二经别一般都是从十二经脉的四肢部分分出，进入体内后又都呈向心性运行，这对扩大经络的联系以及加强由外向内的信息传递，起到重要作用。

四、十五别络的功能

别络，是络脉中比较主要的部分，它从十二经脉及任、督脉分出，其分布有一定部位，在经络系统中也有别于其他部分的功能特点。主要表现于三个方面。

（一）加强十二经脉表里两经在体表的联系

十五别络的这一功能，主要是通过阴经别络走向阳经、阳经别络走向阴经的途径来实现的。别络和经别都有加强表里两经的联系作用，但有一定的区别。别络从四肢肘膝以下分出后，大多分布于体表，虽然也有进入胸腹腔和内脏的，但都没有固定的络属关系。而经别多从四肢肘膝以上分出，循行多深入体腔深部，尔后浅出体表。故别络着重沟通体表的阳经和阴经，经别则既能密切外行经脉中的表里经的沟通连接，又能加强内行经脉的脏腑络属关系。其次，别络和经别联系表里经的方式也不同，经别是借阴经经别会合于阳经

经别，以阴经归并于阳经的方式进行联系的，突出了阳经的统率作用，而别络则是阴经阳经相互交通联络的。此外，经别没有所属穴位，也没有所主病证，而别络有络穴，并有所主病证，在针刺选穴上有特殊意义。

（二）加强十四经与人体前后侧面的联系

十二经别络的脉气汇集于十二经的"络穴"；督脉的别络散布于背部，其脉气还散于头，别走太阳；任脉的别络散布于腹部；脾之大络散布于胸胁部。故别络可加强十二经脉及任、督二脉与躯体组织的联系，尤其是加强人体前、后、侧面的联系。

（三）统率其他络脉以渗灌气血

别络为经脉的斜行细支脉，是络脉中比较主要的部分，从别络再分出细小络脉，即为"孙络"，或浮于肌表的为"浮络"，故别络对众多小络脉有主导作用。小络脉从别络等较大的络脉分出后，愈分愈细，其脉气也逐渐细小，呈网状扩散，密布全身，同全身各组织发生紧密联系。循行于经脉中的气血，通过别络的渗灌作用注入孙络、浮络，并逐渐布散到全身，而起濡养作用。

五、经筋、皮部的功能

经筋、皮部均为十二经脉的连属部分，是属于十二经脉所联系的筋肉和皮肤的分区，分别具有不同的功能特点。

（一）经筋的功能

经筋，即筋肉系统，包括筋膜、肌腱、肌肉等，是十二经脉之气结聚散络的部分，其功能活动有赖于十二经气血的濡养，并受十二经脉的调节。经筋多附于骨和关节，具有约束骨骼，主司关节运动的功能。如《素问·痿论》曰："宗筋主束骨而利机关也。"宗筋，即大筋或筋的集合处。说明了经筋的束骨和利机关的功能。经筋除附于骨骼外，还满布于躯体和四肢的浅部。《灵枢·经脉》："筋为刚，肉为墙。"对周身各部分的脏器组织能起到一定的保护作用。

（二）皮部的功能

皮部，为十二经脉在体表皮肤的分区，受十二经脉及其络脉气血的温润滋养。皮部位于人体最浅表部位，与外界直接接触。对外界变化具有调适作用，并赖布散于体表的卫气以发挥其抗御外邪的功能。皮部，是十二经脉之气的散布所在，作为十二经脉的分区，从"面"上加强了十二经脉的联系。

第四节　经络学说的临床应用

经络，除了说明人体各部分的普遍联系和整体观念外，主要是论证了人体内的特殊联系规律。它主要表现在三个方面：一是体表的特殊联系，说明周身体表的上下、左右、前后各部之间，在一定部位上都有特定的关系。二是体内脏腑的特殊联系，说明某些内脏和另一些内脏之间有着多种联系。三是周身体表和体内脏腑的特殊联系，说明体表的一定部位和体内的不同脏器之间的内外统一关系。这些规律在阐释病理变化，指导临床诊断、治疗等方面，皆有重要的价值。

一、用以阐释病理变化

经络的功能正常，则能运行气血阴阳，濡养脏腑组织，并起着抗御外邪，保卫机体的作用。但在病理状态下，经络又是病邪传注的途径。当体表受到病邪侵袭时，可通过经络由表及里，由浅入深，逐次向里传变而波及脏腑，或再由一脏腑传入另一脏腑。《素问·缪刺论》说："夫邪之客于形也，必先舍于皮毛；留而不去，入舍于孙脉；留而不去，入舍于络脉；留而不去，入舍于经脉，内连五脏，散于肠胃。"指出了经络是外邪从皮毛腠理内传于脏腑的传变途径。如外邪侵袭肌表，初见发热恶寒、头身疼痛等，因肺合皮毛，表邪不解，久之则内传于肺，出现咳嗽、胸闷、胸痛等症状。肺经和大肠经相互络属，故而也可出现腹痛、腹泻或大便燥结等大肠病变。

脏腑病变相互传变的现象亦可用经络理论来解释。由于脏腑之间有经络相互联系，所以一个脏腑的病变可以通过经络传注到另一脏腑。如足厥阴肝经属肝，夹胃，所以肝病可以影响到胃，肝经又"注肺中"，所以肝火又可犯肺；足少阴肾经，"入肺"、"络心"，所以肾水上泛，可以"凌心"、"射肺"；足太阴脾经"络胃"、"注心中"，胃经的经别也"上通于心"，故"胃不和"所致的痰浊、痰热可循经扰乱心神而致"卧不安"。再如手少阴心经和手太阳小肠经相互络属，故心热可移于小肠而致小便黄赤甚则尿血。足厥阴肝经和足少阳胆经相互络属，故肝气郁结，肝失疏泄，可致胆汁外泄，逆于上而口苦，甚则溢于肌肤而出现黄疸。

同时，病情好转时，某些病邪亦可通过经络达邪外出。如风寒束肺，恶寒发热，咳嗽鼻塞流涕，可用辛温解表宣肺药，通过汗法使邪外出。其途径可表述为：肺→经→络→皮毛，最后邪随汗解。再如，在温病学说中，病邪按卫、气、营、血逐次深入，治疗时也可由反方向逐次驱邪外出。因而有"入营犹可透热转气"之说。

病邪在传递过程中，在络、在经、在脏、在腑时有不同的征象反映于外。《灵枢·百病始生》说："是故虚邪之中人也，始于皮肤，皮肤缓则腠理开，开则邪从毛发入，入则抵深，深则毛发立，毛发立则淅然，故皮肤痛。留而不去，则传舍于络脉。在络之时，痛于肌肉，其痛之时息，大经乃代。"指出了病邪传递过程中在不同部位而出现不同的症状。说明经络具有反映证候的作用。

十二皮部在生理上与五脏六腑、十二经脉、卫气营血有密切的联系。在病理上也密切相关。在《灵枢·经脉》中所述是动、是主所生病，有许多症状是表现于皮部的。如足阳明经经气盛，则身以前皆热；经气虚，则身以前皆寒。手阳明经经气盛，则当脉所过者热肿，虚则寒栗不复。《素问·刺热》说："肝热病者，左颊先赤……肾热病者，颐先赤。"《灵枢·论疾诊尺》说："手所独热者腰以下热，肘前独热者膺前热，肘后独热者肩背热，臂中独热者腰腹热……鱼上白肉有青血脉者，胃中有寒。"这些都是疾病在皮部的反映。

经络、脏腑的病变还可以反映到脏腑经络分布的特定部位。人体如果遭受某种致病邪气的侵袭，脏腑正常功能活动遭到破坏而发生疾病时，可通过经络反映到体表的特定部位。这种反应点，近代称之为压痛点或过敏点。在古代医书中亦有所载述，如《备急千金要方》："摩脐肉之表，肋间穴处，按之自觉牵引胸中。"《灵枢·九针十二原》亦说："五脏有疾也，应出于十二原。十二原各有所出。明其所原，睹其应，而知五脏之害矣。"都作了很好的描述。现代应用该理论较多，并取得了一定的临床经验。例如发现阑尾炎患者在上巨虚附近多有特异感觉，被称为"阑尾点"。又如胆囊炎患者，按压阳陵泉，也往往有压痛等过敏感觉，这个部位正是胆经经脉所循行的径路。消化性溃疡患者，在其脾俞或胃俞处往往有同样的征象。

经络脏腑的病变亦可以通过经络反映到相应的官窍上。如肺失宣降会出现鼻塞不通、便秘；心火上炎会出现舌尖碎痛、口舌生疮；肝火升腾可出现两眼红赤；肾气虚弱会出现两耳失聪或耳鸣等。特别是耳针疗法的发展，对耳部分区探测，一般多能测知肢体各部和内脏的病变，对诊断和治疗疾病具有一定的价值。按照经络理论"耳者，宗脉之所聚也"，十二经"其别气走于耳而为听"（《灵枢·邪气脏腑病形》）。由于十二经的脉气皆上通于耳，由于经脉同脏腑和肢体有密切联系，所以探测耳区的异常情况，可以作为诊疗疾病的一种方法，这也是经络反映机体病理变化作用的一方面。根据这些原理，还有眼针、手针、踝针、头针、鼻针等，皆有一定的临床意义。

除了上述特异的点、面反应区外，经络反映机体病理变化还体现于全身性的证候表现，即经络及内属脏腑疾病反映出的相应证候群，亦即症状的经络分类法。最早的记载出于《黄帝内经》中叙述的十二经病候。每一条经脉和所属脏腑发生病变时，都各自表现为各种不同的全身症状。后世医家从十二经病候发展为六经辨证和卫气营血辨证，为中医学的辨证施治奠定了基础。例如《伤寒杂病论》的少阳病，就是在手少阳三焦经病候耳聋等症状和足少阳胆经病候汗出、振寒、寒热往来、口苦、胸胁痛等症状的基础上组成的证候群。又如太阴病的证候群，与足太阴脾经的病候腹胀、呕吐、食不下、泄泻、脘腹疼痛、黄疸等症状基本一致。太阳病的头痛、项背强痛等症状也都是通过经络的传导联系而反映出来的。如以"肝"的证候群为例：经络学说载明足厥阴肝经分布部位是从足部向上循行，环阴器、抵少腹、夹胃、络胆、散布于胁肋、上达眼目及头巅部。据此，中医对于疝气少腹堕痛疾患，认为多由寒袭肝经，厥气（厥阴脉气）失于疏泄所致。肝气犯胃，可以导致胃病。肝胆相为表里，肝之余气化为胆汁，故肝病可引起胆热液泄，出现黄疸及胁肋疼痛。肝火炽盛或肝阴不足，均可发生目疾。肝阳、肝风升腾，则可见目眩、头晕、头痛诸症等等。上述各种症状，往往会同时并见或先后出现或单独出现，组成肝病的证候群。而其病理反应，就是以肝经之循行分布情况，肝与胆的表里络属关系，肝与胃的密切影响以及肝与头、目、胁肋、少腹、阴器等部位的经络联系作为依据的。此外，经络是卫气营血的通路，根据经络理论，肺主卫，心主营，三焦主气，包络主脉（血），故温病学中卫分疾患常与肺相联系，气分疾患常与三焦相联系，营分和血分疾患常与心包络和心相联系。卫气营血各阶段所表现的证候群，都是经络病理反应所呈现的全身性症状。

关、阖、枢，是用门户部件说明三阳、三阴经的功能特点，与六经根结和皮部的命名相结合，对反映六经的病理变化及辨证施治具有指导意义。"关"指门栓，主关闭和开启，部位在后；"阖"指门板，是门的主体，主防卫，部位在前；"枢"指门轴，主转动，部位在侧。古代医家用"关"、"阖"、"枢"比喻三阳三阴的气机变化，解释六经皮部的正常功能。这在《灵枢·根结》中已有明文记载，《素问·阴阳离合论》加以申述，后世医家亦多有发挥。阴阳有分有合，阳分为三阳，阴分为三阴。阴阳的起始都称为"关"，即太阳、太阴为"关"。阳之盛或阴之衰都称为"阖"，即阳明，厥阴为"阖"。阴阳的转换都称为"枢"，即少阳，少阴为"枢"。如太阳皮部为"关枢"，太阳是三阳之"关"，主一身之表，统营卫而应皮毛，为诸经之藩篱，所属皮部称"关枢"。当外邪侵犯人体，太阳经首先受病，外邪束表，正气向外抗邪，于是出现恶寒发热、头项强痛、脉浮等症，故《伤寒论·辨太阳病脉证并治上》说："太阳之为病，脉浮，头项强痛而恶寒。"这些症状都是太阳病的病理反映，因病位在表，故称表证。阳明皮部为"害蜚"，蜚即阳气飞扬的意思。阳明为阳气亢盛，是三阳之"阖"，又多气多血，气血旺盛，为五脏六腑之海。在外感病中，阳明病是阳气偏亢，邪热最盛的阶段，由于邪热入里，故症见身热、汗自出、不恶寒反恶热等。胃肠隶属阳明，邪热亢盛，胃津肠液受其耗灼，所以阳明病多见胃肠证候。故《伤寒论·辨阳明病脉证并治》说："阳明之为病，胃家实是也。"是以阳明病有无形之热与有形之结的区分。少阳皮部为"枢持"，少阳是三阳之"枢"，外邻太阳，内接阳明，介于太阳和阳明之间，职司升降和运转。少阳病大多见于太阳转阳明的过渡阶段，其病变属半表半里证。所谓半表半里，实际是处于表里之间，邪入少阳已渐伤津化热，所以称其病机为枢机不利。《伤寒论·辨少阳病脉证并治》说："少阳之为病，口苦、咽干、目眩也。"因为少阳属胆，具有疏泄功能，故少阳为病胆的疏泄不利，郁而化热，胆热上蒸则口苦，热伤津液则咽干，风火循上扰清窍，则目为之眩。这是病邪由表入里，由寒化热的标志。太阴皮部为"关蛰"，蛰即阴盛阳伏的意思。太阴是三阴之"关"，亦为病邪出入之门户，寒邪直中，太阴先伤，病从口入，亦可直侵太阴。太阴脾土，喜燥恶湿。邪犯太阴，则多从寒湿而化。《伤寒论·辨太阴病脉证并治》说："太阴之为病，腹满而吐，食不下，自利益甚，时腹自痛。"脾司大腹，脾虚运化失健，寒湿不化，湿阻气滞故腹满；脾病及胃，胃气上逆则呕吐；脾虚不运，多食则满甚，所以食不下；脾气虚陷，清阳不升，寒湿下注则下利日益严重；阳虚寒盛，气机凝滞，阳气忽通忽闭，故腹部时感自痛。这些都反映太阴病里虚证的主要病理变化。少阴皮部为"枢儒"，少阴是三阴之枢。包括手少阴心，足少阴肾。心属火，主血脉，又藏神，为一身之大主；肾属水，主藏精，内寄元阴元阳，为先天之本，在正常情况下，水火既济，心肾相交。其为病，由于致病因素和体质的不同，其病变有从阴化寒的寒化证，也有从阳化热的热化证。《伤寒论·辨少阴病脉证并治》"少阴之为病，脉微细，但欲寐也。"是指少阴寒化证。少阴阳气衰微，阴寒内盛，故见无热恶寒。阳虚则阴盛，阴胜则阳病，所以多见脉微细，但欲寐，恶寒蜷卧，厥冷下利等虚寒证。少阴热化证，病机主要是阴虚阳亢。由于肾阴虚于下，心火亢于上，心神不宁，故见心烦不得卧，以及口燥咽干、舌红少苔、脉细数等邪热伤阴的证候。厥阴皮部为"害肩"，厥阴是三阴之"阖"，两阴交尽谓之厥阴，即太阴少阴病发展到尽头即成厥阴病，是六经病证传变的最后阶段。根据阴阳消长规律，阴尽则阳生，故病情演变多趋极端。厥阴病的证候以寒热错杂证为多。《伤寒论·辨厥阴病脉证并治》说："厥阴之为病，消渴，气上撞心，心中疼热，饥而不欲食，食则吐蛔，下之利不止。"病邪深入厥阴，肝木乘土，阴阳错乱，失却了正常的调节功能，成为上热下寒的寒热错杂证。因为厥阴肝木相火内寄，病则木火上炎，燔灼胃津，所以消渴，肝胃气逆，故有气上撞心，心中疼热的上热证，又有饥而不欲食，食则吐蛔，下之利不止等下寒证。但厥阴病并不都是上热下寒的寒热错杂证，病至厥阴，邪正交争，阴极阳复，正邪互胜，也可见厥热交替的厥热胜复证，又称阴阳胜复证。这是厥阴病病机的又一特点。

二、用于疾病的诊断

经络不仅能沟通表里上下，同时能联系全身各脏腑组织。它的循行有一定部位和起点、终点，内脏的疾病常通过经络在相应的部位有所反映，这样我们就可以根据经脉的循行部位和所联系脏腑的生理和病理特点，来分析各种临床表现，以推断疾病发生在何经，属于哪一脏或哪一腑，并且可以根据症状的性质和先后顺序来判断病情的轻重及疾病的发展趋势。

根据症状出现的部位来确定病位。如前额部疼痛，可确定病位在阳明经；头侧面疼痛，病位在少阳经；头枕部疼痛，病位在太阳经；头顶部疼痛，病位在厥阴经或督脉。又如上牙痛，病位在足阳明胃经；下牙痛，病位在手阳明大肠经。再如鬓疽病位在足少阳胆经；对口疽正的病位属于督脉，偏的病位在足太阳膀胱经；伏兔疽的病位在足阳明胃经；腰疽的病位在足少阴肾经等。

有些脏腑经络的疾病反映在经络循行部位时并没有像上述那样明显的征象，需要医生切、按、触摸，甚至要借助多种仪器才能检测出其异常反应，即阳性反应。经穴表层的阳性反应就是指色泽、形态、凸凹、温度、电阻等有异于正常。在皮下或肌层摸到圆形、扁平形、梭形、椭圆形、条索或不规则形状的结节或连珠形气泡，均为阳性反应物，这些阳性反应物在生理状态下是不存在的。不同形态的阳性反应物，反映部位不同，表示不同的病证。如梭状形及粗条索的出现，表示是急性病，多为实证。扁圆形和细条索状多为慢性病，属虚证。如肺俞穴扪及梭状结节，多为急性肺炎，摸及细条索状物多为慢性支气管炎，出现扁平、椭圆形结节，多为肺结核。有些经穴其表层没有色泽等变化，仅有明显压痛或酸胀等敏感感觉，亦属阳性反应。如临床观察表明，膻中穴压痛，可为支气管炎的反应；横骨压痛，可反映月经不调或遗精；胰腺炎在左脾俞、肾结核在肾俞、肺癌在肺俞等处压痛明显。有的压痛还与证型有关，如阳明头痛在阳白穴压痛，太阳头痛在天柱穴压痛，高血压头痛在期门穴压痛者为肝火上炎、压痛在京门穴者为肾阴亏损所致。大量资料表明，背俞穴阳性反应均与相应所属脏腑的病变呈对应关系。

近年来应用现代科学技术从电、磁、声、光等不同方面对腧穴病理反应的相对特异性进行了观察。研究发现，肝实热者太冲、肝俞等穴的穴温明显高于健康人。心血管疾病和精神意识障碍时，心与心包络经经穴电阻率明显偏离各自的中位数，而肺经经穴电阻率的失衡则与呼吸系统疾病相关。当心率增加、减少时，仅在心经经穴上出现皮肤电阻的相应增减。相反，心经经穴的皮肤电导增减，心率也相应变化。体表冷光左右发光不对称的穴位，心脏病表现在少冲、少泽穴；感冒表现在少商穴；肌肉痉挛表现在商阳、中冲穴；高血压表现在中冲穴等。耳穴电阻变化与内脏病变也有一定的相对特异性。如耳子宫、卵巢、内分泌三穴的电阻值变化与月经周期相关，耳穴变化与妊娠、月经间关系的相对特异性可用于诊断早期妊娠，健康孕妇的耳郭低电阻点数目随妊娠的进展而逐渐增多，分娩以后逐渐减少。神经衰弱头痛患者耳郭头区的枕、额或颞穴出现痛点，伴导电量增多。

中医学四诊中的望诊也与经络气血循行关系密切。《灵枢·邪气脏腑病形》说："十二经脉，三百六十五络，其血气皆上于面而走空窍。"《四诊抉微》中也说："夫气由脏发，色随气华。"据此可以通过审察颜面色泽的变化及小儿指纹的形色变化来确定相应的病证，成为望诊中的一项重要内容。《素问·举痛论》说："五脏六腑，固尽有部，视其五色，黄赤为热，白为寒，青黑为痛，此所谓视而可见者也。"在望诊中的舌诊也和经络关系密切，舌与脏腑经络有着密切的联系。舌为心之苗，手少阴心经之别系舌本；舌为脾之外候，足太阴脾经连舌本，散舌下；肾藏精，足少阴肾经夹舌本；肝藏血主筋，其经脉络于舌本；肺系上达咽喉，与舌根相连；其他脏腑组织，通过经络直接或间接同舌产生联系。从而使舌成为反映机体功能状态的镜子，一旦体内发生病变，影响体内脏腑气血，就会出现相应的舌象变化。近代对望诊的研究更加深入而细致。比如将病证变化与耳郭望诊联系起来，机体组织器官的病变可以在相应耳穴上反映出来。肝炎时耳背血络清晰可见，颜色变红，并可根据鲜红、深红、青紫的不同分别肝炎的轻、中、重程度。肝癌病人的耳郭肝区局部有似梅花状排列的环形凹陷，如属转移癌，梅花凹陷则相互交叉，但有时肝癌患者耳穴肝区的阳性反应和形态上的改变也不完全一致，有待于进一步研究。耳穴子宫穴的色泽改变与月经周期变化一致。胃、十二指肠溃疡和慢性萎缩性胃炎患者均在相应耳穴部位出现棕色点状或片状阴影。但通常不同疾病在耳穴上的反映并不局限于一个耳穴，常涉及多个穴区，称耳穴相关群，其排列组合也具有相对特异性，具体规律还有待于进一步研究。

中医学中的脉诊同样也和经络密切相关。从《素问·三部九候论》中的三部九候诊法到《灵枢·终始》中的人迎、寸口相参合的诊法，一直到"独取寸口"理论的形成，都是和经络理论相关的。为什么寸口脉象能反映脏腑经络的病变呢？《素问·五脏别论》说："胃者，水谷之海，六腑之大源也。五味入口，藏于胃，以养五脏气，气口亦太阴也。是以五脏六腑之气味，皆出于胃，变见于气口。"《难经·一难》又指出："十二经皆有动脉，独取寸口，以决五脏六腑死生吉凶之法，何谓也？然：寸口者，脉之大会，手太阴之动脉也。"独取寸口和经络相关，一是由于寸口位于手太阴肺经的原穴部位，是脉之大会。手太阴肺经起于中焦胃，故而在寸口可以观察胃气的强弱；二是脏腑气血皆通过百脉朝会于肺，又通过肺朝向百脉，所以脏腑的生理病理变化能反映于寸口脉象。

三、用于疾病的治疗

经络能够通行气血，联系五脏六腑四肢百骸，传导信息，协调阴阳，同时也是病邪转移的通道，我们可以利用经络的这些特性，用针灸、药物、激光、超声波等多种方式刺激腧穴，以达到调理经络、脏腑气血阴阳，达到祛邪扶正的治疗目的。腧穴是人体气血转输交会的地方，又是病邪侵入脏腑经络的门户，所以刺激穴位可以治疗脏腑、经络的疾病，因而可以认为，经络是发挥药物性能，感受机械、声、光、电、磁等刺激的通路。经络学说是针灸治疗的理论依据，由于经络在人体分布上呈密切联系的网状结构，因而针灸在治疗学中也呈整体性特点。即刺灸腧穴可在不同水平上同时对机体多个器官、系统的正常或异常的功能产生影响。例如在针刺麻醉下的手术过程中，针刺产生镇痛效应时，还对有关系统的功能实施多方面的调节，因而术中生理干扰减少，血压、脉搏等可维持稳定，同时术后切口疼痛程度减轻、感染等并发症减少、术后恢复加快。针灸的调节作用也呈现出双向性特征，即在刺灸相同腧穴施用相同术式的条件下，可望对相反方向偏离的功能产生反向性的调节作用。例如糖尿病性膀胱病变导致的尿潴留和压力性尿失禁，均出现膀胱逼尿肌与尿道括约肌之间协调功能失常，前者由于高血糖引起支配膀胱逼尿肌的副交感神经受损，导致膀胱逼尿肌收缩无力，尿道括约肌功能相对亢进；后者则相反，系各种原因导致盆底肌肉松弛，尿道括约肌收缩功能减弱，膀胱逼尿肌功能相对亢进。针灸治疗一般能有效地纠正膀胱逼尿肌与尿道括约肌间协调功能的失调，使收缩无力者得到增强，同时使亢进者受到抑制。针灸作用大多不是直接针对致病因子、病变组织，主要是通过调节体内失衡的阴阳等功能而实现的。是一种既可纠正异常的功能状态，又不会干扰正常的生理功能的治疗方式。

针灸配穴法是经络理论的具体应用。针灸治病和中医其他各科治疗一样，必须根据阴阳五行、藏象经络、精气血津液等基本理论，运用望、闻、问、切为主要诊断方法来辨证论治。但针灸治病又别具特点，即针灸是直接作用于腧穴，通过经络的传导和脏腑的反应来调整人体气血阴阳和脏腑等功能，恢复人体内阴阳相对的动态平衡，因而针灸治病特别注重经络理论。针灸处方中的配穴原则，都是以经络学说为指导，因为经络是按一定部位循行分布的，所以取穴原则的基本精神就是"循经所过，主治所及"又由于经络循行有交叉纵横、错综分布的现象，所以又有变通的取穴原则。至于那些特定穴的配穴法，也不外乎是经络学说中的经气理论或奇脉、络脉、经别、经筋等理论的具体运用。

三部配穴法，即指局部、邻部、远部配穴而言。局部取穴，是指以发病部位为取穴的主要部位。在肌表、四肢运用"以痛为输"的取穴原则。在重要脏器或某些病变处不能取穴时，亦可选邻近穴位替代，如胃痛取中脘，腹痛取天枢等。邻近取穴法，是指在接近发病部位与发病部位经络相关的位置上，选取适当的腧穴来加强疗效，可配合使用，也可单独使用。如鼻病取上星，腕痛取外关等。远部取穴法，是指循经取穴，即依照经脉分布的径路，在病变远端的经脉循行线上选取腧穴的方法。此法是针灸临床最基本的取穴法则，如眼病取光明，耳病取中渚，牙痛取合谷等。三部取穴法在临床上多配合使用，如胃脘痛：局部取中脘，邻近取章门，远道取足三里、公孙等。

俞募配穴法是指俞穴和募穴配合使用。俞穴是脏腑经气所转输的部位，有五脏俞和六腑俞，均分布于背部的足太阳膀胱经。募穴是脏腑经气聚会的部位，有五脏六腑募，均散布在胸腹部位。因为俞、募穴均和脏腑有密切的联系，所以五脏六腑发生病变时，都可采用俞募配穴法。除了运用于治疗脏腑本身的疾病外，还可用于治疗在病理上与内脏器官相关联的疾患。如治目疾取肝俞、期门；治耳聋取肾俞、京门等。和俞募配穴相类似的还有前后配穴法。它指的是在人体各部的前面和后面的对应部位配穴治疗，但多是运用奇经任、督二脉的特殊功能，或十二经脉中的表里关系来选穴配穴的。如水沟配风府治疗脑中风；前顶配后顶治头痛；三间配后溪治五指麻木等。

其他还有根据脏腑表里关系来选穴配穴的十二经表里配穴法；有据阴经与阴经的腧穴相配、阳经与阳经的腧穴相配，或阴经与阳经的腧穴相配的阴阳配穴法；有"原穴"与"络穴"相配的原络配穴法；有在同一经脉上间隔取穴，使经气通畅、针感相接的接经配穴法；有在病变附近环周取穴的环周配穴法；有"郄穴"与"会穴"相配的郄会配穴法；有本经、本脏发生病变，采用本经的腧穴治疗的本经配穴法；有根据在上下肢近似部位选穴的肢末配穴法；有上病下取、下病上取或上下并用的上下配穴法；有据"五行输"井、荥、俞、经、原、合六十六个特定穴位运用五行理论选穴的五行输配穴法；有据天干、地支演绎出来的刚柔配穴法（夫妻配穴法）；还有据四肢通于八脉的穴位而产生的八脉交会配穴法等。这些都是根据经络理论演绎出来的具体应用方法。

针刺术式也是经络理论的发挥。在针灸临床中，尽管辨证、选穴正确无误，但如果针灸手法不当，仍不能获得预期疗效。甚至有"针灸不灵，手法不明"的警告。针刺手法必须在"得气"的前提下实施方能有效。在《灵枢·九针十二原》中就明确指出："刺之而气不至，无问其数。刺之而气至，乃去之，勿复针。""刺之要，气至而有效。效之信，若风之吹云，明乎若见苍天，刺之道毕矣。"强调了"得气"是取得疗效的先决条件。"得气"，现代称为"针感"，也包括感传现象在内。近代大量针灸临床和实验研究表明，"得气"是取得针灸疗效的重要条件之一。

近代新发展的针刺麻醉，以及新针疗法如耳针、头针、手针、电针、水针、穴位埋线等，都是在经络理论的基础上发展起来的。比如针刺麻醉就是基于人体气血，贵于疏通。经络是运行气血的通道，如果经络气血阻滞不通，就会产生疼痛等病证，即"不通则痛"，针刺有关穴位，则能达到"通则不痛"的止痛目的。这就是经络理论应用于各种疼痛病证的主要机制。针刺麻醉以针刺止痛为借鉴，根据调气治神的理论，循经取穴，针刺通向手术切口部位的经络穴位，使麻醉获得了成功。

　　药物的四气五味、升降浮沉等理论，与经络学说的关系也是十分密切的。四气的药物分类比较笼统，还不能指出对具体病证运用药物的规律。十二经病候，按经脉脏腑对寒热虚实症状做了提示性归纳，使四气的运用有章可循，对后世按脏腑辨证论治，用四气的理论针对病证遣药有很大启发作用。五味归五脏亦非单纯地套用五行理论，它是古代医家在经络、脏腑理论的指导下，通过临床实践，对药物治疗规律的一种概括。药物的升降浮沉指出了药物可因气味的不同和质地的差别，而对机体产生不同趋向的治疗作用，这事实上反映了经络对药物性能的发挥还起到一种传送枢纽和功能分类的作用。如果没有经络把机体组成一个统一整体，那当然也就没有药物这种升降浮沉的治疗趋向的相对差异，所以升降浮沉是靠经络来完成的，可以说经络理论是药物升降浮沉理论形成的主要依据。

　　在临床中，仅用四气五味、升降浮沉的药物理论还不能详细地指导临床用药。如同样是寒证，但有肺寒、胃寒等不同；同样是热证，也有肺热、胃热等不同。能祛肺寒的药物不一定能祛胃寒，能清肺热的药物不一定能清胃热。这说明各个脏腑经络的疾病，对药物还有特殊的要求和选择，这就是药物归经理论产生的必然。有了归经理论，就能把药物的特殊功效更加细微地反映出来，从而更准确地指导临床上对复杂多变的疾病进行治疗。同是泻火药，可以将其再细分，如黄连泻心火，黄芩泻肺火、大肠火，柴胡泻肝胆火、三焦火，白芍泻脾火，知母泻肾火，木通泻小肠火，石膏泻胃火。归经理论的产生促使引经报使药的实际应用。引经，即某些药物能引其他药物选择性地治疗某种脏腑经络的病证。报使则略同药引，因方剂不同而分别选用。常用药引如以酒为引者，取其活血引经；以姜为引者，取其发表祛寒；以大枣为引者，取其补血健脾；以龙眼为引者，取其宁心；以灯心为引者，取其安睡宁神；以葱白为引者，取其发散诸邪；以莲实为引者，取其清心养胃和脾。归经理论使得药物运用更为灵活多变，总结了临床用药的一些特殊规律。

　　方剂是临床防治疾病采用的药物组合，因为方剂是针对病证而设的，所以方剂组成原则本身就与经络学说紧密结合。经络学说是指导方剂组成的主要理论之一。如交泰丸，由黄连、肉桂组成，如仅从药性分析，黄连苦寒，属清热泻火药，主要功效是泻火解毒，清热燥湿；肉桂性味辛甘，大热，属祛寒药，主要功效是温肾壮阳，温中祛寒。但由于黄连入心、脾、胃经，能清心以泻上亢之火，肉桂入肾、肝、脾经，配之能引火归元，故黄连、肉桂合用能交通心肾，治疗心肾不交的失眠证。又如治疗水肿，因肺、脾、肾三脏发生病变时均能产生水肿，根据水肿的病因病机，分别选用归脾经的白术，归肾经的猪苓，归肺经的通草，正确地指明了对同一病证因病因病机不同的用药方法。又如同是脾（气）虚下陷的脱肛、子宫下垂、胃下垂等不同疾病，但均可以选用归脾经的人参、白术、黄芪、升麻等药，按方剂组方原则配伍成方进行治疗。方剂的临证加减，经络学说也起着指导性作用，如在治疗头痛的方剂中，可按经络分布部位而随证加减。《汤液本草·细辛条》说："太阳则羌活，少阳则细辛，阳明则白芷，厥阴则川芎、吴萸，少阳则柴胡。"总之，不论是药物配伍的变化，或药物、药量的加减，都要按病情的需要来加减化裁，又必须以经络理论为指导，才能变化得当，执简驭繁地治疗复杂的病证。

第五节　经络学说的现代研究

一、经络学说的理论研究

(一) 经络学说的整理研究

1. 经络的认知发生学　　主张从经络认知发生学角度研究经络的学者认为，对经络的理解应从两个环节来分析：一是循经感传现象的被发现。循经感传现象是古人在巫术活动中的偶然发现，经络的发现只能是由"线"到"点"，而不是由"点"到"线"；二是对这种现象进行理性加工，形成理论解释（即今天的经络学说）。经络的发现是理念的产物，是古人为了构建完美无缺的对称理论而大胆构思的产物。先有心斋导引等修炼方法，在此过程中，人们不断体验到了经络感传现象，大约在春秋战国时期，人们进行了描述记载；引用当时先进的水利学知识和概念，构建了经络学说；对数的崇拜（"十二"）也对经络理论的形成产生了一定的影响；此外，砭石、针刺、熏灸等也对理论的确定起到了肯定、修正和完善的作用。

2. 经络循行线的确定

(1) 络脉循行线的确定：从《灵枢·经脉》记载的十五络内容可以看出以下几个特点：① 诊络处即相应络脉的起点；② 络穴位于诊络处；③诊络病候即相应络脉的病候（也即络穴的主治病证）；④ 十五络脉多不入行于内脏，而上络头面形脏；⑤ 十五络脉，特别是与十二经脉相对应的十二络脉的循行，起止点明确，而中间过程的描述极为简略，有些络脉（如足厥阴、足太阴络等）干脆就只有起点、止点；⑥十二络脉的止点几乎都是诊络病候中病变部位的最远端，如果远端部位不在同一个方向，则以分支形式处理（如手阳明络）。络脉的以上特点，给人一种强烈的印象：十二络脉循行线直接就是诊络点与诊络病候最远隔部位两点（或多点）之间的连线。

(2) 经脉循行线的确定：经脉循行线的确定与络脉相同。第一，与十二络脉的形成一样，在十二经脉概念形成之前，古人先在手足腕踝附近发现若干个诊脉处，只不过这些诊脉处主要是诊脉动的变化，也就是诊"动气"。这些诊脉的"脉口"处即成为相应经脉的起点；第二，这些诊脉的"脉口"同时也是针灸治疗部位——腧穴，正如络脉与络穴的关系一样，这些腧穴名称与相应经脉的名称完全一样，以"手太阴"、"手阳明"这种三阴三阳命名。我们将这类穴称作"经脉穴"，它们的主治病证即相应"脉口"的诊脉病候；第三，经脉病候直接来源于相应"脉口"的诊脉病候；第四，经脉止点与脉口处诊脉病候中最远端病证部位吻合，同样如果病候远端部位不止一处，且在同一条直线上，则以分支的形式处理。

3. 经络形成的假想　　人体各组织细胞及整个身体，随着血液循环、物质代谢、氧化还原等一系列生理生化过程中，广泛存在着电子的传递、离子的迁移——生物电流现象。在国外，经电子计算机处理，还可以由心磁场确定体内电流分布情况。国内，近年有人采用电生理学方法，可以直接记录到与穴位有关的感受器和神经系统的生物电活动。生物电现象的存在，生物电流分布流动状况，在国内外都得到了证实。身体各组织器官在新陈代谢的过程中，广泛产生了生物电，并产生了不同的电压，如心电压为$-90mV$，脑电压为$-60mV$，由于人体是一个导体，生物电由电压高的部位，有规律地流向电压低的部位，生物电的定向流动，就像河流一样，形成了首尾相接、遍布全身的经络系统。李时珍也认为，经络犹如"沟渎"。全身生物电流动通过浮络、孙络、别络形成十二条大经络，再通过别络、孙络、浮络联络身体的脏、腑、骨骼、肌肉、皮部，把全身每一处都有机地联系起来了，使之成为一个整体，连手、头、足、耳等各部位都有脉络与十二经络相沟通，形成了一个微缩的人体投影。因此，身体各部都是与经络相连的。根据广州军医大学和复旦大学的最新联合实验表明，人体经络线上没有发现特殊的物质结构，但发现经络线上有高出别的部位几倍到十几倍的钙离子。再一次雄辩地说明，经络线上运行的物质就是生物电。

4. 经络学说形成原理的假想 人体各组织细胞在生命活动过程中，广泛产生了生物电，而生物电的定向流动就形成了遍布全身的经络系统。同时，经络中的生物电广泛参与了细胞膜转运功能、神经传导、肌肉收缩、大脑思维活动、血液循环、营养物质交换、气体交换、消化吸收等等生理活动。因此，人体在生命活动过程中产生生命电，而适宜的生物电又促进人体的生命活动。它们的作用是互相影响的。经络系统是人体第二大物质循环系统。它是中国人几千年的经验总结。

（二）针灸经络的标准研究

已经流传了五千多年的针灸学是我国古代的一大发明，目前被一百多个国家所接受。逐步成为许多国家主流医学的重要替代疗法。针灸学之所以能够持续发展，安全、有效是其基础与根本。如何进一步提高针灸的临床治疗效果、扩大应用范围、科学评价和展示针灸疗效，是关乎针灸学发展的一些重要环节，其中临床诊断问题以及临床疗效的评价问题越来越受到人们的高度重视，被普遍认为是目前针灸临床研究的当务之急。

目前，中医临床诊断中高等中医药院校教材仍然是主要依据之一。纵横比较教材中针灸治疗的辨证诊断，考察针灸临床的实践过程，我们可以看到，针灸治疗的辨证诊断与中药内治法的辨证诊断雷同，没有体现出针灸疗法的特点，与针灸的临床实践脱节，是针灸临床研究需要高度重视的首要问题。

要解决上述问题，就必须学习和借鉴循证医学的理念和方法，从临床实践的第一手有效资料入手，在中医基本理论的指导下，参考现代基础研究的成果，通过已经有效应用的穴位配方、刺激方法等反推针灸治疗此病证的辨证诊断，形成初步的针灸诊疗方案；通过专家反复的咨询、论证，初步评估这一方案；将评估后方案推广到临床应用，并组织多中心的临床评价研究，不断地修正完善方案，最终建立起符合针灸特点、有效指导临床实践的针灸辨证诊断方法。

1. 建立针灸临床评价体系 即建立符合针灸临床特点的临床研究设计方法、衡量指标体系和评价方法，也就是针灸临床研究的 DME。

2. 组织专业化的队伍，发挥国内外专家群体的作用 即培养针灸临床研究的专门人才，形成统一的临床研究规程，组织临床研究协作网络，积极开展国际合作，发挥专家群体的作用，保证高质量的研究结果。

3. 建立针灸临床研究管理规范（acupuncture and moxibustion good clinical practice，简称 AMGCP），提高临床研究的质量

在临床研究过程各个环节严格按照管理规范进行操作、实施，保证最终结果的真实性、可靠度也是国际上公认的办法之一。此法在新药的研究过程中被广泛地采用，如药材种植管理规范（GAP）、临床研究规范（GCP）、安全性评价管理规范（GLP）、新药生产

管理规范（GMP）等。这些管理规范是保证新药临床研究质量的有力措施，在国内外得到普遍地采用。这些管理规范是根据研究过程的每一个关键环节，通过事先制定管理措施的方法进行约定，来保证环境、人员操作等规范化，尤其是将人的行为规范起来，通过过程的严格管理，保证最终产品的质量合格。针灸临床研究更需要类似的管理规范，来约束针灸临床研究过程中所涉及的人员的行为规范和技术操作规程。

二、经络学说的现代研究

（一）经络现象的科学观察

从古至今，经络现象是客观存在的。战国至秦汉时期医学家们就注意到了循经感传现象，《黄帝内经》中也有循经感传现象的记载，历代医家亦有不少描述。20 世纪 50 年代以来，自从重新发现经络感传现象以后，普遍引起了国内外学者的重视，对经络现象展开了广泛而深入的研究。除了采用普查的手段进行研究外，大量引用了现代科技的最新成果，如将大视野数字式 γ 照相机引入放射性核素示踪的方法，用红外热象仪观察感传过程中循经出现的温度变化，用高敏仪器检测体表超弱冷光的发射等，使经络现象研究始终保持在较高的先进水平上。

1. 循经感传现象的研究　用针刺或脉冲电流等刺激人体的穴位时，受试者会产生酸、麻、胀等特殊感觉，从被刺激的穴位开始，沿着古典的经络循行路线传导，这种现象称为循经感传。近四五十年来对循经感传现象的研究有以下几方面：

（1）循经感传现象的调查研究：20 世纪 70 年代开始，在针灸治疗中发现部分循经感传现象的患者基础上，在全国开展了大规模的调查研究。至 20 世纪 70 年代后期，20 个省市、自治区所做的人群感传调查总数已达 18 万人次，其中有 3000 例以上出现循经感传现象。感传显著者，即所谓经络敏感人有五百多例。调查对象涉及汉族、壮族、回族、瑶族、满族、朝鲜族等十多个民族。研究结果表明，不同地区种族人群的循经感传出现率并无明显差异。如长春中医学院在同一季节，对居住于同一地区的朝鲜族、蒙族和汉族居民的循经感传出现率进行比较，发现汉、朝鲜、蒙族人群的循经感传出现率并无明显差异。在性别、年龄方面，中国人民解放军三○九医院，对 1000 名受试者的研究则表明，循经感传的显著程度与受试者的性别没有明显关系，但与年龄却有一定关系，在 40 岁以下的人群中，循经感传的出现率有随年龄升高的趋势；中老年人循经感传的出现率则较青少年为高。但对这一调查研究结果，亦有人提出不同意见，此间分歧尚待进一步研究。对于不同肤色人种循经感传出现率的比较，我国科技工作者利用出国工作的机会对此进行了研究，结果表明白色人种和黑色人种同样出现循经感传，而且其出现率也不比黄种人低。

总之，循经感传的出现率与地域、民族、肤色、性别无大关系，但与年龄有一定关系，它是一种正常的生命现象，在人群中并不少见。

由于调查研究中发现有些调查结果不太一致，因此，我国学者又对影响感传出现率的因素进行研究分析，结果发现许多因素与感传的出现率有关。主要有：

1）刺激方式：一般来说，低频电脉冲刺激的感传出现率仅 20％左右；针刺穴位，但不伴激发手法，则可使感传出现率达 50％左右，而且其中显著型的比例较高；艾条灸引发的感传出现率为最高，有些可达 70％以上。

2）测试环境的温度：感传出现率与测试环境的温度高低有关。如成都市人民医院的研究表明，夏秋季节的感传出现率明显高于冬春季节，且两者之间有显著差异。又如福建省医药研究所的研究报道，也支持这一看法，甚至还发现受试局部（穴位周围和经络循行路线）温度的升高，也能使感传增强，感传的距离延长；降温则相反作用；若皮肤温低于20℃，感传即不易出现。

3）受试者的健康状况：广泛的调查结果表明，病人有循经感传，而完全健康的人同样也有循经感传。至于健康人和病人的循经感传的出现率有无差别，则尚有分歧。值得注意的是，有报道称感传出现率以截瘫患者为最高，达到32.33%左右，显著高于一般人群的平均水平。综合地看，神经系统疾病患者的感传出现率确实较健康人高。

4）过敏体质或过敏性疾病：循经感传曾被认为是一种感觉过敏现象，感传显著大的人也一度被称为"经络敏感人"。安徽医学院对460名过敏性疾病患者的观察结果表明，过敏性疾病病人的循经感传出现率高达85.65%，显著高于正常人的水平。但变态反应的类型则与循经感传无明显关系。但也有些单位的研究不支持这一观点。如上海第二军医大学的学者则认为，这类患者的感传出现率只有4.6%左右。看来对这一问题还必须多加探索，现在尚无法作出确切的结论。

5）遗传因素：对这个问题的看法比较一致。循经感传显著的人的直系亲属中，感传出现率显著偏高。有的报道称达87.5%左右。

6）体质：经一般的体格检查，并未发现感传率与一般人在体质上存在差异。但有的单位通过药物联合试验法检查的结果，认为感传显著者可能有副交感型的趋势。而有的单位根据自主神经分型的检查，则认为交感偏亢及副交感与交感均为不安定型者居多。

国内对循经感传现象进行了大规模的调查研究，以大量的、无可辩驳的事实证明了循经感传现象的存在。当然，有些报道结果还有分歧，有待进一步研讨。

（2）循经感传的激发与控制：大规模调查的结果表明，虽然循经感传现象广泛存在，但在普查条件下其出现率仅20%左右，其中能通达经脉全程者更为少见。那么，循经感传的显著程度有没有可能进一步提高，有没有办法使没有感传的人出现感传，使感传不显著变得显著呢？现在的看法是：循经感传现象不可能只为少数人所特有，提高一般人的感传显著程度的可能性也是存在的。关键在于如何着手。我国学者研究激发感传的思路，大体是改变刺激方法，或改变机体的功能状态。具体的方法主要有以下几种：

1）针刺导气：这种方法能提高针感定向循行的出现率。于书庄认为：针刺手法应分四个步骤，即催气、得气、察气与行气。催气后，若患者出现重、胀、酸、麻等针感且向心传导时，即为得气，应接着作"行气"手法。术者应聚精会神，细致耐心，体察针下的感觉。这种以激发感传为目的的针刺与临床治疗手法不同，它的特点是柔和、持久、多次。也有人认为，穴位中分布有某种面积很小，刺激之后易于出现感传的"易感点"。故他们的针刺手法重点在于轻柔，多方位的探寻。待出现感传后，在感传循行线的前端再追加针刺，或在行针时加灸，这样既可提高感传出现率，又可使感传容易通过大关节。

应用针刺激发感传的效果，还与激发的次数有关。一般来说，随着激发次数的增加，感传的出现率越来越高，感传路线的长度也逐次延长。也就是说，感传的显著程度随着激发次数的增加而提高。

2）电锟针短程"接力"：在循经感传的调查中，通常只刺激一个穴位，且对短程感传一般都忽略不计。但有人特别注意这些针刺时仅出现短程感传的受试者。张缙认为：如果采用多次的短程刺激接力，感传可由短变长，由隐性转为阳性。如果在电锟针激发的基础上，在感传线上加以低频率的叩击，可使感传显著程度明显提高。

3）循经加热：这个问题前面已有论述，现在普遍认为：夏天气温高，感传的出现率也高；冬季气温低，感传的出现率也低。同一个体，室温高时，感传速度快，感传线也长；室温低时，感传速度慢，感传线短。若在刺激穴位的周围或感传线上加温，可使感传增强，速度加快，距离延长；反之，若在感传循行经过之处轻度降温，感传强度即减弱，速度则减慢。若在感传线上冷冻降温，则可将感传阻滞。由此可知，温度对循经感传确有明显影响。

4）药物激发：药物激发的思路，是基于循经感传现象与神经、体液紧密相关的推论而提出的。

药物激发指用三磷酸腺苷、辅酶 A、细胞色素 C 等能量制剂，活血通经络的中药，肾上腺素、乙酰胆碱等自主神经药作用于人体，考察它们与循经感传现象的关系。用药途径可以是全身性的，如肌注（不是注射穴位）、静脉注射、口服等等，也可以是局部性的，采用药物电疗机导入，循经放置电极的方法。大多数研究都肯定了药物激发的作用。并初步认为这种作用与体内的能量代谢和转移以及自主神经功能的状态有关。

5）入静诱发：入静诱发是指通过诱导入静，改变人体的功能状态，结合穴位刺激以诱发感传的方法。它着重于受试者内因的转化，以达到激发的目的。据王卜雄 1979 年的报道，入静诱发的成功率可达 85.89％。与传统的针刺激发不同，入静诱发的感传有自己的特点。首先，入静诱发有整体性转化效应。在诱发过程中，只需一穴诱发出感传，尔后单以压穴方式（不重复"启动信号"）即可在其他穴位上引出相应的感传线。其次，入静诱发有持续性转化效应。即在解除"入静状态"之后，仅以压穴方式仍能在所查各穴中（包括在入静时所未曾查测的穴位）引出相应的感传线。再次，入静深度与诱发效果呈平行关系。入静程度越深，感传出现率越高，且显著程度也高。有人认为这是因为入静可使与皮电活动有关的中枢结构的兴奋性提高。

以上事实说明，循经感传是可以激发或诱发的。通过激发或诱发，可提高感传的出现率和显著程度。这种工作无论在理论或临床上都有重要意义。

（3）循经感传的主要特征：循经感传是一种复杂的主观现象。它的主要特征包括：感觉的属性复杂多样；循经路线多种多样；双向传导性；感传速度缓慢性；感传可引起或改变相应脏腑的、官窍的功能活动；感传的可阻滞性；感传在病理情况下的趋病灶性等。深入研究循经感传的这些特点，对于进一步探讨它的形成机制和经络的实质都有重要意义。

1）循经感传感觉的复杂性：针刺得气时，受试者常常会感到有一种特殊的感觉循经脉传导。一般来说，主要是酸、胀、麻、痛、热、凉，以及电击样感觉。这些感觉可单独出现，但大多数人所感到的常常是一种以酸、胀、麻为主的混合性感觉。此外，也有人称在针感循经传导时，犹如一股气在流动，或一股水在流淌。还有人感觉好像有某种东西在向前爬行，或是小虫沿着经脉跳动等等。

一般来说，不同的刺激可引起不同的感觉。如电刺激主要引起麻感；艾灸时则多出现循经有温热感前行，且前者感觉快而细，后者则慢而粗。针刺引起的感觉与手法也有一定的关系，如"烧山火"、"透天凉"可分别引起热和冷的感觉。

2）循经感传路线的多样性：一般来说，循经感传的路线与古典经络的循行路线基本上是一致的，但也存在一定程度的变异。表现为超过、不及，或者不循经。总的来说，四肢感传的路线与经脉循行路线基本一致，躯干部常有偏离，头部的变异最大。在四肢和躯体部，感传路线有时会出现交叉、交会和衔接。有的人感传到达经脉终点可转入同名经或表里经继续循行，有时还会越过中线，转入对侧的同名经。而一旦出现较显著的感传，只要刺激条件不变，虽经过数日间隔，感传的路线基本上不会有大的变动。

3）双向传导：刺激位于经脉中段的穴位，感传即从被刺激的穴位开始，同时向起始穴和终止穴的方向进行。

4）慢速传导：这是循经感传的一个重要特征。一般来说，其速度为 $1\sim10\text{cm/s}$。但个体差异较大，快的几秒钟即可通达一条经脉的全程，慢的则要数十分钟才能走完一条经脉。有的报道称感传在通过肘、肩、膝、髋等大关节时速度会下降，越过关节后，复又恢复正常。

5）对脏腑、官窍功能活动的影响：感传所经过的内脏或脏器常出现一些客观的变化，这类事例很多，说明感传不仅仅是一种主观感觉上的变化，它同时伴有一系列复杂的效应器变化。这一点，对感传现象的临床应用具有特别重要的意义。

循经感传对消化系统、循环系统的调节是双向性的，即亢进者功能水平下降，低下者功能水平上升。对泌尿和呼吸系统基本以促进功能为主。

感传到达舌部时，还能明显提高味觉的灵敏度。实验表明，向三阴交等穴位注射黄连注射液、维生素 B_1 针、蒸馏水等，当感觉传至舌下的顷刻，受试者即可正确分辨出所注射药物的味道。

6）感传的可阻滞性：在感传延伸的前方如遇到有手术切口、瘢痕、肿块或肿大的脏器时，感传常因此被阻断。若在感传线上施加机械压迫、局部注射普鲁卡因或生理盐水、局部冰冻降温或给予皮肤触觉刺激等，也可人为地阻断感传。

7）趋病性：多数报道都提到感传有趋向病灶部位的现象，即气至病所。有时，当感传在延伸过程中邻近某一病灶部位时，常会偏离所循行的经脉线而折向病灶部位。这种现象有重要的治疗价值，当针灸治疗中出现这种现象时，预示着会有显著疗效。

（4）循经感传客观指标的研究：经络现象研究的结果表明，人体体表确实存在某种与古典经络循行路线基本一致的轨迹。当前的迫切任务是用客观的方法将这些特殊的轨迹表示或检测出来，然后才有可能对它进行深入的研究。在研究中应该注意利用现代科学的新技术，寻找新的指标。力争在较短的时间内把几个最有希望的指标完全肯定下来，并能在一定范围内真正作为一种指标加以应用。已知的如皮肤电阻，皮肤电阻是研究经穴电学特性时最常应用的一个指标。但研究单个经穴者多，研究经络路线的报道则很少。20 世纪 50 年代，日本人谷义雄在对经络的皮肤电阻进行研究时发现，人体有 24 条低电阻的连线，称为良导络。良导络的路径大多与古典经络相似。我国学者的研究也证明，经穴的皮肤电阻较其周围的部位低。虽然在测定经穴和经络的电阻还缺乏一种统一的、被广泛认可的方法，但皮肤阻抗可作为检测经络循行路线的指标却是无可置疑的。又如放射性核素示踪，20 世纪 60 年代初，我国学者即已开始应用放射性核素示踪的方法检测经脉的循行路线。在穴位注入放射性物质，以盖革计数器记录，可以观察到该穴位所属经脉线上的放射强度较两侧旁开的对照部位高，所有测试过的十二条核素示踪轨迹与传统的十二经脉的路线大体相符。在非经穴部位注射，则观察不到核素循经迁移的现象。在这项研究中还使用了 γ 闪烁照相机，可将示踪的轨迹拍摄下来。

还有红外辐射示踪，以红外线辐射示踪仪显示完整的人体红外辐射图像，再用电子计算机净化背景，排除干扰后，可清楚地看到一些细带状的红外辐射轨迹。其中有些轨迹的行程与古典十四经脉的路线基本一致或完全一致。

除了以上介绍的方法之外，还有人以皮肤超微弱发光、穴位的低频振动波等指标对经脉循行路线的客观检测进行研究，或进行其他新的探索。

总的来说，目前已可通过不同的办法将十四经脉的路线（部分或全程）检测出来。但应看到，这些方法都还有待完善。在躯干的循行路线虽可检测出来，但还不能令人满意，在经脉循行路线交错复杂的部位（如头面部），则还没有一种比较可靠的方法能够区别这些走行交错的经脉并将它们准确地测试出来。经络循行路线客观检测的方法，还需经过艰苦的努力探索，以期逐步完善。

（5）循经感传与针刺针麻镇痛关系的研究：以针刺治痛症，在《黄帝内经》和以后历代医籍中均有记载，并为长期的临床实践所证实。20世纪60年代初，我国在针刺镇痛的基础上应用针刺麻醉，取得了很大成功。在针刺针麻实践中曾发现，针刺引起循经感传后，沿经出现痛觉减退现象。因此，深入研究针刺时镇痛区的分布特点对于提高针刺镇痛的效果和探讨它的原理都有十分重要的意义。福建省中医研究院研究证明：针刺镇痛区的分布基本是循经的。它实际上是一条具有一定宽度的带状范围。针刺的镇痛作用首先是从本经循行经过的部位开始，然后才逐渐扩大至身体的其他区域。沿经脉循行的路线的痛阈提高最显著，是其中心部位。离开此中心部位，痛阈提高的程度即逐渐下降。对于同一条经脉，感传到达的穴位和感传未到达的穴位之间的镇痛阈的提高程度又有所不同。前者显著高于后者。福建省中医药研究院的感传阻滞实验也证实了这一点。

在针刺、针麻镇痛的操作中，循经感传的显著程度与期望的临床效果密切相关。即循经感传越显著，效果越好。感传的方向也是一个重要的影响因素，若能"气至病所"最好，与目的方向相反的感传往往能预示效果不佳。

（6）隐性感传：20世纪70年代末，上海中医研究所研究发现，少数有感传的受试者在复查时感传消失或行程缩短，而有些原来无感传的则又出现感传。进一步调查还发现截瘫患者的感传出现率比正常人高10倍以上，而且极大部分的感传都出现在损伤平面以下，因而认为体内可能有某些因素对循经感传的出现有掩盖作用。在脊髓传导功能正常的人群，循经感传大多表现为隐性或潜在的形式，而不为意识所感知。也就是说，感传的出现是有条件的，它首先取决于机体的功能状态，同时也受刺激条件的影响。只有两个条件都满足要求时，才会出现感传；如果不具备这种条件，感传即可能以一种隐性的形式存在。通过一定的方法，可使感传由隐性向显性转化。

目前，各地学者在测试隐性感传时，都采用北京中医医院的办法，即以银电极置于选定的穴位上，电刺激至局部有明显的麻胀感后，以一小型叩诊锤，在该穴所属经脉线上的不同水平，沿与该经脉路线垂直的方向，以每秒叩击两个点的速度逐点轻叩，探测阳性点。如此逐个水平检测，直至阳性反应不再出现为止。然后把各测试水平的阳性点连结起来，即为隐性感传的轨迹。由于单独予以电刺激，受试者感觉不到这种轨迹的存在，必须附加以叩击，方能察知，故谓之隐性。

1977—1987年，全国共有1030人接受调查。其中隐性感传的出现率最低者为58%，最高的达到100%。与显性感传不同的是，隐性循经感传的出现率与调查对象的健康状况无关。

隐性感传的激发方法和显性感传的激发方法虽然不一样，但它的感觉性质却是和显性感传十分相似的。如酸、麻、胀、痛、冷、热等感觉。除此之外，隐性感传还有以下几个特征：循经性（即其循行路线与经脉循行的路线基本上是一致的）、定位性、效应性、可阻滞性、低阻抗性和高振动音、隐性感传和显性感传路线上的延续性、功能的同一性和程度上的渐变性。

隐性循经感传现象研究的结果进一步表明，人体体表确实存在着某种与古典经络循行路线基本一致的轨迹。在一般情况下，它以隐性状态存在，不为人们所察知。在一定条件下，可从隐性转化为显性。

（7）对循经感传现象形成机制的探讨：循经感传现象的一系列特殊表现，一开始就引起人们极大的兴趣，对循经感传形成机制的研究，几乎和对循经感传的观察研究同时进行。但在早期，只是从不同的角度提出过一些设想和推论，直到 20 世纪 70 年代末，实验室研究工作才逐步开始。在十几年的时间内，积累了不少研究资料，受到国外学者的普遍关注。目前，对循经感传所形成的机制，主要有两种不同的看法，即"中枢兴奋扩散观"和"外周动因激发观"。前者认为，循经感传的本质就是兴奋在中枢神经系统（特别是大脑皮层）内的定向扩散。外周观点则认为感传循行时，"体表"（对脏腑而言）可能有某种实质性的过程在循经进行。正是这一过程决定了感传的路线和特征。看来，二者的分歧集中在循经感传的特殊路线和规律究竟是在什么部位形成。所谓中枢兴奋扩散观，这种观点以生理学中关于中枢兴奋扩散的概念和直接刺激大脑皮层体觉区可以引起某种扩布性感觉这一事实为基础。支持这种观点的实验来自关于幻肢感传的观察。早在 1961 年，北京中医学院即已报道，在 15 名截肢患者中的 12 例有幻肢痛或患肢感的患者，针刺其断肢残端上的穴位仍能引起感传，并可通达已不存在的肢体末端。浙江医科大学也有类似的报道，他们认为幻肢感传的事实说明循经感传现象并不能说明在神经系统外有独立存在的经络结构。相反，它是兴奋在大脑皮层扩散的特殊模式的投射，所以肢体缺失后，仍能出现在幻肢上。

而外周动因激发观，则是由于循经传感的许多特点仍无法以现代医学对之作出恰当的解释，故人们一直对它进行不懈的研究。即使是一些持中枢观点的学者，在强调"中枢"作用的同时也指出不可排除其他可能性。认为"穴位之间是否有中介组织直接联系的可能性"还有待研究。注意交界面的组织，从分子生物学水平进一步探讨经络的结构形式和物质基础。1961 年，青岛医学院人体解剖教研室首先提出经络可能是一种索状或管道状系统。当这个系统受到刺激时可以产生一种波（一种广义的波），这种波在其向前传导过程中激动了分布于"经络"周围的一系列神经末梢，从而产生了具有特殊路径的得气感传。福建的胡翔龙也强调，得气感传的特殊路线和可阻滞性等特点尚难以用已知的神经体液调节的原理来说明。汪桐在关于经络实质的二重反射假说中提出更为具体的设想，认为针刺在引起长反射的同时，由于局部组织损伤反应产生一些酶化学物质，这些物质作用于游离神经末梢而引起局部短反射。通过神经丛（网）相互作用，一个局部短反射的效应成为另一个局部短反射的原因，依次相继激发，从而出现循经感传等经络现象。

对于感传过程中"外周"究竟进行着什么性质的过程，各个学者的看法并不一致。但都认为，循经感传的特殊路线和规律的形成主要取决于某种外周过程，中枢的作用是第二位的。

由于外周观点和中枢观点在单独解释循经感传时均有自身不可克服的缺陷。因此，吴宝华和胡翔龙提出了"以外周循经过程为主导的外周中枢统一论"的假说。认为在循经感传形成的过程中，外周和中枢是不可分割的整体。外周有循经的实质过程。这个假说较合理地解释了目前已观察到的一些生理学知识尚难以说明的现象，为今后探讨循经感传的形成机制提出了一个方向，从一个新的高度来认识人体功能调节的问题，为进一步阐明经络的实质创造了条件。当然，一个假说是否正确还要进一步通过实践加以检验，循经感传的机制也只有在取得直接的实验证据之后才能最终解决。

2. 与循经感传有关的经络现象研究　循经感传作为一种现象，从生理学的角度来说，是难以直接加以显示或记录的，但在某些循经感传显著的受试者中，针刺时常伴随着感传而出现一些功能反应，如红线、红疹、皮下出血等反应。更有人沿经生长或布散有某种赘生物。这些都可作为循经感传现象存在的极好佐证。较常见的有皮肤血管神经反应，即针刺后出现在经络循行路线上的红线、白线、红疹、发汗、立毛、水疱等均属这一类型的反应。其中以红疹、红线的报道居多。有些人的红线可保持十几个小时之久。还有沿经出现的皮下反应物。有些患者在针刺后的反应并不是表现在皮肤表面，而是出现在皮下。对这种患者往往可通过触诊扪及沿经出现的皮下结节、条索状物。也有人可表现为沿经分布的松弛、下陷等。沿经出现的皮肤病，亦被人们称之为可见的经络现象。这是由于它直观地"再现"了经脉的循行路线。有些人的循经皮肤病是先天性的，这可能与遗传基因缺陷有关；有些则是后天的，主要由后天因素引发。其中以神经皮炎、扁平苔藓、湿疹、线状苔藓和硬皮病为多。

沿经出现感觉的变化，在感传出现后，患者可在循行路线感觉到痛、麻、冷、热、痒等，有时还有沿经分布的镇痛区分布。而在经脉的旁开对照区则缺乏类似的反应。

循经出现的这些现象和功能反应，虽然目前仅在一些受试者身上记录到，但它无可辩驳地说明循经感传并不仅仅只是一种单纯的感传现象，感传经过的部位还会出现各种复杂的功能反应，它的路线是有迹可寻的。

3. 经络与腧穴的生物物理特性研究　对于经络与腧穴生物物理特性的研究，始于对循经感传的客观指标的研究。经过长期的探索和讨论，某些指标已被认为是经络和腧穴所特有的。故这些指标的值便成为经络和腧穴的生物物理特性的表达方式了。目前，较为流行的研究集中在经络和腧穴的电阻、电位、声信息、光信息、波动现象和温度上。

（二）经络学说的科学解说

经络学说是古人长期医疗实践的总结，由于历史条件的限制，在古典医籍中对"经络"虽然已有许多具体的描述，但对"经络"的实质则没有作出明确说明。因此，古人所说的"经络"究竟是指人体内的哪些组织结构？"经络"的实质是什么？这些都成为多年来人们关注的问题。国内外学者从不同角度，对经络的实质提出过各种不同的设想和假说。

1. "血管-神经-体液-免疫"说　湖北中医学院的研究者认为，经络的实质可能就是血管（即循环系统），而经络活动的物质基础，是在神经系统参与下的以血管为通道的体液调节和各种免疫功能活动，即"血管-神经-体液-免疫"的共同功能活动。

2. 免疫调节网络假说　山东研究者通过对现代免疫解剖学、生理学与中医学针灸经络学说比较研究，分析推测认为，经络实质是免疫细胞、免疫分子循行通路，是免疫系统信息调节传输渠道，是神经-内分泌-免疫网络的重要组成部分。针灸是以无毒、无感染力的毫针刺激调控免疫系统并进而恢复神经-内分泌-免疫网络整体协调平衡的治疗方法。针灸可能是通过有丝分裂原途径激活免疫的，细胞因子则是针灸效应的中介物质。

3. 结构与功能说　持这种观点的学者分成三派。第一，"经络"是以神经系统为主要基础，包括血管、淋巴系统等已知结构的人体功能调节系统，即经络是已知的结构和功能的观点。第二,"经络"是独立于神经、血管、淋巴系统等已知结构之外(但又与之密切相关)的另一个功能调节系统,即未知结构、已知功能观点。第三,"经络"是既包括已知结构,也包括未知结构的综合功能调节系统,即未知结构,未知功能观点。

4. 经络-皮层-内脏相关说　中国医学科学院的研究者认为,经络与内脏有着肯定的联系,而大脑皮层与内脏也有着肯定的联系,因而推测经络、内脏和大脑皮层之间也必有联系。

5. 体表内脏植物性联系系统说　这种假说体现了《灵枢·海论》说的"十二经脉者,内属于腑脏,外络于肢节"的理论核心。这一假说认为,经络联系可能是以植物性联系为主的联系,古人所说的经络就是指人体的神经和循环两大系统,前者为联系系统,后者为运输系统。这一假说为古代经络学说与现代生理学的结合提供了一个新的切入点。

6. 神经-体液综合调节机制相关说　上海第一医学院的研究人员根据对针刺效应和穴位相对特异性等问题的研究结果,认为从神经体液综合调节的角度来阐明针灸机制,将在很大程度上可以说明经络概念的本质问题。但哈尔滨医科大学指出,有些事实目前难以用一般的神经体液调节机制加以解释,因而认为,经络与神经体液调节相关的提法是否妥当,应留有余地,再进一步研究探讨。

7. 第三平衡系统说　孟昭威在循经感传现象研究工作的基础上指出,经络的主要作用在于调节体表和内脏的相互协调关系,使体表和内脏的功能活动保持相对的平衡。因此,经络也是一个平衡系统。由于循经感传的速度为 $2.7\sim8cm/s$,较第一平衡系统的躯体神经($100m/s$)和第二平衡系统的自主神经($1m/s$)的传导速度显著为慢,故孟氏将之命名为第三平衡系统。

8. 二重反射假说　1977年,汪桐提出经络实质的二重反射假说。认为针刺穴位,一方面可通过中枢神经系统引起通常的反射效应(即长反射);另一方面,由于局部损伤产生的一些酶化学物质作用于游离神经末梢,引起一系列的局部短反射,从而引起循经出现的各种经络现象。

9. 轴反射接力联动说　这种假说认为,穴位中的感觉神经末梢受到各种形式的刺激发生兴奋,神经冲动即向中传导至该轴索分支的分岔处,然后逆转反向,沿其另一分支传向皮肤,在此分支的终末释放出扩血管的或者其他的效应物质,使皮肤小动脉扩张,微血管的通透性提高,使接近此分支终末的肥大细胞进入活跃状态。肥大细胞的活动改变了中间物质的成分和含量,并一个接一个地传下去。这一假说与二重反射假说有相似之处,但构思较后者更为具体。

除以上几种有代表性的假说外,我国学者还对经络实质提出过许多不同的看法。如"经络电通路说","经络波导说","经络古老应激系统说"等。还有人认为经络是特化的胚胎"表皮传导"量子系统或者是与代谢作用梯度分布有关的点线结构。

当然,各种假说和设想都还有待于在今后的研究中加以验证。但活跃的思路和从各个不同的角度进行广泛的探讨,集思广益,对于阐明经络的实质,无疑是必要和有益的。

三、经络学说研究的展望

(一) 经络学说研究的科学问题

科学问题是一定时代的科学认识主体在当时的知识背景下发现的关于科学认识和科学实践中需要解决而尚未解决的矛盾或疑难。"经络的实质"是现代经络研究的重大科学问题。上述对经络的各种解说，仅仅是各种假说，尚须进一步验证。在此，从科学问题的角度将其重述如下，便于人们在以往工作的基础上进行深入、系统地探索。

1. 经络的结构与功能

持这种观点的学者分成三派。第一，"经络"是以神经系统为主要基础，包括血管、淋巴系统等已知结构的人体功能调节系统，即经络是已知的结构和功能的观点。第二，"经络"是独立于神经、血管、淋巴系统等已知结构之外（但又与之密切相关）的另一个机能调节系统，即未知结构、已知功能观点。第三，"经络"是既包括已知结构，也包括未知结构的综合功能调节系统，即未知结构，未知功能观点。

2. 经络与皮层、内脏的关系

中国医学科学院的研究者认为，经络与内脏有着肯定的联系，而大脑皮层与内脏也有着肯定的联系，因而推测经络、内脏和大脑皮层之间也必有联系。

3. 经络与体表内脏植物性联系

这种假说体现了《灵枢·海论》说的"十二经脉者，内属于藏府，外络于肢节"的理论核心。这一假说认为，经络联系可能是以植物性联系为主的联系，古人所说的经络就是指人体的神经和循环两大系统，前者为联系系统，后者为运输系统。这一假说为古代经络学说与现代生理学的结合提供了一个新的切入点。

4. 经络与神经体液综合调节

上海第一医学院的研究人员根据对针刺效应和穴位相对特异性等问题的研究结果，认为从神经体液综合调节的角度来阐明针灸机制，将在很大程度上可以说明经络概念的本质问题。但哈尔滨医科大学指出，有些事实目前难以用一般的神经体液调节机制加以解释，因而认为，经络与神经体液调节相关的提法是否妥当，应留有余地，再进一步研究探讨。

5. 经络与第三平衡系统

孟昭威在循经感传现象研究工作的基础上指出，经络的主要作用在于调节体表和内脏的相互协调关系，使体表和内脏的机能活动保持相对的平衡。因此，经络也是一个平衡系统。由于循经感传的速度为2.7~8cm/s，较第一平衡系统的躯体神经（100m/s）和第二平衡系统的植物神经（1m/s）的传导速度显著为慢，故孟氏将之命名为第三平衡系统。

6. 经络与二重反射

1977年，汪桐提出经络实质的二重反射假说。认为针刺穴位，一方面可通过中枢神经系统引起通常的反射效应（即长反射）；另一方面，由于局部损伤产生的一些酶化化学物质作用于游离神经末梢，引起一系列的局部短反射，从而引起循经出现的各种经络现象。

7. 经络与轴反射接力联动

这种假说认为，穴位中的感觉神经末梢受到各种形式的刺激发生兴奋，神经冲动即向中传导至该轴索分支的分岔处，然后逆转反向，沿其另一分支传向皮肤，在此分支的终末释放出扩血管的或者其他的效应物质，使皮肤小动脉扩张，微血管的通透性提高，使接近此分枝终末的肥大细胞进入活跃状态。肥大细胞的活动改变了中间物质的成分和含量，一个接一个地传下去。这一假说与二重反射假说有相似之处，但构思较后者更为具体。

除以上几种有代表性的假说外，我国学者还对经络实质提出过许多不同的看法。如"经络电通路说"，"经络波导说"，"经络古老应激系统说"，等。还有人认为经络是特化的胚胎"表皮传导"量子系统或者是与代谢作用梯度分布有关的点线结构。

当然，各种假说和设想都还有待于在今后的研究中加以验证。但活跃的思路和从各个不同的角度进行广泛的探讨，集思广益，对于阐明经络的实质，无疑是必要和有益的。

（二）经络学说的研究思路

1. 经络学说研究的总体思路　经络的研究正逐步走向更为宽阔的境地，科学阐释经络学说的路还很漫长，我们需要不脱离中医理论认真审视经络研究的思路，用战略的眼光与勇气，正视存在的不足，以期取得突破性的进展。

（1）立足整体观：坚持多学科融合。经络学说是在中医基础理论——整体观上发展起来的，因此，对经络任何单一的、片面的、局部的研究都不能揭示经络学说的全貌。当前经络的研究必须跳出"纯"现代研究的误区，采用多学科融合的研究模式，在中医整体观的指导下，借助多学科、多系统、多方位、多环节、多层次、多水平进行立体交叉的现代科学研究，立足整体观，使之更具系统化，从一个立体的层面去认识经络。

（2）立足临床：坚持理论与实践研究相结合。进行深入系统的文献研究，去粗取精，发现传统经络学说中对临床诊疗具有明确指导作用的内容，指导临床研究的选题；根据文献提炼出合理的内涵，结合经络的功能与针灸临床，借助现代科技手段进一步研究其整体水平、系统水平上的物质基础；将研究成果运用于临床，通过临床诊疗进行检验，并把研究成果服务于针灸临床。只有立足于临床实践，经络研究才可能有所突破。

（3）立足功能：以经络整体调控作用作为突破口。经络学说是古人在当时的历史条件下，从观察发现生命现象出发，借助理性思维探讨生命活动的机制与规律的结果，其全部意义在于"经气"的体现。

根据经络形成的时代背景，经络具有客观及非解剖的功能特性，因而决定了引起这一功能现象的多因素交互作用性、整体性和动态性。因此，指导经络研究就应遵循这一科研思路，坚持研究的整体性、功能性及整体与局部交互作用的原则。

整体性原则：经络作为机体功能活动的表象，是多环节、多因素作用的综合现象。研究经络应在整体综合的基础上加以研究。

功能性原则：由于经络具有非解剖的功能属性，经络来源于人类的临床实践，因而应避免经络研究仅仅在尸体上或以动物实验观察，而应以具有生命活动的人为主要观察对象，如此方能更准确反映经络的本质。

局部与整体结合的原则：经络作为整体的功能表现，与机体的各个部分之间，存在着联系，但又具有整体不等于部分之和的性质。经络研究需要了解已知神经、血管、淋巴等组织结构与经络功能的关系，更应在整体的高度把握相互联系。运用分析、综合，再分析、再综合的方法，最终探明经络的本质。

2. 经络研究思路的设计

（1）分析研究与经络有关的物质结构基础："现象是本质的体现"，经络现象证明了经络的客观存在，但是经络的结构基础有哪些呢？这是经络研究最基本的一个问题。目前，有关经络形态学的研究表明，经络与神经系统，循环系统（包括血管和淋巴管）的组织结构关系非常密切。近年来，大量研究提示经络循行线皮肤内肥大细胞与经络似乎有着特定的联系。几乎所有人体组织、器官、系统都不同程度地与经络有关。这似乎基本解决了经络的物质结构基础问题，但由于其研究方法完全遵循还原方法，其研究状态与经络状态（有经络现象产生的状态）相去甚远。因此，无法阐明经络的具体机制。关于经络物质结构基础的研究，必须坚持整体论与还原相统一的原则，彻底弄清具体组织、器官、系统在具体的经络过程中的机制，才能有效地揭示经络的实质。

（2）深入地挖掘研究古典经络理论，为现代经络研究工作创造条件：由于历史的原因，经络理论本身尚存在许多问题，亟待解决，其中相当突出的问题是理论派系林立，意见难以统一。这无疑是现代经络研究工作的一个巨大障碍，它直接关系到现代经络研究的内容。因此，经络的现代研究遵循传统经络理论的研究思路，尽可能地使古典理论系统自我完善统一起来，为现代研究铺平道路。当然其研究手段也应借助现代科学技术。

（3）实现现代医学与经络学，乃至传统医学的沟通：关于经络物质结构基础的研究和古典经络理论自身完善的结果，不仅可以阐述经络的实质，必将为实现传统医学和现代医学体系的沟通带来极大方便，有可能建立起更加完善的医学体系，把医学事业推向前进，更好地为人类的健康事业作出贡献。这也是医学发展的根本目的。

（三）经络学说的研究方法

1. 红外热象技术

（1）针灸-经络原理的研究：不同针灸方法效果的比较：张栋等在面瘫患者患侧局部取穴，分别采用电针和手捻针。发现电针后面部升温显著，远大于手捻针的升温效果。使用针刺、电针、温灸、火针和穴位埋线的刺激方法刺激家兔而导致循经高温线的出现，发现温灸后循经高温线出现率最高，电针次之，针刺最弱。由此可见，在众多的刺激中，温灸和电针的效果比较好。该实验结果的显示为临床选择采用怎样的针灸手法治疗效果较好提供了一定的参考。

对中医经典理论的验证：刘瑞庭等运用红外热象技术观察到针刺手阳明大肠经合谷穴后，可引起受试者面部与阳明经循行部位有关区域的皮温升高，而针刺手厥阴心包经内关等穴，在面部产生的升温效应较弱。该实验结果的显示是对经典理论"面口合谷收"的一个很好的验证。

（2）经络温度特性的观察：胡翔龙等运用红外热象仪观察到了"自然"条件下人体体表的循经红外辐射轨迹。研究表明，这是一种普遍存在的正常生命现象，证实了古人对十四经脉循行路线的描述，为阐明经络的实质提供了重要的客观依据。胡翔龙等对人体体表循经红外辐射轨迹形成的机制做了初步探讨。他们通过一系列的工作，如研究循经红外辐射轨迹与皮肤微循环的关系，采用冷负荷试验对循经红外辐射轨迹热源的初步判定，经脉线下深部组织温度的测定，经脉线下深部组织中微循环灌注量的检测以及针刺对循经红外辐射轨迹和经脉线下能量代谢的影响等，发现循经红外辐射轨迹的形成与两个因素有关，皮肤的微循环是其中一个直接的因素，其次是经脉线下深部组织中所存在的生理性的温度梯度。

（3）循经高温线（带）机制的阐述：胡翔龙等研究发现：IRRTM 的皮肤微循环的灌注量高于其两侧对照区，IRRTM 的热源位于皮下一定深度的组织当中，经脉线下深部组织的温度高于其两侧对照区，经脉线下深部组织的氧分压也明显高于其两侧对照区。据此他们得出：IRRTM 的形成与皮肤微循环密切相关，但其主要热源位于皮下一定深度的组织之中，该处能量代谢活跃，组织温度较高。经脉线下的相关组织可能是一条具有多元结构的物质、能量和信息转换和传递的通道，这一通道的实体包括了多种已知的组织，可能还有一些未知的因素参与。

（4）针刺治疗临床疾病效果的观察：对于面瘫患者，张栋等运用红外热象仪分别测定其治疗前和治疗后的面部温度图发现，面瘫患者面部双侧温度差明显大于正常人，与病变程度和恢复程度有直接对应关系。若针刺治疗后升温效果明显，则预后较好。此研究结果为临床预测预后提供了一个新的指标，利用它似乎可以更好地服务于临床。

（5）经脉-脏腑相关动物模型的观察：张栋等设计动物模型进行研究，提示：急性化脓性胆管胆囊炎家兔在模型制备后1～2天出现躯干双侧面纵向高温线，该高温线最长可达躯干全长。其温度高于周围组织0.9～2.5℃，并可持续30天左右。其高温线的走行与胆经皮部走行相似。这说明内脏病变可以反映到体表，为我们通过体表温度的变化推测内脏病变提供了科学的依据。

2. 红外热象系统计算机技术　在红外热象仪原有功能的基础上，应用计算机技术，通过对其功能的开发和拓展形成的一套能够进行二次处理，有存储等功能的处理系统，该技术根据科研工作和临床诊断的需要，通过对任务的具体分析后，采用高级语言编写而成。具有运行速度快，软件兼容性好和良好的人机交互界面等特点。通过对该系统的研制和开发，较好地解决了实验图像的保存、分析和二次处理这一科学研究中一个非常重要的环节。利用这一系统对人体体表的循经红外辐射轨迹进行的系统研究，得到了国内外同行的认可，为探讨经脉循行路线提供了一个可靠的方法。

3. 基于生物电放大器的经络阻抗研究　已有的经络定位方法都是定性或半定量的，而经络实质的研究需要一种定量的方法来实现经络的准确定位。将低频方波脉冲注入人体手掌的穴位，利用生物电放大器采集前臂一些部位的脉冲信号。根据经络的低阻抗特性，响应信号的大小与阻抗成反比。用Fourier变换和小波分析方法对采集到的实验数据进行分析处理，确定前臂响应信号的最大点，也即阻抗最小点，该点应在经络上。连接阻抗最小点，在前臂皮肤上可以形成一条线。研究表明，这种方法得到的连线与传统中医对经络的位置的描述一致。此研究结果为中医经络的研究提供了一种新的研究手段。

4. 核医学在经络领域的研究　早在20世纪50年代末，我国就有学者开始应用放射性同位素检测经络的循行线路，从早期的盖革计数器到现在应用的SPECT，国外学者也把PET应用到经络的研究上。随着现代影像技术的不断进步，使用的仪器从非显像仪器到显像仪器，认识水平也从简单的探索经络的走行线路发展到现在的细胞分子水平，取得了非常丰硕的成果。核医学的影像技术有其得天独厚的条件，首先它不同于其他结构学影像学技术，是一种反映机体代谢性变化的影像技术，其次多种可供选择放射性核素作为可探测的示踪剂，为各条经络与脏腑的联系的研究提供了物质基础。

（1）放射性核素的移动轨迹与经脉的循行线路是一致的：穴位注射后，放射性核素就可以循经脉的走向移动，所记录的沿各经脉移动距离各不相同，最长的是足太阴脾经，达85.87cm。在经脉循行线路上预先放置放射性标记物，然后在手足三阴经穴位上注射放射性同位素，发现放射性核素的移动轨迹与古籍记载的经脉循行线路大致相同，总符合率达78.1%，肺经完全吻合，心经的符合率为88%，心包经则变异比较大。而手足三阳经都有一些偏离的现象，在手三阳经偏向阴经，足三阳经在膝以下基本符合，到了股中段则偏向股内侧。

（2）放射性核素移动轨迹的方向及移动速度：放射性核素在注入穴位后，经过一段短暂的时间以后，开始循经移动，这段时间被称作潜伏期，潜伏期平均为（37.28±15.63）秒，小肠经最短：（25.02±13.38）秒，胆经最长：（79.17±34.12）秒。放射性核素移动的方向呈双向性，既可以是向心的，也可以是离心的，但离心的迁移轨迹很少被观察到，因为离心的迁移时间很短，距离不长，也不一定都出现。放射性核素在注入穴位后，移动的速度也不尽相同，其中大肠经最快，平均为 (17.35±5.79) cm/min，并且放射性核素的移动为非匀速，而是时快时慢，有时甚至还会出现明显的淤滞，淤滞点中 71.93% 是腧穴。

（3）内外环境的变化对放射性核素移动的影响：当穴位注射放射性核素后，在其移动前，也就是在其潜伏期，在所在经脉的近心端，施以外部压力，可以阻止它的移动。解除压迫后，又可以移动。而在其已经开始移动之后，再给其在同样位置施加压力，也不能阻止其移动，因此有学者认为人体内存在着一个通道，这个通道就是经脉本身。在注射核素的远端，针刺同经的穴位，可以使其移动的潜伏期缩短，移动速度加快。在经脉的循行路线上，皮下注射少量生理盐水或盐酸普鲁卡因同样对核素的移动有明显的阻滞作用，两种物质的作用没有显著性的差异，而可能与注射后的组织局部压力有关。

（4）穴位注射和非穴位注射核素的移动情况：在内关两侧的非经非穴的部位注射放射性核素后，大部分受试者示踪剂出现了淤积和不循经扩散，并逐渐向心包经靠近，最后大部分在曲泽穴归入心包经，再循经上行，在穴位的不同深度注射放射性核素，其结果也不相同，在皮内注射时，会出现多条细小的分支，而且不循经行走，与经脉几乎不相吻合；皮下注射时，经过一定的潜伏期，就出现了核素循经移动的轨迹，与经脉线路吻合率达78%；如果在穴位上进行深部针刺，有得气感之后再注入放射性核素，则其移动轨迹多为直线，潜伏期也延长，移动轨迹与经脉的符合程度达 95% 以上。

5. 动态信息在经络研究的应用　经络动态信息的研究，通过选择合适的病例，收集各种生理病理状态下所出现的动态信息，然后对之进行信号分析，总结出"邪气"、"正气"以及在疾病的不同发展阶段"正邪相争"的信号特征。在信号分析方面要注意对左右同名经、表里经等要作相关分析，这将为经络的信息传导提供重要的线索。同时，掌握各种"气"的信息特点将有助于"气"的实质研究，对深入探讨生命的本质具有重要意义。在设计合适的信息检测仪器方面，仪器的采样频率要达到一定的要求，否则信号的失真会影响信号特征的提取与分析。与现代生理学结合，如检测电信息，则采样频率应达到可采集神经电信号的水平，才能较全面反映"气"所引发的各种生理变化。仪器的检测应是多通道的，同步地测量各经状态才能进行相关分析以及获得人体整体的平衡信息，动态信息与整体平衡信息的综合将为中医诊断客观化提供帮助。

通过现代技术检测经络循行线路及穴位的物理特性是经络研究的一个重要方向。以往研究发现了经络循行线的低阻抗、低流阻、高导声等特性，并有不少经穴在病理、生理状态下异常反应的报道。钟新淮发现了疾病状态下的"经络口"处（即经穴开口于皮肤表面的孙络、浮络）出现"变阻"现象，在该点施以电脉冲则对疾病有良好的治疗作用；张栋等观察到在低电压下某些穴位可以产生电振荡现象，该现象与疾病和症状有一定的关系。杨文修等发现急性胆囊炎患者相关经穴的直流电导及体表电位的振荡幅值指数显著高于健康者；在炎症消除后，以上检测指标则回落。在生理检测方面，张维波在低流阻通道上多次记录到与肺呼吸一致的组织液压波。王慧敏等发现针刺穴位"得气"后，沿经络线出现与桡动脉脉搏基本一致的搏动。杨文修等发现在十二时辰中经脉电位有极性、幅值和多种频率振荡的动态变化。

6. 分子生物学在经络研究中的运用　分子生物学与针灸结合的研究大大地促进了对经络本质的阐明。近年来，针灸研究开始在继承的基础上借鉴现代分子生物学，吸纳新的研究方法，扩大理论框架，拓宽研究思路，在针灸的现代化研究方面开辟了一个新的领域。

（1）针灸镇痛与 c-fos，c-jun，CC-K 基因的研究：针灸麻醉是我国中西医结合的重大成果，针刺镇痛机制已经深入到受体、基因水平。电针可引起脑内阿片肽基因及其他一些基因表达的变化。我国已找到了针灸作用在脑内的靶基因 c-fos，c-jun 和 CC-K 基因，并已运用于临床乃至戒毒。

（2）耳针与表皮生长因子及 ACTH 的研究：张晋平等进行了"耳针与表皮生长因子及 ACTH 相关研究"的工作，应用原位杂交和免疫组化技术检测颌下腺颗粒曲管细胞的表皮生长因子 mRNA（EGF-mRNA），EGF 与 EGF 受体（EGFR）的免疫反应性（IR），检测垂体前叶细胞的 ACTH-IR。结果显示，针刺后 EGF-mRNA 及 EGFR-IR 提高，垂体 ACTH-IR 明显减弱，且 ACTH 变化与镇痛效应呈相关性。提示针刺不仅对基因的产物肽类有影响，而且在亚细胞水平上影响基因的表达。本实验表明，耳针刺激颗粒曲管细胞 EGF 基因表达，同时使垂体 ACTH-IR 减弱，此结果提示除神经激素外，EGF 可作为一中介物质参与针刺效应。

（3）电针抗痫与 CCK 基因表达的研究：杨茹等进行了"实验性癫痫及电针抗痫时大鼠海马内胆囊收缩素基因表达的变化"的研究，胆囊收缩素（CCK）是脑内含量很高的神经肽，具有广泛的生理功能，一般认为 CCK 具有抗癫痫功能。本实验采用原位杂交 Northern Blot 及计算机图像处理分析技术观察青霉素致痫动物及加电针抗痫后海马内胆囊收缩素 mRNA 水平的变化，旨在分子水平研究电针抗痫的可能机制。研究发现癫痫时，在间脑冠状切面，背海马齿状回和 CA_3 区，CCK mRNA 水平明显升高。电针后，CCK mRNA 水平回降，同时在中脑冠状切面，腹海马的下托，背海马的齿状回和 CA_3 区，可见癫痫时 CCK mRNA 量增高，而电针进一步增加了 CCK mRNA 的含量。结果提示电针对青霉素致病在脑电图和行为上表现出来的抑制作用可能与其在海马不同区域调控 CCK 记忆的表达有关。

（4）电针抗脑缺血与 c-fos 蛋白表达的调控：c-fos 蛋白是 c-fos 原癌基因表达的一种 DNA 结合蛋白，属于"早期可诱导基因家族"的成员之一，尽管 c-fos mRNA 在细胞内基质很低，但它能在一系列生理或病理刺激因子作用下几分钟内瞬时诱导。近年来，发现脑缺血是诱导 c-fos 蛋白表达的强刺激因素。临床研究表明，用不同针刺方法治疗中风偏瘫均能取得一定临床疗效。应赛霞等以前的实验也表明电针能减轻脑缺血时脑电的抑制和促进再灌注后脑电活动的恢复。本实验采用免疫组织化学法研究电针对缺血沙鼠海马各区中 c-fos 蛋白的表达。结果表明，电针能明显加强急性全脑缺血沙鼠海马各区中 c-fos 蛋白的表达，提示电针对缺血后海马神经元细胞的保护作用可能与加强 c-fos 蛋白的表达有关。王利等的实验也得出了相同的结果。

（5）针刺抑制老年大鼠脑与垂体细胞因子基因表达：早老性痴呆（Alzheimer's）病，为一种常见神经变性性老年疾病。近年来研究表明，细胞因子介导的炎症反应在 Alzheimer's 病的发病过程中发挥着重要的作用。黄诚等使用大量脂多糖（LPS）腹腔注射模拟 Alzheimer's 病脑内的炎症过程，观察针刺对老年大鼠脑内炎症的抑制作用以阐明针刺治疗 Alzheimer's 病的可能机制，为了阐明针刺治疗老年性痴呆的可能机制，应用老年大鼠腹腔注射细菌脂多糖以模拟老年性痴呆脑内的炎症状态，并使用逆转录-聚合酶链式反应（RT-PCR）观察针刺对大鼠脑与垂体白细胞介素-1β（IL-1β）与白细胞介素-6（IL-6）mRNA 的变化。结果显示 IL-1β 与 IL-6 mRNA 在老年大鼠皮质、小脑、垂体显著高于 4

月龄大鼠，针刺后其表达减少。表明针刺可以抑制老年大鼠大脑皮质细胞因子基因表达，降低老年期神经细胞对炎症的反应性，有利于机体神经-内分泌-免疫网络的稳定，可能是针刺抗衰老，防治老年性痴呆的作用机制之一。

（6）电针对细胞凋亡的影响：晏义平等采用光化学脑缺血动物模型，观察电针对大鼠脑缺血后脑内神经细胞凋亡的影响。本研究运用 TUNEL 染色法观察电针对大鼠脑缺血后脑内神经细胞凋亡的影响。结果显示：在假手术组和单纯电针组，大鼠脑内未见神经细胞死亡。脑缺血后 12 小时，大脑皮质梗死区内大量的神经细胞凋亡。在缺血加电针组，大脑皮质梗死区内神经细胞凋亡数目显著减少。结果表明，电针抑制脑缺血后脑内神经细胞凋亡，其机制可能与电针减轻脑缺血后谷氨酸神经毒作用有关。

（7）针刺对骨髓背角内生长期相关蛋白 GAP-43 表达的影响：生长相关蛋白 GAP-43 是一组磷酸化蛋白分子。许多研究表明，GAP-43 的表达与神经发育及再生有重要联系。新近进一步的研究提示，GAP-43 能与神经突起的细胞膜骨架结合，参与细胞黏附机制。所谓脊髓背角可塑性变化应包括脊髓本身、高位的中枢神经系统和外周神经向它的投射纤维。朱粹青等利用大鼠备用根模型进行了探讨，实验结果提示针刺可促进这种 GAP-43 介导的可塑性变化。吴良芳备用根动物模型的系列研究提示，针刺能促进备用根在脊髓内侧支出芽和突触重建。

（8）针刺对雌性大鼠垂体雌激素受体 mRNA 表达和血雌二醇（E_2）水平影响的研究：电针可以治疗妇女功能性月经不调。调节血浆 β-内啡肽水平和垂体促性腺激素的分泌，并能改变去卵巢大鼠促性腺激素释放激素（GnRH）和黄体生成激素（LH）的释放。提示针刺对雌性生殖内分泌功能有调节作用。电针亦能抑制去卵巢大鼠脑内雌激素受体（ER）mRNA 的表达，提示电针的作用是一种涉及体内某些基因表达改变的长效应。李耀功等采用 RNA 点杂交，放射免疫测定和计算机图像处理技术研究电针（EA）对雌性大鼠垂体组 ER mRNA 及血 E_2 水平的影响。结果提示：电针可通过提高去卵巢大鼠体内水平，影响垂体 E_2 基因表达。这可能是电针调整下丘脑垂体—卵巢轴异常功能的机制之一。

（9）面神经损伤后定位针刺对 NGF mRNA 表达的影响：牙祖蒙等观察了穴位电针刺激对面神经再生过程表情肌、神经及神经核中 NGF 表达的影响，应用原位杂交及 RT-PCR 技术检测发现在面神经再生过程中，穴位电针刺激能明显增强表情肌、神经及神经核中 NGF 的表达，这对面神经再生可能起促进作用。

四、经络学说的国外研究概况

针灸在很久以前就已传播到海外。随着现代科学的发展，针灸经络研究在日本和一些欧洲国家逐步展开。那些最早用现代科学方法研究针灸经络理论的人，是具有开拓精神的针灸医生。循经感传现象则是国外经络研究工作的起步。对中国的针灸界来说，外国学者对经络学说的研究工作，不仅具有借鉴的意义，更具有启发意义。

（一）对经络的几种看法

国外学者对经络的实质问题同样有各种各样的看法。有一些人认为，经络就是已知的神经、血管和淋巴系统功能的表现。这种观点在国外比较流行。当然，异议者也不少。如有人认为经络是位于皮下的低电阻通道。还有人提出经络是位于人体已知结构之间的流体通道，它存在于筋膜包裹的动脉、静脉、淋巴管和神经干的空隙中。这种空隙是经络赖以传导信息的体液通过的场所。而液体在脉管外的流动则主要依赖于肌肉的运动。Dr. Canstantin. Ionescu-Trigoviste（1990）等认为经络可以被看作已知结构（如肌肉，血管和神经）之间的间隙所构成的一个重要"通道"途径，可移动的电荷即可沿着这些间隙从身体的一个区域移到另一个区域。日本的高野千石（1991）也支持这种观点，认为经络是某种黏滞度低，离子强度高，传递重要生命物质的血管外通道。当然也有人从组织学的角度进行探讨。比如 Thomas（1977）提出经穴的物质基础可能是某种既非血管又非神经的，但又和二者密切相关的成网状分布的原始的组织丛。这种原始组织可能是一种特殊的结缔组织，并具有活跃的代谢和传递作用。近年来，间中喜雄也提出 X 信号系统的假说，认为人体中残留着种族发生初期形成的原始信号系统。它被以后发展起来的多层次的复杂信号系统（自动调控系统）的网络所掩盖。这个系统能够敏锐地感知和辨别体内外极其微弱的动因，并可向远隔部位传导，在针刺治疗中起着重要的作用。除此之外，还有人从胚胎发育、生物场、电磁的生物效应等角度提出各种不同设想，反映了国外学者探索经络实质的各种思路和倾向。

（二）循经感传的研究

1. 临床报道　这类文章以日本为多见。早在 1948 年，日本的柳谷素灵即提到在针刺穴位时，可出现循经感传现象。最详细、最典型的报道发生在一位叫白万郎的日本商人身上。他因为视神经萎缩而接受针刺治疗。在治疗过程中，感传现象非常显著。经统计，感传线与古典经络循行路线一致的有三条经，即大肠经、肾经、任脉；基本上一致的有十六条经，相似的有一条经。但对于这一病例，日本学者认为可能与该患者在幼年时被雷电击伤有关。

2. 实验研究　首先是循经感传的速度问题。藤田六郎曾对此作过卓有成效的研究。他认为，循经感传的速度远较感觉神经、运动神经以及肌肉收缩的传导速度和反射时为慢，但感传是由于感觉异常引起的，因此与感觉神经有关也是肯定的。

有关感传与体表因素的关系问题，天野黄阳在报道中认为，在患者的体表仔细查看，可以在红色或深红色的皮肤部位找到大豆或粟粒大小的圆点。在此点的边上可以找出延伸的尾线。当针刺该点时，感传即沿尾线的方向传导。若无这种尾线，针感便向深处传导。

关于感传感觉的性质及其与神经系统的关系，则有人认为是通电样感觉，麻木或蚁走感等，主要是躯体感受器受刺激引起，因而其主要结果将是引起躯体方面的反应。而热、胀、冷以及沉重感等，则主要是由于植物性感受装置受到刺激所引起，因而主要引起自主神经系统的反应。

关于感传与体质的关系，德国的 Schuld 认为敏感人如蛋白代谢过敏反应者，在刺激其皮肤一定穴位后，能指出经络的精确位置。

此外，还有人对手法与感传的关系，影响感传的因素问题进行了研究，并取得一定的成果。

（三）对其他经络现象的研究

1. 沿经出现皮下硬结现象　木下晴都认为，在经穴部位可以用手指摸到皮肤与肌肉等的压痛、硬结、陷下以及干湿、冷温等异常变化。硬结主要发生在皮肤与肌层间，其产生是由于运动性反射抑制所形成。关于硬结与经络、穴位的关系问题，芹泽认为，皮下硬结多集中于背腹部的俞、募穴附近，最多出现于膀胱经附近；其次是胃和大肠经。硬结与穴位的一致率或符合率为 81.7％。芹泽据此认为硬结现象支持经络与穴位的存在。

2. 沿经出现的丘疹点与皮肤病 据日本的藤田六郎等人报道，他们经过长期的观察，发现在沿经络循行部位或穴位处，有时能观察到潜在的或非常明显的丘疹点。这种丘疹点可以在疾病时沿经出现，没有疾病时刺激某经的原穴，也可沿经出现丘疹现象。有时在丘疹点发生部位除丘疹之外，还可观察到母斑（血管肿、黑痣等）、白斑、色素异常以及知觉过敏和皮肤电阻、活动电位等现象。匈牙利有人报道有两名患者的皮疹出现在经络循行路线上。其中一例为急性子宫附件炎患者，其集结成葡萄状的皮疹，从额部几乎完全按照膀胱经的循行路线排列至足趾部。日本、前苏联也有类似的报道。

3. 沿经出现的红白线现象 法国人报道，在针刺一女性患者的三阴交时，发现以该穴为中心沿肝经、脾经及肾经出现三条白线，长度 30～50cm 不等。德国则有针刺后出现红线的报道，而且其走行与淋巴管并不一致。日本的前田实据这类现象认为古人也可能是用肉眼在肢体上看到过经络的路线。

4. 沿经出现发汗带现象 日本有人报道了一例患有下肢神经痛的患者，在针刺时发现沿经出现发汗带。在膝窝、外踝及脚底处较宽，其余部位只有 3cm 宽。

5. 沿经出现过敏现象 日本的间中喜雄（1972）报道，当他对一位更年期综合征的妇女在两侧前臂内侧中央相当于郄门穴部位进行冷冻植皮后，发现患者的植皮部位及右胸部、两大腿出现麻木，针刺此患者的各经原穴时，便在左侧头部胆经循行部位出现感觉过敏现象。而注射突触阻断剂后，这种现象便可消失。由此，间中认为这一现象与自主神经功能有关。

6. 经络波动现象与经络周波数 日本的岸勤（1963）通过触诊在经络线上发现有经络波动现象，并认为这和藤田六郎所提出的"经络的肌运动主因说"是一致的。岸勤认为，在经络线上不仅可触到经络波动现象，而且每一条经络都有一定的波动数和相应的休止期。

（四）经络的影像研究

1. 红外线热摄像法 这一方法从 1970 年开始应用于对经络与穴位的研究中。法国的一位电子学工程师用红外线热象图摄影法记录皮温图，结果发现面部的热象图与经络之间存在着相似性。日本的西条一止（1976）也发现人体高温线与高温点和经络与穴位的相似性。萩原晖章甚至测量出经穴在体表的直径是 2mm。意大利也有类似的报道。

2. 液晶热象图摄影法 美国鲁克医疗中心的两位学者首先报道了在针刺治疗与经络的研究中，液晶热象图摄影法的应用。他们认为皮肤温度主要与皮下组织中的血管状态有关，其次与深部器官或结构有关。在血液供应增加的部位，新陈代谢和热量的产生即增高。皮肤温度的测定，作为针刺治疗的一种临床检查方法，是很重要的，因为它能说明和记录即使是远离针刺穴位部位的治疗效果。液晶热象图由于可使人看到由针刺而在某一部位产生的明确和清楚的变化而可能为针刺研究开辟一条新的途径。

3. 超声波摄影法 日本的萩原晖章用超声波诊断装置，对肾俞、志室等穴进行观察，发现穴位中央出现体液性反射波，并有小心脏样的搏动。针刺后此搏动可增强。若穴位处有不适，则波动增强，针刺后若波动感消失，则患者的不适也会消失。前苏联则有人通过类似的装置测出穴位组织不如周围组织那样致密。

4. 辐射场摄影法 辐射场摄影法又称电子摄影或电晕放电摄影。最初由 N. Tesla 发现，并应用这种技术拍摄了人体不同部位散发出的火花。但这项技术受干扰因素太多，在各方面仍有探索的必要。

（五）经络的物理特性研究

现在有不少国家都在开展经络与腧穴的物理特性的研究，特别是经络与腧穴的电现象研究，其目的在于探测并证实经穴的存在。

1. 电阻电位的测定 中谷义雄于 1950 年发现良导点与良导络之后，又对皮肤电阻原理及影响因素进行了较深入的研究。提出良导络是皮肤和体表的交感神经兴奋性上升时产生的反应形式。瑞典的学者在 1976 年通过 24 例人体的测试观察，发现穴位的电阻较非穴位的电阻低得多，而导电性则较高。法国空间医学研究所的学者通过特制的电子学仪器，在体表穴位上曾测出特异的生物电位，认为在正常情况下，此电位比较稳定。当在生物学节律的影响下，或由于生理学的原因而使平均电位发生重大变化时，穴上电位变化的幅度也往往比邻近的区域为弱。相反，当机体产生病理变化时，由于局部电位发生重大改变，某些穴位也显示出其特异性。故他们认为，当机体自动调控失灵时，穴位便能发出报警信号，为诊断和治疗提供了非常重要的数据。

2. 温度测定 日本东京教育大学的西条一止以胸腹部位为重点，系统地测定了体表的温度并分析其与经络和穴位的关系。结果发现，经络较非经络部位的热点（即温差点）的出现率高 5.2 倍，胸腹部又较腰背部的温差点出现率高。因而认为用皮肤温度法很容易确定穴位的位置。

3. 红外线测定 前苏联生理学家的实验结果证明，穴位部位的红外线辐射远比非穴位部位强。而 F. Kracmar 则认为，经络区域的交感神经兴奋性高于非经络区，而交感神经兴奋是与血管收缩平行的，故经络上的红外线强度较弱。

4. 核素示踪 与中国的研究结果相似，外国学者在这方面的研究也取得肯定性的结果。但他们的示踪照片显示，放射物质大都是呈离心性地沿经络移动。

总之，外国学者的大量的临床——生理学、生物电与电生理学的研究证明，穴位具有一系列特点，局部温度较高，氧吸收较强，代谢水平较高，红外线辐射较强等。

（六）经络与体表内脏相关研究

1. 体壁内脏反射 日本的石川日出鹤丸根据伤害性反射这一事实（即当刺激动物的内脏时，除了引起呼吸运动、心率、血压和瞳孔大小的改变之外，还引起四肢的痉挛性运动和各种防御运动），提出向心性二重支配法则。近代神经外科发现，内脏和多数血管壁上都有向心性神经纤维的存在。石川的实验还证明，家兔的伤害性反射的主要中枢部位是在下丘脑的下部，尤其是乳头与脚间部。但是，这些反射中枢皆受大脑皮层的控制，即接受大脑皮层的促进作用或抑制作用。末下氏认为，石川等人的理论成果对阐述针灸经络原理，是最为重要的核心理论。

2. 海氏带 英国学者海氏（Head）曾经发现：当一些内脏器官患病时，往往看到不同部位皮肤的痛觉敏感性升高。他于 1889 年首先记述了内脏器官的疾病是以一定程度的规律性而引起皮肤特定部位的过敏。即出现于发生学上属于同一节段的体表相关部位。大约同时，麦氏也发现深层组织亦有变成非常过敏的事实。现在则认为，海氏带与穴位、经络的关系极为密切。但目前尚不能用海氏带说明整个经穴问题。

3. 牵涉痛与经络的关系 当内脏产生病变时，痛觉过敏不仅出现在皮肤上，也出现在深部组织如肌肉、筋膜、骨膜等部位。这种感觉的牵涉性变化称为内脏感觉反射或牵涉痛。

日本的木村忠司（1972）认为，牵涉痛是内脏感觉的兴奋影响到同一脊髓节段出入的躯体神经而诱发的体壁疼痛。用针灸疗法对疼痛部位进行处理，可使内脏器官的疼痛消失，功能恢复正常。Toyama 认为这种结果是自主神经系统与内分泌系统功能改善或恢复正常的表现。同时指出，穴位和牵涉痛与海氏带相符合是很重要的，所以，用针刺激皮肤通过同样的通路亦能作用到内脏器官。

4. 内脏感觉传导通路　日本东北大学的濑户八郎教授认为，内脏除了自主神经终末网之外，还有其他特殊的神经终末，而后者正是内脏的感觉神经。如果说自主神经系统只是以局限于离心神经而言，则内脏感觉神经则可归入脑脊神经中。这些感觉神经在进入脊髓的时候，先通过白交通支，再到达后根。到达脊髓的内脏感觉，以节段为中心发生重要反射，即内脏感觉反射和内脏运动反射。

高岛文一（1973）指出，石川教授提出的向心性自主神经的双重支配法则有大量的实验观察结果和形态学、组织发生学的理论依据，故他认为石川的学说是正确的。其后，久留教授也根据这一理论提出：交感神经感觉通路起于胸髓止于腰髓，以分节进入，在诱发出海氏带或牵涉痛的同时上升到延髓，副交感神经感觉通路则直接进入延髓和骶髓。

（七）经络与神经体液关系研究

1. 经络是神经激素运行通路的设想　美国的 Kim（1975）根据 Diamond 关于头痛机制的假说和 Platt 关于针刺作用的防区功能和组织再生学说，加以综合分析，提出经络乃是神经激素运行通路的设想。他认为，针刺引起组织损伤而产生组胺、缓激肽、5-羟色胺等血管活性物质。这些物质导致肾上腺皮质激素释放因子的产生，从而引起 ACTH 的增加和皮质类固醇的生成，结果增强了机体的防卫功能。此外，血管激肽能促使 Ca^{2+} 进入细胞并与乙酰胆碱结合，从而促使第二信使 cGMP 迅速产生发动自卫性的神经体液反应。此外，由于刺激经穴因而触发了下丘脑，遂导致由垂体产生作用于特定经络或部位的某种特殊的类固醇激素。

2. 经穴相对特异性体液因素的研究　美国纽约心脏病研究基金会医学研究所的大村惠昭（1976）发现，针刺 5～10 个穴位并连续运针 2～4 分钟后，在 285 个患者中有一半以上其白细胞数增加，主要是中性粒细胞。他认为这种变化是由于机体被刺伤后引起的炎症性反应。他还发现：针刺能使血中甘油三酯水平下降，使血尿酸浓度下降，能改变血清电解质的离子浓度。罗马尼亚有人发现，在 47 例非胰岛素依赖型糖尿病患者中，针刺三阴交并留针 2～4 小时，能使血糖水平下降 20% 左右。也有人报道针刺能使机体内的抗体数量增加，增强免疫功能。也有人发现针刺能使人的痛阈升高，但这种升高可被纳洛酮阻断，提示针刺镇痛的机制与脑内吗啡肽水平有关。

从上可以看出，国外也有越来越多的医学、生物学或许多边缘学科的研究人员，对中医经络的研究产生了兴趣，思维活跃，研究途径也较广泛，并取得了一定成绩，有些思路和研究方法值得借鉴。

【文献选录】

1.《黄帝内经》：督脉者，起于少腹以下骨中央，女子入系廷孔，其孔溺孔之端也，其络循阴器合篡间，绕篡后，别绕臀，至少阴与巨阳中络者，合少阴上股内后廉，贯脊属肾，与太阳起于目内眦，上额交巅上，入络脑，还出别下项，循肩髆内，侠脊抵腰中，入循膂络肾；其男子循茎下至篡，与女子等；其少腹直上者，贯脐中央，上贯心入喉，上颐环唇，上系两目之下中央。（《素问·骨空论》）

2.《黄帝内经》：任脉者，起于中极之下，以上毛际，循腹里上关元，至咽喉，上颐

循面入目。(《素问·骨空论》)

3.《黄帝内经》：冲脉者，起于气街，并少阴之经，侠脐上行，至胸中而散。(《素问·骨空论》)

4.《黄帝内经》：夫冲脉者，五脏六腑之海也，五脏六腑皆禀焉。其上者，出于颃颡，渗诸阳，灌诸精；其下者，注少阴之大络，出于气街，循阴股内廉，入腘中，伏行骭骨内，下至内踝之后属而别。其下者，并于少阴之经，渗三阴；伏行出跗属，下循跗，入大指间，渗诸络而温肌肉。(《灵枢·逆顺肥瘦》)

5.《黄帝内经》：冲脉者，十二经之海也，与少阴之大络起于肾下，出于气街，循阴股内廉，邪入腘中，循胫骨内廉，并少阴之经，下入内踝之后，入足下；其别者，邪入踝，出属跗上，入大指之间，注诸络以温足胫。(《灵枢·动输》)

6.《黄帝内经》：冲脉、任脉皆起于胞中，上循背里，为经络之海；其浮而外者，循腹上行，会于咽喉，别而络唇口。(《灵枢·五音五味》)

7.《黄帝内经》：跷脉者，少阴之别，起于然骨之后。上内踝之上，直上循阴股，入阴，上循胸里，入缺盆，上出人迎之前，入頄，属目内眦，合于太阳、阳跷而上行，气并相还则为濡目，气不荣则目不合。(《灵枢·脉度》)

8. 秦越人：督脉者，起于下极之俞，并于脊里，上至风府，入属于脑。任脉者，起于中极之下，以上毛际，循腹里，上关元，至喉咽。冲脉者，起于气冲，并足阳明之经，夹脐上行，至胸中而散也。带脉者，起于季胁，回身一周。阳跷脉者，起于跟中，循外踝上行，入风池。阴跷脉者，亦起于跟中，循内踝上行，至咽喉，交贯冲脉。阳维、阴维者，维络于身，溢畜不能环流灌溉诸经者也。故阳维起于诸阳会也，阴维起于诸阴交也。(《难经·二十八难》)

9. 李时珍：奇经八脉者，阴维也、阳维也、阴跷也、阳跷也、冲也、任也、督也、带也。阳维起于诸阳之会，由外踝而上行于卫分；阴维起于诸阴之交，由内踝而上行于营分，所以为一身之纲维也。阳跷起于跟中，循外踝而上于身之左右；阴跷起于跟中，循内踝上行于身之左右，所以使机关之跷捷也。督脉起于会阴，循背而行于身之后，为阳脉之总督，故曰阳脉之海。任脉起于会阴，循腹而行于身之前，为阴脉之承任，故曰阴脉之海。冲脉起于会阴，夹脐而行，直冲于上，为诸脉之冲要，故曰十二经脉之海。带脉则横围于腰，状如束带，所以总约诸脉者也。是故阳维主一身之表，阴维主一身之里，以乾坤言也。阳跷主一身左右之阳，阴跷主一身左右之阴，以东西言也。督主身后之阳，任、冲主身前之阴，以南北言也。带脉横束诸脉，以六合言也。(《奇经八脉考·八脉》)

10. 张璐：或问奇经诸脉何以异于十二经，而以奇经目之？答曰：夫十二经脉者，经脉之常度也。其源各从脏腑而发，虽有枝别，其实一气贯通，曾无间断。其经皆直行上下，故谓之经。十五络者，经脉之联属也，其端各从经脉而发，头绪散漫不一，非若经脉之如环无端也。以其斜行左右，遂名曰络。奇经为诸经之别贯，经经自为起止，各司前后上下之阴阳血气，不主一脏一腑，随邪气之满溢而为病。故脉之发现诸部，皆乖戾不和，是古圣以奇字称之，非若经气之常升，络气之常降也。(《诊宗三昧·经络》)

11. 王好古：经络之数有几？答曰：十二大经之别，并任督之别，脾之大络脉别，名曰大包，是为十五络，诸经皆言之。予谓胃之大络名曰虚里，贯膈，络出于左乳下，其动应衣，脉宗气也。是知络有十六也。(《此事难知·卷上》)

12. 李时珍：凡人一身，有经脉、络脉。直行曰经，旁支曰络。经凡十二，手之三阴三阳、足之三阴三阳是也；络凡十五，乃十二经各有一别络，而脾又有一大络，并任督二络，为十五也。共二十七气，相随上下，如泉之流，如日月之行，不得休息。故阴脉营于五脏，阳脉营于六腑，阴阳相贯，如环无端，莫知其纪，终而复始。其流溢之气，入于奇经，转相灌溉，内温脏腑，外濡腠理。奇经凡八脉，不拘于十二正经，无表里配合，故谓之奇。盖正经犹夫沟渠，奇经犹夫湖泽。正经之脉隆盛，则溢于奇经，故秦越人比之天雨降下，沟渠溢满，霧霈妄行，流于湖泽。此发灵、素未发之秘旨也。（《奇经八脉考·奇经八脉总说》）

13. 喻昌：经有十二，络亦有十二。络者，兜络之义，即十二经之外城也。复有胃之大络，脾之大络及奇经之大络，则又外城之通界，皇华出入之总途也，故又曰络有十五焉。十二经生十二络，十二络生一百八十系络，系络生一百八十缠络，缠络生三万四千孙络。自内而生出者，愈多则愈小，稍大者在俞穴肌肉间，营气所主，外廓緜是出诸皮毛，方为小络，方为卫气所主。故外邪从卫而入，不遽入于营，亦以络脉缠绊之也。至络中邪盛，则入于营矣。故曰络盛则入于经，以营行经脉之中故也。然风寒六淫外邪，无形易入，络脉不能禁止，而盛则入于经矣。（《医门法律·络脉论》）

14. 徐春甫：夫所谓经者，以其气血流行之大经常而不息也。谓之脉者，以其血理分衺行体者而言也。谓之络者，本经之旁支而别出，以联络于十二经者也。如手太阴经之支者，从腕后出次指端，而交于阳明经者是也。按素问曰：直行者谓之经，旁出者谓之络。手太阴之支，从腕后直出次指内廉，出其端，是列缺为太阴别走阳明之络。（《古今医统·经脉说》）

15. 张志聪：十二经脉之本，出于手足之腕踝，其标在于胸腹头气之街。标者，犹树之梢杪，杪绝而出于络外之径路也。本者，犹木之根干，经脉之血气从此而出也。仇氏注：开阖枢者，三阴三阳之气也。入于脉中为阖，出于肤表为开，出入于皮肤经脉之外内为枢，此论气而及于脉络也。（《灵枢集注·卫气》）

16. 张志聪：气街者，气之径路，路绝则径通，乃络脉之尽绝处，血气从此通出于皮腠者也。止之于脑者，言头气之街，络脉尽于脑也。止之于膺与背俞者，谓胸气之街，络脉有尽于膺胸之间者，有从胸上循肩背而始绝者，脉内之血气，或从膺腋之络脉尽处，而出于皮肤也。夫十二经脉止出于头气之街，胸气之街者，血气从下而上出于标也。经云："冲脉者，经脉之海也，主渗灌谿谷，与阳明合于宗筋，阴阳总宗筋之会，会于气街，而阳明为之长，皆属于带脉而络于督脉。"是阳明之血气，又从督脉而出于腹气之街，故与冲脉会于脐之左右动脉也。本经《动输》篇曰：冲脉与少阴之大络，起于肾下，出于气街，循阴股内廉，邪入腘中。腘中乃足太阳之部分，故与足太阳之承山，交会于踝上以下，此足少阴又同冲脉而出于胫气之街也。（《灵枢集注·卫气》）

17. 马莳：此言人之有四海也。人有四海者，即下髓海、血海、气海、水谷之海也。十二经水者，即清水、渭水、海水、湖水、汝水、渑水、淮水、漯水、江水、河水、济水、漳水也。夫天下经常之水固有十二，而此水皆注于海，海有东西南北之四方，故不曰十二，而止曰四海也。（《灵枢注证发微·海论》）

18. 张介宾：经脉者，脏腑之枝叶，脏腑者，经脉之根本。知十二经脉之道，则阴阳明，表里悉，气血分，虚实见，天道之逆从可察，邪正之安危可辨。凡人之生，病之成，人之所以治，病之所以起，莫不由之。（《类经·经络类》）

（纪立金　李植延）

主要参考文献

1. 邓良月. 中国经络文献通鉴［M］. 青岛：青岛出版社，1993.

2. 胡翔龙，包景珍. 中医经络现代研究［M］. 北京：人民卫生出版社，1990.

3. 管遵惠. 论经络学说的理论及临床运用［M］. 昆明：云南人民出版社，1984.

4. 李鼎. 经络学［M］. 上海：上海科学技术出版社，1996.

5. 施杞. 现代中医药应用与研究大系·医经［M］. 上海：上海中医药大学出版社，1995.

6. 李树棠. 中医基础求真［M］. 长春：吉林科学技术出版社，1991.

7. 熊继柏. 内经理论精要［M］. 长沙：湖南科学技术出版社，1993.

8. 李德新. 实用中医基础学［M］. 大连：辽宁科学技术出版社，1985.

9. 工本显. 国外对经络问题的研究［M］. 北京：人民卫生出版社，1984.

10. 何裕民. 新编中医基础理论［M］. 北京：北京医科大学中国协和医科大学联合出版社，1996.

11. 任应秋.《内经》研究论丛［M］. 武昌：湖北人民出版社，1982.

12. 吴敦序. 中医基础理论［M］. 上海：上海科学技术出版社，1995.

13. 蒋燕.《难经》督脉理论探讨［J］. 陕西中医，1990，11（7）：332-333.

14. 吴继东. 督脉循行问题初探［J］. 江西中医药，1992，（1）：23.

15. 张广修. 督脉循行方向问题再探［J］. 江西中医药，1993，（2）：24.

16. 烟建华. 奇经理论的建立与发挥［J］. 中国医药学报，1994，9（6）：20-22.

17. 李瑞，谷世喆. 从经络学说的起源考证经络之实质［J］. 中国针灸，1998，（10）：619-621.

18. 卢六沙. 经络实质探析［J］. 中国针灸，1996，（4）：20-22.

19. 张绍光，张绍明. 人体经络存在的物质基础［J］. 自然杂志，1990，（5）：13.

20. 费伦，承焕生，蔡德亨，等. 经络物质基础及其功能性特征的实验探索和研究展望［J］. 科学通报，1998，（6）：43.

21. 赵本传. 奇经跷脉初探［J］. 浙江中医学院学报，1984，（5）：10-12.

22. 孙永显. 足三阴经胸腹部循行刍议［J］. 中医杂志，1988，（12）：12-15.

23. 胡翔龙. 经络中西医结合研究的成就［J］. 中西医结合杂志，1988，（8）：24.

24. 孟庆云. 试论经络学说的起源和发展［J］. 黑龙江中医药，1985，（5）：35.

25. 施杞. 现代中医药应用与研究大系：第16卷［M］. 上海：上海中医药大学出版社，1995.

26. 陈璧疏，郑卓人. 灵枢经白话解［M］. 北京：人民卫生出版社，1963.

27. 王庆其. 中医藏象学［M］. 上海：上海中医学院出版社，1987.

28. 王新华. 中医历代医论选［M］. 南京：江苏科学技术出版社，1983.

29. 南京中医学院. 难经校释［M］. 北京：人民卫生出版社，1979.

30. 王新华. 中医学基础［M］. 上海：上海科学技术出版社，1995.

第三章

精气血津液

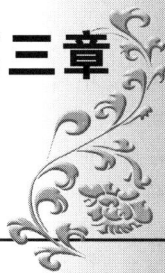

精、气、血、津液，是构成人体和维持人体生命活动的基本物质。精，泛指人体内一切有用的精微物质；气，是人体内活力很强，运行不息，无形可见的极细微物质；血，是红色的液态物质；津液，是人体内的正常水液的总称。精、气、血、津液，既是脏腑经络等组织器官生理活动的产物，又是脏腑经络等组织器官生理活动的物质基础。

精、气、血、津液是人体生命活动的物质基础，其运动变化也是人体生命活动的规律。其生成和代谢，有赖于脏腑经络等组织器官的生理活动，而脏腑经络等组织器官的生理活动，又必须依靠气的推动、温煦等作用，精、血、津液的滋养和濡润。因此，精、气、血、津液与脏腑经络等组织器官的生理和病理有着密切关系。

气与精、血、津液分阴阳，则气为阳，阳主动，具有推动、温煦等作用，宜运行不息而不宜郁滞；精、血、津液为阴，阴主静，具有滋养、濡润作用，宜宁谧、秘藏而不宜妄泄。

精、气、血、津液学说中的精、气概念，与中国古代哲学的精、精气、气范畴有着密切关系。但哲学上的精、精气、气范畴是标示世界本原的物质存在，是抽象的概念。而精、气、血、津液学说中的精、精气、气则是医学科学中的具体物质概念。但中医学属自然哲学，是中国传统的自然科学，限于当时的科学水平和认识能力，在阐述生命、健康和疾病时，也必然会将哲学与医学、抽象与具体的物质概念混称。

在精、气、血、津液学说中，精、气、血、津液等虽然是生命的基本物质，属于生命科学的具体物质概念，但是，我们理解其内涵时，必须按中国传统的有体有用，体用如一的思维模式来认识，把精、气、血、津液理解为实体及其作用、功能、属性的辩证统一。

生命物质虽有精、气、血、津液之分，但本源于气。故曰"人有精、气、津、液、血、脉，余意以为一气耳"（《灵枢·决气》）。气聚而成形，散而无形。气与精、血、津液相对而言，则气无形，而精、血、津液有质。气与精、血、津液的相互化生与转化，体现了生命活动中，形化为气，气化为形，形气相互转化的气化过程。精血同源、津血同源，精、津液化而为血，血涵蕴精与津液。故中医学对人体生命活动的基本物质，又常以气血概称。强调"人之生，以气血为本；人之病，未有不先伤其气血者"（《妇人良方·调经门》），"气血者，人之所赖以生者也"（《医宗必读·医论图说》）。

气和血是构成人体和维持人体生命活动的两大基本物质，气之与血，异名同类，两相维附，气非血不和，血非气不运。但"气为主，血为辅；气为重，血为轻"（《医学真传·气血》）。"气血俱要，而补气在补血之先；阴阳并需，而养阳在滋阴之上"（《医宗必读·医论图说》）。人之生死由乎气，气之为用，无所不生，一有不调，则无所不病。气有不调之处即病本所在之地，故治病以气为首务。所谓"行医不识气，治病何从据，堪笑道中人，未到知音处"（《景岳全书·杂证谟》引王应震语）。

精、气、血、津液学说，以气血为要，而气血之中，尤以气为最。

第一节　精

一、精的概念

中医学精气血津液学说中精的概念，滥觞于中国古代哲学气一元论中的"精气说"。

在中国古代哲学思想发展史上，气的概念的演变过程中，《老子》论道时曾说"其中有精，其精甚真"，但未加说明。《易传》则明确地将气范畴的含义规定为"精气"，提出"精气为物"的思想，认为精气是构成天地万物和人类的细微原始物质，"一阴一阳"是精气运动变化的根本规律，也是"精气"化生的天地万物和人的生命运动变化的根本规律。"一阴一阳之谓道"（《易·系辞上》），"咸，感也。柔上而刚下，二气感应以相与，止而悦，男下女，是亨利贞，取女者也。天地感而万物化生。圣人感人心而天下和平。观其所感，而天地万物之情可见矣"（《咸·彖》）。阴阳二气的交感相与，精气方能化生万物，万物才能发展变化。"天地氤氲，万物化醇。男女构精，万物化生"（《易·系辞下》）。《管子》在《易传》"精气为物"思想的基础上，提出"精气说"，明确指出"一气能变曰精"（《管子·心术下》），"精也者，气之精者也"，"下生五谷，上为列星。流行于天地之间，谓之鬼神。藏于胸中，谓之圣人。是故此气，杲乎如登于天，杳乎如入于渊，淖乎如在于海，卒乎如在于己"（《管子·内业》）。以《管子》的心术、内业篇为代表的精气说，认为精气是最细微而能变化的气，是最细微的物质存在，是世界的本原，是生命的来源，也是圣人智慧的来源。《庄子》把精解为细微之义，属于有形之列。"夫精，小之微也"，"夫精粗者，期于有形者也"（《庄子·秋水》），也是把精气视为细微的物质存在。

《管子》精气说中的精、精气与气一元论的气范畴的含义相同。精、精气即是气，是形成天地万物和人类的精微物质，是最细微的物质存在。精气说是一种接近原子论的唯物主义思想。

精在中医学上，其义有五：

（一）泛指构成人体和维持生命活动的基本物质

"夫精者，身之本也"（《素问·金匮真言论》）。"人生系命于精"（《类经》）。精包括先天之精和后天之精。禀受于父母，充实于水谷之精，而归藏于肾者，谓之先天之精；由饮食物化生的精，称为水谷之精。水谷之精输布到五脏六腑等组织器官，便称为五脏六腑之精。泛指之精又称为广义之精。

（二）指生殖之精

生殖之精，即先天之精。系禀受于父母，与生俱来，为生育繁殖，构成人体的原始物质。"两神相搏，合而成形，常先身生，是谓精"（《灵枢·决气》）。

（三）指脏腑之精

脏腑之精，即后天之精。其来源于摄入的饮食物，通过脾胃的腐熟运化而化为精微，并转输到五脏六腑，故称"五脏六腑之精气"（《灵枢·大惑》）。

（四）指精血津液的统称

"精有四：曰精也，曰血也，曰津也，曰液也"（《读医随笔·气血精神论》）。实为生命物质气血精津液的概称。

（五）指人体正气

"邪气盛则实，精气夺则虚"（《素问·通评虚实论》）。"邪气有微甚，故邪盛则实；正气有强弱，故精夺则虚。"（《类经》）

总之，在中医学的精气血津液学说中，精或称精气是一种有形的，多是液态的精微物质。其基本含义有广义和狭义之分。广义的精，泛指构成人体和维持生命活动的精微物质，包括精、血、津、液在内。狭义的精，指肾藏之精，即生殖之精，是促进人体生长、发育和生殖功能的基本物质。

二、精的生成

人之精根源于先天而充养于后天，"人之始生，本乎精血之原；人之既生，由乎水谷之养。非精血，无以立形体之基；非水谷，无以成形体之壮"（《景岳全书·脾胃》）。从精的来源言，则有先天与后天之分。

（一）先天之精

人之始生，秉精血以成，借阴阳而赋命。父主阳施，犹天雨露；母主阴受，若地资生。男女媾精，胎孕乃成。"一月为胞胎，精气凝也；二月为胎形，始成胚也"（《颅囟经》），即所谓"人始生，先成精"（《灵枢·经脉》），"精合而形始成，此形即精，精即形也"（《景岳全书·传忠录》）。父母生殖之精结合，形成胚胎之时，便转化为胚胎自身之精，此即禀受于父母以构成脏腑组织的原始生命物质。"胎成之后，阳精之凝，尤仗阴气护养。故胎婴在腹，与母同呼吸，共安危"（《幼幼集成》）。胚胎形成之后，直至胎儿发育成熟，胎在胞中，全赖气血育养。胞中气血为母体摄取的水谷之精而化生。因此，先天之精，实际上包括原始生命物质，以及从母体所获的各种营养物质，主要秘藏于肾。

（二）后天之精

胎儿月足离怀，出生之后，赖母乳以长气血，生精神，益智慧。"妇人乳汁乃冲任气血所化"（《景岳全书·妇人规》）。脾胃为水谷之海，气血之父。"水谷之精气为营，悍气为卫，营卫丰盈，灌溉诸脏。为人身充皮毛，肥腠理者，气也；润皮肤，美颜色者，血也。所以水谷素强者无病"（《幼幼集成》）。"以人之禀赋言，则先天强厚者多寿，先天薄弱者多夭；后者培养者寿者更寿，后天斫削者夭者更夭"（《景岳全书·传忠录》）。脾胃为人生后天之根本，人之既生赖水谷精微以养，脾胃强健，"饮食增则津液旺，自能充血生精一也"（《存存斋医话稿》）。脾胃运化水谷之精微，输布到五脏六腑而成为五脏六腑之精，以维持脏腑的生理活动。其盛者藏于肾中，"肾者主水，受五脏六腑之精而藏之，是精藏于肾，非精生于肾也。譬诸钱粮，虽储库中，然非库中出，须补脾胃化源"（《杏轩医案》）。"肾者，主蛰，封藏之本，精之处也"（《素问·六节藏象论》）。人体之精主要藏于肾中，虽有先天和后天之分，但"命门得先天之气也，脾胃得后天之气也。是以水谷之海本赖先天为之主，而精血之海又必赖后天为之资"（《景岳全书·脾胃》）。两者相互依存，相互促进，借以保持人体之精气充盈。

三、精的功能

精是构成人体和维持人体生命活动的精微物质，其生理功能如下：

（一）繁衍生殖

生殖之精与生俱来，为生命起源的原始物质，具有生殖以繁衍后代的作用。男子二八天癸至，精气溢泻；女子二七而天癸至，月事应时而下。精盈而天癸至，则具有生殖能力。男女媾精，阴阳和调，胎孕方成，故能有子而繁衍后代。侯至老年，精气衰微，天癸竭而地道不通，则丧失了生殖繁衍能力。由此可见，精是繁衍后代的物质基础，肾精充足，则生殖能力强；肾精不足，就会影响生殖能力。故补肾填精是临床上治疗不育、不孕等生殖功能低下的重要方法。

（二）生长发育

人之生始于精，由精而成形，精是胚胎形成和发育的物质基础。人出生之后，尤赖精的充养，才能维持正常的生长发育。随着精气由盛而衰的变化，人则从幼年而青年而壮年而步入老年，呈现出生长壮老已的生命运动规律。所以说"人之血气精神者，所以奉生而周于性命者也"（《灵枢·本脏》）。这是临床上补肾以治疗五软五迟等生长发育障碍和防治早衰的理论依据。

（三）生髓化血

肾藏精，精生髓，脑为髓海。故肾精充盛，则脑髓充足而肢体行动灵活，耳目聪敏，所谓"髓海有余，则轻劲多力"（《灵枢·海论》）。精盈髓充则脑自健，脑健则能生智慧，强意志，利耳目，轻身延年。故防治老年性痴呆多从补肾益髓入手。

"肾生骨髓"（《素问·阴阳应象大论》），髓居骨中，骨赖髓以养。肾精充足，则骨髓充满，骨骼因得髓之滋养而坚固有力，运动轻捷。齿为骨之余，牙齿亦赖肾精生髓而充养，肾精充足则牙齿坚固而有光泽。

精生髓，髓可化血，"人之初生，必从精始……血即精之属也，但精藏于肾，所蕴不多，而血富于冲，所至皆是"（《景岳全书·血证》）。精足则血充，故有精血同源之说。临床上用血肉有情之品，补益精髓可以治疗血虚证。

（四）濡养脏腑

人以水谷为本，受水谷之精以生。饮食经脾胃消化吸收，转化为精。水谷精微不断地输布到五脏六腑等全身各组织器官之中，起着滋养作用，维持人体的正常生理活动。其剩余部分则归藏于肾，储以备用。肾中所藏之精，既贮藏又输泄，如此生生不息。"肾者，主受五脏六腑之精而藏之，故五脏盛乃能泄，是精藏于肾而非生于肾也。五脏六腑之精，肾实藏而司其输泄，输泄以时，则五脏六腑之精相续不绝"（《怡堂散记》）。中医有"久病必穷肾"之说，故疾病末期常补益肾之阴精以治。

第二节　气

一、气的概念

气在中国哲学史上是一个非常重要的范畴。寰宇茫茫，生物吐纳，有一种有形无形而存在的东西，中国古代哲学称之为气。气是中华民族独有的、普遍的范畴，既是客观存在的实体，又是主观的道德精神，是一个涵盖自然、社会、人生的范畴。在中国传统哲学中，气通常是指一种极细微的物质，是构成世界万物的本原。古代唯物主义哲学家认为"气"是世界的物质本原。东汉·王充谓："天地合气，万物自生"（《论衡·自然》）。北宋·张载认为："太虚不能无气，气不能不聚而为万物"（《正蒙·太和》）。而古代唯心主义哲学家则认为气是由世界的精神本原派生出来的。南宋·朱熹是宋代理学的集大成者，他提出以理为宇宙本体，以气为构成万物的材料的理本气末、理先气后说，认为："天地之间，理有气。理也者，形而上之道也，生物之本也；气也者，形而下之器也，生物之具也"（《朱文公全集·卷五十八》）。"未有天地之先，毕竟也只是理。……有理便有气，流行发育万物"（《朱子语类·卷二》）。

《黄帝内经》继承和发展了先秦气一元论学说，并将其应用到医学中来，逐渐形成了中医学的气学理论。中医学的气学理论在中医学术思想中占有特殊重要的地位。如果说，中医学的理论体系是建立在气学理论之上的，也并不为过。

中国古代哲学家在探讨宇宙本原和万物生成问题的时候，也论述了人的起源问题。中医学把先秦气论思想应用到医学中来，对气范围的含义作了多方面、多层次地规定和分析，形成了以生理之气为核心的气论思想，不仅促进了中医学理论体系的形成和发展，而且对中国传统哲学气范畴和气论思想的发展也作出了重要贡献。

人类是整个世界的特殊组成部分，是自然的产物。人与自然有着密切的关系。在中国哲学史上，周、秦以前称"天"或"天地"为自然，从《淮南子》始方有宇宙的观念，"往来古今谓之宙，四方上下谓之宇"（《淮南子·齐俗训》）。宇宙便是物质世界，便是自然界，宇宙观即世界观。天人关系问题是中国古代哲学特别是《黄帝内经》时代哲学领域激烈争论的重大问题之一。中医学从天地大宇宙，人身小宇宙的天人统一性出发，用气范畴论述了天地自然和生命的运动变化规律。因此，在中医学中，气的概念，既有哲学含义，又有医学科学的含义。其内涵错综复杂，不可单一的、片面的理解。

（一）气的哲学含义

气是一种肉眼难以相及的至精至微的物质。气和物是统一的。故曰："善言气者，必彰于物"（《素问·气交变大论》）。气是世界的本原，是构成宇宙的元初物质，是构成天地万物的最基本元素。"太虚廖廓，肇基化元，万物资始，五运终天，布气真灵，惣统坤元，九星悬朗，七曜周旋，曰阴曰阳，曰柔曰刚，幽显既位，寒暑弛张，生生化化，品物咸章"（《素问·天元纪大论》引《太始天元册》语）。《黄帝内经》称宇宙为太虚，在广阔无垠的宇宙虚空中，充满着无穷无尽具有生化能力的元气。元气（即具有本原意义之气）敷布宇宙，统摄大地，天道以资始，地道以资生。一切有形之体皆赖元气生化而生成。元气是宇宙的始基，是世界万物的渊源和归宿。气是构成宇宙的本始物质，气本为一，分为阴阳，气是阴阳二气的矛盾统一体。"清阳为天，浊阴为地。地气上为云，天气下为雨；雨出地气，云出天气"（《素问·阴阳应象大论》）。"天气"是自然界的清阳之气，"地气"是自然界的浊阴之气。阴气浊重，降而凝聚成为有形的物体，构成了五彩缤纷的大地；阳气清轻，升而化为无形的太虚，形成了苍莽的天宇。天地阴阳之气，上升下降，彼此交感而形成天地间的万事万物。"本乎天者，天之气也；本乎地者，地之气也。天地合气，六节分而万物化生矣"（《素问·至真要大论》）。总之，气是物质性的实体，是构成自然万物的最基本元素。

天地之气动而不息,运动是气的根本属性。气是具有动态功能的客观实体,气始终处于运动变化之中,或动静、聚散,或氤氲、清浊,或升降、屈伸,以运动变化作为自己存在的条件或形式。天地运动一气,毂万物而生。《黄帝内经》称气的运动为"变"、"化","物生谓之化,物极谓之变"(《素问·天元纪大论》),"物之生,从于化;物之极,由乎变。变化之相薄,成败之所由也"(《素问·六微旨大论》)。自然界一切事物的变化,不论是动植物的生育繁衍,还是无生命物体的生化聚散,天地万物的生成、发展和变更、凋亡,无不根源于气的运动。"气有胜复,胜复之作,有德有化,有用有变"(《素问·六微旨大论》)。气有胜复作用,即气本身具有克制与反克制的能力。气这种胜与复,克制与反克制的作用,是气自身运动的根源。气分阴阳,阴阳相错,而变由生。阴阳相错又称阴阳交错,阴阳交感,即阴阳的相互作用是气运动变化的根本原因。换言之,阴阳的对立统一是气运动变化的根源和宇宙的总规律,故曰:"阴阳者,天地之道也,万物之纲纪,变化之父母,生杀之本始"(《素问·阴阳应象大论》)。气的阴阳对立统一运动,表现为天地上下、升降、出入、动静、聚散、清浊的相互交感,这是气运动的具体表现形式。《黄帝内经》以"升降出入"四字概之,故曰:"气之升降,天地之更用也……升已而降,降者谓天;降已而升,升者谓地。天气下降,气流于地;地气上升,气腾于天。故高下相召,升降相因,而变作矣","出入废,则神机化灭;升降息,则气立孤危。故非出入,则无以生、长、壮、老、已;非升降,则无以生、长、化、收、藏"(《素问·六微旨大论》)。

气是构成宇宙的物质基础,气聚而成形,散而为气。形和气是物质存在的基本形式,而形和气的相互转化则是物质运动的基本形式。物之生由乎化,化为气之化,即气化。形气之间的相互转化就是气化作用的具体表现。气生形,形归气,气聚则形生,气散则形亡。形之存亡由乎气之聚散。气充塞于太虚之中,一切有形之物的生成和变化乃至消亡,无不由于气的气化作用。所谓"气始而生化……气终而象变"(《素问·五常政大论》)。《黄帝内经》不仅在气化理论的基础上提出了气和形相互转化的思想,而且用阴阳学说阐明形气转化的根源。"阳化气,阴成形"(《素问·阴阳应象大论》),阳动而散则化气,阴静而凝则成形。阴阳动静的相互作用,是气化成形和形散为气两种方向相反的运动过程的根本原因。气至大无外,至细无内。大者,有形之物与太虚之气之间,小者每一有形之物内部,都存在着形化为气和气化为形的气化作用。中医学的形气转化理论在中国古代哲学史上产生了深远的影响。

总之,在中医学中气的哲学含义:气是一种至精至微的物质,是构成宇宙和天地万物的最基本元素,运动是气的根本属性,气的胜复作用即气的阴阳对立统一,是物质世界运动变化的根源。气和形及其相互转化是物质世界存在和运动的基本形式。天地万物的发生、发展和变化,皆取决于气的气化作用。

(二)气的医学含义

中医学将这一气学理论应用到医学方面,认为人是天地自然的产物,人体也是由气构成的,人体是一个不断发生着形气转化的升降出入气化作用的运动着的有机体,并以此阐述了人体内部气化运动的规律。

中医学从气是宇宙的本原,是构成天地万物的最基本的元素这一基本观点出发,认为气是构成人体的最基本物质,也是维持人体生命活动的最基本物质。生命的基本物质,除气之外，尚有血、津液、精等，但血、津液和精等均是由气所化生的。在这些物质中，"精、气、津、液、血、脉无非气之所化也"（《类经》）。所以说，气是构成人体和维持人体生命活动的最基本物质。

1. 气是构成人体的最基本物质　关于人的起源和本质，中医学认为人和万物一样，都是天地自然的产物。要探讨人的起源和本质，必须首先研究人在宇宙中生存的场所和与人关系最为密切的自然环境。"言人者求之气交。帝曰：何谓气交？岐伯曰：上下之位，气交之中，人之居也"（《素问·六微旨大论》）。气交是人生活的场所，是下降的天气和上升的地气相互交汇的地方。在这里，由于阴阳的运动变化，有四季之分、寒暑之别，既有天之六气的影响，又有地之五行生克的作用。人就是生活在这样的环境之中。

人既然生活在气交之中，就必须和宇宙万物一样，都是由气构成的，都是天地形气阴阳相感的产物，是物质自然界有规律地运动变化的结果。故曰："人以天地之气生，四时之法成……天地合气，命之曰人"（《素问·宝命全形论》）。但是，人能应四时而知万物，有高度发展的意识和思维，又是万物中最宝贵的，所以说："天复地载，万物悉备，莫贵于人"（《素问·宝命全形论》）。气是一种至精至微的物质，是构成自然万物的原始材料。人和自然万物一样，也是天地自然之气合乎规律的产物。因此，气也是构成人体生命的最基本物质。

精是生命的基础。中医学在强调气是构成人体的最基本物质，承认生命物质性的同时，又进一步指出生命是由精气直接形成的。精气先身而生，具有遗传特性。来源于父母的先天之精气相合，形成了原始的胚胎，转化为胚胎自身之精气，成为人体生长发育和繁衍后代的物质基础，新的生命活动——"神"就开始了。"人之始生，何气筑为基？何立而为楯？……以母为基，以父为楯，失神者死，得神者生也"（《灵枢·天年》）。这种"母基"、"父楯"的说法，简明而形象地说明了人的生命是由精气形成的，由胚胎而逐渐发育成形体。其具体过程为"人始生，先成精，精成而脑髓生，骨为干，脉为营，筋为刚，肉为墙，皮肤坚而毛发长，谷入于胃，脉道以通，血气乃行"（《灵枢·经脉》）。"血气已和，荣卫已通，五脏已成，神气舍心，魂魄毕具，乃成为人"（《灵枢·天年》）。男女天癸既充，精气溢泻，月事以时下，男女相合，两精和畅，胎孕乃成。父母之精合而成形，由胚胎而形成躯体的脑髓、骨骼、血脉、筋肉、皮肤、毛发、五脏六腑。随着人身形体的形成，新的生命活动也就开始了，人的生命功能亦随之产生了。

2. 气是维持人体生命活动的最基本物质　气化作用是生命活动的基本特征。人的生命功能来源于人的形体，人的形体又依靠摄取天地自然界的一定物质才能生存。生命活动是物质自然界的产物，人类必须同自然界进行物质交换，才能维持生命活动。"天食人以五气，地食人以五味。五气入鼻，藏于心肺，上使五色修明，音声能彰。五味入口，藏于肠胃，味有所藏，以养五气，气和而生，津液相成，神乃自生"（《素问·六节藏象论》）。气与味（味由气化生，味亦是气），即空气、水、食物经口鼻进入人体后，经过一系列的气化过程转化为机体各部分的生命物质（五脏六腑之精气）和生命功能。人体一方面依靠生命功能不断地摄取自然物质并使之转变为机体的组成部分，构成生命活动的物质基础；另一方面在发挥生命功能的过程中，又不断地消耗自己，产生废物，通过汗、尿、便等形式排出体外。故曰："鼻受天之气，口受地之味。其气所化，宗气、营、卫，分而为三。由是化津、化液、化精、化血，精复化气，以奉养生身"（《景景室医稿杂存》）。总之，人体通过五脏六腑呼吸清气，受纳水谷，将其变为人体生命活动需要的气血津液等各种生命物质，由经脉而运送至全身。新陈代谢后的废物和水液则通过汗、尿、便而排出体外。这一过程就是形气转化的气化作用过程，既有有形物质向气的转化，如饮食经脾胃的腐熟运化而为水谷精微，化为营卫之气；又有气向有形物质的转化，如营气在心肺的作用下化而为血液。形气相互转化的气化过程，包括了物质和能量的相互转化过程。

精神活动是在全部生命功能的基础上产生出来的更为高级的功能活动。中医学认为人的感觉、思维等精神情志活动，也是由物质机体所产生的一种气的活动。"五脏者，所以藏精神魂魄者也"（《灵枢·卫气》）。"人有五脏化五气，以生喜、怒、悲、忧、恐"（《素问·阴阳应象大论》）。感觉也是一种精神现象，形体感官和充盛的精气是产生视、听、嗅、味等感觉的物质基础。故曰："其血气皆上于面而走空窍，其精阳气上走于目而为睛，其别气走于耳而为听，其宗气上出于鼻而为臭，其浊气出于胃，走唇舌而为味"（《灵枢·邪气脏腑病形》）。由精气而构成人的形体，由形体而产生人的生命功能——神。神是人身形体的功能和功用。由此可见，五脏精气是精神情志活动的物质基础。

中医学按气—形—神的逻辑结构，论述了物质与运动、机体与功能和肉体与精神的关系，即形体物质与生命功能之间的关系，也就是形神关系。

中医学认为气是世界的本原物质，气具有永恒运动的属性，故物质世界处于永恒运动变化之中。整个世界就是一个由气到形，由形到气，即形气转化的循环往复的无穷过程。人的生命活动也是如此。父母之精相合构成人的形体，精为生命物质——气的一种，"精乃气之子"（《脾胃论·省言箴》）。气化为精。"精者，身之本也"（《素问·金匮真言论》）。实即气为身之本。身即形体，气化为形，形以气充，气为形体之本，形为生命之根。"吾之所赖唯形耳，无形则无吾矣"（《景岳全书·治形论》）。天地是大生化之宇，人体为小生化之器。人的生命赖形体而存在，若形体散解，则生命活动也随之终止。故曰："器者生化之宇，器散则分之，生化息矣"（《素问·六微旨大论》）。气始终处于形气转化的气化作用之中，人体则是一个不断发生气化作用的机体，这种气化作用表现为人的生命功能。生命功能来源于人的形体，形体又赖天地自然的物质而生存。所以生命活动是物质自然界的产物，是天地之间的一种自然现象。中医学将自然界物质运动的变化规律、人体的一切生命活动和生理功能统称为神。就人的机体与生命功能而言，神则是对人体一切生命活动和生理功能（包括精神意识思维活动）的称谓。形与神俱，生命物质存在于机体之内，人的机体则显露出生命功能。精神意识思维活动是在全部生命功能的基础上产生出来的更为高级的功能活动，也是生命物质的产物，也是气的气化作用的表现。如是神根于形，形根于气，即功能源于形体，形体源于生命物质——气。中医学从形神关系方面进一步论证了气是人体生命的本原的基本观点。

人是自然界的产物，禀天地之气而生，依四时之法而成。天地阴阳五行之气内化于人体，构成了人体生理之气。生理之气是维持人体生命活动的物质基础，其运动变化也是人体生命的活动规律。人与天地相应，人体与自然界不仅共同受阴阳五行之气运动规律的制约，而且许多具体的运动规律也是相通应的。天地之气有阴阳之分，人体之气亦有阴阳之分，故曰："人生有形，不离阴阳"（《素问·宝命全形论》）。"阴平阳秘，精神乃治"，"阴阳离决，精气乃绝"（《素问·阴阳应象大论》）。人体之气和自然之气的运动变化服从统一的规律，"人之常数"亦即"天之常数"（《素问·血气形志》）。"天地之大纪，人神之通应也"(《素问·至真要大论》)。

综上所述，气是真实存在而至精至微的生命物质，是生命活动的物质基础，负载着生命现象。人生所赖，惟气而已。"惟气以形成，气聚则形存，气散则形亡"，"气聚则生，气散则死"(《医门法律》)。所以说，气是构成人体和维持人体生命活动的最基本物质。

诚然，中医学在论述人体的生命活动时，气这个概念常常同时具有生命物质和生理功能两种含义，但并不是认为除物质性的气之外，还存在一种非物质的纯功能之气。因为气是极为微细的物质，其形态之小，目力难以视及，至多能觉察其混沌的云雾状态（如水汽等）。只有通过它的运动，才能表现出气的存在。故曰："善言气者，必彰于物"(《素问·气交变大论》)。人体任何生理功能都必须以一定方式存在的物质作基础，都不能脱离一定的物质结构。人体生命物质的气是通过人体脏腑组织的功能活动而表现出来的。换句话说，人体脏腑组织的生理功能就是生命物质的气的功能表现。由于中医学把人体当作一个运动着的行为过程来把握，主要是从功能方面来揭示脏腑经络的本质，主要是通过生理功能和病理现象来感知生命物质的存在。因此，中医学中的气不仅有生命物质的含义，而且常常有功能的含义。但这并不意味着，中医学的气可以既表物质又表功能。

运动是物质的根本属性，"气为动静之主"(《医学六要》)。结构是基础，功能是表现。因此，在中医学中，气是物质与运动、结构与功能的辩证统一。其基本含义，在宇宙，则为构成世界万物的基本元素；在人体，则为构成人体和维持人体生命活动的最基本物质。

中医学从哲学高度回答天地万物的本原时，则精、精气与气同义。从医学科学角度探讨生命物质的运动变化时，则精、精气与气虽有联系，同为构成人体和维持人体生命活动的基本物质，但其含义不尽相同。气与精、精气相比较而言，气是无形可征的（指气以散的运动形式存在时），肉眼所不能见的极微小的物质颗粒，言气必彰于物，只有通过生命运动现象，脏腑经络的生理功能才能把握气的存在及其运动变化。而精、精气则是有形的，多呈液态，肉眼可及的极微细的精微物质，也可以认为，精、精气是气以聚而成形，以运动形式存在的一种形态。气属阳，主动，贵运行有序而不乱；精、精气属阴，主静，贵宁谧秘藏而不妄泄。

二、气的生成

人体之气，就生命形成而论，"生之来谓之精"，有了精才能形成不断发生升降出入的气化作用的机体，则精在气先，气由精化。其中，先天之精可化为先天之气；后天之精所化之气与肺吸入的自然界的清气相合而为后天之气。先天之气与后天之气相合而为人体一身之气。

人体的气，源于禀受于父母的先天之精气和后天摄取的水谷精气与自然界的清气，通过肺、脾胃和肾等脏腑生理活动作用而生成。

(一) 气的来源

构成和维持人体生命活动的气，其来源有二：

1. 先天之精气　这种精气先身而生，是生命的基本物质，禀受于父母，故称之为先天之精气。父母之精气相合，形成了胚胎。所谓"方其始生，赖母以为之基，坤道成物也；赖父以为之楯，阳气以为捍卫也"(《素问注证发微》)。先天之精是构成生命和形体的物质基础，精化为气，先天之精化为先天之气，形成有生命的机体，所以先天之气是人体之气的重要组成部分。

2. 后天之精气　后天之精气包括饮食物中的营养物质和存在于自然界的清气。因为这类精气是出生之后，从后天获得的，故称后天之精气。气由精化，后天之精化而为后天之气。

呼吸之清气，是通过人体本能的呼吸运动所吸入的自然界的新鲜空气，又称清气、天气、呼吸之气。"喉主天气"（《素问·太阴阳明论》），"天气通于肺"（《素问·阴阳应象大论》）。人体赖呼吸运动，使体内的气体在肺内不断交换，实行吐故纳新，参与人体气的生成。故曰："天食人以五气，五气入鼻，由喉而藏于心肺，以达五脏"（《类经》）。

水谷之精气，又称谷气、水谷精微，是饮食物中的营养物质，是人赖以生存的基本要素。胃为水谷之海，人摄取饮食物之后，经过胃的腐熟，脾的运化，将饮食物中的营养成分化生为能被人体利用的水谷精微，输布于全身，滋养脏腑，化生气血，成为人体生命活动的主要物质基础。故曰："人之所受气者谷也"（《脾胃论·脾胃虚传变论》）。"人以水谷为本，故人绝水谷则死"（《素问·平人气象论》）。如初生婴儿，一日不食则饥，七日不食则肠胃枯竭而死。可见人类一有此身，必资谷气入胃，洒陈于六腑，和调于五脏，以生气血，而人资之以为生。

人自有生以后，无非天地之为用。非水谷，无以成形体之壮；非呼吸，无以行脏腑之气。所以说："人一离腹时，便有此呼吸……平人绝谷，七日而死者，以水谷俱尽，脏腑无所充养受气也。然必待七日而死，未若呼吸绝而即死之速也"（《医旨绪余·原呼吸》）。

（二）生成过程

人体的气，从其本源看，是由先天之精气、水谷之精气和自然界的清气三者相结合而成的。气的生成有赖于全身各脏腑组织的综合作用，其中与肺、脾胃和肾等脏腑的关系尤为密切。

1. 肺为气之主　肺为体内外之气交换的场所，通过肺的呼吸吸入自然界的清气，呼出体内的浊气，实现体内外之气的交换。通过不断的呼浊吸清，保证了自然界的清气源源不断地进入体内，参与了人体新陈代谢的正常进行。

肺在气的生成过程中主要生成宗气。人体通过肺的呼吸运动，把自然界的清气吸入于肺，与脾所运化的水谷精气，在肺内结合而积于胸中的上气海（膻中），形成人体的宗气。"夫合先后（指先天之气和后天之气）而言，即大气之积于胸中，司呼吸，通内外，周流一身，顷刻无间之宗气者是也"（《医宗金鉴·删补名医方论》）。

宗气走息道以行呼吸，贯心脉而行气血，通达内外，周流一身，以维持脏腑组织的正常生理功能，从而又促进了全身之气的生成。

肺司呼吸，"吸之则满，呼之则虚，一呼一吸，消息自然，司清浊之运化"（《类经图翼·经络》）。宗气赖肺呼吸清气而生，待其生成之后，则积于胸中，走息道而行呼吸。肺通过呼吸，排出浊气，摄取清气，生成宗气，以参与一身之气的生成。肺借呼吸吸入自然之清气，为一身之气提供物质基础，赖以化生宗气进而化生一身之气。肺之呼吸是气的生成的根本保证，故曰"诸气皆生于肺"，"肺主气，气调则营卫脏腑无所不治"（《类经·藏象类》）。肺为呼吸囊籥，虚如蜂窠，吸之则满，呼之则虚，受脏腑上朝之清气，禀清肃之体，性主乎降。"人身之气，禀命于肺。肺气清肃，则周身之气莫不服从而顺行"（《医门法律》）。升降出入，无器不有。人体是一个不断发生着升降出入的气化作用的机体。"升降者，里气与里气相回旋之道也；出入者，里气与外气相交接之道也"（《读医随笔·升降出入论》）。而肺则集升降出入于一身，呼则升且出，吸则降且入。"肺之一呼吸，以行脏腑之气"（《医易一理》），从而维持全身气机的动态平衡。故曰："气……周流一身，循环无端，出入升降，继而有常……总统于肺气"（《金匮钩玄·附录》）。总之，肺脏通过呼吸运动，吐故纳新，吸清呼浊，化生宗气，进而生成一身之气，并总统一身之气机的升降出入运动，从而保证了气之生生不息。故有"肺主一身之气"（《医门法律·明胸中大气之法》），"肺为气之主"（《医述》引《仁斋直指方》）之说。

2. 脾胃为气血生化之源 胃司受纳，脾司运化，一纳一运，生化精气。脾升胃降，纳运相得，将饮食化生为水谷精气，靠脾之转输和散精作用，把水谷精气上输于肺，再由肺通过经脉而布散全身，以营养五脏六腑、四肢百骸，维持正常的生命活动。脾胃为后天之本，在气的生成过程中，脾胃的腐熟运化功能尤为重要。"人之所受气者谷也，谷之所注者胃也"（《脾胃论》）。"胃司受纳，脾司运化，一纳一运，化生精气，津液上升，糟粕下降，斯无病也"（《明医杂著》）。脾升胃降，纳运相得，才能将饮食化生为水谷精气。因为人在出生之后，依赖食物的营养以维持生命活动。所以李中梓说："婴儿既生，一日不食则饥，七日不食则肠胃涸绝而死。经云：安谷则昌，绝谷则亡，胃气一败，百药难施。一有此身，必资谷气，谷入于胃，洒陈于六腑而气至，和调于五脏而血生，而人资之以为生也，故曰后天之本在脾"（《医宗必读》）。脾为五脏之轴，胃为六腑之首，脾胃合为后天之本，气血生化之源，在气的生成过程中起着中流砥柱的作用。脾胃在气的生成过程中，不仅化生水谷精气，提供物质基础，参与宗气的生成，而且又能滋养先天之精气。

3. 肾为生气之源 肾有贮藏精气的作用，肾的精气为生命之根，生身之本。肾所藏之精气，包括先天之精气和后天之精气。实际上，先天之精气和后天之精气在肾脏中是不能截然分开的。故曰："先天之气在肾，是父母之所赋；后天之气在脾，是水谷所化。先天之气为气之体，体主静，故子在胞中，赖母息以养生气，则神藏而机静。后天之气为气之用，用主动，故育形之后，资水谷以奉生身，则神发而运动。天人合德，二气互用，故后天之气得先天之气，则生生而不息；先天之气得后天之气，始化化而不穷也"（《医宗金鉴·删补名医方论》）。可见，肾精的盛衰，除先天条件外，和后天之精气的充盛与否也有密切关系。肾脏对精气，一方面不断地贮藏，另一方面又不断地供给，循环往复，生生不已。肾所藏的先天之精气充盛，不仅给全身之气的生成奠定了物质基础，而且还能促进后天之精气的生成，使五脏六腑有所禀受而气不绝。所以说："父母媾精时，一点真阳，先身而生，藏于两肾之中，而一身之元气由之以生，故谓生气之原"（《医门法律》）。

总之，气的生成，一者靠肾中精气、水谷精气和自然界清气供应充足；二者靠肺、脾、肾三脏功能的正常。其中以脾、肺更为重要。故临证所用补气治法，主要是补脾、肺两脏之气。

三、气的功能

气是构成人体和维持人体生命活动的最基本物质，它对于人体具有十分重要的多种生理功能。故曰："气始而生化，气散而有形，气布而蕃育，气终而象变，其致一也"（《素问·五常政大论》）。"气者，人之根本也"（《难经·八难》）。"人之生死，全赖乎气。气聚则生，气壮则康，气衰则弱，气散则死"（《医权初编》）。气的生理功能主要有以下几个方面：

（一）推动作用

气的推动作用，指气具有激发和推动的功能。气是活力很强的精微物质，能激发和促进人体的生长发育以及各脏腑、经络等组织器官的生理功能；能推动血液的生成、运行，以及津液的生成、输布和排泄等。

气是维持人体生命活动的最基本物质。气自身具有运动的能力，"气有胜复，胜复之作，有德有化，有用有变"（《素问·六微旨大论》）。气的这种胜复作用，即克制与反克制作用。气是阴阳的矛盾统一体，阴阳是气本身内在的矛盾要素。"一阴一阳之谓气"，"阴阳者，以此气之动静而言也"（《吴延翰集·吉斋漫录》）。"阴阳者，气之二体"，"其推行之本，则固合为气，和而不相悖害"（《正蒙注》）。气的克制与反克制作用，亦即阴阳的矛盾运动，是"变化之父母，生杀之本始"（《素问·阴阳应象大论》）。气本身的相互作用，是推动生命活动的根本动力。"气血，人身之二仪也，气为主而血为配。故曰：气化即物生，气变即物易，气盛即物壮，气弱即物弱，气正即物和，气乱即物病，气绝即物死。是气之当养也明矣"（《医方考·气门》）。"人之生死由乎气"（《医门法律·先哲格言》）。

人体的脏腑经络，赖气的推动以维持其正常的功能。如血液在经脉中运行于周身，其动力来源于气。"气为血之帅，血随之而运行"（《血证论·吐血》），"血为气之配……气升则升，气降则降，气凝则凝，气滞则滞"（《格致余论·经水或紫或黑论》）。津液的输布和排泄赖气的推动，"气行则水行，气滞则水滞"（《医经溯洄集·小便原委论》）。气这种动力作用，是由脏腑之气所体现的，如人体的生长发育和生殖功能，依赖于肾气的推动；水谷精微的化生赖脾胃之气的推动等等。三焦为原气通行之道路，上焦如雾，中焦如沤，下焦如渎。三焦囊括了整个人体最主要的新陈代谢功能，其自我完成的能动过程是通过气化作用实现的。"经脉者，行血气，通阴阳，以荣于身者也"（《冯氏锦囊秘录》）。构成经络系统和维持经络功能活动的最基本物质，谓之经络之气。经络之气为人体真气的一部分。经络之气旺盛，则人身之气周流，无往不贯，出于脏腑，流布经络，循脉上下，荣周不休，五十而复大会，阴阳相贯，如环无端。

当气的推动作用减弱时，可影响人体的生长、发育，或出现早衰，亦可使脏腑、经络等组织器官的生理活动减退，出现血液和津液的生成不足，运行迟缓，输布、排泄障碍等病理变化。

"神者，正气也"（《灵枢·小针解》）。"人有五脏化五气，以生喜、怒、悲、忧、恐"（《素问·阴阳应象大论》）。"神气舍心，魂魄毕具，乃成为人"（《灵枢·天年》）。人的精神是物质之气的产物，气为体，神为用。人的精神意识活动也赖气的推动。故曰"气乃神之祖"，"气者精神之根蒂也"（《脾胃论》）。

（二）温煦作用

气的温煦作用是指气有温暖作用，故曰"气主煦之"（《难经·二十二难》）。气是机体热量的来源，是体内产生热量的物质基础。其温煦作用是通过激发和推动各脏腑组织生理功能，促进机体的新陈代谢来实现的。气分阴阳，气具有温煦作用者，谓之阳气。具体言之，气的温煦作用是通过阳气的作用而表现出来的。"人体通体之温者，阳气也"（《质疑录·论阳常有余》）。就营卫之气而言，卫气属阳，"卫气者，热气也。凡肌肉之所以能温，水谷之所以能化者，卫气之功用也"（《读医随笔·气血精神论》）。维持人体生命活动的阳气称之为少火，所谓"少火生气"（《素问·阴阳应象大论》）。阳气对人体的生长壮老已至关重要，"阳气者，若天与日，失其所，则折寿而不彰"（《素问·生气通天论》）。"气为生人少火，立命之本也"（《质疑录》）。

温煦作用具有重要的生理意义。人体的体温，需要气的温煦作用来维持；各脏腑、经络的生理活动，需要在气的温煦作用下进行；血和津液等液态物质，都需要在气的温煦作用下，才能正常循行。

气虚为阳虚之渐，阳虚为气虚之极。如果气虚而温煦作用减弱，则可现畏寒肢冷，脏腑功能衰退，血液和津液的运行迟缓等寒性病理变化。"所谓阳气者，温暖之气也"（《医碥·气》）。"脏气虚，则生内寒也"（《读医随笔·气血精神论》）。

（三）防御作用

气的防御作用是指气护卫肌肤，抗御邪气的作用。人体气血阴阳及其功能总称为正气。但通常与病邪相对来说，则指人体的抗病能力。中医学用气的观点解释病因和病理现象，用"正气"代表人体的抗病能力，用"邪气"标示一切致病因素，用正气不能抵御邪气的侵袭来说明疾病的产生。故曰："正气存内，邪不可干"（《素问·刺法论》），"邪之所凑，其气必虚"（《素问·评热病论》）。气是维持人体生命活动的物质基础，气盛则人体脏腑经络的功能旺盛，人体脏腑经络功能旺盛则抗病能力旺盛，即正气强盛。"气得其和则为正气，气失其和则为邪气"（《医门法律·先哲格言》）。"和"，即和谐之意。"冲气以为和"（《老子》），"保合太和，乃利贞"（《易传》），均有此意思。气具有物质性和运动性的显著特征，气分阴阳，阴阳相辅相成，相互激荡，彼此合和，万物便"冲气"合和而化生。气的生成和升降出入运动处于阴阳和静的动态平衡状态，就是气之"和"或"和谐"。气和则生机盎然，功能旺盛，抗病能力亦强，故曰"气得其和则为正气"。否则，气失其和则人体功能低下，抗病能力减弱，易招邪气侵袭而为病，故曰"气失其和则为邪气"。气的防御作用是通过正气而体现出来的。

气的防御作用主要体现为：其一，护卫肌表，抵御外邪。皮肤是人体的藩篱，具有屏障作用。肺合皮毛，肺宣发卫气于皮毛，"卫气者，为言护卫周身，温分肉，肥腠理，不使外邪侵袭也"（《医旨绪余·宗气营气卫气》）。卫气行于脉外，达于肌肤，而发挥防御外邪侵袭的作用。其二，正邪交争，驱邪外出。邪气侵入机体之后，机体的正气奋起与之抗争，正盛邪却，邪气迅即被驱除体外，如是疾病便不能发生。"太阳之为病，脉浮，头项强痛而恶寒"（《伤寒论·辨太阳病脉证并治》），太阳主一身之表，功能固护于外，外邪侵袭人体，从表而入，必先犯之。脉浮，恶寒，或已发热或未发热，为卫气与邪气相争的反映。如正气战胜邪气，则脉浮、恶寒自罢，而病愈。其三，自我修复，恢复健康。在疾病后期，邪气已微，正气未复，此时正气足以使机体阴阳恢复平衡，则使机体病愈而康复。总之，气的盛衰决定正气的强弱，正气的强弱则决定疾病的发生发展与转归。故曰："正气旺者，虽有强邪，亦不能感，感亦必轻，故多无病，病亦易愈；正气弱者，虽即微邪，亦得易袭，袭则必重，故最多病，病亦难瘥"（《冯氏锦囊秘录》）。如卫气不足而表虚易于感冒，用玉屏风散以益气固表；体弱不耐风寒而恶风，汗出，用桂枝汤调和营卫；均属重在固表而增强皮毛的屏障作用。

（四）固摄作用

气的固摄作用，指气对血、津液、精液等液态物质的稳固、统摄，以防止无故流失的功能。"阴阳匀平，以充其形，九候若一，命曰平人"（《素问·调经论》）。机体阴阳平衡标志着健康，平衡失调意味着生病。但是，中医学的阴阳学说认为，在人体阴阳的对立互根的矛盾关系中，阳为主而阴为从，强调以阳为本，阳气既固，阴必从之。"凡阴阳之要，阳密乃固……阳强不能密，阴气乃绝"（《素问·生气通天论》）。人体中的阳气是生命的主导，若失常而不固，阴气就会耗伤衰竭，引起疾病甚至死亡。所以，气的固摄作用，泛言之实为人体阳气对阴气的固密调节作用。

气的固摄作用具体表现为：其一，气能摄血，约束血液，使之循行于脉中，而不致逸出脉外。其二，气能摄津，约束汗液、尿液、唾液、胃肠液等，调控其分泌量或排泄量，防止其异常丢失。其三，固摄精液，使之不会无故而频繁遗泄。其四，固摄脏腑经络之气，使之不过于耗失，以维持脏腑经络的正常功能活动。气的固摄作用实际上是通过脏腑经络的作用而实现的。

固与散、泄、脱相对。气的固摄作用减退，必将导致机体阴阳、气血、精神、津液的耗散、遗泄、脱失。其病轻者为散，为泄，重者为脱。"脱者，气脱也、血脱也、精脱也、神脱也，脱者散而不收"，"脱阳者见鬼，脱阴者目盲，此神脱也"（《本草纲目》）。凡汗出亡阳，精滑不禁，泄痢不止，大便不固，小便自遗，久嗽亡津，归于气脱；凡下血不止，崩中暴下，诸大亡血，归于血脱。而黄宫绣则认为"阳旺者阴必竭，故脱多在于阴。阴盛者阳必衰，故脱多在于阳"（《本草求真》）。张介宾则将脱泄责之于肺、肾，"在上者在表者皆宜固气，气主在肺也；在下者在里者皆宜固精，精主在肾也"（《景岳全书·新方八阵》）。散者收之，涩可去脱。久嗽成喘，而气泄于上，则固其肺；久遗成淋，精滑不止，则固其肾；小便不禁，则固其膀胱；大便不禁，则固其肠；汗泄不止，则固其皮毛；血泄不止，则固其营卫；大虚大脱，又当补而固之。

（五）营养作用

气的营养作用，指气为机体脏腑功能活动提供营养物质的作用。具体表现在三个方面：其一，人以水谷为本，水谷精微为化生气血的主要物质基础。气血是维持全身脏腑经络功能的基本物质。因此说，水谷精微为全身提供生命活动所必需的营养物质。其二，通过卫气以温养肌肉、筋骨、皮肤、腠理。所谓"卫气者，本于命门，达于三焦，以温肌肉、筋骨、皮肤"（《读医随笔·气血精神论》）。"熏于肓膜，散于胸腹"（《医旨绪余·宗气营气卫气》）。通过营气化生血液，以营养五脏六腑、四肢百骸，故曰："营者水谷之精气，和调于五脏，洒陈于六腑，乃能入于脉也……灌溉一身"（《妇人良方·调经门》）。"入于经隧，达脏腑，昼夜营周不休"（《医旨绪余·宗气营气卫气》）。其三，通过经络之气，起到输送营养，濡养脏腑经络的作用。故曰："其流溢之气，内溉脏腑，外濡腠理"（《灵枢·脉度》）。

（六）气化作用

气化，在不同的学术领域有不同的含义。

在中国古代哲学上，气化是气的运动变化，即阴阳之气的变化，泛指自然界一切物质形态的一切形式的变化。"阳之专气为电，阴之专气为霰，霰电者，一气之化也"（《大戴礼·曾子天园》）。"由太虚，有天之名；由气化，有道之名"（《正蒙·太和》）。"气化者，气之化也……气化者，一阴一阳，动静之几，品汇之节具焉"（《正蒙注》）。"万物之始，皆气化；既形，然后以形相禅，有形化。形化长，则气化渐消"，"天地之气，相交而密，则生万物之化醇……男女精气交构，则化万物……一阴一阳，岂可亡也"（《二程遗书》），意即气化即气的运动变化。一气分阴阳，阴阳是气的固有属性，无论是自然天地，还是人类男女，都是在气的运动过程中，由阴阳二气相感相应而和合所产生。

在物理学上，气化指物质从液态转化为气态的过程，有蒸发和沸腾两种形式。

在语音学上，气化指浊音的清音化，语音由浊音变为清音的一种变化。如"病"、"动"、"共"等字的声母，原为古汉语的浊声母，演变为现在的普通话的清声母，就是浊音清音化的结果。

在中医学上，气化，一是指自然界六气的变化。"岁候，其不及太过，而上应五星……承天而行之，故无妄动，无不应也。卒然而动者，气之交变也，其不应焉。故曰：应常不应卒。此之谓也。帝曰：其应奈何？岐伯曰：各从其气化也"（《素问·气交变大论》）。"少阴司天为热化，在泉为苦化，不司气化，居气为灼化"（《素问·至真要大论》）。二是泛指人体内气机的运行变化，即在气的作用下，脏腑的功能活动，精气血津液等不同物质之间的相互化生，以及物质与功能之间的转化，包括了体内物质的新陈代谢，以及物质转化和能量转化等过程。"膀胱者，州都之官，津液藏焉，气化则能出矣"（《素问·灵兰秘典论》）。凡人之胚胎形成，及其初生、成长，均因于气化。故曰："人类伊始，气化之也。两间既有人类，其由气化，继由形化，父精母血，子孹孙生。然必历十月，备受四时之气，而后娩怀。是成胎成形，仍气化也。娩怀而后，鼻受天之气，口受地之味。其气所化宗气、营、卫，分而为三。由是化津、化液、化精、化血，精复化气，以奉养生身"（《景景室医稿杂存》）。气化的过程包括形化、气化及形气转化。在这一过程中，既有有形物质向气的转化，如食物经脾胃腐熟运化之后化为营气，又有气向有形物质的转化，如营气在心肺的作用下而化为血液。人体是一个不断发生气化作用的机体。阳化气，阴成形。阳主动，阴主静。阴阳动静的相互作用是气化作用的根源。要言之，人体的生命活动全恃气化，气化是生命活动的本质所在。

气的推动、温煦、防御、固摄、营养、气化等功能，虽然不尽相同，但密不可分，在生命活动中相互促进，协调配合，共同维系着人的生命过程。

气是维持生命活动的物质基础。这种生命物质——气，经常处于不断自我更新和自我复制的新陈代谢过程中。气的这种运动变化及其伴随发生的能量转化过程，即气化过程。《素问·阴阳应象大论》所说的"味归形，形归气；气归精，精归化；精食气，形食味；化生精，气生形……精化为气"等，就是对气化过程的概括。气化为形、形化为气的形气转化的气化运动，包括了气、精、血、津液等物质的生成、转化、利用和排泄过程。人体必须不断地从周围环境摄取生命活动必需的物质，否则，生命就无法维持。人以水谷为本，得谷则昌，绝谷则亡。脏腑经络等组织器官，无不在不同的角度、范围与深度上参与了这类气化运动，并从中获取所需要的营养和动力，而排出无用或有害的代谢产物。人体的气化运动是永恒的，存在于生命过程的始终，没有气化就没有生命，故曰："物之生，从于化，物之极，由乎变；变化之相薄，成败之所由也"（《素问·六微旨大论》）。由此可见，气化运动是生命最基本的特征。

如果气的气化作用失常，则能影响整个物质代谢过程。如：影响饮食物的消化吸收；影响精、气、血、津液的生成、输布；影响汗液、尿液和粪便的排泄等，从而形成多种复杂的病变。

四、气的运动

（一）气机的概念

气的运动称为气机。机者有枢机、枢要、关键之意。运动是气的根本属性。气的运动是自然界一切事物发生发展变化的根源，故称气的运动为气机。气化活动是以气机升降出入运动为具体体现的。气机升降出入运动就是气的交感作用。人体是一个不断地发生着升降出入的气化作用的机体。

人体的气处于不断地运动之中，它流行于全身各脏腑、经络等组织器官，无处不有，时刻推动和激发着人体的各种生理活动。气的升降出入运动一旦停止，就失去了维持生命活动的作用，人的生命活动也就终止了。

（二）气机的形式

位有高下，则高者下降，下者上升；气有盈虚，则盈者溢出，虚者纳入，故有高下盈虚的阴阳对立，就必然产生气的升降出入的运动，这是事物的辩证法。"升降出入，无器不有。故器者，生化之宇。器散则分之，生化息矣。故无不出入，无不升降"（《素问·六微旨大论》）。古人以升、降、出、入四字来说明物质气的运动规律和具体表现形式。"分言之，为出入，为升降；合言之，总不外乎一气而已矣"（《吴医汇讲》）。其中，升，指气行向上；降，指气行向下；出，是气由内而外；入，是气由外而内。气的升降出入之间是互为因果，联系协调的。故曰："无升降则无以为出入，无出入则无以为升降。升降出入，互为其枢者也"（《读医随笔·气血精神论》）。

"上下之位，气交之中，人之居也"，"气交之分，人气从之，万物由之，此之谓也"（《素问·六微旨大论》）。人类生活在宇宙之中，人体的气化运动也必须遵循这一规律。所以在生命过程中，"非出入则无以生长壮老已，非升降则无以生长化收藏"（《素问·六微旨大论》）。没有升降出入就没有生命活动，故曰"出入废，则神机化灭；升降息，则气立孤危"（《素问·六微旨大论》）。可见，升降出入是万物变化的根本，是生命活动的体现。一旦升降出入失去协调平衡，就会出现各种病理变化；而升降出入止息，则生命活动也就终止了。

升降出入为一切器物的共同属性。器与道是中国古代哲学的一对范畴。"形而上者谓之道，形而下者谓之器"（《易·系辞上》）。"道"是无形象的，含有规律和准则的意义；"器"是有形象的，指具体事物。中医学认为，每一个器物内部都是一个发生形气转化的气化作用的世界。由于气的运动，使器物内部出现升降的变化，同时与外界环境又发生内外出入的一定关系。故曰"升降出入，无器不有"，"气之升降，天地之更用也"，"高下相召，升降相因"（《素问·六微旨大论》）。天为阳，地为阴，天地阴阳上下之间相引相召，升已而降，降已而升，升降相因，从而引起世界的各种各样的运动变化。升与降，出与入，以及升降与出入，相互为用，相反相成，共同完成人体内部及其与外界环境之间的气化过程。升者升其阳，降者降其阴，出者吐其故，入者纳其新。升降侧重里气与里气相回旋，侧重体内的气化过程；出入则侧重里气与外气相交接，侧重人体与外界环境的物质交换。升降出入，内而脏腑，外而皮毛，上而头面，下而百骸，纵横往来，并行不悖。"不止言升降，而必言出入。升降直而出入横，气不能有升降而无出入，出入废则升降亦必息矣。止论升降，不论出入，是已得一而遗一"（《读医随笔·升降出入论》）。

升降出入是机体维持生命活动的基本过程，诸如呼吸运动，水谷的消化吸收，津液代谢，气血运行等，无不赖气的升降出入运动才能实现。

呼吸运动：呼出浊气为出，吸入清气为入。自然界的清气，由鼻吸入肺，而体内代谢后的浊气，又由肺呼出体外，如此出入有序，吐故纳新，使机体与外界环境的气体不断地进行交换。

人体的正常呼吸，是肺肾两脏升降运动的反映。肺为气之主，肾为气之根。肺主出气，肾主纳气，上下相交，呼吸乃和。若肺失宣肃，肾失摄纳，升降不得，则或咳嗽、咯痰、气喘不能平卧，或喘促气短，呼多吸少，动辄尤甚等。因此，权衡肺肾升降异常是治疗呼吸系统疾病的关键。但"呼出心肺主之，吸入肾肝主之，呼吸之中，脾胃主之，故惟脾胃所主中焦，为呼吸之总持，使气积贲门不散，而阻其出入，则危急存亡非常之候"（《医门法律》）。可见呼吸赖于肺肾升降，然又非独肺肾升降，而是五脏升降出入共同作用的结果。

水液代谢：人体的水液代谢，主要是靠肺、脾、肾、大小肠、三焦、膀胱等脏腑，不断地升降运动，使清者上升，浊者下降，从而维持水液代谢的平衡。但"上焦不治，则水泛高源；中焦不治，则水留中脘；下焦不治，则水乱二便"（《医学三字经》）。若肺、脾、肾等失其所司，则升降无能而水湿无制，或泛溢肌肤而为水肿，或积于腹中而为臌胀，或停于胸胁而为痰饮，或凌心射肺而心悸、喘促，或浊阴不降而为眩晕、呕逆、癃闭等。其治疗务使清阳升而正气复，浊阴降而邪气去，不外宣肺、健脾、温肾、利湿等。

消化吸收：脾胃居中，为人体气机升降之枢纽。在"肝主疏泄"功能的帮助下，司饮食的消化、吸收和输布，为气血生化之源。脾主运化而升清，胃主受纳而降浊。食物经脾胃腐熟运化，小肠泌别清浊以后，其清者由脾气转输而"上归于肺"，"散精于肝"，"淫精于脉"。其浊者由胃气下降而传入大肠，大肠吸收水分后形成粪便而排出体外。脾气不可一日无升，胃气不可一日无降。若脾胃功能失司，则上为呕吐、呃逆、噎膈反胃；下为泻痢、霍乱、便秘、内脏下垂；中为脘痛痞满、厌食等。脾胃之治的基本原则是纳食主胃，运化主脾，脾宜升则健，胃宜降则和。太阴湿土，得阳始运，阳明燥土，得阴自安。脾喜刚燥，胃喜柔润。仲景急下存阴，其治在胃，东垣大升阳气，其治在脾。

血液运行：血液来源于水谷之精华，生化于脾，宣布于肺，总统于心，藏受于肝，化精于肾，以和调五脏，洒陈六腑。因此，血液循环主要是靠心肝脾肺肾等脏腑的气机调节来完成的。故曰："心主血"，"肝藏血"，"脾统血"，"肺助心行血"，"肾精可化为血"。若人体血液循行方面的升降失常，上为吐血、衄血、咳血等；下为崩漏、尿血、便血。"血从上溢者，必假道肺胃；从下脱者，势必由于二肠及膀胱下达"（《张氏医通》）。凡血液循行功能失常之证，见咳嗽喘满及胸膈左右胀痛者，病在肺，治宜清降，不宜升浮；如膈中一丝牵痛或懊恼嘈杂者，病在心包，宜养荣，不宜耗散；如腹膨不饥，食不知味，吐涎沫者，病在脾，宜温中，不宜酸寒；如胁肋牵痛，躁扰不安，往来寒热者，病在肝，宜甘缓，不宜秘滞；如气短似喘，咽痛声哑，骨蒸盗汗者，病在肾，宜滋阴壮水，不宜香燥；如呕吐烦渴大热不得卧者，病在胃，补泄当查兼症，勿谓阳明尽可攻之。

总之，升降出入存在于一切生命过程的始终。"死生之机，升降而已"，是古人对生命规律的高度概括。

（三）脏腑经络气机升降出入的规律

"器者，生化之宇，器散则分之，生化息矣"（《素问·六微旨大论》）。人体脏腑、经络、形体官窍等是气机升降出入的场所。"人身之气，经盛则注于络，络盛则注于经"（《冯氏锦囊秘录》），"玄府者，无物不有，人之脏腑皮毛肌肉筋膜骨髓爪牙至于万物，悉皆有之，乃出入升降道路门户也……人身肌肉、筋骨，各有横直腠理，为气出入升降之道。"（《读医随笔·升降出入论》）气的升降出入运动，只有通过脏腑经络的生理活动才能具体体现出来。换言之，机体的各种生理活动都是气升降出入运动的具体体现。

1. 脏腑气机升降出入的规律 人体脏腑的生理功能，无非是升其清阳，降其浊阴，摄其所需，排其所弃。人体脏腑经络，精气血津液，均赖气机升降出入而相互联系，维持正常的生理功能，并与它周围环境不断地进行新陈代谢。升降运动是脏腑的特性，是物质运动的规律。而每一种物质运动的形式，又为其自身所具有的特殊本质所规定。因此，五脏六腑的功能活动及其物质和能量代谢的升降趋势亦不尽相同。

人体的生命活动，内而消化循环，外而视听言行，无一不是脏腑升降运动的表现。"出入"则是升降运动的外在表现，与升降运动密切联系。一般说来，五脏贮藏精气，宜升；六腑传导化物，宜降。就五脏而言，心肺在上，在上者宜降；肝肾在下，在下者宜升；脾居中而通连上下，为升降的枢纽。左右为阴阳之道路，肝主升发，从左而升，肺主肃降，从右而降，肝左肺右，犹如两翼，为气机升降的道路。六腑，"所以化水谷而行津液者也"（《灵枢·本脏》），虽然传化物而不藏，以通为用，宜降，但在饮食物的消化和排泄过程中，也有吸收水谷精微、津液的作用。如胆之疏泄胆汁，胃之腐熟水谷，小肠之泌别清浊，大肠之主津等。可见，六腑的气机运动是降中寓升。不仅脏与脏、腑与腑、脏与腑之间处于升降的统一体中，而且每一脏腑本身也是升与降的统一，即升降中复有升降。总之，脏腑的气机升降运动，在生理状态下，是有一定规律的，一般可体现出升已而降，降已而升，升中有降，降中有升的特点。

脏腑的气机升降，除一般规律外，还有其本身的活动规律。

心位于胸中，在上焦，主血脉，藏神。心推动血液在脉中循一定规律和方向，循环不息，以供养全身的需要。心主神明，为一切精神意识、思维活动的总司，五脏六腑之大主，统御全身各脏腑组织，使之维持平衡、协调，维持正常的生命活动。其升降特性主要为降，而降中又有升降。

肺居膈上，其位最高，为五脏六腑之华盖。主气，司呼吸，助心行血，通调水道，调节水液代谢，外合皮毛，为人体抵御外邪的屏障。肺的这些生理功能是通过肺气的宣发和肃降来完成的。肺之宣发和肃降是升降出入的对立统一。没有宣发就无所谓肃降，没有肃降也无所谓宣发。但肺气以清肃下降为顺，可见肺的气机特性主要为降，升居其次。

肝位于右胁，主升发，喜条达，体阴而用阳。肝主疏泄，调畅气机，使气血运行无阻。其气机升降，以升为主，降居其次。"人动则血运于诸经，人静则血归于肝藏"（王冰注《素问·五脏生成》）。肝贮藏血液，调节血流量，疏泄于心脉，升发而上，又运行于全身，则"肝受血而能视，足受血而能步，掌受血而能握，指受血而能摄"（《素问·五脏生成》）。"肝之余气溢入于胆，聚而成精"（《东医宝鉴》）。胆汁来源于肝，肝分泌胆汁，下泄于胆、小肠；且能疏泄精关，调节精血，与生殖功能有关；又能疏利三焦通调水道，使三焦气治，则脉络通而水道利，参与水液代谢，降泄而下。

肾位于下焦,主藏精,主水液,主纳气,其气机以升为要,降居其次。

脾胃位于中焦,脾宜升则健,胃宜降则和,气机升降运动在正常的生理活动中,虽然和各脏腑皆有关系,但升降之枢纽在于脾胃。人身心肺在上,行营卫而光泽于外;肝肾在下,养筋骨而强壮于内;又须脾胃在中,传化精微以灌四旁。"厚德清静,顺长以盈,至阴内实,物化充成"(《素问·五常政大论》),"脾具坤静之德,而有乾健之运,故能使心肺之阳降,肝肾之阴升,而成天地之泰"(周学海《读医随笔》引朱彦修语)。可见,脾胃为后天之本,气血生化之源,为脏腑气机升降的轴心。"肝主升,肺主降……心主动,肾主静……静藏不致于枯寂,动泄不致于耗散,升而不致于浮越,降而不致于沉陷,则属脾中和之德所主也。故曰脾胃居中,为上下升降之枢纽"(《医碥》)。

人体是一个完整的统一体。各脏腑组织不仅各自进行升降运动以完成各自的新陈代谢,而且各脏腑之间的升降运动又是相互为用,相互制约和相互化生的。

综上所述,人体脏腑组织及各脏腑组织之间的气机升降,共处于升降出入的对立统一体中,共同完成整个机体的新陈代谢,保证生命活动的物质基础——气的不断自我更新。即不断地从外界摄取食物,并将这种物质通过气化作用,升清降浊,摄其精微而充养自身。同时又将代谢产物排出体外,以维持机体物质代谢和能量转换的动态平衡。故曰:"饮入于胃,游溢精气,上输于脾,脾气散精,上归于肺,通调水道,下输膀胱,水精四布,五经并行","食气入胃,散精于肝,淫气于筋。食气入胃,浊气归心,淫精于脉,脉气流经,经气归于肺。肺朝百脉,输精于皮毛。毛脉合精,行气于腑,腑精神明,留于四脏,气归于权衡"(《素问·经脉别论》)。脏腑气机升降运动的这种动态平衡,是维持正常生命活动的关键。所以说:"生命也是存在于物体和过程本身中的不断自行产生并自行解决矛盾,这一矛盾停止,生命亦停止"(恩格斯)。

在新陈代谢过程中,肝之升发,肺之肃降,心火下降,肾水上升,脾气上升,胃气下降等脏腑的气机升降运动,以肺、脾、肾最为重要,而肾尤为重要,是气机升降之本。肾为先天之本,五脏之阳非此不能发,五脏之阴非此不能滋。只有肾阳的蒸煦,脾胃才能斡旋而有运化腐熟之能,也只有肾气之摄纳,肺气方能下降,通调水道,下输膀胱,大肠也因此传化糟粕。所以说脏腑的升降运动,"惟肾为根"(《医贯·内经十二官论》)。肺主治节,肺"气调则营、卫、脏、腑无所不治"(《类经》)。可见,脏腑升降运动皆受其调节。脾胃为后天之本,气血生化之源,只有通过脾的运化和转输作用,其余各脏器才能得到济养而维持其正常的生理功能。故曰:"脾以阴土而升于阳,胃以阳土而降于阴。土位于中,而火上、水下、左木、右金。左主乎升,右主乎降。五行之升降,以气不以质也。而升降之权,又在中气……升则赖脾气之左旋,降则赖胃土之右转也。故中气旺,则脾升而胃降,四象得以轮旋;中气败,则脾郁而胃逆,四象失其运行矣"(《医学求是·血证求原论》)。

2. 经络气机升降的规律 经络是人体气血运行的通道,内联五脏六腑,外络肢节官窍,使机体成为一个完整的有机体,保持着物质能量代谢的平衡和生理功能的协调一致。十二经脉的体表循行完全符合升已而降、降已而升的规律,体现了上焦内脏主降,下焦内脏主升的特点。体腔内部的经络则多为升降相交错,升中有降,降中有升。所以说经络系统是人体气机升降的重要渠道。十二经脉的循行规律,也反映了脏腑的升降规律。

凡脏气上升的,其相表里的腑气就是下降的。如足三阴经起于足趾端,经下肢内侧上行，止于胸腹部，分别交于手三阴经，即：足之三阴，从足入腹。

足→下肢内侧→胸腹（内踝上八寸）

足三阴经
- 肝经：蹈趾外侧（大敦）→前缘→肝经→胁肋（期门）
- 脾经：蹈趾内侧（隐白）→中线→脾经→胁肋（大包）
- 肾经：小趾端下（至阴）→后缘→胸中（俞府）

头→躯干→下肢外侧→足

足三阳经
- 胃经：鼻旁（迎香）→胸腹→前缘→二趾外侧（厉兑）
- 胆经：眼外角（瞳子髎）→身侧→中线→四趾外侧（窍阴）
- 膀胱经：眼内角（睛明）→背腰→后缘→小趾外侧（至阴）

凡脏气是下降的，其相表里的腑气就是上升的。如手三阴经起于胸部循上肢内侧上行，止于手指端，分别同手三阳经相接，即：手之三阴，从胸走手。

胸→上肢内侧→手

手三阴经
- 肺经：胸中（中府）→前缘→拇指侧端（少商）
- 心经：胸中（膻中）→中线→中指（中冲）
- 心包经：心中→后缘→小指（少冲）

手→上肢外侧→头

手三阳经
- 大肠经：食指（商阳）→前缘→鼻旁（迎香）
- 三焦经：无名指尺侧（关冲）→中线→眼外角（丝竹空）
- 小肠经：小指外侧（少泽）→后缘→耳中（听宫）

反之，凡腑气是上升的，其相表里的脏气就是下降的。如手三阳经从手走头（升），而手三阴经则从胸走手（降）。凡腑气是下降的，其相表里的脏气就是上升的。如足三阳经之从头走足（降），而足三阴经则从足走腹（升）。另一方面，凡手经所属脏腑之气是上升的，它同名的足经所属脏腑之气就是下降的。如手三阳经从手走头（升），而足三阳经则从头走足（降）。凡手经所属脏腑之气是下降的，它同名的足经所属脏腑之气就是上升的。如手三阴经之从胸走手（降），而足三阴经则从足走腹（升）。反之，凡足经所属脏腑之气是下降的，它同名的手经所属脏腑之气就是上升的。如足三阳经从头走足（降），而手三阳经则从手走头（升）。凡足经所属脏腑之气是上升的，它同名手经所属脏腑之气就是下降的。如足三阴经从足走腹（升），而手三阴经则从胸走手（降）。

总之，十二经脉循行规律与脏腑气机升降规律基本是一致的。

五、气的分类

人是自然界的特殊组成部分，人生活在气交之中，人与外界环境是一个有机的统一整体。自然界的变化直接或间接地影响着人体自身的存在发展，人体的变化也相应地反映着自然界的运动变化。《黄帝内经》从"人与天地相参"的关系来考察，将气分为自然之气、生理之气、病邪之气和药物之气。天地自然之气，包括天地之气、五行之气、四时之气等。人禀天地之气而生，依四时之法而成。人体内包含有天地阴阳之气和五行之气，天地阴阳五行之气内化于人体，构成了人体的生理之气。生理之气是人体生命活动的物质基础，其运动变化也是人体生命运动的规律，诸如人气、精气、阴阳之气、清浊之气、经气、五脏之气、神气等等。生理之气在人的形体、生理、精神等生命运动过程中，具体表现在脏腑、经络、形体官窍各个部位上。病邪之气包括风气、寒气、燥气、湿气、暑气、火气等外感邪气，以及因气的失调而表现出来的厥、逆、恶、暴、肥、痹气等。药物之气指用气解释药物的性质和功用，包括寒、热、温、凉四气和酸、苦、甘、辛、咸五味。《黄帝内经》从人体复杂的生命运动和疾病现象，深入地分析了气的具体表现形态。

《黄帝内经》以降，历代医家多宗"气本一元"之说。如喻昌认为"气有外气，天地之气也；有内气，人身之元气也。气失其和则为邪气，气得其和则为正气，亦为真气。但真气所在，其义有三：曰上、中、下也；上者，所受于天，以通呼吸者也；中者，生于水谷，以养营卫也；下者，气化于精，藏于命门……人之所赖，惟此气耳"（《医门法律·先哲格言》）。"身形之中，有营气，有卫气，有宗气，有脏腑之气，有经络之气，各为区分"（《医门法律·明胸中大气之法》）。喻氏将人身所有的气统属于真气。何梦瑶亦认为"气一耳，以其行于脉外，则曰卫气；行于脉中，则曰营气；聚于胸中，则曰宗气。名虽有三，气本无二"（《医碥·气》）。基于"气本一元"之说，就元气、宗气、营气和卫气而言，元气在生命之初，源于父母之精，是生命物质系统中最高层次、最根本的气，对人体的代谢和功能起推动和调节作用；而宗气、营气、卫气均来自后天的水谷精气与清气，根据其主要组成部分，分布部位和功能特点不同而称谓，它们是较低层次的气，能供给人体以营养和动力。

人体的气，从整体而言，是由肾中精气、脾胃化生而来的水谷精气和肺吸入的清气，在肺、脾胃、肾等脏腑的综合作用下而生成的，并充沛于全身而无处不到。由于其主要组成部分、分布部位和功能特点不同，而又有多种不同名称的气。

基于"气本一元"之说，人体之气的结构层次可分为：真气居最高层次，将其按先天和后天划分为先天之气和后天之气，则先天之气和后天之气位于第二层次。先天之气为元气，后天之气包括宗气、营气和卫气。其中，营气和卫气又隶属于宗气。先天之气和后天之气，分布、运行于脏腑经络之中，合而化为脏腑经络之气。则脏腑经络之气属于第三层次。脏腑经络之气还可细分为具体的脏气、腑气、经气、络气等等。

$$\text{真气}\begin{cases}\text{先天之气——元气}\\ \text{后天之气——宗气}\begin{cases}\text{营气}\\ \text{卫气}\end{cases}\text{脏腑经络之气}\end{cases}$$

基于"气本一元论"之说，我们根据气的来源、分布和功能特点将气分为元气、宗气、营气、卫气四类。

（一）元气

1. 基本含义　元气又名原气、真气、真元之气、生气。

元气本为中国古代唯物主义哲学范畴，指构成天地万物的原始物质。在中国古代哲学气范畴演变过程中，从秦汉时始，将气释为元气。其中，以东汉·王充为代表的元气论。"元气者，天地之精微也"（《论衡·四纬》），"万物之生，皆禀元气"（《论衡·言毒》）。宋代至明清的唯物主义哲学家多言气，少及元气。明·王廷相认为元气是天地未分的原始混沌总体，"元气化而为万物，万物各受元气而生"（《雅述》），强调元气无形而实有物。元气论者认为元气是天地万物的本原，也是智慧生灵的本原。元气按其不同的特性，具体表现为精气，天地之气，阴阳之气，五行之气，五常之气等等，它们相应地产生各种不同的物类。

在中医学上，《黄帝内经》只言真气，不言元气。元气、原气，首见于《难经》："诸十二经脉者，皆系于生气之原。所谓生气之原者，谓十二经之根本也，谓肾间动气也，此五脏六腑之本，十二经脉之根，呼吸之门，三焦之原"（《难经·八难》）。"脐下肾间动气者，人之生命也，十二经之根本也，故名曰原"（《难经·六十六难》）。"脉有根本，人有元气，故不死"（《难经·十四难》）。"原，本作源"，"原，本也"（《释文》）。"元，本也"（《正字通》）。"元，犹原也"，"元者为万物之本原，而人之元在焉"（《春秋繁露》）。《易·象》谓"乾元"、"坤元"分别为万物所"资始"、"资生"。要之，元、原同义，本始之意。原气又称元气。"真气又名元气"（《脾胃论》）。故中医文献上常常元气、原气、真气通称。但是，人体之气的真气是先天之气和后天之气的统称，包括元气、宗气、营气、卫气等。元气属真气的下位概念，不应与真气混称。据元、原的本始之意。元气、原气为生命本始之气。在胚胎中已经形成，秘藏于肾中，与命门有密切联系，为先天之气。所以，元气是人体最根本、最原始、源于先天而根于肾的气，是人体生命活动的原动力，包括元阴、元阳之气。故曰："元气是生来便有，此气渐长渐消，为一生盛衰之本"（《医学读书记·通一子杂论》）。因元气来源于先天，故又称先天之气。

2. 生成与分布

（1）生成：元气根于肾，其组成以肾所藏的精气为主，依赖于肾中精气所化生。"命门者……原气之所系也"（《难经·三十六难》）。"命门为元气之根"（《景岳全书·传忠录》）。肾中精气，虽以先天之精为基础，又赖后天水谷精气的培育。所以李杲说："元气之充足，皆由脾胃之气无所伤，而后能滋养元气。若胃气之本弱，饮食自倍，则脾胃之气即伤，而元气亦不能充"（《脾胃论》）。

总之，元气根源于肾，由先天之精所化生，并赖后天之精以充养而成。所谓"先天真一之气，自下而上，与后天胃气相接而出，而为人身之至宝"（《医原》）。但元气之盛衰，并非完全取决于先天禀赋，与脾胃运化水谷精气的功能密切相关。所以说："人之自生至老，凡先天之有不足者，但得后天培养之力，则补天之功，亦可居其强半，此脾胃之气所关乎人生者不小"（《景岳全书·传忠录》）。

（2）分布：元气发于肾间（命门），通过三焦，沿经络系统和腠理间隙循行全身，内而五脏六腑，外而肌肤腠理，无处不到，以作用于机体各部分。

"命门为元气之根，为水火之宅"（《景岳全书》）。"人身血肉之躯皆阴也，父母媾精时，一点真阳，先身而生，藏于两肾之中，而一身之元气由之以生，故谓生气之原"（《医门法律》）。可见，肾为元气之根。元气从肾发出，经三焦循经脉而行。所以说："三焦者，原气之别使也，主通行诸气，经历五脏六腑……所止辄为原"（《难经·三十六难》）。"三焦为元气循行的重要脏器"，"三焦资始于肾间……下焦禀元气……上达至于中焦，主受五脏六腑精悍之气也，化而为营卫，营卫之气得真元之气相合，主通达乎上焦，始经历五脏六腑也……故以三焦所留止之处辄以为原"（《图注难经》）。说明元气是并营卫之气循环往复于十二经脉之中，且循任督二脉环流不休。冲脉、带脉、维脉、跷脉等八条奇经虽不参加元气的循行，但对全身之气的分布有调节作用。元气除并营卫之气行于十二经脉和奇经八脉之外，还运行于本经经别之中。

总之，元气始于肾间，经下、中、上三焦，由手太阴肺经进入十二正经中，布于周身，蓄于奇经，溢于三百六十五穴，然后再经腠理和大小络脉汇聚于四肢末端的井穴，入本经至经别，直接深入脏腑，继而浅出头颈部经穴，胸腹募穴和背部俞穴，自奇经总集于任督二脉，下归肾脏。

元气在循行过程中，经过了人体的各脏腑、经络及体表组织。元气循此路径，周而复始地循环，以发挥其正常的生理功能。

3. 主要功能 元气是构成人体和维持人体生命活动的最基本物质，有推动人体的生长和发育，温煦和激发脏腑、经络等组织器官生理功能的作用，为人体生命活动的原动力。

元气是构成人体的本原。"气者，人之根本也"（《难经·三十六难》）。元气为其生身之精气，人之始生，以母为基，以父为楯。"所以发生吾身者，即真阳之气也"，"所以成立吾身者，即真阴之气也"（《类经附翼》）。故人之所生，全赖此气。元气的存亡，即生命的存亡，"此中一线未绝，则生气一线未亡"（《医学源流论·元气存亡论》）。

元气能推动人体的生长发育。机体生、长、壮、老、已的自然规律，与元气的盛衰密切相关。人从幼年开始，肾气与肾精逐渐充盛，则有齿更发长等生理现象。到了青壮年，肾气、肾精进一步充盈，乃至达到极点，机体也因之发育到壮盛期，则真牙生，体壮实，筋骨强健。待到老年，肾气、肾精衰退，形体也逐渐衰老，全身筋骨运动不灵活，齿摇发脱，呈现出老态龙钟之象。由此可见，肾气、肾精决定着机体的生长发育，为人体生长发育之根本。如果元气亏少，影响到人体的生长发育，会出现生长发育障碍，如发育迟缓、筋骨痿软等；成年则出现未老先衰，齿摇发落。

元气能温煦和激发脏腑、经络等组织器官的生理活动。命门为元气之根，水火之宅，五脏之阴气非此不能滋，五脏之阳气非此不能发。故"心得命门而神明有主，始可以应物；肝得命门而能决断；胃得命门而能受纳；脾得命门而能转输；肺得命门而能治节；大肠得命门而能传导；小肠得命门而能布化；肾得命门而体强；三焦得命门而决断；膀胱得命门而收藏"（《石室秘录》）。反之，"肾无此则无以作强，伎巧不出矣；膀胱无此，则三焦之气不化，而水道不行矣；脾胃无此，则不能腐熟水谷，而五味不出矣；肝胆无此，则将军无决断，而谋虑不出矣；大小肠无此，则变化不行，而二便闭矣；心无此，则神明昏，而万事不能应矣"（《医贯》）。所以，元气者性命系之。元气充足，则精神昌盛。若元气微虚，则神微去；若元气衰竭，则神去机息。元气虚损之治重在治肾，"务使阴阳和平，水升火降，归于中庸之道而已"（《医权初编》）。

（二）宗气

1. 基本含义 宗气又名大气，"膻中者，大气之所在也。大气亦谓之宗气"（《靖盦说医》）。由肺吸入的清气与脾胃化生的水谷精气结合而成，其形成于肺，聚于胸中者，谓之宗气。宗气在胸中积聚之处，称作"上气海"，又名膻中。因此，宗气为后天之气运动输布的本始，故名曰宗气。实际上，宗气是合营卫二气而成的。所以说"宗气者，营卫之所合也，出于肺，积于气海，行于气脉之中，动而以息往来者也"（《读医随笔·气血精神论》）。

2. 生成与分布

（1）生成：宗气是由水谷精微和自然界的清气所生成。饮食物经过脾胃的受纳、腐熟化生为水谷精气，水谷精气赖脾之升清而转输于肺，与由肺从自然界吸入的清气相互结合而成。肺和脾胃在宗气的形成过程中起着重要的作用。故曰："膻中宗气主上焦息道，恒与肺胃关通"（《医门法律》）。因此，肺的呼吸功能和脾胃之腐熟运化功能正常与否，直接影响着宗气的盛衰。

（2）分布：宗气积聚于胸中，贯注于心肺之脉。其向上出于肺，循喉咙而走息道，经肺的作用而布散于胸中上气海。所谓"其大气之抟而不行者，积于胸中，命曰气海"（《灵枢·五味》）。向下赖肺之肃降而蓄于丹田（下气海），并注入足阳明之气街（相当于腹股沟部位）而下行于足。所以说："宗气留于海，其下者，注于气街；其上者，走于息道。"（《灵枢·刺节真邪》）

3. 主要功能　宗气的主要生理功能有三个方面。

走息道而司呼吸：宗气上走息道，推动肺的呼吸，即"助肺司呼吸"。所以，凡言语、声音、呼吸的强弱，均与宗气的盛衰有关。故临床上对语声低微、呼吸微弱、脉软无力之候，称肺气虚弱或宗气不足。

贯心脉而行气血：宗气贯注入心脉之中，帮助心脏推动血液循行，即"助心行血"。所以，气血的运行与宗气盛衰有关。由于宗气具有推动心脏的搏动、调节心率和心律等功能，故曰："胃之大络，名曰虚里（相当于心尖搏动部位），贯膈络肺。出于左乳下，其动应衣（手），脉宗气也……乳之下，其动应衣，宗气泄也"（《素问·平人气象论》）。所以，临床上常常以"虚里"的搏动和脉象状况，来测知宗气的旺盛与衰少。宗气不足，不能助心行血，就会引起血行瘀滞，所谓"宗气不下，脉中之血，凝而留止"（《灵枢·刺节真邪》）。

人体的视、听、言、动等功能与之相关："宗气者，动气也。凡呼吸、言语、声音，以及肢体运动，筋力强弱者，宗气之功用也"（《读医随笔·气血精神论》）。

综上所述，宗气对呼吸运动和血液循行具有推动作用，故云："宗气积于胸中，出于喉咙，以贯心脉而行呼吸焉"（《灵枢·邪客》）。此外，"宗气者，营卫之所合"，所以，宗气、营气、卫气，"三气互为体用，有两得而无两离者也"（《读医随笔·气血精神论》）。"宗气者，为言气之宗主也……及其行也，肺得之而为呼，肾得之而为吸，营得之而营于中，卫得之而卫于外"（《医旨绪余·宗气营气卫气》）。

宗气不足，常用补益心肺之品治之。

（三）营气

1. 基本含义　营气，是血脉中具有营养作用的气。因其富于营养，故称为营气。所以说："营气者，出于脾胃，以濡筋骨、肌肉、皮肤，充满推移于血脉之中而不动者也"（《读医随笔·气血精神论》）。由于营气行于脉中，而又能化生血液，故常常"营血"并称。营气与卫气相对而言，属于阴，故又称为"营阴"。

2. 生成与分布

（1）生成：营气是由来自脾胃腐熟运化的水谷精气中的精粹部分和肺吸入的自然界清气相结合所化生。宗气是营卫之所合，其中运行于脉中者，即为"营气"。所以说："荣者（营气），水谷之精气也，和调于五脏，洒陈于六腑，乃能入于脉也，故循脉上下，贯五脏络六腑也"（《素问·痹论》）。

（2）分布：营气通过十二经脉和任督二脉而循行于全身，贯五脏而络六腑（图 3-3-1）。

十二经循行：营气出于中焦（脾胃），循行到手太阴肺经，由手太阴肺经传注到手阳明大肠经，再传至足阳明胃经，以后依次传注到足太阴脾经、手少阴心经，手太阳小肠经，足太阳膀胱经，足少阴肾经，手厥阴心包经，手少阳三焦经，足少阳胆经，足厥阴肝经，最后由足厥阴肝经复注入手太阴肺经，构成了营气在十二经脉中循行流注于全身的通路。此为营气的十二经循行。

任督循行：营气在十二经循行周流时，还有另一分支，从肝别出，上至额部，循巅顶，下行项的中间，沿脊骨下入尾骶部，这是督脉循行的路径；其脉又络阴器，上过毛际入脐中，向上入腹里，此为任脉循行的径路。再进入缺盆部，然后下注入肺中，复出于手太阴肺经，构成了营气的任督循行路径。营气的十二经脉循行和任督循行，组成了营气的十四经流注。如此自上而下，又自下而上，出阴入阳，又出阳入阴，相互逆顺运行，如环无端。诚如《黄帝内经》指出的："营气之道，内谷为宝。谷入于胃，乃传之肺，流溢于中，布散于外。精专者行于经隧，常营无已，终而复始，是谓天地之纪。故气从太阴出，注手阳明。上行注足阳明，下行至跗上，注大指间与太阴合……复从跗注大指间，合足厥阴，上行至肝，从肝上注肺……下注肺中，复出太阴。此营气之所行也，逆顺之常也"（《灵枢·营气》）。

关于营气的循行速度根据《灵枢·五十营》记载有两种计算方法，简介如次，仅供参考：

其一，"呼吸定息"计算法：人体经脉的总长度为十六丈二尺，一呼一吸（谓之一息）营气运行六寸。一昼夜呼吸次数为一万三千五百息，故以呼吸次数计，营气循行一周为二百七十息，那么一昼夜营气循行的周次为五十周。

其二，"漏下百刻"计算法：漏下百刻，指漏水下百刻而言。铜壶滴漏，是古代计时器，以一昼夜分为一百刻，每昼夜铜壶滴水下注一百刻。营气循行十四经一周的时间，则漏下二刻，故每昼夜营气循行于人体五十周。

3. 主要功能　营气的主要生理功能包括化生血液和营养全身两个方面。

（1）化生血液：营气经肺注入脉中，成为血液的组成成分之一。"营气者，泌其津液，注之于脉，化以为血"（《灵枢·邪客》）。"上注于肺脉，乃化而为血"（《灵枢·营卫生会》）。

（2）营养全身：营气循脉流注全身，为脏腑、经络等生理活动提供营养物质。营运全身上下内外，流行于中而滋养五脏六腑，布散于外而浇灌皮毛筋骨。

总之，营气主要由脾胃中水谷精气所化生，行于脉中，成为血液的组成部分，而营运周身，发挥其营养作用。故"荣者水谷之精，和调于五脏，洒陈于六腑，乃能入于脉也。源源而来，化生于脾，总统于心，藏受于肝，宣布于肺，施泄于肾，灌溉一身。目得之而能视，耳得之而能听，手得之而能握，足得之而能步，脏得之而能液，腑得之而能气。注入于脉，少则涩，充则实，常以饮食滋养，则阳生阴长，变化而为血"（《妇人良方·调经门》）。

（四）卫气

1. 基本含义　卫，有护卫、保卫之义。卫气是行于脉外之气。卫气与营气相对而言，属于阳，故又称"卫阳"。"盖阳气为卫，卫气者，所以温分肉，充皮毛，肥腠理，司开合，此皆卫外而为固也"（《卫生宝鉴》）。卫气，其性慓疾滑利，活动力强，流动迅速。所以说："卫者，水谷之悍气也"（《素问·痹论》）。

2. 生成与分布

（1）生成：卫气同营气一样，也是由水谷精微和自然之气所化生。所以说："人受气于谷，谷入于胃，以传与肺，五脏六腑，皆以受气。其清者为营，浊者为卫。营在脉中，卫在脉外。营周不休，五十而复大会。阴阳相贯，如环无端"（《灵枢·营卫生会》）。

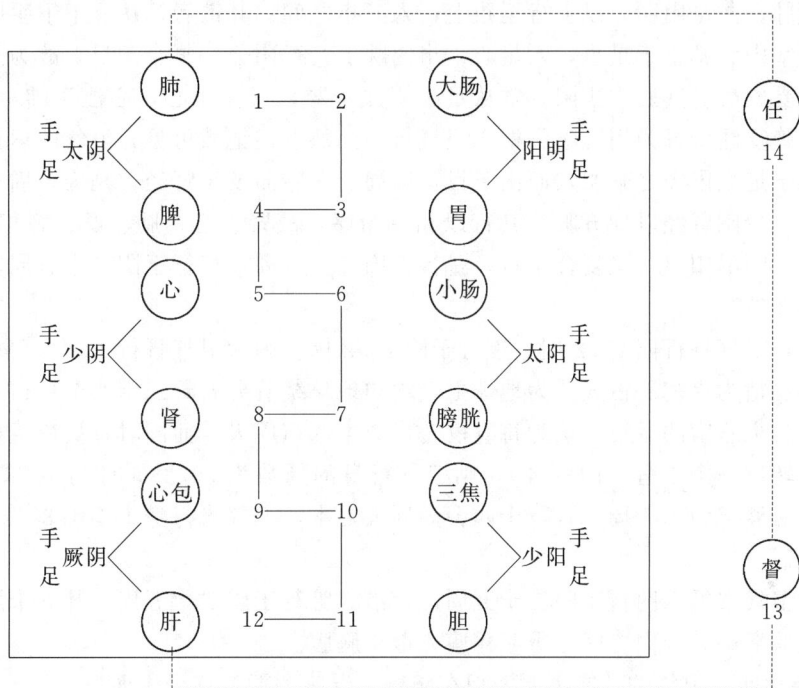

图 3-3-1　营气循行示意图

关于卫气的生成，历代医家认识不一，大体有如下几种观点：

1）卫气出于上焦：《黄帝内经》认为卫气须通过肺的宣发而发挥其熏肤、充身、泽毛的作用。故云："上焦开发，宣五谷味，熏肤、充身、泽毛，若雾露之溉，是谓气"（《灵枢·决气》）。张志聪则明确提出："卫者，阴阳水谷之悍气，从上焦而出，卫于表阳，故曰卫出上焦"（《黄帝内经灵枢集注》）。诸如杨上善的《太素》、孙思邈的《备急千金要方》，也持此种观点。

2）卫气出于中焦：营卫均来源于中焦所化生的水谷精微。这种观点首见于《灵枢·营卫生会》。后世学者进一步明确指出"营卫者，皆后天之谷气也"（《医宗金鉴·伤寒论注》）。所以有"胃者，卫之源"（《王九峰医案》）之说。

3）卫气出于下焦：《黄帝内经》又有"营出于中焦，卫出于下焦"（《灵枢·营卫生会》）之说。张介宾、程曦等进一步阐明了"卫出下焦"之理，"卫气者，阳气也……卫气出于下焦，渐升而上……昼自足太阳始，行于六阳经，以下阴合。夜自足太阴始，行六阴经，复注于肾，昼夜各二十五周，不随宗气而自行各经皮肤分肉之间"（《医家四要》）。

上述三种学术观点，各从不同角度强调了某一方面，似乎是对立的，实际上还是统一的。因为卫气的化生主要与肺、脾两脏密切相关，同时与先天元气也有联系，而元气根于肾，肾居下焦，故曰："卫出下焦。"卫气主要赖中焦脾胃所化生的水谷精微的不断补充，所以又说"卫出中焦"。卫气又须借上焦肺吸入清气以充养化生，故又称"卫出上焦"。所以说卫气本源于下焦，化生于中焦、上焦；其生成、分布和功能均关乎上、中、下三焦。

（2）分布："卫气之行，一日一夜五十周于身，昼日行于阳二十五周，夜行于阴二十五周，周于五脏。是故平旦阴尽，阳气出于目，目张则气上行于头，循项下足太阳，循背下至小指之端。其散者，别于目锐眦，下手太阳，下至手小指之间外侧。其散者，别于目锐眦，下足少阳，注小指次指之间。以上循手少阳之分，侧下至小指之间。别者以上至耳前，合于颔脉，注足阳明，以上行至跗上，入五指之间。其散者，从耳下下手阳明，入大指之间，入掌中。其至于足也，入足心，出内踝下，行阴分，复合于目，故为一周……阳尽于阴，阴受气矣。其始入于阴，常从足少阴注于肾，肾注于心，心注于肺，肺注于肝，肝注于脾，脾复注于肾为周"（《灵枢·卫气行》）。从上述记载可见，卫气的运行，昼则行于阳分，始于足太阳经之睛明穴而出于目，以周于六腑而及于肾经，是为一周。夜则行于阴分，始于足少阴肾经以周五脏，其行以相克为序，故肾、心、肺、肝、脾相传为一周，而复注于肾，阴尽阳出，又复合于目。昼行于阳二十五周，夜行于阴二十五周，昼夜凡行五十周（图3-3-2）。

实际上，卫气昼行阳25.2周，夜行于阴25.2周。因为卫气日行14舍。舍即宿之谓，一舍即一宿。宿为星宿。古人认为地球之上均匀地环绕着分布着二十八个星宿，并以地球为中心观察二十八宿的运行，认为每昼夜转过二十八宿周天，而同时每昼夜卫气行身五十周，所以每转过一个星宿（即一舍），则卫气行身的周数为50/28，计作1.7857周有余，以四舍五入法概定为1.8周。日行十四舍为周天之本，卫气当行身14×1.8＝25.2周（据《灵枢·卫气行》）。

总之，卫气昼循六腑行于阳二十五周，夜沿五脏行于阴二十五周，凡五十周。附行于脉外，循皮肤之中，分肉之间，熏于肓膜，散于胸腹。

3. 主要功能　卫气的功能主要表现在防御、温煦和调节三个方面。

（1）护卫肌表，防御外邪入侵：卫气的这一作用是气的防御功能的具体体现，卫气既可以抵御外邪的入侵，又可驱邪外出。故曰："卫气者，为言护卫周身，温分肉，肥腠理，不使外邪侵犯也"（《医旨绪余》）。

（2）温养脏腑、肌肉、皮毛：卫气的这一作用是气的温煦作用的具体体现。卫气可以保持体温，维持脏腑进行生理活动所适宜的温度条件。卫气对肌肉、皮肤等的温煦，使肌肉充实，皮肤润滑。所以周学海说："卫气者，热气也。凡肌肉之所以能温，水谷之所以能化者，卫气之功用也。虚则病寒，实则病热"（《读医随笔·气血精神论》）。

（3）调节控制肌腠的开合、汗液的排泄：卫气的这一作用是气的固摄作用的具体体现。卫气根据人体生命活动的需要，通过有规律地启闭肌腠来调节人体的水液代谢和体温，以维持人体内环境与外环境的平衡。

此外，卫气循行与人的睡眠也有密切关系。当卫气行于体内时，人便入睡；当卫气自睛明出于体表时，人便醒寤。

当卫气不足时，人体肌表便失于固护，防御功能低下，易被外邪侵袭，且病亦难愈；脏腑功能低下及体质下降，皮肤、肌肉感觉异常，腠理开合失去控制，则可出现汗出（自汗）。

若卫气循行异常，则可表现寤寐异常。卫气行于阳分时间长则少寐，行于阴分时间长则多寐。

营气和卫气，都以水谷精气为其主要的物质来源。但在性质、分布和功能上，又有一定的区别。营气，其性精专，行于脉中，具有化生血液，营养周身之功。而卫气其性慓疾滑利，行于脉外，具有温养脏腑，护卫体表之能。营主内守而属于阴，卫主外卫而属于阳，二者之间的运行必须协调，不失其常，才能发挥其正常的生理作用。

营卫是互相为用的，营行脉中并非脉外无营，卫行脉外并非脉内无卫，营中有卫，卫中有营，分之则二，合之则一。故曰："营卫同行经脉中，阴自在内为阳之守，阳自在外为阴之护，所谓并行不悖也"（《医门法律·明营卫之法》）。

人体的气，除上述外，还有"脏腑之气"、"经络之气"等等。所谓"脏腑之气"和"经络之气"，实际上都是元气、宗气所派生的，元气和营气、卫气分布于某一脏腑或某一经络，即成为某脏腑或某经络之气，它属于人体气的一部分，是构成各脏腑、经络的最基本物质，又是推动和维持各脏腑经络进行生理活动的物质基础。

在中医学中，气的名称还有很多。如机体的抗病能力，称之为"正气"；致病的物质，称之为"邪气"；风寒暑湿燥火六种正常气候，称之为"六气"；异常状态下的六气，又称之为"六淫之气"。中药的寒热温凉四种性质和作用，称作"四气"等。由此可见，"气"在中医学里是一字多义，或作"性质"，或作"功能"，或作"气候"，等等。这些气和此处所论述的构成人体最基本物质的"气"是有区别的。

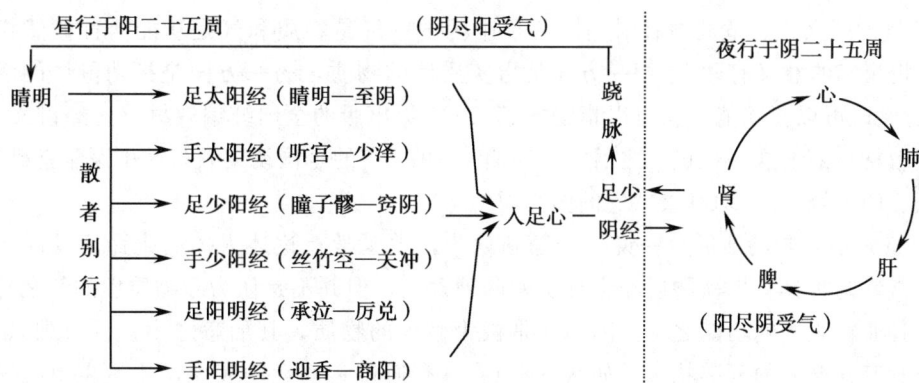

图 3-3-2　卫气循行示意图

营气和卫气之异同比较如下（表 3-3-1）：

表 3-3-1　营气和卫气比较表

名　称	相同点	不　同　点			
		性　质	分　布	功　能	属　性
营　气	源于脾胃 生于肺脏	精纯柔和	行于脉中	化生血液 营养周身	阴
卫　气	为宗气之所分	慓疾滑利	行于脉外	温养脏腑 卫护体表	阳

六、气的现代研究

关于气学说的现代研究，以病理研究为多，详见病因病机篇。本章只就生理上气的研究加以概述。气是中医学气论思想的基本概念，与中国古代哲学气一元论的气范畴有着密切关系，是学习、掌握中医学基础理论必须理解的一个最基本最重要的概念。因此，几十年关于生命基本物质的研究，主要围绕气的概念、理论而展开。

（一）气概念的探索

关于气的基本含义，在历代医家的著述中并无明显的异议，但自 20 世纪 50 年代始，随着中医理论研究的进展，对气的基本含义的认识不尽一致，大体有如下几种观点：

1. 气是物质说　20 世纪 50 年代末期，秦伯未指出："气，究竟是什么？在目前很难加以定义，有些地方代表一种能力，有些地方是指的一种物质。据我个人看法，前人把气和血对待，血是物质，气也应该是物质，气所发生的作用，就是所谓能力。中国古代唯物主义哲学都认为气是最根本的原始物质，那么古人看到了有形的血，可能觉察还有充满在血液里最微细的、肉眼不能看到的一种物质，这种物质的作用，能改善血液的功能和帮助血液的正常流行，就称作气。"

2. 气是功能说　罗石标在 20 世纪 60 年代初期，提出："实质上气的概念，只能与功能活动有关，并不包含其他概念"，"气可由物质运动变化而产生，却绝不能说气就是物质"，"气是一切物质运动变化的作用，它是物质的基本特性。对人体来说，它是反映人体生理的、病理的变化作用的概念，它是由形体所产生的。气与物质既有区别又有联系，在概念上不能混淆。"所以，气的确切的定义是"气是一切物质运动变化的作用"。

3. 气的两义说　危北海针对当时关于中医学中气是物质和气是功能两种截然相反的观点，提出气的意义有两个："一方面是指实质性的物质，另一方面是指功能性的活动"，"气的意义既可以指功能，又可以指物质。"1964 年出版的全国统编教材《内经讲义》（简称二版教材）采纳这一观点。之后，1974 年、1978 年的全国统编教材《中医学基础》（简称三版、四版教材），均尊崇"气的两义说"。

4. 气是物质与功能的统一说　李德新认为，中医学在论述人体的生命活动时，气这个概念常常同时具有生命物质和生理功能两种含义，但并不是认为除物质性的气之外，还存在一种非物质的纯功能之气。因为气是极为微细的物质，其形态之小，目力难以视及，至多能觉察其混沌的云雾状态（如水汽等）。只有通过它的运动表现，才能表现出气的存在。故曰："善言气者，必彰于物"（《素问·气交变大论》）。人体任何生理功能都必须以一定方式存在的物质作基础，都不能脱离一定的物质结构。人体生命物质的气是通过人体脏腑组织的功能活动而表现出来的。换句话说，人体脏腑组织的生理功能就是生命物质的气的功能表现。由于中医学把人体当作一个运动着的行为过程来把握，主要是从功能方面来揭示脏腑的本质的，主要是通过生理功能和病理现象来感知生命物质气的存在的。因此，中医学中的气不仅有生命物质的含义，而且也常常有功能的含义。但这并不意味着，中医学的气可以既表物质又表机能。

运动是物质的根本属性，结构是基础，功能是表现。中医学中的气是物质与运动、结构与功能的辩证统一，其基本概念应当是：气是构成人体和维持人体生命活动的最基本物质。

吴弥漫认为，中医的每一种气都是物质与功能的统一体，不存在只是物质而没有功能，或者只是功能而没有物质的气。质与能在中医"气"这一独特概念中得到完满的统一。中医学的气是指人体中具有一定功能的物质颗粒，它构成人体并维持生命活动，体现了其所构成的脏腑组织的生理功能。

（二）中医学的气概念与中国古代哲学的气范畴

《黄帝内经》继承和发展了中国古代（先秦）哲学的气一元论，并将其应用于医学领域，作为构建中医学理论体系的哲学基础，形成了中医学的气论思想。古代哲学的气一元论给中医学以深刻影响，而中医学的气论思想又进一步丰富和发展中国古代唯物主义的气一元论。因此，中医学的气概念与中国古代哲学的气范畴有着密切联系。关于两者关系的探讨，有如下几种观点。

蒋士生等认为，中医学关于气的概念，常与古代哲学糅合印证，相互影响和促进。中医经典《黄帝内经》吸取古代哲学关于气的认识而应用于医学，提出人体亦是一个不断进行着升降出入气化作用的生命过程，并循此还具体探索了人体气化运动的某些特殊规律，解释了自然与人的关系，阐述了人的生理、病理、诊断、治疗和药理药性。中医学气学说在自身发展的同时，也丰富和促进了中国古代哲学的内涵。

孙广仁认为中医学气学理论并非源于哲学的气学说，而是源于古人对呼吸之气及人体热气的观察和体悟。人类自身的呼吸、心跳、消化、排泄、运动、生殖等现象，都是古人在日常生活与生产实践中最易观察和体悟到的生理现象。古人正是通过对人体生命现象的观察与推理，形成了中医学的气概念。可见，中医学的气概念有其自己的生成根源，并非脱胎于古代哲学的气概念。

黄海龙认为，中医学的气与古代哲学的气在概念上是不同的。中医学的气只存在于人体内，是一个比较具体的概念，而哲学的气充塞于整个宇宙之中，是宇宙的本原，是一个极为抽象的概念。中医学的气既不能称为宇宙的本原，也不是人体的本原，不能说人体各脏腑组织是由气构成的。人体的各脏腑各部位是由精化生的，而非由气构成的。

中国古代哲学特别重视认识世界和认识人自身的一致性，即天人合一观。天人合一是中国古代哲学的基本思路。中国古代哲学气一元论，坚持"天人一气"说，认为"天人之蕴，一气而已"（《读四方大全论·尽心上》）。生命的本质，是哲学必须回答的根本问题。中国古代哲学气一元论，坚持生命的物质性，强调"人之生，气之聚也，聚则为生，散则为死"，对生命给予唯物主义的回答。《黄帝内经》把先秦气一元论应用到医学，对生命、健康和疾病等问题作了唯物辩证法的说明，它不仅是中医经典著作，而且还是含有丰富哲学思想的哲学著作。《黄帝内经》气论思想，在论述医学问题，也必然遵循天人合一的思想，由天及人，从哲学而医学，因此，《黄帝内经》对气范畴赋予多方面的含义，既有哲学含义，又有医学含义，既有天地自然的含义，又有人的生理病理、药物性味的含义。所以，常常是哲学的气范畴和医学的气概念混用。这正体现出中医学属于传统科学，属于自然哲学的特征。而今，对中医学理论的继承、发扬、整理、提高，逐步实现现代化，不能停留在《黄帝内经》的认识水平，既要分析古代哲学气范畴与中医学气概念的关系，又要把抽象的哲学范畴和具体科学概念区别开来，更不能用标示哲学上物质存在的"气范畴"来代替中医学的具体科学的物质概念"气"。这也是中医学理论研究的一项重大课题。

（三）气的分类研究

历代医家对人体之气的分类，虽标准不一，分类各异，但基本上不外分为先天之气和后天之气，先天之气为元气，后天之气为宗气、营气、卫气、脏腑经络之气等。迄今，学术界也多宗此说。但对真气与元气、真气、元气、宗气、营气、卫气与脏腑经络之气的关系认识不一。

真气与元气：任应秋遵"真气者，所受于天，与谷气并而充身者也"(《灵枢·刺节真邪》)之说。认为真气是概括机体所有之气而言，永恒地运行于周身，无处不到。真气就整体和局部两个方面来分析，属于整体的有宗、中、元气三种；属于局部的则五脏各有其气。真气与元气是整体与局部，上位概念与下位概念的关系，即真气为人体之气的最高层次。孙广仁则认为先天之精所化之气，即元气，又称真气、先天之气。视真气即元气，真气与元气同义。为规范真气与元气的逻辑关系，真气当属人体之气的最大概念，是人体之气的总称，而元气当属真气之中源于先天者。

脏腑经络之气：王新华从气的基本含义出发，认为先后天之气的有机结合，分布于脏腑经络之中，即为脏腑之气、经络之气，真气具体分布在某一脏腑，即为某一脏腑之气，是脏腑功能活动的物质基础之一。而有的则将脏腑之气、经络之气定义为脏腑、经络的功能活动，似与气的概念发生逻辑矛盾。

(四) 气实质的探索

几十年来，中医药研究工作者和有志于中医学研究的哲学、自然科学工作者，从哲学、经史学、天文学、物理学、分子生物学、免疫学等角度，对气的实质进行了多学科多层次的研究，积累了一定的实验数据和资料，取得了一定的成效，但迄今尚缺乏系统全面的研究，现有的资料距揭示气的实质尚相距甚远。兹就有代表性的研究概述如次：

1. 气是统一场说 人体科学研究的学者从现代物理学角度探讨气的概念，认为"作为万物本原的元气，就相当现代物理学中的统一场"，"元气是连续物质世界的本原，它以两种不同的形态存在，即弥散态和聚集态。弥散态是元气散而未聚，未成形质，无形无象、能量密度低的本然状态；聚集态则是元气聚而成形、有形有象、能量密度高的能量激发态或能量凝聚区"，元气以"弥散态(背景场和缔造场)和聚集态(粒子和超密态)两种形态而存在"。美国理论物理学家卡普拉(F·Capra)认为，在中国哲学中，气这个字在字面上的意义是"气体"或"以太"，在古代的中国用它表示生命的气息，或者表示宇宙具有生气的能量。气的概念与近代物理学中量子场的概念极为惊人地相似。和量子场一样，"气"也被看作是一种微妙而不可感知的物质形式，它存在于整个空间中，并且能聚集成致密的有形物体。在量子理论中，场或者说"气"，不仅是一切有形物体的潜在本质，而且还以波的形式载带着它们相互作用。

2. 人体气场说 黄坤仪等认为，人是一个具有耗散结构的超级巨系统，存在着控制整体行为的各种分系统。但其中任何一个系统都不足以代表人体的整体状态，而人体气(场)就处于统帅全局的最重要位置，是能代表人体整体状态的系统。人体气场是一类似于电磁场，但内涵更为广泛的无形的场。人体气场具有复杂的结构。人体内具有大大小小、纵横交错、旋转反复的无形通道，通道中所输送的物质就是气。经络系统是这些无形通道的主要部分。人体气场具有开放性、可变性、全息性与相关性、层次和级别性，意念的调控性、自然调控性、信息性等特性。

3. 气与熵流说 李梢等运用现代科学熵理论对中医学中的气进行了阐述。认为真气是对应于人体大系统及脏腑小系统的总熵。气的运动伴随着正熵的产生，气机出入导入了负熵的摄入，对各脏腑小系统而言，其相互间还存在着熵流交换。气是信息的载体，有传递、保存、交换的性能。真气与衡量人体系统有序度的总熵有着等价性，代表了系统整体的宏观行为。

4. 气是序参量说 吴邦惠以生命物质的"实体-场"二象性假定为基础，将人体视为"形体-气-功能"三位一体的远离平衡态的复杂巨系统，"气"或"场"是生命物质的连续方面，是作为与有一定形态的"实体"相联系的"象"而存在的，它们与实体或形体一起构成生命活动的物质基础，二者缺一不可。"气"或"场"有确定的属性。其一，是真实存在的物质，不能仅视为功能或关于功能的一种思维模式；其二，作为生命物质，它与生命的形体（细胞、组织、器官、器官系统、有机体、群体）是相互联系，相互影响，相互转化的，它们共同构成生命活动的物质基础，负载生命现象；其三，气与形体构成的生命体系具有一定的功能，这些功能又反作用于"形体-气"体系；其四，"气"可以包含多种不同层次的已知或未知的物质，从某种"原始物质"（天、地、人等万物的共同的物质基础）、电磁场、某些基本粒子到原子、分子、化学分子、生物分子（包括细胞间的化学信使、激素等）都可归于气的范围；其五，与生命实体的层次结构相应，"气"可以有复杂的层次结构以及相应的时空性质。由于气的广延性和流动性。其结构、性质和运动方式可能比可见的形体更复杂、更多样化；其六，"气"是生命体系中的能量，尤其是信息的携带者。与激光器中偶极子与电场间的关系作比较，发现"气"在人体巨系统中起着"序参量"的作用。故认为"气"是人体超复杂巨系统的序参量。

第三节 血

一、血的概念

血，即血液，是循行于脉中的富有营养的红色的液态物质，是构成人体和维持人体生命活动的基本物质之一。"气血者，人之所赖以生者也"（《医宗必读》），"人有阴阳，即为血气。阳主气，故气全则神旺；阴主血，故血盛则形强。人生所赖，惟斯而已"（《景岳全书》）。所以说"夫人之生，以气血为本；人之病，未有不先伤其气血者"（《妇人良方》）。

脉是血液循行的管道，又称"血府"。在某些因素的作用下，血液不能在脉内循行而溢出脉外时，称为出血，即"离经之血"。由于离经之血离开了脉道，失去了其发挥作用的条件，所以，就丧失了血的生理功能。

二、血的生成

（一）血液化生的物质基础

1. 水谷精微 水谷精微是生成血液的最基本物质。故曰："中焦受气取汁，变化而赤是谓血"（《灵枢·决气》）。"血者水谷之精气也……故虽心主血，肝藏血，亦皆统摄于脾，补脾和胃，血自生矣"（《妇人良方》）。

由于脾胃化生的水谷精微是血液生成的最基本物质，所以有脾胃为"气血生化之源"的说法。饮食营养的优劣，脾胃运化功能的强弱，直接影响着血液的化生。"盖饮食多自能生血，饮食少则血不生"（《医门法律》）。因此，长期饮食营养摄入不足，或脾胃的运化功能长期失调，均可导致血液的生成不足而形成血虚的病理变化。

2. 营气 营气是血液的组成部分。"夫生血之气，营气也。营盛即血盛，营衰即血衰，相依为命，不可分离也"(《读医随笔·气血精神论》)。

3. 精髓　"血即精之属也"(《景岳全书》)。"肾为水脏，主藏精而化血"(《侣山堂类辨》)。"肾藏精，精者，血之所成也"(《诸病源候论》)。由上观之，精髓也是化生血液的基本物质。

4. 津液　"营气者，泌其津液，注之于脉，化以为血"(《灵枢·邪客》)。"中焦出气如露，上注溪谷，而渗孙脉，津液和调，变化而赤为血"(《灵枢·痈疽》)。津液可以化生为血，不断补充血液量，以使血液满盈。"津亦水谷所化，其浊者为血，清者为津，以润脏腑、肌肉、脉络，使气血得以周行通利而不滞者此也。凡气血中，不可无此，无此则槁涩不行矣"(《读医随笔·气血精神论》)。所以，血液的盈亏与津液有着密切关系。

综上所述，水谷精微、营气、津液、精髓均为生成血液的物质基础。但津液和营气都来自于饮食物经脾和胃的消化吸收而生成的水谷精微。所以就物质来源而言，水谷精微和精髓则是血液生成的主要物质基础。

(二) 血液生成与脏腑的关系

1. 心　心主血脉，一则行血以输送营养物质，使全身各脏腑获得充足的营养，维持其正常的功能活动，从而也促进血液的生成。二则水谷精微通过脾的转输升清作用，上输于心肺，在肺吐故纳新之后，复注于心脉化赤而变成新鲜血液。所以说："血乃中焦之汁，流溢于中以为精，奉心化赤而为血"(《侣山堂类辨》)。"奉心化赤而为血"，是说心也参与血液的生成。"血为心火所化，故经谓心生血，又云血属于心"(《医碥》)。

2. 肺　肺主一身之气，参与宗气之生成和运行。气能生血，气旺则生血功能强，气虚则生血功能弱。气虚不能生血，常可导致血液衰少。肺通过主一身之气的作用，使脏腑之功能旺盛，从而促进了血液的生成。肺在血液生成中的作用，主要是通过肺朝百脉、主治节的作用而实现的。"中焦亦并胃中，出上焦之后，此所受气者，泌糟粕，蒸津液，化其精微，上注于肺脉，乃化而为血"(《灵枢·邪客》)。脾胃消化吸收的水谷精微，化生为营气和津液等营养物质通过经脉而汇聚于肺，赖肺的呼吸，在肺内进行气体交换之后方化而为血。

3. 脾　脾为后天之本，气血生化之源。脾所吸收的水谷精微是化生血液的基本物质。"血者水谷之精也。源源而来，生化于脾"(《景岳全书》)。"胃中水谷之清气，借脾之运化成血，故曰生化于脾"(《医碥》)。若中焦脾胃虚弱，不能运化水谷精微，化源不足，往往导致血虚。可见，中医学已认识到血液与营养物质的关系。

4. 肝：肝主疏泄而藏血。肝脏是一个贮血器官，肝血充足，因精血同源，故肾亦有所藏，精有所资，精充则血足。另外，肝脏也是一个造血器官，所以《黄帝内经》云："肝……其充在筋，以生血气"(《素问·六节藏象论》)。

5. 肾　肾藏精，精生髓。精髓也是化生血液的基本物质。血之源头在于肾。中医不仅认识到骨髓是造血器官，肾对血液的生成有调节作用，而且也认识到肾精是通过肝脏的作用而生成血液的，所以说："血之与气，异名同类，虽有阴阳清浊之分，总由水谷精微所化。其始也混然一区，未分清浊，得脾气之鼓运，如雾上蒸于肺而为气；气不耗，归精于肾而为精；精不泄，归精于肝而化清血"(《张氏医通》)。

综上所述，血液是以水谷精微和精髓为主要物质基础，在脾、心、肺、肝、肾等脏的共同作用下而生成的。

故临床上常用补养心血、补益心脾、滋养肝血和补肾益髓等法以治血虚之候。

三、血的循行

（一）血液循行的方向

脉为血之府，脉管是一个相对密闭、如环无端、自我衔接的管道系统。血液在脉管中运行不息，流布于全身，环周不休，以营养人体的周身内外上下。血液循行的方式为"阴阳相贯，如环无端"，"营周不休。"故曰："营在脉中，卫在脉外，营周不休，五十而复大会，阴阳相贯，如环无端"（《灵枢·营卫生会》）。

李中梓则更明确指出："脉者血脉也，血脉之中气道行焉。五脏六腑以及奇经，各有经脉，气血流而复始，循环无端，百骸之间，莫不贯通"（《医宗必读》）。

血液循行的具体方向是："食气入胃，散精于肝……食气入胃，浊气归心，淫精于脉，脉气流经，经气归于肺，肺朝百脉，输精于皮毛。毛脉合精，行气于腑。腑精神明，留于四脏，气归于权衡"（《素问·经脉别论》）。"……此雾气由脏而经，由经而络，由络而播宣皮腠，熏肤充血泽毛……阴性亲内，自皮而络，自络而经，自经而归趋脏腑"（《素灵微蕴》）。这段论述说明了水谷精气的走行方向，并明确地指出了水谷精气是进入血液循环的。故从中可以了解血液离心性和向心性的具体循行方向。这个方向虽与现代生理学对血液循环的认识有所不同，但已明确提出了心、肺和脉构成了血液的循环系统。

（二）血液运行的机制

血液正常循行必须具备两个条件：一是脉管系统的完整性，二是全身各脏腑发挥正常生理功能，特别是与心、肺、肝、脾四脏的关系尤为密切。

1. 心主血脉 "人心动，则血行诸经"（《医学入门》）。心为血液循行的动力，脉是血液循行的通路，血在心的推动下循行于脉管之中。心脏、脉管和血液构成了一个相对独立的系统。心主血脉，心气是维持心的正常搏动，从而推动血液循行的根本动力。全身的血液，依赖心气的推动，通过经脉而输送到全身，发挥其濡养作用。心气充沛与否，心脏的搏动是否正常，在血液循环中起十分关键的作用。

2. 肺朝百脉 心脏的搏动是血液运行的基本动力，而血非气不运，血的运行，又依赖气的推动，随着气的升降而运至全身。肺司呼吸而主一身之气，调节着全身的气机，辅助心脏，推动和调节血液的运行。

"肺主气，心主血。肺之呼吸以行脏腑之气；心因之一舒一缩，以行经络之血。肺金清肃，其气下行，肾则纳之，归于中宫，助真火，蒸饮食，化精微，以为生元气之根本。呼吸由此而起，声音由此而出，人之强弱寿夭，悉本于此。心脏舒出紫血之浊气，缩入赤血之清气。赤血即受肺吸入清气生气，由心运行血脉管，滋养周身之精血也；紫血即受脏腑经脉浊气毒气改变之血，由回血管复运行肺内，待呼出浊气，得吸入之清气，则紫血复变为赤血，仍流布周身之内，以养生命。人身之血脉运行，周而复始也"（《医易一理》）。

3. 脾主统血 五脏六腑之血全赖脾气统摄，"血生于脾，故云脾统血"（《济阴纲目》）。脾之所以统血，与脾为气血生化之源密切相关。脾气健旺，气血旺盛，则气之固摄作用也就健全，而血液就不会逸出脉外，以致引起各种出血。

4. 肝主藏血 肝主藏血，具有贮藏血液和调节血流量的功能。根据人体动静的不同情况，调节脉管中的血液流量，使脉中循环血液维持在一个恒定水平上。此外，肝的疏泄功能能调畅气机,一方面保障着肝本身的藏血功能,另一方面对血液通畅地循行也起着一定的作用。

从上可以看出,血液正常地循行需要两种力量:即推动力和固摄力。推动力是血液循环的动力,具体地体现在心主血脉,肺助心行血及肝的疏泄功能方面。另一方面是固摄的力量,它是保障血液不致外溢的因素,具体地体现在脾的统血和肝藏血的功能方面。这两种力量的协调平衡维持着血液的正常循行。若推动力量不足,则可出现血液流速缓慢,出现滞涩、血瘀等改变;若固摄力量不足,则可导致血液外溢,出现出血症。综上所述,血液循行是在心、肺、肝、脾等脏器相互配合下进行的。因此,其中任何一个脏器生理功能失调,都会引起血行失常。

中医学认为,血液的生理与心、肺、脾、肝、肾皆有关,故曰"血……盖其源源而来,生化于脾,总统于心,藏受于肝,宣布于肺,施泄于肾,灌溉一身,无所不及"(《景岳全书》)。所以临床上治疗血液疾患也是从整体入手的。

血行失常不外出血和血瘀两端。治疗出血,不重在止血而重在分清出血的原因和性质。诸如清热止血、益气止血、平肝止血、清肺止血、祛瘀止血等。血瘀则行血,总以活血祛瘀为要。无论活血或祛瘀,多在和血基础上进行,一般不宜猛峻,如欲逐瘀,常与理气、攻下等法同用,如理气活血、温经活络、攻逐瘀血等。

四、血的生理功能

血的功能可以概括为如下两个方面:

(一) 营养滋润全身

血的营养作用是由其组成成分所决定的。血循行于脉内,是其发挥营养作用的前提和条件。血沿脉管循行于全身,为全身各脏腑组织的功能活动提供营养。《难经·二十二难》将血的这一作用概括为"血主濡之"。全身各部(内脏、五官、九窍、四肢、百骸)无一不是在血的濡养作用下而发挥功能的。如鼻能嗅,眼能视,耳能听,喉能发音,手能摄物等都是在血的濡养作用下完成的。所以,血"目得之而能视,耳得之而能听,手得之而能摄,掌得之而能握,足得之而能步,脏得之而能液,腑得之而能气。是以出入升降,濡润宣通者,由此使然也"(《金匮钩玄》)。

血的濡养作用可以从面色、肌肉、皮肤、毛发等方面反映出来。表现为面色红润,肌肉丰满壮实,肌肤和毛发光滑等。当血的濡养作用减弱时,机体除脏腑功能低下外,还可见到面色不华或萎黄,肌肤干燥,肢体或肢端麻木,运动不灵活等临床表现。"故凡为七窍之灵,为四肢之用,为筋骨之和柔,为肌肉之丰盛,以至滋脏腑,安神魂,润颜色,充营卫,津液得以通行,二阴得以调畅,凡形质之所在,无非血之用也"(《景岳全书》)。

(二) 神志活动的物质基础

血的这一作用是古人通过大量的临床观察而认识到的。无论何种原因形成的血虚或运行失常,均可以出现不同程度的神志方面的症状。心血虚、肝血虚,常有惊悸、失眠、多梦等神志不安的表现,失血甚者还可出现烦躁、恍惚、癫狂、昏迷等神志失常的改变。可见血液与神志活动有着密切关系。所以说"血者,神气也"(《灵枢·营卫生会》)血液供给充足,神志活动才正常。

第四节 津 液

一、津液的概念

津液是人体一切正常水液的总称。包括各脏腑组织的内在体液和正常的分泌液，如胃液、肠液、唾液、关节液等，习惯上也包括代谢产物中的尿、汗、泪等，故曰："汗与小便，皆可谓之津液，其实皆水也"（《读医随笔·气血精神论》）。津液以水分为主体，含有大量营养物质，是构成人体和维持人体生命活动的基本物质。"人禀阴阳二气以生，有清有浊。阳之清者为元气，阳之浊者为火；阴之清者为津液，阴之浊者即为痰"（《罗氏会约医镜》）。在体内，除血液外，其他所有正常的水液均属于津液范畴。

津液广泛地存在于脏腑、形体、官窍等器官组织之内和组织之间，起着滋润营养作用。同时，津能载气，人身之气以津液为载体而运行全身并发挥其生理作用。津液又是化生血液的物质基础之一，与血液的生成和运行也有密切关系。所以，津液不但是组成人体的基本物质，也是维持人体生命活动的基本物质。

津与液虽同属水液，但在性状、功能及其分布部位等方面又有一定的区别。一般地说，性质清稀，流动性大，主要布散于体表皮肤、肌肉和孔窍等部位，并渗入血脉，侧重于滋润作用者，称为津；其性较为稠厚，流动性较小，灌注于骨节、脏腑、脑、髓等组织器官，侧重于濡养作用者，称之为液。"津液各走其道，故三焦出气，以温肌肉，充皮肤，为其津；其流而不行者，为液"（《灵枢·五癃津液别》）。

二、津液的代谢

（一）津液的生成

津液的生成、输布和排泄，是一个涉及多个脏腑一系列生理活动的复杂过程。"饮入于胃，游溢精气，上输于脾，脾气散精，上归于肺，通调水道，下输膀胱，水精四布，五经并行"（《素问·经脉别论》），是对津液代谢过程的简要概括。

津液来源于饮食，通过脾、胃、小肠和大肠消化吸收饮食中的水分和营养而生成的。其具体过程如下：

脾胃腐熟运化：胃为水谷之海，主受纳腐熟，赖游溢精气而吸收水谷中部分精微。"水之入胃，其精微洒陈于脏腑经脉，而为津液"（《读医随笔·燥湿同形同病》）。脾主运化，赖脾气之升清，将胃肠吸收的津液上输于心肺，而后输布全身。故曰："津液于心，贯于肺，充实皮毛，散于百脉"（《脾胃论》）。

小肠主液：小肠泌别清浊，吸收饮食物中大部分的营养物质和水分，上输于脾，而布散全身；并将水液代谢产物经肾输入膀胱，把糟粕下输于大肠。

大肠主津：大肠接受小肠下注的饮食物残渣和剩余水分后，将其中部分水液重新吸收，使残渣形成粪便而排出体外。大肠通过其主津功能参与人体内津液的生成。

津液的生成是在脾的主导下，由胃、小肠、大肠的参与而共同完成的。但与其他脏腑也不无关系。

总之，津液的生成取决于如下两方面的因素：其一是充足的水饮类食物，这是生成津液的物质基础；其二是脏腑功能正常，特别是脾胃、大小肠的功能正常。其中任何一方面因素的异常，均可导致津液生成不足，引起津液亏乏的病理变化。

（二）津液的输布

津液的输布主要依靠脾、肺、肾、肝、心和三焦等脏腑生理功能的综合作用而完成。

1. 心主血脉　"中焦蒸水谷之津液，化而为血，独行于经隧"（《侣山堂类辨·辨血》）。"津液和调，变化而赤为血"（《灵枢·痈疽》）。心属火，为阳中之太阳，主一身之血脉。津液和血液赖心阳之动力，方能正常运行，环周不休。

2. 脾气散精　脾主运化水谷精微，通过其转输作用，一方面将津液上输于肺，由肺的宣发和肃降，使津液输布全身而灌溉脏腑、形体和诸窍。另一方面，又可直接将津液向四周布散至全身，即脾有"灌溉四旁"之功能，即《素问·太阴阳明论》所说的脾主"为胃行其津液"的作用。

3. 肺主行水　肺主行水，通调水道，为水之上源。肺接受从脾转输而来的津液之后，一方面通过宣发作用将津液输布至人体上部和体表，另一方面通过肃降作用，将津液输布至肾和膀胱以及人体下部形体。

4. 肾主津液　《素问·逆调论》曰："肾者水脏，主津液。"肾对津液输布起着主宰作用。主要表现在两个方面：①肾中阳气的蒸腾气化作用，是胃"游溢精气"，脾的散精，肺的通调水道，以及小肠的分别清浊等作用的动力，推动着津液的输布。②由肺下输至肾的津液，在肾的气化作用下，清者蒸腾，经三焦上输于肺而布散于全身，浊者化为尿液注入膀胱。

5. 肝主疏泄　肝主疏泄，使气机调畅，三焦气治，气行则津行，促进了津液的输布环流。

6. 三焦决渎　三焦为"决渎之官"，气为水母，气能化水布津，三焦对水液有通调决渎之功，是津液在体内流注输布的通道。

津液的输布虽与五脏皆有密切关系，但主要是由脾、肺、肾和三焦来完成的。脾将胃肠而来的津液上输于肺，肺通过宣发肃降功能，经三焦通道，使津液外达皮毛，内灌脏腑，输布全身。肾主水，使水液中之清者上升，复归于心肺。

（三）津液的排泄

津液的排泄与津液的输布一样，主要依赖于肺、脾、肾等脏腑的综合作用。其具体排泄途径为：

1. 汗、呼气　肺气宣发，将津液输布到体表皮毛，被阳气蒸腾而形成汗液，由汗孔排出体外。肺主呼吸，肺在呼气时也带走部分津液（水分）。

2. 尿　尿液为津液代谢的最终产物，其形成虽与肺、脾、肾等脏腑密切相关，但尤以肾为最。肾之气化作用与膀胱的气化作用相配合，共同形成尿液并排出体外。肾在维持人体津液代谢平衡中起着关键作用。所以说："水为至阴，其本在肾。"

3. 粪　大肠排出的水谷精粕所形成的粪便中亦带走一些津液。腹泻时，大便中含水多，带走大量津液，易引起伤津。

综上所述，津液代谢的生理过程，需要多个脏腑的综合调节，其中尤以肺、脾、肾三脏为要，故曰："盖水为至阴，故其本在肾；水化于气，故其标在肺；水惟畏土，故其制在脾"（《景岳全书·肿胀》）。若三脏功能失调，则可影响津液的生成、输布和排泄等过程，破坏津液代谢的平衡，从而导致津液生成不足，或环流障碍，水液停滞，或津液大量丢失等病理改变。

津液生成不足或大量丢失而伤津化燥，甚则阴液亏虚，乃至脱液亡阴。其治宜滋液生津、滋补阴液、敛液救阴。津液停聚则为湿、为饮、为水、为痰。其治当以发汗、化湿、利湿（尿）、逐水、祛痰为法。

三、津液的功能

津液的功能主要包括滋润营养、化生血液、调节阴阳和排泄废物等。

（一）滋润营养

津液以水为主体，具有很强的滋润作用；富含多种营养物质，而有营养功能。津之与液，"津之质最轻清，而液者清而晶莹，厚而凝结。""精、血、津、液四者之在人身，血为最多，精为最重，而津之用为最大也。内之脏腑筋骨，外之皮肤毫毛，即夫精也、血也、液也，莫不赖津以濡之，乃能各成其体而不敝。""津亦水谷所化，其浊者为血，清者为津，以润脏腑、肌肉、脉络，使气血得以周行通利而不滞者此也。凡气血中不可无此，无此则槁涩不行矣……液者，淖而极厚，不与气同奔逸者也。亦水谷所化，藏于骨节筋会之间，以利屈伸者。其外出孔窍，曰涕、曰涎，皆其类也"（《读医随笔·气血精神论》）。分布于体表的津液，能滋润皮肤，温养肌肉，使肌肉丰润，毛发光泽；体内的津液能滋养脏腑，维持各脏腑的正常功能；注入孔窍的津液，使口、眼、鼻等九窍滋润；流入关节的津液，能温利关节；渗入骨髓的津液，能充养骨髓和脑髓。

（二）化生血液

津液经孙络渗入血脉之中，成为化生血液的基本成分之一，使血液充足，并濡养和滑利血脉，使血液环流不息。故曰："中焦出气如露，上注溪谷，而渗孙脉，津液和调，变化而赤为血"（《灵枢·痈疽》）。"水入于经，其血乃成"（《脾胃论·用药宜忌论》）。

（三）调节阴阳

在正常情况下，人体阴阳之间处于相对的平衡状态。津液作为阴精的一部分，对调节人体的阴阳平衡起着重要作用。脏腑之阴的正常与否，与津液的盛衰是分不开的。人体根据体内的生理状况和外界环境的变化，通过津液的自我调节使机体保持正常状态，以适应外界的变化。如寒冷的时候，皮肤汗孔闭合，津液不能借汗液排出体外，而下降入膀胱，使小便增多；夏暑季节，汗多则津液减少下行，使小便减少。当体内丢失水液后，则多饮水以增加体内的津液。"水谷入于口，输于肠胃，其液别为五，天寒衣薄则为溺与气，天热衣厚则为汗"（《灵枢·五癃津液别》）。由此进行体液调节，以维持人体的正常生命活动。

（四）排泄废物

津液在其自身的代谢过程中，能把机体的代谢产物通过汗、尿等方式不断地排出体外，使机体各脏腑的气化活动正常。若这一作用受到损害和发生障碍，就会使代谢产物潴留于体内，而产生痰、饮、水、湿等多种病理变化。

四、五脏化液

(一) 五脏化液的概念

汗、涕、泪、涎、唾五种分泌物或排泄物称之为五液。五液由五脏所化生，即心为汗，肺为涕，肝为泪，脾为涎，肾为唾。五液由五脏所化生并分属于五脏，故称五脏化液，又称五脏化五液。

(二) 五脏与五液的关系

五液属津液范畴，皆由津液所化生，分布于五脏所属官窍之中，起着濡养、滋润以及调节津液代谢的作用。五液的化生、输布和排泄是在津液的化生、输布和排泄的气化过程中完成的，是多个脏腑，特别肺、脾、肾等综合作用的结果。但五脏是藏象学说的核心，故又将汗、涕、泪、涎、唾分属于五脏。故曰："人之一身，有涕、泪、涎、唾、便、溺，皆属一水之化，而发于九窍之中"（《质疑录·论在内为血在外为汗》）。"汗与小便，皆可谓之津液"（《读医随笔·气血精神论》）。五脏与五液的关系，是津液代谢过程中整体调节与局部调节的统一。

1. 汗为心之液　什么是汗？"阳加于阴谓之汗"（《素问·阴阳别论》）。"阳"，是指体内的阳气；"阴"，是指体内的阴液。所谓"阳加于阴谓之汗"，是说汗液乃津液通过阳气的蒸腾气化后，从玄府（汗孔）排出之液体。汗液的分泌和排泄，还有赖于卫气对腠理的开阖作用。腠理开，则汗液排泄；腠理闭，则无汗。因为汗为津液所化，血与津液又同出一源，因此有"汗血同源"之说。而血又为心所主，汗为血之液，气化而为汗，故有"汗为心之液"之称。正如李中梓所说："心之所藏，在内者为血，发于外者为汗，汗者心之液也"（《医宗必读》）。由于汗与血液，在生理上有密切联系，故它们在病理上也互相影响。就汗与血液关系而言，汗出过多，可耗血伤津。反之，津亏血少，汗源不足，就不宜发汗。"夺血者无汗，夺汗者无血"的道理就在于此。就汗与心的关系而言，汗出过多耗伤心的气血，则见心悸怔忡等。由于汗出是阳气蒸发津液的结果，故大汗淋漓也会伤及人的阳气，导致大汗亡阳的危候。反之，当心的气血不足时，也会引起病理性的出汗，如心气虚，表卫不固而自汗；心阴虚，阳不敛阴而盗汗。

2. 涕为肺之液　涕是由鼻内分泌的黏液，有润泽鼻窍的功能。鼻为肺窍，故五脏化液，肺为涕。在肺的生理功能正常时，鼻涕润泽鼻窍而不外流；若肺感风寒，则鼻流清涕；肺感风热，则鼻流浊涕；如肺燥，则鼻干涕少或无涕。

3. 涎为脾之液　涎为口津，唾液中较清稀的称作涎，它具有保护和清洁口腔的作用，在进食时分泌较多，还可湿润和溶解食物，使之易于吞咽和消化。在正常情况下，涎液上行于口但不溢于口外。若脾胃不和，则往往导致涎液分泌急剧增加，而发生口涎自出等现象，故说脾在液为涎。

4. 泪为肝之液　肝开窍于目，泪从目出。泪有濡润、保护眼睛的功能。在正常情况下，泪液的分泌，是濡润而不外溢，但在异物侵入目中时，泪液即可大量分泌，起到清洁眼目和排除异物的作用。在病理情况下，则可见泪液分泌异常。如肝的阴血不足，泪液分泌减少，常现两目干涩；如风火赤眼，肝经湿热，可见目眵增多，迎风流泪等。此外，在极度悲哀的情况下，泪液的分泌也可大量增多。

5. 唾为肾之液　唾与涎同为口津，即唾液。较稠者为唾，较稀薄者为涎。脾之液为涎而肾之液为唾。唾液除了具有湿润与溶解食物，使之易于吞咽，以及清洁和保护口腔的作用外，还有滋养肾精之功。因唾为肾精所化，多唾或久唾，则易耗肾精，所以气功家常吞咽津唾以养肾精。

第五节　气血精津液的关系

气、血、津液、精均是构成人体和维持人体生命活动的基本物质，均赖脾胃化生的水谷精微不断地补充，在脏腑组织的功能活动和神的主宰下，它们之间又相互渗透、相互促进、相互转化。在生理功能上，又存在着相互依存、相互制约和相互为用的密切关系。

一、气与血的关系

气属阳，主动，主煦之；血属阴，主静，主濡之。这是气与血在属性和生理功能上的区别。但两者都源于脾胃化生的水谷精微和肾中精气。在生成、输布（运行）等方面关系密切。故曰："气中有血，血中有气。气与血不可须臾相离，乃阴阳互根，自然之理也"（《难经本义》），"人之一身，皆气血之所循行，气非血不和，血非气不运，故曰：气主煦之，血主濡之"（《医学真传》）。这种关系可概括为"气为血之帅"，"血为气之母"。

（一）气对血的作用

气为血帅包含着三方面的意义：气能生血，气能行血，气能摄血。

1. 气能生血　是指气的运动变化是血液生成的动力。从摄入的饮食物转化成水谷精微，从水谷精微转化成营气和津液，从营气和津液转化成赤色的血，其中每一个转化过程都离不开气的运动变化，而气的运动变化又是通过脏腑的功能活动表现出来的。气的运动变化能力旺盛，则脏腑的功能活动旺盛，化生血液的功能亦强；气的运动变化能力减弱，则脏腑功能活动衰退，化生血液的功能亦弱。气旺则血充，气虚则血少。故在临床治疗血虚疾患时，常配合补气药，就是补益生血的动力。所以周学海说："前贤谓气能生血者……人身有一种气，其性情功力能鼓动人身之血，由一丝一缕化至十百千万，气之力止而后血之数亦止焉。常见人之少气者，及因病伤气者，面色络色必淡，未尝有失血之症也，以其气力已怯，不能鼓化血汁耳。此一种气，即荣气也，发源于心，取资于脾胃，故曰心生血，脾统血，非心脾之体能生血统血也，以其藏气之化力能如此也"（《读医随笔·气能生血血能藏气》）。

2. 气能行血　指气的推动作用是血液循行的动力。气一方面可以直接推动血行，如宗气。另一方面又可促进脏腑的功能活动，通过脏腑的功能活动推动血液运行。"运血者即是气"（《血证论》），"气行乃血流"（《素问·五脏生成》王冰注）。气生成于血中而固护于血外，气为血之帅，血在脉中流行，实赖于气之率领和推动。故气之正常运动，对保证血液的运行有着重要意义。总之，气行则血行，气止则血止，气有一息之不运，则血有一息之不行。所以临床上治疗血行失常，常以调气为上，调血次之。如气虚不能行血则面色㿠白，补气行血则面色润泽；气滞则血瘀，妇女月经闭止，行气活血则经通。

3. 气能摄血　即气对血的统摄作用，使其正常循行于脉管之中而不逸于脉外。"人身之生，总之以气统血"，"血之运行上下，全赖乎脾"（《血证论》）。"血所以丽气，气所以统血。非血之足以丽气也，营血所到之处，则气无不丽焉；非气不足以统血也，卫气所到之处，则血无不统焉。气为血帅故也"（《张聿青医案》）。气摄血，实际上是脾统血的作用。"诸血者皆运于脾"（《类证治裁》），脾为气血运行上下之总枢，"其气上输心肺，下达肝肾，外灌溉四旁，充溢肌肤，所谓居中央畅四方者如是；血即随之运行不息，所谓脾统血者亦即如是"（《血证论》）。若脾虚不能统血，则血无所主，因而脱陷妄行。气不摄血则可见出血之候，故治疗时，必须用补气摄血之法，方能达到止血的目的。如临床上每见血脱之危候，治本"血脱者固气"之法，用大剂独参汤补气摄血而气充血止。

（二）血对气的作用

血对气的作用，是血为气之母。血为气母是指气在生成和运行中始终离不开血。其一，血能生气。气存血中，血不断地为气的生成和功能活动提供水谷精微。水谷精微是全身之气的生成和维持其生理功能的主要物质基础。而水谷精微又赖血以运之，借以为脏腑的功能活动不断地供给营养，使气的生成与运行正常地进行。所以，血盛则气旺，血衰则气少。其二，血能载气，"守气者即是血"，"载气者，血也"（《血证论》）。"血气之常，阴从乎阳，随气运行于内，苟无阴以羁束则气何以树立"（《证治准绳》）。气存于血中，赖血之运载而达全身。血为气之守，气必依附于血而静谧。故云："气阳而血阴，血不独生，赖气以生之；气无所附，赖血以附之"（《医论三十篇》）。否则，血不载气，则气将飘浮不定，无所归附。因为人身之血用以载气，故气不得血，则散而无所附。所以在临床上，每见大出血之时，气亦随之而涣散，形成气随血脱之候。

综上所述，气与血，一阴一阳，互相维系，气为血之帅，血为气之母。"一身气血，不能相离，气中有血，血中有气，气血相依，循环不已"（《不居集》）。若血气不和，则百病丛生。

二、气与精的关系

（一）气对精的作用

精包括先天之精和后天之精。"精依气生……元气生则元精产"（《类经附翼》）。气化为精，精之生成源于气，精之生理功能赖于气之推动和激发。如肾精之秘藏，赖元气固护于外。气聚则精盈，气弱则精走。元气亏损，肾失封藏，每见失精之害。"精乃气之子"，精之于气，本自互生，精气充足，神自旺矣。林佩琴重用补气之参、芪而治梦遗，即是其例。

（二）精对气的作用

"精化为气，元气由精而化也"（《类经》）。精藏于肾，肾精充盛，盛乃能泻，不断地供给五脏六腑，以促进脏腑的生理活动。五脏六腑的功能正常，则元气方能化生不已。精盈则气盛，精少则气衰。故元精失则元气不生，元阳不充。所以失精家每见少气不足以息，动辄气喘，肢倦神疲，懒于语言等气虚之征。

三、气与津液的关系

气属阳，津液属阴，这是气和津液在属性上的区别，但两者均源于脾胃所运化的水谷精微，在其生成和输布过程中有着密切的关系。在病理上病气即病水，病水即病气。所以在治疗上，治气即是治水，治水即是治气。

（一）气对津液的作用

表现为气能生津、行津、摄津三个方面。

1. **气能生津** 气是津液生成与输布的物质基础和动力。津液源于水谷精气，而水谷精气赖脾胃之腐熟运化而生成。气推动和激发脾胃的功能活动，使中焦之气机旺盛。运化正常，则津液充足。"水化于气"（《血证论》），"气可化水"（《杏轩医案续录》）。所以，津液的生成、输布和排泄均离不开气的作用。"元气足则运化正常，水道自利"（《类经》），故三焦之气失职，则津液停聚而为湿为水为肿。如太阳蓄水证，水热互结于膀胱，气化不行，津液不布，则口渴而小便不利，治以五苓散助气化而散水邪，膀胱津液得以化气，升腾于上，敷布于脏腑而还为津液，不生津而渴自止。所以，气旺则津充，气弱则津亏。

2. **气能行津** 指气的运动变化是津液输布排泄的动力。气的升降出入运动作用于脏腑，表现为脏腑的升降出入运动。而脾、肺、肾、肝等脏腑的升降出入运动完成了津液在体内的输布、排泄过程。所谓"气行水亦行"（《血证论》）。当气的升降出入运动异常时，津液输布、排泄过程也随之受阻。反之，由于某种原因，使津液的输布和排泄受阻而发生停聚时，则气的升降出入运动亦随之而不利。由气虚、气滞而导致的津液停滞，称作气不行水；由津液停聚而导致的气机不利，称作水停气滞。两者互为因果，可形成内生之水湿、痰饮，甚则形成水肿等病理变化。这是在临床上治疗水肿行气与利水法常常并用的理论依据之一。

3. **气能摄津** 气的固摄作用控制着津液的排泄。体内的津液在气的固摄作用控制下维持着一定的量。若气的固摄作用减弱，则体内津液过多，经汗、尿等途径外流，出现多汗、漏汗、多尿、遗尿的病理现象，临床治疗时应注意补气固津。

（二）津液对气的作用

"水可化气"（《杏轩医案续录》），"气生于水"（《血证论》）。水谷化生的津液，通过脾气升清散精，上输于肺，再经肺之宣降，通调水道，下输于肾和膀胱，在肾阳的蒸动下，化而为气，升腾敷布于脏腑，发挥其滋养作用，以保证脏腑组织的正常生理活动。故云："水精四布，五经并行"（《素问·经脉别论》）。此外，津液是气的载体，气必须依附于津液而存在，否则就将涣散不定而无所归。因此，津液的丢失，必导致气的耗损。如暑病伤津耗液，不仅口渴喜饮，且津液虚少无以化气，而见少气懒言、肢倦乏力等气虚之候。若因汗、吐太过，使津液大量丢失，则气亦随之而外脱，形成"气随液脱"之危候，故："吐下之余，定无完气"（《金匮要略心典》）。

四、血与精的关系

血和精的关系密切，精能化血，血能生精，精血互生，故有"精血同源"之说。

（一）血对精的作用

"精者，血之所成也"（《诸病源候论》）。"夫血者，水谷之精气也，和调于五脏，洒陈于六腑，男子化而为精，女子上为乳汁，下为经水"（《赤水玄珠》）。"精者，血之精微所成"（《读医随笔·气血精神论》）。血液流于肾中，与肾精化合而成为肾所藏之精。由于血能生精，血旺则精充，血亏则精衰。临床上每见血虚之候往往有肾精亏损之征。

（二）精对血的作用

"血即精之属也，但精藏于肾，所蕴不多，而血富于冲，所至皆是"（《景岳全书》）。肾藏精，精生髓，髓养骨，"骨髓坚固，气血皆从"（《素问·生气通天论》）。由此可见，精髓是化生血液的重要物质基础。"精足则血足"（《类经》），所以肾精亏损可导致血虚。目前治疗再生障碍性贫血，用补肾填精之法而获效。以补肾为主治疗血虚，就是以精可化血为理论依据的。

五、血与津液的关系

血与津液均是液态物质，均有滋润和营养作用，与气相对而言，二者均属于阴，在生理上相互补充，病理上相互影响。

（一）血对津液的作用

运行于脉中的血液，渗于脉外便化为有濡养作用的津液。"十二经脉，三百六十五络，其血气皆上于面而走空窍……其气之津液，皆上熏于面。"（《灵枢·邪气脏腑病形》）

当血液不足时，可导致津液的病变。如血液瘀结，津液无以渗于脉外，以濡养皮肤肌肉，则肌肤干燥粗糙甚至甲错。失血过多时，脉外之津液渗入脉中以补偿血容量的不足，因之而导致脉外的津液不足，出现口渴、尿少、皮肤干燥等表现。

所以，中医有"夺血者无汗"，"衄家不可发汗"，"亡血者，不可发汗"之说。

（二）津液对血的作用

津液和血液同源于水谷精微，被输布于肌肉、腠理等处的津液，不断地渗入孙络，成为血液的组成成分。所以，有"津血同源"之说。汗为津液所化，汗出过多则耗津，津耗则血少，故又有"血汗同源"之说。如果津液大量损耗，不仅渗入脉内之津液不足，甚至脉内之津液还要渗出于脉外，形成血脉空虚、津枯血燥的病变。所以，对于多汗夺津或精液大量丢失的患者，不可用破血瘀之峻剂，故《灵枢·营卫生会》有"夺汗者无血"之说。

血与津液均是周流于全身的液态物质，不仅同源于水谷精微，而且在运行输布过程中相辅相成，互相交会，津可入血，血可成津，"水中有血，血中有水"，"水与血原并行而不悖"（《血证论》），共同发挥其滋润、营养作用。在病理上血与津液又相互影响，"孙络水（今改作外）溢，则经有留血"（《素问·调经论》）。"经为血，血不利则为水，名曰血分"（《金匮要略·水气病脉证并治》）。血能病水，水能病血。水肿可导致血瘀，血瘀亦可导致水肿，这是临证屡见不鲜的。瘀血也可是水肿形成后的病理产物，而水肿则往往有瘀血见证。"汗出过多则伤血，下后亡津液则伤血，热结膀胱则下血，是水病而累血也"（《血证论》）。这里唐氏把汗、津液以及膀胱所藏之液均归于水类。这种阴水过多地损耗必然使阴血发生虚或瘀的变化。

"吐血咳血，必兼痰饮，血虚则精竭水结，痰凝不散，失血家往往水肿，瘀血化水，亦发水肿，是血病而兼水也。"（《血证论》）例如心咳、肺咳，往往可以继发水肿。另外，血、水还可以同时发病，例如妇女经闭水肿、外伤瘀血水肿等。由于血液与津液在病理上常互相影响而并存，故在治疗上应注意水病治血、血病治水、水血兼顾等。

气、血、津液、精神与脏腑的相互关系如图 3-3-3。

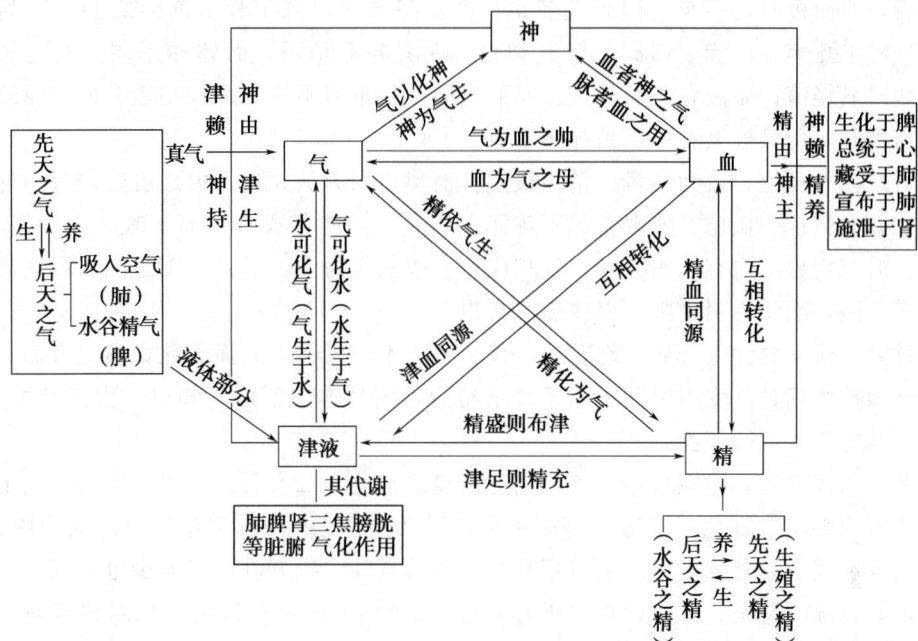

图 3-3-3　气血津液精神与脏腑的相互关系示意图

【文摘选录】

1. 喻昌：气有外气，天地之六气也；有内气，人之元气也。气失其和则为邪气，气得其和则为正气，亦为真气；但真气所在，其义有三：曰上、中、下也。上者所受于天，以通呼吸者也；中者生于水谷，以养营卫者也；下者气化于精藏于命门，以为三焦之根本者也。故上有气海，曰膻中也，其治在肺；中有水谷之气血海，曰中气也，其治在脾胃；下有气海，曰丹田也，其治在肾，人之所赖，惟此气耳！气聚则生，气散则死。

天积气耳，地积形耳，人气以成形耳。惟气以成形，气聚则形存，气散则形亡，气之关于形也，岂不巨哉？然而身形之中，有营气，有卫气，有宗气，有脏腑之气，有经络之气，各为区分。其所以统摄营卫、脏腑、经络，而令充周无间，环流不息，通体节节皆灵者，全赖胸中大气为之主持。足以包举地之积形，而四虚无著，然后寒、暑、燥、湿、风、火之气，六入地中而生其化，设非大气足以苞地于无外，地之震崩坠陷且不可言，胡以巍然中处而永生其化耶？人身亦然，五脏六腑，大经小络，昼夜循环不息，必赖胸中大气斡旋其间；大气一衰，则出入废，升降息，神机化灭，气立孤危矣。

气者，无形而有机者也。以其机之所动，有三焦之分出也。精者，有形者也。有形则有质，以其质之所别，有四等之不同也。神者，无形无机而有用者也。以其用之所成，故推见五性之大本也。

精之以精、血、津、液，列为四者，何也？《本神》曰：五脏主藏精者也，故统谓之精。夫血者，水谷之精微，得命门真火蒸化，以生长肌肉、皮毛者也。凡人身筋骨、肌肉、皮肤、毛发有形者，皆血类也。精者，血之精微所成，生气之所依也；生气者，卫气之根，即命门真火是也，精竭则生气绝矣。髓与脑，皆精之类也。津亦水谷所化，其浊者为血，清者为津，以润脏腑、肌肉、脉络，使气血得以周行通利而不滞者此也。凡气血中，不可无此，无此则槁涩不行矣。发于外者，泪、唾、汗，皆其类也。小便，其糟粕也。液者，淖而极厚，不与气同奔逸者也。亦水谷所化，藏于骨节筋会之间，以利屈伸者。其外出于孔窍，曰涕、曰涎，皆其类也。四者各有功用，而体亦不同。血之质最重浊；津之质最轻清；而液者清而晶莹，厚而凝结，是重而不浊者也；精者合血与津液之精华，极清极厚，而又极灵者也，是神之宅也。

四者之在人身也，血为最多，精为最重，而津之用为最大也。内之脏腑筋骨，外之皮肤毫毛，即夫精也、血也、液也，莫不赖津以濡之，乃能各成其体而不敝。夫汗即津也，其与血，非一物也。而有无相应者？气相应也。故三气为阳，而营为阳之阴，以气与津并也。四精为阴，而津为阴之阳，以津随气行也。

五神者，血气之性也。喜、怒、思、忧、恐，本于天命，人而无此，谓之大痴，其性死矣。然而神之病，其变不可测，而又最不易治，则其本末不可不知也。大抵神之充也，欲其调；神之调也，欲其静。

膀胱者州都之官，津液藏焉，气化则能出矣。凡此十二官者，不得相失也，故主明则下安，主不明则十二官危，使道闭塞而不通，形乃大伤。《经脉别论》曰：太阴脏搏者，用心省真五脏气少，胃气不平。谓过用其心，伤其真气，致五脏脉气俱少也。《脉经》曰：思虑伤心，其脉弦是也。此所谓神主于心者也。《奇病》曰：口苦者，病名曰胆瘅。夫肝者，中之将也，取决于胆，咽为之使。此人者，数谋虑不决，故胆虚气上溢，而口为之苦矣。《六节藏象》曰：凡十一脏皆取决于胆也。仲景谓心气虚则魂魄妄行。华佗谓胆实热则精神不守。此所谓复从于胆者也。心胆神之主，脑又神之会也，故凡有思忆，则目上注。

又尝论之，气之三也，精之四也，神之五也，此十二者，尤必以营卫为之宰。营卫之生也，各具其体而不可相离也，各成其用而不可相胜也，各行其道而不可相干也。赵晴初曰：津虽阴类，而犹未离乎阳气者也。《内经》谓熏肤、充身、泽毛，若雾露之溉，是谓气。

升降出入论：《六微旨论》曰：出入废则神机化灭，升降息则气立孤危。故非出入则无以生长壮老已，非升降则无以生长化收藏。升降出入，无器不有，器散则分之，生化息矣。王氏释之曰：凡窍横者，皆有出入去来之气；窍竖者，皆有阴阳升降之气往复于中。即如壁窗户牖，两面伺之，皆承来气冲出于人，是则出入气也。西医谓人居室中，不可两面开窗，则人之中气，为往来之气所冲击不能支，即头空痛矣。又如阳升则井寒，阴升则水暖，以物投井，及叶坠空中，翩翩不疾，皆升气所碍也。虚管溉满，捻上悬之，水固不泄，为无升气而不能降也。空瓶水口，顿溉不入，为气不出而不能入也。可谓发挥尽致矣。刘河间曰：皮肤之汗孔者，谓泄汗之孔窍也。一名气门，谓泄气之门户也。一名腠理，谓气液之隧道纹理也。一名鬼门，谓幽冥之门也。一名玄府，谓玄微之府也。然玄府者，无物不有，人之脏腑、皮毛、肌肉、筋膜、骨髓、爪牙，至于万物，悉皆有之，乃出入升降道路门户也。经曰：升降出入，无器不有。故知人之眼、耳、鼻、舌、身、意、神、识，能为用者，皆由升降出入之通利也。有所闭塞，则不能用也，故目无所见，耳无所闻，鼻不闻香，舌不知味，筋痿、骨痹、爪退、齿腐、毛发堕落、皮肤不仁、肠胃不能渗泄者，悉由热气怫郁，玄府闭塞，而致津液、血脉、荣卫、清浊之气不能升降出入故也。各随怫郁微甚，而为病之大小焉。李东垣曰：圣人治病，必本四时升降浮沉之理，权变之宜，必先岁气，无伐天和。经谓升降浮沉则顺之，寒热温凉则逆之。仲景谓阳盛阴虚，下之则愈，汗之则死；阴盛阳虚，汗之则愈，下之则死。大抵圣人立法，且如升阳或散发之剂，是助春夏之阳气令其上升，乃泻秋冬收藏殒杀寒凉之气。此升降浮沉之至理也。天地之气，以升降浮沉，乃生四时。如治病，不可逆之，故顺天者昌，逆天者亡。夫人之身，亦有四时天地之气，不可只认在外，人亦体同天地也。《吴医汇讲》引蒋星舞说曰：《伤寒论》所谓传经，即是出入精义。盖正气出入，由厥阴而少阴、太阴，而少阳、阳明、太阳，循环往复。六淫之邪，则从太阳，入一步，反归一步，至厥阴而极。此邪气进而正气退行，不复与外气相通，故开、合、枢三者，最为要旨。见《素问·阴阳离合论》、《灵枢·根结》篇中。分言之，为出入，为升降；合言之，总不外乎一气而已矣。观东垣《脾胃论》浮沉补泻图，以卯酉为道路，而归重于苍天之气。考其所订诸方，用升、柴、苓、泽等法，实即发源于长沙论中葛根、柴胡、五苓之意，引而伸之，所谓升之九天之上，降之九地之下。虽内伤、外感殊科，而于气之升降出入，则无以异耳！吴鞠通《温病条辨》有曰：风之体不一，而风之用亦殊。春风自下而上，夏风横行空中，秋风自上而下，冬风刮地而行。其方一位也，则有四正、四隅，此方位之合于四时八节也。诸家之论，阐发无余蕴矣。

升降出入者，天地之体用，万物之橐籥，百病之纲领，生死之枢机也。兹更举天地之气、人身之气，与夫藏象、病机、治宜，一一而条析之。

四时之气，春生、夏长、秋收、冬藏。其行也，如轮之转旋，至圆者也。如春气自下而上，直行者，是冬气横敛已极，坚不可解，若径从横散，则与冬气骤逆矣。气不可逆也，故先从直行以活其机，而后继以夏之横散也。夏气疏散已极，若径从横敛，又与夏气骤逆矣。转旋之机不可骤也，故先以秋之直降，而后继以冬之横敛也。所以然者，各以其横行、直行之极也。直行极，则不可以径从直升、直降，而必先有横行开合之气以疏之；横行极，则不可以径从横散、横敛，而必先有直行浮沉之气以达之。若直行未极，则升者未尝不可以直降，降者未尝不可以直升；横行未极；则散者未尝不可以横敛，敛者未尝不可以横散。即如春日未尝无秋风，而春之后，决不可继以秋也；夏日未尝无冬风，而夏之后，决不可继以冬也。此天地四时斡旋之机妙也。

人身肌肉筋骨，各有横直腠理，为气所出入升降之道。升降者，里气与里气相回旋之道也；出入者，里气与外气相交接之道也。里气者，身气也；外气者，空气也。鼻息一呼，而周身八万四千毛孔，皆为之一张；一吸，而周身八万四千毛孔，皆为之一翕。出入如此，升降亦然，无一瞬或停者也。《内经》曰：阳在外，阴之使也；阴在内，阳之守也。又曰：阳气者，卫外而为固也；阴气者，藏精而起亟也。此出入之机。又曰：天地之精气，其大数常出三而入一，故谷不入，半日则气衰，一日则气少矣。此出入之数也。《推求师意》曰：在肝则温化，其气升，在心则热化，其气浮；在脾则冲和之化，其气备；在肺则凉化，其气降；在肾则寒化，其气藏。《内经》曰：浊气在上，则生䐜胀；清气在下，则生飧泄。又曰：夏暑汗不出，秋成风疟。冬不藏精，春必病温。此升降出入之常变也。内而脏腑，外而肌肉，纵横往来，并行不悖，如水之流，逝者自逝，而波浪之起伏自起伏也。

其合四时也，春则上升者强，而下镇者微矣；夏则外舒者盛，而内守者微矣；秋则下抑，而上鼓者微矣；冬则内敛，而外发者微矣。此其常也。逆冬气，则奉生者少矣；逆春气，则奉长者少矣；逆夏气，则奉收者少矣；逆秋气，则奉藏者少矣。太过不及，皆为逆也。此其变也。故圣人必顺四时，以调其神气也。

其在脉象，则有三部九候。三部者，寸关尺也，以候形段之上下，以直言之也。九候者，浮中沉也，以候形层之表里，以横言之也。病在上则见于寸，在下则见于尺；病在里则见于沉，在表则见于浮；里寒外热，则沉紧浮缓，里热外寒，则沉缓浮紧；上虚下实，则寸小尺大，上实下虚，则寸强尺弱。此脉象之大略也。

其在病机，则内伤之病，多病于升降，以升降主里也；外感之病，多病于出入，以出入主外也。伤寒分六经，以表里言；温病分三焦，以高下言，温病从里发故也。升降之病极，则亦累及出入矣；出入之病极，则亦累及升降矣。故饮食之伤，亦发寒热；风寒之感，亦形喘喝。此病机之大略也。

至于治法，则必明于天地四时之气，旋转之机，至圆之用，而后可应于无穷。气之亢于上者，抑而降之；陷于下者，升而举之；散于外者，敛而固之；结于内者，疏而散之。对证施治，岂不显然而易见者乎？然此以治病之轻且浅者可耳！若深重者，则不可以径行，而必待于致曲。夫所谓曲者，何也？气亢于上，不可径抑也，审其有余不足；有余耶，先疏而散之，后清而降之；不足耶，先敛而固之，后重而镇之。气陷于下，不可径举也，审其有余不足：有余耶，先疏而散之，后开而提之；不足耶，先敛而固之，后兜而托之。气郁于内，不可径散也，审其有余不足：有余者，攻其实而汗自通，故承气可先于桂枝；不足者，升其阳而表自退，故益气有借于升、柴。气散于外，不可径敛也，审其有余不足：有余者，自汗由于肠胃之实，下其实而阳气内收；不足者，表虚由于脾肺之亏，宜其阳而卫气外固。此皆治法之要妙也。苟不达此，而直升、直降、直敛、直散，鲜不偾事矣！尝忆先哲有言，胸腹痞胀，昧者以槟榔、积、朴攻之，及其气下陷，泄利不止，复以参、芪、升、柴举之，于是气上下脱而死矣。此直升、直降之祸也。况升降出入，交相为用者也，用之不可太过。当升而过于升，不但气虚，而里气亦不固，气喘者将有汗脱之虞矣；当降而过于降，不但上气陷，而表气亦不充，下利者每有恶寒之证矣；当敛而过于敛，不但里气郁，而下气亦不能上朝；当散而过于散，不但表气疏，而上气亦不能下济矣。故医者之于天人之气也，必明于体，尤必明于用；必明于常，尤必明于变。物性亦然：寒热燥湿，其体性也；升降敛散，其功用也。升、柴、参、芪，气之直升者也；硝、黄、枳、朴，气之直降者也；五味、山萸、金樱、覆盆，气之内敛者也；麻黄、桂枝、荆芥、防风，气之外散者也。此其体也。而用之在人，此其常也。而善用之，则变化可应于不穷；不善用之，则变患每生于不测。王汉皋论温病大便秘，右寸洪实，而胸滞闷者，宜枳、朴、菔子横解之，苏子、桔梗、半夏、槟榔竖解之。（《医门法律》）

2. 吴谦：元气者，太虚之气也。人得之则藏乎肾，为先天之气，即所谓生气之源，肾间动气者是也。生化于脾，为后天之气，即所谓水谷入胃，其精气行于脉中之营气，其悍气行于脉外之卫气者是也。若夫合先后而言，即大气积于胸中，司呼吸，通内外，周流一身，顷刻无间之宗气者是也。总之，诸气随所在而得名，实一元气也。

荣卫二者，皆胃中后天之谷气所生，其气之清者为荣，浊者为卫，卫即气中慓悍者也，营即血中之精粹者也。以其定位之体而言，则曰气血；以其流行之用而言，则曰营卫。营行脉中，故属于阴也；卫行脉外，故属于阳也。然营卫之所以流行者，皆本乎肾中先天之气，故又皆以气言，曰营气卫气也。（《医宗金鉴》）

3. 何梦瑶：气无形而血有质，气为阳，主卫护于外，故名之曰卫；血为阴，主营运于中，故名之曰营。血阴有质，故其行也，必次第循经而入于脉道中，充于内而后达于外；气阳无形，故其行也，慓疾不循经而出于脉道之外，实于表而后返于里。此二者之行，所以不同也，经言卫气昼行阳二十五度，夜行于阴二十五度，大盖如此。盖昼则阳动，而气行表者多；夜则阴尽，而气敛于内者多。非昼全不行于内，夜全不行于外也，至谓一昼夜必行五十周，则凿矣。

气一耳，以其行于脉外则曰卫气，行于脉中则曰营气，聚于胸中则曰宗气。名虽有三气本无二气，与血并根柢于先天，而长养于后天。

盖谓血总统于心，此即心生血之义矣。而曰化生于脾，藏受于肝，宣布于肺，施泄于肾何也？曰：经言水谷入胃，中焦受气取汁，变化而赤为血。盖言胃中水谷之清气，藉脾运化成血，故曰化生于脾。然儿在胎中，未尝饮食，先已有血，可见血为先天之水，不过藉后天长养，非全靠后天也。又经言人卧则血归于肝。盖言人寤属阳，寐属阴，阳主外而亲上，阴主内而亲下，寤则血随阳动，外运而亲上；卧则血随阴静，内藏而亲下，五脏皆在内，而肝肾居下，为血之所归藏，言肝而肾可该，何则？肝动肾静，动者尚藏，静则可知，故曰藏受于肝也。其谓宣布于肺，则血随气流行之义耳！其谓施泄于肾，则混精为血，观古人称父精母血。可见，要知是精非血，不当混合为一也。（《医碥》）

4. 日·和柳安：荣卫者，水谷精悍之气也，不可直指为气血之别称也。盖运行一身经脉之中外，如经营、卫护然也。爪之生，发之长，营卫之行，无少间断，均是气血。运行者曰营卫，盈满者曰气血。犹水之与流也，如谓流是水之别称，岂理也哉。（《斥医断》）

5. 陆晋笙：浑沌初开，气分阴阳，天气轻清，地气重凝。人物亦感气而生，三才并立，人类伊始，气化之也。两间既有人类，先由气化，继由形化，父精母血，子孳孙生。然必历十阅月，备受四时阴阳之气，而后免怀。是成胎全形，仍关气化也。免怀而后，鼻受天之气，口受地之味。其气气化，宗气、营卫分而为三。由是化津、化液、化精、化血，精复化气，以奉养生身。《内经》所谓：味归形，形归气，气归精，精归化，化生精，气生形，精化为气者，是养生以尽天年，全恃气也。（《景景室医稿杂存》）

6. 赵晴初：营卫之气，出入脏腑，流布经络，本生于谷，复消磨其谷。营卫非谷不能充，谷非营卫不能化。是营卫者，生身之大关键，不特营卫自病当注意，即脏腑有病，亦当顾及营卫也。《内经》谓"五脏之道，皆出于经遂，以行血气，血气不和，百病乃变化而生，是故守经遂焉。"夫气谓经隧者，非营卫所行之道路乎？出于经隧，以行血气者，是由内而外，行于营卫。血气不和，百病乃生者，是由内而外，行之血气。或行之不及，则内不化而外不充；行之太过，则枝强而干弱。偏于营则阴胜，偏于卫则阳胜，百病乃生，自然之理也。是则营卫岂不为生身之大关键哉？（《存存斋医话稿》）

7. 石芾南：卫气，阳气也。即人之天气也。天有二十八宿，周布四面。房昴为东西之纬，虚张为南北之径。房至毕属阳，主昼；昴至心属阴，主夜。人身卫气之行，亦犹是也。昼行阳经二十五度，夜行阴经二十五度，一昼一夜，五十度周于身。与宗气、营气度数相等。或曰：卫气出于何所？行于何地乎？曰：宗气积于上焦，营气出于中焦，而卫气则出于下焦。营气随宗气行于经脉之中，卫气则不随宗气入于经脉，而自行于各经脉外，及头目手足皮肤分肉之间。故经曰："清者为营，浊者为卫，营行脉中，卫行脉外。"或又曰：卫气何以出于下焦？行于脉外乎？曰：经谓上焦如雾，中焦如沤，下焦如渎。卫气赖下焦阴中真阳，以升出中上二焦，故卫气出于下焦。营为水谷之精气，属阴。阴性精专，自行脉中。卫为水谷之悍气，属阳。阳性慓悍滑利，故行脉外。请析之：平旦阴尽，由寐而寤。邵子曰："人之神，寐则栖肾，寤则栖心，将寐在脾，熟寐在肾，将寤在肝，正寤在心。"十二经脉皆根于心。寤属阳，太阳为阳中之阳。故经曰：人寤则目张，目张则阳气出于睛明穴，而上行于头。始于足太阳，次手太阳，再下足少阳，次手少阳，再下足阳明，次手阳明。如是周二十五，乃下行阴分，而目复合而寐。目合则阳气从足少阴注于肾，肾注于心，心注于肺，肺注于肝，肝注于脾，脾复注于肾。如是亦周二十五度，终而复始，如环无端。再析言之：如卯初二刻，阴尽而寤，卫行太阳。卯初一刻，卫行少阳，卯初二刻，卫行阳明。卯初三刻，卫间行足少阴。卯正初刻，卫复行太阳。卯正一刻，卫复行少阳。卯正二刻，卫复行阳明。卯正三刻，卫复间行足少阴。阳尽间阴者，以足少阴，阴阳互根，为人身之大根柢，大枢纽也。如是环行，自卯至申，周二十五度。阳尽于阴，阴受气矣。阴亦周二十五度。一昼一夜，漏下百刻而尽，卫气五十周于身。如是无已，与天地同纪。如此则人之病否生死可以决，药之升降、补泻、表里、阴阳，可无差矣。（《医原》）

8. 徐彦纯：人身之中，气为卫，血为营。经曰：营者，水谷之精也，调和于五脏，洒陈于六腑，乃能入于脉也。生化于心，总统于脾，藏受于肝，宣布于肺，施泄于肾，灌溉一身，目得之而能视，耳得之而能听，手得之而能握，足得之而能步，脏得之而能液，腑得之而能气，出入升降，濡润宣通，靡不由此。（《玉机微义》）

9. 陈自明：夫人之生，以气血为本，人之病，未有不先伤其气血者……血者，水谷之精气也……故虽心主血，肝藏血，亦皆统摄于脾，补脾和胃，血自生矣。（《妇人良方》）

10. 张璐：盖气与血，两相维附，气不得血，则散而无统，血不得气，则凝而不流。（《张氏医通》）

11. 朱震亨：血为气之配，气热则热，气寒则寒；气升则升，气降则降，气凝则凝，气滞则滞，气清则清，气浊则浊。（《格致余论》）

12. 高世栻：人之一身，皆气血之所循行，气非血不和，血非气不运，故曰：气主煦之，血主濡之。气为主，血为辅，气为重，血为轻，故血不足可以渐生，若气不足立即死矣。（《医学真传》）

13. 韦协梦：气阳而血阴。血不独生，赖气以生之；气无所附，赖血以附之。孤阳不生，独阴不长……

气也，血也；火也、水也；阳也，阴也。两两相形，奇偶对待，须错综而参伍，难胶柱而刻舟。气属阳，火亦属阳。然气能运火，而火不能行气，且气中有阳亦有阴，而火则与阴相背戾。世之火亏者，动云阳亏，并有阴虚难补，阳虚易补之说。殊不知气乃火之根，火乃气之焰。真气未亏，而火为阴寒所遏，但用助火通络之药，则气能升而火能旺，此为阳虚易补；倘元气大伤，而真火将绝，则命之不保，从何滋培，尚能较难易乎？血属阴，水亦属阴。血为养命之源，而水则不专指血。湿亦水也，痰亦水也。世之阴盛者，非血盛也。血盛何病之有？乃湿盛、痰盛，而阳气遏抑不行，帮须升阳泻水而病自解。至阴阳二字，虽分隶气血，然气病有阳分，亦有阴分；血病有阴分，亦有阳分。又安可胶执而不化耶？（《医论三十篇》）

14. 唐宗海：气为血之帅，血随气而运行；血为气之守，气得之而静谧。气结则血凝，气虚则血脱，气迫则血走。（《血证论》）

15. 汪机：分而言之，卫气为阳，营气为阴；合而言之，营阴而不禀卫之阳，莫能营昼夜、利关节矣。古人于营字下加一气字，可见卫固阳也，营亦阳也。故曰：血之与气，异名而同类。补阳者，补营之阳；补阴者，补营之阴。"天依形，地附气。可见人身之卫，即天之乾；人身之形，即地之坤。营运于脏腑之内者，营气也，即天地中发生之气也。故以气质言，卫气为阳，形质为阴；以内外言，卫气护卫于外为阳，营气营养于内为阴。细而分之，营中亦自有阴阳焉，所谓一阴一阳，互为其根者是也。若执以营为卫配，而以营为纯阴，则孤阴不长，安得营养于脏腑耶？经曰：营为血。而血即水。朱子曰：水质阴而性本阳。可见营非纯阴矣。况气者，水之母，且天地间物有质者，不能无亏盈，既有质而亏盈，血中之气，亦不免而亏盈矣。故丹溪以补阴为主，固为补营；东垣以补气为主，亦补营也；以营兼血气而然也。（《石山医案》）

16. 周学海：气血精神论：医者，道之流也。道家以精、气、神，谓之三宝，不言血者，赅于精也。是故气有三：曰宗气也，荣气也，卫气也。精有四：曰精也，血也，津也，液也。神有五，曰神也，魂也，魄也，意与智也，志也，是五脏所藏也。凡此十二者，为之大纲，而其变则通于天地万物，而不可以数纪。

《内经·邪客》曰：五谷入于胃也，其糟粕、津液、宗气，分为三隧。故宗气积于胸中，出于喉咙，以贯心肺，而行呼吸焉。营气者，泌其津液，注之于脉，化而为血，以荣四末，内注五脏六腑，以应刻数焉。卫气者，出其悍气之慓疾，而先行于四末分肉皮肤之间，而不休者也。其言横解、竖解是矣，其所指诸药，则未是也。即东垣诸方，惯用升、柴、枳、朴，亦未免直撞之弊。若洁古枳术丸，以荷叶烧饭为丸，则有欲直先横之妙矣。吁！医岂易言者乎？

又尝论之，气之开合，必有其枢。无升降则无以为出入，无出入则无以为升降，升降出入，互为其枢者也。故人之病风寒喘咳者，以毛窍束于风寒，出入之经隧不利，而升降亦迫矣。病尸厥卒死者，以升降之大气不转，而出入亦微矣。《生气通天》曰：大怒则血菀于上，使人薄厥。《调经》曰：血气并走于上，则为大厥。扁鹊曰：阳脉下坠，阴脉上争，会气闭而不通，阴上而阳内行，下内鼓而不起，上外绝而不为使，上有绝阳之络，下有破阴之纽，破阴、绝阳之色已废，脉乱，故形静如死状。凡人出入之气，本微于升降，升降既息，出入更微矣。故扁鹊谓当闻其耳鸣而鼻张，循其两股以至于阴，当尚温也。此所谓出入更微者也。

又尝著《左右阴阳论》、《劳瘵证治论》，文义浅陋，而与此相发。其论左右阴阳曰：朱丹溪谓脾具坤静之体，而有乾健之运，故能使心、肺之阳降，肝、肾之阴升，而成地天交之泰矣。近世黄元御著书，专主左升右降立说，以为心、肺阳也，随胃气而右降，降则化为阴；肝、肾阴也，随脾气而左升，升则化为阳。故戊己二土中气，四气之枢纽，百病之权衡，生死之门户，养生之道，治病之法，俱不可不谨于此。其书八种，直将《素问》、《灵枢》、《伤寒》、《金匮》、《本草》五大部圣经，俱笼入左升右降四字之中。盖自以为独开生面，得《内经》左右阴阳道路之奥旨矣。窃思《内经》之论阴阳也，不止言升降，而必言出入。升降直而出入横，气不能有升降而无出入，出入废则升降亦必息矣。止论升降，不论出入，是已得而遗一，况必以升降分属左右，则尤难通之义也。左右俱有阴阳，俱有升降。尝推求西医所论人身脉络功用，与夫气血之流行，合之《内经》大旨，荣行脉中，卫行脉外，荣气是随六阴、六阳之经循环往来，终而复始，即以经脉之升降为升降也，卫气不拘于经，行于手足六阳之部分则上升，行于手足六阴之部分则下降，是表升而里降也。《内经》以左右为阴阳之道路，未尝以左即升、右即降也。其义如寸口候阴，主中；人迎候阳，主外，举其大概而已。脉法又以左尺主膀胱、前阴；右尺主大肠、后阴。其于《内经》背阳腹阴，将何以合之？故确求升降之道路，止当分表里，而无分于左右也。或曰：人之患半身不遂者，何也？曰：半身不遂，是横病，不是直病。何以言之？人身腠理毛窍，在左边者，俱左外向，在右边者，俱右外向，前自鼻柱，后自脊骨，截然中分。故人侧卧，汗出显有界畔者，因侧卧，则向上半边毛窍热气上蒸，向下半边毛窍热气不能下蒸也。《内经》曰：汗出偏沮，使人偏枯。故偏枯者，横气不能左右相通也；下痿者，直气不能上下相济也。左有左之升降，右有右之升降；上有上之升降，下有下之升降；上下左右，又合为一大升降者也。是故先天八卦，坎离分东西，此左阳右阴之义也；后天八卦，坎离分南北，此表升里降之义也。即如人身，热气蒸腾，只是向上，其表升可知也；水谷入胃，糟粕下传，此必有气以行之，其里降可知也。经必以左右分阴阳者，日月升于东，降于西，人为日月所照，气亦随之而转旋。表之升也，动于左而右随之；里之降也，动于右而左随之。左则表升之力强，右则里降之力强耳！经谓人左手足不及右强，右耳目不及左聪明者，亦此意也。

其论劳瘵证治曰：瘵者，闭也。其病有二：有虚劳之瘵；有积聚、痈疽、麻木、疼痛之瘵。其积聚、痈疽、麻木、疼痛之瘵，有在经络者，有在脏腑者，前人论之详矣。《内经》、《中藏经》诸篇，可熟读也。至于虚劳之瘵，即俗所谓干血劳者。人身外而经络，内而脏腑，其气不外五行。自上而下直分之，有直五行，即直五层，一肺、二心、三脾、四肝、五肾也。自外而内横分之，有横五行，即横五层，亦一肺、二心、三脾、四肝、五肾也。《内经》升降息则气立孤危，言直也；出入废则神机化灭，言横也。脉法：左寸心、关肝、尺肾，右寸肺、关脾、尺命，亦言直也；三菽肺，六菽心，九菽脾，十二菽肝，按之至骨肾，亦言横也。升降出入，虽分横直，统归于阴阳之嘘吸而已。人病虚劳，直气不能布于周身。若阴气先伤，则吸力先微，内不能至肾，至肝而还，而有骨痿之事矣；若阳气先伤，则呼力先微，外不能至肺，至心而还，而有皮聚毛悴之事矣。所谓肝肾心肺者，谓分野之表里浅深也。如是则脉行十六丈二尺为一周者，其数有不盈矣；不盈则升降屆入之期促，故脉数也。《难经》论损至之脉曰：一呼三至，至一呼六至，此至之脉也；一呼一至，至四呼一至，此损之脉也。至脉从下上，损脉从上下。损脉之为病，始于皮聚毛落，而极于骨痿不能起于床；反此者至之为病也。从下上者，皮聚而毛落者死；从上下者，骨痿不能起于床者死；穷之于其极也。卢子由曰：脉来之损至，即脉至之疾徐，至固不离乎至，损岂独外于至乎？是盖疑虚损之脉，必数而无迟也。扁鹊亦曰：一乎脉四至以上。谓瘵者脱脉气，谓失十六丈二尺一周之常经也。然虚损脉迟者甚多，但其情不同。脉数者，血液先败，塞其气道，气悍而不通，故短促也；脉迟者，血液未败，而真气之力不能劲达，如人行路遥，力倦而欲息也。是其病始于气，而未坏有形之血液，故易治，补其气而血自生也；气不能周，反见脉数者，是血坏而气无所归，故难治，补其气而血愈壅也；是故初病即见脉数者，是因瘵致虚，血病累气，故曰从下损上，即由里而表也；先脉迟而渐见脉数者，是因虚致瘵，气病累血，故曰从上损下，即由表而里也。至于气不能至肾至肺，非全无气也，正气为邪气所据，不能应期而至耳！若全无气，则一脏气绝，五脏俱无以自存矣。此劳瘵之大义也。积聚、痈疽、麻木、疼痛之瘵，在经络之中，只是两头有气，中间隔塞，其本未伤，疏之而即复矣。譬如一管之中，有物结之，去其结而气自行矣。此实痹之大义也。实痹之治无论矣。劳痹之治，《难经》有曰：损其肺者，益其气；损其心者，调其荣卫；损其脾者，调其饮食，适其寒温；损其肝者，缓其中；损其肾者，益其精。此皆以虚言之也。而劳痹之为病，往往虚实夹杂。仲景治血痹风气百疾，有薯蓣丸，是补其虚也；有大黄䗪虫丸，是攻其实也。更有外邪久结，证同虚损，如徐灵胎所谓风寒不醒成劳病者。近日凡病咳嗽，辄称肺热，桑叶、麦冬，摇笔即来，生地、知母，满纸俱是，于是阳气日衰，风寒与水饮合力盘踞膻中，渐致夜不伏枕，涎中带红，头面胕肿，呼吸喘促，饮食呕逆，大便溏泄，而危矣。故今之病五苓、青龙证者，无不逼入劳损，覆辙相寻，至死不悟。张景岳曰：外感之邪未除，而留伏于经络，饮食之滞不消，而积聚于脏腑，或郁结逆气，有不可散，或顽痰瘀血，有所留藏，病久致羸，似形不足，不知病本未除，还当治本，若误用补，必益其病矣。医能明此，其寡过矣乎！

大抵治病必先求邪气之来路，而后能开邪气之去路。病在升降，举之、抑之；病在出入，疏之、固之。或病在升降而斡旋于出入，或病在出入而斡旋于升降。气之上逆，下不纳也；气之下陷，上不宣也；气之内结，外不疏也；气之外泄，内不谐也。故赵晴初曰：人身内外作两层，上下作两截，而内外上下，每如呼吸而动相牵引。譬如攻下而利，是泄其在内之下截，而上截之气即陷，内上即空，其外层之表气连邪内入，此结胸之根也。譬如发表而汗，是疏其在外之上截，而在内之气跟出，内上即空，其内下之阴气上塞，此痞闷之根也。故在上禁过汗，在内慎攻下，此阴阳盈虚消长之理也。

抑吾尤有默会之旨，不欲为外人道，而不得不道也。《内经》以升降出入关于生长壮老已者，何也？本草称日能松物，以絮久曝日中，则松矣，是日有提摄之力。凡物皆向日，不独葵、藿也。非物有知，日有摄力也。人在日下，其气亦为日所提摄矣。物置地上，久则下陷，以地心有吸力也。人在地上，其气亦为地所吸引矣。至于气之往来于空中，更无一息之或间。庄子曰：人在风中。仲景曰：人因风气而生长。人为风所鼓荡，其气之出入不待言矣。人之初生，合父精母血而成形。其体象地，各有自具之吸力。其力多藏于五脏及骨髓之中，故气能自固于体中而不散也。及其生也，则上为日所摄，下为地所吸，中为风所鼓荡，而日长日壮矣。及其衰也，摄之久而气渐上脱矣，吸之久而气渐下脱矣，鼓荡之久而气渐外散矣，故为老为已也。大抵三气之中，惟地之吸力最强，故人死则体重，以本体不能自主，全为地所吸也。又人死，其尸不可见日，恐复为日气所提摄而尸走也。生人不可与尸骑牛临面，生人身有吸力，恐尸中游气未尽，二气相感而相吸，而亦有尸走之事也。是说也，前人未言，得毋骇俗乎？夫人劳则气动，而心劳则五脏之吸力皆疏，故气易散，而易老易已也。人静则气固而心静，则五脏之吸力尤固，故气常完而多寿难老也。然则明于斯义，是亦养生之助，而又何骇乎？《痹论》曰：阴气者，静则神藏，躁则消亡。《生气通天》曰：阳气者，精则养神，柔则养筋。《大惑论》曰：心劳则魂魄散，志意乱。故《经脉别论》叙五脏喘汗之事，而申其戒曰：四时之病，常起于过用也。故曰无形无患，与道合同，惟真人也。（《读医随笔》）

（李德新　战丽彬）

主要参考文献

1. 秦伯未. 内经知要浅解［M］. 北京：人民卫生出版社，1957.

2. 罗石标. 也谈气 [J]. 中医杂志，1962，3：26.

3. 危北海. 答也谈气 [J]. 中医杂志，1962，3：29.

4. 李德新. 气血论 [M]. 沈阳：辽宁科学技术出版社，1990：60-61.

5. 吴弥漫. 物质与功能的统一体——略论气的二元涵义 [J]. 北京中医药大学学报，1996，19（1）：10-13.

6. 蒋士生. 中医学与古代哲学对气认识的相互影响 [J]. 中国中医基础医学杂志，1998，4（7）：8-10.

7. 孙广仁. 精气的概念、源流及结构浅识 [J]. 山东中医药大学学报，1997，21（5）：342-346.

8. 黄海龙. 关于中医理论中"气"的几个问题 [J]. 中国医药学报，1991，6（6）：8-9，24.

9. 王新华. 中医学基础 [M]. 上海：上海科学技术出版社，1995：40-43.

10. 谭厚生. 物质、意识、意识活动 [J]. 中国人体科学，1993，3（2）：74-75.

11. F. 卡普拉. 物理学之道 [M]. 北京：北京出版社，1999：191-208.

12. 黄坤仪，黄俊青. 人体气与气场的研究 [J]. 中国人体科学，1992，2（2）：81-84，62.

13. 李梢，张其成. 中医学的"气"与熵再探 [J]. 北京中医药大学学报，1997，20（5）：9-11.

14. 吴邦惠. "气"——人体超复杂巨系统的"序参量"[J]. 中国人体科学，1992，2（4）：174-177.

15. 李德新. 气血论 [M]. 沈阳：辽宁科学技术出版社，1990.

16. 李德新. 论中医气机升降学说 [J]. 辽宁中医学院学报，1985（1）：11.

17. 何松林，郑少红. 气机升降学说源流钩玄 [J]. 中国中医基础医学杂志，1996，2（4）：15.

18. 李聪甫. 传统老年医学 [M]. 长沙：湖南科学技术出版社，1986.

19. 王新华. 中医历代医论选 [M]. 南京：江苏科学技术出版社，1983.

20. 秦伯未. 谦斋医学讲稿 [M]. 上海：上海科学技术出版社，1978.

第四章

形 体 官 窍

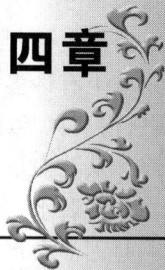

　　形体官窍是人体重要的组织器官，其在形态结构和生理功能方面有着相对的独立性，中医学对此有广泛的认识和系统的论述。形体官窍与脏腑经络又有着密切的联系，其职能受制于脏腑经络，为脏腑经络所主管。形体官窍的理性认识是藏象学说中不可或缺的一部分，故本书将其列入"脏象经络篇"中介绍。

第一节　形　体

　　形体的概念，有广义和狭义之分。狭义的形体，特指"五体"，即皮、肉、筋、骨、脉五种组织结构，其为构成整个人身形体的重要组织。广义的形体，泛指躯体，即所有具备一定形态结构的组织，包括头面、颈项、躯干、四肢、脏腑等在内。本节所述，包括五体及脏腑以外的其他形体组织相关的中医基础理论。

　　与脏腑相对而言，形体在外。形体必须依赖脏腑所化生的精气的濡养，才能维持其正常的生理活动。脏腑比较脆弱，有赖于形体的保护，才能避免损伤。脏腑与形体之间，是相互依存而不可分离的。经络贯穿于脏腑与形体之中。生理情况下，脏腑所化生的精气，通过经络而流布周身，滋养形体。病理情况下，外邪入侵形体后，可循经内传脏腑；脏腑病变后，也可通过经络而外及形体。可见，形体与脏腑经络之间在生理病理上有着诸多联系而相互影响。

　　就"五体"而言，其与脏腑经络之间，除总体的、广泛的联系之外，与五脏尚有某些特定的相对应的密切关系，如肺主皮、脾主肉、肝主筋、肾主骨、心主脉的理论，为历代医家所普遍重视，也为现代研究所格外关注。

　　脉，即血脉，或称脉管、脉道，有时也泛称"经脉"，为血气运行的通道，故又称"血府"。中医学有关"脉"的概念，有一历史沿革的过程。为在概念上避免混淆，本节所论，专指血脉。至于经脉、络脉之类，于"经络"一章详述。

　　本节内容着重介绍包括五体和躯体在内的形体的形质结构、生理功能及其与脏腑经络的联系，并简要介绍有关的现代研究概况。

一、五体

（一）皮

　　1. 形质结构　皮，即皮肤。皮覆盖于人体表面，直接与外界接触。人体皮肤除手、足掌部外，均长有毛发，故多皮毛并称。皮肤之汗毛，古称毫毛。在头部、两眉、腋下和阴部，毛较茂盛，分别称为头发、眉毛、腋毛和阴毛。成年男子长有胡须，为男子第二性征之一。毛发的生长润泽，依赖于精血的滋养。精充血盛，则毛发乌黑而稠密。年迈之人，肾精渐亏，头发变白而稀疏。血虚之体，发失所养，头发干枯而易脱，为临床所常见，故有"发为肾之华"、"发为血之余"之说。

皮肤上有许多汗孔，古称之为汗空、玄府、气门、鬼门。《素问·六元正纪大论》说："汗濡玄府。"《类经·针刺三十八》对"玄府"作注云："汗属水，水色玄，汗之所居，故曰玄府。从孔而出，故曰汗空。然汗由气化，出乎玄微，是亦玄府之义。"玄，黑色。黑色，在五行属水，故《类经》言"水色玄"。张介宾认为，《黄帝内经》之所以称汗孔为玄府，一是因汗由水化，玄色属水，汗从孔出，故有其名；二是因汗由气化，机理玄微，缘此得名，也有可能。

"气门"一词，亦首见于《黄帝内经》。《素问·生气通天论》说："日西而阳气已虚，气门乃闭。"王冰注解说："气门，谓玄府也。所以发泄经脉荣卫之气，故谓之气门也。"近有学者认为，汗孔的开合也起着"供气出入，辅助呼吸"的作用，故称其为"气门"。

"鬼门"一词，同样首见于《黄帝内经》。《素问·汤液醪醴论》说："开鬼门，洁净府。"《素问集注》对此注云："鬼门，毛孔也。开鬼门，发表汗也。"有文献认为：鬼，古通魄。肺藏魄，肺气通于皮毛，汗从皮肤而出，汗亦称魄汗，故汗孔、毛孔称鬼门，发汗法又称开鬼门。此说当否，有待查考。此外，近有学者将"鬼门"释为魄门（肛门），则另当别论。

中医学中另有"腠理"一名，其所指为何，素有争议。有认为腠理即是汗孔，如《医钞类编·肢体门》说："腠理，亦曰玄府。玄府者，汗孔也。"然而依据仲景、王冰等医学大家的有关论述，腠理与汗孔不尽相同。《金匮要略·脏腑经络先后病脉证》说："腠者，三焦通会元贞之处，为血气所注；理者，是皮肤脏腑之文理也。"可见仲景所言腠理，是指周身元真之气输布汇合的场所，是气血津液运行的通道。王冰指出："腠理，皆谓皮空及纹理也"（《素问·皮部论》注）。可见王冰谓之腠理，是皮肤肌肉的空隙、纹理。综上所述，腠理概念大体有三：首先，在结构上腠理是皮肤与肌肉的空隙、间隙、缝隙。其中肌肉之间隙谓之腠，又名肌腠；皮肤之纹理谓之理，亦名皮理。因两者沟通，故可合称。其次，在功能上腠理是元气和津液输布流通的通道。再次，在分布上作为肌肤间隙的腠理与作为体内脏腑之间空隙的三焦互相连通，共同发挥沟通体内脏腑与机体躯壳之间气液流布的作用。

至于腠理与汗孔的关系，无疑是非常密切的。汗孔开于皮表，而腠理是皮肤肌肉的间隙，腠理的疏密，直接影响汗孔的开合和汗液的排泄。古代医家每用腠理疏密来表述人体抵御外邪能力的盛衰，认为腠理致密则汗孔能正常闭合，邪不易入；腠理疏松则汗孔异常开启，邪易入侵。由此可见，古医籍中所言"腠理"，多为人体抵御外邪的第一道"防线"的代称，也有似于今之所言人体免疫功能的含义。由此也可理解古医籍所载"腠理受邪"、"病在腠理"，多指表证而言。

另有学者将气门、玄府、腠理、三焦四者联考，发表专论认为，在形质结构上，四者均指广泛存在于人体组织中的孔隙、纹理、通道，均为十分细小的幽微空间；在生理功能上，四者均与人体内气液流布有关，均为气机运动和气化功能的重要场所。指出中医学对于人体气机的运行畅达，津液的输布流通，构筑了一个颇为周密的网络管道系统理论：外有开口于体表皮肤的气门，内有散存于脏腑之间的三焦，中有内外相贯遍及全身的玄府、腠理。其为气机运动的门户，津液流通的道路，亦为集中体现生命活动的气化功能的场所。

2. 生理功能 皮的生理功能主要体现在以下四方面：

防御外邪：皮肤主一身之表，是人体抵御外邪入侵的第一道防线和主要屏障。一般认为皮肤抵御外邪能力的强弱，主要取决于卫气的盛衰和腠理的疏密。

卫气具有"温分肉，充皮肤，肥腠理，司开阖"（《灵枢·本脏》）的功能，故当卫气虚弱时，皮肤不充，御邪能力低下，外邪容易入侵。《医旨绪余》说："卫气者，为言护卫周身，温分肉肥腠理，不使外邪入侵也。"临床辨治素多外感为病者，多从补卫固表入手，即取理于此。

腠理为皮肤之空隙，其疏与密，决定着汗孔的开与合。皮肤腠理疏松，汗孔异常开启，外邪即可乘虚而入。故《灵枢·百病始生》说："是故虚邪之中人也，始于皮肤，皮肤缓则腠理开，开则邪从毛发入，入则抵深。"

西医学认为，皮肤的防御功能一方面表现在保护机体免受外界环境中机械性、物理性、化学性或生物性等有害因素的损伤，如摩擦、牵拉、挤压及冲撞等。另一方面，皮肤还可防止体内各种营养物质、电解质和水分的丧失。此外，表皮的角质蛋白和黑色素通过对紫外线的吸收、散射等效应，起着抵御日光紫外线照射的重要作用。它被认为是吸收紫外线的滤光器。因此，皮肤角质层和黑色素吸收紫外线的作用能有效减少日晒皮炎和皮肤癌的发生。

调节津液代谢：出汗是人体津液正常排泄的途径之一。汗孔的开与合，影响着津液排泄的多与少，皮肤正是通过这种形式来调节人体的津液代谢。中医临床常以此来解释病机和指导治疗。如大量汗出，津液耗失过多，可致津液不足。暑热之邪之所以最易伤津，其机制之一也是因暑性升散，热迫汗出，以致骤然伤津。急性浮肿病证，中医多用宣肺利水法治疗，以排除多余水液，达到消肿目的，即《黄帝内经》中所谓的"开鬼门"。

西医学认为，皮肤内的汗腺和皮脂腺直接开口于皮肤表面和毛囊，具有分泌和排泄的功能。汗腺除有调节津液代谢的功能外，还能协助肾脏排泄体内废物，保持机体内环境的平衡和稳定。皮肤上极丰富的毛细血管和汗腺，对于水、电解质及其他物质又有再吸收作用，故与肾脏功能有相似之处，在排泄废物和保持电解质与水的平衡上起着重要的作用。所以，有人将皮肤称为人体的第二肾脏，是人体酸碱、水电平衡的重要调节器官。因此，汗法在肾系疾患中的运用始被重视，并渐趋广泛。如有学者提出了"皮肤透析"这一概念。认为"皮肤透析"作用机制可概括为：其一，开宣肺气，使水邪由皮毛排出；其二，解表和里，疏上源以利下流。因此，在肾功能障碍时，可通过洗浴、排汗等方法，促进水、代谢产物等随汗液从皮肤排出而取得疗效。更有学者根据慢性肾衰竭患者汗液中尿素等代谢产物含量明显升高的事实，运用中医的整体观念、脏腑相关学说和西医的代偿理论，提出加强其他脏腑，如肺、皮肤等的代偿功能，有可能带来慢性肾衰竭治疗上的突破。汗法治疗既简单、经济，又无副作用。汗法于肾衰竭应用前景值得重视。

调节体温：体温的相对恒定，是通过对体内产热和散热过程的调节而实现的。产热过程自不待言，散热过程则主要赖于皮肤（现代研究表明，皮肤散发的热量约占人体总散热量的 84.5%）。中医理论认为，卫气调节汗孔开合的功能正常，则出汗的有无与多少能正常调控，体温即得以恒定。若卫气被遏（多缘于外邪袭表，邪遏卫气），汗孔闭塞，散热受阻，则郁而发热，治多解表发汗，可使汗出热退，此即《素问·生气通天论》所说的"体若燔炭，汗出而散"之意。反之，若因故而汗出过多，散热过度，阳气外泄，可致"阳虚则寒"之证，甚至有阳脱寒厥之虑。

辅助呼吸：肺合皮毛，皮肤上毛窍的正常开合，有辅助肺主呼吸的作用。有学者认为，《黄帝内经》称汗孔为"气门"，是因为其有"供气出入，辅助呼吸"之功。《医原·人身一小天地论》曰："凡外感燥湿，种种见证，虽各脏腑本气自病，而要皆关乎肺，以肺为群气之宗，天无二气故也。不独空窍之大者为然也，即皮肤外八百万有奇之汗空亦无不然。"《读医随笔》认为，周身毛孔主于肺，随肺的呼吸而相应开合。谓："鼻息一呼，而周身八万四千毛孔，皆为之一张；一吸，而周身八万四千毛孔，皆为之一翕。"《医经精义》更注意到"皮毛属肺，肺多孔窍以行气，而皮毛尽是孔窍，所以宣肺气，使出于皮毛而卫外也"。现代医学研究证实，肺与皮毛均从外胚层发展而来，两者在胚胎学上有密切联系。现代进化论观点也表明，对于比较低等的动物，皮肤的呼吸作用较为重要，肺正是生物进化过程中适应内呼吸而产生的特化的"皮毛"。

现代研究证明：人的全身皮肤都能进行呼吸。成人每天从皮肤约可排出 1/4 二氧化碳，而且还能吸收包括氧气在内的微量气体。同时，人体液中的二氧化碳因为水溶性强，随同汗液蒸发也是最好的排泄管道。

3. 与脏腑经络的联系　皮肤为肺之所合：《素问·五脏生成》说："肺之合皮也，其荣毛也。"后世医家沿其说而概言为"肺主皮毛"。皮与肺的关系主要表现为三个方面：

一是肺输布精气以充养皮毛。肺能将脾转输而来的水谷精气，向外输布至皮肤毫毛，使皮肤滋润，毛发光泽，故《素问·经脉别论》说："肺朝百脉，输精于皮毛。"若肺气不足，或肺阴亏损，无力布精滋养皮毛，可致毛发憔悴，皮肤枯燥。《灵枢·经脉》所说的"手太阴气绝，则皮毛焦"，即是此意。近年来，有关某些皮肤疾病（如银屑病、皮肤划痕症、玫瑰糠疹、光泽苔癣及脱发等）从肺论治而获一定疗效的临床报道时有所见，其理论依据即在于此。

二是肺宣发卫气以外达皮毛。卫气具有滋养皮肤、抵御外邪和调节汗孔开合等功能。而卫气有赖于肺气的宣发，才能布散至肌肤，发挥其生理作用。可以说卫气是肺与皮毛密切联系的中介物质。肺与皮毛在生理病理上的诸多联系，多通过卫气而起作用。如风寒袭表，肺气失宣，卫气势必不得发散，而见发热、恶寒、无汗等症。若肺气虚弱，无力宣发卫气至肌肤，以致温煦、防御、固摄能力减退，而见肤冷畏寒、易感外邪、汗出较多等症。

三是皮肤作为屏障以抗邪护肺。肺为"娇脏"，易受邪侵。皮肤是抵御外邪入侵的主要屏障，有抗邪以防其侵袭"娇脏"的功能。皮肤肌表为邪所客，出现鼻塞、流涕、喷嚏、咳嗽等肺失宣发的症状，为临床所常见。有鉴于此，有资料认为，外感咳嗽，病位虽在肺，治当重在表，使肺皮和合，抗邪外出，而咳嗽自愈。《素问·痹论》还指出："皮痹不已，复感于邪，内舍于肺。"

近年来，"肺主皮毛"理论在医疗实践中得到广泛应用，如肺病外治、肺病皮治，采用敷贴疗法、化脓疗法、穴贴疗法治疗慢性支气管炎、支气管哮喘等获得一定疗效，进一步证实了"肺主皮毛"理论意义及应用价值。

另外，"肺主皮毛"理论还广泛运用于中医药美容中。用于美容的中药大多入肺经、大肠经，通过内服或外敷治疗疮疖、粉刺等皮肤疾患，可使肌肤润泽、光滑、有弹性。如《神农本草经》曰：菊花，主皮肤死肌；白芷，长肌肤，润泽，可作面脂。《本草纲目》中记载：薄荷，治疮疖，风瘙隐疹。菊花、白芷、薄荷均入肺经。

古医籍中，尚能查阅到皮与心、皮与脾、皮与肝、皮与肾等脏腑在生理病理联系的相关论述，因其临床意义不甚突出而不赘述。

皮肤为正经分布所主：《素问·皮部论》说："欲知皮部以经脉为纪者，诸经皆然。"可见十二正经在体表各有一定的分布、滋养、管辖范围，其与经络本身在体表的循行部位相一致，这种皮肤的分布，即称"十二皮部"。换言之，皮部即是十二经脉及其所属络脉在体表的分区，也是十二经脉之气的散布所在。因此，经络病变，可显于相应的皮部，临床可通过望皮部络脉的色泽变化，以诊察相应经络的疾病。而皮部受邪，正气不足，病邪亦可乘虚进入相应的经络和脏腑。故《素问·皮部论》说："邪客于皮则腠理开，开则邪入客于络脉，络脉满则注于经脉，经脉满则入舍于腑脏也。"

（二）肉

1. **形质结构**　肉，包括现代所称的肌肉、脂肪和皮下组织。今人所说的肌肉，中医古籍中称为"分肉"。肉居皮下，附着于骨骼关节。肌肉膨大部位，称为腘。肌肉的纹理间隙，称为"腠"，亦名"肌腠"。分肉与分肉之间的凹陷，称为"溪谷"。其中小者为"溪"，大者为"谷"。溪谷为人体气血津液汇聚之处，亦是经络穴位所在之部。故《素问·气穴论》说："肉之大会为谷，肉之小会为溪。肉分之间，溪谷之会，以行荣卫，以会大气。"并有"溪谷三百六十五穴会"之谓。有学者根据"人有大谷十二分，小溪三百五十四名，少十二俞"（《素问·五脏生成》），"溪谷三百六十五穴会，亦应一岁"（《素问·气穴论》）等《黄帝内经》原文认为：谷，相当十二经脉循行的部位；溪，相当三百六十五个经穴的部位。也有学者认为：分肉之间（肌肉与肌肉之间隙）即是阿是穴。

2. **生理功能**　肌肉的生理功能主要有以下两方面：

保护内脏：《灵枢·经脉》说："肉为墙。"意为肉起着屏障作用，可保护内在脏器。当有外部强力作用时，肉可起到缓冲保护作用。若肌肉瘦削无力，则内在脏器及骨骼关节即容易因外力作用而受损伤。再者，作为肌肤间隙的腠理，既是人体气液流布的通道，又是外邪入侵人体的门户。卫气充足，肌腠致密，邪不易入侵。反之，邪易乘虚而入。故若"肉不坚，腠理疏，则善病风"（《灵枢·五变》）。

进行运动：机体正常运动，需肌肉、筋膜和骨节的协同作用。其中肌肉正常收缩弛张，始能运动自如。若肌肉因故而过于软弱或挛急，则势必导致运动无力或运动受阻，甚则出现四肢痿废不用或拘挛强直。《灵枢·天年》云："二十岁，血气始盛，肌肉方长，故好趋。三十岁，五脏大定，肌肉坚固，血脉盛满，故好步。"提示在人体生长发育过程中，随着血气的盛满，肌肉的壮盛，其运动能力也逐渐增强。

防御外邪："肉为墙"的另一含义是，肌肉腠理具有防御外邪的功能。《灵枢·五变》说："肉不坚，腠理疏，则善病风。"《素问·生气通天论》也谓："肉腠闭拒，虽有大风苛毒，弗之能害。"可见，肌肉纹理之疏密与肉防御外邪这一生理功能密切相关。肌肉纹理的疏密之分，未必由直观观察得出，而是由抗病能力强弱的辨析来决定。

3. **与脏腑经络的联系**　肌肉与脏腑的关系中，以与脾的关系最为密切。《素问·痿论》说："脾主身之肌肉。"肌肉与脾的关系主要体现在两个方面：

一是脾化生精气以养肌肉。清·张志聪《素问集注》在注释"脾主肉"时指出："脾主运化水谷之精，以生养肌肉，故主肉。"《太平圣惠方》亦说："脾胃者，水谷之精，化为气血，气血充盛，营卫流通，滋养身形，荣以肌肉也。"这是因为脾胃为气血生化之源，全身肌肉均需赖于脾胃所运化的水谷精微来濡养，才能使肌肉发达、丰满、健壮。脾的运化功能障碍，可致四肢困乏，不耐劳作，肌肉瘦削，甚至痿弱不用。《素问·太阴阳明论》

说："今脾病不能为胃行其津液，四肢不得禀水谷气，气日以衰，脉道不利，筋骨肌肉皆无气以生，故不用焉。"临床调治此类病证，健脾益气是重要一环。近年来，有关"脾主肌肉"的实验研究方面，多利用"脾气虚证"动物模型，从与肌肉能量物质贮存、肌肉能量生成及肌肉能量代谢等有关的环节入手，探讨脾与肌肉的关系，取得了一些较有说服力的成果。在临床研究方面，肌肉病变从脾论治而获显效的报道较多，大抵重症肌无力、周期性瘫痪、面肌抽搐、进行性肌营养不良、多发性肌炎、小儿麻痹后遗症、慢性肌肤溃疡等用健脾益气为主治疗，取得一定疗效的临床报道颇为常见。

二是肌肉运动以促进脾胃纳运。适度地活动四肢肌肉，有促进脾胃受纳、运化的作用。若过度安逸，缺少必要的肌肉运动，则脾胃功能容易呆滞不振，症见纳少、脘痞、腹胀、虚胖等。《素问·痹论》所说的"肌痹不已，复感于邪，内舍于脾"，其机制或许也因肌病日久，不得运动，而致脾胃功能呆滞有关。

有学者注意肌肉与肾的生理联系，《素问·灵兰秘典论》曰："肾者，作强之官，伎巧出焉。"指出肾的功能正常，能使身体强健，运动技术纯熟而灵巧。若肾不能作强，机体则出现痿软，动作不灵活等。另一方面，长期大运动训练若有不当，则"因而强力，肾气乃伤"，"先伤其气，气伤必及于精"。肌肉状态的改变，常可引起肾脏功能的失调。如有现代文献认为，下肢肌肉萎缩的病机并非单纯在脾，肝、肾精血不足也与本症关系极大，正如张介宾在论述痿证时指出："败伤元气者亦有之，元气败伤精虚无能灌溉，血虚不能营养者亦不少。"据此在主方中加入熟地、山茱萸、枸杞子、制首乌等以补肾填精养血。有学者报道，肌肉运动过度是导致横纹肌溶解，进而发生急性肾衰竭的一个重要因素。因此，肌肉的病变，古代医家除从脾胃入手外，亦有"补脾不若补肾"之说。

（三）筋

1. 形质结构　筋，包括现代所称的肌腱、韧带和筋膜。《灵枢·经脉》说："筋为刚。"指筋为形体中一类坚韧刚劲的条束状组织。筋附着于骨而聚集于关节。所谓"诸筋者，皆属于节"（《素问·五脏生成》），即指此而言。因膝关节处集聚较多筋膜，故《素问·脉要精微论》又说"膝者筋之府"。全身的筋按十二正经循行分布的不同，分为手足三阴三阳，合称"十二经筋"。此外，《黄帝内经》中另有"宗筋"一名，其含义大抵有二：一是指多条肌腱筋膜的集合汇聚之处，如《素问·痿论》说："宗筋弛纵，发为筋痿。"二是指男子的阴茎，如《素问·厥论》说："前阴者，宗筋之所聚。"肝主筋，宗筋亦为肝所主。

2. 生理功能　筋的生理功能主要有以下两方面：

连接和约束关节：筋起着连接骨节肌肉的作用，并在骨与骨相衔处以筋膜加以包裹约束，形成关节，有利于骨节肌肉的相互联结与协同作用，保证了机体的正常运动。如《素问·五常政大论》说："筋痿不能久立。"《类经·卷八》云："筋力坚强，所以连属骨节。"清·陈士铎《石室秘录》也说："人若筋急挛缩，伛偻而不能立，俯仰而不能直者，皆筋病也。"因此，筋连接骨节肌肉，不仅加强了关节的稳固性，而且还有保护和辅助肌肉活动的作用。如果筋脉拘急或弛纵，势必影响骨节的功能活动。临床上部分容易骨折、脱臼者，即与患者筋膜软弱弛纵有关。

主持运动：机体关节之所以能屈伸转侧，运动自如，除肌肉的收缩弛张外，筋在肌肉与骨节之间的协同作用是颇为重要的。故《素问·痿论》说："宗筋主束骨而利机关也。"《类经·卷三》曰："人之运动，由乎筋力，运动过劳，筋必罢极。"《杂病源流犀烛·卷二十五》说："筋者，所以束节络骨绊肉弸皮，为一身之关纽，利全体之运动者也。"若用力不当或为强力所伤，则可影响骨节的运动。如寒、湿、热等外邪直接浸淫筋脉，使筋司运动的功能失常，表现为筋脉挛急或弛缓不收，肢体俯仰屈伸不利。《素问·生气通天论》云："因于湿，首如裹，湿热不攘，大筋软短，小筋弛长，软短为拘，弛长为痿。"《素问·脉要精微论》说："膝者筋之府，屈伸不能，行则偻俯，筋将惫矣。"均说明了筋脉主持运动的功能失常，可致机体的运动障碍。总之，若筋膜失养，痿软弛纵，可发为以运动无力为主症的痿证；筋膜挛急，拘急不舒，又可发为以肢体强直为主症的痉证。

筋的上述生理功能相互联系，相互影响。筋主持运动功能正常发挥的前提，必是其连接和约束骨节的作用；而筋连接和约束骨节的功能正常，才能发挥其主持运动的生理功能。

3.与脏腑经络的联系　筋为肝所主：《素问·宣明五气》说："肝主筋。"筋与肝在生理病理上有诸多联系。生理上，肝之气血濡养诸筋。所谓"食气入胃，散精于肝，淫气于筋"（《素问·经脉别论》），以及"脏真散于肝，肝藏筋膜之气"（《素问·平人气象论》）的经文，均强调肝之精气，布散至筋，以充养筋膜。病理上，肝病不愈，易传及筋。如肝之气血不足，筋膜失养，可致动作迟钝，屈伸不利。《素问·上古天真论》所说的男子七八，"肝气衰，筋不能动"，即属此类病证。他如肝风内动，多见动摇、震颤、抽搐等与筋有关的症状。《素问·痿论》还指出："肝气热则胆泄口苦，筋膜干，筋膜干则筋急而挛，发为筋痿。"此外，筋病日久，也可累及至肝。其文献依据主要为《素问·痹论》所说的"筋痹不已，复感于邪，内舍于肝"。

筋为十二正经所系：全身的筋，按十二正经的循行分布，分为十二部分，分别接受相应正经气血的滋养、管辖，该经脉之气"结、聚、散、络"于该部筋膜，使这一部位的筋膜成为该正经的"经筋"，如手太阴经筋、手阳明经筋等。十二正经各有所属的筋，统称为"十二经筋"。

（四）骨

1.形质结构　骨，即骨骼。骨中有腔隙，内藏骨髓，故曰"骨者髓之府"（《素问·脉要精微论》）。有两块或两块以上的骨借助筋膜等的连接，并保持适度活动功能的机关，称为关节。通过众多关节，骨与骨之间相互连接，形成骨骼系统，构成躯体的总框架。

中医古籍中将骨分为脆骨和硬骨两类。骨质较软的称为脆骨，骨质较硬而支撑力强的称为硬骨。《灵枢·骨度》对人体骨骼的名称、形态、数量等均有较为详细的记载。但古今对同一骨骼的命名不尽一致。如颈椎，古称项骨；胸椎，古称背骨；肱骨古称臑骨；尺骨，古称正骨；桡骨，古称辅骨；股骨，古称髀骨；胫骨，古称骱骨。也有古今名称相同的，如膝前之骨，均称髌骨。

2.生理功能　骨的生理功能主要体现在以下几个方面：

支撑人体：《灵枢·经脉》说："骨为干。"骨是支撑躯体、维持形体的总支架，躯体的立行、姿势等都必须依赖于骨骼的这一生理功能。如人背面正中的顶骨（即颈椎）、背骨（即胸椎）、腰骨（即腰椎）和尻骨（即骶骨和尾骨）由脊筋连接起来，形成支撑人体的脊梁。若肾虚精亏，髓衰骨弱，则支撑人体的能力减退，势必出现腰膝酸软无力，不耐久行久立等症。小儿生长发育障碍，发生脊骨尤其是胸椎骨畸形，局部弯曲隆起，状如龟背（病名"龟背"）者，即不能维持正常体形，为佝偻病体征之一。

保护内脏：骨骼支撑形体，具有相当的坚韧性，能够抵抗外力的伤害，因此，骨骼可防卫外力对内部脏器的损伤，对脏腑具有保护作用。重要器官，如心、肺、大脑等外部均有相应的骨骼连接成廓或壳，加以保护，避免外力损伤。如头部的天灵盖（即顶骨）、山角骨（即颞骨）、凌云骨（即额骨）和后山角骨（即枕骨）互相连接成壳，以保护"髓海"。胸部被称为髑骺骨的胸骨和肋骨相连，共同构成胸廓，保护着心、肺。脊髓则藏于一个由脊柱所形成的椎管内。而膀胱、子宫和相邻的器官则得到骨盆的保护。

协同运动：肌肉和筋膜的收缩弛张，产生动力，进而促使骨节的屈伸或旋转等，表现出各种躯体的运动。因此，在机体运动过程中，骨与骨组成的关节，起着支点支撑和具体实施动作等的重要作用。故《素问·脉要精微论》说："不能久立，行则振掉，骨将惫矣。"

王冰曰："筋气之坚结者，皆络于骨节之间。"《普济方·折伤门》曰："诸脉从肉，诸筋从骨。"说明骨包括关节在内，同时还包括关节周围的韧带组织。因此，在机体运动过程中，骨与骨组成的关节，起着支点支撑和具体实施动作等的重要作用。骨骼是运动的基础，虽然它在运动中的作用是被动的，但骨作为杠杆而关节作为支点，肌肉就以此为基础而运动。骨与骨之间有关节相连，借助筋与肌肉的伸缩，保证了肢体的运动。因此，骨骼具有协同运动的功能，主要是协同筋膜、肌肉以及关节等的运动。它们共同作用，从而表现出躯体的各种运动姿态。

3. 与脏腑经络的联系 骨与脏腑的关系中，与肾的关系最为密切。《素问·宣明五气》说："肾主骨"，在生理上，肾藏精，精能生髓，髓以养骨，故骨髓的生长、发育、修复等，均有赖于肾中精气的滋养。《素问·六节藏象论》肾"其充在骨"，《素问·阴阳应象大论》说的"肾生骨髓"，均说明肾中精气充盈，才能充髓养骨。病理上，肾虚精亏，多可累及于骨。如小儿囟门迟闭，骨软无力，迟立迟走等，多为肾中精气未实之故；老人骨质疏松，脆弱易折，或骨折后不易愈合等，为肾中精气渐亏之象。此外，《素问·痿论》还指出："肾气热则腰脊不举，骨枯而髓减，发为骨痿。"据上述认识，临床对骨软无力，或骨脆易折，或骨折后难以愈合者的中医治疗，多从补肾填精为主或为佐入手。此外，骨的病变，日久不愈，也可累及于肾。《素问·痹论》说："骨痹不已，复感于邪，内舍于肾。"

近年来，有关"肾主骨"的临床研究发现，在慢性肾炎、慢性肾盂肾炎、肾动脉硬化、同种肾移植以及其他能引起慢性肾衰竭的疾病，往往引起骨营养不良，可引起骨质软化症、纤维性骨炎或骨质硬化症，统称之为"肾性骨病"。而许多骨病亦可波及肾，影响肾的正常功能。如发现男性青年骨折后，易出现频繁遗精；老年人骨折后，常发生二便失禁；女性骨折后，多出现月经不调。这些症状正是骨病及肾所致。另外，类风湿关节炎、慢性骨髓炎和骨髓瘤等，又是肾脏淀粉样变最常见的诱发因素。

关于肾与骨联系的物质基础的研究，一般认为肾能调节血钙、血磷的浓度，对钙磷代谢起着主宰作用，从而作用于骨骼的生长发育及骨质的疏密坚脆。且中医学的"肾"，包括甲状腺、甲状旁腺、性腺等生理功能，它们分泌的激素，也可以直接促进钙的沉积，促使骨基质的增多或成骨细胞的活跃、干骺的愈合等。近年来尚有不少"肾主骨"理论的实验研究论文发表，取得一些较有说服力的成果，为宏观与微观的研究相统一提供了新的思路与途径。

此外，齿与骨同出一源，故《诸病源候论》说："齿者骨之所终，髓之所养。"叶桂《温热论》谓"齿为骨之余"。意为齿由骨之余气积聚而成。因肾藏精主骨，故牙齿亦由肾中精气所充养。牙齿的生长发育或枯槁脱落，与肾中精气的盛衰密切相关，故又有"齿为肾之标"之说。牙齿的生长状态及坚固与否，是肾中精气盈亏的表象之一。临床上小儿牙齿生长迟缓或成人牙齿松动早脱，均与肾精未充或渐衰有关。

（五）脉

1. 形质结构　脉，即血脉，也称脉管、脉道、血府，为血气运行的通道。《黄帝内经》中已记载搏动的血脉，并取名为"动脉"。《素问·三部九候论》有"两额之动脉"、"两颊之动脉"、"耳前之动脉"的记述。《灵枢·血络论》则注意到针刺血脉，有的"血出而射"，有的"血少黑而浊"，这显然是对动、静脉差异的直观描述，说明对此已有一定认识。血脉是一个相对密封的管道系统，其遍及全身，无处不到，环周不休，外行于肌肤皮毛之间，内走于脏腑体腔深处，形成一密布全身上下内外的网络结构。

2. 生理功能　脉的生理功能主要有以下三方面：

运行血气：脉是运行血气的管道，主司输送血气，使其流行于全身。《伤科汇纂·骨脉》说："脉者，血脉，乃气血之道路，故气行脉外，血行脉内。"《学古诊则·言脉生原始》谓："夫脉者，水谷之精气，分流经遂，灌溉脏腑，斜形四体，贯穿百骸。"《濒湖脉学》称脉为"血之隧道"。可见，脉道通利，则血行流畅；脉道瘀滞或阻闭，则血行不畅，甚或出现血瘀等病理情况。

约束血行：脉有约束血行的功能。《灵枢·决气》说："壅遏营气，令无所避，是谓脉。"《灵枢经校释》译为："限制营血，使其不向外流溢的管道，称为脉。"张介宾《类经》对此解释说："壅遏者，堤防之谓，犹道路之有封疆，江河之有涯岸。"可见，脉，一可防止血液逸出而避免出血；二可规定血流方向，使之布达所需之处。若因火热之邪、外力作用或气虚失固而损伤脉道，势必出现出血倾向。

反映全身生理病理状态："微妙在脉，不可不察"（《素问·脉要精微论》）。脉为血之府，与心连贯，心气心阳推动血液在脉中正常运行；而脉中血行又归脾所统，归肝所藏，且赖肺气以助心行血，通过百脉灌注脏腑；肾精又能化血而不断充养血脉。所以五脏均与血脉密切相关，且心为五脏六腑之大主，故人体气血阴阳和脏腑状况均可显现于脉。当发生疾病时，各种病理因素均能影响脉气，反映出不同的病脉。如中医学早期诊法有人迎脉（颈侧部）、寸口脉（桡动脉）、趺阳脉（足背部）等。自"诊脉独取寸口"后，按脉诊病的方法更为普遍。通过诊察脉的部位、形态、节律、力量、速度等，从而推测脏腑气血盛衰虚实、病变特点及预后转归等。

3. 与脏腑经络的联系　脉与脏腑的关系中，与心、肺的关系最为密切。

脉为心所主：《素问·痿论》说："心主身之血脉。"《素问·六节藏象论》曰："心者……其充在血脉。"脉与心在生理功能上相互影响，主要表现在：

其一，心是推动血液循环的动力器官。《内经知要·卷上》云："心主血脉，故食气归心，则精气浸淫于脉也。"《医经精义·卷下》谓："脉之跳动出于心血之起落，属脉管中血之所主。"故"心藏血脉之气"（《素问·平人气象论》）。

其二，脉是血液运行的通道，心可以调节脉管状态（脉率、脉压及脉力），使血液循一定方向流动。故"经脉流行不止，环周不休"（《素问·举痛论》）。

其三，脉管中血液环流不息，营运周身，营养维持着人体生理活动的正常进行，故云"肝受血而能视，足受血而能步，掌受血而能握，指受血而能摄"（《素问·五脏生成》）。脉是血液运行的通道，心、脉和血液组成一个整体系统。只有脉道通利、心脏搏动有力，血液才能正常运行，以提供人体所需的营养物质。心主一身之脉。在结构上，脉之与心，直接相连，息息相通；在功能上，脉中之血循环往复，运行不息，主要有赖于心气推动。脉是血液运行的通道，能约束和促进血液沿着一定的轨道和方向循行。心是血液循环的枢纽，心气为血在脉中环流的基本动力。所以，心的功能正常，则血脉流畅；心的功能异常，则血行障碍。由此可见，"心主血脉"理论，全面准确地概括了心在血液循环过程中所起的重要作用，它是以心气、血液和脉道为基本前提，应"脉为血气之道路，而脉之运行在乎气"（《类经》）之论。若心气不足、心阳不振或心脏有损，易致脉象虚弱无力，涩滞不畅，甚或结代等。故脉象的状态首先体现着心气的盛衰，并能反映心主血脉的功能。此外，脉病日久，也可累及于心。如脉道因瘀血、痰浊等内阻而滞涩不畅，或因气虚、血热等影响而导致约束血行的功能障碍，终可累及于心，而出现心血瘀阻、心阳失展或心血不足等症。故《素问·痹论》说："脉痹不已，复感于邪，内舍于心。"

百脉朝会于肺："肺朝百脉"（《素问·经脉别论》），指全身的血液通过百脉而汇聚于肺，通过肺的吐故纳新，进行清浊交换，然后经肺气的宣发肃降，将血液再输布于全身的过程。这一理论强调肺对心主行血功能有辅助与促进作用。故有"心肺在上，主脉气也"（《普济方·脏腑总论》）的说法。有学者认为："肺朝百脉"之论，是对血液循行、血液流态、血脉运动和脉管调节作用的高度概括。其现代研究多集中在以下几个方面：一是以气血理论为依据，强调肺对血液循行的调节推动作用；二是直译为"肺使百脉如潮"，强调肺能使百脉之气血如潮水般有规律地运行；三是结合肺内凝血与抗凝物质，强调肺对血液流态的调节作用；四是结合血管活性物质，强调肺对脉管的调节作用。近年来，强调"肺朝百脉"理论在病机分析、疾病诊断及治疗意义等方面的应用价值的论文、报道颇为多见，表明该理论受到普遍重视。

血脉与经脉、络脉（合称经络），虽同名为"脉"，但在概念及实际所指方面应有一定区别。

脉，原写作衇，先秦时又作脈等，皆取衇为部首辰。辰，《说文解字》释为"水之斜流"。后世注为"水之永长流也"。先秦学者认为天有天脉，以利星象之运；地有地脉，以畅江河之流；人有人脉，以利血气之用。体现出人同天地一理的思想。先秦古人在行"导引吐纳"时体验到循经感传现象，认为是在脉中循行，故在反映战国早期经络描绘的马王堆汉墓出土古帛书中有"足臂十一脉"、"阴阳十一脉"等说法。又加上有些经脉（如肺经）部分地与血脉（桡动脉）平行，脉搏比循经感传现象更显而易见，故早期将"经络"与"脉"混用现象颇为普遍。

事实上，中医学先有"脉"的概念，且明确认识到脉是运行血液的，故《黄帝内经》有"脉者，血之府也"的确定说法。而经络理论，是秦汉医家为解释感传现象，参照当时的水利工程学理论所构筑的。经络与血脉的概念不同，起源不同，所描绘的对象不同。《汉书·艺文志》将"血脉"和"经络"分别而列，即是明证。有鉴于此，本节所言之"脉"，是指血脉、血管，而出现"经脉"、"络脉"、"奇经八脉"等字样时，则指经络。

二、躯体

（一）头面

1. 结构与命名 头，指头颅；面，指颜面。头为诸阳之会，精明之府，髓海之所居，七窍之所在。面部色泽为脏腑气血之显现，尤为心主血脉功能的"外华"所在。十二正经在头部有一定的分布规律，为头面疾患的分经论治提供了理论依据。颜面部不同部位的具体名称，依据《灵枢·五色》的记载大体如下：明堂，即鼻柱；阙，亦名阙中，即两眉之间；庭，又称天庭，即额部；蕃，即两颊之侧；蔽，即耳门。另据其他古医籍记载，两颊前下方称为壁；下巴称为颏；下巴两侧前方称为基；鼻尖称为面王；两目内眦中间的鼻根部称为山根，又名下极。

2. 生理病理特点　头为诸阳之会：头面部为全身阳气汇聚之处，古医籍中常以"诸阳之会"作为头的代称。其理论依据与十二经脉的走向和交接规律有关。手三阳经从手走头，足三阳经从头走足，手足三阳经循行交会于头面部。手足太阳经、阳明经、少阳经分别交接于目内眦（睛明穴）、鼻翼旁（迎香穴）、目外眦（瞳子髎穴），可见"诸阳之会，皆在于面"（《灵枢·邪气脏腑病形》），故头面部阳气最充盛。这一理论既可用以解释头面赤裸于外而不畏寒凉的生理现象，又可用其说明阳邪外袭或清阳不升容易出现头面部症状的缘由。

头为精明之府：头部为精气神明所聚之处。《素问·脉要精微论》说："头者，精明之府。头倾视深，精神将夺矣。"五脏六腑之精气上注于头面，以成七窍之用，以供神明之养，故称头为精明之府。若精气衰而不升，髓海虚而不充，则头部沉重而无力抬举；元真亏损，神气不振，则目眶深陷而眼神呆滞。正因头为精明之府，故头面部的外观，尤其是眼目的神形与光华，最能反映脏腑精气的盛衰和精神思维的状态，中医诊断学中的望诊对此颇为重视。

面部脏腑肢体分属：面部不同部位的脏腑肢体分属，在《黄帝内经》已有明确而系统的记载，如《灵枢·五色》指出："庭者，首面也。阙上者，咽喉也。阙中者，肺也。下极者，心也。直下者，肝也。肝左者，胆也，下者，脾也。方上者，胃也。中央者，大肠也。挟大肠者，肾也。当肾者，脐也。面王以上者，小肠也。面王以下者，膀胱子处也。颧者，肩也。颧后者，臂也。臂下者，手也。目内眦上者，膺乳也。挟绳（朕）而上者，背也。循牙车以下者，股也。中央者，膝也。膝以下者，胫也。当胫以下者，足也。巨分者，股里也。巨屈者，膝膑也。此五脏六腑肢节之部也，各有部分。"依据上述记载，面自上而下的脏腑肢体分属区域，恰好大体如正立位的人体各部位、各脏腑的分布。有学者认为，《黄帝内经》有关面部脏腑肢体分属的认识，正是生物全息理论的雏形。现代针灸临床有遵循上述面诊区域分布的原则，在面部特定部位针刺以治疗机体对应部位的疾病，取得良好疗效。另有资料报道，针刺面部穴位在机体的对应部位取得较为满意的麻醉效果，从而成功地进行针麻手术上千例。面部脏腑肢体分属理论，也是中医面部色诊的基础理论之一。当然，病有深浅，色有显晦，病因繁多，病机不一，面部色诊亦不可过于机械刻板，必须四诊合参，灵活运用。

3. 与经络的联系　头面部的经络分布有一定规律，如十二经脉中的手足阳明经循行于颜面、额侧；手足太阳经循行于面颊、枕顶；手足少阳经循行于头部两侧；足厥阴经上行巅顶。此外，奇经八脉中的督脉沿脊柱上行至顶后进颅内络脑，并由顶部沿头部正中线经巅顶、额前、鼻柱、上唇，至上唇系带处。任脉沿胸腹正中线上行，经咽喉，至下颌，环口唇，沿面颊，分行至两眶下。冲脉、阴跷脉、阳跷脉、阴维脉、阳维脉等奇经亦分别行至头面部。

对头面部经络分布的正确认识，有助于头面疾患的分经辨证。以头痛为例，前额连及眉棱骨痛，属阳明头痛；头侧疼痛，尤以太阳穴处为甚者，属少阳头痛；后枕连项疼痛，属太阳头痛；头顶部疼痛为主者，属厥阴头痛。头痛的辨证分经不同，其处方用药（尤其是引经药）及针灸取穴均有区别。再如中医外科对头面部疔疮痈疽的命名与诊治，亦常以不同的经络分布为主要依据。《医宗金鉴·外科心法要诀》论"额疽"时指出："额疽生额火毒成，左右膀胱正督经。"疽生于左右额角者，属膀胱经；疽生于前额正中者，属督脉经。两者的诊治亦因此而同中有异。

（二）颈项

1. 结构与命名　颈是连接头部与躯体的部位。项是颈的后方。颈椎骨和颈部肌肉是支撑和活动头部的主要组织。颈项部肌肉群的协调配合维持着颈项的正常活动。颈部前方正中突起的部位（女性不甚明显），相当于喉头的甲状软骨处，古称结喉。结喉两侧颈总动脉搏动处，称为"人迎脉"，为古代三部九候诊法的切脉部位之一。

2. 生理病理特点　颈项上接头部，下连躯体，颈椎骨孔内脊髓有"上通下达"之功，大脑调控躯体活动的一切信息均由此通过。第一颈椎上与枕骨相连，其间有穴位名"风府"。风府之上有"脑户"穴。因其深部为延髓（西医学视其为生命中枢），故针刺时切不可向上斜刺或深刺，不然会伤脑，甚至即可致死。《素问·刺禁论》说："刺头，中脑户，入脑立死。"《类经·针刺类》注释说："脑户，督脉穴，在枕骨上，通于脑中。脑为髓海，乃元阳精气之所聚。针入脑则真气泄，故立死。"第七颈椎与第一胸椎相连，其间有穴位名"大椎"，为手足三阳经交会之处。

颈部肌肉易因卧躺姿势不良等原因而使其发生痉挛、酸胀、疼痛、转动不利等症，临床称为"落枕"。外感风寒亦可致头项强直不舒。《伤寒论·辨太阳病脉证并治上》指出："太阳之为病，脉浮，头项强痛而恶寒。"颈部前方结喉处如有肿物如瘤，或大或小，随吞咽而上下移动者，病名"瘿瘤"或"颈瘿"。颈脉跳动过于明显，甚者卧时怒张者，多见于水肿病。《灵枢·水胀》说："水始起也，目窠上微肿，如新卧起之状，其颈脉动。"颔下颈部两侧有众多淋巴结，正常者不易触及。其处若有肿块如垒，累累如串珠者，病名"瘰疬"。

3. 与经络的联系　颈项与经络的联系颇为广泛，十二经脉中，除心包经外，其余的经脉或其分支均经过颈项部。手之三阳经从手走头，足之三阳经从头走足，颈项部自为其必经之处。《伤寒论·辨太阳病脉证并治》指出太阳病可见"项背强几几"，即与循行于项部的足太阳膀胱经感受外邪，气血郁滞有关。手三阴经虽从胸走手，然手太阴肺经至咽部后横行至胸部外上方，手少阴心经之分支夹食道上行连于目系，可见肺心两经亦行经颈部。足三阴经从足走腹，并上行于颈部而分别抵于舌、目等官窍。奇经八脉中，除带脉外，其余经脉也均经过颈部。

（三）背

1. 结构与命名　背，是指胸廓后面第十二肋骨以上的部位。亦有将躯干部的后面，包括后胸部、腰部及骶部，统称为背部。肩部的后下方，即现代所称的肩胛部，古称胛。脊椎骨左右两侧的背部肌肉群，古称膂或膂筋。位于背部的胸椎，古称背骨或背脊骨。背部正中线两侧，脊椎棘突旁开五分自上至下的条状部分，称为"华佗夹脊"，其处的穴位即为"华佗夹脊穴"，计24穴。针刺或按摩夹脊穴可调整相应的脏腑功能和治疗背部病痛。

2. 生理病理特点　背在后为阳，胸在前为阴。心肺居于胸中而其脏俞位于背部。《素问·金匮真言论》说："背为阳，阳中之阳，心也；背为阳，阳中之阴，肺也。"背部出现酸痛等异常感觉，除因劳累过度、外力损伤所致，或因感受外邪而使背部经气不舒外，多责之于心肺病变或膈上痰饮留伏。《灵枢·邪气脏腑病形》说心脉"微急为心痛引背"，"微大为心痹引背"。肺脉"微急为肺寒热，怠惰，咳唾血，引腰背胸"。《金匮要略·胸痹心痛短气病脉证治》指出，胸痹心痛之病，可见"喘息咳唾，胸背痛，短气"，"心痛彻背，背痛彻心"。膈上痰饮留伏，可见"满喘咳吐，发则寒热，背痛腰疼"（《金匮要略·痰饮咳嗽病脉证并治》）。此外，背为胸中之气聚会之处，若见背曲肩随而懈怠者，多为胸中之气（宗气，心肺之气）将要败绝的征象。故《素问·脉要精微论》说："背者，胸中之府。背曲肩随，府将坏矣。"

背部脊骨由胸椎组成，正常人直立时胸椎呈轻度弧形状向后弯曲。背脊骨，尤其是胸椎部分弯曲隆起，状如龟背者，病名即为"龟背"，为佝偻病的体征，多由先天不足，或后天失养，以致脾肾虚损，生长发育障碍而发生畸形。如背脊骨外突形如锯者，古病名为"脊疳"，多见于慢性虚损性疾病的后期，属脏腑精气亏损已极。

3. 与经络的联系　背与经络的联系中，与督脉和膀胱经的关系最为密切。督脉起于小腹之内，下出会阴后，向后沿腰背部脊柱正中线上行。位于背部的督脉，在胸椎脊突间，有众多穴位。足太阳膀胱经起于目内眦，向上经额部左右交会于巅顶后行至枕骨处，于背部有左右各两支自上而下行走，其一支于脊柱旁开一寸五分抵达腰部，另一支则于脊柱旁开三寸行至髀枢，即髋关节部位。五脏六腑的俞穴集中在脊柱旁开一寸五分的膀胱经上，称为"背俞穴"。背俞穴是脏腑经气输注于背腰部位的穴位，是有关脏腑生理病理状态在背腰部的反应点，在针灸理论和治疗上具有重要意义。

（四）胸

1. 结构与命名　胸，是指胸廓前面，锁骨以下，腹部以上的部位。也有以两乳连线以上，颈部以下部位谓之胸；胸下两乳中间至鸠尾（剑突）处，谓之"膺胸"。通常将两者统称为胸。胸部上方有柱骨，古称锁子骨、巨骨、缺盆骨，即位于前胸部上方两侧的锁骨。胸廓下方的隔膜，将胸腔与腹腔分开。古代医家有认为此膜可以遮盖胃肠消化饮食所产生的浊气，不使其上熏心肺。锁骨上缘的凹陷处，名缺盆。胸骨上端的胸骨柄切迹部分，其外侧连接锁骨的骨骼，古称上横骨。胸部两侧肌肉隆起处，相当于胸大肌的部位，古名膺，又名臆。胸骨最下端，即今之剑突，名鸠尾。胸骨、肋骨、脊骨连同肌肉、筋膜等组成胸部。心肺居于胸腔。心下部位，古称膏。心下膈上之部，古称肓。其处之脂膜，古称肓膜。古代医家认为若病入膏肓，针药均难抵达其所而为不治之证。两乳正中间部位称为膻中，系宗气积聚之处。左乳下心尖搏动区，古称"虚里"，为测候宗气盛衰的重要诊察部位之一。

2. 生理病理特点　胸廓外形在正常人为扁圆状，肋骨及横膈随呼吸而有适度的升降运动。若胸廓如圆桶，肋间隙异常饱满者，势必影响呼吸运动，而出现气急气喘，动辄更甚等症，多为素有伏饮积痰，以致肺气耗损，甚或肾不纳气。若胸廓扁平，形体瘦削者，每为慢性虚损性疾病的后期阶段，多属肝肾阴虚或气阴两亏。若胸骨向前畸形突出，犹如鸡胸者，病名即为"鸡胸"，为小儿生长发育障碍发生畸形的一种疾患，多由先天禀赋不足，或后天调养适宜，以致脾肾亏损，胸骨柔弱而成。虚里位于左乳下心尖搏动处，为诸脉之所宗。诊察虚里搏动的情况，可以了解宗气的盛衰，疾病的虚实，预后的吉凶。古人对此至为重视。正常情况下，虚里按之应手，动而不紧，缓而不急。若其动微弱而不显者，为不及，多属宗气内虚之象；其动过强而应衣者，为太过，多为宗气外泄之候。《素问·平人气象论》说:"乳之下,其动应衣,宗气泄也。"至于惊恐、大怒或剧烈活动后,虚里脉动虽高,但静息片刻即可平复如常,故为生理现象。

胸属上焦范围,心肺居于胸中。肺左右各一,心于两肺之间而偏居于左侧。心脏外有包膜,名心包络,简称心包。藏象学说认为,生理上心包代心行令,病理上心包代心受邪。故心与心包,分之则二,合之则一。《温病条辨》创立三焦辨证,其上焦病即包括手太阴肺与手厥阴心包的病证。临床上询问胸部有无异常感觉,主要了解心肺的病理变化。若有胸闷、心悸、气短而脉弱者,多为心气不足;有心胸憋闷疼痛,痛引肩背内臂,时发时止,脉涩或结代者,多为心脉痹阻;若见胸闷咳喘,气少难息,声音低怯者,多为肺气虚损;见胸痛、发热、咳痰黄稠,或咳吐脓血者,多为痰热壅肺。此外,也有胸胁满闷,时欲太息,情志抑郁,而属肝气郁结者。

3. 与经络的联系　胸部与经络的联系颇为广泛。十二经脉中除足太阳膀胱经外,其余经脉均循行于前胸部或贯膈过胸腔。其中手三阴经起于胸腹,自胸前两侧上方浅出体表后走至指端。真心痛发作时,其疼痛向左手尺侧放射,即与手少阴心经的循行部位有关。手三阳经起于指端而行至头面,并均于颈部两侧下入缺盆后进入胸腹腔,分别与有关脏腑属络。足之三阴三阳经中,循行于胸腹面的经脉,自内向外的排列次序是:足少阴肾经、足阳明胃经、足太阴脾经、足厥阴肝经。其中足阳明胃经恰过乳头而下行。另有足少阳胆经一分支入缺盆后进体腔,贯膈络肝属胆。此外,奇经八脉中的任脉、冲脉、阴跷脉及阳跷脉亦均循经胸部或贯穿胸腔。

(五) 胁

1. 结构与命名　胁,是人体侧胸部,由腋部以下至第十二肋骨部分的统称。其中相当于第十一、十二肋软骨的部分,称为胁,又名季胁、软肋、橛肋。临床每将腋下肋骨所在部分,统称胁肋。中医理论认为两肋为肝之分野,胆附于肝之短叶间亦居胁里。胁上腋下的空软部分,古称胠。上臂与胸侧臂间的凹陷,谓之腋,俗称"胳肢窝"。腋窝部于青春期后开始长毛,局部皮肤富有汗腺。

2. 生理病理特点　肝居胁下,胆附于肝,肝胆之经脉又均循行分布于胁,肝经由下循胁而上,胆经由上循胁而下。故胁部疾患多属肝胆及其经脉的病变。《灵枢·五邪》说:"邪在肝,则两胁中痛。"《素问·脏气法时论》说:"肝病者,两胁下痛引少腹。"《素问·缪刺论》说:"邪客于足少阳之络,令人胁痛不得息。"大抵临床上见胁肋胀满,时欲太息,抑郁寡欢者,多为肝气郁结所致;胁肋灼痛,面红目赤,情绪易怒者,多为肝火亢盛所致;胁痛如刺,痛处固定者,多为肝血瘀阻;伤寒胸胁苦满,往来寒热者,多为少阳(属胆)证。他如肝胆结石、肝胆感染、肝胆肿瘤等均可出现不同程度或不同性质的胁胀、胁痛。

胁肋出现异常感觉除多属肝胆及其经脉病变外,也可由饮邪留伏胸胁或外伤气滞血瘀所致。胁部疼痛,咳唾时疼痛更甚,患侧肋间饱满者,为悬饮病;胁部刺痛,固定不移,难以转侧者,为跌扑闪挫,气滞血瘀,经络不畅所致。除上述以外,《景岳全书·杂证谟》还认为其他脏腑的病变也可影响至胁肋而疼痛不舒,说:"胁痛之病,本属肝胆二经,以二经之脉皆循胁肋故也。然而,心肺脾胃肾与膀胱亦皆有胁痛之病。此非诸经皆有此证,但以邪在诸经,气逆不解,必以次相传,延及少阳、厥阴,乃至胁肋疼痛。"

3. 与经络的联系　胁部为肝胆两经循行分布之处。《灵枢·经脉》说足厥阴肝经自足上行,"过阴器,抵小腹,挟胃,属肝,络胆,上贯膈,布胁肋……",足少阳胆经自头下行入胸中，"贯膈，络肝，属胆，循胁里，出气街……"，肝胆两经又互为络属，相为表里。故胁肋胀满疼痛等异常感觉的出现，每与肝胆及其所属经脉的病变有关。

（六）腰

1. 结构与命名　腰是指人体后胸部的第十二肋骨以下至髂嵴以上的部分，由腰椎及局部软组织组成。也有仅将该部软组织部分谓之腰者。腰之与背，多以后胸部第十二肋骨处为分界。腰下连尻。尻，是自骶骨以下至尾骶骨部的统称。今解剖学上的骶骨，古称尻骨，其上面连接腰椎，下面连接尾椎，左右两侧与髂骨（古称髁骨）相连。腰部的软组织部分，古称之"眇"。

2. 生理病理特点　腰为肾之府，肾位于腰部脊椎两旁。肾藏精主骨生髓。肾精充盈，骨坚髓足，腰府得养，则腰部耐劳有力，转摇自如。若肾中精气亏损，骨弱髓虚，腰府失养，则腰部绵绵作痛。《素问·脉要精微论》所云"腰者，肾之府。转摇不能，肾将惫矣"，即指此而言。正因腰为肾之府，故大凡虚损性腰酸背痛与肾的关系最为密切。

由于病有内伤外感之分，证有寒热虚实之别，出现腰酸腰痛等异常感觉，其病因病机也未必肾虚一途。对此古代文献早有详述。《素问·刺腰痛》根据经络理论，阐述了足三阴、足三阳以及奇经八脉为病所出现的各种腰痛病证，并介绍了相应的针灸疗法。《金匮要略·五脏风寒积聚脉证并治》载"肾着"之病，"其人身体重，腰中冷，如坐水中……腰以下冷痛，腹重如带五千钱"，是为寒湿内侵所致。《诸病源候论》、《圣济总录》等均认为腰痛原因大抵有五：少阴阳虚、风寒侵着、劳役伤肾、坠堕伤腰及寝卧湿地。《丹溪心法·腰痛》亦指出："腰痛主湿热、肾虚、瘀血、挫闪、痰积。"就目前临床所见，凡腰部冷痛沉重，遇阴雨寒冷天气而加剧者，多为寒湿外侵；腰痛而伴见小溲频数急迫、妇女带下黄稠者，多为湿热下注；腰痛如刺，痛有定处，痛处拒按者，多为腰府血瘀。大凡泌尿、生殖系统的炎症、结石、肿瘤等多种病证，均可引起腰部酸痛。

腰部支持着人体的上半身，是人体日常生活和劳动中活动最多的部位之一。腰部前面为松软的腹腔，除腰椎支撑外，再无其他骨性结构的保护，故在持重或运动时，腰部脊柱及周围组织、韧带等软组织，极易受到损伤。《金匮翼》指出："瘀血腰痛者，闪挫及强力举重得之。盖腰者，一身之要，屈身俯仰，无不由之。若一有损伤，则血脉凝涩，经络壅滞，令人卒痛不能转侧。"临床常见的急性腰扭伤、慢性腰肌劳损、腰椎间盘突出等病证，每与腰部外伤或运动、劳动姿态不当有关。

3. 与经络的联系　经过腰部的经脉主要有足太阳膀胱经、足少阴肾经及督脉、冲脉、带脉。膀胱经在腰部如同背部一样，有左右各两支，分别与背中线旁开一寸五分及三寸。旁开一寸五分的膀胱经上的背俞穴，在腰部的有胃俞、三焦俞、肾俞、大肠俞等。督脉沿脊柱后面上行，自当经过腰部；肾经贯行于脊柱内，自下而上达第二腰椎，故腰脊酸软无力者，多属肾经与督脉虚损之证。冲脉一分支自胞中出，向后上行于腰背脊柱之前。带脉起于季肋，绕身一周，在身后横行腰部。故腰部觉冷，如坐水中，又为带脉虚寒之证。

（七）腹

1. 结构与命名　腹，是指躯干前面胸部下方，相当于横膈以下、耻骨联合以上的部分。腹的范围较大，其不同的分部与有关脏腑经络有着相应的联系。腹包括腹腔和腹壁。所谓腹的分部，是对腹腔不同区域和腹壁不同部位的综合划分。腹部自上而下各部位的划分大致如下：胸腹连接处的鸠尾（即剑突）下方，称为心下。上腹部胃体所在部位，称为胃脘。胃脘下方至脐上部位，称为大腹。脐周围部位，即称脐周。脐下中央部位，称为小腹。小腹两旁，即为少腹。也有将脐下部位统称为小腹或少腹者。脐之下三寸处为丹田，古人认为此处是男子藏精、女子胞宫所在部位，并为气功意守之处。腹部不同部位的划分，对于把握腹部有关脏腑及所过经络病变的诊治具有重要意义。

2. 生理病理特点　腹部内居众多脏腑，并有不少经脉循行此处，故腹的生理病理涉及面较广。《临证指南医案·腹痛门》指出："腹处乎中，痛因非一……大都在脏者，以肝、脾、肾为主；在腑者，以肠、胃为先。"腹部不同部位出现异常感觉，每与该部位所居脏腑或所过经络的病变有关。

胃脘为胃府所在部位，包括胃之上口（上脘）、胃体中部（中脘）、胃之下口（下脘）及整个胃体。因鸠尾至中脘习称"心下"，故胃脘痛古时又称为"心下痛"，这须与真心痛相鉴别。《伤寒论》中所谓的心下痞按之濡，或心下痞按之痛等，实皆指胃部而言。《证治准绳·心痛胃脘痛》说："心与胃各一脏，其病形不同。因胃脘痛处在心下，故有当心而痛之名，岂胃脘痛即心痛者哉！"胃脘部出现胀痛、嘈杂等异常感觉多与胃腑病变有关。如寒邪犯胃、食积伤胃、肝气犯胃、胃火炽盛、胃络瘀阻等均可出现胃脘部的相应症状。

脘下脐上部分的大腹，为足太阴脾之所属。肠绕腹中，部分肠亦居于大腹脐周。临床若见大腹隐痛，喜按喜暖，大便稀溏者，多为脾胃虚寒，运化失职所致；脐周腹痛，时起包块，按之可移者，多为虫积于肠，腑气不通所成；腹痛拒按而潮热便秘者，又多为邪热燥屎互结肠中所为。

脐下至毛际的小腹，为膀胱、胞宫所居之处。若见小腹胀痛而小便不利者，为癃闭之证，每与膀胱气化不利有关；小腹刺痛而小便自利者，为蓄血之象，系瘀血阻滞下焦所致；小腹挛急疼痛与月经来潮有关者，又多属冲任失调、胞宫气血不和的病变。

小腹两侧的少腹，为足厥阴肝经所过部位。少腹胀痛，多与肝经气滞有关。如少腹冷痛，牵引阴部者，是寒凝肝经、肝脉拘急所致。

除特别肥胖之人及怀孕妇女外，正常人的腹部不应高度隆起。临床若见整个腹部明显隆起，胀大如鼓者，称为臌胀。若触之有波动感，按之如囊裹水，是为水臌胀；以手叩之如鼓，扣之无波动感，是为气臌胀。正常人的腹部外形也不应深凹，若见腹皮甲错，腹皮深凹欲贴背，形如舟状者（即西医学所谓的舟状腹），多属肠胃干瘪，为脏腑精气衰败之象。

3. 与经络的联系　腹部与经络有着十分广泛的联系。十二经脉中，循行于腹面自内而外的排列次序为足少阴肾经、足阳明胃经、足太阴脾经、足厥阴肝经。其余经脉因其与有关脏腑各有属络关系，故均深入腹腔。奇经八脉中，督脉、任脉、冲脉均起于胞中，胞宫位于小腹之内。腹部正中线（腹白线）为任脉之部。自腹股沟处的气街上行夹脐两旁，属于冲脉。另有带脉绕身一周，在腹面下垂至少腹。阴跷、阴维也分别经过脐旁腹面。

（八）四肢

1. 结构与命名　四肢，又名四维、四极。四肢的末梢，即手部与足部，称为四末。

上肢与躯体连接的肩关节，古称肩胛。肩部以下、肘部以上的肱部，古称臑，又名上膊。解剖学的肱骨，古称臑骨。肘部以下、腕部以上的前臂简称臂，亦称下膊。臂部骨骼称为臂骨。臂骨有二：一为正骨，即解剖学上的尺骨；一为辅骨，即解剖学上的桡骨。手腕背部小指一侧骨隆起，即尺骨茎突，称为锐骨、兑骨。手腕部近拇指一侧的骨隆起，即桡骨茎突，称为高骨。从肘部内侧至腕横纹的一段皮肤，称为尺肤。诊察尺肤为古代切诊的内容之一。两手腕部桡动脉所在部位，谓之"寸口"，又名"气口"、"脉口"，为切脉的主要部位。寸口又分为三部。高骨处为"关"部,关之前(腕部)为"寸"部,关之后(肘端)为"尺"部。腕以下为手。手指屈侧面为手掌,手指伸侧面为手背。拇指以外的其余四指掌关节,古称"本节"。第一、第二掌骨关节前方分叉处,称为"虎口"。拇指后方的掌骨处有明显的肌肉隆起,称为"鱼"。鱼的边际,为手背与手掌深浅皮色的交界处,称为"鱼际"。鱼际部的络脉,称为"鱼络"。有古医籍认为观察鱼络的现象,可作为诊断手阳明经病变的参考。小儿的食指靠拇指侧掌面的脉络,习称小儿指纹。其食指的掌指关节横纹部为"风关";第二节横纹部为"气关";第三节横纹部为"命关"。望小儿指纹,对幼儿疾病,尤其是外感疾病有重要诊断意义。指甲及趾甲,合称为爪、爪甲。爪为肝之外华所在。

下肢是髀枢(即股骨大转子)以下的部分。膝关节部位,古称膝骱,又名骸关。膝关节以上的大腿统称股。股部的前上方部分,称为髀关。股部前下方、伸腿时肌肉的最高隆起部分,因其状如伏兔而径名"伏兔"。解剖学的股骨,古称髀骨。膝前的髌骨,古今名称相同。膝骱以下、足部以上的小腿部统称胫。小腿后方隆起的腓肌部分,称为腨,或称腓肠、腓腨。位于小腿内侧的胫骨,古称骭骨或骬骨。位于小腿外侧的骨隆起为踝部。其内侧者名内踝,为骭骨的下端。其外侧者名外踝,为外辅骨的下端。踝以下为足。足背部古称足跗,又名趺。足背上踝关节前横纹的两筋之间胫前动脉搏动处,称为趺阳脉,是古代三部九候遍诊法的切脉部位之一,属足阳明胃经,用于测候脾胃。足大趾骨第一节后方的皮肤横纹处称为"三毛",亦名"聚毛"、"丛毛"。足大趾下面的远端部称为跖,近端部分称为板,跖与板之间称为踠。足后跟处的骨骼,即名跟骨。

2. 生理病理特点　四肢为脾所主:四肢生理功能的正常维持,主要依赖于脾胃运化的水谷精微的营养,故有"脾主四肢"之说。四肢的能量来源,有赖于清阳的升腾宣发,故又有"清阳实四肢"之谓。脾主运化和升清。脾气健运,则四肢营养充足,活动轻劲有力。若脾失健运,清阳不升,布散无力,则四肢失养,倦怠乏力,肌肉瘦削,甚至痿弱不用。故《素问·太阴阳明论》说:"四肢皆禀气于胃,而不得至经,必因于脾乃得禀也。今脾病不能为胃行其津液,四肢不得禀水谷气,气日以衰,脉道不利,筋骨肌肉皆无气以生,故不用焉。"这正说明四肢的功能正常与否,与脾的运化、升清功能的是否健旺密切有关。此外,肝主筋,其华在爪。筋即筋膜、肌腱及韧带,附着于骨而聚于关节,于四肢分布最广。爪即爪甲,乃筋之延续,所谓"爪为筋之余"。肝血肝气的盛衰,可影响筋的运动和爪的荣枯。

小儿食指络脉的诊断意义:食指络脉诊法始见于唐代王超《小镜图诀》。此法是从《黄帝内经》诊鱼际络脉发展而来,对三岁以内的幼儿,在诊断上有重要意义。食指内侧的络脉,由手太阴肺经的分支而来,故诊小儿食指络脉,与诊鱼际络脉和寸关尺脉,是如出一辙的。由于小儿脉部短小,诊脉时又常哭闹躁动,以致影响切脉的准确性。而小儿皮肤薄嫩,脉络易于显露,食指络脉更为显著,故望络脉较之脉诊更方便径捷。望小儿食指络脉主要适用于外感疾病。外邪入侵,多由浅入深,由表入里,先袭于络,后客于经,再入于脏腑。食指络脉的形色和出现的部位,随着邪气侵入的浅深而变化。络脉显于"风关"时,为邪气入络,病位尚浅而病情尚轻;络脉自"风关"透于"气关",其色较深,是邪气入经,病位较深而病情较重;若络脉显于"命关",是邪气深入脏腑,可能危及生命,故有其称;若络脉直达食指顶端,叫做"透关射甲",病更凶险,预后欠佳。

上肢不同部位与脏腑躯体的联系:上肢不同部位与脏腑及躯体不同区域有着某些特定

联系。这种联系集中反映在尺肤诊的临床意义和寸口脉的分候两方面。《灵枢·论疾诊尺》认为触摸尺肤及手的肤温变化可测知躯体不同区域或某些脏腑的病变。指出："肘所独热者，腰以上热；手所独热者，腰以下热。肘前独热者，膺前热；肘后独热者，肩背热。臂中独热者，腰腹热。肘后粗以下三四寸热者，肠中有虫。掌中热者，腹中热；掌中寒者，腹中寒。鱼上白肉有青血脉者，胃中有寒。"这种诊病方法目前临床较少应用，有待进一步研究。

关于寸关尺三部分候脏腑的对应关系，历代所论不甚一致，目前较为公认的三部分配脏腑大致如下：左手寸脉可候心与膻中，关脉可候肝胆与膈，尺脉可候肾与小腹；右手寸脉可候肺与胸中，关脉可候脾与胃，尺脉亦候肾与小腹。这一分配方法，是根据《黄帝内经》论脉之"上竟上"，"下竟下"的思想，即体现上（寸脉）以候上（上焦及其所属心、肺）、中（关脉）以候中（中焦及其所属脾、胃、肝、胆）、下（尺脉）以候下（下焦及其所属肾、命门）的原则。必须指出的是，寸关尺分配脏腑，其所候者，为脏腑之气，而非脏腑之脉所居之处。且这种分配方法也不是绝对的，故不能机械地套用。

3.与经络的联系　四肢与经络的联系十分广泛。循行于上肢的经脉为手三阴经和手三阳经，统称为手经。手三阴经与手三阳经分别于食指、无名指及小指端交接。手三阴经循行于上肢内侧，其前缘、中线、后缘的次序为肺经、心包经、心经；手三阳经循行于上肢外侧，前、中、后的次序为大肠经、三焦经、小肠经。寸口为手太阴肺经的动脉。肺主一身之气而朝百脉，肺经起于中焦，中焦脾胃为气血生化之源，故全身脏腑经络气血的状态，每可从寸口脉得以体现。

循行于下肢的足三阴经与足三阳经，统称足经。足三阴经与足三阳经分别于足大趾侧端、足大趾丛毛中及足小趾端交接。足三阴经循行于下肢内侧，其前缘、中线、后缘的次序大体为脾经、肝经、肾经。其中有一特殊情况，即在内踝上八寸处以下的部位，肝经在前缘，脾经在中线。足三阳经循行于下肢外侧，其前、中、后的次序为胃经、胆经、膀胱经。奇经八脉中的冲脉、阴维脉、阳维脉、阴跷脉、阳跷脉也均行经下肢。

第二节　官　　窍

官与窍的概念不尽一致。官，是指机体有特定功能而又多与外界直接相通的器官，如耳、目、口、鼻、咽喉等。窍有孔穴、苗窍之意，是人体与外界相连通的门户、窗口。需要指出的是，舌本非为窍，但在藏象学说五脏开窍理论中，舌也作为一窍，为心之苗窍。

官与窍的概念虽不尽相同，但两者关系密切，官必为窍，窍多成官，故多官窍并称。古有"五官"、"七窍"、"九窍"之说，并有上窍与下窍、清窍与浊窍、阳窍与阴窍之分。通常把耳、目、口、鼻和咽喉，统称五官；头面部七个孔窍，称作七窍；七窍加前阴、后阴为九窍。习惯上五官亦可称为窍，但前、后阴只称为窍而不名为官。头面部的官窍，亦称上窍、清窍、阳窍；前、后阴的别称，则为下窍、浊窍、阴窍。官窍各有其特定的生理功能，就总体而言，具有以下三方面作用：一是体内外信息交换的窗口。外界各种变化通过官窍内传于里，影响脏腑；而脏腑的生理状态通过经络气血反映至官窍。二是体内外物质交换的门户。机体所需的自然界清气及饮食物等通过口鼻摄入体内，而体内浊气、大小便等代谢产物则通过口鼻及二阴排出体外。三是邪气入侵或外出的通道。外邪多自口鼻入侵机体，而机体病邪亦可从口鼻及二阴驱之外出，诚如《温疫论》所说："诸窍乃人身之户牖也。邪自窍而入，未有不由窍而出。"

官窍生理功能的维持和病理变化的出现与脏腑经络密切相关。五官与五脏之间的生理联系，早在《黄帝内经》中就有详细的论述。《素问·阴阳应象大论》和《素问·金匮真言论》分别以"在窍"、"开窍"言其两者之间的关系。《灵枢·五阅五使》更明确了五官与五脏的关系，其云："鼻者，肺之官也；目者，肝之官也；口唇者，脾之官也；舌者，心之官也；耳者，肾之官也。"《灵枢·脉度》阐明了这种特定联系的生理基础，指出："五脏常内阅于上七窍也。故肺气通于鼻，肺和则鼻能知臭香矣；心气通于舌，心和则舌能知五味矣；肝气通于目，肝和则目能辨五色矣；脾气通于口，脾和则口能知五味矣；肾气通于耳，肾和则耳能闻五音矣。五脏不和则七窍不通。"说明人体五脏之精气通达于五官七窍。耳之能闻，赖肾精之充养；舌之知味，须心血之供养；目之能视，靠肝血之濡养；口知五谷，需脾气之健运；鼻别香臭，凭肺气之和利。五脏所藏之精气血津液输布濡养官窍，以维持其正常生理功能，正是官窍与脏腑联系的生理基础。此外，由于经络的联系和气血的流通，官窍与脏腑之间尚有较广泛的、非对应的联系。如耳，肾开窍于耳，而心寄窍于耳，脾主升清以濡养耳，胆经入其中而影响于耳等。

官窍与脏腑经络在生理病理上联系的理论，有学者称其为"窍脏相关"理论，这一理论为历代医家所重视，并有效地指导着临床实践。现代医家对此也颇为注重，并努力采用现代科学方法探索其内在联系。如有研究资料表明醛固酮是联系中医"肾"与耳之间的物质基础的看法，为"肾开窍于耳"理论提供了客观依据。有学者通过针刺经络敏感人的大敦穴，观察足厥阴肝经的微经络感传，得知其感传能深入到眼内，通过眼底，联系视神经，对眼球有明显影响，以此来探索肝开窍于目的机制。这些研究为进一步探讨官窍与脏腑经络的联系，开辟了新途径。

一、耳

（一）结构与命名

耳，古称"窗笼"，《河间六书》称其为"听户"，《温热经纬·余师愚疫病》称之为"龙葱"。耳为听觉器官，是清阳之气上通之处，属清窍之一。近代发现其兼有平衡功能。《灵枢·卫气》说："窗笼者，耳也。"《针灸甲乙经》说："窗笼者，耳前上下脉，以手按之动者是也。"似指听宫。突出于头部两侧，形如喇叭者，名耳郭。耳郭的周围，称为耳轮。耳前上下切迹间突起如屏风者，古称"蔽"。耳郭下垂部分名耳垂，古又名耳珠。通入耳道之孔，名耳孔，即现代所称外耳道。位于外耳道深部的鼓膜，《血证论》称其为"皮膜"。耳郭上有众多穴位，习称耳穴。就耳的解剖结构而言，古人所论多为外耳，很少涉及中耳与内耳。

（二）生理功能

司听觉：司听觉是耳的主要生理功能。耳为听会，主纳五音。听会，指感知声音的聚会处。五音，泛指各种声源。耳为听会，即耳有会聚声音的特殊结构与功能。《灵枢·五癃津液别》首先提出："耳为之听。"《医宗金鉴·刺灸心法要诀》指出："耳者，司听之窍也。"《三因极一病证方论·耳病证治》在前人的基础上，将耳的司听功能归纳为"耳为听会，主纳五音，外则宫商角徵羽，内则唏嘘呵吹呬"。

主味觉、助平衡：耳具有主味觉、助平衡的生理功能。古代文献中虽无耳生理功能方面的相关记载，但病理方面的相关论述则较为丰富。《素问·至真要大论》指出："厥阴之胜，耳鸣头眩，愦愦欲吐。"《灵枢·海论》指出："髓海不足，则脑转耳鸣，胫酸眩冒，目无所见，懈怠安卧"。《丹溪心法·头眩》指出："眩者，言其黑晕旋转，其状目闭眼睛，身转耳聋，如立舟船之上，起则欲倒。"《类证治裁·眩晕》则有"头为诸阳之会，烦劳作风，阳升风动，上扰巅顶，耳目乃清空之窍，风阳旋沸，斯眩晕作焉"的记载。均是对耳主味觉、助平衡功能失调后，各种病理表现的相关论述。

此外，耳还具有喜温恶寒、喜静恶动、喜通恶滞，以通畅为用的生理特性。肾开窍于耳，在五行属水，因此耳性属水。"水喜宁静而恶动扰，宁静则清明自持，动扰则散乱昏惑"（《医碥·眩晕》）。如耳窍清静则容纳众声而听敏，躁动则眩晕不已而为病，蒙浊则听觉失聪而为聋。耳窍通畅则耳聪而纳声正常；耳窍滞塞则听觉不敏。听觉宜聪敏而不宜聋聩，味觉宜静谧而不宜旋转，窍道宜通畅而不宜壅滞，总以通为用，反此者，则易为病。

（三）与脏腑经络的联系

耳与脏腑的生理病理联系中，以肾开窍于耳、心寄窍于耳、脾主升清以充养耳、肝胆之气影响耳的理论最为历代医家所重视。

耳为肾之开窍：《灵枢·五阅五使》说："耳者，肾之官也。"《灵枢·脉度》说："肾气通于耳，肾和则耳能闻五音矣。"肾为藏精之脏，肾精充沛，则髓海有余，耳窍濡养有给，表现为听力聪慧；若肾精亏损，则髓海空虚，耳失所养，出现耳鸣耳聋。老年人听力多减退，即与肾中精气减衰有关。

在肾主耳理论的机制探索方面，唐宗海《血证论》引陈念祖之语说："肾开窍于耳，而肾脉却不上头，肾与心交，假道于心腑小肠之脉以入耳中，名曰听宫，为司听之神所居。其形如珠，皮膜包裹真水。"从脏腑相关理论看，这一解释有一定道理。王清任《医林改错》力图从解剖学角度阐明耳与内脏联系的途径问题。他说："耳孔内小管通脑。""所听之声归于脑。"而肾藏精生髓通脑，且肾脉贯脊，督脉属肾贯脊络脑，故肾气完全可通过肾脉、督脉上达于脑，而后输精于耳窍。唐宗海对此作了概括："肾主脑髓，耳通于脑，路甚直捷，所以肾开窍耳也"（《医经精义》）。肾通过脑髓与耳联系的认识，较为合理地说明了肾主耳的机制和途径所在。

近年来中医学的有关资料中，几乎均将耳鸣耳聋作为肾虚辨证的重要指标。国内外不少学者对肾与耳的关系作了大量的临床和实验研究。人们发现晚期肾功能不全患者每有耳鸣耳聋症状。作肾透析和肾移植治疗的患者常有听力损失。临床和动物实验均证实，耳毒性抗生素对肾脏有毒性作用，而抑制肾功能的利尿剂也可引起耳蜗损伤。有人在实验动物中比较卡那霉素对肾、耳、肝、脑等器官的毒性作用，发现该药对肾与耳蜗具有共同的特异性作用。现代医学发现，肾与耳这两个相距颇远的器官，在解剖组织结构和酶的含量与分布方面，在水和电解质平衡生理机制以及对某些药物的药理反应上却有类似之处。在此基础上不少学者进行了大量的研究工作。如认为醛固酮、铁、钙、甲状腺素等为肾开窍于耳的物质基础，中医肾虚证的听力学改变规律及机制、氨基苷类抗生素肾毒性与耳毒性的关系，中医补肾方药在耳科应用等众多方面，取得了不少成果，积累了不少资料，为肾耳相关理论的进一步研究提供了坚实的基础。

综上所述不难看出，无论从基础理论研究，或是从临床实践观察，均发现肾脏确实存在着某些与内耳相似或类同的特性，两者具有某些客观上的联系，而且这种联系有一定的物质基础。但是现代研究的这些发现，多侧重于泌尿系统的肾脏与耳的关系。中医藏象学说中的"肾"，既是解剖学上的肾脏，更是藏精、生髓、主骨、主水、纳气等具有多种功能的集合体。因此，中医肾主耳理论的机制和途径的研究，还有待进一步的深入。

耳为心之寄窍：耳与心在生理病理方面有一定联系，对此《黄帝内经》中就有明确的记载。《素问·金匮真言论》说："南方赤色，入通于心，开窍于耳。"心本开窍于舌，而舌并非为窍，故有"心寄窍于耳"之说。所谓"肾为耳窍之主，心为耳窍之客"（《证治准绳》），正是此义。心寄窍于耳的机制分析有以下几种不同说法。有认为心属火而肾属水，心火肾水互济互调，则清净之气方能上达清窍而使听觉聪慧。若心肾失调，水火不济，则易致听力失聪。临床可见因心火暴盛而致突发性耳聋的实例。有认为心通过其主血脉的功能与耳保持密切联系。心气旺盛，心脉和利，方能血流不息，营养周身，耳窍得养。且心经之别络入耳，加强了心与耳的密切联系。《灵枢·邪气脏腑病形》说："其别气走于耳而为听。"别气者，心主之气也。说明心气在维护正常听觉中起着重要作用。有认为心通过其主神明功能与耳加强联系。心主藏神，而听觉在中医学中亦称为"听神"。故心神精明，助于听神，则听觉聪慧，能闻声辨音。

在病理方面，心气不平、心血不足、心火暴盛等均可导致耳疾。如《严氏济生方·耳门》说："忧愁思虑，得之于内，系乎心。心气不平，上逆于耳，亦致聋聩、耳鸣、耳痛、耳痒、耳内生疮，或为聤耳，或为掀肿。"《古今医统》说："心虚血耗，必致耳鸣耳聋。"由于精神紧张导致心火亢盛而出现耳胀耳鸣暴聋的病证，临床时可见到。近有文献报道，以"心寄窍于耳"的理论为指导，用养心安神、通阳开窍方药可有效地治疗心源性耳聋。

耳与肝胆、脾胃的关系：胆系少阳之脉，循经上行于耳之前后，并入耳中。肝胆互为表里，有经脉络属。肝胆之气机失调或蕴生湿热，常易循经上逆于耳，发为耳疾。《素问·脏气法时论》说，肝病者，"虚则目䀮䀮无所见，耳无所闻"，"气逆则头痛，耳聋不聪"。《丹溪心法·耳聋》也说："耳聋皆属于热，少阳厥阴热多。"少阳厥阴者，分别言肝与胆。临床上因耳道流脓或耳道肿痒而辨证属肝胆湿热上扰者颇为多见，因肝胆气逆而致暴鸣暴聋者亦不少见。

脾主运化而升清，胃经循颊车上耳前。脾胃虚弱，受纳运化无力，清阳之气不升，水谷精气不能上供清窍，或水湿内阻上犯，亦可影响听力或导致中耳积水。《灵枢·口问》说："耳者，宗脉之所聚也。故胃中空则宗脉虚，虚则下溜，脉有所竭者，故耳鸣。"近有不少临床报道表明，用益气聪明汤、补中益气汤或参苓白术散等健脾益气升清方药为主，治疗多种原因引起的耳鸣、耳聋及中耳炎、中耳积水等，具有较好疗效。

耳与经络的联系：所谓"耳者，宗脉之所聚也"。十二经脉中，以足少阳胆经与耳的关系最为密切。其经起于目内眦，"上抵头角，下耳后"，"其支者，从耳后入耳中，出走耳前"（《灵枢·经脉》）。此外，手少阳三焦经和手太阳小肠经之分支也直接入耳中。尚有一些经脉与耳有一定联系，手阳明大肠之别络入耳中，足阳明胃经抵耳前，足太阳膀胱经至耳上角。耳通过经络与脏腑及全身发生较为广泛的联系，正是耳针可诊治多种疾病的依据所在。

二、目

（一）结构与命名

目，即眼睛。《黄帝内经》称其为"精明"、"命门"。居眼之窝名眼窝；眼窝四周骨骼称为目眶；上下眼睑，又名胞睑、目裹，古名"约束"，俗称"眼胞"；目之内角，古今均名目内眦；目之外角，古今均名目外眦；眼的白睛部分称为白眼（相当于球结膜和巩膜）；

眼的黑睛部分称为黑眼（相当于角膜和虹膜）；黑眼中央的圆孔称为瞳子、瞳神、瞳仁（即今之瞳孔）；目内眦的上、下方各有一小孔，称为泪窍、泪堂（即今之鼻泪管上口）；眼球内连于脑的束状物称为目系。目为专司视觉的器官。《素问·脉要精微论》说："夫精明者，所以视万物，别白黑，审短长。"这是对眼的视觉功能的形象描述。

（二）生理功能

目具有视万物、察秋毫、辨形状、别颜色的重要功能。"目者，司视之窍也"（《医宗金鉴·刺灸心法要诀》）。目司视觉的生理功能与脏腑之精密切相关，由先天之精所成而后天之精所养。《灵枢·大惑论》有"目者，五脏六腑之精也"之说。

此外，目可以传神，"目为神之牖"（《推蓬悟语》），神为生死之本，得神则生，失神则死。"目为神窍"（《寿世传真》），眼之活动灵敏，精彩内含，炯炯有神，谓之有神；活动迟钝，目无精彩，目暗睛迷，为无神；若目光突然转膏，为假神，乃"回光返照"之危象。因此，望眼神为望神的重要内容。

（三）与脏腑经络的联系

目为肝之开窍：目与脏腑的关系中，当推与肝的关系最为密切。《素问·金匮真言论》指出，肝"开窍于目"。目与肝的生理病理联系主要表现在以下三个方面：

一是肝之经脉上连目系。足厥阴肝经自下而上，沿喉咙之后入鼻咽部，上行连于目系而出于额后直达巅顶。中医眼科专著《审视瑶函》说："五脏六腑精华，皆从肝胆发源，内有脉道孔窍，上通于目为光明。"又说："肝气升运目，轻清之血，乃滋目经络之血也。"指出脏腑精微物质，均通过肝经脉道，上行以养眼目。近代研究证实，十二经脉之中，肝之经脉与眼的关系最为密切，其经穴的针刺传感比其他经脉之经穴均敏感。有人通过针刺经络敏感人的大敦穴来观察足厥阴经的微经络感传，得知其感传能深入到眼内，通过眼底深部，联系视神经，对眼球有明显影响，表明肝与目之间依赖经络的贯通实现其内在联系。

二是肝之气血上濡于目。肝主藏血，人体各部血量的增减，与肝的藏血功能密切有关，这一功能又依赖于肝气疏泄协调完成。若肝气疏泄，肝血充盈，升降适当，出入有节时，肝之气血源源上濡于目，目能正常精明视物。《灵枢·脉度》说的"肝气通于目，肝和则目能辨五色矣"，即为此意。《灵枢·天年》："五十岁，肝气始衰，肝叶始薄，胆汁始灭，目始不明。"此经文则从病理角度说明肝气肝血与眼的视觉功能的密切联系。

三是肝有病变常累及于目。肝病常可累及至目，这是临床所习见的。如肝阴不足，可致两目干涩；肝血亏损，每致视物不清或罹患夜盲；肝经风热，可见目赤痒痛；肝火上炎，则见目赤疼痛；肝阳上亢，多见目眩头晕；肝风内动，常见两目斜视等。西医学亦认为，急慢性肝炎、肝硬化、肝癌等多种肝病均可引起眼科并发症。临床上肝病患者出现巩膜黄染、视物模糊、眼睛干涩、视疲劳、眼花、复视等症状颇为常见。严重者还可出现角膜感觉减退、视网膜出血、中心视网膜脉络膜炎等征象。可见中医学的肝目相关理论有其广泛的临床基础。

目与他脏的关系：眼除与肝有密切关系外，与其他四脏和脑亦有着广泛联系。《灵枢·大惑论》说："五脏六腑之精气，皆上注于目而为之精。精之窠为眼，骨之精为瞳子，筋之精为黑眼；血之精为络，其窠气之精为白眼，肌肉之精为约束，裹撷筋骨血气之精，而与脉并为系，上属于脑，后出于项中。"论中所及骨、筋、血、气、肌肉，则分别为肾、肝、心、肺、脾之五脏的代称。后世医家在此基础上发展为中医眼科的重要基础理论——

"五轮"学说。

五轮学说将眼自外向内分为肉轮、血轮、气轮、风轮、水轮五个部分,分别内应脾、心、肺、肝、肾五脏。脏有所病,可现于轮,以轮为标,以脏为本。之所以谓之为"轮",是取其形圆如车轮,能灵活运动之意。眼部的五脏部位是:眼胞属脾,名为肉轮,因脾主肌肉,肌肉之精为约束;目内、外眦血络属心,名为血轮,因心主血,血之精为络;白眼属肺,名为气轮,因肺主气,气之精为白眼;黑眼属肝,名为风轮,因肝主筋,在五气属风,筋之精为黑眼;瞳神属肾,名为水轮,因肾主骨,在五行属水,骨之精为瞳子。五轮学说强调"眼通五脏,气贯五轮"。所以,五脏功能健旺,精气血津液充盈和调,上注头目,则视清目明。五脏有病,则可影响视觉,甚至出现目睛相应部分(即"轮")的形色的异常变化。

目为神之外使,目系通脑,为神光之要道,故眼与脑关系密切,而有"目乃神窍"(《寿世传真》)之说。脑病多累及目,察目可知精神之盛衰。

目与六腑的关系:目与六腑及命门、包络亦有一定的联系,其集中反映于中医眼科的"八廓"理论中。八廓,是将眼的不同部位分为水廓、风廓、天廓、地廓、火廓、雷廓、泽廓、山廓。之所以谓之"廓",是取其如城廓围护,兼能通内达外之意。历代医家对八廓的部位、含义等的见解不尽一致。兹根据《医宗金鉴·眼科心法》所载简述之。八廓分属于六腑及命门、包络。水廓位于水轮,即瞳神,属膀胱(与肾相为表里);风廓位于风轮,即黑眼,属胆(与肝相为表里);天廓位于气轮,即白眼,属大肠(与肺相为表里);地廓位于肉轮,即眼胞,属胃(与脾相为表里);火廓位于血轮的内眦上方,属小肠(与心相为表里)。上述五廓与五轮相对应,可见"轮"主脏病,而廓主与其相为表里的腑病。此外,雷廓、泽廓和山廓,亦均位于血轮。其中,雷廓位于目内眦下方,属命门;泽廓位于目外眦下方,属三焦;山廓位于目外眦上方,属包络。有文献认为,此三方均为相火,当禀命于心火,故皆附于血轮。

临床上五轮与八廓的察验方法有所不同。一般说来,轮以通部形色为证,而廓惟以轮上血脉丝络为凭,或粗细,或连断,或乱直,或赤紫,起于何处,侵犯何部,以辨何脏腑之受病。诚然,由于脏腑之间联系众多,临床情况繁杂错综,"五轮八廓"这一中医眼科所独有的理论认识,既要熟练掌握,又不可拘泥刻板。

目与经络的联系:眼与经络的联系亦较广泛。《灵枢·邪气脏腑病形》说:"十二经脉,三百六十五络,其血气皆上于面而走空窍,其精阳气上走于目而为睛……。"十二经脉及奇经八脉之中,直接连目系的有足厥阴肝经和手少阴心经。此外,手少阳三焦经与足少阳胆经在目外眦交接,足阳明胃经夹鼻上行鼻根部交会后,旁行入目内眦。他如任脉和冲脉抵目眶下,阴跷脉和阳跷脉达目内眦。

三、鼻

(一)结构与命名

鼻,又名明堂,为肺系的最外端,是呼吸出入之门户,气体交换之通道。鼻隆起于面部正中,上端连额,名頞,又称山根、下极、王宫。前下端尖部高起,名鼻准,亦称准头、面王、鼻尖。鼻准部为软骨,可左右上下移动。鼻准两旁的软骨呈圆形隆起,名鼻翼。肺热炽盛或气逆喘促时可致鼻翼煽动。頞下至鼻准,为脊梁形隆起,名鼻梁、鼻背,或称天柱。鼻底两孔称鼻孔或前孔。孔内若生状如鲜荔枝肉的赘生物,是为鼻息肉,易阻塞鼻窍，妨碍通气。孔内有毛，名鼻毛或鼻须。两鼻孔的中间隔柱，名小柱或鼻柱。鼻腔深处之坎窞，称鼻阀。鼻阀后方的深洞名鼻隧。鼻腔中间有隔板，名鼻中隔。鼻腔下方鼻底，后方的椭圆形孔为后鼻孔，上方为鼻腔顶。

（二）生理功能

主司嗅觉：鼻司嗅觉而具有嗅气味、辨香臭的功能。"肺气通于鼻，肺和则鼻能知臭香矣"（《灵枢·脉度》）。"鼻通于脑，所闻香臭归于脑"（《医林改错·上卷·脑髓说》）。鼻为司臭之窍，鼻窍通利，则能知香臭。因肺气通于鼻，故鼻之嗅觉灵敏与否，与肺气通利程度有关。

助喉发音：音由喉发出，喉对发音起共鸣作用，喉上通于鼻，与鼻同属肺系，故鼻有助喉以发声音的作用。若鼻为邪伤，窒塞不通，致声道不畅，声气受阻，则可见语声重浊。《内外伤辨惑论·辨口鼻》指出："鼻气不利，声重浊不清利，其言壅塞。"

抗御外邪：鼻与自然界直接相通，为"清气出入之道"（《医学入门》），"气之门户"（《灵枢·口问》），亦为外邪侵袭机体之门户。其内敷布的正气有抗御外邪入侵的功能。正常情况下，鼻可以通过喷嚏而使邪外出，外感初期，邪居鼻内，正欲驱之，则往往见喷嚏频作。《灵枢·口问》"阳气和利，满于心，出于鼻，故为嚏"即是此意。

此外，鼻还有喜清恶浊、喜温恶寒、喜通恶滞的特性。鼻属清窍，喜清而恶浊，《医林绳墨·鼻》指出："鼻者，肺之窍，喜清而恶浊也。"因此鼻窍清则鼻道通利，呼吸通畅，嗅觉灵敏，语声清亮，浊则鼻道壅塞，呼吸不畅，嗅觉失灵，语声重浊。头为诸阳之会，面又为阳中之阳，鼻居面中，其位最高，故鼻为阳中之阳窍，喜温而恶寒，温则助阳而鼻窍通利，寒则伤阳而鼻窍窒塞。鼻为清窍，性喜通畅，其行呼吸、助发音、司嗅觉的功能以鼻窍通畅为前提，通则气息出入，呼吸畅利，语音清亮，嗅觉灵敏，窒则气息受遏，呼吸不利，语音重浊，嗅觉迟钝，因此，鼻又有喜通恶滞的特性。《血证论·鼻衄》说"鼻为肺窍……以司呼吸，乃清虚之道，与天地相通之门户，宜通不宜塞，宜息不宜喘，宜出气不宜出血者也。"

（三）与脏腑经络的联系

鼻为肺之开窍：鼻与脏腑的联系中，以与肺的关系最为密切。《灵枢·脉度》说："肺气通于鼻，肺和则鼻能知臭香矣。"《灵枢·本神》说："肺气虚则鼻塞不利少气。"鼻为肺系之外窍，肺乃体内外气体交换之场所。肺气充沛，不失宣肃，则气道通利，鼻窍通畅，呼吸和泰，吐纳自如，且嗅觉敏慧，香臭明辨。若肺气虚弱或肺失宣降，气机不利，则鼻窍阻塞，气体交换不利，香臭不能分辨。肺经燥热，则使鼻腔干燥。肺经火旺，迫血妄行，可致鼻衄。又肺卫不固，易感表邪，则感冒鼻塞，流涕不断。

鼻为脾胃之外候：鼻与脾胃在生理病理上也有一定关联。脾胃在五行属土，位主中央，鼻在面之中央，故在中医诊断学面部色诊理论中，鼻为脾胃之外候所在。脾统血，鼻准属脾，为血脉聚集之处。脾热则血热，血热则鼻准肌肤红赤，故《素问·刺热》说："脾热病者，鼻先赤。"脾为湿土，肺属燥金，肺为脾土之子，脾土生肺金。鼻为肺之外窍，而肺之经脉与胃之经脉相通，足阳明胃经起于鼻翼旁迎香穴后夹鼻上升。脾胃功能的强弱可直接影响肺金的盛衰。若脾胃健运如常，则肺气充沛，鼻窍通利，反之则为病。李杲在《兰室秘藏·眼耳鼻门》说："若因饥饱劳役，损伤脾胃，生发之气既弱，其营运之气不能上升，邪害孔窍，故鼻不利而不闻香臭也。"李氏还强调治疗上"益养胃气，使阳气宗气上升鼻管则通矣"。近人依据上述理论，用补脾益肺或健脾养胃法治疗慢性鼻炎、过敏性鼻炎收到良效，从临床角度验证了脾胃与鼻窍的内在联系。有临床文献认为，鼻腔干燥，鼻黏膜萎缩，易感冒而鼻塞难愈，嗅觉失灵，经常鼻流清涕，或发生鼻衄、倒经等病证，其病机每与脾胃虚弱，气不布津，脾不统血或肺胃虚火上冲鼻窍有关。若用健脾益气法治疗肺系虚损所致的慢性鼻窍疾患，正是培土生金法的延伸和扩展。

鼻与肝胆的关系：临床诊治鼻部疾患尚需注意其与肝胆的关系。肝主生发而为风木之脏，易气郁化火，风火相煽，以致肺燥，产生鼻腔干燥，鼻窍出血。又胆为中精之府，其精气上注于脑，脑下通颃，颃下通鼻。若肝胆湿热，则易上移于脑，发为鼻渊，以致素流浊涕，经久难愈。《素问·气厥论》说："胆移热于脑，则辛颃鼻渊。鼻渊者，浊涕下不止也。"鼻渊，与今之鼻窦炎相似。

鼻与经络的联系：鼻与经络的联系中，督脉沿正中线自颃通鼻柱、鼻尖而至水沟。手阳明大肠经至于鼻翼旁的迎香穴。足阳明胃经则起于迎香，夹鼻上行交于颃中。以上三条经脉与鼻的关系最为密切。

四、口

（一）结构与命名

口，即口腔，包括唇、齿、龈、舌、腭、颊等，为消化道的最上端。口（齿）与脏腑、经络有着密切联系，故察舌、验齿、观唇及询问食欲、口味等是中医诊断学的重要内容。

唇，又名口唇，《难经·四十四难》称其为"飞门"。飞门之"飞"，与"扉"相通，即门扇，因口唇若门扇样能自由开合而得名。口唇四周，称为"四白"，其色泽的变化能反映脾的精气的盛衰，故有"脾……其华在唇四白"（《素问·六节藏象论》）之说。口唇为消化道的起始部，并能助发音，故《灵枢·忧恚无言》喻口唇为"音声之扇"。

齿，分上、下齿列，古称上牙弓和下牙弓。《难经·四十四难》称齿为"户门"。户，门户，引申为把守之意。食物入口，经齿咀嚼，方能下咽，故得"户门"之名。齿与牙，一般通称。但亦有文献谓"当门为齿，两旁为牙"。不同牙齿的命名古今不尽一致：今之切齿，古称门齿、板齿；今之单尖齿，古称犬齿、虎齿；今之磨牙，古称槽牙、白齿；今之第三磨牙，古称真牙、智牙，俗称尽根牙。《素问·上古天真论》说女子三七，男子三八前后，"肾气平均，故真牙生而长极"。可见真牙的生出，与肾中精气的充盈密切相关。

龈，又名牙龈、齿龈，指牙床及其表面的黏膜等组织，有上龈、下龈之分。足阳明胃经入上龈中，手阳明大肠经入下龈中。胃火上冲，常可出现牙龈疼痛，或红肿出血。

牙床，《灵枢·本脏》称作"牙车"，即今之牙槽骨，为口腔内载齿之骨，有上、下之分。上为上颌骨之牙槽突，下为下颌骨之牙槽突。

舌，详见下节。

腭，古称天盖，为口腔的顶部。其前部称为硬腭，后部称为软腭。吞咽时软腭上抬，关闭鼻咽腔，可阻止食物倒逆入鼻。软腭的肥胖或缩小，均可影响发音及呼吸。

（二）生理功能

进饮食：口腔是饮食物进入人体的必经之路。"水谷皆入于口"（《灵枢·五癃津液别》），"口者，胃之门户"（《血证论·口舌》），饮食物从口进入胃而开始其消化吸收过程。

关于五味、口、肠胃之间的关系，《黄帝内经》中有多处涉及，如"五味入口，藏于肠胃"（《素问·六节藏象论》），"五味入口，藏于胃，以养五脏气"（《素问·五脏别论》），

"水谷入于口，输于肠胃"（《灵枢·五癃津液别》）。

磨水谷：齿为饮食物进入人体的必经之地，"齿为户门"，进入口中的饮食经过齿的磨碎而变成糊状进入胃中。

助呼吸、发声音：口腔也是气体出入之门户，有助肺呼吸和发声音的作用。《医宗金鉴》有"口者，司言、食之窍也"之说。口助呼吸，发声音功能，主要与唇和舌有关。"口唇者，音声之扇也，舌者，音声之机也……悬雍垂者，音声之关也"（《灵枢·忧恚无言》）。《类经·卒然失音之刺》亦指出"唇启则声扬，故谓之扇"，"舌动则音生"。

（三）与脏腑经络的联系

口为脾之开窍：脾，其华在唇（四白），口为消化道的最外端，是饮食物进入体内的起始处。口腔接纳食物后，经咀嚼混入唾液，便于胃之受纳腐熟，并由脾之运化而吸收、布散其精微物质。在经络联系上，足太阴之脉，入腹属脾络胃，终末连舌本、散舌下。舌主司味觉，因此，脾开窍于口，包括食欲和口味两方面。《灵枢·脉度》说："脾气通于口，脾和则口能知五谷矣。"脾主运化，脾气健旺，则食欲旺盛，口味正常；脾失健运则食欲不振，口淡乏味；脾虚生湿则纳呆苔腻，口甘口腻。若脾有伏热、伏火，可循经上蒸于口。发生口疮、口糜之证。如景日珍《嵩崖尊生书》即指出："口疮口糜，皆源于脾，为脾热或脾火。"

唇为脾之外华：口唇的色泽可以反映脾的气血盛衰，故《素问·五脏生成》说："脾之合肉也，其荣唇也。"《素问·六节藏象论》则说脾胃，"其华在唇四白"。"四白"，即是口唇以水沟为中心，将上下唇各分为二，故得其名。脾之精气之所以能反映于口唇部位，显然与脾主运化而为气血生化之源及脾气通于口有关。脾气健旺，运化有权，则气血生化有源，口唇必现红润光泽；脾虚失运，则气血日少，口唇必见淡白不泽，或微黄无华，故《灵枢·五阅五使》有"脾病者，唇黄"之谓。

古医籍中还有从口唇的形态来推断脾的质地和状态的记载。如《灵枢·师传》说："脾者主为卫，使之迎粮，视唇舌好恶，以知吉凶。"《灵枢·本脏》说："揭唇者脾高，唇下纵者脾下，唇坚者脾坚，唇大而不坚者脾脆，唇上下好者脾端正，唇偏举者脾偏倾也。"

齿为骨之余：肾藏精主骨，齿与骨同出一源，均由肾中精气所充养。肾中精气充盈，则牙齿坚固而不易脱落。肾中精气不足，则牙齿易致松动，甚至过早脱落。故《医学正传·卷五》说："夫齿者，为肾之标，骨之余也。"《仁斋直指方》说："齿者，骨之所络，髓之所养，肾实主之。故肾衰则齿豁，精盛则齿坚，肾热则齿动。"此外，由于手足阳明经均入于齿龈中，故齿与龈的某些病变也与胃肠有关。叶桂《温热论》说："齿为肾之余，龈为胃之络，热邪不燥胃津，必耗肾液，且二经之血皆走其地，病深动血，结瓣于上。"故叶氏强调对外感热病的诊断，"看舌之后，亦须验齿"。一般说来，齿龈急性红肿疼痛、出血，多属胃热；慢性松浮肿胀、渗血，多属肾虚。

口与经络的联系：口与经络有着广泛联系，十二经脉中，手阳明大肠经入下齿中，夹口交水沟穴；足阳明胃经入上齿中，夹口唇交承浆穴；足厥阴肝经之支脉下行颃里，环绕口唇内；足太阴脾经连舌本，散舌下；足少阴肾经循喉咙，夹舌本；手少阴心经之别络系舌本。奇经八脉中，督脉行于龈交；任脉环绕口唇行至目眶下；冲脉亦上行经喉，环绕口唇到目眶下。口齿舌与众多经脉相连，是脏腑生理病理变化最易表现于此的主要机制所在。

五、舌

（一）结构与命名

舌，又名灵根、心窍。舌位于口腔底部，是一个灵活的肌性器官。舌本非为窍，仅在中医藏象学说五脏开窍理论中亦作一窍。舌分上下两面，上面称为舌背，由人字形的界沟分成舌体和舌根两部分。舌后之根部称为舌本，舌前之尖部为舌尖，两侧称为舌旁。舌底又称舌腹，舌腹经脉称为舌系。其中正中线为舌下系带，古称舌柱，名出《灵枢·终始》。《类经》对此注云：“舌柱，即舌下筋如柱也。”舌系带根部的两侧有两窍，名“金津”、“玉液”，分泌唾液以润口腔、助消化。舌面上的苔状物称为舌苔，又称舌胎、舌垢。舌为心之苗窍，心开窍于舌，舌内应于心。正常舌苔乃胃气熏蒸而成。察舌（察舌之色泽、形状、动态）验苔（视苔之色泽、质地）是中医诊法学的重要内容。《验舌指南·绪言》引徐大椿之语说：“舌为心之外候，苔乃胃之明征，察舌可占正之盛衰，验苔以识邪之出入。”

（二）生理功能

舌的主要功能是主司味觉和辅助发音而表达语言，其味觉和语言功能，有赖于心主血脉和心志的生理功能。

助发声：“舌者，音声之机也”（《灵枢·忧恚无言》），《难经·三十四难》指出：“心色赤……其声言。”王冰指出：“心别是非，舌以言事。”可见，舌与发声有着密切的关系，但其助发声的功能与心主血脉和心主神志的功能密切相关，心神内守，则言语清晰；心神健旺，则舌活动灵活，语言畅利。

辨五味：“心气通于舌，心和则舌能知五味矣”（《灵枢·脉度》），《证治准绳·杂病·舌》亦有“舌主尝五味，以荣于身”的说法，可见五味的辨别主要与舌有关。《世医得效方·口齿兼咽喉科》曾指出“口为身之门，舌为心之苗，主尝五味，以布五脏焉”，这些说法均证实口辨五味的功能主要是通过舌完成的。

舌辨五味的功能与心的功能也密切相关，舌上血管，最为丰富，且外无表皮覆盖，血脉通于舌窍，舌色较面部更能灵敏反映心主血脉的功能状态。而舌窍居上，尤需心气充盛，心血充盈，脉道通畅，使营养物质源源不断地上荣于舌，营养充足则舌体红润，灵活柔软，形态正常，味觉敏锐，言语清晰。如心的生理功能异常，便可导致味觉的改变和舌强语謇等病理现象。

（三）与脏腑经络的联系

心开窍于舌，舌内应于心。心开窍于舌，或谓“舌为心之外候”、“舌为心之苗窍”，其意均是说，通过对舌的观察，可以了解心主血脉和主神志的生理、病理状态。舌的主要生理功能是主司味觉和表达语言，故《灵枢·忧恚无言》说：“舌者，音声之机也。”《灵枢·脉度》说：“心气通于舌，心和则舌能知五味矣。”心气通于舌，主要是通过手少阴心经之别相互联结的。《灵枢·经脉》说：“手少阴之别……循经入于心中，系舌本。”

舌是口腔中的主要器官之一，是一个由很多横纹肌组成的肌性组织，含有丰富的血管、神经和腺体，其外面敷有薄而透明的黏膜。因舌无表皮覆盖，故较之面部更能径捷地反映心主血脉的生理功能状态。心的功能正常，则舌体红润柔软，运动灵活，语言流利，味觉灵敏。若心有病变，可以从舌上反映出来。如心的阳气不足，可见舌质淡白胖嫩；心阴不足，可见舌质红绛瘦瘪；心血不足，可见舌质淡白瘦薄；心火上炎，可见舌尖红赤，甚则舌上生疮；心血瘀阻，可见舌质紫黯或有瘀点、瘀斑；心神失司，可见舌卷、舌强、语謇或失语等现象。正是由于心与舌在生理和病理上有着密切联系，故《素问·阴阳应象大论》说："心主舌"，"在窍为舌"。

诚然，舌除与心有密切联系外，亦与脾、肾、肝等内脏有关联，如足太阴脾经连舌本、散舌下，足少阴肾经夹舌本，足厥阴肝经络舌本等。尤其需要提出的是，舌苔的形成是胃气上蒸所致，舌（尤其是舌苔）又为脾胃之外候。故脏腑之病多可显现于舌，这也是中医舌诊的基础理论。

六、咽喉

（一）结构与命名

咽喉上连口鼻，下通肺胃，是连接口腔和肺胃的通路，又为经脉循行的要冲。

咽，古作嚥，与嗌、咽嗌、喉嗌同义。后世又有咽门、咽路之名。咽喉一词，最早见于《黄帝内经》。《素问·太阴阳明论》说："喉主天气，咽主地气。"咽与喉，相连而有别。咽在后，下连食道，直贯胃腑，为胃之系；喉在前，下通气道，连于肺脏，属肺之系。《灵枢·忧恚无言》说："咽喉者，水谷之道也；喉咙者，气之所以上下者也。"《喉风论·咽喉总论》指出："函呼吸者曰喉，内饮食者曰咽。经曰喉通天气，呼吸之道也，俗名气喉；咽通地气，饮食之道也，俗称食喉。"可见咽之与喉，各司其职，其区别所在，古人早有认识。

《难经·四十四难》称咽喉为"吸门"，意为呼吸之门户。《灵枢集注》说："在咽喉之前，会厌也；在咽喉之上，乃咽、喉交会之处。凡人饮食，则会厌掩其喉咙后而可入于咽。此喉咙之管，故为'声音之户'，谓声音之从此而外出也。"《医林改错》更明确指出："会厌，即舌后之白片，乃遮盖喉门之物也。"会厌位于舌骨体后方，上宽下窄，状如花瓣，呼吸时会厌上启，吞咽或呕吐时会厌下盖，以使水谷与气体，各循其道，不致有误。咽喉部另有喉核，即扁桃体，位于咽前柱（舌腭弓）和咽后柱（咽腭弓）之间，左右各一。悬雍垂，又称帝丁、帝钟，俗称"小舌头"，即张口时软腭后向下后方倾斜的正中一突起部。由扁桃体、悬雍垂和舌根组成喉关，喉关以内为"关内"，喉关以外为"关外"。

（二）生理功能

通利水谷：《重楼玉钥·喉科总论》指出："咽者，口燕也，主通利水谷，为胃之系，乃胃气之通道也。"可见，咽是消化管从口腔到食管的必经之路，也是呼吸道中联系鼻与喉的要道，以通利水谷为其主要生理功能。

行呼吸、发声音：喉为清浊之气呼吸出入的要道，既能呼吸，又能发声。《重楼玉钥·喉科总论》指出："喉者空虚，主气息出入呼吸，为肺之系，乃肺气之通道也。"《灵枢·忧恚无言》则指出："喉咙者，气之所以上下者也；会厌者，音声之户也；口唇者，音声之扇也；舌者，音声之机也；悬雍垂者，音声之关也；颃颡者，分气之所泄也。"可见，声音的发出是在肺气推动下，由喉咙、会厌、舌、口唇、悬雍垂等器官共同作用的结果。

（三）与脏腑经络的联系

喉乃肺系所属：喉为气息出入之要道，又为发声出音之器官。喉下连气道以通肺气，而肺主气、主声，以司呼吸，且肺有经脉通于喉咙，故喉咙的通气和发音直接受制于肺气、肺阴。若肺气宣畅，肺阴充足，则呼吸通利，声音洪亮。若肺气耗损，则鼓动无力，可见声音低微，懒语少言；肺阴不足，则虚火内灼，可见咽喉虚肿微痛，干咳不利，声音嘶哑。因肺虚所致的发音障碍，即所谓"金破不鸣"。若因外邪犯肺，或邪热壅肺，循经上蒸，常见咽喉红肿疼痛、声音重浊、嘶哑，甚则失音。因肺实所致发音障碍，即所谓"金实不鸣"。

咽乃胃腑所系。《医林改错》径称咽为"胃管之上口"。咽为胃之外候，与食管相连，贯连胃腑，足阳明胃经沿咽喉下行。胃属足阳明经。络于脾；脾属足太阴经，络于胃。脾升胃降，枢机灵活，则咽利食下，胃和纳畅。若脾胃失和，升降失常，可见吞咽不利、嗳气呕逆等。若脾胃有热，攻冲上逆，则咽喉肿痛，甚则水浆难以下咽。故有"咽喉为脾胃之候"之说。

咽喉与肝肾的关系：咽喉与肝、肾在生理上亦有联系。足厥阴肝经循咽喉，上达颃颡，通过经脉的联系，调和咽喉气血。肝主疏泄，性喜条达，又为刚脏，易为七情所伤。若情志不遂，肝失疏泄，气郁化火，灼津为痰，肝气夹痰互结于咽喉，则咽喉如有梅核所塞，时轻时重，即发为梅核气（癔症球）。足少阴肾经从肺而上循喉咙夹舌本。若肾阴不足，咽喉失于滋润，加之虚火循经上灼，则咽喉焮红干痛，劳累后多发作。

咽喉与经络的联系：咽喉为经脉循行之要冲。十二经脉中除手厥阴心包经和足太阳膀胱经而外，其余经脉均或直接抵达咽喉，或于咽喉旁经过。至于督脉、任脉、冲脉等奇经，也分别循行于咽喉。借助众多经脉的作用，咽喉与全身的脏腑气血发生联系，维持着咽喉正常的生理功能。《灵枢·经脉》、《灵枢·经别》等对咽喉与经络的广泛联系有详尽记载。如足阳明胃经，"其支者，从大迎前下人迎，循咽喉，入缺盆"；足太阴脾经，"上膈挟咽，连舌本，散舌下"；手太阴经别，"上出缺盆，循喉咙"；足少阴肾经，"其直者，从肾上贯肝膈，入肺中，循喉咙，挟舌本"；足厥阴肝经，"上贯膈，布胁肋，循喉咙之后，上入颃颡，连目系"；手少阴经别，"上走喉咙，出于面"；手阳明经别，"上循喉咙，出缺盆"；足少阳经别，"上挟咽，出颐颔中，散于面，连目系"。

七、前阴

（一）结构与命名

前阴是男女外生殖器及尿道的总称。男性的前阴包括阴茎、阴囊和阴囊中的睾丸，《黄帝内经》称其为"宗筋之所聚"，后世医家又把男性外生殖器统称为"外肾"。男性的前阴有排尿和生殖功能，并同男子的第二性征有密切联系。《灵枢·五音五味》说："宦者，去其宗筋，伤其冲脉，血泻不复，皮肤内结，唇口不荣，故须不生。"还指出："其有天宦者……此天之所不足也，其任冲不盛，宗筋不成，有气无血，唇口不荣，故须不生。"女性的前阴包括尿道和阴道。前者古称尿窍、廷孔；后者古称阴户、子户。女性的前阴是排尿、排出月经和娩出胎儿的通道。

（二）生理功能

排尿和生殖：尿液的生成是在饮食物进入人体后，在肺、脾、肾、膀胱等脏腑的共同作用下生成，贮藏于膀胱而由尿道排出，其中前阴是排尿的具体部位，也是唯一部位。如果前阴功能出现障碍，则尿液在体内积聚而难于排出，进而变生疾病。男子的前阴，古称"宗筋之所聚"，具有排精和生殖功能。

女性前阴能够排出月经、带下、恶露，娩出胎儿。月经是子宫周期性的出血现象，是天癸、脏腑、经络、气血协调作用于子宫的结果。肾气的旺盛、天癸的产生、冲任二脉的通盛对月经的来潮起着极为重要的和直接的作用。但月经产生以后必须通过前阴排出，前阴是排出月经的部位，此外，胎儿的娩出也是通过前阴。

防止外邪入侵：前阴与外界相通，易为外邪入侵。《诸病源候论》指出："四边中于湿，风气从下上入阴里。""玉门、四边皆解散，子户未安……若居湿席，令人苦寒，洒洒入腹。"《校注妇人良方》有"登厕风入阴户"的论述。

（三）与脏腑经络的联系

前阴为肾之窍：前阴的主要功能是排尿和生殖，而肾主宰排尿和生殖功能，肾开窍于前阴的生理意义正在于此。肾主水液，肾的气化功能直接影响着尿液的生成量和排泄量。若肾气不足，固摄无力，如小儿肾气未充，常见遗尿；老年人，肾气自衰，可见尿意频数，甚则小便失禁；肾阳虚损，蒸腾气化无力者，可见小便清长；津液输布排泄失职者，可见尿少、浮肿。尿道上通膀胱，膀胱与肾相为表里，膀胱受湿热侵犯时，可见尿频尿急、尿道灼痛。肾主生殖，肾中精气充盛至一定程度，则产生天癸，以促进性成熟，维持生殖功能。若肾精亏虚，青少年前阴发育不全，生殖功能成熟迟缓；成年人则性功能减退，甚则男子不育，女子不孕。肾阳虚损，无力振奋性功能，可见男子阳痿、早泄，女子宫寒、性冷淡。肾气有固摄男子精液和女子带、胎的作用，若肾气虚而固摄无力，则男子易致遗精、滑泄，女子易致带下清稀，或滑胎流产。

前阴与肝脾的关系：前阴与肝、脾亦有较为密切的生理联系。肝为筋之主，肝经入阴毛，绕阴器，前阴又为宗筋之所聚。肝的疏泄和藏血功能对男女生殖功能都有明显影响。肝主疏泄与肾主封藏的功能必须协调，才能维持前阴正常的生殖功能。朱震亨在《格致余论·阳有余阴不足论》所说的"主闭藏者，肾也；主疏泄者，肝也"，正是针对男子正常的生殖调节功能而言的。若情志所伤，肝郁不舒，男子易见阳痿不举，性欲障碍，精闭或泄精不畅；女子则见性冷淡，或痛经、经闭等月经不调。若肝疏泄太过，相火偏旺，男子可见阳痿、早泄、梦遗，女子可见月经过多、崩漏、梦交等。若肝经湿热下注，又多见阳痿、尿浊、阴肿阴痒、带下黄臭等症。

脾主运化、升清、统血的功能均在不同程度上影响着前阴的功能。《素问·厥论》说："前阴者，宗筋之所聚，太阴阳明之所合也。"可见前阴与脾土至为相关。肾为水脏，脾为中土，共司水液的代谢。脾气健旺，清气得升，浊气得降，助肾化水以司小便。生殖之精藏于肾，肾精尚需后天之精的补充才不会过早耗竭。若脾气虚弱，失于健运，水湿内停，下注前阴，在女子可见带下量多如水，在男子可见阴肿水疝；脾气虚弱，无力升清，女子可见子宫下垂，甚至自阴户脱出，男子可见疝气。亦有因中气下陷而小便失禁，或因脾不统血而崩漏不止者。近有临床报道用健脾益气升清为主治疗癃闭、遗尿、阴吹、子宫下垂及慢性前列腺炎等病证而取得满意的疗效，从临床诊治角度证实前阴与脾的生理联系。

前阴与经络的联系：前阴与经络的联系中，以与肝经及任脉、督脉的关系最为密切。足厥阴肝经，起于大趾丛毛之际，"上腘内廉，循股阴，入毛中，过阴器，抵小腹……"（《灵枢·经脉》）。故肝经气滞或肝经湿热下注时，可见前阴胀痛或阴部瘙痒、带下黄稠等症。任脉起于中极以下，出会阴，经前阴。任脉有病，常累及前阴。《素问·骨空论》说："任脉为病，男子内结七疝，女子带下瘕聚。"督脉起于小腹之下骨中央，络阴器，女子入系廷孔，男子循阴茎。督脉虚损者，男子可见阳痿不举，女子可见宫冷不孕。此外，冲脉起于胞中，又称"血海"，有促进生殖的功能，与女子的月经有密切关系。

八、后阴

（一）结构与命名

后阴，即肛门，因其为消化道的最下端，故又称为"下极"。《难经·四十四难》说："下极为魄门"。魄门一词，首见于《黄帝内经》。《素问·五脏别论》有"魄门亦为五脏使"一语。有学者认为，肺与大肠相为表里，肺藏魄，后阴为大肠的末端，故后阴有"魄门"之名。也有认为，"魄"、"粕"两字音同，"魄门"是"粕门"的雅称。"魄"与"粕"两字相通假，自古皆然。《庄子·天道》有"君之所读者，古人之糟魄已夫"。《释文》注谓："魄，本又作粕。"便是明证。

后阴周围有内外括约肌环绕，直肠与肛管的黏膜下富有静脉丛，静脉丛易发生怒张、屈曲、充血，便形成痔疮。

（二）生理功能

排泄大便：后阴与大肠相连，为大肠的下极，"水谷者，常并居于胃中，成糟粕而俱下于大肠"（《灵枢·营卫生会》）。"大肠者，传道之官，变化出焉"（《素问·灵兰秘典论》）。大肠接受由小肠下移的食物残渣和剩余水分后，将其中的部分水液重新再吸收，分泌一些津液以润滑肠腔，同时使残渣糟粕形成粪便通过肛门而排出体外。控制排便是肛门的功能，其控制能力与大肠的"燥化"与"传导"功能相辅相成，互相协调。

此外，后阴的启闭功能也受五脏统摄，肺气的肃降，脾气的升清等都与后阴的排便有关，若脏腑功能正常，升降有序，则随着魄门的启闭而清升浊降。

贮藏、传导大便："大肠者，传道之官"，"魄门亦为五脏使，水谷不得久藏"（《素问·五脏别论》）后阴与大肠相通，可见其也有一定藏和导的作用。在养生学中特别重视"气道内提"，其目的就在于收提后阴以保元真之气内藏。

后阴与大肠一样也以通畅为宜，只有在脏腑功能正常，气血通畅的前提下，肛门才能开合有常，升降协调。

（三）与脏腑经络的联系

后阴与众多的脏腑有着生理联系。脏腑气机升降有常，后阴启闭方能正常，而后阴功能正常，又能协调脏腑气机升降出入运动，故有"魄门亦为五脏使"之说。后阴的正常启闭，有赖于肾气的固摄、大肠的传导、肺气的肃降、脾气的升提、胃气的降浊等。

后阴为肾之开窍：肾为封藏之本，有固摄下元、主司前后二阴的作用。魄门的启闭有赖于肾气之调摄，故后阴与前阴均为肾之窍。肾的功能正常，则后阴启闭有度，排便正常。若肾阴虚损，失于滋润，则肠燥便秘，排便困难；肾阳虚损，则中阳亦虚，可致五更泄泻、完谷不化；肾气不固，封藏不及，则久泻不止，甚则大便失禁。后阴为大肠下口，后阴启闭是否适度受大肠传导功能的影响。

后阴与其他脏腑的关系：肺与大肠相表里，肺气的肃降有助于大肠的传导，促进粪便的排泄。临床上常见肺热壅盛，失于肃降时，大肠传导多因此而不利，大便因此秘结。《医经精义·脏腑之官》中说："大肠之所以能传导者，以其为肺之腑。肺气下达，故能传导。"

在饮食物的消化吸收和糟粕的排泄过程中，脾胃的升降起着主导作用。大肠的传导作用，是胃的降浊功能的延伸和体现。后阴维持恒定位置而不致下垂，水谷精微正常吸收升散而不致清浊俱下，是脾的升清功能的具体反映。若胃气失于通降，可见排便不畅，浊气上逆；脾气失于升举，可见久泻不止，甚则脱肛。

后阴与经络的联系：循行于后阴的经脉主要有督脉、任脉、冲脉三奇经，三者"一源三歧"，均下出会阴。另有足太阳经别"下尻五寸，别入于肛"，故督任两脉及足太阳经的穴位可治疗后阴病变。

【文献选录】

（1）《黄帝内经》：鼻者，肺之官也；目者，肝之官也；口唇者，脾之官也；舌者，心之官也；耳者，肾之官也。黄帝曰：以官何候？岐伯曰：以候五脏。故肺病者，喘息鼻胀；肝病者，眦青；脾病者，唇黄；心病者，舌卷短，颧赤；肾病者，颧与颜黑。（《灵枢·五阅五使》）

（2）《黄帝内经》：心之合脉也，其荣色也，其主肾也；肺之合皮也，其荣毛也，其主心也；肝主合筋也，其荣爪也，其主肺也；脾之合肉也，其荣唇也，其主肝也；肾之合骨也，其荣发也，其主脾也。（《素问·五脏生成》）

（3）《黄帝内经》：五脏常内阅于上七窍也，故肺气通于鼻，肺和则鼻能知臭香矣；心气通于舌，心和则舌能知五味矣；肝气通于目，肝和则目能辨五色矣；脾气通于口，脾和则口能知五谷矣；肾气通于耳，肾和则耳能闻五音矣。五脏不和则七窍不通，六腑不和则留为痈。（《灵枢·脉度》）

（4）赵献可：耳者，肾之窍也，足少阴之所主。人体十二经络中，除足太阳、手厥阴，其余十经络，皆入于耳。惟肾开窍于耳，故治耳者，以肾为主。或曰：心亦开窍于耳，何也？盖心窍本在舌，以舌无孔窍，因寄于耳，此肾为耳窍之主，心为耳窍之客尔。（《医贯·耳论》）

（5）赵献可：《素问》云：男子八岁，肾气实而齿更，三八真牙生，五八则齿槁，八八而齿去矣。女子亦然，以七为数。盖肾主骨，齿者肾之标，髓之所养也。凡齿属肾，上下龈属阳明。上龈痛，喜寒而恶热，取足阳明胃；下龈痛，喜热而恶寒，取手阳明大肠。凡动摇、袒脱而痛，或不痛，或失血，或不出血，全具如欲落之状者，皆属肾。（《医贯·齿论》）

（6）王肯堂：五轮：金之精腾结而为气轮，木之精腾结而为风轮，火之精腾结而为血轮，土之精腾结而为肉轮，水之精腾结而为水轮。气轮者，目之白睛是也。内应于肺，西方庚辛申酉之令，肺主气，故曰气轮……风轮者，白内青睛是也。内应于肝，东方甲乙寅卯，厥阴风木，故曰风轮……血轮者，目两角大小眦是也。内应于心，南方丙丁巳午火，心主血，故曰血轮……肉轮者，两胞是也。中央戊己辰戌丑未之土，脾主肉，故曰肉轮……目圆而长，外有坚壳数重，中央清脆，肉包黑稠神膏一函，膏外则白稠神水，水以滋膏，水外则皆血，血以滋水，膏中一点黑莹是也。胆所聚之精华，惟此一点，烛照鉴视，空阔无穷者，是曰水轮。内应于肾，北方壬癸亥子水也。（《证治准绳·七窍门》）

（李其忠　窦志芳）

主要参考文献

1. 李其忠. 中医基础理论纵横解［M］. 北京：人民卫生出版社，2006.

2. 肖相如，崔玉琴. 汗法在肾病中的运用［J］. 辽宁中医杂志，2003，30（4）：252.

3. 尹安东，张锐敏，李宁. "开鬼门"与"皮肤透析"［J］. 云南中医学院学报，1989，12（3）：14-16.

4. 朱鼎成，陈斌. 一指禅推拿力透溪谷——朱春霆学术思想浅识［J］. 按摩与导引，2004，20（5）：

55，59.

5. 吴燕山. 下肢肌肉萎缩 1 例治验［J］. 实用医学杂志，2002，18（1）：56.

6. 蒋国林，朱文斌. 肌肉运动过度致急性肾衰 1 例［J］. 法医学杂志，2004，20（l）：49.

7. 李其忠. 中医基础理论研究［M］. 上海：上海中医学院出版社，2002.

8. 张登本. 诠释心之窍与心藏神［J］. 河南中医，2005，25（1）：11-12.

9. 郝培远，文旺秀. 析"心开窍于舌"［J］. 河南中医，2006，26（2）：8-9.

10. 庞彩苓，夏永良，王会仍. 试述肺鼻相关性疾病的中西医结合论治［J］. 中医药学刊，2005，23（11）：2027-2029.

11. 陈海. 耳者乃肾之体而肺之用的理论探讨及临床应用［J］. 现代中西医结合杂志，2004，13（11）：1445-1446.

12. 潘嘉珑，干祖望. 干祖望治疗非化脓性中耳炎临床验案 2 则［J］. 辽宁中医杂志，2002，29（11）：684.

13. 王志斌. 口腔诸疾从脾论治验案 6 则［J］. 辽宁中医学院学报，2003，3（5）：233.

第五章

体　质

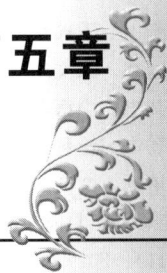

　　中医学的体质学说属于藏象学的内容之一。藏象学认为，人体由脏腑、经络、形体官窍等组织器官，以及精、气、血、津液等基本物质构成，并依赖它们维持人体的生命活动。通过人体组织器官所体现出来的体质差异，实际上是内在脏腑气血阴阳之偏倾和功能活动之差异的反映。研究体质，实质上就是从差异性方面研究藏象。因此，中医体质学说就是以藏象理论为指导思想，研究正常人体的功能和形态的差异性，及其对疾病发生、发展和演变过程影响的学说。

　　显然，体质问题是一个重要的医学问题，早在数千年前就已经被人们发现并逐步获得越来越丰富的认识。但是，"体质"这一现象是不受医学发展水平限制的一个自然现象，所以最初人们只是把它看作人类个体的固有差异，就像承认一切事物之间都有差异一样。因此，关于人类对自身体质的认识的起源，与医学的起源几乎是同步的，甚至可以说比真正意义上的医学的起步还要早些。

　　公元前三四世纪，古希腊和罗马的医生根据日常观察和人体内四种体液（血、黏液、黄胆汁、黑胆汁）各人多寡不同的假设把人的气质分为四型，即性情急躁、动作迅猛的胆汁质，性情活跃、动作灵敏的多血质，性情沉静、动作迟缓的黏液质，性情脆弱、动作迟钝的抑郁质。我国现存最早的中医典籍《黄帝内经》，则对从体质的全面系统分类到体质与生理、病理、治疗的广泛联系，体质与寿命的关系等一系列问题，都有较为明确而详细的论述。《黄帝内经》通过长期的医疗实践，首先认识到人在个体之间存在着种种体质差异。如《灵枢·寿夭刚柔》说："余闻人之生也，有刚有柔，有弱有强，有短有长，有阴有阳。"并已观察到人对疼痛、中毒等的耐受能力，以及经络感传和针刺效应上也存在显著差异。在体质理论上，《灵枢·阴阳二十五人》和《灵枢·通天》首先提出了较为全面的体质分类，并通过以纲带目的形式，较好地体现了体质的复杂多样性。《黄帝内经》还阐明了体质差异的产生乃是由于个体之间在脏腑、气血等方面的不同所致，并且断言体质与脏腑组织的位置、形态、结构有着密切关系。在发病学上，《黄帝内经》认为人体正气的强弱能直接决定发病与否，而人体固有正气的强弱，这本来就是一个体质问题。

　　《黄帝内经》以后，论体质者代不乏人，它们的共同点就在于，密切结合临床来讨论体质问题，并用体质学说的理论指导辨证论治。如东汉张仲景在所著《伤寒论》和《金匮要略》中，十分重视体质与外感热病和内伤杂病的关系，出现了"酒客"、"尊荣人"等含有体质意义的名词，说明张仲景在辨证时，对体质因素已有所考虑。唐代孙思邈在《备急千金要方》中，对体质的形成，也有所论及。及至宋代陈自明的《妇人良方》及南宋的《小儿卫生总微论方》等，对体质的形成于胎儿期已笃信不疑。对于影响体质形成、定型、演化的外部因素，清代汪宏的《望诊遵经》和王燕昌的《王氏医存》中，已有较为明确的认识。《黄帝内经》以后的历代医家在论述体质时，大多侧重于体质的病理倾向性及病理性体质，但也有对体质的生理反应性方面的观察。在体质的分类方面，后世医家一般是从临床辨证出发进行纲领性的划分，其标准大致有阴阳、脏腑、寒热、燥湿、强弱等，虽不似《黄帝内经》系统全面，却与临床结合得更为密切，这是后世中医体质分类的特点。在体质与诊断方面，历代医家在《黄帝内经》理论的指导下，通过千百年的临床实践逐步地发展起来。如《四诊集成》引林慎庵说"有一等禀赋阴虚兼之酒色过度，平居或遇微劳，或行走急速，或饮食过热，面即发赤戴阳……凡若此者，皆因根基浅露，肾气不固，阳易升上故也"等等，对诊断有一定价值。至于体质与治疗的关系，在历代中医文献中不胜枚举。历代医家在辨证论治中，几乎无不同时遵循着"辨体论治"的原则。

国外自古希腊和罗马医生提出"气质"的四种分型以后，不少人分别提出了一些类似的学说。但一般来说，国外学者主要是着眼于心理学角度的分析，所以他们的学说被称为"气质学说"，而中国古代自《黄帝内经》以后，都是把心理和生理结合起来分析，表现为中医特有的身心合一的人体理论，只有这种理论才是完整的体质学说。

中医体质学说研究与人类体质形成有关的各种因素，研究体质的各种分类方法及其判断标准，并提出根据不同体质进行临床治疗和养生防病的基本原则。

由于体质学说属于藏象学的内容之一，故其研究方法原则上与藏象的研究方法一致，但更着重于比较这一特殊方法。通过比较，可以看出个体在脏腑、经络、形体、精气血津液等方面的有规则的差异性，并运用藏象学的理论概念对体质加以表述。

第一节 体质的基本概念

中医学古无"体质"之名，"体质"一词在晚清时期的中医著作中才开始出现。在《黄帝内经》中，与"体质"有关的词如"素"、"质"等，可看作是"体质"的同义词。如《素问·逆调论》说："是人者，素肾气胜"；《素问·厥论》说："此人者质壮，以秋冬夺于所用"等等。唐《备急千金要方》提出"禀质"的概念，宋《妇人良方》称为"气质"，《小儿卫生总微论方》提出"赋禀"的概念，明代张介宾称为"禀赋"，赵献可称为"气禀"，清代徐大椿、尤怡等称为"气体"等，都是"体质"概念的先声。其中，"禀赋"一词可说应用最广，至今仍然通行。近年来，"体质"逐渐地形成一种学说，日益受到研究者们的重视。"体质学说"的兴起，拓展了中医基础理论的研究范畴，形成了一些新的理论热点。然而，关于"体质学说"的一些概念，尚有待进一步完善。

什么是体质？一般人对于体质只是有一个含糊的认识，而不能给出清晰而明确的定义，因为体质所关联的因素太多。如果从不同的因素考虑，将得到不同的体质定义。因此，在给出体质的定义之前，我们必须首先研究一下定义的方法（或称定义的适用范围）。据笔者初步研究，给体质下定义，关联到以下五个方面的因素：

第一个方面，特异性与非特异性。

体质是表明人体生命特征的差异性的一个概念，但是这种差异性显然有两种不同形式的表现，即特异性和非特异性。也就是说，体质可以从特异性和非特异性两方面来进行研究。从非特异性方面来看，体质表现为一般意义上的强和弱（或好和坏、优和劣等），包括抵抗一般疾病的能力、劳动能力、认识事物的能力等。一般地说，体质强者抗病能力强，不易生病，病也易愈，而体质弱者抗病能力弱，故多病、易病，病而难愈；体质强者劳动（运动）能力强，工作效率高，而体质弱者不耐久劳，不能负重，工作效率低；体质强者反应敏锐，理解力强，多智慧善创造，而体质弱者反应迟钝，理解力弱，常愚钝不善谋划。也就是说，非特异性体质是整体健康水平的综合反映，可从多个不同的功能系统中以不同程度反映出来。从特异性方面来看，体质表现为某些方面的超常特征，包括对某种疾病的特异免疫力或易感性，在某些方面拥有特异能力或能力缺失，等等。如对天花、麻疹等疾病的特异免疫力的获得、特种遗传性（或家族性）疾病现象、色盲、超心理能力等，都属于特异体质的范畴，这些因素一般不影响机体在其他方面的功能状态，也不能决定整体的健康水平。总之，在非特异性方面表现的体质的强与弱，与在特异性方面表现的体质的强与弱，并不完全一致，甚至可以是完全不同的，也就是说，定义的方法不同，得出的结果也不同。

第二个方面，抗病力与应变力。

所谓抗病力，是指抵抗外来病邪侵袭的能力；应变力，是指人体对内外环境变化进行"跟踪"性调节，使机体保持与环境相适应的能力。显然，抗病力也属于一种应变力，但"应变力"涵盖较广，而抗病力只是医学范畴之内的一个概念。但抗病力和应变力具有一致的变化趋向，也就是说，抗病力或应变力的强和弱，都一致地反映着体质的强与弱。抗病力有两方面含义，一是预防疾病发生的能力，一是战胜疾病的能力。从抗病力方面来说，体质强者，病邪不易侵入，较少生病，即使生病，能较快祛除病邪，恢复元气，达到康复；体质弱者，病邪易侵，经常生病，病则难愈，正气受损难以恢复。从应变力方面来说，体质强者，对季节气候的变化能及时作出相应的功能变化以适应之，从而表现为较强的耐寒、耐热等能力；体质弱者，环境稍有变化，即感觉不适，轻者待一些时日后方能渐渐适应，重者可以致病，如常见的疰夏就属于这种情况。应变力还表现在人通过身心的协调反应来应付环境的变化，一般体质强者心理反应快，能及时作出相应的动作反应，以趋利避害；弱者则相反。运动员在竞技状态下表现出来的能力，实际上也是一种综合体质的展示。

第三个方面，耐力与爆发力。

耐力和爆发力是人体身心能力的两种不同方面的表现，它反映了不同的体质类型。一般说，体质强者，其耐力持久，爆发力较强；体质弱者，其耐力不能持久，爆发力较小。但是，人在耐力和爆发力两方面往往只得其一，难得其二。也就是说，耐力持久者，可能爆发力不大；爆发力强者，多不能持久。这是受制于人体总的能力。原则上说，长跑运动员和短跑运动员属于体质类型不同的运动员。人在其他工作方面也表现出这样不同的体质类型来。因此，在耐力方面表现的体质的强与弱，在爆发力方面可能正好相反。当然，也会有耐力和爆发力俱强者，必其体质得天独厚，超出常人。

第四个方面，生存力与繁殖力。

生存力是人保持个体生命并与死亡抗争的能力，繁殖力是人保持其生物种属的能力。从个体来说，这两种能力主要由先天禀赋所决定。禀赋厚者，生命力旺盛，生殖力强，寿命绵长；禀赋薄者，生命力低下，生殖力弱，寿命夭短。显然，前者属于体质好，后者属于体质差。一般来说，体质好者，抵抗疾病和适应环境的能力强，既然少病，则寿命当长，生殖力亦当旺盛，反之则多病而寿命短，生殖力不旺。然而，人的生存力和繁殖力毕竟与抗病力和对环境的适应力不一样，它们属于不同角度的衡量标准。所以，平时体健少病，适应力强者，寿命不一定长，生殖力也可能较低。而看上去经常生病，好像体质一般，但其寿命往往不短，生育能力也较强。大体来说，人的体质由内在元气之多少决定，若元气大数已定，则旺于此必衰于彼。譬如油灯，油量若定，其火焰大而明者，必不能久，其火焰小而暗者，往往经久不熄。这就是说，人的生存力和繁殖力，是不同于其他性质的体质类型。

第五个方面，感知性与认识性。

感知性是指人的感觉器官接受体内外各种信息或刺激，并把它反映给大脑的能力；认识性是指人认识事物，并把握其本质的能力。这两种能力是人的体质在"神"的方面的特殊反映。不同的体质，表现为不同的感知和认识的能力。一般来说，体质好的人，能准确感知各种事物的信息，快速而敏捷；反之，体质差的人则感知不准确，反应较迟钝。但是，感觉过于敏捷，则成为"过敏"体质。然而，对于人的感知能力并没有一个同一的度量标准，因为人对各种刺激的承受能力也是不同的，这是体质表现的又一方面。同样的刺激，有人感觉疼痛剧烈，有人只觉轻微疼痛；同样程度的疼痛感觉，有人能够承受，有人难以承受。《黄帝内经》对于这种情形，分别用人的心理气质（勇与怯）及身体结构（皮厚与皮薄）来加以分析。在认识能力方面表现的体质类型，大体上分为"智"与"愚"两种。显然，体质强者，精足、气旺，气化旺盛，气能生神，则出智慧；体质弱者，精少、气衰，气化迟滞，气不生神，则智慧不出。

可以看出，上述五个方面是从不同的角度来分析体质的，它们相互交叉，错综复杂。用其中一种方法分析得出的关于体质类型的结论，在用其他方法分析时并不一定也是如此。也就是说，人的体质往往是强于此则弱于彼，或弱于此则强于彼。这样一来，就给我们在分析体质类型时造成很大的困难。因此，要对体质下定义，必须首先规定分析体质的方法，确定观察的角度，方不致造成混乱。

一、体质与素质、气质、性格

由于人的体质形成过程中包含着形神两方面的作用，因此体质的内涵与素质、气质、性格等概念既有区别又有联系。

（一）素质

在现代生理学中，素质是指人在感觉运动器官和神经系统方面的先天的解剖生理特点，是能力发展的自然前提和基础，包括身体素质和心理素质两个方面。

身体素质，是人体的各种基本活动能力的总称，是人体各器官系统的功能在生命活动或形体运动中所反映出来的力量、速度、耐久力、灵敏性、柔韧性、协调性和平衡性等能力。

心理素质，是人体心理上的本质特征的概括，是人在心理活动中表现出来的智力、情感行为、感知觉、态度、个性、性格、意志等现象。

身体素质是心理素质的基础，心理素质在长期的显现中又影响着身体素质，二者密切相关。

在中医体质学中，体质是特定的身体素质和相关的心理素质的综合。

（二）气质

现代心理学认为，气质是个体心理特征的总称，主要表现为情绪体验的快慢、强弱，外在表现的隐显和动作的灵敏迟钝等方面的心理特征，即表现在心理活动的强度、速度和灵活性方面典型的稳定的人格心理特征，是心理活动的稳定的动力特征。

心理活动的动力，是指心理过程的速度、强度、稳定性、指向性等。心理过程的速度主要反映在知觉的快慢、思维的灵活程度。而心理过程的强度体现在情绪体验的强弱，意志努力的程度。稳定性表现在注意力集中时间的长短，而指向性主要指内倾、外倾表现。

心理活动的动力特征，与遗传密切相关，在人的生理素质基础上，在后天生活实践的影响下而形成的。气质只能使人的个性具有一定的个性企图，而不能决定其个性特征的全部内容。

在古代中医文献中，气质往往与体质混称。中医学中的"气质"，又称为气禀、气性、禀性等，源于中国古代哲学的"气一元论"思想。其内涵较之现代心理学中所说的"气质"更为丰富，是指个体出生后，随着身体的发育、生理的成熟发展起来的人格心理特征，包括性格、态度、智慧等。

（三）性格

在现代心理学中，性格是指一个人在现实中习惯化了的稳定态度和行为方式中所表现出来的个性心理特征，如骄傲、谦虚、勤劳、懒惰、勇敢、怯懦等，是个性心理特征的重要组成部分。性格与个人的遗传、生长发育、环境影响、学习教育、自我锻炼等多种先后天因素有关，是多种因素相互作用的结果。

中医体质学所说的体质、气质和性格与西方体质学和心理学所说的体质、气质和性格，其含义不尽相同。

有人认为体质就是指身体的素质。其实，这是不全面的。中医学所说的体质，是包括身体的素质和心理的素质两个要素的。如《灵枢·阴阳二十五人》在描述各种不同类型的人时，既涉及身体方面的因素（颜色、体态、动作等），又涉及心理方面的因素（静躁、善恶、习性等）。所以，中医学的体质概念，并不单独强调身体或心理任何一个方面的特性，而是强调身心合一的。

单独观察人在心理方面的特征，就形成了"气质"这一概念。显然，气质是隶属于体质的一个较小的概念。由于气质对人的一生有重要作用，它甚至可以决定人的命运，影响一个人的成败，因此受到人们普遍的关注，而超出医学研究的范畴。其实，从根本上说，一个人的气质在很大程度上决定于整体的体质状况，而不是决定于受教育程度。虽然教育和培养可以改造一个人，但必须以一定的体质状况为前提。有些特殊的修养方法可以在心理上使人格趋向于完善，但同时，其整体体质一定是跟随着上升的。这正好说明了心理素质和体质是密不可分的。从"气质"的字面上来看，似乎也提示人们，心理素质是由内在元气的状况所决定的，所以叫做"气质"。

二、体质与形态、体格、体型

人体的体质特征具有形态结构的差异性，因此，在形态、体格、体型上的表现形式亦有所不同。

（一）形态

形态是指人体的躯体结构与状态，包括人体各部大小、人体重量、性征、骨骼、体形及体姿等方面的测量和观察。

人体的形态是体质的重要表现之一，是人体心理、生理功能及一切行为的基础。

（二）体格

体格是指反映人体生长发育水平、营养状况和锻炼程度的状态，是反映体质的标志之一。一般通过观察和测量身体各部分的大小、形状匀称程度以及身长、体重、胸围、肩宽、骨盆宽度、皮肤和皮下软组织等情况来判断。

（三）体型

体型，又称身体类型，是指身体各部位大小比例的形态特征。它是衡量人的体格和身体大小的重要指标，也是衡量生长发育的重要指标。体型以躯体形态为基础，与人体的形态结构相关。

中医观察体型，主要观察形体的肥瘦长短，皮肉的厚薄坚松，肤色的黑白苍嫩之差异。

形态、体格与体型是构成体质的形体要素，是中医体质分类的依据之一。因此，三者可作为认识和分析个体体质的重要参考。

三、体质的概念

体质，是人体在先天禀赋和后天调养基础上表现出来的功能（包括心理气质）和形态结构上相对稳定的固有特性。就个体来讲，体质具有明显的特殊性；就人群来讲，体质又具有肯定的普遍性。

不同国家、不同学科对体质概念的认识不尽一致。在体育学上，体质即人体的质量，是人体在先天遗传的基础上和后天环境的影响下，在生长、发育和衰老的过程中，逐渐形成的身、心两方面相对稳定的特质。

《辞海》将体质概念界定为：人体在遗传性和获得性的基础上，表现出来的功能和形态上相对稳定的固有特性。

体质的表现形式有两种。

体质在环境中有两种反应形式，从而造成了体质的两种表现类型。一是个体对外来刺激的生理反应性，它包括个体在体力、智力、本能方面的特性和对环境、气候的适应性等，这样定义的体质可称为"生理体质"；二是个体受病邪作用时的发病倾向性，它包括机体对某些外邪的易感性、机体对病证的易发性和发病后病证的易转性等，这样定义的体质可称为"病理体质"。

体质的另一种表现形式是气质。一定的心理气质往往表现出相应的行为特征，而这些行为特征常常是以特定体质为基础的，是体质的必然表现。如《灵枢·通天》所说太阳型体质的人，形态表现为趾高气扬，仰腰挺胸，是其阳气偏多的必然反映。因此，体质上的差异往往造成相应的气质差异；反之，从人的心理气质也可以推测其体质状况。

下面从体质的体质学和遗传学含义两方面对体质概念的认识进行阐述。

（一）体质的体质学含义

从字面上看，体，指身体、形体、个体；质，指素质、质量、性质。因此，体质的体质学含义，应包括形态结构特征、功能、代谢特征，并兼及心理行为特征等方面的内容。它们是先天因素和后天因素共同作用的结果。先天因素是体质形成的重要基础，后天因素影响体质的转化与差异性。个体在出生后，个体体质不断地适应外界环境的变化，从而逐渐地形成了与自然、社会环境相适应的个性特征。

现代医学的不同学科对体质的定义有所不同，主要将体质界定为"特性"或"特征"。中医学对体质的概念表述为：体质是在先天禀赋和后天获得的基础上所形成的形态结构、生理功能和心理状态方面综合的、相对稳定的固有特质。中医体质概念的形成受中医学"形神合一"的生命观和"天人合一"的整体观的影响，准确地反映了体质的体质学含义。

（二）体质的遗传学含义

遗传是人的体质发展变化的先天条件，决定一个人体质的强弱。如个体的体型、相貌、性格、功能、疾病及寿命等许多方面与遗传有关。因此，体质的遗传学含义，是指个体在出生之时所表现出的显性或潜在的形态结构、功能状态及心理特征等方面固有的特质。这种固有特质一般来说不会改变，它在人的一生中将明显或潜在地发生作用。

中医认为，人的先天禀赋来自父母，父母的体质状况如何，往往直接影响子女的体质，这是人的体质形成的第一个因素。从现代认识来看，先天禀赋实际上包括了遗传因素和胎育因素两方面。胎育因素一般是母体单方面的因素。母体的体质、营养状况和养胎情况，关系到胎儿的发育及其体质的形成。但这种因素与遗传因素并不完全一样，在这种因素影响下形成的体质状况并非是绝对稳定的，还会在出生后发生一些变化，从而使体质得到纠正或削弱。遗传因素则不同，在遗传基础上形成的体质因素将成为人的体质的全部基础。一般来说是不会改变的，它在人的一生中对机体将明显地或潜在地发生作用。

但遗传对体质的影响只是提供了可能性，并不是绝对不能改变。人体有些遗传因素，通过后天体育锻炼和保健工作，有可能得到改善。后天因素虽然可以影响体质的形成，但它不能从根本上改变由遗传方面带来的基本特征，尤其不能弥补遗传方面造成的一些天然缺陷。

第二节 体质的标志与评价

一、体质的标志

理想体质，是指人体具有的良好质量，它是在充分发挥先天禀赋潜力的基础上，经过后天的积极培育，使人体的形态结构、生理功能、心理智力以及对内外环境的适应能力等各方面达到全面发展的、相对良好的状态。理想体质具有明显的人群与个体差异（例如种族、地域、性别、年龄、职业等）。

理想体质的主要标志是：

（1）心理的发育水平：包括智力、情感、行为、感知觉、个性、性格、意志等方面。

（2）适应能力：包括对自然环境、社会环境、各种生活紧张事件的适应能力，对疾病和其他损害健康因素的抵抗和调控能力等。

（3）身体的素质及运动能力水平：包括速度、力量、耐力、灵敏性、协调性，还有走、跑、跳、投、攀跃等身体的基本活动能力。

在人体中，理想体质的主要标志具体表现如下：

（1）身体健康，机体内部的结构和功能完整而协调。

（2）发育良好，体格健壮，体型匀称，体姿正确。

（3）对自然、社会和精神心理环境有较强的适应能力。

（4）有较强的运动与劳动等身体活动能力。

（5）心理发育健全，情绪乐观，意志坚强，有较强的抗干扰、抗不良刺激的能力。

（6）心血管、呼吸与运动系统等具有良好的功能。

二、体质的评价

当需要评价一个人的体质水平时，应从以下几个方面综合起来考虑：

（1）身体的发育水平：包括体格、体型、营养状况和身体成分等方面。

（2）身体的功能水平：包括机体的新陈代谢和各器官、系统的功能等。

中医学确立的健康标志为：

"阴平阳秘，精神乃治，阴阳离决，精气乃绝"（《素问·生气通天论》）。形为阴，神为阳。机体内部及其与外部环境的阴阳平衡，形与神的相互协调是健康的标志。要保持强健的体魄，必须使形神统一。因此，中医学常常将理想体质的标志融于健康的标志之中。

中医学健康的具体标志：形体壮实，眼睛有神，面色红润，呼吸微徐，声音洪亮，须发润泽，双耳聪敏，牙齿紧固，腰腿灵便，二便正常，脉象缓和均匀。这是中医学形神合一，天人合一生命观、健康观的具体体现。

世界卫生组织近年来提出了衡量人体健康的具体标志：

（1）心理健康的标志：精神饱满，情绪和调，性格随和，记忆良好。

这种健康标志反映了医学模式从生物医学模式向生物—心理—社会医学模式的转变。

（2）处事乐观，态度积极，乐于承担任务而不挑剔。

（3）善于休息，睡眠良好。

（4）应变能力强，能适应各种环境。

（5）对一般感冒和传染病有一定的抵抗力。

（6）体重适当，体型匀称，头、臂、臀比例协调。

（7）眼睛明亮，反应敏锐，眼睑不发炎。

（8）牙齿清洁，无缺损，无疼痛，齿龈颜色正常，无出血。

（9）头发光泽，无屑。

（10）肌肉、皮肤有弹性，走路轻松。

（11）精力充沛，能从容不迫地应付日常生活和工作。

三、体质的形成

中医学认为体质的形成包括先天因素和后天因素。具体内容详见第三节体质的形成。

第三节　体质的形成

体质是人体过去的生命活动的结果，是以往体质发展的延续。一个人现在的体质是过去形成的，而现在又在过去的基础上形成着将来的体质。体质就是这样"积累"起来的。

总的来说，体质的形成关系到先天和后天两个方面。此外，还与性别、年龄、方土（地理）等因素有关。

一、先天因素

体质的先天因素完全取决于父母。《灵枢·天年》说："人之始生……以母为基，以父为楯，失神者死，得神者生。"也就是说，人之始生与父母的神、精、血、气密切相关，子代的一切均由父母所赋予。子代承袭了父母的某些基本特点：外而音容笑貌，内而个性及体质差异，甚至父母的一些疾病都可能延传给子代。子代的体质除了决定于父母的素质外，还与父母血缘远近、父母育子时的年龄、母体妊娠期间的生活起居和疾病情况有关。

（一）父母素质

父母的身体素质是子代生命产生的基础。一般地说，父母体质强壮，则子代也强壮；父母体质孱弱，则子代也孱弱。子代生命来源于父母肾中的精气，只有父母肾中精气都较充盛，子代才能获得较强的生命力，因而才会有好的体质。父母肾中精气强弱与否，是由他们的整体脏腑功能活动是否健旺所决定的。若父母体质优良，五脏六腑气血充盛，肾精充足，此时受胎生子，往往体质强壮。反之，若父母体质衰劣，五脏六腑气血虚少，肾精不足，勉强受胎，其子多羸弱。《奇效良方·形质受胎之始论》云："夫胚胎之兆始也……倘有奇耦之充耗，刚柔之强弱，营卫之盈虚，一时所感，乃于气形禀赋之始，此即冥默之中。禀于清者，寿而且康；禀于浊者，愚痴不寿。要在节欲以全真，阴阳配合，得子必寿。"

某些疾病具有遗传性倾向，可以由父母传给子代，如癫痫、哮喘等。当父母患有这些疾病时，是基于一定的体质。当其受胎之时，父精母血之中未尝有癫痫、哮喘之疾。而产生这些疾病的体质乃传给其子女，故其子女出生后并未立即发病，而是到一定时期才发病。这是因为，子代从父母那里禀受来的是一种特异性体质，而不是疾病。这种体质在一定的后天因素作用下才能诱发与父母相同的疾病。

（二）父母血缘关系远近

现代生物医学认为（事实也已证明），近亲结婚的父母将对后代产生严重影响。其中，一部分表现为怪胎、畸形胎，一部分则使子代出现严重的体质缺陷，或痴愚，或体弱多病。因此，父母血缘的远近也是子代体质形成的影响因素之一。国家婚姻法已明文规定，禁止近亲结婚，这对于提高人口质量是至关重要的。

（三）父母年龄

年龄也是影响人的体质的一个因素。这是因为，父母体质状况如何，往往与其年龄有一定关系。人体随着年龄的变化，体质也在发生着同步的变化，这是体质具有动态性的一个特点。因此，若要子代体质健壮，应当在最佳生育年龄内结婚生子。大体上说，人在青壮年时期精力最为旺盛，此时生子体多健壮。若生育过早或过迟，则肾中精气不足，其子也不强壮。《妇人良方》说："合男女必当其年，男虽十六而精通，必三十而娶，女虽十四而天癸至，必二十而嫁。皆欲阴阳完实，然后交而孕，孕而育，育而子坚壮强寿。"反之，年已老而生子，精气已衰，虽育不强。故《妇人良方》又说："父少母老，产女必羸；母壮父衰，生男必弱。"

（四）养胎

养胎是指母体受孕怀胎以后直至分娩期间，应注意饮食起居、心理、劳逸等方面的调养将息，以保证胎儿正常地发育。养胎对于胎儿发育及生后体质具有重要意义。因为父母肾中精气的盛衰虽然已经决定了子代的基本遗传因素，而胎儿的发育情况则关系到父母体质上的优势能否得到体现，以及怀孕期间母体的健康状况等也直接影响着胎儿的发育，从而决定其生后的体质。《备急千金要方》认为："受胎三月，逐物变化，禀质未定。"因而主张重视养胎。

养胎的方法，大体来说，宜适寒温，节饮食，慎起居，心情宜愉悦，动作宜舒缓，忌房事。《列女传·胎教论》说："古者妇人妊子，寝不侧，坐不边，立不跸，不食邪味，割不正不食，目不视邪色，耳不听淫声，夜则令瞽诵诗道正事，如此则生子形容端正，才过人矣。"《诸病源候论》、《备急千金要方》等书则提出逐月养胎法。

（五）妊娠期疾病

母体在妊娠期患有某些疾病时，也将或多或少地影响胎儿的发育和子代的体质。因此，孕妇应尽量避免疾病的发生。外避六淫，不使邪气入伤胞胎；内避七情过度及饮食失宜，使气血充盛，经脉流畅，胞胎得养。万一不慎而病，应尽快治愈。某些特殊疾病一时不易治愈，应预先采取避孕措施。妊娠妇女之用药，当有禁忌。《备急千金要方》说："惟怀胎妊而挟病者，避其毒药耳。"因毒药能损伤胎元，或使堕胎，或使早产，或产后其子出现畸形、体质差等。

由于先天因素而形成的特定体质，往往是根深蒂固的。在同等后天生活条件下，人的体质的强弱，主要取决于先天禀赋。其体质强者，常健康而少病；体质弱者，则抗病无力而多病。在小儿，先天禀赋不足，往往影响生长发育，出现发育迟缓的五迟（行迟、立迟、发迟、齿迟、语迟）、五软（头软、手软、足软、口软、肌肉痿软）和解颅、鸡胸等。先天因素还能影响人的寿命，也是由于体质差异所致。《灵枢·天年》这样描述寿夭的两种不同体质："五脏坚固，血脉和调，肌肉解利，皮肤致密，营卫之行，不失其常，呼吸微徐，气以度行，六腑化谷，津液布扬，各如其常，故能长久。……其五脏皆不坚，使道不长。空外以张，喘息暴疾；又卑基墙，薄脉少血，其肉不石，数中风寒，血气虚，脉不通，真邪相攻，乱而相引，故中寿而尽也。"

二、后天因素

先天因素所形成的体质只是人一生中体质的基础，它并不是一成不变的，而是一定要在后天各种因素的综合影响下逐步发展、变化的。人在后天生活过程中，要摄入饮食，进行劳动，参与社会活动，还要结婚生育，外有气候环境的影响，内有精神情志的运用，这些因素都将影响人的体质。其摄养有度者，则可补先天之不足，使体质由弱变强，尽其天年而得长寿。其摄养无节者，则先天禀赋虽足，而过度衰耗，精气日减，体质由强变弱，再加疾病，往往早衰，甚至夭折。《景岳全书》说："其有以一人之禀，而先后之不同者。如以素禀阳刚，而恃强无畏，纵嗜寒凉，及其久也，而阳气受伤，则阳变为阴矣；或以阴柔，而素耽辛热，久之则阴日乏涸，而阴变为阳矣。不惟饮食，情欲皆然。"此又说明后天因素可以使人的体质类型发生改变。

（一）饮食

饮食是人体后天营养物质的来源，对于生命活动是十分重要的。但饮食应有所节制，合理科学的饮食习惯是维护和增强体质的重要因素之一。但人的生活条件是不尽一致的，饮食习惯也各有差别。如因贫富而饥饱不一，因性情而有偏嗜不同，因而逐渐形成相应的体质差异。

饥饱不一，是指摄入饮食的量有多有少。家庭富裕的，饭足菜丰，可尽情啖食；不甚富裕的，则勉强充饥；其贫寒之家，或常断炊，或仅食粗杂。一般说来，饮食充足精粹者，营养良好，体形多丰腴，体质较好；而饮食不足或粗杂者，营养较差，体形多瘦小，体质偏弱。但饱食无度，过食肥甘，体虽肥硕，往往多痰，形盛气虚，体质未尝不差；其虽粗茶淡饭，尚未至饥馁，痰湿不生，气血流畅，体质往往较好。故《读医随笔》说：

"富贵之人，安居厚奉，脏腑经络莫不痰涩胶固，气机凝滞不能流通，故邪气据之而不得去者，非正气之不足，乃正气之不运也。……贫贱之人，藜藿不充，败絮不暖，四时力作，汗液常泄，荣虚卫散，经脉枯槁，……故其邪气之不去者，非正气之不运，实正气之不足也。"而《医宗必读》则又说："富贵者膏粱自奉，贫贱者藜藿苟充；……膏粱自奉者脏腑恒娇，藜藿苟充者脏腑恒固。"这就是说，饮食量的多少，应根据身体的需要而摄取，适度而止。

饮食偏嗜，是指摄入饮食的品种不全，或喜吃的就多吃，不喜吃的就少吃或不吃。或五味有偏，或寒热有偏，或嗜肥甘，或贪醇酒。无论富贵之家或贫贱之人，皆可有偏嗜之弊。人之五脏六腑，各有所好；脏腑之气血阴阳，需五味阴阳和合而生。若饮食长期有所偏嗜，则可造成脏腑气血阴阳的偏盛偏衰，而形成有偏倾趋向的体质，进一步可导致脏腑功能失调。《素问·生气通天论》说："味过于酸，肝气以津，脾气乃绝。味过于咸，大骨气劳，短肌，心气抑。味过于甘，心气喘满，色黑，肾气不衡。味过于苦，脾气不濡，胃气乃厚。味过于辛，筋脉沮弛，精神乃央。"这是指五味偏嗜而言。在日常生活中，有人偏嗜甘甜，有人偏嗜辛辣，有人偏嗜咸，更有久食温热或常进寒凉者。偏甘甜可助湿生痰，形成痰湿体质；嗜辛辣则化火灼津，形成阴虚多火体质；过咸则胜血伤心，形成心气虚弱体质；久食温热，易致阴虚阳盛；常进寒凉，易致阴盛阳虚。嗜食肥腻，体虽肥白，痰湿内盛，或化热生火。《素问·奇病论》说："肥者令人内热，甘者令人中满。"《素问·生气通天论》说："高粱之变，足生大丁。"贪恋醇酒佳酿，色虽红润，湿热在中，致伤肝脾。

由上可见，饮食与人的体质有很大关系。饮食不节，可以损伤脏腑气血阴阳，或生痰湿，或致寒热之偏，皆能使人体质下降。饮食有节，则补益阴阳气血，充实脏腑经络，痰湿不生，阴阳平衡，从而使体质增强。

（二）劳动

劳动是人类改造自然和获取生活资料的必要手段，它是通过人的器官及躯体的功能活动来进行的。正常的劳动不仅是人的生活所必需的，而且对人的身心健康有一定益处，只有过度的劳或逸才是有害的。因此，劳动是影响人的体质的又一重要因素。

劳动分为体力劳动和脑力劳动，这两种劳动对人体的作用是不同的。

体力劳动运用人的筋骨肌肉，活动量较大。适当的体力劳动，可以活动筋骨，通利关节，流通血脉，并加强内脏活动，促进饮食的消化吸收。故长期从事体力劳动的人往往体格健壮，肌肉丰满，筋骨有力，饮食多，疾病少。反之，长期养尊处优，四体不勤，身虽多肥胖，而肌肉无力，饮食减少，肌肤腠理疏松而不禁寒风烈日，故易生病。然而，劳作过度，损筋伤骨，消气耗血，在所难免。某些贫贱之人，为生活所迫，终生劳苦。其先天较强者，多见寒侵骨节，湿着肌肉，形成痹证，或腰腿痛；其禀赋不足者，最易转为劳伤。脑力劳动运用心神，消耗气血。但脑力劳动者毕竟躯体组织器官的活动较小，且长期端坐伏案，气血不易流通，从内脏到形体都较为脆弱。且心劳过度，营血暗耗，加之思虑伤脾，形成心脾两伤。故脑力劳动者易致心悸、失眠、饮食减少、倦乏无力等。

（三）婚育

婚育是成年以后开始发生作用的因素，它对体质的影响也是不可忽视的。婚育包括房事（性生活）和妇女孕产。

房事是正常的生理活动表现。它既是人类繁衍后代的需要，也是人维持自身生理心理平衡的必要手段。古人云：男大当娶，女大当嫁，否则，长期戒绝房事，身心欲望得不到满足，心情久郁，气血不畅，体质将会下降，甚至忧郁至极而丧生。但房事也不宜过度，过度反而有害。因为人的房事活动主要依赖肾的功能活动，房事活动总要消耗一定量的精气，房事不节，则精气大伤，肾脏受损，势必影响其他脏腑的生理活动和整个生命活动，从而使体质下降。历代医家都告诫人们房事要有节制，千万不可纵欲。早在《素问·上古天真论》就已指出："……醉以入房，以欲竭其精，以耗散其真，不知持满，不时御神，务快其心，……故半百而衰也。"说明纵欲不仅能使人的体质下降，而且可以致人早衰，缩短寿命。现代生理学研究证明，性的因素能造成内分泌系统功能的紊乱。此外，据报道，纵欲还能使人体免疫系统的调节功能受到影响而减弱。

怀孕产子是妇女特有的生理活动，它在体质方面的影响是男子所不具有的，因而是形成妇女体质特点的因素之一。妇女由于胎产次数过多，而能影响体质。怀胎期间，母血聚以养胎；分娩之时，必有伤胞失血之事；分娩以后，便是哺乳育儿。这些都需要消耗母体的气血。正如《备急千金要方》说："妇人产讫，五脏虚羸，惟得将补，不可转泻。"胎产之后，母体将逐渐恢复其原有的气血运行和脏腑功能。但经产之妇在体质上毕竟比未育之妇要降低一些。因而胎产次数越多，则母体受到损伤的次数越多，其体质下降也就越明显。故多产之妇，往往气血衰少，体质不佳；即或禀赋素足，年轻时未见衰象，年老后必见肾亏早衰，体弱不支。

（四）情志

情志指喜怒忧思悲恐惊等心理活动，一般情况下，它们是人对外界刺激的正常反应。但情志活动必然伴随着相应的内脏气血阴阳活动，如《素问·举痛论》说"怒则气上，喜则气缓，悲则气消，恐则气下，……惊则气乱……思则气结"，《医方考》说"忧则气沉……愁则气郁"等。当这些情志活动为时较短暂而很快解除以后，内脏气血阴阳也将很快恢复正常。但如果长期强烈的精神刺激，持久不解的情志活动，往往能导致内脏气血阴阳的紊乱状态，即形成某种特定的体质。而此种体质形成以后，又更易发生与原先相同的情志活动，从而进一步损伤内脏，形成恶性循环，促使该种体质的稳定。

造成长期持久的精神刺激和情志活动的原因，往往是那些暂时不易改变的经济的或精神的生活条件。于是，家庭的贫富贵贱，社会地位的高低，大志大欲的实现与否，就成为判断体质的重要依据。尤其是那些与地位的变迁有关，或婚恋的成败等因素，屡屡导致人的体质急转直下，甚至失神（精神异常）或丧生。《素问·疏五过论》说："诊有三常，必问贵贱，封君败伤，及欲侯王。故贵脱势，虽不中邪，精神内伤，身必败亡。始富后贫，虽不伤邪，皮焦筋屈，痿躄为挛。"若因恋情不遂，久别思念，营血耗损，气机内郁，每致羸瘦脆弱，易感多病。

情志异常变化导致体质下降，往往与某些疾病的发生有特定关系。如郁怒不解，情绪急躁，可以导致高血压病，在中医则认为肝阳或肝火偏亢，即所谓"木火质"。若忧思日久，多愁善感，可以诱发癌症，在中医则认为是气机郁结，血滞津凝，痰瘀内阻，属于"肝郁质"等。一般地说，抑郁的精神状态最易损伤人体的精气血，使人体质明显下降，并促使某些疾病较早发生或趋向严重，从而加速衰老，甚至死亡。

（五）疾病

疾病是在致病因素的作用下，或由于内脏气血阴阳的虚衰所导致的局部或整体的功能失调、形体损伤及痛苦感觉。疾病产生以后，由于邪正斗争，人体内的气血阴阳或多或少地会受到损伤或消耗。一般情况下，机体将在病愈之后逐渐地自我恢复，不会影响体质，所以疾病导致的一时性病理变化与较为稳定的体质在概念上是不同的。然而，某些疾病所形成的人体损伤不易很快地恢复，或因病后调养失当，或久病持续的损伤，从而使气血阴阳的损伤变为稳定的体质因素。尤其是在某些大病、重病、久病之后，以及慢性消耗性疾病和营养障碍性疾病，对体质的影响最为明显。

大病、重病，主要指外感六淫、疫疠之邪而致的严重外感病。从这些外邪的性质来看，风邪、燥邪如果不兼夹他邪或化为火热之邪，则对体质的影响较小；对体质影响较大的是热（火）邪、寒邪、湿邪和疫毒。热（火）邪易伤人阴津，灼人营血；寒邪能损人阳气，凝人脉络；湿邪则易伤阳，阻碍气机，聚湿成痰；疫毒之邪则诸般损伤皆可兼而有之。每见外感重症后期，内脏气血阴阳显见不足，所谓病虽去而体未安，此时最需谨慎调养。但气血阴阳之恢复非一日之功，须缓缓图之。久病之后，气血阴阳损伤更需耐心调理而使复元，所谓"王道无近功"。正如《素问·五常政大论》所云："帝曰：其久病者，有气从而不康，病去而瘠奈何？岐伯曰：昭乎哉圣人之问也。化不可代，时不可违。……故大要曰：无代化，无违时，必养必和，待其来复。"在"待其来复"的时期内，人体就处于一种特殊的体质状态中。

慢性消耗性疾病，是指某些特殊的疾病，如肺结核、寄生虫病等。肺结核一病，中医认为是"痨虫"所致。寄生虫病则如蛔虫病、钩虫病、血吸虫病等。由于虫居人体之内，食人精血，而人从饮食所得之营养，皆为虫所食，而不入脏腑，不归正化，故使人体弱羸瘦，生活力下降。长期慢性出血、月经过多或崩漏等，也是使体质下降的重要原因。

营养障碍性疾病，主要是脾胃功能失常。若脾胃疾病长期不愈，或食纳减少，或食入不化，或脾不转运，水谷精微不能吸收，气血阴阳无从化生，势必使人体质下降。所以前人说，脾胃为后天之本，无论是内伤、外感，病中或愈后，都必须保持脾胃功能健旺，而凡扶正补虚，欲改善体质者，都必赖脾胃之纳运。诸如大人脘痛泄泻，小儿疳积腹胀，皆属营养障碍性疾病，病日久者，体质必弱。

（六）锻炼

锻炼包括传统的武术气功锻炼和现代的体育锻炼。锻炼是人们主动地改造体质的活动，它有利于提高人的身体素质。自古以来，人们就认识到积极锻炼的重要作用，创造了许多种锻炼的方法。三国时代医学家华佗说过："人体欲得到劳动，但不当使极耳。"他认为适当的劳动（这里也包括体操活动）可以促使气血流通，促进脾胃消化水谷，因而有益于健康。于是，他创造了著名的"五禽戏"，模仿五种动物的姿态来锻炼身体，至今仍为养生家所喜爱。

气功锻炼具有很高的健身价值。它的种类（包括锻炼方法）非常繁多，但总起来说，不外乎炼精、练气、炼神。精需积聚，是一个长期的过程；气宜流通，也宜充盈，气足则自然周行于经络之中；神必从静，静气不外弛而运行于体内。锻炼有素，则精能化气，气能生神；神复御气，气复化精。精、气、神若能充盈而生化不息，则生机自然旺盛，体质也会明显增强。故养生家非常重视精、气、神，称之为"三宝"。气功锻炼不仅可以增强体质，祛病延年，当进入较高境界时，还会产生一些常人所没有的特异功能。这些特异功能的出现，并不是神乎其神的魔术，而是基于一定的特异体质而产生的人体功能。

武术与气功有密切的联系，但又不同于气功。武术包括徒手拳术和器械拳术两大类，具体门类派别更为庞杂。武术除了可以防身自卫以外，主要的作用还在于强身健体。但武术的锻炼方法是要求内外兼炼，动静结合，形神俱备，所以它既不同于一般气功，更是一般体操所难以比拟的。通过武术锻炼，内可调气活血，外可壮形健体，并使人反应灵敏，动作迅疾准确有力。常练武术之人，体质多强健而少病；体弱之人适当行之，可由弱转强。

现代体育运动是开展得十分广泛的健身活动。一般的体育运动（棋牌除外），主要是锻炼肌肉的力量及其协调能力，并通过肌肉的运动对能量的需求，增加心脏的负担，从而增强心脏的功能，加快血液循环，进一步促使其他内脏的生理活动加强，以此来促进新陈代谢，保持机体旺盛的生命力。一个不爱好体育活动的人，长期懒惰成性，其内脏活力下降，经不住风吹浪打，运动量稍大就觉体力不支，这不能算是好的体质。中年以上，由于长期不活动，还会形成肥胖病。当然，运动过度，气血阴阳消耗过多，或伤筋损骨，造成劳伤因素，也能使体质下降。

影响体质的其他因素如下：

影响体质的其他因素，是指一些非人力可以改变的自然因素，它们的存在是正常的，因而由它们而造成的体质差异也是正常的。认识这种体质差异的目的并不是要改变它，而是要人们懂得它，而后因人而异地采取不同的养生方法和治疗措施。这些因素主要包括年龄因素、性别因素和地理因素等。

1. 年龄因素 人的个体的生命存在是一个生长壮老已的发展变化过程。处在这一过程的不同阶段的人，其内脏功能活动和气血阴阳盛衰是有差异的，因而就形成不同的体质。就人群而言，各个不同年龄的个体的体质有差异性；就每一个体而言，其体质便随着年龄的变化而逐渐变化。

人体生命的过程，总是由儿童少年发育到青年壮年，再转向老年。其中，青壮年时期是人体气血阴阳最旺盛的时期，因而也是体质最好的时期。与此相比，儿童时期与老年时期的体质就相对弱一些了。但儿童体质与老年体质却又有着重要的区别。《灵枢·营卫生会》有"老壮不同气"的说法；《灵枢·天年》则以十岁为一阶段，分别叙述了人自少至老的体质演变过程及其特征，可资参考。

小儿处在人体生长发育的早期，其脏腑娇嫩，气血未充，阴阳也弱。北宋儿科医家钱乙说，小儿"五脏六腑成而未全，……全而未壮，脏腑柔弱，易虚易实，易寒易热"（《小儿药证直诀》）。后人又将小儿比作旭日初升，草木方萌。吴瑭明确提出小儿为"稚阴稚阳"之体。《医原》指出："小儿，春令也，木德也，花之苞，果之萼，稚阳未充，稚阴未长者也。稚阳未充，则肌肤疏薄，易于感触；稚阴未长，则脏腑柔嫩，易于传变，易于伤阴。"由于脏腑娇嫩，故小儿神气怯弱，易受惊吓而为病，或因高热而惊风。由于体质薄弱，未经磨砺，故易生痧疹痘疮，待病愈后便可获得一定的免疫力。但小儿毕竟生机勃勃，蒸蒸日上，活泼好动，体质渐趋加强，故即使有病也易于治愈。

青壮年是人体生长发育的极盛时期，其形体长成，脏腑完固，气血阴阳充实，筋骨劲强，感觉灵敏，生活力十分旺盛。在此时期，人的生理和心理都处在成熟阶段，因此能胜任较重的劳动（工作），具有敏捷的肢体运动能力和思维能力，因而最富有创造性，堪称人的黄金时期。青壮年不仅精力充沛，而且健康少病。即或生病，也多为实证，经适当治疗，能很快痊愈。

衰老是生命运动的自然规律的表现。衰老本身就是内脏功能活动生理性衰退的结果，故老人之体质必然日趋下降，诸多不适接踵而至。《寿世青编》说："殊不知老年之人，血气已衰，精神减耗，至于视听不至聪明，手足举动不随其志，身体劳倦，头目昏眩，宿疾时发，或秘或泄，或冷或热，皆老人之常也。"由于老人体质下降，其体力与脑力皆不如青壮年，因而劳动能力逐渐减弱以至丧失，并且反应迟钝，动作迟缓，喜静怕动，生活能力也渐衰退。其气血亏虚，阴阳不充，内脏不实，故易为邪侵而致病，并且不易治愈。

2. 性别因素　男女体质有着各自的生理特点。《黄帝内经》认为男为阳，女为阴。因而男性多禀阳刚之气，体格高大健壮而有力，能胜任繁重的体力劳动和脑力劳动；女性多为阴柔体质，体形小巧苗条而柔和，能胜任需要体力较小但更需要耐心细致的工作。故男子多好动，积极进取，粗犷，但易疏忽；女子常喜静，稳健持重，细腻，但魄力稍逊。这里是从一般性角度而言的，实际上男性与男性之间、女性与女性之间又各有差异性，也有男性气质温柔而近于女，女性气质粗豪而类于男者。

女性由于有经、带、胎、产、乳等特殊生理活动而形成不同于男子的特殊体质。月经的产生，是女子体质偏阴、血脉充盈的表现。但一月一行之月经，却又使女子经常丧失大量血液，而形成一时性亏虚。故《灵枢·五音五味》曾明确指出："妇人之生，有余于气，不足于血，以其数脱血也。"而后世医家又认为女为阴体，以血为用。其实，讲女子"为阴体，以血为用"，是言其先天素质；说女子"有余于气，不足于血，以其数脱血"，是云其后天运用。女子的生理活动经常在血盈与血去二者之间波动变化。月经刚过，营血必虚，以后渐次而生，待下次经行之前，又成气血盈满之体。胎儿未产，气聚血集，下注胞胎，娩怀以后，儿生血脱，又成虚体。因此，只有将这两方面结合起来，才能全面反映女性的体质特点。观察女性体质状况时，必察其经、产之前后。

男女由于阴阳异质，气血运行状况不同，还造就了其外貌体形上的天然差异。除了生殖器官不同之外，男性冲任之气血，上荣口唇而生髭须；女性冲任之气血，下注胞宫，或月空而下，或养胎而去，不上荣口唇，所以不生髭须。

然而，男性在体质上也有不足，相反女性也有优于男性的地方。近年生理、病理学研究和临床实践发现，对于严重的呼吸道感染，中枢神经病毒性感染，病毒性肠胃病和肝炎，都是男性比女性更为敏感；而女性得儿童白血病的也较少，并且即使得了这种病也有较高的存活率。因此有人认为，女性在体力方面不如男性，但在致人死命的疾病面前，女性却肯定是强者。任一年龄的生病和死亡，都是男性多于女性。通常人们也观察到，女性的寿命要长于男性，女寿星比男寿星多。

3. 地理因素　地理因素，又称"地域方土"，是影响人类体质的又一重要因素。中医学历来强调治病要"因地制宜"，就是考虑到不同地域方土人的体质是不同的。《医学阶梯》说："善疗疾病者，必先别方土。方土分别，远迩高卑，而疾之盛衰，人之强弱因之矣。"

地域方土不同，其水土性质、气候类型及人们的生活习惯等都有不同，如此势必形成不同地域方土的人在体质上的差异性。

现代环境地质学指出，在地质历史的发展过程中，逐渐形成了地壳表面元素的分布不匀一性，这种不匀一性在一定程度上控制和影响着世界各地区人类、动物和植物的发育，造成了生物生态的明显地区性差异。

与地质差异同样重要的是气象因素对人类体质的影响。我国的地理条件，南方多湿热，北方多寒燥，东部沿海为海洋性气候，西部内陆为大陆性气候，沙漠、平川、高原、山区等地理条件的不同，使得不同地区的居民对自然环境产生了其相应的反应状态，这是因为长期生活在某环境中对该环境产生了适应性的缘故。《医学源流论》说："人禀天地之气以生，故其气体随地不同。西北之人气深而厚，……东南之人气浮而薄。"一般地说，恶劣的气候环境培养了人的健壮的体魄和刚悍的气质，舒适的气候环境造就了人的娇弱的体质和温顺的性格。

不同地区的人具有不同的生活习惯，对体质的形成也有一定影响。其中尤以饮食习性的影响最大。不同的饮食对人体的作用不同，与体质的形成有关，已如前述。唯北方人食多粗杂，脾胃常健；南方人食多精良，脾胃常弱。蒙古人多肉食，故体格健壮。

现代研究表明，不同地理区域的人群，体质结构具有明显差异，尤以病理体质为显著。如北方人群的阳虚质高于南方，南方则阴虚质的比例高于北方，痰湿体质则青海、西藏地区和东南沿海地区明显高于长江中下游地区。

4. 社会因素　社会因素对体质的影响，最易被忽视，但它却是客观存在的一个重要因素。一般地说，个人对社会因素是无能为力的，因而人们往往是无奈地承受着社会因素的某种不良影响，或者幸运地获得社会因素的某种有益的影响。这一问题应是社会医学研究的范畴，也是人类的统治者、组织者们应当考虑的职责方面。

社会因素包含的方面很多，大致有以下几点：

（1）经济生活：这由不同社会不同的发展水平所决定。从科学意义上讲，经济生活过于富裕和过于贫穷，都不利于人类的健康，都是使人类体质下降的重要因素。过于富裕则养尊处优，及所谓"膏粱自奉"；过于贫穷则饥寒交迫，即所谓"藜藿苟充"。这两种情形对体质的影响，已如前述。然而，伴随着经济生活的是人类的劳动状态和生活节奏。由于现代工业的兴起和发展，一方面造成了日益严重的环境污染，另一方面造成了越来越快的社会生活节奏。这两方面和过于丰富的物质生活结合在一起，像双刃剑一样从身心两个方面侵蚀着人类的健康，使人类整体的体质日趋下降，因而各种前所未有的疾病接踵而来。

（2）意识形态：这由不同社会制度及其宗教信仰所决定。虽然我们一时难以评价各种现实社会的优劣，但总起来说，意识形态所导致的人们对物欲的追求和对伦理道德的轻视，是导致人类身心素质同时堕落的最大杀手。

（3）社会地位：现代社会由于特定的人生观和价值观，促使人们重视自身的社会地位。一方面，特定的社会地位往往与相应的经济地位相联系，也决定了人的生活方式；另一方面，由于种种原因而导致的社会地位的变迁，可以明显地改变或造就一个人的体质。这就是《素问·疏五过论》所说的"诊有三常，必问贵贱"的道理所在。

（4）职业：不同的职业，意味着不同的工作环境、劳动强度、经济收入、地位高低等，这是造就各种不同的体质类型的因素之一。

（5）战争：除了许多无辜生命的牺牲以外，战争最使人身心受到空前的煎熬或打击。流离失所、饥寒交迫、惊慌恐惧、生离死别等等因素，都会无情地破坏人们的健康，使其体质急速下降。同时，战争还将带来环境的破环和疾病的流行，战后人们还将承受战争所带来的许多后果，一定时期以内不能恢复元气，因而形成人群整体的体质下降。

第四节　体质的分类

中医学体质分类的方法，主要是根据中医学的基本理论来确定人群中不同个体的体质差异性。这些基本理论就是阴阳五行、脏腑、精气血津液等。此外，还有根据人的体态判断其壮瘦寿夭的一般分类法，以及根据性情分析其心理素质的气质分类法。但是实际上，这些不同的分类方法之间不是决然分割的，而是有着一定的联系。比如，体态本身不仅可以单独用于划分体质类型，而且也是其他分类方法的观测依据；阴阳分类法、五行分类法、脏腑分类法等也都或多或少有其性情气质上的表现。因此，各种分类方法应相互参照。

应当明确，体质分类学上所使用的阴虚、阳亢、脾虚、肝旺等名词，与辨证论治中所适用的类似证候名称是不同的概念。"证"是对疾病本质的分析，而体质反映的是一种在非疾病状态下就已存在的个体特异性。当然，正如我们在前面已经阐述过的那样，体质的偏倾可以看作是一种潜在的病证，它往往是形成真正的疾病的基础。在这一点上，证与体质类型之间往往是相互过渡的，其内在的根据也可能是一致的。但对于临床应用来说，两者在概念上还是应该加以区分。所以，我们在体质分类学上将使用阴虚质、阳亢质、脾虚质、肝旺质等等带有"质"字的名词，以示与"证"区别。

一、传统的分类方法

（一）阴阳分类法

健康人群从总体上看，人体内的阴阳应当是平衡的，但就具体人来说，不同个体之间还是有差异性的。有的人体质偏阳（阳多阴少），有的人体质偏阴（阴多阳少），只有一部分人可接近阴阳平衡。阴阳多少不同所导致的体质差异在治疗上有根本性的差别，不容忽视。所以《黄帝内经》早就告诫人们："善诊者，察色按脉，先别阴阳。""先别阴阳"当然含有先别疾病阴阳性质的含义，但也毫无疑问应包括先分辨患者体质的阴阳属性的含义。《医门棒喝》明确地指出："夫医为性命所系。治疗之要，首当察人体质之阴阳强弱，而后方能调之使安。察之之道，审其形色气脉而已。……因其病虽同，而人之体质阴阳强弱各异故也。"

用阴阳对体质进行分类，可有五分法和四分法两种方法。

1. 五分法　体质阴阳五分法，见于《灵枢·通天》。该篇中将人分为太阴、少阴、太阳、少阳、阴阳和平五种。若分析其阴阳多少，则太阴之人多阴而无阳，少阴之人多阴少阳，太阳之人多阳无阴，少阳之人多阳少阴，阴阳和平之人则"阴阳之气和，血脉调"。当然这里的"多"、"少"是相对而言的，"无"不是绝对没有，是形容"极少"而已。

阴阳五态之人如何区别？原文是从心理性格和外观形态两个方面来观察的。

太阴型体质的人，性情是贪而不仁，表面谦虚，假装正经，内心却深藏阴险，好得恶失，喜怒不形于色，不识时务，行动上惯用后发制人的手段。其形态表现为面色阴沉黑暗，貌似谦恭，身体本来是高大的，可是卑躬屈膝，故作姿态，而并非真有佝偻之病。

少阴型体质的人，贪小利而暗藏贼心，见到别人有了损失，他就幸灾乐祸，好搞破坏来伤害人，见到别人有了荣誉，他反而感到气愤，心怀嫉妒，对人没有感情。其形态表现为貌似清高，但行为鬼祟，偷偷摸摸，站立时躁动不安，走路时好似伏身向前。

太阳型体质的人，处处喜欢表现自己，而洋洋自得，好说大话，但并无实际能力，言过其实，好高骛远，作风草率而不顾是非好歹，常常意气用事，过于自信，事情失败但从不后悔。其形态表现为趾高气扬，仰腰挺胸，好像身躯向后反张和两腘曲折那样。

少阳型体质的人，做事精细，自尊心强，稍有小小地位，就高傲自得，喜欢出头露面，善于外交，而不愿默默无闻地埋头工作。其形态表现为站立时惯于把头仰得很高，行走时喜欢摇摆身体，常常背着双手。

阴阳和平型体质的人，生活安静自处，不介意个人名利，心安而无所畏惧，寡欲而无过分之喜，顺从事物发展的自然规律，遇事不与人争，善于适应形势的变化，地位虽高却很谦虚，以理服人，而不是用压迫的手段来治人，具有极好的治理才能。其形态表现为从容稳重，举止大方，性格和顺，态度严肃，但待人和蔼，目光慈祥，办事条理分明，人们都称其为"君子"（有德行的人）。

很显然，以上五态之人主要反映了五种不同的心理、性格特征及其相应的行为动态表现。产生这些差异的原因是其体内阴阳多少不同，也就是说取决于其体质类型。

2. 四分法 体质阴阳四分法，先见于《灵枢·行针》，经文对患者不同体质，以阴阳之气胜衰为依据，分为重阳、重阳有阴、阴多阳少、阴阳和调四种类型，并借以说明针刺得气的不同反应。原文对不同类型的人的行为和形态表现描述不多，着重说明了重阳之人"其神易动，其气易往"，重阳有阴之人"阴阳之离合难，故其神不能先行"，阴多阳少之人"阴气沉而阳气浮"，阴阳和调之人"血气淖泽滑利"，故对针刺的反应各不同。这里似缺"重阴之人"，若有此一型，则也变为五型，与上文五分法就相同了。

章楠在《医门棒喝》中也将体质分为四种类型，即阳旺阴虚、阴阳俱盛、阴盛阳虚、阴阳两弱。这是不同于《黄帝内经》的分类方法，即使加上阴阳和平凑满五型也不能等同于《黄帝内经》中的阴阳五人。其辨别的形体特征如下：

阳旺阴虚质的人，形瘦色苍，中气足而脉多弦，目有精彩，饮食不多，却能任劳。

阴阳俱盛质的人，在阳旺阴虚质基础上更兼体丰肌厚，脉盛皮粗，食啖倍多。

阴盛阳虚质的人，体丰色白，皮嫩肌松，脉大而软，食啖虽多，每生痰涎。

阴阳两弱质的人，在阴盛阳虚质基础上更兼形瘦，脉弱，食饮不多。

这四种不同的体质对疾病的反应是各不相同的。如阳旺阴虚质"每病多火"；阴阳俱盛质"平时少病，每病多重"；阴盛阳虚质"目有精彩，尚可无妨；如无精彩，寿多不永，或未到中年而得中风之病"；阴阳两弱质"常多病，却不甚重"。

从上述阴阳多少不同体质的人的形体特征和受病倾向来看，"瘦人多火，肥人多痰"的格言还是有一定道理的。

（二）五行分类法

《灵枢·阴阳二十五人》运用阴阳五行学说，结合人体肤色、体形、禀性、态度以及对自然界变化的适应能力等方面的特征，归纳总结出木、火、土、金、水五种不同的体质类型。然后又根据五音太少、阴阳属性以及手足三阳经的左右上下、气血多少之差异，将上述每一类型再推演为五类，即五五二十五种体质类型。但五行中每一行所代表的五种类型的体质，其体形、禀性等方面的特征是一致的，只在行为作风上稍有差异，故按五行将体质划分为五种类型仍是主要的方法。现根据原文介绍如下：

木型体质的人，皮肤苍色，头小，面长，两肩广阔，背部挺直，身体小弱，手足灵活，并有才能，好劳心，体力不强，多忧虑，做事勤劳。这种人对于时令的适应，大多能耐于春夏，不能耐于秋冬，感受秋冬寒冷之气的侵袭，就容易生病。

火型体质的人，皮肤赤色，脊背肌肉宽厚，脸形瘦尖，头小，肩背髀腹匀称，手足小，步履稳重，对事物的理解敏捷，走路时肩背摇动，背部肌肉丰满。其性格多气、轻财，缺乏信心，多虑，认识事物清楚，爱好漂亮，性情急，往往不能享有高寿而突然死亡。这种人对于时令的适应，大多能耐于春夏，不能耐于秋冬，感受秋冬寒冷之气的侵袭，就易于生病。

土型体质的人，皮肤黄色，面圆，头大，肩背丰厚，腹大，大腿到足胫部都生得壮实，手足不大，肌肉丰满，全身上下都很匀称，步履稳重，举足轻。他们内心安定，助人为乐，不喜依附权势，而爱结交人。这种人对于时令的适应，大多能耐于秋冬，而不能耐于春夏，感受春夏温热之气的侵袭，就容易生病。

金型体质的人，面方正，皮肤白色，头小，肩背小，腹小，手足小，足跟坚厚而大，好像有小骨生在足跟外面一样，骨轻。为人清白廉洁，性情急躁刚强，办事严肃果断利索。这种人对于时令的适应，大多能耐于秋冬，不能耐于春夏，感受春夏温热之气的侵袭，就易于生病。

水型体质的人，皮肤黑色，面部不光整，头大，颊腮清瘦，两肩狭小，腹大，手足好动，行路时身摇，尻骨和脊背很长。他们的禀性无所畏惧，善于欺骗人，以致常因杀戮致死。这种人对于时令的适应，大多能耐于秋冬，不能耐于春夏，感受春夏温热之气的侵袭，就易于生病。

（三）脏腑分类法

脏腑是人体结构的主要部分，但它们的形态和功能状况也因人而异，所以脏腑亦是确定体质状况的重要依据，故可根据脏腑来对体质进行分类。《灵枢·本脏》说："五脏者，固有小大、高下、坚脆、端正偏颇者，六腑亦有小大、长短、厚薄、结直、缓急。凡此二十五者，各不同，或善或恶，或吉或凶。"后世医家又根据脏腑的功能状态对体质进行了分类，如脾弱质、肝旺质等。

1. 脏腑形态分类法　脏腑形态分类法，主要是根据内脏的解剖形态、位置、质地进行分类。在《灵枢·本脏》中即如此分类。举例如下：

心小质的人，心脏形体较小，外见皮肤色红，纹理致密。其神气安定收敛，外邪不易伤害，而易为忧患所伤。

心大质的人，心脏形体较大，外见皮肤色红，纹理粗疏。虽不易为忧患所伤，但易伤于外邪。

心高质的人，心脏位置偏高，上迫于肺，致烦闷不舒而多忘，遇事固执而难以言语开导。外见胸骨剑突短小而不显。

心下质的人，心脏位置偏低，使阳气涣散不振，易感寒邪，容易为言语所恫吓。外见胸骨剑突短小高突。

心坚质的人，心脏质地坚实，外见胸骨剑突较长。其神气安定，守卫固密。

心脆质的人，心脏质地脆弱，外见胸骨剑突薄弱而小。其人易患消瘅和内热证。

心端正质的人，心脏位置左右上下端正，则心功能正常，气血流畅，不易受邪气伤害。外见胸骨剑突直向下方而无突起。

心偏倾质的人，心脏位置偏倚于一侧，则神志不定，操守不坚，遇事没有主见。外见胸骨剑突歪斜不正。

以上举心为例，其余肺、肝、脾、肾亦各有小大高下坚脆偏正的不同，可参阅《黄帝内经》原文。

至于六腑，亦可从皮肉厚薄缓急而知其小大长短厚薄滑涩结直。如原文又说："肺应皮。皮厚者大肠厚；皮薄者大肠薄；皮缓腹里大者，大肠大而长；皮急者，大肠急而短；皮滑者，大肠直；皮肉不相离者，大肠结。"等等。由此，必要时我们也可以分别命名为厚大肠质、薄大肠质、长大肠质、短大肠质、直大肠质、结大肠质等等。其他如小肠、胃、膀胱、胆等，可依此类推。

肠胃大小厚薄，对人的生理活动也有影响。如《灵枢·大惑论》说："肠胃大，则卫气行留久，皮肤湿，分肉不解，则行迟。留于阴也久，其气不清则欲瞑，故多卧矣。其肠胃小，皮肤滑以缓，分肉解利，卫气之留于阳也久，故少瞑焉。"说明不同体质的人，由于肠胃大小不同，卫气运行有差异，故有多卧、少瞑的变化。

2. 脏腑功能分类法　脏腑功能分类法，主要是根据脏腑功能状态的强弱来划分体质，其中又主要从五脏来进行分类。常见有如下体质类型：

脾弱质的人，脾（胃）运化受纳功能偏低下，可表现为饮食不多，或对食物的品种有选择性，大便易溏，脘腹易胀，体常清瘦，肌肉少力，易疲倦、不耐劳。易患肠胃病。

肝旺质（又称木火质）的人，皮肤颜色苍赤，形瘦而肌肉坚实，易激动，性情暴躁，饮食时多时少，大便或调或不调。易致肝阳上亢、肝火偏旺，及患眩晕、中风等病。

肾虚质的人，不耐久劳，腰膝无力，呼吸气急或动则作喘息状；小儿发育不良，大人早衰；尿短而频或遗尿，性欲淡漠。易患不育、不孕或滑胎、月经不调、遗精、阳痿、腰痛、水肿、虚劳等病。肾虚质往往寿命不长。

肺虚质的人，不耐风寒风热，对气候变化敏感，腠理常疏，容易出汗，声音不洪亮，语多则疲乏。易患外感病，如感冒时病、咳嗽气喘等病。

心神脆弱质（又称抑郁质）的人，情绪波动，意志薄弱，不耐精神刺激，多疑善感。易患心悸、失眠、癫狂、痴呆等病，或轻生自弃。

以上仅就常见的几种举其大略，并非完全；若五脏平和，功能正常，固为优良体质，不需赘述。

（四）体态分类法

体态是人躯体的外部形态。体态上的差异，也是体质差异的重要依据。前述各种体质分类方法，也无不有相应的体态表现。但如单独用体态来对体质进行分类，则与前述分类方法又有不同。体态分类法是主要着眼于外部形态的一般分类法。这些外部形态包括颜色、毛须多少、皮肤、肌肉、骨骼的情况等等。

1. 以五色分　五色即黄、白、青、赤、黑。若皮厚、肌肉坚实而见五色中某一色，皆为健康之色。唯其薄皮弱肉者，外不禁虚风之邪，再兼以某色，则受邪之时各不相同。《灵枢·论勇》说："黄色薄皮弱肉者，不胜春之虚风；白色薄皮弱肉者，不胜夏之虚风；青色薄皮弱肉者，不胜秋之虚风；赤色薄皮弱肉者，不胜冬之虚风也。黄帝曰：黑色不病乎？少俞曰：黑色而皮厚肉坚，固不伤于四时之风。其皮薄而肉不坚，色不一者，长夏至而有虚风者病矣；其皮厚而肌肉坚者，长夏至而有虚风不病矣。其皮厚而肌肉坚者，必重感于寒，外内皆然，乃病。"薄皮弱肉，证明内脏不坚实，气血不充盈，若见色黄，则知是脾脏之虚，脾属土，畏春之木，故逢春则虚风夹木气乘于脾土而病。其余类推。这里，确定了某一脏之虚，即可知属某一种类型的体质，如黄色薄皮弱肉可称为脾虚质，其余则依次为肺虚质、肝虚质、心虚质和肾虚质。

2. 以毛须多少分　人的眉毛、胡须、阴毛等的多少，反映了不同经络的气血营养状况。如足阳明经上循面颊，下经气街，可从髯和阴毛察其气血状况；足少阳经上循耳颞，下经胫外，可从通髯与否和胫毛察其气血状况。足太阳经上始于眉，则察其眉毛；手阳明经环绕口唇、后经肩胛，故察其髭与腋毛；手少阳经上至眉梢，亦察其眉毛；手太阳经则察其须。除了察毛的多少之外，经络所过部位肌肉的壮瘦也是察其气血盛衰的重要依据。《灵枢·阴阳二十五人》论之最详，可参阅。

对于毛须多少的不同特征的个体，在人群中到处可见。如有的人浓眉大眼，有的人通髯连鬓，有的人胸腹多毛，有的人缺乏阴毛，有的人髭须甚少等等。这些差异即反映了各自不同的体质状态。

3. 以肥瘦分　肥瘦也是个体差异的明显特征之一。正常人应当是不胖不瘦，骨高肉满，行动灵活。若过于清瘦，其气血不足，脏腑不强，肌肉松弛无力，易为外邪所伤。若过于肥胖，体态臃肿，大腹便便，反而行动迟缓，动则气促汗出，亦非良好体质。不过，真正肥胖得举步艰难的毕竟少数，而消瘦之人却比较多见。因此，对一般人来说，宁可丰满些，则体质较好，消瘦者体质相对较弱。

《灵枢·逆顺肥瘦》将人分为肥壮、瘦、常三种类型。肥壮人为壮年而体格魁梧，气血充盛，皮肤坚固，肩腋部宽阔，项部肌肉瘦薄，皮肤粗厚而色黑，口唇肥厚下垂；其性格好胜而勇于进取。瘦人则皮肤薄，颜色淡，肌肉消瘦，口唇薄，言语声音轻。常人见形体端正，肌肉敦厚结实，骨骼坚固。

《灵枢·卫气失常》则将人分为膏、脂、肉、众四种类型。膏人为肉不坚厚，皮肤松缓，常出现腹肌宽纵肉肥下垂的形态；这种人偏于多气而能耐寒。脂人，又称肥人，见肌肉坚厚，皮下丰满，但身形较小；这种人血清，气虽滑利但偏少，所以身形不大。肉人则皮肉相连而上下相称，体形宽大；这种人偏于多血，血能充形，故体形宽大。众人即正常人，其皮、肉、脂、膏、血气，都没有偏多的情况，所以形体也不大不小而很匀称。以上四种体质的人中，除众人外，其他三种实际上都偏肥胖，而无瘦人。膏人肥胖而皮肉松弛，脂人肥胖而皮肉紧敛，肉人肥胖而肌肉满壮。

此外，还有从耐病情况与寿夭情况来划分体质类型的。它们与体态都有密切关系。

耐痛与否虽有心理因素，但其形成原因却不在心理，而在人之皮肉对刺激的反应性。《灵枢·论勇》说："夫忍痛与不忍痛者，皮肤之薄厚，肌肉之坚脆缓急之分也，非勇怯之谓也。"所以心理上属勇士的人，也有不忍痛的，而心理上属怯士的人，也有能忍痛的。对于耐痛质，《灵枢·论勇》说："人之骨强筋弱肉缓皮肤厚者耐痛。……加以黑色而美骨者耐火焫。"不耐痛质，《灵枢·论勇》说："坚肉薄皮者，不耐针石之痛，于火焫亦然。"

寿夭体质从根本上说与内脏有关。先天禀赋之肾气与后天疾病情况都是影响寿命的重要因素。但从人的体态也可大致判断人的寿夭，这是《黄帝内经》的创见。寿质者，总体上外形与正气相称，形体壮实而皮肤舒缓，皮肤与肌肉相称，大肉有分理而且坚实；面部骨骼高厚方正，肌肉丰满，鼻孔和人中深邃而长，五官分明可辨，间距广阔。夭质者，总体上外形与正气不相称，形体虽壮实而皮肤紧急，皮肤与肌肉不相称，大肉无分理而且不坚实；面部骨骼卑小，鼻孔和人中不深邃且短，鼻孔向外上开张，五官紧凑难辨，间距狭小。显然，个体外形上的差异是先天决定的，故人之寿夭，与先天禀赋关系甚大。但后天调养适当，并预防疾病发生，则虽属夭质，尚可加寿，寿者则更长；若不知调摄，且疾病加身，虽寿者犹可减岁，夭者促其早亡。故《景岳全书·传忠录》说："先天强厚者多寿，先天薄弱者多夭；后天培养者寿者更寿，后人削者夭者更夭。"

（五）性情分类法

性情即人的心理和行为的特征，属于"气质学说"。根据性情的不同对体质进行分类，其结果相当于人的气质分类。

中医学最早按性情对体质进行分类的是《黄帝内经》。《灵枢·通天》将人分为五种类型（太阴、少阴、太阳、少阳、阴阳和平），对人的性情的描写可谓最系统、最深刻。《灵枢·论勇》又将人分为勇士和怯士两种。古代希腊和罗马的医生根据日常观察和人体内四种体液（血、黏液、黄胆汁、黑胆汁）各人多寡不同的假设，将气质分为胆汁质、多血质、黏液质、抑郁质四种类型。俄国的巴甫洛夫根据对动物和人的研究，认为气质是高级神经活动的类型特点在动物和人的行为中的表现，提出四种基本的高级神经活动类型：兴奋型、活泼型、安静型和弱型，分别相当于胆汁质、多血质、黏液质和抑郁质。

通过比较有一个令人惊异的现象：不仅古代希腊和罗马医生所分的气质类型与巴甫洛夫的高级神经活动类型相符合，而且只要把《灵枢·通天》阴阳五人中的"阴阳和平"一类移开，则其余四类也与上述两种气质分类的类型完全吻合。其中，太阴型相当于抑郁质（弱型），少阴型相当于黏液质（安静型），太阳型相当于胆汁质（兴奋型），少阳型相当于多血质（活泼型）。实际上，《灵枢》中对四种体质人的气质特征描写得更全面、更系统化。

1. 勇怯分类法 《灵枢·论勇》用勇怯来对人的气质进行分类，并且指明了勇士和怯士各自的体质特征。勇士在性情上是做事勇敢，不畏困难，一往无前，并且易于发怒；其外形表现为目光深邃而凝视不动，眉毛宽大长直，皮肤肌腠的纹理往往横行，心脏端正，肝脏坚厚，胆汁盛满，发怒时气壮盛而胸廓张大，肝叶上举而胆横，眼睛得很大，目光逼射，毛发竖起，面色铁青。怯士在性情上是做事谨小慎微，畏首畏尾，退缩不前，怕苦畏难，发怒不能持久；其外形表现为目虽大而不深固，皮肤肌腠的纹理多为纵行，胸骨剑突短而小，肝脏薄而软，胆汁也不充满，胆囊松弛，肠胃不强健，弯曲少而直，胁下空虚，虽值大怒，怒气也不能充满胸中，肝肺之气虽因怒而上举，但不能持久，而怒气很快消失。

勇怯不仅是一定体质的性情表现，它在人体抵抗疾病的过程中还有特殊作用。《素问·经脉别论》说，当邪气侵袭人体五脏之时，"勇者气行则已，怯者则著而为病"。这说明勇者之体质较好，怯者之体质较差。

2. 形志苦乐分类法 形志苦乐分类法属于心理特征分类法，《素问·血气形志》根据心理特征的差异，将体质分为五种形志特征。《类经·论治类》则对于五形志体质心理特征进行了详细的描写，具体如下：

形乐志苦：形乐者，身无劳也。志苦者，心多虑也。心多思虑，易伤血脉。

形乐志乐：形乐者逸，志乐者闲。饱食终日，无所用心，悠然自得，好逸恶劳。易伤肌肉。

形苦志乐：形苦者，身多劳。志乐者，心无虑。身多劳累，心情愉悦而无多虑，易伤于筋。

形苦志苦：形苦志苦，必多忧思。喜忧愁而多思虑，易伤肺脾而气阻滞。

形数惊恐：数有惊恐则气血散乱而经络不通。善惊易恐，易致气血紊乱，不仁顽痹。

（六）其他分类法

以上介绍了对体质的多种分类方法。这些方法都是从各个不同角度进行分析的。对同一个人，不管采用哪种方法，都可进行分析。但需要说明的是，以上各种方法所列出的不同类型的体质，实际上很少单独出现，一般都是相混合而出现的。还有的人，其体质处于彼此之间，属于"中间型"。这就是说，真正典型的属于某一体质类型的较少，大多表现为不典型的。例如木型体质的人可兼见火型体质的表现，脾弱质可和肝旺质同时出现，以及前已述及的气虚与血虚并见的体质和痰湿质等。在此仅介绍气血津液分类法。

气血津液是人体生命活动必需的重要物质，他们的盛衰和代谢情况如何，从另一侧面反映了人的体质。一般地说，气血津液充盈，运行正常，生理功能也正常，是属好的体质，不必细述。兹就气血津液偏少及其代谢有所异常所形成的体质差异加以介绍。主要可分为气虚质、血虚质、多痰质和多湿质四种类型。

气虚质的人，各脏腑功能偏低，肢体无力，身体困倦，饮食不多或食入难化，或食后思睡，面色萎黄或㿠白无华。体力较小，不耐劳累。精神委靡不振，容易生病。

血虚质的人，各脏腑功能偏低，形体消瘦，面色苍白无华，口唇、爪甲色淡，妇女月经量少色淡。或有头昏、眼花、心悸、失眠等症。

多痰质的人，形体肥胖色白，嗽痰较多，或因痰而致咳。

多湿质的人，身体困倦，四肢无力，厌食油腻，常便溏，舌体胖嫩有齿痕。

以上四种类型的体质，其中气虚质和血虚质往往相兼，可称为"虚弱质"；多痰质和多湿质又常合并，称为"痰湿质"。

二、现代的分类方法

（一）七分法

现代医家根据中医理论的有关论述，结合临床实践，提出了体质的七分法。主要代表医家有：王琦、庞万敏、杨长青和赵志付。

1. 王琦七分法　王琦根据中医理论及临床体质的流行病学调研结果，以临床所见宏观的形、征、色、脉等特征为依据，以脏腑功能变化为主，结合了形体结构、功能特征、心理性格等方面综合作出分型，提出体质七分法的观点，即正常质、阴虚质、阳虚质、痰湿质、湿热质、气虚质、瘀血质。

2. 庞万敏七分法　庞万敏依据历代医家对体质的论述及临床实践，以临床表现特征为主，将体质划分为七种类型，即正常质、实热质、气滞血瘀质、痰湿质、虚寒体质、气血两虚质、阴虚质。

3. 杨长青七分法　杨长青依据中医脏腑经络和阴阳气血津液理论，以及临床体质生理形态与功能状态表现，将体质划分为和平质、阴弱质、阳弱质、阴盛质、阳盛质、湿腻质、瘀滞质。

4. 赵志付七分法　赵志付根据临床观察结果，将体质分为阴阳平衡质、阳虚质、阴虚质、气血虚质、气血瘀滞质、痰湿质、阳盛质。

上述医家中，王琦的七分法得到了进一步发展，受到多数医家的关注。现将王琦七分法的主要体质表现特征阐述如下：

正常质：肥瘦匀称、健壮，发盛长色黑，面色红润，肤色红黄隐隐、明润含蓄，目光有神，精彩内含，鼻色明润，嗅觉通利，口和，唇红润，轻劲有力，耐受寒热，从容和缓，节律一致，舌质淡红、润泽，薄苔，多平和开朗，胃纳佳，大小便正常。

阴虚质：瘦长，面色多偏红或有颧红，面部有烘热感，肤色苍赤，巩膜红丝较多，或见暗浊，及眼有干涩或视物花，目眵多，鼻微干，或有鼻血，口燥咽干，多喜饮冷，唇红微干，肢体多有怕热感，或手足心热，脉细弦或数，舌红少苔，或无苔，或见龟裂纹，多急躁易怒，喜食寒凉食物，小便短赤，大便偏干。

阳虚质：体型肥胖，毛发易落，面色少华㿠白，肤色柔白，两目清澈或目色晦暗，鼻头冷，口淡，唇部淡红，形寒，肢末欠温，倦怠，背部或脘部怕冷，脉沉细无力，舌质淡，或浮胖娇嫩，边有齿印，苔白，性格多沉静，内向，喜偏热食物，小便清长，大便多溏。

痰湿质：体型多肥胖丰溢，面色淡黄而黯，肤色白滑，目胞下鲜明，鼻色微黑，口黏腻或甜，肢体不爽或身重，脉濡或滑，苔多腻，或舌面罩一层黏液，或常见灰黑，性格急躁或偏静，嗜酒茶，恣肥甘，小便不多或微混，大便正常或不实。

湿热质：体型肥瘦均见，面垢滞或油亮，或易生痤疮粉刺，肤色偏黄，眼筋红黄，鼻有油泽，鼻孔微干，口干微苦，烦懈怠，或怕热，多见滑数，舌质红，苔黄腻，性格急躁易怒，膳食肥甘厚味，小便短赤，大便燥结。

气虚质：胖瘦均有，以瘦人为多，毛发不华，面色偏黄或㿠白，肤色黄，目光少神，鼻部色淡黄，口淡，唇色少华，疲乏无力，寒热耐受力差，尤不耐寒，脉虚缓，舌淡红，边有齿痕，性格喜静懒言，食减不化，或喜甜食，小便正常或偏多，大便正常或便秘，但不干结，或大便不成形，便后仍觉未尽。

瘀血质：多见瘦人，发易脱落，面色黧黑或面颊部见红丝赤缕，肤色黯滞，或见红点，瘢痕，或肌肤甲错，眼眶黯黑或白珠见青紫，红筋浮起，在红筋末点有瘀点，形如针尖大小，鼻黯滞，口干，但欲漱口不欲咽，口唇淡黯或紫，对热耐受一般无特殊，伴有疼痛时，可见红斑结节，脉弦或沉，细涩或结代，舌质青紫或黯，或舌边有青，有点状或片状瘀点，舌下静脉曲张，性格急躁，饮食、二便无异常。

（二）九分法

现代医家依据中医理论、临床实践及文献研究和流行病调研等研究方法，提出了体质的九分法。主要代表医家有：王琦、毋国成、林齐鸣。

1. 王琦九分法　王琦在原来体质七分法基础上，通过文献学研究方法和临床流行病学调查方法，结合临床实践，进一步提出了体质九分法，即平和质、气虚质、阳虚质、阴虚质、痰湿质、湿热质、瘀血质、气郁质、特禀质等九种基本类型。

2. 毋国成九分法　毋国成认为病变过程中的体质变化属于一种"病质"状态，这种"个体病质"分为无力质（气虚）、苍白质（血虚）、黏液质（痰湿）、紫滞质（瘀血）、迟弱质（阳虚）、盗热质（阴虚）、冷激质（阴盛）、奋力质（阳盛）、结障质（气滞）。

3. 林齐鸣九分法　林齐鸣结合临床观察，提出了新的九分法，即正常质、阳热质、阴虚质、阳虚质、气血亏虚质、精亏质、气郁质、血滞质、痰湿质。

上述医家中，王琦的九分法得到了普遍的认同，并以行业标准在业内广为应用。现将王琦九分法的主要体质表现特征阐述如下：

平和质：体形匀称健壮，面色红润，精力充沛，发色黑有光泽，性格开朗，胃纳佳，二便正常，舌淡红，苔薄白，脉和缓。

痰湿质：形体肥胖，面色淡黄而黯，多脂，口黏痰多，胸闷身重，肢体不爽，苔多滑腻，脉滑，或弦滑。

湿热质：面垢油光，易生痤疮，常口干、口苦、口臭，便干，尿赤，性格多急躁易怒，舌质红，苔薄黄，或黄腻，脉数，或弦数。

血瘀质：以瘦人居多，面色常黯，发易脱落，红丝攀睛，肌肤或甲错或瘀斑，心烦心悸，健忘时作，舌质多黯，或有瘀点，脉细或涩。

气郁质：形体偏瘦，亦可见其他体形，性格内向脆弱，对精神刺激应激能力差，常忧郁不乐，易惊悸，失眠多梦，食欲不振，喜太息，或咽中异物感，或胁胀窜痛，脉弦。

气虚质：体形偏虚胖或胖瘦均有，平素易乏力，倦怠少气，面色微黄或㿠白，唇色淡白，毛发不华，喜静懒言，偏于肺气虚者易喷嚏、流清涕，舌质淡，脉细弱。

阴虚质：多见体型瘦长，面色潮红，咽干口燥，手足心热，性情多急躁易怒，常失眠多梦，舌红少苔，脉细或细数。

特禀质：有先天缺陷或有与遗传相关疾病的表现。如先天性、遗传性的生理缺陷，先天性、遗传性疾病，过敏性疾病，原发性免疫缺陷等。若为过敏体质者，常表现为对季节气候适应能力差，皮肤易出现划痕，易形成风团、隐疹、咳喘等。

（三）六分法

现代医家依据中医理论及临床观察，提出了体质的六分法。主要代表医家有：匡调元、和嘉芳和何裕民。

1. 匡调元六分法　匡调元依据中医阴阳、气血、痰湿的生理病理特征，将体质分为正常质、晦涩质（如气血易阻质）、腻滞质（如痰湿易盛者）、燥红质（如阴易亏者）、迟冷质（如阳易衰者）、倦㿠质（如气血易虚者）。

2. 和嘉芳六分法　和嘉芳依据中医阴阳盛衰理论、古代阴阳五行气质分型及现代医学的生化实验室检查分类结果，进一步发展了匡调元的六分法，提出阴虚型、阳虚型、阴阳平和型、阴阳两虚者、阴盛型、阳盛者等新的阴阳六型分类法。

3. 何裕民六分法　何裕民结合临床观察，将患者的体质类型分为正常质、阴虚质、阳虚质、阴阳两虚质、痰湿质、瘀滞质六类。

上述医家中，匡调元的六分法得到了普遍的认同。现将匡调元六分法的主要体质表现特征阐述如下：

正常质：体壮力强，面色润泽，胃纳佳，耐寒暑，口微干，二便调，脉有力，舌淡红苔薄白。

晦涩质：肤色晦滞，口唇色黯，眼眶黯黑，肌肤甲错，丝缕斑闪，痞闷作胀，脉沉涩缓，舌质青紫。

腻滞质：体形肥胖，中脘痞满，口甜黏，身重如裹，大便不实，口干不饮，胸满昏眩，脉濡或滑，舌苔多腻。

燥红质：形弱消瘦，口燥咽干，内热便秘，尿黄短少，饮不解渴，少眠心烦，五心烦热，喜凉饮，耳鸣聋，脉细弦数，舌红少或无苔。

迟冷质：形体白胖，面色不华，形寒怕冷，唇淡口和，四肢冷，肌冷自汗，大便稀溏，夜尿清长，毛发易落，耳鸣聋，喜热饮，脉沉无力，舌质淡胖嫩边有齿印。

倦㿠质：面色㿠白，气短懒言，乏力晕眩，心悸健忘，脱肛感，动辄汗出，子宫下坠感，手易麻，月经淡少，脉细弱无力，舌淡。

（四）其他分类法

现代医家对于体质的分类，多数依据中医某一理论及临床实践的观察，提出自己新的见解。前述的七分法、九分法、六分法在现代应用中得到普遍的关注。此外，还有田代华的十二分法、胡文俊的四分法及王大鹏和戴永生的五分法。

1. 田代华的十二分法　田代华依据脏腑经络和阴阳气血津液的盛衰虚实理论，结合不同体质的临床证候表现，将体质分为阴虚型、阴寒型、阳虚型、阳热型、气虚型、气滞型、血虚型、血瘀型、津亏型、痰湿型、动风型、蕴毒型十二类。

2. 胡文俊四分法 胡文俊根据健康青年的调查结果，从生理角度将体质按功能特征分为协调型、功能偏亢型、功能偏弱型、偏亢与偏弱型、偏亢与偏弱兼夹型四类。

3. 王大鹏五分法 王大鹏以阴阳、五脏作为体质分类的提纲，将体质分为阳性体质、阴性体质、阴虚体质、阳虚体质四种阴阳体质类型；心虚体质、肝旺体质、脾虚体质、肺虚体质、肾虚体质五种五脏体质类型。

三、正常体质分类法

"阴阳匀平，命之曰人"，"阴平阳秘，精神乃治"。理想的体质应是阴阳平和之质。但是阴阳的平衡，是阴阳消长动态平衡，所以总是存在偏阴或偏阳的状态，只要不超过机体的调节和适应能力，均属于正常生理状态。因此，人体正常体质大致可分为阴阳平和质、偏阳质和偏阴质三种类型。

（一）阴阳平和质

阴阳平和质是功能较协调的体质。具有这种体质的人，其身体强壮，胖瘦适度，或虽胖而不壅滞，虽瘦而又精神；其面色与肤色虽有五色之偏，但都明润含蓄，目光有神，性格随和、开朗，食量适中，二便调畅，对自身调节和对外适应能力强。阴阳平和质者，不易感受外邪，少生疾病，即使患病，往往自愈或易于治愈。其精力充沛，工作潜力大，夜眠安稳，休息效率高。如后天调养得宜，无暴力外伤或慢性疾患，则其体质不易改变，易获长寿。

（二）偏阳质

偏阳质是指具有偏于亢奋、偏热、多动等特性的体质。偏阳质者，多见形体偏瘦，但较结实。其面色多略偏红或微苍黑，或呈油性皮肤；性格外向，喜动，易急躁，自制力较差；其食量较大，消化吸收功能健旺。偏阳质者平时畏热、喜冷，或体温略偏高，动则易出汗，喜饮水；精力旺盛，动作敏捷，反应快，性欲旺盛。

偏阳质的人对风、暑、热邪的易感性较强，受邪发病后多表现为热证、实证，并易于化燥、伤阴。皮肤易生疖疮。内伤为病多见火旺、阳亢或兼阴虚之证，容易发生眩晕、头痛、心悸、失眠以及出血等病证。

此类体质的人阳气偏亢，多动少静，有耗阴之热。兼之操劳过度，思虑不节，纵欲失精，则必将加速阴伤，而发展演化为临床常见的阳亢、阴虚、痰火等病理性体质。

（三）偏阴质

偏阴质是指具有偏于抑制、偏寒、多静等特性的体质。具有这种体质的人，多见形体偏胖，但较弱，容易疲劳；面色偏白而欠华；性格内向，喜静少动，或胆小易惊；食量较小，消化吸收功能一般；平时畏寒、喜热，或体温偏低。精力偏弱，动作迟缓，反应较慢。

偏阴质者对寒、湿之邪的易感性较强，受邪后多从寒化，表证不发热或发热不高，并易传里或直中内脏。冬天易生冻疮。内伤杂病多见阴盛、阳虚之证，容易发生湿滞、水肿、痰饮、瘀血等病证。

具有这种体质的人，阳气偏弱，易致阳气不足，脏腑功能偏弱，水湿内生，从而形成临床常见的阳虚、寒湿、痰饮等病理性体质。

第五节 体质学说的应用

体质的特殊性是由脏腑之盛衰，气血之盈亏所决定的，反映了机体阴阳运动形式的特殊性。由于体质的特异性、多样性和可变性，形成了个体对疾病的易感倾向、病变性质、疾病过程及其对治疗的反映等方面的明显差异。因此，中医学强调"因人制宜"，并把体质学说同病因学、病机学、诊断学、治疗学和养生学等密切地结合起来，以指导临床实践。

一、体质与病因

体质决定对某种致病因素和某些疾病的易感性。不同体质对某些病因和疾病有特殊易感性。中医病因学对这一现象早有认识，针对某种体质容易感受相应淫邪的特点尚有"同气相求"之说。如偏阴质者素体阳虚，形寒怕冷，易感寒邪而为寒病，感受寒邪亦易入里，常伤脾肾之阳气；燥红质者素体阴虚，不耐暑热而易感温邪；如素体湿盛，易感湿邪，常因外湿引动内湿而为泄为肿等。《黄帝内经》中还有"五脏皆柔弱者，善病消瘅"；"小骨弱肉者，善病寒热"；"粗理而肉不坚者，善病痹"（《灵枢·五变》）等记载。由此可见，由于脏腑组织有坚脆刚柔之别，不同体质的人发病情况也各不相同。肥人多痰湿，善病中风；瘦人多火，易得痨嗽；年老肾衰，多病痰饮咳喘。凡此种种，均说明了体质的偏颇是造成机体易于感受某病的主要原因。

二、体质与发病

正气虚是形成疾病的内在根据，而邪气只是疾病形成的外在条件。邪之所客，必因正气之虚。正气虚，则邪乘虚而入；正气实，则邪无自入之理。正气决定于体质，体质的强弱决定着正气的虚实。因此，外来致病因素只有通过机体内部因素的联合作用，才能导致疾病的发生，而内在因素在很大程度上是指人的体质因素。

体质决定发病与否及发病情况。体质的强弱决定是否感受外来的邪气。人体受邪之后，由于体质不同，发病情况也不尽相同。有即时发病的，有不即时发病的，也有时而复发的。体质健壮，正气旺盛，则难以致病；体质衰弱，正气内虚，则易于发病。如脾阳素虚之人，稍进生冷之物，便会发生泄泻，而脾胃强盛者，虽食生冷，却不发病。可见，感受邪气之后，机体发病与否，往往决定于体质。当然我们决不能强调了体质在发病过程中的作用而否定邪气的作用。因为邪气也是疾病发生不可或缺的因素。但是，即使人体感受了邪气，因其体质不同，也不一定就能患病；即使患病，其临床类型和发病经过也因人而异。

三、体质与病机

（一）体质与病机的从化

在中医学中，病情从体质而变化，称之为从化。人体感受邪气之后，由于体质的特殊性，病理性质往往发生不同的变化。如同为感受风寒之邪，体质偏阳者得之往往从阳化热，而体质偏阴者则从阴化寒。又如同为湿邪，阳热之体得之，则湿易从阳化热，而为湿热之候；阴寒之体得之，则湿易从阴化寒，而为寒湿之证。因禀性有阴阳，脏腑有强弱，故机体对致病因子有化寒、化热、化湿、化燥等区别。

（二）体质与病机的传变

患者体质不同，其病变过程也迥然有别。在中医学中，传变是言疾病的变化和发展趋势。传变不是一成不变的，一切都因人而异。体质强壮者或其邪气轻微，则正能敌邪而病自愈。如伤寒之太阳病，患病七日以上而自愈者，正是因为太阳行经之期已尽，正气胜邪之故。如果在邪气盛而身体又具有传变条件的情况下，则疾病可以迅速传变，患伤寒病六七日，身不甚热，但病热不减，患者烦躁，即因正不敌邪，病邪从阳经传阴经。总之，疾病传变与否，虽与邪之盛衰、治疗得当与否有关，但主要还是取决于体质因素。

综上所述，疾病的发生、发展过程，主要取决于患者的体质特征。"证"在整个疾病中具有时相性的特征，不是固定不变的，它随病情的变化而时刻变化着。"证"常以体质为转变，体质是形成"证"的物质基础之一。所谓"异病同证"和"同病异证"，在一定程度上是以体质学说为依据的。所以，我们在观察疾病的发生、发展过程中，必须掌握患者的体质特点，注意患者在致病因素作用下，体内阴阳矛盾的变化情况，分清寒热虚实、阴阳表里。

四、体质与辨证

体质是辨证的基础，体质决定临床证候类型。同一致病因素或同一种疾病，由于患者体质各异，其临床证候类型则有阴阳表里寒热虚实之不同。如同样感受寒邪，有的人出现发热恶寒，头身疼痛，苔薄白，脉浮等风寒表证；有的人一发病就出现畏寒肢冷，纳呆食减，腹痛泄泻，脉象缓弱等脾阳不足之证。前者平素体质尚强，正气御邪于肌表；后者阳气素虚，正不胜邪，以致寒邪直中脾胃，故出现上述情况。又如同一地区、同一时期所发生的感冒，由于病邪不同，体质各异，感受也有轻重。因此，其临床类型有风寒、风热两大类别，以及夹湿等不同兼证。同病异证的决定因素，不在于病因而在于体质。从热化者，素体阴虚；从寒化者，素体阳虚。由此可见，病因相同或疾病相同，而体质不同，则出现不同的证候。另一方面，异病同证亦与体质有关。即使是不同的病因或不同的疾病，由于患者的体质在某些方面具有共同点，常常会出现相同或类似的临床证型。如泄泻和水肿都可以表现出脾肾阳虚之证。这可能是由于虽然病因不同或疾病不同，而体质相同，所以才出现了相同的证候。可见，体质是形成"证"的生理基础之一，"证"的特征中包含着体质的特征，辨体质是辨证的重要根据。

五、体质与治疗

体质是治疗的重要依据。在疾病的防治过程中，按体质论治既是因人制宜的重要内容，又是中医治疗学的特色所在。临床所见同一种病变，同一种治法，可能对此人有效，对他人则不但无效，反而有害，其原因就在于病同而人不同，体质不同，故疗效不一。体质与治疗有着密切的关系，体质决定着治疗效果。

（一）因人论治

体质有强弱之分，有偏寒偏热之别。因此，必须结合体质而辨证论治。如面色白而体胖，属阳虚体质者，本系寒湿之体，若感受寒湿之邪，则非用姜、附、参、苓之类大热方药则邪不能去；若感受湿热之邪则必缠绵难愈，尚须通阳以化湿，药性过凉则湿邪愈加闭阻于内而阳气更加虚乏。反之，如面色苍而形瘦，属阴虚体质者，内火易动，湿从热化，反伤津液，故其治与阳虚之体必定迥然不同。故阳虚、阴虚之体，虽同感湿热之邪，治法却大不相同。总之，阳盛或阴虚之体，慎用温热伤阴之剂；阳虚或阴盛之体，慎用寒凉伤阳之药。

此外，在治疗中还应重视年龄、性别、生活条件、地理环境等因素造成的体质差异。

1. 年龄　人体气血及脏腑盛衰和生理活动随着年龄的增长而发生不同的变化，从而影响机体对致病因素的反应能力，所以年龄长幼与治疗关系密切。如小儿属"稚阴稚阳"之体，不论用温热剂还是苦寒剂，均应中病即止。因苦寒之品易伐小儿生生之气，辛热之属则易损真阴。又如老年人大多肾气已衰，中气虚乏，易受邪致病，而既病之后多见虚证，或虚中夹实。因此治病用药尤须审慎。正如清代医家叶桂所强调，对老年病的治疗应审体质、保真气、慎劫夺。

2. 性别　妇女在生理特点上有别于男子。盖女子以肝为先天，而血常不足，因此在临床治疗中应特别注意女性患者是否有肝郁、血虚之证。

3. 生活条件　生活习惯、营养状况对体质的影响很大。一般来说，膏粱厚味酿积既久，多为痰湿或湿热之质；纵欲恣情，多损真阴真阳；饥饱劳役，每多脾胃致虚，因而治疗上须区别对待。

4. 地理环境　地区不同，生活习惯不一，人的体质也有差异，因此中医治病讲究因地制宜。

（二）同病异治，异病同治

由于体质的差异，即使同一疾病也可出现不同的证候，故其治则有异。另一个方面，即使病因或疾病不同，由于患者的体质在某些方面有共同点，证随体化，往往可出现相似或相同的证候，故其治则相同。

（三）用药宜忌

由于体质有阴阳偏颇的差异，临证应视体质而用药。其一，注意药物性味，一般来说，体质偏阳者宜甘寒、酸寒、咸寒、清润，忌辛热温散、苦寒沉降；体质偏阴者宜温补益火，忌苦寒泻火；素体气虚者宜补气培元，忌耗散克伐等。其二，注意用药剂量，一般说来，体强而壮实者，剂量宜大；体瘦而弱者，剂量宜小。急躁者宜大剂取其速效，性多疑者宜平妥之剂缓求之。

（四）善后调理

疾病初愈或趋向恢复时，中医学很重视善后调理，以促其康复。这也属于治疗范畴。此时常需多种措施的配合，包括药物、食饵、精神心理和生活习惯等。这些措施的具体选择应用，皆须视患者的体质特征而异。如体质偏阳者热病初愈，慎食狗肉、羊肉、桂圆等辛温食物或辛辣之味；体质偏阴者大病初愈，慎食龟鳖等滋腻之物及五味子、乌梅等酸涩收敛之品。

总之，中医体质学作为一门应用性学科，源于临床，最终也要服务于临床，并从临床实践中获得自身的发展。中医体质学的贡献不仅在于生命科学，更在于临床医学，它将更全面、本质地揭示人类健康与疾病的关系，从而更有力地用以指导医学实践。

六、体质与治疗体质学说研究的进展

（一）体质的概念

1. 有关体质的名称与含义的认识　自从 20 世纪 80 年代体质学说被正式提出以后，

人们就对"体质"的名称与含义展开了讨论，在认识上出现了三种倾向：

（1）倾向于身体素质：王琦等认为体质是有机体"在形态结构和功能活动方面固有的、相对稳定的个体特性"。匡调元认为"体质是人群中的个体在其生长发育过程中形成的代谢、功能与结构上的特殊性，这种特殊性往往决定着他对某种致病因子的易感性及其所产生的病变类型的倾向性"。郑元让提出，体质是常态下机体的自我调控能力和对外界环境的适应能力。

（2）倾向于心理素质：李兴民等人基于现代心理学的观点，认为《灵枢》的"阴阳二十五人"及"通天"篇是对人的气质、个性特点的探索，包括心理学的个性、性格、气质诸概念的内容。

（3）倾向于身心统一：根据《黄帝内经》论述，杨嘉进认为，"体质（包括气质）是人们通过先天禀赋、后天调养所形成的与自然、社会环境相适应的形态、气化功能、神态活动方面所表现的特性，它反映机体的阴阳运动形成的特殊性，这种特殊性以气血为基础，并由脏腑盛衰所决定"。毋国成认为，体质是机体在发育过程中所表现出的稳定的个体特征，其结构由三个要素组成，即体态（人的外表形态）、质能（人体组织器官的功能特点及作功强度）、气质（人的精神面貌、性格、情绪的总合）。王琦认为，气质包括人的躯体特征、精神情态、行为举止及态度体验诸方面，是一种客观的心理生理现象。孙永华据《辞海》指出，体质指人体的质量，是在遗传性、获得性基础上表现出来的形态结构、生理生化功能和心理因素的综合、相对稳定的个体特征。我们认为，从身心统一的观点出发来阐述对体质含义的认识，较好地处理了体质与气质的关系，这是符合中医理论思想的。

近些年，随着研究逐步深入，中华中医药学会体质分会编制了正式标准，将体质的概念以国家标准形式明确下来。具体标准是：人体生命过程中，在先天禀赋和后天获得的基础上所形成的形态结构、生理功能和心理状态方面综合的、相对稳定的固有特质，是人类在生长、发育过程中所形成的与自然、社会环境相适应的人体个性特征。

2. 有关体质与气质的关系认识　体质与气质的关系仍然是经常被讨论的话题。匡调元认为，体质与气质是两个不同的概念，所以他在概括体质概念时，就把气质排除在外。他认为，《灵枢·阴阳二十五人》描述的是体质，而《灵枢·通天》所讲的"五态之人"是属于气质，两者不可混淆。然而，党文等人偏偏从"阴阳二十五人"来探讨人格气质问题。其实，匡调元也承认，《灵枢》五态之人虽为气质分型，但其中也有关于体态特征的描写；反之，阴阳二十五人为体质分型，其中也有心理特征的描述。这就是说，体质与气质，依然是有密切联系的。不过，杨长青等人从临床观察发现，气质与体质并不能完全吻合。也就是说，有时体质虽同，气质却不一；或体质虽异，气质却相似。这就是说，体质与气质有各自的成型根据，然而二者可以不同形式相互联合。在此我们认为，问题只在概念的确定上。如果我们把气质隶属于广义的体质概念，那么可与气质并列的"体质"只是一个狭义的体质概念。狭义的体质概念偏重于对人体物质结构及其一般功能状态的表述，而气质是专门用来描述人的心理状态的。其实，若从根本上说，气质也可有其特定的物质基础。陈问桓说：如果否定了精神、气质具有形态学基础，则整个"阴阳二十五人"学说都不能成立。值得欣慰的是，现代精神病学认为，精神病"是大脑的疾病"，从而为抽象的精神现象找到一个形态学的归属。这个观点从原则上承认了精神气质是以一定的形态学单位为基础的。前苏联学者曾指出，动物个体在生活中获得的特征（包括精神、心理方面的特征），可以改变其遗传。不仅如此，现代精神病学家 Kertschmer 又从形态—生理—心理的观点出发，提出了气质与体型相关的假说，把人的体型分为矮胖型、瘦长型、力士型、发育异常型等，从描述上看，与"阴阳二十五人"非常相似。这就是说，精神气质不仅有内在的物质结构基础，还可能与外部形态有特定的联系。狭义体质与气质之所以会有某些分歧，可以认为广义的体质因素在具体表现时出现了分支现象。即使这样，狭义体质与气质之间，在许多情形下仍然是相互重叠的，只在"边缘"上有些分化。所以，广义的体质概念，应当包括气质在内，这也是中医学强调身心统一理论的必然结果。

3. 有关体质表现形式的认识 王琦在对体质下定义时说："体质表现为在生理状态下对外界刺激的反应和适应性上的某些差异性，以及发病过程中对某些致病因子的易罹性和病态发展过程中的倾向性。"陈镇江认为生理体质是人体在正常生理状态下表现出来的个体特殊性，病理体质是指人体内阴阳平衡被打破，出现相对固定的阴阳偏盛偏衰而表现的体质特征。显然，这里所讲的"生理体质"和"病理体质"的含义不尽相同。前者说的是体质的表现形式，后者说的是体质的形成原因。

4. 有关中医体质概念争鸣的原因 中医体质概念的界定经历了形成、完善和发展的过程。其间，学者们对体质概念的内涵的认识不尽一致。邢玉瑞等认为，其主要原因源于《黄帝内经》对人的体质分类的论述。《黄帝内经》基于"形神统一"的思想和当时科学发展水平的限制，对人的体质分类多采用了综合分类方法。这些影响了中医体质概念的形成。不仅如此，中医学界固有的崇拜经典的学风，都影响着中医体质概念的形成。

（二）体质的形成

1. 年龄因素对体质的影响 对于小儿体质特点，历来说法不尽相同。郑启仲曾把它归纳为"三说"，即"纯阳说"、"稚阴稚阳说"和"少阳说"。他认为，此"三说"虽然见仁见智，各有道理，但总的来说有其共同的局限性。"三说"只是体质分类中的一个方面，不过是用"纯阳"、"稚阴稚阳"、"少阳"等词语来描述小儿这一人体生长发育阶段生理体质特点的共性，而不能用以说明不同小儿体质的差异性，即个体体质。也就是说，"三说"只是从年龄的角度说明小儿与青壮年、老年人体质之间的差异，至于小儿个体体质问题则应当别论。据此，郑启仲把小儿体质分为七种类型，如正常质、阴虚质、阳虚质、痰湿质、气虚质、血虚质和瘀血质七种体质。皇甫燕根据小儿身长、体重、营养、发育、面色、头发、舌象、脉搏、血色素及过去史、营养史、个人史等方面，以中医理论为根据，将小儿体质划分为正常型、脾胃虚弱型、肝肾不足型、肾气不足型和血虚型。朱锦善根据临床观察将小儿体质总结划分为正常质、痰湿质、气虚质、内热质和气阴两虚质。有人认为，小儿"纯阳"之说与"稚阴稚阳"说揭示了小儿体质特点的共性，并根据小儿个体阴阳消长的生理差异，将小儿体质划分为均衡体质、痰湿体质、阴虚体质、气血虚体质和阳虚体质等五型。

对于老年人体质的研究，周天寒认为老年人具有精血亏虚、脏腑失养、正气内虚、肺脾气虚、神气不足、心肝血虚等体质特点。许多研究结果表明，在老年人中异常体质与年龄基本呈正相关性。随着年龄的递增，正常型体质越来越少，异常型体质越来越多。朱秉匡等通过对 60 岁以上老年人调研发现，在 1075 例老年人中异常体质多达 97.02%，其中以阳虚质及瘀滞质为最多。从现代临床研究结果来看，老年人的体质特点与中青年有所不同。老年人的衰老现象随年龄的增加而增多。各脏器的虚象随年龄的递增而递增，导致了异常体质越来越多，正常体质越来越少。同时，老年人的异常体质也并不像中青年那样单纯，常以一种体质为主兼夹其他体质，多是以阴虚或阳虚或阴阳两虚体质为主兼夹痰湿质或瘀滞质，且在异常体质中，常常是两种以上的异常体质相兼出现，较少有单纯以一种体质类型出现者。

2. 性别因素对体质的影响　陈慧珍等根据女子的生理特点，总结提出了妇女体质的七种表现类型，即正常质、阴虚质、阳虚质、肾虚质、气血虚弱质、痰湿质和瘀滞质。杨新中等研究了正常妊娠对妇女体质的作用，认为妊娠后妇女体质可发生多方面的改变，如阴阳寒热的改变、气血运动的改变、形体肌肤的改变、脏腑功能的改变、心理性格的改变和抗病能力的增强。何裕民等通过调查发现，在男性中属正常体质者明显多于女性；就体质类型来看，阴虚体质和阴阳两虚体质女性均显著多于男性，而瘀滞质则男性明显多于女性。应该说，这些都是由于女性有其特殊生理活动的缘故。

3. 遗传因素对体质的影响　遗传因素对体质的形成有着一定的影响。王琦等认为，过敏体质形成的主要原因是体质的禀赋遗传。过敏体质主要是由遗传性因素造成的。过敏体质在中医理论上的机制可能是：阴平阳秘水平失衡与阴阳自和，对外界刺激的应激反应阈值低反应程度高，易受外界因子激发。李玉清认为，先天遗传因素是瘀血体质形成的基础。日本学者从免疫遗传学的角度用 HLA 证实了瘀血质的遗传性。

（三）体质分类

有关现代体质分类方法，不少学者从临床实践角度对现代人常见的体质类型进行了分类，出现了多种分类法。

1. 六分法　匡调元分为正常质、晦涩质、腻滞质、燥红质、迟冷质和倦㿠质；何裕民等分为正常质、阴虚质、阳虚质、阴阳两虚质、痰湿质和瘀滞质；和嘉芳等分为阴虚型、阳虚型、阴阳和平型、阴阳两虚型、阴盛型和阳盛型等。

2. 七分法　如王琦等人将体质分为正常质、阴虚质、阳虚质、痰湿质、湿热质、气虚质和瘀血质；杨长青分为和平质、阴弱质、阳弱质、阴盛质、阳盛质、湿腻质和瘀滞质；赵志付分为阴阳平衡质、阴虚质、阳虚质、气血虚质、气血瘀滞质、痰湿质和阳盛质等。

3. 九分法　毋国成分为无力质、苍白质、黏液质、紫滞质、迟弱质、盗热质、冷激质、奋力质和结障质等。其他还有十二分法等等。此外，也有人专门针对小儿及妇女的特点而提出了各自的体质分型，如朱锦善将小儿体质分为正常质、痰湿质、气虚质、内热质、气阴两虚质五种类型，陈慧珍将妇女体质分为正常质、阴虚质、阳虚质、气虚质、痰湿质、滞涩质六种类型。这些不同的分型方法，仔细看来大同小异，基本上都是从阴阳、精气血津液以及整体功能等方面来分析其差异性的。除了应用阴阳及气血津液理论来分析体质类型外，现代医家还根据《黄帝内经》等古籍记载，从五行、脏腑、体态、性情等多角度来分析体质，以期体质学说更好地与中医基础理论相结合，并初步形成包括气质内容在内的一个比较完整的体质分类系统。

王琦经过二十多年的深入研究和积累，结合临床观察以及古代和现代体质分类的有关认识，采用文献研究、流行病学调查分析等方法，对原有七分法进行了增补，提出了 9 种体质的基本类型。并对 9 种体质的分类依据、命名依据、体质特征的表述原则与方法以及各体质类型的内涵和文献依据进行了阐述。

随着中医体质分类研究的不断深入，由国家中医药管理局主管、中华中医药学会体质分会负责编制，在王琦 9 种体质分类基础上，于 2006 年 6 月正式启动了中医体质分类标准，并于 2009 年 4 月正式颁布实施。此标准分为范围、术语和定义、中医体质 9 种基本分类和特征、中医体质分类的判定、附录（中医体质分类和判定表）5 个部分。这个标准是我国第一部指导和规范中医体质分类和体质辨识研究及应用的规范性文件，旨在为体质辨识及与中医体质相关疾病的防治、养生保健、健康管理提供依据，为实施个体化诊疗提供理论和实践支持。

（四）体质本质

体质的本质是什么？这个问题从来没有人系统地阐述过，所以它是一个新的课题。以下的叙述是对体质本质问题的一个尝试性探讨，供大家参考。

1. 脏腑、经络、形体是形成体质的结构要素　藏象学说认为，脏腑是人体生理活动的中心环节，人体的一切（包括结构与功能）都是以五脏为中心、联系六腑而后外合组织器官的。因此，脏腑便成了决定体质的根本因素；而在脏腑中，又以五脏为中心；在五脏中，尤以肾、脾起主要作用。

在先天禀赋基础上，体质的优劣，主要指肾的强弱。先天肾之精气充足，则出生后能够健康正常地发育成长，从而获得较强的生命活力。如先天肾之精气不足，不但发育不良，即生后也常多病。人体的发育成长及衰老过程，就是一个以肾之精气为基本物质而激发五脏六腑活动的演变过程。《素问·上古天真论》中所叙述的男女生长壮老过程及其各个阶段的表现，即充分体现了不同年龄下形成的体质差异，归根结蒂是肾之精气盛衰的必然结果。肾的盛衰，必致其他内脏也随之而盛衰，从而有一系列功能和形体的改变。《灵枢·天年》中描写人的生长发育和衰老过程的状态，就是联系五脏来分析的。

影响体质的后天诸因素中，以饮食为最重要。饮食是否相宜，直接影响脾胃的功能。反之，脾胃纳运是否正常，关系到人体营养的好坏，因而对体质的影响颇大。所以体质的强弱，往往与脾胃功能的盛衰相一致。其有先天禀赋不足者，得后天水谷之补养，尚可弥补。否则虽有先天的基础，而无后天的充养，则形体也不能壮实。《景岳全书》说："人之始生，本乎精血之源；人之既生，由乎水谷之养。非精血，无以立形体之基；非水谷，无以成形体之壮。"

在《灵枢·阴阳二十五人》中所描述的五行之人，实际上一一对应于五脏。如以肝脏气血充盛为主而形成的体质相当于木形之人等等。《灵枢·本脏》直接以五脏六腑的形态、位置、性质等为根据来分析人的体质。在前述的按五色分类体质的内容中，五色也一一对应于五脏。由此可见，体质与五脏之间的密切关系。

经络内属于脏腑，外络于肢节，是人体气血阴阳运行的通道。体质不仅取决于内脏功能活动的强弱，还有赖于各脏腑功能活动的协调。经络正是这种联系、沟通的结构基础。体质之强弱优劣，通过外部形体表现出来，而经络则担负着将内脏之气血阴阳输运于外，以充养其形体的任务。不同的人，其不同的经络之中所运行的气血阴阳是不完全相同的，表现在外的形体也就有了差异性，从而形成了不同的体质类型。前述从人体的眉毛、胡须、腋毛、阴毛、胫毛等的多少可以判断其体质类型，正是用手足三阳经脉之气血多少来说明的。

形体见于外，是藏象的外部表现。内脏藏于内，何以知其盛衰？唯观形体而已。内脏气血阴阳充盛，经络通畅，则形体充实健壮美好，说明体质优良；内脏气血阴阳衰少，经络不畅，则形体瘦弱虚软无力，说明体质次劣。对人体体质的各种分类方法，都离不开对形体的观察，尤其是形体盛衰本身也成为体质强弱的分类依据。形体的情况不仅反映了内脏气血阴阳的盛衰，而且直接关系到人的生命活力。如骨骼坚强则多力，皮肤致密则不受虚风，皮厚则耐痛，肌肉坚实则举动灵活有力。但形态过于丰盛，则气不胜形，反而动作迟钝；过于瘦削，则气血皆少，生活力下降。因此，形体实际上也参与了体质的形成。

总之，脏腑、经络、形体三者紧密相联，皆为形成体质的结构基础。无脏腑，则经络、形体无由而生；无经络，则脏腑、形体不得相联；无形体，则脏腑、经络活动无从体现。三者缺一不可，共同形成了人的体质。

2. 精、气、血、津液是影响体质的基本物质 体质反映了人的生命活力，而维持生命活力的基本物质则是精、气、血、津液（也称气血阴阳）等。脏腑、经络、形体虽是形成体质的结构基础，但也必须在精、气血、津液等充盈的条件下才能发挥作用。这些基本物质产生并贮藏于脏腑，由经络运行内外，而充实于形体。

精有先天之精和后天之精。先天之精禀受于父母，藏于肾中，是人体生命活动的原始动力来源。由肾精的盛衰演示出整体功能和形体的盛衰，从而形成强弱不同的体质。后天之精源于水谷而化生于脾胃，能充养先天之精，使人体生长壮大。后天之精的盈亏，直接关系到气血的盛衰，关系到各脏腑功能活动能否正常地发挥，关系到御邪抗病能力的强弱。

气也有先天后天之分。气是直接温养脏腑，推动各脏腑功能活动的动力来源。气的盛衰和运动情况的差异，在内则为脏腑特性的差异，在外则为形体特征的差异，也就是体质的差异。气还是抗御外邪、抵抗疾病的主要和直接的力量来源。体质的强弱，通过真气的盛衰在御邪抗病中的作用体现出来。故体质在古代又称为"气体"。

血与精、气之间可相互化生。但精凝聚而少动，血则流行于脉中。气的活力很强，故血流动则内养脏腑，外溉形体，保持脏腑功能正常和形体充实，从而对体质的形成起重要作用。人的经脉源于内脏，外通形体，其运行不息者有气也有血。血充实人的形体，则形体健壮，筋骨有力，是体质强健的重要条件。血的盈虚和运行情况，因人而异，因经络而异，故其体质就有差别。

津液濡养脏腑等组织器官，参与血液的形成，并与气有相互化生关系，故津液也是影响体质的重要因素。津液除了以其滋润营养作用影响体质外，其代谢正常与否也与体质有关。凡津液代谢失常，生痰生湿，停聚体内，便可影响气血的运行，影响内脏的功能，从而形成一种特殊的体质类型，即痰湿质（或多痰质，或多湿质）。

3. 体质是疾病发生、发展的基础 中医发病学认为，决定疾病发生发展的主要因素有两个，一是正气的强弱，二是邪气的有无。在这两方面中，中医学更强调正气的主导作用。正如《黄帝内经》所说，"正气存内，邪不可干"；"邪之所凑，其气必虚"。此处的"正气"，实质上就是一个体质的问题。正气的强弱，也就是体质的强弱。一般所讲的正气强弱，显得比较笼统，而用不同的体质类型来表达正气的状况，就具体、详细得多了。

（1）有关体质对疾病发生的影响：体质对疾病发生的根本影响有两个方面，一是影响到疾病是否发生，一是影响到所发生疾病的性质（证候）。因为体质是机体固有的一种特性，它在发病前就已存在，它直接导致了疾病的发生，在所发生的疾病状态中体质的影响就像影子一样时刻跟随着疾病，并渗透在整个疾病中，所以体质是疾病发生所不可缺少的基本要素，是一切疾病发生的基础。

潘卫星对体质与疾病的关系这样描述：病是一张画面上的特异性图像，或称"花样"，而体质是画面后的"底色"。换句话，病是"前景"，体质是"背景"。各种特异性病变这个"前景"的"时空花样",是在体质因素这个背景的基础上发生的,两者互相影响。

一般来说,体质强健者是不易发生疾病的。但是,这种"强健"总是相对的。因为真正完美无缺的体质几乎是不存在的,即使是所谓"阴阳和平"体质,也是相对的,而不是绝对的。作为一个常人,最好的体质也只是少病而不是无病。所谓"少病",就是说在大多数情形下可以不病,而在某一特定的条件下必然会发病。也就是说,人群中的个体将因其体质类型的不同,在各自特定条件下发病。这样,就形成了不同体质类型对不同疾病的易感性的差异。阴虚或偏热体质的人易受温热之邪而生阳热病证,阳虚或偏寒体质的人易受寒湿之邪而生阴寒病证等等,这已是众所周知的事实。伤寒与温病是两类性质不同的疾病,其实就是不同的体质类型对环境因素所作出的不同的反应而已。

关庆增指出,虽然《伤寒论》主要是讨论外邪侵袭人体而产生一系列病变的,但也强调了六经病之所以能够产生的原因是"血弱气尽,腠理开,邪气因入",从反面论证了只要素体气血充足,腠理致密,抗病力强,外邪无从入侵,六经病也就不会发生了。刘国强指出,一般认为温热类温病患者多为阴虚体质。吴瑭云:"合而论之,经谓'冬不藏精,春必病温',又谓'藏于精者,春不病温',又谓'病温虚甚死',可见病温者精气先虚。"

不同的个体,虽然感受同一病邪,也可能发生不同性质的疾病,这也是由体质类型所决定的。范仁忠从研究伤寒发热的机制中发现,六经病发热与否,主要决定于体质的阴阳盛衰。如太阳病发热与否决定于卫气的强弱,阳明病发热与否决定于胃阳的盛衰,而三阴病是否发热则取决于是否兼有三阳表证,因为只有阳气较盛之时才会溢出其表。

为了说明不同体质类型对所发生疾病的性质的影响,中医学提出了一个"质化"(或称"从化")的理论。章楠在《温热论》注中说:"六气之邪,有阴阳不同,其伤人也,又随人身之阴阳强弱变化而为病。"意思是说,不论感受何种病邪,都有一个随着体质偏倾的性质而转化的趋向。这样一来,体质的因素实际上就成了诱导证候形成的主导因素。对于"质化",匡调元曾定义说:当致病因子作用于病理体质时,则病势将以质势为基础,随着质势而变化。我们将这一现象与过程称为"质化"。

(2)体质对疾病发展的影响:从一般意义上说,疾病的发展有向好和向坏两种不同倾向,也是由体质因素所决定的。体质相对较强者,正气能够胜邪,疾病将逐步好转痊愈;体质相对较弱者,正气不能胜邪,邪气若乘势深入,疾病将变得复杂难疗,预后不佳。具体地说,疾病的发展可有不同的方向,中医学叙述这一过程的理论就是关于"传变"的学说。人体有五脏六腑、十二经脉等不同组织器官,传变的一般规律是病邪向相对虚弱的部位转移,并形成新的疾病状态。这样,不同的体质类型(如脾虚质、肾虚质等),在初病相同的情形下可有不同的传变形式。虽然传变也有善恶之分,但一般以未传状态为单纯性疾病,视为易治。所以,在临床"既病防变"的过程中,必须首先掌握的重要信息就是患者的体质。《金匮要略》和《难经》都曾说过,肝病可以传脾,应预先采取防范措施,也就是补脾;但是对于素体脾气旺盛的患者,就不需要补了,这便是"四季脾王不受邪,即勿补之"理论依据。对于伤寒六经传变,范仁忠认为太阳病有顺传阳经和逆传阴经两种情况。凡传阳经者,多是素禀阳气旺盛;传阴经者,大多平时脾阳不振,或心、肝、肾功能失调,患伤寒后正阳进一步削弱崩溃,以致邪势披靡,直入三阴。对于温病的传变,历来有顺传阳明、逆传心包的说法。顺传,总是正气未大衰,而能与邪相争的结果;逆传,往往是心阴先不足所致。《临证指南医案》说:"六气伤人,因人而化。阴虚者火旺,邪归营分为多;阳虚者湿胜,邪伤气分为多。"刘国强和范仁忠认为,温病传变与体质的关系,在小儿和老人表现得尤其明显。因小儿为"稚阴稚阳"之体，而老人则脏腑功能已经衰退，故感受温邪以后，其发展演变也与中青年患者有所不同，并且容易传变为难治之症。

4. 体质是"证"的未病形式 一般认为，体质与证候是不同的。体质是相对稳定且长期存在的常态，而证候则是暂时存在且易变化的病态。然而，由于体质与证候的特殊联系，我们提出体质是"证"的未病形式这一概念。也就是说，"证"应当有两种表现形式，一种是已病形式，即通常所指的病证；一种是未病（也叫非病）形式，实质是病证的潜在（或萌芽）形式。从这个意义上说，所谓未病并非真正无病，它只是病的静止状态而已。动态的病固然需要治疗，而静态的病同样需要治疗，这就是治未病的意义所在。如果未病没有得到治疗，它早晚会变成显在的已病。杨长青等人指出："各体质类型各具偏性，在病因作用下，一旦发病，这种偏性就会加重，从而产生证候，所以说，体质之偏性是潜在的病理变化。"这种论述是很有意义的。潘卫星把体质看作是疾病的"背景"，而疾病是在此背景上形成的"前景花样"。其实"背景"本身已经具备了"花样"，这就是体质的各种类型。只是在病因的作用下，这些背景上的花样才突现出来，从而成为"前景花样"。前景花样虽然有别于背景花样，但它们的"花样"形式却是相同或相似的。这种相同或相似，正是病因与体质之间"从化"（也叫"质化"）的结果。于是我们不得不承认，预先存在的体质因素，在很大程度上充当了诱导病证形成的角色。

当然，并不是所有的"证"都一定是从某种体质类型"质化"而来，我们只是说体质的偏倾肯定会导致相应的"证"，而此时的体质就成了未来"证"的前期形式，于是说它是"证"的未病形式是完全合理的。如果某种"证"的性质与原先的体质类型无关，那么它可能真的与体质没有直接的关系。日本学者认为，体质与证的关系在慢性疾病中是相对应的，有什么样的体质即有什么样的证，体质决定了证的发生和发展，两者甚至是完全等同的，但在急性疾患时，则证与体质是两个概念，这时的证是一种环境因子证，而体质是遗传因子证。然而我们认为，间接的关系还是摆脱不了的，至少某些体质类型与相应的疾病会出现易感现象。反过来看，这种本来与体质没有直接关系的病证，可能对体质发生相应的作用，参与未来体质的形成，最终以体质的形式，将这种病证"储藏"起来。这样看来，体质依然是"证"的未病形式。

（五）研究体质学说的价值与意义

研究体质学说，是进一步认识人体生命的重要方面。体质的概念虽然是表达人的个体特征的，但体质学说所反映的却是一种普遍的生命现象。如要在更深的层次上探索体质的本质，就必须更深刻地认识生命，因为体质的本质实际上就是生命的本质。体质的形成、演变等，实际上就是一个人"生命谱"的逐步展现。

中医体质学说是藏象学说的重要内容之一，它对于养生防病和辨证论治起着重要的指导作用。

1. 养生防病方面 对于不同的体质，应当采用不同的养生方法。如体质强壮者应注意预防疾病，因为疾病可以损伤人体，使体质下降，防病则可以维护体质；同时还应加强锻炼，促使气血阴阳流通，不使邪气停着。体质虚弱者则除了预防疾病以外，还应采取适当的锻炼方法，并注意饮食调理，防止过劳过逸，促使体质增强。对于不同倾向的体质，还应注意生活起居和饮食方面的宜忌，如阴盛体质宜温忌寒，阳盛体质宜凉忌热等等。王前飞从现代预防医学"三级预防"概念的角度，进一步论证了体质学说在预防医学中的特殊意义。他指出：一级预防也叫病因预防，而病理性体质在各种病因中是最关键因素之一，故积极改善特殊体质，阻止致病因子对人体的袭击，就成为一级预防的核心；二级预防也叫临床前期预防，目的在于早期发现、早期诊断、早期治疗某些多发病证，而体质学关于易感体质类型的理论，为疾病的普查提供直观有效的筛检方法，很容易确定某些疾病的高危人群以进行重点预防；三级预防也叫临床预防，目的在于及时治疗，防止恶化，而中医体质学说通过对体质和证候关系的研究，深刻地阐明了疾病发展演变的趋向及其可能性，从而为临床医生提供了一种根本性的三级预防的有效手段。

2. 辨证论治方面　体质状况对证候的分析和用药的宜忌等都有关系。《医门棒喝》说："治疗之要，首当察人体质之阴阳强弱，而后方能调之使安。"一般地说，某一体质的人容易感受某种邪气而形成相应的证候，这种现象叫"同气相感"，这对医生的辨证具有提示作用。如素体阴弱之质，多有虚火，故易感温热之邪，证候多为阳热之证。其次，某一性质的证候虽与原有体质没有直接关系，但在治疗上也要考虑其素质，用药有所顾忌。如素体脾虚而又感热邪，虽当用苦寒清热，但不可过用苦寒而复伤脾阳。《伤寒论》提出"凡用栀子汤，病人旧微溏者，不可与服之"，就是这个道理。再次，对于同样的疾病，运用于男女老幼不同体质的患者以及所居方土不同的患者时，治疗方法也当有异。《医学源流论》说："夫七情、六淫之感不殊，而感受之人各殊，或气体有强弱，质性有阴阳，生长有南北，性情有刚柔，筋骨有坚脆，肢体有劳逸，年龄有老少，奉养有膏粱藜霍之殊，心境有忧劳和乐之别，更加天时有寒暖之不同，受病有浅深之各异，一概施治，则病情虽中，而与人之气体迥乎相反，则利害亦相反矣。"只有识别体质，用药反复权衡，才能祛邪安正，使人恢复健康。

由于体质学说在辨证论治方面的作用逐渐被认识，潘卫星提出了建立中医体质治疗学的设想。王琦指出，根据目前研究情况来看，通过药物改善体质入手，经现代检测方法验证，逐步表明了体质具有可调性的设想，而"体质可调性"得以证实，使临床从调整体质入手，来改善个体的异常生命状态（疾病状态）成为可能，而从调整体质入手，恢复健康，正是人类医学所追求的目标之一，它顺应了医学发展重视以"人"为中心的趋势，即重视了人体自身的"自愈"能力。可以设想，随着对体质与疾病关系研究的全面发展，适用于调整各类体质病理状态的系列天然药物制剂，将会逐渐涌现。

由此可见，研究中医体质学说具有重要的理论意义和实践价值。

（六）关于体质学说应用的有关问题研究

1. 关于三因制宜问题　三因制宜是因人制宜、因地制宜、因时制宜的简称，属于中医学治疗原则之一。中医治疗学上为什么要强调三因制宜？三因制宜的实质是什么？其实，根本的问题还是一个体质问题，三因制宜实质上就是"因体质制宜"。

三因制宜就是治疗上应根据患者的个体差异来考虑治疗和用药。个体差异包括体质、年龄、性别、生活习惯等方面。这里的体质是指一般意义上的体质，即不考虑年龄、性别等因素而单纯看一般个体差异。但是，年龄、性别、生活习惯等也反映了体质问题。年龄不同，为什么治疗上应有不同？就是因为在不同年龄，人的体质有不同的特征，这是人的基本体质因素随年龄而在时间内的展开形式。人自生至老，禀受于父母的先天之精气渐盛渐衰，五脏六腑、精气血津液亦随之而渐盛渐衰，这是生命画卷的必然现象。人的体质，本质上就是这种生命过程的表现。随着先天精气的盛衰而体质也表现出盛衰的变化，正是体质具有"动态性"特征的表现。性别不同与体质有何关系？一方面，男女阴阳有异，则体质上也可能表现出阴阳的倾向性。更重要的一方面是，女子有其特殊的生理活动，在不同的生理周期中，其体质一定处于不同的状态之中。月经是有周期性的，其体质必然随之而发生周期性的变化，这也是体质的动态性的表现之一。妇女产后，气血耗伤，体质偏虚，这是不言而喻的。所以《金匮要略》指出新产妇人有三病，即痉、郁冒、大便难，却不能像一般患者那样去治疗，就是因为产妇处于特殊的体质阶段的缘故。至于生活习惯，应作为一种影响体质的后天因素来看待。

因地制宜就是治疗上应根据不同地区的地理环境特点及生活习俗等因素来考虑治疗用药。地理环境及生活习俗作为人生存的外部环境，正是后天影响体质形成及演变的重要条件。不同的地区，由于地理环境和生活习俗的差异，造成了地区性体质的共同倾向，这是体质表现的人群现象。这说明，体质表现既有其个体的特异性，又有其群体的普遍性。

因时制宜就是治疗上应根据不同季节的时令气候特点来考虑治疗用药。这是因为，在不同的时令季节中，由于气候因素的影响，人的体质处于不同的状态之中。如春天阳气上升，处于阳长阴消的时令变化中，人体为了适应这种时令变化，也同步地发生着阳气上升、阳长阴消的生理过程，这与人处于其他季节时的生理状态是完全不同的。如在夏季，阳长已极，阴气始生；秋季阴气渐盛，阴长而阳消；冬季阴气大盛，阳气密藏，此三季都与春季明显不同。其实，四季各有特点，都不相同。因此人的体质在四季之中，就分别处于不同的状态之中，这也是体质的动态性的表现。正因为四季之中人的体质处于不同的状态，所以治疗上必须因时制宜。

从上可见，三因制宜的实质，在于重视人的体质因素，这是三因制宜的核心问题。离开了对人的体质的深刻分析，三因制宜可能就是无意义的。正确地把握了体质这一关键问题，就等于抓住了三因制宜的灵魂。

2. 关于辨证与辨质问题　要认识辨证和辨质的关系，首先要认识证和质的关系。证是中医认识疾病的一个关键概念。中医"看病"的过程，被认为主要是辨证的过程。有了辨证的结果，才有治疗的基本依据，把它们合起来，叫做"辨证论治"，形成了中医学的基本特点之一。但是在许多情形下，证的表现是和体质有极其密切的关系的。一方面，证的表现往往与体质的类型有明显的一致性，这是因为病邪作用于人体时，在发病过程中出现了一种"从化"（也叫"质化"）的现象，体质实际上起了一种诱导证候形成的作用。另一方面，某种体质的倾向性，可以直接演化成某种性质的证。这种演化，可以看作是体质的倾向性逐步加剧的过程，加剧到足以引起人们重视时，人们就把它叫做"证"。从这个意义上说，体质和证在根本上是一致的，所不同的只是人们是否把它视为"病"。如果是"病"，那么它就有"证"的表现；如果不是"病"，那么它就不应有"证"的表现，此时的"倾向性"就被认为是"体质"的类型。所以，"体质类型"和"证型"之间并不存在实质的分界线，而只有概念上的区分。"质"和"证"只有程度上的区分，而无性质上的根本不同，其临床表现也是如此。

匡调元认为，传统中医诊断学并未将证与质二者从本质上及概念上区别开来，而实际上它们是不能相互混淆的。体质主要是在遗传的基础上，在缓慢的、潜在的环境因素作用下，在生长、发育和衰老过程中渐进性地形成的个体特殊性。虽然体质可以改变，但其变化过程比较缓慢。证则不同，它主要是在明显的、特定的、相对而言比较急剧的致病因子作用于体质以后形成的临床类型。显然，证的进退变化比较迅速，如伤寒六经传变可以"日传一经"，温病卫气营血传变则更为迅速，在暴发型中可以瞬息万变。"证"可以很快消失，但质依然存在，可成为另一次发病的基础。然而，证的形成明显地存在着"质化"

现象。首先，一定的病理性体质，已具有一定的潜在的倾向性，匡调元把这种先"病"而存在的倾向性称为"质势"（相对于正常病理过程的倾向性——病势）。当致病因子作用于病理体质时，则病势将以质势为基础，随着质势而变化，这就是"质化"，质化的结果，是形成与体质类型相同或相似的证候类型。

杨长青等人认为，固有的体质之偏性，实质上是一些潜在的病理变化。在病因的作用下，一旦发病，这种偏性就会加重，从而产生证候。这就是说，体质的偏性明显地起到诱导证候形成的作用。但是反过来说，证候对体质也是有影响的。因疾病而损伤了正气，病后若未能及时恢复，就会使原有体质发生某些变化。证候发生的部位与性质不同，对体质产生的影响也不同，从而使体质发生不同的变化。

由于证与质的特殊联系，辨证和辨质在概念上虽有不同，实际过程却常常是一致的。虽然在同一个人身上，证与质可以一致（这是质化的结果），也可以不一致（证与质分别形成而混合表现），但其辨别的方法、理论依据，几乎完全相同。换句话说，质实际上也可以看作是证，只不过它是证的潜在状态（或称"未病"状态）；证也可以看作是质，只不过它是质的显现状态（或称"已病"状态）。《黄帝内经》提出"治未病"的思想，一般往往容易把"未病"理解为"无病"，这是不确切的。"未病"实际上是一种病的潜状态（或称前状态），也就是某种倾向性的体质类型。正因为它并非真正无病，所以才需要治疗。如果真正达到无病，治疗就没有必要了。所以，"治未病"不是"治无病"，"未病"只是与"已病"相对而言表示疾病表现的隐显程度，而不是对疾病有无性质的判断。

3. 关于锻炼实质问题　锻炼包含的内容较多，如现代的体育锻炼、传统的气功锻炼及古代的修炼等等。锻炼的实质（或者说锻炼的目的）究竟是什么？一般认为是为了获得一个健康的身体，其实这种说法是相当含糊的。一方面，"身体健康"的概念不如"身心健康"准确。从这一点上说，现代的体育锻炼是极其不完善的，而传统的气功锻炼等强调形神统一，身心共炼，就显得比较科学。另一方面，锻炼的目的应当是增强、改善体质，消除潜在疾病，退出"未病"状态，而不是笼统的"身体健康"。因为任何人们认为的"健康"，实际上还是有病的，并没有退出"未病"状态。所以，这些人往往处于无休止的"治未病"之中，到最后还是逃不出疾病的魔掌。要想真正达到无病状态，以至"尽终其天年"，就必须在身心两个方面都得到锻炼加强，使体质（包括气质）都得到改善以至阴阳和平。因此，这种锻炼就必须针对原有的体质，选择适合的锻炼方案，而不是盲目锻炼。许多人不识此理，以为跑跑步、打打球就可以健身，其实效率是极低的，甚至适得其反。气功治疗中强调辨证施功，那么为了"治未病"而锻炼，也应当根据体质选择锻炼方法，称之为"辨质施功"亦可。这样，从体质学说出发，正确地进行身心锻炼，这种锻炼就成了真正有意义的了。

（七）体病相关研究

王琦课题组对痰湿体质、阳虚体质、湿热体质和气郁体质相关疾病进行了研究。

1. 痰湿体质相关疾病的研究　王琦课题组从血液流变学、甲皱微循环、脂类及嘌呤代谢、分子生物学等方面对痰湿体质相关疾病进行研究。研究结果表明，痰湿体质是肥胖、冠心病、脑中风、糖尿病、代谢综合征的内在病理基础。痰湿体质者存在微循环障碍、血脂代谢紊乱、嘌呤代谢障碍等代谢紊乱。分子生物学研究表明，痰湿体质是多基因参与形成的一种体质状态。

2. 阳虚体质相关疾病的研究　阳虚体质者与下丘脑—垂体—肾上腺轴和下丘脑—垂

体—甲状腺轴功能减退及环核苷酸系统和免疫功能紊乱具有一定的关联性。因此，阳虚体质之人易于发生自身免疫性疾病及肿瘤性疾病。

3．湿热体质相关疾病研究 湿热体质白细胞数量较高，且为代谢综合征发生的危险因素之一。初步说明湿热体质者与炎症性疾病、代谢综合征的发病具有相关性。

4．气郁体质相关疾病研究 现代研究表明，气郁体质与抑郁症、慢性前列腺炎的发生、发展密切相关。

【文献摘要】

1．《黄帝内经》：黄帝曰：愿闻人之白黑肥瘦小长，各有数乎？岐伯曰：年质壮大。血气充盈，肤革坚固，因加以邪，刺此者，深而留之。此肥人也。广肩腋，项肉薄。厚皮而黑色，唇临临然，其血黑以浊，其气涩以迟，其为人也，贪于取与。刺此者，深而留之，多益其数也。黄帝曰：刺瘦人奈何？岐伯曰：瘦人者，皮薄色少，肉廉廉然，薄唇轻言，其血清气滑，易脱于气，易损于血，刺此者，浅而疾之。黄帝曰：刺常人奈何？岐伯曰：视其白黑，各为调之。其端正敦厚者，其血气和调，刺此者，无失常数也。黄帝曰：刺壮士真骨者奈何？岐伯曰：刺壮士真骨，坚肉缓节，监监然，此人重则气涩血浊，刺此者，深而留之，多益其数；劲则气滑血清，刺此者，浅而疾之。黄帝曰：刺婴儿奈何？岐伯曰：婴儿者，其肉脆，血少气弱，刺此者，以毫针浅刺而疾发针，日再可也。（《灵枢·逆顺肥瘦》）

2．《黄帝内经》：黄帝问少俞曰：有人于此，并行并立，其年之长少等也，衣之厚薄均也，卒然遇烈风暴雨，或病或不病，或皆病，或皆不病，其故何也？少俞曰：帝问何急？黄帝曰：愿尽闻之。少俞曰：春青风，夏阳风，秋凉风，冬寒风。凡此四时之风者，其所病各不同形。黄帝曰：四时之风，病人如何？少俞曰：黄色薄皮弱肉者，不胜春之虚风；白色薄皮弱肉者，不胜夏之虚风；青色薄皮弱肉者，不胜秋之虚风；赤色薄皮弱肉者，不胜冬之虚风也。黄帝曰：黑色不病乎？少俞曰：黑色而皮厚肉坚，固不伤于四时之风。其皮薄而肉不坚、色不一者，长夏至而有虚风者，病矣。其皮厚而肌肉坚者，长夏至而有虚风，不病矣。其皮厚而肌肉坚者，必重感于寒，外内皆然，乃病。黄帝曰：善。（《灵枢·论勇》）

3．《黄帝内经》：黄帝曰：夫人之忍痛与不忍痛者，非勇怯之分也。夫勇士之不忍痛者，见难则前，见痛则止；夫怯士之忍痛者，闻难则恐，遇痛不动。夫勇士之忍痛者，见难不恐，遇痛不动。夫怯士之不忍痛者，见难与痛，目转面盻，恐不能言，失气惊，颜色变化，乍死乍生。余见其然也，不知其何由，愿闻其故。少俞曰：夫忍痛与不忍痛者，皮肤之薄厚，肌肉之坚脆缓急之分也，非勇怯之谓也。黄帝曰：愿闻勇怯之所由然。少俞曰：勇士者，目深以固，长衡直扬，三焦理横，其心端直，其肝大以坚，其胆满以旁，怒则气盛而胸张，肝举而胆横，眦裂而目扬，毛起而面苍，此勇士之由然者也。黄帝曰：愿闻怯士之所由然。少俞曰：怯士者，目大而不减，阴阳相失，其焦理纵，髑骺短而小，肝系缓，其胆不满而纵，肠胃挺，胁下空，虽方大怒，气不能满其胸，肝肺虽举，气衰复下，故不能久怒，此怯士之所由然者也。（《灵枢·论勇》）

4．《黄帝内经》：伯高曰：人有脂、有膏、有肉。黄帝曰：别此奈何？伯高曰：腘肉坚，皮满者，脂。腘肉不坚，皮缓者，膏。皮肉不相离者，肉。黄帝曰：身之寒温何如？伯高曰：膏者其肉淖，而粗理者身寒，细理者身热。脂者其肉坚，细理者热，粗理者寒。黄帝曰：其肥瘦大小奈何？伯高曰：膏者，多气而皮纵缓，故能纵腹垂腴。肉者，身体容大。脂者，其身收小。黄帝曰：三者之气血多少何如？伯高曰：膏者多气，多气者热，热者耐寒。肉者多血则充形，充形则平。脂者，其血清，气滑少，故不能大。此别于众人者也。黄帝曰：众人奈何？伯高曰：众人皮肉脂膏不能相加也，血与气不能相多，故其形不小不大，各自称其身，命曰众人。黄帝曰：善。治之奈何？伯高曰：必先别其三形，血之多少，气之清浊，而后调之，治无失常经。是故膏人，纵腹垂腴；肉人者，上下容大；脂人者，虽脂不能大者。（《灵枢·卫气失常》）

5. 《黄帝内经》：木形之人，比于上角，似于苍帝。其为人，苍色，小头，长面，大肩背，直身，小手足，有才，好劳心，少力，多忧劳于事。能春夏不能秋冬，秋冬感而病生，足厥阴佗佗然。大角之人，比于左足少阳，少阳之上遗遗然。左角（一曰少角）之人，比于右足少阳，少阳之下随随然。钛角（一曰右角）之人，比于右足少阳，少阳之上推推然。判角之人，比于左足少阳，少阳之下栝栝然。

火形之人，比于上徵，似于赤帝。其为人，赤色，广䏶，锐面，小头，好肩背髀腹，小手足，行安地，疾心，行摇，肩背肉满，有气轻财，少信，多虑，见事明，好颜，急心，不寿暴死。能春夏不能秋冬，秋冬感而病生，手少阴核核然。质徵之人，比于左手太阳，太阳之上肌肌然。少徵之人，比于右手太阳，太阳之下慆慆然。右徵之人，比于右手太阳，太阳之上鲛鲛然。质判之人，比于左手太阳，太阳之下支支颐颐然。

土形之人，比于上宫，似于上古黄帝。其为人，黄色，圆面，大头，美肩背，大腹，美股胫，小手足，多肉，上下相称，行安地，举足浮，安心，好利人，不喜权势，善附人也。能秋冬不能春夏，春夏感而病生，足太阴敦敦然。大宫之人，比于左足阳明，阳明之上婉婉然。加宫之人，比于左足阳明，阳明之下坎坎然。少宫之人，比于右足阳明，阳明之上枢枢然。左宫之人，比于右足阳明，阳明之下兀兀然。

金形之人，比于上商，似于白帝。其为人，方面，白色，小头，小肩背，小腹，小手足，如骨发踵外，骨轻，身清廉，急心，静悍，善为吏。能秋冬不能春夏。春夏感而病生，手太阴敦敦然。钛商之人，比于左手阳明，阳明之上廉廉然。右商之人，比于左手阳明，阳明之下脱脱然。大商之人，比于右手阳明，阳明之上监监然。少商之人，比于右手阳明，阳明之下严严然。

水形之人，比于上羽，似于黑帝。其为人黑色，面不平，大头，广颐，小肩，大腹，动手足，发行摇身，下尻长，背延延然，不敬畏，善欺绐人，戮死。能秋冬不能春夏，春夏感而病生，足少阴汗汗然。大羽之人，比于右足太阳，太阳之上，颊颊然。少羽之人，比于左足太阳，太阳之下纡纡然。众之为人，比于右足太阳，太阳之下洁洁然。桎之为人，比于左足太阳，太阳之上安安然。（《灵枢·阴阳二十五人》）

6. 《黄帝内经》：足阳明之上，血气盛则髯美长；血少气多则髯短；故气少血多则髯少；血气皆少则无髯，两吻多画。足阳明之下，血气盛则下毛美长至胸；血多气少则下毛美短至脐，行则善高举足，足指少肉，足善寒；血少气多则肉而善瘃；血气皆少则无毛，有则稀枯悴，善痿厥足痹。

足少阳之上，气血盛则通髯美长；血多气少则通髯美短；血少气多则少髯；血气皆少则无须，感于寒湿则善痹，骨痛爪枯也。足少阳之下，血气盛则胫毛美长，外踝肥；血多气少则胫毛美短，外踝皮坚而厚；血少气多则胻毛少，外踝皮薄而软；血气皆少则无毛，外踝瘦无肉。

足太阳之上，血气盛则美眉，眉有毫毛；血多气少则恶眉，面多少理；血少气多则面多肉；血气和则美色。足太阴之下，血气盛则跟肉满，踵坚；气少血多则瘦，跟空；血气皆少则喜转筋，踵下痛。

手阳明之上，血气盛则髭美；血少气多则髭恶；血气皆少则无髭。手阳明之下，血气盛则腋下毛美，手鱼肉以温；气血皆少则手瘦以寒。手少阳之上，血气盛则眉美以长，耳色美；血气皆少则耳焦恶色。手少阳之下，血气盛则手卷多肉以温；血气皆少则寒以瘦；气少血多则瘦以多脉。手太阳之上，血气盛则多须，面多肉以平；血气皆少则面瘦恶色。手太阳之下，血气盛则掌肉充满；血气皆少则掌瘦以寒。（《灵枢·阴阳二十五人》）

7. 《黄帝内经》：太阴之人，贪而不仁，下齐湛湛，好内而恶出，心和而不发，不务于时，动而后之，此太阴之人也。少阴之人，小贪而贼心，见人有亡，常若有得，好伤好害，见人有荣，乃反愠怒，心疾而无恩，此少阴之人也。太阳之人，居处于于，好言大事，无能而虚说，志发于四野，举措不顾是非，为事如常自用，事虽败，而常无悔，此太阳之人也。少阳之人，谛好自贵，有小小官，则高自宜，好为外交，而不内附，此少阳之人也。阴阳和平之人，居处安静，无为惧惧，无为欣欣，婉然从物，或与不争，与时变化，尊则谦谦，谭而不治，是谓至治。（《灵枢·通天》）

8. 《黄帝内经》：太阴之人，其状黮黮然黑色，念然下意，临临然长大，䐃然未偻，此太阴之人也。少阴之人，其状清然窃然，固以阴贼，立而躁险，行而似伏，此少阴之人也。太阳之人，其状轩轩储储，反身折腘，此太阳之人也。少阳之人，其状立则好仰，行则好摇，其两臂两肘，则常出于背，此少阳之人也。阴阳和平之人，其状委委然，随随然，颙颙然，愉愉然，暶暶然，豆豆然，众人皆曰君子，此阴阳和平之人也。（《灵枢·通天》）

9. 冯兆张：凡医家治病之诚，当无存富贵贫贱之分，然欲求病之情，应有富贵贫贱之别。何也？富贵之人，多劳心而中虚，筋柔骨脆；贫贱之人，多劳力而中实，骨劲筋强。富贵者，膏粱自奉，脏腑恒娇；贫贱者，黎藿苟充，脏腑恒固。富贵者，曲房广厦，玄府疏而六淫易客；贫贱者，茅茨陋巷，腠理密而外邪难干。富贵者，纵情极欲，虑远思多，销铄无非心肾之脂膏；贫贱者，少欲寡怒，愿浅易足，所伤无非日生之气血。故富贵之病多从本，贫贱者病每从标，实有异耳。（《冯氏锦囊秘录·论富贵贫贱之病不同》）

10. 王燕昌：四方风土各异，人之禀受亦殊。西北方人，冬月表邪无汗之证，须羌活、麻黄、荆芥、防风、葱、姜之类，乃能发汗；……东南方人，冬月表证无汗，但用紫苏、薄荷，足以发汗，仍加白芍、乌梅、北沙参、甘草等味固其本……。西北方人感冒，多属风寒；东南方人感冒，多兼瘟疫。（《王氏医存·四方之人证治不同》）

11. 王燕昌：五方水土饮食，各能移人肠胃。凡故土生长，则习与性成，若久客他方，水土不同，肠胃岂无少改特改而致病者？在东南方，常是湿热、痰燥；在西北方，常是寒泻、疼麻。亦有水土性烈者，偏生异病。（《王氏医存·五方水土为病》）

12. 虞抟：夫小儿之初生，血气未足，阴阳未和，脏腑未实，骨骼未全，有变蒸之候，每三十二日一发热，或吐或汗，或呻吟不食，此为长血脉，全智意之常候，不须治而自愈。（《医法正传·小儿科》）

（易　杰　吴昌国）

主要参考文献

1. 陆云飞，钱彦方. 首届全国中医体质学说及腹诊研讨会学术总结［J］. 中西医结合杂志，1987，7

(11)：702.

2. 匡调元．中医病理研究［M］．上海：上海科学技术出版社，1980：66.

3. 郑元让．《伤寒论》的体质学说［J］．中医杂志，1981，(12)：4.

4. 李兴民．《内经》气质学说初探［J］．浙江中医杂志，1981，(6)：248.

5. 薛崇成．中医的气质学说与辩证唯物的神经类型学说及唯心的和机械的性格类型学说的比较［J］．中华神经精神科杂志，1956，(4)：313.

6. 曾昭耆．看中国古代的"气质学说"和"体型学说"［J］．中华医学杂志，1957，(7)：547.

7. 毋国成．中医体质学说及其异化［J］．新中医，1983，(9)：1.

8. 匡调元．关于"体质学 Constitutionology"研究的若干问题［J］．北京中医学院学报，1986，9(4)：2.

9. 党文，刘艳艳．试论中医对人格气质的分类［J］．山西中医，1990，6 (2)：8-9.

10. 杨长青，黄柄山，范隆昌，等．100 例肝郁气滞及其相关衍化证的体质调查［J］．黑龙江中医药，1989，(5)：17-23，16.

11. 陈问桓．"阴阳二十五人"学说试探［J］．福建中医药，1986，(4)：44.

12. 王前飞，王前奔．中医体质学说对疾病预防的指导作用［J］．辽宁中医杂志，1993，(3)：15-18.

13. 潘卫星．关于建立中医体质治疗学的意见［J］．中国医药学报，1987，2 (3)：50.

14. 王琦．中医体质学说研究概述［J］．中医药时代，1991，1 (1)：24.

15. 陈镇江．略论中医体质学说在针灸中的应用［J］．南京中医学院学报，1990，6 (1)：2-5.

16. 郑启仲．略论小儿体质"三说"［J］．河南中医，1997，17 (1)：3-4.

17. 皇甫燕．小儿体质初探［J］．浙江中医杂志，1986，(8)：379.

18. 朱锦善．小儿体质类型及其临床意义［J］．新中医，1989，(5)：6-7.

19. 周天寒，周光楷．老年人的体质和病的治疗特点初探［J］．浙江中医学院学报，1989，14 (1)：51.

20. 朱秉匡，周国雄，赵长樱，等．1075 例老年人体型与体质关系的分析［J］．中国医药学报，1988，3 (5)：57.

21. 麻仲学，郝耀东，茹永新，等．老年人体质及其与胃病关系的中医流行病研究［J］．中国医药学报，1987，2 (5)：137.

22. 何裕民，吴亦樵，李红升，等．略论体质与年龄［J］．中医药学报，1986，(3)：1.

23. 陈慧珍，曾昭明．妇女体质分型及临床意义［J］．广西中医药，1988，11 (1)：15.

24. 杨新中，何玲玲．略论正常妊娠对体质的促进作用［J］．中医药学报，1989，(1)：19-21.

25. 何裕民，严清，高钦颖，等．2268 例男女体质差异调查分析［J］．江西中医药，1986，(3)：45.

26. 何裕民，高钦颖，严清，等．从体质调研结果探讨因时因地制宜治则［J］．中医杂志，1986，(5)：47.

27. 王琦，盛增秀．中医体质学说［M］．南京：江苏科学技术出版社，1982：52.

28. 匡调元．体质病理学研究［J］．成都中医学院学报，1978，(2)：1.

29. 陈慧珍．论体质与月经病的发生发展［J］．广西中医药，1992，15 (6)：30-31.

30. 关庆增．六经病与体质［J］．北京中医学院学报，1985，8 (5)：8.

31. 刘国强．温病体质学说概论（上）［J］．陕西中医，1986，7 (1)：1.

32. 范仁忠．从体质因素探讨伤寒发热的证治规律［J］．安徽中医学院学报，1989，8 (4)：7-8，12.

33. 范仁忠．试论体质与外感病机演化的关系［J］．安徽中医学院学报，1983，(4)：5.

34. 王琦，苏庆民．试析中日体质观中证与临床异同［J］．吉林中医药，1992，(1)：5.

35. 邢玉瑞，苗彦霞．中医体质概念的争鸣及其原因探析［J］．中国医药学报，2004，19 (9)：519-521.

36. 王琦，骆庆峰．过敏体质的概念、形成与调控原理［J］．北京中医药大学学报，2004，27 (2)：6-8.

37. 李玉清．论瘀血体质的状态及形成因素［J］．江西中医药，2003，34（4）：10-11.

38. 王琦．9种基本中医体质类型的分类及其诊断表述依据［J］．北京中医药大学学报，2005，28（4）：1-8.

39. 中华中医药学会．中医体质分类与判定［J］．世界中西医结合杂志，2009，4（4）：303-304.

40. 王琦．中医体质学［M］．北京：人民卫生出版社，2009.

41. 李德新．中医基础理论［M］．北京：人民卫生出版社，2001.

第四篇　病因病机

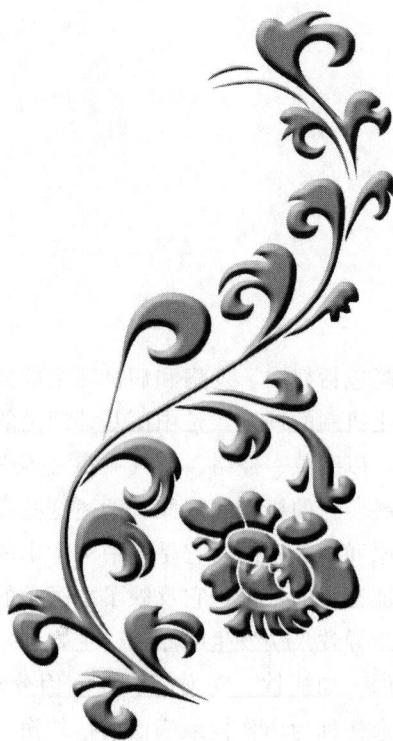

　　病因病机篇包括病因、发病和病机三个部分。它是中医研究人体患病的原因和疾病发生、发展与变化机制的理论，是中医基础理论的重要组成部分。它以天人相应、阴阳五行等学说为指导，以藏象、经络、精气血津液等学说为基础，以临床实践观察为依据，研究疾病发生、发展变化的机制和规律，阐述这些变化与临床证治的关系。中医病因病机理论与西医学的病原和病理不同，它是以中医学术的原理和方法来认识疾病的理论，是中医用以指导临床辨证论治的依据，它反映了中医学的基本特色。

　　病因，是指导致疾病发生的原因。主要有六淫、疠气、七情、饮食、劳逸伤、外伤及病理产物性病因，如痰饮、瘀血等。在病因分类上，六淫、疠气称为外感致病因素；七情、饮食和劳逸伤称为内伤性致病因素；外伤、虫兽伤、痰饮、瘀血和体质因素等称为其他致病因素。中医病因学主要是研究各致病因素的性质及所致病证的特点，便于临床辨证求因，据因论治。

发病，是研究各种病因对人体作用而导致疾病发生的规律。要认识发病的规律，必须研究发病有关的各种条件，包括各致病因素的性质与强弱，人体抵抗力的盛衰和体质类型，以及致病时的环境影响等因素。中医学探究发病的基本原理，是建立在正与邪的相对关系上的。正气，与邪气对称，为人体生理功能的总称，包括机体对环境的适应能力、抗病能力和康复能力。邪气是各种致病因素的统称。致病因素作用于人体后是否发病，取决于邪正双方的力量对比。在一般的情况下，若人体正气旺盛，邪气不易入侵，或虽有邪气入侵，也不一定发病，只有当人体正气相对不足，邪气才可乘虚入侵而致病。疾病的轻重顺逆，也决定于邪正的消长势力对比，这就是中医学发病的最基本原理。发病理论还包括影响发病的主要因素、发病途径和发病形式等。

病机，即疾病发生、发展和变化的机制，又称病理。包括基本病机、脏腑病机、经络病机和形体官窍病机等，内容极其丰富。基本病机包括邪正盛衰、阴阳失调、气血失常和津液代谢失常等。脏腑病机包括五脏病机、六腑病机、脏与腑关系失调病机等。经络病机包括十二经脉及奇经八脉病机，着重阐释经脉气血虚实、气血逆乱、气血郁滞和气血衰竭等。形体官窍病机，是指形体与官窍在疾病发生、发展和变化过程中的机制。它与脏腑、经络病机有着密切联系。

中医病因病机学说是经过相当长的历史时期，经历代医家不断总结提高才逐步形成的理论。据文献资料记载，早在成书于西周时期的《周礼》中就有了关于病因病机的零星内容记载。如《周礼·天官》载："夫天之寒暑阴阳风雨晦明，既足于伤形；而人之喜怒阴阳运于营卫之间，交通则和，有余不足则病。"这里就涉及气候因素和情志因素等，太过或不及可以使人发病的机制。在《礼记·月令》还有"孟春行秋令，则民病大疫"。说明当时已认识到气候反常，可导致疫疠的发生和流行。在春秋时期，已认识到疾病乃"出入饮食哀乐之事也"，是"纵欲厌私"的结果。《左传·襄公七年》有"国人逐瘈狗"的记载，说明当时对狂犬病的病因已有所认识。《左传·昭公元年》还载有秦国医和用阴阳风雨晦明六气解释发病的原因。

成书于秦汉时期的《黄帝内经》，已明确提出了六淫、七情、饮食、劳倦等类致病因素，并将病因分为阴阳两大类。如《素问·调经论》说："夫邪之生也，或生于阴，或生于阳。其生于阳者，得之风雨寒暑；其生于阴者，得之饮食居住，阴阳喜怒。"这是我国医学史上最早的病因分类方法。对于发病，《黄帝内经》论述也颇详，《素问·刺法论》说："正气存内，邪不可干"，与《素问·评热病论》所说的"邪之所凑，其气必虚"，对后世影响极大，成了中医发病理论中纲领性名句。

"病机"一词，首见于《黄帝内经》。《素问·至真要大论》说："审察病机，无失气宜。""谨守病机，各司其属。"此篇还将临床常见的一些病证，从五脏和六淫致病，归纳总结了十九条病机，这"病机十九条"为历代医家所重视。《素问·通评虚实论》提出的"邪气盛则实，精气夺则虚"，为邪正盛衰的病机列出了大纲。《素问·阴阳应象大论》说的"阴胜则阳病，阳胜则阴病。阳胜则热，阴胜则寒"成了阴阳失调病机的纲领。在病证篇中对热病、风证、咳证、痿证、痹证、痛证、疟疾等发病原因、病机变化和临床症状，都有比较具体的阐述。《灵枢·经脉》所说的"是动则病"和"所生病"，分别为脏腑病机和经络病机提供了重要内容。所以《黄帝内经》中的丰富内容奠定了中医病因病机的基础。

汉代张仲景《伤寒杂病论》，是在《素问·热论》的基础上，阐明伤寒与热病的因果关系。他认为"伤于寒"是外感热病的本质。《素问·热论》以三阴三阳为纲，阐述外感热病的病理过程，张仲景继承和发展了这个理论，创立了伤寒六经辨证学说，系统阐述了外感热病各阶段的顺逆变化及证治规范。张仲景对杂病的研究，首先是在病因和致病途径方面，他提出的"千般疢难，不越三条"较《黄帝内经》阴阳分类有所发展。从《伤寒杂病论》分出的《金匮要略》，是以脏腑病机理论进行分证的，使脏腑病机在临床医学中得到进一步的发展与运用。汉代还有托名于华佗著的《中藏经》，详论脏腑虚实寒热和生死顺逆的变化，对后世脏腑辨证学有深远的影响。

隋代巢元方等著的《诸病源候论》，是我国第一部论述病因病机的专著，全书共六十七门，对内、外、妇、儿各科中的六十七类病的病因、病机与证候，进行了具体阐述。以"候"论述共一千七百二十则。内容面广而精辟，对后世医学发展影响很大，尤其是对传染病、地方性流行病、寄生虫病等的病因学研究成就，大大超过了前人。例如，对某些寄生虫病的感染，对"乖戾之气"、"蛊毒"、"沙虱"等具有传染性的病因，从其传染途径、传播方式、致病机制，直到临床表现，都有系统的描述。

唐代王冰注释《黄帝内经》，对运气发病之说大有发挥，他在《素问·六节藏象论》的基础上，系统地研究五运六气与人体生理活动和发病以及病变过程的密切关系，认为凡天时之太过与不及、人体之相应与不相应，都能酿成疾病。他的这种见解，实际上是从运气发病之说引申出来的病机学说。

宋代陈言著《三因极一病证方论》，在病因学方面，提出了三因学说，将临床辨证与病因相结合，把复杂的疾病按外所因、内所因和不内外因进行分类。外感六淫为外所因，七情内伤为内所因，其他因素为不内外因。三因学说的实质，是从致病途径、发病机制结合临床表现对病因的分类。这种分类方法虽然后世一些医家有所异议，但在中医病因学发展史上，自宋至今，有其一定的地位。此外，宋代钱乙《小儿药证直诀》，总结出小儿脏腑"成而未全，全而未壮"，"脏腑柔弱，易虚易实，易寒易热"的病机特点，补充了前人之未备。

金元时期，刘完素、张从正、李杲、朱震亨，后人称其为金元四大家，对中医病机学说的发展，也各有建树。刘完素在《素问玄机原病式》中提出"六气皆从火化"及"五志所伤皆热也"，阐明了实火病机的理论。张从正认为病由邪生，他说："夫病之一物，非人身素有之也。或自外而入，或由内而生，皆邪气也。""邪气加诸身，速攻之可也，速去之可也"（《儒门事亲·汗吐下三法该尽治病诠》）。发汗、催吐、泻下，是张从正攻邪的主要方法。李杲在《脾胃论·脾胃虚实传变论》提出："脾胃之气既伤，而元气亦不能充，而诸病之所由生也。"同时还提出了"阴火"的病理概念，《脾胃论·饮食劳倦所伤为热中论》说："元气不足而心火独盛。心火者，阴火也，起于下焦，其系系于心。心不主令，相火代之。相火，下焦包络之火，元气之贼也。火与元气不两立，一胜则一负。"可见，李杲所说的阴火，实际上是相火。朱震亨著《格致余论》，倡"阴不足而阳有余"，补前人之未及。他认为人身相火有常有变，正常的相火是温煦脏腑、助生长发育、维持全身气化的动力。但相火易于妄动，妄动的相火必然耗伤精血，为元气之贼。从而发挥了阴虚相火妄动的病机。《丹溪心法·六郁》中说："气血冲和，万病不生，一有怫郁，诸病生焉。故人身诸病多生于郁。"对六郁病机的阐发很有创见，认为在气郁、血郁、痰郁、火郁、湿郁、食郁六郁中，气机不畅是关键。

明清时期，中医病因病机学理论亦得到很大的发展，在外感温热病和疫疠方面尤为突出。

自从刘完素倡"热病只能作热治"之后，对温热病的认识，逐步从《伤寒论》的范围分离出来，成为温病学的先导。明代吴有性著《温疫论》，是我国第一部传染病学专著。他认为温疫病的病因是"感天地之戾气"。戾气又名杂气、病气。"疫气者，亦杂气中之一，但有甚于他气，故为病颇重，因命之厉气"（《温疫论·杂气论》）。疠气侵入的途径，是"从口鼻而入"，并具有传染性质，"无论老少强弱，触之者即病"（《温疫论·原病》）。"大约病遍于一方，沿门阖户，众人相同，皆时行之气，即杂气为病也"（《温疫论·杂气论》）。但感邪与否，又与本身正气强弱有关。《温疫论·原病》说："本气充满，邪不易入；本气适逢亏欠，呼吸之气亦自不及，外邪因而乘之。"吴有性突破了前人"六气之说"的束缚，建立了以感染"戾气"和机体本身正气不足为发病主因的新观点。它的"戾气"说，在 17 世纪中叶细菌学出现之前，提出如此明确的观点，是难能可贵的。

清代是温病学术发展的鼎盛时期，温病的分类、发生和发展规律、诊治方法等方面，都已形成了完整的体系。其中最有代表性的是叶桂的卫气营血学说和吴瑭的温病三焦学说。叶桂《温热论》总结了历代温病各家之说，结合自己丰富的临床经验，阐发了温热病卫、气、营、血的病机变化及传变转归的规律。而师承叶桂的吴瑭著《温病条辨》，论证了温热病三焦传变的机制，用三焦辨治温热病。与此同时，薛雪《湿热病篇》论述了湿热为病的病机变化，使外感热病的病机学说日臻完善。

明代赵献可《医贯》、张介宾《景岳全书》，均重视命门水火与肾阴、肾阳的关系，李中梓《医宗必读·肾为先天本，脾为后天本论》，汪绮石《理虚元鉴》的虚证病机，对脏腑病机的阐发均有其独到之处。清代王清任著《医林改错》对血瘀病机理论作了新的发挥，关于气虚可导致血瘀的论述，属前所未有的创见。唐宗海著《血证论》，从阴阳水火气血立论，侧重出血病机的阐述，发展了气血病机理论。

中医病因病机学说，自《黄帝内经》奠定基础以来，经过历代医家的共同努力，内容已经十分丰富，但尚缺乏系统和科学的整理。近十几年来，由于教学、科研和医疗工作的需要，已陆续有专著出版，使中医病因病机理论得到进一步的整理和提高，使之更趋完善和系统化。

第一章

病　因

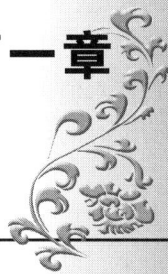

　　病因，是指导致人体发生疾病的原因，即破坏人体阴阳相对平衡而引起疾病的原因。《医学源流论·病同因别论》说："凡人之所苦，谓之病；所以致此病者，谓之因。"病因，中医也称"致病因素"、"病邪"或"病原"。包括六淫、疠气、七情、饮食、劳逸、外伤、诸虫、病理产物等。

　　病因理论，是中医学理论体系中的重要组成部分。它以研究和阐释各种病邪的概念、形成、性质，对人体结构和功能的主要影响和致病特点等为其主要目的。因此，掌握中医病因理论，对临床审证求因，随因施治具有十分重要的指导意义。

　　中医学中的病因学说起源很早，远在春秋时代的秦国名医医和就提出："阴、阳、风、雨、晦、明"为引起疾病的"六气"。他说："六气，曰阴、阳、风、雨、晦、明也。分为四时，序为五节，过则为灾。阴淫寒疾，阳淫热疾，风淫末疾，雨淫腹疾，晦淫惑疾，明淫心疾"（《左传·昭公元年》）。《黄帝内经》根据各种病因的致病特点归纳为阴和阳两大类。如《素问·调经论》说："夫邪之生也，或生于阴，或生于阳。其生于阳者，得之风雨寒暑；其生于阴者，得之饮食居处，阴阳喜怒。"可见《黄帝内经》是以病邪侵害人体的不同部位，作为分类依据的。由于风、雨、寒、暑等邪，首先侵袭人体的肌表，故属于阳；饮食居处、房室、喜怒等，首先伤及人体内脏，病起于内，故属于阴。东汉张仲景在《黄帝内经》病因分类的基础上，根据各种病因的致病途径和传变规律，将病因分为三类。如《金匮要略·脏腑经络先后病脉证》说："千般疢难，不越三条：一者，经络受邪入脏腑，为内所因也；二者，四肢九窍，血脉相传，壅塞不通，为外皮肤所中也；三者，房室、金刃、虫兽所伤。以此详之，病由都尽。"《金匮要略》的这种病因分类方法，沿用了一段相当长的历史时期，至宋·陈言在张仲景病因分类的基础上，把病因和发病途径结合起来，明确提出了"三因学说"。如《三因极一病证方论·卷二·五科凡例》说："凡治病，先须识因，不知其因，病源无目。其因有三：曰内、曰外、曰不内外。内则七情，外则六淫，不内不外，乃背经常。《金匮》之言，实为要道。巢氏《病源》，具列一千八百余件，盖为示病名也，以此三条，病源都尽，不亦反约乎。"其"三因论"的主要内容是："六淫者，寒暑燥湿风热是。七情者，喜怒忧思悲恐惊是。若将护得宜，怡然安泰；役冒非理，百疴生焉。病诊既成，须寻所自，故前哲示教，谓之病源。……然六淫天之常气，冒之则先自经络流入，内合于脏腑，为外所因。七情人之常性，动之则先自脏腑郁发，外形于肢体，为内所因。其如饮食饥饱，叫呼伤气，尽神度量，疲极筋力，阴阳违逆，乃至虎狼毒虫，金疮踒折，疰忤附着，畏压溺等，有背常理，为不内外因。《金匮》有言，千般疢难，不越三条，以此详之，病源都尽。如欲救疗，就中寻其类例，别其三因，或内外兼并，淫情交错，推其深浅，断其所因为病源，然后配合诸症，随因施治。"陈氏的"三因学说"发展了《金匮要略》关于"千般疢难，不越三条"之说，比较合理地将六淫外邪致病归属于外因，将七情内伤归属于内因，将有背常理的意外原因归属于不内外因。由于陈氏的三因学说病因分类，相对比较合理，故后世医家多宗其说。关于陈氏的不内外因说，主要是相对"内所因"和"外所因"而言。因其既不同于外感六淫，也不同于内伤七情，故称"不内外因"，最近出版的教材和论著，多称其为其他致病因素。明·吴有性在《温疫论》中指出："夫温疫之为病，非风非寒，非暑非湿，乃天地间别有一种异气所感。"这种"异气"，又称"疠气"、"戾气"，有别于一般的外感六淫之邪。还认为每一种疾病都有它特定之"气"，首次提出"一病一气"之说，这在中医病因学的发展史上，作出了卓越的贡献。朱震亨的"百病皆由痰作祟"和清代王清任的论瘀血，补充了体内病理产物可转化成致病因素的内容，从而逐步充实和完善了中医病因学理论。

对中医病因学的分类，由于近十多年来中医学界加强了对中医病因病机的研究，对古代病因分类，认为其在中医学历史上发挥过积极的作用，但是随着时代的改变，科技的进步，尤其是中医理论和实践的迅速发展，无论是病因的阴阳分类，还是"三因学说"，都已不能满足现实的要求。1987年宋鹭冰主编的《中医病因病机学·第二篇》将中医病因分为五大类，即"自然因素"（包括气候异常、地土方域、时行疫疠之气）、"生活因素"（包括饮食、劳倦、房室）、"内在因素"（包括情志、体质）、"内生因素"（包括痰饮、瘀血等）和"其他因素"（包括各种外伤、药物和食物中毒，以及社会环境的影响）。1997年陈肇智、李咸荣主编的《中医病机论·第三章》认为这一分类虽有新意，但仍存在概念不清的缺点，如病因和病邪混淆，"内在因素"和"内生因素"如何定义和区分等。特提出以下的"七因分类"：①时气外感：此指以时令性气候为主的自然环境变化超出了人体的适应调节能力，导致时气侵入人体而发病。本类病因概括了中医传统的各种外感病（亦称时病）的发病原因。②情志过激：此指以情感、思维为主的神志活动失去节制，即某种情志过于剧烈或持久，超过其个体心理、生理所能承受的限度，从而导致脏腑气血失调而发病。③饮食不调：此指饮食摄入的质和量不适合人体生命活动的需要而致病。具体又分为四个方面：一是饮食过量；二是摄入不足；三是饮食偏嗜；四是饮食不洁。④劳逸失度：劳逸失度分为过劳（包括劳力、劳心、房劳过度和早孕多育）、过逸和作息无常三个方面。主要导致脏腑气血的耗损或郁滞而发病。⑤外物伤形：此指体外的物体或物质作用于形体导致组织器官的损伤而发病。主要包括四类：一是外力伤（古称为跌打损伤和金刃伤）；二是烧烫伤和冻伤；三是动物伤（主要指虫兽和家畜的咬伤、螫伤等）；四是其他意外伤害（如淹溺、触电、雷击等）。⑥毒物中人：指有毒物质经过口、鼻、皮肤、伤口等进入人体，引起毒性反应而发病。有毒物质，即诸毒，包括毒药、误食毒物、有毒的气体及蛇毒、狂犬的毒液等。⑦病气遗传：此指先天性病因，即一出生体内便存在着致病因素，在出生后或早或迟发病。以上两种中医病因的分类，较之古代的病因分类有了明显的进步。"七因分类"列出的七类病因，均有明确的内涵和致病规律，基本上将中医各科疾病的病因都概括进去了。这是目前对病因的认识和理解，以后随着时代的推移，环境的变化，医学科学的进步，现在不明原因的疾病或新的疾病的病因，将逐步被人们所认识，中医病因学理论一定会继续发展和完善。

中医病因理论具有以下三个特点：一是通过发病的客观条件认识病因。如感受自然界的风雨寒暑，外部刺激引起情志的变化，饮食伤脾胃致病，房室或其他劳伤，跌仆、金刃、虫兽伤等，这些都是可见、可感知的病因。二是用"取象比类"认识病因。如自然风气，善行数变，轻扬开泄，能动摇树木，因此将人体感受外邪后，出现头痛、恶风、汗出、游走性关节痛、此起彼落的游走性瘙痒，与自然风气相类，故认为是感受了风邪。又如自然湿气类水，属阴，重浊黏滞，故人体感受外邪后，头身困重，体内气机阻滞，或有湿浊物排出，或下肢水肿等，认为是感受了湿邪。再如冬天寒气冷冻，可使物体收缩，水液等液态物质凝结，故人体感受外邪后，见形寒肢冷，皮肤汗孔收缩，筋脉拘急，气血流通不畅，出现头身骨节疼痛，称为感受寒邪等。三是"审证求因"，此为认识病因的主要方法。由于各种不同的致病因素作用于人体，可以出现不同的症状和体征。因此，在临床上，根据疾病的临床表现，运用中医病因学中所说的各邪性质和致病特点，来推求病因，这种方法称为"审证求因"、如有跌仆病史，症状表现有体内某一部位刺痛，固定不移，昼轻夜重，拒按，或可触摸到肿块，舌质紫黯，或有瘀点、瘀斑，或出血黯黑成块等，通过审证，便可诊断为有"瘀血"。对因治疗就可用活血化瘀法。学习和研究中医病因学，必须重点掌握各病因的性质和致病特点，即病因致病后临床病证特征。

第一节　外感病因

一、六淫

（一）六淫的基本概念

六淫，即风、热、暑、湿、燥、寒六种外感病邪的总称。风热暑湿燥寒，本是自然界的六种气候变化，正常的气候变化称为"六气"。六气是万物生长变化的自然条件，也是人类赖以生存的自然条件。《素问·宝命全形论》说："人以天地之气生，四时之法成。"所以，人类长期生活在自然界中，对各种气候变化都有一定的适应能力，在一般的情况下，气候因素不会致病。但当气候变化异常，或太过，或不及，非其时而有其气（如春天气候应温而反寒，秋天应凉而反热等），或气候变化过于急骤（如暴冷暴热等），在人体正气不足，抵抗力下降时，六气便可成为致病因素，导致人体发生疾病。这种致病的"六气"，称为"六淫"，又称"六邪"。《金匮要略·脏腑经络先后病脉证》说："夫人禀五常（即五行），因风气而生长，风气虽能生万物，亦能害万物，如水能行舟，亦能覆舟。若五脏元真通畅，人即安和。客气邪风，中人多死。"说明自然界的气候变化，虽是人类生长发育的条件，但又是产生疾病的因素之一。

"六淫"之名，首见于宋·陈言《三因极一病证方论·卷二》，他说："夫六淫者，寒暑燥湿风热是也。"又说："六淫，天之常气，冒之则先自经络流入，内合于脏腑，为外所因。"六淫的"淫"有太过和浸淫之意。"六淫"亦可理解为六气太过，或令人致病的六气。"六淫"之名可能是从《左传·昭公元年》医和所说的"天有六气……淫生六疾。……阴淫寒疾，阳淫热疾，风淫末疾，雨淫腹疾，晦淫惑疾，明淫心疾"和《素问·至真要大论》说的"风淫于内"，"热淫于内"，"湿淫于内"，"火淫于内"，"燥淫于内"，"寒淫于内"中概括出来的。《左传》六气分为四时，与《素问·至真要大论》说的"六气分治"，即是说在一岁之中，有风、热（暑）、湿、火、燥、寒六种气候分治四时，是一致的。《素问·天元纪大论》说："在天为热，在地为火；在天为湿，在地为土；在天为燥，在地为金；在天为寒，在地为水。故在天为气，在地成形。"又说："寒暑燥湿风火，天之阴阳也，三阴三阳上奉之。"张介宾注："寒暑燥湿风火，六气化于天者也，故为天之阴阳。"关于六淫的内容，可能是由于《黄帝内经》是中医经典著作缘故，虽宋·陈言提出：

"夫六淫者，寒暑燥湿风热是也。"但中医书籍文献及全国中医院校教材，还是多用"风、寒、暑、湿、燥、火"来说明六淫的概念及其内容。由于"火"不属在天之气，是在地有形之火。根据《素问·天元纪大论》说："在天为热，在地为火"，故本书六淫的内容，按宋·陈言提出的风、热、暑、湿、燥、寒。

（二）六淫的一般特点

1. 从肌表、口鼻入侵　六淫之邪多由肌表或口鼻侵入人体而致病，由表入里，由浅入深，初期常见恶风寒、发热、舌苔薄白、脉浮等表证。如《素问·调经论》说："风雨之伤人也，先客于皮肤，传入于孙脉，孙脉满则传入于络脉，络脉满则输于大经脉，血气与邪并客于分腠之间。""寒湿之中人也，皮肤不收，肌肉坚紧，荣血泣，卫气去。"《温病条辨白话解·卷一》在译注"凡温病者，始于上焦，在手太阴肺"时说："凡是一般温病，病邪首先侵犯手太阴肺经。这是因为温是一种阳邪，感受途径是从口鼻而入，自上而下。寒是一种阴邪，由皮毛而入，自下而上。这是因为足太阳膀胱经属水，主一身之表，所以伤寒多从足太阳开始。"

2. 常有明显季节性　六淫之邪，是与六气太过或不及，非其时而有其气有关，在人体正气减弱的情况下侵入人体而发病。六气的变化又有一定的季节性。春天多东风，夏天多南风，秋天多西风，冬天多北风，春夏间多东南风，秋冬间多西北风等。气候表现为春温、夏热、秋凉、冬寒。气候不同，对人体和各种致病因素的产生、繁殖和传播均有不同的影响。所以，外感病常表现出有一定的季节性。春天多风病，夏天多热病及暑病，长夏多湿病，秋天多燥病，冬天多寒病。

3. 与居处地区环境有关　如久居湿地常见湿邪致病，高温作业常见火热病邪致病。在不同地区，随着气候不同而患病亦异。《素问·五常政大论》说："天不足西北，左寒而右凉；地不满东南，右热而左温。""是以地有高下，气有温凉；高者气寒，下者气热。"西北之右是西方，属金，应秋，故气凉；西北之左是北方，属水，应冬，故气寒。东南之左是东方，属木，应春，故气温；东南之右是南方，属火，应夏，故气热。西北方，地势高而气寒；东南方，地势低下而气热。一般来说，西北地区气候多燥、寒，故多寒病、燥病；东南地区气候多湿、温，故多湿病和热病。

4. 可单独或相兼致病　六淫之邪可一邪单独致病，如伤风、伤寒、伤暑、伤湿、伤燥等。又可合邪致病，如外感风寒、风热、温燥、凉燥等。又痹证中有风寒湿或风湿热三邪相兼为病。《三因极一病证方论·卷二》说："所谓风寒、风温、风湿、寒湿、湿温，五者为并。风湿寒、风湿温，二者为合。"由此可见，六淫之邪除可单独致病外，又常合并致病。

5. 在发病过程病证性质可以转化　《温热经纬·卷三》说："六气之邪有阴阳不同，其伤人也，又随人身之阴阳强弱变化而为病。"《医原·百病提纲论》说："六气伤人，因人而化，阴虚体质，最易化燥，燥固为燥，即湿亦化为燥；阳虚体质，最易化湿，湿固为湿，即燥亦必夹湿。"其他如寒邪入里可以化热，刘完素在谈论火热与风、湿、燥、寒诸气的关系时，强调风湿、燥、寒诸气在病理变化中，皆能化热生火。应当指出，病邪的转化是在一定条件下进行的，多与体质和邪郁有关。所谓转化，是指病证的证候特点与初受之邪所致的病证，发生了不同性质的变化。

六淫病因，从今天的临床及现代科学角度来看，除了气象因素外，还包括细菌、病毒等多种致病因素在内。气候因素为细菌和病毒的生长、繁殖、传播创造了条件。

（三）六淫的性质和致病特点

1. 风邪 凡致病具有善动不居、轻扬开泄等特性的外邪，称为风邪。风为春季主气，因四季皆有风，故风邪引起的疾病虽以春季为多，但不限于春季，其他季节亦可发生。中医学认为风邪是外感六淫中最重要的病邪。自然界的风气是气温和气压的变化引起大气的流动形成的。风流动性大，变化多端，无孔不入，穿透性强，易向上、向外扩散。当气候反常，超过人体的生理适应和调节能力，或人体卫气虚弱、抵抗力低下时，更衣脱帽、沐浴或汗出当风等都可感受风邪而致外风病。风邪的性质及致病特点：

（1）风为阳邪，轻扬开泄，易袭阳位：风性轻扬，具有向上向外、升发开泄的特点，易袭人体阳位，故为阳邪。风性开泄，是指风邪易使人体腠理疏泄而张开，使气液外泄，出现汗出、恶风等症状。阳位是指人体上部、阳经和肌表。风邪侵袭，常见头昏头痛、恶风寒、发热等症。头昏头痛是风邪上扰；恶风寒、发热，是风邪侵袭肌表。故《素问·太阴阳明论》说："故犯贼风虚邪者，阳先受之。""伤于风者，上先受之。"《素问·风论》说："风气藏于皮肤之间，内不得通，外不得泄……腠理开则洒然寒，闭则热而闷。"《伤寒论·辨太阳病脉证并治》说："太阳病，发热，汗出，恶风，脉缓者，名为中风。"又："太阳病，头痛、发热、汗出、恶风，桂枝汤主之。"

（2）善行而数变：《素问·风论》说："风者，善行而数变。""善行"，是指风本是气之剧烈运动，故其致病症状，常有病位游移，行走无定处的特性。在痹证中，"其风气胜者为行痹"（《素问·痹论》），行痹，即肌肉酸痛，或关节疼痛游走而无定处。数变，为变化多端。风邪为病，多变幻迅速无常。如《金匮要略·中风历节病脉证并治》中说的"邪气中经，则身痒而瘾疹"和《诸病源候论·风病诸候》中论述的风瘙痒、风痞瘰候，即是指荨麻疹。其症发作无常，瘙痒不已，小如麻粒丘疹，大如豆瓣，甚则融合成片，此起彼落。

（3）风为百病之长：《素问·风论》说："风者，百病之长也，至其变化，乃为他病也。无常方，然致有风气也。"说明风邪是六淫中最常见最易中人之邪，因风邪四季皆有，其性善动、开泄。凡寒、暑、湿、燥、热诸邪，常依附风而侵入人体，如外感风寒、风热、风湿等。正如《临证指南医案·卷五》中说："盖六气之中，惟风能全兼五气，如兼寒曰风寒，兼暑曰暑风，兼湿曰风湿，兼燥曰风燥，兼火曰风火。盖因风能鼓荡此五气而伤人，故曰百病之长也。其余五气，则不能互相全兼。"《温病条辨·卷四》说："风也者，六气之帅也，诸病之领袖也。"所以说风邪常为外邪致病的先导。古人甚至把风邪当作外感病致病因素的总称。故《素问·骨空论》说："风者，百病之始也。"

（4）风性主动：《素问·阴阳应象大论》说："风胜则动。"动，是指风有使物体及人体身形动摇的特点。感受风邪，人体可出现眩晕、上视、口噤、项强、四肢抽搐、角弓反张等症状。《素问·阴阳应象大论》说的"风胜则动"，《素问·至真要大论》说的"诸风掉眩"和"诸暴强直，皆属于风"，都是指风邪的这一特性而言。

以上所论述的风邪的性质和致病特点，是指外感风邪而言，与古代的风证不完全一样，这是因为古代将中风卒倒、半身不遂等，亦作为外风所中，但从金元以来，已明确中风的原因不属于外风。如张介宾在《景岳全书·卷十古今中风辨》指出："风邪中人，本皆表证，考之《内经》所载诸风，皆指外邪而言，故并无神魂昏愦、直视僵仆、口眼歪斜、牙关紧急、语言謇涩、失音烦乱、摇头吐沫、痰涎壅盛、半身不遂、瘫痪软弱、筋脉拘挛、抽搐瘛疭、遗尿失禁等说。可见此等证候，原非外感风邪，总由内伤血气也。"

在临床辨证治疗上，凡具有风邪性质及致病特点的，均应使用祛风方药治疗，风邪在表有兼寒兼热的不同。风寒表证，宜辛温解表；风热表证，宜辛凉解表。风邪留着于经络、肌肉、关节，常兼寒湿或湿热，而成风寒湿痹或风湿热痹，又要根据兼邪的不同，使用祛寒祛湿或祛湿清热药物。若因风邪引起手足痉挛、角弓反张等，则宜祛风镇痉药治疗。

2. 热邪　凡致病具有炎热升腾等特性的外邪，称为热邪。热为夏季主气。《素问·阴阳应象大论》说："阳胜则热。"故热是阳气盛的表现。热邪引起的病证，称温热病。《素问·热论》说："先夏至日者为病温，后夏至日者为病暑。"所以，夏季的温热病，夏至以前发病的多称为温热病，夏至以后，立秋之前而发的热病，则为暑邪所致的暑温病。应当指出，在临床上由外感而发的温热病，不只限于夏季，其他季节均可发生。如春天有春温，暑天有暑温，秋天有温燥，冬天有冬温。温热病不单由气候温热所致，常包含由细菌或病毒感染等所致。

温、热、火三者，都属阳邪，故温热、火热常混称，但又有差别。温为热之渐，火为热之极，这是病邪程度上的差别。以形象言，热无形而火有形可见。以临床症状看，外感温热多表现为全身性的阳热亢盛症状，如发热（常可致高热）、口渴、大汗、脉洪大等。火多表现为某一脏腑的功能亢进，如心火、肝火、胃火等，并有燔灼炎上，动血及易致肿疡的特性。在过去中医书籍中的六淫火邪，实际上是热邪，即外感温热病邪。火常由内生，是体内阳气盛的表现。火可由风、寒、暑、湿、燥邪转化而来，称"五气化火"；也可由情志因素，喜、怒、思、忧、恐在一定条件下化火，称"五志化火"。此外，亦可由痰、瘀等病邪郁滞而成。温热纯属病邪；火有正邪、虚实之分。《素问·阴阳应象大论》说："壮火食气"、"少火生气"。壮火是阳热亢盛的表现，属实邪、实火。少火是指人体内有温煦推动作用的阳气，如心阳、肾阳等。心阳又称"君火"，肾阳又称"命门之火"。还有"相火"，相火与君火相对而言，二火相合，以温养脏腑，推动脏腑的功能活动。一般认为相火根源发自命门，而寄于肝、胆、膀胱、三焦等脏腑内。若心火亢盛，相火妄动，则又属壮火；由阴精亏损而致的阳热偏亢，则属于虚火。热邪的性质及致病特点：

（1）热为阳邪，易化火上炎：《素问·阴阳应象大论》说："阳胜则热。"故热为阳邪。火为热之极，故热盛易化火上炎。临床表现为发热、恶热、心烦、口渴、汗出等阳热亢盛的症状。若热盛化火，火性炎上，又可见面红目赤、舌质红，或口舌生疮，或牙龈肿痛等。故《素问·至真要大论》说："诸逆冲上，皆属于火。"

（2）热易伤津耗气：阳热亢盛，迫津外泄，常见大汗出，并见口干渴、小便短赤等津液耗伤的症状。故《素问·举痛论》说："炅则腠理开，荣卫通，汗大泄，故气泄。"气依附津液而存在，故汗多则气随汗泄。又《素问·阴阳应象大论》说："壮火食气，气食少火，壮火散气，少火生气。"说明正常的生理之火（少火）能够生气，而过亢的壮火则耗伤人体的元气。故感受热（火）病邪，除发热、汗出外，又常见神疲乏力、少气等气虚症状。

（3）热盛可生风动血：热盛化风，又叫"热极生风"，是热邪耗伤阴血，肝的筋脉失养的病理表现。临床表现为高热、四肢抽搐、颈项强直、角弓反张、两目上视等。《素问·至真要大论》说："诸热瞀瘛，皆属于火。""诸暴强直，皆属于风。"热入营血，"营分受热，则血液受劫，心神不安，夜甚无寐，或斑点隐隐。""其热传营，舌色必绛。绛，深红色"（《温热论》）。动血，是热邪侵入血分，迫血妄行，可见各种出血病证，如吐血、衄血、便血、尿血和皮肤发斑等。

（4）热邪夹毒，易致肿疡：夹毒的热邪侵入血分，聚于局部，可发为肿疡。《灵枢·痈疽》说："大热不止，热胜则肉腐，肉腐则为脓，故名曰痈。"《医宗金鉴·痈疽总论歌》说："痈疽原是火毒生。"临床上见疮疡局部红肿热痛，久则化脓，常伴发热、心烦、口渴等症。

（5）热邪易扰心神：心在五行属火，火热性躁动，与心相应，故火热之邪入于营血，尤易影响心神，轻者心神不宁而心烦失眠；重者可扰乱心神，出现狂躁不安，神昏谵语等症。故《素问·至真要大论》说："诸躁狂越，皆属于火。"

在临床辨证治疗上，凡外感病具有热邪性质及致病特点的，治疗应"热者寒之"，给以清热生津或清热泻火之法。若热盛动风，宜清热凉肝息风；若热盛动血者，则应清热凉血止血；若热邪夹毒，则需清热凉血解毒。

3. 暑邪　凡夏至之后，立秋之前，致病具有炎热、升散特性的外邪，称为暑邪。暑为夏季主气，是夏季火热之气所化。《素问·五运行大论》说："其在天为热，在地为火，……其性为暑"，"暑胜则地热"，故暑天火热之气使人发病为暑邪。暑邪致病有明显的季节性，《素问·热论》说："先夏至日者为病温，后夏至日者为病暑。"故暑邪致病主要发生在夏至以后，立秋之前。《时病论·卷四》说："其时天暑地热，人在其中，感之皆称暑病。"暑病只有外感，没有内生。暑邪致病，有伤暑与中暑之别。起病缓，病情轻者为"伤暑"；发病急，病情重者，为"中暑"。

中医文献有阴暑、阳暑之名。张元素云："静而得之为中暑，动而得之为中热。中暑者阴证，中热者阳证。"张介宾说暑"其为病，则有阴阳二证，曰阴暑、曰阳暑。……阴暑者，因暑而受寒也……此以暑月受寒，故名阴暑，即伤寒也。阳暑者，乃因暑而受热者也，……此以暑月受热，故名阳暑"（有关内容详见后"文献选录"）。阴暑、阳暑的提法，后来遭到王士雄的反对。《温热经纬·卷三》雄按："暑乃天之热气，流金烁石，纯阳无阴。或云阳邪为热，阴邪为暑者，甚属不经。经云：热气大来，火之胜也。阳之动，始于温，盛于暑。盖在天为热，在地为火，其性为暑，是暑即热也。""更有妄立阴暑阳暑者，亦属可笑。……其实彼所谓阴暑者，即夏月伤于寒湿耳。设云暑有阴阳，则寒亦有阴阳矣。"故一般认为阴暑的提法欠妥，这样容易造成概念上的混乱。所以，以下暑邪的性质及致病特点，是指暑热邪气而言。暑邪的性质及致病特点：

（1）暑为阳邪，其性炎热：暑为夏季火热之气所化，故为阳邪。暑邪伤人多出现阳热亢盛的一系列临床症状，如高热、面赤、心烦、汗出、脉洪大等。《医学心悟·三卷》说："大抵暑证辨法，以自汗、口渴、烦心、溺赤、身热、脉虚为的。然有伤暑、中暑、暑闭之不同。伤暑者，感之轻者也，其症烦热，口渴；中暑者，感之重者也，其症汗大泄，昏闷不醒，或烦心、喘渴、妄言也；闭暑者，内伏暑气，而外被风寒闭之也。其头痛、身痛、发热恶寒者，风寒也；口渴、烦心者，暑也。"

（2）暑性升散：暑性升散、易伤津气。故暑邪侵入人体，使腠理开泄而为多汗；汗多则易耗伤津液，见口渴喜饮、尿短赤等。汗多气随汗泄，则致气虚，见气短、乏力体倦等症。《温热经纬·卷四》薛雪说："暑月热伤元气，气短倦怠，口渴多汗，肺虚而咳者，宜人参、麦冬、五味子等味。"《素问·刺志论》说："气虚身热，得之伤暑。"又《素问·举痛论》说："炅则腠理开，荣卫通，汗大泄，故气泄矣。"所以说暑性升散，耗伤津气。

（3）暑多夹湿：因夏季气候炎热，且多雨，天暑下逼，地湿上蒸，故常见暑湿相兼为病。《临证指南医案·卷五·暑》说："天之暑热一动，地之湿浊自腾，人在蒸淫热迫之中，若正气设或有隙，则邪从口鼻入，气分先阻，上焦清肃不行，输化之机失于常度，水谷之精微亦蕴结而为湿也。人身一小天地，内外相应，故暑病必挟湿者，即此义耳。"又内湿素盛之人，容易感受暑邪，而成暑湿相合证。如《医门法律·风湿论》说："体中多湿之人，最易中暑，两相感召故也。外暑蒸动内湿，两气交通，因而中暑。"其临床表现除有暑热症状外，尚有湿阻的症状。主要表现为身热不扬、烦渴、身重倦怠、胸闷、呕恶、大便溏泄、小便短赤、舌苔厚腻等。

应当指出，暑多夹湿，不能理解为"暑必兼湿"。正如《温热经纬·卷三》雄按："暑与湿原是二气，虽易兼感，实非中暑必定有湿也。"临床上必须同时见到暑热及湿邪相合的证候，方能诊为暑湿证。

在临床辨证治疗上，凡具有暑邪性质及致病特点的证候，皆应用清热解暑、益气生津的方药治疗。兼有湿邪的暑湿证，又应清热解暑化湿。若暑热化火内传心营，引起闭窍动风之变时，则须根据具体情况，采用清心凉营，化痰开窍，凉肝息风等法。

4. 湿邪　凡致病具有重浊、黏滞、趋下特性的外邪，称为湿邪。湿为长夏主气。所谓长夏，是指夏秋之间，为农历六月。此时天之阳热下降，地之湿气上腾，为一年中湿气最盛的时节，湿热熏蒸，人在其中最易感受湿邪。此外，涉水雨淋，水上作业，或久居潮湿之地，或长期在潮湿环境中工作，或汗出衣里，受湿渐渍等，均可感受湿邪而为病。脾失健运，水湿内停，亦易招致湿邪为病。《三因极一病证方论·卷之二》说："在天为雨，在地为土，在人脏为脾，故湿喜归脾，脾虚喜中湿。"《临证指南医案·卷五》说："湿为重浊有质之邪，若从外而受者，皆由地中之气升腾，从内而生者，皆由脾阳之不运。虽云雾露雨湿上先受之，地中潮湿下先受之，然雾露雨湿，亦必由地气上升而致……其伤人也，或从上，或从下，或遍体皆受，此论外感之湿邪，著于肌躯者也。"湿为阴邪，湿的自然特性是重浊、黏滞、趋下。故湿邪具有以下的性质和致病特点：

（1）湿为阴邪，损伤阳气：湿性类水故属阴。"阴胜则阳病"，湿喜归脾，故湿邪特别易伤脾阳，影响脾胃气机的升降和运化功能，出现胃纳呆滞、脘腹痞闷胀痛、泄泻、神倦四肢困重、口不渴，或小便不利、水肿等。故《素问·六元正纪大论》说："湿胜则濡泄，甚则水闭胕肿。"叶桂《温热论》亦说："湿胜则阳微也。"薛雪《湿热病篇》则说："暑月病初起，但恶寒面黄，口不渴，神倦四肢懒，脉沉弱，腹痛下利，湿困太阴之阳。"湿困太阴之阳，即湿困脾阳。

（2）湿性重浊："重"，即沉重、重着之意。指感受湿邪，常出现头重如裹、周身困重、四肢酸重等症。《素问·生气通天论》说："因于湿，首如裹。"这是湿邪阻滞，清阳不升，湿浊不降。若湿邪阻滞经络关节，则见周身困重、关节重痛、肢倦等。《三因极一病证方论·卷之五·伤湿叙论》说："经云，湿为停着，凡关节疼痛、重痹而弱，皆为湿着。"在"伤湿证治"中又说："病者身重，脚软，关节重疼，发热恶寒，小便秘涩，大便飧泄，自汗，腰脚冷痹，腿膝浮肿，小便或自利，不渴，皆久坐卑湿，或为雨露所袭，或汗出衣里，受湿渐渍得之。名曰湿痹。""浊"，即秽浊、垢浊之意。指湿邪为病，在临床上常出现排泄和分泌物秽浊不清的特点。如湿浊在上，见面垢眵多；湿阻中焦，大便见溏泄不爽，或下痢脓血黏液；湿浊下注，可见小便浑浊，妇女黄白带下；湿邪浸淫肌肤，可致肌肤疮疡、湿疹之脓水秽浊等。

（3）湿性黏滞，阻碍气机：湿性黏滞，"黏"即黏腻；"滞"，即停滞。湿为重浊有质之邪，故有黏腻停滞的特点。主要表现为两个方面：一是指湿邪致病的症状有黏腻阻滞的表现，如便溏黏滞不爽、小便滞涩、妇女带下黏滞、皮肤湿疹流出黏滞分泌物等。二是指湿邪致病，常见病程长，缠绵难愈或反复发作。如湿温病、湿痹、湿疹、湿毒病等。

阻滞气机，气机，是指人体内气的升降出入运动。阻滞气机，是指感受湿邪，临床上常见气机阻滞、运行不畅的现象。如湿阻清阳，见头昏重；湿阻上焦，见胸闷或咳喘；湿阻中焦，阻滞脾胃气机升降，见脘腹胀痛、痞闷、呕吐、泄泻等；湿阻下焦，见下腹胀痛、里急后重、大便不畅、或小腹胀痛、尿急、小便涩痛；湿阻经络关节，见肢倦、关节重痛等。

（4）湿性趋下：湿与水同类，水有下流的特点，故湿邪亦有趋下、下注的特点。《素问·太阴阳明论》说："伤于湿者，下先受之。"《灵枢·邪气脏腑病形》说："身半已下者，湿中之也。"可见湿邪伤人，多始于下部，而湿性重浊，易于下注，故其病证多见于下部，如淋浊、带下、泄泻、下痢、下肢浮肿等。

（5）湿多夹温热：湿为长夏的主气，夏秋之交，雨湿较甚，天暑下逼，地湿上蒸，常由湿热病邪外感引起湿温（热）病。薛雪《湿热病篇》论之甚详。该篇首条说："湿热证，始恶寒，后但热不寒，汗出，胸痞，舌白，口渴不引饮。自注：此条乃湿热证之提纲也。湿热证属阳明太阴经者居多，中气实则病在阳明，中气虚则病在太阴。"又："湿热之证，阳明必兼太阴者……太阴内伤，湿饮停聚，客邪再至，内外相引，故病湿热。"湿热病初起，具有湿邪和温热病邪的性质及致病特点。湿重于热，初起见恶寒、身热不扬、午后热象较明显、头重如裹、身重肢倦、胸闷脘痞、苔白腻。若热重于湿，则见高热、面赤、口渴欲饮、身重脘痞、苔黄腻。临床亦可表现为湿热并重。

湿邪除夹温热外，又可兼风为风湿，兼寒为寒湿，或兼风寒为风寒湿痹，兼风热为风湿热痹。因此湿邪致病，不只限于长夏、其他季节亦可有湿邪致病。湿证可由外感湿邪而得，又可由内生湿邪而成。《临证指南医案·卷五》说："亦有外不受湿，而但湿从内生者，必其人高粱酒醴过度，或嗜饮茶汤太多，或食生冷瓜果及甜腻之物。"湿邪侵入人体后，可随其体质阴阳而化。阳盛之体，"外感湿邪，必易于化热；若内伤湿邪，多因高粱酒醴，必患湿热、湿火之症。""其体属阴，若外感湿邪，不易化热；若内生之湿，多因茶汤生冷太过，必患寒湿之症。"

在临床辨证治疗上，凡具有湿邪性质及致病特点的病证，均应使用祛湿的方药，并根据湿邪所在的部位不同而选用治法。表湿宜散湿；湿阻中焦者，宜芳香温运化湿；湿阻下焦者，宜利水渗湿。湿与温合而成的湿温（热）病，湿重于热者，以化湿为主，选用芳香化湿、苦温燥湿或淡渗利湿等；湿热俱盛，宜化湿清热并用；热重于湿的，又当清热为主，兼以化湿。

5. 燥邪　凡致病具有干燥、收敛清肃特性的外邪，称为燥邪。燥为秋季主气，此时天地之气不断收敛，气候干燥。干涩是自然燥气的特性。燥邪侵入人体而成外燥病。燥邪为病有温燥和凉燥之分。初秋有夏热之余气，或久晴无雨，秋阳以曝，燥与温热结合侵入人体，则成温燥；深秋近冬，西风肃杀，燥与寒邪结合侵犯人体，则形成凉燥。《医学传灯·卷上》说："一交秋分，燥金司令，所起之风，全是一团燥烈之气，干而不润。是以无草不黄，无木不凋，人身应之，燥病生焉。凡有身热咳嗽、内烦口干一切百病，无不起于干燥。"《伤寒杂病论·伤燥病脉证并治》说："伤燥，肺先受之，出则大肠受之，移传五脏。"又《素问·至真要大论》说："清气大来，燥之胜也，风木受邪，肝病生焉。"故燥邪致病，除见伤津和干涩症状外，在脏腑多见伤肺及肝与大肠病的症状。

至于燥邪的属性问题，以往教材多避而不谈，只说风、暑、火属阳邪，寒、湿为阴邪，而燥则不说其属阴邪还是阳邪。其原因是对燥邪的属性有争论。有的说燥是阴邪，有的说燥为阳邪，有的说燥有阴、有阳。《温热经纬·卷三》说："所谓六气，风寒暑湿燥火也。分为阴阳，则《素问》云：寒暑六入，暑统风、火，阳也；寒统燥、湿，阴也。"还有从燥为秋季的主气，春夏阳气上升属阳，秋冬阳气下降、阴气上升属阴，解释燥邪属于阴邪。《医门法律·卷四》说："燥与湿有霄壤之殊，燥者天之气也，湿者地之气也。水流湿，火就燥，各从其类。"这里火就燥，各从其类，是把燥归属于阳类。还有从燥与湿相对而言，则燥为阳，湿为阴，故说燥为阳邪。《景岳全书·卷一》说："湿燥二气虽亦属外邪之类，但湿有阴阳，燥亦有阴阳。湿从阴者为寒湿，湿从阳者为湿热。燥为阳者因于火，燥从阴者发于寒。"这里说湿燥均有阴阳，是从合邪的性质来分的。至于燥邪究应属阴，还是属阳？应从临床实用角度去考虑。说燥为阴邪，对指导临床没有意义。因"燥胜则干"，外感燥邪，易伤津液，表现为口鼻咽干、干咳、口渴、皮肤干燥等肺胃失润的症状，治宜辛凉甘润肺胃。故说燥为阳邪为妥。燥邪的性质及致病特点：

（1）燥性干涩，易伤津液：《素问·阴阳应象大论》说："燥胜则干。"故燥邪为病，易出现伤津干涩症状。如口咽干燥、口渴、皮肤干燥、甚则皮肤皲裂、毛发不荣、小便短少、大便干结等。故《素问玄机原病式·燥类》说："诸涩枯涸，干劲皴揭，皆属于燥。"又说："物润则滑泽，干则滞涩，燥湿相反故也。"

（2）燥易伤肺：因肺为娇脏，喜润恶燥。肺的生理功能是主气司呼吸，开窍于鼻，外合皮毛。故燥邪可从口鼻及皮肤侵入人体，劫伤肺津，影响肺的宣发与肃降，出现干咳，或痰少黏难咳，甚则咳出血丝痰、胸痛喘逆等。肺与大肠相表里，燥邪伤肺津液，可导致肠燥大便干结。

在辨证治疗上，凡秋季外感具有燥邪性质和致病特点的病证，应按《素问·至真要大论》所说："燥者润之。"《临证指南医案·卷五》说："燥为干涩不通之疾……外感者由于天时风热过胜，或由深秋偏亢之邪，始必伤人上焦气分，其法以辛凉甘润肺胃为先。"若燥热偏盛伤肺，又宜清肺润燥养阴。

6. 寒邪　凡致病具有寒冷、凝结、收引特性的外邪，称为寒邪。寒为冬季主气，冬季气候寒冷，若不注意防寒保温，最易感受寒邪。此外，雨淋涉水，或汗出当风，或其他季节气温骤降，亦可感受寒邪。寒邪致病，因其所伤部位不同，有伤寒、中寒之别。寒邪外侵，伤于肌表，郁遏卫阳，称为"伤寒"；寒邪直中于里，伤及脏腑阳气，称为"中寒"。寒的自然特性是寒冷，可使物体凝滞、收引。寒邪的性质及致病特点：

（1）寒为阴邪、易伤阳气：寒与热相对而言，则寒为阴，热为阳。《素问·阴阳应象大论》说："阴胜则阳病"，"阴胜则寒"。因此，感受寒邪，易伤人体阳气，表现为阴寒偏盛的寒实证。寒邪侵袭肌表，卫阳被遏，出现恶寒、发热、无汗、脉浮紧等。如《伤寒论》中的太阳伤寒表实证；寒邪直中太阴，损伤脾阳，则出现脘腹冷痛、呕吐、腹泻等，如《伤寒论》中的太阴病；寒邪直中少阴，心肾阳气受损，则出现恶寒踡卧、手足厥冷、下利清谷、小便清长、精神委靡、脉微细等，如《伤寒论》中的少阴寒化证。

（2）寒性凝滞而主痛：凝滞，即凝结、阻滞不通之意。人身气血津液所以能运行不息，畅通无阻，全赖阳气的温煦和推动。若寒邪侵入人体，阳气受损，温煦推动功能减弱，使经脉气血阻滞，津液运行、输布失常，变生气滞、瘀血、痰浊、内湿等。并可引起各种疼痛，如头项强痛、身痛、关节疼痛、腹痛等。《素问·举痛论》说："寒气入经而稽迟，泣（涩）而不行，客于脉外则血少，客于脉中则气不通，故卒然而痛。"《素问·痹论》说："寒气胜者为痛痹。"又说："痛者，寒气多也，有寒故痛也。"此外，寒邪作用于肌肤，气血壅滞，还可导致冻烂疮。《诸病源候论·卷五十》说："小儿冬月，为寒气伤于肌肤，搏于血气，血气壅滞，因即生疮。其疮亦焮肿而难瘥，乃至皮肉烂，谓之为冻烂疮也。"所以说寒性凝滞而主痛。

（3）寒性收引：收引，即收缩牵引之意。《素问·举痛论》说："寒则气收"，"寒气客于脉外则脉寒，脉寒则缩踡，缩踡则脉细急，细急则外引小络，故卒然而痛。"《灵枢·岁露论》说："寒则皮肤急而腠理闭。"所以，当人体感受寒邪后，常出现皮肤腠理收缩，汗孔闭塞，筋脉牵引拘急症状。如寒邪侵袭肌表，见恶寒发热、无汗、头身痛、关节伸屈不利等。《景岳全书·卷七，初诊伤寒法》说："凡病伤寒者，初必发热，憎寒，无汗，以邪闭皮毛，病在卫也；渐至筋脉拘急，头背骨节疼痛，以邪入经络，病在营也。"

在临床辨证治疗上，凡具有寒邪性质及致病特点的，均要用祛寒法。具体运用视寒邪侵犯部位和阳气受损程度有所不同。寒邪束表，宜辛温解表；寒伤经络，宜温经散寒；寒邪直中，则宜温中祛寒，或温肾祛寒。

二、疠气

（一）疠气的基本概念

疠气，即疫疠之气。是一类具有强烈传染性的病邪。在中医文献中，疠气又称疫气、疫毒、戾气、乖戾之气、异气等。吴有性《温疫论·杂气论》则统称为"杂气"。他说："疫气者，亦杂气中之一，但有甚于他气，故为病颇重，因命之疠气。"《温疫论·原病》又说："疫者感天地之戾气……此气之来，无论老少强弱，触之者即病。"由疠气所致的疾病，称为"疫疠"、"瘟疫"或"温疫"。《素问·刺法论》说："五疫之至，皆相染易，无问大小，病状相似。"《诸病源候论·温病诸候》说："人感乖戾之气而生病，则病气转相染易，乃至灭门。"又说："病无长少，率皆相似，有如鬼疠之气，故云疫疠病。"《三因极一病证方论·叙疫论》说："夫疫者……一方之内，长幼患状率皆相类者，谓之天行是也。""其天行之病，大者流毒天下，次则一方一乡，或着一家。"所以说"疠气"是具有强烈传染性和流行性的一类病邪。

（二）疠气的发生与流行

在明代吴有性之前的医家，认为疫疠主要是感受四时不正之气。如《诸病源候论·疫疠病候》说："一岁之内，节气不和，寒暑乖候，或有暴风疾雨、雾露不散，则民多疾疫，病无长少，率皆相似，有如鬼疠之气，故云疫疠病。"《三因极一病证方论·叙疫论》说："夫疫病者，四时皆有不正之气，春夏有寒清时，秋冬亦有暄热时，一方之内，长幼患状率皆相类者，谓之天行是也。"《普济方·时气门》说："人居天地之间，禀气于阴阳，气和则安，气戾则病，故一岁之内，节气不和，寒暑乖候，皆为疫疠之气，感而为病。其状无问长少，率皆相似，故名天行。"吴有性不同意这种观点，他在《温疫论·原病》中说："病疫之由，昔以为非其时而有其气，春应温而反大寒，夏应热而反大凉，秋应凉而反大热，冬应寒而反大温，得非时之气，长幼之病相似，以为疫。余论则不然，夫寒热温凉，乃四时之常。因风雨阴晴，稍为损益。假令秋热必多晴，春寒应多雨，较之亦天地之常事，未必多疫也。伤寒与中暑，感天地之常气；疫者感天地之戾气……此气之来，无论老少强弱，触之者即病。邪自口鼻而入。"又说："邪之所著，有天受，有传染，所感虽殊，其病则一。凡入口鼻之气，通乎天气。本气充满，邪不易入；本气适逢亏欠，呼吸之气，亦自不及，外邪因而乘之。"吴有性的"戾气说"，使传染病的病因学，突破了前人"六气之说"的束缚，建立了以感染"戾气"和机体正气虚弱为发病主因的新观点，这是他的巨大贡献。特别是他在17世纪中叶细菌学出现之前，提出如此观点，是难能可贵的，后世医家多沿用此说。

疠气种类繁多，故所致病证种种不一。《温疫论·杂气论》说："众人有触之者，各随其气而为诸病焉。其为病也，或时众人发颐，或时众人头面浮肿，俗名为大头瘟是也；或时众人咽痛，或时咽哑，俗名虾蟆瘟是也；……或为痘疮，或为斑疹……为病种种，难以枚举。大约病遍于一方，沿门阖户，众人相同，皆时行之气，即杂气为病也。为病种种，是知气之不一也。"这实际上包括了西医学中的许多传染病。

疫疠发生与流行，与下列因素有关：

1. 气候因素 特别是自然气候反常，如久旱、洪涝、酷热、湿雾、瘴气等，均容易产生疫疠之气。《诸病源候论·温病诸候》说："因岁时不和，温凉失节，人感乖戾之气而生病，则病气转相染易，乃至灭门。"《三因极一病证方论·卷之六》说："假如冬合寒，时有温暖之气，则春必患温疫。春合温，而时有清凉之气，则夏必患燥疫。夏合热，而有寒气折之，秋必病寒疫。秋合清，而反淫雨，冬必病温疫。此亦一途而推之，更须以时斟酌，不可偏执。"《证治准绳·伤寒》说："时气者，乃天疫暴疠之气流行，凡四时之令不正者，乃有此气行也。若人感之，则长幼相似而病，及能传染于人。"《诸病源候论》卷二十五中的射工、沙虱候，是与洪涝有关。而《诸病源候论》卷十和十一中的瘴气候和山瘴疟候，是与岭南气候有密切的关系。

2. 环境和饮食卫生 环境卫生恶劣，会滋生疠气。在空气、水源或食物有疫邪污染，接触者可发生疫疠病。《三因极一病证方论·卷之六》说："疫之所兴，或沟渠不泄，湢其秽恶，熏蒸而成者，或地多死气，郁发而成者。"《温疫论·原病》说："疫者感天地之疠气。""邪从口鼻而入。"通过呼吸道吸入或从口食入的疠气而发的疫疠病有麻疹、流行性腮腺炎、脊髓灰质炎、流行性感冒、流行性脑膜炎、白喉、百日咳、伤寒、痢疾、霍乱等；通过蚊子叮咬发病的有疟疾、丝虫病、登革热等；通过土壤和疫水接触传染的有钩虫病、血吸虫病等。

3. 预防隔离 预防和隔离疫疠病的措施不得力，往往可使疫疠病发生和流行。因为疠气具有强烈的传染性，发现疫疠患者，应立即隔离治疗，防止疫疠病的蔓延。对易接触感染者，应服食或注射预防药物，并注意饮食起居，保养正气，提高机体抵抗力。

4. 社会因素 疫疠的发生和流行与社会制度和社会状态密切相关。战乱和灾荒易造成瘟疫流行。如《曹集诠评·说疫气》说："建安二十二年，疠气流行，家家有僵尸之痛，室室有号泣之哀，或阖门而殪，或覆族而丧。"《温疫论·伤寒例正误》说："夫疫者，感天地之戾气也……多见于兵荒之岁。"若国家安定，经济繁荣，民众安居乐业，又注重卫生防疫工作，疫疠病发病率会显著下降，并不易发生流行。

（三）疠气的致病特点

从文献资料记载来看，疠气致病的特点主要有：传染性强，易于流行，发病急骤，病情严重，一气一病，病状相似等。

1. 传染性强，易于流行 传染性强是疠气致病最主要的特点，它可以通过空气、食物或其他形式接触病原体发生传染，甚至出现流行。《黄帝内经》说："五疫之至，皆相染易。"《诸病源候论》说："人感乖戾之气而生病，则病气转相染易，乃至灭门。"当然，如果预防治疗措施得力，亦可为散发性的，而不会发生广泛流行。

2. 发病急骤，病情严重　病气致病，常潜伏期较短，甚可"触之者即病"，而病情较重。《温疫论·杂气论》说："疫气者……为病颇重。""缓者朝发夕死，急者顷刻而亡。"因此，疫疠病的病死率高。

3. 一气一病，症状相似　疠气种类繁多，一种疠气引起一种疫疠病，每一种疫疠病，症状相似。《素问·刺法论》说："无问大小，病状相似。"《温疫论·杂气论》说："大约病遍于一方，沿门阖户，众人相同者，皆时行之气，即杂气为病也。为病种种，是知气之不一也。盖当时适有某气，专入某脏腑某经络，专发为某病，故众人之病相同。"

第二节　内伤病因

一、七情内伤

（一）七情的基本概念

七情，是指人体喜、怒、忧、思、悲、恐、惊七种情志变化，也即人的七种情感。情，是情感和情绪。七情是伴随着人的需要而产生的对客观事物的表现，是人体的生理本能。《礼·礼运》说："喜、怒、哀、惧、爱、恶、欲，七者勿学而能。"《黄帝内经》提出了喜、怒、忧、思、悲、恐、惊、畏八种情绪，后世认为恐与畏同类，故成七情之说。《三因极一病证方论》说："七情者，喜怒忧思悲恐惊是。"凡满足人的需要的事物，会引起肯定性质的情绪，以喜概括之；凡不能满足人的需要的事物，或与人的需要相违背的事物，会引起否定性质的情绪，如忿怒、哀怨、痛苦、失望、憎恨、凄怆等，则分别概括为怒、忧、悲、恐、惊等。七情大致可概括人类的基本情感。其中思是指人的思维活动，是思考、思虑之意，似乎并非一种情绪。

七情与五脏有密切的关系，由五脏精气所化生，《素问·天元纪大论》说："人有五脏化五气，以生喜怒思忧恐。"《黄帝内经》又根据七情和五行、五脏的亲和性，把喜怒思忧恐分属于五脏。《素问·阴阳应象大论》说，肝"在志为怒"、心"在志为喜"、脾"在志为思"、肺"在志为忧"、肾"在志为恐"。《三因极一病证方论·三因论》说："七情，人之常性，动之则先自脏腑郁发，外形于肢体，为内所因。"所以，七情具有两重性，适度的情绪反应，为人之常性，属生理范畴；七情过度，即刺激的强度和时间，超过机体生理调节范围，则成为病因，可使人发病。由于七情致病，先自脏腑郁发，外形于肢体，故称七情内伤。情志过度是内伤病的主要致病因素之一。

（二）七情的生理病理基础

人体的情志活动，是以脏腑中的气血阴阳为物质基础，以心神为主导。《素问·天元纪大论》说："人有五脏化五气，以生喜怒思忧恐"，即五脏化五气，生五志。《素问·宣明五气》说："心藏神"，指心主管精神活动的功能，包括思维、意识和情志活动等。《素问·灵兰秘典论》说："心者，君主之官也，神明出焉。"《黄帝内经》把人的精神活动归属于心。《灵枢·本神》说："所以任物者谓之心。"任，有担任、接受的意思，即心有接受外来信息的功能。人的精神活动，为大脑生理功能之一，是大脑对外界事物的反映。心主神明，还包括了大脑的功能。明代李梴提出心"有血肉之心"，"有神明之心"（《医学入门·心》）。明代李时珍《本草纲目·辛夷》提出了"脑为元神之府"的看法。至清代，认为神藏于脑者，更不乏其人，如汪昂、王清任等皆持此说。从现代解剖学和生理学的角度看，"血肉之心"似指胸中的心脏；而"神明之心"的功能则与大脑的功能相近。《孟子·告子上》说："心之官则思。"说明心在思维活动中有重要作用。《灵枢·邪客》说："心者五脏六腑之大主，精神之所舍也。"张介宾在《类经》中提出："心为脏腑之主，而总统魂魄，兼赅意志。故忧动于心则肺应，思动于心则脾应，怒动于心则肝应，恐动于心则肾应，此所以五志唯心所使也。"又说："情志之伤，虽五脏各有所属，然求其所由，则无不从心而发。"所以说人体的情志活动，是以五脏气血阴阳为物质基础，心为五脏六腑之大主，既主宰人体的精神意识思维活动，又主宰人体的情志活动。

《灵枢·本神》说："随神往来者谓之魂，并精而出入者谓之魄，所以任物者谓之心，心有所忆谓之意，意之所存谓之志，因志而存变谓之思，因思而远慕谓之虑，因虑而处物谓之智。"神、魂、魄、意、志，是人体精神活动的不同表现，分别归属于五脏。《素问·宣明五气》说："心藏神，肺藏魄，肝藏魂，脾藏意，肾藏志。"只有五脏的精气和生理功能正常，人体的精神和情志活动才能正常。

1. 心主血藏神，在志为喜　心有推动血液运行，主宰整个人体生命活动和精神、意识、思维活动作用。血是神志活动的物质基础，如《灵枢·营卫生会》说："血者，神气也。"《灵枢·平人绝谷》又说："血脉和利，精神乃居。"说明血与神志活动密切相关。心为五脏六腑之大主，精神之所舍，担任接受外来信息，产生情绪反应作用。心在志为喜，喜属心情愉快的情绪表现。正常喜笑，属良性刺激反应，有益于身心健康。（《素问·举痛论》）说："喜则气和志达，营卫通利。"即适度喜乐，能缓和精神紧张，使营卫通利，有利于健康。但喜乐过度，又可致病。《灵枢·本神》说："喜乐者，神惮散而不藏。"《素问·调经论》说："神有余则笑不休。"所以，心和血是产生喜的生理和病理基础。

2. 肝主疏泄，藏血藏魂，在志为怒　肝有贮藏和调节血流量、疏通全身气机，调节情志的作用。气机调畅，则情志舒畅，心情开朗。若肝失疏泄，肝气郁结，可使人心情不舒，郁郁不乐，多愁善虑；若肝气亢奋，则急躁易怒。肝在志为怒，怒是情绪激动的情志表现，一般属不良刺激引起，"怒则气逆，甚则呕血及飧泄"（《素问·举痛论》）。或见突然眩晕、昏厥等。《古今医统大全·怒候》说："怒为肝木太过。""怒伤肝"（《素问·阴阳应象大论》），故肝气上逆，是产生怒情志的生理和病理基础。应当指出，若遇有可怒之事而适度怒之，又为"情之正"，属生理性质的反应，不会致病。《灵枢·本神》说："肝藏血，血舍魂。""随神往来者谓之魂。"汪昂曰："魂属阳，肝藏魂，人之知觉属焉。"《类经·三卷》说："魂之为言，如梦寐恍惚，变幻游行之境，皆是也。"生理上，肝血充沛，疏泄得宜，则神安魂宁。病理上，肝血不足，疏泄失宜，易发为魂不守舍，症见夜寐不安、惊骇多梦、梦呓、梦游，昼则失魂落魄，主意全无、情绪不宁、胆怯、幻视、幻听等。

3. 脾主运化，藏意，在志为思　脾主运化，化生水谷精气，是气血生化之源。水谷精气与神有密切的关系，神由先天之精生成，但必赖于后天之精的滋养。《灵枢·平人绝谷》说："故神者，水谷之精气也。"脾气健旺，水谷之精气充足，则神旺。《灵枢·本神》说："脾藏营，营舍意。"意，是意识、回忆，是神活动的产物。脾"在志为思"，思是思虑、思考。《灵枢·本神》说："因志而存变谓之思，因思而远慕谓之虑。"《类经·藏象类》注释说："因志而存变，谓意志虽定，而复有反复计度者，曰思。"因此，思是正常的思维活动。但思虑过度，所思不遂，则可影响气机升降出入，而致气结为病。《素问·举痛论》说："思则心有所存，神有所归，正气留而不行，故气结矣。"《素问·阴阳应象大论》说："思伤脾。"所以，脾及其化生的水谷精气，是产生思情志的生理和病理基础。

4. 肺主气藏魄，在志为忧（悲）　肺主一身之气，司呼吸，通过有节律的呼吸运动，调节全身气机、助心行血。通过肺的宣发与肃降，治理和调节机体津液的输布运行和排泄。《灵枢·本神》说："肺藏气，气舍魄。""并精出入者谓之魄。"《类经·三卷》第九注："魄之为用，能动能作，痛痒由之而觉也。精生于气，故气聚则精盈，魄并于精，故形强而魄壮。"魄属于本能的感觉和动作，如耳的听觉，目的视觉，皮肤的冷热痛痒感觉，手足的动作和新生儿吸乳动作等。肺在志为忧，忧、悲同属肺志。忧是愁苦忧虑，悲是悲哀的情绪表现。悲、忧是人体接受外界某些不良刺激而发生的不愉快的情绪反应。悲多由外来可引起伤心哀痛的事物刺激引起；忧是发愁、过虑，是对某种不良刺激因素先有所了解，因而表现为忧心忡忡。一般来说，悲自外来，忧自内发。二者虽略有不同，但对人体生理活动的影响是大体相同的，故悲和忧同属肺志。悲、忧动于心而肺应。《素问·举痛论》说："悲则气消。"即悲伤过度，可以使肺气耗伤。此外，神气不足，也可以致悲。《灵枢·本神》说："神有余则笑，不足则悲。"故肺和心是产生悲、忧情志的生理和病理基础。

5. 肾藏精、藏志，在志为恐　肾藏精，精生髓，脑为髓汇聚而成。《灵枢·海论》说："脑为髓之海。""髓海有余，则轻劲多力，自过其度；髓海不足，则脑转耳鸣，胫痠眩冒，目无所见。"《灵枢·口问》说："上气不足，脑为之不满，耳为之苦鸣，头为之苦倾，目为之眩。"说明古代医家，已认识到视觉与听觉等感官皆与脑有关。《医林改错·脑髓说》说："灵机记性在脑"，"两耳通脑"，"两目系如线，长于脑"，"鼻通脑，所闻香嗅归于脑"，小儿"至三四岁，脑髓渐满，自门长全，耳能听，目有灵动，鼻知香臭，言语成句。"可见王氏已把记忆、言语及视、听、嗅等感觉功能归属于脑。中医藏象学说把神归属五脏所藏，而以心为主宰，心是主持人体精神、意识、思维活动以及情志活动的。肾藏志，《灵枢·本神》说："肾藏精，精舍志。""意之所存谓之志。"志是意识和经验的存记，是神明活动的产物。肾在志为恐。恐是害怕、畏惧，是人体对某些事物惧怕的一种精神状态。恐与惊相似，同属肾志。但惊为不自知，事出突然而受惊；恐为自知，俗称胆怯。《医述·惊恐怔忡》引李杲说："有触而心动曰惊。"又引《赤水玄珠》说："子和云：惊者为自不知，恐者为自知故也。盖惊者闻响即惊，恐者心中怏怏然自知，如人将捕之状，及不能独自坐卧须人伴侣，或夜须灯照者是也。脏腑之恐有四：一曰肾，《经》云：肾，在志为恐。又云：精气并于肾则恐。二曰肝胆，《经》云：肝藏血，血不足则恐。戴人曰：胆者，敢也，惊怕则胆伤矣。盖肝胆实则怒而勇敢，肝胆虚则善恐而不敢也。三曰胃，《经》云：胃为恐。四曰心，《经》云：心怵惕思虑则伤神，神伤则恐惧自失。"《杂病源流犀烛·惊悸悲恐喜怒忧思源流》亦说："恐者，心肾肝胃病也。心藏神，神伤则心怯而恐，火伤水也。胃属土，肾属水，土邪伤水则为恐。肝者肾之子，水强则胆壮，水虚则血虚，故易恐。而恐者，又肾之情志。故心、肝、胃之经，皆有恐病，其原莫不由于肾也，此则《内经》之旨也。"故肾、心、肝、胆、胃均是产生恐的生理和病理基础，尤其是心、肾，凡可引起恐惧的刺激，作用于心而肾应，产生恐惧。

（三）七情的致病条件

七情致病的条件，即七情伤的形成，需要有一定的外部不良刺激。当刺激强度及时间，超过了患者心理承受和调节能力时，才能形成七情伤，而承受能力又因人而异。

外界不良刺激有许多方面，如自然和社会环境不良，个人政治地位、经济状况改变，工作条件、家庭和生活环境等都可成为外界不良刺激。如气候环境恶劣，洪涝或旱灾；社会动荡，政治地位丧失，经济上的破落，先富后贫；工作条件和环境恶劣，工作困难重重，或工作过于紧张繁忙，或能力较强而做过于简单的劳动；生活遭遇而家庭突变，如失去亲人、丧偶、离婚，或意外造成大量财产损失；人际关系紧张，家庭矛盾无法解决；生活环境嘈杂，污染严重等，都会不断产生各种不良情绪，导致身心受伤而致病。

心理承受和调节能力，与个体脏腑气血阴阳、心理特征与身体素质密切相关。七情是脏腑气血阴阳功能活动在精神情志方面的外在表现，而脏腑气血阴阳失调，又可产生异常的情志变化。如《灵枢·本神》说："肝气虚则恐，实则怒。""心气虚则悲，实则笑不休。"《素问·调经论》说："血有余则怒，不足则恐。"在临床上，肝气郁结的患者常表现为抑郁不乐，而肝郁化火则常心烦易怒。所以，脏腑气血阴阳功能失调，可影响人体的心理承受和调节能力，容易出现情志过激或过久等不良的情志作用而致病。心理特征及身体素质与情志致病也有一定的关系。性格开朗，形体壮实的勇者，对外界刺激因素的承受和调节能力较强，不易发生情志异常而生病；性格内向，形体瘦弱的怯者，对外界刺激因素的承受和调节能力较差，易发生情志异常而生病。

（四）七情的致病特点

七情致病的特点概括起来主要有以下四个方面：一是发病以外界刺激引起情志异常为主因。二是直接伤及内脏。三是首先影响人体气机。四是情志波动常导致病情加重或恶化。

1. 以情志刺激过度为主因 七情内伤与外感六淫不同，六淫致病是六淫外邪从皮肤或口鼻而入，由表入里，发病初期常有表证。七情内伤是以外界刺激引起情志异常为主因，作用于内脏导致内脏阴阳气血失调而发病。如国家、集体、个人利益或名誉受到侵犯，产生过怒致病；或个人欲望和需要得到极大或意外的收获和满足，喜笑若狂而致病；或因家庭变故、亲人意外而忧悲致病；或因工作和家庭遇到难于解决的困难，思虑过度而致病；或因遇险临危，惊恐万分而致病等。所有七情内伤的病证，均以情志异常为主因。

2. 直接伤及内脏 《灵枢·百病始生》说："喜怒不节则伤脏，脏伤则病起于阴也。"《素问·阴阳应象大论》说："怒伤肝""喜伤心""思伤脾""忧伤肺""恐伤肾"。《三因极一病证方论·三因论》说："七情人之常性，动之则先自脏腑郁发，外形于肢体。"《三因极一病证方论·五劳证治》说："五劳者，皆用意施为，过伤五脏，使五神（即神、魂、魄、意、志）不宁而为病，故曰五劳。以其尽力谋虑则肝劳，曲运神机则心劳，意外致思则脾劳，预事而忧则肺劳，矜持志节则肾劳。是皆不量禀赋，临事过差，遂伤五脏。"所以说情志伤是直接伤及内脏，且不同的情志刺激所伤的脏器也有所不同。

怒伤肝，是指过度恚怒，引起肝气上逆，肝阳上亢或肝火上炎，耗伤肝的阴血。《素问·本病论》说："人或恚怒，气逆上而不下，即伤肝也。"《灵枢·邪气脏腑病形》说："若有所大怒，气上而不下，积于胁下，则伤肝。"《素问·举痛论》说："怒则气逆，甚则呕血。"《素问·生气通天论》说："大怒则形气绝，而血菀于上，使人薄厥。"《医医偶录》说："怒气泄，则肝血必大伤；怒气郁，则肝血又暗损。怒者血之贼也。"

　　喜伤心，是指过喜使心气涣散，神不守舍。《灵枢·本神》说："喜乐者，神惮散而不藏。"《医碥·气》说："喜则气缓，志气通畅和缓本无病。然过于喜则心神散荡不藏，为笑不休，为气不收，甚则为狂。"心藏神，心神散荡，喜笑不休则伤心。

　　思伤脾，是指思虑过度，脾失健运，气机郁结。《望诊遵经·变色望法相参》说："思则气结于脾。"《医述·卷七》说："思则气结，结于心而伤于脾也。"《医学衷中参西录·资生汤》说："心为神明之府，有时心有隐曲，思想不得自遂，则心神拂郁，心血亦遂不能濡润脾土，以成过思伤脾之病。"《琉球百问·琉球原问》说："思虑过多，脾血必耗。"

　　忧（悲）伤肺，是指过度忧伤悲哀，可以耗伤肺气。《素问·举痛论》说："悲则心系急，肺布叶举，而上焦不通，营卫不散，热气在中，故气消矣。"《医醇剩义·劳伤》说："悲则气逆，膹郁不舒，积久伤肺。"

　　恐伤肾，是指恐惧过度，耗伤肾的精气。肾藏精，《素问·举痛论》说："恐则精却。"《灵枢·本神》说："恐惧而不解则伤精，精伤则骨酸痿厥，精时自下。"

　　惊伤心胆，是指大惊可以伤心神及胆。《素问·举痛论》说："惊则心无所倚，神无所归，虑无所定，故气乱矣。"《济生方·惊悸怔忡健忘门》说："夫惊悸者，心虚胆怯之所致也。且心者君主之官，神明出焉，胆者中正之官，决断出焉。心气安逸，胆气不怯，决断思虑得其所矣。或因事有所大惊，或闻虚响，或见异相，登高涉险，惊忤心神，气与涎郁，遂使惊悸。"《三因极一病证方论·卷七》说："惊伤胆者，神无所归，虑无所定，说物不竟而迫，故经曰：惊则气乱。"《杂病源流犀烛·卷六》说："惊者，心与肝胃病也。然则因所触，发为惊者，虽属肝胃，受其惊而辄动者，心也。故惊之为病，仍不离乎心。"所以说惊伤心胆。

　　必须指出，虽然情志伤对脏腑有一定的选择性，但不能机械地认为怒只能伤肝，喜只能伤心，等等。因为人体是一个有机的整体，情绪具有复杂性，人们日常体验到的情绪往往是多种情绪的组合。因此七情内伤，既可单一情志伤人，又可两种以上情志交织伤人，如忧思、郁怒、惊喜等。数情交织致病，可损伤一个或多个脏腑。

　　情志所伤的病证，以心、肝、脾三脏和气血失调为多见。因心主血藏神，肝藏血主疏泄，与外界各种信息刺激的接受反应和调节有密切的关系。脾主运化，主思，位于中焦，是气机升降的枢纽，气血生化之源。所以，情志伤的病证以心、肝、脾三脏为多见。而七情内伤，又首先影响脏腑气机，使气机升降出入运动失常。气为血帅，气行血行，气机逆乱，必然影响到血的正常运行。所以，情志伤又以气血失调为多见。如思虑劳神过度，常损伤心脾，导致心脾气血两虚，出现神志异常和脾失健运的症状。郁怒伤肝，肝经气郁，可出现两胁胀痛、善太息等症。肝郁气滞，气滞血瘀，可出现胁痛、妇女痛经、闭经、或癥瘕等症。肝郁还可以化火，气火上逆，则常见心烦易怒、口苦干渴等症。情志伤影响气机，还可导致湿、食、痰诸郁为病。

　　3. 首先影响脏腑气机　《素问·举痛论》说："怒则气上，喜则气缓，悲则气消，恐则气下……惊则气乱……思则气结。"《三因极一病证方论·七气叙论》说："喜伤心，其气散；怒伤肝，其气出；忧伤肺，其气聚；思伤脾，其气结；悲伤心胞，其气急；恐伤肾，其气怯；惊伤胆，其气乱。虽七诊自殊，无逾于气。"

　　怒则气上，是指盛怒则肝气上逆，血随气逆，并走于上。临床见气逆、面红目赤，或呕血，甚则昏厥卒倒。《素问·生气通天论》说："大怒则形气绝，而血菀于上，使人薄厥。"《素问·举痛论》说："怒则气逆，甚则呕血及飧泄。"怒则气上，还可导致肝阳上

六、肝火上炎。另外，怒伤肝还可表现为肝失疏泄的肝气郁结，出现胸胁胀痛、善太息等症。

喜则气缓，包括缓和紧张情绪和心气涣散两个方面。在正常情况下，适度之喜能缓和精神紧张，使营卫通利，心情舒畅。《素问·举痛论》说："喜则气和志达，营卫通利，故气缓矣。"但大喜过度，又可使心气涣散，神不守舍，出现精神不集中，甚则失神狂乱等症状。《灵枢·本神》说："喜乐者，神惮散而不藏。"《医醇剩义·劳伤》说："喜则伤心，此为本脏之病，过喜则阳气太浮，而百脉开解，故心脏受伤也。"

悲则气消，是指过度忧悲，可使肺气抑郁，意志消沉，肺气耗伤。《素问·举痛论》说："悲则心气急，肺布叶举，而上焦不通，营卫不散，热气在中，故气消矣。"《灵枢·本神》说："忧愁者，气闭塞而不行。"《医醇剩义·劳伤》说："悲则气逆，膹郁不舒，积久伤肺。"临床见心情沉重、闷闷不乐、精神不振、胸闷、气短等。

恐则气下，是指恐惧过度，气趋于下，同时血亦下行，临床见面色苍白、头晕，甚则昏厥。恐又可使肾气下陷不固，出现二便失禁，或男子遗精，孕妇流产等。恐伤肾精还可见骨酸痿厥等。

惊则气乱，是指突然受惊，使心气紊乱，以致心无所倚，神无所归，虑无所定，惊慌失措，心悸心慌等。

思则气结，是指思虑劳神过度，导致气机郁结，伤神损脾。临床上见纳呆、脘腹胀满、便溏、心悸、失眠、健忘等。

4. 情志变化，影响病情 一般来说，良性或积极的情志变化，有利于疾病的恢复；而恶性或消极的情志变化，往往会使病情加重，或急剧恶化。如有高血压病史的患者，若遇恼怒，可使阳升无制，血气上逆，发生突然昏仆，或半身不遂，口眼㖞斜等。心脏病患者，也可因突然剧烈情志波动，出现心绞痛，心肌梗死，病情迅速恶化，甚至猝然死亡。有神经官能症易失眠的患者，情志波动时则失眠加重等。

从以上所述的内容看，七情既属人体七种情志变化的表现，又为致病因素之一，是中医病因学的重要内容。掌握七情致病的原理，对防病保健及临床诊疗均有积极的意义。由于情志因素可以致病，所以，中医防病保健强调"恬淡虚无"，"精神内守"。如《素问·上古天真论》说："恬惔虚无，真气从之，精神内守，病安从来？是以志闲而少欲，心安而不惧，形劳而不倦，气从以顺，各从其欲，皆得所愿。故美其食，任其服，乐其俗，高下不相慕，其民故曰朴。是以嗜欲不能劳其目，淫邪不能惑其心。……所以能年皆度百岁而动作不衰。"同时，根据五志与五行的配属关系，用五行相克原理，可以纠正情志的偏颇，如《素问·阴阳应象大论》说："怒伤肝，悲胜怒"；"喜伤心，恐胜喜"；"思伤脾，怒胜思"；"忧伤肺，喜胜忧"；"恐伤肾，思胜恐"。此为中医精神治疗的原则之一。又根据七情内伤首先影响气机和易致郁证的特点，治疗情志伤之始，应以调气为先，理气开郁并结合思想开导为主。才能收到事半功倍的效果。

二、饮食失宜

饮食失宜，是指由于饮食因素导致疾病的发生。饮食因素主要有饮食失节，饥饱失常，或暴饮暴食，或饮酒无度，或饮食不洁，或饮食偏嗜等。属内伤病的致病因素之一。在《黄帝内经》将病因分为阴阳两大类，饮食因素则归为阴类。《诸病源候论》中已有比较详细的论述，如卷五的消渴候，卷十二的黄病诸候，卷十八的寸白虫候，卷十九的癥瘕病诸候，卷二十的痰饮诸候、癖病诸候，卷二十一的宿食不消病诸候，卷二十二的霍乱诸候，卷二十六的蛊毒等病诸候下和卷四十七的小儿杂病诸候等，很多与饮食伤有关。《三因极一病证方论》将饮食伤归属为不内外因。历代医家都非常重视饮食因素的致病作用，《脾胃论·脾胃胜衰论》说："饮食不节则胃病，胃病则气短精神少，而生大热，有时而显火上行，独燎其面。《黄帝针经》云：面热者，足阳明病。胃既病，则脾无所禀受，脾为死阴，不主时也，故亦从而病焉。"《脾胃论·虚实传变论》说："脾胃之气既伤，而元气亦不能充，而诸病之所由生也。"现代中医病因病机学和全国中医药院校教材，将饮食伤列入内伤病因中。

（一）饮食与健康

饮食是人体生存和保持健康的必要条件。人体通过饮食，从饮食物中吸收各种营养物质，化生为精、气、血、津液等，以维持人体正常的生命活动。而饮食物的受纳、消化和水谷精微的吸收和转输，又主要靠脾胃的功能活动去完成，故脾胃为气血生化之源，后天之本。《素问·平人气象大论》说："平人之常气禀于胃，胃者平人之常气也。人无胃气曰逆，逆者死。"又说："人以水谷为本，故人绝水谷则死。"《素问·五脏别论》说："胃者，水谷之海，六腑之大源也。五味入口，藏于胃，以养五脏气。"《灵枢·五味》说："故谷不入，半日则气衰，一日则气少矣。"《医宗必读·肾为先天本脾为后天本论》说："脾何以为后天之本？盖婴儿既生，一日不再食则饥，七日不食则肠胃涸绝而死。《经》曰：安谷则昌，绝谷则亡，犹兵家之饷道也，饷道一绝，万众立散。胃气一败，百药难施。一有此身，必资谷气，谷气入胃，洒陈于六腑而气至，和调于五脏而血生，而人资之以为生者也，故曰后天之本在脾。"所以说饮食是人体生存和保持健康的必要条件，脾胃是气血生化之源，后天之本。

（二）饮食失宜的形成

饮食虽然是人体生存和保持健康的必要条件，但饮食要有一定的规律和节制，饥饱要适宜，饮食要讲究卫生，饮食物搭配要合理，不宜偏嗜。如果饮食失节，饥饱失常，或暴饮暴食，或过饥，或饮食不洁，或饮食偏嗜等，均可形成饮食失宜。饮食失宜直接影响脾胃，导致脾胃功能失调，并可变生他病。《素问·痹论》说："饮食自倍，肠胃乃伤。"《素问·阴阳应象大论》说："水谷之寒热，感则害人六腑。"《灵枢·小针解》说："寒温不适，饮食不节，而病生于肠胃。"《素问·生气通天论》说："高粱之变，足生大丁"，"因而饱食，筋脉横解，肠澼为痔。""阴之所生，本在五味，阴之五宫，伤在五味。"《景岳全书·卷十七》说："凡饥饱失时者，太饥则仓廪空虚，必伤胃气；太饱则运化不及，必伤脾气。然时饥时饱而致病者，其伤在饥"，"其有不因饥饱而惟以纵肆口腹遂致留滞者，……以上饮食二证，一以伤饥不足，一以留滞有余。"在《诸病源候论》又有不少饮食中毒的记载。下面主要从饥饱失常、饮食不洁、饮食偏嗜和饮酒过度四个方面进行阐述。

1. 饥饱失常　人体进食应定时，食量要适度，不宜过饥，亦不能吃得太多而过饱。暴饮暴食或饥而不食，或长期过量进食和进食量不足等，均可导致疾病的发生。由于饥饱失常而导致的疾病，虽均属于饮食不节，但必须加以区别。正如《丹溪心法·饮食劳倦》所说："夫由于饥饿不饮食与饮食太过，虽皆不节，然必明其二者之分。饥饿胃虚，此为不足；饮食停滞，此为有余。惟其不足，故宜补益；惟其有余，故宜消导。"适量饮食，与个体年龄、性别、体质、工种、健康状况和食品种类不同而异。一般来说，青少年及中年人、体质壮实、体力劳动者或运动员、身体健康者，饮食物能随食随化，对饮食物的需求量较大。而婴幼儿和老年人、体质柔弱、脑力劳动者或工作较轻闲者、患病者，食量都相对较少。以饥饱感而言，养生家认为应待饥而食，食勿过饱，一般主张以八分饱即可。

（1）过饥：是指平素饮食明显低于本人适度的饮食量，由于摄食不足，缺乏必需的营养，气血化源不足，因而气血衰少，脏腑功能减退。《灵枢·五味》说："谷不入，半日则气衰，一日则气少矣。"临床上常可出现面色无华、心悸气短、少气乏力、眩晕、自汗等症。同时还可因正气虚弱而变生或易感他病。

（2）过饱：是指暴饮暴食，超过本人适度的饮食量，可损伤脾胃，如《素问·痹论》说："饮食自倍，肠胃乃伤。"急性伤食，多见脘腹胀满、腹痛、胸膈痞闷、嗳腐泛酸、恶食、吐泻等症。甚则可突然气逆上壅，厥逆昏迷，口不能言，肢不能举，称为"食中"或"食厥"。食滞日久，可郁而化热，又可聚湿生痰，变生他证。婴幼儿脾胃功能尚未健全，较成人更易伤食致病。食滞日久，可酿成疳积，出现手足心热、面黄肌瘦、脘腹胀满、心烦易哭等。消化不良食滞，还可出现夜卧不安，如《诸病源候论·卷二十一》说："夫食过于饱，则脾不能磨消，令气急烦闷，睡卧不安。"同时还可以影响气血流通，筋脉郁滞，出现痔疮，如《素问·生气通天论》说："因而饱食，筋脉横解，肠澼为痔。"过食肥甘厚味，易化生内热，导致产生痈疽疮毒等症，正如《素问·生气通天论》说："高梁之变，足生大丁。"此外，在疾病初愈阶段，脾胃尚虚，若饮食过量，或吃入不易消化的食品，可引起疾病复发，称为"食复"。如《素问·热论》说："热病少愈，食肉则复，多食则遗。"

（3）饮食无时：按规定时间有规律地进食，可以保证胃之腐熟、脾之运化有节奏地进行，水谷精微化生有序，按照机体不同的生理需求而输布。饮食无时，则胃之腐熟、脾之运化节奏紊乱，常损伤脾胃，变生他疾。

2. 饮食不洁　饮食不洁，是指食用了不清洁，或陈腐变质，或有毒的食物，导致疾病的发生。饮食不洁可引起多种肠胃道的疾病，出现腹痛、吐泻，发生痢疾及其他肠胃道传染病，如霍乱、肠伤寒和肝炎等，或引起肠寄生虫病，如蛔虫、蛲虫、寸白虫，临床见时有腹痛、嗜食异物，面黄肌瘦等。若进食腐败变质、有毒食物，可致食物中毒，常出现剧烈腹痛、吐泻等中毒症状，甚则出现昏迷或死亡。《金匮要略·禽兽鱼虫禁忌并治》指出："秽饭、馁肉、臭鱼，食之皆伤人，……六畜自死，皆疫死，则有毒，不可食之。"除此之外，尚有化学毒物，如农药污染食品，亦会使人中毒。

3. 饮食偏嗜　人体生长发育和功能活动需要各种不同的营养成分，而各种营养成分又分别存在于各种不同的饮食物中，因此，饮食要适当调节，注意食品的多样化，谷、果、肉、菜不应有所偏嗜。《素问·脏气法时论》说："肝色青，宜食甘，粳米、牛肉、枣、葵皆甘；心色赤，宜食酸，小豆、狗肉、李、韭皆酸；肺色白，宜食苦，麦、羊肉、杏、薤皆苦；脾色黄，宜食咸，大豆、豕肉、栗、藿皆咸；肾色黑，宜食辛，黄黍、鸡肉、桃、葱皆辛。辛散、酸收、甘缓、苦坚、咸软。毒药攻邪，五谷为养，五果为助，五畜为益，五菜为充，气味合而服之，以补精益气。此五者，有辛、酸、甘、苦、咸，各有所利。或散，或收，或缓，或急，或坚，或软，四时五脏，病随五味所宜也。"这是我国食物疗法较早的记载，明确指出了饮食不应有所偏嗜。假若过分地偏食或不食某些食物，就会造成人体内某些营养成分的过剩或不足，导致疾病的发生。下面主要从饮食寒热偏嗜、五味偏嗜、肥甘厚味偏嗜进行阐述。

（1）寒热偏嗜：饮食的寒热，一般指食品性质的寒性或热性，也包括饮食温度的寒热。饮食物寒温应适中，少食辛热，慎食生冷。《灵枢·师传》说："食饮者，热无灼灼，寒无沧沧，寒温适中，故气将持，乃不致邪僻也。"《素问·阴阳应象大论》说："水谷之寒热，感则害人六腑。"《景岳全书·卷十七·饮食门》说："素嗜冷食者，内必多热；素喜热食者，内必多寒。故内寒者不喜寒，内热者不喜热。然热者喜寒，多生中寒；寒者嗜热，多生内热。此《内经》所谓'久而增气，物化之常也。气增而久，夭之由也'。""饮食致病，凡伤于热者，多为火证，而停滞者少；伤于寒者，多为停滞，而全非火证。大都饮食之伤，必因寒物者居多，而温平者次之，热者又次之。故治此者，不可不察其所因。"多食生冷寒凉，可损伤脾胃阳气，导致寒湿内生，出现腹中冷痛、泄泻等症；若偏食辛温燥热，则可使肠胃积热，出现口渴、腹满胀痛、便秘，或酿成痔疮等。

（2）五味偏嗜：五味，即酸、苦、甘、辛、咸五种食味。若较长期偏嗜其中某一食味，可使所喜入的脏腑功能偏盛，久而损伤内脏，发生病变。由于五味与五脏各有其亲和性，《素问·至真要大论》说："夫五味入胃，各归所喜，故酸先入肝，苦先入心，甘先入脾，辛先入肺，咸先入肾。久而增气，物化之常也；气增而久，夭之由也。"《素问·生气通天论》说："味过于酸，肝气以津，脾气乃绝。味过于咸，大骨气劳，短肌，心气抑。味过于甘，心气喘满，色黑，肾气不衡。味过于苦，脾气不濡，胃气乃厚。味过于辛，筋脉沮弛，精神乃央。"《素问·五脏生成》说："多食咸，则脉凝泣而变色；多食苦，则皮槁而毛拔；多食辛，则筋急而爪枯；多食酸，则肉胝胎而唇揭；多食甘，则骨痛而发落。"所以，饮食五味应当适宜，平时饮食不要偏嗜。《素问·生气通天论》说："是故谨和五味，骨正筋柔，气血以流，腠理以密，如是则骨气以精，谨道如法，长有天命。"在病时更应注意饮食宜忌，饮食与病相宜，能辅助治疗，促进疾病的好转；反之，疾病就会加重。

（3）肥甘厚味偏嗜：肥指肥腻厚味，甘指甜腻之物。《素问·奇病论》说："肥者令人内热，甘者令人中满。"《素问·生气通天论》说："高粱之变，足生大丁。"《素问·通评虚实论》说："消瘅仆击，偏枯萎厥，气满发逆，肥贵人则高粱之疾也。"由此可见，肥甘厚味偏嗜，可以产生内热、脘腹胀满，或发生疔疮、消渴、中风等病。

4. 饮酒过度　酒为水谷之精，其性热，其质湿，其性慓悍而有毒。少饮可宣通血脉，舒筋活络。但饮酒过度，经常"以酒为浆"，又可使人发病。朱震亨说："醇酒之性，大热大毒。清香美味，既适于口，行气和血，亦宜于体"（《格致余论·醇酒宜冷饮论》）。少饮可令人血脉通畅，气血调和，过之即可成为致病之因。故朱氏又说："不知酒性喜升，气必随之，痰郁于上，溺涩于下，肺受贼邪，金体必燥。恣饮寒凉，其热内郁，肺气得热，必大伤耗。其始也病浅，或呕吐，或自汗，或疮痍，或鼻齄，或自泄，或心脾痛，尚可发散而去之。若其久也，为病深矣，为消，为渴，为内疽，为肺痿，为内痔，为臌胀，为失眠，为哮喘，为劳嗽，为癫痫，亦为难明之病"（《格致余论·醇酒宜冷饮论》）。另外，热酒之气亦可损伤脾胃，酿成内湿、内热，或湿热内盛。又如《证治要诀·呕吐论》曰："伤酒恶心呕逆，吐出宿酒，昏冒眩运，头痛如破。"这是指饮酒过多而致的急性酒毒涌发之证。又说："久困于酒，遂成酒积，腹痛泄泻……多饮结成酒癖，腹中有块，随气上下……多饮酒积入脾，遂成酒黄。"这是指慢性酒毒内攻之证。亦有饮酒过多和恣食辛辣，致内热壅蒸，灼伤胃络，热迫血逆，而为吐血；或胃火循经上炎，而为齿衄、鼻衄；或热郁肠道，损伤肠络而为便血；或热毒下注肾与膀胱而成尿血等"（宋鹭冰·《中医病因病机学·病因与发病》)。在《诸病源候论》卷十二及卷三十六中已有："黄疸候"、"酒疸候"、"饮酒大醉连日不解候"、"饮酒中毒候"、"饮酒腹满不消候"、"恶酒候"及"饮酒后诸病候"等饮酒伤证候的记载。

三、劳逸失度

劳逸失度，是指过劳、过逸致病。劳伤，指过度劳累，积劳成疾。逸伤，指过度安逸而生病。人体需要适当的劳动或运动，以助气血流通，增强体质；亦需要适当的休息，以消除疲劳，恢复体力和脑力。劳逸均要适度，才有利于健康。过劳、过逸均可导致疾病的发生。因劳倦过度而致病，在中医历代文献中有很多记载。如《素问·宣明五气》所说的"久视伤血，久卧伤气，久坐伤肉，久立伤骨，久行伤筋，是谓五劳所伤"，就已经包括了过劳和过逸伤两个方面。《素问·调经论》说："阴虚生内热奈何？岐伯曰：有所劳倦，形气衰少，谷气不盛，上焦不行，下脘不通，胃气热，热气熏胸中，故内热。"《素问·举痛论》又说："劳则喘息汗出，内外皆越，故气耗矣。"这里指出了过劳可致"阴虚生内热"，过劳可"耗气"。《诸病源候论·虚劳候》说："夫虚劳者，五劳六极七伤是也。五劳者，一曰志劳，二曰思劳，三曰心劳，四曰忧劳，五曰瘦劳。"又说："强力举重，久坐湿地伤肾；肾伤精少，腰背痛，厥逆下冷。"《三因极一病证方论·五劳证治》中说："五劳者，皆用意施为，过伤五脏，使五神不宁而为病，故曰五劳。以其尽力谋虑曰肝劳，曲运神机则心劳，意外致思则脾劳，预事而忧则肺劳，矜持志节则肾劳，是皆不量禀赋，临事过差，遂伤五脏。"《东垣医集·内外伤辨惑论卷中》说："喜怒忧恐、劳役过度，而损耗元气。"《景岳全书·劳倦内伤》说：劳倦一证，即东垣所谓内伤证也。"《寿世保元·脾胃论》说："纵其情欲，则耗精而散气。"《理虚元鉴·阳虚三夺统于脾》说："色欲过度，一时夺精，渐至精竭。""劳役辛勤太过，渐耗真气。"《理虚元鉴·遗精梦泄论》也说："快情恣欲，则精元失守。"以上的论述，着重于劳倦致病。

过逸可以致病，在《素问·宣明五气》中已有涉及，如"久卧伤气"，且《素问·至真要大论》中亦有治法，"逸者行之"。《三因极一病证方论·疟叙论》说："夫疟，备内外不内外三因。外则感四气，内则动七情，饮食饥饱、房室、劳逸，皆能致疟。"刘完素《伤寒直格》将逸列为八邪之一。陆懋修《世补斋医书·前集上》有"逸病解"专论。使逸邪致病理论，逐渐受到重视。

（一）劳伤

劳伤，指过度劳累，古称劳倦。包括劳力过度、劳神过度和房劳过度三个方面。

1. 劳力过度　主要指体力劳动负担过重（包括剧烈运动），时间过长，得不到应有的休息，积劳成疾。《素问·举痛论》说："劳则气耗"，"劳则喘息、汗出，内外皆越，故气耗矣。"《东垣医集·脾胃论·脾胃胜衰论》说："形体劳役则脾病，脾病则怠惰嗜卧，四肢不收，大便泄泻；脾既病，则其胃不能独行津液，故亦从而病焉。"故劳力过度，初则全身酸痛、困倦；久则形体消瘦、神疲体倦、气短、自汗、便溏、胃纳减少，或有所劳倦则发热，久立或久行可见腰膝筋骨酸软等各种虚劳病证。

2. 劳神过度　主要指长期思考用脑过度，劳伤心脾，损伤肝血。《三因极一病证方论·五劳证治》说："以其尽力谋虑则肝劳，曲运神机则心劳，意外致思则脾劳。"《景岳全书·论虚损病源》说："思本乎心，经曰心怵惕思虑则伤神。……然思生于心，脾必应之，故思之不已则劳伤在脾。经曰：思伤脾。又曰：思则心有所存，神有所归，正气留而不行，故气结矣。凡此为病，气结则噎膈，为呕吐，而饮食不能运，食不运则血气日消，肌肉日削，精神日减，四肢不用，而生胀满、泄泻等证，此伤心脾之阳也。夫人孰无思，而苦思难释，则劳伤至此。"心主血藏神，肝藏血，脾主运化，故思虑劳神过度，可使心血暗耗，肝的阴血受损，脾失健运，气血化生不足，出现心悸、心烦、失眠、多梦、头晕、健忘、纳呆、腹胀，或呕吐、泄泻。久则血气日消，肌肉消瘦、神疲、四肢无力等。

3. 房劳过度　主要指房事不节（包括性生活过于频繁，早婚及手淫），使肾精亏损。《景岳全书·论虚损病源》说："色欲过度者，多成劳损"，"精强神亦强，神强必多寿；精虚气亦虚，气虚必多夭。"又说"设禀赋本薄，而且恣情纵欲，再伐后天，则必成虚损"，"有年将未冠，壬水方生，保养萌芽，正在此日。而无知孺子，遽摇女精，余见苞萼未成，而蜉蝣旦暮者多矣。"《杂病源流犀烛·色欲源流》说："人苟精伤无度，而其为病，且有不可胜言者，讵第如《灵枢经》云：胫酸腰痛乎？若梦遗，若滑泄，若尿精，若白淫，若漏精，种种名状，不可指屈。而其后必至尪然羸瘦，渐成劳瘵。"又说："精伤则气馁，气馁则神散，合精气神而皆为病，故即精气神不能葆也……益复戕其精气神而无不萎顿，以至于死也。"由此可见，房劳过度，特别是禀赋薄者及早婚者，常使人成为虚损证，精气神不葆，导致早衰而寿夭。一般表现为：腰膝酸软、头晕耳鸣、神疲乏力、健忘、消瘦，或性功能减退，阳痿、早泄、遗精、滑精、不育，或白淫、闭经、崩漏、不孕等。

（二）逸伤

逸伤，是指过度安逸致病。即既不适当体力劳动，又不参加体育锻炼。过度安逸，或好逸恶劳，久则致病。

人体每天都需要进行适当的形体活动或劳动，或参加体育锻炼，以促进气血运行和脏腑组织的功能活动。《世补斋医书·逸病解》引华佗曰："人体欲得劳动，但不当使其极耳。动则谷气易消，血脉流利，病不能生。"若长时间缺乏形体活动，不劳动，不参加体育锻炼，则可导致逸病。"夫逸之为病，脾病也。"过度安逸，可使脾胃功能减退，谷气不消，出现腹胀、纳呆，并影响气血化生，导致气血不足，出现全身乏力，动则心悸、气短、汗出、神疲等。《素问·宣明五气》说："久卧伤气。"就是这个道理。又可因气血不足，正气减弱，易发生他病。如《金匮要略·血痹虚劳病脉证并治》说："夫尊荣人，骨弱，肌肤盛，重因疲劳汗出，卧不时动摇，加被微风，遂得之。"这是说痹证的病因，是由于养尊处优，不从事劳动之人，外表肥盛而阳气不固，汗出遇微风，就可致血凝于肌肤的血痹证。主要表现为"身体不仁"。《景岳全书·虚损》中说："劳倦不顾者，多成劳损。""盖贫贱之劳，作息有度，无关荣辱，习以为常，何病之有？惟安闲柔脆之辈，而苦竭心力，斯为害矣。"故过度安逸，可使人发病。逸之为病，除了出现脾失健运，气血不足，正气减弱而易致他病外，尚可见食后反倦，卧起反疲，闲暇则病，小劳转健，有事则病等现象。

第三节　病理产物性病因

中医的病因学除了前七种病因外，尚有在疾病过程中形成的病理产物，如痰饮、瘀血和结石等，这些病理产物又能成为新病证的病因，故称为病理产物性病因，或称继发病因。

一、痰饮

（一）痰饮的基本概念

痰饮是人体水液代谢障碍所形成的病理产物，又是一种继发性病因之一。痰饮之名出自汉代张仲景《金匮要略》。《黄帝内经》只有饮积之说，而无痰饮之名。《金匮要略·痰饮咳嗽病脉证并治》说："夫饮有四，何谓也？师曰：有痰饮，有悬饮，有溢饮，有支饮。"痰和饮合称为痰饮，但又有区别。就其形质而言，一般以较稠浊的称为痰，清稀的称为饮。《景岳全书·卷三十一》说："痰之与饮，虽曰同类而实不同也。盖饮为水液之属……此皆水谷之余，停积不行，是即所谓饮也。若痰有不同于饮者，饮清澈而痰稠浊。"痰饮的概念有狭义和广义两个方面。狭义的痰饮，即《金匮要略》的四饮之一。广义的痰饮，包括很多病证。《诸病源候论·痰饮病诸候》就有痰饮食不消候、热痰候、冷痰候、痰结实候、膈痰风厥头痛候、流饮候、流饮宿食候、留饮候、留饮宿食候、癖饮候、支饮候、溢饮候、悬饮候等十六论。饮多停留于人体局部，其在不同的部位，产生不同的病证，故有"痰饮"、"悬饮"、"溢饮"、"支饮"等不同的名称。而痰形成以后，随气流行，在人身内外上下无处不到，形成的痰病痰证种类繁多，症状极为复杂。痰的概念亦有狭义和广义两种。狭义之痰，是指肺及呼吸道的分泌液，可咳咯而出，或呕恶而出的黏液体。此痰有形质可见，在喉中闻之有声，故常被称为"有形之痰"，亦有人称为"外痰"。广义之痰，除狭义可见之痰外，尚包括各种原因使体内津液代谢障碍，停留积聚，蕴结而成的痰。这种痰随气运行，无处不到，从而形成种种痰病痰证。"举凡无端寒热、眩晕、头痛、呕恶、便秘、女性不孕、眼目昏暗、肢体重痛、皮肤糜烂久久不搓、小儿惊厥抽掣、失眠、嗜睡、夜游，以及现代医学的冠心病心绞痛、肥胖病、高血脂症、老年性前列腺肥大、神经官能症、中风，还有中风后遗症、肝痛肝大、甲状腺肿大、某些慢性乙型肝炎、恶性癌肿……等等，其中不少证型都与痰有关（按：主要指上述病症中属于痰浊为主，兼及痰饮、痰瘀为害的某些证型）。……中医冠以痰字而命名的疾病，如痰火、痰包、痰秘、痰厥、痰迷心窍……等不下数十种之多。沈金鳌在《杂病源流犀烛》中记载：'痰之为物，流动不测，故其为害，上至颠顶，下至涌泉，随气升降，周身内外皆到，五脏六腑俱有。'中医有'百病兼痰'之说"（《中医痰病学·第一章》）。

（二）痰饮的形成

痰饮多由外感六淫、疠气、内伤七情及饮食、劳逸失宜等，使五脏及三焦等脏腑气化功能失常，水液代谢障碍，以致水津停滞而成。尤其是肺、脾、肾及三焦气化功能障碍，津液停滞，导致痰饮更为常见。《金匮要略·痰饮咳嗽病脉证治》列出的痰饮病，实际是水饮停积的病证，水走肠间谓之痰饮；饮后水流在胁下谓之悬饮；饮水流行，归于四肢，谓之溢饮；水饮上迫胸肺，则为支饮。还有心下有留饮，胸中有留饮，膈上病痰……心有伏饮，以及凡人食少饮多，水停心下，甚者则悸等。《诸病源候论·痰饮病诸候》已将痰和饮进行分类，有诸痰候，诸饮候等。对痰饮的形成，认为："痰饮者，由气脉闭阻，津液不通，水饮气停在胸府，结而成痰。又……水走肠间，漉漉有声，谓之痰饮。"热痰候是"谓饮水浆结积所生也……热气与痰水相搏，聚而不散"。冷痰候是"胃气虚弱，不能宣行水谷，故使痰水结聚，停于胸膈之间"。诸痰候是"此由血脉壅塞，饮水积聚而不消散，故成痰也"。流饮候是"由饮食多，水流走于肠胃之间"。留饮候是"饮酒后饮水多，水气停留于胸膈之间，而不宣散"。癖饮候是"饮水多，水气停聚两胁之间，遇寒气相搏，则结聚而成块"。诸饮候是"皆由荣卫气否涩,三焦不调,而因饮水多停积而成痰饮"。支饮候是"饮水过多,停积于胸膈之间"。溢饮候是"暴饮水,水气溢于皮肤间"。悬饮候是"饮水过多,留注胁下"。《三因极一病证方论·痰饮叙论》说:"人之有痰饮病者,由荣卫不清,气血败浊凝结而成也。内则七情泊乱,脏气不行,郁而生涎,涎结为饮。外有六淫侵冒,玄府不通,当汗不泄,蓄而为饮。或饮食过伤,嗜欲无度,叫呼疲极,运动失宜,津液不行,聚而为痰饮。"

从以上论述,可知痰饮的形成为外感六淫、疠气、内伤七情、饮食、劳逸伤等,使五脏及三焦气化失常,气脉闭阻,津液不通,荣卫不清,气血败浊,凝结而成。五脏及三焦气化功能失常均能生痰饮,而以肺、脾、肾三脏及三焦气化功能失常尤为常见。因为肺主宣发和肃降、有通调水道下输膀胱的作用;脾主运化水湿,位于中焦,是气机升降的枢纽,"诸湿肿满,皆属于脾","脾为生痰之源";肾者主水,司膀胱开合,对人体水液代谢起着主宰和关键作用;三焦为水谷之道路,总司人体气化。

此外,水液代谢障碍所形成的病理产物病因,尚有水湿因素。其形成机制与痰饮相似。水、湿、痰、饮同源而异流,分之为四,合则为一。一般认为湿聚为水,积水成饮,饮凝为痰。就形质而言,稠浊者为痰,清稀者为饮,更清者为水,而湿是弥散于脏腑组织之中的水气。水湿痰饮不能截然分开。故常"水湿"、"水饮"、"痰湿"、"痰饮"并称。水湿常困阻于脾胃和弥散于肌肤,水饮多停积于肠胃、胸胁、腹腔及肌肤,痰则随气升降,无处不到。

(三)痰饮的致病特点

1. 阻滞气血运行 痰饮为有形之邪,可随气流行,无处不到,或停滞于经脉,或留滞于脏腑,阻滞气机,妨碍血行。若痰饮流注于经络,则使经络阻滞,气血运行不畅,出现肢体麻木、屈伸不利,甚则半身不遂。若结于局部,则形成痰核瘰疬、阴疽流注等。痰饮停滞,又易阻滞气机,使脏腑气机失常。如痰饮停肺,肺失宣降,出现胸闷、咳嗽、气喘,甚则不能平卧;饮停肠胃,传导异常,则见恶心、呕吐、腹胀肠鸣、饮食减少;饮停胁下,则见胸胁胀满、咳而引痛;痰结咽喉,气道不利,则出现咽中梗阻,如有异物,吐之不出,咽之不下,胸膈满闷,时太息等。

2. 影响水液代谢 痰饮本为水液代谢失常的病理产物,但形成之后,便作为一种致病因素作用于机体,进一步影响肺、脾、肾的功能,导致水液代谢失常。如寒饮阻肺,肺失宣降,可致水道不通;痰湿阻脾,可致水湿不化;痰饮停滞下焦,影响肾气的蒸化,可致水液停蓄于下等。皆可通过对肺、脾、肾等脏功能的影响,使水液代谢障碍更为严重。

3. 易于蒙蔽心神 痰饮为浊物,而心神性清净。故痰浊为病,随气上逆,尤易蒙蔽清窍,扰乱心神,使心神活动失常,出现头晕目眩、精神不振等症;或者痰浊上犯,与风、火相合,蒙蔽心窍,扰乱神明,以至出现神昏谵妄,或引起癫、狂、痫等疾病。

4. 症状复杂,变幻多端 痰饮随气流行,内而五脏六腑,外而四肢百骸、肌肤腠理,可停滞而致多种疾病。由于其致病面广,发病部位不一,且又易于兼邪致病,因而在临床上形成的病证繁多,症状表现复杂,故有"百病多由痰作祟"之说。从发病部位而言,痰之为病,则全身各处均可出现,无处不到,与五脏均有关系;饮则多见于胸腹四肢,与脾胃关系较为密切。从表现而言,痰病多表现为胸部痞闷、咳嗽、痰多、恶心、呕吐、腹泻、心悸、眩晕、癫狂、皮肤麻木、关节疼痛或肿胀、皮下肿块,或溃破流脓,久而不愈;饮之为患,多表现为咳喘、水肿、疼痛、泄泻等。总之,痰饮在不同的部位表现出不同的症状，变幻多端。

（四）痰饮的病证特点

痰饮为有形之阴邪，故痰饮形成以后，具有湿浊黏滞特性，既可阻滞气机，影响经脉气血运行，又可表现为病证缠绵难愈。由于痰饮可停留于人体各部，特别是痰可随气流行，无处不到，因此，临床病证繁杂，随着痰饮停留的部位不同，表现出不同的病证特点。

痰的病证特点是：痰阻于肺，肺气宣降不利，则出现胸闷、咳嗽、气喘、痰多；痰阻于心，心血运行不畅，常见胸闷、心悸；痰迷心窍，则神昏、痴呆，或突然昏仆，不省人事，喉中痰鸣，两目上视，手足抽搐；痰火扰心，则失眠心烦，躁狂妄动，语言错乱，或打人毁物；痰停于胃，胃失和降，则胃脘痞满，恶心呕吐痰涎；胆郁痰扰，则惊悸不寐，烦躁不宁，口苦呕恶，胸闷胁胀，头晕耳鸣；痰浊上犯于头，干扰清空，则眩晕、昏冒、头重；痰气凝结咽喉，可出现咽中梗阻，吞之不下，吐之不出，称为梅核气；痰在经络筋骨，可致瘰疬痰核，肢体麻木，或半身不遂，或成阴疽流注等。

按痰的性质而言，痰热互结，则为热痰；寒痰互凝，则为寒痰；痰兼湿象，则为湿痰；痰兼燥象，则为燥痰。若为外痰，则热痰黄稠；寒痰白而清稀；风痰清稀而多泡沫；湿痰白滑而量多；燥痰量少质黏而难咳出；痰黄而带鲜血者为热伤肺络；咳吐脓血腥臭痰者，属肺痈；咳吐涎沫，口张气短，是肺痿。

饮的病证特点是：饮在肠间，则肠鸣沥沥有声；饮在胸胁，则胸胁胀满，咳唾引痛；饮在胸膈，则咳逆倚息，短气不得卧，其形如肿；饮溢肌肤，则见肌肤水肿，无汗，身体疼重。饮在腹中，则腹胀大如鼓，腹壁青筋显露，形体消瘦，尿少。

中医认识痰、饮证，除上述临床病证特点外，还结合舌苔、脉象进行判断。有痰饮的患者舌苔多滑腻，脉象多滑、弦或沉迟。

关于痰饮病的治疗原则，因为痰病的种类繁多，所以治疗应有所不同。对脾失健运，湿聚成痰者，宜健脾燥湿化痰；对火热内郁，炼津为痰者，宜清热化痰；肺燥阴虚，虚火灼津为痰者，宜润肺化痰；脾肾阳虚，寒痰内停者，宜温阳化痰。若外邪袭肺，肺失宣降，聚液为痰者，宜宣肺化痰；痰迷心窍者，宜涤痰开窍；痰火扰心者，应清心豁痰；痰停于胃，宜健脾燥湿化痰；肝风内动夹痰上扰者，宜息风化痰；胆郁痰扰者，宜清化热痰、降逆和胃；痰浊上犯于头，宜健脾去湿、化痰息风；痰气凝结于咽喉，宜化痰利气解郁；痰阻经络筋骨，宜软坚消结、通络化痰。

饮为阴邪，遇寒而凝，得温而行，故《金匮要略·痰饮咳嗽病脉证并治》说："病痰饮者，当以温药和之"；"病溢饮者，当发其汗"；病悬饮者，应攻逐水饮；支饮为寒饮伏肺，应温肺化饮。脾肾阳虚者，则宜温补脾肾，以化水饮。

二、瘀血

（一）瘀血的基本概念

瘀血，是指体内有血液停滞所形成的病理产物，是继发病因之一。包括离经之血积存体内，以及血运不畅而阻滞于经络脏腑的病理变化。瘀，有瘀积、瘀滞的意思。《说文解字》曰："瘀，积血也。"瘀血，在中医文献中有凝血、著血、留血、恶血、衃血、干血及蓄血等名称。

《黄帝内经》没有瘀血的名称，有凝血、著血、恶血、衃血、留血等记载。《素问·调经论》说：寒独留，则血凝泣，凝则脉不通，其脉盛大以涩。"《灵枢·百病始生》说："肠胃之络伤，则血溢于肠外，肠外有寒，汁沫与血相传，则并合凝聚不得散而积成矣。卒然外中于寒，若内伤于忧怒，则气上逆，气上逆则六输不通，温气不行，凝血蕴裹而不散，津液涩渗，著而不去，而积皆成矣。"《灵枢·禁服》说："陷下者，血脉结于中，中有著血。"《素问·调经论》说"孙络外溢，则有留血。"《灵枢·贼风》说：若有所堕坠，恶血在内而不去。"《素问·五脏生成》说："是故多食咸，则脉凝泣而变色"，故色"赤如衃血者死"。

张仲景《金匮要略》有瘀血、干血，《伤寒论》有蓄血等名称。《金匮要略·惊悸吐衄下血胸满瘀血病脉证治》说："病人胸满，唇痿，舌青，口燥，但欲漱水不欲咽，无寒热，脉微大来迟，腹不满，其人言我满，为有瘀血。"《金匮要略·血痹虚劳病脉证并治》说："五劳虚极羸瘦，腹满不能食……内有干血，肌肤甲错，两目黯黑。"《金匮要略·妇人产后病脉证并治》说："产后腹痛……此为腹中有干血著脐下。"《伤寒论·辨太阳病脉证并治》说："太阳病不解，热结膀胱，其人如狂，血自下，下者愈。外解已，但少腹急结者，乃可攻之，宜桃仁承气汤。"《伤寒论·辨阳明病脉证并治》说："阳明证，其人喜忘者，必有蓄血，所以然者，本有久瘀血。"

巢元方《诸病源候论》卷三十六腕伤病诸候，认为从高顿仆，内有血；得笞掠内有血结。卷三十七妇人杂病诸候的小腹痛候、月水不调候、月水不利候、月水来腹痛候，均认为是"劳伤气血，致令体虚而受风冷，风冷之气客于胞内，伤冲脉任脉，手太阳少阴之经也"，"月水不通，久则血结于内生块，变为血瘕，亦作血癥"。卷四十二妇人妊娠病诸候的妊娠堕胎后血不出、腹痛，胎衣不出候，是由宿有风冷或堕胎触冒风冷，风冷搏于血气所致。卷四十三、四十四妇人产后病诸候中的产后恶露不尽、产后恶露不尽腹痛、产后血瘕痛、产后月水不利或月水不通等候，一般都是妊娠当风取凉，胞络有冷，或新产取风凉，令冷风搏于血，使血不宣消，蓄积在内所致。

王清任对瘀血诸病证论述颇详，丰富和发展了治瘀血的方法，突出地表现在丰富和发展了补气活血和祛瘀活血等治法，立通窍活血汤治头面四肢、周身血管血瘀之症，血府逐瘀汤治疗胸中府血瘀之症，膈下逐瘀汤治肚腹瘀血之症，少腹逐瘀汤治少腹积块疼痛，身痛逐瘀汤治疗痹证，补阳还五汤治半身不遂和瘫痪等。

唐宗海《血证论·卷五》有专篇论述瘀血。指出："世谓血块为瘀，清血非瘀；黑色为瘀，鲜血非瘀。此论不确……既是离经之血，虽清血、鲜血，亦是瘀血。"治疗"总以去瘀为要"。并详述了瘀血在不同部位的证候及治法方药。对跌打折伤认为"凡是疼痛，皆瘀血凝滞之故也"（《血证论·跌打血》）。又说："疮者，血所凝结而成者也，或是寒凝，或是热结，或是风肿，或是湿郁，总是凝聚其血而成，初起总宜散血。"

古人对瘀血的形成和辨证治疗有丰富的内容，对目前开展活血化瘀的理论研究和临床应用有很大的启示。近十多年来，随着对瘀血证和活血化瘀法研究的深入，不断扩大了临床应用的范围，并取得了显著的医疗效果。

（二）瘀血的形成

瘀血的形成，主要有两个方面：一是由于内外伤，或其他原因引起出血，离经之血积存体内，形成瘀血；二是外感六淫、疠气，内伤七情，或饮食、劳倦、久病、年老等，导致人体气虚、气滞或血寒、血热，使血行不畅而凝滞，从而产生瘀血。

离经之血积留体内为瘀血，古代医著及历代医家已有明确论述，如《黄帝内经》说

"血溢肠外，肠外有寒，则并合凝聚不得散"，"孙络外溢，则有留血"，"有所堕坠，恶血在内而不去"。《诸病源候论》说："从高顿仆，内有血，得笞掠内有血结。"并认为产后有瘀血，以及妊娠堕胎后有瘀血。《三因极一病证方论》有"吐衄不尽，瘀蓄在内。"《医述·血证》引罗赤诚说："凡瘀血之证，今人但知闪挫而有瘀血，不知有因火载血上行，或吐或衄，病者自忍，而蓄滞于中……。"《血证论·吐血》说："其离经而未吐出者，是为瘀血。"

血行不畅而凝滞成瘀血，因气为血帅，气行则血行，所以气虚推动无力，或气滞不能行血，均可形成瘀血。导致气虚的原因很多，如先天不足、后天失养，或饮食损伤脾胃，或劳逸伤，或久病，或年老体衰等，均可导致气虚。《灵枢·经脉》说："手少阴气绝，则脉不通。""脉不通则血不流。"《景岳全书·胁痛》说："凡人之气血犹源泉也，盛则流畅，少则壅滞，故气血不虚则不滞，虚则无有不滞者。"《读医随笔·承制生化论》更明确指出："气虚不足以推血，则血必有瘀。"造成气滞的原因，主要有七情内郁、痰湿、食积等。《素问·生气通天论》说："大怒则形气绝，而血菀于上。"《灵枢·百病始生》说："内伤于忧怒……气上逆则六输不通，温气不行，凝血蕴裹而不散。"《证治汇补·血症》说："喜怒不节，起居不时，饮食自倍，荣血乱行，内停则为蓄血。"外感寒邪，或热邪，或病变过程中化寒、化热等因素亦可产生瘀血。《素问·举痛论》说："寒则气收。"又说："寒气入经而稽迟，泣而不行。"《素问·调经论》说："寒独留，则血凝泣。"《诸病源候论》认为产后瘀血是"妊娠当风取凉，则胞络有冷"，或"新产而取风凉，皆令有冷搏于血，血则壅滞不宣消，蓄积在内"。妊娠堕胎产生瘀血，也是"血冷相搏"。热邪入血分，煎灼津液，或血热互结，亦能致瘀血。如《伤寒论·太阳病脉证并治》说："热结膀胱，其人如狂，……外已解，但少腹急结者，乃可攻之，宜桃核承气汤。"《伤寒论·辨阳明病脉证并治》说："阳明证，其人喜忘者，必有蓄血。"《温病条辨·卷三》说："时欲漱口不欲咽，大便黑而易出者，有瘀血也。""少腹坚满，小便自利，夜热昼凉，大便闭，脉沉实者，蓄血也。"此证属邪热入血分，热与血结，蓄于下焦所致。此外，还有跌扑闪挫气滞致瘀者，《杂病源流犀烛·卷三十》说："忽然跌，忽然闪挫，必气为之震，震则激，激则壅，壅则气之周流一身者，忽因所壅而凝一处……气运乎血，血本随气以周流，气凝则血亦凝矣，气凝在何处，则血亦凝在何处矣。夫至气滞血瘀，则作肿作痛，诸变百出。"

（三）瘀血的致病特点

瘀血形成之后，停积体内不散，不仅失去血液的濡养作用，而且可导致新的病变发生。瘀血的致病特点主要表现在以下几个方面：

1. **影响气机** 血为气之母，血能载气，因而瘀血一旦形成，不但失去正常的营养濡润作用，反而阻滞于局部，影响气血运行，出现经络阻滞、气机失调、血运不畅的各种病理变化。如外伤局部，破损血脉，血出致瘀，可致受伤部位气机郁滞，出现局部青紫、肿胀、疼痛等症。

2. **阻塞经脉** 血瘀于经脉之中，可致血运不畅或血行停滞。经脉阻塞，血液不能正常运行，受阻部位得不到血液的濡养，局部出现疼痛，甚则坏死等病变。如瘀血阻滞于心，心脉痹阻，可致胸痹心痛；瘀血留滞于肝脏，可致肝脏脉络阻滞，气血运行障碍，故有"恶血归肝"之说；瘀血阻滞于脉道，损伤脉络，血逸脉外，可致出血色紫黯有块等。

3. **病位固定，病证繁多** 瘀血一旦停滞于某脏腑组织，多难于及时消散，故其致病又具有病位相对固定的特征，如局部刺痛、固定不移，或癥积肿块形成而久不消散等。而且，瘀血阻滞的部位不同，形成原因各异，兼邪不同，其病理表现也就不同。如瘀阻于心，血行不畅则胸闷心痛；瘀阻于肺，可见胸痛、气促、咯血；瘀阻于肝，可见胁痛、癥积肿块；瘀阻胞宫，经行不畅，可见痛经、闭经、经色紫黯有块；瘀阻于肢体肌肤，可见肿痛青紫；瘀阻于脑，脑络不通，可致突然昏倒、不省人事，或留有严重的后遗症，如痴呆、语言謇涩等。所以说瘀血致病，病证繁多。

4. 易生险证　瘀血阻滞脏腑，留而不去，易变生急症、险症。如瘀阻于肺、瘀阻于心、瘀阻于脑等等。

（四）瘀血的病证特点及临床表现

瘀血形成以后，"此血在身，不能加于好血，而反阻新血之化机"（《血证论·卷五》）。所以，瘀血不仅失去血液的濡养作用，而且会影响全身或局部的气血运行，产生疼痛，出血，或经脉瘀塞不通，或脏腑出现癥积，在体表可见瘀肿或肿疡，以及瘀血不去，新血不生的其他症状。

1. 瘀血病证的特点　瘀血所致的病证繁多，临床如何去认识瘀血所致的病证，主要从以下几个共同特点去识别：

（1）疼痛：一般多表现为刺痛，痛处固定不移，拒按，疼痛夜甚。气滞致瘀血者，则多为胀痛或闷痛。亦有表现为绞痛，如心绞痛、胆绞痛、肾绞痛等。

（2）肿块：肿块固定不移，在表见肌肤青紫肿胀，或红肿；在里腹部可摸触到癥块。

（3）出血：瘀血积存体内，影响气血正常运行，常可导致出血。血色多紫黯，或伴有血块。但新出之血，未在体内停留，则为鲜血。

（4）发热：多见于夜间较甚，口干渴，欲漱水不欲饮。若瘀阻腠理，则见恶寒发热。

（5）望诊：唇甲青紫，舌质紫黯，或有瘀点瘀斑，或舌下静脉曲张，久瘀可见面色黧黑或肌肤甲错，或皮肤出现红丝缕（蜘蛛痣），或腹壁青筋暴露。

（6）脉诊：多见细涩、沉弦或结代。

2. 血瘀证的临床表现　瘀血病证临床表现极为复杂，各患者随瘀血形成的原因和部位不同，表现不一样。如瘀阻于心，见心悸、胸闷、心前区痛、唇甲及舌质青紫，有的出现心前区绞痛、神昏、肢厥、大汗淋漓。瘀阻于肺，见咳逆喘促，或胸痛、咯血，或咯吐脓血。瘀阻于肝，可见胁痛、痞块。瘀阻胃肠，可见脘腹疼痛、呕血，或大便漆黑。瘀阻胞宫，可见小腹或少腹疼痛、月经不调、痛经、闭经、月经常紫色成块，或见崩漏，或产后恶露淋沥不断等。瘀血阻于头面部，见脱发不生、眼痛白珠红、糟鼻子、耳聋年久、白癜风、紫癜风、牙疳等。瘀血在腠理，见发热恶寒、寒热如疟之状。瘀阻肌肉，则翕翕发热、自汗、盗汗。外伤跌仆，瘀阻肌肤，初见红肿疼痛，不久则见青紫肿痛等。

王清任《医林改错·方叙》将血瘀症归纳为"头面四肢，周身血管，膈膜上、膈膜下"三类。唐宗海《血证论·卷五》对瘀血证治以上中下焦、经络脏腑之间、腠理肌肉及攻心乘肺等进行论述。"瘀血在上焦，或脱发不生，或骨膊胸膈顽硬刺痛，目不了了。""瘀血在中焦，则腹痛胁痛，腰脐间刺痛，着滞血府。""瘀血在下焦，则季胁少腹胀满刺痛，大便黑色。""瘀血在经络脏腑之间，则周身作痛，或结为癥瘕。与气相战斗，则郁蒸腐化而变为脓。被气火煎熬，则为干血。""瘀血攻心，心痛头晕，神气昏迷，不省人事，无论产妇及吐衄家，有此证者，乃为危候。""瘀血乘肺，咳逆喘促，鼻起烟煤，口目黑色……凡吐血即时毙命者，多是瘀血乘肺，壅塞气道。"

（五）瘀血证的治法

活血化瘀是治疗血瘀证的基本方法。由于瘀血形成的原因和部位不同，治疗的具体方法则有所区别。如气虚血瘀者，宜补气活血祛瘀；气滞血瘀者，宜理气活血祛瘀；寒凝血瘀者，宜温经散寒，活血祛瘀；瘀热互结者，又应清热解毒，活血化瘀，或破血下瘀，荡涤瘀热。王清任则根据不同部位的瘀血而立方。

三、结石

（一）结石的基本概念

结石，是湿热浊邪蕴结不散，煎熬而形成的砂石样病理产物。从部位而言，临床常见的结石有肾结石、输尿管结石、膀胱结石、胆结石和胃结石等。从性状而言，常见的结石有泥砂样结石、圆形或不规则形状的结石、结块样结石（如胃结石）等，且大小不一。结石形成之后皆有致病性，即在结石的作用下导致新的病证，如砂淋、黄疸等。因此，结石可作为内伤性致病因素。

（二）结石的形成

1. 饮食不当　饮食偏嗜，喜食辛辣，过食肥甘厚味，湿热内生，可影响肝胆疏泄，致胆汁排泄不利，郁积日久，则蕴结成石，发为胆结石。若湿热下注，蕴结于下焦，日久影响肾与膀胱之气化功能，或因湿热与尿浊积结而成肾结石或膀胱结石。若空腹食柿，影响胃的受纳和通降，又可形成胃结石。此外，某些地域的水质中含有过量的矿物及杂质等，也是促使结石形成的原因之一。

2. 情志内伤　由于情志不畅，肝气郁结，疏泄失职，胆气不达，胆汁郁结，排泄受阻，或郁而化热，煎熬日久亦可形成结石。或经受大惊卒恐，肾气受伤，为湿热之邪所乘，蕴积日久，煎熬水液，尿液凝结，也可形成结石。

3. 肾气亏虚　禀赋不足，或久病耗损，或年老体弱者，致肾气亏虚，气不化液或气不化浊，蕴结日久，成为结石。

4. 寄生虫感染　虫体或虫卵往往成为结石的核心，尤其是蛔虫，常是引起胆结石的原因。若蛔虫侵入胆道，可致不同程度的梗阻，也能促进结石的形成。

5. 服药不当　长期过量服用某些药物，致使脏腑功能失调，或药物积于体内某些部位，诱发结石形成。.

6. 外伤　各种外伤（包括手术），若损伤胆道，可致胆道狭窄或阻塞，胆汁排泄不畅，淤滞日久，发生结石。

7. 体质差异　先天禀赋差异，以致对某些物质的代谢异常，可形成易患结石病变的体质。

另外，结石的发生还与年龄、性别、生活习惯有关，也可因受其他疾病的影响而致。

（三）结石的致病特点

结石致病，由于形成与停留的部位不同，症状表现差异很大。结石停聚，以损伤脏腑，阻滞气血，壅塞不通为病机特点。

1. 多发于肝、胆、胃、肾、膀胱等脏腑　肝之疏泄，与胆汁的生成、排泄密切相关，肾气的蒸化，影响尿液的生成和排泄，因此，肝肾功能失调易生成结石。且肝肾有管道与胆及膀胱相通，而胃、胆、膀胱等为空腔性器官，因此为结石易形成或停积部位，故结石为病，多为肝、胆结石，肾、膀胱结石和胃结石。

2. 病程较长，轻重不一　结石多为湿热内蕴，日久煎熬而成，故大多数结石的形成过程缓慢。又由于结石的大小、形状不等，停留部位不一，其临床表现有着较大的差异。一般来说，结石小，病情较轻，有的甚至无任何症状；结石大，则病情较重，症状明显，发作频繁。

3. 阻滞气机，损伤脉络　结石为有形实邪，停留体内，势必阻滞气机，影响气血津液运行。可见局部胀闷疼痛等，或轻或重，程度不一。若结石嵌阻于狭窄部位，如胆道或输尿管中，气血严重郁阻，常出现胆区或腹部绞痛。若损伤脉络，可致出血，如尿血等。

4. 疼痛　结石引起的疼痛，可为隐痛、胀痛、钝痛；若结石嵌阻于狭窄部位，气血严重郁阻，则致绞痛。疼痛部位可随结石的移动而有所变化。结石性疼痛具有间歇性特点，发作时疼痛，而缓解时一如常人。

（四）结石的病证特点

1. 泌尿系结石　常反复出现患侧腰或小腹隐痛、尿中时夹砂石，小便涩痛，或排尿突然中断，或尿道、少腹疼痛拘急，或出现肾绞痛，伴血尿等。《诸病源候论·石淋候》说："其病之状，小便则茎里痛，尿不能卒出，痛引少腹，膀胱里急，沙石从小便道出。甚者塞痛令闷绝。"上述症状时有时无，出现症状时，主要是砂石活动或阻塞尿液的排出，不通则痛。若下焦湿热较甚时，兼见恶寒发热、尿频、尿急、尿痛等。

2. 胆道系统结石　是胆道系统（包括胆囊及胆管）的任何部位发生结石。以食欲缺乏为常见症状，表现为腹胀、嗳气、嘈杂、恶心、厌食油腻、时有呕吐等。疼痛常常在饱食以及在过食油腻后发生，疼痛剧烈则呈绞窄性，时间长短不一，多数较短暂，很少超过数小时，多固定于右胁下，拒按，可向右肩部放射。常伴有恶心、呕吐、汗出、烦躁等。若结石阻滞胆道，胆汁外溢，可致黄疸。表现小便黄赤、双目及皮肤发黄，黄疸可逐渐发生，也可迅速出现。不少胆囊结石的患者亦可以无症状出现。

第四节　其他病因

一、外伤

外伤，是指外力或其他外在因素作用人体引起的损伤。主要有枪弹、金刃伤，跌打损伤，持重努伤、挤压伤、烧烫伤、冻伤和虫兽伤等。

我国对外伤的认识和治疗有悠久的历史，在远古时代，人类以采野果和狩猎为生，常被毒蛇、猛兽和其他虫兽所伤；跌仆，或部落争斗，也难免有伤残。由于治疗的需要，便开始寻找治疗的药物和方法，我国最早的药物专著《神农本草经》就有了外伤治疗的记载。汉代著名医家华佗，已能使用麻醉药麻醉后，刮骨疗创和施行剖腹手术。南北朝时期已有外科专著《刘涓子鬼遗方》，隋代巢元方等的《诸病源候论·卷三十六》中就有金疮病诸候二十三论，腕伤病诸候九论，兽毒、蛇毒、杂毒病诸候共二十三候。该书卷三十五还有冻烂肿疮候和汤火疮候等。唐代孙思邈《千金方》和王焘《外台秘要》等，都有大量外伤治疗的记载。蔺道人《仙授理伤续断秘方》一卷，是我国现存最早的一部很有科学价值的伤科专书。元代危亦林《世医得效方》中，专辟有正骨金镞一科，其中记述了四肢骨折和脱臼、脊椎骨折、跌打损伤、箭伤及整复法等。可见中医治疗外伤科，有悠久的历史和丰富的经验。

（一）金疮和跌打损伤

凡金属外伤，包括战争及殴斗的枪弹、刀剑箭伤，以及劳动时刀斧、机械切削外伤等，称为金疮伤。由于跌扑或拳棒打伤，或持重努伤，或塌方，或建筑物倒塌损伤等，称为跌打或跌扑损伤。金疮伤，多为开放性损伤，一般有伤口流血，轻则仅伤皮肤肌肉，重则伤及筋骨、脏腑，并有内出血。跌打损伤，有开放性和闭合性两种。开放性损伤，可见伤口出血及瘀血肿痛等。闭合性的跌打损伤，轻则皮肉瘀肿疼痛，或经络气血阻滞，出现阻滞部位的疼痛；重则可伤筋、骨折、脱臼。损伤内脏及头部，可导致内伤出血，伤处疼痛，形态和功能异常，甚至昏迷或死亡。《诸病源候论·金疮内漏候》说："凡金疮通内，血多内漏，两胁胀不能食者死，瘀血在内，腹胀脉沉者死。"《世医得效方·卷十八》列有十不治证，即"跌扑损伤或被伤入于肺者，纵未即死，二七难过；左胁下伤透内者；肠伤断一半可医，全断不可治；小腹下伤内者；证候繁多者；脉不实重者；老人左股压碎者；伤破阴子者；血出尽者；肩内耳后伤透于内者，皆不必用药。"外伤有伤口的，应及时消毒清创止血、抗感染等，防止出血过多，气随血脱，或伤口感染化脓。骨折、脱臼者，应及时复位。伤破内脏者，应及时手术治疗。此外，金疮伤还可引起金疮痉，即破伤风，亦要注意预防。

（二）烧烫伤

烧烫伤包括烧伤和烫伤。多由沸水、沸油、蒸气、各种高温物体、火焰、高压电流、强酸和强碱等，作用于人体所引起。烧烫伤属于火毒为患。烧烫伤的临床表现很复杂，它与引起烧烫伤物体的性质、烧烫伤范围的大小和深度有关。这里主要介绍高温液体烫伤和火烧伤的一般情况。轻者，只损伤皮肤，表现为损伤皮肤红、肿、热、痛，或干燥，或起水泡、剧痛；重度烧烫伤可损及肌肉、筋骨。烧伤创面可表现为皮革样，或腊白、焦黄，或炭化、痛觉消失。严重烧烫伤，创面过大，除局部症状外，可因剧烈疼痛及体液大量损失，出现口干渴、尿少、烦躁不安等，直至亡阴、亡阳而死亡。此外，在烧烫伤的发病过程中，由于人体皮肤肌表的损伤及火毒内攻，导致机体抵抗力下降，创面感染化脓，可出现寒战高热、神疲、气促，或神昏谵语、烦躁不安、尿少或尿闭等严重症状。

（三）冻伤

冻伤是指人体受低温侵袭所引起的全身性或局部性损伤。是我国北方冬季的常见病。温度越低，受冻的时间越长，则冻伤程度越重。

全身性冻伤称为"冻僵"。因寒为阴邪，易伤阳气，故阴寒过盛，阳气受损，失去温煦和推动血行作用，可使人体出现寒战，体温逐渐下降，面色苍白，唇舌指甲青紫，患者感觉麻木，神疲，四肢无力，甚则昏睡，呼吸减弱，脉迟细。如不及时救治，易致死亡。

局部性冻伤，多发生在手、足、耳郭、鼻尖和面颊部位。因受寒冻影响而致病，故称为"冻疮"。长时间浸于冷水或湿土中而引起浸泡综合征，称浸泡足病。初起时，因寒主收引，经脉挛急，气血凝滞不畅，影响受冻部位的温煦和营养，致局部皮肤苍白，冻麻。继则肿胀青紫，痒痛灼热，或出现大小不等的水泡等。若水泡溃破后创面紫色，常化脓形成溃疡，损伤肌肉、筋骨。故《诸病源候论·疮病诸候》说："严冬之月，触冒风雪寒毒之气，伤于肌肤，气血壅涩，因即瘃冻，焮赤疼肿，便成冻疮，乃至皮肉烂溃，重者支节坠落。"

若发现受冻伤或冻僵患者，应迅速使患者脱离寒冻环境，脱去冰寒潮湿衣服及鞋袜，进行保温复温治疗，但忌用火烘和汤泡。《医宗金鉴·冻疮》说："暴冻即著热，或进暖屋，或用火烘汤泡，必致肉死损形，轻则溃烂，重则骨脱筋连。"

（四）虫兽伤

虫兽伤是指因毒蛇、猛兽、马、狗咬伤，以及蝎、蜂螫伤或毒虫咬伤等。轻则局部出血，或红、肿、疼痛；重则损伤内脏，或出血过多，或毒邪内陷而死亡。如毒蛇咬伤，若不及时救治，每至死亡。

1. 毒蛇咬伤　蛇分为有毒蛇和无毒蛇两类。在我国170多种蛇中，有48种是毒蛇。其中有剧毒对人伤害较大的有银环蛇、金环蛇和海蛇，属神经毒；蝰蛇、尖吻蝮蛇、青竹蛇和烙铁头蛇，属血循毒；眼镜蛇、大眼镜蛇和蝮蛇，属混合毒。共10种。蛇主要出没在山林、田野和海边等处，在我国华南地区较多。毒蛇有2～4个毒牙，咬人时毒液经毒牙注入人体，产生一系列症状。神经毒，中医称风毒。神经毒蛇咬伤，表现为局部麻木，不红不肿，1～6小时出现中毒症状，轻者见头晕头痛、汗出、胸闷、乏力；重者瞳孔散大、视力模糊、牙关紧闭、昏迷、呼吸减弱至停止而死亡。血循毒，中医称火毒。血循毒蛇咬伤后，伤口剧痛、肿胀、起泡或发黑，并有恶寒发热、全身肌肉酸痛、或皮下、内脏出血，或见黄疸等。严重者，最后心阳衰脱而死亡。混合毒，中医称风火毒。风火毒蛇咬伤后，同时具有前两种毒蛇咬伤的证候特点。发现毒蛇咬伤患者应及时救治，首先结扎伤口近心端，然后沿牙痕做纵行切口，深达皮下，排出毒血，或用火烧灼伤口，破坏蛇毒，并尽早使用解蛇毒中药或注射抗蛇毒血清。

2. 兽咬伤　猛兽咬伤，如虎、狮、狼咬伤现在已罕见。较常见的，且对人体生命威胁较大的应是狂犬咬伤。狂犬古称猘狗，《诸病源候论·猘狗啮候》说："凡猘狗啮人，七日辄一发，过三七日不发，则无苦也，若过百日，方大免耳。当终身禁食狗肉及蚕蛹，食此发则死不可救矣……若疮瘥，十数年后，食落葵便发。"又《诸病源候论·狗咬重发候》云："凡被狗啮疮，忌食落葵及狗肉云，虽瘥经一二年，但食此者，必复发，与初被啮不殊，其猘狗啮疮重发则令人狂乱，如猘狗之状。"由此可知，狂犬咬伤可发生狂乱如狂犬之状的狂犬病，且有一定的潜伏期。一般初起仅见局部疼痛、出血，伤口愈合后，经过一段潜伏期，一般为10天至3个月，短则7日，最长可达数年。

狂犬病由狂犬咬伤所致，伤口愈深愈广愈近头部潜伏期愈短。发病从疲乏、纳呆、恶心、头痛、失眠开始，或有微热；继则烦躁不安，有恐惧感，对声、光、风刺激呈过敏反应，喉部有紧缩感；已愈的伤口处又呈疼痛、麻木。过1～2天则躁动与恐惧感加重，每因大声或吹风激发烦躁和全身抽搐。汗出、流涎比平时增多。恐水，渴极欲饮，但见水，即出现咽喉痉挛，将水推开，甚至闻水声均可导致咽喉及全身痉挛。在发作间歇期，患者见流涎、声嘶，面呈惊恐状，极端痛苦。病情继续发展，则停止抽搐而衰竭死亡。此病发作后多无法救治，因此被狗咬伤，特别是疑为狂犬咬伤，应立即到防疫部门接受预防注射，预防狂犬病的发生。《诸病源候论·兽毒病诸候》还记载了"马啮踏人候"及"马毒入疮候"，指出"凡人被马啮踏，及马骨所伤刺，并马缰羁勒所伤，皆为毒疮，若肿痛致烦闷，是毒入腹，亦毙人。"

3. 蜂蝎蚝虫螫伤及蜈蚣咬伤　蜂的种类甚多，毒有轻重。《诸病源候论·杂毒病诸候》说："蜂类甚多，唯地中大土蜂最有毒，一螫中人，便即倒闷，举体洪肿，诸药治之，皆不能卒止。"其他较轻，多为局部肿痛。又《诸病源候论·蝎螫候》说："此虫五月六月毒最盛，云有八节九节者弥甚，螫人毒势流行，多至牵引四肢皆痛，过一周时始定。"又《诸病源候论·蚝虫螫候》说："此则树上毛虫耳。以其毛刺能螫人，故名蚝虫。此毒盖轻，不至深毙，然亦甚痛，螫处作疹起者是也。"《诸病源候论·蜈蚣螫伤候》说："此则百足虫也，虽腹有毒，而不甚螫人，人误触之者，故时有中其毒。"蜈蚣咬人，一般仅局部红肿疼痛，甚者"其痛彻骨，或浑身麻木"。

二、寄生虫

诸虫，是指导致人体寄生虫病的各种虫体。如疟原虫、阿米巴原虫、蛔虫、蛲虫、绦虫、钩虫、丝虫、血吸虫、姜片虫、肝吸虫、肺吸虫等。《诸病源候论·九虫病诸候》说："九虫者，一曰伏虫，长四分。二曰蛔虫，长一尺。三曰白虫，长一寸。四曰肉虫，状如烂杏。五曰肺虫，状如蚕。六曰胃虫，状如虾蟆。七曰弱虫，状如瓜瓣。八曰赤虫，状如生肉。九曰蛲虫，至细微，形如菜虫。伏虫群虫之主也。蛔虫贯心则杀人。白虫相生，子孙转大，长至四五尺，亦能杀人。肉虫令人烦满；肺虫令人咳嗽；胃虫令人呕逆吐喜哕；弱虫又名膈虫，令人多唾；赤虫令人肠鸣；蛲虫居胴肠，多则为痔，极则为癞。"《中医内科学》教材有蛔虫、蛲虫、绦虫、姜片虫、钩虫病等。疟原虫、阿米巴原虫不在此列，但为临床常见病，《中医内科学》各论亦有疟疾和痢疾病，故将其列入诸虫中叙述。

（一）疟原虫

疟原虫，中医称疟邪，《黄帝内经》称"疟气"。疟原虫通过按蚊叮咬传染给人引起疟疾。疟原虫在人体，初期发育多在肝脏，经 5.5～11 天自肝脏逸出进入血流，侵入红细胞进行繁殖，48 小时（三日疟为 72 小时）红细胞破裂，释放大量新一代疟原虫，雌性按蚊吸吮疟疾患者时，生殖原虫进入蚊胃，发育成孢子体，进入唾腺，此时即具有传染性。寄生在人体的疟原虫共有四种，最常见的为间日疟原虫和恶性疟原虫，三日疟并不常见，卵圆疟原虫更为罕见。中医学认为疟邪入侵人体，伏于半表半里，内搏五脏，横连膜原。发作开始有阵发性寒战，历时 15 分钟至 1 小时；继之为壮热持续数小时，常伴头痛，或恶心、呕吐；最后汗出热退。本病休作有时，一般 48 小时发作 1 次，三日疟则 72 小时发作 1 次。患者常伴贫血和脾脏肿大。恶性疟可有头痛、谵妄、昏迷和惊厥等。临床诊断除靠疟疾发作时的典型症状外，还靠血片检查找出疟原虫。中医对疟疾的辨证，根据病情的轻重，寒热的偏盛，正气的盛衰，及病程的久暂等，分为正疟、温疟、寒疟、瘴疟和劳疟五个类型。

（二）阿米巴原虫

阿米巴痢疾是一种由阿米巴原虫引起的疾病。多发生于夏秋季，属消化道传染病。主要借污染的食物和饮水等经口感染而得病。苍蝇和蟑螂对传递病原体，起着一定的作用。

中医学认为痢疾的发生与外感湿热、疫毒之气，内伤饮食生冷，损伤胃肠有关。痢疾在《黄帝内经》称为"肠澼"，《难经》谓之"大瘕泄"，《伤寒论》谓热利下重与下利便脓血，《诸病源候论·痢病诸候》中已有赤白痢、血痢、脓血痢、热痢等名称。金元时代已知痢疾能相互传染，因而有时疫痢之名。如《丹溪心法·痢》指出："时疫作痢，一方一家，上下传染相似。"痢疾还可发生流行。临床表现以腹痛、里急后重、下痢赤白脓血为主。大便一般每日 5～10 次，暴发型患者可达 40～50 次。呈棕色糊状，有特殊恶臭，带有血性黏液。患者可不发热，或有不规则低热。急性发作常可自行消失，转入缓解期，但仍有腹部不适，疲倦，体重下降。并可由情绪紧张、饮酒过度、疲劳或饮食失调而复发。中医辨证宜分寒热虚实，一般暴痢多实，久痢多虚。实证有湿热痢和寒湿痢的不同，其中以湿热痢为多见。若来势急骤，病情严重，并有壮热口渴，头痛烦躁，甚则神昏痉厥者，为疫毒痢。若下痢时发时止，日久难愈者称为休息痢。阿米巴痢疾还可并发阿米巴肝脓肿等证。

（三）蛔虫

蛔虫寄生于人体小肠，引起蛔虫病。蛔虫为肠道大型线虫，圆形，长 15～35cm，成虫寄生于人体小肠部，虫卵随粪便排出，在适宜的条件下发育成感染性虫卵，人体食入感染性虫卵获得蛔虫病。此外，中医认为获得蛔虫病还与人体腑脏虚弱有关。中医学对本病早就有认识，将蛔虫又称为蛟蛕、蚘、长虫。《灵枢·厥病》说："肠中有虫瘕及蛟蛕，心腹痛，憹作，发作聚肿，往来上下行，痛有休止，腹热，喜渴涎出者，是蛟蛕也。"《伤寒论·辨厥阴病脉证并治》说："蚘厥者，其人当吐蚘。今病者静、而复时烦者，此为脏寒，蚘上入其膈，故烦，须臾复止。得食而呕又烦者，蚘闻食臭出，其人常自吐蚘。蚘厥者，乌梅丸主之。"蛔虫喜温，恶寒怕热，好动善钻孔。当脏寒或发热时，蛔虫即在腹中窜动、上窜入胃，见恶心、呕吐，或蛔虫从口鼻而出；钻入胆道，可引起胆道蛔虫证，见脘腹阵发性剧痛、吐蛔、四肢厥逆等，中医称蛔厥。一般临床表现为：脐周腹痛、时作时止、胃脘嘈杂、或吐蛔、或大便排出蛔虫、纳呆、睡中啮齿，流涎，久则面黄肌瘦，可发展为疳积。蛔虫量多时可结成团，形成肠梗阻。

（四）蛲虫

蛲虫寄生于人体肠道，引起蛲虫病。蛲虫虫体细小，白色。《诸病源候论·三虫候》说："蛲虫至细微，形如菜虫也，居胴肠间。"蛲虫病由吞食蛲虫卵引起。成虫夜间由肠道移行至肛门附近产卵，虫卵经不洁的手、食物进入胃肠，发育成蛲虫。若虫卵在肛周孵化，幼虫可经肛门进入大肠向上移行，造成逆行性感染。蛲虫病的临床表现：成虫到肛周产卵时，见肛门发痒，夜间尤甚，导致睡眠不安，肛周夜间可见白色细小的蛲虫。久病可出现纳呆、腹痛、消瘦等。

（五）绦虫

猪绦虫或牛绦虫寄生于人体小肠，引起绦虫病。绦虫，古代医籍称为白虫或寸白虫。《诸病源候论·寸白虫候》说："寸白者，九虫内之一虫也。长一寸，而色白，形小褊。"《诸病源候论·九虫候》说："白虫相生，子孙转大，长至四五尺。"牛、猪、鱼绦虫体长通常在 3m 以上，寄生在人体小肠，链体节片和虫卵随大便排出，被牛、猪、鱼吞食后孵化出钩蚴，移行至肌肉，变成囊尾蚴。人吃进未熟的牛、猪、鱼肉而遭受感染。《金匮要略·禽兽鱼虫并治》说："食生肉，饱饮乳，变成白虫。"《诸病源候论·寸白虫候》说："以桑枝贯牛肉炙食"，引起绦虫病。临床表现见全腹隐隐作痛，偶有腹泻，久则消瘦乏力，大便或衣裤或寝具上发现绦虫节片。

（六）姜片虫

姜片虫寄于人体小肠引起姜片虫病。虫卵随粪便落入水中，在适宜的条件下孵化，发育成囊幼后附着在水生植物上，人生食附有囊幼的植物，如水红菱、荸荠等而被感染。姜片虫是寄生在人体的吸虫中最大者，新从粪中排出呈棕红色肥厚叶状，大小为 2～7.5cm×0.8～2cm×0.2cm，肉眼可见。姜片虫病，轻者可无自觉症状，重者可见腹痛、腹泻，或恶心呕吐，后期可见神疲、腹胀及水肿等。

（七）钩虫

钩虫寄生在人体小肠，引起钩虫病。中医学将钩虫称为伏虫，钩虫病称为黄肿病、疳黄、黄胖等。钩虫卵随粪便排出，在泥土中发育成丝状蚴，若人体皮肤接触，蚴钻入皮肤而被感染。临床表现：在幼虫侵入的皮肤局部红肿及奇痒，呈丘疹或疱疹。幼虫穿过肺脏时引起咳嗽、气喘、痰带血丝。成虫寄生在小肠可引起腹胀、便溏，或异嗜生米、泥土、木炭等。后期见面色萎黄或虚胖、体倦乏力、精神不振、眩晕、心悸、气短、面足水肿甚则全身水肿等。

（八）血吸虫

血吸虫寄生于人体小肠及大肠的肠系膜静脉的分支内，引起血吸虫病。虫卵随粪便排出，或沉积于肠壁内，或被带入肝脏。虫卵到达水中，孵出毛蚴感染螺蛳，发育成幼虫离开中间宿主而在水中，与人接触钻进皮肤和黏膜，使人感染血吸虫。临床表现：新近在接触疫水的皮肤上出现短暂的痒性瘀点。4～5周后见恶寒发热、身体倦怠、荨麻疹、咳嗽等症；继则见腹泻、下痢脓血、厌食、腹胀、消瘦、胁下有癥块及腹水等。"此由水毒气结聚于内，令腹渐大……名水蛊也"（《诸病源候论·卷二十一》）。

［附一］血丝虫

血丝虫有班氏丝虫和马来丝虫两种，寄生于人体淋巴系统，引起丝虫病。丝虫的成虫产生大量微丝蚴，夜间出现于周围血液，通过蚊虫叮咬传播于人。临床表现：潜伏期约8个月至一年左右，也有3～5个月者。病程冗长，自数年至数十年不等。早期表现为炎症性，晚期为阻塞性。早期有间隔不定发作性发热，常并发淋巴管炎（中医称红丝疔）、淋巴结炎和睾丸炎，可间断发作数月或数年。晚期常出现疝气（睾丸炎或睾丸鞘膜积液），小便白浊（乳糜尿）及象皮肿等。

［附二］肝吸虫（华支翠吸虫）

肝吸虫寄生于人体肝胆小管内，引起肝吸虫病。虫卵随粪便排出，在淡水螺内孵化发育成尾蚴侵入鱼肉后成为囊蚴，人通过食进有囊蚴的生鱼肉受感染。临床表现：轻者可无症状，感染重者，可见上腹部不适、纳呆、腹泻、乏力、右胁痛，或见癥积（肝大）。

三、药邪

药邪，是指用药不当造成疾病的一类致病因素。药物本身是用于治疗疾病的，但如果药物炮制不当，或医生不熟悉药物的性味、功效、常用剂量、副作用、配伍禁忌而使用不当，或患者不遵医嘱而乱服药物，则不仅治不好疾病，反而会导致其他疾病的发生。这些都可称为药邪致病。

（一）药邪的形成

1. 用药过量 用药过量，尤其是一些含有毒性的药物，过量则易中毒。例如生川乌、生草乌、马钱子、巴豆、生半夏等均含有毒性，临床使用均有常用量的规定，必须严格遵守。

2. 炮制不当 有些含有毒性的药物经过适当的炮制加工可减轻毒性。例如乌头火炮或蜜制，半夏姜制，附子浸漂、水煮等，就能减轻毒性。若对这类药物炮制不规范，则人易致中毒。

3. 配伍不当　部分药物相互合用会使毒性增加，古人分别概括成"十八反"、"十九畏"。例如藜芦反人参、大戟反甘草等。因而，配伍不当，也会引起中毒或变生他疾。

4. 用法不当　某些药物在使用上有特殊的要求或禁忌。如妇女妊娠期有应该禁忌的药物，有些药物先煎可减低毒性，若违反有关禁忌或药物应先煎而未先煎，就有可能导致人体中毒或变生他疾。诸如此类，均为药邪的成因。

（二）药邪致病特点

1. 多表现为中毒　误服或过服有毒性的药物，临床上多表现为中毒症状，且其中毒症状与毒性药物的成分、剂量有关系。轻者表现为头晕、心悸、恶心呕吐、腹泻、舌麻等症状。重者，可出现全身肌肉颤动、烦躁、发绀、出血、昏迷乃至死亡。

2. 加重病情，变生他疾　药物使用不当，非助邪即伤正，一方面使原有的病情加重，另一方面还可能变生新的疾病，如妊娠用药不当可引起流产，畸胎或死胎等。

四、先天及体质因素

先天因素，是指胎儿发育过程中，由于父母的体质，或疾病，或母体受情志、饮食和治疗药物因素等影响，使胎儿或初生婴儿形成各种疾病的原因。由先天因素所成的疾病主要有：胎弱、胎毒、遗传性疾病和其他先天性疾病等。

体质因素，是指个体在先后天因素的作用下，在其生长发育和衰老过程中，所形成的各种体质。体质不同，对某些疾病有不同的易感性。同一病邪，作用于不同体质的个体，也可产生不同的病理变化。所以，体质因素也是发生疾病的因素之一。

（一）先天因素

先天因素，是指禀受于父母的致病因素。所致的疾病，称为"胎病"。早在《素问·奇病论》中就提出："人生而有病癫疾者，病名曰何？安所得之？岐伯曰：病名为胎病，此得之在母腹中时，其母有所大惊，气上而不下，精气并居，故令子发为癫疾也。"说明中医很早就发现母体在怀孕期间，受情志刺激，大惊可胎传影响胎儿，使胎儿出生后发生癫痫。《诸病源候论·小儿杂病诸候》明确指出，四五岁不能语言是"由在胎之时，其母卒有惊怖，内动于儿脏，邪气乘其心，令心气不和"所致。胎黄是"小儿在胎，其母脏气有热，熏蒸于胎"所致。鹅口疮是"由在胎时受谷气盛，心脾热气熏发于口"。口襟是"由在胎时热入儿脏，心气偏受热故也"。胎寒是"小儿在胎时，其母将养取冷过度，冷气入胞，伤儿肠胃"。《证治准绳·幼科·初生门》也说："在胎之时，母失爱护，或劳动气血相干，或坐卧饥饱相役，饮酒食肉，冷热相制，恐怖惊扑，血脉相乱，蕴毒于内，损伤胎气，故降生之后，有胎热、胎寒、胎肥、胎怯、胎惊、胎黄，诸证生焉。"《医宗金鉴·婴儿部》还认为遗毒"此证系先天遗毒于胞胎，有禀受、染受之分。禀受者，由父母先患杨梅，而后结胎元，婴儿生后，则周身色赤无皮，毒攻九窍，以致烂斑……染受者，乃先结胎元，父母后患杨梅，毒气传于胞中，婴儿既生，则头上坑凹，肌肤先出红点，次发烂斑，甚者毒攻口角眼眶，耳鼻及前阴、谷道破烂。"从上所述，先天因素是导致胎病的主要因素。

《幼幼集成·胎病论》则将胎病归纳为胎弱和胎毒两类。"儿之初生有病，亦惟胎弱、胎毒而已矣。胎弱者，禀受于气之不足也。子于父母，一体而分，而禀受不可不察。如禀肺气为皮毛，肺气不足，则皮薄怯寒，毛发不生；禀心气为血脉，心气不足，则血不华色，面无光采；受脾气为肉，脾气不足，则肌肉不生，手足如削；受肝气为筋，肝气不足，则筋不束骨，机关不利；受肾气为骨，肾气不足，则骨节软弱，久不能行。此皆胎禀之病，随其脏气而求之。所谓父强母弱，生女必羸；父弱母强，生儿必弱。故小儿有头破颅解、神慢气怯、项软头倾、手足痿软、齿生不齐、发生不黑、行住坐立须人扶掖者，此皆胎禀不足之故也。""胎毒者，即父母命门相火之毒也。命门者，男子以藏精，女子以系胞，道家谓之下丹田也。夫二五之精，妙合而凝，纯粹之精，镕液而成胎，淫佚之火，蓄之则为胎毒矣。盖人生而静，天之性也；感物而动，人之欲也。成胎之后，其母之关系尤紧。凡思虑火起于心，恚怒火生于肝，悲哀火郁于肺，甘肥火积于脾，淫纵火发于肾，五欲之火隐于母胞，遂结为胎毒。凡胎毒之发，如虫疥、流丹、湿疮、痈疖、结核、重舌、鹅口、口疮，与夫胎热、胎寒、胎搐、胎黄之类是也。"

先天性疾病有很多是遗传的，"遗传病是指由于生殖细胞或受精卵里的遗传物质在结构或功能上发生改变所引起的疾病，通常具有垂直传递和终生性特征。遗传病与先天性疾病是有所区别的。先天性疾病是指出生前就已经形成的畸形或疾病。其中一些先天畸形或疾病，是由遗传决定的内因所引起，这些病当然是遗传病。例如并指、先天性聋哑、白化病和先天性愚型等。但是，在胎儿发育过程中，由于环境因素的偶然影响，胎儿的器官发育异常，形成形态或功能改变，也会导致先天性疾病。例如母亲在妊娠三个月内感染风疹病毒，可使胎儿产生先天性心脏病，或先天性白内障。这不是遗传物质改变造成的，而是胚胎发育过程中受到环境因素的干扰所致，虽是先天性的，但并非遗传病。……有些遗传病不一定在出生时就表现出症状，有时需要经过几年、十几年，甚至几十年后才出现明显症状。例如遗传性小脑性运动失调症，决定于杂合子的致病基因，呈常染色体显性遗传，但是出生时一切正常，到 35～40 岁才发病，但却是遗传病"（《医学遗传学基础》）。并认为遗传病有的由遗传因素决定发病，如先天性成骨不全症，先天性聋哑、血友病 A 和一些染色体病等；基本上由遗传因素决定发病，但需要环境中的一定诱因的作用才发病，如苯丙酮尿症，吃了含苯丙氨酸量多的食物才诱发本病。蚕豆病除遗传基础外，吃了蚕豆才诱发溶血性贫血。另一种是遗传和环境因素综合起作用的多基因病，如哮喘、精神分裂症、唇裂、腭裂、消化性溃疡、先天性心脏病、脊柱裂、无脑儿、高血压病、冠心病等。中医学中的胎病，大部分只属于先天性疾病，从文献所描述的症状来看属遗传病的很少，有的病证还是出生后感染的。

先天性因素所引起的胎病，也可以预防，如做好婚前检查，不近亲结婚，妇女怀孕后要注意饮食起居，节制房事，避免剧烈情志刺激，可以大量减少胎病的发生。《幼幼集成·护胎》说："胎成之后，阳精之凝，尤仗阴气护养。故胎婴在腹，与母同呼吸、共安危，而母之饥饱劳逸，喜怒忧惊，饮食寒温，起居慎肆，莫不相休戚。古人胎教，今实难言，但愿妊娠之母，能节饮食、适寒温、戒慎患、寡嗜欲则善矣。"

（二）体质因素

体质，是指人群中的个体在先天构成的基础上，在生长、发育和衰老过程中形成的形态结构、生理功能和心理活动方面综合的相对稳定的特性。这种特殊性往往决定着他对某些致病因素的易感性，并在一定程度上决定疾病病机变化的倾向性和病证的类型，从这种意义说，体质因素也是疾病发生的内部因素。

1. 体质决定对某些病邪的易感性 《灵枢·五变》说："黄帝曰：一时遇风，同时得病，其病各异，愿闻其故。少俞曰：善乎哉问！请论以比匠人。匠人磨斧斤，砺刀削，斫材木，木之阴阳尚有坚脆，坚者不入，脆者皮弛，至其交节，而缺斤斧焉。夫一木之中，坚脆不同，坚者则刚，脆者易伤，况其材木之不同，皮之厚薄，汁之多少，而各异耶。夫木之蚤花先生叶者，遇春霜烈风，则花落而叶萎；久曝大旱，则脆木薄皮者，枝条汁少而叶萎；久阴淫雨，则薄皮多汁者，皮溃而漉；卒风暴起，则刚脆之木，枝折杌伤；秋霜疾风，则刚脆之木，根摇而叶落。凡此五者，各有所伤，况于人乎！"这是用斧斤伐木来比喻人体，同时触冒风邪而得病，所生之病却不同的原因。同时指出："肉不坚，腠理疏，则善病风。""五脏皆柔弱者，善病消瘅""小骨弱肉者，善病寒热。""粗理而肉不坚者，善病痹。""皮肤薄而不泽、肉不坚而淖泽。如此则肠胃恶，恶则邪气留止，积聚乃作。"可见，不同的体质类型对致病因素或疾病具有不同的感受性。吴德汉《医理辑要·锦囊觉后》说："要知易风为病者，表气素虚；易寒为病者，阳气素弱；易热为病者，阴气素衰；易伤食者，脾胃必亏；易劳伤者，中气必损。"也是说体质因素在一定程度上能决定个体对某种致病因素的易感性。在临床上，阳盛体质，对风、暑、热邪易感性较强；阴盛体质，则易感寒邪和湿邪。

2. 体质因素决定病机变化的倾向性和病证的类型 体质因素不仅在疾病的发生上起重要的作用，而且决定着病机变化的倾向性和病证的类型。例如：感受相同的致病因素，但患者的体质不同，可产生不同的病机变化，表现不同的证候。如同是外感风寒，体质壮实者，则出现恶寒发热、头项强痛、无汗、脉浮紧的表实证；气虚体弱者，则见头痛、发热、汗出、恶风、脉浮缓的表虚证。同是感受湿邪，阳盛体质者，湿邪从阳化热，形成湿热证；若阳虚阴盛体质，则湿从寒化，形成寒湿证。反之，体质相同，而病邪不同，也可出现相同的病机，出现相似性质的病证。如阳盛之体，感受热邪，进入气分，出现气分实热证；而感受寒邪，入里化热，亦可出现阳明实热证。气分实热和阳明实热，证候及治法均雷同。所以，体质因素在一定程度上决定病机变化的倾向性和证候类型。从发病的外因和内因角度来说，体质因素属内因，如果有外因，没有体质因素的易感性，外邪不能独伤人，外因必须通过内因起作用。

第五节 病因的现代研究

一、六淫的现代研究

（一）六淫理论与气象医学

春生、夏长、秋收、冬藏的规律，是生物对四季变化的反应。但是，这种四季变化对人体的生长发育有何影响？对人类疾病的发生发展又有何影响？这些问题在中医学理论中有大量的描述，且为历代医家所重视。中医学认为四时气象与人体生理病理的关系是一个比较复杂而细致的问题，它对临床医学和理论探讨都是非常重要的。匡调元认为气象对人体直接产生作用可能有以下几个环节：一是通过皮肤感受器接受气象因素的刺激。二是通过眼睛——视觉接受光线刺激。三是通过耳内的压力感受器接受气象因素的刺激。四是通过鼻腔及其他黏膜接受气象因素刺激。五是条件反射是人体对气象因素反应的一个重要环节。六是内分泌系统参与了反应。七是人体对于昼夜节律的反应。八是不同的气象因素可以通过不同的途径而起作用。以上提出的几个方面只是关于气象病理学发病机制的一个梗概，至于气象与脉象、与气色、与经气起伏、与六淫为病等方面的关系还缺乏具体的科学实验数据，但可以肯定地说，其中尚有不少深刻的医学原理。陈宪海指出：现代医学气象学认为，气象因素中的气温、气压、湿度、气流4个因素与人体健康密切相关。而气温与寒、火（热），湿度与燥、湿，气流与风又有密切的关系。杨路等认为：六淫的病因学含义，是指六淫概括了自然界气象的致病因素而言；而病理学意义，则是根据取类比象方法，将本来与气象因素不一定有关的病证，依据其性质特征，归之于风、寒、暑、湿、燥、火等。其中的寒、暑、火是指伴随季节变化而波动的大气温度的致病因素。湿、燥是指大气湿度变化的致病因素。风则是指大气环流变化的致病因素。可见六淫（或六气）概括了气温、气湿、气流三种大气下垫层影响着人体生理和病理最基本的物理性气象因素。匡调元提出了气象病理学这一新概念，认为某些疾病与四季气候变化确实存在着直接或间接的关系，深入研究各种气象因素对人类疾病的影响，从而为临床诊疗学提供理论依据，是中医病理学不可缺少的重要组成部分。

（二）六淫实质的现代理论研究

古人将风、寒、暑、湿、燥、火六种自然界气候现象称为"六气"。六气太过或不及时，可使人发病。中医学采用"取象比类"的方法，将风、寒、暑、湿、燥、火的自然现象作为人体的病因同构系统，探讨分析和归纳人体致病的病因和病理变化，进而指导临床治疗用药。匡调元认为：中医所指的六淫，实质上包括两种主要因素：一是各种气象因素，如温度、湿度、气流、气压、光照度及日月与其他星体对人体的影响；二是生物性致病因子，如流感病毒、疟原虫等。气象因素可以直接作用于人体而产生生理性及病理性的影响，也可通过影响生物性致病因子再作用于人（图4-1-1）。

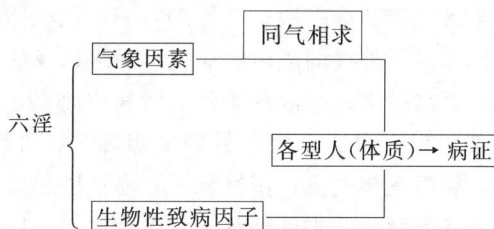

图 4-1-1 六淫致病示意图

郭仲夫认为：六淫既是外感疾病的主要致病因素，亦是疾病发生的重要条件。从现代病原学的角度来看，它虽然包括生物（细菌、病毒等）致病因子在内，但不同的气候变化，对病原体的孳生繁殖、疾病的传播及机体的抗病能力和适应能力，均有不同程度的影响。所以疾病的发生发展与六气的运动变化具有密切的关系。黄广平认为六淫作为致病物质或致病条件，是物质性、条件性与人体反应性的综合概念，它是指直接或间接受六气（自然气候）影响，导致或诱发、加重疾病的所有因素，既包括受气象气候影响的生物性、化学性、物理性致病原，亦包括受气象气候影响的机体免疫状态、病理生理状态。六淫概念的综合性内涵，反映了中医病因学说的物质性、条件性和人体反应性这一基本特色。陈宪海认为：六淫病因，除了气象因素、生物性致病因子的含义外，它还包括由于气象因素、生物因素等而导致机体作出类似自然现象的病理反应，再据其病理反应与自然现象相互类比，进而得出的一种模拟"病因"。章琪认为六淫的本质是：①六淫是一个病因符号；②六淫是在天人合一哲学思想指导下所形成的综合模式。它不仅包含了气候的因素，也包含了人的因素以及生物的、物理的、化学的因素；③六淫是以人体反应为基准的关于外界病因的综合性的功能模型。赵振昌等认为："六淫"是指有碍正常生理功能或有伤机体造成病理反应的各种致病因素。现代医学证明：有些疾病确与风有着十分密切的关系。风作为一种流动的空气，它常以一种"气溶胶"的形式存在。有文献报道，能通过气溶胶的方式引起疾病的病毒有百种以上，如流感病毒、腺病毒、柯萨奇病毒和埃可病毒等等。"风邪"至少可以被认为是"传染性微生物气溶胶"。寒是温度降低的一种现象，寒冷的物理因素能使机体新陈代谢降低，生理防御功能低下，故易遭外邪侵入。暑和火都是指温度较高，炎热的物理因素而言。不论暑与火，从高热的物理因素来认识只是引起疾病的部分原因，真正的暑与火之邪仍是致病微生物作用的结果。此外，从现代医学观点来看，所谓湿邪并非单纯指水湿而言，其湿温之邪的本质还需要一定湿度而生长繁殖的细菌，即所谓"湿热生虫"。许亚娜等认为，风寒病邪的实质与现代微生物学、气象学、物理学有一定的相关性。风寒环境中生存的各种病原微生物，低温下宿主的免疫功能以及风寒两气的气象性、物理性刺激直接作用于人体才是风寒邪气致病的真正实质。张群豪认为：燥性为凉，其性属阴，燥主于秋，其性肃降收敛。周铭心等结合刘完素等医家倡论，概括燥气气化性质与特点凡八：一为干燥，即刘完素所称枯涸干劲之义；二为清冷，即清冷凉爽；三为收敛，即收缩聚敛；四为滞涩，即壅滞艰涩；五为外坚，即易形成坚硬外壳；六为急切，即急躁劲切；七为肃杀，即肃敛潜降具杀戾之性；八为皴揭，即肤表易见皴糙开裂。有此燥气八性，便可据以审证求因，辨识燥邪之有无强弱与传变，推论燥证之正化从化与兼化。林立本等就内科领域探讨了湿的若干问题，认为：湿在中医学里有多种含义，一般可概括为正常之湿和异常之湿两大类。湿邪指与长夏季节气象条件有关的多种致病因素。湿邪致病取决于机体的内在因素，腻滞质者易感湿邪。湿证的病理基础是机体全身或局部水液代谢失调。治湿主要有化湿、燥湿和利湿三法，其原理在于增强机体的代谢功能，解除水液潴留的病理现象。黄志红等探讨了外湿的成因、病位、病理以及病程及症状等，认为：外湿的成因有长夏湿气太过、雨水过多、卑湿环境等。就病位而言，湿从外受，易伤及皮肉筋骨；湿性趋下，易袭下部阴位；湿通于脾，易困中焦脾土；外湿稽留，易犯肺、肾两脏。病理方面，湿邪有形，易阻三焦气机；湿性属阴，易伤脏腑阳气。外湿致病，病程较长，缠绵难愈。在病证及症状方面，黄志红等认为《黄帝内经》已经较为系统地探讨了痹证、痿证、水肿、濡泻、痉症、头痛、纳差、四肢不举以及头身疼痛等与外湿的关系。孔炳耀结合岭南的气候、地理特点，讨论了岭南多湿及湿邪的成因和临床特色，认为：湿邪为岭南六淫之首，不能囿于"下先受之"的认识。

（三）六淫理论的临床应用基础研究

陈忠琳等探讨了风寒湿热与血瘀证形成的关系，认为：外感风寒湿热之邪在一定条件下皆可导致血瘀，因而提出治瘀勿忘祛邪（风寒湿热），祛邪勿忘治瘀。李连成对石家庄1005人有关湿阻脾胃证的流行病学调查表明：湿阻证人群患病率为10.55%，且与性别、年龄、职业无明显联系；主要病因为环境湿气过重、性格急躁或忧郁以及饮食不节；主要病位在脾。而王克穷等采用多元线性回归方法对1735人进行调查，发现湿阻脾胃证的人群患病率为12.16%，其发病与性别、喝茶、耐寒热等因素有关。严灿等观察了湿阻脾胃证患者T淋巴细胞亚群、白介素Ⅱ受体、红细胞免疫功能、尿木糖排泄率等指标的变化，发现湿阻脾胃证患者的免疫调节功能出现紊乱，且认为此与机体营养不足，能量代谢障碍有关。唐雪春等临床观察发现，成人呼吸道病毒感染患者临床症状多见有湿证的表现，证明呼吸道病毒感染与湿有一定的相关性，初步证实病毒感染可降低患者的免疫功能，并能导致自由基的产生和清除失衡。而化湿方药具有直接杀灭病原微生物的作用，还能双向调节机体的免疫功能，对抗自由基损伤。游建闽等认为：病毒性肝炎的病变过程与湿邪的存在及其致病作用密切相关。病毒性肝炎黄疸的成因为湿热交蒸，或为寒湿在里，"无湿不成疸"。此外，湿邪袭人所致的各种症状都可出现在病毒性肝炎的病程中。李志斌等就呼吸系统疾病的发病情况与气象因子间的关系作统计学分析，发现上呼吸道感染与平均湿度关系最为密切，慢性阻塞性肺病与最低温度关系密切，支气管哮喘及自发性气胸与平均湿度/平均温度关系密切。王霞等报道，小儿肺炎的发病与气温呈负相关，且为显著相关；气压与肺炎发病呈正相关。相对湿度则与发病相关不大；气温、气压与发病率的相关系数分别为-0.6636，0.4576。孙丽玲等对937例婴幼儿腹泻与秋冬寒冷气候变化关系进行分析，结果显示，婴幼儿腹泻有向12月集中的趋势（$P<0.001$），与寒冷气候显著相关（$P<0.05$）。其原因可能是在寒冷气候条件下，婴幼儿肠道免疫功能降低易致病毒感染及易发生神经内分泌紊乱、胃动素异常增加有关，这与中医理论的小儿为稚阴稚阳之体，"脾常不足"、"肾常虚"，阳气不足易受寒邪侵袭，引起腹泻的观点相吻合。朱科伦等进行的有关十年气象因素与黄疸性肝炎发病的回归分析显示：临床表现的出现与8天前的湿度、雨量和阴天呈正相关，与晴天呈负相关。提示中医学的黄疸因感受湿热外邪所致的理论具有一定的价值。江锋先观察了103例消化性溃疡性出血的病例，发现其发病与气温关系密切，呈负相关，冬春季节发病较多，并且气温、大气压、空气温度、降水量、日照时数等气象因素的骤然改变可能与本病的发生有密切关系。袁氏及乔氏等均对急性心肌梗死（AMI）与季节气候的变化关系作了探讨，发现AMI的发病与气温、平均风速关系密切。气温骤降，风力过大易于引起AMI的发生。认为由于寒冷和大风对人体的刺激，易于引起人体交感神经兴奋，导致血压升高，心率增快；体循环血管收缩，心肌耗氧量增加。血管收缩，心肌供血下降，心肌缺血，诱发心绞痛而致AMI的发生。程彦杰博士通过对北京地区70万人群中风的检测研究发现，无论出血性中风，还是缺血性中风，均与气压P呈显著正相关，均与气温T、湿度F和降水量R呈显著负相关。孙雯霞等撰文认为：虽然中医经典理论认为燥邪致病多发于秋，但从临证实际看，又不可拘于燥证仅发于秋之说。以痔瘘病之发病学意义看，燥邪发痔瘘，天干而燥之季均可发生；外环境之燥，易引起或加剧内燥，诱发或加重痔瘘病；燥多由外入内，易伤肺经，累及相表里之腑大肠，遂发痔瘘；燥邪所致痔瘘病，有多种变证，形成多种证型。临证分阴虚血燥、气虚血燥、血虚肠燥、血热而燥四型辨治。王彦晖探讨了湿热病的脉象，认为：湿、热两种邪气使脉象发生的病理变化，在性质上几乎相反。决定湿热病出现不同脉象的主要原因是湿邪和热邪之间的比例，也就是湿重于热、热重于湿或湿热并重的不同病变特点。湿重于热时，脉象多表现为细软，并有模糊不清的特点，脉率较为迟缓，但又与寒证之迟脉不同，比寒证之迟脉为快，通常每分钟的脉搏次数为60～70次之间。热重于湿时，脉形较单纯热邪致病为小，脉率则明显较湿重于热为快，亦多比平脉为快，每分钟脉搏次数多在90次以上。湿热并重之证，湿邪和热邪的比例相近，两种邪气的性质相反的影响力作用于脉象，近似正常脉，但是，仍较为柔软而模糊，脉率近似正常或稍偏数。徐庆吉等研究发现，流行性出血热（EHF）患者可出现各种心律失常，但以心动过缓最为常见，表现为迟脉。对1994年6月～1996年6月住院的EHF患者进行统计，发现286例患者中，63例出现迟脉（占22.03%），均由心电图证实，在迟脉出现的同时，其中医辨证均与"湿"有关。EHF属于中医温病的范畴，因其出血及流行性又称为"疫斑"，疫斑中出现迟脉与湿密切相关，湿为温病中迟脉形成的主要病理因素，在疫斑患者出现迟脉时，其辨证治疗应围绕"湿"而采取利湿、化湿、燥湿等治法。

（四）六淫理论的现代实验研究

王绪辉等通过风寒湿刺激造成关节痛实验模型后，表现出的关节疼痛、重着麻木，屈伸不利等症状，通过造模观测得出了相应的现代病理基础。关节疼痛在初期以神经血管炎症，致痛介质释放为主，后期则以组织中 H^+ 增多为主，重着、屈伸不利是由组织水肿、形变能力下降、神经—肌肉传导能力下降，肌组织能量代谢障碍，肌肉收缩能力减弱造成的，麻木的病理基础是神经组织代谢障碍和髓鞘变性。姜学连观察湿阻证动物出现食欲缺乏、饮水减少、倦怠、便溏等症状和体征，并且胃液 pH 升高、血清胃泌素、肌糖原、小肠 D-木糖吸收率明显降低、胃肠推进运动减慢。从现代医学角度说明湿邪可以引起胃肠消化、吸收及运动功能减弱。陈新等将小鼠置于人工风寒环境中刺激 10 小时后，观察到其网状内皮系统廓清功能及腹腔巨噬细胞释放 H_2O_2 量均受到明显抑制。动力学观察结果表明，免疫抑制高峰发生在风寒刺激后第 3 天，刺激后第 5 天、第 7 天逐渐恢复正常，表现出一过性免疫抑制。免疫抑制的原因可能是风寒刺激过程中应激激素大量分泌所致。提示中医六气病因学说中的风寒两气，其致病的作用机制可能与抑制机体非特异性细胞免疫功能有关，该结论可与《黄帝内经》的"邪之所凑，其气必虚"发病理论相映证。

张六通等根据中医病因理论，模拟潮湿气候环境，观察造型大鼠骨骼肌线粒体氧化磷酸化效率（ADP/O）和呼吸控制率（RCR）的变化。结果表明：潮湿组 ADP/O 和 RCR 均较正常组为低（$P<0.05$），说明潮湿环境使骨骼肌线粒体结构的完整性及其功能发生了改变，引起能量代谢紊乱，ATP 合成减少，能量来源不足，能源物质储存减少，因此模拟湿邪组出现精神委靡、倦怠懒动、消瘦等症。提示湿邪致病与能量代谢有关，机制之一可能通过降低线粒体活性，能源物质缺乏而引起。随后张六通等进一步研究，选择符合中医六淫病因学说的造模因素，模拟自然潮湿环境，将动物分为外湿组、湿热组、寒湿组、寒冷组和正常对照组。于造模第 12 天、40 天、108 天时进行大鼠关节、肺、大小肠、肝等病理学研究。结果发现均存在不同程度的病理形态学和超微结构的改变。随着造模时间的延长逐渐加重，提示外湿致病确有其病理学基础。

二、七情学说的现代研究

（一）七情致病的概念研究

近十多年来，许多学者从现代医学有关理论角度，结合中医固有的传统认识，对中医七情和七情致病的概念以及七情学说的理论内涵与特色进行了剖析与探讨。郑红斌等系统地整理、探讨了《黄帝内经》七情内伤病因理论。认为《黄帝内经》明确提出了七情病因的归类，七情活动以五脏为内应，精气血津液为物质，经络为通路的生理基础；指出七情太过、不及和正气亏虚是其致病的条件。韩成仁基于发生学的研究方法，提出七情是由物质存在和动态演化所构成。物质存在，指脏腑形神和外界事物，动态演化指形神与事物的相互作用及所呈现的标象。试用性、情、欲轴心动态演化规律来论述七情的生理病理。七情本为正常生理活动，属人之性本能。但这种性本能与社会及自然界是相关的，受其影响，产生于机体的七情又会反作用于机体而发生一定的疾病。金光亮结合现代心理学的认识，认为情志是一种内心体验，是在外界刺激因素作用下，五脏精气发生变动而产生的具有某种倾向性的态度表现，是通过心神的感应，在多种因素影响下产生的。心神的反应能力对情志的产生具有重要甚至是决定性作用。影响情志的因素有自然因素、个体生理特点、社会因素等。情志病因的实质，是某种情志扰乱了脏腑气机从而产生疾病而非情志表现本身。韩成仁对七情的定性进行了分析，首先肯定了七情有生理性和病理性的双重性质，然后从先天性、生物性、极向性、效应性、能量性等五方面对七情的生理病理进行了深入分析。七情是人体先天禀受的情感变化，它具备生物的生理和病理两大基本特征，七情分作两极而呈极向性的有序运动，七情反作用人体后会产生出情志的正负性效应，情志效应富含一定的能量，七情的能量对身心健康及疾病的发生发展均有正负两方面的作用。乔明琦等撰文认为：情志是七情学说的核心概念，其丰富内涵远未深入揭示。通过对情志含义演变和概念深化过程考察，对照现代情绪理论最新发展，得出如下认识：情志是中医学对现代意义上的情绪的特有称谓，它蕴含现代情绪理论所认识的主要内容。情志不是机体的精神状态，不是对客观事物的反映，不包含意志；它是由内外环境刺激引起的涉及心理、生理两大系统的复杂反应；情志体验、表情及相应的生理、行为变化是其复杂反应的核心内容；先天性和体验主观性是情志有别于神志的主要特征。王忠云认为七情的理论特征体现于以下几方面：①情志的心神统一性：心在精神情志活动中占有主导地位，所谓"五志惟心所使也"，在心的主导下构成心身统一，体现了古代哲学思想。②七情的双重性：七情变化是脏腑功能活动的表现形式之一，它可以自我调节，防御外界不良因素的刺激，使机体保持生理平衡；但七情变动对脏腑亦有反作用，情志刺激超过了生理性的调节范畴，可导致机体生理平衡失调，引起脏腑气血逆乱，营卫不和而发病。③七情的相对性：七情具有生理、病理的双重性和致病、治病的双重性，但它们之间的关系是相对的，构成相对性的因素很多，首先是先天禀赋的个体差异，这种差异还取决于后天的影响，包括社会环境、文化教养、家庭传统、道德观念、风俗习惯、地理气候等。④七情的模糊性：人体的生命活动是高级而极其复杂的。就各种精神情志活动而言，很难找出准确规定的界限，更没有衡量的尺码。七情正是具有"没有明确外延"这一概念的模糊特性；另一方面，主观上传统医学的思维是以直觉、触觉和总体性思考为其特点的，因此，七情致病、诊断、治疗是对模糊信息的集合和识别。⑤七情的聚合性：聚合性即事物之间存在着相互制约、相互联系的潜在关系，并在这种关系中发挥作用。七情具有聚合性的特点体现在：一是由七情本身所决定的。喜怒忧思悲恐惊依五行而各有归属的脏腑与五行相配，互相作用。二是人的情志变化不是单一的，一旦某种刺激因素作用于人体，都会使人产生情绪波动，往往忧中有悲，恐中有惊，忧思相并，甚至喜怒共存等，这种聚合致病，造成病理上的复杂性。乔明琦等对七情定义作了新的探索：喜是个体脏腑气血功能协调，且愿望实现、紧张解除的轻松愉快的情绪体验及相应的表情及行为变化。怒为个体气血上逆不畅及愿望受阻而导致的紧张带有敌意的情绪及相应的表情行为与生理变化。忧为对所面临问题找不到解决的办法及身体状况不佳、担心时，以心情低沉为特点的复合情绪状态，具有兴趣丧失、性欲低下及自我感觉差等特征。思是指对所思问题不解，事情未决及个体肝脾气郁功能低下时产生的担忧焦虑的心情，是一种思虑不安的复合情绪状态。悲为个体对所热爱的人或物丧失与所追求盼望破灭及脏腑精气亏虚时，对哀痛情绪的体验。恐为遇到危险而又无力应付及脏腑气血大虚时产生惧怕不安的情绪体验。惊系指突然遭受意料之外事件尤其心神欠稳，脏腑功能失调复遇异物异声而产生的伴有紧张惊骇的情绪体验。

（二）七情致病的病因病机研究

1. 情志异常的病因　七情病变的原因有内外之分。外因主要是指社会因素、人处境及自然环境对机体的影响。七情病变的内因是个体素质。《黄帝内经》中将人的体质分为勇、怯两类，并阐明两者在外部形态、组织结构、性格表现特征以及对发病的指导意义。

个体素质主要决定于先天禀赋、后天营养、性格陶冶、文化修养、个人经历等多方面的因素。禀赋不足、营养欠佳、性格脆弱、修养性差、经历曲折的人对情志病变表现为易感体质；反之为不易感体质。当突发性的强烈刺激或长期持久的精神负担超过了机体对情志调节的灵敏阈时，就产生了七情病变，灵敏阈的高低标志着个体体质的差异性。张莉莎探讨了体质因素在七情发病中的意义，认为体质因素的强弱与人体是否易感疾病有关，从中医学的观点来看，无论外感六淫还是内伤七情，各种致病因素都必须首先破坏生理心理活动的平衡才能形成疾病。七情的发生相应于外界客观事物而言，属于机体所作的正常情绪应答，而相对于自身脏腑功能来说，则可能是一种不正常的致偏因素。七情的发生要依赖相应的脏腑，是生理因素影响心理因素，而七情作用于相应的脏腑引发疾病，则是心理因素反过来影响生理因素。七情发生后是否致病，首先取决于机体耐受力的大小，而机体的耐受性又与体质状态有关。董少萍认为，七情乃人之常性，正常情况下并不致病，所致病者，则为七情之动。引起七情之动的原因，首先离不开外界刺激，但外界刺激并非是导致七情之动的决定因素，外界刺激需要经过内在因素的作用才能引起七情之动。这种内在因素，首先取决于个体对外界事物及刺激的认知；其次是内在动机因素，即欲求满足与否所引起的情志反应；其三则是个性趋向对外界刺激的情感体验及社会环境的适应能力；最后则是不同的神经类型及体质会产生不同的致病作用。认知、动机、个性特征、体质等对七情的发生、致病具有举足轻重的作用，可为决定性因素。刘洋等认为，情志的指向性病因可分四种情况：单一情志病因，是指情志中的某一情志变化直接导致某一具体疾病；复合情志病因，是指两种或更多情志因素复合成为病因的情况；内伤复合病因，是指情志与其他内伤病因复合致病的情况，如喜怒不测与饮食不节均为内伤病因，两者复合共同导致了痈疽的发生；情志外感合邪，是指外感六淫与内伤情志合邪共同作为某一具体疾病病因的情况。

2. 七情致病的机制　情志变异可以产生"诸病"。《丹溪心法·六郁》中曰："气血冲和，万病不生；一有怫郁，诸病生焉，故人身诸病，多生于郁。"也即是说，郁是情志受到损伤，气机郁滞，心神损伤，而产生各种病理变化。主要病理变化有：影响气机、耗伤气血以及损伤脏腑等。

董少萍认为情志异常可导致体内气机升降失调，脏腑功能紊乱，阴阳平衡的破坏，以致正气虚弱，邪气入侵而致病。童园园认为正气在情志病变中占有主导地位，是病变的内在根据。精神刺激是否过强过度成为病因致病，是因人而异的，主要取决于个体对外界精神刺激的应激抗御能力和自我调节程度的差异，这种差异称为"情志致病阈"，"阈值"的水平不仅反映了个体对情志变化的生理调节范围，同时也是衡量精神刺激强度及其是否致病的标准。阈值是以个体的体质类型（主要指心理气质类型）为基础，并且以五脏的素质和即时的功能状况为主体，同时，各种社会因素如文化背景、道德标准、传统观念等又不断地对其进行再塑。其中，体质与五脏素质、功能状况是构成的关键。体质-心理气质类型是形成情志病变的基础，五脏-禀赋素质和功能状况是影响情志病变的主体。唐学游认为七情病变的病位在脑，情志病变的病理是以大脑内环境的功能紊乱为主的脏腑失调。严季澜认为情志致病的基本病理变化与主要病机在于气机紊乱、痰饮、瘀血以及化火伤阴。陈克忠等从中西医结合的角度看待七情病理，他认为七情与内脏息息相关。七情不和，引起神经功能紊乱，脏腑功能失调，内分泌及免疫功能下降，影响垂体、性腺、甲状腺的功能。

3. 七情致病的特点 唐学游认为七情致病具有以下特点：一是以精神情志变化的病证为多见。二是易感性强，波动性大。三是证候差异性大，特异性不强。四是具有广泛性，除出现神经系统的症状外，泛见于其他系统的各科之中。五是情志病的变证多，夹杂证多。六是情志病变的证候有虚实之分，实证多是气乱、痰火、瘀血，虚证则是大脑、脏腑的气血津液精髓的亏损。周萍等学者的研究表明，中医情志致病学说与现代心理应激理论在认识方法上有着极大的相同之处，其扼要模式 S-R（S：外界刺激，R：人体心理性的、生物性的多层次的反应）是一致的，二者都认为人体对外界刺激的反应是必需的，只有在过激、过久、过量的情况下，才导致疾病的发生，只是二者所观察层面的倾斜不同而已。中医学注重主观体验的描述而表达为七情，应激理论多侧重于躯体反应的生物学微观指标的检测，二者的思维方式是极相似的。旷惠桃进一步指出，七情致病还具有以下特点：①不等性：七情致病的程度并非一律相等。喜悦致病较少，惊恐致病则难治，而志怒为病表现的证情较重。②无序性：情志致病一般没有一定的传变规律，是随触即发，扰乱气机，伤及脏腑，既可伤神，又可伤形。③诱发性：情志伤人，可使脏腑气血阴阳失调，以致机体抵抗力下降，故可因之而诱发外邪及其体内故邪，使之伤人致病，促使病情复杂化。④广泛性：七情致病的范围相当广泛，不仅有精神、功能性的疾病，亦有器质性的疾病。⑤易郁性：情志致病首先是扰乱气机，导致机体气机郁滞，形成具有"郁结"特征的病理现象。⑥互通性：七情致病不局限于只伤及所属的脏腑，而且可伤及多脏。如过怒伤肝，又可及胆、及心、及肾等。⑦可制性：情志过激可以致病，有时甚至可以致大病、重病。但是对于人来说，情志是可以制约和调节的。王米渠认为七情致病的病机特点有：两极性、反复性、兼夹性以及淫情交错。同时，对七情疾病构成率的研究表明：通过对古代具有权威性的几本医著近万例病案的初步计量研究，结果表明：①古代七情疾病发生率为7.9%；②七情病因的各自发生率依次为怒、思、忧、悲、恐、惊、喜，其中怒最多，占50.3%；③女性的七情病成倍地多于男性，在古代男女就诊率为1：30。邢玉瑞认为：七情致病的特点为：从发病途径及部位而言，直接伤及内脏；从病机变化而言，影响脏腑之气；从临床表现而言，常形神俱病；从七情之关系而言，常多情交织。另外，情志的变化对疾病的病理进程亦可产生影响。一般而言，情志的异常波动可加重病情，或促使其恶化；良好的情志活动则有协助治疗和促进康复的积极意义。

（三）七情学说的临床研究

朱光认为情志因素是胃脘痛的主要成因之一。根据临床观察，情志因素导致胃脘痛的表现形式可概括为两种：一为激情致病，即具有暴发性、强烈而短暂的情志活动，如盛怒、惊恐等；一为心境致病，即具有弥散泛化性，在一段时间内持续的微弱的情志状态，如思虑、忧悲等。但这两种形式也是相对而言的，在一定条件下，一般属于激情或心境的情志活动也可表现为心境或激情，如大悲属于激情，恐惧属于心境等。此外，情志内伤导致胃脘痛往往是集中情志杂合而为之，如郁怒兼思虑、忧悲兼思虑、惊恐兼思虑等。但有一种表现强烈的情志活动在起主导作用，而其他几种情志则成为背景而起辅助作用。临床所见，当以郁怒与忧思作为主导情志，引起肝气郁结，脾气困顿时，胃脘痛发生的可能性最大。朱建华对情志与消化性溃疡的关系进行探讨认为，情志变化是诱发溃疡病的因素，且以情志因素与饮食不节或劳倦过度等因素相杂致病的危害更大，不仅溃疡形成较快且极易诱发出血，甚至导致癌变。朱氏观察了因明显情志因素致病的 43 例溃疡病患者，发现43 例中单纯因情志因素诱发者为 29 例占 67%；情志不畅兼饮食失调者 9 例占 21%，兼劳倦过度者 2 例占 4.6%。若以因情志为诱发的第一因素来计算，则发病的总数为 40 例，占 93%。因此，情志异常变化是导致肝、胃、脾气机升降失常，进而引发气血不畅，形成热毒疮疡的病理基础。情志引发溃疡病的症状特点是以胃脘部的胀痛为主，且伴有明显的嗳气、腹胀等，同时患者往往有不同程度的失眠多梦、心烦急躁等情志失调的症状。对因情志而引发的溃疡病，治疗上应采用调畅情志为主的治疗方法，才能杜绝致病因素的干扰，发挥药物的作用，有效地控制病情；同时必须配合适当的情志调护，要针对患者的不同情绪状态及特点进行相应的心理疏导。此外，朱氏认为调畅情志使患者情绪稳定，心情舒畅，并且坚持体能锻炼和音乐疗法，注意饮食调理，戒掉一些不良嗜好，是解决溃疡病愈后复发问题的关键。

余莹等撰文指出，中医学认为情志因素是导致癌瘤形成的一个重要原因，并引文献报道，据我国四川省食道癌普查，发现患者发病前与情志因素有关，有忧虑急躁情志表现者，山西占 56.5%，河北占 69%，山东占 64.7%。情志调节失常是癌症发生的重要诱因，七情作为肿瘤发生的内因，可能是通过高级神经活动，引起内分泌功能失调，制约了人体对肿瘤的免疫监视能力而诱发肿瘤的形成。对肿瘤的治疗，余氏认为应采用调节情志的方法，包括自我调节改善机体内环境，树立战胜癌症的信心；改善外在环境，诱导情志调节；开展气功修炼等。王宗柱认为情志活动与癌的发生、发展密切相关，中医早在《黄帝内经》中就有情志与食道癌相关的记载："三阳结，谓之膈。""膈塞闭绝，上下不通，则暴忧之病也。"异常的情志活动是通过神经-内分泌功能的紊乱和机体免疫功能的降低而促使癌症的发生或恶化的。积极的情志活动则能预防癌症的发生或延长癌症患者的生命。

张小平对武汉市市区内年龄为 45～55 岁，职业不同的妇女 546 人进行绝经前后诸症发病学调查，探讨七情与绝经前后诸症相关性。结果表明，绝经前后诸症的发病率，知识型妇女明显高于体力型妇女；受过精神刺激的妇女高于未受过精神刺激的妇女，而且症状较重，这说明绝经前后诸症的发病与七情因素有关。张氏探讨了其机制，认为：绝经前后肾气渐衰，冲任亏虚，精血不足，阴阳平衡失调，导致脏腑功能失常，精神活动的稳定性减弱，机体对外环境的适应能力降低，对各种精神因素和躯体疾病比较敏感，耐受力差，患者比平常人更易出现焦虑、激动、烦躁。知识型妇女发病率较体力型明显增高，知识型妇女自我保护意识强，精神敏感，适应力差，当绝经期到来时，对衰老有恐惧心理；而体力型妇女性格比较豁达，适应力较强。凡是因精神受过重大刺激，或情志不畅的妇女，几乎 100% 发病，有的甚至绝经期提前。

刘静霞等探讨了七情与眼病的关系，认为七情失度可导致眼病。七情失度在眼部可表现出不同病证，尤以忧郁、忿怒、悲哀过度最为常见。该文引文献指出，现代临床工作中也每每见到七情内伤所致的眼病实例，多为内障眼病，如胞肿而软、气壅流泪、酸涩微赤、目珠胀痛、黑睛生翳、视瞻昏渺、云雾移睛、绿风内障、青风内障、圆翳内障、青盲、暴盲等。又引资料表明，对 100 例原发性闭角型青光眼患者的行为类型和性格特征进行调查测验的统计结果表明，A 型性格者占 62%。作者在临床上也常见到某些高血压病、动脉硬化患者发生眼底出血，经治疗血止，后复因某种原因引起情绪激动或忿郁暴怒时，而再次诱发眼底出血，如此反复则病情日趋严重。此外，刘氏主张在临床上针对具体情况，采用调和情志以治疗眼病，调摄情志以预防眼病。李凤文等对辨证为肝郁证的患者，进行了血内 5-HT 含量、细胞免疫功能等多项实验指标的观察，结果发现"肝郁"是高级神经活动紊乱而表现出的一组症候群，情志异常伴 5-HT 增高是主要病因，患者免疫功能明显降低；且无论是肝郁、肝郁脾虚，还是肝阳上亢、肝阳化风、肝气虚，均表现出神经内分泌功能紊乱，与肝主疏泄的生理功能密切相关。不良的情志变化等心理应激因素引起大脑皮质功能改变，进而通过神经内分泌系统影响机体的免疫功能。

（四）七情学说的实验研究

七情学说的实验研究目前开展得较少，这主要与较难复制出符合中医七情致病特点的动物模型有关。随着应激研究的深入，中医七情学说的实验研究将有着良好的科研前景。目前研究较多且复制较为成功的中医七情模型有"怒伤肝"和"恐伤肾"两种。

1. "怒伤肝"动物模型及实验研究 从中医传统发病学理论出发，"怒伤肝"既可以是指暴怒、大怒伤肝，亦有郁怒伤肝的含义。因此，从造模的方法上而言，应有急性心理应激和慢性心理应激的不同。

（1）急性"怒伤肝"大鼠模型：本模型研制者将其定义为"肝郁"模型，但根据中医发病学原理以及其造模的方法，我们认为该模型应属于急性"怒伤肝"大鼠模型。研究表明：激怒大鼠血小板聚集率、全血黏度以及血浆比黏度均显著升高。电镜下血小板带有树枝状突起和许多微突，并且以粘连聚集者为多。采用疏肝理气药后可降低血小板聚集率，扩大型血小板含量减少，圆树型血小板含量增多。但方药对血沉、血细胞比容、全血黏度以及血浆比黏度无影响。严灿采用相同方法复制该"怒伤肝"大鼠模型，并观察模型大鼠的细胞免疫功能、神经内分泌功能等。结果发现：该模型大鼠细胞免疫功能低下（模型大鼠腹腔巨噬细胞释放 H_2O_2 的量减少，腹腔吞噬细胞吞噬率和吞噬指数下降等），下丘脑-垂体-肾上腺轴兴奋性升高（模型大鼠血浆皮质酮水平升高等）。

（2）慢性"怒伤肝"大鼠模型：赵晓林以束缚制动作为应激源，形成慢性激怒应激大鼠。检测大鼠脾淋巴细胞增殖反应、白细胞介素 2（IL-2）诱生活性和皮肤气管肥大细胞（MC）发现，慢性激怒应激可致淋巴细胞增殖程度降低，MC 形态异常，数量减少，而补肾方药对此具有拮抗调整作用。随后，赵晓林进一步观察了慢性激怒应激大鼠下丘脑肝脏核糖体聚态的变化。结果显示，慢性激怒应激大鼠肝脏多聚核糖体解聚，蛋白质合成速率下降，滋补肝肾方药可拮抗该解聚，使多聚核糖体及蛋白质合成速率增加，而下丘脑核糖体聚态无明显变化。严灿采用相同方法复制"怒伤肝"大鼠模型，并观察模型大鼠的细胞免疫功能、神经内分泌功能等。结果发现：模型大鼠细胞免疫功能低下，而下丘脑-垂体-肾上腺轴兴奋。在采用调肝方药治疗后，上述病理变化都有一定程度的改善。

（3）"怒伤肝"猫模型：研究表明：电刺激猫"怒吼中枢"（groaning center, GC）诱发猫的怒反应，表现为暴发性怒叫，极度扩瞳、耸毛甩尾、伸爪、攻击、啃咬等典型怒行为反应。电刺激 GC 后猫的血压急剧升高、足趾汗分泌、呼吸深快及胆汁急剧分泌减少，25 分钟后逐渐恢复到正常水平。在保持双侧肾神经完整的情况下，电刺激 GC 后除有典型的怒反应外，还伴有血浆肾素的升高。此外，电刺激猫 GC 后可引起肝动脉压、肝动脉阻力、门静脉压、静脉阻力的上升和肝动脉、门静脉血流量减少。

岳文浩对怒行为损伤肝胆功能的机制进行了探讨，认为有五条途径：①怒-交感神经-肾上腺髓质系统兴奋；②怒-肾素-血管紧张素Ⅱ-醛固酮系统兴奋；③怒-应激反应-丘脑-垂体-肾上腺皮质兴奋；④怒-垂体-甲状腺兴奋；⑤怒时，胰高血糖素分泌增高，而胰岛素分泌减少，从而减少胰高血糖激素和胰岛素的刺激肝细胞再生及护肝的作用。此外，肝动脉压、肝动脉阻力、门静脉压、静脉阻力的上升和肝动脉、门静脉血流量的减少主要是通过肝神经末梢释放去甲肾上腺素作用于 α 受体实现的，但也有其他的分泌、体液因子的参与。

王朝勋根据中医理论结合现代生理学研究认为，中医所说的"怒伤肝"与大脑皮质的兴奋及抑制、自主神经特别是交感神经功能、内分泌系统功能等多种因素有关。在激怒状态下，由于激活交感神经-肾上腺髓质系统和内分泌系统，导致神经-内分泌-免疫系统功能失调，而使肝脏缺血、缺氧、肝糖原耗竭，钠水潴留，免疫功能下降，肝细胞自溶、坏死，造成肝脏受损。

2. "恐伤肾"动物模型及实验研究　目前"恐伤肾"的动物模型有三种：第一种为猫吓鼠致恐伤肾模型；第二种为人吓猫致恐伤肾模型；第三种为爆竹吓狗致恐伤肾模型。

沈雁观察了三种不同类型的恐伤肾动物模型后发现，惊恐对小鼠、猫和狗的睾丸和脑垂体等组织在形态上均有不同程度的损伤。电镜观察证实，小鼠的睾丸精子成熟过程受阻，脑垂体促性腺激素细胞等均有胞浆内细胞器变性、坏死，细胞核固缩、核溶、坏死等表现。由此认为，恐伤肾的病理形态上的改变主要在垂体-性腺轴。

王米渠等设计实验猫吓母鼠，恐伤其肾，通过对实验组、对照组两组母鼠的巷道取食测试、尾悬挂测试等行为实验，并计算母鼠的生殖率，每窝初生鼠体重，每只初生鼠的平均体重，五项测试均有着显著性差异或极显著性差异。而猫恐吓小鼠的"恐伤肾"模型研究亦发现，与正常对照组相比较，其红细胞膜 C_3b 受体花环率（$E-C_3bR$）降低，红细胞免疫复合物花环率（RBC-ICR）升高，胸腺和脾脏重量减轻，均有显著差异，说明"恐伤肾"既降低机体细胞免疫系统的功能，也损伤重要免疫器官而影响白细胞系统功能导致体虚。为研究中医"恐伤肾"、"肾为先天之本"等理论，他们进一步设计了以家猫惊恐孕鼠再用四甲基偶氮唑盐（MTT）改良法检测子代鼠自然杀伤细胞活性（NKCA）的实验。结果表明：惊恐组子代鼠 NKCA 明显高于对照组；补肾组、反证组与对照组子代鼠 NK-CA 间比较无统计学意义。提示孕鼠在惊恐应激后神经内分泌免疫内环境的改变可能影响到其子代鼠的先天之本，导致其"肾气"发生适应性代偿性的功能异常增强反应。而经典补肾方药金匮肾气丸对此有一定调节作用，但对正常孕鼠子代鼠 NKCA 的影响不显著。金沈锐等为观察"恐伤肾"与即早基因表达 c-fos 的相关性，采用惊恐刺激大鼠，制造"恐伤肾"大鼠模型，测定大鼠大脑各部位 c-fos 的活性。结果表明，惊恐作为一种不良刺激可引起大鼠中枢神经系统（CNS）中海马和丘脑处的 C-fos 即早基因表达的增强，而这种改变可能是"恐伤肾"的微观机制，也就是说惊恐引起大鼠大脑海马和丘脑处 c-fos 表达增强，可能是中医"恐伤肾"的物质基础之一。冯雪梅等发现"恐伤肾"组小鼠血浆中分子物质（MMS）升高，巯基降低，提示 MMS 和巯基均参与了"恐伤肾"的发病机制。

此外，王慧等观察了镇静安神类中药对心理应激大鼠心血管和内分泌活动的影响。研究发现，此类中药可拮抗大鼠在应激状态下的血压升高，降低心肌缺血基础上的心律失常发生率，缩短心律失常的持续时间，并使血清中的皮质醇和催乳素水平趋于正常。说明镇静安神类中药具有抗应激的作用，且与下丘脑-垂体-肾上腺皮质轴的调节作用有关。

三、痰饮的现代研究

痰饮既是一个病证，又是一种病因，值得深入研究。新中国成立以来，许多学者借助于现代研究手段，对中医痰证进行了广泛而深入地研究，提出了一些独到的见解，发展了中医痰饮学说，现简述如下：

（一）痰饮的实质研究

痰有广义和狭义之分。狭义之痰，仅指肺部渗出物及呼吸道、口腔分泌物，而广义之痰，还包括中医所谓无形之痰。目前，对广义之痰实质的认识有两种观点：一是认为其可能与脂肪利用障碍、血糖代谢及能量代谢障碍有关，尤其是与脂肪代谢障碍有密切关系。宋剑南采用药物反证的方法，充分证明了高脂血症与中医痰浊有密切关系，认为在一定程度上实为中西医学上两个不同称谓的同一病证。一是认为痰证的实质可能由于脑血流量降低及动脉硬化。由于血管硬化，管腔变窄，加上血流变学异常，血流缓慢，造成组织器官（特别是大脑）供血不足而缺血，代谢产物堆积。滕修胜认为痰饮与体内自由基代谢有关，自由基是体内不断生长、损害自身的病理产物，它与体内大分子结合，形成过氧化物，后者又作为新的致病因素引起广泛的损害，这与痰饮理论相吻合。林绍基认为：痰饮是机体功能失调所致物质代谢障碍，其临床表现和部分病机，在现代病理学中与炎症过程（包括免疫反应）极为相似。吴昌国指出痰饮与淀粉样变性在形成原因、存在状态和临床表现诸方面都颇为类似。淀粉样变性多因年龄老化，或在慢性抗原刺激下过多的免疫球蛋白形成过量代谢产物而导致，能干扰正常细胞功能，阻滞细胞间信息传导，类似于中医痰阻经络，妨碍气血运行的理论。

（二）痰饮的成因研究

狭义之痰的成因，在西医学中已经研究得很清楚，这里就不复赘述。从广义之痰的现代病因学研究情况来看，其成因不外乎内、外因两个方面：在外则是由于脂肪和糖类等高热量食物摄入过多，引起体内脂质堆积，也即传统中医所谓过食肥甘厚腻，痰浊内生。在内，一方面由于肝脏可以合成、分泌各种载脂蛋白及脂蛋白酶，直接参与血脂、脂蛋白的转运和代谢；胰腺分泌胰岛素不足，可发生内源性高脂血症。西医学所述肝脏、胰腺功能紊乱引起脂质代谢紊乱，与中医学"脾虚生痰（湿）"的理论相吻合。另一方面，中医所谓肾虚内生痰浊，现代研究发现，中医学肾的功能与"下丘脑-垂体-靶腺"功能类似，而当"下丘脑-垂体-靶腺"功能失调，可以直接导致脂质代谢紊乱，还可以引起肝脏、胰腺功能失调，间接导致脂质代谢障碍。

痰饮的成因尚与遗传有一定的关系，中医学很早就提出了所谓肥人多痰。骆斌通过对41例肥胖痰湿型体质与50例正常人的白细胞抗原（HLA）进行检测，发现痰湿体质与HLA-B40有关联，抗原频率和基因频率高于非痰湿型人，且具有统计学意义，提示痰湿型体质有一定的遗传基础。

（三）痰证的流行病学研究

方永奇等采用临床流行病学方法，研究567例心脑血管病痰证的患病情况、危险因素及临床特征，发现痰证患病率与年龄、性别、季节有关，且随年龄增长而逐步上升，男性患病率明显高于女性，多发于夏季而少发于冬季。调查结果还显示：肥胖、吸烟、嗜酒是痰证的易感因素。

（四）痰证诊断标准的研究

目前，痰证诊断标准的现代研究尚不系统。方永奇将患者分为痰证组和非痰证组，经卡方检验，将有意义的症状体征进行判别分析，建立痰证宏观辨证方程式，具有一定的临床价值。认为痰证的主要辨证指标为咳痰、喉中痰鸣、舌苔腻、脉滑；次要指标为胸腹痞闷、嗜睡、肥胖、口干不饮、恶心呕吐、口眼㖞斜。判别标准：①具备主要指标 2 项；②舌苔厚腻加次要条件 1 项；③咳痰加次要条件 2 项；④喉中痰鸣或脉滑，加次要条件 3 项；⑤具备次要条件 4 项。该诊断标准有待于进一步探讨。王琦等在既往体质分类研究的基础上，对痰湿体质特征进行表述，确立痰湿体质判定标准，并采用基因芯片技术对痰湿体质进行外周血基因表达谱研究，初步为体质分类提供了分子生物学依据。

（五）痰证的实验研究

1. **痰证与脂质代谢紊乱** 经大量研究发现，痰证与脂质代谢有密切关系。孙建芝选择 120 例痰浊证病例，50 例非痰浊证病例，50 例健康人，对痰浊证患者的血脂水平进行研究，发现痰浊证患者血清总胆固醇（TC）、甘油三酯（TG）、低密度脂蛋白（LDL）含量高于正常人组和非痰浊证组，提示 TC，TG，LDL 指标可作为痰浊证病程进退和临床药物疗效的参考标准。熊尚全等发现冠心病痰浊型与冠心病非痰浊型比较，发现痰证患者确实存在血脂、脂蛋白组分及载脂蛋白的紊乱，apoA1 显著降低，apoB，apoB/apoA1 比值明显升高，血清 HDL-C，HDL2-C 水平明显降低，提示痰证与脂质代谢紊乱有关联，尤其与胆固醇、甘油三酯代谢紊乱有密切的关系。由此可见，血清总胆固醇、甘油三酯、低密度脂蛋白的升高是痰浊的主要特征和生化物质基础，这一结论验证了痰饮与水谷代谢密切相关的中医理论。王东生等发现冠心病患者 TC、TG、LDL 值均呈现健康对照组 < 非痰非瘀证组 < 痰凝心脉证组的递进趋势，而 HDL 则相反，呈现递减趋势，痰凝心脉证组与痰瘀痹阻证组比较无显著差异，而痰凝心脉证组与非痰非瘀证组、正常组均有显著差异，提示血脂升高可能为痰凝心脉证的物质基础。

2. **痰证与血流变学指标的关系** 王琦对肥胖人痰湿型体质组与非痰湿型体质组进行血流变学指标和甲皱微循环观察，发现痰湿体质者的全血黏度的低切率和红细胞电泳时间明显高于非痰湿体质组，流态异常的增多，管祥周围渗出增多，甲皱微循环观测结果提示痰湿体质存在微循环障碍，从而佐证了传统中医的"痰可夹瘀"，"痰可致瘀"的理论。方永奇观察 566 例痰证患者的血液流变学指标，发现痰证患者血液黏稠性、黏滞性、聚集性和凝固性增高，脑血流量减少，发现痰、瘀两证在血循环基础方面是相似的，但两证又各表现出不同特点，痰证患者以纤维蛋白原增多和脑血流量（CBF）降低为突出特点，且随年龄增大，CBF 更趋减少。孙建芝等发现痰浊组血流变中的全血黏度（加 MBW）、血浆黏度（PV）、血细胞比容（Hct）均高于非痰浊组和正常组。李宝莉等发现痰浊中阻型眩晕患者全血黏度、血细胞比容、血沉、纤维蛋白原、血栓干重、甘油三酯与血糖等指标均较对照组显著升高，而血清高密度脂蛋白胆固醇则明显降低。提示：痰浊中阻型眩晕患者与正常人的血液流变性、血脂和血糖水平呈现明显差异。

3. **痰证的免疫学基础** 李小兵对 227 例心血管病痰证与非痰证患者作了淋巴细胞转化率（LBT）、免疫球蛋白（IgG、IgA、IgM）、补体成分（C3、C4、CH50）的分析并与正常人作对照，结果发现，痰证患者的 LBT 值低于非痰证患者和正常人，而 IgG、IgM、C3、C4 均高于非痰证患者和正常人，痰证患者的 CH50 亦高于正常人，认为细胞免疫功能低下可能是心血管疾病痰证形成的免疫学基础，而体液免疫活跃，可能与痰饮形成后作为新的致病因素引起应激反应导致激素与介质释放以及激活补体系统有关。此外，其补体成分的紊乱，提示心脑血管病痰证可能存在着自身免疫性疾病的倾向，其组织损伤机制可能通过Ⅲ型或Ⅱ型反应实现，这可能是痰证临床表现复杂多变的免疫学基础。梁浩荣等用放射免疫法（RIA）发现中脏腑痰热内闭心窍证型组肿瘤细胞坏死因子（TNF-α）、白细胞介素-6（IL-6）均显著高于非中脏腑痰热内闭心窍证型及正常对照组，认为高 TNF-α、IL-6 含量变化可能是中风中脏腑痰热内闭心窍证型的重要病因病机基础。

4. 痰证与能量代谢障碍　苏庆民等注意到痰湿体质组的血糖、胰岛素水平显著高于非痰湿体质组，红细胞 Na-K-ATP 酶活性则显著低于非痰湿体质组。王东生等发现冠心病患者血胰岛素（FINS）、胰岛素敏感性指数（ISI）呈健康对照组＜非痰非瘀证组＜痰凝心脉证组＜痰瘀痹阻证组递进趋势，说明冠心病存在胰岛素抵抗（IR），且呈健康、非痰非瘀、痰凝心脉、痰瘀痹阻 IR 逐渐加重趋势。

5. 痰证与基因表达异常　王东生等观察发现健康人外周血单核细胞（PBMC）血小板衍化生长因子 A（PDGF-A）mRNA 基因表达微弱，而冠心病患者在非痰非瘀-痰凝心脉-痰瘀痹阻的变化中，PDGF-A mRNA 基因表达逐渐增加，由此可知冠心病痰瘀病理变化的分子机制与 PDGF-A mRNA 异常表达有关。沈乃莹等报道采用 PCR-SSP 技术对 103 例急性脑梗死患者的不同中医体质类型进行 HLA-DQA1 等位基因分型，结果提示 HLA-DQA1 * 301 基因与气虚体质、痰湿体质及血瘀体质相关联。王琦等采用痰湿体质量化判定标准，选用 Affymatrix 人类全基因组芯片进行外周血基因表达谱研究。结果表明肥胖痰湿体质者在外周血中有区别于肥胖非痰湿体质者的基因表达特征。进一步对痰湿肥胖人和非痰湿肥胖人之间的 115 个差异表达探针组进行生物功能主题分析，发现 janus 蛋白激酶 2、蛋白 tyrosine 去磷酸化酶、核受体结合蛋白等基因在两组间有显著性差异。提示肥胖痰湿体质者外周血细胞可能存在某些生物功能的紊乱。高洁等研究中医痰湿体质与 HLA-Ⅱ类基因（DPB1、DRB1、DQB1）多态性的关系。对正常体质、痰湿体质人群样本进行 DPB1、DRB1、DQB1 基因分型。比较组间表型频率（PF）并计算相时危险度（RR）。结果：与正常质组比较，痰湿质组 DRB1 * 09012、DRB1 * 15021、DQB1 * 03032、DQB1 * 05011 表型频率显著升高；DRB1 * 11011 表型频率显著降低。结论：HLA 基因与中医体质类型有一定关联，为中医体质的免疫遗传学研究提供依据。

总之，痰证的发病过程是涉及机体多系统的全身性病理改变，目前的研究尚属初步，有必要加快对痰证病因病机现代多学科研究步伐，从整体-细胞-分子水平，乃至更深的层次来探索揭示痰饮与痰证的实质。

四、瘀血的现代研究

（一）瘀血实质的研究

现代研究认为，血液流变学、血液循环及血液理化性质的改变为瘀血的主要生化基础。随着中医现代化进程的加快，中医辨证与辨病相结合进一步扩大了传统医学的范畴，除了传统中医辨证为瘀血之外，认为一些尚未出现明显瘀血症状但有血液流变学异常或微循环障碍的，亦可归属于瘀血的范畴，可称为亚瘀血状态。

陈可冀等总结了国内近几十年来对血瘀概念的研究，认为实质上就是对血瘀本质的探讨。对血瘀证的本质和概念，通过大量的临床观察和实验研究，有如下的认识：认为瘀血

①与局部缺血缺氧有关；②与血液循环障碍，特别是微循环障碍有关；③与血液流变性异常有关；④与血液凝固系统有关；⑤与动脉粥样硬化有关；⑥与结缔组织代谢异常有关；⑦与炎症病理过程有关；⑧与免疫功能障碍有关，⑨与细胞增殖性病变、内脏病理肿大有关；⑩与内脏及肢体血流量的分布异常有关。从现代血液学理解则认为，瘀血是有物质性的，由于形成"血瘀"的途径和病因不同，其类型可分为有形之瘀，如血栓、红肿结块、皮肤瘀斑、结缔组织异常增生、动脉粥样硬化斑块等，和无形之瘀如血液黏稠度增加、血流动力学障碍、病灶组织液增多所致的炎症等。余氏提出"宏观血瘀"和"微观血瘀"的概念，宏观血瘀是指表现在外的血瘀症状、体征等。"微观血瘀"可以表现为血液的高凝、高黏状态，也可向低凝、低黏状态转化，但不一定表现出舌紫黯、瘀斑等外观改变的血瘀征象。日本学者对瘀血概念的认识可以归纳为三个方面：一是狭义的瘀血，即血液停滞，瘀积于身体及器官某处；二是瘀血涉及血液有形成分的改变，由于这种改变使血液成为非生理性的、有毒害的血液；三是利用现代医学知识进行阐发，以及通过现代科研进行考查，结合临床病变进行解释。其总体的思路与中国相类似。从上述中日两国学者的认识中，对瘀血（血瘀）可得出以下定义：狭义的瘀血是血液运行不畅而停滞。广义的瘀血即：凡因多种病因导致，血液流行不畅，或积于脉内，或溢于脉外，或形成血栓，以及导致血液相关系统异常，使血液功能、性质、成分发生改变者，都可以为瘀血，因瘀血而出现的一系列临床症候群称为瘀血证。

（二）瘀血病因的研究

许多国内外学者在对传统中医瘀血学说认识的基础上，运用现代研究方法，对瘀血的成因进行了系统地探讨，提出了一些独到的见解。

陈维养等归纳日本学者对导致瘀血的原因认识：①遗传体质；②经血停滞、产后恶露、妇女诸病；③跌扑皮下溢血；④以门静脉系统为主的循环障碍；⑤肝脾性疾患、浆液性炎症；⑥肝脏障碍；⑦因静脉、皮下、肌内注射或输血引起；⑧慢性炎症所致局限性郁血；⑨老化作用显著的"脂肪质"的人；⑩内分泌与周围神经功能紊乱；⑪与病灶感染有关；⑫因紧腰衣、系带子、寒冷、姿势不当等引起。于海涛等将中医认为导致瘀血的原因归纳为：①由于寒；②由于热；③由于气；④由于伤。西医认为高凝状态的发生，同样可因上述原因导致。如寒冷可引起新生儿硬肿症，导致高凝，发生弥散性血管内凝血，也可引起血栓闭塞性脉管炎。感染、炎症，特别是败血症，细菌及毒素进入血液也可导致一系列病变，激发高凝。脂肪代谢紊乱，致血管病变，可激活凝血机制，形成血栓，常因情绪波动，而致心脑血管栓塞。外伤直接损伤血管，导致出血，启动凝血系统，促使血液凝固，形成瘀血。日本学者永田胜太郎认为慢性紧张是导致瘀血证的主要原因之一，瘀血状态就是低血清辅酶Q状态，它是一种慢性应激反应，即虽然交感神经释放儿茶酚胺，而其靶器官的心肌处于劳损状态，使全身的最小动脉收缩，末梢血液循环障碍，以致毛细血管系统、静脉系统瘀血。梁民里道等通过对血瘀证的调查发现，增龄与瘀血存在关系，在健康人群中51.78%有瘀血证存在，并随年龄的增长，血瘀证检出率呈递增的变化规律。

总之，瘀血证的产生是在体内外多种致病因素作用下，机体在形态、结构、代谢、功能诸方面发生改变，多个病理过程的综合所导致的凝血，从而导致血失常度、血脉瘀阻的病理过程。

（三）血瘀证流行病学研究

余达明等探讨瘀血证与人格特征的关系，采用国内修订的卡特尔 16 项人格因素测评量表（16PF）对 252 名瘀血患者进行测量，将测评结果与中国成人常模对照。结果男瘀血患者除 G、Q2、Q4 因素外，其余 13 项人格因素均与成人常模有极显著性差异；女瘀血患者除了 G、C 因素外，其余 14 个因素与成人常模比较均有极显著差异性。随着年纪增大，瘀血证患病率亦随之增高，其中以气虚血瘀证及气滞血瘀证为最高，分别占 24.6％ 和 20.6％，且以女性较多。结论：瘀血证与人格特征之间存在关联。瘀血患者有不同程度的个性偏离，整体人格特征呈高敏感性、高怀疑性、高忧虑性、高实验性、高自律性、低乐群性、低聪慧性、低兴奋性、低敢为性、低幻想性、低世故性的趋势。王克穷等根据流行病学调查要求，结合瘀血阻络证的辨证标准，对瘀血阻络证进行了调查，共调查矿区 735 人，就其相关因素进行了初步研究。结论：引起瘀血阻络证的原因有四：即因湿致瘀，气滞血瘀，气虚而瘀和阴虚热瘀。而阳虚寒瘀，研究结论并不支持。

（四）血瘀证诊断的研究

目前血瘀证公认的诊断标准是：1986 年第二届全国活血化瘀研究学术会修订的"血瘀证诊断标准"。该标准仍是采用传统中医的定性诊断指标，该标准为：

1. 主要依据　①舌质瘀紫或舌体瘀斑、瘀点，舌下静脉曲张瘀血；②固定性疼痛，或绞痛，或腹痛拒按；③病理性肿块，包括内脏肿大、新生物、炎性或非炎性包块、组织增生变性；④血管异常，人体各部位的静脉曲张，毛细血管扩张，血管痉挛，唇及肢端发绀，血栓形成，血管阻塞；⑤血不循经而停滞及出血后引起的瘀血、黑粪、皮下瘀斑，或血性腹水；⑥月经紊乱、经期腹痛、色黑有血块、少腹急结；⑦面部、唇、齿龈及眼周紫黑者；⑧脉涩，或结、代，或无脉。

2. 其他依据　①肌肤甲错（皮肤粗糙、肥厚、鳞屑增多）；②肢体麻木或偏瘫；③精神狂躁；④腭黏膜征阳性（血管曲张、色调紫黯）。

3. 实验室依据　①微循环障碍；②血液流变性异常；③血液凝固性增高或纤溶活性降低；④血小板聚集性增高或释放功能亢进；⑤血流动力学障碍；⑥病理切片示有血瘀表现等；⑦特异性新技术显示血管阻塞。

4. 判断标准　凡符合以下条件者可诊断血瘀证：①具有主要依据两项以上；②具有主要依据一项，加实验室依据两项或其他依据两项；③具有其他依据两项加实验室依据一项。王阶等为对血瘀证诊断标准进行客观定量研究，采用电子计算机对 210 例临床病例的 45 项症状、体征和客观指标作了逐步判别分析。结果选出舌质紫黯、少腹部抵抗压痛、黑便、皮下瘀血斑、全血黏度、血小板聚集、甲皱微循环等 26 项因素组成判别方程式，利用此判别方程式对 210 例血瘀证患者进行电子计算机诊断，诊断正确率为 84.3％。他们亦采用电子计算机和多元线性逐步回归方法，对血瘀证的临床症状、体征和血液流变学检查指标的变化作了定量分析。结果在症状体征中，舌质紫黯、少腹部抵抗压痛、皮下瘀血斑、脉涩、病理性肿块、黑便等对血瘀证的贡献率最大；在血液流变学检查中，全血黏度、体外血栓形成、血小板聚集、血栓弹力图等对血瘀证的贡献率最大，根据回归结果，结合国内外既往研究，提出了一个血瘀证的定量诊断标准。陈可冀等提出：从临床治疗学上考虑，可将血瘀证从现代医学概念的结合上分成血瘀证Ⅰ型（血瘀证高流变性型）和Ⅱ型（血瘀证低流变性型），其要点为：血瘀证Ⅰ型（血瘀证高流变性型）：大多数血瘀证临床可归属于这一类型，可存在一种或多种血液高黏、高凝、高纤维蛋白原血症，高血栓素水平，或高血管反应性和血栓栓塞性疾病的倾向。如全血和（或）血浆黏度增高，红、白细胞黏附、聚集性增高，血小板黏附、聚集性增高，血浆纤维蛋白水平增高，红细胞/白细胞变形能力减弱，血栓素水平增高，微循环功能处于痉挛或瘀滞等状态。血瘀证Ⅱ型（血瘀证低流变性型）：少部分血瘀证临床属于这一类型，血黏度偏低，血细胞比容偏低，或血小板总数/聚集力偏低，血浆蛋白等有形成分不足，凝血功能的某一环节不良等。

（五）血瘀证的实验研究

1. 血瘀证与微循环障碍的关系　血瘀证与微循环关系密切。徐宗佩通过对409例"久病入络"血瘀证患者进行微循环检测发现，"久病入络"血瘀证患者存在球结膜微循环障碍，随病程延长，球结膜微循环障碍逐渐加重，微循环积分值逐渐增高，"血瘀证"积分值与微循环积分值有相关关系，且随病程延长，相关系数递增。韩子兰对208例血瘀证患者进行甲皱微循环观察，发现病例组管袢不如对照组清晰，且排列不规则，多见于畸形管袢，管径较细，管袢较短，流态趋于粒流式或絮状流，伴有红细胞聚集或袢顶瘀血。目前，血瘀证是一个与微循环障碍有关的病理过程，这一观点已得到公认，微循环障碍可以作为血瘀证客观诊断指标。

2. 血瘀证与血液流变学指标的关系　经过大量的研究与观察，发现各类血瘀证患者均存在血液流变性异常，且具有统计学意义。血瘀证患者的血液处于高度的浓、黏、聚状态，究其原因，主要有以下三种观点：①郑瑞璋认为：血管周围阻力和血液黏度成正比，由于血管机化，外周阻力增加可使得血液黏度增高，红细胞表面电荷减少，变性能力下降。②血液成分异常，血浆蛋白、纤维蛋白和脂质都可影响血浆的黏度。汤少玲发现临床总胆固醇和甘油三酯测定值越高，其血液也就愈浓、黏、聚，血液流动性下降，凝固性增高。郑瑞璋认为纤维蛋白原增加，可形成网状结构，既影响血流速度，又使得红细胞聚集增加，造成微循环阻塞，形成瘀血。③红细胞膜流动性也是影响血液流动性的重要因素之一。

血瘀证患者这种血液流变性异常又将继续影响机体的生理功能，汤少玲对部分"三高症"（高血压、高血脂、高血糖），且中医辨证为血瘀证的患者进行临床观察，发现患者常出现头痛，而这一症状与血液黏度增高有直接的关系，血液处于高凝状态，造成微血管血流减慢、红细胞变形能力下降，引起供血不足，尤其是头部。郑瑞璋认为持续增高的血黏度可损坏血管内膜的表面结构，引起凝血酶原的释放异常，血小板功能异常，进一步加剧血瘀证，这与中医学认为瘀血既是病因又是病理产物的理论相吻合。

3. 瘀血证与血小板功能的关系　徐西对301例血瘀证患者进行临床观察，发现与健康人比较，其血小板数量、体积及大血小板所占比例均无明显异常，但血瘀证患者血小板聚集率为58.2%，明显高于正常，具有统计学意义，提示血瘀证患者血小板聚集功能异常。吴锦发现血瘀证患者有血小板易于变形、聚集，膜的运动、融合性强，对ATP、钙反应性增强及释放反应激活等异常变化，由于膜易于融合而成为不可逆聚集，聚集体黏附血液其他成分，不断增大，附着于血管壁，使血管腔逐渐变窄，形成瘀血。施赛珠检测

162例血瘀证患者的血浆血小板α颗粒膜血蛋白140（GMP-140），发现血瘀证患者的GMP-140明显高于非血瘀证者，提示血瘀证患者有较高的血小板活化状态，活化的血小板影响毛细血管微血栓形成，通过分泌活性物质使局部原存在血管病变加速，触动了制约状态的动脉血栓形成过程。此外，血小板活化与血液成分改变、血管壁损害、微血栓形成等因素有关，而这些因素亦可能参与了血瘀证的形成，此有待于进一步探讨。综上所述，血小板易于激活，发生聚集，是"内结为瘀"的病理基础之一。

4.顾亚夫等根据中医学对血瘀证的认识，分别制备了外伤、热毒、寒凝、气滞和血虚五种家兔血瘀病理模型。结合对这些模型进行的多种检测所取得的定量与定性指标的变化，表明血瘀证的不同证型是有着不同程度和不同范围的血瘀共性。实验结果提示：这些模型均具有显著的或非常显著的血浆黏度增高，纤维蛋白原增加，血沉加快，肢体血流量下降和微循环异常等改变。病理改变均表现有肺出血、瘀血，肾小球毛细血管扩张瘀血，脾窦瘀血，脑实质毛细血管瘀血等。根据我国医者对血瘀证诊断标准的客观定量研究，可以认为所制备的五种模型是符合血瘀证诊断标准的，其中外伤、热毒、寒凝和气滞四种模型可被认为属于重度血瘀范围。李乃民等运用肝脏外科和血管外科手术，将华北家犬的门脉系统加流到体循环的最后通路——三条出肝静脉，从下腔静脉入口的平面上将其完全阻断，使门脉系统产生急性瘀血，造成门脉高压性血瘀证的动物模型，获得了与临床证型舌象变化相一致的可重复的实验结果。

由此可见，瘀血证在发病过程中涉及多系统的功能改变，是一个复杂的全身病理变化过程，此研究尚有待于进一步深化和完善。

【文献选录】

1.陈言：夫六淫者，寒暑燥湿风热是也。以暑热一气，燥湿同源，故上经收而为四，即冬伤寒，春病温；春伤风，夏飧泄；夏伤暑，秋痎疟；秋伤湿，冬咳嗽。此乃因四时而序者，若其触冒，则四气皆能交结以病人。且如温病，憎寒发热，不特拘伤寒也。冒风暑湿，皆有是证。但风散气，故有汗；暑消气，故倦怠；湿溢血，故重着。虽折伤诸证不同，经络传变咸尔，不可不知，飧泄亦然。经曰：寒甚为肠澼。又热湿久客肠胃，滑而下利，亦不止于伤风。痎疟诸证，亦以寒暑风湿互络而为病因，初不偏胜于暑也。咳论以微寒为咳，热在上焦，咳为肺痿。厉风所吹，声嘶发咳，岂独拘于湿也？由是观之，则知四气本乎六化，六化本乎一气，以运变而分阴阳，反则为六淫。故经曰：阴为之主，阳与之正，逆之则为病，乃乱生化之常矣，常则天地四塞矣。治之必求其本，当随交络互织而推之。所谓风寒、风温、风湿、寒湿、湿温，五者为并，风寒湿、风湿温，二者为合，乘前四单，共十一变。倘有所伤，当如是而推之，又兼三阳经络亦有并合，能所简便，甄别脉证，毫厘不滥，乃可论治，非通明淫化邪正之精微，其孰能与于此。（《三因极一病证方论·卷之二·外所因论》）

2.张介宾：夫风邪中人，本皆表证。考之《内经》所载诸风，皆指外邪为言。故并无神魂昏愦，直视僵仆，口眼歪斜，牙关紧急，语言謇涩，失音烦乱，摇头吐沫，痰涎壅盛，半身不遂，瘫痪软弱，筋脉拘挛，抽搐瘛疭，遗尿失禁等说。可见此等证候，原非外感风邪，总由内伤血气也。夫风自外入者，必由浅而深，由渐而甚，自有表证。既有表证，方可治以疏散。而今之所谓中风者则不然，但见有卒倒、昏迷，神魂失守之类，无论

其有无表邪，有无寒热，及有无筋骨疼痛等证，便皆谓之中风，误亦甚矣。(《景岳全书·卷十·诸风》)

3. 雷丰：《内经》云：春伤于风，谓当春厥阴行令，风木司权之候，伤乎风也。夫风邪之为病，有轻重之分焉，轻则曰冒，重则曰伤，又重则曰中。如寒热有汗，是风伤卫分，名曰伤风病也；鼻塞咳嗽，是风冒于表，名曰冒风病也；突然昏倒，不省人事，是风中于里，名曰中风病也，当分轻重浅深而治之。且风为六气之领袖，能统诸气，如当春尚有余寒，则风中遂夹寒气，有感之者，是为风寒；其或天气暴热，则风中遂夹热气，有感之者是为风热；其或春雨连绵，地中湿气上泛，则风中遂夹湿气，有感之者是为风湿；倘春应温而反寒，非其时而有其气，有患寒热如伤寒者，是为寒疫。此七者，皆春令所伤之新邪，感之即病，与不即病之伏气，相去天渊，当细辨之。(《时病论·卷之二》)

4. 巢元方：冬时严寒，万类深藏，君子固密，则不伤于寒。夫触冒之者，乃为伤耳。其伤于四时之气，皆能为病，而以伤寒为毒者，以其最为杀厉之气也。即病者，为伤寒。……夫伤寒病者，起自风寒，入于腠理，与精气交争，荣卫否隔，周行不通。病一日至二日，气在孔窍皮肤之间，故病者头痛恶寒，腰背强重，此邪气在表，洗浴发汗即愈。病三日以上，气浮在上部，胸心填塞，故头痛，胸中满闷，当吐之则愈。病五日以上，气深结在藏，故腹胀身重，骨节烦疼，当下之则愈。(《诸病源候论·卷七·伤寒候》)

5. 张介宾：凡初诊伤寒者，以其寒从外入伤于表也。寒邪自外而入，必由浅渐深，故先自皮毛，次入经络，又次入筋骨，而后及于脏腑，则病日甚矣。故凡病伤寒者，初必发热憎寒，无汗，邪闭皮毛，病在卫也。渐至筋脉拘急，头背骨节疼痛，以邪入经络病在营也。夫人之卫行脉外，营行脉中，今以寒邪居之，则血气混淆，经络壅滞，故外证若此，此即所谓伤寒证也。自此而渐至呕吐不食、胀满等证则由外入内，由经入腑，皆可因证而察其表里矣。若或肌表无热，亦不憎寒，身无疼痛，脉不紧数者，此其邪不在表，病必属里，凡察伤寒，此其法也。(《景岳全书·卷七·伤寒》)

6. 陈言：中暑，其脉阳弱而阴虚，微迟似芤。夫暑，其在天为热，在地为火，在人脏为心，故暑喜归心。中之，使人噎闷，昏不知人。入肝，则眩晕顽痹。入脾，则昏睡不觉。入肺，则喘满痿躄。入肾，则消渴利小便。凡中暍死，治之切不得用冷，惟宜温养，得冷则死。道塗无汤，即以热土熨脐中，仍使更溺，概可见矣。若发其汗，则恶寒甚。加温针，则发热甚。下之，则淋甚。治之则不可不谨也。然伤暑中暍，其实一病，但轻重不同。(《三因极一病证方论·卷之二·叙中暑论》)

7. 王履：洁古云：静而得之为中暑，动而得之为中热。中暑者阴证，中热者阳证。东垣云：避暑热于深堂大厦得之者，名曰中暑。其病必头痛，恶寒，身形拘急，肢节疼痛而烦心，肌肤火热，无汗，为房室之阴寒所遏，使周身阳气不得伸越，大顺散主之。若行人或农夫，于日中劳役得之者，名曰中热。其病必苦头痛，发躁热，恶热，扪之肌肤大热，必大渴引饮，汗大泄，无气以动，乃为天热外伤肺气，苍术白虎汤主之。窃谓暑热者，夏之令也，大行于天地之间，人或劳动，或饥饿，元气亏乏，不足以御天令亢极，于是受伤而为病，名曰中暑，亦名曰中热，其实一也。今乃以动静所得分之，何哉？夫中暑热者，固多在劳役之人，劳役则虚，虚则邪入，邪入则病。不虚则天令虽亢，亦无由以伤之。彼避暑于深堂大厦，得头疼、恶寒等证者，盖亦伤寒之类耳，不可以中暑名之。其所以烦心与肌肤火热者，非暑邪也，身中阳气受阴寒所遏而作也。既非暑邪，其可以中暑名乎？苟欲治之，则辛温轻扬之剂发散可也。（《医经溯洄集·中暑中热辨》）

8. 张介宾：暑本夏月之热病。然有中暑而病者，有因暑而致病者，此其病有不同，而总由于暑。故其为病，则有阴阳二证，曰阴暑，曰阳暑，治犹冰炭，不可不辨也。阴暑者，因暑而受寒者也。凡人之畏暑贪凉，不避寒气，则或于深堂大厦，或于风地树阴，或以乍热乍寒之时，不谨衣被，以致寒邪袭于肌表，而病为发热头痛，无汗恶寒，身形拘急，肢体酸疼等证。此以暑月受寒，故名阴暑，即伤寒也。惟宜温散为主，当以伤寒法治之也。又有不慎口腹，过食生冷，以致寒凉伤脏，而为呕吐、泻利、腹痛等证。此亦因暑受寒，但以寒邪在内，治宜温中为主，是亦阴暑之属也。阳暑者，乃因暑而受热者也。在仲景即谓之中暍。凡以盛暑烈日之时，或于长途，或于田野，不辞劳苦，以致热毒伤阴，而病为头疼烦躁，肌体大热，大渴大汗，脉浮气喘，或无气以动等证，此以暑热受热，故名阳暑。治宜察气之虚实，火之微甚，或补或清，以固其气，此与阴暑之治大有不同。若或因暑之名，而不分表里，不察阴阳，则误人不浅矣……阴暑证，或在于表，或在于里，惟富贵安逸之人多有之、总由恣情任性，不慎风寒所致也；阳暑证，惟辛苦劳役之人多有之，由乎触冒暑热，有势所不容已也。然暑热逼人者，畏而可避，可避则犯之者少。阴寒袭人者，快而莫知，莫知则犯之者多。故凡有病暑者，阳暑不多见，而阴暑居其八九。今之人治暑者，但发热头痛等证，则必曰此中暑也，而所用无非寒凉，其不达也亦甚矣。暑有八证：脉虚、自汗、身热、背寒、面垢、烦渴、手足微冷、体重是也。（《景岳全书·卷十五·暑证》）

9. 喻昌：暍者中暑之称。《左传》荫暍人于樾下（即树荫凉处），其名久矣。后世以动而得之为中热，静而得之为中暑。然则道途中暍之人，可谓静而得之耶？动静二字，只可分外感内伤。动而得之，为外感天日之暑热；静而得之，因避天日之暑热，而反受阴湿风露，瓜果生冷所伤，则有之矣。……时令小暑大暑，而人受之者，即为伤暑。劳苦之人，凌寒触暑，故多病寒暑；安养之人，非有饮食房劳，为之招寒引暑，则寒暑无由入也。……体中多湿之人，最易中暑，两相感召故也。外暑蒸动内湿，二气交通，因而中暑。所以肥人湿多，暑月百计避暑，反为暑所中者，不能避身之湿，即不能避天之暑也。中暑卒倒无知，名曰暑风。大率有虚实两途，实者痰之实也，平素积痰，充满经络，一旦感召盛暑，痰阻其气，卒倒流涎，此湿暍合病之最剧者也。宜先吐其痰，后清其暑，犹易为也。虚者阳之虚也，平素阳气衰微不振，阴寒久已用事，一旦感召盛暑，邪凑其虚，此湿暍病人得自虚寒者也。（《医门法律·卷四·热湿暑三气门》）

10. 王士雄：所谓六气，风寒暑湿燥火也。分其阴阳则素问云：寒暑六入，暑统风火，阳也。寒统燥湿，阴也。其言变化，则阳中惟风无定体。有寒风，有热风。阴中则燥湿二气有寒有热。至暑乃大之热气，流金铄石，纯阳无阴。或云阳邪为热，阴邪为暑者，甚属不经。经云：热气大来火之胜也。阳之动，始之温，盛于暑。盖在天为热，在地为火，其性为暑，是暑即热也，并非二气。或云暑为兼湿者，亦误也。暑与湿原是二气，虽易兼感，实非暑中必定有湿也。譬如暑与风亦多兼感，岂可谓暑中必兼有风耶。若谓热与湿合始名为暑，然则寒与风合又将何称。更有妄立阴暑阳暑之名者，亦属可笑。如果暑必兼湿，则不可冠以阳字。若知暑为热气，则不可冠于阴字。其实彼所谓阴者，即夏月之伤于寒湿者耳。设云暑有阴阳，则寒亦有阴阳矣。不知寒者水之气也，热者火之气也。水火定位，寒热有一定之阴阳。寒邪传变，虽然化热，而感于人也，从无阳寒之说。人身虽有阴火，而六气中不闻有寒火之名。（《温热经纬·卷三·叶香岩外感温热篇》）

11. 徐春甫：湿证要分表里上下四证：湿自外而感者，为表邪郁热，故发寒热，身如熏黄，皮肤着痹。清湿袭虚，而上为头痛，鼻塞而烦。入骨节为重痛，足跗浮肿，脉浮缓。湿邪由内作者，为里结滞，故霍乱吐利。重则发痉强直，轻则痞膈中满，怠惰嗜卧，沉重无力。流滥关节则烦痛，注于经络，屈伸不得，气不能统则发肿，肉如泥，按之不起，其脉多沉。经曰：因于湿，首如裹，声如从室中言。湿热不已，熏蒸于上，则头重，目黄而鼻塞也。伤于湿者，下先受之，故足跗肿而膝重，无力于行，腿脚麻痹，腰腿为之不利也。又曰：腰重如带五千钱，皆湿邪之著于下者也。（《古今医统大全·卷之十七·湿证门》）

12. 张介宾：湿之为病，有出于天气者，雨雾之属是也，多伤人脏气。有出于地气者，泥水之属是也，多伤人皮肉筋脉。有由于饮食者，酒酪之属是也，多伤人六腑。有由于汗液者，以大汗沾衣不皇解换之属是也，多伤人皮肤。有湿从内生者，以水不化气，阴不从阳而然也，悉由乎脾肾之亏败。其为证也，在肌表则为发热、为恶寒、为自汗。在经络则为痹、为重、为筋骨疼痛、为腰痛不能转侧、为四肢痿弱酸痛。在肌肉则为麻木、为跗肿、为黄疸、为按肉如泥不起。在脏腑则为呕恶、为胀满、为小水秘涩、为黄赤、为大便泄泻、为腹痛、为后重、脱肛、癫疝等证。凡肌表经络之病，湿由外而入者也。饮食血气之病，湿由内而生者也。此其在外者为轻，在内者为甚，是固然矣。然及其甚也则未有表湿而不连脏者，里湿而不连经者，此其湿病之变不为不多，故凡治此者，必当辨表里，察虚实，而必求其本也。然湿证虽多，而辨证之法其要惟二则：一曰湿热，一曰寒湿而尽之矣……湿热之病，宜清宜利，热去湿亦去也。寒湿之病，宜燥宜温，非温不能燥也。知斯二者，而湿而无义矣。（《景岳全书·卷三十一·湿证》）

13. 华岫云：湿为重浊有质之邪，若从外而受者，皆由地中之气升腾；从内而生者，皆由脾阳之不运。虽云雾露雨湿，上先受之；地中潮湿，下先受之。然雾露雨湿，亦必由地气上升而致。若地气不升，则天气不降，皆成燥症矣，何湿之有？其伤人也，或从上，或从下，或遍体皆受。此论外感之湿邪，著于肌躯者也。此虽未必即入于脏腑，治法原宜于表散，但不可大汗耳！更当察其兼症，若兼风者，微微散之；兼寒者，佐以温药；兼热者，佐以清药。此言外受之湿也。然水流湿，火就燥，有同气相感之理。如其人饮食不节，脾家有湿，脾主肌肉四肢，则外感肌躯之湿，亦渐次入于脏腑矣。亦有外不受湿，而但湿从内生者，必其人膏粱酒醴过度，或嗜饮茶汤太多，或食生冷瓜果及甜腻之物。治法总宜辨其体质阴阳，斯可以知寒热虚实之治。若其人色苍赤而瘦，肌肉坚结者，其体属阳。此外感湿邪，必易于化热。若内生湿邪，多因膏粱酒醴，必患湿热、湿火之症。若其人色白而肥，肌肉柔软者，其体属阴，若外感湿邪、不易化热；若内生之湿，多因茶汤生冷太过，必患寒湿之症。人身若一小天地，今观先生治法，若湿阻上焦者，用开肺气，佐淡渗，通膀胱，是即启上闸，开支河，导水势下行之理也。若脾阳不运，湿滞中焦者，用术朴姜半之属，以温运之；以苓泽腹皮滑石等渗泄之。亦犹低洼湿处，必待烈日晒之，或以刚燥之土培之，或开沟渠以泄之耳。其用药总以苦辛寒治湿热，以苦辛温治寒湿，概以淡渗佐之，或再加风药。甘酸腻浊在所不用。总之，肾阳充旺，脾土健运，自无寒湿诸症；肺金清肃之气下降，膀胱之气化通调，自无湿火、湿热、暑湿诸症。若夫失治变幻，则有肿胀、黄疸、泄泻、淋闭、痰饮等类。（《临证指南医案·卷五·湿》）

14. 刘完素：诸涩枯涸，干劲皴揭，皆属于燥。（《素问玄机原病式·燥类》）

15. 邵新甫："燥为干涩不通之疾，内伤、外感宜分。外感者，由于天时风热过胜，或因深秋偏亢之邪，始必伤人上焦气分，其法以辛凉甘润肺胃为先。……内伤者，乃人之本病，精血下夺而成，或因偏饵燥剂所致，病从下焦阴分先起，其法以纯阴静药，柔养肝肾为宜。（《临证指南医案·卷五·燥》）

16. 喻昌：燥之与湿，有霄壤之殊。燥者，天之气也；湿者，地之气也。水流湿，火就燥，各从其类，此胜彼负，两不相谋。春月地气动而湿胜，斯草木畅茂；秋月天气肃而燥胜，斯草木黄落。故春分之后之湿，秋分之后之燥，各司其政。今指秋月之燥为湿，是必指夏月之热为寒然后可。奈何《内经》病机十九条，独遗燥气；他凡秋伤于燥，皆谓秋伤于湿。历代诸贤，随文作解，弗察其讹，昌特正之。大意谓春伤于风，夏伤于暑，长夏伤于湿，秋伤于燥，冬伤于寒，觉六气配四时之旨，与五运不相背戾，而千古之大疑，始一决也，然则秋燥可无论乎？经曰："燥胜则干。"夫干之为害，非遽赤地千里也，有干于外而皮肤皴揭者，有干于内而精血枯涸者，有干于津液而荣卫气衰，肉烁而皮著于骨者，随其大经小络，所属上下中外前后，各为病所，燥之所胜，亦云熯（hàn，即烘烤）矣。至所伤则更厉，燥金所伤，本摧肝木，甚则自戕肺金，盖肺金主气，而治节行焉。此惟土生之金，坚刚不挠，故能生杀自由，纪纲不紊。若病起于秋而伤其燥，金受火刑，化刚为柔，方圆且随型埴（型埴，即粘土所制之模），欲仍清肃之旧，其可得耶？经谓咳不止而出白血者死。白血谓色浅红，而似肉似肺者，非肺金自削，何以有此？试观草木菁英可掬，一乘金气，忽焉改容，焦其上首，而燥气先伤上焦华盖，岂不明耶。详此则病机诸气膹郁，皆属于肺；诸痿喘呕，皆属于上。二条明指燥病言矣。《生气通天论》谓：秋伤于燥（原文燥为湿），上逆而咳，发为痿厥。燥病之要，一言而终，与病机二条适相吻合。只以误传伤燥为伤湿，解者竟指燥病为湿病，遂至经旨不明。今一论之，而燥病之机，了无余义矣。（《医门法律·卷四·伤燥门》）

17. 何梦瑶：燥为肺金之化，秋令也。所以致燥有二：一因于寒，秋风清肃，夏令之湿至是而干，所谓风胜湿也；一因于热，夏时热盛，有湿以润之，至秋则湿退而热犹未除故燥，所谓燥万物者，莫熯于火也。其因于热者固热矣，即因于寒者亦未始非热，何则？秋令降敛，阳气内入，寒气外束，故每当秋凉，多觉口鼻气热，是其理也。此言天时之致燥也。若或亡血亡津，肾虚火盛，致此多端，则又属于人事矣。在外则皮肤皴揭枯涩，在上则鼻咽焦干，在下则二便涸涩，在手足则痿弱无力，〔血不荣筋所致。〕在脉则涩滞虚衰。治以甘寒润剂，清肺以滋水源，庶几血充液满，泽及百骸，滋燥养荣汤，大补地黄丸，清凉饮子，导滞通幽汤，润肠丸，八正散，皆可随证选用也。《内经》每云秋伤于湿，盖运气之说，以立秋、处暑、白露三气属湿土也，毕竟伤燥者多。（《医碥·卷二·伤燥》）

18. 吴有性：病疫之由，昔以为非其时而有其气，春应温而反大寒，夏应热而反大凉，秋应凉而反大热，冬应寒而反大温，得非时之气，长幼之病相似，以为疫。余论则不然，夫寒热温凉，乃四时之常，因风雨阴晴，稍为损益。假令秋热必多晴，春寒因多雨，较之亦天地之常事，未必多疫也。伤寒与中暑，感天地之常气，疫者感天地之疠气。在岁有多寡，在方隅有厚薄，在四时有盛衰。此气之来，无论老少强弱，触之者即病。邪从口鼻而入，则其所客，内不在脏腑，外不在经络，舍于伏脊之内，去表不远，附近于胃，乃表里之分界，是为半表半里，即《针经》所谓横连膜原是也。胃为十二经之海，十二经皆都会于胃。凡邪在经为表，在胃为里。今邪在膜原者，正当经胃交关之所，故为半表半里；其热淫之气，浮越于某经，即能显某经之证，如浮越于太阳，则有头项痛，腰痛如折；如浮越于阳明，则有目痛，眉棱骨痛，鼻干；如浮越于少阳，则有胁痛、耳聋、寒热、呕而口苦。大概观之，邪越太阳居多，阳明次之，少阳又其次也。邪之所著，有天受、有传染，所感虽殊，其病则一。凡人口鼻之气，通乎天气，本气充满，邪不易入，本气适逢亏欠，呼吸之间，外邪因而乘之。昔有三人冒雾早行，空腹者死，饮酒者病，饱食者不病。疫邪所着又何异耶？若其年气来盛厉，不论强弱，正气稍衰者，触之即病，则又不拘于此矣。其感之深者，中而即发；感之浅者，邪不胜正，未能顿发，或遇饥饱劳碌、忧思气怒，正气被伤，邪气始得张溢，荣卫运行之机乃为之阻，吾身之阳气因而屈曲，故为病热。（《温疫论·卷上·原病》）

19. 吴有性：然气无所可求，无象可见，况无声复无臭，何能得睹得闻？人恶得而知其气，又恶得而知其气之不一也。是气也，其来无时，其着无方，众人有触之者，各随其气而为诸病焉。其为病也，或时众人发颐；或时众人头面浮肿，俗名大头瘟是也；或时众人咽痛；或时音哑，俗名为虾蟆瘟是也；或时众人疟痢；或为痹气；或为痘疮；或为斑疹；或为疮疥疔肿；或时众人目赤肿痛；或时众人呕血暴下，俗名为瓜瓤温、探头温是也；或时众人瘿痃，俗名为疙瘩温是也。为病种种，难于枚举。大约病遍于一方，沿门阖户，众人相同者，皆时行之气，即杂气为病也。为病种种，是知气之不一也。盖当时适有某气专入某脏腑、某经络，专发为某病，故众人之病相同，是知气之不一，非关脏腑经络或为之证。夫病不可以年岁四时为拘，盖非五运六气所即定者，是知气之所至无时也，或发于城市，或发为村落，他处安然无有，是知气之所著无方也。疫气者，亦杂气中之一，但有甚于他气，故为病颇重，因名之厉气。虽有多寡不同，然无岁不有。至于瓜瓤温、疙瘩温，缓者朝发夕死，急者顷刻而亡，此在诸疫之最重者，幸而几百年来罕有之证，不可以常疫并论也。至于发颐、咽痛、目赤、斑疹之类，其时村落中偶有一二人，所患者虽不与众人等，然考其证，甚合某年某处众人所患之病，纤悉相同，治法无异，此即当年之杂气，但目今所钟不厚，所患者希少耳。此又不可以众人无有，断为非杂气也。（《温疫论·卷下·杂气论》）

20. 余霖：疫证初起有似伤寒太阳阳明证者，然太阳阳明头痛不至如破，而疫则头痛如劈，沉不能举。伤寒无汗，而疫则下身无汗，上身有汗，惟头汗更盛。头为诸阳之首，火性炎上，毒火盘踞于内，五液受其煎熬，热气上腾，如笼上熏蒸之露，故头汗独多。此又痛虽同而汗独异也。有似少阳而呕者，有似太阴自利者。少阳之呕，胁必痛，疫证之呕胁不痛，因内有伏毒邪火干胃，毒气上冲，频频而作。太阴自利腹必满。大肠为传导之官，热注大肠有下恶垢者，有旁流清水者，有日及数十度者，此又证异而病同也。（《温热经纬·卷四》）

21. 周思哲：疫皆热毒，肺金所畏，每见此症之身热，先有憎寒，肺先病也；继而充斥三焦，或有径入心包者。所云疠气，无非郁热，是以喻西昌所讲瘟、温二字，未尝区别，盖亦有见乎此耳。况所云"上焦如雾，升逐解毒，中焦如沤，疏逐解毒，下焦如渎，决逐解毒"。总不脱一毒字者，其有郁热，意在言表矣。更有患此病者，纵饮冷水，亦能大汗而解，此非热毒之明征也。又有大旱之年，水涸日烈，河水每多热毒，饮其水者，多发疫痢，以痢门常法治之无效，余于治痢方中，加以贯众之苦寒解毒，无不应手取效，此亦热毒之一验也，合并志之。（《吴医汇讲·卷三·瘟疫赘言》）

22. 邹滋九：疫疠一症，都从口鼻而入，直行中道，流布三焦，非比伤寒六经，可表可下。夫疫为秽浊之气，古人所以饮芳香，采兰草，以袭芬芳之气者，重涤秽也。及其传变，上行极而下，下行极而上，是以邪在上焦者，为喉哑、为口糜。若逆传膻中者，为神昏舌绛，为喉痛丹疹。今观先生立方，清解之中，必佐芳香宣窍逐秽。如犀角、菖蒲、银花、郁金等类。（《临证指南医案·卷五·疫》）

23. 喻昌：本神篇曰：心怵惕思虑则伤神，神伤则恐惧自失。邪气脏腑病形篇曰：忧愁恐惧则伤心。口问篇曰：悲哀忧愁则心动，心动则五脏六腑皆摇。可见心为五脏六腑之大主，而总统魂魄，兼该意志，故忧动于心则肺应，思动于心则脾应，怒动于心则肝应，恐动于心则肾应，此所以五志惟心所使也。设能善养此心，而居处安静，无为惧惧，无为欣欣，婉然从物而不争，与时变化而无我，则志气和，精神定，悔怒不起，魂魄不散，五脏俱宁，邪亦安奈我何哉？（《医门法律·卷一·先哲格言》）

24. 沈金鳌：惊者，心与肝胃病也。《内经》言：惊属之肝胃，但心气强者，虽有危险，触之亦不为动。惟心气先虚，故触而易惊也。然则因所触而发为惊者，虽属肝胃，受其惊而辄动者，心也。故惊之为病，仍不离乎心。其由于肝者，何也？肝属木，属风。风木多震动，故病惊骇也。其由乎胃者，何也？胃多气多血，血气壅则易热，热故恶火而易惊。且胃气厥（气闭），则为忧惧，故恶人烦扰而惊。阳明属土，土畏木，故闻木声而惊也。大抵惊之因，多由于外，或耳闻大声，或目见异物，遇险临危，当其外有所触，心忽一虚，神气失守，神去则舍空，舍空则液与痰涎着于包络之间，多致目睛不转，不能言、气短、自汗、体倦、坐卧不安，多异梦，忽惊觉多魇。若因大惊而病者，脉必动如豆粒，而无头尾。急当镇定之。有由肾虚而惊者，有由胆虚而惊者，有肝胆俱虚，百药不效者，须补肾。古人谓肝无虚，不可补，补肾正补肝也。有被物所惊，心跳不宁者，有心气不足，神不定而惊者，有肝虚受风，卧惊状者，有血虚而惊者，有由痰盛而惊者，有思虑过度者，有气血俱虚者，皆当求其端而治之，而惊始可安矣。

悲者，心肝两虚病也。凡人心气虚，神失所守，肝虚又不能生之，则志不能伸，已无畅遂之致，而金来乘木，肺气复与相并，肺本主悲，故遂生悲病也。所谓善悲者，不必实有可悲之事，心中只是快怏，虽遇可喜，亦只强为欢笑而已。

恐者，心肾肝胃病也。心藏神，神伤则心怯而恐，火伤水也。胃属土，肾属水，土邪伤水则为恐。肝者，肾之子，水强则胆壮；水衰则血虚，故易恐。而恐者，又肾之情志。故心肝胃三经，皆有恐病。其原莫不由于肾也，此则内经之旨也。故恐病由心者，宜镇其神；恐病由胃者，宜壮其气；恐病由胆与肝者，宜养其阴；恐病由肾本经伤者，宜壮其水。

喜者，心肺二经病也。凡人心有所乐则动，动而其气达于外为喜。其气，即肺气也。

肺气舒畼，喜乃以成。然是喜也，或触乎事，或因乎境，为情之正，中庸所谓喜怒哀乐，发而皆中节，谓之和者是也。若过其节，则情荡而不能收，心肺二脏俱伤矣。二脏既伤，而病于是作矣。

怒者，肝胆病也。怒本情之正，惟发不中节，则肝胆之气横逆，而二经遂伤，且木盛克土，久必伤脾，怒所以为病也。程子云：因是人有可怒之事而怒之，圣人之心本无怒，如此用怒，便是情之正，便是发而中节之和，岂至成病。今所谓怒者，以肝胆属木，木性本直，木势必伸，稍有所郁，不能遂其直达之性，不能顺其上伸之势，因激而成怒，则此怒已非情之正，已非中节之和，即其怒已是病。况木郁则激，激则横，横则变生诸症，有不可意计测者矣。程子又云：治怒为难，惟克己可以治怒，此圣贤治怒之法也。余亦云：治怒为难，惟平肝可以治怒。此医家治怒之法也，言肝而胆在其中。

忧者，肺与脾病也。肺居华盖之顶，下通心肝之气，心有所忧苦而不乐，则上薄乎肺而成忧，故忧为肺病。肺与脾同称太阴，同行气以给众脏，肺既成忧病，则闭结不解，气固于内而不通，气不通，则大小便闭而伤脾，故忧又为脾病。

思者，脾与心病也。脾之神为意，意者，心之所发也，由发而渐引焉曰思，则当其发属在脾，及其思属心，故玄晏先生曰：思发于脾而成于心也。中庸曰：有弗思，思之弗得弗措。论语曰：君子有九思。孟子曰：心之官则思。是思固不可不用者，然思之太过，则流荡失节，必至伤神，神伤，百病蠭集矣，其何以堪！故或有劳心思虑，损伤精神，致头眩目昏，心虚气短，惊悸烦热者；有思虑伤心，致心神不足，而不能寐者；有忧思过度，令人惕然心跳动而不自安者；有思虑太甚，致心气不足，忽忽善忘，恐怯不安，梦寐不详者；有思虑太甚，心血耗散，竟至怔忡恍惚者；有因思劳伤心脾，致健忘失事，言语颠倒如痴者；有思力太猛，心神失守，致痰涎聚于心包，渐成痴癫者，凡此皆思之病也，皆过用其思之病也。（《杂病源流犀烛·卷六·惊悸悲恐喜怒忧思源流》）

25. 费伯雄：盖七伤者，七情偏胜之伤也。夫喜、怒、忧、思、悲、恐、惊，人人共有之境，若当喜而喜，当怒而怒，当忧而忧，是即喜怒哀乐发而皆中节也。此天下之至和，尚何伤之与有？惟未事而先意将迎，既去而尚多留恋，则无时不在喜怒忧思之境中，而此心无复有坦荡之日，虽欲不伤，庸可得乎？然七情之伤，虽分五脏，而必归本于心。喜则伤心，此本脏之病。过喜则阳气太浮而百脉开解，故心脏受伤也。至于怒伤肝，肝初不知怒也，心知其当怒，而怒之太过，肝伤则心亦伤也。忧伤肺，肺初不知忧也，心知其可忧，而忧之太过，肺伤则心亦伤也。思伤脾，脾初不知思也，心与为思维，而思之太过，脾伤则心亦伤也。推之悲也、恐也、惊也，统之于心，何独不然？……过喜则心气大开，阳浮于外，经脉弛纵。……怒甚则胁痛，郁极则火生，心烦意躁，筋节不利，入夜不寐。……忧愁太过，忽忽不乐，洒淅寒热，痰气不清。……思虑太过，心烦意乱，食少神疲，四肢倦怠。……悲则气逆，膹郁不舒，积久伤肺，清肃之令不能下行。……恐则气馁，骨节无力，神情不安。……惊则气浮，真阳外越，真阴不守，心悸筋惕。（《医醇剩义·劳伤》）

26. 翁寿承：喜伤心恐胜喜解：心有所乐为之喜，何反谓其伤心哉？凡人之气，以平为期，不及者病，过者亦病。《经》曰："心藏神，神有余则笑不休。"试即以"不休"二字味之，乃乐之过而失其正也。当此乐以忘忧之际，有放心而不知其求心，所藏之神不亦因之而涣散乎？至于恐能胜喜，其义维何？盖喜为心志，恐为肾志，水能制火，既济之道也。抑更有显而易见者，人当极喜之时，适有恐惧之事，猝然遇之，莫不反喜为忧者，惟以喜之情缓于恐，而恐之情急于喜也。是仅以水火克制之理言之，或近傅会，而不知胜复之道本乎人情，实有没相印合者。

恐伤肾思胜恐解：恐为肾之志，何即伤肾乎？盖"肾者主蜇，封藏之本"，喜静而不喜动，恐则气下，偏能动之。如张子和云：恐气所致，为骨酸痿厥，为暴下清水，为阴痿，为惧而脱颐，凡此诸症，皆伤肾之明验欤？若善思者处此，即非常临之，自有定识，岂得以恐惧摇其意见哉？况思虑之志出乎脾，以思胜恐，亦即以土制水，论情论理，亦适符也。

思伤脾怒胜思解：脾志思而肝志怒，木能克土，此其理也，而曰伤曰胜，义亦明显。岐伯曰："思则心有所存，神有所归，正气留而不行，故气结矣。"盖脾处中州而属土，喜健运而恶郁结，思则气结，故曰伤也。况思虽为脾志，而实本乎心，心者，脾之母也。今以多思心营暗耗，母气既虚，则所以助脾者亦寡矣。若夫怒可胜思，不言而喻，尝见人熟思审处之时，忽有拂逆之加，一朝之忿，无不为己，前此之思之弗得弗措者，至此无暇计及矣。此而无他，亦惟人之常情，有缓与急而已矣。

怒伤肝悲胜怒解：肝为木脏，欲散而苦急。《经》曰："肝气虚则恐，实则怒。"又曰："怒则气上。"夫以将军之官，至刚之脏，复以嗔怒而助其气，是急也，非散也，故曰伤也。若夫悲者，有所哀痛而然也。《经》曰"悲则气消。"则当气逆之时，适以此消气者值之，谓之曰胜，谁曰不然。或曰四志所胜，皆与五行克制之理合，兹怒为肝志，何独非肺志之忧胜之，而云"悲胜怒"乎？盖喜怒忧思悲恐惊，其情有七，而五脏止有五志，故遗去悲与惊二者，以悲与忧相类，皆属不遂其心也，惊与恐相类，皆有所怯也，惟悲之情较急于忧，故其胜怒为更切耳。由是观之，即谓之忧胜怒，亦何不可。

忧伤肺喜胜忧解：肺为气主，忌乎膹郁。经曰："忧愁者，气闭塞而不行。"是忧能伤肺之由也。至于喜可胜忧，其义何居？亦考诸岐伯曰："喜则气和志达，营卫通利，故气缓矣。"则以闭塞者而和缓之，岂不得谓之胜乎？然亦更有明显者，凡人有所忧愁，每多胸膈不舒，适逢欢快之事，即可情怀开旷，此尤情性之常，宁独火可胜金而已哉。（《吴医汇讲·卷六》）

27. 张杲：饮食之宜，举其大略。当候已饥而后食，食不厌熟，嚼仍候焦。渴而引饮，饮不厌细呷。无待饥甚而后食，食不可太饱。或觉微渴而省饮，饮不欲太频，浆不欲甘酸。肉无肥脆，食不厌精细，饮不厌温热，饭无令少于面菜，常令称于肉，肉不厌软暖，菜不可生茹，五味无令胜，谷味肉味无令胜，食气滋味欲淡而和，食时当谨其度。故得食饮常美，津液常甘，身轻而不倦，神清而少睡，胸腑通畅而少噫，胃脘宽舒而不胀，省解带摩腹之劳，免食药耗气之失，皆目前近效也。（《医说·卷七》）

28. 沈金鳌：伤食，脾虚病也。脾家之气虚，故所食之物，皆足为害，……伤食之症，必胸膈痞塞，噫气如败卵。且伤食者必恶心吞酸，伤食者必多吐泻，伤食者必恶饮食，伤食者必不能消化，伤食者必头疼发热。凡此，皆其症之所兼及者也。至于所伤之物，既种种不同；所伤之候，又有乍伤、宿食之各异；所伤之因，又有兼寒、兼湿、兼痰之各殊，皆当审所伤之轻重，元气之虚实，脏腑之强弱，时候之寒暖。或当消导、或当补益、或当以消导为主而兼补益、或当以补益为主而兼消导，且于消导补益之中，或当兼疏散，或当兼渗泄，或当兼下利，各随宜以治之。(《杂病源流犀烛·卷十八·伤食不能食源流》)

29. 张介宾：凡饮食伤脾之证，有寒伤、有热伤；有暂病、有久病；有虚证、有实证。但热者、暂者、实者，人皆易知；而寒者、久者、虚者，人多不识。如今人以生冷瓜果致伤胃气，而为泻、为痢、为痛之类者，人犹以为火证，而治以寒凉者，是不识寒证也。有偶因停滞而为胀，为痛者，人皆知其实也。然脾胃强壮者，即滞亦易化，惟其不能化者，则最有中虚之证。故或以不食亦知饥，少食即作胀；或以无饥无饱，全然不思饮食；或以胃虚兼呕，而腹满膨膨；或以火不生土，而时食时吐；或中气不化，则胸喉若有所哽，而本非饮食之滞者；或因病致伤胃气，则久不思食，而本非中满之病者。且胃病于暂者多实，脾病于久者多虚。时医于此，无论邪正久暂，鲜有不用开胃消导等剂，是不知虚证也。盖脾胃之职，原以化食为能。今既不能化食，乃其所能者病，而尚可专意克伐以害其能乎？且凡欲治病，必须先藉胃气以为行药之主，若胃气实者，攻之则去，而疾常易愈，此以胃气强而药力易行也；胃气虚者，攻亦不去，此非药不去病也，以胃虚本弱，攻之则益弱，而药力愈不能行也。若久攻之，非惟药不能行，必致元气愈伤，病必愈甚，尽去其能，必于死矣。知体质贵贱尤有不同，凡藜藿壮夫，及新暴之病，自宜消伐，惟速去为善；若以弱质弱病而不顾虚实，概施欲速攻治之法，则无不危矣。伤食者，必恶食。素喜冷食者，内必多热；素喜热食者，内必多寒。故内寒者，不喜寒；内热者，不喜热。然热者嗜寒，多生中寒；寒者嗜热，多生内热。此内经所谓久而增气，物化之常也；气增而久，夭之由也。故凡治病养生者，又当于素禀中察其嗜好偏胜之弊。饮食致病，凡伤于热者多为火证，而停滞者少；伤于寒者多为停滞，而全非火证。大都饮食之伤，必因寒物者居多，而温平者次之，热者又次之，故治此者，不可不察其所因。(《景岳全书·卷十七·饮食门》)

30. 巢元方：夫虚劳者，五劳六极七伤是也。五劳者，一曰志劳，二曰思劳，三曰心劳，四曰忧劳，五曰瘦劳。又肺劳者，短气而面肿，鼻不闻香臭；肝劳者，面目干黑口苦，精神不守，恐畏不能独卧，目视不明；心劳者，忽忽喜忘，大便苦难，或时鸭溏，口内生疮；脾劳者，舌本苦直，不得咽唾；肾劳者，背难以挽仰，小便不利，色赤黄而有余沥，茎内痛，阴湿囊生疮，小腹满急。(《诸病源候论·卷三·虚劳候》)

31. 李杲：调经论篇云：阴虚生内热奈何？岐伯曰：有所劳倦，形气衰少，谷气不盛，上焦不行，下脘不通，胃气热，热气熏胸中，故内热。举痛论云：劳则气耗。劳则喘息汗出，内外皆越，故气耗矣。夫喜怒不节，起居不时，有所劳倦，皆损其气，气衰则火旺，火旺则乘其脾土。脾主四肢，故困热，无气以动，懒于语言，动作喘乏，表热自汗，心烦不安。当病之时，宜安心静坐，以养其气，以甘寒泻其热火，以酸味收其散气，以甘温补其中气，经言劳者温之，损者温之者是也。《金匮要略》云：平人脉大为劳，脉极虚亦为劳矣。夫劳之为病，其脉浮大，手足烦热，春夏剧，秋冬差。以黄芪建中汤治之，此亦温之之意也。夫上古圣人，饮食有节，起居有常，不妄作劳，形与神俱，百岁乃去，此谓治未病也。今时之人，去圣人久远则不然，饮食失节，起居失宜，妄作劳役，形气俱伤，故病而后药之，是治其已病也。推其百病之源，皆因饮食劳倦，而胃气、元气散解，

不能滋荣百脉，灌溉脏腑，卫护周身之所致也。（《东垣医集·兰室秘藏卷上·劳倦所伤论》）

32. 李杲：古之至人，穷于阴阳之化，究乎生死之际，所著《内经》，悉言人以胃气为本。盖人受水谷之气以生，所谓清气、营气、卫气、春升之气，皆胃气之别称也。夫胃为水谷之海，饮食入胃，游溢精气，上输于脾，脾气散精……苟饮食失节，寒温不适则脾胃乃伤；喜怒忧恐，劳役过度，而耗伤元气。（《东垣医集·内外伤辨惑论卷中·饮食劳倦论》）

33. 沈金鳌：色欲伤，精气神病也。盖以三者相因，不能离二，尝考养生家言，精能生气，气能生神，荣卫一身，莫大于此。养生之士，先宝其精，精满则气壮，气壮则神旺，神旺则身健，身健而少病，内则五脏敷华，外则肌肤润泽，容颜光彩，耳目聪明，老当益壮矣。此养生者以精气神为主，而尤以精为宝也。然欲神之旺，必先使气之充，欲气之充，必先使精之固。男女居室，虽生人之大欲所存，为圣王所不能禁，然使行之有节，保之有方，阴阳交接之间，亦何至受伤，何至受伤而成病。其所以受伤者，乃淫欲无充之故也。……且夫欲之不可纵也，良非无故。《养生书》曰：凡觉阳事辄盛，若一度制得，则一度火灭，一度增油。若不能制，纵欲施泻，即是膏火将灭，更去其油，不可不谨自防也。观于添油灭火之论，人苟精伤无度，而其为病，且有不可胜言者，讵第如《灵枢经》云胫酸腰痛而已乎？若梦遗，若滑泄，若尿精，若白淫，若漏精，种种名状，不可指屈，而其后必至尪然羸瘦，渐成劳瘵。若水流下，不可收挽。若火燎原，不可救灭。此无他。精伤则气馁，气馁则神散，合精气神而皆为病，故即精气神而不能葆也。即精气神而不能葆，故极精气神所生之病，益复戕其精气神而无不萎顿，以至于死也。嗟乎，色欲之为害，一至于此。（《杂病源流犀烛·卷十八·色欲伤源流》）

34. 唐笠山：虚劳之病，皆由内伤，而无外邪也。如酒伤肺，则湿热熏蒸，肺阴消烁。色伤肾，则精室空虚，相火无制。思伤心，则血耗而火易上炎。劳倦伤脾，则热生而内伐真阴。惟忿怒伤肝有二：郁怒则肝火内炽而灼血；大怒则肝火上升而吐血。此五者，皆能劳其精血。《道经》云："涕、唾、津、精、汗、血、液，七般灵物总属阴。"阴虚内热而成虚劳之症，大约酒色为多，然有童子未室而患此症者，或先天不足，或禀母气阴虚，其师尼，寡妇，室女愆期，气血郁结，以致寒热如疟，朝凉暮热，饮食不思，经期不准，或致闭绝而成此病者，多由郁火内蒸所致也。（《吴医汇讲·卷十·虚劳论》）

35. 陆懋修：自逸病之不讲，而世但知有劳病，不知有逸病。然而逸之为病，正不小也。刘河间《伤寒直格》列有八邪，稽其目，曰外有风、寒、暑、湿，内有饥、饱、劳、逸。逸乃逸豫，安逸所生病，与劳相反。经云：劳者温之，逸者行之。行谓使气运行也。则《内经》本有逸病，且有治法。乃后人引河间语，每作风、寒、暑、湿、饥、饱、劳役。夫河间以内外八邪标题，既曰八邪，当有八病，故以饱与饥对，逸与劳对，若作劳役，则只有七邪矣。此《内经》所以谓劳则宜从温养，逸则利于运行，早将劳与逸截分两病也。张子和云：饥饱劳逸，人之四气。陈无择云：疟备三因，饥饱劳逸。二子并能言之。审其病之为逸，便须用行湿、健脾、导滞、理气之法。几人闲暇则病，小劳转健，有事则病，反却即病，亦若可忘者。又有食后反倦，卧起反疲者，皆逸病也。流水不腐，户枢不蠹，其故安在？华元化曰：人体欲得劳动，但不当使极耳。动则谷气易消，血脉流利，病不能生，否则五禽之戏，熊经鸱顾，何以可求难老也？许鹤巢中翰闻余言而韪之，且云枚乘七发，所以能愈楚太子者，其即此病也。夫语足解颐，而余亦因此益悟仲景理中之旨。夫逸之为病，脾病也。脾为太阴，为阴中之至阴、中者阴也，故仲景之理中汤，即仲景之理阴法，以白术为君，干姜为臣，参、草为佐，此即真理阴也。自张介宾不识阴字，以阴为血，必用熟地理阴，一若重用熟地，多至八两，而血即可补充者。致灵胎有熟地入肚，立化为血之讥，其于仲景温药理阴之法，相去几何耶？王公大人，以久逸之体，待漏入朝，亦若同于风霜劳顿，而多享上寿者，正赖有此小劳，以治其逸，况每日五更，独得乾坤清气为多哉！作逸病解。（《世补斋医书·卷七·逸病解》）

36. 危亦林：骨节损折，肘臂腰膝出臼蹉跌，须用法整顿归元，先用麻药与服，使不知痛，然后可用手。……凡脚手各有六出臼，四折骨，每手有三处出臼，脚亦三处出臼。手掌根出臼，其骨交互相锁，或出臼则是到出锁骨之外，须是搦骨，须锁骨下归窠，或出外则须搦入内，或出内则须搦入外，方入窠臼，若只用手拽，断难入窠，十有八九成痼疾也。……打跌树木压，或自高处跌下者，此等伤皆惊动四肢五脏，必有恶血在内，专怕恶心，先用清心药打血药及通大小肠药次第先服，临服加童子小便入药内立效。……玉真散治风自诸疮口入，为破伤风，强项、牙关紧，欲死者。（《世医得效方·卷第十八》）

37. 沈金鳌：金疮、杖伤、夹伤，亦由外及内，气血俱伤病也。古方书言，金疮俱指临阵对敌，刀剑箭簇所伤言之是已。然如斗殴金刃之伤，工作误斫之伤，自行刎勒之伤，跌磕金铁之伤，皆金疮也。……但一切金伤之人，呼吸生死，且既受伤，神思不免昏乱，若出血过多，因致愦瞀者，往往而是，其为伤及气血也必矣。试详言之，凡金刃伤天窗、眉角脑后、臂里跳脉、髀内阴股、两乳上下、心、鸠尾、小肠，及五脏六腑俞，皆死处。又破脑出髓而不能语，戴眼直视。喉中如沸声，口急唾出，两手妄举，皆不治。……或出血不止，成内漏，或瘀血在腹，或出血闷绝，或斫断筋，或被斫断指，或发肿疼痛，或被刀刃所伤而犯内，出血不止，或中风角弓反张，甚至痉强欲死，或伤湿溃烂，不生肌肉，或疮口久不得合，或针刺入肉，或箭簇入骨，或咽喉胸膈不得出，或拔箭无血，其人将死，或中药箭，才伤皮肉，便觉闷脓沸烂而死，凡若此者，皆金疮必兼之症，皆不可忽。（《杂病源流犀烛·卷三十·金疮杖伤夹伤源流》）

38. 吴谦：汤烫火烧皮烂疼，疱起挑破使毒轻，烦躁作呕防毒陷，便秘神昏气喘凶。注曰：此证是好肉暴伤，汤烫火烧皮肤疼痛，外起燎疱，即将疱挑破，放出毒水，使毒轻也。其证虽属外因，然形势必分轻重。轻者，施治应手而愈；重者，须防火毒热气攻里，令人烦躁、作呕、便闭，甚则神昏闷绝……初终禁用冷水井泥浸溻伤处，恐热毒伏于内，寒滞束于外，致令皮肉臭烂，神昏、便闭，端肩气喘，多致不救。（《医宗金鉴·卷七十五·汤火伤》）

39. 巢元方：三虫者，长虫、赤虫、蛲虫，为三虫也。犹是九虫之数也。长虫，蚘虫也，长一尺，动则吐清水，而心痛，贯心即死。赤虫状如生肉，动则肠鸣。蛲虫至细微，形如菜虫也，居胴肠间，多则为痔，剧则为癞。因人疮处，以生诸痈疽癣瘘病疥……蚘虫者，九虫内之一虫也，长一尺，亦有长五六寸者，或因腑脏虚弱而动，或因食甘肥而动，其动则腹中痛，发作肿聚，行来上下，痛有休止，亦攻心痛，口喜吐涎及清水，贯伤心者则死……蛲虫者……形甚细小，如今之病虫状，亦因腑脏虚弱而致发，甚者，则成痔瘘病疥也。寸白者，……长一寸而色白，形小褊。因腑脏虚弱而能发动……一云以桑树枝贯串牛肉炙，并食生栗所作……其发动则损人精气，腰脚疼弱。（《诸病源候论·卷五十》）

40. 徐大椿：人之气道贵乎清，顺则津液流畅，何痰之有？若外为风寒暑湿所侵，内为惊怒忧思所扰，或饮食劳倦伤其脾胃，嗜酒好色伤其肝肾，致营卫不清，气血败浊，而痰乃生焉。（《杂病证治·卷十九·内因门》）

41. 林佩琴：夫清澈为饮，稠浊为痰。饮唯停蓄肠胃，而痰则随气升降，遍身皆到：在肺则咳，在胃则呕，在心则悸，在头则眩，在背则冷，在胸则痞，在胁则胀，在肠则泻，在经络则肿，在四肢则痹，变幻百端，昔人所谓怪症多属痰，暴病多属火也。（《类证治裁·卷二·痰饮论治》）

42. 徐春甫：张子和论痰有五：曰风痰，曰湿痰，曰食痰、火痰、酒痰是也。风痰多带涎沫，因形寒饮冷，或因感风而发，或因风热拂郁而致，则痰清白。湿痰因停饮不散而成。热痰为火盛制金，饮食辛辣，重姻厚褥所致。酒痰因浩饮所得。食痰因厚味炙煿过多。（《古今医统大全·卷之四十三·痰饮门》）

43. 曾鼎：瘀血内蓄之证，或因伤寒热入血室而为瘀血，或因内伤而为瘀血，或因跌仆而为瘀血，至血蓄止于内，凝滞不散，故名曰瘀血。（《医宗备要·卷中·四言举要》）

44. 唐宗海：吐血便漏，其血无不离经。凡系离经之血，与荣养周身之血，已暌绝而不合，其已入胃中者，听其吐下可也。其在经脉中而未入胃者，急宜用药消除，或化从小便出，或逐从大便出，务使不留，则无余邪为患。此血在身，不能加于好血，而反阻新血之化机。故凡血证，总以去瘀为要。世谓血块为瘀，清血非瘀，黑色为瘀，鲜血非瘀，此论不确。盖血初离经，清血也，鲜血也，既然是离经之血，虽清血鲜血，亦是瘀血。离经既久，则其血变作紫血。譬如皮肤被杖，血初被伤，其色红肿，可知血初离经，乃是鲜血。被杖数日，色变青黑，可知离经已久，其血变作紫黑也。此血在经络之中，虽既紫黑，仍是清血，非血块也，是以能随气运行，走入肠胃，吐下而出。设在经络之中，即是血块，如何能走入肠胃耶。至于血块，乃血入肠胃，停留片时，立即凝结。观宰猪羊，滴血盆中，即时凝结，便可知矣。故凡吐衄，无论清凝鲜黑，总以去瘀为先。且既有瘀血之证，医者按证治之，无庸畏阻。蓄血者，或伤寒传经之邪，或温疫时气之邪，传于血室之中，致周身之血，皆为邪所招致，而蓄聚胞中，小腹胀痛，其人或寒或热，昼日明了，夜则谵语，甚则发狂，呼叫打骂，内经所谓血在上喜忘，血在下如狂是也。癫犬咬伤，毒聚胞中，故令发狂，皆属瘀血之证。……血臌之证，胁满小腹胀，满身上有血丝缕，烦躁漱水，小便赤，大便黑，腹上青筋是也。医书俱云是妇人之病，唯喻嘉言谓男子恒有之，而面色痿黄，有蟹爪纹路，脉虽虚极，而步履如故，多怒善忘，口燥便秘，胁胀腹痛，迨胀之既成，腹大如箕。（《血证论·卷五》）

45. 程文囿：或因怒伤，血逆上不得越下，不归经而留积于胸膈之间，此皆瘀血之因也。亦有跌仆闪挫，当时不觉，至于气衰之际，不时举发，医见吐血，妄为虚损，反用补药，气得其助，病虽暂缓，气日愈衰，病日愈深，致成窠囊不治矣。（《医述·卷六·血证》）

46. 王清任：通窍活血汤所治之症目有：头发脱落，眼疼白珠红，糟鼻子、耳聋年久，白癜风，紫癜风，紫印脸，青记脸如墨，牙疳，出气臭，妇女干劳，男子劳病，交节病作，小儿疳证。血府逐瘀汤所治之症目有：头痛、胸痛、胸不任物，胸任重物，天亮出汗，食自胸右下，心里热，瞀闷，急躁，夜睡梦多，呃逆，饮水即呛，不睡，小儿夜啼，心跳心忙（心忙，即心烦急躁），夜不安，俗言肝气病，干呕，晚发一阵热。隔下逐瘀汤所治之症目：积块，小儿痞块，痛不移处，卧则腹坠，肾泻、久泻。补阳还五汤：此方治半身不遂，口眼歪斜，语言謇涩，口角流涎，大便干结，小便频数，遗尿不禁。少腹逐瘀汤：此方治少腹积块疼痛，或有积块不疼痛，或疼痛而无积块，或少腹胀满，或经血见时，先腰酸少腹胀，或经血一月见三、五次，接连不断，断而又来，其色或黯、或黑、或块、或崩漏，兼少腹疼痛，或粉红兼白带。（《医林改错》）

47. 巢元方：诸淋者，由肾虚而膀胱热故也。膀胱与肾为表里，俱主水，水入小肠下于胞，行于阴为溲便也。肾气通于阴，阴津液下流之道也，若饮食不节，喜怒不时，虚实不调，则腑脏不和，致肾虚而膀胱热也。膀胱津液之府，热则津液内溢，……水道不通，水不上不下，停积于胞。肾虚则小便数，膀胱热则水下涩，数而且涩，则淋沥不宣，故谓之为淋。其状小便出少起数，小腹弦急，痛引于脐。又有石淋劳淋血淋气淋膏淋，诸淋形证，各随其名。……石淋者，淋而出石也。肾主水，水结则化为石，故肾客沙石。肾虚为热所乘，热则成淋、其病之状，小便则茎里疼，尿不能卒出，痛引少腹，膀胱里急，沙石从小便道出，甚者涩痛，令闷绝。……血淋者，是热淋之甚者，则血尿，谓之血淋。心主血，血之行身，通遍经络，循环腑脏，劳甚者则散失其常经，溢渗入胞，而成血淋也。（《诸病源候论·卷十四·淋病诸候》）

48. 吴澄：肺为娇脏，所主皮毛，最易受邪，不行表散，则邪留而不去，若以轻扬之剂投之，则腠理疏通，无复有变虚损之患矣。医者不察，误用滋阴降火之剂，未免闭门留寇，在内兴灾，以致咳嗽、失血、吐痰之症见矣，此误补之为患也。（《不居集·卷之七·屡散》）

49. 汪绮石：因先天者，指受气之初，父母或年已衰老，或乘劳入房，或病后入房，或妊娠失调，或色欲过度，此皆精血不旺，致今所生之子夭弱。（《理虚元鉴·虚证有六因》）

50. 王肯堂：胎黄：小儿生下，遍体面目皆黄，状如金色，身上壮热，大便不通，小便如枝汁，食乳不思，啼哭不止，此胎黄之候，皆因乳母受湿热而传于胎也。（《证治准绳·幼科初生门》）

51. 吴谦：小儿赤游丹之证，皆由胎毒所致。欲发之时，先身热，啼叫，惊搐不宁，次生红晕，由小渐大，其色如丹，游走无定，起于背腹，流散四肢者顺；起于四肢，流入腹胸者逆。或初生之后，外用热水洗浴，兼以火烘衣服，触动内毒，遂成此证。（《医宗金鉴·卷七十六·婴儿部》）

52. 盛寅：阳虚易于受寒，阴虚易于受热，以身中不足感召外邪之有余，此流湿就燥之义，且无以御之之故也。（《医经秘旨·从少从多观其事也》）

（潘　毅　张新春）

主要参考文献

1. 匡调元. 中医病理研究 [M]. 上海：上海科学技术出版社，1989：33-35，96-97.

2. 陈宪海. 六淫病因层次论 [J]. 吉林中医药，2006，26 (7)：1-3.

3. 杨路, 陈新. 关于六淫概念的讨论 [J]. 湖北中医杂志, 1993, 15 (4): 28-29.

4. 郭仲夫. 从医学气象学的角度探讨六淫 [J]. 成都中医学院学报, 1982, (4): 15-17.

5. 黄广平. 六淫、气象与体质关系浅探 [J]. 山东中医药大学学报, 1999, 23 (4): 172-173.

6. 章琪. 中医病因学模式探讨 [J]. 湖北医学院咸宁分院学报, 1993, 7 (2): 73-74.

7. 赵振昌, 李守成, 于凯成, 等. 对祖国医学"六淫学说"的认识 [J]. 吉林中医药, 1980, (2): 8-10.

8. 许亚娜, 汪寿鹏. 中医风寒病因实质探讨 [J]. 安徽中医临床杂志, 2000, 12 (1): 59-60.

9. 张群豪, 杨护生. 燥邪阴阳属性探讨 [J]. 浙江中医杂志, 1992, 27 (6): 270-271.

10. 周铭心, 凌泽奎. 燥邪属性辨析——西北燥证病因学研究 [J]. 新疆中医药, 2005, 23 (6): 1-3.

11. 林立本, 张海鸥. 试就内科领域探讨湿的若干问题 [J]. 福建中医学院学报, 1995, 5 (2): 33-35.

12. 黄志红, 张六通, 邱幸凡, 等. 外湿浅析 [J]. 湖北中医杂志, 1996, 18 (1): 28-30.

13. 孔炳耀. 试论岭南医学的临床特色 [J]. 中医杂志, 1997, 38 (12): 712-714.

14. 陈忠琳, 翟火花. 浅论风寒湿热与血瘀证的关系及临床意义 [J]. 实用中医药杂志, 1994, 10 (1): 33-34.

15. 李连成, 路志正. 湿阻的流行病学调查 [J]. 中医杂志, 1992, 33 (6): 44-45.

16. 王克穷, 张立华, 刘伟, 等. 湿阻脾胃证的流行病学调查及相关因素的初步研究 [J]. 中国中医基础医学杂志, 1996, 2 (2): 41-44.

17. 严灿, 高敏, 吴丽丽, 等. 湿阻证患者免疫调节功能的临床观察及其机理探讨 [J]. 中国中医基础医学杂志, 1998, 4 (6): 38-40.

18. 唐雪春, 彭胜权. 呼吸道病毒感染与湿的相关性研究 [J]. 中国中医药信息杂志, 2000, 7 (10): 39-40.

19. 游建闽, 周建. 浅淡湿与病毒性肝炎 [J]. 浙江中医学院学报, 1994, 18 (2): 10-11.

20. 李志斌, 邹霞英. 广州地区气象因子与呼吸疾病的关系 [J]. 解放军预防医学杂志, 1999, 17 (4): 290-292.

21. 王霞, 于雅梅, 哲增科, 等. 1970 年~1990 年黑龙江省气象因素与小儿肺炎 [J]. 哈尔滨医科大学学报, 1994, 28 (6): 489-491.

22. 孙丽玲, 刘达云, 曾晓虹, 等. 婴幼儿腹泻与寒冷气候变化关系 [J]. 广西医学, 1998, 20 (5): 806-808.

23. 朱科伦, 马佩球, 李建强, 等. 从气象因素与黄疸性肝炎发病的回归分析论证湿邪致病理论 [J]. 中西医结合肝病杂志, 1994, 4 (3): 7.

24. 江锋先. 消化性溃疡显性出血与气候关系的探讨 [J]. 江西医药. 1996, 31 (2): 77-78.

25. 袁洪顺, 刘成福, 张云亭, 等. 急性心肌梗塞发病高峰期与季节气候的关系 [J]. 河北医药, 1995, 17 (3): 封 3.

26. 乔梁, 冯德勋. 急性心肌梗塞发病与季节气候及昼夜变化的关系 [J]. 湖北中医学院学报, 2000, 20 (1): 24-25.

27. 程彦杰, 袁霞, 陆晨, 等. 北京地区 70 万自然检测人群中风发病率的季节波动与六时段气候因子相关关系的研究 [J]. 北京中医药大学学报, 2000, 23 (2): 16-20.

28. 孙雯霞, 李庆生. 从季节主气探析燥邪与痔瘘病之关系 [J]. 云南中医中药杂志, 1995, 16 (6): 21-24.

29. 王彦晖. 湿热病脉象的探讨 [J]. 福建中医药, 1994, 25 (3): 16-17.

30. 徐庆吉, 傅文霞. 从 286 例流行性出血热论脉迟与"湿" [J]. 天津中医, 1997, 14 (3): 118-119.

31. 王绪辉, 朱显华, 周恩元, 等. 风湿寒性关节痛实验模型及病理学研究 [J]. 中医杂志, 1990, 31 (7): 50-52.

32. 姜学连, 李慧吉, 陈拯民, 等. 湿邪致病机理的初步实验研究 [J]. 滨州医学院学报, 1992, 15

(4)：306-308.

33. 陈新，区永欣，陈洁文.人工风寒环境对小鼠单核巨噬细胞系统吞噬功能的影响［J］.中国中西医结合杂志，1993，13（12）：739-740.

34. 张六通，梅家俊，黄志红.潮湿环境对大鼠骨骼肌线粒体呼吸控制率和氧化磷酸化效率的变化［J］.中医研究，1994，7（2）：22-24.

35. 张六通，梅家俊，黄志红，等.外湿大鼠关节、肺、大小肠和肝病理学研究［J］.中国中医基础医学杂志，1996，2（3）：35-37.

36. 郑红斌，张光霁，陈诚.中医病因古今演变的研究之一——《内经》七情内伤病因概论［J］.浙江中医学院学报，1998，22（1）：5-7.

37. 韩成仁.论七情之性、情、欲轴心动态演化——关于七情发生学的研究［J］.山东中医药大学学报，1998，22（1）：2-6.

38. 金光亮.论情志与情志病因［J］.中国医药学报，1997，12（3）：9-11.

39. 韩成仁.七情的定性分析［J］.山东中医药大学学报，1997，21（5）：331-334.

40. 乔明琦，韩秀琴.情志概念与可能的定义［J］.山东中医药大学学报，1997，21（4）：258-262.

41. 王忠云，张卫国.试谈"七情"理论的特征［J］.医学与哲学，1990，11（6）：39-40.

42. 乔明琦，张惠云，韩秀珍，等.七情定义新探［J］.上海中医药大学学报，2006，20（1）：12-15.

43. 张莉莎.体质因素在七情发病中的意义［J］.中国中医基础医学杂志，1998，4（2）：16-17.

44. 董少萍.论七情之动的个体因素［J］.中国中医基础医学杂志，2002，8（4）：6-7.

45. 刘洋，潘桂娟.情志成为中医学病因的理论依据与致病形式［J］.中国中医基础医学杂志，2007，13（12）：892-893.

46. 董少萍.论情志的致病机制［J］.长春中医学院学报，1997，13（6）：6-7.

47. 童园园.七情致病机理内涵探析［J］.安徽中医学院学报，1996，15（2）：4-7.

48. 唐学游.七情病变实质探讨［J］.中医药学报，1989，（5）：21-23.

49. 周萍，朱文峰.七情学说与应激理论［J］.医学与哲学，1995，16（9）：484-485.

50. 旷慧桃.略论心理因素致病的特性［J］.中医心理学论丛，1986，（2）：39-40.

51. 王米渠.七情发病初探［J］.四川中医，1986，（5）：6-7.

52. 邢玉瑞.七情内涵及致病特点［J］.中国中医基础医学杂志，2003，9（9）：6-7，17.

53. 朱光.情志因素与胃脘痛关系的探讨［J］.国医论坛，1995，10（3）：14-15.

54. 朱建华.情志与消化性溃疡病关系初探［J］.北京中医学院学报，1992，15（4）：58-59.

55. 余莹，鞠庆江.调节情志对肿瘤患者治疗康复的作用［J］.云南中医中药杂志，1996，17（3）：18-20.

56. 王宗柱.浅议情志与癌的关系［J］.陕西中医学院学报，1991，14（2）：11-13.

57. 张小平.七情与绝经前后诸症相关性探讨［J］.湖北中医杂志，1996，18（5）：33.

58. 刘静霞，吕瑞民.七情与眼病略识［J］.中医药信息，1997，（4）：6.

59. 李凤文.肝郁气滞血瘀的临床和实验研究［J］.中医杂志，1988，8（3）：136-137.

60. 须惠仁，傅湘琦，向丽华，等.肝郁证的动物实验研究［J］.中医杂志，1991，32（6）：44-47.

61. 严灿，潘毅，邓中炎，等.中医情志致病机理的研究——应激状态大鼠腹腔巨噬细胞释放 H_2O_2 功能的观察［J］.中医杂志，1997；38（4）：236.

62. 赵晓林，李恩，张元杏，等.滋补肝肾药方药对慢性激怒应激大鼠免疫的影响［J］.中国中医基础医学杂志，1996，2（5）：30-32.

63. 赵晓林，李思，贾漪涛，等.滋补肝肾方药对慢性激怒应激大鼠下丘脑肝脏核糖体聚态的影响［J］.中国中医基础医学杂志，1997，3（5）：28-30，33.

64. 严灿，邓中炎，王剑.调肝方药对慢性束缚应激大鼠神经内分泌免疫功能的影响［J］.中国免疫医学杂志，2000，16（9）：488，490.

65. 岳文浩，付文青，芦宗玉，等 . 怒伤肝机制研究 [J] . 医学与哲学，1995，16 (9)：481-483.

66. 王朝勋，郑洪新，王继伟，等 . 怒伤肝与神经-内分泌-免疫系统失调探析 [J] . 辽宁中医杂志，1997，24 (5)：205-206.

67. 沈雁，匡调元，张伟荣，等 . "恐伤肾"的实验研究 [J] . 中国医药学报，1991，6 (1)：13-16.

68. 王米渠，段光周，马向东，等 . "恐伤肾"母鼠的行为与生殖功能的实验研究 [J] . 中医杂志，1997，38 (3)：176-177.

69. 王米渠，王宇，骆永珍，等 . "恐伤肾"对小鼠红细胞免疫及免疫器官的影响 [J] . 成都中医药大学学报，1996，19 (2)：34-35.

70. 王米渠，黄健，骆永珍，等 . 惊恐孕鼠对子代鼠自然杀伤细胞活性的影响 [J] . 成都中医药大学学报，1997，20 (2)：33-34.

71. 金沈锐，王米渠，刘绍唐，等 . "恐伤肾"与即早基因表达的相关性研究 [J] . 上海中医药大学学报，2000，14 (4)：45-46.

72. 冯雪梅，郑军 . 中医"恐伤肾"模型血浆中分子物质与巯基含量的变化 [J] . 成都中医药大学学报，1997，20 (3)：46-47.

73. 王慧，周华珠，李弘磊 . 养心 I 号抗心理应激作用的实验研究 [J] . 徐州医学院学报，1996，16 (4)：417-419.

74. 宋剑南，刘东远，牛晓红，等 . 高脂血证与中医痰浊关系的实验研究 [J] . 中国中医基础医学杂志，1995，1 (1)：49-51.

75. 滕修胜 . 痰概念的演变及内涵 [J] . 中国中医基础医学杂志，1997，3 (3)：49-50，42.

76. 林绍基 . 论痰饮实质 [J] . 天津中医，1994，11 (2)：41.

77. 潘桂娟 . 中医痰病研究与临床 [M] . 北京：中国中医药出版社，1995：94.

78. 骆斌，黄山 . 肥胖人痰湿体质与人类白细胞抗原关联研究 [J] . 北京中医学院学报，1993，16 (5)：8-10.

79. 方永奇，李小兵，王丽新 . 心脑血管病痰证临床流行病学研究 [J] . 辽宁中医杂志，1993，20 (1)：1-3.

80. 方永奇，魏刚，李小兵 . 痰证宏观辨证的计量化研究 [J] . 辽宁中医杂志，1995，22 (11)：490-491.

81. 王琦，叶加农，朱燕波，等 . 中医痰湿体质的判定标准研究 [J] . 中华中医药杂志，2006，21 (2)：73-75.

82. 孙建芝，牛晓亚，韩丽华，等 . 痰浊证微观辨证指标的实验研究 [J] . 河南中医，1996，16 (2)：21-22.

83. 熊尚全，林如风，许少峰，等 . 冠心病中医辨证与载脂蛋白关系的初步研究 [J] . 福建中医学院学报，1994，4 (3)：7-9.

84. 王东生，袁肇凯，李建玲，等 . 冠心病痰瘀病理临床研究 [J] . 山东中医药大学学报，2003，27 (2)：109-111.

85. 王琦，叶加农 . 肥胖人痰湿型体质的血液流变学及甲皱微循环研究 [J] . 中国中医基础医学杂志，1995，1 (1)：52-54.

86. 方永奇，黄可儿，李小兵 . 痰证的血液循环特征初探 [J] . 湖北中医杂志，1992，14 (6)：33-34.

87. 李宝莉，王廷慧，赵菊梅 . 206 例痰浊中阻型眩晕的血液流变性和血脂血糖变化的观察 [J] . 陕西中医，2003，23 (8)：692-693.

88. 李小兵 . 心血管病痰证患者免疫功能特点初探 [J] . 中国中医基础医学杂志，1997，3 (6)：21-22.

89. 梁浩荣，谌剑飞，宋颖 . 中风中脏腑痰热内闭心窍证型与细胞免疫因子变化的关系研究 [J] . 放射免疫学杂志，2000，13 (6)：329-330.

90. 苏庆民，王琦 . 肥胖人痰湿型体质血脂、血糖、胰岛素及红细胞 Na-K-ATP 酶活性的检测及特征

[J]．中国中医基础医学杂志，1995，1（2）：39.

91. 王东生，袁肇凯，黄献平，等．冠心病痰瘀辨证与外周血单个核细胞 c-myc-mRNA 表达的相关性研究 [J]．中医杂志，2004，45（3）：210-211.

92. 沈乃莹，闫征，金宇安，等．HLA-DQA1 等位基因与急性脑梗塞多种中医体质类型的相关性研究 [J]．中医杂志，2001，42（4）：237-238.

93. 高洁，吕凤娟，林蒋海．中医痰湿体质与 HLA-Ⅱ类基因相关性研究 [J]．陕西中医，2007，28（5）：622-625.

94. 陈可冀．活血化瘀研究与临床 [M]．北京：中国协和医科大学，北京医科大学联合出版社，1993：3，8，18-19，172.

95. 余林中，吴锐，雷载权．温病"微观血瘀"证治刍议 [J]．中医研究，1996，9（5）：4-6.

96. 郭士魁，陈可冀，翁维良，等编．活血化瘀文献选辑 [M]．重庆：科学技术文献出版社重庆分社，1980：85-87.

97. 于海涛，朱丽兵，孙伟．瘀血的成因及治疗 [J]．泰山卫生，2003，27（2）：19-21.

98. 永田胜太郎．瘀血的诊断与辅酶 Q10 [J]．国外医学中医中药分册，1996，18（3）：29-31.

99. 梁民里道，张学敏，欧海云．年龄与血瘀证的关系及实验研究 [J]．福建中医药，1996，（1）：43，46.

100. 余达明，史亦谦．瘀血证与人格特征的关系研究 [J]．湖北民族学院学报：医学版，2008，25（2）：18-21.

101. 王克穷，张立华，刘伟．瘀血阻络证的流行病学调查及相关因素的初步研究 [J]．甘肃中医学院学报，1996，3（1）：12-15.

102. 第二届全国活血化瘀研究学术会议修订．血瘀证诊断试行标准 [A]．中西医结合杂志，1987，7（3）：129.

103. 陈可冀，马晓昌．关于传统血瘀证的现代分类 [J]．中国中西医结合杂志，2000，20（7）：487.

104. 徐宗佩，张伯礼，高秀梅，等．久病入络患者瘀血证与微循环障碍相关性研究 [J]．陕西中医，1997，18（9）：423-425.

105. 中国中西医结合学会活血化瘀研究会．活血化瘀研究 [M]．北京：中国医药科技出版社，1995：128-129，169-170，143-144.

106. 徐西，廖家桢，王硕仁，等．310 例血瘀证患者血小板功能与中医辨证关系的临床研究 [J]．中国中西医结合杂志，1993，13（12）：718-721.

107. 吴锦，陈可冀，裴正礼，等．冠心病血瘀证患者血小板扫描电镜形态观察 [J]．中国医药学报，1990，5（1）：18-20.

108. 施赛珠，石志芸．血瘀证与血小板活化的关联研究 [J]．中国中医基础医学杂志，1996，2（4）：22-24.

109. 印会河，张伯纳．中医基础理论 [M]．北京：人民卫生出版社，1985.

110. 吴敦序．中医基础理论 [M]．上海：上海科学技术出版社，1995.

111. 王新华．中医学基础 [M]．上海：上海科学技术出版社，1995.

112. 程士德．素问注释汇粹 [M]．北京：人民卫生出版社，1982.

113. 河北医学院．灵枢经校释 [M]．北京：人民卫生出版社，1982.

114. 区永欣．中医病机学 [M]．广州：广东高等教育出版社，1988.

115. 宋鹭冰．中医病因病机学 [M]．北京：人民卫生出版社，1987.

116. 南京中医学院．温病学 [M]．上海：上海科学技术出版社，1979.

117. 李德新．中医基础理论 [M]．北京：人民卫生出版社，2001.

118. 孙广仁．中医基础理论 [M]．北京：中国中医药出版社，2007.

第二章

发　病

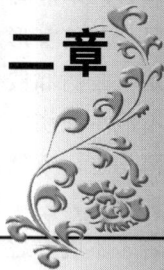

　　疾病是与健康相对而言，在中医学理论中，认为人体是一个统一的有机整体，人类在适应和改造自然环境变化的过程中，能保持机体内部及与外部环境的相对平衡协调的正常的生理活动，就是健康的表现。并以"阴平阳秘"的阴阳平衡协调来说明人体的健康状态。《素问·宝命全形论》说："人生有形，不离阴阳。"《素问·生气通天论》说："生之本，本于阴阳。"说明人体是由阴阳两类物质所构成的，阴阳是生命之本。《素问·调经论》又说："阴阳匀平，以充其形，九候若一，命曰平人。"平人即阴阳对立统一、相互协调的健康人。病是人体在一定致病因素的作用下，正邪相搏，导致机体内部及其与外界环境的平衡关系失调，发生了气血阴阳及脏腑经络组织等功能、代谢失常，或形态结构上的病理变化，因而出现一系列的临床症状和体征（包含现代医学临床检测的各种微观改变），就是发生了疾病。

　　疾病的发生，是机体处于病邪的损害与正气的抗损害之间的矛盾斗争过程。中医学关于发病的理论，主要是研究发病的基本原理、影响发病的因素、发病途径和发病形式等。研究发病机制，对养生防病和治病均有重要意义。

第一节　发病的基本原理

　　中医学认为疾病发生的原理虽然错综复杂，但从总体而论，主要是正气和邪气两个方面。发病是机体处于邪气损害与正气抗损害之间的斗争过程，正邪相搏是疾病发生、发展到结局的病理过程中最基本的原理。主要包括三个方面：正气不足是疾病发生的内部因素；邪气是发病的重要条件；邪正斗争的胜负决定是否发病。

一、正气不足是疾病发生的内部因素

　　正气，是与邪气相对而言的。正气是指精气血津液和脏腑经络等组织结构正常功能活动的总称，主要体现为自我调节、适应环境、抗邪防病、康复自愈等各种维护健康的能力。正气的强弱与精气血津液等物质是否充足、脏腑经络等组织器官的功能正常与否有关。精、气、血、津液是产生正气的物质基础，也是脏腑经络等组织器官功能活动的物质基础。只有人体内精气血津液充沛，脏腑经络等组织器官的功能正常，人体内的正气才能充盛。正气的作用，主要体现在五个方面：其一，抵御外邪的侵袭；其二，祛除病邪；其三，机体对疾病的自愈能力；其四，维持身体功能的协调；其五，影响发病的证候类型。

　　中医发病学十分重视人体的正气，认为人体正气的强弱是决定疾病发生与否的内部因素。《素问·刺法论》说："五疫之至，皆相染易，……不相染者，正气存内，邪不可干。"《素问·评热病论》又说："邪之所凑，其气必虚。"《灵枢·百病始生》亦说："风雨寒热

不得虚，邪不能独伤人。卒然逢疾风暴雨而不病者，盖无虚，故邪不能独伤人。此必因虚邪之风，与其身形，两虚相得，乃客其形。"《黄帝内经》的这些论述，充分说明了人体正气不足，是病邪侵入和发病的内部因素。如果单有病邪作用，没有正气相对或绝对不足，病邪不能单独伤人。在《灵枢·论勇》说："有人于此，并行并立，其年之长少等也，衣之厚薄均也，卒然遇烈风暴雨，或病或不病，或皆病，或皆不病，其故何也？……少俞曰：春温风，夏阳风，秋凉风，冬寒风。凡此四时之风者，其所病各不同形。""黄色薄皮弱肉者，不胜春之虚风；白色薄皮弱肉者，不胜夏之虚风；青色薄皮弱肉者，不胜秋之虚风；赤色薄皮弱肉者，不胜冬之虚风也。黄帝曰：黑色不病乎？少俞曰：黑色而皮厚肉坚，固不伤于四时之风。其皮薄而肉不坚、色不一者，长夏至而有虚风者，病矣。其皮厚而肌肉坚者，长夏至而有虚风，不病矣。其皮厚而肌肉坚者，必重感于寒，外内皆然，乃病。"此处以外部条件相同，而薄皮弱肉者易感邪致病，皮厚而肌肉坚者则不病的道理，说明外因是发病的条件，内因是发病的根据，外因通过内因起作用。肺主皮毛，脾主肌肉。皮肤的厚薄，肌肉的坚弱与肺脾两脏关系密切。肺主气属卫，"卫气者，所以温分肉，充皮肤，肥腠理，司开合者也"（《灵枢·本脏》）。卫气有温煦和防御作用。脾主肌肉，为气血生化之源。薄皮弱肉者，常为脾肺气虚者，其卫外功能减退，故易感邪而生病。皮厚肌肉坚者，多为脾肺健旺，气血充足者，故其防御能力强，病邪难于侵入，故多不发病。这也说明正气不足是疾病发生的内部因素。《金匮要略·脏腑经络先后病脉证》说："四季脾王不受邪。"这是指一年四季脾气都很旺盛，肝病则不易传脾。又说："若五脏元真通畅，人即安和。""不遗形体有衰，病则无由入其腠理。"《脾胃论·脾胃虚实传变论》说："脾胃之气既伤，而元气亦不能充，而诸病之所由生也。"因为脾胃是气血生化之源，"真气又名元气，乃先身生之精气也，非胃气不能滋之"（《脾胃论·脾胃虚则九窍不通论》）。故脾胃之气既伤，而元气亦不能充，元气虚则机体抵抗力降低，易发生诸病。《温疫论·原病》亦指出："凡人口鼻之气，通乎天气。本气充满，邪不易入，本气适逢亏欠，呼吸之气亦自不及，外邪因而乘之。"这些论述，说明了人体正气不足是疾病发生的内部因素。

邪气对机体的损害作用主要体现在三个方面：其一，导致生理功能失常；其二，造成机体形质损害；其三，改变个体体质类型。

人体正虚的程度与发病轻重有一定的关系。一般而言，正气较强的人，其感受病邪后，正气即奋起抗邪，病位较浅，病邪易被祛除；而素体正气虚弱的人，往往要病邪侵入到一定程度，正气才能被激发，因此病位常较深，病情较重。正如《医原纪略》说："邪乘虚入，一分虚则感一分邪以凑之，十分虚则感十分邪。"《锦囊秘录》说："正气旺盛，虽有强邪，亦不能感，感亦必轻，故多无病，病亦易愈；正气弱者，虽有微邪，亦得易袭，袭则必重，故最多病，病亦难痊。"说明在一般的情况下，正虚的程度与感邪的轻重成正比。

二、邪气是发病的重要条件

邪气，泛指各种致病因素，简称为"邪"。《素问·调经论》说："夫邪之生也，或生于阴，或生于阳。其生于阳者，得之风雨寒暑，其生于阴者，得之饮食居住，阴阳喜怒。"张介宾《类经》解释此段经文时说："风雨寒暑，生于外也，是为外感，故曰阳；饮食居住，阴阳喜怒，生于内也，是为内伤，故曰阴。"因此，中医学中的邪气，包括外感六淫、疠气，内伤七情、饮食、劳逸，以及外伤、虫兽伤等。还有病理产物性的水湿、痰饮、瘀血和结石，均属于邪气。张从正说："病之一物，非人身素有之也，或自外而入，或自内而生，皆邪气也"（《儒门事亲·汗下吐三法该尽治病诠》）。所以说，邪气泛指各种致病因素。中医发病学，既重视正气，强调正气不足是疾病发生的内部因素，但也不排除邪气在发病中的作用，而认为邪气是发病的重要条件。如感邪数量大，毒力强，正气虽不虚弱，亦可使人发病。所以《黄帝内经》除提出"正气存内，邪不可干"，"邪之所凑，其气必虚"外，又在《灵枢·口问》中说："夫百病之始生也，皆生于风雨寒暑，阴阳喜怒，饮食居处，大惊卒恐。"这就是说六淫、房室、情志、饮食和居处都是引起疾病的外部条件。《素问·刺法论》说："五疫之至，皆相染易，无问大小，病状相似。"《诸病源候论·温病令人不相染易候》说："人感乖戾之气而生病，则病气转相染易，乃至灭门，延及外人。"《温疫论·原病》说："疫者感天地之戾气……此气之来，无论老少强弱，触之者即病。"从以上论述来看，邪气是发病的重要条件，特别是在疫疠流行期间，由于邪气的毒力过强，"无论老少强弱，触之者即病"。因此，对于有传染性的病邪，必须采取预防措施，"避其毒气"，以免感邪而生病。在临床上，感受不同的病邪，则发生不同的病证。感受痢疾病邪，则发生痢疾；感受疟邪，则发生疟疾。六淫致病，如感受寒邪多呈表寒证；感受暑邪则为伤暑或中暑；感受燥邪，可为温燥或凉燥证等。

邪气可以影响发病的部位、性质和轻重。病邪侵犯人体，有在筋骨经脉者，有在脏腑者，病位不同，病证各异。《灵枢·刺节真邪》说："虚邪之中人也，洒淅动形，起毫毛而发腠理。其入深，内抟于骨，则为骨痹；抟于筋，则为筋挛；抟于脉中，则为血闭不通，则为痈；抟于肉，与卫气相抟，阳胜者则为热，阴胜者则为寒，寒则真气去，去则虚，虚则寒；抟于皮肤之间，其气外发，腠理开，毫毛摇，气往来行，则为痒；留而不去，则痹；卫气不行，则为不仁。"《灵枢·五邪》说："邪在肺，则病皮肤痛，寒热，上气喘，汗出，咳动肩背。""邪在肝，则两胁中痛，寒中，恶血在内，行善掣节，时脚肿。""邪在脾胃，则病肌肉痛。阳气有余，阴气不足，则热中善饥；阳气不足，阴气有余，则寒中肠鸣、腹痛。""邪在肾，则病骨痛，阴痹。阴痹者，按之而不得，腹胀，腰痛，大便难，肩背颈项痛，时眩。""邪在心，则病心痛，喜悲，时眩仆。"说明病邪所中部位不同，疾病的证候表现不一。邪气的性质与所发病证的关系，一般来说，感受阳邪，易导致阳偏盛而伤阴，出现实热证；感受阴邪，易导致阴偏盛而伤阳的实寒证。邪气与病情的轻重也有密切的关系，病证的轻重除体质因素外，还决定于感邪的轻重。一般来说，感邪轻浅者则病轻，感邪深重者则病重。外感六淫初起，其证多轻浅。疠气致病，常始发即病情重笃。此外，邪气是发病的重要条件，有时还是发病的决定因素，如外伤和虫兽伤等。

三、邪正相搏，邪胜正负则发病

邪正相搏，即邪正斗争。指邪气侵入人体，正气奋起抗邪。邪正斗争贯穿于疾病的全过程，不仅关系着疾病的发生，而且影响着疾病的发展和转归。就发病来说，病邪侵入，正气奋起抗邪，若正气充盛，抗邪有力，则正胜邪却，不出现临床症状，即不发病。若邪盛正虚，正气抗邪无力，正不胜邪，病邪在体内很快发展，造成人体阴阳气血失调，脏腑经络功能异常，或形态结构损害，出现临床症状和体征，机体便发生了疾病。这就是邪胜正负则发病。邪正斗争贯穿于整个疾病的过程，如外感温热病，病邪从皮肤及口鼻而入，发病之初期，邪在肌表，人体正气中的卫气奋起抗邪，邪正相搏于肌表，便出现微恶风寒、发热、头痛、脉浮数等卫分症状；若表邪在卫分不解，病邪由表入里进入气分，邪盛正实，正邪剧争，则表现为壮热不恶寒、汗出多、口渴欲冷饮、脉洪大等实热证候；若邪热久留，热邪伤正，正气损伤，邪入营分，便出现身热夜甚、舌质红绛、心烦不寐、时有谵语等为基本特征的营分证；若病邪由营分再入血分，则身热、躁扰，甚或发狂，舌质深绛和出血等。在卫分和气分，虽然邪盛，但正气未伤，正气抗邪有力，临床表现为实证。此时若能及时恰当治疗，每易驱邪外出，使疾病较快好转或痊愈。若热邪深入营分、血分，则表示在邪正斗争中邪胜正衰，机体营血被耗伤，心神受扰，病情深重。所以说，邪正斗争的胜负不仅关系到疾病的发生，而且影响着疾病的发展和转归。

第二节　影响发病的因素

影响发病的因素很多，除邪正相搏、邪胜正负因素外，尚有情志因素、体质因素、自然环境与社会因素等，均与疾病和健康有着密切的关系。

一、情志因素与发病

突然强烈的情志刺激，或慢性持久的精神情志刺激，患者无法自我解脱，情志刺激过度，超过患者心神调节能力范围，造成脏腑气血阴阳失调，气机逆乱，精气血津液耗伤，或功能、代谢失常，或组织形质损害而发生疾病，甚或死亡。匡调元《中医病理研究·心神病机论》报告一例病案，是一个精神情志因素直接致病致死的例子。患者于某日上午与人争论，情绪激动。事后即感疲乏，午饭后突然感觉心前区绞痛，为持续性，时轻时重，同时向背侧与左肩部放射，痛时伴出汗，不能言语与行动，恶心呕吐。次日清晨又突然剧痛，入院抢救无效，于当日下午 3 时死亡。从发作到死亡共 28 小时。死后病理解剖，见心包外表呈黯紫色，膨胀饱满，切开心包取出积血及血块约 350ml，心室前壁中下方有一裂口与右室腔相通，长约 3cm，宽约 0.2cm。该病例发病和死亡，与情绪激动有密切的关系，可以说是直接激发原因。

情志因素不但可以直接损伤脏腑，影响脏腑阴阳气血而发病，也可由于伤及人体脏腑阴阳气血，使人体正气减弱，抵抗力降低，间接地为其他外邪侵入致病创造条件。因此，培养良好的心理素质和自控能力，克服不良的情感倾向，保持思想上安定，清静，精神愉快，心情舒畅，则有利于保存正气，提高机体抗邪能力，减少疾病的发生。

二、体质因素与发病

在前病因章中已述及体质决定对某些疾病的易感性，可知体质与某些疾病的发生有密切的关系。如《诸病源候论·卷五十》说："人无问男女大小，有禀性不耐漆者，见漆及新漆器便着毒，令头面身体肿，起隐疹色赤，生疮痒痛是也。"这就说明生漆疮是体质对漆过敏的人。若体质能耐漆者，如油漆工人，经常与漆接触，也不致生漆疮。在前发病的基本原理中，述及正气不足是疾病发生的内部因素，而正气强弱与体质强弱有密切的关系。体质弱者，则正气不足，易受外邪侵袭而生病。并可由于体质虚弱，阴阳气血失调，容易产生各种内生病邪，如水湿、痰饮、瘀血等。或在情志、饮食、过度劳累等因素的作用下，发生各种内伤病证。

《灵枢·阴阳二十五人》说，木形之人，"能春夏不能秋冬，感而病生"，火形之人，"能春夏不能秋冬，秋冬感而病生"；土形之人，"能秋冬不能春夏，春夏感而病生"；金形之人，"能秋冬不能春夏，春夏感而病生"；水形之人，"能秋冬不能春夏，春夏感而病生"；木、火、土、金、水五形之人，代表五种不同体质的人，他们对时令的适应方面存在着差异。能，通"耐"。有的能春夏不能秋冬，有的则能秋冬不能春夏，对不能的季节感受外邪，容易发生疾病。该篇还进一步分析：具备了五形的形体特征，但并未显现出每一类型应出现的肤色，根据五行生克学说，体形的五行属性克制肤色的五行属性，或肤色的五行属性克制形体的五行属性，有这种形色相克的现象出现，若逢有"年忌"的时候，感受了病邪就要生病，若有失治、误治，或自己疏忽而不重视，就难免有生命之忧。如木形人色见黄（属土），为形胜色；火形人见色黑（属水），为色胜形。"形胜色、色胜形者，至其胜时年加，感则病行，失则忧矣"（《灵枢·阴阳二十五人》）。如果形色相得者，即形色相称，则是康泰的表现。

匡调元《中医病理研究》根据历代医家的论述，将体质分为正常质、晦涩质、腻滞质、燥红质、迟冷质和倦㿠质六类。并指出了各类型体质发病后的病证倾向性。①正常质：阴阳无明显偏盛偏衰，平素少病。一旦得病则多属外感，暴病则多见阳明腑实等实热证。②晦涩质：常见有瘀血证的症状和体征。发病后多见痞闷作胀，痛有定处，或时有出血，或癥瘕结聚，或午后潮热。中医临床所见气血易阻者，属此种体质类型。③腻滞质：可见于好饮酒者。发病后常见中脘痞满，胸满头眩，肢节疼痛，带浊淋沥，延绵难清。中医临床所见痰湿易盛者常属此种体质类型。④燥红质：常见阴虚内热的症状和体征。发病后常见内热炽盛，易入里化热，伤津液。中医临床所见阴易亏者常属此种体质类型。⑤迟冷质：常见阳虚的症状和体征。发病后常见外寒较甚，易从寒化而伤阳气。中医临床所见阳易衰者常属此种体质类型。⑥倦㿠质：常见气虚或气血两虚的症状和体征。发病后抗病能力往往较差，常易虚脱，非扶正不足以御外邪。中医临床所见气血易虚者常属此种体质类型。吴敦序主编的《中医病因病机学·发病》在体质与易感疾病倾向中着重分析了五种不同体质的类型，包括阴虚质、阳虚质、气虚质、痰湿质和血涩质。其实质仍是上述除正常质以外的五种类型体质。阴虚质与燥红质、阳虚质与迟冷质、气虚质与倦㿠质、痰湿质与腻滞质、血涩质与晦涩质相雷同。对易感疾病倾向亦大致相同，但其分类名称更为通俗实用。

体质决定某些疾病的证候类型，如感受相同的致病因素，因个体体质不同，表现出不同的证候类型。《素问·风论》说："风之伤人也，或为寒热，或为热中，或为寒中，或为疠风，或为偏枯，或为风也，其病各异，其名不同。"《医宗金鉴·卷三十六》说："人感受邪气虽一，因其形脏不同，或从寒化，或从热化，或从虚化，或从实化，故多端不齐也。"亦有病因不同，体质相同，表现出相同或相似的证候。如阳盛体质，感受热邪，出现热证；感受寒邪，亦可郁而化热，出现热证。

三、自然环境与发病

《素问·宝命全形论》说："人以天地之气生，四时之法成。"说明人与自然有密切的关系，自然变化对人体的影响很大。中医学认为疾病的发生，不仅与人体内部正气、体质和精神情志状态有着密切的关系，而外部有邪气的作用，且与人类生活的自然环境息息相关。诸如气候的变化、地理特点、工作生活环境卫生，接触的空气、水、食物、噪声等，都对人体健康和发病不断产生作用。这是中医学特点之一，是整体观念的体现，也是当前国际环保组织关心和不断向世界各国提出要重视环保的原因。

（一）气候因素与发病

《素问·生气通天论》说："苍天之气，清净则志意治，顺之则阳气固，虽有贼邪，弗能害也。""因于露风，乃生寒热。是以春伤于风，邪气留连，乃为洞泄；夏伤于暑，秋为痎疟；秋伤于湿（《医门法律》作'秋伤于燥'），上逆而咳，发为痿厥；冬伤于寒，春必病温。四时之气，更伤五脏。"《素问·金匮真言论》说："东风生于春，病在肝；南风生于夏，病在心；西风生于秋，病在肺；北风生于冬，病在肾；中央为土，病在脾。"在具体发病的倾向上，则"春善病鼽衄，仲夏善病胸胁，长夏善病洞泄寒中，秋善病风疟，冬善病痹厥。"《黄帝内经》的这些论述，大体上符合临床实际情况，说明有些疾病的发生与季节气候的变化有关。六淫致病，表现有一定的季节性，春天多风病，夏天多暑病及热病，长夏多湿热病，秋天多燥病，冬天多寒病等。一些传染病的发生和流行也与季节气候有密切的关系，如麻疹、水痘、百日咳、猩红热、流行性腮腺炎、流行性脑脊髓膜炎等，多在冬春发生和流行；痢疾、疟疾、流行性乙型脑炎、脊髓灰质炎等多发生于夏秋。非传染性疾病的发生或复发，如感冒、气管炎、哮喘、急性心肌梗死，也常与季节气候因素有关。

运气与发病，五运主岁有太过、不及及平气的不同。平气之年，气候和平，疾病很少流行。太过，即五运之气太过而有余。不及，指五运之气不足而衰少。太过或不及都会使人容易发生某种相应的疾病。例如《素问·气交变大论》说："岁木太过，风气流行，脾气受邪，民病飧泄食减，体重烦冤，肠鸣腹支满，上应岁星，甚则忽忽善怒，眩冒巅疾。"说明如果一年中，木运太过，可使风木之气流行于地，湿土之气受克，脾土受邪，人们多患泄泻食减，肢体沉重，烦闷抑郁，肠鸣，腹胀满，甚至易怒，头眩眼花等头部疾病。"木岁不及，燥乃大行，生气失应，草木晚荣，肃杀而甚，则刚木辟著，柔萎苍干，上应太白星，民病中清，胠胁痛，少腹痛，肠鸣溏泄。"这是说，木运不及，燥金之气就会旺盛，生气与时令不相适应，草木晚荣。肃杀之气亢盛，则坚刚之木亦受其刑伤，而柔萎者则苍干。人们多患中气虚寒，胠胁痛，少腹痛，肠鸣，大便溏泄。《素问·气交变大论》还分析了火、土、金、水四运的太过与不及，同样会引起人们发生相应的某些疾病。

六气的"至而不至"或"未至而至"的气候反常现象，亦常常引起疾病。所谓"至而不至"，是指时令已到而气候不到，这是"不及"。如春天应温而不温；夏天应热而不热；秋天应凉而不凉；冬天应寒而不寒。而"未至而至"，就是时令未到而有其气候。如未到夏天而炎热的气候已到，未到冬天而寒冷的气候已到等等。这些气候的异常都与发病有密切的关系。

气候的异常变化，还常常诱发或加重旧疾。《素问·六元正纪大论》说："水郁之发，阳气乃辟，阴气暴举，大寒乃至，川泽严凝，寒氛结为霜雪，甚则黄黑昏翳，流行气交，乃为霜杀，水乃见祥。故民病寒客心痛，腰脽痛，大关节不利，屈伸不便，善厥逆，痞坚，腹满。"这是说寒潮来临，暖空气退避，寒露成霜。寒极之气致使许多疾病发作，如心痛，厥逆，腹胀痞硬，腰椎骨痛楚难行等。《素问·生气通天论》说："秋伤于湿，上逆而咳。"每年入秋以后，慢性支气管炎就易复发，且多咽痒、咳嗽等症。有人曾对慢性支气管炎进行连续观察，发现在四年中，每年发病均于 11 月至 1 月呈现高峰。研究表明，这种旧疾的复发与季节气候明显相关，且有明确的周期性。有人还观察了精神分裂症患者的发病与气候的关系，指出：在强大寒流入侵时，病者会出现骚动与病证反复，逢阴雨天症情加重。

气候变化对诱发或加重某些慢性病证的规律性联系，已引起医界的广泛重视。根据国外学者研究，不少疾病都与气候有关，如"高湿度"气候可引起心肌梗死症的发作，"气压降低伴高湿"天气可致多发性关节炎的复发，"冷峰"、"低气压"等气候状况可促使心绞痛症恶化。其他如"湿热"气候可加重胃溃疡的发病，"不稳定冷空气及逆温层"气候可加重支气管哮喘的发作（《医疗气象学·气象与疾病》）。中医学历来重视节气转换时的气候变化，认为"二分"（春分、秋分）、"二至"（夏至、冬至），常常是宿疾复发与重病转危的关键时刻。

中医学认为一天中阴阳消长变化与发病也有一定的关系。《素问·金匮真言论》说："平旦至日中，天之阳，阳中之阳也；日中至黄昏，天之阳，阳中之阴也。合夜至鸡鸣，天之阴，阴中之阴也；鸡鸣至平旦，天之阴，阴中之阳也。"这是一日中阴阳变化的规律，而人体的阳气亦随之产生消长盛衰的变化，即《素问·生气通天论》所说的"故阳气者，一日而主外，平旦人气生，日中阳气隆，日西而阳气已虚，气门乃闭。"其对发病的影响，正如《灵枢·顺气一日分四时》所说："朝则人气始生，病气衰，故旦慧；日中人气长，长则胜邪，故安；夕则人气始衰，邪气始生，故加；夜半人气入脏，邪气独居于身，故甚也。"即是说在一日之中，早晨人体的阳气与自然阳气一样始生，病邪衰退，所以患者感到早晨比较清爽；中午人的阳气隆盛，正气胜邪，所以病情缓和患者安静；傍晚人的阳气始衰，邪气开始增加，故病情加重；夜半人体阳气入脏，邪气亢盛，故病情重笃。此规律对临床观察和治疗具有一定参考价值。

（二）地域因素与发病

不同地域，地势高低，气候特点、食品种类各有不同，且由于地壳元素分布的不均衡性，形成了不同的地域特点，影响着人们的生活习惯和生理特点，并发生地域性的多发病与常见病。一般来说，我国东南方地势低下，气候温暖或炎热潮湿，水土薄弱，人之腠理常开而少闭，故多湿邪或湿热病；西北方地势高峻，气候干燥寒凉多风，水土刚强，人之腠理常闭而少开，故多风寒伤人，或燥邪为病。如《素问·异法方宜论》说："东方之域，海滨傍水，其民食鱼而嗜咸，皆安其处，美其食。鱼者使人热中，盐者胜血。故其民皆黑色疏理，其病皆为痈疡。""西方者，金玉之域，沙石之处，天地之所收引也。其民陵居而多风，水土刚强，其民不衣而褐荐，其民华食而脂肥。故邪不能伤其形体，其病生于内。""北方者，天地所闭藏之域也。其地高陵居，风寒冰冽。其民乐野处而乳食，脏寒生满病。""南方者，天地之所长养，阳气所盛处也。其地下，水土弱，雾露之所聚也。其民嗜酸而食胕，故其民皆致理而赤色，其病挛痹。""中央者，其地平以湿，天地所以生万物也众，其民食杂而不劳，故其病多痿厥寒热。"这是古人从实践中长期观察到的地域因素作用，不同地域发生的常见病。即东方滨海傍水，多食鱼盐的人，多病痈疡；西方多山旷野多风，人们喜食酥酪骨肉，体质肥壮，外邪不易侵犯而多发内伤病；北方地高陵居，风寒冰冽，人们喜食牛羊乳汁，多致脏寒生胀满之疾；南方地势低洼，阳气盛，雾露聚集，地多潮湿，人们喜食酸类及腐熟食品，多发筋脉拘急和痹证。中原地区，地平潮湿，食物众多，比较安逸，常见痿弱、厥逆寒热病证。

不同地域，由于气候和地理环境因素，可使某些致病的病原体易于孳生繁殖和传播。如《诸病源候论·蛊毒病诸候》说的："江南有射工毒虫，常在山间水内……夏月在水内，人行水上及以水洗浴，或因大雨潦时，仍逐水便流入人家……其含沙射人影便病。"《诸病源候论·沙虱候》中说："山内水间有沙虱，其虫甚细，不可见人，入水浴及汲水澡浴，此虫著身及阴雨日行草间亦著人，便钻入皮里。"在《诸病源候论·山瘴疟候》中说："此病生于岭南，带山瘴之气，其状发寒热，休作有时，皆由山溪源岭瘴湿毒气故也。"古人又观察到瘿病的发生与地域有密切的关系。《诸病源候论·瘿候》说："瘿者由忧恚气结所生，亦曰饮沙水，沙随气入于脉，搏颈下而成之，初作与樱核相似，而当颈下也。"并引《养生方》云："诸山水黑土中，出泉流者，不可久居，常食令人作瘿病。"以后发现这种病证多发于山区及一些远离海岸的地区，是由地域水土中缺乏碘元素引起的。此外，从现代流行病学和地质学研究得知，我国东南沿海及长江流域，过去有血吸虫病和钩端螺旋体病的流行，东北、西方则有克山病及大骨节的发生等。

（三）生活工作环境与发病

不良的生活工作环境，如环境卫生、水源、大气、噪声、电磁等，常是疾病发生的重要因素。例如环境卫生差，蚊蝇孳生，可导致许多疾病的发生及传播。流行性乙型脑炎、血丝虫病、疟疾等，是通过蚊子叮咬而传染发病的；消化道传染病，如肠伤寒、痢疾、肝炎、霍乱及某些寄生虫病等，是通过污染水源、食物或苍蝇传播的；呼吸道传染病，如流行性感冒、白喉、百日咳、麻疹、水痘、猩红热、流行性脑脊髓膜炎、肺结核病等，是通过空气被污染而传播的。工业废水、废气、废渣、放射物质、粉尘、电磁干扰等，均能危害人体健康，使人发生职业病和相关性疾病。居住或工作环境经常嘈杂，噪音过大，常会使人心烦、失眠，或久之导致高血压等。因工作或居住环境阴暗、潮湿，导致风湿病的发生。所以，人类必须重视环境保护工作，搞好环境卫生，及时清理垃圾，疏通沟渠，排除积水，消灭蚊子、苍蝇、老鼠、蟑螂，处理好"工业三废"，防止空气、水源、土质被污染。绿化造林，加强劳动保护，改善生活、工作环境，对减少疾病的发生和流行具有重要意义。

四、社会环境与发病

人类生活在自然界，离不开一定的社会环境而生活。所以人类的健康与疾病的发生，不但与自然环境有密切的关系，而且与社会环境密切相关，如社会动荡、经济和政治地位改变，家庭及人际关系，职业与工作环境等。所以研究社会环境与发病，能使我们更全面、系统地认识发病的原因，提高防病及治病水平。

（一）社会治乱与发病

一般来说，社会稳定，经济繁荣，人们能够安居乐业，疾病的发生和流行较少。若社会动荡，社会政治腐败，则容易造成疾病的发生和流行。古代中医文献记载有关情况不少。吴敦序《中医病因病机学·社会环境与发病》说，《后汉书》记载："延熹四年，大疫。太公六韬曰：'人主好重赋役，大宫室，多台游，则民多病瘟也。'"说明当时民病瘟疫源于政治腐败。金·张从正《儒门事亲》谓："以时言之，治平之时，常疟病少；扰攘之时，常疟病多。"张氏并分析了疟疾发病的社会因素，"盖扰攘之时，政令烦乱，摇役纷冗，朝戈暮戟"，以致疟病流行。在金元之际，兵连祸结之年，李杲认为，当时人民所以发生疾病，皆因于动乱不安的生活，人们脾胃受损，以致"气虚"而发病。他在《内外伤辨惑论》中记述："向者壬辰（1232年）改元，京师戒严，追三月下旬，受敌者凡半月，解围之后，都人之不受病者，万无一二，既病而死者，继踵而不绝，都门十有二所，每日各门所送，多者二千，少者不下一千，……大抵人在围城中，饮食不节，乃劳役所伤，不待言而知，尤其朝饥暮饱，起居不时，寒温失所，动经三两月，胃气亏乏久矣，一旦饱食太过，感而伤人，而又调治失宜，其死也无疑矣。"可见动荡、战乱、饥饿和劳役，是疾病发生的重要原因。

（二）社会境遇与发病

社会境遇，主要是指个人在政治、经济地位上的改变，或个人的荣辱得失。《素问·疏五过论》说："尝贵后贱，虽不中邪，病从内生。""尝富后贫，名曰失精；五气留连，病有所并。"说明原来职位高贵，经济上富有，后来职位低下，经济上破落，虽然没有感受外邪，病亦可内生。又说："封君败伤，及欲侯王，故贵脱势，虽不中邪，精神内伤，身必败亡。始富后贫，虽不伤邪，皮焦筋屈，痿躄为挛。"此外，1981 年 12 月《健康顾问》中发表了一篇"情志可以置人于死地"的文章，引用了美国医学博士乔治·英格收集的世界各地 275 人突然死亡实例，其中第二类 21 人，是在感到失望，失去了地位或自尊心后突然死亡的。有个 59 岁的某学院院长，受到某种压力被迫辞职，就在新院长就职那天死去。有 6 个知名人士，在受到犯罪起诉，面临审判时，突然死亡。所以社会境遇改变，不但可以直接使人发病，甚则可使人死亡。

（三）家庭及人际关系与发病

家庭离不开社会，家庭矛盾又常是社会矛盾的反映，如有的家庭成员贪污腐化堕落，或吸毒，或染上性病，或染上其他社会劣习，均可危及家庭。还有社会治安问题，社会治安不好，可使一些家庭成员受到伤害，或造成财产损失。以上的社会问题，均可导致受影响的家庭成员，发生情志或形体上的疾病。人际关系与发病也有一定的关系，如情志易激动，思想或工作方法欠佳，工作不协调，或有人搬弄是非，造成人际关系紧张，心情不愉快，或忧悲抑郁，或激动发怒，都可直接或间接使人发生内伤性疾病。

（四）职业和工作环境与发病

有些职业由于工作环境的粉尘或有毒物质，或放射性物质，可以使人发生职业病。如打石工人易患矽肺；以铅为原料的工厂，工人易出现慢性铅中毒；化工厂、农药厂工人，长期接触有害物质，也可造成职业病，还有开采有放射性物质的矿工，或生产、研究、使用有放射性物的科学技术人员，劳动保护不够、接触时间过长，均可使人直接或间接致病。至于发病的多少，病情的轻重，却与社会劳动的环境条件密切相关，若主管部门重视防护和改善工作条件，注重卫生保健，可以减少或减轻职业病的发生。

第三节　发 病 途 径

发病途径，是指病邪侵入的途径。病邪不同，其侵入人体的门户与发病途径亦不同，主要有以下几个方面：

一、外感病邪侵入发病途径

六淫病邪，多从肌肤侵入，《三因极一病证方论·三因论》说："六淫，天之常气，冒之则先自经络流入，内合于脏腑。"由表入里，由浅入深，发病初期多见有表证，如恶风寒、发热、头身痛等。但由于六淫之邪各有不同的性质和致病特点，所以侵入人体初期症状各不相同。按《伤寒论》六经病证，外感风寒，首先见太阳经证，因太阳经主一身之表。"温邪上受，首先犯肺"（《温热经纬·叶香岩外感温热篇》）。肺主皮毛，皮毛受邪，内合于肺，故温邪侵入常先见肺卫症状。风为阳邪，其性轻扬，常先侵犯人体肌表、阳经和上部。燥邪易先侵入肺卫，耗伤津液。暑、火皆属阳热之气，从表入里，易伤津耗气，出现阳热亢盛症状。外湿侵入肌表，湿性重浊黏滞，阻碍气机，常见头身困重、四肢酸痛。六淫外邪，从总体上说，是从肌肤侵入。《灵枢·五变》说："百疾之始期也，必生于风雨寒暑，循毫毛而入腠理。"

疫疠之气，多从口鼻而入，《临证指南医案·卷五》说："疫疠一证，都从口鼻而入。"《温疫论·原病》说："疫者，感天地之戾气……邪自口鼻而入。"目前临床所见的传染病主要有两类，一类是呼吸道传染病，如麻疹、白喉、百日咳、流行性脑脊髓膜炎、肺结核等；一类是消化道传染病，如肠伤寒、痢疾、霍乱、肝炎等。前者通过鼻吸入，后者通过口食入。

二、内伤病邪侵入发病途径

内伤病邪主要有七情、饮食、劳逸等。

七情伤，主要是突然强烈或慢性持续的情志刺激过度。侵入发病途径是直接伤脏，首先作用于心，然后波及相应的脏。如怒，先由心接受了难于容忍可憎恨之事而及肝，表现为盛怒，怒反过来又伤肝。主要是影响气机，导致人体阴阳气血失调而发病。

饮食伤，是病从口入，或饮食不节，或饮食偏嗜，如偏寒损伤脾胃阳气，偏热损伤胃阴，导致体内阳气亢盛；或五味偏嗜，造成五脏生理功能失调，出现五行相乘、相侮等病理现象；或食入含有细菌、病毒、有毒食品，造成各种肠胃道疾病，或中毒；或饮食伤成为食滞、食积等。

劳逸伤，包括过劳和过逸。过劳，为"劳则气耗"，"劳则喘息汗出，内外皆越"，故劳力过度则伤气；劳神过度，则劳伤心脾；房劳过度，则耗伤精气。过度安逸，则气血不畅，或脾胃功能减弱，或发胖臃肿等。

三、其他病邪侵入发病途径

其他病邪有外伤、诸虫等。

外伤，不论是金疮、跌打、冻伤、或虫兽伤，都是从皮肤侵入，或皮肤肌肉损伤，或内入肌肉，损伤筋骨、脏腑。毒蛇咬伤还可引起全身中毒，甚至死亡。

诸虫，不同虫体侵入的途径不一样。蛔虫、蛲虫、绦虫、姜片虫、肝吸虫、阿米巴原虫是随饮食物从口侵入人体；疟原虫和血丝虫，是通过蚊虫叮咬传入人体；钩虫，是通过接触有感染性钩虫幼虫的泥土，从皮肤侵入人体。而血吸虫，是通过接触有血吸虫幼虫的疫水，也是从皮肤侵入人体的。

第四节 发病形式

发病形式决定于病邪和正气的强弱。由于病邪的种类、性质及侵入途径不同，以及正气强弱的差异，故发病形式有所不同。主要有感邪即发、伏而后发、继发和复发四个方面。

一、感邪即发

感邪即发，是指机体感受病邪作用后，随即发病。常见于外感六淫、部分疠气、中毒

（误食、接触或吸入有毒物体）、外伤及虫兽伤、情志过激等，均可即发，又称卒发。

二、伏而后发

伏而后发，是指感受某些病邪后，经过一段潜伏期，然后在诱因的作用下，或在机体抵抗力下降，病邪在体内繁殖发展，才出现明显的临床症状和体征，称为伏而后发。如肺结核（中医称肺痨）、破伤风、狂犬病等，属这一类。

三、继发

继发，是在原始疾病的基础上，继续发生新的病证。如小儿蛔虫感染或慢性泄泻，形体逐渐消瘦，继而出现"疳积"；由肝炎失治发展为肝硬化腹水，中医称"臌胀"；由慢性胆囊炎发展，继发胆结石症等，均属继发。

四、复发

复发，是疾病已经好转，或经治疗临床症状已经消失，经过一段时间再度发生，称为复发，或叫"再发"。如《诸病源候论·伤寒病后令不复候》说："复者，谓复病如初也。"引起复发的因素有以下几个方面：

（一）食复

食复，指疾病初愈，脾胃之气尚虚，若进食过多，或进食肥厚食品等导致疾病复发。《素问·热论》说："病热少愈，食肉则复，多食则遗。"《景岳全书·伤寒饮食宜忌》说："伤寒新愈，胃气初醒，尤不可纵食，纵食则食复。"

（二）劳复

劳复，指疾病初愈，正气未复，却过早操劳，包括劳力、劳神和房劳，使体内精气血津液耗伤，导致疾病复发。如热病初愈，余邪未清，稍劳其热复作；气血亏虚的心悸、失眠初愈，即劳力或劳神过早，均可再度出现心悸、气短；疾病初愈，过早房劳，亦易复发。

（三）情志复

情志复，指由于情志过激而致旧病复发。如高血压症，常因发怒而使已经控制的血压突然升高而出现头晕头痛；有咯血病史的患者，如肺结核、支气管扩张等，也可因情绪激动发怒而导致咯血复发。还有神经官能症的患者，亦常因情志刺激反复发作或加重。

（四）药复

指疾病临床症状治愈后，由于服食某种药物而导致疾病复发。如温热病初愈，不可即投补剂，尤其是温补药物，"恐炉烟虽息，灰中有火也"（《温热论》）。若过早进补，可导致热病复发；胃脘痛、便血，即胃溃疡出血，常可因服西药解热镇痛药或抗风湿药而复发。

（五）重感复

重感复，是指疾病初愈，余邪未清，又复感新邪，而致旧病复发。如感冒，常可因体质虚弱，反复感受外邪，而致感冒反复发作，缠绵不愈。再如痢疾，可在前一次痢疾发作治愈后，再度重感痢疾菌，再次发生痢疾。

除以上几种情况可以导致疾病复发外，还可有其他诱因引动而导致旧病复发。如哮喘、风湿病、癫狂证等。哮喘和风湿病，均可因气候因素、感受风寒而诱发；癫狂，则常为精神刺激而诱发。

综上所述,中医发病学是研究发病基本原理、影响发病因素、发病途径和发病形式的学说。疾病的发生关系到邪正两个方面,病邪是发病的重要条件,正气不足是发病的内部因素,邪胜正负导致疾病的发生。邪正相搏贯穿在疾病的全过程,这是发病的基本原理。影响发病的因素很多,情志因素与体质因素与人体正气密切相关,是维持人体内环境稳定,决定人体正气强弱的重要因素。一般来说,情志稳定,心情舒畅,有利于气血正常运行和维持脏腑经络正常生理功能活动,其正气则强盛,反之则弱。邪气是发病的重要条件,有时也可起到决定性作用,如疬气、外伤、虫兽伤、化学毒物等。自然和社会因素是发病的外部因素,与病邪的形成和作用于人体密切相关。发病途径与病邪的种类和性质有关。发病形式,有感邪即发、伏而后发、继发、复发等。

【文献选录】

1. 《黄帝内经》:夫百病之始生也,皆生于风雨寒暑,清湿喜怒。喜怒不节则伤脏,风雨则伤上,清湿则伤下。风雨寒热,不得虚,邪不能独伤人。卒然逢疾风暴雨而不病者,盖无虚,故邪不能独伤人。此必因虚邪之风,与其身形,两虚相得,乃客其形。两实相逢,众人肉坚。其中于虚邪也,因于天时,与其身形,参以虚实,大病乃成。气有定舍,因处为名,上下中外,分为三员。是故虚邪之中人也,始于皮肤,皮肤缓则腠理开,开则邪从毛发入,入则抵深,深则毛发立,毛发立则淅然,故皮肤痛。留而不去,则传舍于络脉,在络之时,痛于肌肉,其病时痛时息,大经乃代。留而不去,传舍于经,在经之时,洒淅喜惊。留而不去,传舍于输,在输之时,六经不通四肢,则肢节痛,腰脊乃强。留而不去,传舍于伏冲之脉,在伏冲之时,体重身痛。留而不去,传舍于肠胃,在肠胃之时,贲响腹胀,多寒则肠鸣飧泄,食不化;多热则溏出糜。(《灵枢·百病始生》)

2. 魏荔彤:正气足则邪入可拒,正气虚则邪入相混,凡病皆然也。(《伤寒论本义·卷之七·少阳全篇》)

3. 匡调元:①正常质:阴阳无明显的偏盛偏衰,对致病刺激之反应无过亢与不及,此型禀赋特厚,体壮力强,面色润泽,胃纳佳,能耐寒暑,口微干,二便调,脉有力,舌正,平素少病,一旦得病则多属外感,暴病则多见阳明腑实等实热之证,多见于劳动人民,亦可见于青春期前后发育正常之健康男女。②晦涩质:常见肤色晦滞,口唇色紫,眼眶黯黑,爪甲枯槁,肌肤甲错,丝缕瘢痕,脉沉涩弦紧,舌质瘀。发病后多见痞闷作胀,痛有定处,或时有出血,或癥瘕结聚,或午后潮热,中医临床所见气血易阻者常属此种体质类型。③腻滞质:常见形体肥胖,口甜而黏,身重如裹,口干不饮,大便不实。脉或濡或滑。舌苔多腻。可见于好饮酒者,发病后常见中脘痞满、胸满头眩,肢节疼痛,带浊淋沥,往往延绵难清。中医临床所见痰湿易盛者常属此种体质类型。④燥红质:常见形弱消瘦,面颊潮红,口燥咽干,内热便秘,阳兴遗精,尿黄短少,喜凉饮而饮不解渴,少眠心烦,五心烦热,耳鸣耳聋,脉细弦数,舌红少苔或无苔。发病后常见内热炽盛,易入里化热,伤津液。中医临床所见阴易亏者常属此种体质类型。⑤迟冷质:常见形体白胖,形寒怕冷,唇淡口和,四肢倦怠,肢冷自汗,面色无华,大便稀溏,毛发易落,夜尿频频而清长,喜热饮,脉沉迟无力,舌淡胖嫩呈齿痕。发病后常见外寒较甚,易从寒化而伤阳气。中医临床所见阳易衰者常属此种体质类型。⑥倦㿠质:常见面色㿠白,气短懒言,乏力眩晕,心悸健忘,动辄汗出,子宫下坠感,脱肛感,手易麻,月经淡少,舌淡,脉细弱无力。发病后抗病能力往往较差,常易虚脱,非扶正不足以御外邪。中医临床所见气血易虚

者常属此种体质类型。(《中医病理研究·第二章》)

4. 《黄帝内经》：余知百病生于气也，怒则气上，喜则气缓，悲则气消，恐则气下，寒则气收，炅则气泄，惊则气乱，思则气结，九气不同，何病之生？岐伯曰：怒则气逆，甚则呕血及飧泄，故气上矣。喜则气和志达，荣卫通利，故气缓矣。悲则心系急。肺布叶举，而上焦不通，荣卫不散，热气在中，故气消矣。恐则精却，却则上焦闭；闭则气还，还则下焦胀，故气不行矣。寒则腠理闭，气不行，故气收矣。炅则腠理开，荣卫通，汗大泄，故气泄。惊则心无所倚，神无所归，虑无所定，故气乱矣。劳则喘息汗出，外内皆越，故气耗矣。思则心有所存，神有所归，正气留而不行，故气结矣。(《素问·举痛论》)

5. 《黄帝内经》："余闻五疫之至，皆相染易，无问大小，病状相似，不施救疗，如何可得不相移易者？岐伯曰：不相染者，正气存内，邪不可干，避其毒气。"(《素问·刺法论》)

(潘　毅　张新春)

主要参考文献

1. 印会河，张伯纳．中医基础理论［M］．北京：人民卫生出版社，1985.

2. 吴敦序．中医基础理论［M］．上海：上海科学技术出版社，1995.

3. 王新华．中医学基础［M］．上海：上海科学技术出版社，1995.

4. 程士德．素问注释汇粹［M］．北京：人民卫生出版社，1982.

5. 区永欣．中医病机学［M］．广州：广东高等教育出版社，1988.

6. 宋鹭冰．中医病因病机学［M］．北京：人民卫生出版社，1987.

7. 匡调元．中医病理研究［M］．上海：上海科学技术出版社，1989.

第三章

病　机

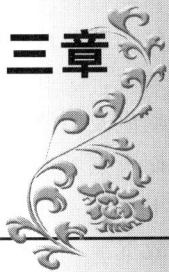

　　病机，即疾病发生、发展与变化的机制。亦即病因作用于人体，致使机体某一部位或层次的生理状态遭到破坏，产生或形态、或功能、或代谢等方面的某种失调、障碍或损害，且自身又不能一时自行康复的病理变化。病机，是疾病临床表现的内在基础，亦是疾病发展、转归和诊断治疗的内在根据。病机学说，即是以中医学的阴阳五行、精气血津液、藏象经络、病因发病等为理论基础，来研究和探讨病机变化规律的学说。

　　病机之名，首见于《素问·至真要大论》的"审察病机，无失气宜"和"谨守病机，各司其属"。对于病机的"机"，唐·王冰释为"机要"，认为"得其机要，则动小而功大，用浅而功深"；明·张介宾释"机"为"要"和"变"，释病机为"病变所由出也"。《说文》和《庄子》释"机"字之义亦更清楚，如《说文》以"主发谓之机"，段玉裁释为"机之用，主于发。故凡主发者皆谓之机"；《庄子·至乐》将"机"释为事物变化之由，说"万物皆出于机，皆入于机"，现多宗其说，以疾病发生、发展、变化和结局的机制，作为病机的基本概念。

　　病机的理论，在《黄帝内经》中已奠定了基础。《素问·至真要大论》的"诸风掉眩，皆属于肝……"等"病机十九条"，是以"五运六气"的"六气"与五脏相应的理论，将临床常见的诸多症状，分别归属于心、肺、脾、肝、肾之疾患，风、寒、湿、热、火之疾患，病变部位多在"上"或"下"等。但必须指出：《黄帝内经》之论述病机，内容非常广泛，并不局限于《素问·至真要大论》之"病机十九条"，它如邪正和阴阳之盛衰、气血和脏腑之虚实，以及某些病证（如疼痛、痿、痹、厥、痈、疽等）的病机，均有精细的论述，所以说病机学说在《黄帝内经》中已奠定了基础。如《素问·调经论》所说之"血气不和，百病乃变化而生"，则是气血病机的概括提示。而《素问·热论》对热病证候表现及其与三阳三阴经脉内在联系之论述，则实开经络病机和六经病机之先河。

　　汉代《伤寒杂病论》，精辟地阐述外感伤寒病证六经病机变化与其传变、转归规律，以补《素问》六经病机之不足。并对脏腑、经络、气血、痰饮等病机有很大发挥，突出了病机学说与临床应用之结合。隋代《诸病源候论》，为最早的中医病因病机学专著，对外邪侵袭途径、发病条件及病机过程和转归，都有较为深入的论述。唐代王冰在注释《黄帝内经》时所提出的"寒之不寒，责其无水；热之不热，责其无火"，以及"益火之源，以消阴翳；壮水之主，以制阳光"等论点，即是依据阴阳水火之虚实以分析病证而得出的病机理论，给后世以极大的启发。宋代《小儿药证直诀》，阐明小儿"脏腑柔弱，易虚易实，易寒易热"之病机特点，实为儿科病机学之鼻祖。金元时期，病机理论颇有发展，如《素问玄机原病式》提出"六气皆从火化"论点，阐发和充实了实火病机。《脾胃论》则提出"阴火"概念，认为"火与元气不两立"，进而论述了内伤与阴火的病机。《格致余论》则倡"阳常有余，阴常不足"之说，从而发挥了阴虚相火病机，其《丹溪心法》则对"六郁"病机有创见性的阐释。而明代《内科撮要》，则强调脏腑病机变化以脾胃与肾、命门为主。《医贯》更独重肾水和命火。《景岳全书》则倡"阳非有余，阴常不足"之说。《理虚元鉴》则提出虚证病机本于肺、脾、肾之论点。以上诸家对脏腑病机理论互有发明，相得而益彰。明末之《温疫论》，对温疫病的病机传变，则有所创见，如提出"邪自口鼻而入"、"有传染受之"等不同患病途径，以及"邪伏膜原"等病机论点，从而丰富和发展了外感热病病机理论。至清代《温热论》，阐发温热病卫、气、营、血病机变化及其传变规律，《温病条辨》论证温热病三焦传变机制，《湿热病篇》论述湿热为病之病机变化等，则使外感热病的病机学说日臻系统而完备。此外，如清之《医林改错》对血瘀病机的发挥及气虚可致血瘀的论述，亦属新的创见。《血证论》从阴阳水火气血立论，侧重出血机制之阐发，亦促进和发展了气血病机理论。

近40年来，是中医病机学说的发展时期，通过系统整理和总结，各种新的病机理论不断涌现，如六经病机的阶段说、阴阳多少说、病理层次说，以及卫气营血病机的热毒说、气血痰饮病机的痰瘀同源说、体质病机说等。同时，运用现代自然科学方法和手段来研究中医病机理论已成为新的趋向，并取得可喜的成果。

首先，对于病机学说的历代文献，进行了广泛的整理研究，并结合临床实际对病机学说的理论概念进行了初步的整理，而成为《中医基础理论》的一个重要组成部分。同时，在文献理论的整理研究基础上，结合临床实践和动物实验，对某些病机作了较深入的研究。特别是对阴阳失调和肾虚、脾虚、肺气虚、肝火旺等病机的研究，有所进展。如有的以 cAMP 与 cGMP 在血浆中的浓度和比值来研究阴阳失调；有的用自主神经、能量代谢来研究"阳虚则寒"和"阴虚则热"的机制；有的用下丘脑-垂体-靶腺（甲状腺、肾上腺皮质和性腺）轴的功能障碍来说明阳虚（肾阳虚）的机制；有的用交感-肾上腺髓质功能的亢进或肝的灭活功能下降来说明火旺（肝火旺）的机制；有的用消化系统的功能紊乱和某些消化腺激素的分泌异常来说明脾虚的病机；有的用甲状腺、性腺的功能减退来说明肾虚的病机；有的用肺、心的生理功能减退来说明肺、心的气虚；有的用助阳药和滋阴药的作用机制来反证阳虚、阴虚的病机；有的用测定机体的免疫功能状态、微量元素的含量及其比值来探讨虚证的病机等等。随着病机学说的理论研究日益受到普遍重视和深入开展，必将对中医基础理论的发展产生深远的影响。

疾病的发生、发展和变化，与患病机体体质的强弱和致病邪气的性质密切相关。病邪作用于人体，机体的正气必然奋起而抗邪，正邪相争，破坏了人体相对的阴阳平衡，或使脏腑、经络的功能失调，或使气血津液的功能紊乱，从而产生全身或局部的多种多样的病理变化。但是，尽管疾病的种类繁多，临床征象千变万化，错综复杂，然而从总体来说，总离不开邪正斗争的盛衰，病位、病势的表里出入，阴阳、气血的失调，津液代谢的失常，以及脏腑经络功能的紊乱等病机变化的一般规律。

但是，由于发病部位、病邪性质及气血津液盈亏等之种种不同，其所产生的病理变化亦不一样。例如"火"，在心则心神不安；在皮肤则红肿热痛；在眼则目赤羞明等等。所以，中医病机学在论述各系统病机时，又必须联系脏腑、经络、形体、官窍等不同情况，结合阴阳、气血、津液及邪正的不同变化，进行比较具体的分析，方能获取准确的病机结论。还应指出，影响病机变化的因素，除上述邪正、阴阳、气血、津液及病变部位之外，天气、地域、环境，以及人体的性别、年龄、体质等，亦都会对疾病的发生和发展产生明显的影响，而且疾病本身亦是一个不断变动的过程。因此，必须综合患病机体各方面的情况，对其病证进行具体而细致的辨别分析，方能把握住病机的本质。

中医病机学说的特点，主要表现于根据以五脏为中心的藏象理论，一般多是把局部病理变化同机体的全身状况联系起来，通过脏腑组织经络之间的相互联系和相互制约关系来探讨疾病的发展传变规律，从而形成了注重整体联系的病理观。例如肝火上炎可出现头痛，目赤肿痛。从表象来看，似乎头痛与目赤肿痛是各不相关的病理表现，但是从脏腑、经络表里相关的联系来看，即可以把这些病理表现同肝胆联系起来，其病机即是肝胆之火上灼头目。因此，中医病机学认为，凡是疾病都是局部和全身的综合的病理过程，既不存在单纯的局部病变，也不存在没有局部病变的全身性疾病。实际上，局部病变可以影响及全身；全身性疾患也常是通过局部而反映出来。所以，中医学的病机学说则正是立足于整体的病理观来认识和研究疾病的。应当看到，中医病机学在论述疾病的传变时，多是以五行的母子、乘侮来阐释脏腑之间的病理影响及传变规律，同时亦注意到了某些"不以次相传"的特殊情况。可以看出，这种既注意局部和整体的关系，又注意疾病的发展变化规律，既注意到病理传变的一般规律，又注意到疾病突变的特殊情况等的整体联系和运动变化观点，即充分体现了中医病机学说的整体观和辩证观。

病机的层次和结构，是指机体的病理变化在整体，或局部，或具体病证中的位置和次序，及其在病机理论体系中的组成和内涵。中医的病机学说，应能真正反映其病理机转发展变化的客观规律。一般来讲，这些规律应从如下三个层次，即基本病机、系统分类病机及症状发生机制去归纳整理，从而形成完整有序的理论架构和内涵、外延，并有益于病机理论的不断充实和发展。现将中医病机学说各层次病机理论的结构、组成简介于下。

基本病机的层次与结构：所谓基本病机，即基本病理反应过程，是指某些具有共性的病理发展过程。我们知道临床病证虽然繁多，其病理表现亦千差万别，但当我们对众多疾病的发生发展过程进行剖析后，即会发现许多不同的病证都有着某些共同的病理过程。这就说明病变机体对于各种不同的致病因素，都是以脏腑经络的阴阳气血功能失调等基本病理发生反应的缘故，而进一步研究和探讨这些基本病理反应过程，则可正确认识和把握疾病的本质。

中医病机学认为，机体对致病因素发生反应的基本病理过程，不外邪正盛衰、阴阳失调、气血失调及津液代谢失常等几方面。

邪正盛衰，是指疾病过程中机体的抗病能力与致病邪气之间由于相互斗争所发生的消长盛衰变化。"邪气盛则实，精气夺则虚"（《素问·通评虚实论》），则不但直接关系着虚实两种病理状态的形成，影响着临床病证的虚实变化，而且正胜则邪退、邪胜则正衰亦直接决定着疾病的进退和转归。

阴阳失调，是指机体在疾病的发生发展过程中由于各种致病因素对机体的作用导致人体阴阳的消长失去相对的平衡，从而出现阴不制阳、阳不制阴、阴阳互损、阴阳格拒、阴阳亡失等病理变化过程，同时又是脏腑经络气血等相互关系失去协调，以及表里出入、上下升降等气机运动失常的病理概括。

气血失调，是指气血虚损、气或血功能失调以及气和血互根互用的功能失常而言。气的功能失调表现为气虚、气机失常（包括气滞、气逆、气陷、气闭和气脱）等方面；血的功能失调表现为血虚、血瘀、血热等方面；气血互根互用的功能失常则表现为气滞血瘀、气不摄血、气随血脱、气血两虚，以及气血不荣经脉等几方面。

津液代谢失常，主要是指津液的生成和排泄失于平衡，或津液的气化和输布失常，从而导致体内津液生成不足，或耗散、排泄过多，以致津液在体内环流缓慢，形成水液的滞留、停积、泛滥等病理变化而言。同时津液代谢失常，亦包括津液与气血的功能失调等病机在内，例如津停则气阻、气随液脱、津枯则血燥和津亏则血瘀等。

分类病机的层次与结构：所谓系统分类病机，主要是指某些侧重于机体脏腑经络组织等不同方面的病理反应过程，这些病机学说与基本病机相比，乃是属于第二层次的病机理论。

系统分类病机包括外感病机、内伤病机、经络病机、疮疡病机以及肿瘤病机等几方面。

所谓外感病的病机，主要包括伤寒六经病机、温热卫气营血病机及湿热三焦病机在内，主要是阐释外感病邪（即风寒、温热与湿热等病邪）侵袭人体以后，所引起的疾病发生发展的一般规律。内伤病的病机，则主要包括"内生五邪"病机和脏腑病机在内。"内生五邪"病机，是指由于气血津液和脏腑的生理功能异常，所产生的类似外感"六淫"致病的某些病理反应，由于病起于内，故分别称之为"内风"、"内寒"、"内湿"、"内燥"、"内火"等，统称为"内生五邪"。所谓脏腑病机，则是指脏腑的生理功能失调的内在机制，主要表现于两方面：一是指脏腑功能的太过或不及，以及各功能间相互关系的失调；二是指脏腑本身的阴阳气血的失调和脏腑病机的相互影响等方面。所谓经络病机，主要是指致病因素（包括外感性和内伤性致病因素）直接或间接作用于经络系统而引起的经络气血病理变化，主要包括经络气血的偏盛偏衰、经络气血的运行逆乱、经络气血的运行阻滞、经络气血的衰竭等几方面。所谓疮疡病机，是指由于邪毒（包括风、寒、湿、痰、火等）的侵袭，与机体血热、气郁等因素共同作用，以致邪毒搏于血脉，营气不行，逆于肉理，卫气归而不得复返，毒热壅滞血脉，从而使局部组织发生肿胀疼痛，以及肉腐化脓等之病理过程。所谓肿瘤病机，则是一种特殊的病理过程。中医学认为，肿瘤的发生主要是由于气滞、血瘀、痰浊或邪毒等，留结于经脉、肌腠或脏腑组织之中，因而导致局部组织突然增生所致。

症状发生病机的设想与结构：中医病机学说的第三个层次，即是对疾病症状发生机制的研究。

症状发生的机制亦包括两方面：一是指全身性病理反应的产生机制，如阴阳失调基本病机所产生的发热、恶寒、厥逆等；气血失调基本病机所产生的痛痒、麻木、肿胀、昏厥等；津液代谢失常所产生的水肿、痰饮等（痰饮属于病证范畴，但亦多由水液代谢失常所致，反映了水积为饮，饮凝成痰的病理过程）；二是指分类病机如脏腑病机、经络病机等所产生的常见症状的发生机制。如六经病机三阴三阳症状产生的机制、卫气营血及三焦病证的产生机制、"内生五邪"病机所见不同症状的产生机制，以及脏腑病机常见症状的发生机制等，皆属于此范畴。

第一节 基本病机

基本病机，即是机体对于致病因素侵袭或影响所产生的基本病理反应，是病机变化的一般规律，亦是系统分类病机和具体病证病机的基础。

人体由若干脏腑、组织、器官所组成，各脏腑组织器官在生理上是相互联系、相互制约的，在病理变化上则又是相互影响的。临床疾病多种多样，不同的疾病和不同的证候，均有其特殊的病理机转。但是，当我们对各种疾病的发生、发展和变化过程进行深入地剖析时，即会发现，许多不同的病证，却有着某些共同的病理发展过程，而在许多由不同的致病因素所引起的不同的病理变化中，亦存在着某些具有共同性的一般规律。大量的临床实践与研究也证明，机体对于各种不同的致病因素所引起的损害作用，常常是以邪正盛衰和脏腑经络等组织的阴阳、气血及津液代谢等的失调或障碍或虚损等为基本规律发生病理反应的。因而进一步研究这些基本病理反应过程，对于把握疾病或病证的本质和发展变化规律，并有效地指导临床的辨证论治，无疑具有重要的现实意义。

由此说明，尽管疾病千变万化，种类繁多，临床症状错综复杂，各种疾病、每个症状都有各自的变化规律与机制。但是从总体来说，不外乎邪正盛衰、阴阳失调、气血失调、津液失常的基本病机规律。

一、邪正盛衰

（一）邪正盛衰的概念和内涵

邪正盛衰，是指在疾病的发生、发展过程中，致病邪气与机体抗病能力之间相互斗争所发生的盛衰变化。一般来说，邪气侵犯人体之后，正气与邪气即相互发生作用。一方面是邪气对机体的正气起着破坏和损害作用，另一方面正气对邪气的损害起着抗损害及祛除邪气，并消除其不良影响的作用。因此，邪正的斗争，及其在斗争中邪正双方力量的盛衰变化，不仅关系着疾病的发生和发展，影响着病机、病证的虚实变化，同时也直接影响着疾病的转归。所以，从一定意义上来说，许多疾病的发展过程，也就是邪正斗争及其盛衰变化的过程。

事实上，在疾病的发展变化过程中，正气与邪气这两种力量不是固定不变的，而是在其相互斗争的过程中，客观上存在着力量对比的消长盛衰变化，并有一定的规律可以遵循。即正气增长而旺盛，则邪气必然消退而衰减；邪气增长而亢盛，则正气必然虚损而衰退。由此，则发生着疾病的好转或痊愈，以及恶化或危重等不同的预后和转归。

邪正盛衰变化所导致的病机或病证的虚与实，是两个不同的概念。如《素问·通评虚实论》所说："邪气盛则实，精气夺则虚。"一般来说，虚指正气不足，实指邪气亢盛。可见前者是针对正气而言，而后者则是就邪气而论。由于两者非同一范畴，故两者既不对立，亦不相互排斥。相反，两者往往多的是相互联系，甚至经常是互为因果的关系。故《景岳全书·传忠录》说："实，言邪气实，则当泻；虚，言正气虚，则当补。"《通俗伤寒论·气血虚实》亦说："论气血，气有盛衰，盛则为实，衰则为虚；血有亏瘀，亏则为虚，瘀则为实。"应当说明，此"气盛为实"，系指"气有余便是火"，即气郁久化火，内火郁结，发为实性病变。瘀血内结，即为某种于身体不利之病理产物，亦为病邪之一，故可形成血瘀之实性病变。气血亏损不足，则理当属虚性病变。

关于邪正盛衰变化所导致的虚、实病机和病证关系，说明邪正双方的盛衰既可以互为因果，又可以同时并存。正如《通俗伤寒论·气血虚实》所指出的："虽在气血素虚者，既受邪气，如酷暑严寒，即为虚夹实。"由此说明，虚实病机变化不仅与病证虚实相关，还与病证的表里寒热相联系。因此，在疾病的发展过程中，除虚与实的不同变化之外，又可出现虚实错杂或虚实真假等情况，导致虚实病机、病证的证候表现亦较为复杂。

（二）邪正盛衰与虚实病机

虚与实，是相对的病机概念，亦即不足和有余的一对病理矛盾之反映。

所谓实，主要指邪气亢盛。那么实的病机，就是以邪气盛为矛盾主要方面的一种病理反应。主要表现为致病邪气比较亢盛，而机体的正气未衰，尚能积极与病邪抗争，故正邪相搏，斗争剧烈，反应明显，在临床上可出现一系列病理反应比较剧烈的证候表现。这也就是"邪气盛则实"的基本含义。这里所说的"邪气"，包括了六淫病邪，以及食积、虫积、水饮、痰浊、瘀血和情志内伤等能引起脏腑、经络、气血津液功能失调的多种有害因素。当此之时，由于邪气亢盛而正气并未虚衰，故易于形成邪正俱盛而相互争持的局面，从而产生多种多样的实性病理变化，诸如肌肤或经络闭塞、脏腑功能亢进或障碍，或气血壅滞，瘀结而不通等等。故历代医家曾反复论述，认为实者，邪气实也，或外闭于经络，或内结于脏腑，或气壅而不行，或血涩而凝滞等，即是对实性病机的很好概括。

实性病变，常见于外感六淫为病的初期或中期，或由于痰、食、水、血等滞留于体内而引起的内伤病证，如痰涎壅盛、食积不化、水湿泛滥、瘀血内阻等皆是。临床常见体质壮实，精神亢奋，或壮热狂躁，或烦躁不宁，或疼痛剧烈而拒按，或声高气粗，二便不通，脉实有力等症状，都属于实性的病理反应。正如《医学正传·病有真假辨》所说"实者，邪气实也。或外闭于经络，或内结于脏腑，或气壅而不行，或血涩而凝滞"，即为实性病机之概括。而在《素问·玉机真脏论》中则把实性病理表现归纳为"脉盛，皮热，腹胀，前后不通，闷瞀"此"五实"证候。《景岳全书·传忠录》则从表实、里实、阳实、阴实、气实、血实、五脏郁结成实等方面进行了深入分析，如说："表实者，或为发热，或为身痛，或为恶热掀衣，或为恶寒鼓栗。寒束于表者无汗，火盛于表者有疡，走注而红痛者，知营卫之有热，拘急而酸痛者知经络之有寒。里实者，或为胀为痛，或为痞为坚，或为闭为结，或为喘为满，或懊恼不宁，或躁烦不眠，或气血积聚结滞腹中不散，或寒邪热毒深留脏腑之间。阳实者为多热恶寒，阴实者为痛结而寒，气实者气必喘粗而声色壮厉，血实者血必凝聚而且痛且坚。心实者多火而多笑。肝实者两胁、少腹多有疼痛，且复多怒。脾实者为胀满气闭，或为身重。肺实者多上焦气逆，或为咳喘。肾实者多下焦壅闭，或痛或胀，或热见于二便。"

所谓虚，主要指正气不足。那么虚的病机，就是以正气虚损为矛盾主要方面的一种病理反应。主要表现为机体的精、气、血、津液亏少和功能衰弱，脏腑经络的生理功能减退，以及抗病能力低下，机体正气对于致病邪气的斗争，难以出现较剧烈的病理反应。所以，临床上可出现一系列虚弱、衰退和不足的证候表现。这也就是"精气夺则虚"的基本含义，而导致精气劫夺亏虚的原因很多，概括起来主要有先天与后天两方面。先天之虚，多源于禀赋不足；后天之虚，则多为病后虚亏及多种慢性病证损耗，如大病、久病消耗精气；或大汗、吐利、大出血等耗伤人体气血津液和阴阳，均会导致正气的不足；更有因为邪气的损伤与破坏，致使人体气化衰减，精气血津液等精微物质生化不足而虚者；若气化亢盛，则又可使精微物质消耗过多，这些都是致虚之由。

虚性病理变化亦相当复杂，如卫气不固、脏腑功能低下、气血生化不足或气化无力，以及气机升降不及等皆是。临床常见的身体瘦弱，神疲体倦，面容憔悴，声低气微，或自汗、盗汗，或二便失禁，或疼痛隐隐而喜按，或五心烦热，或畏寒肢冷，脉虚无力等症。正如《医学正传·病有真假辨》所说"虚者，正气虚也。为色惨形瘦，为神衰气怯，或自汗不固，或二便失禁，或梦遗滑精"，即为虚性病机之表现。而在《素问·玉机真脏论》中则把虚性病理表现归纳为"脉细，皮寒，气少，泄利前后，饮食不入"此"五虚"证候。《景岳全书·传忠录》则从表虚、里虚、阳虚、阴虚、五脏虚损不足等方面进行了深入分析，如说："表虚者，或为汗多，或为肉战，或为怯寒，或为目暗羞明，或为耳聋眩晕，或肢体多见麻木，或举动不胜劳烦，或为毛槁而肌肉削，或为颜色憔悴而神气索然。里虚者，为心怯心跳，为惊惶，为神魂之不宁，为津液之不足，或为饥不能食，或为渴不喜饮，或畏张目而视，或闻人声而惊。上虚则饮食不能运化，或多呕恶而气虚中满；下虚则二阴不能流利，或便尿失禁、肛门脱出而泄泻遗精。在妇人则为血枯经闭及堕胎崩淋带浊等证。阳虚者火虚也，为神气不足，为眼黑头眩，或多寒而畏寒。阴虚者水亏也，为亡血失血，为戴阳，为骨蒸劳热。气虚者声音微而气短似喘。血虚者肌肤干涩而筋脉拘挛。心虚者阳虚而多悲。肝虚者目䀮䀮无所见，或阴缩筋挛而善恐。脾虚者为四肢不用，或饮食不化，腹多痞满而善忧。肺虚者少气息微而皮毛燥涩。肾虚者或为二阴不通，或为两便失禁，或多遗泄，或腰脊不可俯仰而骨痿痿厥。"

然而外感病与内伤杂病的虚实病机，在其含义上略有不同。就内伤杂病而言，凡属痰湿、水饮、瘀血、虫积、食积，以及气化亢进、气机郁滞者，均属实的病机；而凡属正气不足者，则均属虚的病机，因此明确认定是有邪为实，不足为虚。而外感病则不尽然，主要是根据人体正气的盛衰，以及正与邪抗争的反应程度来分析其虚实。凡属体质壮实，抗病力强，对邪气斗争呈亢奋性反应者，则属实；凡属正气不足，功能衰退，抗病力低下，对邪气无制而呈衰退性反应者，则不论其邪气之盛衰如何，概属正虚。

关于虚证病机的现代研究，徐卫林等认为虚证的病理变化是由于神经功能低落或处于抑制，副交感神经紧张度异常上升，使心肌功能低落，心跳减慢，循环量不足，血压下降，血管缩小，基础代谢率下降。实证则一般神经功能较好，或过度兴奋，交感神经紧张度异常上升，使心肌功能增强，心跳过速，血循环量增多，血压上升，血管增大及基础代谢率上升。匡调元则发现虚证患者的病理变化有：内分泌腺变性或萎缩；细胞萎缩或变性；慢性炎症；网状内皮系统吞噬功能低下与神经系统退行性变。而实证在病理形态上常常见到：急性炎症；肿瘤；便秘及肠内燥粪；瘀血等。

（三）邪正盛衰与虚实变化

邪正的消长盛衰，不仅可以产生单纯的或虚或实的病理变化，而且在某些长期的、复杂的疾病发展过程中，还会出现虚实之间的多种变化，主要有虚实错杂、虚实转化及虚实真假等方面。

1. 虚实错杂　虚实错杂，系指在疾病过程中，由于病邪与正气相互斗争，其邪盛和正衰同时并存的病理状态。如实性病变失治，病邪久留，损伤人体正气，则可形成邪实正虚的虚实错杂病变。若正气不足，因而无力驱邪外出，或本正虚，又兼内生的宿食积聚、水湿停蓄，或痰饮、瘀血等病理产物凝结阻滞于内，则可形成正虚邪实的虚实错杂病变。所以，虚实错杂一般有虚中夹实或实中夹虚两类。

（1）虚中夹实：指病理变化以正虚为主，又兼夹实邪结滞于内的病理状态。如脾阳不振，运化无权之水肿病证，即属此类。多由于脾气虚损，健运失职，气化障碍，气不化水，水湿停聚，泛溢于肌肤所致。其临床表现则是既有脾气虚见症又有水肿症状。

（2）实中夹虚：指病理变化以邪实为主，又兼有正气虚损不足的病理状态。如外感热病发展过程中，由于邪热炽盛，煎灼津液，从而形成实热伤津，气阴两伤病证，即属此类。其临床表现是既有外感病实热炽盛见症，又兼见口干舌燥，口渴引饮，以及喘喝，气不接续，甚则心悸气短等症。

应当指出，在虚实错杂的病理变化中，除邪盛正虚有孰多孰少、谁主谁次之分外；还有因病邪所在部位层次不同，正气受损程度有殊，故在其虚实错杂变化中，尚有表虚里实、表实里虚、上虚下实、上实下虚之别，在其病机分析中，又当详辨。

2. 虚实转化　虚实转化，系指在疾病过程中，由于实邪久留而损伤正气，或正气不足而致实邪积聚等所导致的虚实病理转化过程。主要有由实转虚和因虚致实两种情况。

（1）由实转虚：主要指病变属实，但由于失治或误治等原因，致使病情迁延日久，虽然邪气渐退，或余邪羁留未清，但人体正气和脏腑功能已受到损伤，因而疾病的病机由实转虚，出现一系列虚性的病理反应。如外感性疾患，疾病初期，病多属实，若治不及时，或治疗失当，或护理失宜，或由于年高体衰，抗病能力较差等原因，致使病情迁延，正气日衰，则可出现肺脾功能减退之虚象，可见肌肉消瘦，纳呆食少，面色不华，气短乏力等症，疾病由实转虚。

（2）因虚致实：主要指正气本虚，脏腑组织生理功能减退，以致气、血、水等不能正常代谢运行，从而产生气滞、血瘀、痰饮等实邪滞留于体内。由于此邪实系因正虚所致，故称之为因虚致实。如临床常见的脾肾阳虚，因温运气化无力所致的水肿或腹水等实邪贮留，即是因虚而致实。因虚致实，是因正气不足导致邪实占主导地位，但虚象仍然存在的虚实错杂病理状态。

总之，疾病在内外各种因素影响下，均可以发生由实转虚，或因虚致实的转化，形成疾病的正虚邪实或正虚邪恋等虚实错杂之病理状态。由于虚实转化是虚实病理转化的过程，它与疾病传变中的"病性转化"直接相关，因此，从疾病的形成和发展来看，所谓病机的虚实，具有相对性，而不是绝对的，掌握疾病发展过程中虚实变化的多少或相互兼杂，或转化状况是十分重要的。

3. 虚实真假　虚实真假，系指在疾病的某些特殊情况下，即疾病的现象与本质不完全一致的时候，所出现的某些与疾病本质不符的假象的病理状态。由于这些假象有时与病机的实质相反，因而又有"至虚有盛候"的真虚假实和"大实有羸状"的真实假虚病机病证的产生。

（1）真虚假实：是指"虚"为病机的本质，而其"实"象则是表现于外的假象。多由于正气虚弱，脏腑气血不足，功能减退，气化无力所致。由于"虚"是病机的本质，故临床可见纳食减少，疲乏无力，舌胖嫩而苔润，脉虚而细弱等正气不足症状。同时由于气运行无力而郁滞不通，则可见腹胀满（但有时和缓轻减，非实性腹胀而满之持续不减）、腹痛（但喜按，而非实性腹痛之拒按）等假实症状。正如《景岳全书·传忠录·虚实》所说："至虚之病，反见盛势……如病起七情或饥饱劳倦，或酒色所伤，或先天不足，及其既病，则每多身热，便闭，戴阳，胀满，虚狂，假斑等证，似为有余之病，而其因实由不足，医不察因，从而泻之，必枉死矣。"

（2）真实假虚：是指"实"是病机的本质，而"虚"象则是其表现于外的假象。多由于或热结肠胃，或痰食壅滞，或湿热内蕴，以及大积大聚等实邪结聚于内，阻滞经络，致使气血不能畅达于外所致。如热结肠胃之里热炽盛病证，一方面可见到大便秘结，腹满硬痛拒按，潮热，谵语等实热症状，同时因阳气被郁，不能四布，亦可见面色苍白，四肢逆冷，精神委顿等状似虚寒的假象。即如《景岳全书·传忠录·虚实》所说："大实之病，反有羸状。"

总之，中医学分析病机，要求透过现象来看本质，而不应被假象所惑，应了解邪正盛衰所反映的真正虚实病机变化，从而把握住病变发展过程的本质。

（四）病势趋向与转归

在疾病的发生、发展过程中，由于邪正斗争，从而使邪正双方的力量对比不断产生消长盛衰的变化，这种变化，对于疾病发展的趋势与转归起着决定性的作用。在疾病的早期和中期，邪气较盛而正气未衰，双方力量对比势均力敌，正邪斗争相持不下，这时的斗争比较激烈，其病理反应也比较明显，通过这一阶段的斗争，邪正双方必然有所消长，而这种消长盛衰变化，则可导致病势的不同发展和转归，具体如下：

1. 正盛邪退 正盛邪退，是指在疾病过程中，正气奋起积极抗御邪气，正气日趋强盛或战胜邪气，邪气日益衰减或被祛除，疾病向好转或痊愈方向发展的一种转归，也是许多疾病常见的一种结局。一般多由于患者正气比较旺盛，抗御病邪能力较强，或能及时得到正确治疗，或两者兼而有之所致。这样，就使邪气难以进一步发展，并进而使病邪对机体的损害作用终止或消失，机体脏腑经络等组织的病理损害逐渐得到修复，精、气、血、津液等的亏耗亦逐渐得以补充，则机体的阴阳两个方面在新的基础上又获得了新的相对平衡，疾病即告痊愈。

2. 邪正相持 邪正相持，是指在疾病发展过程中，机体正气不甚虚弱，而邪气亦不太过强，则邪正双方势均力敌，相持不下，致使病势处于迁延状态的一种病理过程。当此之时，由于正气不能完全驱邪外出，因而邪气可稽留于一定的部位，病邪既不能消散，亦不能深入传化，故又称之为"邪留"或"邪结"。一般说来，邪气留结之处，即是邪正相搏病理表现明显之所。邪气留结，既可见于外感病证，亦可见于内伤杂病。在外感疾患方面，如邪留于少阳经，则可致"血弱气尽，腠理开，邪气因入，与正气相搏，结于胁下，正邪分争，往来寒热，休作有时"（《伤寒例》）。这即是邪正相搏于半表半里的病理反应。在内伤杂病方面，则或寒与气结，或热与血结，或结于内外，或结于上下。正如《类经·疾病类》所说："无分皮肉筋骨，著则为病也。"所以，无论病邪留于肌表，还是结于体内，则其治疗，均须扶正祛邪同时并举，方能取效。

3. 邪盛正虚 邪盛正虚，是指邪气亢盛，正气虚弱，机体抗邪无力，病势迅猛发展的病理过程。邪盛正虚，病势向恶化或危重发展，实际上包含着两类复杂的病理情况：一是以正气为相对固定的因素，即对于一般健康水平的患者来说，则邪气愈盛，毒力愈强，其病势就愈急重，传变亦愈快；二是以病邪为相对固定的因素来看，若感受病邪的机体正气愈虚，则病情愈重，病理损害愈深。而将这两类病理情况综合起来分析，则将比较易于理解病变的复杂性。如以外感六淫病证来说，大多数病者多表现为一般的外感表证病理过程，病变以伤及卫阳为主，其病位、病势均较轻浅。但若病邪过于强盛，毒力较强，或患病个体体质特别虚弱，则发病后，即可出现"两感"、"直中"或"内陷"等病机逆传情况。

所谓"两感"，就是指表里两经同时感邪而为病。如《素问·热论》说："人之伤于寒也，则为病热，热虽甚不死，其两感于寒而病者，必不免于死。"说明了两感的严重性。病邪两感为病，其对正气的损害程度和范围，均较广泛，病势亦较急重，临床常见于表里同病，如表里俱寒、表里俱热等。

所谓"直中"，多指寒邪侵犯阳虚寒盛体质，发病不经外感表卫阶段，直接损伤三阴经及所属内脏的病理过程。直中三阴，则病势较为深重。如寒邪直中太阴，伤及脾阳，则腹痛下利；直中少阴，伤及心肾，则四肢厥冷，脉微欲绝等。

所谓"内陷"，一般是指在温热病发展过程中，病邪未能在卫分或气分的轻浅阶段得以透解，因而迅速深入营分或血分的病理过程。温邪内陷营血，则病属营阴受损，动血、耗血之危重阶段，若外感寒邪，误用泻下，亦会引起表邪内陷，而使病情恶化。若正气衰竭，邪气独盛，精、气、血、津液亏乏，脏腑、经络等生理功能衰惫，甚则阴阳离决，机体生命活动亦会终止而死亡。如临床所见外感热病后期亡阴、亡阳等证候的出现，即是正不胜邪，邪盛正虚的典型表现。

总之，在邪盛正虚的病变发展过程中，邪气亢盛或正气虚弱，导致正不敌邪，故其病势往往呈现由表入里、由阳入阴、由浅而深、由轻而重的传变和发展，最终可迅速形成五脏虚亏，元气衰败的危重局面。若抢救不及，则会导致死亡。故《伤寒例》说："若三阴三阳、五脏六腑皆受病，则营卫不行，腑脏不通，则死矣。"

4. 邪去正虚 邪去正虚，是指邪气被祛除，病邪对机体的作用已经消失，但疾病过程中正气被耗伤而虚弱，有待恢复的病理过程。多由于邪气亢盛，病势较剧，正气受到较重的耗伤，或因治疗措施较为猛烈，如大汗、大吐、大下之类，病邪虽在强烈的攻击下被祛除，正气亦大伤等所致。亦有正气素虚，病后虚弱更甚者。这种状态多见于重病的恢复期。

5. 正虚邪恋 正虚邪恋，是指正气大虚，余邪未尽，主要以正气难复，致使疾病处于缠绵难愈的病理过程。正虚邪恋病变，往往多见于疾病后期，且常是多种疾病由急性转为慢性，或慢性病经久不愈，或遗留某些后遗症的主要原因之一。疾病发展至正虚邪恋阶段，一般有两种发展趋势和转归：一是在积极的治疗和调理下，促使正气增强，余邪散尽，则使疾病好转或痊愈。二是治疗和调养不当，或正气亏虚，无力祛尽余邪，或因病邪的性质黏滞缠绵，难以祛除，致使正久不复，邪气长期留恋不去，则有转为迁延性或慢性病症，或留下后遗症之虞。

二、阴阳失调

（一）阴阳失调的概念和内涵

阴阳失调，即阴阳之间失去平衡协调的简称。是指机体在疾病的发生、发展过程中，由于致病因素的影响，导致机体阴阳两方面失去相对的协调与平衡，形成阴阳间或偏盛，或偏衰，或阴不制阳，或阳不制阴，或互损，或格拒，或转化，或亡失的病理状态。同时，阴阳失调又是脏腑、经络、气血、津液等相互关系失去协调，以及表里出入、上下升降等气机失常的概括。

阴阳在中医学中具有矛盾双方对立统一的内涵，而具体落实到人体之阴阳，除是构成人体的重要组成成分外，人体的阴和阳又是调节机体代谢和生理功能活动的主要因素。阴阳双方相互促进、相互制约，维持着相对的动态平衡，这是进行正常生命活动的基本条件。阳气的功能是促进机体的温煦，卫外御邪，兴奋精神，促进机体新陈代谢，推动脏腑组织器官的功能活动。阳气正常，是维持人体生命活动的关键，并起着主导作用。故《素问·生气通天论》说："凡阴阳之要，阳密乃固。……阳强不能密，阴气乃绝。"阴气的功能主要是促进人体的滋润、濡养、内守和宁静。阴阳二气既是机体的成分，亦是维持人体生命活动的物质基础。

在正常情况下，人体阴阳双方的相对平衡与协调，具体表现为体温适中，动静合度，气机升降有常，兴奋与抑制有节奏地在一定的范围里变化，"化气"与"成形"也保持着相对的平衡，全身生理活动正常而协调，人体即为健康。而无论是整体或局部的阴阳平衡协调被破坏，则出现阴阳失调，都会引起疾病。所以说，阴阳失调乃是人体各种病变最基本的病机。在中医学病机理论中，阴阳两方面的关系失去协调平衡，则又是对人体各种功能性和器质性病变的高度概括。

应当指出，不管是由于外感六淫或内伤七情，还是饮食劳倦所伤等各种致病因素作用于人体，都是通过机体内部的阴阳失调而形成疾病。所以，阴阳失调既是人体各种生理性矛盾和关系遭到破坏的概括，又是疾病发生、发展的内在根据。

阴阳失调之说，始于《黄帝内经》，如《素问·阴阳应象大论》所说的"阴胜则阳病，阳胜则阴病。阳胜则热，阴胜则寒"；《素问·调经论》所说的"阳虚则外寒，阴虚则内热；阳盛则外热，阴盛则内寒"等，即是以阴阳之间的偏胜偏衰来阐释"寒"和"热"等临床现象的内在机制。其他如《灵枢·五癃津液别》说的"阴阳不和，则使液溢而下流于阴，髓液皆减而下……"，说明阴阳不和，可使津液运行失常；《灵枢·根结》说的"……阴气少，阳气多，阴阳不调，何补何泻？"和《素问·至真要大论》说的"诸寒之而热者取之阴，诸热之而寒者取之阳，所谓求其属也"，均是指出了临床治疗必须具体分析阴阳失调的状况，然后采用补其不足、泻其有余的方法去调整阴阳，以平为期。

张仲景之《伤寒杂病论》对阴阳病机亦有所发挥，如阐释"厥阳独行"时说："此为有阳无阴，故称厥阳。"即孤阳之气厥逆上行，阳失其阴而上越。并继承《素问·疟论》阴阳病机观点，进一步阐释"瘅疟"病机为"阴气孤绝，阳气独发，则热而少气烦冤，手足热而欲呕。"（《金匮要略·疟病脉证并治》）而在《伤寒论》厥阴篇中，则对"手足厥冷"病机进行了深入的解说，认为："凡厥者，阴阳气不相顺接，便为厥。厥者，手足逆冷者是也。"此厥证，实包括寒厥、热厥两者，若系寒厥，则是阳不与阴相顺接；若系热厥，则为阴不与阳相顺接。用"阴阳之气不相顺接"病机来阐释厥逆之发生机制，足见仲景对阴阳失调病机立意之深奥。又如：巢元方《诸病源候论》论虚劳寒热候时指出："劳伤则血气虚，使阴阳不和，互有胜弱故也。阳胜则热，阴胜则寒，阴阳相乘，故发寒热。"

此外，诸如《伤寒论》、《金匮要略》之论"亡阳"、"阴虚"、"阴阳俱虚竭"等；唐·王冰注《素问》，为后世"阳损及阴"、"阴损及阳"病机奠基，并启示心阳不足和肾阴亏损导致虚寒、虚热之机制；李杲《脾胃论》阐发脾胃内伤，阳气不能升浮，诸病乃生病机；朱震亨《格致余论·鼓胀论》阐释肝肾阴精、阴血亏耗，致使阴不能升，心肺阳气过亢，则阳不得降，"阴生阳降"生理机制被破坏，从而导致诸病丛生；赵献可《医贯·阴阳论》在阴阳互根理论基础上，进一步阐述真阴、真阳不足病机；张介宾在《类经附翼·求正录·大宝论·真阴论》中，倡"阳常不足，阴本无余"论点，强调真阴真阳在于命门，命门真阴真阳的亏损乃是脏腑阴阳病变之根本，阴虚、阳虚总属命门真阴真阳病变等理论；喻昌《寓意草》则在阴阳互根理论基础上阐发人身阴阳的上脱、下脱问题；叶桂《临证指南医案·中风》则阐释"阳化内风"之说，徐大椿《医学源流论·亡阴亡阳论》则对亡阴、亡阳病机有所发挥。诸如上述，历代医家通过临床经验总结，并上升为理论，对阴阳失调病机的不同方面，都有所充实和发展。

阴阳失调的病理变化，甚为复杂，但其主要病理表现，不外阴阳的偏胜、阴阳的偏衰、阴阳的互损、阴阳的格拒、阴阳的转化及阴阳的亡失等方面。

（二）阴阳偏胜病机

阴或阳的偏胜，主要可见于"邪气盛则实"的病机和病证。病邪侵袭人体，在性质上必从其类，即阳邪侵袭人体可形成机体阳偏胜；阴邪侵袭人体可形成机体阴偏胜。

　　《素问·阴阳应象大论》说："阳胜则热，阴胜则寒。"《素问·调经论》亦说："阳盛则外热，阴盛则内寒。"即明确指出了阳偏胜和阴偏胜的病理状态，其临床表现有寒热（或实寒，或实热）之特点。所谓"外热"或"内寒"，主要是指寒热征象反映于里，或反映于外而言，而非指病位的在表或在里。

　　阴阳偏胜的病机，一般应是阴阳中的一方亢盛，而另一方不虚。但是，由于阴和阳是相互制约的，阳长则阴消，阴长则阳消，阳偏胜必然会制阴，而导致阴偏衰；阴偏胜也必然会制阳，而导致阳偏衰。故《素问·阴阳应象大论》又说："阴胜则阳病，阳胜则阴病。"这又是指出了阴阳偏胜病机发展的必然趋势或结果。

　　1. 阳偏胜　阳偏胜即是阳盛，是指机体在疾病过程中所出现的一种阳气偏盛，功能亢奋，代谢活动亢进，机体反应性增强，阳热过剩的病理状态。一般来说，其病机特点多表现为阳气有余，邪从阳而化热，阳盛而阴未虚（或虚亏不甚）的实热证。

　　关于阳盛的病机概念及阳盛则外热的病理反应，如侯灿指出，八纲中的"阳"主要表现为机体这个或那个器官系统功能亢进或热量过剩的一种反应状态。热证的发病学原因可归之于热量过剩。热证的症状可以用热量过剩解释。而匡调元则认为，寒热标志着机体对致病动因的反应类型，热证时常见急性炎症，动脉充血与出血，体表血管扩张等。

　　形成阳偏胜的主要原因，多由于感受温热阳邪；或感受阴寒之邪，但入里从阳而化热；或情志内伤，五志过极而化火；或因气滞、血瘀、食积等郁而化热所致。综观上述病因，引起阳偏胜的机制主要是两方面：一是阳邪入侵，合人身之阳，两阳相加而亢盛；二是气郁化火，从而使全身之阳亢盛，亦成阳盛病变。其血瘀、食积化热化火，均有其导致气郁的过程。

　　阳是以热、动、燥为其特点。"阳胜则热"，是说阳盛病机易于出现化热、化火等病理变化，常表现为实性、热性病证。反映于临床，则阳盛可出现热象及燥、动之象，如壮热，烦渴，面红，目赤，尿赤，便干，苔黄，脉数等症。《素问·调经论》所说"阳盛则外热"，实际是指病邪客于体表，则卫外之阳气，充盛于肌表，并起而与邪气抗争，从而引发表现于外的发热症状。而且《素问·调经论》进一步阐释说："上焦不通利，则皮肤致密，腠理闭塞，玄府不通，卫气不得泄越，故外热。"所谓"卫气不得泄越"，即是指外邪犯肺，上焦肺气宣发不利，导致皮肤腠理闭塞，汗孔开合失司，汗液不能正常排出，卫阳不能正常发泄，郁盛于体表，产热过剩，散热不足，则阳热之邪不得随汗而解，因而导致体温的升高。正如《素问·阴阳应象大论》所说"阴阳更胜之变"，"阳胜则身热，腠理闭，喘粗为之俯仰，汗不出而热，齿干以烦冤，腹满死"。《素问·逆调论》亦说："阴气少而阳气胜，故热而烦满也。"《素问·脉要精微论》则说："阳气有余，为身热汗出。"《素问·痹论》亦说："阳气多，阴气少，病气胜，阳遭阴，故为痹热。"

　　此外，若阳热亢盛过久，对阴气制约太过而伤阴，阴虚则生津力弱，津液分泌减少，故热盛日久势必耗伤阴液，使人体的阴津受到或轻或重的损耗。故在出现热象的同时，还会出现口渴，小便少，大便干燥等阳盛伤阴，阴津不足症状。但其病变矛盾主要方面仍是阳盛，久之亦可导致人体津液大伤，阴精亏损，从而转化成实热兼阴亏病证或虚热病证，即"阳胜则阴病"。

　　2. 阴偏胜　阴偏胜即是阴盛。是指机体在疾病过程中所出现的一种阴气偏盛，功能障碍或减退，产热不足，以及病理性代谢产物积聚的病理状态。一般来说，其病机特点多表现为阴气有余，病邪从阴而化寒，阴盛而阳未虚（或虚损不甚）的寒实证。

关于阴盛的病机概念和阴盛则寒（包括外寒或内寒）的病理反应，正如侯灿所说，八纲中的"阴"，主要表现为机体这个或那个器官系统功能减退或热量不足的一种反应状态。寒证的发病学原因可归之于机体热量不足。寒证的症状可以用热量不足解释。而匡调元则进一步指出，寒证时一般生理功能和代谢率低下，常见于内脏器官呈慢性炎症过程，全身或局部贫血、缺血、瘀血及水肿等。

形成阴偏胜的主要原因，多由感受寒湿阴邪，或过食生冷，寒滞中阳，遏抑阳气温煦作用的发挥，从而导致阳不制阴，阴寒内盛。

阴是以寒、静、湿为其特点。"阴胜则寒"，是说阴盛病机易于导致脏腑组织功能抑制或障碍，温煦气化作用不足，常可出现阴寒内盛，血脉凝涩，以及痰湿、水液贮留等病变。反映于临床，则阴盛可出现寒象及湿、静之象，如畏寒，喜暖，肢冷，腹冷痛，泄泻，水肿，痰液清冷，舌淡，脉迟等症。

《黄帝内经》把寒证分为外寒和内寒两类。外寒病机病证，是由于寒邪入侵肌表，卫阳被郁，阴盛于表所致。如《素问·调经论》所说："今寒气在外，则上焦不通，上焦不通，则寒气独留于外，故寒栗。"即是说寒邪侵袭于外，致使上焦之气不能通达于肌表。卫阳被郁，或不足，失其温煦之职，则寒气独留在肌表，所以发生恶寒战栗症状。内寒也可产生于寒邪直中脏腑，或在机体阳气虚弱的情况下出现。正如《素问·调经论》所说"阴盛则内寒"，实际是指阴寒之邪直中于里，伤及阳气，阴盛阳虚，从而产生表现于内的寒证。故《素问·调经论》又进一步阐释说："厥气上逆，寒气积于胸中而不泻，不泻则温气去，寒独留，则血凝泣，凝则脉不通，其脉盛大以涩，故中寒。"所谓"温气去，寒独留"、"血凝泣"、"脉不通"，即是指寒邪伤阳，阴寒内盛，积于胸腹，致使阳气温煦功能障碍或减退，从而导致血脉凝滞不畅或不通的病证。故《素问·阴阳应象大论》说："阴胜则身寒汗出，身常清，数栗而寒，寒则厥，厥则腹满死。"

正是由于阳气不足或为外寒所伤，卫阳不能发挥其温煦形体作用，故可见形寒肢冷，蜷卧，面色㿠白；阴寒内盛，津液未伤，故口淡不渴；阴盛阳虚，气化障碍，不能正常温化水液，以致痰、涎、涕、尿等排出皆澄澈清冷；寒盛伤脾，或脾阳久虚，则运化失司而见大便稀溏；其舌苔脉象，则均属阳虚不化，寒湿内生之象。

此外，阴寒内盛，久则必损阳气，故阴盛实寒病证，常可伴有机体生理功能减退，阳热不足等阳虚征象。可见面色㿠白，溲清便溏等症，即"阴胜则阳病"。但从病机主流来说，还是以阴偏盛的实寒为主。

（三）阴阳偏衰病机

阴阳偏衰，是指人体阴或阳亏虚所引起的病理变化，主要可见于"精气夺则虚"的病机和病证。所谓"精气夺"，实际上包括了机体的精、气、血、津液等各种精微物质的不足和功能的减退，同时也包括了脏腑经络等生理功能的减退和失调在内。机体的精、气、血、津液和脏腑、经络等组织器官及其生理功能，均可区分为阴、阳两类属性。在正常的生理情况下，它们之间存在着相互制约、互根互用的关系，维持着相对平衡状态。如果由于某种原因，出现阴或阳某一方面物质减少或功能减退时，则必然不能制约其对方而引起对方的相对亢盛，形成"阳虚则阴盛"、"阳虚则寒"（虚寒）、"阴虚则阳亢"、"阴虚则热"（虚热）等病理现象。表现为"阳虚则外寒，阴虚则内热"等病理反映，这就说明阴阳偏衰的病理状态同样亦有寒热（或虚寒、或虚热）之特点，所谓"外寒"与"内热"之内外，亦是指寒热征象反映于里，反映于外而言。

1. 阳偏衰　阳偏衰即是阳虚，指机体阳气虚损，功能减退或衰弱，代谢活动减退，机体反应性低下，阳热不足的病理状态。其病机特点，多表现为机体阳气不足，阳不制阴，阴相对亢盛的虚寒证。关于阳虚病机概念的确立，主要是根据其临床病证虚寒证的反应，并结合某些病理生理表现，通过综合概括而提出来的。如侯灿认为：八纲中的"阴"（证），主要表现为机体这个或那个器官系统功能减退或热量不足的一种反应状态。匡调元则依据现代研究进一步指出，在疾病时，功能的、代谢的与结构的病变应该是统一的。八纲辨证不仅具有生理学和生物化学的基础，而且必然具有病理解剖学的基础。虚实主要决定于原来机体之壮健或衰弱情况、抗病能力以及在致病因子作用下生理功能之亢进或减退。虚证一般见于衰老或久病之个体，抗病能力低下、生理功能减退，常见内脏器官、主质细胞和多种内分泌腺的变性或萎缩、慢性炎症、纤维化或硬化。

形成阳偏衰的原因，多由于先天禀赋不足，或后天饮食失养，或劳倦内伤，或久病损伤阳气所致。阳气不足，一般以脾肾阳虚为主，其中尤以肾阳虚衰（命门之火不足）最为重要，这是由于肾阳为诸阳之本的缘故。故《医学从众录·卷一》说："阳虚有二。""所谓阳虚有二者，有胃中之阳（实指脾阳，下同），后天所生者也；有肾中之阳，先天所基者也。胃中之阳喜升浮，虚则反陷于下，再行敛降，则生气遏抑不伸。肾中之阳贵凝降，病则浮于上，若行升发，则真气消亡立至。"

关于阳虚的病理表现，如《素问·疟论》说："阳虚则寒。"《素问·调经论》说："阳虚则外寒。"《素问·逆调论》则说："寒从中生者，何也？……阳气少，阴气多，故身寒如从水中出。"《素问·厥论》说："阳气衰于下，则为寒厥。""阳气衰，不能渗营其经络，阳气日损，阴气独在，故手足为之寒也。"《景岳全书·传忠录》说："阳虚者，火虚也，为神气不足，为眼黑头眩，或多寒而畏寒。"人体属于阳的功能很多，阳气虚衰之时，则可突出地表现为温煦、气化、推动和兴奋功能的减退。阳虚则寒，是由于阳气虚衰不足，温煦作用减弱，气化功能减退，产热减少，因而导致人体热量不足，难以温煦全身而出现寒象，故病者畏寒喜暖，全身清冷，并以四肢逆冷最为明显。由于阳气虚衰，推动作用不足，脏腑、经络等组织器官生理活动亦因之而减退，血液和津液的运行无力而迟缓。加之温煦作用不足，气化作用减弱，因而虚寒内生，则更易使血液凝滞。脉络踡缩，脉搏跳动微弱或沉迟而无力。或津液停聚不能气化而成水湿痰饮。由于阳气虚损，兴奋作用减弱，则可见精神不振，喜静委靡之象。这即是阳虚则寒的主要机制。

关于"阳虚则外寒"的病理表现，则应从两方面来理解，一是如《素问·调经论》所说："阳受气于上焦，以温皮肤分肉之间，今寒气在外，则上焦不通，上焦不通，则寒气独留于外，故寒栗。"此是指寒邪袭表，肌表营卫失和，肌表局部阳虚阴盛，从而产生恶寒、战栗症状，对于全身来说，则并无阳虚阴盛之虚寒性病变。二是指全身性的阳气虚衰，则其阳虚外寒病理表现，应是一派虚寒之象，可见到畏寒喜暖，形寒肢冷，面色㿠白，舌淡脉迟等寒象，亦应见到踡卧神疲，小便清长，下利清谷等虚象。以及由于阳虚气化无力，阳不化阴，津液代谢障碍或减退，从而导致水湿留滞，发作为水肿病变。例如临床常见的脾肾阳虚水肿，在其病变发展过程中，常可同时并见形寒肢冷，腰膝酸冷，便溏清冷等症，即是因为阳虚而致阴相对偏盛的虚寒性病理表现。这就说明，阳虚则寒与阴盛则寒不仅在病机上有所区别，而且在临床表现上亦有所不同。一般来讲，阳虚则寒是虚而有寒，以虚为主；阴盛则寒则是以寒为主，虚象不甚明显。

关于阳虚和气虚的关系，就中医病机学来讲，阳虚病机与气虚病机的关系非常密切，气无形而恒于动，就其性状而言属于阳，且温煦、推动与兴奋等都是气的功能，故阳虚之出现，其根本即在于气虚和气化作用的减弱。所以中医学把具有温煦、推动与兴奋等属于阳性的气，称之为"阳气"。气盛则阳亢，气衰则阳虚，气有余便是火，故《素问·刺志论》说："气实者，热也；气虚者，寒也。"临床所见，气虚病证，肌肤失于温煦之用，常可见形寒怕冷症状，即是此理。但是，气的功能是多方面的，除了属于阳的功能之外，还有属于阴的功能，如气能生津，促进了滋润作用；气能生血，促进了营养作用，这些作用都不属阳。因此，可以认为，阳虚必定以气虚为基础，而气虚则并不一定必然会发展成阳虚，其病理表现亦非必有虚寒之象。

关于脾、肾阳气虚衰的病理表现：在阳虚中以脾、肾气虚衰最为多见，其原因是，脾主后天，肾主先天，脾、肾阳气虚衰是全身性阳气不足病机的主要组成成分，因而进一步分析脾、肾阳虚病理表现具有重要的理论和实践意义。一般来说，其病理表现除具有阳虚失于温煦之虚寒征象外，多伴见本脏腑生理功能减退或衰弱之表现。

脾阳虚的病理表现主要有两方面，一是表现为机体失于阳气温煦之形寒肢冷虚寒症状，一则是脾阳虚损，健运失职之功能低下的反映。脾失健运则水谷不化，吸收力弱则胃纳受碍，则可见腹胀纳呆、纳少；运化水湿乏力，水湿不化，流于肠中，则大便溏薄（其质比脾气虚更为清稀）；水湿不化，泛溢于肌肤，可发生周身水肿；水湿趋下，致使妇女带脉不固，则可见白带量多而质稀。脾虚不运，则肌肉失养，则可见四肢无力或沉重而不举。故《伤寒论·辨太阴病脉证》说："太阴之为病，腹满而吐，食不下，自利益甚，时腹自痛……以其脏有寒（即虚寒）故也。当温之，宜服四逆辈。"《济生方·脾胃虚寒论治》说："夫脾者，足太阴之经，位居中央，属乎戊己土，主于中州，候身肌肉，与足阳明胃之经相为表里。表里温和，水谷易于腐熟，运化精微，灌溉诸经。若饮食不节，或伤生冷，或思虑过度，冲和失布，因其虚实，由是寒热见焉。方其虚也，虚则生寒，寒则四肢不举，食欲不化，喜噫吞酸，或食即呕吐，或卒食不下，腹痛肠鸣，时自溏泄，四肢沉重，举多思虑，不欲闻人声，梦见饮食不足，脉来沉细软弱者，皆虚寒之候也。"此外，脾阳虚衰，多由脾气虚损发展而成，亦有少数因肾阳不足，命门火衰，不能温煦脾阳所致。

肾阳虚衰，多与年老肾亏，或先天不足，或房劳过度，或素体阳虚，或久病损伤阳气等因素有关。肾阳虚衰病理表现，首先以一身阳气虚损，即全身功能低下为特征。故《笔花医镜·肾部》指出："命门火衰者，虚象百出。"由于肾阳为一身阳气之根本，为"生命之火"，故肾阳虚常表现为全身性阳气衰弱之虚寒征象。且由于阳虚无以温煦，筋脉、腰府失于温养，则常见腰膝酸软冷痛；肾居下焦，阳气不足，不能温养下元，故两下肢冷尤甚；阳虚气弱，无以上养头目，鼓舞精神，故头目眩晕，面色㿠白，舌淡脉弱，精神委靡。正如《济生方·肾膀胱虚实论治》所说："夫肾者……虚则生寒，寒则腰背切痛，不能俯仰，足胫酸弱，多恶风寒，手足厥冷，呼吸少气，骨节烦疼……是肾虚之候也。"其次，则多表现为生殖、主水及司二便等功能的减退或低下。肾阳虚衰，生殖功能减退，则可见阳痿、滑精、早泄；肾主水，为全身津液代谢之关键，肾阳虚衰，蒸腾气化无力；水液不能化气而泛溢于肌腠，则可发为水肿，甚则渗入于腹腔而成腹水胀满，若水气凌心射肺，则可发作心悸、咳喘。故《金匮翼·肾水》说："肾为水脏，而元阳寓焉，肾虚阳弱，水无所制而泛溢，肢体浮肿，咳嗽喘急，腰重足冷，小便不利。"肾司二便，大便的形成与排泄，亦有赖于肾阳命火之温煦气化，肾阳一虚，温煦无力，封藏失职，则可见久泄不止、完谷不化或五更泄泻。故《笔花医镜·肾部》说："肾之寒，肾之虚也。……其症为命门火衰，为不欲食，为鸡鸣泄泻。"又云："不欲饮食者，火力微也。""鸡鸣泄泻者，肾虚也。"

2. 阴偏衰 阴偏衰即是阴虚，指机体精、血、津液亏耗，阴气不足，其滋润、宁静、潜降、成形和制约阳热的功能减退，以及由于阴虚，阴不制阳，因而出现燥、热、升、动和化气太过等阳相对亢盛；出现虚性亢奋的病理状态。其病机特点，多表现为阴液不足和滋养、内守、宁静功能减退，以及阳气相对亢盛的虚热证。

关于阴虚病机概念的确立，主要是根据临床阴虚阳亢虚热证的病理反应，并结合某些病理生理表现，通过综合概括而提出来的。目前也有通过实验研究来阐发阴虚病机基本概念的，如王少椒对于阴虚与阳虚从交感神经和副交感神经的兴奋性不同来进行解释；而毛良等则认为阴虚与阳虚是疾病引起体内物质与能量代谢异常的不同表现。

形成阴偏衰的原因，多由于阳邪伤阴，邪热炽盛，伤津耗液；或五志过极，化火伤阴；或因久病伤阴等所致。

阴虚病变，五脏皆可发生，但一般以肺、肝、肾之阴虚为主，其他脏腑之阴虚，久延不愈，最终亦多累及肺肾或肝肾，故临床上以肺肾阴虚或肝肾阴虚为多见。由于肾阴为诸脏阴气之本，所以，肾阴不足在阴虚病机中又占有极其重要的地位。故《医学从众录·卷一》说："阴虚有三。""所谓阴虚有三者，如肺胃之阴，则津液也；心脾之阴，则血脉也；肝肾之阴，则真精也。"《沈氏尊生书·杂病源流·脏腑门》说："阴虚者，肾中真阴虚也，真阴即肾水也。"

关于阴虚的病理表现，如《素问·疟论》说："阴虚而阳盛，阳盛则热矣。""阴虚则内热。"《素问·逆调论》说："人有四肢热，逢风寒如炙，如火者，何也？……是人者，阴气虚，阳气盛，四肢者，阳也，两阳相得，而阴气虚少，少水不能灭盛火……逢风而如炙如火者。是人当肉烁也。"少水，指阴气衰少；肉烁，即肌肉消瘦，如火烁肌肉而干枯。《素问·厥论》说："肾气有衰，阳气独胜，故手足为之热也。"此肾气有衰，即指肾阴不足而言。故《素问·厥论》又说："阴气衰于下，则为热厥。"《景岳全书·传忠录》说："阴虚者，水亏也，为亡血失血，为戴阳，为骨蒸劳热。"人体属于阴的功能很多，阴气虚衰时，则可突出地表现为机体制约阳热的功能减退和滋润功能、宁静功能的减退，从而出现虚热、干燥和虚性兴奋等症。朱震亨对阴虚发热病机有重要的论述，如在《格致余论·养老论》说："人身之阴难成易亏，六七十后阴不足以配阳，孤阳几欲飞越。"又说："经曰阴虚发热。夫阳在外，为阴之卫；阴在内，为阳之守。精神外驰，嗜欲无节，阴气耗散，阳无所附，遂致浮散于肌表之间而恶热也。实非有热，当作阴虚治之，而用补养之法可也。"所谓阴虚则热，《灵枢·刺节真邪》说："阴气不足则内热。"即是指阴气不足，不能制约阳气，阳气相对亢盛，从而形成阴虚火旺和阴虚阳亢的病理表现。如见潮热，盗汗，五心烦热，颧红升火，咯血或消瘦等症，则是肺阴虚火旺之表现。若见眩晕耳鸣，或遗精，或性欲亢进，腰膝酸软，失眠多梦，舌红脉细数等症，则又是肾阴虚阳亢之病理表现。

关于阴虚和津液、精血亏虚的关系，就中医病机学来讲，阴虚与津液或精血亏损密切相关。一般来说，阴偏衰则成形、滋润、濡养等功能均减退，故津液、血、精的产生皆不足，这是阴虚病机的重要组成内容，但津、血、精三者之不足，在阴虚的病机中亦有主次之分。津液有形而静，又是水类，故性状属阴；其功能亦以滋润和濡养为主，故作用亦属阴；而且津液是在阴气的作用下化生的，阴气盛则津多，阴气虚则津少，阴气竭则津枯，故称津液为阴液。津液不足则滋润功能减退，所以津液亏耗是阴虚的最主要病机之一。血也是在阴气作用下成形的，血有营养和滋润作用，血虚时，营养和滋润作用都减退，可出现阴虚的某些表现，但血虚并不都表现为阴虚。精为有形之物，也是在阴气的成形功能作用下，由气聚而成。精藏于肾，化生肾气，肾气经三焦而流行全身，肾气中含有肾阴和肾阳。肾阴充沛，则机体各种阴的功能都会得到促进，肾阴亏虚，则机体各种阴的功能都会减退。肾阴虚源于肾精不足，可见肾精不足与阴虚密切相关。同样道理，阴虚虽然来源于精亏，但精亏则并不都表现为阴虚。

肺、肝、肾阴虚的病理表现：在阴虚病变中，一般以肺、肝、肾之阴虚为主，其病理表现分析如下：

肺阴虚亏，多由内伤咳嗽，久咳不愈而伤及肺阴，或外感热病，邪热煎灼津液，全身性阴液亏损而影响及肺等所致。肺阴虚亏，则肺失阴津之滋润，必致干咳，或咳嗽少痰，或痰黏难咳。故《理虚元鉴·干咳嗽论》说："干咳者，有声无痰，病因精血不足，水不济火，火气炎上，真阴燔灼，肺脏燥涩而咳也。"另一方面则阴液损耗，阴精亏虚，不能濡养肌体，则形体消瘦；阴液不足，阴虚阳亢则内热丛生，虚热内扰则全身低烧，五心烦热，午后潮热；虚火上炎则颧红；热扰营阴则发为盗汗；若内热灼伤肺络，则痰中带血，甚则咯血；若咽喉失其阴津濡润，虚热内蒸，则可致声音嘶哑，甚则失声。舌红少津，脉细数，皆为阴虚内热之征。

肝阴虚亏，多为肝血虚的严重阶段，一般来说，形成肝阴虚的原因有两个方面，亦可分为急性和慢性两种，其急性发病，多由外感温热病邪，长期高烧而煎耗阴液，致使肝阴虚亏；其慢性发病，则多由情志不遂，气郁化火，耗伤肝血，并进一步耗伤肝阴，而致肝阴虚亏；或湿热侵犯肝经，久则耗伤肝阴，而成肝阴虚亏病变。肝阴不足的病理表现，除一般性阴虚内热反应外，则多与其"开窍"、"所主"及肝经循行部位密切相关。肝阴虚亏不能上濡头目，则可见头晕耳鸣，两目干涩；肝阴不足，络脉失养，虚火内灼，则胁肋灼痛；肝阴不足，无以濡养筋脉，虚风内动，则见手足蠕动；阴虚内热。虚火内蒸，内扰营阴，津液进一步耗损，则可见低烧，潮热，五心烦热，颧红，盗汗，口咽干燥，舌红少津等阴虚内热、阴虚火旺表现。如《金匮翼·肝虚胁痛》说："肝虚者，肝阴虚也。阴虚则脉绌急，肝之脉贯膈布胁肋，阴虚血燥，则经脉失养而痛。其症胁下筋急，不得太息，目昏不明，爪枯色青，遇劳即甚，或忍饥即发者是也。"《类证治裁·胁痛》说："肝脉布胁，胆脉循胁，故胁痛皆肝胆为病。""有肝阴虚者，热痛嗌干。"

肾阴虚亏，多由他脏久病阴液亏损而累及肾阴致虚；或先天禀赋不足，或房劳过度而伤肾，或过服温燥劫阴之品，久之暗耗肾阴等所致。肾所藏之阴精，为人生之真阴、元阴，乃生命活动之基础物质。故肾之阴精亏虚，为脏腑阴虚病变中之最严重者。肾阴为脏腑诸阴之本，肾阴不足，则会影响及周身，导致全身性阴液亏损，引发他脏阴亏病变丛生。此外，由于阴虚必然导致阳亢、变生阴虚阳亢或虚热内生。而虚阳亢扰反过来又会耗阴，致使阴更亏而阳越亢，形成恶性循环，导致病情严重恶化。肾之阴精不足，无以充养腰膝，故见形体消瘦而腰膝酸软或酸痛；阴虚不能敛阳，津随阳泄，则可见盗汗；阴虚内热，则见潮热，五心烦热，咽干颧红，舌红少苔；阴虚阳亢，虚火上扰，则可见眩晕耳鸣，失眠多梦；阴虚阳亢，命火相火妄动，则男子阳强易举；精关不固，封藏失职，则可见遗精、早泄；肾阴虚亏，冲任虚损，天癸暗竭，则可见经闭；肾阴虚亏，冲任不固，则可见妇女崩漏等病证。正如《灵枢·五癃津液别》所说："阴阳不和，则使液溢而下流于阴，髓液皆减而下，下过度则虚。虚故腰背痛而胫痠。"《医碥·虚损痨瘵》亦说："五脏之伤，肾为最重，肾虚则骨蒸潮热，或午后潮热，自汗盗汗，形体消瘦，口干咽燥，声嘶音哑，消渴淋浊，遗精失血，易生嗔怒。干咳痰嗽，不眠烦躁，恍惚怔忡，皆水虚火炎所致。"

应当指出，阴阳偏盛、偏衰病机概念的确立，其依据资料均源于如下三个方面，一是对古今医学文献资料的深入发掘和整理；二是对古今著名医家临床实践经验中有关证候分析的合理推导和系统归纳；三是对现代中医学所进行的基础或临床实验研究成果的有意识吸收和有机结合。

（四）阴阳互损病机

阴阳互损，是指阴或阳任何一方虚损到相当程度，病变发展影响及相对的一方，形成阴阳两虚的病机。在阴虚的基础上，继而导致阳虚，称为"阴损及阳"；在阳虚的基础上，继而导致阴虚，称为"阳损及阴"。由于阴阳互为根本，所以会出现阴阳互损的病机。由于肾所藏之精气，是肾阴肾阳共同的物质基础，而肾阴、肾阳是全身阴阳的根本。当全身任何脏腑的阴或阳虚损到相当程度时，必然会损及它的根本——肾阴或肾阳。肾阴或肾阳的任何一方虚损到一定程度，亦都会引起它们共同的物质基础——肾中精气的亏损，继而导致相对的一方也出现虚损，结果形成阴阳两虚。所以说，无论阴虚或阳虚，多在累及肾阴或肾阳，及肾本身阴阳失调的情况下，才易于发生阴损及阳或阳损及阴的阴阳互损病机。

1. 阴损及阳　阴损及阳系指由于阴液（精、血、津液）亏损，累及阳气生化不足，或阳气无所依附而耗散，致使在阴虚的基础上又导致了阳虚，形成了以阴虚为主的阴阳两虚病理状态。如临床常见的肝阳上亢，其主要病机是由于肾水不足，水不涵木，而致肝阳亢盛，但其发展，由于损及肾中精气，而致在肾阴虚的基础上发展为肾阳虚，继而出现畏寒、肢冷、脉沉细、舌质淡等症状，这即是在阴虚的基础上的阴损及阳，最后可发展成为阴阳两虚病证。应当指出，阴损及阳，其病理的主要关键，还是在于阴虚。正如《理虚元鉴》所说："阴虚之久者阳亦虚，终是阴虚为本。"

2. 阳损及阴　阳损及阴系指由于阳气虚损，无阳则阴无以生，久之则阴液生化不足，从而在阳虚的基础上又导致了阴虚，形成了以阳虚为主的阴阳两虚病理状态。如临床常见的阳虚水肿一证，其病机主要是阳气不足，气化失司，水液代谢障碍，津液停聚而水湿内生，溢于肌肤所致。但其病变发展，则又可因阴无阳生而日益亏耗，而继见形体日益消瘦，烦躁升火，甚则瘈疭等阴虚症状，这即是在阳虚基础上的阳损及阴，最后可发展成为阴阳两虚病证。亦应指出，阳损及阴的主要关键，仍在于阳虚。正如《理虚元鉴》所说："阳虚之久者阴亦虚，终是阳虚为本。"

（五）阴阳格拒病机

阴阳格拒，是阴阳失调病机中比较特殊的一类病机，主要包括阴盛格阳和阳盛格阴两方面。产生阴阳相互格拒的机制，主要是由于某些原因引起阴或阳的一方盛极，因而壅盛于内，将另一方排斥格拒于外，迫使阴阳之间不相维系，从而形成真寒假热或真热假寒等复杂的病理表现。

阴阳格拒，在《黄帝内经》中又称为"关格"，如《灵枢·脉度》说："阴气太盛，则阳气不能荣也，故曰关。阳气太盛，则阴气弗能荣也，故曰格。"

1. 阴盛格阳 阴盛格阳即阴阳内外格拒。系指阴寒之邪盛极于内，逼迫阳气浮越于外，相互格拒、排斥的一种病理状态。其疾病的本质虽然是阴寒内盛，但由于其格阳于外，故其临床表现，反见面红烦热、欲去衣被、口渴、狂躁不安等热象。因其阴寒内盛，格阳于外，故将此种临床表现称作"真寒假热"。

此外，阴盛于下，虚阳浮越，亦可见面红如妆，又称作戴阳，亦是阳虚阴盛，阴阳之间不相维系的一种表现。

关于阴阳内外或上下格拒，如《素问·厥论》中说："阳气衰于下，则为寒厥；阴气衰于下，则为热厥。"故《金匮要略·脏腑经络先后病脉证》在解释"厥阳独行"时说："此为有阳无阴，故称厥阳。"即孤阳之气厥逆而上行，因阳失阴而上越。

2. 阳盛格阴 阳盛格阴系指邪热内盛，深伏于里，阳气郁闭于内，格阴于外的一种病理状态。多见于温热病的热盛至极，反见"热极似寒"的四肢厥冷，脉象沉伏等寒象。由于其疾病之本质是热盛于里，而格阴于外，故称为真热假寒。这种四肢厥冷，又称之为"阳厥"或"热厥"。

《伤寒论》在厥阴篇中，对手足逆冷的病机进行了阐述，并提出了"阴阳之气不相顺接"论点，此为"不相荣"的进一步解说。如说："凡厥者，阴阳之气不相顺接，便为厥。厥者，手足逆冷者是也。"厥逆病机，包括了寒热两者，若系寒厥，则阳不与阴相顺接；若为热厥，则是阴不与阳相顺接。不相顺接，即相互格拒之意。故《医宗金鉴·伤寒心法要诀》说："阳气太盛，不得相荣也，不相荣者，不相入也，即不相入，则格阴于外，故曰阳盛格阴也。"

（六）阴阳转化病机

阴阳转化，是指阴阳失调病变，在一定的条件下，其病理性质可发生向相反方向转化的病理过程。阴阳转化，包括由阳转阴和由阴转阳两种病理过程。

1. 由阳转阴 是指原来的病理性质属阳，在一定的条件下，病变性质由阳向阴转化的病理过程。如某些急性温热病，由于热毒极重，大量耗伤机体元气，在持续高烧的情况下，阳气骤虚，可突然出现面色苍白，四肢厥冷等阳气暴脱之危象。此种病理变化，即称为由阳转阴，表现为热证转寒证，阳证转阴证，这在临床上是经常可以见到的。此种由阳转阴，由热转寒的病变趋势，多因正气耗伤太过，功能、代谢活动急剧低下，故病情向危重方向发展。此时若抢救及时，处理得当，阳气得以恢复，则四肢转温，色脉转和，病情亦可出现好的转机。

2. 由阴转阳 是指原来的病理性质属阴，在一定的条件下，病变性质由阴向阳转化的病理过程。此种转化，多见于偏于阳盛之体。例如病变始于寒饮中阻，其病机本质为阴盛，但由于失治或误治，寒饮郁久则从阳而化热，阴寒之气亦随之衰落，于是其病变即由阴而转阳，由寒而转热。临床上所见到的寒证转热证，阴证转阳证，以及湿证化燥等均属此类。

（七）阴阳亡失病机

阴阳的亡失，是指机体的阴液或阳气由于大量消耗而亡失，是生命垂危的一种病理状态。主要包括亡阳和亡阴两类。

1. 亡阳 亡阳，是指机体的阳气发生突然性脱失，导致全身功能突然衰竭的一种病理状态。一般地说，亡阳多由于外邪过盛，正不敌邪，阳气突然大量耗伤而脱失；或由于素体阳虚，正气不足，又加疲劳过度等多种因素所诱发；或过用汗法，阳随津泄，阳气外脱等所致。慢性消耗性疾病之亡阳，多由于阳气严重耗散而衰竭，虚阳外越所致。《素问·生气通天论》说："阳者，卫外而为固也。"故亡阳的临床表现多见大汗淋漓，汗稀而凉，肌肤手足逆冷，精神疲惫，神情淡漠，甚则昏迷，脉微欲绝等阳气欲脱之象。

阳气亡脱，属于疾病发展的危重阶段，人体的阴、阳即将"离决"的危象。人体的阴阳，相互依存而互根，故阳亡则阴亦必随之耗竭，出现阳亡阴竭，生命亦就告终。

2.亡阴　亡阴，系指机体的阴液大量消耗或丢失，而致全身功能严重衰竭的一种病理状态。一般地说，亡阴多由于热邪炽盛，或邪热久留，煎灼阴液，或因慢性消耗性疾病，阴液耗竭所致。《素问·生气通天论》说："阴者，藏精而起亟也。"故亡阴的临床表现多见汗出不止，汗热而黏，手足温，喘渴烦躁，甚则昏迷谵妄，脉数无力，舌光绛无苔等。

由于阴与阳相互依存，故阴亡，则阳必无所依附而浮越于外，故阴亡之后可迅速导致亡阳，"阴阳离决，精气乃绝"，生命亦告终结。

此外，关于亡阴与亡阳，尚有三个问题必须明确：

一是亡阳与亡阴都是功能衰竭：亡阳是机体属于阳的功能衰竭，如温煦、推动、兴奋、卫外功能的衰竭；亡阴是机体属于阴的功能衰竭，如宁静、滋润、内守等功能的衰竭。所以治疗时，要用鼓舞功能的药物，亡阳用温阳药，亡阴用养阴药，以分别鼓舞即将衰亡的阴或阳的功能。

二是亡阴、亡阳都与气的耗损密切相关：阴和阳这两种功能，都是在气的推动下进行的，随着气的耗损，以至消耗殆尽，这两种功能都可能衰竭。当然，亡阴与亡阳的形成还有其他因素，但气的耗损是其关键。加之有形之精血难以速生，无形之气所当急固，所以在亡阳、亡阴的治疗中，都要用大剂补气药，使气逐渐旺盛，以推动阴、阳两类功能的正常进行。

三是大汗不止，可使亡阴与亡阳愈来愈恶化：亡阴患者"内守"的功能衰竭，则汗出不止；亡阳患者"卫外"功能衰竭，则大汗淋漓。由于大汗不止，津液不停地大量外泄，津能载气，气随津脱，津与气越来越亏损，阴与阳的物质基础愈来愈少，病情会迅速恶化。所以在治疗亡阴、亡阳时，必须重用固摄药，以终止气与津的继续丢失。

若能及时补气、固摄，加上温阳或滋阴，在现在的医疗条件下，多数亡阴、亡阳患者，亦是可以转危为安的。

三、气血失常

（一）气血失常的概念和内涵

气血失常，是指气与血的亏损不足、各自的代谢或运动失常和生理功能异常，以及气血互根互用功能失调等病理变化而言。人体由皮肉、筋骨、经络、脏腑等组织器官所构成，人体生命活动的进行，主要是依靠后天所化生的气血津液，通过经脉输布于全身，营养各个脏腑组织器官，以进行功能活动而实现的。人体的气血，在生理上是脏腑经络等组织器官进行功能活动的物质基础。在病理上，则气血的失常，必然会影响及机体的各种生理功能，从而导致疾病的发生。所以，《素问·调经论》说："血气不和，百病乃变化而生。"同时，气与血又是脏腑气化活动的产物，因此，脏腑发生病变，不但可以引起本脏腑之气血失常，而且也会影响及全身的气血，从而引起全身气和血的病理变化。所以，气血失常亦是病机发展的一般规律，同邪正盛衰、阴阳失调一样，气血失常不仅是脏腑、经络、形体、官窍等各种病机变化的基础，而且亦是分析和研究各种临床病证病机的基础。

关于气血失常病机，《内》、《难》及后世医家均有精辟的论述，如《灵枢·口问》说："夫百病之始生也，皆生于风雨寒暑，阴阳喜怒，饮食居处，大惊卒恐，则血气分离，阴阳破败，经络厥绝，脉道不通，阴阳相逆，卫气稽留，经脉空虚，血气不次，乃失其常。"《素问·调经论》说："血气不和，百病乃变化而生。""气乱于卫，血逆于经，血气离居，一实一虚。"可以看出，其中所说的"血气分离"、"血气不次"、"血气不和"及"血气离居"等均属气血失常病机。而《素问·调经论》又进一步提出了气血相"并"的病机论点，如说："血气以并，病形乃成。""血气者，喜温而恶寒，寒则泣而不能流，温则消而去之，是故气之所并为血虚，血之所并为气虚"，若"血与气并，则为实焉"。

可贵的是，《黄帝内经》病机理论强调气血失常可以产生种种病变，这些病变的产生并不以外邪入侵为主要原因，而是以内部的气血失常导致虚实变化所致。故《素问·离合真邪论》所说："气之盛衰，左右倾移，……此皆荣卫之倾移，虚实之所生，非邪气从外入于经也。"营血与卫气之失常和相互影响，此亦气血失常病机之内涵。

气血失常病理变化，内容广泛，但其主要病理表现，不外气的失常（气虚、气机失调），血的失常（血虚、血瘀、血热），以及气血关系失调（气滞血瘀、气虚血瘀、气不摄血、气随血脱、气血两虚）等方面。

（二）气的失常

气的失常病理变化及所发病证，范围广泛，历代医家极为重视，一般认为，凡气之所至，皆可为病。故《素问·举痛论》说："百病皆生于气。"《备急千金要方·调气法》亦说："气息得理，即百病不生，若消息失宜，即诸疴竞起。"《景岳全书·杂证谟·诸气》更明确指出："正以气之为用，无所不至，一有不调，则无所不病。""凡病之为虚，为实，为热，为寒，至其变态，莫可名状，欲求其本，则止一气字足以尽之。"

气的失常主要包括两方面：一是气的生化不足或耗损过多，从而形成气虚的病理状态。二是气的某些功能不足及气的运动失常或紊乱，从而表现为气滞、气逆、气陷、气闭或气脱等气机失调的病理状态。

1. 气虚　气虚包括元气、宗气、卫气的虚损不足，以及气的推动、温煦、防御和气化功能的减退。气虚病机，即是指气的虚损不足，导致脏腑组织功能低下或衰退，抗病能力下降的病理状态。故《诸病源候论·气病诸候·少气候》说："此由脏气不足故也。"气为脏腑组织功能活动的重要物质，气不足则诸脏失养，所以表现为功能活动的减退。

引起气虚的原因主要有两方面：一是气之化生不足，如：先天禀赋不足，则先天精气来源匮乏；脾胃虚弱，则水谷精气不足；肺虚，则吸入清气不足。总之，脾肺肾三脏虚损，均可导致气之生化乏源。二是消耗太多，如过于劳倦，或外感热病，或患慢性消耗性疾病，均可使气消耗过多，入不敷出，而致虚亏。当然，也有化源不足再加上消耗过度而致气虚者。故《素问·举痛论》说："劳则气耗。"《素问·阴阳应象大论》说："年四十，而阴气自半也，起居衰矣；年五十，体重，耳目不聪明矣；年六十，阴痿，气大衰，九窍不利，下虚上实，涕泣俱出矣。"《脉因证治·劳》亦说："喜怒不节，起居不时，有所劳倦，皆伤其气。"

气虚的病理表现涉及全身的各个方面。由于不同的气其功能各不相同，因而气虚的表现十分复杂多样，例如卫气虚则卫外乏力，肌表不固，故患者比较怕冷，经常自汗，易于感冒；脾气虚则四肢肌肉失养，可见周身倦怠无力；脾气虚还可导致清阳不升，清窍失养，而见精神委顿，头昏耳鸣；心气虚则无力以率血行，或脉道充盈不足，则脉虚弱无力或微细；心气虚还可影响心搏和血流，推动无力，可见心悸或血行迟缓，甚则血瘀；肺气虚则呼吸功能减退，故动则气短；元气虚则可致生长发育迟缓，生殖功能低下，机体所有生理活动减弱；各脏腑气虚则可导致各脏腑功能减退，从而表现为一系列脏腑虚弱征象。

正如《素问·刺志论》所说："气虚者，寒也。""气虚形虚。"《灵枢·口问》说："上气不足，脑为之不满，耳为之苦鸣，头为之倾，目为之眩。"《诸病源候论·气病诸候·少气候》说："肺主于气，而通呼吸，脏气不足，则呼吸微弱而少气。"人至老年，元气日亏，脏气日衰，故老年人较易出现气虚病变。如《扁鹊心书·扶阳为本》说："人至晚年，阳气衰，故手足不暖，下元虚惫，动作艰难。"

由于气和血、津液的关系极为密切，气虚则直接影响着血与津液的生成、运行，以及防止其无故流失等方面。因而气虚会导致血虚、血行迟缓或出血；气虚亦会引起津液不足，以及津液输布、排泄无力，或封藏失固等病理变化。

2. 气机失调　气机失调即气的升降出入运动失调，是指疾病在其发展过程中，由于致病因素的影响，进而导致气机运行不畅或升降出入功能失去平衡协调的病理变化。

升降出入，是人体气的基本运动形式，是脏腑经络气血津液运动的基本过程。人体脏腑经络等组织器官的功能活动，脏腑经络以及气血津液的相互联系，无不依赖于气的升降出入而保持其正常。因此，诸如人体之呼吸、视觉、嗅觉、精神意识等等，都是人体气机升降出入正常与否的反映。而在脏腑的生理功能活动中，诸如肺的呼与吸、宣发与肃降；脾的升清与胃的降浊；肺主呼吸，肾主纳气；肝气主升，肺气主降；皮肤的汗液排泄，膀胱的尿液排出等生理功能活动的协调平衡，无不都是气机升降出入运动的具体体现。

正是由于气机的升降出入，关系到脏腑经络气血津液等各方面功能的协调平衡。所以，升降出入气机的异常，则能影响及脏腑、经络、气血、津液等各方面的功能活动。从而在五脏六腑、表里内外、四肢九窍等各个方面，产生多种病变。在升降失常的病变中，尤以脾胃升降失常最为重要，且亦为临床所常见。故脾胃升降失常，则清阳之气不能敷布，后天之精不能归藏，饮食清气无法进入，饮食糟粕不能排出，则诸种病变莫不由之而生。

升降与出入密切相关，在病理上亦相互影响，升降失常必然病及出入，出入失常亦必然影响升降，故升降出入气机失调病机，不论内伤或外感、新病或久病则都是经常可以发生的。正如《读医随笔·升降出入论》所说："分言之，为出入，为升降；合言之，总不外一气而已矣。""其在病机，则内伤之病，多病于升降，以升降主里也；外感之病，多病出入，以出入主外也。……升降之病极，则亦累及出入矣；出入之病极，则亦累及升降矣。故饮食之病，亦发寒热；风寒之感，亦形喘喝，此病机之大略也。""故人以病风寒喘咳者，以毛窍束于风寒，出入之经隧不利，而升降亦迫矣；病尸厥卒死者，以升降之大气不转，而出入亦微矣。"

一般来说，气机失调病机，可概括为气滞（即气的运行、流通障碍）、气逆（即气的上升运动太过或下降运动不及）、气陷（即气的上升力量不足或气的下降力量过强）、气闭（即气的出入受阻）、气脱（即气失内守而散逸于外）等方面。

（1）气滞：即气机郁滞，指气的流通不畅，甚至阻滞，或气郁而不散，从而导致某些脏腑、经络功能障碍的病理状态。气机郁滞，在明代以前，多称之为"郁"。如《金匮钩玄·六郁》说："郁者，结聚而不得发越也。当升不得升，当降不得降，当变化者不得变化也。"《医学正传·郁证》说："丹溪曰：气血冲和，百病不生，一有怫郁，诸病生焉。其证有六：曰气郁、曰湿郁、曰热郁、曰痰郁、曰血郁、曰食郁。"而明代以后，"郁"则多指情志抑郁不舒。如《医碥·眩晕》说："眩晕，因气郁者，则志气不舒。"又如《临证指南医案·郁》说："郁则气滞，其滞或在形躯，或在脏腑，必有不舒之现症。……不知情志之郁，由于隐情曲意不伸，故气之升降开合枢机不利。"现代中医界，对于气滞，是指气运行不畅而停滞之证；而气郁，则主要是指气机郁结而不得发散的病理状态。从治法上说，气滞宜通，气郁宜散。因此，一般都将气滞与气郁通称为气机郁滞。

引起气机郁滞的原因，多由于情志抑郁不舒，或因痰、湿、食积、瘀血等有形之邪阻碍气机；或因外邪侵犯，抑遏气机，或因脏腑功能障碍，如肝失疏泄、肺失宣肃等，皆可引起气机郁滞，亦有因气虚，运行无力而滞者。如《金匮钩玄·气作阳动作火论》说："今七情伤气，郁结不舒，痞闷壅塞，发为诸病。当详所起之因，滞于何经，有上下部分脏气之不同。"

气机郁滞的病理表现有多方面，如气滞于机体某一局部，则可使经脉之气阻滞不畅，血运受碍，从而发为肿满闷胀，甚则引起血瘀、水停，或形成瘀血、痰饮等病理产物；气滞则血瘀，可使血流滞涩，不通则痛，从而使人体某一局部出现疼痛，以及脉现迟涩之象；气机郁滞不畅，则可致津液代谢发生障碍，水谷精微不能正常运化输布，从而水湿内聚，发为痰饮或水肿等病证；气机郁滞，又可使某些脏腑功能失调或障碍，形成脏腑气滞病变，其中尤以肺气壅滞、肝气郁滞和脾胃气滞为多见。不同脏腑的气滞不通，其病机和病理表现也各不相同。如外邪犯肺，肺失宣肃，肺气壅滞，则可见胸闷，喘咳；若情志怫郁，肝失疏泄，肝经气机郁滞，则可见胁肋胀痛，少腹胀痛；若胃肠气滞，则见腹胀而痛，时作时止，得矢气、嗳气则舒。通观各种气滞病变，气机郁滞不通，总是其共同的病理基础，因此，闷、胀、痛则是其共同的病理表现。正如《景岳全书·杂证谟·心腹痛》中说："痛证当辨有形无形，无形者，痛在气分。凡气痛而为胀为痛者，必或胀或止，而痛无常处，气聚则痛而见形，气散则平而无迹，此无形之痛也。但宜顺气，气顺则痛自愈矣。"

（2）气逆：气逆是指气的上升过度，或下降不及，而致脏腑之气逆上的病理状态。气逆病机，与肺、胃、肝的功能失调关系密切。

气逆病变多由于情志内伤，或因饮食冷热不适，或因外邪侵犯，或因痰浊壅滞所致。亦有因虚而致气机上逆者。气逆多见于肺、胃、肝等脏腑病变。

如气逆在肺，则肺失肃降，肺气上逆，可见咳逆、气喘。如《诸病源候论·气病诸候·上气喘息候》说："肺主于气，邪乘于肺，则肺胀，胀则肺管不利，不利则气涩，故气上喘逆，鸣息不通。"气逆在胃，则胃失和降，胃气上逆，发为恶心、呕吐，或呃逆、嗳气，如《济生方·呕吐》说"饮食失节，温凉不调，或喜餐腥脍乳酪，或贪食生冷肥腻，露困湿处，当风取凉，动扰于胃。……又为忧思伤感，宿食在胃，中脘伏痰，胃受邪热，瘀血停蓄"等皆可引发胃气上逆。气逆在肝，肝气逆上，则发作头痛而胀，面红目赤，易怒等症。肝为刚脏，主动主升，其气易亢易逆，而肝又为藏血之脏，若情志刺激，肝气暴张，或因大怒，而引发肝气逆上，则可致血随气逆，络破血出，发为咯血、吐血，甚则壅遏清窍而发作昏厥。故《素问·举痛论》说："怒则气逆。"《素问·生气通天论》说："大怒则形气绝，而血菀于上，使人薄厥。"又《经历杂论》说："大怒伤肝，水气奋激，血液妄行"（引自《中医历代医论选·诸痛辨证施治》）。

（3）气陷：气陷，是在气虚病变基础上发生的以气的升清功能不足和气的无力升举为主要特征的病理状态。气陷病机与脾气虚损的关系最为密切。

气陷病变，多由气虚病变发展所致。若素体虚弱，或病久耗伤，则可致脾气虚损不足，致使清阳不升，或中气虚陷，从而形成气虚下陷等病机病证。正如《景岳全书·杂证谟·脱肛》说："有因久泻久痢脾肾气陷而脱者，有因中气虚寒不能收摄而脱者，有因劳役吐泻伤肝脾而脱者。"

人体之头目，依赖于脾的升清功能，使水谷精微清阳之气上达于头目，以荣养清窍。人体内脏器官位置的相对恒定，又赖于气的上升提摄及正常的升降出入运动。所以在气虚病变发展到一定的阶段时，则可致升清无力，水谷精微不能上输头目，而致"上气不足"，亦可致"中气下陷"，脏腑维系并升举之力减弱，即可导致脏腑组织器官位置的下移等病理变化。所以，气陷的病理表现，主要为"上气不足"与"中气下陷"两方面。

"上气不足"，指由于脾气虚损，升清之力不足，因而无力将水谷之精微充分地上输于头目，头目失养，则可见头晕，眼花，耳鸣，疲倦乏力等症。故《灵枢·口问》说："上气不足，脑为之不满，耳为之苦鸣，头为之苦倾，目为之眩。"《脾胃论·三焦元气衰旺》亦说："皆由脾胃先虚，而气不上行之所致也。"

"中气下陷"，则指脾气虚损，升举无力，气机趋下，降多升少，则脏腑器官维系无力，可致内脏器官位置相对下移，形成胃下垂、肾下垂、子宫脱垂、脱肛等病证。

脾气虚陷，运化失职，则可致清浊升降失调，清阳不升，浊气不降，故可并见少腹胀满重坠，便意频频等症。此外，由于气陷病变大多是在气虚病证基础上发展而来，故又兼见疲乏无力，气短声低，面色不华，脉弱无力等气虚症状。

（4）气闭：气闭，即气之出入障碍，主要指气郁太过，上壅心胸，闭塞清窍，以致突然昏厥，或因浊邪闭塞气道，气之出入受碍，肺气郁闭，呼吸困难的病理状态。

气闭病变产生的原因，多由情志抑郁，或外邪、痰浊等阻滞气机出入所致。

气闭病变临床所见者，有因触冒秽浊之气所致的闭厥；有因突然遭受巨大精神创伤所致的气厥；以及因强烈疼痛刺激所致的痛厥等。其病机都是属于多种原因而致气的外出与纳入受阻，因而气闭不畅之故。气闭的病理表现，多为气机不利，郁于心胸，闭塞清窍，可见突然昏厥，不省人事；阳气内郁，不能外达，同时兼见四肢逆冷，甚则四肢拘挛。若因外感六淫，或痰浊内阻，则可致肺气郁闭，气道不畅，可见呼吸困难，甚则气急鼻煽，面青唇紫等症。

气闭病变，临床又有热闭、痰闭、湿闭之分。如暑热火邪内陷心包，则发为热闭，可见昏愦不语，不知人事，发热，面赤，气粗，舌绛，脉细数；如痰火上扰心窍，神明无主，以致神昏窍闭，则发为痰闭，可见烦躁，时发谵语，壮热，痰多，舌苔黄或腻，脉多见滑。若湿浊蒙闭心窍，则发作湿闭，可见昏迷嗜睡，身热不扬，烦躁，面色晦暗，呼吸鼾声，苔白腻或滑，脉见濡数等症。

（5）气脱：气脱，指气不内守，大量向外脱逸，从而导致全身性严重气虚不足，出现功能突然衰竭的病理状态。

气脱病变形成之因，多由正不敌邪，正气骤伤，或慢性病长期消耗，正气衰竭，以致气不内守而外散脱失；或因大出血、大汗出、频繁吐下等，致使气随血脱或气随津泄等所致。

气脱的病理表现，主要是由于气的大量外散脱失，全身之气严重不足，气的各种功能突然全面衰竭，可出现面色苍白，汗出不止，目闭口开，全身软瘫，手撒，二便失禁，脉微欲绝等症。

气脱病变又有阴脱、阳脱之分。阴脱多因津液大伤，真阴虚竭于下，无根之火飞腾于外所致，故阳厥多是亡阴之先兆。阴脱之病理表现，多见发热，烦躁，颧红，气促，手足厥冷而手足心热，汗出如油或汗热而黏等症；阳脱，则属虚寒之极，或气脱之甚者，多由体质素虚，元气不足，或由阴脱，或由寒厥转变而成。阳脱之病理表现，多见口鼻气冷，呼吸气微，四肢厥逆，冷汗淋漓，肌肤松弛，大便失禁，甚则昏迷不醒等症。

气脱病变，若抢救未能及时，则阴脱与阳脱可同时并见，其病变则更为危殆。

（三）血的失常

血在人体经脉中循环周流，以濡养全身脏腑组织和四肢百骸，维持生命活动，故《灵枢·平人绝谷》说："血脉和，则精神乃居。"《医论三十篇》则明确指出："血为养命之源"（引自《中医历代医论选·气血与水火阴阳的错综关系》）。故血的功能异常，涉及血行所到之处，皆能发生病变，甚则影响及全身。如血络损伤，则为血溢之源，上下内外，皆可发生出血病变；血行障碍，留滞瘀积，则所蓄之所，亦发血瘀病变，故关于血瘀之病变部位，则如《医林改错·方叙》中说："在外分头、面、四肢，周围血管，在内分膈膜上下两段。"因之，《灵枢·百病始生》说："阳络伤则血外溢，……阴络伤则血内溢。"《素问·调经论》亦说："孙络外溢，则经有留血。"更明确指出，因出血而形成瘀血，可导致血瘀病变的发生。再如，血虚病变，一般多波及周身，则全身皆可见虚弱之象。

血的失常，主要表现在两方面：一为血的生化不足或耗伤太过，血的濡养功能减退，从而形成血虚。二是血的循环运行失常，或为血行迟缓，或为血行加速，或为血行逆乱，或为血液妄行等病理变化。现对血虚、血瘀、血热分述如下：

1. 血虚　血虚是指血液不足，血的营养和滋润功能减退，以致脏腑百脉、形体器官失养的病理状态。由于肝能藏血，心能主血，故血虚病变，在此两脏表现最为明显。

血虚病变的形成，多由失血过多，新生之血来不及补充，如各种急性或慢性出血病证皆是；或化源不足，如饮食营养摄取不足，或脾胃虚弱，运化无力，则水谷精气化生太少，血液生化乏源；或化生血液的功能减退，如气虚，脏腑功能减退，则即使化源不匮乏，亦难生化成血液。此外，血液的化生与五脏皆有关，而能鼓舞五脏之生理功能者，惟有肾中精气。若肾中精气亏虚，五脏皆衰，血液的化生亦会不足。

由于全身各脏腑、经络等组织器官，皆依赖于血液的滋养而维持其正常的生理活动，故血虚不能充养周身组织器官，以致营养不足，功能活动逐渐衰退，因而临床常见全身或某一局部虚弱性症状和体征。

血能载气，人体之气大多存在于血液之中，并通过血液而运达于全身。血虚亏少，则血中之气亦少，因此血虚则气虚，可见疲乏无力，头晕眼花，动则气短心悸，容易出汗，脉数而无力。血色鲜红，人体各处红润之颜色，即是血色的显露。血虚不足，则肌肤、唇舌、爪甲失养，可见面色淡白，唇、舌、爪甲淡白无华，若再加上气虚表现，则可视为血虚的基本病理反映。故《灵枢·决气》说："血脱者，色白，夭然不泽。"

血液虚亏，则脏腑、形体、经络、九窍的营养与滋润不足，可见面色萎黄或淡白无华，皮肤干燥，毛发枯槁，爪甲脆薄易裂等症。血虚则可使人体的感觉和运动功能产生障碍，主要在于"肝受血而能视，足受血而能步，掌受血而能握，指受血而能摄"（《素问·五脏生成》）。故血虚不能养目，或不能养筋，则目、足、掌、指失于血的充养，以致视、步、握、摄等感觉与运动功能出现异常。可见视物昏花，手足麻木，运动无力，肢节屈伸不利等症。血虚则可致人的精神意识思维活动衰退或紊乱。《素问·八正神明论》说："血气者，人之神，不可不谨养。"血液是人精神活动的物质基础，血虚不足，则心神失养，魂失安藏，故可见心悸怔忡，多梦，失眠，健忘，注意力难以集中，神衰不耐长时间脑力劳动等，甚则可见精神恍惚，惊悸不安，以及痴呆等症。血虚不能上养头目，则每发眩晕目瞑，多在突然站起或站立较久时出现。故《灵枢·经脉》说："五阴气俱绝，则目系转，转则目运。"血虚不足，属阴气不足的重要方面。精血同源。血虚则髓海失养，亦发眩晕，故《灵枢·海论》说："髓海不足，则脑转耳鸣。"

2. 血瘀　血瘀是指血液运行迟缓，流行不畅，甚则血液瘀结停滞成积的病理变化。

血瘀病变形成的原因，多由于气机郁滞，气停血亦停，故而成瘀；或气虚推动无力，血行迟缓不畅而成瘀；或痰浊阻滞脉道，血行受阻而成瘀；或寒邪侵入血分，寒性凝滞，血得寒则凝涩不流而成瘀，如《素问·举痛论》说："寒气入经而稽迟，泣而不行（泣，当涩讲）。"或邪热入血，煎灼血津，血稠难流而成瘀；或因跌打扭挫，伤及脉络，局部气血流通受阻而成瘀；或产后恶露不下（或恶露不净），瘀血内停而成瘀等所致。总之，上述这些原因，均足以形成血瘀病变，甚则血液凝结而成为瘀血。所以，瘀血是血瘀病变的病理产物，但在瘀血形成之后，则又能阻滞脉道成为血瘀病变形成的原因。关于邪热致瘀，正如《诸病源候论·伤寒吐血候》所说："邪毒入深，结于五脏，内有瘀积。"关于跌打损伤致瘀，则如《经历杂论》所说："跌打不破者，多血瘀气滞。"

血瘀病变，主要表现为血液运行的郁滞不畅，或血液凝结而成瘀积，故血瘀可发生于全身，亦可以发生于局部。局部的血瘀，可以发生于脏腑、经络、形体、官窍等任何部位。由于局部血瘀，血流缓慢而不畅，因而又能阻碍气的运行，形成气滞。气滞加重血瘀，血瘀又加重气滞，两者恶性循环，从而使气血不通，不通则痛。此种疼痛呈持续性，且固定不移，得寒温而不减。血瘀发展，局部血液逐渐瘀积，凝结而成瘀血，且瘀血越积越大，则可形成肿块。此种肿块持续存在，位置比较固定，称为"癥积"。正如《医林改错·积块》所说："结块者，必有形之血也。血受寒则凝结成块，血受热则煎熬成块。"同时并见肌肤甲错，唇舌紫黯，或见瘀点、瘀斑，或血缕等症。这主要是由于血瘀阻滞，影响血液对肌肤的滋润和营养，故皮肤干燥而粗糙，称为"肌肤甲错"；血瘀于内，脉中血流缓慢而不畅，血液瘀积脉中，其色逐渐变紫，并会使某些部位的络脉因血液瘀积而扩张，从而形成唇舌紫黯，舌边可见瘀点、瘀斑，以及由于络脉扩张而形成的"血缕"（此为在皮下某一局部，脉络色红或黯红，有一中央点，向四周有细缕伸出，西医称为"蜘蛛痣"）。

此外，由于血瘀病变反过来加剧了气机的阻滞，使气的流通受碍，则又可见肢体麻木；亦可引起津液运行不畅，而见局部组织肿胀等症。

3. 血热　血热是指血内有热，使血液运行加速，脉道扩张，或使血液妄行而出血的病理状态。

血热病变，多由邪热入于血分，如外感温热病邪入于血分。或外感寒邪，入里化热，伤及血分等所致。另外，若因情志郁结，五志过极，郁久化热伤及血分，亦可导致血热。如情志内伤，肝郁气滞，郁久化火，内火炽盛郁于血分，即可形成血热病变。

血热炽盛病机，主要表现在如下四个方面：一是血热多属阳盛则热之实性、热性病机和病证，并表现出热象。二是血得热则行，可使血流加速，且使脉道扩张，络脉充血，故可见面红目赤，舌色深红（即舌绛）等症。三是在血行加速与脉道扩张的基础上，血分有热，可灼伤脉络，引起出血，称为"热迫血妄行"，或称动血。四是血热炽盛，则扰动心神，心主血脉而藏神，血脉与心相通，故血热则使心神不安，而见心烦，或躁扰发狂等症。总之，血热病变，临床以既有热象，又有动血、出血等为其特征。可见身热以夜间为甚，舌质红绛，心烦或躁扰发狂，谵语，甚则昏迷，或衄血、吐血、尿血、月经提前量多、脉数等症。正如《素问·气厥论》所说"脾移热于肝，则为惊衄"，"胞移热于膀胱，则癃溺血"，此皆论述脏腑之热相移，从而导致血热病变之发生。

（四）气血关系失调

气与血之间有着相互资生、相互依存、相互为用的关系。如《石室秘录·论气血》说："气生血，而血无奔轶之忧；血生气，而气无轻躁之害。此气血之两相须而相得也。"气对于血，具有温煦、推动、化生和统摄的作用。血对于气，则具有濡养和运载等作用。故气的虚衰或升降出入失常，则必然影响及血，如气虚则血无以生化，血必因之而亏少；气虚则推动、温煦血液功能减弱，血必因之运行滞涩而不畅；气虚则统摄失职，血必因之外逸而出血；气滞则血必因之而瘀阻；气机逆乱，则血必随气而上逆或下陷，甚则上为吐血、衄血，下为便血或崩漏。故《寿世保元·血气论》说："气有一息之不运，则血有一息之不行。"《医林改错·论抽风不是风》中说："元气既虚，必不能达于血管，血管无气，必停留而瘀。"《景岳全书·杂证谟·血证》说："若素多劳倦思虑，或善呕吐，或善泄泻，而忽致吐血下血者，此脾虚不能摄血，非火证也。"即指气不摄血而言。

同样，血的亏耗或功能失调，亦必影响及气。如血虚则气无所养亦必随之而衰少；血脱则气失其所依附，则必然外散而脱逸；血瘀则气亦必随之郁阻而不畅。如《读医随笔》有"血少则气散"的论点，《景岳全书·杂证谟·血证》亦说："暴吐暴衄，失血如涌，多致血脱气亦脱。"一般来说，临床上气血失调，主要表现于气滞血瘀、气虚血瘀、气不摄血、气随血脱以及气血两虚等几方面。

1. 气滞血瘀 气滞血瘀是指由于气的运行郁滞不畅，以致血液运行障碍，继而出现血瘀的病理状态。

气滞血瘀，多由情志内伤，抑郁不遂，气机阻滞而致血瘀；或因闪挫外伤等因素，伤及气血，因而气滞和血瘀同时形成。如《灵枢·百病始生》说："卒然外中于寒，内伤忧怒，气上逆则六输不通，温气不行，凝血蕴里而不散，津液涩渗着而不去，而积皆成矣。"《灵枢·贼风》亦说："若有所堕坠，恶血在内而不去……则血气凝结。"而《类证治裁·积聚》所说的"初为气结在经，久则血伤入络"，即指本病变的慢性发展病理过程。

气滞血瘀病变与肝的生理功能失调关系极为密切。肝主疏泄而藏血，若肝气郁结不畅，疏泄失职，则气机郁滞，肝脉布于两胁，故可见胸胁胀满疼痛。气为血之帅，血为气之母，气行则血行，气滞则血凝。气滞血瘀，或使经脉瘀阻而不通，或瘀血结聚而成形，故多见疼痛，瘀斑，以及瘕聚、癥积等病证。如《济生方·胁痛》说："积气攻注，攻于左则左胁痛，攻于右则右胁痛，移逆两胁，则两胁俱痛。久而不愈……则胁下结块。"《灵兰要览·气病治肾》指出："盖未有气滞而血能和者，血不和则气益滞矣。"《血证论·瘀血》亦说："癥之为病，总是气与血胶结而成。"

此外，由于心主血脉而行血，故在心的功能失调时，则多见血瘀导致气滞病变。

2. 气虚血瘀 气虚血瘀指由于气虚，推动无力，血行迟缓，继而形成血瘀的病理状态。其轻者，虽气虚无力，但尚能推动血行，只是血行迟缓，循运无力；其重者，则在人体某些部位因气虚较甚而无力将血运行至该处发挥濡养作用，致使人体某些部位瘫软不用，甚至痿废。正如《素问·玉机真脏论》所说的"气虚身中卒至，五脏绝闭，脉道不通"，即指患者元气素虚，突发中风，瘀阻络脉，脉道气血不通病变。又如《医林改错·论抽风不是风》说："元气既虚，必不能达于血管，血管无气，必停留而瘀……以一气虚血瘀之证，反用散风清火之方，安得不错。"

气虚血瘀的病理表现，以气虚和血瘀两者病理表现同时并见为依据，如气虚之身倦乏力，少气懒言；血瘀之腹内癥积，刺痛，痛处不移，拒按，舌紫，脉涩等症即是。临床常见之心气虚损，行血无力，继则可形成血瘀，痹阻心脉，发作心胸憋闷疼痛，心悸怔忡，舌有紫斑等症。又如年高体弱，或气暴虚，则不能运血而形成血瘀，经络阻塞，肢体失养，而致半身瘫痪者，则亦属气虚血瘀之病变。

3. 气不摄血　气不摄血主要是指由于气虚不足，统摄血行功能减退，血不循经，逸出于脉外，从而导致各种失血的病理状态。正如《医宗必读·虚痨》所说的"吐血，……脉来微软，精神困倦，是气虚不能摄血"，即指此病变。

气不摄血，多由于久病伤脾，脾气虚损，中气不足，而致统摄失司；或因肝气不足，疏泄无力，肝不藏血，或二者同虚，则统摄失职等，皆可导致各种出血病变的发生。除见吐血、衄血、肌衄等各种失血症状外，多伴见面色不华，疲乏倦怠，脉见无力，舌淡胖等气虚病理表现。其中因气虚下陷，而致血从下溢者，则又称为血随气陷，则可见便血、尿血；气虚下陷，冲任不固，则可见妇女崩漏。故《诸病源候论·崩中候》说："若劳动过度，致脏腑俱伤，而冲任之气虚不能约制其经血，故忽然暴下。"若气虚不固，统摄无权，血离经隧而溢于脉外，渗于肌腠，则可见皮下出血（肌衄）或紫斑等。

4. 气随血脱　气随血脱指在大量出血的同时，气随血液的突然流失而脱散，从而形成气血两虚或气血并脱的病理状态。正如《景岳全书·杂证谟·血证》所说的"暴吐暴衄，失血如涌，多致血脱气亦脱"，即指此病变而言。

气随血脱，多由外伤失血，呕血或妇女崩中，或产后大出血等因素所致。

血为气之载体，血液脱失则气失其附载，故气亦随之暴脱而散亡。气脱阳亡，无以温煦固摄肌表，则可见冷汗淋漓；阳气虚衰不达四末，故见四肢厥冷；气血两脱，无以上荣头目，清窍失养，故见晕厥；血脉失于气血之充盈与鼓动，故脉见芤象，或见沉细而微的脉象。故《傅青主女科·血暗昏暗》说："盖血崩而至于黑暗昏晕，则血已尽去，……而无形之气必且至尽散。"《血证论·吐血》亦说："刀伤出血，血尽而气亦尽，危脱之证也。"

5. 气血两虚　气血两虚是指气虚和血虚同时存在，组织器官失养而致人体功能衰退的病理状态。正如《临证指南医案·诸痛》所说："气馁不能充运，血衰不能滋荣。"即指此病变而言。

气血两虚，多因久病耗伤，气血两亏所致。其病理表现是或先有失血，气随血衰；或先因气虚，血液无以生化而日渐亏少，从而形成气血两虚病机病证。临床可同时并见面色淡白或萎黄，少气懒言，疲乏无力，形体瘦怯，心悸失眠，肌肤干燥，肢体麻木等气血不足病证。故《重订通俗伤寒论·气血虚实》说："凡呼吸微，语言懒，动作倦，饮食少，身洒淅，体枯瘠，头眩晕，面黄㿠白。皆真虚纯虚之候，前哲所谓气血两亏，急用八珍汤、十全大补汤等峻补之是也。"

四、津液代谢失常

(一) 津液代谢失常的概念和内涵

津液代谢失常,是指人体津液的生成、输布和排泄的过程失去正常的协调平衡,出现紊乱的病理过程。津液对于人体的生命活动至关重要,诸如脏腑之濡润,肌肤之润泽,关节之滑利,骨髓之充盈,无不与津液的濡养和滋润有关。故《灵枢·决气》说:"腠理发泄,汗出溱溱,是谓津。""谷入气满,淖泽注于骨,骨属曲伸,泄泽。补益脑髓,皮肤润泽,是谓液。"《灵枢·五癃津液别》亦说:"五谷之津液,和合而为膏者,内渗入于骨空,补益脑髓,而下流于阴股。"

津液代谢,是机体新陈代谢的重要组成部分。津液的正常代谢,不仅仅维持着津液在生成、输布和排泄之间的协调平衡,而且也是机体各脏腑组织器官进行正常生理活动的必要条件。因此,津液代谢的失常,必然导致机体的一系列生理活动障碍。

津液的生成、输布、排泄,是一个复杂的生理过程。总的来说,津液的生成、输布和排泄,离不开气的升降出入运动及其气化功能。气的升降出入和气化失常,必然导致津液代谢的异常;反之,津液代谢的异常,也可导致气的升降出入失常和气化功能障碍。具体地说,津液的代谢,主要依赖于肺、脾胃和肠、肾和膀胱、三焦等脏腑生理功能的协调综合作用。一般来说,是以肺的宣发肃降、脾的运化转输、肾的蒸腾气化,为津液代谢中三个主要环节,其中尤以肾的蒸腾气化,为津液代谢的主宰。

津液代谢失常,虽然有多种原因,但从津液代谢本身来说,主要可分为两个方面:一是由于津液的生成不足或消耗过多,而致津液不足;一是由于津液的运行、输布和排泄障碍,而致体内的津液滞留,形成湿、痰、饮、水等病理产物。

(二) 津液亏损不足

津液亏损不足,是指机体津液的数量亏少,使脏腑、形体、九窍等得不到充分的濡润、滋养和充盈,因而产生一系列干燥枯涩的病理状态。

引起津液亏损不足的原因主要有三方面:一是热盛伤津,如外感热邪,灼伤津液;或因内热,郁久化热化火,或阴虚内热,亦能耗伤津液而致亏损不足。二是津液丢失过多,如严重的泻下、呕吐、大汗,以及大面积的烧伤等,均能耗伤津液而形成不足。三是慢性疾病耗伤,如久病机体衰弱,津液生成不足;若再有虚热耗伤津液,则更易出现津液的亏损。故《伤寒指掌·救逆新法》中说:"伤寒过经不解,发表攻里不当,以致真阴耗竭。"《寓意草·辨王玉原伤寒后余热并永定善后要法》说:"伤寒后胃中津液久耗,新者未生。"而在内伤杂病中,举凡情志思虑太过、房室劳伤,或嗜食辛辣肥甘,或过服温燥助阳药物,均能使阴津耗伤,故《证治汇补·燥症》说:"或饥饱劳倦,损伤胃液;或思虑劳神,心血耗散;或房劳太过,肾水干枯,或金石刚剂,欲求峻补;或膏粱厚味,炙煿太多,皆能助火烁阴。"

津液的生成不足,亦可是津液亏乏之因,如《证治汇补·脾胃》说:"久病后……食不消化……属脾阴血少,津液不能濡润,以致转运失常。"

津与液的性状、分布部位和生理功能亦均有所区别,故伤津与脱液的病机和病理表现亦有某些不同。津主要分布于孔窍、皮毛、肌肉和血脉之中,其质地清稀,流动性大,所含的成分主要是水。所以,从一定意义上说,伤津主要是失水。最易引起伤津的是吐泻。临床所见,吐泻损失大量津液,若不及时补充,可出现目眶内陷,十指螺瘪,小便减少,口干舌燥，皮肤失去弹性；严重者，则可见目眶深陷，啼哭无泪，小便全无，甚至引起血中津液渗出脉外，血液浓缩，血量亏少而流行困难，可见面色苍白，脉微欲绝等危证。此外，高热，汗出，也易伤津，而见口干欲饮，大便干燥秘结，小便短少而黄。气候干燥，则皮肤与肺之津最易散失，可见皮肤干裂，鼻干、咽干、干咳等症。在干燥而寒冷的季节，皮肤汗出减少，表面津液又易散失，而血中津液不足之人，对皮肤濡养之力尤差，故易出现皮肤干痒，搔之落屑甚多等症，临床又称之为血燥生风。

液，主要分布在脏腑、骨髓、脑髓、脊髓和关节之中，一般比津稠厚，流动性亦比津小，其所含成分除水分之外，还含有大量机体所必需的精微物质，所以不能把脱液看作简单的失水，而应理解为水分和精微物质共同丢失的一种复杂的病变。最易引起脱液的是严重热病的后期，此时患者可见形瘦骨立，大肉尽脱，皮肤干燥，毛发枯槁，舌光红无苔或少苔，有时因为液不养筋，可出现手足震颤，肌肉𥄂动等症状。某些慢性消耗性疾病，如恶性肿瘤的晚期，以及大面积烧伤的患者亦会出现脱液病变。可以看出，伤津与脱液之间，有区别亦有联系。一般来说，脱液的患者，既丢失水分，亦丢失体内许多精微物质。正是由于损失水分，所以脱液者或轻或重地存在着伤津。而伤津则主要是丧失水分，其他物质损失不多，所以伤津者一般没有脱液，即使是严重的伤津，到了气随津脱的地步，也未必会出现脱液证候。

（三）津液的输布、排泄障碍

津液的输布，是指津液在体内的运输、布散与环流，以及进行体内代谢的过程；津液的排泄，是指将代谢后的津液，通过尿、汗、水气等途径，排出体外的过程。这两个环节的功能障碍，虽然各有不同，但其结果则都能导致津液在体内不正常的停滞，成为内生水湿痰饮的根本原因。津液的输布与排泄障碍，主要与脾、肺、肾、三焦的功能失常有关，并受肝失疏泄病变的影响。

津液的输布障碍，是指津液不能正常的转输和布散，在体内升降环流迟缓，因而湿浊内生，或在体内某一局部发生滞留，因而津液不化，水湿困阻，或酿痰成饮之病理状态。导致津液输布障碍的原因很多，不外肺失宣发或肃降；脾运化和转输功能减退；或肝失疏泄，气机不畅，气滞而水停；或三焦水道不利，津液环流障碍等所致。如肺失宣发肃降，则津液不能外输于皮毛和下输于膀胱，而致痰壅于肺，甚则发为水肿；脾的运化功能减退，则可使津液在体内环流减弱，而致痰湿内生；肝失疏泄，则气机不畅，气滞则津停；肾失蒸腾气化，则气不化津而致津液停滞；三焦的水道不利，不仅直接影响着津液在体内环流，而且亦涉及气的气化功能。津液的输布障碍，其成因虽多，但一般认为，气的升降出入运动和气化功能障碍，脾的运化功能障碍，为津液输布障碍的最主要成因。故《素问·至真要大论》说："诸湿肿满，皆属于脾。"

津液的排泄障碍，主要是指津液气化不利，转化成汗液或尿液的功能减退，从而导致水液贮留，上下溢于肌肤发为水肿的病理状态。一般地说，津液化为汗液排出，主要靠肺的宣发；化为尿液排出，则主要靠肾的气化和肺的通调，故肺肾功能减退，则均可导致水液之贮留，发为水肿病证。

应当指出，肺肾功能减退，虽然均可导致水湿泛滥，发为水肿。但其中最主要的还是肾的蒸腾气化功能主宰着津液的代谢。所以，在肺的宣发功能失常，虽然可使腠理闭塞而无汗，但津液的代谢产物，仍能通过肾的蒸腾气化作用，在尿液中排出。正如《灵枢·五癃津液别》中说："天寒则腠理闭，气湿不行，水下留于膀胱，则为溺与气。"反之，肾的蒸腾气化功能减退，尿液的生成和排泄障碍，必然水泛为肿。故《素问·水热穴论》说："肾者，胃之关也。关门不利，故聚水而从其类也。"现在临床上常见的风水之证，虽然其成因由肺失宣发，腠理闭塞所致，但亦必及于肾，影响了肾的蒸腾气化功能，而形成水肿。故《素问·水热穴论》又说："内不得入于脏腑，外不得越于皮肤，客于玄府，行于皮里，传为胕肿。本之于肾，名曰风水。"《景岳全书·肿胀》亦说："盖水为至阴，故其本在肾；水化于气，故其标在肺；水惟畏土，故其制在脾。今肺虚则气不化精而化水，脾虚则土不制水而反克，肾虚则水无所主而妄行，水不归经则逆而上泛。故传入于脾而肌肉浮肿。"

临床所见，津液的输布与排泄障碍，主要可产生湿浊困阻、痰饮凝聚及水液贮留等病理变化。其具体表现如下：

1. 湿浊困阻　湿浊困阻指因脾虚运化水液功能减退，因而津液不能转输布散，久则聚积而成湿浊，形成湿浊内困病变。湿性重着黏滞，易于阻遏气机，故可见胸闷呕恶，脘腹痞满，头身困重，口腻不渴，腹泻便溏，面黄水肿等症。如《医原·湿气论》所说："内伤寒湿……脾胃阳伤，水多土滥。脾阳伤，则见脘痞腹胀，腹痛肿胀，便溏洞泄，三阴疟疾等证。"《临证指南医案·湿》说："湿为重浊有质之邪，若从外而受者，皆由地中之气升腾；从内而生者，皆由脾阳之不运。""内生之湿，多因茶汤生冷太过，必患寒湿之证，……若脾阳不运，湿滞中焦。"

2. 痰饮凝聚　痰与饮都是由于脏腑功能失调，津液代谢障碍，以致津液气化失常，水湿停聚凝结于机体某些部位而成的病理产物，又是多种疾患的致病因素。水聚则成饮，饮凝而成痰，即可形成多种痰证或饮证。如《圣济总录·痰饮》说："三焦调适，气脉平匀，则能宣通水液，行入于经，化而为血，溉灌周身。三焦气涩，脉道闭塞，则水饮停滞，不得宣行，聚成痰饮。"《存存斋医话稿·卷一》说："痰属湿，为津液所化。盖行则为液，聚则为痰。"《医林绳墨·痰》亦说："或因风寒暑湿之外感，或因七情、饮食之内伤，以致气逆而液浊，则痰症成焉。"而《临证指南医案·痰饮》则指出："痰饮之作，必由元气亏乏，及阴盛阳衰而起。"

痰或饮病变的表现亦有所不同，一般来说，痰可随气升降，无处不到，病及不同的脏腑经络或滞留于机体的某些部位，可表现为多种病理反映。如痰阻于肺，可见咳喘咯痰；痰迷心窍，可见胸闷心悸，神昏癫狂；痰停于胃，可见恶心呕吐，脘痞不舒；痰留经络筋骨，则可致瘰疬痰核，肢体麻木，或半身不遂，或为阴疽流注；痰浊上犯于头，则清窍不利，可致眩晕昏冒；痰气凝结于咽喉，则可致咽中梗阻，如有异物，吞之不下，吐之不出，称为"梅核气"。

饮邪为病，随其停聚部位之不同而有不同的名称。如饮停胸胁，则为"悬饮"；饮邪犯肺，则为"支饮"等。饮停胸胁，则可见胸胁胀闷疼痛，咳唾益甚，肋间隙饱满，气短息促，身体转侧或呼吸时胸胁部有牵引疼痛等症。故《金匮要略·痰饮咳嗽病脉证并治》说："饮后水流在胁下，咳唾引痛，谓之悬饮。"饮邪犯肺或水饮停肺，则多遇寒发作，肺气上逆而不降，故往往咳喘并作，甚则咳逆倚息不能平卧，气短息促，并可见头面部或下肢水肿等症。故《金匮要略·痰饮咳嗽病脉证并治》又说："咳逆倚息，短气不得卧，其形为肿，谓之支饮。"一般来说，饮又根据其所停留之部位、症状不同而分为"痰饮"、"悬饮"、"溢饮"、"支饮"四类，即饮邪为病，随其停聚部位之不同而有不同的名称，如饮停胸胁，症见胸胁胀痛、咳嗽引痛，则为"悬饮"；饮停胸膈，饮邪犯肺，常见咳喘倚息、不能平卧，则为"支饮"；饮泛肌肤，留于四肢，形成水肿，则为"溢饮"（即水液贮留之水肿）；饮在肠间，每致肠鸣沥沥有声、腹满食少，则为痰饮。

3. 水液贮留　水液贮留，指多由肺、脾、肾等脏腑功能失调，水液代谢障碍，水不化气，因而潴留于肌肤或体内，发为水肿或腹水等病变。

水邪泛溢于肌肤，则发为头面、眼睑、四肢、腹脐等部位水肿，甚则全身水肿；若水邪贮留于腹腔，则腹肿胀大，发为腹水。故《景岳全书·肿胀》说："盖水为至阴，故其本在肾；水化于气，故其标在肺；水惟畏土，故其制在脾。今肺虚则气不化精而化水，脾虚则土不制水而反克，肾虚则水无所主而妄行，水不归经则逆而上泛，故传入于脾而肌肉浮肿。"《丁甘仁医案·咳嗽》指出"脾肾之阳式微，水饮泛滥横溢，上激于肺则喘，灌溉肌肤则肿，凝聚募原则胀。阳气不到之处，即是水湿盘踞之所，阴霾弥漫，真阳埋没"，此即水液贮留，阴水为病的基本病理变化。

（四）津液与气血关系失调

津液与气血之间有着密切的联系，三者之中的任何一种失常，都会对另外两者发生影响，导致其功能失去协调，临床常见者，主要为水停气阻、气随液脱、津枯血燥及津亏血瘀等几方面。

1. 水停气阻　水停气阻，此指水液停贮，导致气机阻滞的病理状态。津液的生成、输布和排泄，依赖于气的气化功能及其升降出入运动。水液的不正常停滞，则反过来又可影响气的气化功能，及其升降出入运动，导致气化失常，气的升降出入运动受碍，故说水停则气阻。如水饮阻肺，则肺失宣发肃降，而致肺气壅滞，可见胸满咳嗽，喘促不能平卧等证；水气凌心，则可阻遏心气和心阳，则可见心悸、心慌，甚至胸闷心痛等症；水饮停滞中焦，阻遏脾胃气机，则可致清气不升，浊气不降，而见头昏困倦，脘腹胀满，纳食呆滞，甚则恶心、呕吐，腹胀、腹泻等症；水饮阻滞于经脉，经脉气血流通不畅，则除见水肿外，尚可见到肢体困倦、沉重等症。

2. 气随液脱　气随液脱，主要指由于津液大量丢失，气失其依附而随津液外泄，从而导致阳气暴脱亡失的病理状态。多由于大汗伤津，或严重吐泻，耗伤津液所致。如《伤寒论·阳明病脉证并治》所说："发汗多，若重发汗者，亡其阳。"此指汗出太过，津液外泄，阳气随之而亡失。又如《景岳全书·泄泻》："若关门不固，则气随泻去，气去则阳衰。"《金匮要略心典·痰饮》亦指出："吐下之余，定无完气。"此指频繁而大量的呕吐、泄泻，则亦可使气随津液的耗伤而脱失。

3. 津枯血燥　津枯血燥，主要指津液亏乏，甚则枯竭，从而导致血燥虚热内生，或血燥生风的病理状态。津液是血液的重要组成部分，津血又同源于后天的水谷精微，故《灵枢·痈疽》说："中焦出气如露，上注溪谷而渗孙脉，津液和调，变化而赤为血。"若因高热伤津，或烧伤，而使津液大亏，或阴虚痨热，津液暗耗，均会导致津枯血燥，而见心烦，鼻咽干燥，口渴喜饮，肌肉消瘦，小便短少，舌红少津，脉细数等症。

4. 津亏血瘀　津亏血瘀主要指津液亏损，血液运行不畅的病理状态。津液充足是保持血脉充盈，血液运行通畅的重要条件。若因高热，烧伤，或吐泻，大汗出等因素，从而使津液大量消耗，则津液亏少，血容量不足，血液浓缩，致使血液循行滞涩不畅，即可发生血瘀之病变。临床病理表现即可在原有津液亏损不足基础上，出现舌质紫绛，或见瘀点、瘀斑等症。故《读医随笔》指出："夫血犹舟也，津液水也。""津液为火灼竭，则血行愈滞。"此即是津亏可以导致血瘀的机制。

五、基本病机的现代研究

(一) 朱伟常

20世纪60年代，有关医家开始了对"寒热虚实"实质的初步探讨、"八纲"病理生理学基础的初探、"虚热"病机的初探，以及病理性舌象形成机制的研究等工作。

在20世纪70年代，人们对于中医病理研究更加深入、广泛，其范围已经涉及虚损病病机的探讨、从近代病理学观点探讨温病传变的规律性、"八纲"病理解剖学基础、"肾"本质探讨、肾阳虚患者内分泌腺的病理形态改变及其意义初探等，并从血液流变学、血流动力学探讨中医的"血瘀"，此外，还进行了"阳虚"、"阴虚"等造型研究。同时对气象病理学方面的研究，亦日益受到重视。颇有意义的是"体质病理研究"的提出和展开，为中医病理研究工作开创了一个新的领域。

到了20世纪80年代，学者对中医病理研究更为系统化，匡调元出版了《中医病理研究》，在学术界颇有影响。在此期间，对于中医"证"的衍生、心神病机、辨证论治原理、"肺与大肠相表里"的本质等诸方面的探讨更为深化。此外，有关方面还对中医"证"的动物模型研制情况作了综述讨论。

兹举阴、阳、表、里、寒、热、虚、实证的病理解剖学基础初探；温病卫、气、营、血证候的病理研究；虚损病机研究以及体质病理学研究的概况说明之。

对于阴、阳、表、里、寒、热、虚、实诸证病理，除据传统理论结合临床进行研讨外，尚有运用病理生理学方法进行探讨者，这在60年代早已开始。近又有了运用病理解剖技术对上述诸证进行系统观察的报道，研究者以具有一定代表性的病例为对象，探讨阴阳表里寒热虚实证的病理解剖学根据。匡氏的研究认为："表里"不仅指病变的部位，在某些情况下亦表示病势之浅深及病期之早晚。表证主要为上呼吸道的炎症，病期较早，病势较轻；里证往往可见内脏器官的实质性损害。寒证一般为生理功能及代谢率的低下，常见内脏器官的慢性炎症，全身或局部贫血、缺血、瘀血或水肿；热证常见急性炎症，动脉性充血与出血，体表血管扩张。虚实主要决定于原来机体之壮健或衰弱情况、抗病能力及在致病因子作用下生理功能的亢进或减退。虚证一般见于衰老、久病者，其抗病力低下，生理功能减退，常见内脏器官、主质细胞及多种内分泌腺的变态或萎缩、慢性炎症、纤维化或硬化；实证一般见于强壮者，抗病能力强，生理功能健旺，常见急性炎症、瘀血、便秘等。在临床上，虚与寒，实与热常可并见，其病理形态亦相关联。至于"虚热生火"，为虚证的一种特殊类型，一般可见低热、潮热或内热感，其病理固与自主神经系统有关，亦可见内分泌腺的病变。在辨明表里、寒热、虚实证的病理之后。阴阳的病理亦明（见《中医病理研究》）。

关于温病卫、气、营、血证候的病理研究，匡调元从现代病理学资料作了进一步论证，其研究结果认为：温病卫分期相当于急性传染病之前驱期及症状明显期之早期。此期以上呼吸道炎症及体表神经-血管反应为主。气分期相当于急性传染病之症状明显期，以毒血症所引起的症状及由于高热而引起的体液与电解质代谢紊乱为主。实质脏器显示混浊肿胀及功能紊乱，此期可见多种传染病之特异性病变。

入营期相当于急性传染病之极盛期，除各种传染病之特殊病变进一步深化外，中枢神经系统的变性、坏死较为突出，凝血系统紊乱，血管壁的中毒性损害进一步发展。血分证相当于急性传染病之衰竭期。多种重要脏器如中枢神经系统、心、肺、肾、肝的损害更加严重，机体反应性及抵抗力下降。暴发型往往可见急性肾上腺皮质功能不全及广泛出血。此外还有熊启逵等进行的实验性温病卫、气、营、血证候动物模型复制的研究，曾祥国等对实验性温病卫、气、营、血四个时相病理变化的观察，王远萍等又观察了此时肺与肝的超微结构的变化。总之，温病学说关于卫气营血的传变规律与西医学关于急性传染病的发展规律是可以共通的，卫、气、营、血各期的临床见证可以用现代病理学实验加以验证。

虚损的病机研究，运用现代病理形态学的技术，对临床上以虚损表现为主的某些病种进行了观察，发现其脑腺垂体、甲状腺、肾上腺皮质及性腺均有比较明显的退行性病变，显示其功能减退。这一研究，说明内分泌系统功能紊乱是某些虚损证内在的病理基础之一（《中医病理学史·中医病理学研究进展》）。

（二）侯灿

"寒"、"热"的病理生理学："寒"的一系列症状体征，其共同的发病学原因可归之于机体热量不足。也就是说，基本上可以用"热量不足"解释所有的症状体征。例如：寒证的"面色灰白、身寒、手足冷、唇淡白或青紫、爪甲青紫"是机体为适应这种热量不足情况，发生体表毛细血管及小动脉反射性收缩，减少体表血流量及血流速度以减少从体表散热的反应；"复身蹉卧"是为了减少体表散热面积；"喜热饮"为的是从体外补充热量；"口不渴"、"小便清长"与机体热量不足，体温较低，呼吸较慢，从皮肤及呼吸道蒸发散失的水分减少，因而血液含水量增高，唾液分泌充足，肾小管对原尿的水分重吸收减少等因素有关；至于"大便溏泄"则可能由于血浓度低，大肠黏膜对肠内容物水分的吸收相应减少，还可能由于热量不足时胆汁分泌减少（有材料证明：鼠肝灌流当温度降至 35°时，胆汁分泌开始明显下降）、肠内腐败加剧所致；"舌苔白滑润"可以用热量不足，分解代谢降低，分解产物减少，还可能加上说话少（静而少言），机械清除作用减少，脱屑上皮积留黏膜上，以及唾腺及舌腺分泌物中含水较多等来解释；"脉迟缓"或"沉细无力"是由于热量不足，代谢降低，心跳减慢（迟或缓）和心每次搏动输出量减少（沉细无力）；"静而少言"是由于热量不足，大脑皮质细胞兴奋性降低。这种降低可能与低温时皮层细胞代谢降低有关。有材料证明：人和猴子在降温至 36°～32°时脑电波振幅开始明显降低；狗脑血流量及脑组织耗氧量随温度而直线下降。

属于"热"的一系列症状体征，其共同的发病学原因基本上都可归之于热量过剩。由于热量过剩，体温升高，机体为了保持常温，就要通过体温调节装置增加散热，此时皮肤血管舒张，血流加快，血量增多，刺激皮肤热感受器，因而"面赤发热"、"手足温暖"、"唇红（不一定肿）"、"爪甲红"；为了增加体表散热面积，故有"伸足仰卧"；饮冷水可以消耗部分热量，故"喜冷饮"；由于热量过剩，体温增高，呼吸频数（因代谢增高，耗氧量增多），因此从体表及呼吸道表面蒸发的水分显著增多，体内水分减少，引起血液浓缩及唾液分泌减少，咽喉及口腔黏膜干燥，故"唇焦"、"口渴"；"小便短赤"可能因小便浓缩，也可能因为热量过剩时分解代谢加强，特别是与蛋白质分解增强、代谢产物（可能包括尿色素——蛋白分解产物的一种，具体来源还不太清楚）增多有关；"舌苔黄"可能由于这些分解产物在血中含量增多，从舌腺或唾腺排泄到舌黏膜表面，使舌苔黄染，也可能由于唾液分泌减少，口腔特殊细菌加速繁殖并产生色素所致；"便秘"可由于水分蒸发过多，肠对其内容物水分的吸收增加，使大便过分干燥不易排出；"舌苔粗干"也与缺水、唾液减少、乳头角化层收缩变干有关；"脉数急"是由于热量过剩时的组织代谢加强和耗氧量增多，同时由于需要加快运血到体表散热，心脏加快跳动（窦性心动过速）所致；

"脉浮洪有力"是由于心每次搏动输出量增多，心收缩力加强；"烦而多言"可能是体温增高时大脑皮质细胞兴奋性增高所致。

从上述分析看来，"寒"或"热"也许可以看作是以热量不足或热量过剩为其共同发病学原因的一种机体典型反应状态。反映机体处于热量不足状态下的一组特定的症状体征，称为"寒证"；反之，反映机体处于热量过剩状态的一组特定的症状体征，称为"热证"。

（三）沈自尹

西医学认为人体的内分泌调节，不是由单一的激素来完成，而是通过激素间的相互作用与反馈调节而趋于平衡的。内分泌激素都处于对立统一状态：如利尿与抗利尿，胰岛素与高血糖素，蛋白分解与蛋白合成，消炎与抗炎等。有一种激素作用于靶组织，一般都有另一种与此拮抗。从自主神经系统来看，也有交感与副交感神经在各种组织器官上作用的对立表现。近年来国外以 cAMP 与 cGMP 的生理功能对立表现为基础来解释阴阳学说，但没有对临床中医辨证为阴虚、阳虚的患者进行具体考察。日本的学者也是从人体内成对的物质，如正电荷、负电荷，阴离子、阳离子，酸、碱来作推测阴阳理论。这些可以联系起来作为中医阴阳的表现，但不等于是阴阳的本质，因为中医的阴阳有其本身的规律。

要探讨中医的阴阳本质和阴阳的物质基础，必须满足以下两个条件：①这种物质的生理作用应能解释阴、阳的主要表现，包括主要的临床证候及实验室指标，该种物质的代谢变化应与临床阴证、阳证（或阳虚、阴虚）的外观表现相对应，甚至这种物质的变化出现在前，虚证的症状表现在后。与中医关于阴阳对立统一的规律基本相符；②临床上出现阴证、阳证（或阳虚、阴虚）的动态变化时，这种物质也要有相应的动态变化。

国内开展较多的是从 cAMP 与 cGMP 来研究阴虚、阳虚的物质基础。虽然 Goldberg 把两种环核苷酸的双向调节作用作为二元论的阴阳学说的基础，但他只从阴阳的对立来分析，未从阴阳的基本论点如"阴阳互根"、"阴阳转化"等来探讨。国内研究最早的是上海第二医学院中医虚证理论研究专题组。该组在临床辨证为阴虚、阳虚的患者上所作的大量的工作，证明阴虚时 cAMP 明显升高，cGMP 不升高或轻度升高，cAMP/cGMP 比值无明显降低或有升高；阳虚时则或由于同时有 cAMP 降低及 cGMP 升高，或由于 cGMP 大幅度升高，导致 cGMP 相对增加，cAMP/cGMP 比值明显降低，所以认为阴虚时主要是 cAMP 升高，阳虚时主要是 cAMP/cGMP 比值降低。对部分病例的观察还表明虚证临床证候改善时血浆 cAMP 或 cGMP 含量也有相应的变化。

国内其他一些单位有的重复了上二医的结果，有的未能重复。其原因可能有三点：①由于 cAMP 和 cGMP 是细胞内的控制调节物，血浆中 cAMP 和 cGMP 的变化是否能代表组织细胞内水平尚缺乏直接证据；②cAMP 和 cGMP 生理功能复杂，两者并非在所有生理功能方面都处于对立状态；③血浆 cAMP 和 cGMP 含量受多种因素影响，不同疾病时它们含量改变的途径明显不同，例如肾脏病时可能主要由于肾脏排泄量的减少，而有血浆 cAMP 的升高，类似于阴虚；急性心肌梗死时从组织细胞中释放出大量 cAMP 及 cGMP，后者增加更多，也使血浆 cAMP/cGMP 降低而类似于阳虚。肿瘤与环核苷酸变化关系之密切或许已超越阴虚、阳虚的表现。脾虚患者已有证明其 cAMP 是降低的。为此就难以确立 cAMP 和 cGMP 代表阴阳之说。

在内分泌激素水平方面，肾上腺皮质激素在阳虚和阴虚患者中的检测结果表明，无论是尿中 17-O-HCS 值还是血中 11 羟值都是阳虚者偏低，而阴虚者离散度大。就是说同一个激素并未在相对立的阳虚证和阴虚证上出现相反的数值改变。同样，甲状腺激素在阳虚患者上各地的检测结果都显示低值，阴虚患者则与正常人无显著差异，也有的单位测出阳虚和阴虚患者的总 T_3 都是低值，说明甲状腺激素的降低也非阳虚患者所特有。在分别用温阳和滋阴药治疗后总 T_3 都能回升至正常水平，所以也未见到阳虚证和阴虚证的对立结果。至于前列腺素，虽有人提出 PGE 和 PGF 的生理功能相反，从而可能符合阴阳相互制约的关系，但从国内外临床上阳虚与阴虚患者的检测结果中，也未发现有明显差异。以上是非内分泌疾病中所见的情况。在内分泌疾病中，看到甲减患者与甲亢患者在分别采用温阳和滋阴药治疗后虽然其甲状腺激素仍未达正常水平，但 cAMP/cGMP 比值却都能趋向于正常，以内分泌制剂模拟的"阳虚"和"阴虚"动物模型上可以见到 RNA、DNA 合成率和肝糖原含量的变化是相反的，用温阳药和滋阴药也能适当纠正上述现象。在内分泌疾病或内分泌制剂造成的动物模型上，采用相反性能的中药可以见到阴阳转化，这也证明阴阳对立状态的存在。但在内分泌腺体病理检查中未见阴虚与阳虚有相反的表现。

能量代谢方面，红细胞糖酵解率，红细胞 ATP 含量，钠钾 ATP 酶活性，在阳虚和阴虚患者上似乎处于对立状态，而且在同一病种里，看到阳虚和阴虚患者的肌酐系数，尿尿素氮量、尿钾、尿磷、尿镁等的变化与能量代谢的变化趋势相反，这就排除了病种对测定指标上的影响（《中医理论现代研究·阴阳学说的研究·评述与展望》）。

（四）有关气的研究

刘亚光认为，从分子生物学角度认识"气"本质可以概括下列几点："气"的物质基础包括两个方面。一是人体内完成慢速调节和快速调节的物质基础。前者主要是 DNA，后者主要是激素和神经介质等物质。二是进行生命活动的能源，主要是 ATP 等高能化合物。"气"的功能可以理解为人体以及各脏腑的慢速调节和快速调节的能力。主要是 DNA 通过 RNA 合成蛋白质的能力和对合成出蛋白质空间构型的调节能力。单鸿仁等发现阳虚动物衰弱，代谢功能普遍低下，且参与代谢调节的内分泌腺体萎缩，血浆 cAMP 减少等。而益气药物可使以上变化逆转，故认为代谢调节功能为"气"本质的主要方面。周光耀等报道，气虚患者血液红细胞糖酵解活力显著低于正常人。气虚患者的尿肌酐，尿尿酸和尿尿素氮含量亦均较正常人低。周勇等研究了补气助阳药对用环磷酰胺抑制的小鼠免疫功能的恢复作用，结果证明，补气助阳药对受抑小鼠免疫区应有恢复作用（张伟荣、杨集著《中医实验病理学·二气血的动物模型.4.气血理论的现代研究概况》）。

（五）有关血的研究

梁子钧等认为，所谓"血瘀证"就是因血液流变性或血液黏度异常而产生了全身或局部的"血行失常"（或血液循环障碍），并导致全身或局部血行的四大生理功能发生改变或紊乱而形成的疾病。余永敏根据现代病理学的概念，认为瘀血大致与下列病理过程有关：局部缺血；循环障碍的郁血；出血后的瘀血；组织增生及变性；肿瘤；炎症、溃疡、组织糜烂；局部水肿等。另秦万章等对具有血瘀证的各型胶原病及银屑病测定了环核苷酸和 N-乙酰神经氨酸，结果揭示 cAMP 降低、cGMP 和 N-乙酰神经氨酸增高（张伟荣、杨集著《中医实验病理学·气血的动物模型》）。

（六）有关气血相关的研究

孙世道等通过 48 例气血变化的观察，发现甲皱微循环有以下共同点：①无论是在生理性的气血未充、气血衰退或气血发生病理变化时，甲皱微循环均可见到正常管襻数目显著减少，异形管襻明显增多。②气虚者均可见管襻数目减少，长度缩短，张力差，流态多虚线，流速慢。③血虚者可见管袢色泽度淡红居多，充盈度差，流态多虚线，流速多为中等。④气血两虚者管袢张力、充盈度均差，流态多不清，流速慢，动静脉口径均见明显扩张，极度衰竭时基底色度（即血管轮廓）显示模糊不清，以致影响观察。⑤气滞者主要为管袢排列不整齐，乳头下静脉丛多数暴露，其积分比正常高。⑥血瘀者流态多呈断状，流速中等或慢。⑦气滞血瘀者管袢排列多紊乱不齐，动、静脉口径比例失常或动脉痉挛或静脉瘀张，血流慢，血球聚集而呈断状流态。⑧虚实相兼者，兼见虚实两者的变化。朱伯卿等对 39 例气虚血瘀型心力衰竭患者通过气囊漂浮导管监测心脏血流动力学及心脏收缩时间间期、血液流变学指标、血小板聚集性等测定，证实补气药党参，黄芪注射液及汤剂均能明显改善心功能，同时使异常的血液流变学指标亦有改善。从一个侧面论证了气血相关的重要理论（张伟荣、杨集著《中医实验病理学·气血的动物模型》）。

（七）张镜人等

对 40 例气（血）虚患者作心搏间距变化及卧立位血压差等无创伤性测定，并与 100 名正常人相对照。结果表明气（血）虚组与对照组在呼吸差、立卧差及 30/15 比值上相比较均有显著差异（P 均 <0.01）。在卧立位血压差上两组亦存在明显区别。反映气（血）虚患者存在着心血管自主神经系功能紊乱。赖世隆等发现，血瘀证微循环改变为管袢较模糊，异形管袢增多，血流减慢（以粒线流、粒流为主）；红细胞聚集增多，血色黯红，有渗出、出血等改变，积分值为 3.43 ± 1.13。气虚血瘀证微循环障碍更加严重，尚有血色变浅，管袢扩张等改变，积分值为 4.48 ± 1.54。血瘀证，气虚血瘀证血浆 TXB_2 水平均增高，且气虚血瘀证大于血瘀证。两组血浆 6-K-$PGF_{1\alpha}$ 水平与对照组无显著性差异，但两组患者 TXB_2/6-K-$PGF_{1\alpha}$（T/K）值与对照组相比有显著性差异。刘家骏等报道，气虚血瘀组的 SV、CO、SI、CI 均明显低于正常对照组，RT 亦明显高于正常范围。说明气虚血瘀组的血流动力学特征是低心泵，低心排出量和高外周阻力。其血液流变学特征是高黏血症，循环血量相对不足和微循环血流缓慢。TI（CP）值超过正常范围，BV 明显低于正常对照组，ALT 和 TM 则显著延长。说明其特征是高黏血症，低血管容量和微循环血流缓慢。李凤文等认为，"气滞"为情志异常引起机体调控功能失常而致内环境稳态失调的生理病理过程。其病理过程表现为三个层次：①最高层次：为交感中枢的调节失常（紧张性调节和适应性反应异常）。②中间层次：一方面是交感肾上腺系统调控异常（肾上腺皮质结构的变化），继而神经体液异常（儿茶酚胺升高），由此引起血液系统高黏凝倾向和血小板功能与形态异常（血小板聚集增加与超微结构改变）；另一方面外周各交感特异性通路调节功能紊乱引起心、血管功能的改变（心肌电活动的异常），尤其是外周阻力血管运动功能的紊乱引起微循环的严重障碍。③细胞水平和分子水平上：是血管内皮细胞的改变（形态损伤，PGI_2 分泌减少，LPO 增多），继发产生血管活性物质 PGI_2-TXA_2 及 cAMP-cGMP 的平衡失调。"血瘀"是在上述气滞病理变化过程三个层次的综合影响下，最后造成血液有形成分的黏凝聚状态，或出现高脂浑浊血液或渗出出血等病理特征（张伟荣、杨集著《中医实验病理学·气血的动物模型》）。

（八）关于阴阳寒热病机现代实验研究

在疾病的变化中，里、虚、寒属阴；表、实、热属阳。曾有人提出以阴阳为两纲，寒热、虚实、表里为六要。我们认为这个建议有可取之处。在中医基础理论中，阴阳作为思维方法及论理工具贯穿在各个方面。例如在生理部位的划分上；背为阳、腹为阴，脏为阴、腑为阳等。另一方面中医诊断学也将病变之症状、体征概括为阴阳两大类以指导临床诊疗。凡患者精神委顿，语音低微，面色晦暗，目光无神，动作迟缓，身冷畏寒，近衣喜温，口中和，不渴，尿清白，便溏，苔白滑，脉沉迟无力等列为阴证；凡精神兴奋，甚或烦躁，谵语，语声粗壮，面赤，发热口渴，气粗，去衣喜凉，便结溲赤，苔黄燥，脉大有力等列为阳证。侯氏认为："'阴'，主要表现为机体脏腑器官系统功能减退或热量不足的一种反应状态，'阳'主要表现为机体脏腑器官系统功能亢进或热量过剩的一种反应状态。"我们认为如果能从实质上描述和说明寒热、虚实、表里之病理解剖学变化，也就等于描述和说明了阴阳两纲所代表的病变。"阴""阳"是基本病机中的总纲。

亡阴、亡阳是病情急剧变化的一种危险证候。徐大椿提出过亡阴亡阳之鉴别要点："亡阴之汗，身畏热，手足温，肌热，汗亦热，而味咸，口渴喜凉饮，气粗，脉洪实，此其验也；亡阳之汗，身反恶寒，手足冷，肌凉汗冷，而味淡微粘，口不渴，而喜热饮，气微，脉浮数而空，此其验也。"据临床经验分析，一般亡阴多见于高热熏蒸，发汗过多，或呕吐过度，脱水、失血等体液代谢紊乱时；而亡阳则多见于休克等急性血液循环障碍时。有人认为由于细菌毒素所致之休克多于固紫阴性的细菌感染。除外伤或出血性休克外，其他休克患者，不论其原因如何，大多伴有潜在性的心、肺或肾的病变。近年来，又提出休克与微循环障碍、弥散性 DIC 血管内凝血机制有关。我们认为会出现亡阴、亡阳的病变机制，与机体的体质及当时的反应状态有密切关系。亡阴亡阳到最后常导致共同的转归，即有效循环血量减少，重要脏器缺氧，代谢障碍及酸中毒。这些因素又能进一步促进小血管的麻痹、扩张、凝血，血压更降低，形成恶性循环而危及生命。在亡阴亡阳刚开始时，针对不同病机进行不同治疗是必要的，亡阴者益气生津，亡阳者回阳救逆；这一点又体现了中医辨证论治的优越性。

在中医基础理论中"寒"和"热"是中医鉴别疾病属性的两个纲领。《素问》称："阳胜则热，阴胜则寒"、"阳虚则外寒，阴虚则内热"。根据临床症状及体征，寒证之表现为：口不渴，喜热饮，手足逆冷，身寒，面色苍白，气冷息微，尿清长，大便溏，舌苔白滑，脉迟；热证之表现为：面色赤红，发热，气热息粗，手足躁扰，唇干裂或红肿，喜冷饮，口渴，尿短赤，便秘，舌苔糙而干黄，脉数或浮洪有力。侯氏认为：属于寒证的一系列症状体征的共同发病学原因可归于机体热量不足；热证可归之于机体热量过剩。徐氏等则认为：寒证大多数由于机体生理功能减退，或对有害动因的抵抗力降低的现象；而热证则大多数是机体功能较好，对有害动因的反应力旺盛的表现（《中医病理研究·寒、热之病理解剖学基础探讨》、《中医病理研究·阴阳之病理解剖基础探讨》）。

1. 寒证的研究 根据临床病理资料的分析，大多数临床表现为寒证的患者，在病理形态上常常可以见到以下几种病变：一是慢性炎症病变，特别是主要受累器官之病变呈慢性迁延状态。此时，血管充血已不十分明显，渗出的炎症细胞以淋巴细胞和大单核细胞为主，纤维结缔组织有不同程度的增生。由于慢性炎症的存在，病变器官的主质细胞的生理功能必然受到不同程度的损害，可显示为功能低下。如某些慢性肾炎，慢性气管炎、肺气肿，就属这种情况。黏膜慢性炎症时常伴有黏膜性分泌细胞活性功能亢进，分泌物以黏液为主，外观为白色，中医亦称为"寒"。如寒喘痰饮、气虚型慢性宫颈炎之带下，即属这种情况。二是血液循环障碍之病变可见贫血、缺血、瘀血及水肿。这些病变可以是全身性的，也可以是局部性的。这些病变可以带有相应的组织代谢率降低，功能不足出现寒象。如营养不良性水肿与重度贫血，可能就是血虚生寒之病理基础。当体表皮肤或黏膜静脉血流郁滞时，可使局部体温降低，或呈青紫色，中医辨证称此为气血寒凝。冻疮是比较典型的例子。伤寒或温病当邪在"表"时所见的"啬啬恶寒"，则是由于皮肤小血管反射性痉挛缺血所致。全身性水肿，尤其是心、肝、肾代偿功能丧失时，亦能表现出一派寒象。关于水肿，中医要求鉴别阳水与阴水。阳水在上在外，发作较急，偏于热证实证，如急性肾炎之水肿；阴水在下在内，发作较缓，偏于寒证虚证，如慢性肾炎之水肿。

2. 热证的研究　热证时在病理形态上常见以下几种病变：一是急性炎症。中医所称之"实火"，大多是以急性炎症为其病理基础的。此时组织细胞肿胀、变性、坏死，血管充血扩大，并有多量炎性渗出物，尤其以中性白细胞为著，有时可能形成急性化脓性炎症。局部及全身可因细菌毒素及机体代谢产物积聚而使体温升高，随之而来的是体液大量丧失，血液浓缩而口渴、尿黄，心率增加而脉数。如患者原来心肌健壮、代偿功能旺盛，则脉呈洪数有力；如果心肌原来不甚健壮或心肌受急性炎症侵袭而代偿不全，则脉虚数无力，甚至出现厥逆现象。二是血液循环障碍病变，可见动脉性充血与出血。伤寒和温病当邪入阳明气分时所见之不恶寒反恶热，体若燔炭，此时常见体表血管充血，温度增高。急性炎症时之红肿热痛，显然属热，如急性肾盂肾炎或急性肾炎之血尿，下焦湿热时所见的赤带，急性菌痢时所见的赤痢，都是渗出性出血的表现。至于虚热生火，有人认为与自主神经系统的功能紊乱，尤其是与交感神经病理性兴奋有密切关系。我们从病理形态学血液循环障碍角度来看，这种虚热生火是自主神经功能紊乱所引起的一时性动脉充血。有的观察结果认为虚热生火还可能与内分泌腺，特别是甲状腺功能紊乱有关。甲亢时基础代谢率增高是大家熟知的。甲状腺激素不仅影响中枢神经系统，并能影响自主神经系统。在甲状腺功能亢进时，肾素能和胆碱能系统的活动性都增加，甲状腺功能不足时则相反。他们同时指出，甲状腺功能亢进时交感神经的反应性增高。刘氏指出，在甲状腺激素过多时，血管运动、平滑肌蠕动和汗腺活动都增加，也是自主神经系统反应的表征。甲亢时常见的"阴虚阳亢"或"火郁阴伤"等证候可由此而得到部分解释。

3. 阴虚和阳虚患者血浆环核苷酸含量变化的比较　研究阴虚、阳虚的本质，一方面需要注意整体调节机制的故障，另一方面也需从细胞水平乃至分子水平寻找组织中阴和阳的物质基础，阐明这些物质的动态变化和阴虚、阳虚发生发展的关系。

有一些物质存在于细胞内而对整个细胞的功能起着重要的调节控制作用，并且是整体性调节机制影响细胞功能的中间枢纽。可以设想，这些物质很可能是在细胞内体现阴阳相对平衡的关键性环节。从分子水平研究阴虚、阳虚时，把较多的注意力放在这些物质的代谢变化上看来是合理的。环核苷酸就属这一类物质。

环核苷酸主要指环磷酸腺苷（cAMP）和环磷酸鸟苷（cGMP），它们许多方面表现为一对矛盾。正常情况下组织中 cAMP 和 cGMP 的含量相对稳定，并保持一定比例。不少实验资料表明，当它们中的一方发生含量变化，或二者比例改变，细胞功能也随之发生明显变化。

组织中的 cAMP 和 cGMP 可进入血浆，血浆中的 cAMP 和 cGMP 除部分由肾脏排出外，又可进入组织，所以血浆中环核苷酸的含量和组织中的含量是相互影响的。已经有一些报道，某些疾病（如急性心肌梗死、甲状腺功能亢进、尿毒症等）血浆 cAMP 和 cGMP 含量会发生一定变化。

根据以上事实，研究人员认为，从 cAMP 和 cGMP 已知的生理功能来看，特别是它们作为一对矛盾和中医阴虚、阳虚的关系确实值得注意，应当通过实践加以验证并摸清规律。为此，以临床辨证较典型的阴虚、阳虚患者为对象，以血浆 cAMP 和 cGMP 含量为主要指标，进行了探索。前后经过四个阶段的反复观察，对中医"虚证"理论中关于阴虚、阳虚的物质基础进行探讨。根据所谓物质基础必须满足以下三个条件：一是临床出现阴虚、阳虚时，这种物质的代谢应有相应的变化，而且临床辨证发生动态变化时这种物质也有相应的动态变化；二是这种物质的生理作用应能解释阴虚、阳虚的主要表现，包括主要的临床症状及实验室指标。同时还应与中医关于阴阳对立统一的学说基本相符，亦即该种物质也应表现出对立统一的规律；三是该种物质的代谢变化应与临床阴虚、阳虚的出现有一定因果关系，亦即人工造成该物质代谢变化可导致阴虚、阳虚的出现，而纠正该物质的代谢变化可导致阴虚、阳虚证候的改善。或者临床观察中可见到这种物质的变化出现在前，虚证的证候改变在后。就已知的 cAMP、cGMP 的生理作用来看两者平衡失调可能引起的病理变化，发现与阴虚、阳虚的临床证候有许多相符之处。

（九）关于虚、实病机的实验研究

"所谓虚、实者，指正邪消长之形势而言也。机能有亢盛、有虚弱，物质有缺乏、有过剩，此正气有虚实也。病毒袭人，有良性者，有恶性者，有限制于一部者，有蔓延于遍体者，邪伏有深浅，邪发有迟速，此邪毒之虚实也"（《伤寒质难·退行及恢复期》）。

"虚"和"实"是中医鉴别疾病邪正盛衰的两个纲领。《素问》称："邪气盛则实，精气夺则虚。"又称："脉盛、皮热、腹张、前后不通、闷瞀，此谓五实；脉细、皮寒、气少、泄利前后、饮食不入，此谓五虚。"中医诊断学将虚证的表现概括为：身体虚弱，饮食不佳，语声低，气短，一身无力，精神委靡消瘦，听、视力减退，舌净无苔，舌体胖嫩，脉细弱无力等。实证的表现则为：体质壮实，腹满拒按，小便不利，大便干结，精神兴奋，语声高，气粗，恶寒无汗，舌苔厚，脉有力等。侯氏认为："虚"、"实"的症状、体征主要都是属于功能方面的障碍，虚证的共同发病学原因主要为生理功能减退，实证主要为生理功能亢进。徐氏等认为：虚证的病理变化是由于神经功能低落或过于抑制，副交感神经紧张度异常上升（非保护性），使心肌功能低落，心跳减慢，循环量不足，血压下降血管幅度缩小，以及基础代谢率下降；实证是属于一般神经功能较好，或过度兴奋，交感神经紧张度的异常上升，使心肌功能增强，心跳过速，血循环增多，血压升高，血管幅度增大及基础代谢率上升等。

1. 实证时在病理形态学上的改变

（1）急性炎症：这一点与热证有共同之处。临床所见之实证，大多数属于这一类。实证除全身症状外，局部症状如红、肿、热、痛、功能障碍等比较突出。于病理上表现为变质、渗出与增生过程。如大叶性肺炎之痰热壅肺（肺实），急性肾盂肾炎之下焦湿热（膀胱湿热），急性阑尾炎之大肠实热，急性胃炎之胃实呕吐。中医临床常将腹满拒按归属实证。这种情况多见于急性腹膜炎之麻痹性肠梗阻、机械性肠梗阻、急性胆囊炎或急性阑尾炎等，大部分还是与急性炎症有关。

（2）肿瘤：凡肿块扪之坚实，按之作痛，归为实证，容易理解。但按中医对肿块的认识，气、痰、瘀血、热毒为标属实；内脏功能失调、正气虚亏为本属虚，这就构成了肿瘤患者虚实夹杂的临床类型。

（3）便秘、肠内燥粪：这多见于温邪入气分时，所谓"胃家实"。其病理变化主要是由于发热后水分缺少引起肠道再吸收水分增加，以致大便干结，加之细菌毒素使肠道蠕动减弱所致。但用目前普通形态学研究方法，消化道不一定能找到明确的特殊变化。顺便指出，气虚便秘乃肠肌蠕动无力所致，应按虚证立论，不在此例。

（4）瘀血：这类血液循环障碍多见于跌打损伤、脑出血后遗症、局部出血或瘀血，患"疟母"所见的脾大亦由于瘀血的结果。

2. 虚证在病理形态学改变

（1）内分泌腺变性或萎缩：研究者在对虚损患者进行观察时，发现其腺垂体、肾上腺皮质、甲状腺、睾丸或卵巢均呈现不同程度之退行性变化。认为这些腺体的病变在虚损过程中占有较为重要的地位。当然在一般轻度虚证，病变不致如此严重，但激素参与作用是可以肯定的。中医临床常用理虚扶正之品的药理作用也佐证了这一观点。这里要指出的是，因为内分泌腺担负着对整个机体新陈代谢的调整作用，它们的萎缩变性能影响全身，因此其意义与一般细胞的变性或萎缩迥然不同。

（2）细胞萎缩或变性：任何器官和组织之功能不足，必然有其物质基础，这就是细胞的萎缩、变性或坏死。在各种慢性消耗性疾病中，实质脏器之细胞变性，如浊肿、脂肪变性是常见的，可见于肾、肝、脑等器官。这里要强调的是心肌的病变。在慢性病程时可见心肌细胞变性、体积缩小、褐色颗粒沉着于细胞核两端。在某些病变比较急性的患者，则可见心肌急性浊肿、断裂、间质水肿、炎性细胞浸润等病变，这些病变是具有临床病理意义的，由此可以推断其心血管系统之功能是低下的，脉虚细无力的物质基础多在于此。

（3）慢性炎症：病变已如前述，这在虚证时也是常见的。但从程度上看，似乎虚证比寒证还要严重些。在病程较长、病情较重的虚证，可见具有特殊功能的主质细胞由变性萎缩而死亡，代之以纤维结缔组织增生，以致整个器官功能不全。这常常是慢性炎症向瘢痕发展的结果。病理上较为常见的有肝硬化（可表现为脾肾阳虚）、肾硬化（肾阴虚或肾阳虚）、心肌纤维化（心阳不足）、胰腺纤维化（脾虚泄泻）、肺硬化或纤维化（肺气虚）、胃或十二指肠溃疡病时溃疡底部瘢痕形成（脾胃虚寒）等。

（4）网状内皮系统吞噬功能低下与神经系统的退行性变化：虚证时，这些病变在理论上推断是很可能存在的，但是目前研究的经验少，还有待于进一步研究。

3. 虚证与免疫功能低下　现代免疫学的内容正是研究机体的防御、免疫监视和自身稳定功能，因此有人认为中医学的正气学说与现代免疫学说颇相一致。卫气与元气均属于正气。徐州医学院测定了卫气虚患者的免疫功能。发现卫气虚患者体液免疫低于正常人。该组患者淋巴细胞转化率也较正常人为低，提示卫气虚患者细胞免疫功能也偏低。元气与脾、肾有关。结合脏腑辨证与阴阳辨证研究，发现脾、肾虚证患者免疫功能较正常人低。上海中医学院测定慢性支气管炎虚证患者的玫瑰花结百分率和淋巴细胞转化率，发现该组病例细胞免疫功能降低，尤以肾虚者更为明显。上海第二医学院以 H-胸腺嘧啶核苷（H-TdR）淋巴细胞转化试验检测支气管哮喘、内分泌疾病、肾脏病、口腔头面肿瘤、肺结核及肺癌的阴虚、阳虚证时的细胞免疫功能，发现阴虚、阳虚患者细胞免疫功能都较正常人为低。从上述资料和报道的多数资料看来，虚证患者的免疫功能较正常人降低，尤其是细胞免疫功能降低的看法较为统一，但也有一些实验的结果与上述资料不一致。如昆明医学院一附院报道 184 例虚证免疫指标测定结果分析，虚证患者细胞免疫大多在正常范围内，而体液免疫却有增高、降低或正常的表现。北京儿童医院报道 86 例小儿支气管哮喘中西分型和免疫状态的观察，发现各型细胞免疫功能均在正常范围，肺气虚型和心阳虚型体液免疫变化也无显著临床意义。因此，对于虚证的免疫研究，尚需进一步做到辨证标准化与免疫测定方法标准化，以便深入揭示两者之间的规律性联系。

4. 虚证与内分泌功能失调　激素是内分泌维持机体内环境稳定的重要物质，起着第一信使的作用。疾病时体内激素水平的变化，将会影响机体的自稳状态，引起一系列病理变化。

上海第一医学院在总结中医治疗六种不同疾病（功能性子宫出血、支气管哮喘、冠心病等）时发现，肾阳虚患者，其 24 小时尿 17-羟皮质类固醇（简称 17-羟）含量低下，这一现象十几年内均能在临床重复。经补肾治疗后，随着症状好转，尿-羟值亦有所提高。17-羟是肾上腺皮质激素的代谢产物，肾上腺皮质功能受垂体分泌的促肾上腺皮质激素（ACTH）调节，通过 ACTH 兴奋试验发现，肾阳虚患者 17-羟值低下是由于垂体功能低下所致。垂体功能又是在下丘脑的直接影响之下，因而提示肾阳虚患者下丘脑-垂体-肾上腺轴功能低下。中国人民解放军第 157 医院对生前辨证为肾阳虚患者尸体解剖，发现这类患者的肾上腺、甲状腺、睾丸或卵巢都有功能低下的形态变化。垂体还产生促甲状腺激素、促性腺激素。深入研究发现，肾阳虚患者血清甲状腺素 T_4 含量变化不大，而甲状腺素 T_3 含量减少，促甲状腺素（TRH）兴奋试验为延迟反应，经温补肾阳治疗 3 个月，血清 T_3 水平可恢复到正常水平。而 T_3 水平下降，TRH 兴奋试验为延迟反应，临床上尚无明显甲减表现，国外称之为 N3 综合征，并认为这种综合征与下丘脑功能紊乱有关。鉴于垂体与性腺的关系，肾阳虚患者性功能紊乱及病理解剖学上睾丸或卵巢的形态学变化，近两年就下丘脑-垂体-性腺轴也开展了研究。报道了男性冠心病患者血浆性激素水平变化，肾虚与心气虚者雌二醇（E2）比正常人升高，睾酮（T）水平下降，E2/T 比值增大，而肝肾阴虚、气滞血瘀及痰浊患者与正常人比较无显著差异。男性 2 型糖尿病患者 E2 水平上升，T 水平下降，E2/T 比值增大，以补肾和调节阴阳治疗，糖尿病患者 E2/T 及空腹血糖都可下降，并可减少胰岛素用量或停用降糖药。由于胃肠道激素研究的进展，有人研究了脾虚与胃泌素水平的关系。发现脾气虚患者血清胃泌素水平较正常人明显降低，无脾虚证的其他虚证患者，胃泌素虽有降低，但无显著差异，说明这一指标对脾虚者有一定的特异性。胃泌素对消化道的运动功能、分泌功能起着重要作用，脾虚者消化道功能低下或消化道功能紊乱与这类患者胃泌素降低可能有一定关系。

5. 虚证与核酸代谢异常　1977 年上海中医学院首先报道，"阳虚"动物模型肝、脾核糖核酸（RNA）和脱氧核糖核酸（DNA）合成受抑制，"阴虚"动物模型肝、脾 RNA 与 DNA 合成增加。助阳药可增加"阳虚"动物肝、脾 RNA 与 DNA 的合成，滋阴药可纠正"阴虚"动物 RNA、DNA 的合成率。近年来，人们认识到许多神经递质、激素以及一些生物活性物质对靶细胞的作用，是通过细胞内介质——cAMP、cGMP 来实现的。这一对物质称为第二信使。病理状况时，cAMP、cGMP 的含量改变或比值改变，细胞功能也随之发生变化。

【文献选录】

（一）邪正盛衰

1. 张介宾：表实者，或为发热，或为身痛，或为恶热掀衣，或为恶寒鼓慄。寒束于表者无汗，火盛于表者有疡，走注而红痛者，知营卫之有热，拘急而疼痛者知经络之有寒。

里实者，或为胀为痛，或为痞为坚，或为闭为结，或为喘为满，或懊憹不宁，或躁烦不眠，或气血积聚结滞腹中不散，或寒邪热毒深留脏腑之间。

阳实者为多热恶寒，阴实者为痛结而寒，气实者气必喘粗而声色壮厉，血实者血必凝聚而且痛且坚。

心实者多火而多笑，肝实者两胁少腹多有疼痛，且复多怒。脾实者为胀满气闭，或为身重。肺实者多上焦气逆，或为咳喘。肾实者多下焦壅闭，或痛或胀，或热见于二便。

表虚者，或为汗多，或为肉战，或为怯寒，或为目暗羞明，或为耳聋眩晕，或肢体多见麻木，或举动不胜劳烦，或为毛槁而肌肉削，或为颜色憔悴而神气索然。

里虚者，为心怯心跳，为惊惶，为神魂之不宁，为津液之不足，或为饥不能食，或为渴不喜饮，或畏张目而视，或闻人声而惊。上虚则饮食不能运化，或多呕恶而气虚中满；下虚则二阴不能流利，或便尿失禁、肛门脱出而泄泻遗精。在妇人则为血枯经闭及堕胎崩淋滞浊等证。

阳虚者火虚也，为神气不足，为眼黑头眩，或多寒而畏寒。阴虚者水亏也，为亡血失血，为戴阳，为骨蒸劳热。气虚者声音微而气短似喘。血虚者肌肤干涩而筋脉拘挛。(《景岳全书·传忠录·虚实》)

2. 张介宾：华元化虚实大要论曰：病有脏虚脏实，腑虚腑实，上虚上实，下虚下实，状各不同，宜探消息。……胸膈痞满，头目碎痛，饮食不下，脑项昏重，咽喉不利，涕唾稠粘……诊其左右寸脉弱而微者上虚也。大小便难，饮食如故，腰脚沉重，脐腹疼痛，诊其左右尺中脉伏而涩者下实也。大小便难，饮食进退，腰脚沉重如坐水中，行步艰难，气上奔冲，梦寐危险，诊其左右尺中脉滑而涩者下虚也。(《景岳全书·传忠录·虚实》)

3. 俞肇源：虚中夹实，虽通体皆现虚象，一二处独见实证，则实证反为吃紧；实中夹虚，虽通体皆现实象，一二处独见虚证，则虚证反为吃紧。景岳所谓"独处藏奸"是也。(《重订通俗伤寒论·气血虚实》)

4. 张介宾：凡脾肾不足及虚弱失调之人，多有积聚之病。盖脾虚则中焦不运，肾虚则下焦不化，正气不行则邪滞得以居之。若此辈者，无论其有形无形，但当察其缓急，皆以正气为主。(《景岳全书·杂证谟·积聚》)

5. 张介宾：虚者宜补，实者宜泻，此易知也。而不知实中复有虚，虚中复有实，故每以至虚之病，反见盛势，大实之病，反有羸状，此不可不辨也。如病起七情或饥饱劳倦，或酒色所伤，或先天不足，及其既病，则每多身热，便闭，戴阳，胀满，虚狂，假斑等证，似为有余之病，而其因实由不足，医不察因，从而泻之，必枉死矣。又如外感之邪未除而留伏于经络，食饮之滞不消而积聚于脏腑，或郁结逆气有不可散，或顽痰瘀血有所留藏，病久至羸，似乎不足，不知病本未除，还当治本。若误用补必益其病矣。此所谓无实实无虚虚，损不足而益有余，如此死者，医杀之耳。(《景岳全书·传忠录》)

6. 顾靖远：心下痞痛，按之则止，色悴声短，脉来无力，虚也；甚则胀极而不得食，气不舒，便不利，是至虚有盛候也。积聚在中，按之则痛，色红气粗，脉来有力，实也。甚则默默不欲语，肢体不欲动，或眩晕昏花，或泄泻不实，是大实有羸状也。(《顾氏医镜》)

7. 俞震：证有真假凭诸脉，脉有真假凭诸舌。果系实证，则脉必洪大躁疾而重按有力；果系实火，则舌必干燥焦黄而敛束且坚牢也。岂有重按全无脉者，而尚得谓之实证；满舌俱胖嫩者，而尚得谓之实火哉？(《古今医案按》)

（二）阴阳失调

1. 张介宾：证有阴阳，脉有阴阳，药有阴阳。以证而言，则表为阳，里为阴；热为阳，寒为阴；上为阳，下为阴；气为阳，血为阴；动为阳，静为阴；多言者为阳，无声者为阴；喜明者为阳，欲暗者为阴；阳微者不能呼，阴微者不能吸；阳病者不能俯，阴病者不能仰。以脉而言，则浮大滑数之类皆阳也，沉微细涩之类皆阴也。……经曰：阳气有余，为身热无汗，此言表邪之实也。又曰：阴气有余，为多汗身寒，此言阳气之虚也。仲景曰：发热恶寒发于阳，无热恶寒发于阴。又曰：极寒反汗出，身必冷如冰，此与经旨义相上下。……考之《中藏经》曰：阳病则旦静，阴病则夜宁；阳虚则暮乱，阴虚则朝争。盖阳虚喜阳助，所以朝轻而暮重；阴虚喜阴助，所以朝重而暮轻。此言阴阳之虚也。若实邪之候，则与此相反，凡阳邪盛者，必朝重暮轻；阴邪盛者，必朝轻暮重，此阳逢阳旺，阴得阴强也。其有或昼或夜，时作时止，不时而动者，以正气不能主持，则阴阳胜负交相错乱，当以培养正气为主，则阴阳将自和矣。但或水或火宜因虚实以求之。（《景岳全书·传忠录·阴阳论》）

2.罗天益：凡阳证者身须大热，而手足不厥，卧则坦然，起则有力，不恶寒，反恶热，不呕小泻，渴而饮水，烦躁不得眠，能食而多语，其脉浮大而数者，阳证也。凡阴证者，身不热，而手足厥冷，恶寒踡卧，面向壁卧，恶闻人声，或自引衣盖复，不烦渴，不欲食，小便自利，大便反快，其脉沉细而微迟者，皆阴证也。（《卫生宝鉴》）

3.张介宾：假热者，水极似火也。凡病伤寒或患杂证，有其素禀虚寒偶感邪气而然者，有过于劳倦而致者，有过于酒色而致者，有过于七情而致者，有原非火证以误服寒凉而致者……此皆阴盛格阳，即非热也。……假寒者，火极似水也，凡伤寒热甚，失于汗下，以致阳邪亢极，郁伏于内，则邪自阳经传入阴分，故为身热发厥，神气昏沉，或时畏寒，状若阴证。……此阳极似阴，即非寒也。（《景岳全书·传忠录·寒热真假》）

4.虞抟：假热者，水极似火，阴证似阳也。外虽热而内则寒，脉微而弱，或数而虚，或浮大无根，或弦芤断续，身虽热而神色自静，语虽谵妄而声音则微，或虚狂如倒，禁之则止，或蚊迹假斑而浅红细碎，或喜饮冷水而所饮不多，或舌面赤而衣被不撤，或小水多利而大便不结，此则恶热非热，明是寒证，所谓寒极反兼热化，亦曰阴盛格阳也……至若假寒者，火极似水，阳证似阴也。外虽寒而内热，脉数有力，现现鼓击，或身恶衣，或便热秘结，或烦渴引饮，或肠垢臭秽。此则恶寒非寒，明是热证，所谓热极反兼寒化，亦曰阳盛格阴也。（《医学正传》）

5.俞肇源：凡口燥舌干，苔起芒刺，咽喉肿痛，脘满腹胀，按之痛甚，渴思冰水，小便赤涩，得涓滴则痛甚，大便胶闭，或自利纯青水，臭气极重，此皆里真热之证据。惟通身肌表如冰，指甲青黑、或红而温，六脉细小如丝，寻之则有，按之则无。吴又可所谓体厥脉厥是也。但必辨其手足自热而至温，从四逆而至厥，上肢则冷不过肘，下肢则冷不过膝。按其胸腹，久之又久则灼手，始为阳盛极阴之真候，其血必瘀，营卫不通，故脉道闭塞而肌肤如冰，其证有二：一寒水侮土证，吐泻腹痛，手足厥逆，冷汗自出，肉润筋惕，语言无力，纳少腹满，两足尤冷，小便清白，舌肉胖嫩，苔黑而滑，黑色止见于舌中，脉沉微欲绝，此皆里真寒之证据。惟肌表浮热，重按则不热，烦躁而渴欲饮水，饮亦不多，口燥咽痛，索水至前，复不能饮，此为无根之阴火，乃阴盛于内，逼阳于外，外假热而内真阴寒，格阳证也。一肾气凌心证，气短息促，头晕心悸，足冷溺清，大便或溏或泻，气少不能言，强言则上气不接下气，苔虽黑色直底舌尖，而舌肉浮胖而嫩，此皆里真虚寒之证据。惟口鼻时或失血，口燥齿浮，面红娇嫩带白，或烦躁欲裸形，或欲坐卧泥水中，脉则浮数，按之欲散，或浮大满指，按之则豁豁然空，虽亦为无根之阴火，乃阴竭于下，阳越于上，上假热而下真虚寒，戴阳证也。（《重订通俗伤寒论》）

6.张介宾：格阳失血之证，多因色欲劳伤过度，以致真阳失守于阴分，则无根虚火浮泛于上，多见上热下寒，或头红面赤，或喘促烦躁，而大吐大衄，失血不止，但六脉细微、四肢厥逆，或小水清利，大便不实者，此格阳虚火证也。（《景岳全书·血证》）

（三）气血失常

1. 朱震亨：气行脉外，血行脉内，昼行阳二十五度，夜行阴二十五度；此平人之造化也。得寒则行迟而不及，得热则行速而太过。内伤于七情，外伤于六气，则血气之运或迟或速，而病作矣。（《格致余论》）

2. 李中梓：气血者，人之所赖以生者也，气血充盈则百邪外御，病安从来？气血虚损则诸邪辐辏，百病丛集。（《医宗必读·古今元气不同论》）

3. 张介宾：夫百病皆生于气，正以气之为用无所不至，一有不调则无所不病。故其在外则有六气之侵，在内则有九气之乱，而凡病之为虚为实，为热为寒，至其变态，莫可名状，欲求其本，则只一气字足以尽之。盖气有不调之处，即病本所在之处也。（《景岳全书·诸气》）

4. 李惺庵：气之为病，生痰动火，升降无穷，燔灼中外，稽留血液，为积为聚，为肿为毒，为疮为疡、为呕为咳、为痞塞、为关格、为胀满、为喘呼、为淋沥、为便闭、为胸胁胀痛，为周身刺痛，久则凝结不散，或如梅核窒碍于咽喉之间，咳咽不下，或如积块攻冲于心腹之内，发为痛绝。（《证治汇补·气症》）

5. 徐大椿：经云：夺血者无汗，夺汗者无血。血属阴，是汗多乃亡阴也，故止汗之法，必用凉心敛肺之药，何也？心主血，汗为心之液，故当清心火，汗必从皮毛出，肺主皮毛，故又当敛肺气，此正治。其亡阴亡阳之辨法如何？亡阴之汗，身畏热，手足温，肌热，汗亦热而味咸，口渴喜凉饮，气粗，脉洪实，此其验也。亡阳之汗，身反恶寒，手足冷，肌冷，汗冷而味淡微粘，口不渴而喜热饮，气微，脉浮数而空，此其验也。（《医学源流论·亡阴亡阳论》）

6. 杨仁斋：人之一身，所以得全其性命者，气与血也。盖气取诸阳，血取诸阴，人生之初，具此阴阳，则亦具此血气。血气者，其人身之根本乎？血何以为荣？荣行脉中，滋荣之义也。气何以为卫？卫行脉外，护卫之意也。……夫惟血荣气卫，常相流通，则于人何病之有？一窒碍焉，百病由此而生矣。故气之作眚，发而为寒、热、恚、怒、喜、忧、愁；聚而为积、痞、疝、瘕、痃、癖；上为五膈，下为脐间动气，或喘促，或咳噫；聚则中满，逆则足寒。凡此者，气使之然也。血之为患，其妄行则吐衄，其衰涸则虚劳；蓄之在上其人忘，蓄之在下其人狂；逢寒则筋不荣而挛急，挟热则毒内瘀而发黄；在小便者为淋痛，在大便者为肠风，其于妇人，月事进退，漏下崩中，病犹不一。凡此者，血使之然也。（《仁斋直指方·血荣气卫论》）

7. 朱震亨：人以气为主。一息不运则机缄穷，一毫不续则穹壤判。阴阳之所以升降者，气也；血脉之所以流行者，亦气也。荣卫之所以运转者，气也；五脏六腑之所以相养相生者，亦此气也。盛则盈，衰则虚，顺则平，逆则病。（《丹溪心法》）

8. 叶桂：郁则气滞，其滞或在形躯，或在脏腑，必有不舒之现症。盖气本无形，郁则气聚。聚则似有形而实无质，如胸膈似阻，心下虚痞，胁胀背胀，胸闷不食，气瘕攻冲，筋脉不舒。（《临证指南医案》）

9. 喻昌：人身之气禀命于肺，肺气清肃，则周身之气莫不服从而顺行，肺气壅浊，则周身之气易致横逆而犯上。……凡肾气上逆，必冲脉与之并行，随脉所过与正气相冲击。（《医门法律》）

10. 张锡纯：大气者，充满胸中，以司肺呼吸之气也。……是大气者，原以元气为根本，以水谷之气为原料，以胸中之地为宅窟也。……夫大气者，内气也。呼吸之气，外气也。人觉有呼吸之外气与内气不相接续者，即大气虚而欲陷，不能紧紧包举肺外也。大气下陷之证……其病之现状：有呼吸短气者，有心中怔忡者，有淋漓大汗者，有神昏健忘者，有声颤身动者，有寒热往来者，有胸中满闷者，有努力呼吸似喘者，有咽干作渴者，有常常呵欠者，有肢体痿废者，有食后易饥者，有二便不禁者，有癃闭身肿者，有张口呼气外出而气不上达，肛门突出者，在女子有下血不止者。（《医学衷中参西录》）

11. 刘默：致厥之因，因于气闭，而一时诸经之脉，内外陡闭不通，何也？营者营于中，卫者卫于外，今营气反拒绝于外，卫气反隔闭于中，所以内格外拒，上下不通，故肢体僵卧，手足厥逆，六脉沉伏，厥之大义如此。诸厥之为病，虽四肢厥逆，少刻阴退阳回，气脉一通即愈。（《杂病广要》引《证治百问》）

12. 张介宾：凡非风卒倒等证，无非气脱使然，何也？盖人之生死，全由乎气，气聚则生，气散则死。凡病此者，多以素不能慎，或七情内伤，或酒色过度，先伤五脏之真阴，此致病之本也。再或内外劳伤，复有所触，以损一时之元气，或年力衰迈，气血将离，则积损为颓，此发病之因也。盖其阴亏于前，而阳损于后，阴陷于下，而阳乏于上，以致阴阳相失，精气不交，所以忽尔昏愦，卒然仆倒；此非阳气暴脱之候乎！故其为病，忽为汗出者，营卫之气脱也；或为遗尿者，命门之气脱也；或口开不合者，阳明经气之脱也；或口角流涎者，太阴脏气之脱也；或四肢瘫软者，肝脾之气败也；或昏倦无知，语言不出者，神败于心，精败于肾也，凡此皆冲任气脱形神俱败而然。故必于中年之后，乃有此证。（《景岳全书·非风·论气虚》）

13. 张介宾：血本阴精，不宜动也，而动则为病；血主营气，不宜损也，而损则为病。盖动者多由于火，火盛则逼血妄行；损者多由乎气，气伤则血无以存。故有以七情而伤火者，有以七情而伤气者；有以劳倦色欲而动火者，有以劳倦色欲而伤阴者。或外邪不解而热郁于经，或纵欲不节而火动于胃，或中气虚寒，则不能收摄而注陷于下，或阴盛格阳，则火不归原而泛溢于上，是皆动血之因也。故妄行于上则见于七窍，流注于下则出乎二阴，或壅淤于经络则发为痈疽脓血，或郁结于腑脏则留为血块血癥，或乘风热则为斑为疹，或滞阴寒则为痛为痹，此皆血病之证也。（《景岳全书·杂证谟·血证》）

14. 张介宾：是以人有此形，惟赖此血，故血衰则形萎，血败即形坏，而百骸表里之属，凡血亏之处，则必随所在而各见其偏废之病。（《景岳全书·杂证谟·血证》）

15. 陈自明：妇人腹中瘀血者，由月经闭积，或产后余血未尽，或风寒滞瘀，久而不消，则为积聚癥瘕。（《妇人良方》）

16. 徐彦纯（徐用诚）：血菀于上而吐血者，谓之薄厥；留于下而瘀者，谓之蓄血。此由太阳随经瘀热在里，血为热所搏结而不行，蓄于下焦所致。吐血者，或因四气伤于外，七情动于内，及饮食房劳，坠闪伤损，致荣血留聚，膈间满则吐溢，世谓妄行，或吐瘀血，此名内伤。……衄血下血，伤寒邪气壅迫于经而致者故有之，杂证见者多火热所致。或吐溢于空窍，皆五志所动，或阴分郁热，或内外有所伤而成，有寒邪者少。如尿血因房劳者，实由精气滑脱，阴虚火动，荣血妄行尔。（《玉机微义·血证》）

17. 杨士瀛：血之为患，其妄行则吐衄，其衰涸则虚劳，蓄之在上其人忘，蓄之在下其人狂，逢寒则筋不荣而挛急，挟热则毒内瘀而发黄，在小便者为淋痛，在大便者为肠风，其于妇人月事进退，漏下崩中，病犹不一，凡此者，血使之然也。人皆知百病生于气，又孰知血为百病之始乎。血犹水也，水行乎地中，百川理而无壅遏之患。人之血脉，一或凝滞于经络肠胃之间，百病由此而根矣。乍寒乍热，发黄发斑，谵妄惊狂，烦闷咳唾，以至眩运厥冷，昏愦迷忘，块痛瘀痛，起止遗溺，凡此数证，非血而何？（《仁斋直指方》）

18. 唐宗海：瘀血在经络脏腑之间，则周身作痛，以其堵塞气之往来，故滞碍而痛，所谓痛则不通也。……瘀血在上焦，或发脱不生，或骨膊胸膈顽硬刺痛，……瘀血在中焦，则腹痛胁痛，腰脐间刺痛……瘀血在下焦，则季胁、少腹胀满刺痛。（《血证论·瘀血》）

（四）津液代谢失调

1. 唐宗海：然气生于水，即能化水，水化于气，亦能病气。气之所至，水亦无不至焉。……盖津液足，则胃上输肺，肺得润养，其叶下垂，津液又随之而下，如雨露之降，五脏戴泽，莫不顺利，而浊阴全消，亢阳不作。设水阴不足，津液枯竭，上则痿咳，无水以济之也；下则闭结，制节不达于下也；外则蒸热。水阴不能濡于肌肤也。凡此之证，皆以生水为治法。（《血证论·阴阳水火气血论》）

2. 龚信：痰属湿，乃津液所化，因风寒湿热之感，或七情饮食所伤，以致气逆液浊，变为痰饮，或吐咯上出，或凝滞胸膈，或留聚肠间，或流注经络四肢，随气升降，遍身无处不到，其为病也，为喘为咳，为恶心呕吐，为痞隔壅塞，关格异病，为泻利，为眩晕，为嘈杂，为怔忡惊悸，为癫狂，为寒热，为痛，为胸膈辘辘有声，或脊背一点常如冰冷，或四肢麻痹不仁，皆痰所致，百病中多有兼痰者。（《古今医鉴·痰饮》）

3. 冯兆张：夫饮入于胃，游溢精气，上输于脾，脾气散精，上归于肺，通调水道，下输膀胱。水精四布，五经并行。何痰之有？惟脾虚不能致精于肺，下输水道，则清者难升，浊者难降，留中滞隔，淤而成痰。故治痰先补脾，脾复健运之常，而痰自化矣。虽然人但知痰之标在于脾，而不知痰之本更在于肾。盖痰者水也。有肾虚不能制水，水泛为痰，是无火之痰，痰清而稀；阴虚火动，火结为痰，是有火之痰，痰稠而浊。稠者为痰，稀者为饮。水湿，其本也，得火则结为痰，随气升降。在肺则咳，在胃则呕，在头则眩，在心则悸，在背则冷，在胁则胀，其变不可胜穷。

在脾经者名曰湿痰，脉缓面黄，肢体沉重，嗜卧不收，腹胀食滞，其痰滑而易出；在肺经者名曰燥痰，脉涩面白，气上喘促，洒淅寒热，悲愁不乐，其痰涩而难出；在肝经者名曰风痰，脉弦面青，四肢满闷，便溺秘涩，时有躁怒，其痰青而多泡；在心经者名曰热痰，脉洪面赤，烦热心痛，口干唇燥，时多喜笑，其痰坚而成块；在肾经者名曰寒痰，脉沉面黑，小便急痛，足寒而逆，心多恐怖，其痰有黑点而多稀。（《冯氏锦囊秘录·痰饮大小总论》）

4. 张介宾：盖水为至阴，故其本在肾；水化于气，故其标在肺；水惟畏土，故其制在脾。今肺虚则气不化精而化水，脾虚则土不制水而反克，肾虚则水无所主而妄行。水不归经则逆而上泛，故传入于脾而肌肉浮肿，传入于肺则气息喘急。（《景岳全书·肿胀》）

5. 李中梓：盖脾土主运行，肺金主气化，肾水主五液，凡五气所化之液，悉属于肾，五液所化之水，悉属于肺，转输二脏，以制水生金者，悉属于脾，故肿胀不外此三经也。（《医宗必读·肿胀》）

6. 李惺庵：或大病而攻伐太过，或吐泻而津液顿亡，或饥饿劳倦损伤胃液，皆能动火烁阴，而为燥。（《证治汇补·燥证》）

7. 张介宾：湿之为病，有出于天气者，雨雾之属是也，多伤人之脏气；有出于地气者，泥水是也，多伤人皮肉筋脉；有由于饮食者，酒之属是也，多伤人肤腠；湿从内生者，由水不化气，阴不从阳而然也，悉由脾肾之亏败。其为证也，在肌表则为发热，恶寒，自汗；在经络则为痹重，筋骨疼痛，腰痛不能转侧，或四肢痿弱酸痛；肌肉则为麻木，浮肿，黄疸，按肉如泥不起；在脏腑则为呕恶，胀满，小便秘涩或黄赤，大便泄泻，腹痛后重，脱肛，癫疝等症。凡肌表经络之病，湿由外入；饮食血气之病，湿由内生。此其在外者为轻，在内者为甚，是固然也。（《景岳全书·杂证谟·湿证》）

8. 丹波元坚：三焦气涩，脉道闭塞，则水饮停聚，不得宣行，聚成痰饮，为病多端。（《杂病广要·水饮》）

9. 巢元方：胃为水谷之海，今胃虚不能传化水气，使水气渗溢经络，浸渍腑脏，脾得水湿之气，加之则病，脾病则不能制水，故水气独归于肾，三焦不泻，经脉闭塞，故水气溢于皮肤，而令肿也。其状目窠上微肿，如新卧起之状，颈脉动时咳，股间冷。水病者，由肾脾俱虚故也，肾虚不能宣通水气，脾虚又不能制水，故水气盈盈，渗溢皮肤流遍四肢，所以通身肿。（《诸病源候论·水肿病诸候》）

（郭霞珍 刘燕池）

主要参考文献

1. 刘燕池．试论中医病机学说的层次与结构［J］．北京中医学院学报，1985，(1)：48-49.

2. 朱伟常．中医病理学史［M］．上海：上海科技出版社，1994.

3. 匡调元．中医病理研究——八纲病理的初步探讨［M］．第2版．上海：上海科技出版社，1989.

4. 徐卫林．对"寒热虚实"实质的初步探讨［J］．广东中医，1962，(5)：3.

5. 侯灿．"八纲"病理生理学基础初步探讨［J］．中医杂志，1964，(12)：32-37.

6. 卢君健．100例虚证分型与免疫关系的探讨［J］．中西医结合杂志，1982，2(3)：142.

7. 夏宗勤．四种"虚证"模型的建立及其与环核苷酸系统的关系［J］．中西医结合杂志，1983，(9)：543.

8. 沈自尹．中医理论现代研究——阴阳学说的研究、评述与展望［M］．南京：江苏科技出版社，1988.

9. 邝安堃．甲状腺功能减退症和甲状腺功能亢进症的中西医结合临床研究［J］．中医杂志，1980，21(11)：827.

10. 赵伟康．温补肾阳药对甲状腺机能减退动物能量代谢的影响［J］．中医杂志，1982，23(9)：698.

11. 张家庆．助阳药对"阳虚"动物脱氧核糖核酸合成率的作用［J］．中医杂志，1982，23(9)：701.

12. 邝安堃．中医阴阳的实验性研究（Ⅰ）［J］．中西医结合杂志，1984，4(12)：742.

13. 邝安堃．阳虚病人内分泌、免疫和环核苷酸变化的初步观察［J］．中华内科杂志，1979，18(2)：105.

14. 顾德官．中医阴阳的实验性研究（Ⅱ）［J］．中西医结合杂志，1985，5(1)：48.

15. 顾德官．中医阴阳的实验性研究（Ⅲ）［J］．中西医结合杂志，1985，5(1)：48.

16. 邝安堃．中医阴阳的实验性研究（Ⅵ）［J］．中西医结合杂志，1985，5(3)：167.

17. 邝安堃．中医阴阳的实验性研究（Ⅴ）［J］．中西医结合杂志，1986，6(6)：353.

18. 邝安堃．中医阴阳的实验性研究（Ⅳ）［J］．中西医结合杂志，1988，8(31)：1641.

19. 梁月华．寒冷药与温热药对交感神经肾上腺及代谢机能的影响［J］．北京医科大学学报，1987，19(1)：54.

20. 梁月华．寒凉与温热药对中枢递质的影响［J］．中西医结合杂志，1985，5(2)：82.

21. 梁月华．寒热本质动态研究——虚寒虚热状态大鼠对有关刺激反应特征的观察［J］．中西医结合杂志，1989，8（6）：349.

22. 尹光跃 . 脾虚证慢性胃病患者胃粘膜与血浆 cAMP 和 cGMP 测定及其临床意义 [J] . 中西医结合杂志，1985，5（1）：30.

23. 查良伦 . 肾阳虚与红细胞钠泵活性 [J] . 中西医结合杂志，1985，5（7）：416.

24. 毛良 . 从尿中肌酐、尿素、钾、磷、镁的排泄量探讨慢性肾炎患者阴虚、阳虚的病理基础 [J] . 中西医结合杂志，1984，4（4）：209.

25. 黄松章 . 从血液流变学探讨阴阳转化的某些原理 [J] . 上海中医药杂志，1982，（10）：46.

26. 沈自尹 . 从垂体-肾上腺轴讨论阴阳常阈调节论 [J] . 上海中医药杂志，1979（5）：3.

27. 陈可冀 . 环核苷酸双向调节和中医阴阳学说 [J] . 国外医学：中医分册，1978，创刊号：11.

28. 王本显 . 国外对中医基本理论的某些探讨 [J] . 中西医结合杂志，1981，1（1）：50.

29. 张家庆 . 阳虚患者单个核及多形核白细胞糖皮质激素受体改变 [J] . 中西医结合杂志，1987，（11）：658.

30. 郭宇光 . 虚寒证、虚热证患者 PGE_2、PGF_2 排出量的临床观察 [J] . 中西医结合杂志，1990，（10）：593.

31. 江觉民 . "阳虚生寒"和"阴虚生热"的热力学分析 [J] . 贵阳中医学院学报，1991，（2）：13-16.

32. 武文斌，等 . 滋阴、助阳药对"高甲"、"低甲"大鼠模型肝细胞核甲状腺激素受体的影响 [J] . 中西医结合杂志，1991（2）：105.

33. 万铭，万毅刚，金乡 . 阴阳学说与生命时间结构的稳态观 [J] . 实用中西医结合杂志，1993，6（1）：3-5.

34. 季锡林 . 阴阳平衡不等同于阴平阳秘 [J] . 贵阳中医学院学报，1993，15（3）：14-15.

35. 赵伟康 . 甲亢患者阴虚火旺证的初步研究 [J] . 上海中医药杂志，1982，（7）：43.

36. 陈松涛 . 中医虚证理论的初步探讨——阴虚、阳虚时细胞免疫功能变化 [J] . 中西医结合杂志，1980，2（3）：140.

37. 陈锐群 . 阴虚内热证初探——知母对钠泵作用的大鼠体内实验 [J] . 中西医结合杂志，1983，（4）：235.

38. 沈自尹 . 中医理论现代研究：气血的现代研究 [M] . 南京：江苏科技出版社，1988.

39. 夏宗勤，朱玫，胡雅儿，等 . 中医"虚证"理论的初步探讨（阴虚和阳虚病人血浆环核苷酸含量变化的比较 [J] . 中医杂志，1979，（11）：2.

40. 申冬珠 . 虚证的现代研究 [J] . 南京中医学院学报，1985，（1）：58.

第二节 脏 腑 病 机

脏腑病机是研究在各种致病因素作用下，脏腑生理功能失常而发生的各种复杂病理变化的机制。

脏腑病机可分为五脏病机、六腑病机、奇恒之腑病机及其相互关系的病机等几个部分。根据中医以五脏为中心的藏象理论，五脏病机在整个脏腑病机中占有极其重要的地位，代表了脏腑病机的主要特色，为脏腑辨证奠定了基础。

长期以来，中医基础理论学科中是保存还是摒弃脏腑病机的内容，在学术界一直存在着分歧，焦点在于容易与中医诊断学脏腑辨证的内容相互重复。如果不带学科划分方面的偏见，就其反映脏腑病变发生、发展、变化的规律而论，脏腑病机，不仅客观存在，而且非常重要，应当独立成章。若从脏腑病机与脏腑辨证所表现的内容而论，部分名词术语上的交叉使用在所难免。因为二者既有紧密的联系，又存在着显著的差别。脏腑病机主要研究脏腑功能失常发生病变的内在机制和规律，探求为什么会发生如此变化；脏腑辨证表述脏腑发生病变后的外在表现，判断形成什么性质的证候，及其相似证候之间的鉴别诊断。前者侧重病变机制和规律的探讨，后者侧重于证候性质的判断和辨识。研究脏腑病机可以揭示为什么会出现不同的证候，研究脏腑辨证可正确判断不同病机所表现的证候特征。两者是同一过程的两个不同侧面，其中出现不可避免的重复之处，正反映了两者之间在学说思想上的相互衔接和相互印证，不必刻意回避。只要实事求是地寻找各自的规律特点，客观反映两者之间的联系，脏腑病机应当作为中医病机理论研究中的重要课题。

《素问·调经论》说："夫子言虚实者有十，生于五脏，五脏五脉。"马莳《素问注证发微》在注释此段经文时明确指出，"此言脏腑虚实之病，……殊不知五脏六腑相为表里，所生诸病，各有虚实。"说明从《黄帝内经》开始，先辈们已经注重以虚实为纲对脏腑病机进行探讨。后世许多著名的经典医籍，分别从虚实的角度，沿着《黄帝内经》辨别脏腑病机的思路代有发挥。华佗《中藏经·论五脏六腑虚实寒热生死顺逆之法》以大量的篇幅讨论脏腑发生虚实病机变化时的各种表现，成为以虚实为纲论述脏腑病机的最早篇章。其后《针灸甲乙经》、《脉经》、《诸病源候论》均有相似论述。《圣济总录》在脏腑门中则分别以心、肝、脾、肺、肾五脏虚实之状详细探讨病机变化规律，对脏腑病机作了重要发展。如肝脏门说："肝虚之状，其病面青，善洁善怒，脐左有动气，按之牢若痛，不欲饮食，悒悒不乐，恐惕如人将捕之。"对肝气虚，失于条达，气机不舒，表现为情志失调的病机作了深入阐述。对于肝实之状，在论述表现之后紧接着说："盖肝实则生热，热则阳气盛，故其证如此。"对肝实的病机作了高度概括。明代著名医家张介宾对五脏虚实的病机作了系统归纳，如《景岳全书·传忠录·虚实》说："心实者多火而多笑。肝实者两胁少腹多有疼痛，且复多怒。脾实者为胀满气闭，或为身重。肺实者多上焦气逆，或为咳喘。肾实者多下焦壅闭，或痛或胀，或热见于二便。"又说："心虚者阳虚而多悲。肝虚者目䀮䀮无所见，或阴缩筋挛而善恐。脾虚者为四肢不用，或饮食不化，腹多痞满而善忧。肺虚者少气息微，而皮毛燥涩。肾虚者或为二阴不通，或为二便失禁，或多遗泄，或腰脊不能俯仰，而骨酸痿厥。"至此脏腑虚实病机的认识日趋成熟。直到清代，许多医著仍采用这一分类方法。根据传统的习惯和实际使用价值，以及有利于和脏腑辨证接轨，本节使用虚实为纲的方式探讨脏腑病机。

一、五脏病机

（一）心病病机

心为君主之官，主一身之血脉，输送营养物质，灌溉四肢百骸，内润五脏六腑，外养皮毛腠理；又主神志，调节精神、思维、意识，统摄脏腑功能活动，主宰全身，为五脏六腑之大主。心在体为脉，其华在面，开窍于舌，与小肠互为表里。心的生理功能失调，常表现为血脉异常和神志改变两类病机变化。

血脉异常：心的功能失调，很大一类病变为不能输布血液，主持血脉的功能异常，引起心脏自身、头面、四肢及全身脏腑血液失养而出现一系列病机变化。心脏自身失养，病变以心动不安为主：其中血不养心，血行不畅，可见心悸怔忡，或心中空虚，气短心痛等症。心动过速或过缓，引起脉搏的跳动频率、节律、强度等改变，而见数、迟、虚、实、滑、涩、促、结、代等脉象变化；头面部位，当血气上冲时，血脉充盈，则为面红目赤，唇红，舌尖红赤、疼痛、溃烂；迫血妄行则为吐血、衄血；当血气失养时，血脉失充，又为面色淡白、萎黄，唇舌淡白；当血行不畅时，血脉郁滞，瘀血之色外现，又见面色晦暗、黧黑，唇舌青紫，或舌有瘀斑瘀点；四肢部分，血脉充盛时，热能充足，则四肢烦热，手足心发烧；血脉寒凝时，热能减少，则四肢逆冷，手足冷痛，爪甲紫黯。全身脏腑失却血气供养，可见脏腑功能低下、衰退的各种表现。

神志改变：人的精神情志病变，中医归属于心。心不主神志，常见心神失养、心神受扰和心神无主等病机变化。心神失养，不能主持正常的思维意识活动，常致心神不宁，可见心绪不安，思想不集中，精神委靡，记忆力减退等症；心神受到病邪干扰，心动不安，轻者表现为心烦，失眠，多梦；重者表现为烦躁不宁，狂言怒骂，打人毁物，不避亲疏，喜笑不休；或为沉静少言，表现为表情淡漠，沉默寡言，语言错乱，时哭时笑，呆痴等精神错乱症状。心神严重受损，神志无主，心神浮越，轻者为嗜睡，恍惚，朦胧；重者为神志不清，突然倒仆，谵语，妄动。

心病的病因，主要有外感六淫，特别是风、寒、湿、热之邪最易犯心；内伤七情，悲喜忧思，易致心病。其他如禀赋不足，劳倦过度，饮食不节，嗜食肥甘，气机不畅，痰浊内阻，湿邪内停，水气上犯，瘀血停滞，久病重病，失治误治，以及其他脏腑疾病的传变，均可引起各种心的病变。

心的病机多以虚、实为纲，可分别反映心脏邪正双方的盛衰状态。从《素问·五脏生成》提出"思虑而伤心"开始，《黄帝内经》中已包含有"心虚"的论述。汉代华佗《中藏经》开始有专论心脏虚实寒热生死逆顺的篇章，提到"心气盛"、"心气实"、"心虚"等名称，从虚实盛衰的角度论及心病的病机变化。晋代王熙的《脉经》最明确地阐述了"心实"和"心虚"的病机。如《脉经·平人迎神门气口前后脉》云："心实，左手寸口人迎以前脉阴实者，手厥阴经也。病苦闭，大便不利，腹满，四肢重，身热，苦胃胀；心虚，左手寸口人迎以前脉阴虚者，手厥阴经也。病苦悸恐不乐，心腹痛，难以言，心如寒状，恍惚。"初步描述了心的虚实病机变化时所引起的不同表现。其后，《备急千金要方》有"心实热"，"心虚寒"之说。《圣济总录》、《济生方》、《丹溪手镜》、《景岳全书》均有"心实"和"心虚"病机的详细论述。这是因为心虚，主要由于心的气血津液等基本物质缺乏，易表现出心气、心阳、心血、心阴亏损的病机；心实，多由感受邪气或病理产物停留，易呈现邪正相争的病机变化。此外，《灵枢·邪客》有"邪之在于心者，皆在于心之包络"之说，《温热经纬·叶香岩外感温热篇》则进一步指出："心为一身之大主，而不受邪，受邪则神去而死。凡言邪之在心者，皆心之包络受之。"明确强调凡属外邪相侵，多侵犯心包络；内伤虚损，功能衰退，才责之于心。至于是否一定要将心病偏实归咎于心包络，偏虚归属于心，并无多大争论价值。但有一点可以肯定，心病从虚、实分类却有十分重要的意义。

1. 心实的病机 《黄帝内经》早有关于心实病机的论述，如《素问·脏气法时论》说："心病者，胸中痛，胁支满，胁下痛，膺背肩甲间痛，两臂内痛。"还提出"心气实"、"心气热"等概念，但未正式提出"心实"两字。《中藏经》、《诸病源候论》、《备急千金要方》与《黄帝内经》的提法大体相同。直到《圣济总录》才正式提出"心实"的名称。如该书《心脏门》说："左手关前寸口脉阴实者，心实也。"后世《景岳全书·传忠录·虚实》亦说："心实者，多火而多哭。"均说明心实的病机客观存在。心病偏实主要因感受外邪或病理产物停留所致。感受外邪以火、热、寒、湿等病邪为主，侵犯心体；病理产物可为痰浊、湿浊、水饮、瘀血停留，闭阻心脉、心神。或为痰火互结，扰乱心神。或为气滞、血瘀、阻滞心脉。总之，痰、火、寒、气、瘀是导致心实的主要因素。不过邪气侵犯或病理产物停留仅为引起心实的要素之一，必须还有心气和心阳的亢盛，才能与邪气相争，产生功能亢奋、有余的实性病机变化。

（1）心气亢盛：心气是推动血液正常运行的主要动力和前提条件，亦是保证人的精神、思维、意识活动正常进行的重要物质基础。心气以和为顺，若受邪气侵犯或病理产物干扰，则会过度亢奋，反而为害，引起心脉或心神功能异常。《灵枢·淫邪发梦》说："心气盛，则梦善笑，恐畏。"最早提出心气亢盛的病机。《诸病源候论·心病候》说："心为脏，而主里，心气盛，为神有余，则病胸内痛，胁支满，胁下痛，膺臂膊腋间痛，两臂内痛，喜笑不休，是心气之实也。"详细阐述了心气亢盛病机所引起的各种临床表现。心气亢盛的病机可分为气滞心气、痰阻心气和寒凝心气三个方面。

1）气滞心气：心主血脉、神志，其中发挥主导作用的是心气。心气不仅是推动血液运行的动力，也是维持心神活动的物质基础。心气贵在周流不息，一刻不可停滞。七情所伤，气机不畅，可使心气郁滞，引起气滞心脉或气闭心神等病变。

气滞心脉：情志怫郁，或长期、持久的精神刺激，干扰心绪，心情不畅，而致心气郁滞。如《症因脉治·心痹》云："心痹之因，或焦虑劳心，心受伤。"此为肝气不疏而致心气郁结，心气不能推动血行，血流滞塞，而致心脉痹阻，不通则痛。表现为心胸憋闷胀痛，牵引肩背，时作时止，善太息。此种心痛以胀为主，与精神情志因素变化密切相关。如《灵枢·口问》所说："忧思则心系急，心系急则气道约，约则不利，故太息以伸出之。"《杂病源流犀烛·心病源流》更明确指出："七情之由作心痛。……除喜之气能散外，余皆足令心气郁结，而为痛也。"说明气滞心气的病机发源于肝，影响于心，气滞而致脉痹，不通而作心痛。

气闭心神：强烈的精神刺激，恼怒惊骇，或悲痛欲绝，情志过极，遏阻心气，轻者闭郁肺气，可见胸中气塞、心胸痞闷不舒、喘促气粗等症。这是由于心主神志，情志过极，心气被遏，进而影响肺气不利，心肺气机同时阻滞，气停胸中，上逆而成。重者气血逆乱，蒙闭心神，心不主神志，突然昏倒，神志不清。《景岳全书·杂证谟·厥逆》云："气实而厥者，其形气愤然勃然，脉沉弦而滑，胸膈喘满，此气逆证也。"此乃气机郁闭而成的气厥实证，与心郁滞有密切的关系。胸膈喘满，为气郁伤肝损心，肝心气滞，肺失肃降，肺气上逆所致；卒然倒仆，神志不清，心神昏愦，非心窍蒙闭，绝不可见。说明心因受到强烈精神刺激，心气陡然闭塞逆乱，进而心神失司，导致昏仆。

2）痰阻心气：痰浊是津液失调停于体内而形成的病理产物。痰浊内停，阻滞心气，既可痹阻心脉，又可蒙闭心神。

痰阻心脉：素体肥胖，或痰湿内盛之人，因痰浊之邪久恋，黏滞难行，增加心气阻力，可使心气困顿而郁滞。气机不畅，心血运迟，渐致心脉痹阻。可见心胸憋闷疼痛，心悸气短，身体困重，舌苔厚腻等症。《症因脉治·胸痹》指出："胸痹之因，饮食不节，饥饱损伤，痰凝血滞，中焦混浊，则闭食闷痛之症作矣。"指出痰浊内停，痰凝血滞，可闭阻心脉。《金匮要略·胸痹心痛短气病脉证治》曰："胸痹不得卧，心痛彻背者，栝蒌薤白半夏汤主之。"《金匮要略心典》在注释时云："胸痹不得卧，是肺气上而不下也；心痛彻背，是心气塞而不和也，其痹为尤甚矣。所以然者，有痰饮以为之援也，故胸痹药中加半夏以逐痰饮。"详细阐明了痰浊壅塞心肺之气而致心脉痹阻的病机。

蒙闭心神：心气是维系神志活动的物质基础之一。痰浊内停，随气机上逆，蒙蔽心窍，阻碍心气对神志活动的物质供给，心神失养，神明失主，而致精神迷乱，神志不清。

正如《景岳全书·杂证谟·癫狂痴呆》所说："凡气有所逆，痰有所滞，皆能壅闭经络，格塞心窍。"痰阻心窍，随其原因不同，病理表现各有差异。若为肝气郁滞，气机流行不畅，郁聚生痰，心气被阻，心窍蒙蔽，精神错乱多以沉静为主。其证多见抑郁不乐，表情淡漠，喃喃自语，语无伦次，神志呆滞，发为痴癫。正如《临证指南医案·癫痫门》所说："癫由积忧积郁，病在心、脾、包络，三阴蔽而不宣，故气郁则痰迷，神志为之混淆。"又如《辨证录·呆病门》说："呆病之成，必有其因。大约其始也，起于肝气之郁；其终也，由于胃气之衰。肝郁则木克土，而痰不能化；胃衰则土不制水而痰不能消，于是痰积于胸中，盘据心外，使神明不清，而成呆病矣。"精辟地阐述了肝气夹痰，蒙蔽心神而成痴癫的病机。若平素积痰内伏，突受惊恐或劳倦过度，脏腑气机失调，触动积痰，痰气互相搏击，蒙蔽心窍，引动肝风。肝风夹痰内扰，痰闭心神，则卒然倒仆，瞬息不省人事。肝风内动，则见手足抽搐、牙关紧闭、两目上视；痰气上迫，则口吐涎沫、发出各种叫声，则为痫证。如同《临证指南医案·癫痫门》所说："痫证或因惊恐，或由饮食不节，或由母腹中受惊，以致脏气不平，经久失调，一触积痰，厥气内风，卒焉暴逆，莫能禁止，待其气反然后已。"《医学心悟·癫狂痫》亦说："痫证，则痰涎聚于经络也。"《张氏医通·痫》云："惟有肝风，故作搐搦，搐搦则通身之脂液逼迫而上，随逆气而吐出于口也。"更明确指出肝风夹痰，蒙闭心神，可致痫证。若素体肝阳上亢，阳亢无制，肝风内旋，痰浊随风阳上升，蒙塞心窍，心神顿失，亦可卒发神昏，突然倒仆。痰涎风涌咽喉，可致舌强语謇、喉中痰鸣。痰涎横窜经脉而见口眼歪斜、半身不遂、发为中风后遗症。如《丹溪心法·中风》说："中风大率主血虚有痰，治痰为先，次养血行血。或属虚挟火（一作痰）与湿。……半身不遂，大率多痰。"说明肝阳化风，风痰阻络，可致半身不遂。总之，痰浊蒙闭，心神失主，可引起癫、痫、痴、呆多种精神失常的病机变化。

3）寒凝心气：寒为六淫致病邪气，寒主收引、凝滞。寒邪内犯，凝滞心气，可引起心脉痹阻和心神蒙蔽的病机变化。

寒凝心脉：外感寒邪，寒缩心气，心气不展，不能推动血行；寒凝血液，血行迟慢，均可导致心脉痹阻，引起胸中气塞、短气、心胸冷痛等症。如《素问·调经论》说："寒气积于胸中而不泻，不泻则温气去，寒独留则血凝泣，凝则脉不通。"指出寒凝血脉，可致心脉痹阻。《诸病源候论·心痛病诸候》亦说："心痛者，风冷邪气乘于心也"，均说明寒邪可凝滞心脉的病机。若卒然暴感寒邪，或素体阳虚，复感寒邪，阴乘阳位，心气暴缩，心脉寒凝，血瘀严重，则见胸痛暴作、剧痛、冷痛，心痛彻背，背痛彻心，咳唾引痛，手足青冷，面色晦暗等症。此乃《金匮要略·五脏风寒积聚病脉证并治》所云："心中寒者，其人苦病，心如噉蒜状，剧者心痛彻背，背痛彻胸，譬如蛊注。"说明外寒直中，可引起心脉凝滞。寒凝严重时则为真心痛。外见"手足青至节，心痛甚，旦发夕死，夕发旦死"等症（《灵枢·厥论》）。对于体虚受寒者《圣济总录·胸痹·胸痛》解释说："胸痛者，胸痹之类也。此由体虚挟风，又遇寒气加之，则胸膺两乳间刺痛，甚则引背胛，或彻背膂，咳唾引痛是也。"解释了体虚之人受到寒邪侵袭，也会因寒凝心脉而致胸背彻痛。

寒闭心神：感受寒邪，随中随发，仓卒之间，寒邪直中三阴，凝滞心气，郁闭心神，心神无主，可致卒然倒仆、昏不知人、口噤不语、四肢强直、拘急疼痛等症。如《素问·举痛论》说："寒邪客于五脏，厥逆上泄，阴气竭，阳气未入，故卒然痛死不知人，气复返，则生矣。"指出寒客五脏，主要犯心，心气受阻，气机逆乱，心神受扰而昏不知人。《杂病源流犀烛·寒病源流》又说："中寒者，寒邪直中三阴，卒然昏不省人，口噤，四肢强直，拘急疼痛。"充分说明寒邪可直接犯心，痹阻心气，蒙蔽心神，引起心神失常的病变。

（2）心阳亢盛：心阳与心气一样，均具有推动、振奋全身脏腑功能的作用。心的阳气旺盛，能激发脏腑功能，推动气血津液的正常运行。但心阳偏亢，阳气有余，亢则为害。其病机变化可分为热扰心神、热迫血脉和上炎下移等几个方面。

1）热扰心神：心主神志，心神活动以和为调，宁静为顺，不耐邪气干扰。心为阳脏，五行属火，对暑、热、火邪有着特殊的易感性。当受到各种致病因素的影响，或因情志郁结，气郁化火，均易引起心阳亢盛，最易扰动心神，引起躁扰不安等各种神志症状。其病机表现可分为心火扰神，热闭心包和痰火扰心三个方面。

心火扰神：七情郁结，五志化火，或脏气过度亢盛，或过食辛辣燥热食物，或过服辛燥药品，均可致心火亢盛。此乃心之实火，热在气分。心中火旺，里热充斥，内热蕴蒸，心神被扰，心阳浮动，神不守舍，引起躁扰不安诸症。轻扰者，心神受到轻微扰动，仅为心神不宁，未至错乱，表现为心悸心烦，胸中热闷，懊忱颠倒，失眠多梦。正如《圣济总录·心烦热》所云："大抵心属火而恶热，其受病则易以生热，热则血气壅滞，故为烦躁，寝卧不得安宁。"《血证论·脏腑病机论》亦说："火扰其血，则懊忱，神不清明则虚烦不眠，动悸惊惕。"重扰者心神受到严重干扰，则心神躁动，错乱失志，可见神昏谵语，或喜笑不休等症。如《诸病源候论·心病候》说："心气盛，为神有余，……喜笑不休，是心气之实也。"又如《济生方·心小肠虚实论》说："及其实也，实则生热，热则心神烦乱，面赤身热，……喜笑恐悸，其脉洪实，是实热之候也。"《笔花医镜·心部》说："心之热，火迫之也，……为烦躁，为不得卧，为癫狂，为谵语。"以上均说明，实热扰神，心阳亢逆，而致神志错乱，可引发各种精神狂越的病机。

热闭心包：外感温热病邪，邪热亢盛，由卫及气，深入营血；或温邪上受，首先犯肺，逆传心包，均可导致热闭心包的病机。热入营血，内陷心包，心包代心受邪，里热炽盛，热灼火燔，心阳为热激亢，心窍为热所闭，神明为火所逼，而致心神缭乱。常见高热烦躁，夜卧不安，嗜睡，进而引起神志异常。轻者神昏谵语，严重时昏愦不语。同时因阳热内闭，热盛血壅，气血受阻，阳气不能运达舌络、四肢，可引起舌謇、肢厥等表现。如《增补评注温病条辨·上焦》说："手厥阴暑温，身热不恶寒，清神不了了，时时谵语。"再如《温热经纬·陈平伯外感温热篇》云："风温证，热渴闷烦，昏愦不知人，不语如尸厥，脉数者，此热邪内蕴，走窜心包。"又云："热邪极盛，与三焦相火相煽，最易内窜心包，逼迫神明，闭塞络脉，以致昏迷不语，其状如尸。"均属热入营血，内陷心包，逼乱心神的表现。

痰火扰心：七情所伤，气郁生痰，痰郁化火；或五志化火，火热灼津，炼液为痰；或外感热病，热盛灼津，炼液为痰，均能引起痰火互结为患。痰火内盛，互相搏击，"痰得火而沸腾，火得痰而煽炽"（《证治汇补·痰证》），形成痰火交结的病机。痰易蒙蔽，火易逼迫，痰蒙心窍，神无所主而昏愦；火逼神明，精神错乱而妄动。痰火轻扰之时，心神被扰而不宁，多见心烦不安、失眠多梦等心神浮动之象；痰火鸱张时，神明昏乱，则为狂躁妄动、狂暴无知、语言杂乱、骂詈叫号、打人毁物、不避亲疏等症。如《景岳全书·杂证谟·癫狂痴呆》云："凡狂病多因于火，此或以谋为失志，或以思虑郁结，屈无所伸，怒无所泄，以致肝胆气逆，木火合邪，是诚东方实证也，此其邪乘于心，则为神魂不守。"《证治汇补·癫狂》明确指出："狂由痰火胶固心胸，阳邪充极，故猖狂刚暴，若有神灵所附。"由此可见，火、痰是引起心神受扰的主要因素。火常单独侵犯心神，有在气、在营，病轻、病重之辨，更易与痰相合，蒙蔽扰乱心神，胶结难解。

2）热迫血脉：心主血脉，心阳有推动血行之用。心气调和，血液运行从容和缓。若受温热邪气侵犯，或心阳偏盛，亢则为害，火热内生，逼迫血脉，则易表现为脉流薄疾、迫血妄行和热腐血败等病机变化。

脉流薄疾：外感热病，热入营血；过服辛辣刺激食物，热邪攻心；内伤杂病，心阳偏亢，均会引起血热过盛。热势汹涌，振荡心脏，逼迫心跳加快，可致心悸怔忡不宁；逼迫血行，加速脉率，冲击脉管而致脉搏洪实滑数。正如《脉经·手少阴经病证》所说："心病，……面赤身热，其脉实大而数。"《笔花医镜·心部》也说："心之热，火迫之也，脉左寸必数。"左寸属心，心火逼迫，脉流增快，故见数脉。

迫血妄行：邪热入血，血热亢盛，除加速血流外，还可因血热蒸腾，迫血妄行，冲破血络，溢出脉外，引起吐血、衄血等多种急性出血证。表现为来势猛，出血量多，血色鲜红，不易休止。如《诸病源候论·伤寒衄血候》云："心主于血，肝藏于血，热邪伤于心肝，故衄血也。"《太平圣惠方·治吐血不止诸方》也说："夫吐血不止者，由心肺积热。"指出热扰心血，热盛动血，从上而出，可致吐血；从皮肤血络或肌肉而出，可导致皮肤斑疹。引起出血的原因很多，但心热迫血是最重要的病机之一。

热腐血败：心属营主血，心阳亢盛，心火灼炽，耗血伤津，津少血液黏稠，运行逐渐迟慢，血液壅阻而停滞，凝结肿胀，红肿疼痛，发为疮疡。热邪煎熬日久，肉腐血败，出现痈脓。如《素问·至真要大论》说："诸痛痒疮，皆属于心。"《类经》十三卷注曰："热甚则疮痛，热微则疮痒，心属火，其化热，故疮疡皆属于心也。"说明心火亢盛，是形成疮疡肿痛的重要病机。《灵枢·痈疽》云："夫血脉营卫，周流不休，……热盛则腐肉，肉腐则为脓。"深入阐述了热盛可使疮疡腐败，化生脓液的病机。

3）上炎下移：阳盛则热，心经实热，除热扰心神，痰火扰心，热迫血脉外，当阳热亢盛，心火内炽时，可沿心经经脉上下传变，出现上炎和下移两大趋势。

心火上炎：心主血脉，其华在面，面部色泽变化为气血盛衰的外部标志。心开窍于舌，舌乃心之苗。心经之别上系舌本，故当心阳偏亢，心火炽盛时，火势沿着心经经脉，或通过血热向上炎移，表现头面多种实火见症。心火上扰于面，面部血脉充盈，血热亢盛，则见目睛红赤、满面通红、面部疮疡等症。如《素问·痿论》说："心热者，色赤而脉络溢。"指出心火上炎，气血上逆，面部血脉充盈，可致面目红赤。心火上扰口舌，则口舌生疮、糜烂肿痛，或见舌尖红赤、舌肿、舌衄、吐舌弄舌、重舌等症。如《素问·至真要大论》说："心热烦躁，……火气内发，上为口糜呕逆，血溢血泄。"《诸病源候论·舌上出血候》说："心主血脉，而候于舌，若心脏有热，则舌上出血如涌泉。"《诸病源候论·口舌疮候》又说："手少阴，心之经也，心气通于舌。……脏腑热盛，热乘心脾，气冲于口与舌，故令口舌生疮也。"《诸病源候论·重舌候》亦说："心脾有热，热气随脉冲于舌本，血脉胀起，变生如舌之状，在于舌本之下，谓之重舌。"均阐述了心火上炎舌窍而引起的各种舌形改变。

下移小肠：心与小肠互为表里，手少阴之脉，起于心中，下络小肠。当心阳亢盛，心火上炎之际，同时又可沿其经脉下移小肠。热邪煎熬，小肠不能泌别清浊，津液不能下输膀胱，膀胱气化不行，则见小便黄赤、尿热尿痛、滞涩不畅；热伤血络，迫血外溢，则为尿血。如《素问·痿论》说："悲哀太甚，则胞络绝，胞络绝则阳气内动，发则心下崩，数溲血也。"又如《诸病源候论·血病诸候》所说："心主于血，与小肠合。若心家有热，结于小肠，故小便血也。"《血证论·尿血》更明确阐述："内因，乃心经遗热于小肠，肝经遗热于血室。其证淋秘割痛，小便点滴不通者，呼赤淋。"指出心热下移小肠，膀胱气化失职，可致小便淋漓涩痛。有人对心移热小肠提出质疑，若从西医的观点，小肠病变似乎与排尿无关。但从上述大量论证，结合小肠泌别清浊、主液的传统理论，心火下移小肠而致小便赤涩、尿血是客观存在的病机。

心的阳气亢盛在病机变化上归纳起来可分为热扰心神（包括热与痰合之痰火扰心），热迫血脉，上炎头面，下移小肠等几个方面。心的阳气亢盛进一步发展可引起心肝火旺，心肺热盛，心肾不交等病机变化。

心肝火旺：心火肝木，母子相依，当心火亢盛时，子病及母，易于引动肝火，形成心肝火旺的病机。临床当面红心烦时，常兼目赤易怒等症即是明证。

心肺热盛：早在《素问·气厥论》就有"心移热于肺"之说，是因心肺同居上焦，心阳亢盛，心火内灼，势必波及于肺，引起肺热炽盛；当然，肺热炽盛，亦可导致心火亢盛，从而形成心肺热盛的病机。常见心烦失眠的同时，易兼咳嗽痰黄等症，便属此类。

心肾不交：心火肾水，水火既济。若心火内炽，灼伤心阴，心阴亏损，下汲肾阴，水火失济，可引起心肾不交的病机。当然临床上更为多见的是肾阴亏虚，不能上养心阴，心火偏亢而形成心肾不交的病机。这类患者，既有心烦失眠之症，又有腰膝酸软、遗精等表现。

2. 心虚的病机　气血津液是维持心的正常生理活动的物质基础。在人的正常生理活动中，心的阳气、阴血会受到一定的消耗，如果得不到及时补充，或由于各种致病因素作用的损耗，均会造成心的功能活动呈现不及、减弱或衰退，从而引起心病偏虚一类的病机变化。并随着生命的进程，人的衰老，或疾病日久，病程迁延，心的功能负担越来越重，心的损耗逐渐显著，故得之心病，虚者居多。如《景岳全书·杂证谟·虚损》说："凡劳伤虚损，五脏各有所主，而惟心脏最多。"心虚的病机从《黄帝内经》开始就有所论述。《素问·五脏生成》有"思虑而心虚，故邪从之"之说，《脉经·平人迎神门气口前后脉》亦说："心虚，左手寸口人迎以前脉阴虚者，手少阴经也。"《圣济总录·心虚》又说："心虚之状，气血衰少。"后世许多按脏腑分类编纂的医籍，如《济生方》、《丹溪手镜》、《景岳全书》、《笔花医镜》均专篇讨论心虚的病机。归纳而言，心虚的病机变化可分为心气虚、心阳虚（包括心阳暴脱）、心血虚和心阴虚四类。其中心的气、阳虚，性质偏于虚寒；心的血、阴虚，性质偏于虚热。

（1）心气虚：心气是心功能活动的基本体现，能推动血脉，振奋精神，维持全身生命活动。早在《黄帝内经》中已正式提出"心气虚"的名称。如《素问·方盛衰论》说："心气虚，则梦救火阳物，得其时，则梦燔灼。"《诸病源候论·心病候》专门指出："心气不足，则胸腹大，胁下与腰背相引痛，惊悸恍惚，少颜色，舌本强，善忧悲，是心气之虚也。"这是对心气虚心脉和心神病变的全面论述。以后的大多医著都沿于此说。多种致病因素可导致心功能的损害而致心的气虚。外感六淫，暑、热、湿、寒之邪最易犯心；内伤七情，忧愁思虑易损心气；病理产物停留，痰、饮、水、湿易上逆凌心，瘀血容易痹阻血脉；饮食不节，嗜食辛辣烟酒、肥甘厚腻；先天不足，劳倦过度，老年体弱，久病重病，失治误治，以及其他脏腑疾病的传变，均会损伤心气。心气虚的病机主要表现为心脉失运，心神失养和宗气衰少等几个方面。

1）心脉失运：心气是推动血液运行的动力。心气虚，运血无力，引起心主血脉的功能失常。可表现为心动异常、血脉失充和气虚血瘀等几个方面的病机变化。

心动异常：心气虚，心力减弱，心脏搏动乏力，泵血外出减少，血脉失运，对全身供血自然减少，心脏被迫加快跳动，以补偿对外供血不足，心率加快，可自觉心慌、心累而见心悸不安之症；心气虚，运血无力，不能推动血液供养心体，心神失养，神气不定，忐忑不宁，故心悸惕惕而动，自觉心中空虚。如《诸病源候论·风惊悸候》说："风惊悸者，由体虚，心气不足，心之府为风邪所乘。或恐惧忧迫，令心气虚，亦受于风邪，风邪搏于心，则惊悸不安，惊已，则悸动不定。"《张氏医通·悸》亦说："心下悸有气虚血虚，属饮属火之殊。夫气虚者，是阳气内微，心下空虚，内动为悸，心气不定，五脏不足。"都强调心气虚，对心血的推动无力，代偿性地引起心跳加快，而致心动不安。

血脉失充：《素问·六节藏象论》说："心者，生之本，神之变也，其华在面，其充在血脉。"说明心气能推动血液，上荣于面，充养血脉于全身。心气虚损，无力运血于面，面部血脉失充，则为面色淡白、淡黄或萎黄；不能充盈于唇舌，则见唇舌色淡、舌体瘦小。《诸病源候论·心病候》有"心气不足，……少颜色"之说。《景岳全书·杂证谟·面病》亦说："病人面色白者气虚也，或白兼淡黄而气不足者，必失血。"在气虚中，心气是运血荣面的主要动力，故面白或淡黄，与心气虚不能上荣于面有关。心气与脉动的强弱和快慢、节律有密切关系。心气虚，运血无力，血少失充，可见迟脉、细脉、微脉、弱脉；脉气不相接续，则为结或代脉。

气虚血瘀：血之运行，有赖于气之推动，方能循环不息。心气虚，运血无力，血行迟慢，渐至停滞，引起气虚血瘀之病机。正如《医林改错·论抽风不是风》所云："元气既虚，必不能达于血管，血管无气，必停留而瘀。"此处虽未明确提出心气虚致瘀的病机，但众所周知，心气是推动血行的主要动力，元气虚必然包括心气在内。心气虚，不能鼓动心脉，心体血脉瘀阻，不通则痛，故常见心胸疼痛、有针刺感、痛处固定、不喜压按。《诸病源候论校释·咽喉心胸病候·心痹候》说："思虑烦多则损心，心虚故邪乘之，邪积而不去，则时害饮食，心里愊愊如满，蕴蕴而痛，是谓心痹。"并在注释中明确指出："思虑烦劳过多，能损伤心气，心气虚损，……心郁结而满闷，隐隐作痛，这就称为心痹病。"若心气虚弱，心肝同病，导致肝血瘀滞，常见胁肋肿大，胸背引痛的表现。如《诸病源候论·心病候》说："心气不足，则胸腹大，胁下与背相引痛。"相当于现代心力衰竭时，心肝气血瘀滞而引起肝脾肿大的表现。若心气虚弱，气失推动，面部唇舌气血不畅，血络瘀滞，则为面色晦暗或黧黑；唇舌血络不畅，则为唇舌青紫，或舌质晦暗，有瘀斑、瘀点；爪甲血络不行，则为爪甲青紫。血脉气血阻滞，则见涩脉、结脉或代脉。如《灵枢·经脉》曰："手少阴气绝，则脉不通，脉不通，则血不流，血不流则发色不泽，故面黑如漆柴者，血先死。"手少阴气绝，就是心气虚衰，失于推动，故致血瘀，瘀血之色外现，故面色晦暗。

2）心神失养：心气是维持人的精神活动的动力条件。心气旺盛，才能接受外界各种刺激，作出应答反应，主持精神思维意识活动。若心气损伤，心神失养，就会失却正常的精神活动，引起多种病机变化。正如《医理真传·内伤说》所云："凡属内伤者，皆心气先夺，神无所主，不能镇定百官，诸症于是蜂起矣。"心气虚损引起心神变化可分为神气不足，精神错乱和心神散脱等几个方面。

神气不足：心气能维持正常的心神活动，使人精力充沛，精神集中，思维活跃，反应灵敏，具有聪明智慧，能"随机应境，千变万化"（《类经·藏象类》）。若心气亏损，不能提供心神活动的物质基础，心主神志的功能就会减弱，心神无主，则会自觉心中空虚、惶惶不安；或精神怯弱，胆量变小，而见心中胆怯、恐惧易惊、忧愁悲伤；或神气衰减，不能维持正常的精神、思维、意识活动，则精神疲乏不振、思想分散不易集中、思维反应迟钝等症。《中藏经·论心脏虚实寒热生死逆顺之法》曰："虚则恐惧多惊，忧思不乐。"或因心神失养，神志不得安宁，而见睡眠表浅易惊、不寐多梦，或时时欲睡、睡中自醒等症。《金匮要略·五脏风寒积聚病脉证并治》曰："邪哭使魂魄不安者，血气少也。血气少者属于心，心气虚者，其人则畏，合目欲眠，梦远行而精神离散，魂魄妄行。"《症因脉治·心气虚不得卧》说："心气虚不得卧之因，真阳素乏，木不生火，心气虚则心无主威，心神失守，而夜卧不安之症作矣。"大多数心气虚者，多为气虚神疲而困倦思睡，但确有因心气虚衰，心神缺乏心气这一重要物质的供养，不能主持正常的神志，神不安宁，而致失眠。如果不识此类病机，只知心的阴血不足或心火亢盛才能引起失眠，常会导致辨证失误。

精神错乱："心为君主之官，神明出焉"（《素问·灵兰秘典论》）。心为精神之所舍，人的精神活动与心气密切相关。心气充盛，驾驭神明则神清志朗，头脑精明，精神不乱。若心气亏损，不能主司精神活动，神明无主，精神失常，可见时哭时笑、喃喃自语、言语紊乱、不识亲疏、精神恍惚或痴呆等精神错乱之症。如《圣济总录·心藏门》论述补心汤主治时，指出可用于"治心气不足，或喜或悲，或嗔或怒，……言语颠倒。"间接论证心气虚可引起精神失常的病机。《杂病源流犀烛·癫狂源流》说："癫由心气虚，有热。"又说："而癫之病，……有因心气不足，神不守舍者。"《辨证录·癫痫门》指出："人有素常发癫，久而不效，口中喃喃不已，时时忽忽不知，时而叫骂，时而歌唱，吐痰如蜒蚰之涎。然以消液、化涎之药与之，多不效。"在治疗时采用"补胃气以生心气"的"助心平胃汤"而癫病得除。充分说明心气虚，心神失养，神志无主，可引起多种精神错乱的表现。

心神散脱：神是人体生命活动的外在表现，神存则生，神亡则死。神的物质基础源于气血。心主血气，故主神志。如果心气虚弱，不能推动血液奉养心神，心神失养，轻则神志不宁、出现头昏眼花、健忘失眠诸症。重则心气大伤，心神散乱，神不内守而外脱，表现为神志不清、意识模糊、昏迷不省人事、伴见语声低微、语言重复、不相接续等表现，进而生命垂危而死亡。如《灵枢·邪客》说："心者五脏六腑之大主也，精神之所舍也，其藏坚固，邪弗能容。容之则心伤，心伤则神去，神去则死矣。"《素问·脉要精微论》亦说："言而微，终日乃复言者，此夺气也。"由于"言为心声"，故夺气自然含有心气大伤，心神失主而引起的语声变化。《景岳全书·伤寒典·谵语郑声》说："郑声为虚，虚者神虚也，如伤寒元神失守，为邪所乘，神志昏沉而错乱不正者，此虚邪也。虚邪为病，其声必低，其气必短，其脉必无力，其色必萎悴，凡其自言自语，喃喃不全，或见鬼怪，或惊恐不休，或问之不应，答之不知之类皆是也。此之为病，……有焦思抑郁，竭尽心气而然者。"充分说明，心气大伤，可引起心神散脱等危重病机。

3）宗气衰少：心气是推动血液运行的主要动力，肺气有助心行血的作用。心气虚弱，运血无力，必然增加肺气的负担，久之肺气亦虚，宗气衰少，肺功能减弱，呼吸表浅而气短；吐纳微弱而少气；气行不畅停滞胸中而胸闷。故心气不足者，势必引起肺气虚弱，宗气衰少，可见胸闷少气、气短不续，或呼吸急促、不能平卧等症。如《诸病源候论·乏气候》亦说："夫虚极之人，营卫减耗，脏腑虚弱，气行不足，所以呼吸短气。"心主营卫，营卫减耗，多含心气虚衰。再及宗气，致使气弱，吐纳不及，故呼吸频率加快而气短。《诸病源候论·少气候》又说："此由脏气不足故也。肺主于气，而通呼吸，脏气不足，则呼吸微弱而少气。"这里的脏气泛指五脏之气，理应包含心气不足，影响于肺，而致呼吸短少。宗气贯心脉而行肺气，心气虚，不能收敛宗气，宗气外泄，可见心尖搏动应衣。

心气虚的病机进一步发展，可形成心的阳气虚衰，心的气血两虚，心的气阴两虚，心肺气虚等病机。

心的阳气虚衰：心气虚日久不愈，气虚及阳，阳气受损，可发展成心的阳气虚衰。在心悸气短的同时，又见胸痛，形寒肢冷等寒象。

心的气血两虚：心气虚，气化无能，气不生血，可引起心血虚，进而形成心的气血两虚。既见心悸气短，又见面唇舌淡等气血两虚之象。

心的气阴两虚：心气虚，气不化津，津液不足，可引起心阴虚，进而形成心的气阴两虚。既见心悸气短，又见心烦失眠，五心烦热等症。

心肺气虚：心主血脉，宗气助心行血，心气不足，日久宗气亦虚，呼吸功能衰退，进而引起肺气虚弱，形成心肺气虚的病机。患者既有心悸怔忡，同时也伴见胸闷、气短、咳喘等症。由于心肺关系十分密切，实际上大部分心气虚者，都可兼见肺气虚的病机，两种病机容易同时并成。

（2）心阳虚：《黄帝内经》有"心胃生寒"（《素问·至真要大论》），"令人心寒"（《素问·刺热论》）等提法，未正式提出"心阳虚"病机的名称。但在"厥心痛"、"真心痛"等讨论疼痛的原理中，已涉及心阳虚，血脉寒凝的病机。特别是《素问·脏气法时论》关于五脏虚实的论述已提到"心虚者，……虚则胸腹大，胁下与腰相引而痛"，是对心阳虚衰，引起肝脏血瘀而肿大的精辟论述。其后《备急千金要方》根据《脉经》的论述，提出了"心虚寒"的概念。《圣济总录》、《济生方》、《丹溪手镜》在《备急千金要方》的基础上作了补充，特别是《济生方·心小肠虚实论治》论述最全面，是书云："方其虚，虚则生寒，寒则血脉虚少，时多恐畏，情绪不乐，心腹暴痛，时唾清涎，心膈胀满，好忘多惊，梦寐飞扬，精神离散，其脉浮而虚，是虚寒之候也。"最为明确提出心阳虚的病机首推张介宾，他在《景岳全书·传忠录·虚实》指出："心虚者，阳虚而多悲。"又在《类经》注释并引申《素问·脏气法时论》时说："胸腹腰胁之间皆手少阴、厥阴之脉所及，心虚则阳虚，而逆气不行，故为胸腹大。"两处皆直接点明心阳虚的病机。近代《蒲辅周医疗经验·辨证求本》一书从临床的角度对心阳虚病机作了准确描述，认为："心阳虚，则善恐不乐，自汗，心悸，惕惕然而动，少寐。"至此之后，心阳虚的病机已被普遍运用。

心阳虚可由心气虚进一步发展而成；或由心阴不足，久而不愈，阴损及阳而致；或由暴病伤阳，心阳严重损耗；或因先天禀赋不足，引起心阳虚衰；或因病后调养失宜，或失治误治，导致心阳不振；或由其他脏腑病证的传变，波及心阳。

心阳虚的病机本质在于阳气不足，虚寒内生。阳气有温养精神，流通血脉，活化津液等重要生理功能。故当心阳虚衰，温煦、推动、蒸腾、气化等功能失职时，其病机可表现为心神失养（包括心阳暴脱），心脉失温和水停津阻等几个方面。

1）心神失养："阳气者，精则养神"（《素问·生气通天论》）。说明阳气是精神活动的物质基础。心主神志，心阳的盛衰强弱，与人的神志活动有密切关系。各种原因致使心阳受伤，均会引起心神失养，并随其虚损程度的差异表现不同的神志状态。常见的病机变化是精神不振，甚至引起心阳暴脱。

精神不振：正常生理状况下，心阳充沛，能温通血液奉养心神，则精神振奋，心能"任物"。若心阳不足，气血失供，心神失养，不能振奋，表现为精神较差、或委靡不振、神倦欲寐、表情淡漠、情绪不乐、嗜卧懒言、好忘多惊、卧起不安、或失眠多梦等症。如《伤寒论·辨少阴脉证并治》云："少阴之为病，脉微细，但欲寐也。"少阴病为心肾阳虚证，"但欲寐"即是心阳不足，心神虚弱，而表现的精神委靡、疲惫不堪、懒言懒动、似睡非睡的状态。《济生方·心与小肠虚实论治》说："方其虚，虚则生寒，寒则血脉虚少，时多恐畏，情绪不乐，……好忘多梦，梦寐飞扬。"心的虚寒，可使心阳不足，阳虚血少，心神失养，精神不振，睡眠不安。

心阳暴脱：暴病伤阳，或心阳虚进一步发展，迁延日久，心阳受到严重损伤而致衰极，阳气暴脱而亡失，心神重创，不能安泰固守于内而外越，则引起心阳暴脱的病机。初起可见心烦躁扰不宁之症。是因心阳暴脱，心神失养，烦乱蠢动，不得宁静所致。如《伤寒论·辨厥阴病脉证并治》云："伤寒，脉微而厥，至七八日，肢冷，其人躁无暂安时者，此为藏厥。"其中脉微乃心阳虚，无力鼓动。躁扰不宁，是心阳虚衰，心神失养，神不安泰，时时欲动，心绪难宁。随即引起精神离散，神气外脱，而见神志恍惚，意识不清，昏迷不省人事等心阳暴脱的危重症状，或心搏骤停，脉绝气脱，引起死亡。如《备急千金要方·心虚寒》云："心如寒，恍惚，曰心虚寒也。"《体仁汇编·心脏药性》说："虚寒者怯怕多惊，健忘恍惚。"均说明心阳衰竭可致精神恍惚。《灵枢·邪客》进一步阐说："心者五脏六腑之大主也，精神之所舍也。……心伤则神去，神去则死矣。"心阳是激发人体精神活动的主要动力，心阳衰极，阳失阴恋，心神飞越，精神离散，五脏生机已绝，故神昏而死。同时可见大汗淋漓，四肢逆冷，面色苍白等亡阳表现。

2）心脉失温：《素问·五脏生成》曰："心之合脉也。""诸血者皆属于心。"说明心与血和脉有密切的关系。其中心阳对血和脉有温煦、推动作用，对维持血脉正常生理活动有重要的意义。心阳虚衰，失却对血脉的温养，则会出现脉失温养和寒凝血瘀的病机变化。

脉失温养：《素问·六节藏象论》说："心者，生之本也。……其华在面，其充在血脉。"正常生理状况下，心阳温煦，推动有力，则血气旺盛，血脉流畅。血液充盈于面，则颜面、唇舌红润，有生气、有光泽。血养心体，则心动有节，脉来从容、和缓有力；血营四肢，则手足温暖，运动自如。血布全身，则周身暖和，精力充沛。若心阳虚衰，血气不养于心体，心脏收缩乏力，不能鼓动血液运行全身，只得加快心脏搏动，以满足全身营养之需要，故可引起心慌，自觉心下悸动，脉来细数而乏力等症。《伤寒明理论·悸》说："其气虚者，由阳气内弱，心下空虚，正气内动而为悸也。"《医宗金鉴·订正伤寒论注》更明确指出："发汗后心下惊悸者，乃虚其心中之阳。"说明心阳虚是引起心悸的病机之一。若心阳虚衰，温运乏力，气血不能上荣于面，面部、唇舌血脉空虚，气失温煦、血失充盈，则为面色淡白或苍白，唇舌色淡，面色无华等症。阳气不能温养于头目，则头晕眼花；或因心体失去阳气温养，搏动节律失调，脉象出现促、结、代、散等变化；或因心阳鼓动无力，脉气无以推动、升举，脉来迟慢，或细微无力。如《笔花医镜·心部》说："心之寒，脉左寸必迟。"《体仁汇编·心脏药性》亦说："虚寒者，怯怕多悸，……脉必濡细迟虚。"四肢为诸阳之本，若心阳虚衰，寒从内生，阳气不能随血温煦四肢，则为手足不温或四肢厥冷，或手足酸软无力，运动失灵；或肢体麻木不仁。《圣济总录·伤寒厥》云："伤寒病手足逆冷，其名曰厥。此因阳气衰阴气盛，阴盛则阳脉逆而不通于四肢，所以逆冷。"《景岳全书·杂证谟·厥逆》亦说:"凡寒厥,必四肢清凉,脉沉微不数,或虽数而无力。"这里虽未明确指出为心阳虚衰,但"阴盛则阳脉逆而不通于四肢",脉见"沉微不数,或虽数无力",显然均系心阳虚极,寒盛经脉收引,血脉缩闭而不利;或心阳推动无力,阳气、血液不达于四肢,才能见到肢冷如冰的表现。心阳虚,不能推动血脉,温养全身,可致全身畏寒喜暖,踡卧神疲。

寒凝血瘀:气为阳,血为阴,阳主动,阴主静,阳气推动而血行,阳气衰滞而血泣。正如《素问·调经论》所云:"血气者,喜温而恶寒,寒则泣而不能流,温则消而去之。"心主血脉,血能正常营运,全赖心阳推动,才能循环无端,周流不息。心阳虚衰,寒从中生,寒主凝滞可使血泣,阳失推动可使血运迟慢,均可导致寒凝血瘀之病机。《医理真传·阳虚症问答》云:"心者,气之帅也,心阳得补,而肺气更旺。"说明肺气盛衰与心阳密切相关。心阳虚衰,肺气受损,胸中阳气不振,气血凝滞胸中,窒塞胸气,发为胸痹。常见胸满喘促,短气不利,胸背引痛,气结咳唾等症。病机的重点是心肺阳气虚衰,而不是痰浊壅盛。如《金匮要略·胸痹心痛短气病脉证治》说:"夫脉当取太过不及,阳微阴弦,即胸痹而痛。所以然者,责其极虚也。今阳虚知在上焦,所以胸痹心痛者,以其阴弦故也。"其中脉来"阳微",结合"阳虚知在上焦",联系起来,可知是心肺阳气不足。阳虚阴盛,闭塞胸中清旷之区,则阳气不通,气血瘀滞,不通则痛,而为胸痹疼痛。《类证治裁·胸痹》亦说:"胸痹,胸中阳微不运,久则阴乘阳位而为痹结也。其症胸满喘息,短气不利,痛引心背,由胸中阳气不舒,浊阴得以上逆,而阻其升降。甚则气结咳唾,胸痛彻背。"胸中阳微乃是心阳虚衰所致。若心阳虚衰,寒凝心体血脉,血行迟涩而瘀塞,则为心痛。寒凝血瘀较轻,则心胸刺痛、后背引痛、反复发作、喜温恶凉。寒凝血瘀较重,心脉痹阻深重,则为心中剧痛暴作、遇寒加重、得温痛减、心痛彻背、背痛彻心、手足冷逆、面唇青紫晦暗、爪甲紫黯、舌质晦暗、舌质尖边有瘀斑瘀点、舌下络脉显露,脉来或促或结或代,或微细欲绝。正如《诸病源候论·心痛论》所说:"心为火,与诸阳会合,而手少阴心之经也。若诸阳气虚,少阴之经气逆,谓之阳虚阴厥,亦令心痛。"《笔花医镜·心部》亦说:"心之寒,脉左寸必迟,其症为暴痛。暴痛者,肢冷气冷,绵绵不休。"《医碥·心痛》对此病机及表现更有深刻的论述:"心为君主,义不受邪,若邪伤其藏而痛者,谓之真心痛。其症卒然大痛,咬牙噤口气冷,汗出不休,面黑,手足青过节,冷如冰,且发夕死,夕发旦死,不治。"以上说明,心阳不振,寒凝血瘀,心脉阻塞,是形成胸痹心痛的重要病机。

3)水停津阻:一般认为,水液代谢失调,主要与肺脾肾三脏有关。故有"虚损之痰,总不离脾肺肾三经之不足也"(《不居集·痰证扼要》)之说,较少涉及心。实际上心亦参加水液代谢的过程。心主血脉,血中含有大量津液,心阳推动血液运行全身时,亦将津液洒布全身。如心阳不振,温运失职,在伴随气血失运的同时,亦常发生水津失布,水停津阻,生饮化痰,蓄积为患的病机。或脾肾阳虚,水湿泛溢,水气上逆,凌侮心阳,此时正值心阳已衰不能布散阴弥,又可发生水气凌心的病机。水停心下,心动不安而心悸;气机郁滞而心下逆满;影响肺主呼吸而气短;向上犯及清阳之位而眩晕;向下影响膀胱气化而小便不利。如《金匮要略·痰饮咳嗽病脉证并治》说:"水在心,心下坚筑,短气,恶水不欲饮。"又如《伤寒明理论·悸》说:"其停饮者,由水停心下,心为火而恶水,水既内停,心自不安,则为悸也。"心下停饮,虽有水气凌心,但心脏自身阳虚是其根本,否则水气不会停留心下而致心悸。若心阳虚弱,不能充分化气行水,水停胸中,化生痰浊,发生寒痰血瘀互结的病机，引起胸痹，可见心胸憋闷胀痛、胸背引痛、喘息咳唾、心悸气短、舌淡胖、苔厚腻、脉弦滑等症。如《金匮要略·胸痹心痛短气病脉证治》说："胸痹之病，喘息咳唾，胸背痛，短气。"《医宗金鉴》注解其义时说："阳气一虚，诸寒阴邪得以乘之，则胸背之气痹而不通，轻则病满，重者病痛，理之必然也。喘息咳唾，短气证之必有也。"在胸痹胸痛的同时，见喘息咳唾之症，是心阳虚，寒痰与血瘀共存所致。手少阴经脉，循喉咙，夹舌本，若心阳虚衰，不能温通少阴经脉，津血运行不利，寒凝咽喉，津停血瘀，或心阳素虚又外感寒邪，寒凝津血于咽喉，均可见咽喉疼痛、喉间暗红、咳吐痰涎、声音嘶哑、舌淡苔白等症。如《伤寒论·辨少阴病脉证并治》云："少阴病，咽中痛，半夏散及汤主之。"《伤寒贯珠集》在阐述其义时说："少阴咽痛，……盖少阴寒邪郁聚咽嗌之间，既不得出，复不得入。"用半夏散及汤治疗，方中半夏化痰散结，可知此咽痛的病机为寒郁咽喉，津血凝滞。并从使用桂枝温通心阳而推测，此类咽喉疼痛，既可由外寒侵犯，亦可由心阳虚衰，气不化津，水津停阻所致。

心阳虚衰的发展趋势比较复杂，常可引起心的阴阳两虚，心脾阳虚，心肺阳虚，心肾阳虚，心阳暴脱等病机变化。

心的阴阳两虚：心阳不足，阳虚则阴无以化，继而阳损及阴，可至心阴不足，形成心的阴阳两虚的病机。既有胸闷心痛，形寒肢冷，又有五心烦热，舌红光滑之症。

心脾阳虚：心属火，脾胃属土，按照五行相生规律，心火有助脾暖土的功能。心阳虚，火不暖土，可引起脾胃虚寒。既可见胸痛胸闷，面舌晦暗，又可见胃脘隐痛，喜温喜按等症。

心肺阳虚：心肺同俱上焦，宗气贯心脉行血气。心阳虚衰，久之必导致肺的阳气亏损，引起心肺阳虚的病机。既见心悸胸痛，形寒肢冷，又见喘息咳唾等症。

心肾阳虚：心肾相交，水火既济。心阳虚衰，不能下温肾阳，可致肾水寒凝和水气凌心，引起心肾阳虚的病机。患者先有心悸气短，而后出现水肿，下肢尤甚，腰膝酸冷等症。

心阳虚反复发作，逐渐加剧，或心阳受到严重损伤，阳虚至极，宗气大泄，可形成心阳暴脱的病机。

（3）心血虚：《黄帝内经》只有血虚的笼统论述，尚未提到心血虚的名称。《诸病源候论》、《备急千金要方》、《圣济总录》讨论脏腑病机，提到心的虚证时，往往多是"血气衰少"并提。《济生方》中开始有"心血不足"的提法，如《济生方·惊悸怔忡健忘门》指出："夫怔忡者，此心血不足也。盖心主于血，血乃心之主，心乃形之君，血富则心君自安矣。多因汲汲富贵，戚戚贫贱，又思所爱，触事不意，真血虚耗，心帝失辅，渐成怔忡。"这是对心血虚病因病机最早、最精辟的论述。其后《医学入门》、《杂病源流犀烛》、《证治准绳》、《证治汇补》则采用"心血一虚"等提法。直到《症因脉治》才最准确地使用"心血虚"的名称。《症因脉治·内伤不得卧》中说："心血虚不得卧之症，心烦躁乱，夜卧惊起，口燥舌干，五心烦热，此心血不足，心火太旺之症也。"至此之后，有关心血虚病机的论述更加完善，广泛用于阐述各种病证。

引起心血虚的病因，多由思虑过度，暗耗阴血；或脾胃失运，生化不足；或失血过多，心血减少；或温热久恋，伤津耗血；或心气先伤，由气及血；或久病体弱，失治误治所致。由于血液是心神活动的物质基础，故心血虚的病机主要表现为心神失调。此外，脉为血之府，当心血不足时，亦可见到血脉失养的病机。

1）心神失调：《笔花医镜·心部》云："心体属火，位南方，色现赤，……得血以养之，方能运慧思，用才智。"指出心主血，血养神。心神依赖血的供养，精神内守，神志安宁，故乃精力充沛，神明清朗，意识清楚，思维敏捷，智慧聪明，记忆不忘。心血亏损，心神失养，六神无主，则可引起心神失调。根据精神失调表现的不同，其病机变化可分为神气不足和神不守舍两个方面。

神气不足：心血不足，血不养神，心主神志的功能活动衰减，不能从事正常的精神思维意识活动，而致神气不足。常见精神不振，思想不集中，反应迟钝，健忘遗事等症。如《圣济总录·心健忘》说："健忘之病，本属于心，血气衰少，精神昏愦，故志动乱而多忘也。"《寿世保元·健忘》云："夫健忘者，陡然而忘其事也。尽心力思量不来，为事有始无终，言谈不知首尾。盖主于心脾二经，心之官则思，脾之官亦主思，由此思虑过度，伤心则血耗散，神不守舍。伤脾则胃气衰惫，而疾愈深。二者皆主人事，则卒然而忘也。"进一步阐明健忘遗事的病机是心血虚衰，心神无主。

神不守舍：心血不足，不能养心，失于敛神，神气失守，不得安宁，心神躁动，则为心悸怔忡，惊恐不安。正如《杂病源流犀烛·怔忡源流》所说："怔忡，心血不足病也。人所主者心，心所主者血，心血消亡，神气失守，则心中空虚，怏怏动摇，不得安宁，无时不作，名曰怔忡。"《冯氏锦囊秘录·方脉惊悸怔忡健忘合参》亦指出："怔忡者，心中跳动不安，惕惕如人将捕，有思虑便动者，皆属于血虚也。"皆指出心血不足，血不养心，是引起心动不安，心悸怔忡的病机。若血不养心，心神浮越，神不守舍，神魄外游，则为失眠多梦。如《景岳全书·杂证谟·不寐》所言："无邪而不寐者，必营气不足也。营主血，血虚则无以养心，心虚则神不守舍，故或为惊惕，或为恐畏，或若有所系恋，或无因而偏多妄思，以至终夜不寐，及忽寐忽醒，为鬼神不安等证。"《杂病源流犀烛·心病源流》亦说："心为身之主，统领血海，故心血少则神不定，寝不安，百病集作。"再如《医统》说："心为栖神之所，凡思虑过多，则心血亏耗而神游于外，故多梦。"以上各条均有精辟论述，对阐明心血不足，神不守舍、引起失眠多梦的病机有重要意义。

2）血脉失养：《素问·五脏生成》曰："心之合脉也，其荣色也。"经脉是血液运行的通路，心气推动血液，充养经脉，运行全身，营润官窍、皮肤、四肢。心血盛衰，可影响脏腑组织器官的功能活动，同时以颜色光泽反映于外。心血不足，不能上荣于头目，血失滋养濡润，则为头晕眼花。如《杂病源流犀烛·心病源流》说："心主血，血即精也。心气原自有余，特精伤而失血，心便不足。故血盛则神明湛一，血衰则志气昏蒙。"指出心血不足可致头昏。若心血不足，血不上荣于面，面部血络充盈不足，可见面色淡白或萎黄；大失血时，面部血络空虚，则为面色淡白无华，或突然面色苍白。如《中医临证备要·面色㿠白》说："面白如纸，则为心气垂绝。"口唇、舌质失却心血供养，血络失充，则为唇舌色淡、舌体瘦薄。心血不能营运四肢爪甲，则为肢体麻木、爪甲不荣。如《医述》引《医参》所云："心主脉，爪甲色不华则心衰矣。"心血虚，血不充养经脉，血脉空虚，脉体变小，故脉来细弱。如《笔花医镜·心部》说："心之虚，血不足也，脉左寸必弱。"左寸脉候心，心血不足，脉失充养，故左寸脉细弱。

心血虚的病机进一步发展，可引起心肝血虚，心气血两亏、阴血两虚等病机变化。

心肝血虚：心主血，肝藏血。心血虚，不能提供血液为肝所藏，心病及肝，可引起肝血不足，进而发展形成心肝血虚的病机。患者既有面唇舌淡、心悸失眠，又有视减肢麻、爪甲不荣等表现。

心气血两虚：血能化气，心血虚，血不化气，可引起心气虚；心气不足，气不生血，亦可引起心血虚，从而形成心的气血两虚病机。患者心悸气短、神疲乏力，与失眠多梦、面唇舌淡等症同见。

心阴血两虚：血属阴，心血虚，血中营阴减少，可以导致心阴虚，进而引起心的阴血两虚病机。患者既有心悸失眠，面唇舌淡，同时也伴见五心烦热，潮热盗汗等症。

（4）心阴虚：《黄帝内经》时代已开始对阴虚病机作了广泛而粗略的概述。《伤寒杂病论》中少阴热化证的心烦不寐，以及用炙甘草汤治疗心动悸等有关论述，已逐步涉及心阴虚的病机。《外台秘要·虚劳·心劳实热方》关于五劳中心劳的论述："心劳热不止，肉毛焦，色无润，口赤干燥，心闷。"并用"麦门冬饮"治疗，是对心阴虚病机的深入阐说。宋金元时期，阴虚学说有了较大发展，一代养阴大师朱震亨，虽有"阴常不足"等著名论述，创造了大补阴丸、琼玉膏等滋阴降火名方，亦还侧重于肝肾阴虚。直到明代张介宾在讨论怔忡病机时提出"此证惟阴虚劳损之人有之"（《景岳全书·杂证谟·怔忡惊恐》），结合怔忡的病位，可以认为是对心阴虚病机的间接论述。秦昌遇《症因脉治·心血虚不得卧》对心血虚的病机有一段描述，他说："心血虚不得卧之症，心烦躁乱，夜卧惊起，口燥舌干，五心烦热。"从整体情况来分析，此非心血虚所为，应是心阴虚的典型表现。特别在谈到治法时又说："心血虚不得卧之治，阴虚则阳必旺，故心血不足，皆是火症，宜壮水之主，以制阳光，治宜滋阴降火。"因此，可以认为，这是对心阴虚病机的最深刻、最全面的论述。可惜秦氏以血为阴，把心阴虚提成心血虚，未直接点出心阴虚的名称。清代李惺庵《证治汇补》对惊悸怔忡讨论时亦有类似提法，但仍较为笼统地说成："阴气内虚，虚火旺动"（《证治汇补·惊悸怔忡》）。直至近代才较为明确地提出心阴虚的名称，如《蒲辅周医疗经验·辨证求本》中说："心阴虚，则心烦，盗汗，口干，舌尖红，或见低热，健忘。"在全国高等院校统编教材中，对心阴虚的病机及证候作了准确的界定，才被大家公认和广泛应用。

心阴虚的形成，常由情志不遂，五志化火，气火内郁，暗耗心阴；或由久病失养，劳心过度，心营渐耗，损伤心阴；或于温热疾病，热入心营，灼伤心阴；或因呕吐下利，出汗失血，久病重病，年老津亏，失治误治，耗及心阴；心脏自身病变，如心火亢盛损伤，或心血不足，不能滋养，或心气、心阳不振，不能化生，均可引起心阴亏损；其他脏腑疾病的传变，如脾胃虚弱，生化不足，或肝肾阴亏，不能上养，亦可波及心阴，引起心的阴虚。心阴虚的基本病机是失于滋养；同时由于阴阳平衡失调，可引起虚热内生；严重时还可引起心阴暴脱。

1）失于滋养：心阴是指心的阴液。由于血属阴，血中含有津液，故心阴亦包括营血在内，与血有着不可分割的联系。心阴主要对心神、血脉和全身组织官窍起着滋养作用。心阴不足，失于滋养，可引起心神失调，血脉失养和形体官窍失润的病机变化。

心神失调：心神活动属阳，其性易动。必赖心阴的滋养，作为内守，包涵心神，神志才得安宁、清静。心阴虚，心神失养，阴不制阳，阳气浮动，扰动心神，心神失宁，则为心悸怔忡惊恐。如《景岳全书·杂证谟·怔忡惊恐》说："怔忡之病，心胸筑筑振动，惶惶惕惕，无时得宁者是也。……此证惟阴虚劳损之人乃有之。盖阴虚于下，则守气无根，而气不归源，所以在上则浮撼于胸臆，在下则振动于脐旁。"此虽源于在下的阴虚，必上损心阴，方可扰动心神而作惊悸。《证治汇补·惊悸怔忡》更进一步指出："人之所主者心，……阴气内虚，虚火妄动，心悸体瘦。"若心阴不足，阴不涵阳，阳不入阴，神不守舍，神魂外游，则为失眠多梦，夜卧不宁。如《景岳全书·杂证谟·不寐》说："盖寐本乎阴，神其主也，神安则寐，神不安则不寐。其所以不安者，一由邪气扰，一由营气不足耳。……无邪而不寐，心之营血之不足也。"心之营血，即包括心阴损伤在内。《症因脉治·心血虚不得卧》亦阐说："心血虚不得卧之因，曲运神机，心血耗尽，阳火旺于阴中，则神明内扰，而心神不宁，不得卧之症作矣。"从"心血耗尽，阳火旺于阴中"可看出，已不是单纯血虚所为，已包含心阴的损耗，才能产生阴不制阳，阳亢生火，扰动神明的病机。若心阴亏虚，阴不养神，神思减弱，记忆力减退，则可引起健忘。如《罗氏会约医镜·论怔忡惊悸恐惧健忘》说："健忘者，心肾不交也。为事有始无终，言谈不知首尾。治宜补肾而使之上交，养心而使之下降，则水火交济，何健忘之有？"《辨证录·健忘门》则进一步说明："肾水资于心，则智慧生生不息；心火资于肾，则智慧生生无穷；苟心火亢，则肾畏火而不敢交于心；肾水竭，则心恶水干而不肯交于肾，两不相交，则势必至于两相忘矣。"肾阴亏损，肾水不能上养心阴，心火亢不能下降，心肾失交，则作健忘。虽然本源在下，但必损及心阴，心神失养，才可能遇事善忘。

心脉失养：心主血脉，血中阴液有润养心脉的作用。心阴耗伤，血中津液减少，或心阴不足，阴虚生热，虚火内炽，营阴被耗，血液浓缩而黏稠，血行迟慢、滞涩渐致瘀阻，即所谓"阴虚血瘀"。如《读医笔记·自啮狂走是气血热极非祟也》说："夫血犹舟也，津液水也。""津液为灼竭，则血行愈滞。"指出血中津少，血黏运迟，而致血瘀。如果心体失养，血脉不畅，则可引起心痛。如《杂病源流犀烛·心痛源流》说："夫心主诸阳，又主阴血，故因邪而阳气郁者痛，阳虚而邪盛者亦痛，因邪而阴血凝注者痛，阴虚而邪盛者亦痛。"较早提出心阴虚引起心痛的病机。现代《中医证候诊断治疗学·胸痛》才直接指出心阴失养可引起胸痛。该书在论述胸痛的病机时说："心阴失养：胸痛胸闷，心悸怔忡，口干烦躁，失眠多梦，手足心热，头晕耳鸣，舌红少苔，脉细数。"《阴虚证治·心痛》对其病机作了详细阐述："心痛属阴虚者，多在心肾。……忧思不解，暗耗心阴，阴虚生热，虚火内炽，营阴被耗，心脉不畅，发生心痛。"阴虚引起心痛，仍因津少失滋，血行不畅，心脉阻滞所致。若心阴亏损，不能滋养，血脉失充，营运不利，则脉来细涩；或有虚热内生，虚火逼迫，血液加快运行，则为脉细数。如《症因脉治·心血虚不得卧》说："心血虚不得卧之脉，左寸细数，沉按多疾。"这里实际上是指心阴亏损，心脉失养，虚火扰动，主心的左寸脉出现细数之象。

形体官窍失养：心阴随血液运行全身脏腑组织，五官九窍，四肢百骸，发挥滋养、濡润作用。心阴亏损，不能滋养形体官窍，外见口鼻唇咽干燥、舌红少苔乏津、皮肤干涩、毛发枯槁的表现，内见小便短少、大便干结、脉细等症状。

2）虚热内生：心阴与心阳相互为用，协调平衡。心阴有损，不济心阳，阳失制约，心阳偏亢，气有余便是火，则致虚热内生。心阴亏损，虚火扰神，则为心烦不安；胸为心位，虚热充胸，自觉胸中热闷。如《辨证录·虚烦门》说："肾水交心，而成既济之泰。……故既济而心安，未济而心烦耳。老人孤阳无水，热气上冲，乃肾火冲心。火之有余，实水之不足。"充分说明，肾阴耗损，不能上养心阴，心阴虚，心火扰动，可致虚烦。心经经脉循行咽喉，上通于舌，心阴虚，虚火上扰唇舌，可为咽喉干痛、唇红干燥、舌尖红、口舌生疮、出血、溃烂；虚火上升，头面血脉充盈，可见面红目赤；夜晚属阴，心在液为汗，心阴虚损，入夜之际，卫阳由表入里，加重阴虚阳亢的程度，虚阳外浮，故易见潮热盗汗之症；手厥阴经脉行于掌心，手少阴经脉通足心，故心阴亏损者，易见五心烦热。正如《证治汇补·惊悸怔忡》所云："有阴气内虚，虚火妄动，心悸体瘦，五心烦热，面赤唇燥，左脉微弱，或虚大无力者是也。"根据心主血脉，其华在面；左寸脉属心；心烦、手心热，经脉上与心相关等理论，此文中所指阴虚火旺，应与心阴虚，虚火内扰的病机有关。

3）心阴暴脱："心为五脏六腑之大主。……故主明则下安，主不明则十二官危"（《素问·灵兰秘典论》）。心阴是维系心神活动的物质基础，高热、大汗、大吐、大失血等诸多因素，最易导致心阴严重丢失。心阴欲脱，不系心阳，阴竭阳脱，神无依附，则易发生心阴暴脱，神气消亡，出现亡阴神昏的危重病机。除见神志不清外，还可见到大汗不止、汗热黏手、唇红舌绛干焦、手足温和、脉细数无力等表现。如《增补评注温病条辨·上焦》说："太阴温病，不可大汗，……汗出过多，心神昏谵语。"此即热盛伤阴，阴竭津涸而引起的亡阴昏迷的病机。

心阴虚的病机进一步发展，可引起心的阴阳两虚，心的气阴两虚，心肾不交等病机变化。

心的阴阳两虚：心阴虚，阴损及阳，可致心阳虚，进而形成心的阴阳两虚（见心阳虚）。

心的气阴两虚：心阴虚，不能化气，或阴虚气无所附，损及心气，可引起心的气阴两虚（见心气虚）。

心肾不交：心阴虚，心火上炎，不能下降，或心阴虚，下汲肾阴，肾阴亏损，水火失济，易致心肾不交。上见惊悸失眠，下见腰膝酸痛、遗精等症。

3. 心的现代研究　近年来，心的现代研究多集中在心气虚的现代研究。对心气虚的现代研究表明，心气虚可使心功能降低、高黏血症改变、内分泌免疫功能改变、生化环境改变、分子生物学改变。

（1）心功能降低：徐强等通过对124例心力衰竭患者心功能进行检测发现心气虚组与非心气虚组患者心脏收缩功能均下降，但左室舒张末期内径（LVDd）、左室收缩末期内径（LVDs）、每搏输出量（SV）、每分输出量（CO）、射血分数（EF）、短轴缩短率（FS%）等指标组间比较均无显著性差异（$P<0.05$），但非心气虚组 E/A 值高于心气虚组（$P<0.05$），心气虚组患者存在更为严重的左室舒张功能不全。表明心脏左室功能尤其是舒张功能严重下降和心气虚心脉失运之间有一定的内在联系。陈瑞等发现充血性心力衰竭（CHF）心气虚证组患者心功能分级以舒张功能不全、心功能Ⅰ级、Ⅱ级为多，心阳虚证组患者以Ⅲ级、Ⅳ级为多（$P<0.01$）；心气虚证组患者 E/A 值、EF 值高于心阳虚证组患者（$P<0.01$）。张雯娥等检测表明，心气虚与左心室功能减弱具特定的相关性，而且还存在潜在的瘀血证，其 VPe（左心室有效泵力），SV（心搏出量），CO（每分钟输出量），CI（心脏指数）的实测值均显著降低（$P<0.01$），反映心肌收缩力减弱，储备功能降低，泵血功能减退和左室排血量减少。郑源庞等应用阻抗心动图检测，发现心气虚状态下，兼有血瘀证对左心功能下降影响最大，其次为气滞证，痰浊证影响最小。

肺气有助心行血的作用，心气虚亦会引起肺功能的改变。如张立等发现心气虚者第一秒时间肺活量、最高呼吸流速、肺活量均较正常人低，通过逐步回归分析，发现心气虚的肺活量（Y_1）与 RPEP/RVET，SV，CO，CI，TPR，PEP/LVET，ICT/LVET 间有相关关系，从而认为心气虚提示宗气生成不足，肺的通气功能也受到一定损害。

（2）高黏血症改变：张雯娥也发现心气虚患者在左心室功能不全的基础上存在高黏血

症，血管总外周阻力增高和微循环郁滞。刘安如等观察到心气虚者当合并高、低血症，均表现为心率增快，载体血液黏度偏高，除合并血压偏高外，每搏心排血量减少，心功能下降，并出现微循环血流缓慢。合并血压偏高组，出现心排血量增高，心泵力加强，为机体代偿功能导致左室负荷加重，ALT、TM 下降，影响器官组织微循环中的血氧交换，不利于机体组织供氧。张道亮等还发现心气虚患者血沉和血沉方程 K 值明显高于正常人和对照组，并认为红细胞集聚性增强是患者血黏度增高的原因。

（3）内分泌免疫功能改变：于成瑶等发现自然衰老生理性心气虚大鼠心脏组织琥珀酸脱氢酶（SDH）和 Na^+-K^+-ATP 酶活性下降，变化与心功能同步。提示这两种物质可能为心气虚致心脉失运过程中的物质基础。谢梦洲等对 60 例冠心病患者和 20 例正常人均用放射免疫分析技术检测血浆中甲状腺激素（TH）的变化。结果心气虚组较非心气虚证组和正常人组血 T_3 显著降低（$P<0.01$），rT_3 显著升高（$P<0.01$），而 T_4 各组间均无显著差异（$P<0.05$）。随着心功能级别的增加，T_3、T_4 均渐降低，而 rT_3 渐升高，T_3、T_4、rT_3 与心功能级别均具有显著相关性（$P<0.01$）。TSH 与心功能级别变化无相关性（$P<0.05$）。表明心气虚证患者存在甲状腺激素的改变，而且甲状腺激素变化程度与冠心病心气虚证患者的心功能级别密切相关。刘强等观测 60 例心气虚证患者胸痹心气虚组与心痹气虚组血中内皮素（ET）、降钙素基因相关肽（CGRP）、一氧化氮（NO）、一氧化氮合酶（NOS）的含量变化无显著性差异（$P>0.05$），但该两组与胸痹心阴虚组和正常对照组之间有非常显著性差异（$P<0.01$）。四指标敏感度都比较高（平均为 95%），其中，CGRP、NOS 特异度低（均为 40%）；ET、NO 特异度高（平均为 89.5%）。陈瑞等发现充血性心力衰竭（CHF）心阳虚证组患者血清 TNF-α、IL-6、IL-1β 水平高于心气虚证组患者（$P<0.01$，$P<0.05$）；心阳虚证组患者血清 IL-10 水平低于心气虚证组患者（$P<0.01$）。表明 TNF-α、IL-6、IL-1β 与 IL-10 可能在 CHF 心气虚证向心阳虚证发展过程中起重要的作用，可能为心气虚向心阳虚病机演变过程中重要的微观指标。金红姝等在心气虚模型大鼠心功能下降的情况下观察雌二醇、睾酮的变化，发现心气虚模型组、D-gal^+ 心气虚组大鼠 EF、FS 均明显降低（$P<0.05$），左室收缩功能明显下降。模型组大鼠 E_2 含量明显增高（$P<0.05$），T、FT 含量显著降低（$P<0.01$），E2/T 值的升高以 D-gal^+ 心气虚组有统计学意义（$P<0.05$）。表明心气虚时性激素含量的明显改变是"心病及肾"的重要指征；左心室收缩功能的下降导致内分泌激素含量的明显改变是心损及肾的又一重要途径。

（4）生化环境改变：周光耀等发现心气虚患者的红细胞糖酵解活力均低于正常人，且尿肌酐、尿酸和尿素氮含量也明显比正常人低。罗陆一等测定了心气虚者红细胞超氧化物歧化酶活性与血清过氧化脂质含量，与正常人比较，前者显著降低，后者显著升高，表明两指标的变化与心气虚证密切相关。黄献平等观察到心气虚组 Zn、Ca 含量及 Zn/Ca 明显低于健康组（$P<0.01$），Fe 含量下降（$P<0.01$），而心气虚组 Zn、Cu、Fe、Ca 含量明显低于心血瘀阻证，Ca 明显低于心血虚组，Zn、Fe、Ca 含量明显低于肺气虚证，提示血清 Zn、Cu、Fe、Ca 含量变化与中医辨证存在一定关系。另外，明海霞等观察心气虚证实验家兔血浆中一氧化氮（NO）及内皮素（ET）含量的变化发现，心气虚证模型组 NO 的含量明显下降，ET 的含量明显增加。表明心气虚证可能与 NO 的下降及 ET 含量的增加有关。唐烨霞等观察心气虚大鼠自由基损伤及心肌超微结构发现观察组血清超氧化物歧化酶（SOD）低于对照组（$P<0.01$）丙二醛（MDA）高于对照组（$P<0.01$）；观察组心

肌细胞受到损害，肌纤维排列紊乱，线粒体肿胀，结构模糊，嵴有溶解现象。表明心肌超微结构受损可能是导致心气虚产生的发病机制，而其损伤机制可能与自由基有关。

（5）分子生物学改变：谢梦洲等采用逆转录聚合酶链反应（RT-PCR）基因表达检测心气虚细胞模型β受体、ET和NOS基因表达情况。结果心气虚细胞模型与对照组的β1受体mRNA、ETmRNA和NOSmRNA改变情况相比较，差异非常显著（$P<0.01$）。表明心气虚证的分子基因水平的病理生理学基础与β1受体、ET和NOS基因表达有关。

（二）肺病病机

肺位于膈上，居于胸中，位置最高，形盖五脏六腑，故有"华盖"之称。肺叶娇嫩，虚如蜂巢，不耐寒热，其性清肃。肺有主气、司呼吸，通调水道，宣散卫气，朝百脉、主治节，主皮毛，主嗅觉和发声等生理功能。肺脏自身的位置结构和功能特点，使肺发病之后，常呈现下列病机变化。

呼吸功能失调：肺主呼吸，是体内外气体的交换场所。病邪犯肺，呼吸运动异常，易见呼吸不畅、呼吸困难等表现，甚者可引起呼吸功能衰竭。

主气功能异常：肺主诸气，与气的生成和气机升降出入运动有密切关系。肺发病时，不能宣通上窍，可致上窍不通，呼吸不利。不能肃降肺气，可致肝气不降，逆侮肺金；胃气上逆，腑气不通；肾气不纳，气不归元。不能宣发卫气，可致卫表不固。不能化生宗气，可使脏气衰微，全身功能低下。

津液代谢失调：肺主通调水道，为水之上源，与津液的输布、排泄密切相关。肺不布津，可使脏腑形体官窍失于滋养；气不化津，水液停聚，可生湿成饮化痰；气不行水，水气泛溢，可致全身水肿。肺虚失制，水津不布，直趋于下，可致遗尿，小便频数、清长。

血液运行不畅：肺朝百脉，宗气有贯心脉而行气血的作用。肺病不能助心行血，心肺同病，可致血行瘀阻。

卫外功能不固：肺主皮毛，为防御外邪的屏障。外邪侵袭，卫气被遏，肺气受困，故易发生肺卫失宣的病变。

肺病的原因：外感六淫，肺失宣降；饮食不节，痰饮内停；情志失调，抑郁伤肺；痨虫侵袭，气阴亏损；劳倦过度，正气亏损；以及禀赋不足，年高体弱，久病重病，失治误治，其他疾病的传变，均可引起肺的病变。

肺的病理变化虽然十分复杂，然而归纳而言，最基本的变化却是气化失司和津液代谢障碍，表现为气津失调的病变趋向。同时由于肺的许多生理功能都是通过肺的宣发和肃降两种运动形式而得以实现，故肺病常以宣发和肃降失调为机要。

从《黄帝内经》开始就有肺实和肺虚的提法。如《素问·通评虚实论》说："气虚者肺虚也。"《素问·脏气法时论》云："肺病者，喘咳逆气、肩背痛……。虚则少气不能报息，耳聋嗌干。"《素问·大奇论》有"肺满皆实"之说，《灵枢·本神》进一步指出："肺藏气，……实则喘喝胸盈仰息。"成为肺病按虚、实病机分类之肇始。后世许多经典医著和方书，均以虚实为纲讨论肺病病机。根据致病原因的不同，外感六淫，内伤七情，病理产物停留，邪正剧烈相争，病理活动剧烈、亢盛有余，多表现出偏实的病机；邪气太盛，或病情迁延，正气受损，肺的气血阴阳不足，脏腑功能活动减弱、衰退降低，又反映出偏虚的病机变化。

1. 肺实的病机 《黄帝内经》中已开始有"肺气盛"的提法，并从脉症方面讨论肺气盛的病机变化。如《素问·病能论》有："肺气盛则脉大，脉大则不能偃卧。"《灵枢·

淫邪发梦》有"肺气盛，则梦恐惧，哭泣，飞扬"等论述，指出肺气盛可引起精神失调。可以看出《黄帝内经》已初步提到肺实的病机。但最为明确提出肺实病机的应是《中藏经》，此书不仅把肺的病机按虚、实分类，而且有论肺脏虚实寒热生死逆顺脉证之法的专章，有"肺实病则上气喘急咳嗽，身热脉大也"的论述，直接点出"肺实病"的名称，描述了肺实病机的典型脉症。随之《诸病源候论·肺病候》也云："肺气盛，为气有余，则病喘咳上气，肩背痛，汗出，尻阴股胫足皆痛，是为肺气之实也。"肯定了肺气盛则为肺气实的病机。其后，《备急千金要方》、《圣济总录》、《济生方》更深入探讨了肺实的病机和表现。临床实践观察表明，肺脏发病时，病机偏实者居多。其原因主要与肺的宣发、肃降运动有关。六淫邪气从口鼻、皮毛侵袭人体，肺卫之气奋起抗邪，邪正相争，邪气受抑，同时肺的宣发运动亦受阻碍，卫气被遏，肺气被困，形成肺卫俱实的病机。若病邪由表入里，侵犯肺中；或病理产物内生，停积肺中，无论是寒邪的凝滞，热邪的消灼，痰饮水湿的壅遏，均可使肺气闭阻，宣发、肃降失调，形成一派邪气亢盛，病情偏实的病机变化。由于肺实主要表现为宣降失调，故肺实的病机包括肺失宣发、肺失肃降、肺失宣降三个方面。

(1) 肺失宣发：肺主气，向上向外升宣、发散以宣通肺窍，宣布卫气，流畅气机，布散津液，温煦滋养皮毛，固护肌表。外邪侵袭，多从皮毛而犯肺。病邪犯肺，最易导致肺失宣发，而呈现上窍失宣，肺卫失宣，进而引起呼吸不畅等病机变化。

1) 上窍失宣：鼻与喉均为肺之上窍。肺气宣发，气津上布，则上窍通利。病邪犯肺，宣发失职，使上窍失宣，可致肺气不通、津液不布、发音受阻、瘀结上窍。

肺气不通：《灵枢·脉度》云："肺气通于鼻，肺和则鼻能知香臭矣。"明确指出肺气通畅是鼻能闻香臭的前提。邪气闭肺，宣发失职，肺气不能上宣于鼻。气滞鼻中，与津液相搏，壅塞鼻道，可使鼻塞不通，香臭莫辨，涕出不畅。如《诸病源候论·鼻齆候》云："肺主气，其经手太阴之脉也，其气通于鼻。若肺脏调和，则鼻气通利，而知香臭。若风冷伤于脏腑，而邪气乘于太阴之经，其气蕴积于鼻者，则津液壅塞，鼻气不宣调，故不知香臭，而为齆（鼻塞不通）也。"直接阐明风寒外束，肺气不宣，鼻气不通，可致鼻塞不闻香臭的病机变化。《圣济总录·小儿鼻齆塞》说："小儿鼻齆者（鼻塞不通），肺气不利也。"更明确指出此病的病机是肺气不通。肺气与邪抗争，努力冲上，一时宣通闭塞之窍，则发为喷嚏。肺气不通于喉，气津凝滞，阻碍经络气机，可致喉痛。

津气不布：肺在液为涕，肺气宣通，津液上布，则鼻窍润泽。外邪犯肺，肺气失宣，气不布津于鼻，鼻失滋润，可致鼻孔干燥。若风寒袭肺，影响鼻中气津输布，气滞津停，蓄积化涕，无热煎熬，则鼻流清涕。《圣济总录·肺脏门》云："论曰肺藏虚弱，为风邪所伤，则清冷之气上攻，而鼻流清涕。盖肺开窍于鼻，在液为涕也。"指出肺气虚弱，易感风邪，可致清涕。《圣济总录·小儿多涕》云："肺气不和，风冷乘之，使气道遏而不通，则风冷与气上界（音闭），蒸而为液，其液复界于下，故令鼻多涕。"详细阐述肺失宣发，阻遏气道，津停鼻中而引起清涕的病机变。若受风热之邪煎熬，涕变稠浊，则流浊涕。若气不布津于喉，津少失濡，则喉中干燥。若津液停聚，热邪煎熬，痰热互结，郁蒸逼迫，则为咽喉红肿疼痛。

发音受阻：肺气通于喉，则声音得彰。邪气犯肺，上窍失宣，肺气不能鼓动喉头会厌，可致声哑、失声。《灵枢·忧恚无言》说："人卒然无音者，寒气客于会厌。"《景岳全书·杂证谟·声喑》亦云："声由气而发，肺病则气夺，此气为声音之户也。"均阐明外邪闭阻，肺气失宣，气不上冲而影响发声的病机。

瘀结上窍：外感六淫邪气，肺气失宣，气不推动血行，或内脏阳气亢盛，化生痰火，上壅咽喉，使气不行血，气血瘀滞于上窍。若气血瘀滞于咽喉，则引起咽喉肿痛、吞咽不利、饮水则呛；气血瘀滞于会厌，会厌血络充盈，关闭不全，则会厌结节、声音嘶哑，或有异物感；气血瘀阻，则舌质紫黯、有瘀斑瘀点、脉涩。如《医碥·咽喉》曰："咽喉为饮食、呼吸之通路，居脏腑之上，不论何经之邪，皆得上干。……咽喉之病皆属于火，有上焦火盛者，有下焦火冲者，以致痰涎气血聚结，肿痛闭塞。"六淫邪气外侵，内生痰火上炎，均会咽喉阻碍气血运行，气滞血瘀，瘀结上窍，则会引起咽喉肿痛不适。

2）肺卫失宣：肺主宣发，将卫气和津液布敷体表以"温分肉，充皮肤，肥腠理"，抗御外邪。六淫之邪由口鼻皮毛侵犯人体，凝闭肺卫，肺气宣发之机受阻，卫表调节功能失职，则引起肺卫失宣的病机。由于病邪性质和个体因素的差异，肺卫失宣后其病机发展趋势各有侧重，主要有卫气遏郁、腠理失调、经气不利、津少失濡、水气泛溢等几个方面。

卫气遏郁：风寒暑湿燥火等六淫邪气侵犯肌表，均可引起卫气遏郁。这是因为，六淫袭表，卫气奋起抗邪，在祛邪外出的同时，自身亦受到邪气的困顿而不畅，反被邪气所遏。卫气被遏，卫阳失却温煦则恶寒；卫阳抗邪，阳浮肌表，不得外泄，郁于体表，气有余而发热；邪气伤卫，与卫阳抗争同时进行，则恶寒与发热并见。其中寒邪袭表，其收引、凝滞之性不仅可直接遏郁卫气，还可通过收缩皮毛、汗孔，闭塞腠理而阻碍卫气运行，故寒邪是引起卫气遏郁的主要病机，恶寒发热之症尤为显著。

腠理失调：腠理是皮肤、肌肉、脏腑之纹理，是渗泄体液，流通气血的门户，受肺卫之气的调节。邪气犯肺，肺卫失宣，易引起腠理开阖失调。

寒邪易使腠理闭塞。寒为阴邪而主收引、凝滞，能使皮毛收缩，汗孔关闭，腠理阖而不开，肺卫之气不能宣发津液外泄，可致无汗、恶寒之症。《素问·举痛论》说："寒则腠理闭，气不行。"清楚地揭示了寒气闭塞卫气，腠理失宣的病机。

风、暑、热邪可致腠理开泄。风为阳邪，其性开泄，由外侵袭，易伤卫气。卫阳不能充皮肤，肥腠理，开阖失司，玄府失密，故见汗出恶风之症。正如《伤寒溯源集·中风正治》所说："中风，风伤卫也。……风邪袭于毛孔，卫气不能司其开阖之常，玄府不闭，故汗出。"暑、热亦为阳邪，暑热犯肺，里热炽盛，郁蒸升散，可使腠理疏松，津液外泄，汗出不止。即《素问·举痛论》"炅则腠理开，营卫通，汗大泄，故气泄"之意。由此可见，风邪开泄，暑、热升散，虽然病机有别，但均能使玄府失其开阖，而致肌腠失调。

经气不利：六淫袭表，肺卫失宣，卫表不固，经络空虚，邪气乘虚而入，阻碍经气运行，导致经气不利，表现以疼痛为主的症状。

风邪善行而数变，风邪外袭，阻滞经络，闭塞经气，阻闭的部位游移不定，善动不居，故引起头身、关节、肌肉游走性疼痛。并因经气不利，经脉失养，诱发经脉挛急而生风，则出现口眼歪斜、肌肤麻木、肢体强直、手足痉挛等动风的症状。如《金匮要略·中风历节病脉证并治》曰："夫风之为病，当半身不遂，或但臂不遂者，此为痹，脉微而数，中风使然。"同时又说："浮者血虚，络脉空虚，贼邪不泻，或左或右，邪气反缓，正气即急，正气引邪，喎僻不遂。"阐述了风邪侵犯经络，经气不利，经脉挛急而引起动风的病机。

寒为阴邪，主收引、凝滞。寒邪侵袭经络，经气凝滞，经脉收引，引起剧烈疼痛，表现为头项强痛、身疼腰痛、周身骨节疼痛，手足拘急等症。正如《素问·举痛论》所说：

"寒气入经而稽迟,泣而不行。客于脉外则血少,客于脉中则气不通,故卒然而痛。"不通而痛,是寒邪滞塞经气的主要病机。《世医得效方·大方脉杂医科·和解》又云寒邪"入于腠理,使人身体沉重,肢节酸疼,项背拘急,……凡此之证,若不便行解利,伏留经络,传变不已"。说明寒邪侵入腠理,深入经络,可阻碍经气,引起头身疼痛,项背拘急的病机。

湿性属阴,侵袭经络,最易阻碍气机。又因其性黏滞、重着,常使经气胶着,缠绵难解。所致疼痛以重着、酸痛为特征,可见头重如裹、身重困倦、肢体肌肉关节酸痛、重着不移诸症。如《类证治裁·湿证论治》曰:"或在肌表,则恶寒,自汗;在分肉,则麻木浮肿,其重如山,不利转侧,腰膝肿,筋骨痛,小溲秘,大便溏。"《医门法律·热湿暑三气门》也云:"人身阳盛则轻娇,湿盛则身著,乃至身重如山,百脉痛楚,不能转侧。"均论述了湿邪阻滞经气而引起身体酸重疼痛的病机。

津少失濡:肺主宣发,是指肺气有推动卫气、津液以及水谷精微输布全身,以温润肌腠皮毛的作用。《灵枢·决气》曰:"上焦开发,宣五谷味,熏肤、充身、泽毛,如雾露之溉,是谓气。"所谓上焦开发,就是指肺的宣发、输布、濡润作用。燥热之邪犯肺,一方面,肺卫失宣,气不布津,可致津少失濡。另一方面,燥性干涩,易吸收水分;邪热炎炽,易耗伤津液,均可导致津少失濡,脏腑、官窍、肌肉、皮毛失养,引起口、咽、鼻、唇、舌、皮肤干燥、毛发焦枯、干咳少痰、二便短少等症。如《重订通俗伤寒论·伤寒兼证》曰:"温燥伤肺,初起头疼身热,干咳无痰,即咯痰多稀而黏,气逆而喘,咽喉干痛,鼻干唇燥,胸满胁疼,心烦口渴,舌苔白薄而燥,边尖俱红。"《医碥·伤燥》又曰:"在外则皮肤皱揭枯涩,在上则鼻咽焦干,在下则二便涸涩,在手足则痿弱无力,在脉则涩滞虚衰。"均论述燥邪伤津,津少失濡可引起各种干燥的症状。

水气泛溢:肺为水之上源,肺气有通调水道的作用。风、寒、湿、热等邪气外袭,肺卫失宣,气津不布,内不得入于脏腑,外不得越于皮肤,下不能通行水道,水气泛溢,停留皮里,全身水肿、皮肤绷急、骨节疼痛、发为风水。《金匮要略·水气病脉证并治》说:"风水,一身悉肿,脉浮而渴,续自汗出,无大热,越婢汤主之。"前人有风水"本之于肾"(《素问·水热穴论》),为肾虚汗出受风而致之说。根据越婢汤以麻黄宣肺行水使风水得消来分析,肺卫失宣,水气泛溢应当为诱发风水的重要病机。《症因脉治·肿胀总论》又云:"凡寒身肿之因:表气素虚,肺气素热,表虚则外邪易入,肺气热则皮毛易开,寒袭于肌表,郁而不散,则发热身肿之症作矣。"论述风寒之邪袭于肌表,肺卫失宣,水津失布,泛溢全身而成水肿的病机。

总之,六淫邪气从口鼻皮毛而入,痰浊水湿病理产物从内而生,均会遏郁肺气,导致宣发失职。肺失宣发,肺气不能上通,呼气不出,浊气存内,呼吸失畅,胸中满闷。积存之浊气不能下降,逆而向上,最终导致呼吸不利,引起咳逆气喘等症。

(2)肺失肃降:肺为"华盖",居其高位,肺之气机应以清肃下降为顺。肺气肃降,吸收清气,下布精微,水精四布,五经并行,保证气道通畅、水道通调,使五脏六腑、四肢百骸得到阳气的温煦和津液的滋养,并能洁净肺系,排泄废物,而诸脏自安。外邪袭肺,肺气不宣,或因水湿痰饮瘀血等病理产物留滞,使肺之气道不畅,清肃之令不行,肺气失降,可引起肺气上逆,肃降失职,上窍闭塞等病机变化。

1)肺气上逆:肺主肃降,能使肺气向下流通,保证吸纳自然界之清气,使之输布全身。肺为娇脏,喜清肃,不容异物,一旦受到外邪侵袭,或水湿痰饮瘀血等病理产物停留，均可影响肺气向下通降的功能。肺气不降，升降反作，逆而向上，表现咳逆气喘等一系列气逆冲上的症状。《医方类聚·咳嗽门》曰："所以咳嗽者，痰塞胸脘，气逆不下，冲击而动肺耳。然亦何以致此哉？曰感风伤冷，挟热受湿，瘀血停水，与夫肺实肺虚，皆能壅痰而发咳也。"说明各种原因壅塞肺气，肺失下降之权，则会形成向上冲逆的病机。由于肺失肃降不是一个单独的病机，常与肺气失宣密切相关，故涉及肺气上逆的其他内容，放入肺失宣降中讨论。

2）肃降失职：肺居高位，为华盖之脏，肺气以肃降为顺。肺气肃降，可使胃气无上逆之变，同时能保证大肠之气下行，发挥正常的传导功能，使胃肠气机畅行无阻。若邪气袭肺，肺气闭塞，清肃之令不行，肺气不能下降大肠，传导失职，糟粕停留肠间，大肠积滞不通，则引起大便秘结，艰涩难排。进而肠中气滞，出现腹痛腹满、浊气上逆等症。《脉诀·大小便病脉》云："肺脉浮兼实，咽门燥又伤，大便难且涩，鼻内乏馨香。"用歌括形式，简明扼要地阐述了肺气不能下降，可致肠道气滞，腑气不通的病机。《慎斋遗书·阴阳脏腑》更明白指出："浊气在上，则填塞肺气，肺不能行下降之令，故大便闭。"《医部全录·大小便门》引朱震亨论通大便禁忌云："予观古方，通大便皆用降气之品，盖肺气不降，则大便难传送，用杏仁、枳壳、沉香、栀子等是也。"叶桂更以大量医案从肺失肃降的角度对便秘进行深入探讨，他在《临证指南医案》肠痹、肺痹、便闭三篇医案中反复提到大便闭结与肺气闭实的关系，认为寒、热、燥、湿、风、火等原因均可导致肺气闭塞，清肃不行，肠道传导失司而引起便秘，不仅较为全面阐述便秘从肺辨治的病因、病机，而且认为开降上焦肺气，则大便自通，从而提出"升提肺窍"作为治疗便秘的基本法则。如《临证指南医案·肠痹》云："盖肠痹之便闭，较之燥屎坚结欲便不通者稍缓，故先生但开降上焦肺气，上窍开泄，下窍自通。"若痰浊闭肺，咳喘气逆，痰多色白易咯，腹满便秘，苔白厚腻，脉弦。若邪热壅肺，肺失肃降，可在高热气粗，咳喘痰黄稠的同时，兼见腹部胀满、疼痛拒按、大便秘结等大肠燥热互结之证。

肺失肃降对大便影响存在双向反应。如上所述，肃降不行，肺气不能下降大肠，传导阻滞，可致大便秘结。若邪气犯肺，毒热逼迫，可使肺气肃降太过，邪毒与水湿夹肺气直迫大肠，使之传导紊乱，引起腹泄便溏之症。如小儿麻疹所见泄泻，即是肺热移于大肠所成。《医宗金鉴·痘疹心法要诀》说："麻疹泻泄，乃毒热移入肠胃，使传化失常也。有腹痛欲解，或赤或白，或赤白相兼者。"麻疹毒热壅肺，不得外透，热势内迫，虽向上冲逆，亦不能外透，势必夹杂痰热毒邪，向下直泻，逼迫肺气下降而成泻泄。此外，外感六淫邪气，肺卫失宣，邪迫大肠，传导失调可引起里急后重的下痢证。喻昌开提肺气，逆流挽舟而治疗痢疾之法，就是根据肺气肃降太过的病机而制定的。

3）上窍闭塞：正常生理状态下，肺气肃降，水液下输膀胱，小便排泄正常。若外邪闭肺或痰热阻肺，肺为邪热所伤，热盛津伤，肺金燥热，肺气不能肃降，津液不能下输膀胱，气化无权，发为癃闭。朱震亨说："肺为上焦，膀胱为下焦，上焦闭则下焦塞。……如滴水之器，必上窍通而后下窍之水出焉"（《丹溪纂要·淋闭》）。《景岳全书·杂证谟·癃闭》也曰："凡气实等证，无如吐之妙者，譬之滴水之器，闭其上窍，则下窍不通。开其上窍，则下窍必利。盖有升则有降，无升则无降，此理势之使然也。"从气机升降的角度，阐明肺失肃降，上窍闭塞，而下窍小便不通的病机。治用吐法以通小便，取其上窍通，下窍自出之意。吴瑭治疗癃闭也提出"启上闸，化肺气，宣上则利下"的治法。

此外，肺失肃降，金不制木，可引起木火刑金的病机。较早提出这一病机的是李杲，他在《东垣十书·秋伤于湿冬生咳嗽》中说："秋令不及，所胜妄行，故火得以炎上而克金，心火既刑于肺，故肺气逆而为咳。所不胜者侮之，故木气上行，与火同德，动而不息也。"李氏先言心火伤肺，肺气上逆，肃降不行，引出肝气反侮的病机。其后《症因脉治·肝经咳嗽》云："肝经咳嗽之因，木气怫郁，肝火时动，火盛刑金，则为咳喘。"提出肝火犯肺可致咳喘，这里强调木旺刑金，理当包含肺气失制，木反侮金的病机。直到清代唐宗海，才对这一病机作出明确的论述。他在《血证论·脏腑病机论》中说："金不制木，则肝火旺，火盛刑金，则蒸热，喘咳，吐血，痨瘵并作。"这是因为肺主肃降，其性清凉。肝主升发，含有相火。肺气清肃，可防止肝木相火太过，以遂其升发之性。即金能制木，肺气清肃下行，肝气得以调和。肺气肃降失职，肝木无制，升发太过，则木火反侮肺金，常见头晕头痛，胸胁胀痛，咳逆咽干，吐痰黄稠等症。

（3）肺失宣降：肺的生理运动以宣发、肃降为基本形式。宣发肃降相辅相成，保证肺的多种生理功能正常进行。发生病理变化时，可单独表现为肺气失宣，或肺气失降，但大多数情况下是相互影响，同时失调，表现为肺的宣降失司。肺失宣降的病机变化主要有肺气闭郁，肺气上逆，津液失布和治节不行四大类。

1）肺气闭郁：肺主气，升降出入有序，则全身气机协调。邪气阻滞或病理产物停留，肺气不能向上向外升宣，亦不能向下向内肃降，升降失司，气机最易停滞在胸中，导致肺气壅塞，表现为胸闷不舒、胸膈似阻，胸背胀痛等症。《素问·至真要大论》所云"诸气膹郁，皆属于肺"，正是对肺气闭郁这一病机的高度概括。此外，情志不遂亦可导致肺气郁滞。如《医述·郁》说："所谓郁者，清气不升，浊气不降也。然清浊升降皆出于肺，使太阴失治节之权，不唯生气不升，收气亦不降，上下不交而郁成也。"叶桂《临证指南医案·郁》中用"开降肺气"治疗郁证，就是根据肺的宣降失职而制定的法则。

2）肺气上逆：肺失宣降，肺气闭郁，进一步发展，肺气不降，反而上逆，可形成肺气上逆的病机。表现为咳嗽、喘促、呼吸困难、痰涎壅盛诸症。并随致病原因不同，病机和症状表现各异。

热邪犯肺：热邪熏蒸，或热邪煎熬，炼液为痰，肺中痰热炽盛，逼迫肺气上逆，而致肺的实热证，表现为咳喘气粗、声高息涌、咳吐黄浊稠痰，舌苔黄而厚腻，脉象滑数等症。如《素问·刺热论》说："肺热病者，先淅然厥起毫毛，恶风寒，舌上黄，身热。热争则咳喘，痛走膺背，不得太息，头痛不堪。"热争则咳喘，即言肺气与邪热相互搏击，肺气闭塞，肺气上逆的病机。《千金方·肺实热》也云："病苦肺胀，汗出若露，上气喘逆，咽中塞，如欲呕状，名曰肺实热也。"均指出肺中邪热太盛，可致肺气上逆。

寒邪犯肺：感受寒邪，宣降失司，寒凝痰滞，肺气壅塞，可致肺的寒实证。表现为咳喘哮鸣、胸闷气紧、痰多色白清稀，舌苔白滑，脉弦紧等症。如《灵枢·邪气脏腑病形》说："形寒寒饮则伤肺，以其两寒相感，中外皆伤，故气逆而上行。"《圣济总录·肺中寒》云："苟为寒邪所中，则有咳而鼻塞，唾浊涕，语声嘶破，洒淅恶寒之证。"阐述了寒为阴邪，闭塞肌腠，阻碍肺气，凝津成痰，而致肺塞气逆的病机变化。

痰浊犯肺：湿浊痰饮停滞肺中，阻塞肺气，亦可导致肺失宣降。表现为咳喘气促、胸膈满闷、痰多色白易咯，苔白厚腻，脉滑等症。所谓"脾为生痰之源，肺为贮痰之器"，正言脾湿不化，上犯于肺，影响肺气宣降，形成痰湿阻肺的病机。《医宗必读·痰饮》云："在脾经者，名曰湿痰，脉缓面黄肢体沉重，嗜卧不收，腹胀食滞，其痰滑而易出。"湿痰为病理产物，由脾而生，停聚于肺，肺失宣降，气逆上壅。

燥邪犯肺：枯涩肺气，可致肺气不利，宣降失司，表现为咳喘口燥，干咳痰少，不易咳出等症。如《儒门事亲·嗽分六气毋拘以寒述》云："燥乘肺者，气壅不利，百节内痛，头面汗出，寒热往来，皮肤干枯，细疮燥痒，大便秘涩，涕唾稠黏。"《医学入门·痰门》也云："升于肺，多毛焦面白如枯骨，咽干口燥、咳嗽、喘促、名曰燥痰，其痰涩而难出。"阐明了燥邪犯肺，通过滞塞肺气，而致咳逆上气，咳痰不爽的病机。

3）津液不布：肺主通调水道，为水之上源。肺气宣发肃降，水液以三焦为通道，敷布全身，供给人体生命活动的需要。各种原因影响肺的宣降功能，肺失宣发，可使津液和汗液排泄受阻，水气不得外散；肺失肃降，废水不能下输膀胱，变成尿液排出体外，停留体内为患，化生水气。

水气内停：肺气闭郁，宣降失职，津液停聚，上焦不布，泛溢肌肤，发为水肿。此为水泛高原，发病急，多见头面、上半身肿甚，小便短少等症。如《灵枢·论疾诊尺》云："视人之目巢上微肿，如新卧起状，其颈脉动，时咳，按其手足上，窅而不起者，风水肤胀也。"风水与肺失宣降，水气泛滥的病机有密切关系。正如《黄帝内经素问》对水热穴论注曰："劳勇汗出则玄府开，汗出逢风则玄府闭，玄府闭已则余汗未出，内伏皮肤，传化为水，从风而水，故名风水。"北山友松子《医方考绳愆·水肿·麦门冬饮》云："肺热则失其下降之令，不能通调水道，下输膀胱，渍于高原，淫于皮肤则作水肿，医罕明乎此，实土导水皆不能愈。"均深刻阐述了肺失宣降，津液失布形成水肿的病机。

湿浊上泛：肺失宣降，津液不行，转化为湿，停聚上焦，常与热合，形成上焦湿热证。可见恶寒发热，身热不扬，头身重痛，胸闷脘痞，舌苔淡黄厚腻等症。《温热纵横·湿热病》说："上焦湿热证候，……是湿热邪气自口鼻而入，侵袭于肺，导致肺气宣发肃降失司，卫外功能失常及水液代谢障碍的一类证候。"若肺失宣降，津液不行，化饮成痰，可形成痰饮证。《诸病源候论·痰饮病诸候》说："痰饮者，由气脉闭塞，津液不通，水饮气停在胸府，结而成痰。"《圣济总录·痰饮门》亦说："水之所化，凭气脉以宣流，……三焦气涩，脉道闭塞，则水饮停滞，不得宣行，聚成痰饮，为病多端。"文中"水饮停滞，不得宣行"即指肺失宣降，水停化饮的病机。

4）气血郁滞：肺居膈上，与心脏相近，心主血脉，肺主一身之气，凡脏腑经络之气，皆由肺气所宣。肺朝百脉，全身血脉皆会聚于肺，肺气与血液运行密切相关，有助心行血的作用。肺气一旦阻滞，宣发肃降失职，则可导致肺气郁阻，血流不畅的病机。如《灵枢·刺节真邪》说："宗气不下，脉中之血，凝而留止。"宗气即肺中的大气，气为血帅，气令血行，"气有一息不运，则血有一息不行"（《东医宝鉴·内景篇·血》）。说明肺气逆乱，可致血脉不利。若肺气不行，血停肺中，血脉瘀阻，可见咳喘气短、肺痈肺胀等症；若肺气不行，血停心脏络脉，可见胸闷憋痛，心悸怔忡等心脉痹阻等症；若邪气闭郁，痰浊壅遏，肺失宣降，影响及心，心血不畅，可致心肺同病，则为喘促胸闷，咳吐痰涎，心悸气短，面唇紫黯等症。在外感温热病中，温邪犯肺，宣降失职，由气及血，易引起心及心包的病变。如《温热经纬·叶香岩外感温热病篇》说："肺与心相通，故肺热最易传心。"表现为温病的传变中常见的"温邪上受，首先犯肺，逆传心包"病机。

肺的宣发肃降反复失常，影响肺的主气功能，日久消磨，可致肺气耗损；或影响肺的生气功能，宗气生成减少，均可引起肺气虚的病机发生，甚至引起全身之气虚弱。若受风、燥、暑、热等阳邪侵犯，或寒湿之邪及病理产物停肺，郁而化火，导致肺失宣降，火热内炽，易伤阴液，又可引起肺阴虚的病机。

2. **肺虚的病机** 肺的病机除大量属实外，还存在不少属虚的病机。肺虚是指肺的功能虚衰所表现的病机变化。当肺受到各种致病因素的作用，或由于其他脏腑疾病的传变，或致病因素过强，或病程日久正气受损，都会导致肺的生理功能受到损害，引起肺虚的病机变化。早在《黄帝内经》中已有关于肺虚病机的论述。如《素问·玉机真脏论》说："其不及则令人喘，呼吸少气而咳，上气见咳血，下闻病声。"其不及，即指肺气虚。《中藏经》把肺病病机按虚实分论，直接提出肺虚的病机。在《中藏经·论肺脏虚实寒热生死逆顺脉证之法》中云，肺"虚则寒生咳息利下，少气力，多悲感"，"虚则不能息，耳重嗌干，喘咳上气，肩背痛"。其后《诸病源候论》、《备急千金要方》、《圣济总录》、《济生方》等都有关于肺虚病机的阐述，金元时代朱震亨《脉因证治·喘》也云："肺虚者，必咽干无津，少气不足以息也。"以上为肺虚的病机奠定了坚实的基础。纵观历代文献，侧重讨论肺的气虚、阴虚者多，较少提及肺的阳虚。经过近年来反复讨论，肺阳虚的病机客观存在，逐渐已被公认。关于肺的血虚，长期以来，认为周身血脉均会聚于肺，肺中血液充足，故肺的血虚，极为罕见。不过，近来亦有人论及肺血虚亏，失于滋润，肺的功能减弱，可引起咳嗽气喘之症，说明肺血虚的病机理当存在。只是由于讨论不太深入，还未得到公认。

（1）肺气虚：最早提出肺气虚病机的是《黄帝内经》。如《素问·方盛衰论》云："肺气虚则使人梦白物，见人斩血藉藉，得其时，则梦见兵战。"提到肺气虚不能藏魄而致神志不安的病机。《素问·脏气法时论》云："肺病者，喘咳气逆，肩背痛，……虚则气少不能报息。"阐述了肺气虚引起咳喘的病机。《灵枢》对肺气虚引起呼吸功能失调的病机作了深入论述。《灵枢·本神》说："肺气虚，则鼻塞不利，少气。"《灵枢·经脉》又说："气虚，则肩背寒，少气不足以息，尿色变。"后世对肺气虚的病机代有发挥。如《诸病源候论》、《医学入门》、《明医指掌》、《景岳全书》等对肺气虚引起卫外功能失调、水液代谢障碍、脏腑失养等病机作了全面探讨，使之对肺气虚病机的认识日臻完善。概括起来，久病咳喘，劳倦过度，生化、禀赋不足，年老体衰，失治误治，为引起肺气虚的病因。肺气虚的病机可分为呼吸无力，卫外不固，津液不行，上不制下，宗气衰少，肺气欲脱等几个方面。

1）呼吸无力：肺主气，司呼吸，吐故纳新，进行气体交换。各种原因损伤肺气，脏腑功能活动减弱，呼吸运动乏力，可引起一系列肺气虚弱的表现。肺气虚无力向上宣通鼻窍，可致鼻塞不通、嗅觉不灵。是因肺气通于鼻，肺和则能知香嗅，如果"肺气虚，则鼻塞不利。"（《灵枢·本神》）若肺气虚，不能推动肺叶收缩、舒张，宣发无能，肃降无权，肺气逆而上行，则出现咳喘无力、声低气怯、动则尤甚等症。如《中藏经·论肺脏虚实寒热生死逆顺脉证之法》说："虚则力乏喘促，右胁胀，语言气短者是也。"若肺气虚，呼吸无力，每次呼出吸入之气减少，为满足全身供气的需要，呼吸频率被迫加快，患者感到不能报息，出现呼吸困难，名曰短气。正如《明医指掌·喘证》所云："若肺气太虚，气不能布息，呼吸不相接续，出多入少，名曰短气。"若肺气虚，呼吸功能衰弱，每次出入气息减少，表现为气息微弱、发音困难，则为少气。如《诸病源候论·肺病候》说："肺气不足，则少气不能息，耳聋咽干，是为肺气之虚也。"《杂病源流犀烛·少气》也说："肺藏气，肺不足则息微少气，……肺虚则气无由藏，又不克充气之府。曰少气者，独言所剩无多，虚虚怯怯，非如短气之不相接续也。"充分说明，肺气虚弱，可引起多种呼吸功能减弱的病机。

2）卫外不固：肺主皮毛，肺气虚，不能宣发卫气，卫阳不能布敷肌表，固护无力，肌腠疏松，津液外泄，同时外邪也会乘虚而入，损伤卫气，导致营卫失调。表现为自汗、恶风、易于感冒、舌淡苔薄、脉虚无力等症。如《景岳全书·杂证谟·汗证》云："自汗者属阳虚，腠理不固，卫气之所司也。人以卫气固其表，卫气不固，则表虚自汗，而津液为之发泄也。"这里的阳虚，不指阳气失于温煦，而是指肺的气虚不能宣发卫气。《不居集·肺虚咳嗽》又说："肺虚者，肺家无气自虚也。惟其自虚，则腠理不密，故外则无风而畏风，外则无寒而恶寒。"则进一步阐明肺虚卫外不固而引起各种病变的机制。

3）津液不行：肺为水之上源，除受邪气侵袭或病理产物停留，邪实肺闭，肺失宣肃，不能输通水道而致津液不行外，当其肺气虚弱，不行宣肃之职，无力推动津液运行，水道不通，津液停滞，亦可化生痰饮。常见咳嗽，呕吐痰涎，色白清稀量多等症。正如《医门法律·痰饮》所说："肺主气，行营卫，布津液，气凝则液聚，变成涎沫。"气凝虽可由寒凝引起，但亦包括因气虚无力推动所致。若肺气虚，气不化津，津不上承，则为口中干燥、渴欲饮水。此乃"肺之治节不行，宗气不布，故短气；气不布则津亦不化，故膈燥而渴"（《医门法律·痰饮脉论》）。此类燥渴症，极易误辨为热象，临床尤当注意。若肺气虚，不得宣泄，失于推动，气不化津，水津泛溢，停留头面，可引起咳嗽，面目浮肿。如《太平圣惠方·咳嗽论》云："夫肺主于气，候于皮毛，而气之行，循环脏腑，流注经络，若肺气虚弱，肺邪所乘，则肌肤否塞，使气内壅，与液相并，不得宣泄，致溢皮肤，故令咳嗽而面目浮肿。"说明肺气虚，气弱津阻，可致浮肿。

4）上不制下：膀胱有贮尿、排尿的功能，除与肾的蒸腾气化有关外，还受到肺气的制约。若肺气虚弱，不能主司肃降，影响膀胱气化，失却对膀胱的制约，膀胱处于易开难合的状态，则形成小便遗失，或失禁等症。《中藏经·论脏腑虚实寒热生死逆顺脉证之法》曰："咳而遗溺者，上虚不能制下也。"华佗最早提出上不制下的病机，从咳而引起遗尿，可知上虚系指肺气虚。李杲《脾胃论·分经随病制方》说："小便遗失者，肺气虚也。"对此病机作了进一步肯定。《医学入门·脏腑》亦补充说："肺之气，虚则呼吸少气，不足以息，小便频数或遗。"为治疗遗尿病用补肺法的创立奠定了理论基础。

肺与大肠相表里，肺气肃降，可使津液下渗大肠。同时亦协助大肠传导功能，保证大便顺利排泄，润泽通畅。如果肺气不足，失于肃降，津液不能下渗，肺气失于推动，大肠传导失职，肠的蠕动减慢，可致大便虚秘，无力排泄。赵献可在治疗老年人气虚、津液衰少，而致便秘，主张加人参、黄芪，并阐述病机说："此因气虚不能推送，阴虚不能濡润耳"（《医贯·大便不通》）。虽未确认为肺气虚所致，但在治疗时使用人参、黄芪，均有补益肺气的作用，肺气得补，肃降有权，运肠有力，便自通畅，可免受便秘之苦，又间接反证肺气虚可致便秘的病机。

5）宗气衰少："肺主宗气而运行周身"（《重订通俗伤寒论·气血虚实·气虚证》），肺气不足，不能化生宗气，易致宗气衰少。宗气有行息道主呼吸和贯心脉行气血的作用，宗气衰少，其病机有三：

其一，发音困难：张景岳说："声由气发，气不足则语言轻怯，不能出声"（《类经·经络类·人之四海》）。肺气不足，宗气衰少，不能振奋气流，上冲咽喉，发声无力，则见声低气怯、少气懒言、呼吸气弱、咳喘声低等症。如《灵枢·海论》曰："气海不足，则气少不足以言。"胸中为气海，胸中所藏为宗气，气海不足，即言宗气虚衰，气少难以维持发音、说话。《类经·疾病类·失守失强者死》说："气虚之甚，故声不接续，肺脏失宗也。"充分阐明肺气虚，宗气衰少引起声低懒言的病机。

其二，气不行血：肺朝百脉，主治节，宗气有贯心脉助心行血的作用。肺气虚，宗气衰，不能推动血行，有两方面的病机。一是肺气虚，无力上升，宗气不能运血上荣于面，可见面色淡白，唇舌色淡诸症。二是宗气虚少，不能助心行血，气虚血瘀，血痹心脉，血阻肺气，可见心悸怔忡，胸闷憋痛，面色紫黯，唇甲青紫等症。

其三，大气下陷：大气系指胸中之气，大气即是宗气。正如喻昌所说："或谓大气即宗气之别名，宗者，尊也、祖也"（《医门法律·大气论》）。张锡纯进一步指出："肺之所以能呼吸者，实赖胸中之大气。……而此气，且能撑持全身，振作精神，以及心思脑力、官骸动作，莫不赖乎此气"（《医学衷中参西录·升陷汤》）。肺气旺盛，宗气充足，胸中大气升降自如，则呼吸正常，脏腑功能协调。肺气虚弱，宗气衰少，胸中大气不转，大气不升，反而下陷，可致短气、呼出困难、气息微弱、全身倦怠乏力、精神不振、思维迟钝等症，严重时可见呼吸顿停。《医门法律·大气论》说："大气一衰，呼吸即觉不利，而且肢体酸懒，精神昏愦，脑力心思，为之顿减。若其气虚而且陷，或下陷过甚，其人则呼吸顿停，昏然罔觉。"大气下陷，着重表现肺气虚弱，肺气不升，甚至下脱的病机趋势。

6）肺气欲脱：肺气不足，进一步发展，肺气大衰，呼吸功能极度低下，脏腑精气濒临欲绝，气不能内守，元气涣散，向外脱失，出现呼吸功能严重衰败的危重病机。肺气大虚，宣降失司，不能行使呼吸之职，可见气喘息、鼻张，气息微弱不续，甚或时有中断、语声低怯不清。气不养神，则见神情淡漠，甚则昏迷。肺气大虚，卫外不固，腠理失密，津液外泄，则大汗不止，汗出如珠。肺气大虚，不能推动血脉，上荣于面，则见面色苍白；气随液泄，阳气不达四肢，则四肢不温、脉微欲绝，呈现肺气欲脱，生命垂危的危重病象。

肺气虚的病机进一步发展，可引起多种病机变化。

肺的气阳两虚：肺气虚，推动、激发、温煦的功能减弱，虚寒内生，可引起肺的阳虚，从而出现肺气肺阳同时兼虚的病机。临床可见少气短息，形寒肢冷，痰涎清稀等症。

肺的气阴两虚：肺气虚，生化不足，气不化阴，阴液亏损，可发展为肺阴虚，进而形成肺的气阴两虚。临床可见少气短息，干咳痰少，五心烦热等症。

肺心气虚：《太平圣惠方·治肺脏壅热诸方》云："夫肺居膈上，与心脏相近，心主于血，肺主于气，气血相和，循环表里。"说明肺主气与心主血有密切的关系。若肺气虚日久，气虚较甚，势必宗气亦虚，不能助心行血，心气日溃，进而引起心气亦虚，肺心同病，引起肺心气虚的病机。临床可见气短喘息，心悸，唇紫面青等症。

肺脾气虚：肺主一身之气，脾为气血生化之源，两脏与气的生成有密切关系，肺气虚，子盗母气，脾气亦虚，肺气不能助脾运化，脾失健运，可引起肺脾气虚的病机。临床先见少气不足以息，声低懒言，同时伴见纳呆食少，食后腹胀等症。

肺肾气虚：肺为气之主，肾为气之根，若肺气虚日久，不能输精以滋肾，累及根本，肾气亦虚，肺不主呼气，肾不主纳气，可发展为肺肾气虚的病机。临床可见久病咳喘，呼吸表浅，气短难续，动则喘甚等症。

（2）肺阳虚：《黄帝内经》虽未正式提出肺阳虚的名称，但在论及肺虚、肺寒的概念中已包含着肺阳虚的病机。如《灵枢·经脉》云："肺手太阴之脉，……气虚则肩背痛寒，少气不足以息，溺色变。"是肺阳虚证的最早记载。《金匮要略·肺痿肺痈咳嗽上气病脉证治》说："肺痿吐涎沫而不咳者，其人不渴，必遗尿，小便数。所以然者，以上虚不能制下故也。此为肺中冷，必眩，多涎唾，甘草干姜汤以温之。"仲景仍未提出肺阳虚的名称，却对肺阳虚的病机有了初步阐述。《备急千金要方·肺虚冷》云："病苦少气，不足以息，嗌干少津液，名曰肺虚冷。"王焘《外台秘要》明确指出肺虚寒可见"声音嘶塞，气息喘急，咳唾"症状。张三锡《治法汇》指出肺中虚寒"所致咳嗽的症状特点为咳白痰，作白泡，……口甘，涎沫流。"《症因脉治·内伤肿胀》云："肺虚水肿，……如面色惨白，二便清利，气怯神离，肺之真阳虚也。"均对肺阳虚所致病机变化作了深入探讨。直到近代唐宗海在《金匮要略》注释时，才正式提出"肺阳虚"的名称。如《金匮要略浅注补正·肺痿肺痈咳嗽上气》说："吐涎沫而不咳者，又不渴，必遗尿，小便数，以肺阳虚不能制下，此为肺中冷，……宜甘草干姜汤以温之。"著名临床家蒲辅周在《蒲辅周医疗经验·辨证求本》中更为突出地强调了肺阳虚的临床应用，从而引起大家的普遍重视。20世纪70年代以来，国内期刊杂志上展开了广泛而深入的争论，肺阳虚的病机才逐渐被大家公认。引起肺阳虚的病因主要有外邪久恋肺脏，特别是寒湿之邪犯肺，损伤阳气，所谓"形寒饮冷则伤肺"是也；亦可因久咳久喘，耗伤肺气，由肺气虚渐致肺阳虚；亦有过劳耗气，日久伤阳，或由他脏阳虚，波及于肺。肺阳虚的病机变化可分为肺寒失温，肺寒津停，肺寒血凝和肺寒失制四个方面。

1) 肺寒失温：肺阳有温煦肺系的作用。肺阳虚衰，失却温煦，寒凝气缩，肺叶收敛，闭而不张，气机受阻，宣降失职，发为咳嗽、气喘、胸闷；肺阳亏虚，振奋、推动功能减弱，呼吸表浅，无力吸清排浊，呼吸气息微弱，频率加快，声息降低，则为气短少气，声音低怯。《诸病源候论·虚劳少气》说："虚劳伤于肺，故少气。肺主气，气为阳，此为阳气不足故也。"直接阐明肺的阳气虚衰可致少气。肺阳虚衰，阳不制阴，阴寒内盛，不能宣发卫阳以温煦肌表，肥厚腠理，肌肤失温、失养，则为畏寒喜暖、肩背怕冷、手足寒冷、皮毛焦枯。卫阳虚衰，肌表不固，不能抗御外邪，则为自汗、反复感冒。《备急千金要方·肺中冷》说："肺劳虚冷，……上气，胸满，喘息气绝。"《济生方·肺大肠虚实论治》也说："方其虚也，虚则生寒，寒则声嘶，语言用力，颤掉缓弱，少气不足，咽中干无津液，虚寒乏气，恐怖不乐，咳嗽及喘，鼻有清涕，皮毛焦枯，诊其脉沉缓者，是肺虚之候也。"文中虚冷、虚寒，均指肺阳虚失于温煦。《蒲辅周医疗经验·辨证求本》更明确指出："肺阳虚，则易感冒，因卫气虚，抵抗力弱。"

2) 肺寒津停：肺主通调水道，肺阳能振奋、激发宣发肃降功能，阳和布敷，气化津行，水津四布，五经并行。肺气虚寒，虚衰之阳气，不能上透鼻窍，致浊阴之气不降，窒塞鼻窍，或肺阳虚不能布津，津液停留鼻窍，均可引起鼻渊，表现为清涕长流不止，不臭而腥，鼻痒，嗅觉减退。肺阳虚，阴寒内盛，寒主凝滞，津液得热则行，遇寒则凝，易致津液停肺，化生水湿痰饮。肺阳虚衰，阳失蒸腾，气不化津，津不上承，则见口燥咽干、渴喜热饮、皮肤焦枯等症。如《备急千金要方·肺虚冷》说："病苦少气，不足以息，嗌干不津液。"肺阳虚，津液不化，停为寒饮，则见咳嗽气喘、吐痰清稀、量多色白、呈泡沫状、口吐涎沫、甚或咳逆倚息不得卧等症。若阻碍肺阳向外宣达，胸中阳气不暖后背，则见背恶寒如掌大之症。正如《医门法律·痰饮留饮论》说："言胸中留饮，阻遏上焦心肺之阳，而为阴噎，则其深入背者，有冷无热，并阻督脉上升之阳，而背寒如掌大，无非阳火内郁之象也。"另外，喻昌说："手太阴肺，足以通调水道于下，海不扬波矣"（《医门法律·水肿》）。这里喻氏阐述了一个重要病机，即肺之阳气有蒸化布散津液，防止水气泛溢而成水肿的作用。如果上焦肺阳亏虚，由脾上输的津液无以蒸化，肺不行清肃之令，津液不能下输膀胱，泛溢肌肤则成水肿。《景岳全书·杂证谟·肿胀》云："凡水肿等症，乃脾、肺、肾三脏相干之病。盖水为至阴，故其本在肾；水化于气，故其标在肺。……今肺虚，则气不化精而化水。……阴中无阳，则气不能化，所以水道不通，溢而为肿。"《症因脉治·内伤肿胀》亦说："肺虚身肿之因，劳役过度，肺气久虚，清肃之令不行，下降之权失职，卫气壅遏，营气不从，则肿症作矣。"这里肺气虚实际已包含肺阳亏虚，气化无能的病机在内。随即更明确指出："肺虚水肿，……如面色惨白，二便清利，气怯神离，肺之真阳虚也。"

3）肺寒血凝：肺朝百脉，主治节，肺阳温养、推动有利助心行血，保证气血正常运行。肺阳虚衰，阴寒内盛，阳失推动，百脉收引，血流缓慢，郁滞难行，寒凝血瘀，渐致肺血瘀阻。肺为血瘀，阻滞肺气，则为胸部满闷、喘息气短、咳逆倚息不得卧；肺血瘀阻，不能布散于头面、四肢、皮肤，则为面色晦暗、唇甲青紫、毛发焦枯、舌黯有瘀斑瘀点、舌下脉络迂曲、脉沉涩等症。

4）肺寒失制：膀胱的排尿，与肾阳的蒸腾气化有密切的关系，但亦受到肺中阳气的制约。肺中阳气旺盛，宣发肃降水液下行膀胱，尿液得以正常排泄。肺阳虚衰，不能宣散肃降，水津不能布敷全身而直趋膀胱，则小便清长、频数，甚至遗尿。早在《素问·气厥论》中提到："心移寒于肺则肺消，肺消者饮一溲二，死不治。"此乃消渴病中之上消证，因肺阳虚，上不制下而引起小便量多。此外，肺痿常致小便遗尿。是因肺中虚冷，肺叶萎缩，无力收摄，水之上源失制，无力制约膀胱，膀胱开多合少，上虚不能制下，从而形成膀胱不摄之症。如《金匮要略·肺痿肺痈咳嗽上气病脉证治》说："肺痿，吐涎沫而不咳者，其人不渴，必遗尿，小便数，所以然者，以上虚不能制下故也，此为肺中冷。"《景岳全书·杂证谟·遗溺》亦云："小水虽利于肾，而肾上连肺，若肺气无权，则肾水终不能摄。"是对肺寒上不制下而致尿多、遗尿的有力论证。

肺阳虚进一步发展，可兼肺心阳虚，肺脾阳虚，肺肾阳虚等症。

肺心阳虚：心肺同居上焦，肺气虚可影响心气虚，若肺阳虚衰，不足以温运心血，亦可致心阳失养，引起肺心阳虚的病机。除见咳嗽气短，畏寒肢冷外，还见心悸怔忡、尿少肢肿、面色晦暗、唇甲青紫等症。

肺脾阳虚：肺金脾土，肺阳虚衰，肺失宣降，痰饮内停，子盗母气，损伤脾阳，进而引起肺脾阳虚的病机。除见肺阳虚的表现外，兼见纳呆食少、腹胀便溏、痰多色白清稀等症。

肺肾阳虚：肺金肾水，肺阳虚衰，母病及子，不能温养肾水，可致肾阳不足，引起肺肾阳虚的病机。常见畏寒肢冷、久病咳喘、呼多吸少、动则尤甚、腰膝酸冷等症。

（3）肺阴虚：肺之阴津亏损，失于滋润，可引起一系列病机变化。《灵枢·玉版》曰："咳，脱形，身热、脉小以疾。"《素问·玉机真脏论》曰："大骨枯槁，大肉陷下，胸中气满，喘息不便，内痛引肩项，身热，脱肉破䐃。"这是《黄帝内经》中最早涉及阴虚的记载。汉代张仲景《金匮要略·肺痿肺痈咳嗽上气病脉证治》云："热在上焦者因咳为肺痿。肺痿之病，从何得之？师曰：或从汗出，或从呕吐，或从消渴，小便利数，或从便难，又被快药下利，重亡津液，故得之。"指出汗吐下太过，阴液大伤，易形成肺痿。《黄帝内经》、《伤寒杂病论》、《诸病源候论》都是综合论述阴虚的病机，尤多涉及肾、肝、胃等其他脏腑。直到宋代之前，对肺的阳热亢盛、燥热伤津等肺实热的病机讨论较多，极少提到肺的阴虚。钱乙《小儿药证直诀》根据"小儿肺虚，气粗喘促"的病证，制定阿胶散

（又名补肺汤）是后世诸多医家所公认的治疗"肺阴虚损"的方剂，惜未能正式提出肺阴虚的病机。其后著名补阴派大师朱震亨提出"阳常有余，阴常不足"，以及张介宾的"真阴论"思想，都是强调肾阴亏损，上犯于肺阴，未直接论及肺阴的损伤。《理虚元鉴·阴虚之症统于肺》说："就阴虚成痨之统于肺者而言，均有数种。……凡此种种，悉宰于肺治。所以然者，阴虚痨症，虽有五劳七伤之异名，而要之以肺为极则。"从而提出"阴虚之症统于肺"的著明论点，这是对肺阴虚病机的最早论述。在此之后，清代温病学派的兴起，对肺阴虚病机的认识更加深入。纵观古代文献，大多将肺阴虚与其他脏腑阴虚的病机相提并论，如肺肾阴虚、肺胃阴虚等，单独提肺阴虚的甚少。直到新中国成立以后编写全国高等中医教材时，肺阴虚的病机才正式得以确认，发展完善。肺阴虚的病因包括外感六淫，特别是温热燥邪；或痨虫侵袭；或饮食不节，素嗜烟酒、辛热燥辣食物；或五脏失和，内火燔灼；或先天不足，老年体弱；或久病重病，失治误治；或房劳太过，肾水枯竭，水不生金，均可导致。肺阴虚的病机可分为阴虚失养，阴虚失制，阴虚火炎等几个方面。

1）阴虚失养：肺阴是滋养肺脏，维持肺的生理功能活动的重要物质基础。肺阴亏虚，失于滋养，可引起肺的多种功能失调。宣发肃降功能缺乏肺阴的滋润，清肃之令不行，肺气上逆，发为咳喘气逆。肺中津液缺乏，不能转化为痰，故见干咳无痰，或痰少而黏、不易咯出、咳声清高、咳嗽剧烈等症。如《理虚元鉴·干咳嗽论》云："干咳者，有声无痰，病因精血不足，水不济火，火气上炎，真阴燔灼，肺脏熔涩而咳也。"《杂病源流犀烛·咳嗽哮喘源流》亦说："十曰干嗽，肺中无津液也，其脉细涩。……轻则连咳数十声，方有痰出，重则多咳亦不吐痰，故为干咳嗽，极难治。"均阐明肺阴失滋，津少不足，是引起干咳的重要病机。若肺阴不足，津液不能敷布全身，形体、肌肉、皮毛、二便失养，可致形体消瘦、口鼻咽喉干燥、面色憔悴、皮毛焦枯等症。如《医碥·伤燥》曰："若亡血亡津，肾虚火盛，致此多端，则又属于人事矣。在外则皮肤皱揭枯涩，在上则鼻咽焦干，在下则二便涸涩，在手足则痿弱无力，在脉则涩滞虚衰。治以甘寒润剂，清肺以滋水源，庶几血充阴满，泽及百骸。"此处虽言伤燥，但从治法甘寒润剂，清肺以滋水源，可悟出肺阴亏虚，全身失滋的病机。肺为娇脏，肺叶娇嫩，肺阴亏虚，不能滋养肺叶，肺叶干枯，发为肺痿，常见张口短气、咳吐浊唾涎沫等症。正如《金匮要略·肺痿肺痈咳嗽上气病脉证治》所说："热在上焦者，因咳为肺痿，肺痿从何得之？师曰：或从汗出，或从呕吐，或从消渴小便利数，或从便难，又被快药下利，重亡津液，故得之。"说明阴液亏损是产生肺痿的主要原因。肺叶枯萎，清肃不行，水津不布，化为涎沫，故虽肺阴缺乏而反见呕吐涎沫。《医门法律·肺痈肺痿门》说："肺痿者，其积渐已非一日，其寒热不止一端，总由胃中津液不输于肺，肺失所养，转枯转燥，然后成之。……只此上供之津液，坐耗歧途。于是肺火日炽，肺热日深，肺中小管日窒，咳声以渐不扬，胸中脂膜日干，咳痰难于上出，行动数武，气即喘鸣，冲击连声，痰始一应。"亦进一步阐明肺燥津伤，失于滋润而致肺痿的病机。

2）阴虚失制：肺主通调水道，为水之上源。肺气肃降，津液下输前后二阴，则二便通畅。《血证论·咳嗽》有"肺叶腴润，复垂向下，将气敛抑，使气下行，气下津液随之而降，是以水津四布"之说，即言肺主治节，与二便排泄有密切关系。肺与大肠相表里，若肺阴受损，津液枯少，不能下输大肠，无水行舟，传导失司，可致肠枯便秘，数日一行，排便困难。如《石室秘录·大便燥结》说："大便闭结者，人以为大肠燥甚，谁知是肺气燥乎？肺燥则清肃之气，不能下行于大肠。"肺燥必伤阴，肺阴不足，清肃不行，津液不能下滋大肠，则便秘难行。《血证论·阴阳水火气血论》进一步指出："设水阴不足，津液枯竭，上则痿咳，无水以济之也，下则闭结，制节不达于下也。"均指出肺阴不足，大肠失滋，是导致便秘的重要病机之一。若热伤肺阴，或胃中津液不能上输于肺，肺中津液匮乏，化源不足，小便生成减少，膀胱气化失司，则为小便短涩不畅，甚或癃闭。如《血证论·脏腑病机》说："肺中常有津液养其金，故金清火伏。若津液伤，……水源不清，而小便涩；遗热大肠，而大便难。"这里阐述了肺阴亏损，上源缺水，下源断流的病机。若热甚伤阴，肺中津液枯竭而失润，清肃之令不行，水液不能正常向下输布，泛溢肌肤可成水肿，同时因津液不能下输膀胱而兼见小便短少之症。此乃通常所说的阴虚水肿证，主要源于肝肾阴虚，波及肺阴。阴精亏损，精不化气，阳用失司，虚热自生，水液泛溢。诚如《杂病源流犀烛·肿胀源流》所说："肾水不足，虚火灼金，小便不生而患肿。"肾阴虚，阴不制阳，虚火上炎，损伤肺阴，肺阴虚，肺失肃降，水津不能下输而尿少；水津泛溢于肌肤而成水肿。

3）阴虚火炎：《寿世保元·劳瘵》说："夫阴虚火动，劳瘵之疾，由相火肺金而成也。伤其精则阴虚火动，耗其血则火亢而金亢。"指出肺阴不足，阴不制阳，阳气亢盛，则为肺脏虚火内扰的病机。肺中阴虚火炎，炼液为痰，痰火交阻，清肃失司，肺火冲逆，可致咳逆不已、痰黏色黄、咳吐不利等症。如《血证论·咳血》曰："盖肺金火甚，则煎熬水液为痰，水液伤，则肺叶不能腴润下垂，其在下之肝肾，气又熏之，肺叶焦举，不胜制节，故气逆为咳，气愈逆，所以久咳不止也。"若肺阴亏虚，肺火日盛，热迫血行，损伤肺络，可致咳逆胸痛、痰中带血，或咯出鲜红色血液。诚如《景岳全书·杂证谟·血证》说："凡病血者，虽有五脏之辨，然无不由于水亏，水亏则火盛，火盛则刑金，金病则肺燥，肺燥则络伤易嗽血，液涸而成痰。"《血证论·咳血》也说："肺为娇脏，无论外感内伤，一但伤其津液，则阴虚火动，肺中被刑，金失清肃下降之令，其气上逆，嗽痰咳血。"肺虚火炎，虚火伤络，热迫血行，随咳而出，便为咳血。此外，肺阴不足，虚火内生可引起全身性虚热症，表现为全身低热、五心烦热、午后潮热、颧红盗汗等热象。

肺阴虚的病机进一步发展，可引起肺胃阴虚，肺肾阴虚等病机变化。

肺胃阴虚：肺金胃土，肺阴虚进一步演化，子盗母气，可伤及胃阴；胃阴虚，土不生金，亦可引起肺阴虚，两者互为因果，形成肺胃阴虚的病机。出现干咳痰少，咳痰不爽与饥不欲食，胃脘不舒、干呕呃逆等症同见。

肺肾阴虚：肺金肾水，肺阴不足，母病及子，金不生水，可伤及肾阴，形成肺肾阴虚的病机。表现为咳嗽痰少、呼多吸少、腰膝酸软、遗精失眠等症。

肺阴不足，津不化气，可致肺气虚衰，形成肺的气阴两虚的病机，则可见咳嗽气喘、痰少黏稠、咳痰声低不爽、神疲乏力、潮热盗汗等症。

3. 肺的现代研究　肺的现代研究，多集中在肺气虚和肺阴虚的研究。

（1）肺气虚的现代研究：近十多年来，从现代生理学、病理学、神经内分泌学、免疫学和分子生物学的角度，对肺气虚的病机变化进行系统研究，发现肺气虚与呼吸、循环、免疫、生化及基因等方面有密切关系。

1）呼吸功能降低：周庆伟等对120例慢阻肺肺气虚证患者的肺功能进行测定，发现肺气虚证患者肺活量（VC）、用力肺活（FVC）、1秒用力呼气容积（FEV110％）、25％肺活量最大呼气流量（V25）、50％肺活量最大呼气流速（V50）、大呼气中段流速

（MMEF）与正常人比较差异有显著性意义（$P<0.001$）。李泽庚等对 34 例 COPD 肺气虚证患者和 34 例健康对照者进行常规肺功能检查，发现 COPD 肺气虚证患者肺功能改变均较健康对照者有不同程度降低（$P<0.05$）。

2）低氧血症和高碳酸血症：窦红漫等发现肺气虚证患者多存在低氧血症和高碳酸血症。同时认为可以将血气分析作为肺气虚证证候判断和疗效动态观察的客观量化指标。赵蜀军等通过对慢性支气管炎致肺气虚证大鼠模型组和对照组血气分析指标的含量测定，认为肺气虚证大鼠存在着低氧血症和高碳酸血症，且 PO_2 和 PCO_2 的改变与 ET、TXB_2 的含量变化存在着相关性。

3）免疫功能降低：吕磊等研究认为，IL-6、IL-8 和 TNF-α 促进肺气肿肺气虚证的发生和发展。李泽庚等对 58 例肺气虚患者研究显示肺气虚程度与外周血自然杀伤细胞（NK 细胞）活性呈负相关，认为 NK 细胞的监测对肺气虚证分度及其本质研究具有一定意义。

侯辉等对 26 例慢性支气管炎肺气虚患者的支气管-肺泡灌洗液（BALF）中中性粒细胞、巨噬细胞和淋巴细胞比例的计数及 IgA、IgG 的含量进行观察和检测，发现肺气虚证组与正常组比较，BALF 中中性粒细胞、巨噬细胞比例显著下降（$P<0.05$），淋巴细胞比例显著升高（$P<0.01$）；IgG 含量显著增加（$P<0.01$），IgA 含量有下降的趋势，但无统计学意义（$P>0.05$）。王国俊等观察 50 例肺气虚证尘肺患者的免疫球蛋白水平的变化，发现肺气虚证患者 IgG 含量增高。张伟等通过放射免疫法分别对肺气虚证和空白组大鼠的肠组织 sIgA 含量进行了检测，结果发现肺气虚证大鼠肠组织 sIgA 含量明显低于空白对照组（$P<0.01$）。

4）生化方面的改变：①细胞能量代谢：廖承济等发现肺气虚者能量代谢的若干生化指标中，血清蛋白结合碘值明显低于健康对照组，说明能量代谢有所减弱；林求诚观察细胞能量代谢变化时亦发现，随着肺-脾-肾虚证的发展，红细胞 ATP 含量和 ATP 酶含量递减，血浆乳酸含量递增，而柠檬酸含量递减。②自主神经功能：赵江云等对肺气虚患者血、肺泡及支气管肺灌洗液（BALF）进行了研究，结果发现 BALF 中过氧化脂质（LPO）明显升高，超氧化物歧化酶（SOD）明显下降，而外周血 SOD、LPO 与对照组相比无明显差异。认为隐性肺证和肺气虚证局部氧自由基代谢具有不同的特点，在肺组织局部自由基参与的损伤与抗损伤过程中早期病理改变（隐性肺证）以抗损伤性改变为主，而晚期病理改变（肺气虚证）为主，反映氧自由基与局部免疫和自主神经功能相关。林文森发现肺气虚者鼻腔分泌物中 cAMP 含量亦低于对照组，均提示有自主神经功能紊乱，以副交感神经功能亢进为主。③内分泌及微量元素：张杰根等对 58 例老年肺气虚患者和 20 例正常对照者进行三碘甲状腺原氨酸（T3）、甲状腺素（T4）测定，发现肺气虚患者 T3、T4 均明显低于对照组（$P<0.05$ 或 $P<0.01$）；不同程度肺气虚证候患者组间比较，也有显著性差异。刘涌等观察慢性支气管炎肺气虚证大鼠血清丙二醛（MDA）的变化发现，模型组 MDA 升高，与对照组比较差异有显著性（$P<0.05$），表明肺气虚证大鼠血浆中 MDA 含量变化是肺气虚发生发展过程中重要客观指标之一。④赵勤萍等对慢性支气管炎肺气虚证患者全血、头发、血清中镍、铁、钴、锰、铜、锌六种微量元素的含量进行分析，发现慢性支气管炎肺气虚证患者体内镍、锌含量降低（$P<0.05$ 或 $P<0.01$），铜、铁、钴含量明显升高（$P<0.05$ 或 $P<0.01$）；慢支肺气虚证全血中镍元素水平亦降低（$P<0.05$），铜、铁、锰元素含量升高（P 均 <0.01），锌水平降低；慢支肺气虚证血清中铜、铁元素含量也明显升高（P 均 <0.01），锌水平降低（$P<0.05$）；同病异证组微量

元素和异病同证组微量元素改变有所不同。周庆伟对 120 例慢阻肺肺气虚患者血浆、红细胞、尿中微量元素进行了测定，认为微量元素失调是导致慢阻肺肺气虚证发生的一个重要因素。

5）基因的改变：李泽庚等利用基因芯片技术研究发现肺气虚证患者/健康人外周血 T 淋巴细胞相关差异表达基因 45 条，其中上调 41 条，下调 4 条。肺气虚患者/健康人、肺阴虚证患者/健康人均高表达的 5 条差异基因中，其中的 3 条基因（HBB、HBA1、HBA2）与氧的运输有关。同时认为，COPD 肺气虚证患者咳嗽、气短、呼吸困难等症状，可能与 3 条基因导致氧运障碍有关。王哲等对肺气虚证模型大鼠肺、肾组织 AQPs 表达及其影响机制研究，发现肺气虚证大鼠模型组与对照组比较 AQP1mRNA 表达下调、AQP4mRNA 表达上调；与对照组相比肾组织 AQP1mRNA、AQP2mRNA 表达上调，AQP4mRNA 表达下调。并认为在机体水液代谢过程中，肺、肾组织表达某些 AQPs 的反向表达可能是"肺肾相关"的物质之一。

综合研究表明：肺气虚有肺通气功能轻度改变，肺血流量减少，微循环轻度障碍，副交感神经功能亢进，微量元素变化，细胞能量代谢和内分泌轻度改变，呼吸道局部免疫和细胞免疫功能下降。

（2）肺阴虚的近代研究：近年来对肺阴虚进行的研究发现，肺阴虚者血液流变学、免疫功能、微量元素等方面均有一定变化。

1）高黏血症改变：刘素蓉通过对包括呼吸道疾病在内的多种患者进行血液流变学检测后指出，阴虚之人存在着瘀血状况，其全血还原比黏度，高、低切，血浆比黏度，红细胞电泳时间，血沉，血小板 1 相和 1 相聚集率均高于正常人，血球压积值明显低于正常人，从而说明阴虚主要是血浆成分增高，血液较稠。

2）免疫功能降低：李泽庚等发现肺阴虚证患者 CD3$^+$/CD25$^+$ 明显下降，造成肺阴虚证患者总 T 淋巴细胞数减少，免疫功能降低。张士金等以灌服沙参麦冬汤作为反证发现肺阴亏虚咳嗽组血清 IL-1、IL-6、TNF 含量的变化，肺泡灌洗液中 sIgA 含量的变化与正常对照组相比存在显著性差异。

邵长荣观察阴虚型肺结核患者的淋巴细胞转化试验，用阴虚型基本方治疗后，患者淋巴细胞转化率显著提高，并测得肺阴虚者 T 淋巴细胞计数的平均值低于正常。何雄等报道肺阴虚者 NK 细胞明显低于正常对照组，NK 细胞活性缺陷，可导致机体抗肿瘤、抗感染及细胞免疫低下。南征等通过实验检测发现，肺阴虚者淋转试验显著低于正常，亦显著低于肺气（阳）虚患者。肺阴虚者血清 IgG 和 IgA 含量明显高于正常和肺气虚患者。并随着病情进展，此种抗体分泌功能衰竭，血清 IgA 和 IgG 水平下降。

（3）微量元素改变：王秀云等报道，以慢性支气管炎为主的阴虚患者，发锌含量与正常人比较明显下降。戴豪良等检测 23 例肺肾阴虚者，头发锌、锰、镍、钙值下降，发铜值增高。杨德诚等对肺阴虚者人发 15 种元素值的多元逐步回归分析表明，铁、铜、钙、镁、锌诸元素与肺阴虚的发生有关，但非本质性因素。硒虽在单因相关分析中由于各种因素正负作用抵消未呈现显著性，仅在多元逐步回归分析时呈现与肺阴虚的发生显著正相关，提示硒是肺阴虚发病的重要因素。

（三）脾病病机

脾属土而性属阴，位于腹腔之上，膈膜之下，与胃隔膜相连，互为表里。脾为仓廪之官，运化水谷津液，化生营卫气血，执中央以溉四旁，充养五脏六腑、肌肉、筋膜、五官九窍、四肢百骸。脾主升清而上滋心肺头目，保持内脏位置恒定，主统血而防止血溢脉外，为气机升降之枢纽，血液运行之辅佐，水液代谢之保证，气血生化之本源，对人体生命活动的正常进行有十分重要的意义。

脾与人体多方面生理功能有密切的关系。发生病变时，病理上易引起消化障碍，水液失调，气机紊乱，血液失运，卫外不固，全身营养缺乏。

消化障碍：脾主运化，能消化、吸收、输布水谷精微，营养全身。各种病因可使脾失健运，消化功能紊乱，饮食不化，精微失布，易见纳呆不饥、食少难化、脘腹胀满、腹痛肠鸣、腹泻下痢、便溏或便秘、尿少或频等表现。

水液失调：脾在运化水谷精微的同时，亦吸收、输布水液，使水津四布，五经并行，水道通调，水液平衡。脾失健运，土不制水，水津失布，水液停滞，水湿泛溢，化饮生痰，聚湿为患，易见湿浊、痰饮、水肿、臌胀、肥胖、咳喘、带下等表现。

气机紊乱：脾气以上升为顺，脾气升清，带动全身气机上行，与胃气降浊相互为用，成为调节全身气机升降运动之枢纽。脾气受伤，不主升清，反而下降，可使全身气机升降失调而紊乱。脾气不升，水谷精微不能上输心肺头面耳目，清窍失养，而见头目眩晕、面色淡白、口咽不利；脾气不降，气滞中焦，而见脘腹胀满、纳呆食少、饮食不化；脾气下陷，气机下坠，升举乏力，可致脘腹重坠、便意频数、久泻久利、肛门重坠或脱肛、内脏下垂诸表现。

血液失运：脾藏营，化生营血。脾生气，气旺统摄血液，运行不息，循环脉内，而不外溢。脾气虚弱，统摄无权，血不归经，可致血液外溢，血脱妄行。脾不统血于上，血从上溢，而见衄血、咯血、吐血；脾不统血于下，血向下流，则为尿血、便血、月经过多、崩漏下血；脾不统血于肌肤，血从皮出，则为肌衄。脾不统血，血溢脉外，停留脏腑组织局部，可成瘀血，转化为病理性致病邪气，引起更为复杂病机变化。

卫外不固：《灵枢·五癃津液别》云："脾为之卫"。《金匮要略·脏腑经络先后病脉证》有"四季脾王不受邪"之说，均指出脾气具有防卫抗邪的功能。脾气旺盛，化生宗气，滋生卫气，护卫肌表，抗御外邪。若脾气虚弱，不能化生卫气，卫阳不足，腠理不密，不能卫外为固，易致外邪入侵，引起感冒，表现为自汗、恶风、鼻塞清涕、神疲乏力、反复发作等症。同时因其化源不足，气血亏虚，全身脏腑功能低下，抗病力减弱，使疾病缠绵难愈。

营养缺乏：脾为后天之本，气血生化之源，能化生气血，生成津液，转化肾精，滋生神气，营养全身。脾气受伤，生化之源匮乏，机体缺乏气、血、精、津液等基础物质的供养，脏腑功能活动衰退，全身呈现营养不足而致的形体消瘦、神疲乏力、少气懒言、困倦嗜卧、心悸失眠、面色淡白无华等虚羸症状。

外感六淫，风寒湿热；内伤七情，忧思抑郁；饮食不节，饥饱失宜；劳倦过度，起居不时；痰湿内停，水气不化；瘀血饮食，停滞内阻；久病重病，失治误治；禀赋不足，疾病传变，均可成为脾病的致病因素。

脾胃同处中州，关系密切。从《黄帝内经》开始，常把脾胃相提并论。在《素问·太阴阳明病》中有"阳道实，阴道虚"之说。后世更有"实则阳明，虚则太阴"之论，提出了脾病多虚，胃病多实的病理趋向。实际上脾与胃病应分开而论，脾病不仅虚证居多，实证亦并非少见。《黄帝内经》中不仅直接点出"脾虚"的名称，还阐述其病机和表现。如《素问·示从容论》中有"肝虚、肾虚、脾虚，皆令人体重烦冤"，"夫脾虚浮似肺"等说法。虽未提出"脾实"之名，但有"脾气盛"，"脾病身痛体重"（《素问·标本病传论》）和"形气有余则腹胀泾溲不利"（《素问·调经论》）等论述，为"脾实"病机奠定了基础。张仲景秉承《黄帝内经》旨意，在《伤寒论·平脉法》中说："趺阳脉，滑而紧，……紧则脾气强，持实击强痛还自伤。"从脉象上对"脾实"的病机加以阐述。王熙在继承和发扬《黄帝内经》学术思想的基础上明确提出"脾实"、"脾虚"的名称和病机。如《脉经·平人迎神门气口前后脉》说："脾实，病苦足寒，胫热，腹胀满，烦扰不得卧。""脾虚，病苦泄注，腹满气逆，霍乱呕吐，黄疸，心烦不得卧，肠鸣。"华佗《中藏经》不仅把脾脏虚实病机专列篇名，还作了深入的探讨。如《中藏经·论脾脏虚实寒热生死逆顺之法》说："脾实则时梦筑墙盖屋，盛则梦歌乐。""脾虚则精不胜元气之失，溺不能自持，其脉来似水流。"擅长脏腑辨证的儿科专著《小儿药证直诀》创立了泻黄散，七味白术散，开始了对脾病虚实病机的辨证治疗，被张元素崇赞为"脾，……如无他证，虚则以钱氏益黄散，实则泻黄散"（《医学启源·主治心法》），更加巩固了虚实辨证在脾病中的地位。后世许多医著如《丹溪手镜》、《笔花医镜》对脾病辨证时都十分重视脾虚和脾实病机的鉴别。如《丹溪手镜·五脏虚实》所说："脾虚：四肢不举，饮食不化，吞酸或不下食，食则呕吐，腹痛肠鸣，溏泄，脉沉细软弱。脾实：心胸烦闷，口干身热，颊肿，体重，腹胀寒饥，舌根肿，四肢怠堕，泄下利，脉紧急实。"对脾病虚实病机作了最精辟的论述和发挥，对脾病的辨证产生深远影响，而颇受医界关注，沿用至今。

1. 脾实的病机　脾的主要生理功能是主运化，与饮食水液的消化、吸收、输布，气血津液的化生、运行有密切关系。发生病理变化时，外邪的侵犯，饮食的损伤，水谷精微、津液运行障碍，气机升降运动失常，血行不畅瘀滞，病理产物贮留，均会伤脾。脾运受困，脾气壅滞，邪正剧烈相争，亢盛有余，引起脾实的病机。应当说脾病多虚，反映了病理趋势的主流。但脾气易困致实，临床确实并非少见。《素问·至真要大论》说："诸湿肿满，皆属于脾。"是对脾实病机最早的描述。《素问·标本病传论》说："脾病身痛体重，一日而胀，二日少腹腰脊痛，胫酸，三日背胠筋痛，小便闭，十日不已，死。"更为准确地反映了脾实的病机和传变。《难经·十六难》发挥其旨说："假令得脾脉，其外证面黄，善噫，善思，善味；其内证当齐（脐）有动气，按之牢若痛，其病腹胀满，食不消，体重节痛，怠惰嗜卧，四肢不收。"进一步阐述了脾实的病机表现。《备急千金要方·脾胃俱实》明确指出："右手关上脉阴阳俱实者，足太阴与阳明经俱实也。病苦脾胀腹坚，抢胁下痛，胃气不转，大便难，时反泄利，腹中痛……名曰脾胃俱实也。"钱乙在总结前人经验的基础上把脾实的病机高度概括为"脾主困"三个字，反映在他的儿科名著《小儿药证直诀·五脏所主》中，按照五脏分治，提出脾病"实则困睡，身热，饮水"。万全申明其义，认为"困"的实质是脾气为病邪所困。故临床多见胃纳呆困，不欲饮食，肢体困重，困睡懒言，身体困倦等一派邪实阻困的表现。反映了脾病除虚损外的另一类病理趋势，说明脾实病机广泛存在，不容忽视。温病学派兴起，揭示风湿、湿热、暑湿、寒湿等六淫邪气容易犯脾，困阻脾气，使脾实的病机更为复杂多变。不过归纳起来，以脾的阳气变化为中心，脾实的病机可概括为脾气郁滞和脾火（阳）亢盛两大方面。

值得注意，脾实与脾虚的病机不可截然分开。根据"邪之所凑，其气必虚"的原理，脾为邪困，总会伤脾。脾虚运化无力，又可助长邪气和病理产物的停留，加重脾实的病机。从理论分析，脾实之中或多或少包含脾虚，少见单纯之脾实。但从临床实践而言，只要以邪实为主，虚为辅，脾实代表矛盾的主要方面，都可视为脾实的病机。

（1）脾气郁滞：脾气代表脾的功能活动，是脾主运化、升清、统血的原动力。生理状态下，脾气充沛，可保证脾的各种功能活动正常发挥。邪气犯脾，脾气亢盛，并非脾气充沛，而是病邪或病理产物困顿、郁滞脾气，称为脾气郁滞。不仅不能加强脾胃正常的功能活动，亢则为害，反致脾的各种功能失常。如《灵枢·淫邪发梦》说："脾气盛，则梦歌乐。"可致神魂不安。《诸病源候论·脾病候》亦说："脾气盛，为形有余则病腹胀，泾溲不利，身重苦饥，足痿不收，胻善瘛，脚下痛，是为脾气之实也。"均说明脾气亢盛，不主运化、肌肉、四肢，可致消化、运动等功能障碍。忧愁思虑、寒湿病邪、痰饮水气、饮食瘀血最易郁滞脾气。根据致病原因的不同，脾气亢盛而致脾实的病机可分为思虑滞脾、寒湿困脾、痰浊阻脾、饮食伤脾、瘀血积脾等几个方面。

1）思虑滞脾：正常生理状态下，思为脾志。若七情内伤，过度忧思抑郁，可伤及脾气。如《素问·阴阳应象大论》说："思伤脾。"《素问·举痛论》说："思则气结。"张介宾进一步指出："但苦思难释则伤脾。"都强调思虑太过，可致脾气郁滞。脾主运化，忧思气结，运化失司，食入难消，停结心下，气滞中焦，可致胃纳呆滞、不饥不食、食少难化；脾不升清，胃浊难降，气结中焦，则为心中郁闷、脘痞腹胀、腹痛矢气、大便溏稀，苔白略腻，脉弦等症。《三因极一病证方论·内所因治论·七气证治》说："思伤脾，气留而不行，积聚在中脘，饮食腹胀满，四肢怠惰，故经曰思则气结。"是对思虑伤脾，脾气郁滞而引起脾实病机的精辟阐述。《妇科玉尺·月经》云："忧愁思虑，心气受伤，则脾气失养，郁结不通，腐化不行，饮食减少。"指出思虑过度，伤心及脾，可致脾气郁滞，形成脾之实证。若情志抑郁，曲意难伸，肝郁及脾，或肝气旺盛，肝气犯脾，脾气不升，胃气不降，气机壅滞，亦可导致脾气郁滞。表现为胸胁满闷，善太息，腹胀腹满，腹痛作泄，泻后痛减，反复发作，苔白，脉弦等肝脾不调的症状。正如《临证指南医案·肿胀》所云："脾胃主气，愤怒怫郁，无不动肝。肝木侮土，而脾胃受伤，郁久气不转舒。"《笔花医镜·肝部》亦说："肝之实，气与内风充之也，脉左关必弦而洪。其症为左胁痛，为头痛，为腹痛，小腹痛，为积聚，为疝气，为咳嗽，为泄泻。"清楚地阐明了肝气乘脾可致脾气郁滞而引起腹痛泄泻的病机。

2）寒湿困脾：太阴脾土，主司水湿，得阳始运，喜燥恶湿。湿为阴邪，易伤阳气，阻遏气机，与脾有特殊的亲和性，故脾土易被寒湿之邪犯扰为患。湿之外受，得之于淋雨涉水，居处潮湿，冒伤雾露，水中作业；湿之内生，得之于恣食瓜果，嗜茶好酒，或因脾虚失运，内湿自生。外湿内湿，互为因果，均易伤脾。寒湿为患，最易困顿脾气，损伤脾阳。脾气困顿，运化失职，水谷难消，气阻中焦，则为脘痞腹胀、纳呆食少、泛恶欲吐、腹痛肠鸣、腹泄便溏、舌淡胖、苔白腻、脉濡缓等症状。水湿不化，泛溢肌肤，而为水肿肥胖。水湿下流，带脉失约，而为白浊带下。湿性重浊，脾气被遏，经脉不利，而为头身酸重、神疲困倦。脾湿过盛，土湿木郁，肝气不达，胆失疏泄，胆汁外溢，发为阴黄，面目肌肤晦暗如烟熏。脾阳不振，湿从寒化，失于温煦、推动，则见畏寒肢冷，精神不振，面色淡白无华等表现。《杂病源流犀烛·湿病源流》云："经曰：诸湿肿满，皆属脾土。此言土湿过甚，则痞塞肿满之病生。经故又曰：诸痉强直，积饮痞膈，中满吐下霍乱，体重胕肿，肉如泥，按之不起，皆属于湿也。盖太阴湿土，乃脾胃之气。"说明湿困脾气，脾失健运，可致痞满、肿胀、吐泻诸症。《医原·湿气论》亦说："内伤寒湿，……脾胃阳伤，水多土滥。脾阳伤，则见脘痞腹胀，腹痛肿胀，便溏洞泄，三阴疟疾症等证。"指出寒与湿凝，困滞脾气，可致痞满肿泻丛生。《临证指南医案·疸》说："阴黄之作，湿从寒水，脾阳不能化湿，胆液为湿所阻，渍于脾，浸淫肌肉，溢于皮肤，色如熏黄。"详细阐明了寒湿困脾，土壅木郁，胆失疏泄而致阴黄的病机。概括而言，寒湿困脾，主要病机为脾气受困，阳气受伤，脾运失职，阴寒内盛，其病属实。

3）痰浊阻脾：《杂病源流犀烛·痰饮源流》云："痰饮，湿病也。经曰：太阴在泉，湿淫所胜，民病饮积。……又曰：土郁之发，太阴之复，皆病饮发。《内经》论痰饮，皆因湿土，以故人自初生，以至临死，皆有痰，皆生于脾，聚于胃。"强调脾胃在生痰中的重要意义。虽然肺、脾、肾与痰浊生成均有密切关系，但因脾居中州，主运四旁，脾不运湿，土不制水，水湿停聚，易生痰浊，故古人早有"脾为生痰之源"之说。痰浊已成，又可作为继发致病因素，损害脾胃，困顿脾气运化，阻滞气机升降，加重脾气郁滞。除见咳嗽气喘、胸闷痰多、滑利易咳外，表现有较多的脾气郁滞症状。如脘痞腹胀，纳呆食少，口淡无味，肠鸣腹泻，身倦乏力，形体肥胖，舌淡胖，苔白厚腻等症。李杲《脾胃论·脾胃胜衰论》说："少食而肥，虽肥而四肢不举，盖脾实而邪气盛也。""脾实"是指脾气壅实，"邪气盛"是指痰湿内盛。故这种人饮食很少，反而体胖，虽胖而四肢无力，充分阐述了痰浊阻脾的病机。又如《医学入门·痰门》说："生于脾，多四肢倦怠，或腹痛肿胀，泄泻，其脉缓，肥人多有之，名曰湿痰。"《杂病源流犀烛·痰饮源流》亦说："在脾曰湿痰，其色黄，滑而易出，多倦怠，软弱喜卧，腹胀食滞，脉必缓，或挟虚、挟食、挟暑、挟惊，各宜从脾分治。"均详细说明了痰浊阻脾的病理表现。

4）饮食伤脾：饮食是人体生命活动的基本物质，有益于健康。稍有失宜，则反而为害。如饥饱失常，饮食不洁，偏嗜食物，既可损胃，又可伤脾。正如《脾胃论·脾胃胜衰》所云："饮食不节则胃病，……胃既病，则脾无所禀受。"饮食伤脾，主要影响脾气，脾气困阻，运化失职，脾运艰迟，化食无能，升降失司，气滞中焦，故见胸闷脘痞、纳呆口淡、腹胀腹满、腹痛拒按、肠鸣泻利、便下酸腐秽臭、四肢困倦、舌苔厚腻、脉滑等症。正如《脾胃论·饮食伤脾论》所云："《四十九难》曰：'饮食劳倦则伤脾。'又云：'饮食自倍，肠胃乃伤。'肠澼为痔。夫脾者行胃津液，磨胃中之谷，主五味也。胃既伤则饮食不化，口不知味，四肢困倦，心腹痞满，兀兀欲吐而恶食，或为飧泄，或为肠澼，此胃伤脾亦伤明矣。"这里言伤食引起腹满便溏，四肢困倦，是胃病及脾，病位侧重于脾，为脾气受困，运化失司。与饮食伤胃，自然有别。

5）瘀血积脾：脾主运化，又主统血。饮食不节，或劳倦过度，损伤脾胃，胃不主受纳，脾不司运化，脾胃气滞。日久伤及脾气，脾虚不能统摄血液，血溢脉外，停滞肠间，形成瘀血。瘀血既成，不仅失却正常的濡养作用，反而易与肠间汁沫、停滞津液相互作用，迫聚不散，形成积聚。如《杂病源流犀烛·积聚癥瘕痃癖痞源流》说："卒然多饮食则胀满，起居不节，用力过度则阳络脉伤，阳络伤则血外溢，阴络伤则血内溢，血内溢则后血，肠胃之络伤则血溢于肠外，肠外有寒，汁沫与血相搏，则并合凝聚不得散，而积成矣。"瘀血作为病理致病因素，停聚胃肠，又会加重脾气的困滞，影响脾气的运化，出现心下有形之包块、痞塞疼痛、腹胀腹满、四肢倦怠、呕吐腹泻、黄疸、水肿等症状，称为脾积。如《医碥·积聚》所说："脾积名痞气，在胃脘，大如覆盘，痞塞不通，心背痛，饥减饱见，腹满吐泄，久则四肢不收，发黄，饮食不为肌肤，足肿肉消。"除发黄是由土壅木郁，胆气不疏所为外，其余症状均系瘀血积脾，脾气郁滞，气滞不通和运化失职所致。西医学中肝脾肿大，肝硬化腹水，腹大如鼓，腹壁青筋，面、颈、胸部丝状红缕，肝脾坚硬如石，皆为脾虚夹瘀，七情内伤，土败木贼使然。正如《丹溪心法·鼓胀》所云：

"脾土之阴受伤，转输之官失职，胃虽受谷，不能运化，故阳自升，阴自降，而成天地不交之否，清浊相混，坠道壅塞，热化为湿，湿热相搏，遂成鼓胀。"其中"清浊相混，坠道壅塞"就是脾胃运化失调，升降失司，清浊不分，气机阻滞，血行瘀阻，壅塞经络坠道，导致气滞、血瘀、水停，而成臌胀。这里因脾虚致瘀，又因瘀困脾，互为因果，恶性循环，故臌胀迁延难愈。

总之，脾气为情志、寒湿、痰饮、饮食、瘀血等病邪或病理产物所困，导致脾的运化失调，引起脾实一类的病机变化。病情日久，亦可损伤脾气，引起脾气虚、脾阳虚之类的病机变化。与其他脏腑的关系上，寒湿困脾，痰浊阻脾、瘀血积脾，土壅木郁，可致肝失疏泄，肝气郁结；反之，情志不遂，肝气郁结，肝气犯脾，均可形成肝脾失调的病机变化。

(2) 脾火亢盛：脾之阳气，具有温煦、激发、推动脾运的作用。若阳气过盛，亢奋有余，则可发展形成脾火亢盛的病机。常见原因有感受六淫之邪，郁于脾经化火。如感受湿邪，阻郁中气，湿郁成热。或感受湿热之邪，湿热煎熬，痰火内生；其次饮食不节，食积内停，或长期饮酒，嗜食肥甘，损伤脾运；或过服辛辣刺激、不易消化食物，致脾经蕴热，郁而化火。此外，如思虑过度，气机郁结亦可化火，称为"五志化火"。正像《医家四要·火有七说》所说："凡有五志之火者，……思虑过饱，则火起于脾。"

早在《黄帝内经》时期已有关于脾火亢盛的不少论述。如《素问·刺热》说："脾热病者，先头颊痛，颜青，欲呕，身热。热争则腰痛不可俯仰，腹满泄，两颔痛。"《素问·痿论》亦说："脾气热，则胃干而渴，肌肉不仁，发为肉痿。"《金匮要略·黄疸病脉证并治》还有"痹非中风，四肢苦烦，脾色必黄，瘀热以行"的论述。《备急千金要方·脾虚实》对脾火亢盛的脉症作了进一步的肯定："脾实热，右手关上脉阴实者，足太阴经也。病苦足寒，胫热，腹胀满，烦扰，不得卧，名曰脾实热。"对后世产生深远影响。《圣济总录》、《济生方》均沿于此说。直到《笔花医镜·脾部》对脾火亢盛的病理表现作了全面概括："脾热之症，右关必数，舌苔薄而黄，唇赤，其症为热吐，为流涎，为洞泄，为泻渤，为赤痢，为腹痛，为目胞肿痛，为酒疸，为眩晕，为阳黄疸。"才奠定了脾火亢盛病机的基础。脾火亢盛的病机虽然十分复杂，但可概括于两类：一是单纯性的脾阳亢盛而形成脾经实火；二是湿与热合，胶结脾气，形成湿热蕴脾的病机。

1) 脾经实火：脾阳过度亢奋，气有余蓄积为火，可生脾火。多因食积久郁，或过食辛辣刺激，或五志化火，或滥用温补所生。脾开窍于口，其华在唇四白，脾之经脉连舌本，散舌下，眼胞属脾。故脾火内焰，火势循经上炎，熏蒸于上，则见唇焦舌燥、口舌生疮、舌体肿胀、舌强舌痛、吐舌弄舌、鹅口滞颐等症。钱乙《小儿药证直诀》专制泻黄散以清脾经实火，治疗脾热弄舌、口疮、口臭、烦渴易饥、口燥唇干即是明证。吴昆《医方考·火》在注释该方时说："唇者脾之外候，口者脾之窍，故唇干口燥，知脾火也。"脾主运化，脾经实火，火盛运快，食谷易消，故善食而易饥。脾主大腹，又主肌肉四肢，脾火内盛，火壅气滞，脾气困塞，故可见大腹胀满、腹痛拒按。火热灼津，脾津不能润肠，则为便秘；不能濡养肌肉、四肢，则为肌肉萎缩，四肢倦怠不举。如《证治汇补·火症》说："腹胀有声，口臭唇肿，脾火动也。"《证治汇补·脾胃》还说："或善食而四肢削瘦，此脾强而邪火旺也。"均论证脾经实火病机的客观存在。此外，脾火亢盛，可成脾瘅。如《圣济总录·脾瘅》云："有病口甘者，此五气之溢也，名曰脾瘅。夫食入于阴，长气于阳，令人内热而中满，则阳气盛矣。故单阳为瘅，其证口甘，久而弗治，转为消渴。"总之，脾经实火可引起多种症状。《济生方·脾胃虚实论治》有段精辟的论述："及其实也，实则生热，热则心胸烦闷，唇焦口干，身热颊痛，体重腹胀，善饥善瘦，甚则舌根肿强，口内生疮，梦见歌乐，四肢怠堕，脉来紧实者，是实热之候也。"即是对脾经实火病机的全面概括。

2）湿热蕴脾：湿与热合，胶结脾气，则为湿热蕴脾。湿热由生，可外感湿热之邪而致，亦可因湿邪所中，湿郁化热而成；或嗜食辛热燥辣、肥甘厚腻、茶饮酒酪，蕴热于中而生；或由脾气虚弱，水湿不化，聚湿化热而发。无论外感还是内生湿热均与脾气自身的强弱有密切关系。凡中气素盛之人，感受湿邪，或湿自内生，从阳化热，皆生湿热。如《医贯·湿论》说："有太阴湿土所化之湿，不从外入者也。阳盛则火胜，化为湿热。"《临证指南医案·湿》则进一步指出："若其人色苍赤而瘦，肌肉坚结者，其体属阳。此外感湿邪，必易于化热；若内生湿邪，多因高粱酒醴，必患湿热，湿火之症。"充分强调体质因素在化生湿热病机中的重要意义。湿热蕴脾，可引起脾失健运、土壅木郁、湿热蕴蒸等病机变化。

脾失健运：湿热之性氤氲黏着，呈郁滞状态，蕴结中焦，阻碍气机，必然影响脾胃的升降功能，导致脾不升清，胃不降浊，气滞中焦的病理状态。大腹属脾，脾失健运，气滞脘腹，又与湿热之邪胶结难解，则为脘腹胀满、持续不解，或局部隐痛、不喜按压、或按之有充实感。如《症因脉治·湿热腹胀》说："湿热腹胀之因：湿热之邪，感入肠胃，不得外泄，湿淫太过，痞塞不通，则腹胀之症作矣。"脾与胃脏腑相连，"湿土同气"，关系密切，互为影响。脾病及胃，胃气不降，浊气上逆，不能受纳，则为厌食恶油、泛恶呕吐之症。脾运失职，湿热之邪下流，积滞肠道，阻碍气机，大肠传导失司，可致腹泻、便溏不爽、肛门灼热、便如黄糜、其气秽臭或大便干结等症。湿热下注膀胱，膀胱气化失职，可见小便短赤、急迫灼热、滞涩疼痛。湿热蕴脾，脾气不升，不能输布津液上承于口，可见口干、渴不多饮等症。薛雪《湿热病篇》云："热则液不升而口渴，湿则饮内留而不引饮。"湿热郁蒸，脾气不能升清于头，湿热上蒙清窍，则为头晕目眩。正如《医林绳墨·湿热方论》所云："湿热者，因湿而生热也，脾土为病也。……其症头眩体倦，四肢乏力，中气不清，饮食不进，小便黄浊，大便溏泄，此脏腑困湿之所伤也。"由此可见，湿热蕴脾，脾失健运，不仅形成脾气自身的郁滞，还进一步影响脾气不能升清，胃气不能下降，大肠传导失司，膀胱气化失职，津液输布阻碍，病机十分复杂。

土壅木郁：湿热蕴结中焦，脾气困阻、湿土阜厚，土气壅塞，木反被郁，胆气不疏，胆汁不循常道，外溢于面目肌肤，发为黄疸。可见头目全身皮肤发黄，鲜明如橘子色。湿热行于皮肤而作瘙痒，胆气郁滞而作右胁胀痛。《医醇剩义·黄疸》说："经曰：面目发黄，小溲赤涩，安静嗜卧者，黄疸也。此系脾有积湿，故倦怠嗜卧，胃有积热，故发黄溺赤。"《症因脉治·正黄疸》亦说："正黄疸之因，脏腑积热，并于脾胃之间，外因风湿相搏，闭郁腠理，湿热熏蒸，盒而成黄。"两处均明确指出脾胃湿热形成黄疸之症，却未详细阐明湿热蕴脾引起胆汁外溢而成黄的病机，但可根据五行"相克"传变的理论分析而知。胆属木，脾属土，脾气壅塞，土气过旺，胆气不能疏土，反被土侮，木气滞塞，胆气郁滞，胆汁逆行，黄疸乃成。《四圣心源·黄疸根源·谷胆》说："陈腐壅遏，阻滞脾土，木气遏陷，土木郁塞，则病黄。"是对土壅木郁这一病机的高度概括和精辟阐述。

湿热郁蒸：脾主运化水湿，与湿的亲和力最强，湿热易蕴结中焦，湿困热停，相互胶结，湿性黏滞，遏热内伏，里热渐盛，则身热不扬；湿困热中，湿中蕴热，热势外迫，蒸湿为汗，热随汗泄，故见身热起伏；邪热为湿所遏，不易透达，湿性黏腻难去，病势不为汗衰，故见汗出热减，既而复热之症。如《增补评注温病条辨·中焦》说："脉缓身痛，舌淡黄而滑，渴不多饮，或竟不渴，汗出热减，继而复热。"湿热郁蒸于脾，是湿热病引起全身发热、缠绵难解的最基本、最重要的病机之一。

脾经实火、湿热蕴脾的病机进一步发展，可引起脾胃阴虚，脾肝不调，脾胃湿热等病机变化。

脾胃阴虚：脾火亢盛，或湿热久留化热，均可耗伤阴液，先伤及脾阴，然后波及胃阴，既而形成脾胃阴虚的病机。可见脘痞腹胀，饥不欲食，消瘦便秘，舌红苔少等表现。

脾肝不调：湿热蕴脾，土旺侮木，肝胆失疏与脾失健运互为因果，形成脾肝不调的病机。此乃脾胃湿热影响肝胆，是脾胃湿热与肝胆湿热并存。虽然前者为因，后者为果，但习惯上仍称为肝胆湿热。既有厌食恶油、纳呆腹胀，又见胁痛口苦、头眩黄疸等症。

脾胃湿热：湿热蕴脾，进而犯胃，脾失健运，胃失和降，相互影响，形成脾胃湿热的病机。既见纳呆腹胀、腹泻便溏，又见脘痞呕恶，厌食嗳气等表现。

此外，湿热由脾胃下移大肠，可形成大肠湿热的病机，可见腹胀腹痛，便溏不爽，肛门灼热等症。湿热久蕴，影响气血运行，气滞血瘀，可形成癥瘕积聚等症。

2. 脾虚的病机　脾胃为气血生化之源，又是气机升降之枢纽，在人体生命活动中具有极其重要的地位，被历代医家称为"后天之本"。在生命活动和疾病过程中，气、血、津液大量损耗，气机升降逆乱，均会影响脾胃功能，导致脾胃虚损的发生，故许多疾病中都包含着脾虚的病机。如《素问·太阴阳明论》说："阳道实，阴道虚。"对脾病多虚，胃病多实的病机趋向作了高度概括。《幼科发挥·原病论》说："脾胃虚弱，百病蜂起。"从临床实践出发，强调了诸多疾病中，脾虚病机尤为多见。许多病因，如外感六淫的损伤，饮食失调，劳倦过度，思虑日久，吐泻太过，病久失调，失治误治等均会伤脾而引起脾虚的病机。

据现存资料，马王堆汉墓帛书《足臂十一脉灸经》中，足太阴脉病候有腹痛、腹胀、不嗜食等症状，可以认为是脾虚症状的早期文字记录。脾虚病机的提法首见于《黄帝内经》。《灵枢·本神》云："脾气虚则四肢不用，五脏不安。"《素问·脏气法时论》云："脾病者，……虚则腹满，肠鸣，飧泄，食不化。"是后世讨论脾虚病机之滥觞。汉·张仲景《金匮要略·呕吐下利病脉证治》说："趺阳脉浮而涩，浮则为虚，涩则伤脾，脾伤则不磨，朝食暮吐，暮食朝吐，宿谷不化，名曰胃反。"从脉象分析了脾虚病机的变化。《中藏经·论脾脏虚实寒热生死逆顺之法》说："脾虚则多癖，喜吞酸，痢不已。"又说："脾虚则精气不胜元气之失，溺不能自持，其脉似水流。"首先论脏腑虚实，明确提出了脾虚的名称。隋唐宋代对脾虚的病机有所发展，《诸病源候论》，《备急千金要方》均按五脏系统归类，阐述脾虚病机。钱乙《小儿药证直诀·虚实腹胀》有"小儿易为虚实，脾虚不受寒温，服寒则生冷，服温则生热，当识此勿误也"之说，指出脾虚病机的特性。金元时代，易水学派对脾虚病机的研究取得巨大成就，张元素著《脏腑标本寒热虚实用药式》根据虚实分类的病机对脾胃病进行比较系统的辨证。李杲《脾胃论·脾胃盛衰论》从脾胃虚损出发，提出"百病皆由脾胃衰而生"的著名病机论点，全面阐述脾虚病机在全身发病中的重要意义，奠定了"脾胃学说"的基础，成为补土派的创始人。继李杲之后，研究脾虚的医家，代不乏贤。王好古著《阴证略例》，继承了张（元素）、李（杲）的理论，提出"阴证论"，补充了张、李重视脾胃气虚，忽略脾胃阳虚理论之不足。明清时期，脾虚病机得到进一步发展和完善。明·张介宾对李杲脾胃论的思想推崇备至，并对脾虚与五脏发病关系的病机作了更为全面的论述。清代·吴澄在《不居集》中开创脾阴虚之说，唐宗海《中西医汇通医精经义·五脏所藏·脾藏意》有"脾阴不足则记忆多忘"之言，从而使脾虚的病机更加充实和完善。长期以来，广大中医工作者认为脾虚以气虚和阳虚较为多见，较少提及阴虚。通过近代广泛深入的研究，认为脾阴虚的病机从明清开始已有论述，在临床上又有着实际的运用价值，逐渐受到大家的重视。关于脾的血虚，至今少见论述，有待深入发掘。

（1）脾气虚：《黄帝内经》最早提出脾气虚的病机，并作了详细精辟的论述。如《素问·脏气法时论》说："脾病者，……虚则腹满，肠鸣，飧泄，食不化。"指出脾气虚可引起消化不良的各种表现。《素问·方盛衰论》亦说："脾气虚，则梦饮食不足，得其时，则梦筑垣盖屋。"提示脾气虚可引起一系列精神症状。《灵枢·本神》又说："脾气虚则四肢不用，五脏不安"，阐述了脾气虚可致全身营养不良。继后，《伤寒论》《中藏经》《诸病源候论》《备急千金要方》《圣济总录》都在此基础上作了大量的发挥。李杲《脾胃论》基于脾气虚则元气衰，元气衰则疾病由此而生的思想，创立了脾胃学说，为后世研究脾气虚的病机奠定了基础。导致脾气虚原因很多，如"饮食自倍肠胃乃伤"（《素问·痹论》）；"饮食劳倦则伤脾"（《素问·本病论》）；"思伤脾"（《素问·五运行大论》）；"肾移热于脾，传为虚"（《素问·气厥论》）等均可伤及脾气。此外，小儿喂养不良，成人年高体衰，失治误治亦可引起。多种多样致病原因，使脾气虚在脾虚证中成为最常见、最基本的病机之一，表现十分复杂。概括起来可分为脾虚失运，脾气不升，脾不统血和脾气不荣等几个方面。

1）脾虚失运：脾主运化，可消化水谷，吸收和转输水谷精微，参与饮食物的消化过程。又可吸收、输布水液，调节人体水液代谢平衡。脾气虚，运化功能失司，则有水谷失运、水湿不化两类病机变化。

水谷失运：脾对水谷的运化，是依赖脾气的旺盛，才能助胃以消化水谷，吸收营养物质，输布全身。脾气虚弱，水谷不能按时消化、转输，停滞心下，食而不化，过时不饥，胃纳呆滞，进食减少，故出现纳呆食少的主症。如《圣济总录·脾胃气虚弱不能饮食》云："论曰：水谷入口，而聚于胃，脾则播其气泽，以坤诸脏腑而已。今脾脏不足，胃气内弱，故不能饮食，虽食亦不能化也。"大腹属脾，脾气虚弱，水谷失运，停滞脘腹，阻碍气机，则为腹胀。食后增加脾运负担，运化更难，气滞更为突出，故在食后胀满益甚。大便的性状与脾的运化水谷功能密切相关。脾气虚弱，运化乏力，水谷不化，湿气滞留，水谷湿气下流肠中，导致大肠传导失司，水行肠间，则腹中隐痛，肠鸣幽幽；水谷不化而下注，脾气难于统摄，则食后欲便、大便溏薄、完谷不化、反复不止。如《素问·脏气法时论》所云："脾病者，……虚则腹满，肠鸣，飧泄，食不化。"飧泄，即言大便稀薄，夹有不消化的食物残渣，是由脾虚不能运化水谷所致。纳呆、腹胀、便溏是脾气虚、水谷失运的三大主症。此外，若脾气虚弱，失于推动，大肠传化无力，水谷久停肠中，津液被缓缓吸收，又可引起便秘。表现为多日不便，或虽有便意，如厕努力排泄，便出量少，便后常兼汗出短气，神疲乏力等症。

水湿不化：脾主运化水湿，脾气虚弱，不能输布、排泄水液，水湿不化，可引起脾虚湿停、脾虚生痰和脾虚水肿等方面的变化。

其一，脾虚湿停。脾气虚弱，不能运化，水液停滞，转化为湿，停留中焦。水湿滞留，反过来又会困扰脾气，导致脘腹气滞，引起脘腹痞闷、食欲不振。脾虚湿停，湿气散布周身，阻塞经气，则为头身困重。脾气虚，带脉不固，湿浊下流，又会引起带下绵绵、色白清稀等症。如《医碥·伤湿》中有"脾土所生之湿"的提法，此类湿病，"上下中外，无处不到"，其"在中则腹胀痞塞"。针对这种"自病土虚生湿"的病机，提出用"补土"方法，通过健脾达到除湿的目标，是脾虚湿停病机在临床上的具体运用。

其二，脾虚生痰。脾气充盛，自能健运，内湿不停，外湿不侵，则痰饮不生。脾气虚弱，水湿不化，聚湿为饮，饮化为痰，产生痰饮等病理产物。痰饮既成，随经四流，下流肠间，沥沥有声，而生肠鸣腹泻；上凌于心，阻碍心气，则为心下悸动；上渍于肺，肺失宣降，则为咳嗽，吐痰清稀。如《证治汇补·饮症》云："更有脾虚之人，每遇饮后，即觉停滞肠中，肠鸣于内，甚或作泻。"《蜀中医纂·痰饮》更明确指出："痰即人之精液，无非水谷所化，悉由中虚而然。痰即水也，其本在肾，其标在脾。……在脾者，以脾虚饮食不化，土不制水也。"较为精辟地阐述了脾虚生痰的病机。

其三，脾虚水肿。脾在水液代谢的调节中有特别重要的意义，正如《素问·经脉别论》所云："脾气散精，上归于肺，通调水道，下输膀胱，水精四布，五经并行。"脾气虚，不能运化水液，土不制水，水气泛溢，渗注经络，浸渍脏腑，浮散肌肤，令人全身面目浮肿。脾气不运，水湿不能下输于膀胱，化源减少，则为尿少。水气停留于腹，可引起腹胀、纳呆食少。如《扁鹊心书·水肿》说："此症由脾胃虚弱，为饮食冷物所伤，或因病服攻克凉药损伤脾气，致不能通行水道，故流入四肢百骸，令人遍身浮肿，小便反涩，大便反泄，此病最重。世医皆用利水消肿之药，乃速其毙也。"这里强调指出，引起水肿的病机是脾虚，如果强施通利，加速脾气损伤，不仅不能利水，反而加重水肿，增添病情。《圣济总录·水肿门》亦说："水肿之病，以脾肾气虚，不能制水，水气妄行，溢于皮肤。"再次说明脾气虚，运化失职是引起水肿的重要病机之一。

2）脾气下陷：脾胃为人体气机升降之枢纽。《医学正传·医学或问》说："其清者倏焉而化为气，依脾气上升于肺。"说明升清是脾脏功能活动的主要特点。若脾气虚弱，不能升清，则可发展成为脾气下陷的病机。《黄帝内经》中有"䐈"之病名。《灵枢·口问》说："胃不实则诸脉虚，诸脉虚则筋脉懈惰，筋脉懈惰则行阴用力，气不能复，故为䐈。"䐈通惰，意为垂下貌，由于肌肉筋脉松驰无力而下垂。"胃不实"应包括脾虚的病机，可理解为脾气不足，失于升清，不能运化水谷精微供养肌肉筋脉，筋脉松驰而导致懈惰无力，下垂之貌，是对脾气下陷病机的最早描述。《灵枢·口问》说："中气不足，溲便为之变，肠为之苦鸣。"《素问·阴阳应象大论》又说："清气在下，则生飧泄。"更明确指出脾虚失运，清气不升，反而下陷可引起胃肠功能失调而导致肠鸣、腹泻。李杲《脾胃论·饮食劳倦所伤始为热中论》说："脾胃之气下流，使谷气不得升浮。"较为精辟地阐述了脾气下陷的病机。并根据"补其中而升其阳"的原则，首创补中益气汤，为脾气下陷的病机奠定了基础。薛己较早指出脾气下陷的病机。如他在所注《明医杂著·泄泻》中说："脾气下陷而致者，宜用补中益气汤升举之。"又在《明医杂著·痢疾》中说："中气下陷不能摄血而不愈者，用补中益气汤。"张介宾在论述白浊证的成因中，也提出了"脾气下陷"的名称。如《景岳全书·杂证谟·白浊》说："白浊，……其久也，则脾气下陷，土不制湿而水道不清。"叶桂《临证指南医案·脾胃》根据"脾宜升则健"的特点，更强调脾气下陷在发病中的重要意义，他说："总之脾胃之病，虚实寒热，宜燥宜润，固当详辨。其于升降二字，尤为紧要。盖脾气下陷固病，即使不陷，而但不健运，已病矣。"脾气下陷，按其病机的发展过程可分为清阳不升、气滞于中、气机下陷三个层次。

清阳不升：脾气上升，可使水谷精微随清阳之气上升，以荣心、肺、头面耳目，发挥其滋润营养作用。脾气虚弱，不能升清，水谷精微不能上养头目，清阳不能濡润上窍，则见头昏眼花、眩晕头痛；不能上养于肺，肺气虚不能主气司呼吸，则气短少气、胸闷、声低懒言；不能上养于心，心神无主，则精神倦怠；不能上养于耳，清窍不灵，则有耳目不聪等症。如《景岳全书·杂证谟·眩晕》说："原病之由，有气虚者，乃清气不能上升，或汗多亡阳而致，当升阳补气。"此处虽然概言气虚，但众所周知，脾为生气之源，脾又具有升清功能，脾气虚，清阳不升，头窍失养，是引起眩晕的重要原因。《证治汇补·眩晕》更明确提出："脾为中州，升腾心肺之阳，堤防肾肝之阴，若劳倦过度，汗多亡阳，元气下陷，清阳不升者，此眩晕出于中气不足也。"由此可见，脾不升清，清窍失养，是导致临床头昏眼花最常见的病机之一。若脾不升清，清阳不能散布四肢，气血不能营养全身，可见形体消瘦、肌肉萎缩、肢体乏力、精神倦怠等症。正如《备急千金要方·脾脏脉论》所说："虚则举体消瘦，语音沉涩，如破鼓之声，舌强不转而好咽唾，口噤唇黑，四肢不举，身重如山。"

中虚气滞：脾气虚弱，清气不升，反而遏折，气停中焦，则为脾气痞塞之病机。脾气停滞中焦，与脾失健运互为影响，可使病机加剧，引起心下痞满、胃纳呆滞、食后尤甚等症。如《类证治裁·痞满》云："《保命集》曰：脾不能行气于肺胃，结而不散，则为痞。……中气久虚，精微不化者，升清降浊。补中益气汤加猪苓、泽泻。《医通》曰：升、柴从九地之下而升其清，苓、泻从九天之上而降其浊，所以交否而为泰也。脾虚失运，食少虚痞者，温补脾元。四君子汤，异功散。"指出脾气不能上升，气机不能上行肺胃，停结于中焦，则会形成心下滞塞不通的痞满证。或因脾气虚弱，失于运化，不能推动气机运行，清气不升，浊气不降，气滞于中，发为腹胀。此类腹胀以饥时反胀、夜半胀甚，进食或推柔按压后，打呃矢气，胀满可减为特点。饥时或夜间，心下已无饮食停留，全因脾虚运化无力，清气不升，气滞于中，不能消散所致。此属虚胀，名曰中虚气滞。《症因脉治·脾虚腹胀》说："食少身倦，脾虚不运，二便清利，言语轻微，心腹时胀时退，朝宽暮急，此脾虚腹胀之症也。"秦昌遇指出"时胀时退，朝宽暮急"为脾虚腹胀的特征，其主要病机就是脾虚乏运，升降失司，气滞于中。

气机下陷：脾气虚弱，升举无力，可使脏腑气机下坠。清气不升，陷于下腹，可引起下腹胀满、坠胀，甚至出现尿意频数，遗精等症。如《景岳全书·杂证谟·遗精》曰："遗精之证，……有劳倦即遗者，此筋力有不胜，肝脾之气弱也；有因用心思索过度辄遗者，此中气不足，心脾之虚陷也。"两种不同病因，皆涉及脾气下陷，不能统摄精微，而致遗精滑泄。脾不升清，下陷于后，气坠于肛，可引起肛门重坠、便意频数，临厕虚挣努力，排便较少，或便后气短心悸等症。脾气下陷，气不收摄，可致脱肛。如《诸病源候论·脱肛候》说："肛门大肠候也，大肠虚冷，其气下冲者，肛门反出。"《景岳全书·杂证谟·脱肛》亦说："有因久泻久痢，脾肾气陷而脱者，有因中气虚寒不能收摄而脱者，有因劳役吐泻伤肝脾而脱者。"无论什么原因，必致脾气下陷，方能引起脱肛。脾气升清，有维持脏腑位置恒定的作用。脾不升清，气机下陷，脏腑位置下移，或见胃下垂、肝下垂、肾下垂、子宫脱垂等内脏下垂的表现。如《诸病源候论·阴挺出下脱候》说："胞络伤损，子脏虚冷，气下冲则令阴挺出，谓之下脱。亦有因产用力偃气而阴下脱者。"脾主升清，脾气虚弱，清气不升，浊湿下流，清浊交混，下渗肠间，则为腹泻。由于清气下陷，腐化无能，水谷长流，常致久泻不止，完谷不化。《成方切用·补中养气汤》说："脾虚不能升举，则降多而升少，致清阳下陷则为泻痢，……泻犹未止，是脾气下陷也。"《金匮翼·飧泄》说："飧泄，完谷不化也。……又清气在下，则生飧泄者，谓阳气虚则下陷。"临床上，凡属久泻，大都包含脾气下陷的病机。脾气下陷，精微不能正常输布，下流膀胱，则见小便混浊如米泔。如《景岳全书·杂证谟·淋浊》云："白浊证有浊在溺者，其色白如泔浆，……及其久也，则有脾气下陷，土不制湿而水道不清者。"此类小便白浊，多见于小儿，是因脾气易伤，中气易陷所致。前后二阴的疮疡，可因脾气下陷，气血亏耗，余邪难尽，病情缠绵难愈，常见外阴瘙痛，疮疡溃烂难收之症。如《景岳全书·杂证谟·下疳疮》云："下疳，……日晡倦怠者，阳气虚而下陷也，补中益气汤。"总之，前后二阴的许多慢性疾病，多与脾气下陷的病机有着密切的联系。

3）脾不统血：脾气对血有固摄作用，可防止血液溢出脉外。《难经·四十二难》说："脾主裹血，温五脏。"已包含有脾主统血的意思。薛己在注解《妇人良方·调经门·月经序论》中首先提出"脾统血"的名称。他说："愚按经云脾统血，肝藏血。"又说："血者水谷之精气也，和调五脏，洒陈六腑，在男子则化为精，在妇人上为乳汁，下为血海。故虽心主血，肝藏血，亦皆统于脾。"同时薛氏还指出，脾气虚弱，气不能统摄血液运行可导致诸种出血病证。如在薛注《明医杂著·痢疾》中说："脾气虚弱，不能摄血归源。"又说："脾经气虚不能统血。""大凡血症久而不愈，多因阳气虚弱而不能生血，或因阳气虚而不能摄血。"首次提出了脾不统血的病机。其后龚廷贤在《寿世保元·健忘》中也说："思虑伤脾，不能摄血，致血妄行。"脾不统血实际上是脾气虚弱的进一步发展，突出地表现为统摄功能障碍。脾气不升，清气下陷，对下部血液固摄减弱，故本病机引起出血多见于人体的下部。常见便血、尿血、月经过多、或崩漏下血等前后二阴的出血症状。脾气不能固摄，血离经脉，泛溢于肌肤，亦可引起肌衄；如果对上部血液失于固摄，也可引起吐血、咯血、衄血等头面部出血症状。如《古今名医汇粹·诸血论》说："有思虑不遂，郁伤火动，脾不统血，而从上窍出者；有劳役过度，劳伤中气，脾不统血而从下窍出者。"由于是脾气虚弱，统摄无权，血不归经所致，故此类出血一般伴有明显的少气乏力，神疲困倦等气虚症状。病程缠绵，反复发作，出出停停，多属于慢性失血范畴。一般出血量不多，颜色淡白或紫黯，血质清稀。脾不统血多因气虚引起，也可由阳虚失于温煦和固摄所致。如《金匮翼·中虚脱血》说："中者，脾胃也。脾统血，脾虚不能摄血。脾化血，脾虚则不能运化。是皆血无所主，因而脱陷妄行。其血色不甚鲜红，或紫或黑，此阳败而然，故多无热证，而或见恶心呕吐，宜理中汤温补脾胃，中气得理，血自归经矣。"《血证论·脏腑病机》又说："经云：脾统血，血之运行上下，全赖于脾，脾阳虚则不能统血。"脾阳、脾气，二者病机不同，但因脾阳虚是脾气虚的进一步发展，故脾阳虚不能统血，实际上仍是脾气虚，统血无权病机的体现。

4）脾气不荣：脾主运化，吸收水谷精微，化生气血津液，营养滋润全身，故有脾胃为后天为本，气血生化之源之说。脾气虚弱，精微不化，气血不生，则会引起全身失养的病机。脾气不荣有形体、官窍失养之别。

形体失养：脾主运化，吸收水谷精微，能化生气血，以充养肌肉、四肢。脾气虚弱，不能化生气血，营养肌肉、四肢，则见形体消瘦、肌肉瘦削、麻痹不仁、肢软乏力、甚则痿弱不用等症。如《备急千金要方·脾脏病脉论》说："脾气虚，则四肢不用。"《圣济总录·脾胃气虚肌体羸瘦》亦说："若脾胃虚弱，不能运化水谷，则气血减耗，无以灌溉形体，故肌肉不丰而赢瘦也。"充分论证，脾气虚失养，是引起形瘦肢软的重要病机。《素问·脏气法时论》说："脾病者，身重，善肌肉痿，足不收行，善瘈脚下痛。"《医宗必读·痿》亦说："阳明虚则血气少，不能润养宗筋，故弛纵，宗筋纵则带脉不能收引，故足痿不用。"说明痿证亦与脾虚失养的病机有关。脾气虚弱，不能化生气血津液，营养滋润皮肤，津少失滋，血亏失荣，则见皮肤干燥、脱屑、弹性下降、毛发枯槁、甚至肌肤甲错等症。正如《灵枢·天年论》所说："七十岁，脾气虚，皮肤枯。"《脾胃论·胃虚脏腑经络皆无所受气而俱病论》云："胃虚则无所受气而亦虚，津液不濡，睡觉口燥咽干而皮毛不泽也。"进一步指出脾不为胃行其津液，津少失濡，则皮肤、毛发枯燥。

官窍失养：《素问·阴阳应象大论》指出："谷气通于脾，六经为川，肠胃为海，九窍为水注之气。"说明九窍与脾胃在生理功能上有密切的关系。这是因为九窍为五脏所主，五脏的水谷精微源于脾胃，脾气虚弱，水谷精微不能化生五脏之精气而供养九窍，官窍失养，则会发生病变。如《素问·玉机真脏论》有脾"其不及，则令人九窍不通"的论述。《素问·通评虚实论》更明确指出："头痛耳鸣，九窍不利，是肠胃所生也。"临床上脾气虚弱，九窍失养，可见头昏眼花、视力疲劳、眼睑下垂、耳鸣耳聋、鼻流清涕、嗅觉失灵、咽喉干涩不适、口疮流涎、唇风齿痛、口淡乏味、或吐白沫、二便不调等症。《脾胃论·脾胃虚则九窍不通论》说："脾为至阴，本乎地也。有形之土，下填九窍之源，使不能上通于天，故曰五脏不和，则九窍不通。"进一步阐明，脾气虚弱，气少则精微不生，精微不足则血亏，气血不足五脏失养，官窍失荣，而引起各种病理表现的病机。

5）气虚发热：脾气虚弱，清阳不升，阳气浮越肌表，郁而发热，则为脾虚发热的病机。此类发热，热势不高、时作时止、遇劳则甚、不任风寒，当劳累时阳气浮张，阵阵而作，汗出热减；或偶有高热，持续不退。兼面色淡白，头晕眼花，气短懒言，神疲乏力，舌质淡，脉虚弱等症状。《脾胃论·饮食劳倦始为热中论》云："故脾证始得，则气高而喘，身热而烦，其脉洪大而头痛，或渴不止，其皮肤不任风寒而生寒热。……脾胃之气下流，使谷气不得升浮，是春生之令不行，则无阳以护其荣卫，则不任风寒，乃生寒热，此皆脾胃之气不足所致也。"李杲认为脾虚发热是劳倦耗气，脾气损伤，中气下陷所致。故用甘温健脾，益气升阳的补中益气汤治疗，创造"甘温除热"的大法，是脾虚发热病机应用于临床的典范。

总之，脾气虚的病机发展十分复杂，主要有两个方面：

其一，对本脏的影响。脾气虚日久，阳气虚衰，虚寒内生，可发展为脾阳虚；脾气虚，不能化生阴液，可发展形成脾阴虚或脾的气阴两虚；脾气虚，不能运化水液，湿阻中焦，可引起脾虚湿阻；脾气虚，不能推动气机运行，气滞中焦，可引起中虚气滞的病机。

其二，与他脏的关系。《素问·太阴阳明论》说："五脏六腑皆禀气于胃。"指出肝、心、肺、肾其他四脏皆依靠脾胃的滋养，与脾胃有密切的关系。脾气虚的病机进一步发展可引起脾胃气虚，心脾两虚，脾肺气虚，肝郁脾虚，脾肾气虚等病机变化。

脾胃气虚：脾胃同处中焦，脾气虚弱，最易引起胃气亏损，出现脾胃气虚的病机。这是临床最为多见的病机变化，可见脘痞腹胀，不思饮食，呕恶便溏等脾胃气虚的表现。

心脾两虚：心主血，脾气虚弱，不能化生心血，则会演变为心血虚、心脾两虚的病机。既可见纳呆食少、腹胀便溏，又见心悸失眠、多梦健忘等症。

脾肺气虚：脾与肺，母子相生，脾气虚弱，土不生金，可见演变成肺气虚的病机。如《脾胃论·脾胃胜衰论》所云："肺金受邪，由脾胃虚弱不能生肺，乃所生受病也。故咳嗽、气短、气上、皮毛不能御寒、精神少而渴、情惨惨而不乐。"进一步发展，脾气虚与肺气虚并见，可形成脾肺气虚的病机。既见纳呆食少、腹胀便溏，又见咳喘无力，气短声低等症。

肝郁脾虚：脾主运化，肝主藏血、疏泄。脾气虚弱，不能化生血液，滋养肝体，可引起肝血不足或肝体不舒，疏泄失常，形成肝郁脾虚的病机。既见纳呆腹胀便溏，又见头昏眼花、胸胁胀痛，情志不舒等症。

脾肾气虚：肾藏先天之精气，必须得到脾胃化生的后天精气之资助，才能发挥其生理效应。脾气虚，不能化生精气，滋养先天，可引起肾的精气亏损，出现脾肾气虚的病机。既见纳呆腹胀，腹泻便溏，又有腰膝酸软、头昏耳鸣等肾功能减退的见症。总之，脾胃执中央以运四旁，脾气虚弱，可致其他四脏失养，引起多种脏腑相兼的病机变化。

（2）脾阳虚：脾气虚进一步发展，阳气耗损，失于温煦、激发、推动，可形成脾阳虚衰的病机。《灵枢·五邪》说："邪在脾胃，则病肌肉痛。……阳气不足，阴气有余，则寒中肠鸣腹痛。"最早提出脾阳虚的病机。张仲景更详细阐述了脾阳虚衰引起太阴病的各种临床表现。他在《伤寒论·辨太阴病脉证并治》中说："太阴之为病，腹满而吐，食不下，自利益甚，时腹自痛。"并提出相应的治法和方药："自利不渴者属太阴，以其脏有寒故也，当温之，宜四逆辈。"《备急千金要方》、《圣济总录》、《济生方》皆以"脾虚冷"、"脾脏冷"、"脾虚寒"等提法对脾阳虚的病机予以讨论，但均还未正式提出脾阳虚的名称。金元时期，补土派大师李杲对脾阳虚的认识有了很大发展，《脾胃论·脾胃胜衰论》说："脾胃不足之源，乃阳气不足。"又说："夫脾胃不足皆为血病，是阳气不足，阴气有余。"认为脾胃虚弱的主要原因是阳虚，并从气机升降的角度，指出脾阳不足，清阳不升，元气虚陷是脾胃内伤发病的主要病机，为后世温补派的创立奠定了坚实基础。其后禀承李杲之说者，代不乏人。其弟子王好古撰《阴证略例》从病因和症状分析，认为脾阳虚是以阳气不足、不能化谷为主要特征。薛己在阐述内伤发热之理时指出："二证虽有阴阳之分，实则皆因脾胃阳气不足所致"（《明医杂著·内伤发热》）。这里所谓"脾胃阳气不足"，主要是指脾阳不足，亦即脾阳虚。明代杰出的温补派大师张介宾说："凡在生者无非生气为主，而一生之生气何莫非阳气为主，……难得而易失者惟阳，既失难复者亦惟阳"（《景岳全书·传忠录·阳不足再辨》），认为脾阳虚与其他脏腑相关，重视从其他脏腑以温补脾阳。叶桂在《临证指南医案·脾胃》中说："若脾阳不足，胃有寒湿，一脏一腑，皆宜于温燥升运者，自当恪遵东垣之法。"最早提出了"脾阳不足"的名词。江涵暾在《笔花医镜》中较为详细地描述了脾阳虚的临床症状。近代医家唐宗海在《血证论·脏腑病机》亦有"脾阳不足，水谷固不化"之说。现代名医蒲辅周更明确地指出："脾阳虚，四肢不温，腹时满，自下利，面浮肿，口淡无味，恶水，少气懒言"（《蒲辅周医疗经验·辨证求本》），应是对脾阳虚病机的高度概括。脾阳虚可由脾气虚进一步发展而来；也可由过食生冷或外寒直中损伤脾阳所致；老年体弱、禀赋不足、久病重病、过用苦寒亦可引起；命门火衰，不能温蒸脾土，致使脾阳亦虚。脾阳虚衰，最易引起水谷失运、水湿不化、温煦失职等病机变化。

1）水谷失运：清·罗浩《医经余论·续脾胃论》云："脾为己土，其体常湿，故其用阳，譬如湿土之地，非阳光之照，无以生万物也。"强调脾以阳气为本。脾阳可助脾运化，保证水谷正常消化、吸收、转输。若脾阳虚弱，不能推动脾气运化，可致脾气运迟，推动乏力，气滞中焦，而引起纳呆食少、脘腹胀满、食后尤甚，或饥时反胀等症。脾阳虚，水谷难消，停滞中焦，阻滞气机，气与水谷相互搏击，水谷往来于肠间，可致肠鸣；寒凝气滞，可致脘腹隐痛。脾阳虚，运化失职，不能助胃腐熟水谷，也不利于小肠分清泌浊，食谷难化，清浊不分，水谷下注，大肠传导失司，可为腹泻、下痢，易见大便清稀、完谷不化等症。如《圣济总录·脾脏虚冷泄痢》所说："水谷入胃，脾为行之。今脾胃气虚，冷气乘之，则水谷不化，清浊不分，移寒入于大肠，大肠得冷，则不能固敛，故为泄痢。"脾阳虚衰，不能运化水谷，极易影响胃气的和降，导致胃气上逆，可在腹满同时，兼见口吐清涎、恶心、呕吐、嗳气呃逆之症。如《中藏经·论脾脏虚实寒热生死逆顺之法》说："寒则吐涎沫而不食。"《备急千金要方·脾虚冷》亦说："右手关上脉阴虚者，足太阴经也。病苦泄注，腹满气逆，霍乱，呕吐，黄疸，心烦不得卧，肠鸣，名曰脾虚冷也。"此因脾阳虚而波及胃阳，病机侧重于脾，习惯上多单提脾阳虚，较少把脾胃阳虚相提并论。

2）水湿不化：脾阳温煦，助脾运化，推动水液，使水津四布，滋润全身。同时又可协助脾运，排泄水湿，使浊湿下输膀胱，化生尿液，或使浊湿下渗大肠，随同大便，排出体外。脾阳虚衰，气化无权，阳不化津，可致水湿内停。脾阳虚不能行水，水停心下，则为痰饮，常见胸胁支满、心悸气短、心下有振水音、背恶寒如掌大等症。如《千金方衍义·痰饮》说："留饮伏心下则背恶寒，留于胁下则痛引缺盆，平时则短气而渴，四肢历节痛，发则喘满吐逆，寒热，背痛腰疼，目泣自出，剧则振振身瞤，谓之伏饮，伏饮即留饮之伏而不动者。"伏饮的形成，虽与肺脾肾三脏均有关系，但脾阳虚衰，失于温化，水寒津停是最直接的病机。用苓桂术甘汤可取得治疗效果，亦是间接的证明。

脾阳不足，气化不行，水气不能正常输布，浸渍于脏腑，渗透于经络，流注于溪谷，泛溢于肌肤，发为水肿。由于脾阳虚，土不制水，水湿趋下，故水肿腰以下为甚，按之凹陷不起。水气泛溢肌肤，不能下输膀胱，化源不足，则小便短少。如《济生方·水肿》云："水肿为病，皆由真阳怯少，劳伤脾胃，脾胃既寒，积寒化水。盖脾者土也，肾者水也，肾能摄水，脾能舍水，肾水不流，脾舍埋塞，是以上为喘呼咳嗽，下为足膝胕肿，面浮腹胀，小便不利。"脾肾阳虚均可引起水肿，这里却重点阐述脾阳虚衰，积寒化水而形成水肿的病机，说明脾阳虚，水湿不化在形成水肿的过程中有着重要的意义。

脾阳虚衰，不能温化水液，水湿下流，湿浊凝聚，化生白带，可引起白带增多。如《女科撮要·带下》在分析白带病机时指出："脾胃亏损，阳气下陷。"《先醒斋医学广笔记·白带赤淋》亦说："白带多是脾虚，盖肝气郁则脾受伤，脾伤则湿土之气下陷，是脾精不守，不能输为营血，而下白滑之物矣。"带下之症，责之脾土。其中脾阳损伤，温摄无力，脾精失守，不能化精微为营血，反为湿气下流，变成白滑之物由前阴直下，不能自止，是生成白带的重要病机之一。

脾阳虚衰，阴寒内盛，阳气不振，气化不利，水液不行，停聚为湿，积而成水，寒水互结，清浊相混，隧道不通，血络瘀阻，水血胶结，日久不化，痞塞中焦，其腹渐大，而成臌胀。可见腹部胀满，按之如囊裹水，得热稍舒，精神困倦，畏寒懒动，小便少，大便溏等症。《兰室秘藏·中满腹胀论》认为腹胀"皆由脾胃之气虚弱，不能运化精微而制水谷，聚而不散而成胀满"。而且"大抵寒胀多而热胀少"，说明腹胀主要由于脾阳虚所致。《杂病源流犀烛·肿胀源流》进一步指出："鼓胀病根在脾，……或由怒气伤肝，渐蚀其脾，脾虚之极，故阴阳不交，清浊相混，坠道不通，……故其腹胀大，中空无物，外皮绷急，且食不能暮食也。"其实臌胀的形成，不独为脾阳自虚，常与肝气横逆有密切关系，故沈金鳌把这一病机过程概括为"土败木贼"。

3) 温煦失职：脾主升清，脾阳健旺，能温化津液，向上布散，以滋润口、鼻、咽喉。脾阳虚弱，失于温煦，津液输布障碍，即使体内津液未伤，但因不能上布口咽。患者常感咽喉干燥不适，常常欲饮水于口中，慢慢下咽以滋润咽喉；或口干欲饮、饮水不多，或渴喜热饮；舌体失于温运和滋养，则舌强运转不便；或声道失于阳气的温养和激发，又缺少津液滋润，发音功能障碍，而见语声低沉、声音嘶哑。如《备急千金要方·脾脏病脉论》说，脾被"伤则寒，寒则虚，虚则举体消瘦，语音沉涩，如破鼓之声，舌强不转，而好咽唾，口噤唇黑"。所以口燥咽干不一定为热盛伤津而致，亦可因脾阳虚衰，气不化津，津不上承引起。后者最易误认为热盛或阴亏，导致诊断失误，必须仔细辨识。

脾阳不足，阳虚阴盛，寒主凝滞、收引，大腹属脾，肠道气机凝滞，经脉挛急，阻塞不通，引起腹痛。其特点是腹部冷痛，或剧痛，喜温喜按。寒气上逆，可引起心痛，下攻可牵引少腹疼痛。如《中藏经·论脾脏虚实寒热生死逆顺之法》说："脾中寒，足热，则皆使人腹中痛，不下食，又病其舌强，语涩转，卵缩牵阴，股中引痛。"《圣济总录·脾脏冷气攻心腹疼痛》亦说："论曰足太阴，脾之经也。风冷干之，搏于脾脏，与正气相击，上冲于心则心痛，下攻于腹则腹痛，法宜温以调之。"临床上大多数腹痛，多与脾阳虚，寒凝气滞有关。脾阳虚衰，阳失温煦，虚寒内生，冷气与正气相争，互相搏击，则为肠鸣。如《圣济总录·脾脏冷气腹内虚鸣》说："脾为中州，……若脾虚，冷气与正气相击，则令腹内虚鸣，……内经所谓暴气象雷者，以阴阳之冷热相击故也。"

卫阳有调节体温和汗孔开阖，温煦脏腑的作用。卫阳化生于下焦，滋养于中焦，宣发于上焦。脾胃阳气健旺，滋养有源，则卫阳充足。脾胃阳虚，失于温养，卫阳不足，不能卫外为固，皮肤脏腑失却温煦，产热减少，则会引起畏寒怕冷、汗出、易于感冒等虚寒症状。四肢为诸阳之本，脾阳虚，阳气不能运达四肢，故见四肢逆冷。脾阳虚衰，失于推动，气血不能上荣于面，故见面色㿠白，唇舌色淡等症。如《脾胃论·肺之脾胃虚论》说："脾胃之虚，怠惰嗜卧，四肢不收，……兼见肺病，洒淅恶寒，惨惨不乐，面色恶而不和，乃阳气不伸故也。"此即脾阳虚，不能化生卫阳，阳虚失于温煦而引起的畏寒面白之症。

脾阳虚进一步发展，可形成脾肾阳虚的病机变化。这是因为脾阳常依赖肾阳的温煦方能不断地腐熟水谷，温化水液。故脾阳虚日久不愈，可消磨肾阳而发展为肾阳虚，进而引起脾肾阳虚的病机。临床常见久泻久痢，五更泻痢或严重水肿之病。

此外，脾阳虚不能运化水湿，寒湿内盛，可发展为寒湿困脾的病机；脾阳虚，不能推动血行，可引起寒凝血瘀的病机。

(3) 脾阴虚：脾阴虚的病机，《黄帝内经》已有初步描述。《灵枢·五邪》"邪在脾胃，则病肌肉痛，阳气有余，阴气不足，则热中善饥。"即是对胃阳有余，脾阴不足之消渴病的病机阐述。张仲景在《伤寒杂病论》中针对脾阴虚的病机，创立了薯蓣丸、麦门冬汤、麻子仁丸等不少有滋脾阴作用的方剂，从临床证治的角度发展了对脾阴虚病机的认识。金元时期著名补阴派大师朱震亨在《丹溪心法·鼓胀》中说："脾土之阴受伤，转输之官失职，胃虽受谷，不能运化。"指明脾阴不足，可引起脾的运化功能失调。明·王纶结合东垣、丹溪之说，最早提出脾阴的理论。他在《明医杂著·枳术丸论》中说："胃火益旺，脾阴愈伤。"缪希雍亦说："胃气弱则不能纳，脾阴亏则不能消，世人徒知香燥温补为治脾虚之法，而不知甘凉滋润益阴之有益于脾也"（《先醒斋医学广笔记·痧疹续论》）。认为饮食不进，食不消化，腹胀，肢痿等往往是"脾阴不足之候"，强调对脾阴虚病机认识的重要。清代吴澄明确地阐述了脾阴虚的病机。他在《不居集·理脾阴总论》中说："古方理脾健胃，多偏补胃中之阳，而不及脾中之阴。"至此脾阴虚的病机已基本建立。温病四大家之一的吴瑭在《增补评注温病条辨·原病·霖按》中亦说："哕，脾阴病也。"主张诊断脾胃病要注意"有伤脾阳，有伤脾阴，有伤胃阳，有伤胃阴，有两伤脾胃"（《增补评注温病条辨·中焦·寒湿》）。近代医家唐宗海在《血证论·脏腑病机》中说："脾阴不足，水谷仍不化也。"比较明确地提出了脾阴虚的病机。现代名医蒲辅周在《蒲辅周医疗经验·辨证求本》中说："脾阴虚，手足烦热，口干不欲饮，烦满，不思食。"才算正式点出"脾阴虚"的名字。20世纪70年代以来，中医学术界对脾阴虚的病机开展广泛争论。现在已逐渐取得共识，承认脾阴虚的客观存在。

引起脾阴虚的病因颇为复杂，饮食不节，过食辛辣煎炒、膏粱厚味可化热伤及脾阴；劳倦、思虑过度，亦可化热伤阴。如《顾松园医镜·虚劳·归脾汤》说："劳倦伤脾，乃脾之阴分受伤者多。"久病、重病，其他脏腑疾病的传变，以及过用温燥、误汗、误下均可伤及脾阴，引起脾阴虚的病机。由于脾的主要生理功能是主运化，化生气血津液。故脾阴虚的病机常有运化失职、失于滋润和虚热内生的区分。

1）运化失职：脾主运化的功能，依赖于脾气的推动，同样亦依赖于脾阴的濡养。脾阴虚，脾的运化功能缺乏必要的物质基础，亦会引起消化功能减退。食后水谷不能及时消化吸收，可表现为纳呆食少、食而无味之症。食后气机失布，停滞腹中，则为腹部胀满、食后尤甚、喜柔按等症。如《类证治裁·脾胃论治》说："脾胃阴虚，不饥不食，口淡无味，宜清润以养之。"《血证论·男女异同论》说："脾阳不足，水谷固不化；脾阴不足，水谷仍不化也。譬如釜中煮饭，釜底无火固不熟，釜中无水亦不熟也。"形象地运用比喻，说明脾阴虚可导致消化不良的病机。此外，脾阴虚，不能化生脾气，脾的运化功能减退，水谷不化，下渗大肠，可致腹泻便溏。如叶霖对便溏可因脾阴虚而引起的病机有所认识。他在《增补评注温病条辨·原病》的补注中明确提出："泄而腹满甚，脾阴病重也，亦系阴阳皆病。"虽未详细阐明病机，但能辨别这种性质，已具有非常重要的意义。

2）失于滋养：脾阴包括营血、津液。脾阴虚，不能吸收、运化，气血生成不足，津液亏损，失于滋养，可引起全身脏腑功能低下。表现为面部失于滋养而见面色萎黄无华；形体失于滋养而见形体消瘦、四肢乏力；心神失于阴血滋养而见神疲倦怠、困倦嗜卧。官窍失于滋养而见皮肤干燥、鼻干唇燥、毛发脱落或憔悴。如《素问·示从容论》说："四肢懈惰，此脾精之不行也。"《不居集·论补脾阴法》中说："古方理脾健胃，多偏补胃中之阳，而不及脾中之阴。然虚损之人为阴火所灼，津液不足，筋脉皮骨皆无所养，而精神亦具羸弱，百症丛生焉。"两者均阐述了脾阴虚，可引起形体、四肢、皮脉筋骨失于滋养的表现。若脾阴亏损，津液不足，不能下滋大肠，又可出现大便干涩，甚至秘结。《伤寒论·辨阳明病脉证并治》说："趺阳脉浮而涩，浮则胃气强，涩则小便数，浮涩相搏，大便则硬，其脾为约，麻仁丸主之。"后世许多医家均认为是脾阴虚而造成的脾约证。如《伤寒论通俗讲话·辨阳明病脉证并治》指出："病人趺阳脉浮而涩，浮为阳气偏盛，涩是阴液偏衰，说明其病为阳明胃气强，太阴脾阴弱。以胃阳之强，加于脾阴之弱，使脾为之约束，而不能为胃行其津液，津液不能入胃中，胃肠失润而干燥，则大便硬。"较为精辟地阐明脾阴虚引起大便干涩或秘结的病机。吴瑭在《增补评注温病条辨·中焦·寒湿》中则明确提出："伤脾阴则舌先灰滑，后反黄燥，大便坚结。"《明医杂著·枳术丸》说："近世论治脾胃者，不分阴阳气血，……所用之药又皆辛温燥热助火消阴之剂，遂使胃火益旺，脾阴愈伤，清纯中和之气变为燥热，胃脘干枯，大肠燥结。"更从临床的角度强调辨识脾阴虚病机的重要意义。

3）虚热内生：脾阴虚，不能化生阴血，阴血不足，阳气亢盛，可致虚热内生，引起发热盗汗等症。虚热内扰心中，可见心胸烦满；脾主四肢，虚热扰动手足，则为手足烦热。如《血证论·脏腑病机论》说："脾称湿土，土湿则滋生万物，脾润则长养脏腑。胃土以燥纳物，脾土以湿化气，脾气不布，则胃燥而不能食，食少而不能化，譬如釜中无水而不能熟物也。故病隔食，大便难，口燥唇焦，不能生血，血虚火旺，发热盗汗。"唐宗海认为潮热盗汗是因"血虚火旺"而起，血虚是由脾阴失滋所致，故脾阴虚可导致虚热内扰的表现。脾属土，肺属金，脾阴虚，土不生金，虚火上扰肺金，可见咳逆上气、痰少而黏、不易咯出、咽喉不利、或咽干疼痛等症；虚火上冲唇舌，则唇舌糜烂；虚火内扰，迫血妄行，或引起鼻衄、肌衄、月经过多等症。如《金匮要略·肺痿肺痈咳嗽上气病脉证治》说："火逆上气，咽喉不利，止逆下气，麦门冬汤主之。"对这种虚热性肺痿的治疗，仲景参以滋脾益阴，则是根据脾之阴液上输于肺，才能使肺得以滋养，而消除虚火上炎引起的咽干不利，咳逆上气诸症。从而反证脾阴虚，可引起虚热上扰的病机。唐宗海《血证论·吐血》亦说"若脾阴虚，脉数身热，咽痛声哑，《慎柔五书》用养真汤，煎去头煎，止服二三煎，取无味之功以补脾，为得滋养脾阴之秘法。"进一步说明脾阴虚，可引起虚热内生的病机。

脾阴虚是一慢性过程，发展缓慢。脾阴虚不能化生脾气，可使脾气虚弱；同时脾气虚，气不化津，可引起脾阴虚，故脾阴虚常与脾气虚的病机并存，称为脾的气阴两虚；脾阴虚与胃阴虚常同时发生，相互依存，称为脾胃阴虚；脾阴虚与肺阴虚、心阴虚之间可以互为因果，相互影响。不过，从临床实践观察，脾阴虚与肝、肾阴虚的关系不很密切，机制何在，有待进一步探讨。

3. 脾的现代研究 脾的现代研究多集中在脾虚的研究。近年来，对脾虚进行的现代研究发现，脾虚患者的消化功能、神经系统、内分泌及微量元素、肌肉运动、免疫功能及分子生物学等方面均发生一定的变化。

（1）消化功能方面

1）唾液淀粉酶：脾在液为唾（一说涎），脾气虚弱者唾液分泌减少，唾液淀粉酶活性下降。如成汗等研究发现，脾虚患者腮腺细胞对外源性刺激反应性降低，唾液流量在酸刺激前后均明显低于正常人。北京中医研究所、南京中医学院、广州中医学院通过检测，均得出脾虚患者酸刺激后唾液淀粉酶活性多呈下降趋势。魏睦新等观察脾阴虚组唾液淀粉酶活力差正值的阳性率均低于正常组，尤以脾气虚降低明显。

2）苯替酪胺、胰淀粉酶：金敬善等发现脾虚患者比正常人苯替酪胺分泌值降低，有显著差异（$P<0.01$），说明脾虚者胰外分泌功能降低。北京中医医院亦发现脾虚患者的胰分泌淀粉酶功能低下，24小时尿中淀粉总活性，正常组与脾虚组有显著差异（$P<0.01$）。周礼卿等和吴家驹对脾虚与胰外分泌功能及小肠吸收功能关系的探讨进一步佐证了这一论点。毛炯发现脾阴虚者苯替酪胺排出率降低（$P<0.01$），表明胰外分泌减少，小肠吸收功能低下，其变化与脾气虚一致。

3）尿胃蛋白酶：祁建生等测定65例慢性胃炎24小时尿胃蛋白酶，发现脾气虚组虽略有变化，但无统计学意义。而脾肾虚组比正常组24小时尿胃蛋白酶活力显著降低（$P<0.05$）。

4) 木糖排泄率：尿中木糖排泄量基本上反映了小肠的吸收功能，是观察脾气虚消化功能改变的重要指标之一。北京市中医研究所通过测试表明脾虚患者木糖排泄率比正常组降低。脾气虚、脾肺气虚、脾肾阳虚者木糖排泄率分别为 $(21.42 \pm 5.22)\%$、$(21.00 \pm 6.08)\%$ 与 $(19.28 \pm 2.80)\%$ 与正常组比较均有显著差异。金敬善观察 115 例不同疾病脾气虚患者的木糖排泄率均显著低于正常人（$P < 0.05 \sim 0.01$）。刘健等观察到脾虚泄泻者的木糖吸收率显著低于正常人及脾虚无泄泻者，提示小肠吸收功能障碍较甚，以致呈贫血、低蛋白、低血糖状态。孙弼纲对 90 例脾虚证患者进行多系统分析后认为：随着木糖吸收率的降低，该证各种症状的出现率不断提高；除周围血管阻力逐渐上升外，唾液淀粉酶活性、血液流变学指标、心功能、血红细胞、血红蛋白、淋转率均逐渐下降，并与木糖吸收呈正相关，有显著意义。

5) 消化运动：李东华等发现脾虚患者在急腹症与腹部手术后的食管下括约肌压力显著低于正常对照组，而胃内压力有偏高趋势。食管下端——贲门是一低压带，可造成胃内容物向食管反流，是导致上腹部胀满、纳差少食、反酸嗳气的重要原因之一。脾虚患者肠道运动波型多呈低平慢波，静止期均较长，提示脾虚患者有消化功能障碍。

(2) 神经系统方面：脾虚患者大多有神经功能紊乱的表现，大脑皮质呈广泛性功能减弱。如陈家旭等采用泻下及劳倦法造脾气虚大鼠模型，用放射免疫分析方法检测下丘脑及血浆 NPY（神经肽 Y），并与去势大鼠进行对比研究。结果显示各组大鼠下丘脑 NPY 均较正常显著升高，去势组升高最明显；而血浆 NPY 均呈上升趋势，但以泻下组最明显。说明不同造模因素塑造的脾气虚大鼠均存在下丘脑 NPY 的改变，其变化程度小于去势组大鼠，下丘脑 NPY 的改变可能对脾气虚证的形成产生重要作用。

脾虚患者常伴有自主神经功能紊乱，迷走神经、副交感神经兴奋者较多。如金敬善等测定 41 例慢性胃炎脾气虚者乙酰胆碱水平比正常人增高（$P < 0.01$），亦提示脾气虚患者副交感神经处于兴奋状态。

(3) 内分泌及微量元素方面：费乃昕等对 53 例慢性胃炎脾气虚证患者进行 EGG 和某些血浆胃肠激素变化进行观察，发现慢性胃炎所致脾气虚证 EGG 明显异常，以餐后 N% 降低、B% 增加、PR1 为特点，血浆 Gas、MTL 降低、SS、VIP 增高。慢性胃炎所致脾气虚证患者 EGG 改变的原因可能与血浆 SS、Gas，特别是与 SS 的变化有关。MTL、VIP 在脾气虚证中的作用尚需进一步研究。香砂六君子汤和以西沙必利为主的西药在脾气虚证治疗中有一定作用。任平等采用放射免疫分析法（RIA）动态观察用药前后脾气虚证和胃热炽盛患者血浆和胃窦黏膜组织中 Mot、SS 和 CCK 的变化探讨脾气虚证临床辨证的客观定量指标，结果发现 Mot、SS 和 CCK 的浓度变化对脾气虚证的临床辨证施治可能有重要的参考价值。以上研究均表明生长抑素在脾气虚证的发生过程中起着重要作用。

周文洛等测定大手术后脾虚患者甲状腺水平，发现血清甲状腺激素类的总 T_3 和游离 T_3 明显低于正常组（$P < 0.001$），rT_3（反 T_3）显著高于正常组（$P < 0.05$），说明脾虚者甲状腺功能低下。葛智慧等研究发现急腹症与腹部手术后脾虚证患者内分泌变化，血清 T_3 水平显著降低，rT_3 明显增高，T_3/rT_3 比值减少。脾虚患者低 T_3 综合征的出现，可能是脾虚时舌体胖嫩、有齿痕的原因之一。

李建生等测定 36 例脾气虚患者的血浆与红细胞中微量元素，发现红细胞中铁升高、铜降低（$P < 0.01$）。血浆中锌降低，铜、铁升高（$P < 0.01$）。马建伟等观察 40 例脾气虚

患者，见锌与铜下降（$P<0.01$），铜/锌比值下降（$P<0.01$），镁有升高倾向。焦君良等观察 54 例脾虚证患者，其血浆锌、铜含量降低，但铜/锌比值升高（$P<0.015$），硅降低（$P<0.05$），而铜有升高倾向。杜银梅认为脾虚患者因摄入不足，或因腹泻而吸收障碍，所以锌含量低于正常人（$P<0.01$）。

（4）肌肉运动方面：衣雪洁通过动物实验发现 6 周大负荷的训练引起大鼠的骨骼肌 LDH 和 PK 活性均显著下降（$P<0.05$）；健脾组和补糖均能显著提高训练大鼠的骨骼肌 PK 的活性（$P<0.05$）；而健脾补糖能显著提高训练大鼠骨骼肌 LDH、PK 和 ICDH 活性。杨维益对 47 例脾气虚证观察发现肌酸磷酸激酶（CPK）和肌型肌酸磷酸激酶（CPK-MM）活性明显低于对照组，可解释脾气虚者四肢困倦乏力、肌肉消瘦等症的病理之一。杨氏还同时发现脾气虚时肌纤维的琥珀酸脱氢酶（SDH）、辅酶 I-四氮唑还原酶（NADH-TR）、肌球蛋白腺苷三磷酸酶（M-ATPase）含量减少，肌糖原含量下降，线粒体发生改变，反映脾气虚时骨骼肌的主要供能形式有氧化效率低、糖酵解供能途径障碍。孙恩亭等发现大鼠骨骼肌细胞 ATP 含量和能荷值显著减少（$P<0.05$，$P<0.001$），与无氧酵解相关的乳酸脱氢酶（LDH）、琥珀酸脱氢酶（SDH）的活性显著升高（P 均 <0.01）；与之相关的微量元素锌和铁的含量也相应升高（P 均 <0.01）；与肌肉收缩有关的元素铜、钾、钠减少而钙增多。

（5）免疫功能方面：脾虚患者细胞免疫功能下降，T 淋巴细胞转化率降低，淋巴细胞增殖率也降低。葛振华等发现脾虚胃炎患者的外周血中总 T 和辅助 T 淋巴细胞均低于对照组，而抑制 T 淋巴细胞无变化。丁洁等也发现脾虚患者末梢血中 T 淋巴细胞总数和辅助性 T 细胞（T_H）明显减少，抑制 T 细胞（T_S）相对增多，T_H 与 T_S 比值异常；并发现唾液 SIgA 水平在酸刺激前明显高于正常人，负荷实验储备力降低。说明脾虚患者细胞免疫功能低下，免疫调节紊乱，免疫抑制占优势，消化道局部免疫功能低下。高墀岩等测定脾虚型溃疡病患者的 E-玫瑰花形成细胞和活性 E-玫瑰花形成细胞均显著低于正常人（$P<0.05\sim0.01$）。

体液免疫方面，脾虚患者血清 IgG 含量变化不太显著，而胃肠疾病脾虚患者唾液中分泌性 IgA 的含量显著增高。李振华发现脾胃气虚患者除血清中 IgG、IgM 含量低于正常外，其补体 C_3 的含量亦下降。唐铁军等测定 46 例脾虚患者和 40 例健康成人肠液中分泌型 IgA（SIgA）的含量，正常组与脾虚证比较有显著性差异（$P<0.01$）。

（6）分子生物学方面：易杰等采用复合因素塑造大白鼠脾气虚证模型，采用底物磷酸化法检测模型脾肝组织蛋白激酶 C 活性发现：脾气虚证大鼠模型脾组织细胞膜中 PKC 活性明显降低，而脾组织细胞浆中 PKC 活性无明显变化；脾气虚证大鼠模型肝组织细胞膜 PKC 活性无明显变化，肝组织细胞浆中 PKC 活性明显升高。表明 PKC 在脾气虚发生过程中起着一定的作用。

王艳杰等发现实验性脾气虚证大鼠肝葡萄糖激酶基因表达下降，肝糖原分解加速，肝糖异生作用加强，肝脏及外周组织对葡萄糖的摄取和利用减少，肝脏输出葡萄糖增多，进一步从分子生物学水平证明实验性脾气虚证大鼠会出现糖代谢障碍。姜洪华对脾气虚证患者十二指肠黏膜线粒体 DNA（mtDNA）全序列与线粒体超微结构进行研究发现同一证型（脾气虚证）不同病种（慢性浅表性胃炎和十二指肠球部溃疡）线粒体超微结构的改变不相同；脾气虚证 mtDNA 序列存在多态性改变；脾气虚证慢性浅表性胃炎组在 D-LOOP 区突变率高，可能是脾气虚证的分子基础。罗云坚等采用 cDNA 芯片技术，观察脾气虚证慢性胃炎与溃疡性结肠炎患者（6 例）以及健康人（3 名）外周血白细胞中免疫相关基因表达水平的差异，发现脾气虚证慢性胃炎与溃疡性结肠炎患者外周血白细胞中 CD9、CD164、PF4、RARB 基因表达下调，IGKC、DEFA1、GNLY 基因表达上调，该研究表明脾气虚证发生有免疫相关基因组学基础，脾虚时机体免疫功能紊乱。崔家鹏等采用免疫沉淀法检测脾气虚证动物模型心脏、肝脏及脑组织中 MAPK 活性发现脾气虚证模型组大鼠心脏和脑组织 MAPK 活性无明显变化，肝脏组织 MAPK 活性较正常对照组明显升高（$P<0.01$），脾气虚证治疗组较模型组脑组织细胞浆 MAPK 活性明显升高（$P<0.01$），表明脾气虚证状态下，机体各脏器组织 MAPK 参与的细胞信号转导发生不同的改变，补脾气方药对脾虚大鼠各组织 MAPK 活性存在不同的影响作用，且可能为其疗效作用机制之一。杜娟等进一步从生长抑素及其信号传递分子与脾气虚胃溃疡的发生及转归的关系发现脾气虚胃溃疡大鼠胃黏膜中，2 型生长抑素的蛋白含量增加，生长抑素受体 mRNA 表达上调，（ERK2）表达下降。说明生长抑素信号传递途径中相关信号分子的变化可能是引起脾气虚胃溃疡发生的原因之一。

【文献选录】

1.《黄帝内经》：心病者，胸中痛，胁支满，胁下痛，膺背肩甲间痛，两臂内痛。虚则胸腹大，胁下与腰相引而痛。（《素问·脏气时法论》）

2.《黄帝内经》：心热者，先不乐，数日乃热，热争则卒心痛，烦闷善呕，头痛面赤无汗。（《素问·刺热论》）

3.《黄帝内经》：邪在心，则病心痛喜悲，时眩仆。（《灵枢·五邪》）

4.《黄帝内经》：上气不足，下气有余，肠胃实而心肺虚，虚则营卫留于下，久之不以时上，故善忘也。（《灵枢·大惑论》）

5. 秦越人：假令得心脉，其外证，面赤，口干，喜笑；其内证，齐上动气，按之牢若痛；其病烦心心痛，掌中热而哕。（《难经·十六难》）

6. 张机：邪哭使魂魄不安者，血气少也；血气少者属于心，心气虚者，其人则畏，合目欲眠，梦远行而精神离散，魂魄妄行。阴气衰者为癫，阳气衰者为狂。（《金匮要略·五脏风寒积聚病脉证并治》）

7. 华佗：心气盛，则梦喜笑恐畏，邪气客于心，则梦山丘烟火。心胀则短气，夜卧不宁，心腹痛，懊恼……气往来腹中，热喜水涎出。……心虚则畏人，瞑目欲眠，精神不依，魂魄忘乱。……心气实则小便不利，腹满身热而重，温温欲吐，吐而不出，喘息急，不安卧，其脉左寸口与人迎皆实大者是也。心虚则恐惧多惊，忧思不乐，胸腹中苦痛，言语颤栗，恶寒恍惚，面赤目黄，喜衄血，诊其脉，左右寸口两虚而微者是也。（《中藏经·论心脏虚实寒热生死逆顺篇之法》）

8. 巢元方：心气盛，为神有余，则病胸内痛，胁支满，胁下痛，膺背膊腋间痛，两臂内痛，喜笑不休，是心气之实也，则宜泻之。心气不足，则胸腹大，胁下与腰背相引痛，惊悸恍惚，少颜色，舌本强，善忧悲，是为心气之虚也。（《诸病源候论·心病候·心悬急懊痛候》）

9. 巢元方：心与小肠合为表里，俱象于火，而火为阳气也。心为诸脏主，故正经不受邪，若为邪所伤而痛即死，若支别络脉为风邪所乘而痛，则经久成疹。其痛悬急懊者，是邪迫于阳气，不得宣畅，壅瘀生热，故心如悬而急，烦懊痛也。（《诸病源候论·心病诸候·心悬急懊痛候》）

10. 孙思邈：左手寸口人迎以前脉阴实者，手少阴经也。病苦闭大便不利，腹满，四肢重，身热，名曰心实热也。（《备急千金要方·心实热》）

11. 孙思邈：左手寸口人迎以前脉阴虚者，手少阴经也。病苦悸恐不乐，心腹痛，难以言，心如寒，恍惚，名曰心虚寒也。（《备急千金要方·心虚寒》）

12. 赵佶：心虚之状，气血衰少，面黄烦热，多恐悸不乐，心腹痛难以言，时出清涎，心膈胀满，善忘多惊，梦寝不宁，精神恍惚，皆手少阴经虚寒所致。其脉见于左手寸口人迎以前阴虚者，乃其候也。（《圣济总录·心虚》）

13. 赵佶：左手关前寸口阴实者，心实也。上气胸中满膨膨，与肩相引。扁鹊曰：心实热，则喘逆胸盈仰息，此手少阴为热所加，故为心实之病。甚则口苦引饮无度，体背生疮，以至股膝踹胫皆痛。（《圣济总录·心实》）

14. 赵佶：心烦热之病，手少阴经有余所致也。其不足则亦能令人虚烦，圣惠方止及实热，大抵心属火而恶热，其受病则易以生热，热则血气壅滞，故为烦躁，寝卧不得安宁，口舌生疮，头痛颊赤之类。虚则热气内攻，心神不宁，亦为之烦躁也。（《圣济总录·心烦热》）

15. 赵佶：健忘之病，本于心虚，血气衰少，精神昏愦，故志动乱而多忘也。盖心者，君主之官，神明出焉。苟为怵惕思虑所伤，或愁忧过损，惊慌失志，皆致是疾。故曰愁忧思虑则伤心，心伤则喜忘。（《圣济总录·心健忘》）

16. 刘完素：躁动烦热，扰乱而不宁，火之体也。热甚于外，则肢体躁烦；热甚于内，则神志躁动。（《素问玄机原病式·火类》）

17. 严用和：夫健忘者，常常喜忘是也。盖脾主意与思，心亦主思，思虑过度，意舍不精，神宫不职，使人健忘。（《济生方·惊悸怔忡健忘门》）

18. 朱震亨：心：虚，心腹暴痛，心膈胀满，时唾清涎，多惊恐恍惚，少颜色，舌本强，脉浮虚。实，心神烦乱，面赤，身热，口舌生疮，咽燥，头痛，手心热，衄血，喜笑，脉洪实。（《丹溪手镜·五脏虚实》）

19. 朱震亨：人之所主者心，心之所养者血，心血一虚，神气不守，此惊悸之所肇端也。（《丹溪心法·惊悸怔忡》）

20. 李梴：夫怔忡惊悸之候，……或因惊气入胆，母能令子虚，因而心血为之不足。又或遇事繁冗，思想无穷，则心君亦为之不宁，故神明不安而怔忡惊悸之症作矣。（《医学入门·怔忡惊悸健忘症》）

21. 王肯堂：心悸之由，不越二种：一者虚也，二者饮也。气虚者，由阳气内虚，心下空虚，火气内动而为悸也。血虚者亦然。其停饮者，由水停心下，心为火而恶水，水既内停，心不自安，故为悸也。（《证治准绳·悸》）

22. 张介宾：丹溪附录曰：心之所藏在内者为血，发外者为汗。盖汗乃心之液，而自汗之证未有不由心肾之虚而得之者。故阴虚阳必凑，发热而自汗；阳虚阴必乘，发厥而自汗，皆阴阳偏胜所致也。（《景岳全书·杂证谟·汗证》）

23. 陈士铎：夫魂魄不定而惊生，魂魄不安而悸起，皆心肝二部之血虚也。血虚则神无所归，魂无所主。"（《辨证录·惊悸门》）

24. 李惺庵：癫因心火：有心经蓄热，发作不常，或时烦躁，鼻眼觉有热气，不能自由，有类心风，稍定复作，宜清心汤，加菖蒲，或芩、连、花粉、茯神、麦冬、丹参、远志、牛黄之类。（《证治汇补·癫狂》）

25. 李梴庵：或耳闻大声，目见异物，遇险临危，触事丧志，大惊大恐，心为之忤，以致心虚停痰，使人有惕惕之状，甚则心跳欲厥，其脉滑者是也。……有胸中痞塞，不欲饮食，心中常有所欠，爱居暗室，或倚门见人，即惊避无地，似失志状，此为卑谍之病。由心血不足者，人参养荣汤。（《证治汇补·惊悸怔忡》）

26. 秦昌遇：心气虚不得卧之症，二便时滑，目漫神清，气怯倦怠，心战胆寒，时时欲睡，睡中自醒，喜热恶冷，此心气虚不得卧之症也。（《症因脉治·心气虚不得卧》）

27. 沈金鳌：诸汗，心虚病也。汗者，心之液，故其为病，虽有别因，其源总属于心。然肾又主五液，心阳虚不能卫外而为固，则外伤而自汗。……故汗之病专属于心，汗之根未有不兼由心与肾。且肾阴既衰，心血必不足，以精即是血，心虚必本于肾虚，肾虚必至于心虚也。……气虚而阳弱者，必体倦而自汗。（《杂病源流犀烛·诸汗源流》）

28. 唐宗海：心者君主之官，神明出焉。……血虚则神不安而怔忡，有瘀血亦怔忡。火扰其血则懊憹，神不清明，则虚烦不眠，动悸惊惕。水饮克火，心亦动悸。血攻心则昏迷，痛欲死。痰入心则癫，火乱心则狂。与小肠相为表里，移热于小肠，则小便赤涩。火不下交于肾，则神浮梦遗。心之脉上挟咽喉，络于舌本，实火上壅为喉痹，虚火上升则舌强不能言。（《血证论·脏腑病机论》）

29. 《黄帝内经》：肝满肾满肺满皆实，即为肿。肺之壅喘而两胠满。（《素问·大奇论》）

30. 《黄帝内经》：肺热病者，先淅然厥起毫毛，恶风寒，舌上黄，身热，热争则喘咳，痛走胸膺背，不得太息，头痛不堪，汗出而寒。（《素问·刺热论》）

31. 《黄帝内经》：气盛有余，则肩背痛，风寒，汗出中风，小便数而欠。气虚，则肩背痛寒，少气不足以息，溺色变。（《灵枢·经脉》）

32. 《黄帝内经》：肺藏气，……实则喘喝胸盈仰息。（《灵枢·本神》）

33. 华佗：虚实寒热皆使人咳嗽。实则梦刀兵恐惧，肩息胸满。虚则寒生咳息利下，少气力，多悲感。（《中藏经·论肺脏虚实寒热生死逆顺脉证之法》）

34. 巢元方：诊其右手寸口名气口以前脉，手阳明经也。其脉浮则为阳，阳实者，病腹满，善喘咳。（《诸病源候论·咳嗽候》）

35. 巢元方：夫咳嗽上气者，肺气有余也。肺感于寒，微者则成咳嗽。肺主气，气有余则喘咳上气，此为邪搏于气，气壅不得宣发，是为有余，故咳嗽而上气也。其状喘咳上气，多涕唾而面目跗肿气逆也。（《诸病源候论·咳嗽上气候》）

36. 巢元方：肺主于气，候皮毛。人有运动劳役，其气外泄，腠理则开，因乘风取凉，冷气卒伤于肺，即发成嗽，故为暴气嗽。（《诸病源候论·暴气咳嗽候》）

37. 孙思邈：扁鹊曰：肺有病则鼻口张。实热则喘逆胸盈仰息，其阳气壮则梦恐惧等。虚寒则咳息下利少气，其阴气壮则梦涉水等。……肺实热：右手寸口气口以前脉阴实者，手太阴经也。病苦肺胀，汗出若露，上气喘逆咽中塞，如欲呕状，名曰肺实热也。……肺虚冷：右手寸口气口以前脉阴虚者，手太阴经也。病苦少气不足以息，嗌干不津液，名曰肺虚冷也。（《备急千金要方·肺脏脉论》）

38. 赵佶：病所由生，过为有余，有余病也。不及为不足，不足亦病也。有余之病，是谓肺实。不足之病，是谓肺虚。肺实之证，喘嗽上气，肩背痛汗出，阴股膝胫皆痛是也。肺虚之证，肩背寒痛，少气不能太息，胸满嗌干是也。……肺藏伤风冷多涕：论曰肺脏虚弱，为风邪所伤，则清冷之气上攻，而鼻流清涕。盖肺开窍于鼻，在液为涕也。……

肺痿小便数：论曰内经曰：藏真高于肺。又曰：真气夺则虚。今肺中冷，则肺之真气不足，则其人上虚矣。虚则无以制下，故上为肺痿，下为小便数，以至吐涎沫而欲咳不能者，皆其证也。……肺气面目四肢浮肿：论曰肺气面目四肢浮肿者，其候咳嗽胀满，状如水气。盖肺主气，气为阳，阳体轻虚，为寒所折，攻发于外，散于皮肤，气逆浮肿。(《圣济总录·肺脏门》)

39. 李梴：气逆胸痞背痛，喘哮息贲。肺气太过则令人喘咳，气逆，背痛，愠愠然，或胸膈膹闷之，气牵引背疼……热著，咽膈尻阴股膝皆痛，鼻齆、鼻痔、或成渊。肺通喉舌，候在胸中，故热壅则喉舌肿痛，胸膈满闷，尻阴股膝痛为痿躄者，肺热叶焦也。……虚极，呼吸息微，欠伸溺频，肺痿、肺痈、或成瘵。肺主气，虚则呼吸少气，不足以息，小便频数，或遗。虚甚为相火所乘，则咳而见血，或为痨瘵、肺痈、肺痿。(《医学入门·脏腑》)

40. 喻昌：风乘肺咳，汗出头痛，痰涎不利。火乘肺咳，喘急壅逆，涕唾见血。热乘肺咳，喘急而赤潮热，甚者热盛于中，四末反寒，热移于下，便泄无度。燥乘肺咳，皮毛干槁，细疮湿痒，痰胶便秘。寒乘肺咳，恶寒无汗，鼻塞身疼，发热躁烦。(《医门法律·咳嗽门》)

41. 秦昌遇：阴虚小便不利之因，肺主生水，肺阴不足，则化源失令而小便不利。(《症因脉治·阴虚小便不利》)

42. 吴澄：肺虚者，肺家元气自虚也。惟其虚则腠理不密，故外则无风而畏风，外则无寒而怯寒，内则气怯息短，力弱神疲，面白神羸，情志郁结，嗜卧懒言，遗精自汗，饮食减少，咳嗽无力，痰涎清薄，六脉虚微而涩弱，按之无神。(《不居集·肺虚咳嗽》)

43. 江涵暾：肺虚之症，右寸脉必细，其症为自汗，为咳嗽，为气急，为咯血，为肺痿，为虚劳。肺实之症，脉右寸必有力，其症为气闭，为痰闭，为暑闭，为水闭发喘，为风闭，为火闭，为喉痛，为右胁痛，为肺痈。肺寒之症，外感居多，脉右寸必迟，其症为清涕，为咳嗽，为恶寒，为面色痿白。肺热之症，脉右寸必数，其症为目赤，为鼻衄，为咽痛，为吐血，为咳嗽脓痰，为酒积，为龟胸，为小便不利，为便血。(《笔花医镜·肺部》)

44. 俞肇源：肺气虚者，气喘息促，时时汗出，喉燥音低，气少不能言，言而微，终日乃复言。肺气实而上逆，则有胸闷头眩，痰多气壅等症甚则喘不得卧，张口抬肩。(《重订通俗伤寒论·气血虚实》)

45. 唐宗海：肺为乾金，象天之体，又名华盖，五脏六腑，受其复冒。凡五脏六腑之气，皆能上熏于肺以为病。故于寸口肺脉可以诊知五脏。肺之令主行制节，以其居高，清肃下行，天道下际而光明，故五脏六腑，皆润利而气不亢，莫不受其制节也。肺中常有津液润养其金，故金清火伏，若津液伤则口渴气喘，痈痿咳嗽，水源不清而小便涩，遗热大肠而大便难。金不制木则肝火旺，火盛刑金，则蒸热、喘咳、痨瘵并作。皮毛者，肺之合也，故凡肌表受邪，皆属于肺。风寒袭之，则皮毛洒淅。客于肺中，则为肺胀为水饮冲肺。以其为娇脏，故畏火，亦畏寒。肺开窍于鼻，主呼吸，为气之总司，盖气根于肾，乃先天水中之阳。上出鼻，肺司其出纳。肾为水，肺为天，金水相生，天水循环，肾为生水之源，肺即为制气之主也。凡气喘咳息，故皆主于肺。(《血证论·脏腑病机论》)

46. 丹波元坚：劳嗽一证，皆因肺虚，……肺主气，候皮毛，气虚为微寒客皮毛，人伤于肺则不足，成咳嗽。夫气得温则宣和，得寒则否涩。虚则气不足而为寒所迫，并聚于

肺间，不得宣发，故令咳而短气也。(《杂病广要·咳嗽》)

47.《黄帝内经》：形气有余，则腹胀泾溲不利。不足，则四肢不用。血气未并，五脏安定，肌肉蠕动，命曰微风。(《素问·调经论》)

48.《黄帝内经》：今夫脉浮大虚者，是脾气之外绝，去胃外归阳明也。夫二火不胜三水，是以脉乱而无常也。四肢懈惰，此脾精之不行也。(《素问·示从容论》)

49.《黄帝内经》：邪在脾胃，则病肌肉痛。阳气有余，阴气不足，则热善饥；阳气不足，阴气有余，则寒中肠鸣腹痛。阴阳俱有余，若俱不足，则有寒有热。(《灵枢·五邪》)

50. 张机：伤寒脉浮而缓，手足自温者，系在太阴；太阴当发身黄，若小便自利者，不能发黄；至七八日，虽暴烦下利，日十余行，必自止，以脾家实，腐秽当去故也。(《伤寒论·辨太阴病脉证并治》)

51. 华佗：实者舌强直，不嗜食，呕逆，四肢缓。……太过则令人四肢沉重，语言謇涩。……寒则吐涎沫而不食，四肢痛，滑泄不已，手足厥，甚则颤栗如疟也。(《中藏经·论脾脏虚实寒热生死逆顺之法》)

52. 王熙：脾病，……虚则腹胀，肠鸣，溏泄，食不化。(《脉经·脾足太阴经病证》)

53. 巢元方：久腹胀者，此由风冷邪气在腹内不散，与脏腑相搏，脾虚故胀，……脾虚寒气积久，脾气衰弱，故食不消也；而冷移入大肠，大肠为水谷糟粕之道路，虚而受冷，故变为痢也。(《诸病源候论·久腹胀候》)

54. 孙思邈：右手关上脉阴阳俱虚者，足太阴与阳明经俱虚也。病苦胃中如空状，少气不足以息，四逆寒，泄注不已，名曰脾胃俱虚也。(《备急千金要方·脾胃俱虚》)

55. 孙思邈：论曰：凡肉极者主脾也，脾应肉，肉多肌合，若脾病则肉色变。又曰至阴遇病为肌痹，肌痹不已，复感于邪，内舍于脾，体痒淫淫，如鼠走其身上，津液脱，腠理开，汗大泄，鼻端色黄，是其相也。(《备急千金要方·肉极》)

56. 李杲：脾胃虚则怠惰嗜卧，四肢不收，时值秋燥令行，湿热少退，体重节痛，口干舌干，饮食无味，大便不调，小便频数，不欲食，食不消。(《内外伤辨惑论》)

57. 李杲：脾胃俱虚，则不能食而瘦；或少食而肥，虽肥四肢不举，盖脾实而邪气盛也。又有善食而瘦者，胃伏火邪于气分则能食；脾虚则肌肉削，即食㑊(音 yi，食后困倦)也。叔和云："多食亦肌虚。"此之谓也。(《脾胃论·脾胃盛衰论》)

58. 虞抟：又曰：诸腹胀大，皆属于热。夫脾虚不能制水，水渍妄行，故通身面目手足皆浮而肿，名曰水肿。或腹大如鼓，而面目四肢不肿者，名曰胀满，又名鼓胀。皆脾土湿热为病，肿轻而胀重也。(《医学正传·肿胀》)

59. 方广：脾胃俱损，纳化皆难，元气斯弱，百邪易侵，而饱闷、痞积、关格、吐逆、腹痛、泄泻等症作矣。(《丹溪心法附余·调胃》)

60. 张介宾：胀满不能运，饮食不能入，肉脱痰壅而服药不应者，此脾之胃败也。(《景岳全书·杂证谟·论脾胃》)

61. 李惺庵：脾病则怠惰嗜卧，四肢不收，肠鸣泄泻。脾胃既病，下流乘肾，土来克水，则骨乏无力，令人骨髓空虚，足不能履地。气血精神，由此而日亏，脏腑脉络，由此而日损，肌肉形体，由此而日削。(《证治汇补·脾胃》)

62. 何梦瑶：人有大便闭结，口干唇裂，食不能消，腹痛难忍，按之益痛，小便短涩，人以为大便之火闭也，谁知是脾火之作祟哉？……不知土太柔则崩，土太刚则燥；土崩则成废土，土燥则成焦土也。然而土焦非阳明之焰下逼，必命门之火上炎，二火合攻，

脾之津液涸矣。水谷之入，仅足供脾之用，何能分润于大肠乎？（《医碥·大便闭结》）

63. 吴澄：忧思过度，损伤心脾，此致吐血、咯血者，其病多非火症。或常见气短、气怯、形色憔悴、或胸怀郁结，饮食无味，或腹虽作饥而不欲饮食，或神魂惊困而卧不安，是皆中气亏损，不能收摄所致。……脾胃气虚而大便下血者，其血不甚鲜红或紫色或黑色，此阳败而然，故多无热症而见恶心呕吐。盖脾统血，脾气虚则不能收摄，脾气虚，则不能运化，是皆血无所主，因而脱陷妄行。（《不居集·血证扼要》）

64. 江瓘：臂麻体软，脾无用也。痰涎自出，脾不能摄也。口斜语涩，脾气伤也。头目晕重，脾气不能升也，痒起白屑，脾气不能营也。（《名医类案·中风案》）

（严石林）

主要参考文献

1. 徐强，王保和，孙兰军，等. 慢性充血性心力衰竭患者"心气虚"证研究［J］. 天津中医药大学学报，2008，27（4）：252-254.

2. 陈瑞，梁凤霞，黄艳霞，等. 充血性心力衰竭心气虚、心阳虚证与肿瘤坏死因子-α及白细胞介素关系的研究［J］. 中国中西医结合杂志，2004，24（10）：876-878.

3. 张雯娥，吕虹. 心气虚的临床研究：附440例相关证型心脉仪测试对比分析［J］. 浙江中医杂志，1992，27（11）：515-517.

4. 刘安如，张清，陈文发. 心气虚证患者血液动力学功能分析［J］. 福建中医药，1997，28（1）：39.

5. 张道亮，张晓星，夏明颖. 心脏病人心阴虚心气虚证血液流变学研究［J］. 湖北中医杂志，1994，16（1）：39.

6. 于成瑶，王硕仁，赵明镜，等. 自然衰老生理性心气虚大鼠心脏能量代谢酶学的物质基础研究［J］. 山东中医药大学学报，2008，32（4）：337-338.

7. 谢梦洲，刘强，李绍芝，等. 心气虚证心肌细胞模型β受体、ET和NOS基因表达的改变［J］. 中国中医药科技，2005，12（5）：265-267.

8. 刘强，钟志国，王伯章. ET、CGRP、NO和NOS诊断心气虚证价值的评价［J］. 中医药通报，2004，3（4）：4-8.

9. 金红姝，杨戈，张钦传，等. 心气虚证动物模型雌二醇睾酮变化的实验研究［J］. 辽宁中医杂志，2003，30（8）：622-623.

10. 周光耀，韩晶，赖守国，等. 中医气虚证的能量代谢研究［J］. 中医杂志，1991，32（6）：48-49.

11. 罗陆一. 心气虚证患者红细胞超氧化物歧化酶活性及血清过氧化脂质含量的变化［J］. 实用中西医结合杂志，1993，6（11）：683-685.

12. 黄献平，范伏元，周小舟，等. 心病气血辨证与血清锌铜铁钙含量的关系［J］. 辽宁中医杂志，1997，24（4）：149-150.

13. 明海霞，金戈，刘喜平，等. 益气活血中药对心气虚证家兔血浆NO、ET的影响［J］. 中医研究，2008，21（10）：6-8.

14. 唐烨霞，程志清，姚立，等. 心气虚大鼠自由基损伤及心肌超微结构观察［J］. 包头医学院学报，2009，25（2）：122-123.

15. 谢梦洲，谢英，田浩梅，等. 甲状腺激素与冠心病心气虚证患者心功能级别的相关研究［J］. 中国中医基础医学杂志，2006，12（6）：447-448.

16. 周庆伟. 对肺气虚患者微量元素及肺功能的临床观察［J］. 中国医药学报，1996，11（6）：25-27.

17. 李泽庚，杨程，彭波，等. 慢性阻塞性肺疾病肺气虚证和肺阴虚证患者肺功能变化的研究［J］. 中华中医药学刊，2008，26（1）：56-57.

18. 窦红漫，蔡圣荣，方志斌，等. 补肺汤对肺气虚证血浆内皮素含量及血气分析变化的影响［J］. 中医药临床杂志，2004，16（4）：349-350.

19. 赵蜀军，蔡圣荣，方志斌，等. 肺气虚证大鼠血气分析指标与血栓素、内皮素的变化及相关性探讨 [J]. 中国中医基础医学杂志，2003，9（12）：33-34.

20. 吕磊，胡建鹏，王元勋，等. 肺气肿肺气虚证大鼠血清 IL-6、IL-8 和 TNF-α 变化的研究 [J]. 甘肃中医学院学报，2004，21（4）：15-17.

21. 李泽庚，张杰根，彭波，等. 肺气虚证和肺阴虚证患者外周血 NK 细胞表达分析 [J]. 中医杂志，2005，46（7）：533-534.

22. 侯辉，李浩，高雪. 慢性支气管炎肺气虚证患者支气管-肺泡灌洗液中白细胞计数和 IgA、IgM 含量的变化 [J]. 中国中医药科技，2002，9（4）：201-202.

23. 王国俊，徐志全，孙成勇，等. 肺气虚和肺阴虚证尘肺患者免疫球蛋白和细胞因子的研究 [J]. 中华中医药学刊，2008，26（1）：75-76.

24. 张伟，王立娟，赵润杨，等. 肺气虚证大鼠 sIgA 含量的测定及研究 [J]. 中外健康文摘：医药月刊，2008，5（2）：28-29.

25. 廖承济，曾志德，周霞翠，等. 慢支阴虚和阳虚患者能量代谢的某些生化指标观察 [J]. 福建中医药，1981，（5）：8.

26. 林求诚. 慢阻肺中医辨证的诊断学意义 [J]. 北京中医学院学报，1984，（5）：21.

27. 赵江云，宋卫东，刘中本，等. 支气管灌洗液中 SOD 和 LPO 与肺气虚证的关系 [J]. 中国中西医结合杂志，1996，16（7）：405-407.

28. 林文森，熊正明，张智奎，等. 鼻腔分泌物环核苷酸含量与慢性支气管炎辨证分型的关系 [J]. 浙江中医杂志，1982，17（11）：522.

29. 张杰根，李泽庚，彭波，等. 肺气虚证患者 TNF、T_3 和 T_4 的变化及临床意义 [J]. 安徽中医学院学报，2005，24（2）：9-11.

30. 刘涌，赵蜀军，蔡圣荣，等. 慢性支气管炎肺气虚证大鼠丙二醛、肿瘤坏死因子-α 的改变及意义 [J]. 中医药临床杂志，2007，19（1）：26-27.

31. 赵勤萍，谭茹，陈乃宏. 慢性支气管炎肺气虚证六种微量元素变化规律研究 [J]. 中医杂志，1999，40（1）：44.

32. 李泽庚，童佳兵，彭波，等. 慢性阻塞性肺疾病肺气虚证和肺阴虚证患者 T 淋巴细胞相关基因表达对比研究 [J]. 中国中医药信息杂志，2007，14（12）：9-11.

33. 王哲. 肺气虚证模型大鼠肺、肾组织 AQPs 表达及其影响机制研究 [D]. 辽宁中医药大学博士论文集，2007.

34. 刘素蓉，杨世兴，赵淑媛，等. 阴虚阳虚证与血液流变学研究 [J]. 中国医药学报，1989，4（2）：12-14.

35. 张士金，洪素兰，陈玉龙. 肺阴亏虚咳嗽机理的实验研究 [J]. 中医研究，2003，16（3）：18-20.

36. 邵长荣，戚志成，马济人，等. 养阴法治疗阴虚型肺结核及其对细胞免疫的观察 [J]. 上海中医药杂志，1980，（2）：19.

37. 何雄，孙华，张德山，等. 肺阴虚型浸润型肺结核患者的 NK 细胞活性缺陷 [J]. 中医药学报，1991，（5）：47.

38. 南征，杨德诚，陈秋澄，等. 中医肺阴虚证免疫机能的研究 [J]. 吉林中医药，1990，（5）：34.

39. 王秀云，邱保国，宁选，等. 阳虚、阴虚证病人血清五种微量元素分析 [J]. 上海中医药杂志，1989，（1）：6-7.

40. 戴豪良，陈泽霖，周月明，等. 肺肾阴虚证患者头发中微量元素的初步观察 [J]. 中医研究，1990，3（2）：21-23.

41. 杨德诚，南征，周哲，等. 呼吸系统疾病肺阴虚证人发 15 种元素值的多元逐步回归分析 [J]. 吉林中医药，1994，（1）：41-42.

42. 成汗. 脾气（阳）虚病人腮腺分泌的研究 [J]. 中华医学杂志, 1984, 64 (9): 558.

43. 北京中医研究所, 北京中医医院. 有关脾气虚实质的临床观察和实验研究 [J]. 中华医学杂志, 1982, 62 (1): 22.

44. 广州中医学院脾胃研究组. 脾虚患者唾液淀粉酶活性初步观察 [J]. 中华医学杂志, 1980, (5): 290.

45. 魏睦新, 贝淑英. 脾阴虚证患者消化功能的初步观察 [J]. 上海中医药杂志, 1988, (2): 8.

46. 金敬善. 老年人和脾虚患者消化系统功能的观察 [J]. 中西医结合杂志, 1984, (3): 164.

47. 北京中医医院. 对"脾主运化"的初探 [J]. 中医杂志, 1981, 22 (3): 61.

48. 周礼卿, 刘宝臣. 脾虚患者小肠吸收与胰外分泌功能的同步观察 [J]. 广州中医学院学报, 1989, 3 (4): 41-43.

49. 吴家驹. "脾"与胰腺外分泌功能及小肠吸收功能关系的探讨 [J]. 贵阳中医学院学报, 1994, 16 (3): 61-62, 10.

50. 毛炯. 30 例脾阴虚证患者胰腺外分泌功能测定 [J]. 浙江中医杂志, 1990, (2): 7.

51. 祁建生. 65 例慢性胃炎尿胃蛋白酶测定结果分析 [J]. 福建医药杂志, 1983, (6): 27.

52. 金敬善, 张声生, 赵荣莱, 等. 脾气虚证病人消化吸收功能同步观察 [J]. 北京中医, 1990, (3): 12.

53. 刘健. 脾虚泄泻证血液流变学、动力学的动态研究 [J]. 中医药研究, 1993, (2): 18-20.

54. 孙弼纲, 刘建. 脾虚证分度定量诊断研究 [J]. 中国中西医结合杂志, 1994, (3): 135.

55. 李东华, 邱奇, 孙刚, 等. 急腹症与腹部手术后期脾虚证消化吸收功能的变化 [J]. 天津中医药, 1992, (2): 26.

56. 陈家旭, 陈易新, 季绍良, 等. 泻下、劳倦因素致脾气虚大鼠下丘脑、血浆 NPY 含量的变化 [J]. 北京中医药大学学报, 2002, 25 (6): 22-24.

57. 费乃昕, 吴英锋, 齐清会. 慢性胃炎所致脾气虚证患者胃电图和胃肠激素变化及中药治疗作用的研究 [J]. 基础医学与临床, 2003, 23 (S1): 124.

58. 任平, 黄熙, 张航向, 等. 脾气虚证患者血浆和组织中 SS、Mot、CCK 的变化 [J]. 世界华人消化杂志, 2004, 12 (3): 719-722.

59. 周文洛, 王民宪, 王景证. 大手术后脾虚患者血中激素水平测定 [J]. 中国中西医结合杂志, 1992, 12 (4): 219-221.

60. 葛智慧, 邱奇, 崔乃强. 急腹症和腹部手术后期脾虚证的某些内分泌功能的改变 [J]. 天津中医, 1992, (2): 27-28.

61. 李建生, 杨士杰. 脾气虚证与血浆、红细胞中微量元素关系的研究 [J]. 中医研究, 1990, 3 (2): 19-21.

62. 马建伟, 郝刚, 李江. 脾气虚证与血清锌铜镁关系的探讨 [J]. 空军总医院学报, 1989, 5 (3): 156.

63. 焦君良, 要丽瑛. 慢性胃病脾胃虚寒证病人血清中某些微量元素含量的观察 [J]. 辽宁中医杂志, 1990, 14 (6): 42-43.

64. 杜银梅, 刘燕, 杨雨田, 等. 脾虚证与发锌含量的关系 [J]. 山西中医, 1994, (3): 41.

65. 衣雪洁. 健脾补糖对过度训练脾虚大鼠骨骼肌 GLUT4 和相关信号转导的影响 [D]. 中国博士学位论文全文数据库. 辽宁中医药大学, 2006.

66. 杨维益, 梁嵘, 文平, 等. 脾气虚证时肌酸磷酸激酶及其同功酶活性变化的临床研究 [J]. 中国医药学报, 1992, 7 (4): 22-25.

67. 孙恩亭, 谢锦玉, 李乐红, 等. 脾气虚大鼠骨骼肌中某些元素、酶及能荷的变化 [J]. 中国中西医结合杂志, 1993, 13 (12): 736-738.

68. 葛振华, 万集今. 胃炎脾虚证病人和脾虚证小鼠外周血中 T 细胞亚群的比较研究 [J]. 福建中医学院学报，1993，3（2）：104-107．

69. 丁洁，吴咸中，薛小平．脾虚证患者部分细胞和局部免疫功能指标的测定［J］．中国中西医结合杂志，1992，12（2）：77-79．

70. 高墀岩，林求诚．脾虚病人某些检查指标的变化［J］．中医杂志，1980，21（9）：27．

71. 李振华．脾胃气虚本质的研究［J］．河南中医，1986，（3）：1．

72. 唐铁军，徐复霖，刘玉生，等．脾虚证者肠液中分泌型 IgA 含量测定［J］．中医研究，1993，（1）：24．

73. 易杰，李德新，林庶如，等．脾气虚大鼠脾肝组织蛋白激酶 C 活性变化的实验研究［J］．辽宁中医杂志，2002，29（6）：374-375．

74. 王艳杰．实验性脾气虚证大鼠糖代谢变化的实验研究［D］．中国博士学位论文全文数据库．辽宁中医学院，2003．

75. 姜洪华．脾气虚证患者线粒体 DNA 多态性与超微结构的初步研究［D］．中国博士学位论文全文数据库．广州中医药大学，2007．

76. 罗云坚，修宗昌，黄穗平，等．脾气虚证免疫相关基因组学机制初探［J］．中国中西医结合杂志，2005，25（4）：311-314．

77. 崔家鹏，李德新，朱爱松．脾气虚证模型大鼠心脏肝脏脑组织 MAPK 活性变化及补脾气方药对其影响的实验研究［J］．中医药学刊，2005，23（5）：819-821．

78. 杜娟，王秀琴，季凤清，等．脾气虚胃溃疡大鼠胃黏膜生长抑素相关信号转导分子的变化［J］．解剖学报，2008，（6）：30．

（四）肝病病机

肝为藏血之脏，又司疏泄，故肝以血为体，以气为用。肝性刚，主升主动。足厥阴肝经在体内循行分布最广，上至巅顶，下至足底，贯通上下，联系脏腑最多。肝的以上生理特性决定了肝的病理变化特点大致可归纳为以下几方面：

体用失调：肝具条达之性，其性刚，主动主升；肝又主藏血，全赖肾水以涵之，血液以濡之，故叶桂《临证指南医案》指出肝有"体阴用阳"之性。肝体柔和，肝气条达是维持肝脏正常生理功能的基本条件。在病理上肝阳肝气具有易亢、易逆、易郁，肝阴、肝血具有易亏虚的特点，故元代医家朱震亨提出"肝阴肝血常不足，肝阳肝气常有余"的论点，然而从古代文献记载及临床实践观察来看，肝的阳气不足也同样存在，故近年来对肝气虚、肝阳虚的证治也引起了重视。

气血失和：肝主调畅一身之气机，又主调节全身之血量。故肝的病变以气血失和、气血逆乱为基本病理表现。气机郁滞是肝病最常见的病理变化。肝郁进一步发展，则又可变生肝火、肝阳、肝风。正如王泰林在《西溪书屋夜话录》中说："肝气、肝风、肝火三者同出异名。"气病必及于血，所以肝病久则必及血分。如肝气郁结可致血行不畅而成瘀血；肝阳升发太过则使血随气升而病厥，或见咳血、呕血等；肝火日久耗伤阴血，可导致肝阴血亏损等。

干犯他脏：肝主升主动、其性刚的生理特性以及肝经循行络属涉及多脏的特点决定了肝气易郁结、上扰下迫、横乘流窜，从而干犯他脏。如肝病最易上侮肺金，中乘脾胃，上逆冲心，下竭肾阴，旁攻脏腑，流窜经络。其中尤以肝病传脾和肝病犯肺或肝胆同病为常见。故前人有"肝为万病之贼"、"肝病贼五脏"之说。

1. 肝实的病机　五脏病变皆有虚实之分，肝也不例外。因肝为刚脏，主升主动，其用为阳，故临床肝的病证以实居多。表现出肝气易郁、易逆；肝阳易亢、易化火生风的特点。肝之实证，多因肝气郁结，或湿热侵犯肝胆，或寒邪阻滞肝经所致。肝气郁结进而又可演化为肝火或肝血瘀阻等。临床表现以肝的功能亢进为主要特点。

(1) 肝气郁结：肝气郁结简称"肝郁"，是指肝疏泄功能失常，气机郁滞不畅的病理状态。早在《黄帝内经》已提出"肝郁"一词，如《素问·六元正纪大论》曰："木郁之发……民病胃脘当心而痛，上支两胁，膈咽不通食饮不下。"《灵枢·邪客》说："肝有邪，其气流于两胁。"并明确提出"木郁达之"的治疗原则。金元时期朱震亨创六郁说："气血冲和，百病不生，一有怫郁，则诸病生焉。"强调六郁以气郁为关键，诸郁多由气郁发展而来。明代医家孙一奎首先提出"肝郁"一词，并在《医旨绪余·论五郁》中对其病因病机、症状表现进行了论述，曰："木郁者，肝郁也。……木性上升，怫逆不遂则郁，故凡胁痛、耳鸣、眩晕暴仆、目不认人，皆木郁证也。"赵献可承继了朱氏的学术思想，认为五郁以木郁为先，阐发了"凡郁皆肝病"的观点，并以《太平惠民和剂局方》收载的逍遥散一方统治诸郁，强调肝胆之气舒展，则诸证自解。

肝职司疏泄，以条达为顺，一有怫郁，则气郁为病。故大凡肝病初起，多在气在经，先见肝气郁结之证。肝气郁结的起病，多由精神刺激、情志抑郁所致，亦可因久病不愈、他脏及肝而起。《医宗金鉴·删补名医方论·逍遥散》指出："肝木之所以郁，其说有二：一为土虚不能乘木也；一为血少不能养肝也。盖肝为木气，全赖土以滋培，水以灌溉，若中土虚则木不升而郁，阴血少则肝木不滋而枯。"

肝气郁结主要为肝疏泄失职、气行不畅的病理表现，所以其证候特点主要表现为气滞肝经或肝脏。如症见精神抑郁、胸脘满闷、善太息、饮食呆钝、胁肋或少腹胀痛不舒，女子见经前乳房胀痛、痛经、月经失调、闭经、甚至不孕。还可出现咽中如有物阻、颈部瘿瘤等症。其症情常随情绪变化减轻或加重。

肝气郁结病机发展趋势有三：一是横逆，侵犯他脏；二是郁而化火，气火上逆；三是气病及血，形成瘀血。正如清代周学海在《读医随笔·平肝者舒肝也非伐肝也》中作了概括，说："凡病之气结、血凝、痰饮、浮肿……皆肝气之不能舒畅所致也。凡肝虚而力不能舒、或肝郁而力不得舒，日久遂气停血滞，水邪泛溢，火势内灼而外暴矣。"

(2) 肝气横逆：肝气横逆为肝的疏泄太过而至气机逆乱的病理表现。肝气横逆的病理表现《黄帝内经》已有记载，《素问·脏气法时论》说："肝病者，两胁下痛引少腹，令人善怒……气逆则头痛，耳聋不聪，颊肿。"隋代巢元方在此基础上提出"肝气盛"的名词，曰："肝气盛……两胁下痛引少腹、善怒、气逆则头眩、耳聋不聪、颊肿，是肝气之实也，则宜泻之"(《诸病源候论·肝病候》)。明清时期对肝气横逆的病机、证候有了进一步的发展。《景岳全书·杂证谟·耳证》指出"耳聋……多因肝胆气逆，其证非虚非火，或因喜怒忧郁，气结而然，治宜顺气，气顺心舒而闭自开也。"又提出："气实而厥者，其形气愤然、勃然，脉沉弦而滑，胸膈喘满，此气逆证也。……治宜以排气饮；或四磨饮、或八味顺气散、苏合香丸之类先顺其气，然后随其虚实而调理之。"清代林佩琴在《类证治裁·肝气肝火肝风论治》中对肝气横逆的症状进行了归纳，说"肝木性升散，不受遏郁，郁则经气逆，为嗳，为胀，为呕吐，为暴怒胁痛，为胸满不食，为飧泄，为癫疝，皆肝气横决也。"

肝气横逆的证候特点主要表现为肝气上冲、横乘、流窜下迫而影响他脏。肝气横逆的形成主要因于情志所伤。突然的情志刺激，如恚怒愤懑等，常使肝气暴张、疏泄太过，致气机逆乱、诸证丛生。《杂病源流犀烛·肝病源流》说："肝……其性条达而不可郁，其气偏于急而激暴易怒，故其为病也多逆。"气机逆乱临床可表现为胸胁、脘腹胀痛，或攻窜作痛、或牵引作痛。反映在情志，多出现烦躁、易怒、激动不安之象。肝气横逆易干犯他脏，继发各种病证。如肝气乘脾可出现腹痛、泄泻；肝气犯胃可出现嗳气、恶心、呕吐；肝气冲逆，上犯肺金，可形成咳喘之证。清代医家李冠仙对肝气横逆影响他脏的病机作了较为详细的论述。指出："肝易动而难静……惟肝一病即延及他脏……肝气一动，即乘脾土，作痛作胀，甚则作泻；又或上犯胃土，气逆作呕，两胁痛胀……又或上而冲心，致心跳不安；又或上而侮肺……致肺之清肃不行而呛咳不已……又或疏泄太过，致肾不闭藏，而二便不调"（《知医必辨·论肝气》）。

肝气横逆，肝气郁结两证病位在肝，其病因均与七情内伤有关，病机均为肝失疏泄，气机失调，都有情志异常及肝经所过部位的胀痛和食欲不振等临床表现。因此肝气横逆、肝气郁结易被混为一谈。秦伯未在《谦斋医学讲稿·论肝郁》中将肝脏气分病分为肝气、肝郁两种，对其病机、特点作了分析比较，说："肝气证是作用太强，疏泄太过，故其性横逆；肝气郁结是作用不及，疏泄无能，故其性消沉。同时，肝气证能犯胃克脾，出现消化不良等证，乃属木旺克土；肝气郁结也能影响中焦，出现痞满等脾胃症状，则系木不疏土。所以肝气和肝郁同样是肝脏的气分病，同样应用理气、调气方法，由于性质的不同，用药就有出入。"秦氏所谓肝气证即为肝气横逆；肝郁证即为肝气郁结。两者均为疏泄失常，气机失调，但前者表现为疏泄太过，气机横逆。临床以情绪激动、烦躁易怒、胁腹胀痛为甚，易乘脾、犯胃、冲心、侮肺、扰肾而致变证迭出为特征。后者为疏泄不及，气机郁滞。以精神抑郁、胸胁满闷、善太息为主要临床表现。影响及脾胃可见脘闷、纳呆或脘腹胀痛。治疗上，肝气横逆宜平肝降逆，以调气为主。肝气郁结宜疏肝解郁，以理气为主。

（3）肝火上炎：肝火上炎是指肝经有火热之邪或肝的阳气亢逆而出现一派气火冲逆的病理表现。"肝火"一词，金元以前的著作中未明确提及。《素问·刺热》记载了"肝热病者……，热争，则狂言及惊，胁满痛，手足躁，不得安卧，……其逆则头痛员员，脉引冲头也。"《诸病源候论·肝病候》也描述了"肝气之实"的症状、治法，曰："病目赤，两胁下痛引小腹，善怒；气逆则头眩耳聋不聪，颊肿，是肝气之实也，则宜泻之。"金代张元素明确提出"肝火"之称，如《珍珠囊·去脏腑之火》说："白芍药泻肝火。""柴胡泻肝火，须用黄连佐之。"嗣后，明清医家不断加以丰富、补充，形成有关肝火证较为系统的认识。

肝火之形成，多由暴怒伤肝，肝气暴张，气火上逆或五志过极，心火偏亢，引动肝火。《临证指南医案·肝火》中邵新甫谓："盖情志不舒则肝郁，言语不投则生嗔，谋虑过度则自竭，斯罢极之本，从中变火，攻冲激烈。"亦可因肝气郁结，郁而化火；肝阳亢盛升动无制而化火。何梦瑶谓："气不足郁而成火，大怒见肝火"（《医碥·杂症》）。此外，外感六淫，或素体肝阳偏旺，过食烟酒辛辣温补之品，致外邪入里，郁滞阳气，从阳化热，亦可演变成为肝火证。

肝火为肝脏功能亢进，故其病机特点可表现出热性及冲逆诸病证。如《西溪书屋夜话录·治肝三十法》所说："肝火燔灼，游行于三焦，一身上下内外皆能为病，难以枚举。如目红颧赤、痉厥狂躁、淋秘疮疡、善饥烦渴、呕吐不寐，上下血溢皆是。"《类证治裁·肝气肝风肝火证治》也详细描述了肝火证的表现，曰："相火附木，木郁则化火，为吞酸、胁痛，为狂，为痿，为厥，为痞，为呃噎，为失血，皆肝火冲激也。"可见肝火为病，病证多端。依其侵犯部位、脏腑的不同表现为不同的证候。如肝火上炎清窍，可症见头痛、面红目赤、心烦、急躁易怒、口苦或耳中作痛；肝火犯肺可出现干咳少痰、咯血、面红易怒、胸胁灼痛、烦热口苦等；肝火犯胃可症见脘胁胀痛、吞酸嘈杂、烦躁易怒、嗳气呃逆；肝火扰心则见心烦不寐，口苦舌糜、小便色赤、胁痛、急躁易怒；肝火动血可出现咳血、衄血、呕血、吐血等表现。治疗以清泻肝火为大法。

(4) 肝经湿热：肝经湿热是湿热下注肝经所致的病理表现。早在《黄帝内经》就记载了肝经湿热的症状表现。《素问·刺热》说："肝热病者，小便先黄，腹痛，多卧，身热。"《金匮要略》中虽无"肝经湿热"之称，但所言"诸病黄家，但利其小便"，以及创制的茵陈蒿汤、栀子柏皮汤、茵陈五苓散等方剂，皆为后世治疗肝经湿热证所遵循。宋代《妇人大全良方》记载了肝经湿热所致的阴肿，曰："妇人玉门燉肿作痛，或寒热往来，憎寒壮热，其内证或小便涩滞，或腹内急痛，或小腹痞闷，或上攻两胁……若两拗小腹肿痛，肝经湿热壅滞也，用龙胆泻肝汤。"《丹溪心法·囊痈》指出："囊痈，湿热下注也"，治当"悉以湿热入肝经施治，而用补阴药佐之"。此外，《格致余论·疝气论》指出睾丸肿痛之疝气"皆足厥阴肝经……始于湿热在经，所以作痛"。明代李梴《医学入门·带下》又提出"湿热甚则两胁痛"，并以当归龙荟丸治之。清代陈士铎《辨证奇闻·五疸》还明确指出："肝经湿热所致黄疸为肝疸。肝疸之证，两目尽黄，身体四肢亦黄色，但不如眼黄之甚，气逆，手足发冷，汗出不止，然只在腰以上，腰以下无汗也。人亦意为黄疸也，谁知是肝气之郁，湿热困结而不散乎。"

肝经湿热得之外感湿热之邪，或过食烟酒炙煿，内生湿热，湿热随经下注肝经导致络脉气血壅滞或熏蒸内蕴而成。肝经湿热主要以肝经循行部位湿热郁蒸为其特点，表现为胁痛，黄疸，阴痒，睾丸肿痛，女子带下量多秽浊等。治疗以清利肝经湿热为大法，投以龙胆泻肝汤等品。清代林佩琴主张："带下……如肝经怒火下流者，加味逍遥散，甚者龙胆泻肝汤"（《类证治裁·带下》）。

(5) 寒滞肝脉：寒滞肝脉是寒邪或寒湿之邪侵犯肝经所引起的气血凝滞的病理表现。《素问·举痛论》记载："寒气客于厥阴之脉，厥阴之脉，络阴器，系于肝，寒气客于脉中，则血泣脉急，故胁肋与少腹相引痛矣。"《金匮要略·腹满寒疝宿食病脉证治》详细论述了寒疝的病机及证治，为寒滞肝脉证的辨证施治奠定了基础。至宋代，陈言《三因极一病证方论·肝疸经虚实寒热证治》中提到"肝中寒"，说："肝中寒之状，其人洒洒恶寒……胁下挛急，足不得伸。"明代《杂病广要·癞病》进一步阐述了寒滞肝脉的表现，曰："寒气客于经筋，足厥阴脉受邪，脉胀不通，邪络于睾卵，谓之卵胀。"清代江涵暾在《笔花医镜·肝部》中对肝寒证的表现作了较为全面的归纳，曰："肝寒之症，脉左关必沉迟，其症为小腹痛，为疝瘕，为囊缩，为寒热往来。"

寒滞肝脉之形成多因寒邪或寒湿之邪侵袭肝经，致阳气被遏，气血运行不畅；亦可由素体阳虚，久病伤阳，致阴寒内盛，肝脉闭阻。如《圣济总录·胁肋痛》所说："足厥阴经虚，寒气乘之也……寒邪之气乘虚，则伤于经络，邪气与正气相搏，故令胸胁痛也。"因此，寒滞肝脉有实寒、虚寒两种情况。实寒由寒邪、寒湿直中，虚寒由阳虚失煦所致。因寒性凝滞，"寒气入经则稽迟，泣而不行，客于脉外则血少，客于脉中则气不通"（《素问·举痛论》）。因此，寒凝气滞血瘀为其基本病理变化。临床主要表现为寒象及肝经循行部位冷痛，如少腹牵引睾丸坠胀冷痛，或阴囊收缩引痛，畏寒肢冷，面色㿠白，小便清长，或胁肋疼痛，或巅顶痛，舌苔白滑，脉沉迟。

(6) 肝血瘀滞：肝血瘀滞是肝失疏泄，气机郁滞，引起血络瘀阻的病理表现，早在

《黄帝内经》对其病因病机就有所记载。《灵枢·五邪》曰："邪在肝，则两胁中痛，寒中，恶血留内。"《灵枢·邪气脏腑病形》进一步指出："有所堕坠，恶血留内，若有所大怒，气上而不下，积于胁下则伤肝。"嗣后，历代医家对此多有阐发。宋代陈言认为"病者有所堕坠，恶血留内，或因大怒，汗血洴湿，停聚不散，两胁疼痛，脚善瘈，骨节时肿，气上不下，皆由瘀血在内"（《三因极一病证方论·折伤瘀血证治》）。明代皇甫中将肝血瘀滞的特点概括为："日轻夜重，或午后发热，脉芤而涩，瘀血也。"并明确指出："盖肝为血海，凡有瘀血，必蓄积于心胸、胁下，或小腹之分，乃肝部也。心主血，肝藏血，脾统血，但小便如常者，蓄血证也"（《名医指掌·胁痛门》）。

　　肝血瘀滞之形成与以下几方面因素有关：①情志抑郁，所愿不遂致肝气郁结，久则气病及血，肝络瘀阻。②跌仆闪挫，用力失当致肝络脉受损，气血瘀滞。③疫毒虫积犯肝，耗伤阴血或化源不足，脉络不荣，营血不畅，久滞成瘀。④久病迁延，肝阳气耗损，疏泄不及，血滞不行，瘀阻脉络。《医述·血证》引罗赤诚之论认为肝血瘀滞证的产生，不仅有闪挫跌仆所致者，而且"有因火载血上行，或吐或衄，痛者自忍，而蓄滞于中；或因医药寒凉而冰凝于内；或因忧思过度，而致营血郁滞不行，或因怒伤血逆，上不得越，下不归经，而留积于胸膈之间者"。肝血郁滞或因虚致瘀，或由气滞致瘀，瘀血形成又可成为继发病因，阻碍气血运行，故其证候以全身气滞血瘀及肝脏部位癥积为特点，表现为面色晦暗，或青黑无华，胁部刺痛，或痞硬作痛，女子月经不调，痛经或闭经，舌质黯红，边有瘀斑，脉弦涩，甚者可见腹大坚满，青筋怒起，喘息不得卧。

　　2. 肝虚的病机　肝虚的划分，历代认识不一。《黄帝内经》论肝虚，气血阴阳皆有不足。汉唐医家多遵《黄帝内经》之旨加以阐发。至宋代，钱乙论治儿科疾病，结合小儿特殊生理病理特点而用泻肝疗法。元代朱震亨在《丹溪心法治要·小儿科》中将钱氏学术思想概括为："小儿易怒，肝病最多，肝只有余，肾只不足。"自兹，开"肝常有余"、"有泻无补"之肇端。明代医家进一步深化了"肝有泻无补"理论。张介宾在《质疑录·论肝无补法》中将肝病的病机分为肝气、肝血两方面的变化，认为肝气有余不可补，肝血不足则应补。李中梓《医宗必读·乙癸同源论》也强调："然木既无虚，又言补肝者，肝气不可犯，肝血自当养。"于是，后世医家论及肝之气血阴阳，多持"肝气肝阳常有余，肝阴肝血常不足"的观点。谈及肝虚亦多强调肝阴血之不足而忽视肝阳气之亏损。近年来众多学者从理论、临床等方面对肝阳、气虚进行探讨，论证了肝阳、气虚的客观存在。因此，肝虚包括肝血虚、肝阴虚、肝气虚、肝阳虚四个方面。分述如下：

　　（1）肝血虚：肝血虚是肝藏血不足，机体失于荣养而功能减退的病理表现。肝血虚的最早记载，可见于《素问·腹中论》。它认为"血枯"证"得之年少时有所大脱血，若醉入房，中气竭，肝伤，故月事衰少而不来也"。隋代医家巢元方针对肝血虚的病理及表现作了较多论述。《诸病源候论·虚劳目暗候》说："肝候于目而藏血，血则荣养于目，脏腑劳伤，血气俱虚，五脏气不足，不能荣于目，故令目暗也。"《诸病源候论·虚劳筋挛候》说："肝藏血而候筋，虚劳损血，不能荣养于筋，致使筋气极虚，又为寒邪所侵，故筋挛也。"明代以后，肝血虚的病因病机，症状表现及治法的认识渐趋完备。张介宾《质疑录·论肝无补法》将肝血虚的证候概括为"肝血不足，则为筋挛、为角弓、为抽搐、为爪枯、为目眩、为头痛、为胁肋痛、为小腹痛、为疝痛诸症。"指出"补肝血莫如滋肾水，水者，木之母也。母旺则子强，是以当滋化源"。

　　肝血虚的形成与以下几方面因素有关：①脾胃虚弱，化源不充；②久病耗损或失血过多；③情志内郁，郁而化火，耗伤阴血。肝血为全身血液的一部分，肝血虚可表现出全身濡养功能减退的共同证候，如面色淡白，眩晕目花，夜寐多梦，舌淡、脉细等。但由于肝为藏血之体，开窍于目，主筋，其华在爪，与冲任关系密切。所以肝血虚尤以血不养肝，目、筋、爪失荣，血海不充，冲任充盈不足为特征。症见：两目干涩，或视物昏花，胁肋隐痛，肢体麻木，或筋脉拘急，月经量少，甚则经闭，失眠多梦，面色苍白或萎黄，爪甲不荣，口唇、齿龈、舌质淡白。《本草经疏·卷二》描述了"肝血虚"的症状表现，指出："肝虚十证，胸胁痛，属肝血虚；转筋，属血虚；……失血过多，角弓反张，属肝血虚……目黑眩晕，属血虚。"清代江涵暾在《笔花医镜·肝部》中作了更为详细的记述，曰："肝之虚，肾水不能涵木而血少也。脉左关必弱，或空大，其症为胁痛，为头眩，为目干，为眉棱骨、目眶痛，为心悸，为口渴，为烦躁发热。"又说："胁痛者，血不营筋也，四物汤主之。头眩者，血虚风动也，逍遥散主之。目干者，水不养木也，六味地黄丸主之。眉棱骨眼眶痛者，肝血虚，见光则痛，逍遥散主之。"

（2）肝阴虚：肝阴虚是指肝之阴血不足，筋脉失养，虚热内生的病理表现。肝阴虚之名的提出，始于明代以后。《薛氏医案·头眩》指出："肝经虚热者，六味地黄汤。"《景岳全书·虚损》进而明确道："易生嗔怒，或筋急酸痛者，水亏木燥，肝失所资也。"肝阴虚的明确提出可见于《金匮翼·胁痛统论·肝虚胁痛》，其曰："肝虚者，肝阴虚也，阴虚则脉细急，肝之脉贯膈，布胁肋，阴虚血燥，则经脉失养而痛。"

肝阴虚的成因，一为外邪伤阴，二为内伤暗耗。外邪伤阴多见温热病后期，温邪久羁，耗损肝阴；内伤暗耗可责之肝血虚累及肝阴不足，也可由肝郁化火，灼伤肝阴及肾阴亏损，水不涵木所致。肝阴虚是以肝濡养、滋润、宁静及制约阳热功能减退为病理特点。因此，其临床既有阴虚失于濡养的表现，又有阴不制阳，虚阳上亢，虚热内生之象。症见：视物昏花、二目干涩、胁肋隐痛、肢体麻木、头晕、失眠、情绪易于激动、口干咽燥、手足心热或五心烦热、潮热盗汗、舌红少苔、脉细弦。

由于肝肾同源，所以肝肾阴液之间的关系极为密切。肝肾之阴相互资生，在病理上亦相互影响。如肾阴不足导致肝阴不足，阴不制阳而肝阳上亢，称之为"水不涵木"；若肝阴不足亦可导致肾阴不足而致相火偏亢。因此肝肾阴虚常同时兼见，症见头晕或痛、烦躁、盗汗、失眠、腰膝酸软或梦遗滑精等。

（3）肝气虚：肝气虚是指肝气不足，肝的升发、疏泄功能减退的病理表现。"肝气虚"一词最早见于《黄帝内经》。《素问·方盛衰论》记载："肝气虚则梦见菌香生草，得其时则梦伏树下，不敢起。"隋代巢元方所著《诸病源候论》对肝气虚证作了较为详细的记述。《诸病源候论·肝病候》指出："肝气不足，则病目不明，两胁拘急筋挛，不得太息，爪甲枯，面青，善悲恐，如人将捕之，是肝气之虚也，则宜补之。"唐代孙思邈指出肝虚寒的病机证治，并创补肝汤一方治疗肝气虚证。宋代《太平圣惠方·肝脏论》记述了肝虚补肝诸方，说："夫肝脏虚损，气血不荣，内伤寒冷，致以两胁胀满，筋脉拘急，四肢厥冷，心腹疼痛，眼目昏暗，手足常青，胸中不利，太息者，是肝气不足之候也。"记载了补肝方药达18首之多，使肝气虚的治法方药得到丰富。这一时期，由于受"肝常有余"、"有泻无补"说法的影响，人们对肝脏的生理病理有了一些片面认识，对后世"肝无虚可补"的认识影响较深。元代朱震亨明确指出："小儿易怒，故肝病最多，肝只有余，肾只不足"（《丹溪心法治要·小儿科》）。明代李中梓则直言肝"无虚可补"。至此肝无虚已立门庭。清末叶桂提出肝为风木之脏、"体阴用阳"的观点，也使临床上忽视肝气虚的存在。尽管如此，仍有不少医家对肝气虚的证治加以阐发。明代李梴《医学入门·胁痛》描述了肝气虚胁痛的表现，说："虚者，肝气虚也，痛则悠悠不止，耳目肮聩，善恐，如人将捕。"清代王泰林《西溪书屋夜话录·治肝三十法》提出补肝气一说，以天麻、白术、菊花、生姜等补肝气。近代张锡纯主张用黄芪、少佐理气之品，使肝气虚的治法方药进一步完善。近人秦伯未认为肝病"表现为懈怠、忧郁、胆怯、头痛、麻木、四肢不温等，便是肝气虚和肝阳虚的证候"，指出："在肝虚证上，只重视血虚不考虑气虚，显然是不全面的。"

　　肝气虚之成因，可归纳为以下几点：①肝脏自病。素体不足，肝气虚弱或年老体弱，肝气自衰及忧思、郁怒伤肝等，均可引起肝气虚之证。②他病及肝，久病不愈，元气亏损致肝气匮乏。③恣意攻伐，损伤肝气，日久肝气亏虚为患。肝气虚是肝精气不足，升发、疏泄功能减退的病理表现。因此，它具备气虚见症外，还有肝功能减退的特殊症状。体现在三个方面：一为肝本身功能低下的表现；二是肝经循环部位出现肝气失于条达的证候；三是累及他脏。临床症见：神疲乏力、气短懒言、情志抑郁、惊恐胆怯、思维呆钝、手足麻木、视物模糊不清、胸胁满闷、腹部重坠作胀、善太息、脘痞食少，妇女可见月经不调、痛经、闭经等。

　　（4）肝阳虚证：肝阳虚证又称肝虚寒、肝虚冷，肝阳虚是肝阳气不足，升发、温煦功能减退的病理表现。汉代《中藏经·肝脏虚实寒热生死逆从脉证之法》描述了它的症状表现，说："肝虚冷，则胁下坚痛、目盲、臂痛、发寒如疟状，不欲食；妇人月水不来，气急，其脉左关上沉而弱者是也。"《备急千金要方·肝虚实》认为"肝虚寒"的表现为"左手关上脉阴虚者，足厥阴经也，病苦胁下坚，寒热，腹满不欲饮食，腹胀，悒悒不乐，妇人月水不利，腰腹痛，名曰肝虚寒也"。宋代陈言《三因极一病证方论·肝胆经虚实寒热证治》进而指出："肝虚寒、两胁满，筋急……悒悒不乐，四肢冷，目视肮肮，或左胁偏痛，筋痿，脚弱。"

　　肝阳虚之形成，可由肝气虚发展而来，也可因寒邪直中伤及肝阳所致。此外，肾阳虚，肝阳失于资助亦可出现肝阳衰惫。肝阳虚多在肝气虚的基础上进一步发展而成，故肝气虚病变相对轻浅，肝阳虚病变相对较重。肝阳虚除气虚见症外，尚有"阳虚生寒"的表现，如形寒肢冷，爪甲不荣等。此外，肝阳虚衰，疏泄失职，常产生瘀血、积水等病理产物，故往往形成本虚标实、虚实夹杂之证。临床主要表现为：精神委靡，胆怯善恐，视物模糊，神疲乏力，不耐劳作，胁痛悠悠，爪甲不荣，四肢不温，畏寒喜暖，少腹及大腿内侧冷痛，阴冷，阴囊收缩，得温诸症减轻，舌淡苔白滑，脉沉迟无力。

　　（5）肝阳上亢：肝阳上亢是肝阳气升动、亢逆太过所致的一种病理表现。《黄帝内经》虽无肝阳上亢一说，其有关"煎厥"、"大厥"等病机的论述，却为后世肝阳上亢的产生奠定了基础。《素问·生气通天论》曰："阳气者，烦劳则张，辟积于夏，使人煎厥。"指出煎厥与体内阳气变动有关。肝阳上亢之名，始见清代叶桂《临证指南医案》，叶氏以之解释中风、眩晕等证的病理。《临证指南医案·中风》指出："脉弦动，眩晕耳聋，行走气促无力，肛痔下垂，此未老欲衰，肾阴弱，收纳无权，肝阳炽，虚风蒙窍，乃上实下虚之象。"《临证指南医案·肝风》也说："高年水亏，肝阳升逆无制。"肝阳上亢得之禀赋不足，久病耗伤，房劳过度致肝肾阴液不足，阴不制阳，肝阳独亢；亦可由恼怒焦虑使肝郁化火，肝阴血亏耗，日久阴不敛阳所致。肝为风木之脏，体阴而用阳，易升、易动，各种原因引起阴血亏虚，都易于引动肝阳亢逆，形成本虚标实或下虚上实之证。《类证治裁·眩晕》认为肝阳上亢证"或由身心过动；或由情志郁勃，或由地气上腾，或由冬藏不密，或由高年肾液已衰，水不涵木，或由病后精神未复，阴不吸阳，以至目昏耳鸣，震眩不定"。费伯雄指出肝阳上亢亦有因肝火攻冲所致者。《医醇剩义·诸痛》说："有因于火者，肝阳上升，头痛如劈，筋脉掣起，痛连目珠。"

肝阳上亢既有肝阳亢于上的因素，又有肾水亏于下的因素，因此为本虚标实之证。依其标实本虚轻重主次的不同，而有不同表现，一般包括以下三种情况：①风阳上亢：症见头目昏眩，目赤胀痛，或头痛不止，卒然倒地，伴手足抽搐等；②阴虚阳亢：症见头目眩晕或头目胀痛，面部潮红，耳鸣目涩，心烦不寐，下肢无力，舌红少苔，脉弦；③阳亢化风：症见眩晕阵作，目赤胀痛，头痛急躁易怒，耳鸣耳聋，口苦咽干，肢体麻木，行走飘浮，头重脚轻，抽搐，震颤，甚则口眼歪斜，舌强语謇，半身不遂等。

（6）肝风内动：肝风内动，即"内风"，是机体阳气亢逆变动而形成的一类病理表现。由于其临床表现以机体出现动摇震颤证候为特点，与肝藏血、肝主筋、开窍于目等功能失调有关，故称"肝风"。故《素问·至真要大论》说："诸风掉眩，皆属于肝。"

《临证指南医案》说："内风，乃身中阳气之动变。"故在疾病发展过程中，凡由于阳热亢盛，或阴虚不能制阳，而导致阳升无制，亢逆而动，出现动摇、震颤等病理现象，即称作肝风内动。由于致病因素不同，病理机转有异，肝风内动可分为：肝阳化风、肝热生风、阴虚风动、血虚生风四种类型。

1) 肝阳化风：肝阳化风，多由于情志内伤，或操劳过度耗伤肝肾之阴，以至阴虚阳亢，水不涵木，浮阳不潜，阳升无制，亢而化风所致。肝阳化风之渊源可追溯至《黄帝内经》。《素问·六元正纪大论》说："厥阴司天……耳鸣掉眩。"《素问·至真要大论》将掉眩等风证的病位归于肝，提出"诸风掉眩，皆属于肝"，为后世肝阳化风学说奠定了理论基础。明清时期随着中风病机认识的深化，肝阳化风学说逐步得到确立。缪希雍创"内虚暗风"说，明确提出内虚暗风与外来风邪迥别；张介宾又提出"非风"理论，指出"凡此非风症，其病为强直掉眩之类，皆肝邪风木之化也"（《景岳全书·杂证谟·非风》）。在其基础上，清代医家叶桂创"阳化内风"说，指出肝风"乃身中阳气之动变，……因精血衰耗，水不涵木，木少滋荣，故肝阳偏亢，内风时起"（《临证指南医案·肝风》）。至此，肝阳化风的病因病机日臻完善。

肝阳化风由肝阳上亢证进一步发展而来。其病证特点，《类证治裁·肝气肝火肝风论治》作了较为全面的概括，曰："木郁则化风，为眩，为晕，为舌麻，为痉，为痹，为类中，皆肝风震动也。"临床常见：眩晕阵作，头痛目赤，耳鸣耳聋，性情急躁易怒，面红升火，口苦咽干，肢体麻木，行走飘浮，头重脚轻，抽搐，痉挛，震颤，甚则突然昏倒，舌强语謇，口眼歪斜，半身不遂等。临床上肝阳化风根据邪多虚少或虚多邪少，可分为以下三种类型：

风阳上冒：症见头目昏眩，手足抽搐，或头痛不止，卒然倒地。方用熄风和阳汤。

水不涵木，下虚上实，阴虚阳亢：症见头晕耳鸣或口眼歪斜，舌謇语涩，如身在云中，或兼肉瞤肢麻，下肢痿软无力，足废不能行。方用熄风潜阳汤。

阴虚阳亢：症见头目眩晕，或头目胀痛，满面潮红，耳鸣，目涩，口渴，心烦少寐，下肢无力，脉弦滑，舌红少苔。方用滋阴潜阳汤。

2) 肝热生风：肝热生风又称热极生风，多见于热性病热盛期的极期，为外感热邪炽盛，燔灼肝经，肝阳气升动太过所致。"热盛生风"病机的提出，始见于宋代钱乙的《小儿药证直决》。其《小儿药证直决·急惊》指出："身热面赤引饮，口中气热，大小便带赤，剧则抽搐也。盖热盛则风生，风属肝，此阳盛阴虚也。"明代李梴《医学入门·积热》明确提出"热极生风"这一术语。清代随着温病学说的发展，有关热极生风的认识也不断完善。病因病机方面，叶桂《临证指南医案·肝风》阐述了温病致痉的机制，说："温邪深入营络，……盖血液伤极，内风欲沸，所谓剧则瘈疭，痉厥至矣。"薛雪进一步阐述了湿热致痉的病因病机，指出"湿热症，数日后汗出热不除，或痉，忽头痛不止者，营液大亏，厥阳风火上升，……湿热伤营，肝风上逆，血不荣筋而痉"(《温热经纬·薛生白湿热病篇》)。肝热生风责之温邪内郁，煎熬津液，灼伤营血，致阳热炽盛，风火相煽；或由饮食失调，食积痰热内蕴，复感温邪，内外相引，邪热鸱张而引动肝风。肝热生风见于外感温热病中，为邪热炽盛，全身之阳皆盛，肝阳亢奋无制，阳气妄自升动所致，故临床以高热与肝风共见为特征。如《温热经纬·薛生白湿热病篇》所说："中焦湿热不解，则热盛于里，而少火悉成壮火，火动则风生，而筋脉急，风火煽则火炽，而识乱神迷。"依邪热深入的不同，肝热生风可表现出不同的证候：

热盛动风：症见高热汗出，口渴欲饮，颈项强直，手足抽搐，舌苔黄燥脉弦滑有力。方用加减白虎汤。

营热风动：症见身热晡甚，口渴不欲饮，烦躁，两目上视、手足瘈疭、颈项强直，甚则角弓反张，舌红绛无苔，脉弦细而数。方用清营汤。

血热风动：症见壮热神昏，头晕头痛，手足搐搦，颈项强直，角弓反张，甚则四肢厥逆，吐血衄血，皮肤红斑，舌绛而干，脉弦数。方用犀角地黄汤。

3）阴虚风动：阴虚风动，多见于热病后期，阴液亏损，或由于久病耗伤阴液所致。其主要病机是阴液枯竭，无以濡养筋脉，筋脉失养则变化内风，故属虚风内动。吴瑭《温病条辨·下焦》认为温邪深入下焦，肝肾阴液枯涸，阴虚阳亢可致肝风鸱张。曰："热邪深入下焦，脉沉数，舌干齿黑，手指但觉蠕动，急防惊厥，二甲复脉汤主之。"阴虚风动症见两目眩晕，心烦不得卧，筋脉拘急，手指蠕动，舌绛苔少，脉细数。方用阿胶鸡子黄汤。如肝肾阴液枯竭，时时欲脱则为阴脱风动，症见神倦瘈疭，脉气虚弱，舌绛苔少。方用大定风珠。

4）血虚生风：血虚生风，多由于生血不足或失血过多，或久病耗伤营血，因而肝血不足，筋脉失养，或血不荣络，则虚风内动。唐宋以前，对血虚生风众医家多持肝血虚、风邪乘虚侵袭的观点。隋代巢元方《诸病源候论·风半身不遂候》说："血气偏虚而风邪外侵，故半身不遂也。"王焘《外台秘要·柔风候》也指出："血气俱虚，风邪并入……柔风之状，皮外缓，腹里急，四肢不能自收，里急不得伸息者，柔风候也。"宋代以后，血虚生风病因病机的认识有了很大变化，概括起来有如下两种观点：其一，认为血虚阳无所附而化风。如《奇效良方·头眩》谓："妇人本阴血主之，因产难崩漏亏损，致其阳气无依为眩运也。"《证治准绳·眩晕》也指出："眩晕……有血虚者，乃因之失血过多，阳无所附而然。"清代医家叶桂在许多医案中阐述了血虚风阳鼓动的观点。《临证指南医案·产后》曰："小产后，恶露淋漓，营血内亏，厥阳由是鼓动。"《临证指南医案·痉厥》也明确道："厥属肝病，几番病发，都因经水适来，夫血海贮聚既下，斯冲脉空乏，而风阳交动，厥之暴至之因由也。"其二，认为血虚筋失养而动风。如《景岳全书·痉证》指出："盖误汗者必伤血液，误下者必伤其阴，阴血受伤则血燥，血燥则筋失所滋，筋失所滋则为拘为挛，反张强直之病势所必至。"

血虚生风是肝血虚的病理表现之一。凡出血、久病、血液生化不足等病因皆可导致该证。其临床除具备肝血虚的特征外，尚有肝血不荣，筋失所养，虚风内动的表现。如头晕目花，耳鸣、肢体麻木，手足拘挛，震颤，肌肉瞤动，目涩等。关于血虚致掉眩、筋挛等症的机制，古代医家均有阐述。如《血证论·晕痛》指出："肝虚则头晕，……肝血不足则生风，风主动，故掉眩，失血之人，血虚生风皆多。"《通俗伤寒论·六经方药》也强调："血虚生风者，非真有风也，实因血不养筋，筋脉拘挛，伸缩不能自如，故手足瘛瘲，类似风动。"其治疗当养血柔肝息风。张介宾在养血息风的基础上，并主张大补元气，《景岳全书·非风·论治血气》说："元气复则血脉行，乃阴血大亏证也，其证则腰背反张，戴眼直视，或四肢强劲，身体抽搐……速当察其阴阳，大补气血，用大补元煎或理阴煎及十全大补汤之类。"

3. 肝的现代研究　肝的现代研究主要从肝的虚证和实证的现代研究诸方面开展工作。

（1）肝郁证的现代研究：当代，众多学者从多方面对肝郁证进行了研究。黄炳山等重新制定了肝郁证的诊断标准，为：①情绪抑郁或心烦易怒；②胸胁或乳房或少腹胀闷窜痛；③善长叹息；④脉弦。次症：①食欲不振；②口苦咽干；③排便不爽；④头晕目眩。具备主症、次症各两项即可诊断。肝郁证的临床及实验研究表明：①A 型性格的人易患肝郁气滞证；②肝郁气滞证患者自主神经功能状态大多数表现障碍，且以交感神经偏亢为主；③其血液流变性（全血比黏度、全血还原黏度、血沉方程 K 值）明显高于正常值；④其血浆 TXB_2、$6-K-PGF_{1\alpha}$ 含量均高于正常值；⑤肝郁化火者尿儿茶酚胺排出量高于正常值。李凤文等对高血压病、冠心病、胃溃疡病辨证属肝郁患者进行多指标的实验观察，发现：①情志异常是肝郁证的主要病因，且多伴有血瘀证的存在；②"肝郁"是高级神经活动紊乱而表现的一组证候群，情志异常（伴 5-HT 增高）是主要病因；③肝郁证患者免疫功能明显降低；④"肝郁"动物模型神经体液调节系统的异常状态，最明显的表现为体内儿茶酚胺分泌异常，血内多巴胺、肾上腺素、去甲肾上腺素含量均明显升高。李爱中检测了肝郁患者的甲皱微循环，发现异形管袢增加、排列紊乱、血流慢、袢顶瘀血、扩张，提示肝郁患者存在不同程度的微循环障碍。

有人采用"颈部带枷单笼喂养法"刺激 2 周和 4 周复制大鼠肝郁证模型。检测下丘脑促肾上腺皮质激素释放激素（CRH）、血浆促肾上腺皮质激素（ACTH）和皮质酮（CORT）水平。并取大鼠肝脏制备 10 ％组织匀浆，检测肝组织匀浆中活性氧（OFR）、丙二醛（MDA）水平。实验大鼠呈现急性应激躁狂和慢性应激肝郁证时的抑郁状态；肝郁证模型大鼠下丘脑 CRH、血浆 ACTH、CORT 水平较正常对照组显著升高；并检测到肝郁证大鼠肝脏组织过氧化作用，显示肝脏组织内 OFR、MDA 水平增高，且肝脏组织有明显损伤。显示肝郁证与 HPA 轴有相关性，并且肝组织有过氧化损伤。

（2）肝血虚的现代研究：肝血虚的现代研究近年亦有开展。陈国林等重新拟定了肝血虚证的辨证标准，认为：①眩晕；②视物昏花或视力减退；③肢体麻木；④面、唇、甲淡白无华；⑤脉弦细或细。以上 5 项中具有 3 项即可诊断。陈昌华等用放免法测定了辨证属肝血虚的缺铁性贫血（IDA）和慢性再生障碍性贫血（CAA）患者的血清铁蛋白，结果发现，与正常对照组比较 IDA 组显著降低，而 CAA 组显著增高，且 CAA 组极显著高于IDA 组，提示血清铁蛋白含量水平不能作为肝血虚证病理生化改变的特异性指标。石林阶等对辨证属肝血虚证的缺铁性贫血和慢性再生障碍性贫血患者分别进行红细胞膜 ATP 酶活性及耗氧率检测。结果表明，肝血虚证患者红细胞膜 $Mg^{2+}-ATP$，Na^+-K^+-ATP、$Ca^{2+}-ATP$ 酶活性均显著低于健康对照组，红细胞耗氧率较健康对照组降低。提示肝血虚证患者红细胞膜 ATP 酶活性及红细胞耗氧率低下，以致能量代谢减退。陈昌华等在肝血虚证实验指标研究的基础上初步筛选了与肝血虚证有关联的 15 项指标，采用了多层次多指标聚类分析方法，研究肝血虚证病理生理学基础。结果发现，15 项统计指标可分为五大类，这五类指标进一步提示了肝血虚证患者存在外周交感-肾上腺髓质功能降低，副交感偏亢；低 T_3 综合征；舒缩血管的活性物质含量异常；水盐代谢紊乱及细胞内第二信使物质含量异常等病理生理变化。运用统计学原理对五类综合指标分别筛选出了五个典型指标，分别为 NE、T_3、TXB_2、cGMP 及 ALD。初步结果显示肝血虚证患者血浆 NE、T_3 下降，TXB_2、cGMP、ALD 升高可考虑作为肝血虚证中医辨证的实验诊断参考指标。

（3）肝气虚的现代研究：近年不少学者从理论、临床及实验角度对肝气虚证进行了探讨。喻自成指出，《黄帝内经》论肝，既突出肝病易郁易亢的特点，也重视肝气虚，升发不及，疏泄失常的病证。喻氏认为肝虚失养，肝升不及，疏泄失常，气虚不固为肝气虚的基本病理；以气怯善恐，不乐多梦，胁肋胀满，目无所见，耳聋，筋挛，飧泄，遗溺，脉沉弱为辨证之要点。治疗上，喻氏认为补心气、补脾、温肾即所以补肝。秦志贵认为肝脏久病，阳气受伤，疏泄无力，少阳相火不足则脾土失疏而呆滞不化，治宜培建中焦，木旺则木生。唐惕凡整理肝气虚的古今文献，将有代表性的症状归为五条：①悒悒不乐，意志消沉，健忘多梦，胆小虚怯；②胸闷，不得太息；③腹部胀满，不思饮食，泄泻，遗尿；④疲劳懈怠，四肢乏力，关节不利，筋脉挛缩，抽掣疼痛，爪甲干枯；⑤舌淡，脉弱无力。

陈家旭等从临床和实验角度进一步对肝气虚证的临床特征和病理生理学基础进行探讨。认为肝气虚除具备气虚见症外，主要以肝经所过部位不适，如胸胁满闷，喜引太息、少腹坠胀等以及情绪、思维活动的改变，如抑郁不快或烦躁不安等为特征。女性、中年、情绪不稳定者与其有密切联系。陈氏认为本证作为疾病的隐性阶段及外在表现，在临床上广泛存在，占气虚证的 18.85%。研究发现肝气虚患者血清乳酸脱氢酶及其同工酶、多巴胺 β 羟化酶等活性异常，并得出肝病肝气虚证与非肝病肝气虚证上述指标变化的不一致性。肝气虚证主要分布于慢性肝病及自主神经功能紊乱性疾病之中；肝病肝气虚主要兼夹脾气虚，反映肝脏器质性病变；非肝病肝气虚主要兼夹原发病见证，反映肝脏功能性病变。陈氏并从肝脏生理性喜条达；肝病病理易郁易亢；肝病治疗，多泻少补以及肝气虚证易与肝气郁证、肝阳虚证、脾气虚证及肝郁脾虚证等相混淆等方面，探讨了忽视肝气虚证的若干原因。

（4）肝阳虚的现代研究：从《黄帝内经》提出"肝气虚"、"肝气衰"，到唐·孙思邈《备急千金要方·卷十一》提出"肝虚寒"，宋·严用和《济生方》、宋·王怀隐《太平圣惠方》等相继肯定肝虚寒，但并未直指"肝阳虚"。明·张介宾在《求正录·真阴论》中始有"或拘挛痛痹者，以木脏之阳虚，不能营筋也"之语，木脏即肝脏，实开肝阳虚之名先河。当代学者王孟祯在探讨眩晕证的病理机制时，肝阳虚一词才得以正式明确地提出来。今人秦伯未在《论肝病》中说："（肝脏）以血为体，以气为用，血属阴，气属阳，称为体阴而用阳。故肝虚证有属于血亏而体不充的，也有属于气衰而用不强的，应包括气、血、阴、阳在内，即肝血虚、肝气虚、肝阴虚、肝阳虚四种。"有学者从临床及理论角度探讨了肝阳虚的临床特点及与肝气虚、阳虚的关系。魏也超观察了 11 例肝阳虚患者，发现其临床特点为：①年龄是 42～76 岁的中、老年人；②病程为 0.5～13 年；③以头顶空痛、胆怯善恐、肢末欠温、阴冷不育、呕吐、舌胖、脉沉细为辨证要点；④用黄芪、柴胡、淫羊藿、肉苁蓉、五味子等为主药进行治疗而取效。胡玉伦认为气属阳，阳包括气，故肝气虚与肝阳虚属一个临床类型。刘光福则认为肝阳虚是在肝气虚的基础上，又兼有畏寒、四肢欠温、囊冷阴湿等症状，两者同中有异，应予鉴别。

（5）肝阳上亢证的现代研究：肝阳上亢证的现代研究取得一些进展。金益强等通过流行病学调查研究确定了肝阳上亢证的诊断标准，为：眩晕、头痛、面赤或面部烘热、烦躁易怒、口苦而渴、脉弦。以上6项中具备4项，无或兼有1～2项肝肾阴虚状者。金氏等还对肝阳上亢患者进行了多指标实验研究，结果支持此类证候的病理生理学基础是外周交感-肾上腺髓质功能偏亢。表现为：①自主神经功能紊乱，交感亢进占69.8%；②反映外周交感-肾上腺髓质功能的尿 CA、NE、TMH 含量增高；③血浆 cAMP、cGMP 升高；④血浆 TXB_2、$6-K-PGF_{1\alpha}$ 含量增高；⑤红细胞内 ATP、ADP、NADP 含量增高。吴亦强等观察123例高血压患者和40例血压正常者，结果表明，高血压血液流变学指标测定值总趋势为肝阳上亢＞阴虚阳亢＞正常对照＞肝肾阴虚＞阴阳两虚，组间比较差异有显著性（$P<0.05$），提示血液流变学的改变可作为高血压中医分型的客观依据。

（6）肝阳化风证的现代研究：陈国林等通过流行病学调查研究，拟定了肝阳化风证的诊断标准为：具备肝阳上亢4项和风证两项者即可明确诊断。肝阳上亢：眩晕、头痛、面赤或面部烘热、烦躁易怒、口苦而渴、脉弦；风证：眩晕欲倒，肢麻、震颤、手足抖动、步履不正，语言謇涩。金益强等对临床脑梗死、颈椎病等急性缺血和脑出血急性期而无昏迷、中医辨证属肝阳化风证的患者，进行不同层次多指标的实验研究，发现此证有以下三方面严重的病理变化：①脑供血障碍和脑组织损伤：能较客观反映颅内微循环状态的环结膜微循环显著异常，血黏度增加，颈动脉多普勒超声异常率90%，脑干听觉传导和视觉传导通导功能的显著异常，记忆障碍，氧自由基损伤，脑组织损伤后的血清 Zn、Cu、K、Mg 含量显著异常。②机体处于应激状态：血浆皮质醇增高，血清 T_3 降低，血浆去甲肾上腺素、肾上腺素增高；交感自主神经相对亢进。③调节血管平滑肌舒缩功能的活性物质水平显著变化。为肝阳化风证提供了现代病理生理学基础。

（五）肾病病机

肾职司封藏，主藏先后天之精。肾中精气，内寓真阴真阳，为人体生命之本，脏腑阴阳之根。肾的生理特点决定其病理上具有特殊特点。

肾病多虚：肾为封藏之本，主藏先后天之精。肾中精气是人体生命活动的原始动力，因此肾精宜蛰藏固秘，力求持满，不宜耗伤。精气固秘才能维持正常生理，保持生命力旺盛不衰；精气耗损则根本虚衰，诸病丛生。因此肾中精气从生理角度而言，常恐其不足而不虑其有余。其宜秘藏不宜泄露的生理特性决定了病理上多因损而致虚，易亏而难复。故临床肾病以虚证为多，纵有实邪存在，也多为本虚标实。因此宋代钱乙《小儿药证直诀·五脏所主》提出"肾主虚，无实也"。肾之精气不足，病理上主要表现为阴精亏虚，化源匮乏和肾气不足，功能低下。前者主要表现为发育和生殖障碍；后者表现为全身功能减退，对月经、精液、胎儿、二便等固摄功能减退以及肾不纳气诸证。

阴阳失调：肾为水火之宅，内藏元阴元阳。肾阴、肾阳相互制约、相互依存，共同维持人体阴阳的相对平衡。故肾病为患，最易阴阳失调，或肾阳虚，或肾阴虚。由于肾阴、肾阳为肾中精气中具有不同功能的两种成分，因此两者生理上又有互根互用的关系，如《景岳全书·传忠录·阴阳》所说："阴阳原同一气，火为水之主，水即火之源，水火原不相离也……其在人身即是元阴元阳，所谓先天之原气也。"病理上也易相互损及，一方的不足常累及另一方，致阴阳两虚。如肾阴虚，阳气缺乏阴精的制约，形成以阴虚为主的阴阳两虚证；肾阳虚气化无权，成为以阳虚为主的阴阳两虚证。基于肾阴、肾阳生理病理上的密切联系，张介宾创立左归丸、右归丸以阳中求阴、阴中求阳，对肾阴虚、肾阳虚的治疗有独到的见解。

久病及肾：肾阴、肾阳根于肾中精气，而肾中精气为人体生命之本，故肾为脏腑阴阳之本。他脏病变，久则耗及肾中精气，或损其阴，或伤其阳，致肾与他脏同病，故有"五脏之伤，穷必及肾"之说。如心阴不足，心火偏亢，下汲肾水可见心肾阴虚证；肺阴虚日久，无以行津滋肾，损及肾阴致肺肾阴虚证；肝肾同源，肝阴不足必致肾阴亏乏而见肝肾阴虚证。心阳不足，不能下温肾水，肾水无制上凌于心，表现为心肾阳虚证；脾阳不足，不能充养肾阳，终致脾肾阳虚。

1. 肾实的病机 关于肾实证，历来有"肾无实，不可泻"、"泻膀胱即泻肾"、"肾实泻肝"的说法。肾无实证的说法源于宋代钱乙《小儿药证直诀·五脏所主》"肾主虚，无实也"。后世医家受其思想的影响，多强调肾虚而忽视肾实，认为"肾无实不可泻"。从临床来看，肾病病机以虚为多，但并非纯虚无实，在邪气方盛正气未虚的情况下，也可表现出肾实病机。形成肾实的机制，或为感受外邪（风邪、水湿、寒热）而致肾脏水液代谢及封藏功能失调；或为七情内伤，肝肾之气郁结，甚或逆乱上冲发为奔豚；或为瘀血停留肾经、肾府而致。

考证古代文献，有关肾实证的记载不乏其例。《灵枢·本神》曰："肾气虚则厥，实则胀。"《素问·玉机真脏论》曰："脉盛，皮热，腹胀，前后不通，闷瞀，此谓五实。"张志聪注："肾开窍于二阴，前后不通，肾气实也。"嗣后，在《素问·脏气法时论》"肾病者，腹大胫肿，咳喘身重，寝汗出，憎风"的基础上，巢元方、孙思邈等医家进一步发展了肾病虚实分证理论。巢元方在《诸病源候论·肾病候》指出："肾为脏，主里，肾气盛为志有余，则病腹胀、飧泄、体肿、喘咳、汗出憎风、面目黑、小便黄，是为肾气之实也，则宜泻之。"唐代孙思邈对肾病有独特的见解，认为肾脏病不仅有虚寒证，而且有实热证，肾与膀胱有俱虚（寒）证和俱实（热）证。如《备急千金要方·肾实热》云："左手尺中神门以后，脉阴实者，足少阴经也。病苦舌燥咽肿，心烦嗌干，胸胁时痛，喘咳，汗出，小腹胀满，腰背强急，体重，骨热，小便黄赤，好怒好忘，足下热痛，四肢黑，耳聋，名曰肾实热。"宋代医家对肾实证的认识多从临床实践出发，创立了许多治疗肾实证的方剂，如《太平圣惠方》之泻肾玄参散、泻肾干地黄散；《圣济总录》之泻肾大黄汤、泽泻汤等。宋代以后，一些医家受钱乙"肾主虚、无实也"之说的影响，多论及肾虚证。而实际上，钱乙虽有"肾无实"一说，但在《小儿药证直诀·肿病》中也有"肾大盛，脾胃虚而不能制肾，水反克土……"的论述。可见钱乙本人并不否认临床肾病也有实证，"肾无实"只是后人对钱氏之说的片面理解。明代医家张介宾也明确提出邪气壅闭下焦可出现肾实证，曰"肾实者，多下焦壅闭，或痛、或胀、或热，见于二便"（《景岳全书·传忠录·虚实》）。清代医家张锡纯在《医学衷中参西录·肾》中创立清肾汤，以泻肾中实热。可见肾之实证客观存在，认为肾有虚无实的看法有失偏颇。

（1）肾阳有余（相火妄动）：肾阳有余也称肾实热，是肾阳气亢盛、相火妄动的病理表现。早在《黄帝内经》就有了"肾热病"的病名，并对其临床表现有了一定的记载。《素问·刺热》曰："肾热病者，先腰痛骱酸，苦渴数饮身热，热争则项痛而强，骱寒且酸，足下热，不欲言，其逆则项痛员员淡淡然。"从其所述临床证候来看，以实热为主，为肾阳有余之证。其形成多由素体阳盛，或由郁怒伤肝，肝气化火，肝火引动肾中相火。此外，久服温补之剂亦可助阳化燥致肾火热内盛。肾中阳热内盛，相火妄动，可表现出一派热象和燥象。如《太平圣惠方·治肾实泻肾诸方》所说："肾，若实则阳气盛，若阳气盛则生热。"由于阳热炽盛易灼伤阴津，故肾阳热亢盛证可同时兼有阴虚的表现。肾热病的临床表现，唐代孙思邈作了较为详细的论述。《千金方·肾脏病脉论》曰："病苦舌燥咽肿，心烦嗌干，腰背强急，体重骨热，小便赤黄，好怒好忘，足下热痛，四肢黑，耳聋，名曰肾实热也。"总结临床肾实热的见症，可归纳为：舌燥咽肿，心烦口渴、耳聋、颐赤、身热、梦遗滑泄、阳痿不举、小便黄赤、大便秘结等。肾实热证的治疗，以"实则泻之"为原则，可用玄参、牡丹皮、知母、黄柏等咸寒、苦寒药物直折肾中相火。

（2）风邪袭肾：风邪袭肾入侵途径有二：一为直中，二为传经。直中者，是指风邪不经他脏而直中肾脏，使肾失开阖，不能化气行水，水液泛滥横溢，遂成水肿。如《素问·水热穴论》曰："勇而劳甚则肾汗出，肾汗出逢于风，内不得入于脏腑，外不得越于皮肤，客于皮肤，行于皮里，传为胕肿。"传经者，是指感受风寒，由于失治误治，病邪即可逐渐入里，由肌表循经络，进一步传入肾脏。如风邪外袭，内舍于肺，肺失宣降，上源阻塞，通调失职，水液下注，传入于肾，肾失决渎而为患。其症可见颜面高度水肿，腰脊疼痛而不能直立，汗出恶风，小便不利，面色黑，脉大紧。如《素问·风论》曰："肾风之状，多汗出恶风，面庞然浮肿，脊痛不能正立，其色炲，隐曲不利，诊在肌上，其色黑。"

（3）寒湿着肾：寒湿着肾也称肾寒实，为肾中水寒，寒湿之气内盛的病理表现。肾寒实证，《黄帝内经》虽无明确记载，但从有关论述中已可寻其端倪。《素问·至真要大论》曰："诸寒收引，皆属于肾。"《素问·调经论》曰："志有余则腹胀飧泄。"汉代《中藏经》进一步提出"阴邪入肾"的病理表现，但未言及肾寒。肾寒之明确记载始于宋代。陈言《三因极一病证方论·五脏中寒症》提出"肾中寒"的病名，并将其症状描述为"色黑、气弱，呼吸少气、耳聋、腰痛、膝下清、拘挛而痛、昏不知人"。

肾寒实的成因多由于寒邪直中少阴、或水湿内侵凝聚于肾。抑或由于年老肾亏，久病房劳损伤致肾阳虚衰，寒湿内生。《圣济总录·肾脏门》认为肾寒之病因是由于"肾脏虚弱，阳气不足，为寒气所中，元脏不和而成"，点出肾寒证存在"阳气内虚"的因素。由于寒湿均为阴邪，可困遏伤及阳气，故肾寒实证多为虚实夹杂，本虚标实而以标实为主，呈现出寒盛、湿重的征象。寒湿着肾的代表为《金匮要略·五脏风寒积聚病脉证并治》所描述的肾着病："其人身体重，腰中冷，如坐水中，形如水状，反不渴，小便自利，饮食如故，病属下焦，身劳汗出，衣里冷湿，久久得之，腰以下冷痛，腹重如带五千钱。"其身重，腰中冷如坐水中，腹重如带五千钱等症状，均由寒湿着肾，肾阳被遏所致。

（4）湿热蕴肾：湿热蕴肾是湿热蕴结，导致肾气化失司的病理表现。由于它多表现下焦小便淋漓涩痛等症状，故又称"湿热下注。"淋"之名首见于《黄帝内经》，《素问·六元正纪大论》曰："其病中热胀……小便黄赤，甚则淋。"《金匮要略·消渴小便不利淋病脉证并治》进一步描述其症状表现，曰："淋之为病，小便如粟状，小腹弦急，痛引脐中。"在《金匮要略·五脏风寒积聚病脉证并治》中认为其病理责之"热在下焦"。湿热致淋的说法始于明代。《证治准绳·淋》指出："淋病必由热甚生湿，湿生则水液浑，凝结而为淋。"清代叶桂亦有"淋有气血砂膏劳五者之殊，皆属湿热"（《临证指南医案·淋浊》）之说。淋的病位，多数医家认为在肾和膀胱，但由于受"实则太阳，虚则少阴"的影响，其实多归于膀胱，而肾仅言其虚。如《诸病源候论·诸淋病候》认为："诸淋者，由肾虚而膀胱热故也。"但也有医家认为淋为肾与膀胱同病，由肾热流于膀胱所致。《重订严氏济生方·淋利论治》说："劳伤肾经，肾脏有热，热留膀胱，流入脬脏，遂成淋病。"《顾氏医镜·症方发明》也指出："肾有火，盗汗遗精，必遗热于膀胱，则白淫淋沥，此皆脏遗热于腑之症，治在脏而腑病自消也。"可见湿热下注为肾与膀胱同病。其形成多因感受湿热之邪，或水湿蕴久化热，或嗜食肥甘酒酪，酿成湿热，中焦脾胃失其升清降浊功能，湿热下注所致。其病理变化表现在气化失常，灼伤脉络，内积成石三个方面。临床症见尿频、尿急、尿道涩痛、小便短赤，或泻浊，有时小便带血，血色鲜红，有时排出砂石，腰酸腰痛，引及前阴，舌红苔黄腻，脉滑数等。

（5）瘀血阻肾：瘀血停滞于肾经肾府，使肾气滞血瘀。其病因可为平素性情抑郁，或情绪激动，烦躁易怒，肝气失于条达，而致肾气郁结。如《傅青主女科·调经》云："肝为肾之子，肝郁则肾郁。"或忧思惊恐等情志因素使肝肾之气逆乱，循经上冲胸腹、咽喉，发为奔豚。或因外邪客于血脉，血泣不通，使瘀血阻于肾络为病。其症可见腰部胀痛，腹满引背，或为腰部酸痛，尿血，腹胀大，腹块发于少腹，上至心下，随呼吸而痛，如豚状。如《难经·五十六难》曰："肾之积，名曰奔豚，发于少腹，上至心下，若豚状，或上或下无时。"

2. 肾虚的病机　肾为封藏之本，主藏精气。肾中精气宜秘藏不宜耗泄，只有闭藏于内，才能发挥其正常生理效应，保证生命活动的正常进行。这一生理特点决定了肾病理上多因损而致虚，易亏而难复，临床肾病以虚为多。肾虚又有精、气、阴、阳亏虚之别，其病机概言之，则是《素问·通评虚实论》所说："精气夺则虚。"

（1）肾气虚：肾气虚是指肾中元气虚衰而出现的肾之功能减退为主要症状的病理变化。归纳起来肾气虚的病因不外先天禀赋不足，肾气虚弱；年老体弱，肾气亏虚；房劳过度，损伤肾气；久病伤肾，以致肾气亏虚。肾气虚证可在许多疾病中出现，虽均有肾中元气虚衰而出现的肾所主功能减退的症状，如神疲倦怠、听力减退、耳鸣、头晕、目眩、腰膝酸软、劳则加重、舌质淡、苔白、脉细弱等症，但在临床表现中各有侧重，气虚失于固摄是基本病机，一般来说可分为肾气不固和肾不纳气两种。

1）肾气不固：肾气不固为肾气亏虚，封藏固摄无权致精关不固，膀胱失约的一种病理现象。隋代巢元方《诸病源候论》详细论述了其病因病机及症状表现。《诸病源候论·小便不禁候》云："小便不禁者，肾气虚，下焦受冷也。"《诸病源候论·虚劳候》谓："劳伤之人，肾气虚弱，不能藏水，……故小便后水液不止而有余沥。"《诸病源候论·虚劳溢精见闻出候》把肾虚不固作为遗精的基本病机，曰："肾气虚弱，故精溢也。见闻感触则动肾气，肾藏精，今虚弱不能制于精，故因见闻，而精溢出也。"肾气不固可因幼年肾气未充，老年肾气衰退，早婚房劳过度，或久病耗损致肾气亏耗所致。肾气虚，封藏失司，固摄无权，可出现一系列外泄的病理表现。如精关不固的滑精早泄；冲任不固的崩漏滑胎；二便失摄的大小便失禁、遗尿、泄泻滑脱等症。治疗当补肾固涩并进。如以精关不固为主用补肾固精之法，以金锁固精丸之类；以冲任不固为主用补肾止崩或固胎之法，泰山磐石饮，寿胎丸之类；如以二便失摄为主用补肾固摄之法，用缩泉丸等。《张氏医通·小便不禁》指出："小便不禁而淋沥涩痛者，此真阳不固而下渗也，固脬丸。不应，用加减桑螵蛸散。"

2）肾不纳气：肾不纳气是指因肾脏亏虚而引起清气不能下纳，肾中元气上浮的一种病理现象。肾不纳气的证候特点早在《黄帝内经》即有所描述。《灵枢·经脉》曰："肾足少阴之脉，……是动则病，……喝喝而喘。"南宋·杨士瀛首次提出"肾主纳气"，并认为"凡咳嗽暴重，动引百骸，自觉气从脐下逆奔而上者，此肾虚不能收气归元也，当以补骨脂、安肾丸主之，毋徒从事于宁肺"（《仁斋直指附遗方论·咳嗽》）。《医贯·喘》也进一步指出："真元耗损，喘出于肾气之上奔，……乃气不归元也。"

肾不纳气责之各种原因所致的肾气亏虚。如素禀不足，肾气虚弱；年老体衰，肾气虚弱；房劳产育过多，久病不愈，肾气亏耗以及咳嗽日久，肺病及肾，肺肾气虚。肾气虚，失于摄纳，气不得归元，喘咳则作。明代王肯堂《证治准绳·喘》中阐述了肾虚作喘的病机，曰："肺虚则少气而喘，若病仍迁延不愈，由肺及肾，则肺肾俱虚，或劳欲伤肾，精气内夺，根本不固，皆使气失摄纳出多入少，逆气上奔而发喘。"肾不纳气临床表现为：喘促短气，呼多吸少，气不得续，动则尤甚，以吸入为快。甚则汗出肢冷，小便常随咳出，面目虚浮，神情委顿。治疗当补肾纳气。

（2）肾阳虚：肾阳虚又称命门火衰，是肾阳不足，温煦、气化失职所致的一类病理表现。肾阳虚早在《黄帝内经》即已述及。《素问·厥论》说："阳气衰于下，则为寒厥。"《诸病源候论·虚劳候》提出"肾气虚冷"，认为小便白浊为"劳伤于肾，肾气虚冷故也。肾主水而开窍于阴，阴为溲便之道，胞冷肾损，故小便白而浊也"。唐代孙思邈进一步提出"肾虚寒"的名词。《备急千金要方·肾脏病脉论》记载："右手尺中神门以后脉阴虚者，足少阴经也。病苦足胫小弱，恶寒，脉代绝，时不至，足寒，上重下轻，行不按地，气少腹胀，满上抢胸，痛引胁下，名曰肾虚寒也。"宋代严用和首次提出"真阳"、"真火"、"坎火"之词，并对其病因进行了阐述。《济生方·补益》曰："人之有生，不善摄养，虚劳过度，真阳虚衰。"金代李杲对肾阳虚的认识有了新的发展，他认为相火为元气之贼。下焦元气不足，肾阳虚不能化谷生精生血，从而导致阴虚发热，形成阴火乘土的病机，宜用甘温除热法。这就是久病及肾，元气不足而用补中益气能奏效的理论依据。

肾阳虚衰的形成与以下几方面因素有关：禀赋不足，肾阳素虚；素体虚弱，肾气虚迁延日久，损伤肾阳；久病及肾，伤及肾阳，致肾阳虚；年老体弱，肾阳不足；房劳过度，产育过多致下元虚损，命门火衰；寒湿内盛，伤及肾阳。肾阳虚衰，阳不制阴可致机体阴寒偏盛。因此肾阳虚的病机特点既有虚，又有寒，可引起以下病理改变：

肾阳虚衰，寒从内生：肾阳虚衰，失于温煦，机体阴寒偏盛，可出现形寒怯冷、四肢不温的表现。《素问·厥论》认为手足冷的病机为"阳气衰，不能渗营其经络，阳气日损，阴气独在，故手足为之寒也"。

肾阳虚衰，生殖异常：命门火衰，精失所藏，鼓动无力，可致生殖功能异常，症见男子阳痿、早泄、不育，女子宫寒不孕，经闭、经行腹冷痛等。

肾阳不足，水失所主：肾阳不足，气化失司，水液停积，可导致小便量少，水肿等。

肾阳亏虚，累及他脏：肾阳不足，不能温煦脾土，脾阳不振，运化失常可出现腹冷痛，大便溏，五更泄泻，下利清谷等表现。宋代严用和在《济生方·补益》中指出："坎火不温，不能上蒸脾土……此皆真火虚衰，不能上蒸脾土而然。"肾阳衰微，水气上凌心肺，心阳被遏，肺气被壅可导致全身水肿、咳嗽、气喘、心中悸动不安、唇舌紫黯、四肢不温等表现。

（3）肾阴虚：肾阴虚又称肾水不足，是肾中阴液亏损，失于滋润濡养，虚火上炎的一种病理表现。早在《黄帝内经》中对肾阴虚证就有所描述，《素问·厥论》曰："阴气衰于下，则为热厥。"《素问·痿论》曰："肾者，水脏也。今水不胜火，则骨枯而髓虚，故足不任身，发为骨痿。"元代朱震亨《格致余论》提出"阳常有余，阴常不足"论，提醒人们平时要清心寡欲，以保阴精，病时更要维护阴气，重视滋阴降火。创补肾水、降相火之"大补阴丸"，以治疗阴虚火旺之遗精、赤白浊等。明代对肾阴虚的病因病理、症状表现及治法等方面有进一步的阐发，《景岳全书·火证》说："阴虚者能发热，此以真阴亏损，水不治火也。"又《景岳全书·不寐》说："真阴精血之不足，阴阳不交，而神有不安其室耳。"描述了阴虚发热，阴虚不寐的病机。张介宾在治疗上提出："善补阴者，必阳中求阴，则阴得阳升而泉源不竭。"创制左归丸以补阴精，至今仍为临床习用。清代对肾阴虚证的病因病机及临床表现等方面的认识有了进一步的发展，从而使之趋于完善。如江涵暾《笔花医镜·肾部》曰："肾之热，水将涸也，伤寒门有之，而杂症罕见，左尺右尺必沉数，或浮而空，舌黑无液，其症为口燥咽干，为目不明，为小便不利，为小便浊，为小便出血，为大便秘。"何梦瑶《医碥·虚损痨瘵》曰："五脏之伤，肾为最重，肾虚则骨蒸潮热，或午后或子后潮热，自汗盗汗，形体消瘦，口干咽燥，声嘶音哑，消渴淋浊，遗精失血，易生嗔怒，干咳痰嗽，不眠烦躁，恍惚怔忡，皆水虚火炎所致。"

肾阴虚之形成与以下几方面因素有关：①禀赋不足，肾气素虚。②年老体弱，肾阴衰涸。③房劳产育过度，伤津耗液，致肾阴亏虚。④热病伤津耗液或失血脱液，耗伤肾阴。⑤久病及肾，肾阴亏损。⑥过服温燥之品，致燥热劫阴。

肾阴虚的病理表现特点，一方面为阴液不足，失于濡养；另一方面在于虚热内生、虚火上炎。归纳起来，肾阴亏虚的病理可表现为：

生殖功能异常：肾为藏精之脏，与生殖功能密切相关。肾阴亏虚，相火内动可致男子遗精、阳强、早泄或女子梦交，血崩，经闭不孕等生殖系统功能异常的病证。

滋养障碍：肾阴亏虚，失于滋润濡养，可出现形体消瘦，腰膝酸软，头晕、耳鸣、目眩、健忘等症状。

虚火内生：可出现五心烦热，潮热盗汗、口咽干燥等症状。

累及他脏：肾阴不足，不能上济心火，则心火独亢，扰动心神，出现心烦、心悸、失眠、多梦等症；肾阴亏虚，肝失濡润，则肝阴亦虚，阴不制阳，出现头痛、头晕、目眩、腰膝酸软等阴虚阳亢表现；肾阴虚，水不能生金，久则肺肾阴虚，症见干咳少痰、甚则痰中带血等。

肾的阴阳相互依存，相互制约，共同维持人体阴阳的相对平衡。其生理上互根互用、病理上相互累及的关系，明代医家已作了较为详细的论述。赵献可在《医贯·阴阳论》指出："阴阳又各互为其根，阳根于阴，阴根于阳；无阳则阴无以生，无阴则阳无以化。"肾阴肾阳生理上互根的关系决定了病理上易阴损及阳、阳损及阴。《理虚元鉴·阴虚之症统于肺》指出："阳虚之久者，阴亦虚……，阴虚之久者，阳亦虚。"所以肾阴虚日久累及肾阳，肾阳虚日久累及肾阴，都可导致肾的阴阳两虚。秦昌遇《症因脉治·论内经金匮阴虚阳虚症因各别治法不同》记载了过服温补及滋阴之剂，可导致肾阴阳两虚之变证，曰："有真阴不足，虚火之症，服滋阴则变虚寒，服温补药又变虚火者，此阴水既竭，阳火亦虚，不耐滋阴之死症也。也有真阳不足，虚寒之症，用温补则变虚火，服滋阴药又多虚寒者，此阳火既竭，阴水亦亏，不耐温补之死症也。"《景岳全书·虚损》也描述了阳损及阴的情况，指出："一损于肺，……五损及肾，则病为骨痿，小便不禁，此先伤于阳，而后及于阴，阴竭于下，则孤阳无以独存，不可为也。"肾阴阳两虚临床既有阳虚见症，又有阴虚表现。其症状可表现为：头晕耳鸣、精神委靡、腰膝酸软、男子阳痿滑精或精冷、女子带下清稀或不孕、畏寒踡卧、怯冷形寒、手足心热、口干咽燥、但喜热饮、小便清长或尿少、小便余沥不尽、大便干结或溏薄，舌淡胖少苔，脉沉细，治疗当阴阳双补。

（4）肾精亏损：肾精亏损是肾中所藏精气不足，髓海空虚，导致生长、发育、生殖障碍的病理表现。肾精一词，《黄帝内经》虽未明确提及，但《素问·六节藏象论》已有"肾者，主蛰，封藏之本，精之处也"的说法。《灵枢·海论》记载了肾精亏损、髓海失养的病理表现，曰："髓海不足，则脑转耳鸣、胫酸眩冒，目无所见，懈怠安卧。"《诸病源候论·耳聋候》进一步认识到"肾为足少阴之经，而藏精，……若精气调和，则肾脏强盛，耳闻五音。若劳伤血气，兼受风邪，损于肾藏而精脱，精脱者，则耳聋。"元代朱震亨倡"阳有余阴不足论"，认为肾精难成而易亏，主张节饮食、戒过欲以抑制相火，保护阴精。明代对本证的认识有了进一步的发展，在治疗上亦有新的发挥。汪绮石说："因先天者，指受气之初，父母或年已衰老，……精血不旺，致令所生之子夭弱"（《理虚元鉴·虚证有六因》）。说明肾为先天之本，以藏先天之精，父母精血不足，多致子女肾虚而致病。张介宾认为肾精藏于命门，为命门之本，而命门为性命之本又为水火之宅，无论是命门之水或命门之火的不足皆可发生病变。因此，他在《黄帝内经》、《难经》"损其肾者益其精"，"精不足者补之以味"的思想指导下，提出"善补阳者，必于阴中求阳，则阳得阴助而生化无穷；善补阴者，必于阳中求阴，则阴得阳生而泉源不竭"（《类经附翼·求正录·真阴论》），创左归丸以补益阴精。清代随着温热学派的发展对肾精不足证有了进一步的认识，吴瑭在《黄帝内经》"藏于精者，春不病温"之说的基础上提出了"病温者，精气先虚"、"春气温，阳气发越，阴精不足以承之，故为病温"（《增补评注温病条辨·原病》）。这是对肾精不足与温病发生的关系之深刻论述。

肾精亏损之形成，责之先天禀赋不足、年老体弱、房劳产育过度、久病耗伤。其病变特点为肾精亏虚，不能生髓充脑充骨，影响天癸应时而至或过早衰竭，从而表现在小儿发育迟缓、成人早衰及生殖功能障碍等方面，具体为眩晕、耳鸣、腰膝酸软、阳痿、性功能减退、男子精少不育，女子经闭不孕；小儿生长发育迟缓，智力和动作迟钝，骨骼痿弱、囟门迟闭；成人早衰，发脱齿摇、精神呆钝、健忘、动作迟缓、两足痿弱，步履艰难，脉细无力等。肾精亏虚的治疗，张介宾认为"真阴既虚，不宜再泄"（《类经附翼·求正录》）。主张大补精血，将肾气丸、六味地黄丸减去"三泻"加入温柔补肾之品，创制左归、右归，使补泻兼施之剂，变为纯甘填补之法。叶桂认为"夫精血皆有形，以草木无情之物为补益，其气必不相应"（《临证指南医案·虚劳》），因此倡导厚味填补、血肉充养。以龟甲、鳖甲、阿胶等血肉有情之品栽培体内精血，以治疗精血亏虚，形质亏损之证。临证以补肾填精为基本大法，用大补元煎，左归丸之类。

3. 肾的现代研究　肾的现代研究亦从虚证和实证两个方面开展研究工作。

（1）肾实证的现代研究：近些年来不少学者对肾实证予以重视，从不同角度论证了其病因病机，辨证分型及治法。王凤丽从钱乙对肾虚实的认识、古代文献对肾实证记载的角度，肯定了肾实证的存在。高建华等认为临床常见的肾实证分为：肾经湿热、肾经火热、肾经血瘀、肾经痰浊、肾脉瘀闭五种证型，并列举了相应的方药。杨毅玲等阐释了肾实证的病因病机、临床表现和治疗，将形成肾实证的机制概括为风邪袭肾、水湿着肾、湿热蕴肾、气滞血瘀四种；临床表现归纳为肾风、肾着、肾热、肾积四种；治疗以直泻法、间泻法为基本大法。以上论述对中医肾病的临床证治均有一定参考价值。

（2）肾阳虚的现代研究：近年肾阳虚本质的研究较为深入、广泛，取得了可喜的进展。研究涉及以下几个方面：①肾阳虚者自主神经功能的变化。表明肾阳虚者存在副交感神经偏亢。②肾阳虚者内分泌功能的变化。表明肾阳虚患者存在肾上腺皮质轴、甲状腺轴、性腺轴不同层次功能的紊乱。如上海华山医院藏象研究室自 1959 年以来通过多年研究，初步证实肾阳虚证具有下丘脑-垂体-肾上腺皮质轴功能的紊乱。沈自尹等继而对肾阳虚患者进行了肾上腺皮质轴、甲状腺轴和性腺轴全套功能测定，结果证明肾阳虚患者在肾上腺皮质轴、甲状腺轴及性腺轴不同水平上有不同程度的功能紊乱，由此推断肾阳虚证的病理改变源于下丘脑（或更高中枢）。③肾阳虚者免疫功能的变化。吴正治等研究发现肾阳虚患者单核细胞 ANAE 活性降低，较肾阴虚者更为明显。提示肾阳虚患者存在细胞免疫功能的低下。陈梅芳研究表明肾阳虚者体液免疫也有改变。④肾阳虚者微量元素的变化。汪坤检测肾阳虚患者头发中的微量元素，发现肾阳虚者在不同疾病中头发锌含量有相同的改变，比对照组明显降低，表明肾阳虚证与锌的低下有关。上述研究提示肾阳虚者存在全身多系统功能的失调。

闵建新等对肾阳虚时垂体-肾上腺皮质轴与垂体-性腺轴的功能进行相关性分析，计算动物各时期垂体-肾上腺皮质轴与垂体-性腺轴各测试指标相关系数，结果提示：正常组早期 FSH 与 LH 有显著正相关，说明二者在垂体-性腺轴的调节中变化一致；正常组晚期 CORT 与 ACTH 有正相关，这符合体内激素反馈调节的生理规律；模型组早期 ACTH 与 LH 有显著负相关，说明在肾阳虚时二者有一定的相互抑制；模型组中期 FSH 与 LH 有显著正相关性，说明肾阳虚时二者地位与变化一致；模型组中期 CORT 与 T 有正相关性说明肾阳虚时变化一致；综上说明肾阳虚早期时垂体-肾上腺皮质轴与垂体-性腺轴垂体激素有负相关性，即二轴存在相互抑制作用；但在中期时靶腺激素存在正相关性，是平行关系，二轴同时受损；证实肾阳虚是一种综合的动态且可转化的功能态。

（3）肾阴虚的现代研究：近 50 年来许多学者对肾阴虚的本质进行了探讨，目前初步认为：肾阴虚是全身多系统、多器官发生不同程度的功能紊乱。张云如研究发现：肾阴虚者交感神经兴奋亢进。此外，肾阴虚存在下丘脑-垂体-多个平行靶器官功能的紊乱。研究发现阴虚心火旺者大多有交感-肾上腺髓质活动增强，肝火旺者有垂体-肾上腺皮质或肝脏活动功能亢进，心肝火旺者两者均可增强。王刚观测了慢支肾阴虚、单纯肾阴虚组 T_3、T_4、TSH，发现 T_3、T_4 浓度处于正常范围之高限，且 TSH 值并不降低，反高于正常值，认为其甲状腺功能紊乱。王琦对阳痿患者激素水平进行研究，发现：肾阴虚者 E_2 浓度有所升高，T 浓度低于正常值，但均不如肾阳虚改变明显。蔡德培发现肾阴虚时 FSH 多低于正常，LH 基本正常。蔡氏还研究了性早熟女孩阴虚火旺证，发现血清 FSH、LH 及 E_2 水平均较正常同龄儿童显著升高，LHRH 兴奋试验呈功能亢进，经滋阴泻火中药治疗病情缓解，血清 FSH、LH、E_2 水平显著下降，提示此证有下丘脑-垂体-卵巢轴提前发动、功能亢进。肾阴虚与免疫关系的研究发现：肾阴虚患者血清 IgM 升高，尿中 IgG、IgA 也升高。王鸿观察肾阴虚患者的皮肤和甲皱微循环，发现肾阴虚时甲皱微循环呈现管袢开放数目增多，管袢内血色深红，血流速度稍慢，提示肾阴虚可导致"血瘀。"

（4）肾虚证的现代研究：

现代研究证实肾虚与衰老有关，补肾中药具有良好的抗衰老功效，为早衰从肾论治提供了客观依据。曲齐生指出老年人及老年肾虚其血清脂质过氧化物明显升高，表明存在着自由基代谢的紊乱，而后者与老年虚证和衰老有一定关系。古青认为老年期大脑在形态和功能上都逐渐发生退行性变化。补肾药大都具有补脑益髓作用，可以改善脑功能。老年肾上腺萎缩对 ACTH 反应性降低，尿中 17 酮皮质类固醇排量比青壮年低，内分泌功能减退是衰老原因之一。肾藏精，司生殖，老年人性腺功能退化是重要的老化征象之一。摘除睾丸的动物易老化，说明肾与下丘脑-垂体-性腺轴也有密切关系。

【文献选录】

1.《黄帝内经》：帝曰：有病胸胁支满者，妨于食，病至先闻腥臊臭，出清液，先唾血，四支清，目眩，时时前后血，病名为何？何以得之？岐伯曰：病名血枯，此得之平少时，有所大脱血，若醉入房中，气竭肝伤，故月事衰少不来也。（《素问·腹中论》）

2. 王熙：肝藏血，血舍魂，悲哀动中则伤魂，魂伤则狂妄，不精不敢正当人。（不精不敢正当人，一作其精不守令人阴缩。）阴缩而筋挛，两胁骨不举，毛悴色夭，死于秋。（《脉经·肝胆部》）

3. 皇甫谧：有所堕坠，恶血留内，有所大怒，气上而不下，积于胁下则伤肝。（《针灸甲乙经校释·病形脉诊第二》）

4. 高学山：夫治未病者，见肝之病，知肝传脾，当先实脾，四季脾旺不受邪，即勿补之。中工不晓相传，见肝之病，不解实脾，唯治肝也。夫肝之病，补用酸，助用焦苦，益用甘味之药调之。酸入肝，焦苦入心，甘入脾，脾能伤肾，肾气微弱，则水不行，水不行则心火气盛，则伤肺，肺被伤，则金气不行，金气不行，则肝气盛，则肝自愈。此治肝补脾之要妙也。（《高注金匮要略·脏腑经络先后病脉证治》）

5. 张从正：夫风者，厥阴风木之主也。诸风掉眩，风痰风厥，涩潮不利，半身不遂，失音不语，留饮飧泄，痰食呕逆旋运，口喝搐搦，僵仆目眩，小儿惊悸狂妄，胃脘当心而痛，上支两胁，咽膈不通，偏正头痛，首风沐风，手足挛急，肝木为病，人气在头。（《儒门事亲·治病百法·风一》）

6. 张介宾：凡非风口眼歪斜，半身不遂及四肢无力，掉摇拘挛之属，皆筋骨之病也。夫肝主筋，肾主骨，肝藏血，肾藏精，精血亏损不能滋养百骸，故筋有缓急之病，骨有痿弱之病，总由精血败伤而然。（《景岳全书·杂证谟·非风》）

7. 刘鸿恩：肝藏血，血足则气静，血亏则气躁，躁而妄动，乃肝气之常，一遇触忤，则躁动更甚。肝气动而各经之气随之，外而肢体，内而脏腑，全无静谧之区矣。患此证者，肝脉必大。方书按其证，本其脉，制为平肝泻肝各方剂，施以柴胡、青皮、郁金、香附各药品，直视肝气为有余之证，且以损其有余，为主治之方矣。不知愈损则肝愈虚，肝愈虚则气愈躁而痛愈甚也。（《医门八法·肝气痛》）

8. 何梦瑶：郁者，滞而不通之义。百病皆生于郁，人若气血流通，病安从作？一有怫郁，当升不升，当降不降，当化不化，或郁于气，或郁于血，病斯作矣。……木郁者，肝气不舒也。达取通畅之义，但可以致其通畅，不特升提以上达之，发汗以外达之，甚而泻夺以下达之，无非达也，安在其泥于吐哉？余仿之。……按百病皆生于郁，与凡病皆属火，及风为百病之长，三句总只一理。盖郁未不为火者也，火未有不由郁者也。而郁而不舒，则皆肝木之病矣。（《医碥·郁》）

9. 孙一奎：夫五脏一有不平则郁。达，是条达或通达也，发是发越，泄是疏泄，夺是攘夺，折是决折。何者？夫《内经》曰："木郁达之，木郁者，肝郁也。达者，条达、通达之谓也。木性上升，怫郁不遂则郁，故凡胁痛耳鸣，眩运暴仆，目不认人，皆木郁症也。当条而达之，以畅其挺然不屈之常。如食塞胸中，而肝胆之气不升，故胸腹大痛，宣而吐之，以舒其木之气，是在上者因而越之也。木郁于下，胁疼日久，轻则以柴胡，川芎

之类开而提之，亦条达之意也；重则用当归龙荟丸摧而伐之，孰非通达之意欤。（《医旨绪余·论五郁》）

10. 江涵暾：肝与胆相附，东方木也。其性刚，赖血以养。自两胁以下及少腹阴囊之地，皆其部位。最易动气作痛。其风又能上至巅顶而痛于头。色属青，常现于左颧目眦，于妇人为尤甚。肝无表证，皆属于里。肝之虚，肾水不能涵木而血少也。脉左关必弱或空大。其症为胁痛、为头眩、为目干、为眉棱骨眼眶痛、为心悸、为口渴、为烦躁发热。肝之实，其与内风充之也，脉左关必洪。其症为左胁痛、为头痛、为腹痛、为小腹痛、为积聚、为疝气、为咳嗽、为泄泻、为呕吐、为呃逆。肝寒之症，脉左关必沉迟，其症为小腹痛、为疝瘕、为囊缩、为寒热往来。肝热之症，脉左关必弦数，其症为眩晕、为目赤肿痛、为口苦、为消渴、为头痛、为胁痛、为瘰疬、为聤耳、为筋挛拘挛、为气上冲心、为偏坠、为舌卷囊缩、为小便不禁。（《笔花医镜·肝部》）

11. 赵献可：予谓凡病之起，多由于郁。郁者，抑而不通之义……丹溪先生云：气血冲和，百病不生，一有怫郁，诸病生焉。又制为六郁之论，立越鞠以治郁。曰气曰湿曰热曰痰曰血曰食，而以香附川芎苍术开郁利气为主。谓气滞而湿滞，湿滞而成热，热郁而成痰，痰滞而血不行，血滞而食不消化，此六者相因为病者也。此说出而经之旨始晦。内经之旨，又因释注之误而复晦，此郁病之不明于世久矣……其曰达之谓吐之。吐中有发散之义，盖凡木郁乃少阳胆经半表半里之病，多呕酸吞酸证。虽吐亦有发散之义，但谓无害耳，焉可便以吐字该达字耶？达者畅茂调达之义。王安道曰：肝性急怒上逆，肢胁或胀，火时上炎。治以苦寒辛散而不愈者，则用升发之药，加以厥阴报使而从治之……盖东方先生木，木者生生之气，即火气。空中之火，附于木中。木郁则火亦郁于木中矣，不特此也。火郁则土自郁，土郁则金亦郁，金郁则水亦郁，五行相因，自然之理。唯其相因也，予以一方治其木郁，而诸郁皆因而愈。一方者何？逍遥散是也。（《医贯·郁病论》）

12. 唐笠山：《金匮》论治肝补脾，肝虚则用此法，此指肝之阳虚而言，非指肝之阴虚火旺而言也。肝阳虚而不能上升，则胃乏生发之气，脾无健运之力；而水无土制，肾水之阴寒得以上制心阳，周身阴盛阳衰，而纯乎降令，则肺阴之金气盛行，肝阳之生气愈病矣。必得补土之阳，以制肾水之阴寒，则心阳无水以克而火盛，火盛则肺金阴气不行，不至阴肃降令，从右行左，以伤发生之气，则肝木之阳气自必畅茂调达矣。古方用逍遥散治木郁土中，以宣阳气，是肝木阳虚，而用治肝补脾之法者也。及后人用以治阴虚火旺之肝病，则以升令之太过者而复升之，定其有升无降，而致厥逆矣。盖一阴一阳，可不明辨哉。其治阴虚火旺之肝病。如血虚直滋水，虚则补其母也；火旺则苦泄，实则泻其子也；其升上逆则降气，以金制木也，其与治肝补脾之法正相反，岂可混治耶？（《吴医汇讲·沈悦庭》）

13. 唐笠山：木郁之症，患于妇人者居多，妇人情性偏执，而肝病变幻多端，总宜从其性适其宜，而致中和，即为达道。……盖因郁致疾，不特外感六淫，而于情志为更多。调治之法，亦当求其所因而治之，则郁自解，郁者既解，则发、夺、泄、折俱在其中矣。（《吴医汇讲·朱应皆·木郁达之论》）

14. 周学海：凡病之气结、血凝、痰饮、浮肿、臌胀、痉厥、癫狂、积聚、痞满、眩晕、呕吐、哕呃、咳嗽、哮喘、血痹、虚损，皆肝气之不能舒畅所致也。或肝虚而力不能舒，或肝郁而力不得舒，日久气停血滞，水邪泛滥，火势内灼而外暴矣。其故由于劳倦太过，致伤中气，以及忧思不节，致伤神化也。内伤饮食，外感寒湿，脾肺受困，肝必因之。故凡治暴疾痼疾，皆必以和肝之法参之。和肝者，伸其郁、开其结也。或行气，或化血，或疏痰，或升兼降，肝和而三焦气化理矣。百病有不就理者乎？后世专讲平肝，不拘何病，卒入苦凉清降，是伐肝也。殊不知肝气愈郁愈逆，疏泄之性横逆于中，其实者暴而上冲，其虚者折而下陷，皆有横捍逼迫之势而不可御也。必顺其性而舒之，自然相化于无有。（《读医随笔·平肝即舒肝非伐肝说》）

15. 江涵暾：肝气者，妇女之本病，妇女以血为主，血足则盈而木气盛；血亏则热而木气亢，木盛木亢皆易生怒，故肝气唯妇女为易动焉。然怒气泄则肝血必大伤；怒气郁则肝血又暗损。（《笔花医镜·妇人肝气论》）

16. 林佩琴：凡上升之气，自肝而出，肝木性升散，不受遏郁，郁则经气逆，为嗳、为胀、为呕吐、为暴怒胁痛、为胸满不食、为飧泄、为癥疝，皆肝气横决也，且相火附木，木郁则化火，为吞酸胁痛、为狂、为痿、为厥、为痞、为呃噎、为失血，皆肝火冲激也。风依于木，木郁则化风，为眩、为晕、为舌麻、为耳鸣、为痉、为痹、为类中，皆肝风震动也，故诸病多自肝来，以犯其中宫之木，刚性难驯，挟风火之威，顶巅易到，药不可以刚燥投也。经曰：肝苦急，急食甘以缓之；肝欲散，急食辛以散之，用辛补之，酸泻之。古圣治肝，法尽于此。夫肝主藏血，血燥则肝急。凡肝阴不足，必得肾水以滋之，血液以濡之，味取甘凉，或主辛润，务遂其条畅之性，则郁者舒矣。凡肝阳有余，必需介属以潜之，柔静以摄之，味取酸收，或佐酸降，务清其营络之热，则升者伏矣。……至于肝阳化风，上扰清窍，则巅痛头晕，目眩耳鸣，心悸寤烦，由营液内虚，水不涵木，火动痰升，其实无风可散，宜滋液和阳……其因怒劳致舌麻肢痹，筋惕肉瞤，由五志过极，阳亢阴衰，风从火出，宜柔润熄风……大抵肝为刚脏，职司疏泄，用药不宜刚而宜柔，不宜伐而宜和，正仿内经之旨也。（《类证治裁·肝气肝火肝风》）

17. 叶桂：经曰："东方生风，风生木，木生酸，酸生肝。"故肝为风木之脏，因有相火内寄，体阴用阳，其性刚，主动主升，全赖肾水以涵之，血液以濡之，肺金清肃下降之令以平之，中宫敦阜之土气以培之，则刚劲之质得为柔和之体，遂其调达畅茂之性，何病之有。倘精液有亏，肝阴不足，血燥生热，热则风阳上升，窍络阻塞，头目不清，眩晕跌仆，甚则痉疬痉厥矣。先生治法，所谓缓肝之急以熄风，滋肾之液以驱热，如虎潜、侯氏黑散、地黄饮子、滋肾丸、复脉等方加减，是介以潜之，酸以收之，厚味以填之，或用清上实下之法。若思虑烦劳，身心过动，风阳内扰，则营热心悸，惊怖不寐，胁中动跃，治以酸枣仁汤、补心丹、枕中丹加减，清营中之热，佐以敛摄神志，若因动怒郁勃，痰火风交炽，则有二陈龙荟。风木过动，必犯中宫，则吐吐不食，法用泄肝安胃，或填补阳明。其他如辛甘化风、甘酸化阴、清金平木种种治法，未能备述。然肝风一症，患者甚多，因古人从未以此为病名，故医家每每忽略。余不辞杜撰之咎，特为拈出，另立一门，以便后学考核云。（《临证指南医案·肝风》）

18. 叶桂：肝为风木之脏，又为将军之官，其性急而动，故肝脏之病较之他脏为多，而于妇女尤甚。肝病必犯土，是侮其所胜也，本脏现症，仲景云：厥阴病，消渴、气上撞心，心中疼热，饥而不欲食，食则吐蛔，下之利不止。又《内经》所载肝病，难以尽述，大凡其脉必弦，胁或胀或疼，偏寒偏热，先厥后热，若一犯胃，则恶心干呕，脘痞不食，吐酸水涎沫，克脾则腹胀，便或溏或不爽，肢冷肌麻。（《临证指南医案·木乘土》）

19. 叶桂：肝者将军之官，相火内寄，得真水以涵濡，真气以制伏。木火遂生生之机，本无是症之名也。盖因情志不舒则生郁，言语不投则生嗔，谋虑过度则自竭。斯罢极之本，从中变火，攻冲激烈，升之不熄为风阳，抑而不透为郁气，脘胁胀闷、眩晕猝厥，呕逆淋闭，狂躁见红等病，由是来矣。古人虽分肝风肝气肝火之殊，其实是同一源，若过郁者宜辛宜凉，乘势达之为安。过升者宜柔宜降，缓其旋扰为先，自竭者全属乎虚，当培其子母之脏。（《临证指南医案·肝火》）

20. 唐宗海：血生于心火，而下藏于肝，肝木内寄相火，血足则能济火，火平则能生血，如火太旺，则逼血妄行，故血痢多痛如刀锥，乃血痛也。肺金当秋，克制肝木，肝不得达，故郁结不解，而失其疏泄之令，是以塞而不通。调肝则木火得疏泄，而血分自宁。……知理肝之法，而治血痢无难。肝藏血，即一切血证，一总不外理肝也。各书痢证门无此论说，予从各书，旁通会悟而出，实先从吾阴阳水火血气论得其原委，故此论精确，不似他书捉影。（《血证论·血下泄证治·便脓》）

21. 唐宗海：肝为藏血之脏，血所以运行周身者，赖冲任带三脉以管领之。而血海胞中，又血所转输归宿之所。肝则司主血海，冲任带三脉又肝所属。故补血者总以补肝为要。李时珍谓肝无补法，盖恐木盛侮土，故为此论。不知木之所以克土者，肝血虚则火扰胃中，肝气虚则水泛脾经，其侮土也如是，非真肝经之气血有余也。且世上虚劳，多是肝虚，此理自东垣《脾胃论》后少有知者，肝血虚则虚烦不眠，骨蒸梦遗，宜四物汤加枣仁、知母、云苓、柴胡、阿胶、牡蛎、甘草敛戢肝魂，滋养肝血、清热除烦，为肝经阴虚滋补之法。又有肝经气虚，脏寒魂怯，精神耗散，桂甘龙牡汤以敛助肝阳，阳虚遗精，惊悸等证宜之，独与失血未尽合宜，以其纯用气药故也。（《血证论·血上干证治·吐血》）

22. 唐宗海："肝为风木之脏，胆寄其间。胆为相火，木生火也。肝主藏血，血生于心，下行胞中，是为血海。凡周身之血，总视血海为治乱。血海不扰，则周身之血无不随之而安。肝经主其部分，故肝主藏血焉。至其所以能藏之故，则以肝属木，木气冲和条达，不致遏郁，则血脉得畅。设木郁为火，则血不和。火发为怒，则血横决。吐血错经血痛诸证作焉。怒太甚则狂，火太盛则颊肿面青，目赤头痛。木火克土，则口燥泄痢，饥不能食，回食逆满，皆系木郁为火之见证也。若木挟水邪上攻，又为子借母势，肆虐脾经，痰饮泄泻呕吐头痛之病又作矣。木之性主于疏泄，食气入胃，全赖肝木之气以疏泄之，而水谷乃化。设肝之清阳不升，则不能疏泄水谷，渗泻中满之证，在所不免。肝之清阳，即魂气也，故又主藏魂，血不养肝，火扰其魂，则梦遗不寐。肝又主筋，痿疭囊缩，皆属肝病，分部于季胁少腹之间。凡季胁、少腹、疝痛，皆责于肝。……与少阳为表里，故肝病及胆，亦能吐酸呕苦，耳聋目眩，于位居左，多病在胁痛。又左胁有动气，肝之主病，大略如此。（《血证论·脏腑病机论》）

23. 《黄帝内经》：腰者，肾之府。转摇不能，肾将惫矣。（《素问·脉要精微论》）

24. 《黄帝内经》：风邪伤肾，精气必虚，阴虚则阳往乘之，故时时发热，肾为生气之原，故少气也；阳加于阴则汗出。（《黄帝内经素问集注·评热病论》）

25. 《黄帝内经》：有所远行劳倦，逢大热而渴，渴则阳气内伐。内伐则热舍于肾，肾者水藏也，今水不胜火，则骨枯而髓虚；故足不任身，发为骨痿。（《素问·痿论》）

26. 《黄帝内经》：夫不得卧，卧则喘者，是水气之客也；夫水者，循津液而不流也；肾者，水脏，主津液，主卧与喘也。（《素问·逆调论》）

27. 《黄帝内经》：肾热病者，先腰痛胻酸，苦渴数饮身热，热争则项痛而强，胻寒且酸，足下热，不欲言，其逆则项痛员员淡淡然。（《素问·刺热》）

28. 《黄帝内经》：勇而劳甚则肾汗出。肾汗出逢于风，内不得入于脏腑，外不得越于

皮肤，客于玄府，行于皮里，传为胕肿，本之于肾，名曰风水。（《素问·水热穴论》）

29. 孙思邈：肾气虚则厥逆，实则胀满四肢正黑。虚则使人梦见舟船溺人，得其时，梦伏水中，若有怖畏。肾气盛则梦腰脊两解不相属。厥气客于肾，则梦临渊，没居水中。（《千金方·肾脏病脉论》）

30. 孙思邈：左手尺中神门以后脉阴实者，足少阴经也。病苦舌燥咽肿，心烦嗌干，胸胁时痛，喘咳汗出，小腹胀满，腰背强急，体重骨热小便赤黄，好怒好忘，足下热痛，四肢黑耳聋，名曰肾实热也。

右手尺中神门以后脉阴实者，足少阴经也。病苦痹，身热心痛，脊胁相引痛，足逆热烦，名曰肾实热也。（《千金方·肾实热》）

31. 孙思邈：左手尺中神门以后脉阴虚者，足少阴经也。病苦心下闷，下重足肿，不可以按地，名曰肾虚寒也。

右手尺中神门以后脉阴虚者，足少阴经也。病苦足胫小弱，恶寒脉代绝时不至足寒，上重下轻，行不按地，气少腹胀，满上抢胸，痛引胁下，名曰肾虚寒也。（《千金方·肾虚寒》）

32. 《黄帝内经》：有所用力举重，若入房过夜，汗出浴水，则伤肾。（《灵枢·邪气脏腑病形》）

33. 怀远：夫阴寒者，肾中之真火衰也，阴虚者，肾中之真水亏也。真火衰，则有寒无热，真水亏，则有热无寒。（《医彻·伤寒·阴虚论》）

34. 难经：久坐湿地，强力入水则伤肾。（《难经·四十九难》）

35. 张介宾：肾实者，多下焦闭，或痛或胀，或热见于二便。

肾虚者，或为二阴不通，或为两便失禁，或多遗泄，或腰脊不可以俯仰，而骨痿痿厥。（《景岳全书·传忠录·虚实》）

36. 陈言：肾中风者，人迎与左尺中脉浮而滑。在天为寒，在地为水，在人脏为肾。肾虚，因中邪风为母子相感，故脉应在左尺中。肾风之状，多汗，恶风，色如炲。面庞然浮肿，腰脊痛引小腹，隐曲不利，昏寝汗愈多，志意惶惑，诊在耳，其色黑。（《三因极一病证方论·五脏中风论》）

37. 陈言：肾中寒者，人迎与左尺中脉沉紧而滑。肾虚中寒，寒喜中肾，以类相从。脉应本部，沉滑者吉。紧涩，耳轮黑，目睛映映为不利。肾中寒之状，色黑，气弱，吸吸少气，耳聋腰痛，膝下清，拘挛而疼，昏不知人，余例见伤寒门。（《三因极一病证方论·五脏中风论》）

38. 严用和：夫肾者，足少阴经，位居北方，属乎壬癸水，左为肾，右为命门，与足太阳膀胱之经相为表里。肾精贵乎专涩，膀胱常欲气化者也。若快情纵欲，失志伤肾，过投丹石，因其虚实，由是寒热见焉。方其虚也，虚则生寒，寒则腰背切痛，不能俯仰，足胫酸弱，多恶风寒，手足厥冷，呼吸少气，骨节烦疼，脐腹结痛，面色黧黑，两耳虚鸣，肌骨干枯，小便滑数，诊其脉浮细而数者，是肾虚之候也；及其实也，实则生热，热则舌燥咽肿，心烦咽干，胸胁时痛，喘嗽汗出，小腹胀满，腰背拘急，体重骨热，小便赤黄，足下热痛，诊其脉浮紧者，是肾实之候也。脉沉濡而滑者，不病之脉也。脉来如引葛，按之益坚者肾病，至坚而沉如弹石辟辟然者死。（《重订严氏济生方·肾膀胱虚实论治》）

39. 《太平圣惠方》：夫肾脏者，足少阴之经也。左则为肾，右为命门。肾与命门者，神精之所舍，元气之所系也。若肾虚则腰背切痛，不能俛仰，足胫小弱，多恶风寒，手足厥冷，呼吸少气，骨节烦疼，脐腹结痛，面色黧黑，两耳虚鸣，肌骨干枯，小便滑数，诊其脉浮细而数者，是肾虚之候也。（《太平圣惠方·治肾虚补肾诸方》）

40.《太平圣惠方》：夫肾主水，而藏于精。若实则阳气盛，若阳气盛则生热。热则舌燥咽肿，心烦嗌干，胸胁时痛，喘咳汗出，小腹胀满，腰背强急，体重骨热，小便赤黄，好怒好忘，足下热疼，诊其脉浮紧者，是肾实之候也。（《太平圣惠方·治肾实泻肾诸方》）

41.《太平圣惠方》：夫肾者，元气之本，精志之藏，内主于骨，其通于阴。若人动作劳伤，情欲过度，气血衰损，阴阳不和，脏腑既虚，精气空竭，不能荣华，故令阳气萎弱也。（《太平圣惠方·治肾脏虚损阳气痿弱诸方》）

42. 江涵暾：肾者，天一之水，先天之本也。位北方，故黑。其体常虚，处腰左右。介其中者，有命门火蒸化谷食，名曰真阳。肾水充足，自多诞育，享大寿。凡夙夜宣劳，老而不倦者，皆肾气之固也。好色之流，先竭肾水，丧其本矣。瞳神、下颏、两腰，皆其部位。望气者觇之。肾无表症，皆属于里。肾之虚，脉左右尺常细软。其症为头痛，为耳鸣，为耳聋，为盗汗，为夜热，为健忘，为咳嗽，为喘，为吐血，为腰痛，为腿瘦足软，为目视无光，为大便结，为小便不禁，为戴阳，为久痢久泻。……肾无实症。肾之寒，肾之虚也。脉左右必迟沉。其症为命门火衰，为不欲食，为鸡鸣泄泻，为天柱骨倒，为蜷卧厥冷，为奔豚。肾之热，水将涸也，伤寒门有之，而杂症罕见。左尺右尺必沉数或浮而空，舌黑无液，其症为口燥咽干，为目不明，为小便不利，为小便浊，为小便出血，为大便秘。（《笔花医镜·肾部》）

43. 严用和：人之有生，不善摄养，虚劳过度，真阳虚衰，坎火不温，不能上蒸脾土，冲和失布，中州不运，是致饮食不进，……此皆真火虚衰，不能蒸蕴脾土而然。（《济生方·补益》）

44. 钱乙：儿本虚怯，由胎气不成，则神不足。目中白睛多，其颅即解，面色㿠白。此皆难养，纵长不过八八之数。若恣色欲多，不及四旬而亡。或有因病而致肾虚者，非也。又肾气不足，则下窜，盖骨重惟欲坠于下而缩身也。肾水，阴也，肾虚则畏明，皆宜补肾，地黄圆主之。（《小儿药证直诀·肾虚》）

45. 钱乙：肾主虚，无实也。惟疮疹，肾实则变黑陷。（《小儿药证直诀·五脏所主》）

46. 张介宾：所谓真阴之病者，凡阴气本无有余，阴病惟其不足。即如阴胜于下者，原非阴盛，以命门之火衰也；阳胜于标者，原非阳盛，以命门之水亏也。水亏其源，则阴虚之病叠出；火衰其本，则阳虚之证迭生。如戴阳者，面赤如朱；格阳者，外热如火。或口渴咽燥，每引水以自救；或躁扰狂越，每欲卧于泥中。或五心烦热而消瘅骨热，或二便秘结而溺浆如汁。或为吐血衄血，或为咳嗽遗精。或斑黄无汗者，由津液之枯涸；或中风瘛瘲者，以精血之败伤。凡此之类，有属无根之焰，有因火不归原，是皆阴不足以配阳，病在阴中水也。又如火亏于下，则阳衰于上，或为神气之昏沉，或为动履之困倦，其有头目眩运而七窍偏废者，有咽喉哽咽而呕恶气短者，皆上焦之阳虚也；有痞满隔塞而水泛为痰者，皆中焦之阳虚也；有清浊不分而肠鸣滑泄者，有阳痿精寒而脐腹多痛者，皆下焦之阳虚也。（《类经附翼·求正录·真阴论》）

47. 张介宾：左归丸治真阴肾水不足，不能滋溉营卫，渐至衰羸，或虚热往来，自汗盗汗，或神不守舍，血不归原，或劳损伤阴，或遗淋不禁，或气虚昏运，或眼花耳聋，或口燥舌干，或腰痠腿软。凡精髓内竭，津液枯涸等证，俱速宜壮水之主，以培左肾之元阴，此方主之。

右归丸治元阳不足，或先天禀衰，或劳伤过度，以致命门火衰，不能生土，而为脾胃虚寒，饮食少进，或呕恶膨胀，或反胃隔塞，或怯寒畏冷，或脐腹多痛，或大便不实，泻利频作，或小水自遗，虚淋寒疝，或以寒侵溪谷，而为肢节痹痛，或以寒在下焦，而为水邪浮肿。速宜益火之源，以培右肾之元阳，此方主之。（《类经附翼·求正录·真阴论》）

48．杨风庭：先天元阴，在乎左肾。左肾脉涩，病因伤精，骨蒸劳热，头眩耳鸣，所见所恶，无非阳气。元阴若脱，必主目翳。在天元阴，则在乎心。其脉虚数，五火相烂，诸失血症，上下相干。元阴若败，肺焦声哑。虚则补之，补之以味。（《弄丸心法·杂论》）

49．赵献可：凡血证，先分阴阳。有阴虚，有阳虚。阳虚补阳，阴虚补阴，此直治之法，人所共知。又有真阴真阳，阳根于阴，阴根于阳。真阳虚者，从阴引阳。真阴虚者，从阳引阴。（《医贯·血症论》）

50．巢元方：肾气盛为志，有余则病，腹胀飧泄，体肿喘咳，汗出憎风，面目黑，小便黄，是为肾气之实也。（《诸病源候论·肾病候》）

51．张介宾：所以肾为五脏之本。故肾水亏，则肝失所滋而燥生；肾水亏，则水不归原而脾痰起；肾水亏，则心肾不交而神色败；肾水亏则盗伤肺气而喘咳频；肾水亏，则孤阳为主而虚火炽。（《景岳全书·杂证谟》）

52．唐宗海：肾者水脏，水中含阳，化生元气，根结丹田，内主呼吸，达于膀胱。运行于外则为卫气，此气乃水中之阳，别名之曰命火。肾水充足，则火之藏于水中者，韬光匿彩，龙雷不升，是以气足而鼻息细微。若水虚则火不归原，喘促虚痨，诸证并作，咽痛声哑，心肾不交，遗精失血，肿满咳逆，痰喘盗汗。……肾又为先天，主藏精气，女子主天癸，男子主精。水足则精血多，水虚则精血竭。于体主骨，骨痿故属于肾。肾病者，脐下有动气。肾水上交于心，则水火既济，不交则火愈亢。位在肾，主腰痛，开窍于耳，故虚则耳聋。瞳人属肾，病则神水散缩，或发内障。虚阳上泛，为咽痛颊赤。阴虚不能化水，则小便不利。阳虚不能化水，则小便亦不利也。肾之病机，有如此者。（《血证论·脏腑病机论》）

53．吴谦：夫人一身制水者，脾也；主水者，肾也。肾为胃关，聚水而从其类者，倘肾中无阳，则脾之枢机虽运，而肾之关门不开，水虽欲行，孰为之主？故水无主制，泛滥妄行而有是证也。（《医宗金鉴·订正伤寒论注·少阴全篇》）

54．喻昌：肾司开合，肾气从阳则开，阳太盛则关门大开，水直下而为消，肾气从阴则合，阴太盛则关门常合，水不通而为肿。（《医门法律·水肿门》）

55．唐宗海：虚喘亦有二证，一是肺虚，一是肾虚……肾虚喘息者，以气之根源于肾……是以短气而喘，咳逆喘息。（《血证论·喘息》）

（童 瑶 陈慧娟）

主要参考文献

1．车桂燕，李巍，黄柄山，等．肝郁气滞证发病学及病因学探讨［J］．黑龙江中医药，1989，（5）：8-14.

2．黄炳山，李爱忠，谢宁，等．肝郁气滞证A型性格［J］．黑龙江中医药，1989，（5）：24.

3．刘建鸿，姚凝，王淳，等．肝郁证与下丘脑-腺垂体-肾上腺皮质轴和肝组织过氧化损伤的实验研究［J］．中国中西医结合消化杂志，2008，16（5）：302-304.

4．徐淑文，谢宁，郗凤卿，等．肝郁气滞证患者血浆 TXB_2、$6-PGF_{1a}$ 含量分析［J］．黑龙江中医药，

1989，（5）：52.

5. 张安玲．肝火的形成致病机制及证治规律探微 [J]．中医药学刊，2002，20（1）：70-71.

6. 李凤文，须惠仁，张问渠，等．肝郁气滞血瘀的临床和实验研究 [J]．中医杂志，1991，（10）：46-48.

7. 岳利峰，丁杰，陈家旭，等．肝郁脾虚证大鼠模型的建立与评价 [J]．北京中医药大学学报，31（6）：396-400.

8. 陈国林，潘其民，赵玉秋，等．中医肝病证候临床辨证标准的研究 [J]．中国医药学报，1990，5（1）：66-70，73.

9. 陈昌华，石林阶，舒毅刚，等．肝血虚证15项实验指标同步检测的分析 [J]．湖南医科大学学报，2001，26（4）：337-339.

10. 石林阶，刘俊凡，张自强，等．肝血虚证患者红细胞膜 ATP 酶活性和红细胞耗氧率变化 [J]．中国中西医结合杂志，1996，16（10）：593.

11. 罗媛媛，阎曙光，李鸿波．肝气虚的基础与现代临床研究 [J]．光明中医，2007，22（4）：58-60.

12. 陈家旭．中医肝本质现代研究进展 [J]．中国中医基础医学杂志，1998，4（2）：58.

13. 陈家旭．试述肝气虚证的临床特征 [J]．北京中医学院学报，1993，16（5）：13.

14. 陈家旭，杨维益，梁嵘．肝气虚证临床证型的病理生理学初步研究 [J]．中国中西医结合杂志，1995，15（2）：67.

15. 陈家旭，杨维益．肝气虚证的临床诊断及辨证规律研究 [J]．中国医药学报，1994，9（1）：12.

16. 田志华，郑鸿波．肝气虚证治初探 [J]．陕西中医，2007，28（6）：738-739，742.

17. 张波，王晓鹤．论肝阳虚 [J]．山西中医，2006，22（5）：4-6.

18. 胡玉伦．关于肝阳（气）虚的几个问题 [J]．新中医，1986，（5）：51.

19. 吴小明．肝阳虚证治研究探析 [J]．实用中医内科杂志，2003，17（6）：440-442，444.

20. 刘渡舟．肝病证治概要 [M]．天津：天津科技出版社，1995.

21. 鄢东红，金益强．五脏证候实验指标及病理生理学基础研究述评（Ⅱ）[J]．湖南中医杂志，1996，12（1）：39-41.

22. 金益强．肝脏象本质研究思路与方法的思考 [J]．山东中医药大学学报，2000，24（4）：242-246.

23. 沈建锋，司晓晨．高血压肝阳上亢证客观化研究 [J]．辽宁中医药大学学报，2008，10（5）：49-50.

24. 崔幸琴，丁瑞云．肾实证理论探讨与临床辨治 [J]．新中医，2007，39（4）：1-2.

25. 王凤丽．肾无实证之辨析 [J]．甘肃中医学院学报，1993，10（3）：55.

26. 高建华，陈风学．试论肾实证与泻肾法的应用 [J]．黑龙江中医药，1996，（5）：11-12.

27. 杨毅玲，李海聪．肾实证探讨 [J]．北京中医药大学学报，1996，19（2）：23.

28. 郑海生，蒋健，贾伟．中医学肾阳虚证的现代研究概述 [J]．辽宁中医杂志，2007，34（7）：1014-1016.

29. 吴正治，郭振球．慢性肾炎患者外周血细胞化学 ANAE 变化与中医辨证关系的研究 [J]．中西医结合杂志，1990，10（7）：399-401.

30. 陈梅芳，张庆怡，吴志英．尿毒症肾虚与内分泌及免疫状态的关系 [J]．中西医结合杂志，1983，3（6）：328.

31. 汪坤．肾阳虚患者头发微量元素锌、铜变化 [J]．中西医结合杂志，1986，6（2）：96.

32. 闵建新，王建红，伍庆华，等．肾阳虚大鼠垂体-肾上腺皮质轴与垂体-性腺轴相关性研究 [J]．时珍国医国药，2008，19（11）：2576-2577.

33. 张云如，吴钟璇，华瑞成，等．老年肾虚证与交感神经机能关系的探讨 [J]．中医杂志，1994，35（3）：169-171.

34. 王刚，潘抗美，王殿祥，等．扶正固本对慢性气管炎、肾虚病人甲状腺功能的影响 [J]．中医药学报，1987，(1)：19.

35. 李航，熊景，周全荣. 肾虚证现代研究进展 [J]. 中国中西医结合肾病杂志，2005，6 (4)：246-248.

36. 曲齐生. 老年肾虚与血清脂质过氧化氢的代谢 [J]. 中医药学报，1993，(3)：33-34.

37. 古青. 论肾与衰老的关系及展望 [J]. 实用中西医结合杂志，1994，(9)：544.

二、六腑病机

《素问·五脏别论》说："六腑者传化物而不藏，故实而不能满也。"六腑以通为用，以降为顺。六腑的病机，主要表现为传化失常，通降失调。又因六腑与五脏相为表里，其生理功能多相互联系，故在病机变化方面亦常相互影响。因此，六腑的病变，既可单独出现，亦可与相关脏腑合病。

（一）胆病病机

胆附于肝，主司贮藏和排泄胆汁，以助脾胃纳运功能，是为"中精之府"；胆为"中正之官"而主"决断"，与肝相为表里。胆汁的分泌和排泄，受肝的疏泄功能的控制、调节。因此，胆本腑的病机变化，主要表现在胆汁的贮藏、排泄异常，或胆气的升发条达失司；胆与脏腑同病，主要表现在胆与肝、胆与胃的病机联系。

1. 胆的本腑病机　金·李杲《脾胃论·脾胃虚实传变论》说："胆者少阳春升之气，春气升则万化安。故胆气春升，则余脏从之。胆气不升，则飧泄、肠澼，不一而起矣。"足见胆气正常的升发、条达，对于保持胆及其他脏腑功能正常的重要作用。

胆气郁滞：胆气失于条达、疏泄而致气郁不畅，是胆腑病变的基本病机。其临床主症多为胁部胀痛，嗳气欠畅，情志抑郁，口苦，咽干，乍寒乍热，脉弦。其病因病机多为：肝气郁结，病及于胆，导致脏腑气机郁滞；或脾胃气滞，病移于胆，以致胆气不随胃气同降；或外邪客于少阳经脉，遂致少阳本经气滞，胆腑气机逆乱。

若胆失疏泄，气机郁滞，而致生痰化火，痰热内扰，则更使胆气不宁，见惊悸不寐，烦躁不宁，目眩耳鸣，苔黄腻，脉弦滑等症，临床多辨为"胆郁痰扰"。

胆气虚寒：胆气升发，禀性刚正，以促成人体决断中正的精神活动。若胆气虚弱，升发失常，决断无权，则多见胆怯气馁，时欲叹息，夜寐多梦，惊惕不安，伴有畏寒身冷等症。诚如《诸病源候论·五脏六腑病诸候·胆病候》说："胆气不足，善太息，呕宿汁，心下澹澹，如人将捕之。"其病因病机多见于素体阳虚，或久病及阳，或因惊吓、损伤，或因肝气虚弱等，均可影响胆气的升发、疏泄、决断。

2. 胆与脏腑同病病机　胆与其他脏腑相关而同病的病机，主要表现为肝胆湿热、胆胃不和及心胆虚怯。

肝胆湿热：因外感湿热之邪，或嗜食甘肥，内蕴湿热，或脾失健运，生湿化热，以致蕴结肝胆而成肝胆湿热。湿热蕴结于肝胆，必致气机郁滞，疏泄失常，故多见胁部胀痛，口苦；肝胆湿热，蕴遏脾胃，升降失司，则伴见纳呆，呕恶，腹胀，便溏黏臭；湿热阻胆，胆汁外溢，则为黄疸而身目俱黄。有现代文献认为：急慢性肝炎、胆囊炎、胆石症、胆蛔症、淤胆型肝炎、胆汁反流性胃炎等疾患，多见上述病机变化，或有这类病机变化的参与。

胆胃不和：肝胆病变，每易影响脾胃，尤其影响胃腑的受纳、腐熟功能。如胆气失于疏达，横逆乘胃，则成胆胃不和。《黄帝内经》称之为"邪在胆，逆在胃"。因胆附于肝，胆气功能受制于肝气疏泄，故胆胃不和，实质上已含肝胃不和的病机在内。其主症多为脘痛、胁痛并见，嗳气频作，泛吐酸（苦）水，重者呕吐胆汁，舌红苔薄，脉弦。也有因肝胆郁热，横逆犯胃，胃失和降，热灼津亏，而见干呕、嘈杂、胸闷胁痛，舌红少苔诸症。《温热经纬·湿热病篇》说："胸闷欲绝，干呕不止，脉细数，舌光如镜，胃液受劫，胆火上冲。"有文献表明：胆汁反流性胃炎、胃神经官能症及十二指肠球部溃疡等患者，上述病机变化最为常见。

心胆虚怯：心为"君主之官"而主神志，胆为"中正之官"而主决断。若胆气虚弱，失于决断，升发失常，失于条达，或胆郁化火，心神被扰，或胆郁痰扰，心窍被蒙，均可出现心悸怔忡，惊惕不安，夜寐多梦，口苦，多汗，脉细弦等症。本病机的重点当在胆，即前人所说的"胆虚则神自怯"。有文献认为：这类病机临床多见于"胆心综合征"及"自主神经功能失调"等疾病中。

近有学者发表专论，强调《黄帝内经》所云"肝合胆"的含义不可理解为"肝胆合一"，更不可在原理上只论肝而不谈胆，或认为论肝即是论胆；指出肝与胆，在生理功能上既各有所主，又相互补充，在病机上各有其机制，在治疗上亦各施其法。认为胆气郁滞是胆腑多种疾病的病机基础，无论其寒热虚实，胆郁病机均存。胆郁病机可散见于"胁痛"、"黄疸"、"胃脘痛"、"郁症"、"心悸"、"泄泻"等疾病中。

（二）胃病病机

胃主受纳腐熟，其气以通降为顺，是为"水谷之海"。脾与胃以膜相连，互为表里，脾主为胃行其津液"，共同完成饮食物的消化吸收及其水谷精微的输布，以化生气血滋养全身，故合称"后天之本"，共为气血生化之源。作为胃本腑的病机变化，其虚者表现为胃气、胃阳、胃阴的不足；其实者，多表现为胃热、食积及瘀血等。胃与脏腑同病，则多表现为胃与脾、胃与肠、胃与肝的病机联系。

1. **胃的本腑病机**　胃气虚：胃气虚弱，是指胃气本身的受纳饮食、腐熟水谷功能减退的病机。其病因多由饮食失节，胃气损伤；或劳倦内伤，后天失养；或大病久病，累及胃气；也有因素体虚弱，禀赋使然。

胃气是维持胃腑多种生理功能的物质基础。胃气虚，则胃的所有功能都有可能减退。如受纳功能减退，则见不思饮食，口淡无味；腐熟功能低下，则见食后脘胀，饮食稍有不慎即停滞不化；胃气虚而无力转化，壅滞于中，则见胃脘胀满，膈气不舒；胃气虚，无力通降而逆上，则可嗳气、呕逆、恶心、呕吐。且因水谷不能正常纳腐、通降，而势必影响脾气运化升清，而多见便溏泄泻、神疲乏力，舌淡脉弱等症。

人以水谷为本，胃为脏腑之源，胃气健旺则五脏六腑皆受其惠，胃气衰弱则五脏六腑皆受其累，可见胃气之兴衰，关系到人体生命活动及其存亡。故临床诊治疾病，十分重视胃气，常把"顾护胃气"作为要则之一。诚如《景岳全书·杂证谟·脾胃》说："凡欲察病者，必须先察胃气；凡欲治病者，必须常顾胃气。胃气无损，诸可无虑。"

胃阳虚：胃阳不足，是胃阳虚弱，失于温煦，阴寒内盛，纳腐失职的病机。其多缘于过食生冷，损伤胃阳；或脾阳虚损，脏病及腑；或胃阳素虚，寒从中生。胃阳虚则纳腐水谷功能减退，多见纳呆食少，食入不化；阳虚畏寒，寒性凝滞收引，以致胃气滞塞，胃络绌急，多见胃脘冷痛，轻者绵绵隐痛，重者拘急剧痛，得温则减，按之则舒等。胃阳不足与脾阳不振可相互影响或同时并见，临床称为脾胃阳虚或中阳虚损。两者的主要区别在于脾阳不振更可见久泻久利，畏寒肢冷等虚寒之象亦更趋明显。

胃阴虚：胃阴虚是指胃的阴液枯涸，受纳和腐熟水谷的功能严重减退的病机。其多由于热病后期，邪热久留，灼耗津液，伤及胃阴；或因久病不复，全身阴液精血亏耗，胃阴自趋日枯。胃喜润而恶燥，胃阴枯涸，则胃的受纳饮食和腐熟水谷的功能极度衰退，可见不思饮食，甚则水浆不入，或饥不欲食，嘈杂时作，舌质光红无苔，甚则舌如镜面等。胃阴亏虚，失于和降，胃气上逆，则可见脘腹虚痞，频频干呕的病理表现。胃阴亏虚不复，胃气亦可衰败，胃腑气阴两败，则可出现口糜、白霉苔等危重表现。

胃热炽盛：热与火同类，胃热炽盛，郁而化火，即是胃火。胃热胃火，多由邪热入侵，犯及胃腑；或由嗜食辛辣，过食厚味，嗜酒过度，助火生热；或由气滞、瘀阻、痰湿、食积，郁而化火生热。其他如肝胆之火，横逆犯胃，亦可导致胃热。胃热炽盛所致的病机变化是多方面的。如胃热可致胃的受纳、腐熟水谷的功能亢进，出现胃中嘈杂，消谷善饥等症；热盛火炽，消烁胃中津液，可见口渴多饮之症。胃热生燥，燥热内结阳明，可致大便秘结；火热之性上炎，可致胃失和降，胆热液泄，胆汁上犯，可见口苦，恶心，呕吐酸苦黄水；若胃火循经上炎，或为齿痛龈肿，或为齿衄舌衄，或为口气热臭；火热灼伤胃腑脉络，又可见血从上溢而发为呕血。胃热炽盛，日久必伤及胃之阴液，导致胃液虚损。

胃脘积滞：胃脘积滞，是指饮食物停滞于胃脘而阻碍其纳腐功能的病机。其原因多由于饮食不节，暴饮暴食，以致食滞不化；或脾胃素弱，纳运失健，虽未过食，亦致食积。亦可由病后胃弱而强食所成。胃气以通为和，以降为顺。食停胃腑，胃气塞滞，必致脘腹胀闷，甚至胃痛；积食不化，和降失司而上逆，胃中腐败谷物夹腐浊之气上泛，故见嗳腐吞酸，或呕吐腐败食物。吐后积食得消，胃气得畅，故脘痛见减。若食积气滞，蕴生内湿，湿食下移，肠腑气塞，可致矢气频作，臭如败卵，或大便溏泄，泻下物酸腐臭秽。食滞内停，胃中浊气蒸腾于上，则舌苔必见厚腻秽浊。若为素体强盛之人，暴饮暴食而致胃脘失滞者，因正气抗邪，气血亢盛，故脉来滑利有力。

胃络瘀阻：胃络瘀阻，是指胃中脉络瘀滞而致疼痛或出血的病机。胃络瘀阻，多由于肝胃气滞发展而成。或因中阳久虚，不能温运胃腑脉络，以致胃络寒凝瘀阻。胃络瘀阻，血行不利，不通则痛，故以胃脘疼痛为其主要表现，其痛多呈刺痛拒按、固定不移、食后痛剧的特点。此与胃脘胀痛闷痛，攻撑作痛，隐隐作痛，痛时喜按，得食则减等脾胃气滞、脾胃阳虚疼痛的病因病机自有其不同之处。若瘀久不散，络脉受伤，血不循经，可见吐血紫黑，或便下如漆等症。因瘀血内阻，舌质多紫黯，脉来多细涩。有文献表明：胃络瘀阻，吐血便黑，失血日久，可出现两种转归。一是血亏而致气弱，症见面黄唇白舌淡，倦怠少气乏力，脉细而弱；一是血虚而见有热象，舌质光红，脉细而数。

2.胃与脏腑同病病机

脾胃虚弱：胃与脾以膜相连而同居中焦，胃主受纳而脾主运化，胃主降浊而脾主升清。若无脾胃纳运功能的配合，升降运动的协调，则饮食水谷无由摄入，清阳之气不能敷布，残渣浊物不能排出，后天之精不能归藏。一旦脾胃同病，不但直接阻碍饮食物的消化吸收，而且还能进而影响全身的生理功能。若脾虚，清阳不升，谷精下流，则见大便溏泄，食谷不化；胃虚，浊阴不降，胃气上逆，则呕恶嗳气，腹胀少食。脾胃久虚，气血生化匮乏，后天之本不足，以致气血并亏，全身虚衰。

胃肠热结：足阳明经属胃，手阳明经属大肠，所谓阳明热结、阳明腑实之证的病机，即指邪热、燥屎互结于胃肠，于外感热病的极盛期较为多见。临床多见壮热或潮热，大便秘结，腹部硬满，舌苔焦燥，脉来沉实。胃肠热结的病机变化趋势，多可致阴液骤伤，而热病证治中注重"留得一份津液便有一份生机"，及仲景《伤寒论》治取"急下存阴"法，正是针对这一病机趋势而设。

肝胃不和：肝胃不和，是指肝失疏泄而致胃失和降所致的病机。肝胃不和的病机变化可分两途。一为情志不遂，肝郁化火，横逆犯胃。肝胃气滞，则见胃脘胀痛连及两胁，且其每随情志变化而波动。胃失和降，气机上逆，故嗳气呃逆；肝胃气火内郁，可见嘈杂吞酸，急躁易怒，舌红苔黄。一是寒邪内犯肝胃。肝脉上达巅顶，阴寒之气循经上逆，经气被遏，故见头痛甚于巅顶；寒性敛滞，得阳始运，遇寒则凝，故头痛逢寒加剧，得温痛减。胃腑受病，中阳受伤，水津不化，气机逆上，则呕吐清稀涎沫；阳气受损，不能外温肌肤，则见形寒肢冷；阳虚阴寒内盛，其舌多淡而苔白滑，脉来沉弦而紧。

（三）小肠病病机

小肠主司受盛化物，泌别清浊，因其经脉络心而与心相为表里。小肠的病机，除表现为本腑虚寒、实热、气滞等功能失调外，与心、脾、胃等的病机变化有密切联系。

1. 小肠本腑病机　小肠本腑病机，无论虚实，主要表现为清浊不化和传化障碍两方面。

小肠虚寒：小肠与脾胃关系密切，小肠受盛化物、泌别清浊的功能受制于中焦脾胃之气的盛衰。脾胃阳虚，寒从中生，亦常下传小肠，以致阳气衰微，化物失职，清浊不分，并走大肠，而见脐腹冷痛，喜暖喜按，便溏泄泻等症。

小肠气滞：小肠气滞，亦称小肠气痛，是指各种原因所致的小肠气机阻滞而致小腹急痛的病机。其病因多由脾肾阳虚，不能温运，或寒邪直中，肝脉凝滞，以致小肠气滞不通，则见小腹暴急疼痛，连及睾丸，或上下攻冲，牵引作痛，且多伴手足厥冷等症。《杂病源流犀烛·小肠病源流》说："小肠气，小肠经病也。小肠引睾丸连腰脊而痛。"临床上，寒邪内积而成小肠气滞者，其病因病机多与肝经、任脉寒凝气滞有关。

小肠实热：小肠实热，是指小肠里热炽盛所致的病机。其多由于心热下移小肠所致。心与小肠相表里，小肠主泌清浊，使水液入于膀胱。心热下移小肠，故见小便赤涩，尿道灼痛；热盛灼伤阴络，则可见尿血；火扰心神，热烁津液则可见心烦口渴；心火上炎，则口舌生疮，或舌见芒刺。

2. 小肠与脏腑同病病机　心火下移小肠：心与小肠相表里，若心火炽盛，则能循经移热于小肠，以致小肠实热，而见排尿赤痛；小肠热盛，火热循经上炎，亦能移热于心，而见心烦不眠，口舌生疮等症。

脾肾阳虚，小肠虚寒：小肠受盛化物，泌别清浊功能有赖于脾肾阳气的温运推动。脾肾阳虚，气化失司，阴寒之气内盛，流注肠中，以致大便清澈稀薄，甚则完谷不化。故小肠虚寒的病机根本，在于脾肾阳虚。

寒凝肝脉，小肠气痛：小肠气滞而致小腹急痛，甚至小肠下垂阴囊或股肤之内而坠胀冷痛。其病因病机多与寒凝肝脉有关。足厥阴肝经绕阴器抵少腹，寒邪侵袭肝经，阳气被遏，气行不利，诸症作痛。寒凝肝脉，又似于临床所见疝气病中的寒疝，因其具有小肠从少腹下垂阴囊而致气胀坠痛的特点，故又称小肠气痛。

（四）大肠病病机

大肠主传导糟粕，对小肠下注物吸收水津，使之形成粪便，排出体外。糟粕的正常传导，须赖于阳气的推动和津液的濡润，气行则降，津润则通。虽然大肠功能的发挥，与肺气的宣降、胃津的濡润、脾气的健运、肝气的疏泄及肾司二便等脏腑功能均有密切关系，但作为大肠本腑疾病的基本病机，则以津液不足、腑气阻滞为主。

1. 大肠本腑病机

大肠液亏：大肠液亏，是指津液不足不能濡润大肠，而使之传导失职的病机。多由热病之后，津伤未复；或久病伤阴，肠道失润；或素体阴亏，禀赋使然；或寒邪入里，化热伤阴；或嗜食辛辣，化生内燥；或妇女产后，阴血自亏。凡此原因，均可导致燥热内盛伤津，而使大肠传导阻滞，临床可见腹部胀满，大便干结，口干咽燥，舌红少津，脉细涩等症。

肠虚滑脱：肠虚滑脱，是指大肠阳气虚衰而不能固摄的病机。临床多见于年迈之体，脾肾阳气日衰，或久泻久痢，大肠阳气虚损，以致肠道固摄无权。因而可见下利无度，甚则大便失禁或脱肛等主要表现。阳虚阴盛，寒从中生，寒凝气滞，所以多伴有腹部隐痛，喜热喜按之症。因其为阳虚阴盛之体，故舌多淡胖，苔多白滑，脉多沉弱。

大肠湿热：大肠湿热，是指湿热之邪蕴结于大肠的病机变化。夏秋之季湿热外感，或饮食不洁，湿热内蕴，或嗜食肥甘，湿热酿生，均可阻结于大肠而发病。其病机变化在于：湿热之邪侵注大肠，胶结不解，壅阻气机，故腹中疼痛，里急后重；熏灼肠道，脉络损伤，血腐为脓，故多便见赤白黏冻；热炽肠道，则肛门灼热。若为病变初起的表邪未解，尚可见畏寒发热。邪热入里，又见但热不寒。湿热为病，在病因病机上有湿重、热重之分，湿偏重者，苔多白腻或微黄而腻，脉多濡数；热偏重者，多舌红苔黄腻，脉多滑数。

2. 大肠与脏腑同病病机　大肠与其他脏腑相互影响的病机变化，除脾肾阳虚可致肠虚滑脱、胃热炽盛可致大肠热结之外，主要表现为大肠与肺的病机联系。

近年来，有关肺与大肠的脏腑表里配对的生理病理基础的研究颇受关注。有资料表明：肠内气体经肠壁血液循环吸收再由肺部排泄的量较由肛门排泄的量高出约 20 倍。若肺部呼出气体功能发生障碍时，胃肠道气体的排泄也受到影响，因而引起腹胀。有文献从 103 例尸体的黏液组织化学变化观察肺与大肠的病理联系，指出：肠炎组有影响波及肺的病理变化，引起肺的瘀血、水肿和肺泡壁断裂形成肺气肿；肺炎组可同时伴有肠的充血水肿。两者在黏多糖性质变化方面的类同更值得注意。当肠道急性炎症时，支气管黏膜的环状细胞和黏液腺内黏多糖由正常的中性或稍偏酸性变为酸性，与肺炎组比较无显著差异；反之，患支气管肺炎时，大肠腺内黏多糖均由正常的硫酸性变为非硫酸性，与肠炎组改变相似。也有文献报告，通过半结扎直肠或钳夹肠系膜上动脉动物造模，发现在大肠发生病理损伤的同时，伴见肺脏明显的病理变化，而其他脏器未见异常。新近研究又证实，由回结肠的 H 细胞分泌的血管活性肠肽，能刺激呼吸和松弛气管，诱发肺的通气过程。上述研究结果，为肺与大肠病机联系提供了一定的现代实验及文献依据。

（五）膀胱病病机

膀胱为贮存和排泄尿液的器官，其经脉络肾，与肾相表里。膀胱的气化作用，有赖于肾气的蒸腾气化和封藏固摄。膀胱的病机变化主要表现在贮尿、排尿的异常方面。其实者，多缘于湿热，或因于砂石；虚者，多由于气虚无力固摄。

1. 膀胱本腑病机

膀胱湿热：膀胱湿热，是指湿热之邪蕴结膀胱的病机。其多由感受湿热，下注膀胱，或内生湿热，阻滞膀胱所致。湿热侵袭膀胱，热迫尿道，故小便频数，排尿急迫，尿急灼热疼痛；湿热内蕴，膀胱气化失司，故尿赤短少，少腹胀闷；湿热蕴蒸，热淫肌表而发热，波及肾脏则腰痛，灼伤阴络则尿血。若湿热久留不解，煎熬尿中杂质，可成砂石，小者尚可排出，大者结存于内，继而隐伏，成为日后绞痛、血尿的起因。

膀胱失约：膀胱失约，是指膀胱气虚而失于约束固摄的病机。膀胱气虚，无力固摄，一般多由肾阳衰微、肾气不固而累及膀胱所致，症见小便频数，量多清长，甚则小便失禁，或排尿无力，尿后余沥不尽。若肾气未充，脑髓未足，元神未能自主，每致小便自遗。故遗尿多见于小儿，或禀赋不足的青少年。夜间阴气盛而阳气衰，故膀胱气虚失约者，更多见夜尿频多。

2. 膀胱与脏腑同病病机 膀胱气化功能，主要依赖于肾气、肾阳的温养蒸化。临床上肾的病变可影响膀胱的气化，而致贮尿、排尿功能异常的病机变化。此外，小肠主泌别清浊，前贤又认为"糟粕由此归于后（指大肠），水液由此渗于前（指膀胱）"，以此解释小肠热盛，移热膀胱，可致尿赤尿痛。

（六）三焦病病机

依据《黄帝内经》、《难经》所述三焦的概念，三焦的病机可分为两方面：一是三焦为腑的功能是主司运行水液和通行元气，故其病机与其行气、通水功能的障碍直接有关；二是以三焦分部归属脏腑，故其病机多与其所属脏腑的功能失调密切有关。探析历代医籍中对三焦病机变化的论述笼而统之或不甚明了的症结所在，主要是多将三焦腑本身的病变，与三焦部位划分及其所属脏腑的病变混为一谈，以致使人难以捉摸，甚至因此怀疑三焦病机的指导意义。

1. 三焦本腑病机 运行水液和通行元气为三焦的主要功能，故其病机变化当以水不得通而为肿、气不得行而为胀为主。虽然其他脏腑病变亦出现胀满、水肿，但三焦病变则以此为主症。且其他脏腑病变时又可影响三焦的通利而加剧上述诸症。《灵枢·邪气脏腑病形》指出："三焦病者，腹气满，小腹尤坚，不得小便，窘急，溢则水，留即为胀。"《灵枢·五癃津液别》说："三焦不写，津液不化……留于下焦，不得渗膀胱，则下焦胀，水溢则为水胀。"《素问·咳论》亦将"咳而腹满"作为三焦咳状之主症。可见三焦的功能障碍，则主要表现为胀满、水肿诸症。

《诸病源候论·三焦病候》记载了三焦之气有余与不足的病机病候："三焦气盛为有余，则气胀满于皮肤内，轻轻然不牢，或小便涩，或大便难，是为三焦之实也，则宜下之。三焦之气不足，则寒气客之，病遗尿，或泄利，或腹满，或食不消，是三焦之气虚也，则宜补之。"三焦之气有余而见胀满、二便不利，乃与其气行受阻有关；三焦之气不足而见遗尿、泻利、腹满诸症，盖由其气行无力所致。

三焦失于通利而致气机升降失司和水液运行障碍的病机对临床具有重要临床指导意义。如临床见脘腹胀满，不思饮食，大便时溏时秘，投以健脾益气、温中和胃而不见显效者，则可认为其与三焦气机不利、脾胃升降无以凭借有关。而尿少、水肿，经久不愈者，又多由三焦气化失司，水液不循常道所致。有文献认为，凡遇此类疾患，若能重视疏理三焦气机，辅助三焦气化，疗效可有明显提高。

2. 三焦所属脏腑的病机 三焦作为人体部位划分及分部归属脏腑的概念，后世医家以此作为病机分析的应用颇为广泛。从汉代仲景之书对上、中、下三焦病证的记载，到清代吴瑭《温病条辨》径将三焦作为温病辨证的纲领，无不受其影响。三焦所属脏腑的病机可概括为以下几个方面：一是肺、脾、肾、胃、肠、膀胱等脏腑功能失调，导致津液代谢紊乱而出现水液潴留，见水肿、尿少、腹胀满等症。二是三焦运行元气功能减弱，导致某些部位的气虚。如上焦（心、肺）气虚，则心悸、短气、懒言、语声低微；中焦（脾、胃）气虚，则食欲不振、腹胀便溏、四肢无力；下焦（肾、膀胱）气虚，则小便量多、遗尿、尿失禁。三是三焦所属脏腑的功能失调而致气机不利。如上焦功能失常，影响精气宣发输布，气机怫郁，可见发热等；中焦功能失常，影响饮食消化吸收，可见腹痛、肠鸣、腹泻或便秘等；下焦功能失常，影响津液下渗，则小便排出异常。总之，三焦病机与有关脏腑病机密切联系，实际上三焦病机就是有关脏腑病机的综合概括。

有文献认为：汉唐乃至金元时期的医学著作中，以上、中、下三焦作为其所属脏腑的代称，则颇为常见。至明清时期，温病学体系渐趋完备。诸多医家，如喻昌、叶桂、薛雪等每以三焦分辨温病病机。叶桂《温热论》说："气病有不传血分，而邪留三焦，亦如伤寒中少阳病也。三焦不得外解，必致成里结。"叶氏所云三焦，系指湿热病邪客少阳三焦的病变，为湿温病中某一阶段的病机概念。薛雪《湿热病篇》对湿热病证的三焦病机论述颇详，大抵以胸闷懊恼为主症的属湿郁上焦；以腹满苔腻为主症的属湿伏中焦；以自利溺赤为主症的为湿流下焦。

吴瑭《温病条辨》以三焦为纲，病名为目，系统地阐述温病三焦病机，并以此作为辨证纲领。吴氏之论，不但使三焦定位及所属脏腑被进一步确定，而且亦为三焦病机理论增添不少新的临床意义。但吴氏所述三焦分部所属脏腑，与《黄帝内经》、《难经》所述有一定区别。

大体而言，上焦病机主要包括手太阴肺和手厥阴心包的病机变化；中焦病机主要包括足阳明胃、手阳明大肠和足太阴脾的病机变化；下焦病机主要包括足少阴肾和足厥阴肝的病机变化。据此不难看出，以三焦分辨温病病机及其传变规律，多以其所属脏腑病变为基础。若三焦病机离开了相关脏腑，必使其缺乏实际内容而颇显空泛。然而，若只以脏腑分辨病机，而不把温病的共性用三焦加以概括，也就难以反映其病机传变和辨证施治的规律。

【文献选录】

唐宗海：膀胱者，贮小便之器。经谓"州都之官，津液藏焉，气化则能出矣。"此指汗出，非指小便。小便虽出于膀胱，而实则肺为水之上源，上源清，则下源自清。脾为水之堤防，堤防利，则水道利。肾又为水之主，肾气行，则水行也。经所谓"气化则能出"者，谓膀胱之气载津液上行外达，出而为汗，则有云行雨施之象。故膀胱称为太阳经，为水中之阳，达于外以为卫气，乃阳之最大者也。外感则伤其卫阳，发热恶寒。其经行身之背，上头项，故头项痛，背痛，角弓反张，皆是太阳经病。皮毛与肺合，肺又为水源，故发汗须治肺，利水亦须治肺，水天一气之义也。位居下部，与胞相连，故血结亦病水，水结亦病血，膀胱之为病，其略有如此。

三焦，古作膲，即人身上下内外相连之油膜也。唐宋人不知形，以为有名而无象。不知《内经》明言焦理纵者、焦理横者，焦有文理，岂得谓其无象！西洋医书，斥中国不知人有连网。言人饮水入胃，即渗出走连网而下，以渗至膀胱，膀胱上口，即在连网中也。中国《医林改错》一书，亦言水走网油而入膀胱。观剖牲畜，其网油中有水铃铛，正是水过其外而未入膀胱也。此说近出，力斥旧说之谬，而不知唐宋后，古膲作焦，不知膜油即是三焦，是以致谬。然《内经》明言："三焦者，决渎之官，水道出焉。"与西洋医法、《医林改错》正合。古之圣人，何尝不知连网膜膈也哉！按两肾中一条油膜，为命门，即是三焦之原，上连肝气胆气，及胸膈，而上入心，为胞络；下连小肠大肠，前连膀胱，下焦夹室，即血室气海也。循腔子为肉皮，透肉出外，为包裹周身之白膜，皆是三焦所司。白膜为腠理，三焦气行腠理，故有寒热之证。命门相火布于三焦，火化而上行为气。火衰则元气虚，火逆则元气损。水化而下行为尿。水溢则肿，结则淋。连肝胆之气，古多挟风木。与肾心包相通，故原委多在两处，与膀胱一阴一阳，皆属肾之腑也。其主病可知也。

小肠者，受盛之官，化物出焉。上接胃腑，下接大肠，与心为表里，遗热则小水不清，与脾相连属，土虚则水谷不化。其部分，上与胃接，故小肠燥屎，多借胃药治之；下与肝相近，故小肠气痛，多借肝药治之。

大肠司燥金，喜润而恶燥，寒则滑脱，热则秘结，泄痢后重，痔漏下血，与肺相表里，故病多以肺之法治之。与胃同是阳明之经，故又多借治胃之法以治之。（《血证论》）

（李其忠　窦志芳）

主要参考文献

1. 李其忠 . 关于三焦病理的文献研究 ［J］. 上海中医药杂志，1992，(3)：41-43.

2. 周恩歧 . 胆阴胆阳初探 ［J］. 河南中医药学刊，1997，(2)：3.

3. 吴旭泽 . 论胆主疏泄 ［J］. 南京中医药大学学报，1996，12 (2)：8-10.

4. 程志清，余家琦，包家立，等 . "肾合膀胱" 的实验研究 ［J］. 浙江中医学院学报，1998，22 (1)：29-31.

5. 朱社敏，金婉冰 . 三焦化湿合剂抗炎镇痛作用的研究 ［J］. 浙江中医学院学报，1998，22 (1)：31-32.

6. 李其忠 . 气门、玄府、腠理、三焦联考 ［J］. 上海中医药杂志，1998，(3)：1.

三、奇恒之腑病机

奇恒之腑，是指脑、髓、骨、脉、胆、女子胞等六种组织器官的总称。其中髓、骨、脉、胆的病机在五脏六腑病机的有关内容中已论及，故兹介绍脑和女子胞的病机。

（一）脑病病机

脑病病机，是指脑髓失养或因某种因素损伤所导致的脑神失调的病机。脑为人体生命活动的中枢，人的精神意识、思维活动、言语表达、四肢运动及视听嗅味等均为脑髓生理功能的表现。故脑的病机与其他脏腑病机可相互影响。脑病的病因较为繁杂，外感六淫、内伤七情、劳神太过、病理产物、重力外伤及五脏病变等均可影响脑，而导致脑的功能异常。

1. 外感六淫为病　六淫外邪侵犯于脑，以热邪、暑邪为多见。阳热之邪直犯于脑，里热炽盛而使元神失灵，症见壮热、头痛、躁扰不安、神昏谵语或昏愦不语等。这一病机变化，在温病辨证多属热陷心包的病机范围。

2. 内伤七情为病　长期过度的精神刺激，或突然强烈的精神创伤，均可使脑的功能紊乱，轻则表现为心烦、失眠、健忘、多梦，重则可发生癫狂昏厥、精神错乱等病。《灵枢·癫狂》说："狂言，惊，善笑，好歌乐，妄行不休者，得之大恐……"

3. 劳神太过为病　思虑、谋虑、记忆等用脑太过，则内耗精髓，神气虚弱，表现为心悸、健忘、失眠、多梦等症；若精髓亏虚，内生虚热，热扰神舍，元神不宁，则可见心烦易怒、潮热盗汗等症。这一病机变化，在内伤杂病辨治中，有似于心失所养、阴虚内热、心肝火旺等的不同病机。

4. 病理产物为病　痰浊、瘀血等病理产物，上蒙元神，滞阻脑络，均可导致脑病。痰浊上蒙，清空失展，可见精神抑郁，神情痴呆，不知秽洁，喃喃自语；或表现为口吐涎沫，喉中痰鸣，突然昏厥，不省人事。若痰浊化火，痰火上扰，清空不宁，则可见心烦不寐，恶梦纷纭；或神不自持，而见狂躁妄动，打人毁物，登高而歌，弃衣而走等。若因年老气虚，或气滞血瘀，以致瘀阻脑络，则可见头痛如锥如刺；或手足麻木。口眼歪斜，半身不遂，语言謇涩；或见神志不清；痴呆恍惚等。

5. 五脏病变及脑　五脏病变，影响及脑，使脑的功能失调的病机变化，在临床十分常见。如心脾气血不足，不能上养于脑，则可见头昏、目眩、心悸、恍惚、失眠多梦、神疲气短等症；若肾精不足，以致髓海空虚，则可见眩晕、耳鸣、健忘、多梦、腰膝酸软，诚如《灵枢·海论》所说："髓海不足，则脑转耳鸣，胫酸眩冒，目无所见，懈怠安卧。"在小儿，则可见智力发育迟缓，语迟、行迟，囟门迟闭；成人则可见反应迟钝，动作滞缓，甚则痴呆。再如肝风内动，上犯于脑，损及脑主运动的功能，可见眩晕欲仆，头部抽痛，颈项强直，筋惕肉瞤，甚至见到手足蠕动，或四肢抽搐，角弓反张。

此外，脑受外力所伤，轻则元神失灵，可见头晕目眩，头痛时作；重则损伤脑络，血出于内，以致神志不清，全身瘫痪，甚至死亡。由于中医藏象学说以五脏为中心，把脑的生理功能分属于五脏，因而在病理状态中，也多把脑的病机变化分属于五脏病变之中，临床多从五脏病辨治。

（二）女子胞病病机

女子胞有主司月经和孕育胎儿的功能。其病机亦多表现为这两个方面的异常。女子胞病的病因病机，主要有感受外邪、病理产物阻滞及脏腑经络病变累及等。其主要临床表现有月经失常、不孕、腹部癥瘕等。

1. 外邪入侵胞宫为病　外邪入侵胞宫为病者以寒、湿、热为多见，且可相兼为病。冒雨涉水，感寒饮冷，寒湿之邪客于胞宫，气为湿阻，血为寒凝，气血运行不畅，则表现为月经后期而至，色黯量少，经行少腹冷痛。外感温热之邪，热入血室，热邪与血互结，则可见月经中断，小腹硬痛，寒热如疟，入夜谵语等症。

2. 病理产物积聚为病　痰湿、瘀血等病理产物，滞于冲任，闭塞胞脉，气血不畅，可致闭经、不孕。瘀血内停，冲任受阻，胞脉不通，可致经行后期，量少色紫，夹有血块，腹疼痛，甚或闭经。若痰湿与瘀血互结，阻于胞宫，可渐致腹部瘕积。

3. 脏腑经脉病变所累　脏腑经脉功能失常累及女子胞而为病者，尤以肾、肝、脾及冲任两脉为多见。如：先天禀赋不足或因早婚多产，或因房劳过度，均可损伤冲任，以致肾气不固，闭藏失职，冲任功能紊乱，可见月经周期错乱，经行或先或后，小腹空痛重坠，腰酸如折，或表现为崩漏不止，或可见妊娠胎动不安，阴道下血，甚则屡现堕胎。或肾精不足，冲任失养，胞脉失充为主，则又多见月经愆期，经量趋少，甚则闭经或不孕。诚如《医学正传·妇人科》所说："月经全借肾水施化，肾水既乏，则经血日以干涸。"若肾阴不足，虚热内生，热扰冲任，迫血妄行，则可见月经先期而至，经量增多，甚则崩漏。肾阳不足，上不能温煦脾阳，下不能温养胞脉，则可出现经行泄泻，经行水肿，或宫寒不孕等胞宫虚寒诸症。

情志抑郁或忿怒不已，以致肝失疏泄，气机逆乱，冲任失调，导致血海蓄溢失常，多见月经先后无定期，经量多少无恒定，经行胁胀乳痛，胸闷太息，或婚后不孕。肝郁气滞，不能行血，冲任不通，则经闭不行，或经血滞于胞中而致经行腹痛。肝郁化火，热伤冲任，则月经先期而至，经行量多，甚则崩漏。忧思劳倦，或饮食不节，以致脾失健运，久而化源不足，冲任血虚，血海不充，则见经行量少，甚则闭经。《兰室秘藏·妇人门》说："妇人脾肾久虚，或形羸气血俱衰，而致经水断绝不行。"若脾气虚弱，统摄无权，冲任不固，可致月经先期而至，经行量多色淡，清稀如水，甚则崩漏，诚如《景岳全书·妇人规》所说："脉证无火，而经早不及期者，乃其心脾气虚，不能固摄而然。"若脾阳不振，运化失职，水湿内停，可致经行水肿、经行泄泻或妊娠水肿等。

【文献选录】

1. 张介宾：凡欲念不遂，沉思积郁，心脾气结致伤冲任之源，而肾气日消，轻则或早或迟，重者渐成枯闭。此宜兼治心脾肾。（《景岳全书·妇人规》）

2. 吴谦：妇人经行之后，淋沥不止，名曰经漏。经血忽然大下不止，名为经崩。若其色紫黑成块，腹胁胀痛者，属热瘀。若日久不止，及去血过多而无块痛者，多系损伤冲任二经所致。更有忧思伤脾，脾虚不能摄血者；有中气下陷不能固血者；有暴怒伤肝，肝不藏血而血妄行者。临证之时，须详审其因，而细细辨之。（《医宗金鉴·妇科心法要诀》）

3. 吴谦：女子不孕之故，由伤其任冲也。经曰：女子二七而天癸至，任脉通，太冲脉盛，月事以时下，故能有子。若为三因之邪伤其冲任之脉，则有月经不调、赤白带下、经漏、经崩等病生焉。或因宿血积于胞中，新血不能成孕；或因胞寒胞热，不能摄精成孕；或因体盛痰多，脂膜壅塞胞中而不孕。皆当细审其因，按证调治，自能有子也。（《医宗金鉴·妇科心法要诀》）

4. 傅山：妇人有经来断续，或前或后无定期，人以为气血之虚也，谁知是肝气之郁结乎？夫经水出诸肾，而肝为肾之子，肝郁则肾亦郁矣。肾郁而气必不宣，前后之或断或续，正肾之或通或闭耳。或曰肝气郁而肾气不应，未必至于如此。殊不知子母关切，子病而母必有顾复之情，肝郁而肾不无缱绻之谊，肝气之或开或闭，即肾气之或去或留，相因而致，又何疑焉。治法宜舒肝之郁，即开肾之郁也。肝肾之郁既开，而经水自有一定之期也。（《傅青主女科·经水先后无定期》）

（李其忠　窦志芳）

第三节　经络病机

经络是构成人体的组织结构之一。在正常情况下，具有沟通联系上下表里内外，运行气血以濡养机体，感应传导信息和调节功能平衡的作用。一旦受到致病因素的直接干扰，或致病因素通过脏腑、官窍、形体等组织器官间接影响经络系统，都可能导致经络的结构和功能异常，从而产生种种病理变化，外显出各种症状和体征。这些经络的病理变化就称为"经络病机"，而外显出的各种症状和体征是经络病理的表现，古人称之为"经络病候"。

古人对经络病理变化的认识，是首先从认识病候开始的。早在《黄帝内经》成书前就已经有了经络病候的粗略记载，如长沙马王堆汉墓出土的《帛书·经脉》记载了手足六条阳经和手足五条阴经的病候，独缺手厥阴心包经的病候，故称"十一脉"。其中，《足臂十一脉灸经》所记述的经络病候较为简单，仅78种，如手太阴肺经的"心痛，心烦而噫"，手阳明大肠经的"齿痛"等。至《阴阳十一脉灸经》甲、乙本，记载的经络病候已增至147种，而且首次提出十一脉"是动病"和"所生病"的概念。如手太阴肺经的病候除"心痛"外，还有"是动病"的缺盆痛、交叉两手而战及"所产病"的胸痛、肩痛、四末痛、瘕等；手阳明大肠经的病候除"齿痛"外，又见"是动病"的胕肿及"所产病"的口干、胕肿、臑痛等。可以看出，《阴阳十一脉灸经》比《足臂十一脉灸经》对经络病候的认识有较大进步。《黄帝内经》在《帛书·经脉》的基础上，进一步充实了十二经脉病候，如《灵枢·经脉》中对手太阴病候的记载比《帛书·经脉》多了肺胀胸满、咳喘上气、少气不足以息、小便数而欠、溺色变及掌中热等。对于手阳明大肠经的病候记载，同样也比《帛书·经脉》充实，增加了颈肿、鼽衄、喉痹、当脉所过者热肿、大指次指痛不用、寒栗不复等。对奇经八脉、络脉、经筋、皮部的病理也作了概括性的阐述。同时，对经络的病理变化（包括"是动、所生病"），从四时六气、阴阳消长、五行生克、经络循行及脏腑气血等角度进行专门探讨。如《素问》的太阴阳明论和阳明脉解篇就专门讨论了阳明经脉病变的症状、病机；阳明和太阴表里两经阴阳异位、更虚更实、更逆更从的变化，并推至三阴三阳六经及所属脏腑的发病规律。又如《素问·脉解》也是论经脉为病病机的专篇，该篇从四时六气、阴阳消长变化来阐述人体手足三阴三阳经脉的病证及发生机制。可以说《黄帝内经》为中医的经络病机理论奠定了基础，后世论经络病机多以《黄帝内经》的相关理论为依据。如张仲景就是从《黄帝内经》中汲取了丰富的营养，结合汉以前的临床实践经验，创立了六经辨证论治体系，不但对外感病的病因病机、发展规律进行了系统归纳，而且对经络病机的阐发亦大有裨益。但是，历代论经络病机的专书极少，其内容多散见于《内》、《难》各注家的著述及针灸及临床各科的论著中。

经络病机的内容，按经络系统的组成分，有十二经脉和经别病病机、络脉病病机、经筋和皮部病病机、奇经八脉病病机等。虽然经络的病理从总体上说，总不离乎因外感或内伤诸因素，导致经络气血或寒或热或虚或实，以及经脉所运行的气血郁滞，甚则逆乱等变化，但由于各不同组成部分在经络系统中所起的作用不一，故其病理变化亦不尽一致，具有其各自不同的特点。如十二经脉病理多与体表循行部位及络属的脏腑有关，并能反映病位的传变，其所出现的经脉气血虚实、逆乱、郁滞和衰竭是整个经络病理变化的基础；奇经八脉除循经病理外，还与肝肾脑及妇女经、带、胎、产关系密切；络脉病理则以感受外邪、损伤及内伤虚实为主；经筋病变则外感寒热之邪为多见，表现出关节、筋肉等运动功能失常方面为主；皮部则易受外邪而发病，其病理除与脏腑密切相关外，还与络脉局部疾患有关等。

一、十二经脉经别病病机

十二经脉是经络系统的主体，具有"内属于腑脏，外络于肢节"（《灵枢·海论》）的作用，经络系统的其他组成部分，如十二经别、十二经筋、十二皮部、十五络脉等，都以十二经脉为基础，而奇经八脉又与十二经脉交错联系，关系也十分密切，故分析十二经脉的病理变化，在经络系统病变中具有一定的代表性意义。

十二经别，是从十二经脉别出的正经，具有加强十二经脉在体内的联系、增进十二经脉与头面官窍的联系等作用。一般来说，十二经别的病理与十二经脉的病理基本上是一致的，因此可以结合起来讨论。

（一）十二经脉经别病病候

欲知十二经脉、经别的病机，必须先了解十二经脉和经别的病候，尔后才能归纳出其病理变化的基本规律。关于十二经脉的病候，历代医家多以《灵枢·经脉》的内容为主。该篇不但详述了十二经脉在全身的循行概况，而且在每经循行线路之后还记述了该经的"是动病"和"所生病"的症状，并在手太阴、手阳明、足阳明及足少阴四经中，指出了"气盛有余"实证和"气虚不足"虚证的临床表现，为十二经脉的虚、实病候作了示范性的概括。此外，还分别阐述了除手厥阴心包经以外的五条阴经气绝的表现特征、病机及预后。

《灵枢·经脉》对十二经病候的论述具有以下特点：①在全面继承《帛书·经脉》的"是动则病"和"其所产病"的基础上，将十二经脉病候确定分为"是动病"和"所生病"两部分。其中"所生病"部分，在除手厥阴以外的五条阴经分别为"是主"肺、脾、心、肾、肝五脏"所生病"，这可能与阴经属脏的理论有关。在手厥阴心包经，则为"是主脉所生病"，这与心包为心之外卫，而心又主血脉有关。在六条阳经，则为分别主津液、血、液、筋、气、骨"所生病"，这不但与阳经属腑有关，还与大肠主津；小肠主液；胃为水谷之海，主生营血，阳明又为多气多血之经；太阳为诸阳主气，阳气具有"精则养神，柔则养筋"（《素问·生气通天论》）的功能；三焦主通行元气，总司人体气机气化及少阳主骨等理论有关。②十二经病候反映出经脉循行所过及所络属脏腑的病理：十二经病候中有许多症状是与该条经脉的循行所过部位密切相关的，这类病候通常被称为"外经病候"。如在手阳明大肠经的病候中明显指出"当脉所过者热肿"，其他如"齿痛颈肿"、"喉痹，肩前臑痛，大指次指不用"等，显然与手阳明经的"起于大指次指端"，"循臂上廉"，"上臑外前廉"，"上颈"，"入下齿中"等循行相一致。《灵枢·经脉》中类似这样的描述很多，如手太阴肺经的"缺盆中痛"，"臑臂内前廉痛厥"；足阳明胃经的"膝膑肿痛，循膺乳、气街、股、伏兔、骭外廉、足跗上皆痛，中趾不用"；足太阴脾经的"股膝内肿厥，足大趾不用"；手少阴心经的"臑臂内后廉痛厥"；手太阳小肠经的"嗌痛，颔肿，不可以顾，肩似拔，臑似折"及"颈、颔、肩、臑、肘、臂外后廉痛"；足太阳膀胱经的"头痛，目似脱，项如拔，脊痛，腰似折，髀不可以曲，腘如结，踹如裂"，"项、背、腰、尻、腘、踹、脚皆痛，小趾不用"，足少阴肾经的"脊股内后廉痛"；手厥阴心包经的"掌中热"，"臂肘挛急，腋肿，胸胁支满"；手少阳三焦经的"耳后、肩、臑、肘、臂外皆痛，小指次指不用"，"耳聋，嗌肿，喉痹"；足少阳胆经的"胸、胁、肋、髀、膝外至胫、绝骨、外踝前及诸节皆痛，小趾次趾不用"；足厥阴肝经的"少腹肿"，"癫疝"，"狐疝"等，都是非常明显的循经证候，虽未能概全，但已足以说明问题。由于十二经脉在循行过程中多有交叉或联系，故十二经病候也出现了交叉或重叠现象。如手太阳"循咽"，手阳明、少阳"上项"，足阳明、足少阴"循喉咙"，这些经脉的病候中都有"喉痹"、"嗌痛"或"咽肿"等症；手太阴"脉行少阴心主之前，掌心劳宫穴属心包"（《经络歌诀·十二经脉歌》），"太阴之别直入掌中"（《类经·疾病类·卷十四》），"肺脉散络侵掌中"（《周氏经络大全·经络分说·肺病》），手厥阴"入掌中"，手少阴"入掌内后廉"，这三条经脉的病候都有"掌中热"一症。手三阴经行于臂，手三阳经从手走头，行臂肩，故都可出现肩、臂、臑疼痛或挛急等。又如足少阴肾经"从肺出络心"，故手太阴肺经病候中有"咳，上气，喘喝，烦心，少气不足以息"等症，而足少阴肾经也有"咳唾，喝喝而喘，烦心，气不足"等类似病候。十二正经在循行过程中对内络属于脏腑，因此十二经病候又多与内连脏腑的功能失常有一定的联系，体现出内连脏腑的病理。如《灵枢注证发微·经脉》在解释足阳明胃经病候时说："其热有余于胃，则消谷善饥。为溺色黄，胃热下入膀胱也。""胃中寒，则腹满。"《灵枢·寿夭刚柔》也说："怫忾贲响，风寒客于肠胃之中。"说明贲响腹胀、消谷善饥、腹满等胃经病候，均为"寒"、"热"等因素引起胃的功能失常而致。又如足太阴脾经的"食则呕，胃脘痛，腹胀，得后与气则快然如衰，身体皆重"，"食不下"，"溏瘕泄，水闭，黄疸，不能卧"等病候，也都是脾运失常，脾胃升降紊乱的反映。③提示了经脉虚实的病理类型和特点：《灵枢·经脉》在十二经病候中提出了经脉虚证和实证的基本概念。如"实"，多指该经感受外邪或经气盛的病理；"虚"，则指该经经气不足的病理。不同经脉的虚实病候具有不同的特点。如手太阴肺经的实证，则强调了感受风寒而汗出伤风的病理，与肺为娇脏，主表主卫，易受邪侵的特点相符。又如在足少阴肾经的病候中，只提到"气不足"的虚证证候，而不见类似于其他经脉所提到的"气有余"的病理，这又是肾的"多虚少实"病理特点在经脉病候中的反映。虽然《灵枢·经脉》对十二经虚实病候的叙述仅是举例，但其精神实质是符合"邪气盛则实，精气夺则虚"的基本概念的。

对于十二经病候中的"是动，所生病"，历代医家理解不同，解释不一，较有代表性的有：①《难经》的气血分说：《难经·二十二难》曰："经言脉有'是动'，有'所生病'。一脉辄变为二病者，何也？然，经言'是动'者气也，'所生病'者血也。邪在气，气为是动；邪在血，血为所生病。气主煦之，血主濡之。气留而不行者，为气先病也；血壅而不濡者，为血后病也，故先为'是动'，后'所生病'也。"首次对"是动，所生病"的含义进行了解释，认为是动病的病变在气分，所生病的病变在血分，而且是先有是动病，然后才发展为所生病。对《难经》这一解释，后世医家有从之者，如杨玄操、虞庶、张世贤、丁锦、叶霖等；亦有不赞同者，如马莳、张志聪、张介宾、徐大椿、薛雪等等。其不赞同的观点亦不一，如《难经本义·二十二难》说："邪亦有只在气，亦有径在血者，又不可以先后拘也。"又如《类经·疾病类》说："凡在五脏，则各言脏所生病，凡在六腑，则或言气，或言血，或脉，或筋，或骨，或津液，其所生病本各有所生，非以血气二字统言十二经者。《难经》之言，似非经旨。"虽然如此，《难经》先气病后血病之说，对临床辨证论治，无论是内伤杂病，还是外感热病，都颇有启发，如叶桂就有"卫之后方言气，营之后方言血"(《温热论·卷上·第八》)之说。还有内伤杂病辨治中的"初病在气""久病及血"亦与此有关。②张志聪的内外说：《灵枢集注·经脉》曰："夫是动者，病因于外；所生病者，病因于内。凡病有因于外者，有因于内者，有因于外而及于内者，有因于内而及于外者，有外内之兼病者。"认为是动病为"病因于外"，所生病为"病因于内"，而且指出了"因于外"的是动病和"因于内"的所生病之间，可以相互影响或兼病，这种观点虽有可取之处，但将是动、所生病硬性分为"因于外"或"因于内"，亦难全面解释《灵枢·经脉》十二经的病候。③张介宾的变动说：《类经·疾病类》曰："动，言变也。变则变常而为病也。如阴阳应象大论曰在变动为握、为哕之类。"指出是动病为"变常而为病"属经脉异常所导致的病理。但对所生病没有明确解释，按其所言"其所生病本各有所生"，"凡在五脏，则各言脏所生病；凡在六腑，则或言气，或言血，或脉，或筋，或骨，或津液"，意谓分别指脏、腑、气、血、津液、筋、骨、脉的病理。④徐大椿的本经他经说：徐大椿在《难经经释》中认为"是动"诸病乃本经的病，而"所生病"则为类推而旁及他经的病。从《灵枢·经脉》的十二经病候看，其所归纳的症状多为本经及内连脏腑的病理，旁及他经者甚少，故此说亦难以全面解释"是动，所生病"的所有相关病候。

此外，对"是动病"和"所生病"的认识，还有杨玄操的"邪中于阳"，"邪中于阴"说；丁锦的"邪在气已见脉"，"邪在血又见于病"说；日本学者的"经络变动"，"脏腑所生病"说等。现代对"是动，所生病"的看法，有按古人之说而从不同角度加以解释的，如《灵枢经白话解·卷三·经脉》："是动，就是指本经经脉因外邪的引动而发生的疾病。""所生病，是指与本经相连属的脏腑所发生的疾病。"这是对张志聪的病因于外、因于内的说明。有以"是动"为外因影响经脉发生的病证，"所生病"为本脏经脉自生的病证；有以"是动"与"所生病"并非两种病证，"是动"指本经脉经气之运行发生变动而失常态，"是主"指本经脉所能主持治疗的疾病范围。还有认为"是动"指经脉之气变动失常，波及相应脏腑发生病变的证候，"所生病"是脏腑发生病变影响所属经脉而出现的证候。或认为《黄帝内经》将经脉证候分为"是动"、"所生病"，是中医学早期以经络为主，结合脏腑病变，对疾病进行归纳的一种形式，它可包括三个部分，即本经脉连属的脏腑疾病，本经脉循行部位的病候及本经脉可以调治的其他病候。更多的学者则认为《灵枢·经脉》所述各经"是动，所生病"内容丰富，病种多而症状复杂，难以用一种解释概括全部，不必勉强适从，留待进一步研究等。规划教材《经络学》中，以"是动"为本经异常所发生的病证，"所生病"为本经穴主治其所发生的病证，并将该经病候和本经穴主治的该经病候作了比较，大部分都能找到对应关系。可见，"是动"和"所生"病都是该经病候，很难截然分为本经自病或他经之病，亦不能对立地区分为气、血，先、后，内、外，脏腑、经络等，应该是两者互相补充，方能全面解释该经所发生的病证，不必强求分为"是动病"和"所生病"。

十二经病候除《灵枢·经脉》有专述外，《黄帝内经》其他篇也有涉及，如《素问·厥论》的十二经厥和厥逆，《灵枢·终始》的六经终始，《素问·刺疟》的足六经和五脏疟等等。此外，还有关于经脉所连属脏腑病候的不少记载。后世医家，在长期临床诊疗，尤其是针灸治疗的实践过程中，不断扩充了十二经病候，其内容较之《灵枢·经脉》的"是动、所生病"更为丰富。现将十二经脉的主要病候列述如下：

1. 手太阴肺经病候　身热，恶风寒，头痛，鼻塞不利，无汗或汗出，嗌干咽痛，失声，咳嗽，喘息气急，咳吐痰涎唾沫，咳血，心烦，胸闷胸痛，少气，短气，缺盆中间疼痛，肩背、上臂或前臂酸痛、麻木或厥冷，掌心发热，小便频数或颜色异常，皮肤痛，皮毛焦，或张口嘘气，交叉两手而瞀。

2. 手阳明大肠经病候　齿痛，面颊部肿，目睛昏黄，视力不足，口干，喉痹，鼻塞，鼻流清涕，鼻衄，肩前及上臂部疼痛，食指疼痛，活动不灵，经脉所过部分发热肿胀，畏冷寒战，肠鸣矢气，腹胀，脐腹疼痛，泄泻或便秘，便血，脱肛，痔疮。

3. 足阳明胃经病候　壮热，潮热，寒战，汗出，疟疾，温热病，狂躁，妄见妄言，面赤，善惊，口眼㖞动，口㖞，颈肿，唇口生疮，目痛，齿痛，喉痛，鼻干，鼻衄，溲黄，胃脘痛，消谷善饥，呃逆，呕吐，呕血，膈咽不通，食饮不下，肠鸣腹痛，大腹水肿，腹胀不能卧，大便难，下利，沿胸前、乳部、气街、大腿、小腿、足背疼痛，膝关节肿痛，下肢麻木、厥冷，足中趾活动不灵。

4. 足太阴脾经病候　舌本强痛、屈伸不利，头重，体重，身热，倦怠乏力，心窝下急痛（胃脘痛），不欲食，食则呕，腹胀满，不得卧，恶心，嗌干，善噫，腹部痞块，心胸烦闷，大便溏泻，小便不利甚则不通，黄疸，疟疾，股膝小腿肿痛、厥冷，腰痛，一身尽痛，畏寒，四肢不温，肌肉、四肢痿软不用，舌痿，唇反，足大趾活动不灵，脱肛。

5. 手少阴心经病候 心痛，胸痛，胁下痛支满，心胸烦闷，短气，卧不安，身热，面赤，多汗，嗌干，渴而欲饮，头痛，目痛，目睛昏黄，眩晕欲仆，善悲，喜笑不休，精神失常，面如漆柴色，臑背肩胛间痛，两臂内侧疼痛或厥冷，掌心热，心悸怔忡，失眠，健忘，舌上生疮。

6. 手太阳小肠经病候 咽喉疼痛，面颊肿，颔下肿，口舌糜烂，耳鸣，耳聋，耳前热，目痛，目不明，目中白翳，多泪，颈项、颔下、肩胛、上臂、前臂外侧疼痛，肩上、手小指次指间热，足胫酸，少腹痛胀连腰脊，疝气，少腹痛引睾丸，大便泄泻或干结不通，小便清长或短赤频急热痛、涩滞不畅，甚则尿血。

7. 足太阳膀胱经病候 寒热，头重，头项强痛，目痛似脱，多泪，鼻塞多涕或衄血，少腹胀满，小便不利或癃闭，遗尿，尿出砂石，尿血，背脊痛，腰痛似折，尾骶部疼痛，股关节不能弯曲，活动不灵，膝弯、腓肠肌痛，足外踝酸痛、麻木，甚则厥冷，足小趾活动不便，肩上热，疟疾，痔疮，癫狂，头晕，昏仆，戴眼，角弓反张，瘈疭，或汗出如珠（绝汗）。

8. 足少阴肾经病候 面色灰黯如漆柴，头晕，耳鸣，两眼昏花，视力模糊不清，身热，手足寒，面浮，腹大，胫肿，短气，气上逆，喝喝而喘，咳唾有血，心烦，心悸，失眠，嗜卧，善恐，口燥热，舌干，口渴，嗌干痛，齿垢，咽肿，黄疸，呕恶，腹痛，腹胀，便溏，泄泻，大便难，骨痛痹阻，肩背颈项痛，脊柱、腰髀痛，大腿内侧痛，痿，厥，足心热痛，阳痿，遗精，小便异常。

9. 手厥阴心包经病候 手心热，身热，前臂和肘弯挛急，腋肿，面赤，目睛昏黄，烦心，心痛，心悸，喜笑不休，胸胁支满。

10. 手少阳三焦经病候 耳鸣，耳聋，耳中痛，嗌肿，喉痹，汗出，目锐眦痛，颊肿，耳后、肩、臑、肘、臂外痛，无名指活动不灵，腹胀，少腹硬满，小便不通，尿频急，遗尿，皮肤肿胀，水肿。

11. 足少阳胆经病候 寒热，口苦，善太息，喜呕，胸胁痛，面垢，汗出，头痛，疟疾，耳聋，颊肿，缺盆中肿痛，腋下肿，目锐眦痛，胸、胁肋、大腿、膝部外侧、小腿、外踝前以及各骨节皆酸痛，无名趾活动不灵，黄疸。

12. 足厥阴肝经病候 身热，头痛，眩晕，面垢如尘，神色晦暗，颊肿，目疾，视物模糊，嗌干口苦，耳鸣耳聋，抑郁不乐，胸闷，善太息，梅核气，善怒，惊惕，恶心呕吐，咳，衄，吐血，胁肋胀满疼痛，痛引少腹，少腹胀满疼痛，腰痛不可俯仰，妇人少腹肿，男子癫疝，狐疝，黄疸，痞块，大便溏泄，小便不利，甚则闭癃，遗尿，溲黄，烦满囊缩，或卒然昏仆，口眼㖞斜，半身不遂，震颤，抽搐，角弓反张，颈项强直，目睛上吊。

《灵枢·经脉》所阐述的十二经脉病候，不仅涵盖了经络本身的病变，还涉及了有关脏腑的病变，因此可以认为十二经脉病候实际上是对经络脏腑疾病证候所作的较为系统的归纳，其中不但有外感的病候，也有内伤的病候，分析这些病候可以发现，其核心内容不外"寒热虚实"四个字。虽然各经病候的寒热虚实尚不完整，但对中医学辨证分型却有一定的启示作用。张仲景所创立的外感病六经辨证方法，就是以十二经病候为基础，根据临床经验而归纳确立的。对此历代医家尚有不同看法，现代亦颇有争议。有认为张仲景创立的六经辨证是"因证分经"而不是"以经定证"，只不过沿用《黄帝内经》经络理论中的六经名称，实际内容已非经络之旧；还有认为《伤寒论》六经是出自《素问·热论》的六经，其理论与《灵枢·经脉》关系不大。持第一种看法的如柯琴，他在《伤寒论翼·六经正义》中说："六经是分区地面，所赅者广，虽以脉为经络，而不专在经络上立说。"又在《伤寒论翼·太阳病解》中说："仲景只宗阴阳大法，不拘阴阳之经络也。"持第二种看法者，认为《灵枢》三阴三阳主要指十二经脉，而《素问》三阴三阳除指人体十二经脉外，还指六经的病证。《伤寒》六经分证实与《素问》六经病证相近。宋代朱肱在《类证活人书·卷一》指出："治伤寒先须识经络，不识经络，触途冥行，不知邪气之所在。"道出了《伤寒论》辨证论治体系与经络理论的密切联系。经络理论是中医藏象学说中的重要内容之一，经络脏腑是中医生理病理的核心，任何一种临床辨证论治方法都离不开脏腑经络学说的指导。《伤寒论》六经辨证也不能脱离脏腑经络辨证，与经络学说是密切联系的。六经即是十二经脉的手足同名经（手足太阳、手足阳明、手足少阳、手足太阴、手足厥阴、手足少阴）根据"同气相通"的原理而概括合并的名称。六经中叙述的证候，有十二经脉的病变，有脏腑的病变，与十二经病候之间有着不可分割的联系。如太阳病的寒热、头项强痛、项背拘急、腰脊疼痛；少阳病的寒热往来、汗出、口苦、胸胁胀满；阳明病的壮热、大汗出、谵语、口渴引饮、腹胀痞满疼痛等都可在十二经病候中找到对应的证候。所不同的是，六经分证属于外感病的辨证论治体系，侧重于归纳十二经病候中与外感病有关的部分，除了归纳与经络有关的病证外，还对十二经病候中相关脏腑的病候，按外感病的规律进行了扩充，而对四肢部经络所过的疼痛、麻木、热肿等则较少归入。故有的专家认为，《伤寒论》的辨证方法以六经为基础，六经与经络学说分不开，详言之则分手足十二经，合之则为六经，六经辨证概括了十二经及内属脏腑的病候。

（二）十二经脉经别病病机

十二经脉是人体运行气血的主干渠道，故十二经脉气血的盛衰或运行失常，均可导致经脉或虚或实的病理变化。十二经脉经别病的病理类型可归纳为经脉气血亏虚，经脉气血盛实，经脉气血逆乱，经脉气血郁滞及经脉气血衰竭几个方面。

1. **经脉气血亏虚** 经脉气血亏虚是指因十二经脉经别的气血不足，无以濡养组织器官的病理状态。十二经脉中的气血来源于脏腑，依赖脏腑功能活动而产生，并由经脉输布全身而起濡润滋养作用。若因种种因素导致脏腑功能失常，气血化生不足，或脏腑本身气血亏乏，即可影响经脉，使经脉亏虚；亦可因经络阻滞，影响局部经脉气血不足，无法到达某些肢体组织而致。经脉的气血不足可表现为两方面的病理变化。一方面不能濡养肢体组织，可见肢体麻木、疼痛、挛急，甚至痿废不用。如妇女产后气血不足，百脉空虚，经脉中气血不足以濡养，"不濡亦痛"而见肢体疼痛、麻木等。又如痰湿瘀血等阻滞经络，影响经脉气血运行，致局部或被阻经脉下段气血不足，而致不仁、不用等。另一方面也不能灌注其所属络的脏腑，以致有关脏腑功能减退。如《灵枢·经脉》在论述手太阴之脉的病变时说："气虚则肩背痛寒，少气不足以息，溺色变。"说明手太阴经脉经气不足，气血不足以温濡肩背，则肩背酸痛而怕冷；无以灌注濡养肺脏，则影响肺主气功能而致少气不足以息；影响通调水道功能，可致小便的变化。又如在阐述足阳明胃经病候时说："胃足阳明之脉，……气不足则身以前皆寒栗，胃中寒则胀满。"也说明了足阳明胃经经气不足时，不但可致其经脉所行处寒冷，也可因胃中阳虚有寒，水谷停滞中焦而胀满不舒。

2. **经脉气血盛实** 经脉气血盛实是指因邪侵经脉，气实血壅，或脏腑阳热气盛而致经脉气血壅盛，影响相关组织器官功能亢奋的病理状态。引起经脉气血盛实的原因有外感、内伤两方面。如外邪寒热侵袭经脉，阻闭经气，气血运行不利，"不通则痛"，经脉所过之处郁滞疼痛。《灵枢·经脉》曰："肺手太阴之脉……气盛有余,则肩背痛,风寒汗出中风,小便数而欠。"就指出手太阴肺经气盛有余的实证,多是肩背痛,感受风寒,汗出等状况。内伤发病亦可使经脉气血运行失常,经气壅聚或盛实或功能亢奋而发热。《灵枢·经脉》说:"胃足阳明之脉,……气盛则身以前皆热,其有余于胃,则消谷善饥,溺色黄。"指出足阳明经脉经气亢盛则胃经所过的身体前面(如胸腹部、下肢前面等)因经气郁滞亢奋而发热,胃的功能亢进又会消谷善饥,郁滞化热则小便黄赤。

3. 经脉气血逆乱 经脉气血逆乱是指因外感邪气或内伤气机而致经脉之气升降逆乱,血随气行,导致经脉中气血运行失常,影响经脉所属络的脏腑及循行部位上的组织器官发生病变的病理状态。经脉气血逆乱的病理最常见的有以下几方面:

(1) 厥逆:即经气逆乱,机体阴阳之气不相顺接的病理。《素问·厥论》专门论述了六经之厥和六经厥逆的症状,其症状多与经脉的循行路线及其所属脏器有关。如在讨论太阳之厥时说:"巨阳之厥,则肿首头重,足不能行,发为眴仆。"足太阳之脉起于目内眦,上额交巅入络脑,故经气上逆则头肿沉重,目眩昏仆;其下行之脉合腘中,贯腨内,经气逆于上则下虚,故而足不能行。其他如阳明之厥的癫狂走呼,腹满,面赤,妄言;少阳之厥的耳聋,颊肿,胁痛;太阴之厥的腹满膜胀,大便涩滞,呕吐不欲食;少阴之厥的心痛,腹满,口干尿赤;厥阴之厥的少腹肿胀,小便不利,前阴萎缩,骱内热等等,无不由经气逆乱,或影响脏腑气血逆乱所致。又如《素问·调经论》说:"血之与气,并走于上,则为大厥。"指出气血随经气的上逆而壅阻于上,蒙蔽清窍,突发昏倒,不省人事之"大厥"病证。

(2) 脏腑之气的上逆与陷下:经气的逆乱,升降失常,亦会导致相连属的脏腑功能紊乱,而产生脏腑之气逆上或陷下的病理。如《灵枢·经脉》说足太阴之别"厥气上逆则霍乱",虽然指出的是足太阴别络的病理,但与经脉相关,由于足太阴脾经的经气上逆,可以导致脾胃功能紊乱,以致清气不升,下为泄泻;浊气不降,上逆为呕;清浊混乱,呕吐泄泻,则发为霍乱病证。《灵枢注证发微·经脉》解释说:"脾气上逆而厥则为挥霍缭乱。"说的正是这样一种机制。

(3) 出血:经脉气血逆乱,又是导致出血的原因之一。临床上气火上逆的咯血、吐血、衄血及气血并走于上的脑部脉络出血等,均与经气的上逆有关。如《灵枢·经脉》的十二经病候中,手、足阳明经的病候均有"鼽衄"一症,"鼽,鼻出水也","衄,鼻出血也",因手阳明脉"挟鼻孔",足阳明脉"循鼻外",阳明热盛,经气逆乱,火热循经上逆,灼伤鼻之脉络而致鼻出血。又如肝火犯肺之咯血,其实质也是肝经火热引发经气逆乱所致。因为足厥阴肝经的一个分支穿膈注于肺,故肝经气火可以循经上炎,而灼伤肺的脉络发生咯血一症。上述"气血并走于上"的"大厥",也是经气逆乱,血随气逆,脑部脉络破裂出血所致。

(4) 经脉气血郁滞:经脉气血郁滞是指由于外邪侵袭,或情志内伤,或劳逸失度,导致经气运行不利,阻滞不通,血行受阻的病理。经脉气血郁滞主要表现为本经脉所过之处的疼痛和相关脏腑的功能障碍两方面。如外感六淫初起,邪阻太阳,太阳主表,太阳经经气不畅,可出现太阳经所过之处,如头、身、项背等强痛不舒,并伴见恶寒发热等表证。又如风寒外束,手太阴肺经受邪,经气郁滞不畅,影响肺气宣降失常,可见鼻塞流涕,咳嗽气喘,肌肉酸痛,恶寒发热无汗等症。七情内伤,最易导致足厥阴肝经经气郁滞不舒,而见循经胀痛,如两胁、少腹等部位疼痛,梅核气等。经气不利则血行不畅,气血阻滞,不但加重胁痛等症,也是形成瘿瘤、乳房结块、胁下痞块等的主要原因。一般情况下多是先经气不利致气血运行阻滞不畅,尔后才出现较明显的瘀血阻滞现象,亦可见经气不利和瘀血阻滞同时出现。

(5)经脉气血衰竭:经脉气血衰竭指由于经脉经气的衰竭而使经脉气血消亡,表现为经脉功能严重受损,气血阴阳衰败甚至终绝的危重病理。经脉的气血衰竭多为经脉气血不足的进一步发展,表现出患者濒于死亡的现象。《黄帝内经》对经脉气血衰竭有不少描述,如《灵枢·经脉》阐述了五阴经气绝的特征;《灵枢·终始》论述了六经终的表现;《素问·诊要经终论》也记载了各经脉气血阴阳衰竭的证候。因经脉循行部位不同,所属脏腑功能各异,故各经阴阳气血衰竭的证候也不一。如《素问·诊要经终论》说:"太阳之脉,其终也,戴眼反折,瘛疭,其色白,绝汗乃出,出则死矣。"这是由于足太阳膀胱经起于目内眦,行于背,其气血外荣肌表,一旦该经气血衰竭,则上不濡目系而戴眼,内不濡其筋而抽搐、角弓反张,甚则卫外不固,阳气欲脱,面色苍白,大汗淋漓,此为"绝汗",说明阴阳行将离决,很快就会导致死亡。又如关于厥阴气血衰竭,诊要经终论指出:"厥阴终者,中热嗌干,善溺心烦,甚则舌卷卵上缩而终矣。"这是因为足厥阴经脉"入毛中,环阴器","属肝络胆""循喉咙之后";手厥阴经脉"出属心包",心包为"臣使之官","心主之宫城",开窍于舌,故厥阴经脉气血衰竭,阴血不足则内热;无以上濡咽喉则嗌干;影响心神而心烦;气血无以润养筋脉则舌卷卵上缩。其他如"少阳终者,耳聋,百节皆纵,目睘绝系,绝系一日半死,其死也色先青白乃死矣。阳明终者,口目动作,善惊妄言,色黄,其上下经盛不仁,则终矣。少阴终者,面黑齿长而垢,腹胀闭,上下不通而终矣。太阴终者,腹胀闭不得息,善噫善呕,呕则逆,逆则面赤,不逆则上下不通而终矣"(《素问·诊要经终论》)。无不是经脉气血"绝"、"终"影响经脉循行部位以及脏腑功能衰竭所出现的病候。其中比较着重描述了头面及前后阴的症状。经脉中的气血循行是十二经依次连贯,呈闭式循环的,故各经气血虽有多少,但总体上是相互联系,呈动态平衡状态。若一经气血严重衰竭,必致其他经脉气血亦衰竭,这样不但十二经脉气血衰败之极,连脏腑气血阴阳的化源也告竭绝,生命垂危,预后必定险恶。

综上所述,十二经脉经别病变特点主要是反映络属脏腑病变和体表循行部位病变两方面。其病变性质不离虚实,虚者经脉气血亏虚,进一步发展甚则气血衰竭而终绝;实者经脉气血盛实或运行失常、郁滞或逆乱。临床上根据经脉所表现的病候可以判断十二经脉的病变部位、轻重以及疾病的发展变化和预后。

二、络脉病病机

络脉,包括别络、浮络、孙络等。别络是络脉的主导,浮络浮现于体表,孙络网络全身。络脉与经脉相互联络,纵横交错。故络脉病理与经脉脏腑有一定联系,并有其本身的特点。

络脉的病候在古代文献中记载较为简单,《灵枢·经脉》列举了十五络脉的虚实病候,《黄帝内经》其他篇章,如《灵枢·百病始生》、《素问·逆调论》、《素问·缪刺论》等也有涉及。后世医家在《黄帝内经》的基础上有所发挥。现将各经络脉病候列述如下:

(一)手太阴络脉病候
手腕和手掌部灼热,张口出气伸腰,尿频,遗尿,起居如故而息有响。

（二）手阳明络脉病候

龋齿痛，齿冷，耳聋，胸膈痹阻不畅，喘息，胸中热。

（三）足阳明络脉病候

喉痹，音哑，躁狂，痴癫，下肢松弛无力，胫部肌肉萎缩，齿唇寒痛，鼽衄。

（四）足太阴络脉病候

挥霍缭乱，上吐下泻，腹胀，腹部绞痛，腰痛引少腹，不可仰伸而喘息。

（五）手少阴络脉病候

胸膈支撑胀满，不能言，心痛时发时止。

（六）手太阳络脉病候

关节弛缓，肘部痿废不用，皮肤赘生小疣、皵瘊。

（七）足太阳络脉病候

头痛，背痛，鼻塞流清涕，鼻出血，拘挛背急，引胁而痛。

（八）足少阴络脉病候

心胸烦闷，腰痛，癃闭，心烦，卒心痛暴胀，胸胁支满，腹中胀满，嗌痛，善怒，气上逆。

（九）手厥阴络脉病候

心中烦乱，心痛，臂掌不得屈。

（十）手少阳络脉病候

肘关节拘挛或松弛不能收屈，喉痹，舌卷，口干，心烦，臂外廉痛举不上头。

（十一）足少阳络脉病候

足部厥冷，下肢瘫痪，不能起立，胁痛不得息，咳而汗出。

（十二）足厥阴络脉病候

睾丸肿胀，疝气，阳强不倒，阴部暴痒。

（十三）任脉之络病候

腹皮疼痛瘙痒。

（十四）督脉之络病候

头重，头眩，脊部强直。

（十五）脾之大络病候

周身疼痛，四肢骨节弛缓无力。

络脉病候除上述外，尚有孙络、浮络病变。如《灵枢·百病始生》曰："是故虚邪之中人也，始于皮肤，……留而不去，则传舍于络脉，在络之时，痛于肌肉。"说明外邪客于络脉可致肌肉痛的症状。又如《素问·缪刺论》曰："今邪客于皮毛，入舍于孙络，留而不去，闭塞不通，不得入于经，流溢于大络，而生奇病也。"指出邪气闭阻于大络而生奇病的道理。络脉的病理可由外感或内伤所致。由于浮络、孙络多分布于体表，故外邪侵袭，始于皮肤，直入络脉，阻滞络脉，影响络脉气血的运行，或可致肌肉疼痛，或可致筋肉失养而见筋脉缓、急的病证。如风中面部络脉，则发口眼㖞斜。内伤发病所引起的络脉病病机，主要表现为虚和实的变化。如《灵枢注证发微·经脉》曰："其邪气实则膈间若有所支而不畅，正气虚则不能言，盖心主言而经别络舌本也。"《外台秘要·卷十四》还进一步补充曰："心之别脉系舌本，今心脾两脏受风邪，故舌疆不得语也。"说明手少阴心经之别络脉"循经入于心中，系舌本"，若有实证则胸膈支撑不舒；若有虚证则正气虚，宗气不足，语声低微；若受风邪，亦可出现舌强不语。内伤发病亦能引起络脉的不同色泽表现。如《灵枢·经脉》说："凡诊络脉，脉色青则寒且痛，赤则有热。胃中寒，手鱼之络多青矣；胃中有热，鱼际络赤；其暴黑者，留久痹也。其有赤有黑有青者，寒热气也。其青短者，少气也。"则又是从临床诊断的角度阐述了络脉的病变。此外，络脉损伤而出血，除外伤外，与外感、内伤诸因素都有关。如肺络伤之咯血，胃络伤之呕血，肠胃络伤之便血，等等。《灵枢·百病始生》曰："卒然多食饮则肠满；起居不节，用力过度，则络脉伤。阳络伤则血外溢，血外溢则衄血；阴络伤则血内溢，血内溢则后血。肠胃之络伤，则血溢于肠外，肠外有寒汁沫与血相搏，则并合凝聚不得散而积成矣。"指出了络脉伤损而致出血的病因、证候分类及因络脉伤损瘀血停积而成癥积的病理。

从上述可知，络脉的病理多与经脉有关，并可反映体表的色泽变化。

三、经筋皮部病病机

（一）经筋病病机

经筋是经脉连缀筋肉关节的部分，有主司肢体关节运动的功能。有关经筋的病候，主要见于《灵枢·经筋》，《黄帝内经》其他篇章如《素问·痿论》也有记载。兹列举十二经筋病候如下：

1. 手太阴经筋病候 当经筋循行所过处出现掣强、转筋、痉挛和酸痛，甚则胁部拘急吐血而成"息贲"。

2. 手阳明经筋病候 当经脉循行所过处出现掣强、酸痛、痉挛、转筋，肩不能举，颈不能左右转动。

3. 足阳明经筋病候 足中趾掣强，胫部肌肉痉挛，小腿转筋，下肢有跳动感，僵硬不舒，股前筋肉拘紧，腹部筋肉拘急，牵引缺盆及面颊，疝气，突发口角歪斜，如属寒则掣引目不能闭合，属热则松弛而目不能开，颊筋有寒则拘急牵引面颊和口角，有热则筋缓而口歪。

4. 足太阴经筋病候 足大趾强掣不舒，内踝及大腿内侧痛，转筋，膝内辅骨痛，阴器抽痛，引脐及两胁作痛，胸两旁和脊柱内痛。

5. 手少阴经筋病候 胸内拘急，心下痞块，肘部牵急，沿本经筋循行所过部位掣引、转筋和酸痛。

6. 手太阳经筋病候 手小指痛，掣强不适，肘内锐骨后缘、沿臂内侧上至腋下及腋下后侧等处酸痛，绕肩胛及颈部痛，耳鸣而痛并牵引下颌，视力模糊，颈筋拘急而为筋痿、颈肿。

7. 足太阳经筋病候 足小趾掣引，足跟肿痛，膝腘部拘挛，脊强反折，颈项拘急，肩不能举，腋部牵引至缺盆部抽痛，肩臂不能左右摆动。

8. 足少阴经筋病候 足底部转筋，本经筋所过及所结聚部位疼痛及转筋，痫证、瘈疭、痉，病在背侧则不能前俯，病在胸腹侧则不能后仰，阳筋病则项背部筋急，腰向后反折（角弓反张），阴筋病则身不能后仰。

9. 手厥阴经筋病候 当本经筋所过处掣强不适，胸痛气急而成息贲。

10. 手少阳经筋病候 本经筋所过部位掣强不适，转筋，舌卷缩。

11. 足少阳经筋病候 足四趾掣强不舒、牵引膝外侧转筋，膝不可屈伸，腘窝筋肉拘急，牵引髀部、尻部、胁下空软部位及胁部疼痛，向上牵引缺盆、胸侧及颈部等筋脉拘急，从左侧向右拘急则右眼不能开，伤左头角则右足痿废。

12. 足厥阴经筋病候 足大趾挛强不适，内踝前痛，膝内侧痛，大腿内侧转筋疼痛，阴器功能丧失，阳痿不举，阴器缩入或纵缓挺长不收。

从上述经筋病候可以看出，主要表现为运动功能方面的疾患，如筋肉的牵引疼痛，拘挛、抽搐，转筋和关节强直，活动不灵，屈伸不利或弛缓等，基本上都是属于十二经脉在筋肉系统的症状，与十二经的病理有密切联系。经筋在正常情况下，赖内脏气血的滋养，受十二经脉支配和调节，而发挥其正常功能。若因外感风寒湿热等病邪，或内伤气血不足，或十二经脉功能障碍累及经筋，均可导致经筋的病变。如《灵枢·经筋》在阐述经筋病候时，最后都以"某某痹"来归纳，以孟、仲、季配合四季春夏秋冬，而命名为孟春痹、季秋痹等等，"痹"即血气留闭而为痛之病证，与四时气候有关，外界寒热风湿之邪，直接侵犯筋肉关节，就会致筋肉关节病变。正如《灵枢·经筋》所言："经筋之病，寒则筋急，热则筋弛纵不收，阴痿不用，阳急则反折，阴急则俯不伸。"又如《素问·痿论》说："宗筋主束骨而利机关也。"由于思虑、房劳过度，五脏有热等致五脏气血津液亏损，筋肉失濡，也可导致宗筋弛纵，进一步发为筋痿，亦属于经筋的病理范畴。此外，经筋的病候与其循行密切相关。如足三阳经筋，均起于足趾，上结于外踝及膝外廉，向上经过咽喉、鼻，而结于目。若三阳经筋受外邪侵袭，则经筋气血不利，而有趾痛挛强，转筋，目合不利等症；足三阴经筋亦起于足趾，上结内踝及膝内廉，上循阴股，结阴器。故外邪侵犯足三阴经筋，多见下肢内侧及阴器的病理变化，而有内踝痛，膝内辅骨痛，阴器扭痛及功能丧失等症；手三阳经筋，皆起于手指端，结于腕、肘，上肩，经颌、颊而结于目，故手三阳经筋受邪，而有腕痛，肘强活动不灵，肩不举，舌强，转筋，两目开合不利等症；手三阴经筋，皆起于手指内侧，上结鱼际，上肘内，入缺盆，结胸中。故手三阴经筋受邪，而有掌内、腕、肘痛，连及缺盆，甚则转筋，胸痛，息贲等症。

（二）皮部病病机

皮部，是十二经脉与络脉在体表皮肤的分区，正如《素问·皮部论》王冰注："循经脉行止所主，则皮部可知。"十二经皮部位于肌表，赖十二经脉、络脉气血灌注濡养，肺脏宣发卫气的温润，以维持其抵御外邪的功用。正由于皮部处于机体的外层，故多为外邪首先侵犯的地方；皮部又内连十二经脉，络脉网络其中，内伤诸疾，十二经脉及络脉病变，也会对其产生影响。

十二经皮部的病候，主要表现为肌表皮肤毫毛等的症状，如洒淅恶寒，毫毛直立，皮肤色泽变化等，其病机主要有两个方面：一是皮部受邪。外邪，尤其寒、热、湿等邪气侵袭皮部，易致营卫失调，而出现皮部的许多病证。如寒邪中于皮部，则"沂然起毫毛"，就是寒邪阻遏皮肤中的卫气所致。又如邪气入于分布在皮部的络脉，则"络脉盛色变"，可见"其色多青则痛，多黑则痹，黄赤则热，多白则寒，五色皆见则寒热也"。又如《素问·长刺节论》曰："病在肌肤，肌肤尽痛，名曰肌痹。"则是属于邪犯肌表，营卫不利，皮部络脉气血不畅的病理。二是内脏有疾，络脉受累，显现于皮部。如《素问·刺热论》曰："肝热病者左颊先赤，心热病者颜先赤，脾热病者鼻先赤，肺热病者右颊先赤，肾热病者颐先赤。"就是五脏有热在皮部的显现。又如肝脏气滞血瘀，经脉不畅，络脉受累，在皮肤见有蜘蛛痣（丝状红缕）等。此外，皮部受邪还能内传于里，引起经脉、脏腑的病变。如《素问·皮部论》曰："邪之始入于皮也，沂然起毫毛，开腠理。其入于络也，则络脉盛色变。其入客于经也，则感虚乃陷下。其留于筋骨之间，寒多则筋挛骨痛，热多则筋弛骨消，肉烁䐃破，毛直而散。"

从上述可知，皮部病具有易感外邪而发病，并与脏腑关系密切，还与络脉局部疾患有关的特点。

对于皮部病的病机分析，中医有六经皮部即十二皮部"上下同法"，合而为六经皮部，并以三阴三阳的顺序为纲而形成的六经皮部顺序，许多医家认为，大致可表示病证的发展过程，故通过皮部可分析病证所在部位，疾病的进程和病机，在临床上有一定意义。柯琴《伤寒论翼·六经正义》结合《素问·皮部论》和《素问·阴阳离合论》内容，认为六经皮部是张仲景创立六经部位的基础。

四、奇经八脉病病机

奇经八脉是人体内八条"别道奇行"的经脉，它与十二正经纵横交错，在循行及功能上都存在着极为密切的联系。十二经气血的运行，如同大地之河川，奇经八脉恰似湖泊，诸经气血满溢则流入奇经。故奇经八脉具有溢蓄和调节十二经气血，维持其动态平衡的作用。奇经八脉的病理，受十二经病理的影响，同样也存在着气血的盛衰、郁滞和运行逆乱等基本病机。因奇经八脉中各条经脉的循行及功能又各具特点，故其病候和病机变化亦不一。

奇经八脉病候，在《黄帝内经》许多篇中已有散在性论述，如《素问》的骨空论、上古天真论、痿论、刺腰痛篇及《灵枢》的寒热病、海论、逆顺肥瘦、百病始生篇等均有述及。《难经·二十九难》专论奇经为病的表现，补充了《黄帝内经》有关内容之不足。后世医家在大量临床实践过程中，不断有所发挥，如《脉经》、《奇经八脉考》等。现代所论奇经八脉的病候，多以《内》、《难》为依据，结合后世医家的著述而成。

（一）督脉病候及病机

督脉为病，《素问·骨空论》曰："督脉为病，脊强反折。"《难经·二十九难》作"脊强而厥"。《灵枢·海论》："髓海不足，则脑转耳鸣、胫痠、眩冒，目无所见，懈怠，安卧。"《素问·风论》在论述风气循风府而上的病证时涉及了与督脉有关的"头风"、"目风、眼寒"等症。《脉经·平奇经八脉病》则作："腰脊强痛，不得俯仰，大人癫疾，小人风痫疾。"可见督脉的病候多主脊、脑病症，并与五官及四肢有关。如头风，头重，头痛项强，脑转耳鸣，头晕眼花，目赤肿痛，癫、狂、痫，腰脊强痛，俯仰不利，手足拘挛、震颤、抽搐、麻木、中风不语，女子不孕，男子不育，性功能异常等。这些病候的产生均与督脉的循行及功能有关。督脉行腰背，贯脊，交巅，入络脑，为阳脉之总督，称"阳脉之海"，故督脉有疾常见腰、脊、脑髓病变。如邪中督脉，腰脊不枢，则脊背强直，腰痛俯仰不利，头痛项强；督脉亏虚，气血不足，则腰脊不举，尾闾痠痛连及脊背。督脉下络于肾，上络于脑，脑为髓海，虚则髓海不足而脑转耳鸣，眩晕眼花，肢体痠软，麻木、拘挛、震颤，疲乏嗜寐；实则阳气亢盛，而见头痛，目赤肿痛，癫、狂、痫，手足抽搐及中风不语等。督脉起于胞中，络于先天之本的肾脏，故与人的生殖功能有一定关系，督脉亏虚亦可导致生殖功能异常而致不孕、不育等诸病。其出现头面症状则又与督脉行于头部正中线，经头顶、额部、鼻部、上唇，至上唇系带有关。

（二）任脉病候及病机

任脉为病，《素问·骨空论》曰："男子内结七疝，女子带下瘕聚。""女子不孕，癃，痔，遗溺，嗌干。"其中"内结"，《难经·二十九难》作"内苦结"，《脉经·平奇经八脉病》作"苦少腹绕脐，下引横骨，阴中切痛"，《医学入门·总看三部脉法》作："主胸中有寒，妇人瘕疝绝产。"其病证主要关乎下腹部，男女生殖器官及咽喉部的疾患。如男子疝气，女子赤白带下，腹部各种肿块（瘕聚），月经不调，流产，不孕，少腹拘急，痔疾，阴部肿痛，小便不利或遗尿，胸脘腹部疼痛，或自觉气上冲心，不得俯仰而拘急，咽干不利、便泄、咳嗽、膈寒、痢疾及产后诸疾等。任脉病候与经络循行相联系，任脉起于胞中，出于会阴，循腹上行达咽喉，分布于身前正中线，总任一身之阴经，称谓"阴脉之海"，若任脉不通，气血阻闭，则结成疝、瘕，或气逆上冲心。其"内苦结"就是指任脉循行所过的腹内气机结滞不畅，故致小便不利，痔疾或痞块，积聚。《诸病源候论·卷四十四》曰："带下之病，由任脉虚损。任脉为经络之海，产后血气劳损未平复，为风冷所乘。"故带下、产后诸疾亦为常见。《圣济总录·卷一百五十一》曰："女子冲任气虚，经络不和，其血应至而未至，未至而先至，或续或断，或多或少，血色有异，是月水不调之证也。"《圣济总录·一百五十三卷》中又指出："论曰妇人所以无子者，冲任不足，肾气虚寒也。"说明了冲任不足是导致月经不调和不孕的主要病机所在。任脉在循行过程中多次与足三阴及阴维脉交会，故为病多见膈寒、咳嗽、便泄、遗尿、痢疾等病证。

（三）冲脉病候及病机

冲脉为病，《素问·骨空论》曰："逆气里急。从少腹上冲心而痛，不得前后，为冲疝。"《脉经·平奇经八脉病》又云："苦少腹痛，上抢心，有癥疝，绝孕，遗矢溺，胁支满烦也。"《圣济总录·虚劳里急·卷九十一》指出："虚劳之人，肾气不足，伤于冲脉。其证腹里拘急，脐上至心下引痛，不能食，身寒而快栗也。"冲为血海，其病《灵枢·海论》曰："血海有余则常想其身大，怫然不知其所病；血海不足，亦常想其身小，狭然不知其所病。"说明冲脉病证主要表现为逆气上冲及下腹部和生殖功能方面。如腹中拘急动气，气上冲咽，喘而不得卧；女子月经不调，经闭、崩漏、绝孕、漏胎、乳少及胞衣不下，产后晕厥；心痛心烦，胸闷，胁胀，腹内窘迫，大小便不利，疝气，遗尿，大便失禁等。冲脉起于胞中，出于会阴，夹脐之旁，直冲上行，并有背行和下行的分支，为诸脉之要冲，称谓"十二经之海"、"血海"。如邪气客于冲脉，经脉不通，邪气冲逆，冲脉气血亦向上冲逆，而致腹中拘急，气上冲咽，不得息或喘息有音，不得卧。如《素问·举痛论》曰："寒气客于冲脉，冲脉起于关元，随腹直上，寒气客则脉不通，脉不通则气因之，故喘动应手矣。"指出冲气上逆的病机。又如血海不足，冲脉气血亏虚还可影响妇女月经及生育，而见经、带、胎、产方面的疾病。正如《素问·上古天真论》所言："七七任脉虚，太冲脉衰少，天癸竭，地道不通，故形坏而无子也。"在男子，冲脉受损，亦可不育；冲脉受寒，易发寒疝。冲脉闭阻，气血不能通行，瘀血阻滞于胞脉，还可导致癥瘕、闭经、痛经等疾。

冲、任、督三脉，"一源而三歧"，在经脉循行上互相贯通，故其为病常相互影响。如《素问·骨空论》中的"从少腹上冲心而痛，不得前后，为冲疝。其女子不孕，癃痔遗溺，嗌干，督脉生病，治督脉"。不少医家都认为此与冲、任脉主病相近，这是三脉在病理上相互关联的结果。又如冲任二脉在妇科经、带、胎、产诸疾中，有着几乎相同的病机，故调理冲任为治妇科病之要务。

（四）带脉病候及病机

带脉为病，《素问·痿论》曰："阳明虚则宗筋纵，带脉不引，故足痿不用也。"《难经·二十九难》曰："带之为病，腹满，腰溶溶若坐水中。"《脉经·平奇经八脉病》曰：

"左右绕脐腹，腰脊痛，冲阴股也。"而在《脉经·手检图》中又曰："苦少腹痛引命门，女子月水不来，绝经复不止（也），阴辟寒，令人无子，男子苦少腹拘急或失精也。"可见带脉病候主要表现于腰部和生殖方面。如腰冷痛，腹胀满，带下，子宫下垂，不孕，月经不调，脐腹痛，足痿不用等。带脉循行横围于腰，状如束带，有约束诸经的作用，"带脉不引"就是指带脉失去约束，可产生各种功能弛缓和痿废的病证。如足痿不用主要就是因为带脉的不能约束所致。带脉的病机又与冲、任、督三脉密切相关。如湿热毒邪侵袭带脉，则可致带下，白浊。《奇经八脉考·带脉为病》曰："冲任督三脉，同起而异行，一源而三歧，皆络带脉，因诸经上下往来，遗热于带脉之间，客热郁抑，白物满溢，随溲而下，绵绵不绝，是为白带。"既说明了带脉与冲任督为病的病机联系，又指出带脉病见带下一症的主要病机所在。此外，带脉亏虚失约或下陷，亦可导致带下、腰痛、腰冷如坐水中、腹胀、子宫下垂、月经不调等。带脉气血不足，亦可影响生育功能。

（五）阴阳跷脉病候及病机

跷脉为病，《灵枢·寒热病》曰："阳气盛则瞋目，阴气盛则瞑目。"《难经·二十九难》曰："阴跷为病，阳缓而阴急；阳跷为病，阴缓而阳急。"《脉经·平奇经八脉病》则曰："阳跷病拘急，阴跷病弛缓。"阴跷起于跟内照海，上行与手足太阳、足阳明、阳跷等脉会于目；阳跷脉起于跟外申脉，上行与阴跷等脉亦会于目。故二脉与目的开合有关。《灵枢注证发微·脉度》说："二跷之气相并而周旋之，则能润泽于目，否则目气不荣，而目不能合也。"故阳跷脉气盛，则清醒而目张，阴跷脉气盛，则目合而入睡；若跷脉气血不足，则会影响目的开合与睡眠。邪犯跷脉，亦可见目痛，一般阳邪为患，则瞋目躁烦；而阴邪为患，则瞑目静卧。两跷脉都起于足跟，又为举足步行的机要，故跷脉为病可见足的疾患。阴跷行于阴面，经下肢内侧而上行，故多见下肢内侧面痉挛、拘急的"阳缓而阴急"状况；阳跷行于阳面，经下肢外侧而上行，故多见下肢外侧面痉挛、拘急的"阴缓而阳急"状况。正由于下肢阴面和阳面的缓急而导致了足的内翻和外翻疾患。

（六）阴阳维脉病候及病机

维脉为病，《素问·刺腰痛》曰："阳维之脉令人腰痛，痛上怫然肿。"《难经·二十九难》曰："阳维维于阳，阴维维于阴，阴阳不能自相维则怅然失志，溶溶不能自收持。""阳维为病苦寒热，阴维为病苦心痛。"《脉经·平奇经八脉病》曰："诊得阳维脉浮者，暂起目眩，阳盛实者，苦肩息，洒洒如寒。诊得阴维脉沉大而实者，苦胸中痛，胁支满，心痛。"阳维阴维的主病，在《黄帝内经》只提到腰痛肿，至《难经》才从"阴阳不能自相维"来分析有关病证的病机变化。阴阳维脉能维系一身左右之阴阳，阳维维系诸阳，阴维维系诸阴，阴阳相维则营卫协调，若阴阳不能自相维则变生诸病。阳主外、主表、主卫，阳维为病，阳气不和，多见三阳经表证，故有恶寒发热，头痛，目眩等。阴主里，主内，主营，营通于心，阴维为病阴气不和，多见阴证里证，故有心腹痛，胸胁痛等。阴阳不能自相维，阴气阳气不协调，则神失所养，而精神恍惚，意志消散，疲乏无力，难以控制自己的动作。

以上分析了经络发病的病候和病机。经络在人体内起着联系上下内外表里的作用，与脏腑组织及体内的气血关系尤为密切，故在发病时经络病机可影响脏腑，脏腑病机也可影响经络，而气血的变化，尤其为经络病机的基础。经络系统内连外达，外邪侵袭从肌表而先入经络，故经络病病机与外感病病机也有必然联系。分析经络病机要注意这些联系，从整体上看待问题，才能全面而不失偏颇。

【文献选录】

1.《黄帝内经》：肺手太阴之脉……是动则病肺胀满，膨膨而喘咳，缺盆中痛，甚则交两手而瞀，此为臂厥。是主肺所生病者，咳上气，喘渴，烦心，胸满，臑臂内前廉痛厥，掌中热。气盛有余，则肩背痛，风寒汗出中风，小便数而欠。气虚则肩背痛，寒，少气不足以息，溺色变。

大肠手阳明之脉……是动则病齿痛，颈肿。是主津液所生病者，目黄、口干，鼻衄，喉痹，肩前臑痛，大指次指痛不用，气有余则当脉所过者热肿；虚则寒慄不复。

胃足阳明之脉……是动则病洒洒振寒，善呻，数欠，颜黑，病至则恶人与火，闻木声则惕然而惊，心欲动，独闭户塞牖而处。甚则欲上高而歌，弃衣而走，贲响腹胀，是为骭厥。是主血所生病者，狂疟温淫，汗出，鼽衄，口喝，唇胗，颈肿，喉痹，大腹水肿，膝膑肿痛，循膺乳、气冲、股、伏兔、骭外廉、足跗上皆痛，中趾不用，气盛则身以前皆热，其有余于胃，则消谷善饥，溺色黄，气不足则身以前皆寒慄，胃中寒则胀满。

脾足太阴之脉……是动则病舌本强，食则呕，胃脘痛，腹胀，善噫，得后与气，则快然如衰，身体皆重。是主脾所生病者，舌本痛，体不能动摇，食不下，烦心，心下急痛，溏瘕泄，水闭，黄疸，不能卧，强立，股膝内肿厥，足大趾不用。

心手少阴之脉……是动则病嗌干，心痛，渴而欲饮，是为臂厥。是主心所生病者，目黄，胁痛，臑臂内后廉痛厥，掌中热痛。

小肠手太阳之脉……是动则病嗌痛，颔肿，不可以顾，肩似拔，臑似折。是主液所生病者，耳聋、目黄，颊肿，颈、颔、肩、臑、肘、臂外后廉痛。

膀胱足太阳之脉，是动则病冲头痛，目似脱，项如拔，脊痛，腰似折，髀不可以曲，腘如结，踹如裂，是为踝厥。是主筋所生病者，痔，疟，狂，癫疾，头囟项痛，目黄，泪出，鼽衄，项、背、腰、尻、腘踹、脚皆痛，小趾不用。

肾足少阴之脉……是动则病饥不欲食，面如漆柴，咳唾则有血，喝喝而喘，坐而欲起，目䀮䀮如无所见，心如悬若饥状。气不足则善恐，心惕惕如人将捕之，是为骨厥。是主肾所生病者，口热，舌干，咽肿，上气，嗌干及痛，烦心，心痛，黄疸，肠澼，脊股内后廉痛，痿厥，嗜卧，足下热而痛。

心主手厥阴心包络之脉，是动则病手心热，臂肘挛急，腋肿，甚则胸胁支满，心中憺憺大动，面赤，目黄，喜笑不休。是主脉所生病者，烦心，心痛，掌中热。

三焦手少阳之脉……是动则病耳聋浑浑焞焞，嗌肿，喉痹。是主气所生病者，汗出，目锐眦痛，颊痛，耳后、肩、臑、肘、臂外皆痛，小指次指不用。

胆足少阳之脉……是动则病口苦，善太息，心胁痛，不能转侧，甚则面微有尘，体无膏泽，足外反热，是为阳厥。是主骨所生病者，头痛，颔痛，目锐眦痛，缺盆中肿痛，腋下肿，马刀侠瘿，汗出振寒，疟，胸、胁、肋、髀、膝外至胫、绝骨、外踝前及诸节皆痛，小趾次趾不用。

肝足厥阴之脉……是动则病腰痛不可以俛仰，丈夫㿉疝，妇人少腹肿，甚则嗌干，面尘，脱色，是主肝所生病者，胸满，呕逆，飧泄，狐疝，遗溺，闭癃。（《灵枢·经脉》）

2.秦越人：奇经之为病何如？然：阳维维于阳，阴维维于阴，阴阳不能自相维，则怅然失志，溶溶不能自收持。阳维为病苦寒热，阴维维病苦心痛。阴跷为病，阳缓而阴急，阳跷为病，阴缓而阳急。冲之为病，逆气而里急。督之为病，脊强而厥。任之为病，其内苦结，男子为七疝，女子为瘕聚。带之为病，腹满，腰溶溶如坐水中。此奇经八脉之

为病也。(《难经·二十九难》)

3. 马莳：《难经·二十二难》以"是动"为气，"所生"为血，即"动""生"二字，分为气血，且以气先血后为难，不知肺经则言血肺所生病，大肠则言津液所生病，胃则言血所生病，脾则言脾所生病，心则言心所生病，小肠则言液所生病，膀胱则言筋所生病，肾则言所生病，心主则言脉所生病，三焦则言气所生病，胆则言骨所生病，肝则言肝所生病，何尝以"所生"之病，皆定为血也。今详本篇前后，辞义分明，不以所动属气，所生属血，明矣。(《灵枢注证发微·经脉》)

4. 马莳：人之感邪，自表经以入里经，其始先感于皮毛，留而不去，入舍于孙络，留而不去，入舍于络脉，留而不去，入舍于经脉，留而不去，入舍于内腑，留而不去，入舍于内脏。试以伤寒之邪行于经脉者言之，足太阳膀胱脉，起于目内眦上额交巅，从巅入络脑，还出别下项，循肩膊内挟脊，抵腰中，故伤寒一日，受者巨阳也。惟其经脉如此，故头项痛腰脊强之证见矣。自太阳以入阳明，故二日阳明受之，阳明胃经属土，主内，其脉挟鼻，络于目，所以身热目疼，鼻干而不得卧也。自阳明以入少阳，故三日少阳受之，少阳主胆，其脉循胁络于耳，所以胸胁痛而耳聋也。……故四日太阴受之，太阴脾经之脉，佈胃中络于嗌，所以腹满而嗌干也。自太阴以入少阴，故五日少阴受之，少阴贯肾络于肺，系舌本，故口燥舌干而渴。自少阴以入厥阴，故六日厥阴受之，厥阴肝经之脉，循阴器而络于肝，所以烦满囊缩也。(《素问注证发微·热论》)

5. 张志聪：太阳之气主皮毛，故伤寒一日太阳受之，阳气在上，故头项痛，背为阳，故腰脊强，此言始病太阳之气也。伤寒一日太阳，二日阳明，三日少阳，四日太阴，五日少阴，六日厥阴，七日来复于太阳者，此六气之相传，不涉有形之经络，故首论太阳而不言太阳之经也。然伤寒为病，变幻无常，有病在六气而不涉六经者，有经气之兼病者，有气分之邪转入于经者，为病多有不同，是以太阳止言气而不言经，阳明少阳兼经气言也。阳明之气主肌肉，身热者病阳明之气也，病虽在气，而阳明之脉侠鼻络目而属胃，故有目疼鼻干之形证，胃不和，故不得卧也。曰太阳、曰阳明者，谓无形之气也，以有形之病，证无形之气，非实病于经也。(《素问集注·热论》卷四)

(纪立金　李植延)

主要参考文献

1. 宋鹭冰. 中医病因病机学 [M]. 北京：人民卫生出版社，1987.
2. 管遵惠. 论经络学说的理论及临床运用 [M]. 昆明：云南人民出版社，1984.
3. 施祀. 现代中医药应用与研究大学 [M]. 上海：上海中医药大学出版社，1995.
4. 李鼎. 经络学 [M]. 上海：上海科学技术出版社，1995.
5. 邓良月. 中国经络文献通鉴 [M]. 青岛：青岛出版社，1993.
6. 李树棠. 中医基础求真 [M]. 吉林：吉林科学技术出版社，1991.
7. 陈璧琉. 灵枢经白话解 [M]. 北京：人民卫生出版社，1963.
8. 南京中医学院. 难经校释 [M]. 北京：人民卫生出版社，1984.
9. 王新华. 中医学基础 [M]. 上海：上海科学技术出版社，1995.
10. 王居易. 经络病候初探——关于是动所生病的认识 [J]. 中医杂志，1988，(4)：4.
11. 郭兵权. 从马王堆汉墓医帛谈经络及"是动""所生"病候 [J]. 山东中医学院学报，1980，(4)：4.
12. 陈子富. 对经脉"是动""所生"病的认识 [J]. 浙江中医杂志，1984，(10)：439.

13. 王新华. 中医历代医论选［J］. 南京：江苏科学技术出版社，1983，251-273.

14. 凌耀星. 十二经病候对辨证论治的启示［J］. 新中医，1984，(10)：1.

15. 陈克勤. 试论伤寒六经与经络学的关系［J］. 陕西中医，1982，(5)：11.

16. 彭建中. 略论伤寒六经的经络意义［J］. 陕西中医，1985，(6)：245.

17. 何志雄. 《伤寒论》六经实质探讨［J］. 新中医，1983，(2)：6.

18. 朱鹏飞. 对六经实质研究的认识［J］. 天津中医学院学报，1984，(1)：29.

19. 吴禹鼎. 关于伤寒论六经实质的探讨［J］. 陕西中医学院学报，1982，(2)：2.

20. 董平. 有关六经本质的几个理论问题［J］. 新中医，1983，(2)：39.

21. 王心好. 《内经》"是动病"、"所生病"含义探［J］. 上海中医药杂志，1993，(2)：39-42.

22. 张登本. 从《帛书·经脉》看"是动，所生病"［J］. 上海针灸杂志，1984，(4)：30-31.

23. 顾一煌. "是动病"与"所生病"析［J］. 江苏中医，1998，(4)：7.

24. 赵京生. 从《阴阳十一脉灸经》论"是动，所生"的实质［J］. 中医杂志，1992，32 (12)：8-10.

25. 李忠山. 以"传"立论谈经络的"是主所生病"［J］. 长春中医学院学报，1995，11 (3)：18.

26. 杨运宽. 杨介宾教授论经络病机学［J］. 成都中医学院学报，1994，17 (2)：2-6.

第四节 形体官窍病机

形体官窍病机，是指皮、肉、筋、骨、脉"五体"和耳、眼、鼻、口、舌、咽喉、前后阴诸窍疾病发生、发展和变化的机制。

每一形体和官窍，均是一个具有特定功能的器官。其对外与周围环境接触联通，对内与脏腑经络密切关联，赖精气血津液滋养，以维持各自正常的生理功能。若遇外邪侵袭，或为脏腑经络病变所累及，或因精气血津液不足而失于滋养，均可引起形体官窍的疾病。反之，形体官窍的疾病，亦可影响脏腑、经络及气血等。可见，形体官窍病机，既有其相对独立性，又有其与脏腑、经络、气血失调等病机的广泛联系性。有鉴于此，对形体官窍病机的认识，既是某些独立专科，如中医皮肤科、眼科、耳鼻喉科、肛肠科等的理论基础，也是中医临床各科辨证论治的重要理论依据。

一、形体病机

（一）皮病病机

皮，即皮肤，覆盖于人体表面，直接与外界接触。皮肤具有防御外邪、调节腠理开合、调节体温和辅助呼吸等生理功能。皮肤为肺之所合，即肺输布精气以充养皮肤，宣发卫气以外达皮毛，而皮肤作为屏障可抗邪护肺。

引起皮肤疾病的病因病机，不外外感、内伤两种途径。外感多由六淫、疠气、诸虫侵袭，内伤多由瘀血阻滞、血虚失养、肺卫不固致病。

1. 外感皮病病机　皮肤在人体最外层，直接与外界接触，故最易感受外邪。六淫伤及皮肤，既可单独致病，亦可夹杂为病。

如风为百病之长，多种皮肤病每与风邪入侵有密切关系。风性轻扬，善行数变，其犯皮肤，可致瘾疹（荨麻疹）。症见患处微肿瘙痒，随发随消，病位游移。《诸病源候论·风瘙瘾疹生疮候》说："人皮肤虚，为风邪所折，则起瘾疹。"

湿邪而致皮肤疾病，早在《黄帝内经》即有记载，如《素问·生气通天论》说："汗出见湿，乃生痤痱。"《诸病源候论·湿癣疮候》说："肤腠虚，风湿搏于血气生痿疮。若风气少，湿气多，其疕痛痒，搔之汁出。"因湿性黏腻，留滞难去，其性趋下，故湿邪而致皮肤疾患，其皮损或为水疱，或为湿疹，或皮肤糜烂而多累及下部，或浸淫四窜而脂水淋漓，且迁延日久，缠绵难愈。火热或热毒，蕴郁肌肤，其所致皮损多为红肿糜烂、脓疱、灼热、作痛、瘙痒等。即所谓热微则痒，热甚则痛，热胜则肉腐。若热聚成毒，则局部红肿，腐肉成脓。

寒邪致病，其性凝滞，如严冬之时，寒伤耳郭与四肢末端易致气血凝滞，脉络不通，发为冻疮。

燥性干涩，易犯人体的皮肤及黏膜，患处干燥，多鳞屑，粗糙，皲裂。人体皮肤，为十二经皮部之所布。外邪侵袭，最易伤及肌肤害及营血。《素问·皮部论》说："其色多青则痛，多黑则痹，黄赤则热，多白则寒，五色皆见则寒热也。"

皮部为人体之藩篱，御外之屏障。邪之所凑，必先犯表，且可由表入里，引起经脉脏腑的相应病机变化。《素问·皮部论》说："百病之所生也，必先于皮毛；邪中之则腠理开，开则入客于络脉；留而不去，传入于经；留而不去，传入于腑，廪于肠胃。"外邪侵犯肌肤，除六淫之外，另有疠气、诸虫、蛇咬、漆疮等均可导致局部及全身的皮肤损害。

2. 内伤皮病病机　瘀血阻滞：无论是外感六淫、内伤七情，还是气虚、气滞、痰浊、外伤，均可导致瘀血这一病理产物的产生。瘀血阻滞而致皮肤病者，其皮损多色黯，紫红、青紫或出现瘀点瘀斑、肥厚、结节、肿块等。皮肤的瘀血之征，既可由皮肤自身病变所引起，亦可由脏腑功能障碍或全身气血失和所导致。

血虚失养：血虚不能营养肌肤，肤失濡养滋润，进而可生风生燥，出现皮肤干燥、粗糙、脱屑、瘙痒等症。其病机为"血燥生风"。《诸病源候论·蛇身候》说："蛇身者，谓人皮肤上如蛇皮而有鳞甲，世谓之蛇身也。此由血气痞涩，不能润于皮肤故也。"又血虚之后，可使护卫不固，腠理不密，易致六淫外邪侵袭肌肤而发生多种皮肤病。

肺卫不固：肺主皮毛，肺能将脾转输而来的水谷精气，向外布散至皮毛，而使其滋润光泽。若肺气不足，无力布精滋养皮毛，可致皮肤枯燥，《灵枢·经脉》所说的"手太阴气绝，则皮毛焦"，即是此意。不少皮肤疾病从肺论治而获效的理论依据即在于此。卫气赖于肺之宣发而外至皮毛，以发挥温养皮肤、抵御外邪和调节汗孔开合的功能。若肺卫气虚，则易见肤冷畏寒、自汗、容易感受外邪等。

（二）肉病病机

肉，指肌肉。肌肉具有保护内脏，进行运动等生理功能。肌肉为脾之所合，脾化生精气以充养肌肉。反之，适度的肌肉运动，亦有促进脾胃纳运功能的作用。

肉病的病因病机，可分外感与内伤两端。外感者，多由感受热毒、湿热等邪所致；内伤者，多由脾胃虚弱、肝肾阴亏所致，也有痰瘀内生，发为肉病者。

1. 外感肉病病机　外邪侵入肌肉为病，以热毒、湿热为主。邪热入侵，聚热为毒，热毒壅滞，易致肌肤局部红肿热痛，并可腐肉成脓。《灵枢·痈疽》说："热胜则肉腐，肉腐则为脓。"若湿热蕴毒，湿性趋下，壅于下肢肌肤血络，则成下肢丹毒。湿热火邪蕴蓄，阻滞经隧，则气血津液濡养灌注功能障碍，亦可使肌肉渐成痿废不用，影响肢体的正常活动，终而致痿。

2. 内伤肉病病机

脾胃虚弱：《素问·痿论》说："脾主身之肌肉。"《太平圣惠方》亦说："脾胃者，水谷之精，化为气血，气血充盛，营卫流通，润养身形，荣以肌肉也。"脾胃为气血生化之源，全身肌肉均赖于脾胃所运化的水谷精微来濡养，才能使肌肉发达、丰满、健壮。脾胃虚弱，纳运功能障碍，水谷精微及气血津液不足，可致肌肉瘦削，四肢困乏，不耐劳作，甚则痿弱不用。《素问·太阴阳明论》指出："今脾病不能为胃行其津液，四肢不得禀水谷气，气日以衰，脉道不利，筋骨肌肉皆无气以生，故不用焉。"临床如重症肌无力、周期性瘫痪、小儿麻痹后遗症、慢性肌肤溃疡等，以健脾益气为主治疗，每有一定疗效。

肝肾阴亏：肌肉瘦削，甚则痿弱不用，其病因病机属肝肾阴亏者，大多责之于先天不足，亦有因后天伐伤太过所致。前者多见于幼年或青少年时期。发病之初，往往先见下肢痿弱无力，走路时呈"鸭步"状，缓慢地发展为卧床不起，渐至上肢及全身肌无力。临床可见到一家族中几个同胞同罹此病。后者多见于中老年，因久病、重病或年迈致使肝肾之阴久虚不复，肌肉筋脉无以滋养，肌肉瘦弱，形体羸虚，因此而成。

痰瘀内阻：痰浊和瘀血，多为脏腑经络功能失常及气血津液代谢障碍所形成的病理产物。痰浊与瘀血互结，阻滞于肌肉络脉为病。如情志抑郁，肝失疏泄，气机不利。气不行则血滞为瘀，津聚为痰，气滞痰瘀结于颈前乃为肉瘿，结于乳房则成乳癖，发于他处即为肉瘤。临床见阴证溃疡，疮面脓液清稀，或时流血水，腐肉不易脱落，或虽脱而新肉不生，色泽灰黯，疮口经久难敛，疮面不知痛痒者，亦辨为痰瘀为患、气血凝滞所致。

（三）筋病病机

筋，包括现代所称的肌腱、韧带、筋膜。筋有连接和约束关节及主持运动的生理功能。筋为肝之所主，赖肝之气血所濡养。引起筋的病变的病因病机，多为湿热入侵、寒邪客筋、肝虚失养、阴虚风动等，前两者为外感所致，后两者为内伤所成。

1. 外感筋病病机

湿热入侵：湿热入侵，影响及筋，易致筋膜尤其是下肢筋膜的弛纵无力或挛急不舒。《素问·生气通天论》说："湿热不攘，大筋软短，小筋弛长，软短为拘，弛长为痿。"筋脉拘挛或弛长为病，湿热入侵为主要病因之一。《素问·至真要大论》亦说："诸颈项强，皆属于湿。"湿邪侵袭，阳气受伤，筋脉失于温煦，以至筋脉挛急，颈急项强。

寒邪客经：寒主收引，寒邪侵袭机体，可使气机收敛，筋脉收缩而挛急。《素问·举痛论》说："寒气客于脉外则脉寒，脉寒则缩踡，缩踡则脉绌急，绌急则外引小络，故卒然而痛。"显然，这里所说的脉，应以筋为主。缩踡、脉绌急当为寒邪入侵及筋所致的收引表现。总之，筋病的外感邪实病机，多为筋膜为寒热所淫，而见或挛急，或弛缓，或疼痛，或痿弱等的病证表现。《灵枢·经筋》说："经筋之病，寒则反折筋急，热则筋弛纵不收，阴痿不用。阳急则反折，阴急则俯不伸。"

2. 内伤筋病病机

肝虚失养：肝在体合筋，肝为藏血之脏，肝血虚则筋失濡养，可见筋脉挛急，肢体麻木，甚者筋肉瞤动，手足瘛疭，并多伴见面无血色，唇舌色淡，头晕目眩，心悸怔忡，妇女月经量少，脉细弱等。临床上各种原因所致的贫血症、妇科血虚诸症、年迈阴血不足等所见的运动无力及身体麻木不仁，每以肝虚经脉失养为主。

阴虚风动：阴虚风动，多责之于肝肾。肝为风木之脏，肾水为肝木之母。肝肾阴亏，筋脉失于滋润，而见筋脉拘急、手足蠕动、肢体麻木等症，常伴有腰酸、耳鸣、口干、便秘、舌红少津等，即临床所谓阴虚风动，或径称虚风。外感热病过程中，由于邪热过盛，引动肝风，而见项背强急，四肢抽搐，甚至角弓反张等症，其辨证虽属热胜动风之列，然亦必有热灼津液，阴液大伤，筋脉失于濡养的内伤病机参与。故其治疗在清热息风的同时，必然伍以大队养阴增液之品。此外，无论是外伤或劳伤，均容易伤及肌腱、腱鞘、韧带，或肌腱韧带的抵止点，故临床将一切软组织的损伤，称为"伤筋"。

（四）骨病病机

骨，即骨骼，是构成人体的支架。骨的生理功能，主要是其为构成人体的基本轮廓，支撑身体，保护内脏组织器官；骨骼又是肢体进行运动的杠杆。骨骼的生长发育、修复，均有赖于肾中精气的滋养，故有"肾主骨"之说。引起骨的病变的病因病机，多为肾虚失养、气血瘀滞、寒痰流注、外力损伤等。

1. 外伤骨病病机　无论是直接的或间接的外力损伤，均为骨折病发生的主要因素。如跌仆、坠堕、碰撞、扭挫、负重、压扎、打击、摔掷、劳损、金刃等外力作用于骨骼，均有可能造成骨折、骨裂。不同的外力损伤，其损伤的部位、性质、程度等亦往往随之而有区别。

2. 内伤骨病病机

肾虚失养：肾主骨生髓。髓以养骨，而髓由肾精所化。骨骼的生长发育、修复，均有赖肾精的滋养。若肾精不足，骨髓空虚，可致骨骼发育不良，如小儿囟门迟闭，骨软无力；在老人，肾中精气随年龄增长而日益亏虚，故多骨质脆弱，易于骨折，或骨折后不易愈合。"齿为骨之余"，牙齿与骨骼均赖肾精滋养而生长，故小儿牙齿生出缓慢，成人牙齿松动早脱，均与肾精不足密切相关。根据肾主骨的理论，用补肾益精之法治疗某些骨骼及牙齿的病变，每可获得良效。

气血瘀滞：骨骼的生长发育与坚固，亦需气血的濡养。年轻力壮之体，气血旺盛流畅，则筋骨强健，周身轻灵，不易伤筋折骨。年老体弱，气血亏虚；缺乏运动，气血不畅；长期卧床，气血瘀滞。凡此种种，均为临床常见的骨质疏松而致骨骼不坚、易致骨折，或骨折后延迟愈合的病因病机。中医骨伤科临床每以行气活血为其主要治法之一，其理论根据亦在于此。

寒痰流注：痰之为物，随气上下，无处不到。肾精不足、肾阳虚衰之人，精亏则骨虚，阳虚则内寒。寒与痰合，乘虚流注骨骼，发为"流痰"。病初患处隐隐酸痛，日久肿起；破溃后时流稀脓，或夹有败絮样物质，甚或见有骨片浮起；久则疮口凹陷，周围皮色紫黯，形成瘘管，不易收口。目前临床所见的骨髓炎、骨结核等多属此类病因病机。

（五）脉病病机

脉，即血脉，为气血运行的通道。其运载气血，约束血行，输送精微，内而五脏六腑，外而四肢百骸，无处不到，遍及全身。脉与心肺的关系最为密切。心主血脉，肺朝百脉，血在脉中正常运行，依赖于心气的推动，亦赖于肺气的敷布。

引起脉的病变的病因病机，也可分为外感与内伤两类。外感多责之于火热、寒邪入侵，内伤多责之于心肺所累、气虚失固及痰瘀内阻。

1. 外感脉病病机

火热灼伤：火热外邪入侵，或其他病邪留滞体内，郁而化火，均可灼伤脉络，导致出血，临床谓之"血热妄行"。其特点为出血鲜红，伴有发热、舌绛、脉数等热象。凡外感热病过程中出现热入营血之证，即属此类病机。

寒邪侵袭：因寒性凝滞、收引，而易致气血敛凝，通行不畅。《素问·举痛论》说："寒气入经而稽迟，泣而不行。客于脉外则血少，客于脉中则气不通，故卒然而痛。"

2. 内伤脉病病机

心肺所累：心主血脉，肺朝百脉，血脉是否通利与心肺两脏关系最为密切。若心气不足，则血行无力；心阳不振，则血脉寒凝；肺气壅滞，日久不愈，亦可致血行不畅。临床另可见因心阳亢盛，心经火旺，而致血流加速，甚则出血者。

气虚失固：血流在脉中运行而不逸出脉外，即脉有约束血行的功能，全赖于气的固摄作用。若气虚无力固摄，则容易出现出血倾向，形成气不摄血的病理状态。临床凡见出血而同时伴见面色不华，精神疲乏，少语懒言，脉弱舌淡等气虚征象者多属于此。

痰瘀内阻：痰浊与瘀血，都是脏腑经络功能失常或气血津液代谢障碍所形成的病理产物。其既可单独致病，亦可互结为患。如痰浊阻滞心脉，多见于形体胖盛或嗜食甘肥之人，可致心胸部满闷不舒，甚则憋闷疼痛；瘀血内阻心脉，多由气虚、气滞碍于血行发展而致，可见心前区刺痛，甚则胸背彻痛。若瘀血阻滞机体细微脉络为主，则病变部位可出现疼痛、麻木、不温、无力等症。

二、官窍病机

（一）耳病病机

耳司听觉，是清阳之气上通之处，属"清窍"之一。耳的听觉功能，与肾、心、肝、脾等脏均有密切关系。肾开窍于耳，心寄窍于耳。肝主疏泄而其性升发，疏泄适度则清阳上升有度，九窍正常。升发太过则气机逆乱，耳聋失聪。脾主运化水谷精微，并主提升清气，脾虚气陷则水谷精微难以上达清窍。耳与经络的联系亦较广泛，手太阳经、手少阳经及足少阳经直接循入耳中。引起耳病的病因病机，外感多缘于外邪，内伤多缘于精气逆乱、脾虚气陷、肾精亏虚。

1. 外感耳病病机　侵袭机体而致耳病的外邪，以热、风、湿邪为多见，其既可单独致病，亦可相兼为病。单独致病者，以热邪居多。如《诸病源候论》说："足少阴，肾之经也。劳伤血气，热乘虚而入于其经，邪随血气致耳，热气聚则生脓汁，故谓之聤耳。"数邪相兼为病者，以风热、湿热为常见。如《外科大成》说："耳者，如风热有余，或胀痛，或聋痒，邪气客也。"若湿热入侵肝胆之经，上注耳窍，多致外耳红肿热痛，或鼓膜穿破流脓，脓多黄稠。若热聚酿毒、火毒炽盛者，可灼蚀耳后完骨，使耳根红肿疼痛，进而酿脓溃破，且多伴壮热、恶寒等症。

2. 内伤耳病病机

经气逆乱：循行入于耳中的经脉之气逆乱，可引起耳的功能障碍。如《诸病源候论·耳疾诸候》说："手少阳之脉动，其气厥逆而耳聋者，其候耳内辉辉焞焞也；手太阳厥而耳聋者，其候聋而耳内气满。"手少阳三焦经与手太阳小肠经均直接循行入耳中，其经气逆乱均可引起耳聋。所不同的是，前者多见听觉模糊而耳内似有声响；后者多耳中有气满之感。临床所见经气逆乱而致暴聋者，多以肝胆之气循经上逆及耳所致。如大怒之后突发耳鸣、耳聋的病因病机即属于此。

脾虚气陷：脾主运化，化生水谷精微。脾主升清，将水谷精气上输至头面耳目。若脾胃虚弱，水谷精微化生不足，气虚下陷，必致清阳之气无力升举，每见头部清窍失养，而表现为听力减退、耳鸣、眩晕。《脾胃论·三焦元气衰旺》说："上气不足，脑为之不满，耳为之苦鸣……皆由脾胃先虚，气不上行之所致也。"临床上用健脾补气升清法治虚损性耳病每有效验，正是上述之论的佐证。

肾虚精亏：肾主藏精而开窍于耳。肾精充盈，经气上承，则耳聪目明。若因年迈体弱，或房劳过度，或劳倦内伤，或久病重病，或药邪所伤，以致肾精亏虚者，必致无力滋养清窍，在耳则听力减退。如《诸病源候论·耳病诸候》说："足少阴肾之经，宗脉之所聚，其气通于耳。劳伤于肾，宗脉虚损，血气不足，故为劳聋。劳聋为病，因劳则甚，有时将适得宜，血气平和，其聋则轻。"脑为髓海，肾生髓通脑。肾虚精亏，可致脑髓空虚，进而出现听力障碍。《灵枢·海论》说："髓海不足，则脑转耳鸣。"《医林改错》径言："两耳通脑，所听之声归脑。"可见肾虚而致脑髓不足，也是引起听力障碍的主因之一。

（二）目病病机

目是专司视觉的器官。目的视觉功能与五脏六腑有关。经络系统中循行至目的经脉众多，如手足太阳、手足少阳、足阳明、手少阴、足厥阴、任脉、冲脉、阳跷、阴跷等。引起目的病变的病因病机众多，如感受六淫、疠气及异物伤害等；亦可由内伤七情，以及肝血、脾气、肾精亏虚等，皆可致眼病。就大体而言，可分为外感与内伤两类。

1. 外感目病病机　易致目疾的外邪，主要是风热、湿热和疠气。

外感风热之邪而累及于目，多见急性白睛红赤，痒痛兼作，羞明多泪；若风热犯目而见肝火上攻，则黑睛骤生翳障，状若聚星，疼痛畏光。若反复感受风热时毒，则眼睑内生束状砂粒，刺痒睑糜，迎风流泪，甚者睫毛倒入，今称"砂眼"。

脾经湿热上攻于目，可见睑缘发生针眼，睑弦赤烂作痒等。肝胆湿热，疏泄不利，胆汁外溢，全身发黄，白眼黄染，称为黄疸。此证亦可因寄生虫阻滞胆道，胆汁外溢所引起。

外感疫疠之气而致眼病，多起病急骤，患眼白睛红赤，痒痛羞明，或见白睛溢血成点成片，重者可犯及黑睛，使黑睛星翳簇生。由于疠气传染性很强，故多由一目迅速传为两目俱病，并在周围人群中引起流行。眼科称之为"天行赤眼"，即是强调其传染性。

2. 内伤目病病机

肝火上攻：肝之经脉上行系目系，其精气郁而化火，气火升动，上攻眼目，可见黑睛周围抱轮红赤，黑睛上星翳点点，疼痛羞明；或见眼珠胀痛，视力骤降，伴头痛如劈，恶心呕吐，瞳孔散大，瞳内成绿色者，古名"绿风内障"；肝火循经上冲目系，亦可发生暴盲；若肝火迫血妄行，则可见眼内出血等症。凡肝火上攻而致目疾者，多伴见面红、头痛、易怒等症。

目失所养：肝为藏血之脏而开窍于目，肝血不足，不能上荣于目，则可出现视力减退，两目昏花，或为夜盲；肝阴不足，不能上滋于目，可见两目干涩不舒。脾主运化而升清，脾虚则水谷精微化生不足，气陷则清阳无力升运于目，临床可见视物昏花。不耐久视，或眼睑下垂，无力抬举等症。且脾虚气弱者，眼病多反复难愈。肾为藏精之脏而主瞳神，眼之所以能视万物，与肾中精气不断上承有关。

若肾阴不足，水不涵木，肝肾两亏，目失所养，可见视物模糊，重则晶体浑浊，发为云翳内障。阴虚火旺，虚火上浮，眼睛周围抱轮红赤，瞳孔因失于舒缩力而紧缩，视物如有虹彩。若肾阴不足，阴不制阳，可见眼前有小黑点，随目转动，状如飞蝇，习称"飞蝇症"。

若阳虚水湿上泛，可见眼底水肿或渗出而影响视力。临床上另有以目眩为主症者，视物旋转动荡，如坐舟车之上。若其间有头晕头胀、面红耳鸣、腰膝酸软者，多为肝肾阴亏、肝阳上亢所致；若其伴见头晕胸闷、体倦肢麻、恶心苔腻者，多为清阳不升、脾虚痰蕴所致。

（三）鼻病病机

鼻为呼吸之气出入之门户，并司嗅觉，助发音，为肺系最外端。肺开窍于鼻，鼻与脾胃在生理病理上也有一定关联。脾胃在五行属土，位主中央，鼻居面部正中，故为脾胃之外候。此外，鼻与肝胆也有一定生理病理联系。鼻与经络的联系中，督脉沿正中线自颅通鼻柱经鼻尖而至人中。手足阳明经交接于鼻翼旁迎香穴，足阳明上夹鼻上行交于颏中。引起鼻的病变的病因病机，以感受外邪、肝胆热扰、脾肺虚弱为多见。

1. 外感鼻病病机　鼻为肺系之最外端，故其感受外邪的机会最多。外邪入鼻，常内传于肺而致病。如风寒束肺，则鼻塞、流涕清稀；风热犯肺，则鼻塞、流涕黄浊；燥邪袭肺，则鼻干而无涕，或因燥热损伤络脉，则可引起鼻衄。若为肺热盛壮，充斥内外，壅塞息道，则见呼吸气急，鼻翼煽动等症。

若湿热内蕴脾胃，循阳明经脉上壅鼻窍而为病。其病因病机有偏热、偏湿之别。偏于热重者，邪热壅滞气血，蒸灼鼻周肌肤或鼻腔黏膜，可见鼻准肌肤红赤，所谓"脾热病者，鼻先赤"（《素问·刺热》），或见鼻腔黏膜红肿，流黄稠涕。偏于湿重者，湿热郁蒸，鼻孔边缘潮红糜烂，或见鼻孔内黏膜肿胀，色多淡红，涕多而质清。

2. 内伤鼻病病机

肝胆热扰：肝主升发，是为风木之脏，其易气郁化火，冲逆向上，助肺生燥，易致鼻干出血。胆热上移及鼻，发为鼻渊。其热蒸灼鼻窍，煎熬津液，以至鼻腔黏膜红肿，鼻塞不通，流黄浊脓涕，嗅觉减退，鼻根部有辛辣感，常伴头痛、头胀，甚则波及耳目，而见目眩、耳聋等症。其病有似于今之临床的鼻窦炎，病势缠绵，不易速愈。《素问·气厥论》所说的"胆移热于脑，则辛颏鼻渊。鼻渊者，浊涕下不止也。传为衄蔑瞑目"，即大抵指此而言。

脾肺虚弱：脾主运化而统摄血液，肺主宣降而输布卫气。脾虚则无力统血，血不循经，易致鼻衄，量多色淡，渗渗而出；肺虚偏于气弱者，卫外能力低下，易致伤风鼻塞流涕，或喷嚏阵作，流涕清稀，鼻腔黏膜肿胀而色淡。肺虚偏于津枯者，鼻湿滋润，鼻内黏膜干枯、萎缩、结痂。凡脾肺虚弱而致鼻病者，其病势多缠绵而成慢性过程。

此外，鼻道内膜脆薄，易破损出血，若因外邪侵袭，或内火上攻，或气虚失固，或外力碰撞等，均可导致鼻衄，为临床常见的病证。

（四）口病病机

口即口腔，包括唇、齿、龈、舌、腭、颊等，为消化道的最外端，是进饮食、辨五味、泌唾涎、磨食物及助发音的器官。与脏腑经络有着诸多联系，其中与脾胃、心、肾的关系尤为密切。循行于口的经脉大抵有：足阳明胃经夹口入上齿；手阳明大肠经夹口入下齿；足少阴肾经与足太阴脾经抵舌根；督脉的止点为龈交；足厥阴肝经、任脉与冲脉均环绕口唇。

口的病变，既可由外感风、热、寒邪或感染"牙虫"所致，也可因内伤脾胃、肝、胆、肾等病变所累及。

1. 外感口病病机　感受外邪而致口腔病变者，每以风热和风寒居多。风热侵犯口腔，灼烁黏膜龈肉，使气血瘀滞，脉络壅塞，出现口腔黏膜与牙龈红肿疼痛；亦可引起牙痛，得热加剧，遇凉痛减，古称"风火牙痛"。风寒侵入齿中，亦可引起牙痛。《诸病源候论·齿痛候》说："手阳明之支脉入于齿，齿是骨之所终，髓之所养。若风冷客于经络，伤于骨髓，冷气入齿根则齿痛。"此种牙痛多遇冷风、冷物则痛加，得温则痛减。也有风邪单独入侵而致牙痛者，如《外科正宗》说："风痛者，遇风发作浮肿，随后生痛。"

古人认为感染牙虫也是牙痛的常见原因之一。如《诸病源候论·牙痛候》说："又虫食于齿，则根有孔，虫于其间，又传其受余齿，亦痛掣难忍。若牙痛非针灸可瘥，敷药虫死，乃痛止。"至于牙齿何以会蛀，宋代医家杨士瀛在《仁斋直指方·虫蚀候》中明确指出："凡人饮食不能洁齿，腐臭之气淹渍日久，齿龈有孔，虫蚀其间。蚀一齿尽，又度其余，至如疳䘌皆其种类。必杀虫而后痛止。"说明若口腔不卫生，未能经常漱口刷牙，致使饭菜屑塞留齿缝，日久化热腐败，溃齿烂龈，变生龋齿，俗称牙虫，在儿童尤为多见。

此外，因重病之后，正气虚极，而热毒未尽，聚于口齿者，多使牙龈作烂，随变黑腐恶臭，甚者牙齿脱落，根枯黑朽，不数日间，以至穿腮破唇，古病名为"走马牙疳"。

2. 内伤口病病机

脾胃热盛：平素过食炙煿肥甘，化热蕴结脾胃，热毒循经上攻口齿唇舌，而致黏膜红肿、溃烂、疼痛；甚者灼伤络脉，而见齿衄、舌衄；若火热灼腐肌膜，可致化脓成痈。若脾胃湿热上蒸口舌，可使口腔黏膜糜烂，表面可见一层腐浊之物覆盖。此外口臭之病机，多与脾胃蕴热有关。《医学入门》说："脾热或口干或臭。"

肝胆郁热：若肝气郁结，郁而化火，上炎伤齿，则见牙痛龈肿等症。若肝胆湿热，又多见口苦。《素问·痿论》说："肝气热，则胆泄口苦。"若有肝热生风，风火相煽，则见舌强、牙关紧闭等症。

肾虚精亏：肾阴虚损，无力制约阳热，虚火上炎。若虚火入齿中则牙痛。如《辨证录》说："人有牙齿疼痛，至夜而甚，呻吟不卧者，以肾火上冲之故也。然肾火上冲，非实火也。"虚火上炎，也可见牙龈微红微肿，隐隐作痛，久则牙龈萎缩，牙齿松动，咬物无力，午后尤甚。虚火上炎，另可引起口疮，黏膜微红，常有点状溃疡一二枚，进食则痛，反复发作，难以速愈。肾藏精，精生髓，髓养骨，齿为骨之余。故肾精亏则髓弱，髓弱则齿失滋养，故齿脆易裂，齿摇易落。诚如《景岳全书·杂证谟·齿牙》所说："肾虚而牙痛者，其病不在经而在脏。盖齿为骨之所终，而骨则主于肾也。故曰肾衰则齿豁，精固则齿坚。至其为病，则凡齿脆不坚，或易于摇动，或疏豁，或突而不实。凡不由虫不由火而齿为病者，必肾气之不足。此则或由先天之禀亏，或由后天之斫伤，皆能致之。"

（五）舌病病机

舌为语言器官，又司味觉。舌之色泽及动态的是否正常，与心主血脉和主神志的功能状态有关。然而舌与其他脏腑生理病理亦有一定关联。诚如《世医得效方·舌病病态》所说："心之本脉系于舌根，脾之络脉系于舌旁，肝脉循阴器络于舌本，肾之精液出于舌端，分布五脏，心实主之。"

舌病病机亦有外感与内伤之分。外感者，多与邪热内盛、湿热郁滞、秽浊闭阻或食物中毒等有关；内伤者，多由内生"邪气"或脏腑亏虚等引起。

1. **外感舌病病机**　正常舌象，其色应是淡红鲜明，质地滋润，大小适中，柔软灵活。若因邪热入侵，热盛血涌，舌色势必加深而为赤为绛。若邪热炽盛，营血煎熬成瘀，则舌色多成绛紫而干。若热入心包，或壮热伤津严重，又可见舌体强硬，言语謇涩。又有外感湿热，蕴结不化，或食物药物中毒，可见舌体肿胀，灼热疼痛，其舌亦多红绛或晦紫。临床还可见到因骤感山岚瘴气、秽浊之邪，内阻气机，蒙蔽心窍，以致突发舌强语謇，神昏抽搐。

2. 内伤舌病病机　平素劳神过度，睡眠不足，心阴暗耗，或热病之后，阴液大伤，累及心阴，以致心火独亢，火热循经上炎，口舌受灼，可见舌尖芒刺，伴见心烦失眠，小便黄赤等症。此外，心火与痰浊互结，聚于舌体，则舌体红肿胀痛，活动不利。若热病后期，或久病阴虚火旺，可致舌色红绛，舌体瘦瘪，舌面失润干裂。凡瘀血内阻，血行不畅者，又多见舌色紫黯，或舌有瘀点、瘀斑，或舌下络脉曲张如紫色珠子状大小不等的瘀血结节；若因阳虚气弱，气化失司，水湿内生，则多见舌体胖大而舌色淡白；若久病气血俱衰，全身情况较差，又可见舌体痿软，舌白无华；若肝风内盛，夹痰阻络，蒙蔽心窍，均可致舌体板硬强直，运动不灵。凡肝阳亢逆化风，或已成中风后遗症者，多伸舌颤动或歪斜。

（六）咽喉病病机

咽喉是进饮食、行呼吸、发声音的器官。咽喉的生理病理与肺胃关系最为密切。肺气充沛，宣降正常，则咽喉滋泽红润，卫外力强。肺之正气虚弱或邪气壅实，均可影响至咽喉。咽连食道而通胃，足阳明胃经沿咽喉下行，肺胃有热可上蒸及咽。此外，咽喉与脾、肝、肾等脏有诸多联系。脾与胃相为表里，足太阴脾经上循于咽喉而抵舌，故有"咽喉者，脾胃之候"（《诸病源候论》）之说。足厥阴肝经与足少阴肾经也均循行于咽喉，通过经脉的作用调和咽喉气血，维持正常功能。

咽喉病变的发生，属内伤病者，每为上述有关脏腑的气血阴阳失调所累及；属外感者，多由风热热毒所致。

1. 外感咽喉病病机

感受外邪：咽喉为肺之门户，肺与外界相通而易受外邪侵袭。若风热侵犯咽喉，阻滞脉络，可见咽喉红肿疼痛，声音嘶哑等，多伴发热、恶寒、脉浮等表证。若热聚成毒，热毒壅灼咽喉，可致喉核（即扁桃体）红肿白腐，甚至腐肉化脓，古称"喉蛾"、"乳蛾"。燥邪伤喉，燥盛则干，故见咽干喉痛；燥邪伤肺，则干咳气逆，甚则咯血。

外感时行疫毒，犯喉犯肺，可暴发急性咽喉疾病，如瘟疫病之烂喉痧，证见咽喉焮红或糜烂疼痛，咽不作声，伴有全身中毒症状，此为邪毒伤血损气，溃腐肌膜所致。再如白喉，疫毒腐喉，白膜密敷，难以剥离，剥之出血，预后多恶。

肺胃热盛：咽喉与肺胃相连，如肺热壅盛，或邪热入胃，或过食辛热炙煿，脾胃蕴热，以致肺胃火热循经上炎，灼烁咽喉，可使局部气血壅滞，红肿疼痛，并伴有发热、胸痛、咳痰黄稠等肺热征象，或身热、便干、口渴、苔黄等胃热征象。

2. 内伤咽喉病病机

阴虚失润：阴虚失润，伤及咽喉，多见于肺肾两脏。肺阴虚者，咽喉失于滋润，出现干燥；阴虚无以制阳，虚火上炎。既燥且热，故咽喉微红微痛，干痒咳嗽，声音嘶哑。肾阴虚者，多由久病或劳伤所致，咽喉微红微痛，经久不愈，尤其在多言或劳累后咽喉干痛易作，甚时其痛欲裂，今称慢性咽炎。多伴有腰膝酸软、耳鸣、烘热等肾阴虚征象。另有温热疾患后期，余邪未尽或邪虽方尽而气阴已亏，多致余热犯喉或津伤失润，而见喉干喉痒，或干咳声哑。若未能及时调治，经久遗留下声音迟钝、嘶哑等病证，如患麻疹后即可见此证。

肝气郁结：由于精神情志所伤，使肝失疏泄，肝经气机郁结，气滞则津停，津停则酿痰，痰气交阻，碍于咽喉之间。证见咽喉不舒，若有物梗，吐之不出，咽之不下，然进食无妨，临床称之为"梅核气"。若气郁日久化火，则咽喉红肿、溃烂，其气血结聚不行而日久不愈者，痹阻络脉，其有肿瘤之虑。

（七）前阴病病机

前阴是男女外生殖器及尿道的总称。前阴的生理病理与肾、肝、脾关系最密切。肾开窍于前阴，肾中精气充盈到一定程度，产生天癸，促进性器官、性功能的发育成熟，并主持其正常的生殖功能。肝为筋之主，肝经绕阴器，前阴又为宗筋之所聚。肝血充足，疏泄调畅，宗筋得养，前阴的生殖功能正常。脾主运化而升清，脾健运水液则前阴排尿正常，脾升清有力则不致子宫下垂及小便失禁。与前阴关系密切的经脉是足厥阴肝经。此外，奇经八脉中的任脉也经过前阴部。

引起前阴疾病的原因，多由外邪侵犯，或因痰瘀互结，或由肾、肝、脾诸脏功能障碍所累。

1. 外感前阴病病机　侵犯前阴的外邪主要以湿邪居多。湿性趋下，前阴位于人体下部，故湿邪易致前阴病变。如因忽视前阴卫生，或因坐卧湿地时久，易遭湿邪侵袭，湿郁化热，湿热相兼，侵犯尿路，可见尿频、尿急、尿痛，尿液黄赤或浑浊。若侵犯男子前阴，可见阴囊潮红瘙痒，或红肿热痛，或睾丸积水。若侵犯女子前阴，则可发为阴部瘙痒，带下黄稠腥臭或呈米泔水样，或发为阴疮，阴户肿胀疼痛，重者大阴唇内黏膜溃破流脓，甚者可成瘘道。

此外，寒阻经脉亦可引起前阴病变。肝经过阴器，若有寒凝肝脉阻闭气血，经气不通，则见少腹疼痛，下引睾丸而收急而痛，发为疝气。前阴与小肠部位相关，若有小肠气阻，可使小腹坠胀而痛，痛连外阴，甚则小肠坠入前阴而发小肠气疝，受寒或哭泣时尤易发病，小儿多见。

2. 内伤前阴病病机

痰瘀互结：脾气久虚，运化失健，生湿酿痰，又因肝肾不足，脉络空虚，痰浊乘虚下注肝脉，与气血互结为病。症见睾丸或阴茎上有肿块，质地坚硬而皮色不变，局部仅感酸胀；日久可溃破，脓质清稀如痰涎，易成瘘道，经久不愈。若痰瘀日久化热，则局部红肿疼痛，溃破则脓液黄稠。

肾虚精亏：肾中精气主生长、发育、生殖，故其不足者，可表现为前阴发育不良，性功能减退，或为男子不育、女子不孕。若肾精耗损太过，则未老先衰，天癸早竭，前阴干燥而过早萎缩，丧失性功能。

肾阳虚损者，温煦、推动、兴奋无力，可阴囊发冷，性欲减退，阳痿早泄，女子带下清稀；或见尿频溲清；或见阴囊积水等症。常伴面色㿠白，肢冷畏寒，精神委顿等虚寒证。

肾阴虚损者，由于阴不制阳，可见阳事易举，梦遗时作，或见小溲黄热而淋漓不爽。常伴五心烦热、失眠、盗汗等虚热证。

肝郁火旺：若情志所伤，肝郁不疏，男子易见阳痿不举，性欲障碍；女子可见性冷淡，或痛经、经闭等月经不调。若肝气亢逆，相火偏旺，男女皆可见性欲亢进；男子尚有阳强、早泄、梦遗等症，女子则有经多、崩漏等。若肝经湿热下注，又可见阴肿阴痒、尿浊黄赤，女子带下量多黄臭等。

脾虚气陷：脾主升清而运化水湿。若脾失健运，水湿内停，下注前阴，女子可见白带清稀淋漓，男子阴肿水疝。若脾虚清气不升而下陷，女子可见子宫下垂，甚则自阴户挺出，古名"阴挺"；男子可见阴囊疝。男女均可见小便频数，甚则小便失禁等症。

(八) 后阴病病机

后阴即肛门，是大肠的下口。其主要功能为排泄粪便。后阴与大肠、肺、脾、肾等脏腑的关系较为密切。肺与大肠相为表里，肺气的肃降有助于大肠的传导功能，以促进粪便的排泄。脾主运化而升清。其运化功能正常与否可影响粪便的润燥，与后阴直接有关；其升清功能则是维持肛肠恒定位置的重要因素。肾开窍于后阴，肾主藏精而为封藏之本，肾气的封藏功能对后阴固摄粪便起着重要作用。同时，肾为一身阴阳之根本，肾之阴虚，易致大便干结；肾之阳虚，易致大便泄泻。

引起后阴病变的原因大抵有外感病邪、内生燥热、腑气不通、脾虚气陷等。

1. **外感后阴病病机** 外感病邪影响后阴多以湿热及风邪为主。湿有内外之分。外湿多因不注意后阴周围卫生，或久居潮湿之地所致。内湿多由脾失健运，水湿内停而为病。湿为有形之邪，易阻气机，日久化热，遂生湿热。亦有因过食肥甘膏粱厚味，蕴结胃肠，而径生湿热者。湿性类水，其多趋下，故后阴疾病每以湿热为患者居多。若湿热下注于后阴部经络，使气血壅滞不畅，则易发为内痔。若湿热下注，蒸灼气血，可使肛周红肿湿痒，易成直肠周围脓肿。若湿热下注大肠，肠道气机不利，瘀血凝滞，经络阻滞，发为直肠息肉，甚至渐成癌肿。

风邪侵袭肛肠，每与湿、热、燥诸邪相合而发为痔疮，而风胜者，其痔多痒。《医宗金鉴·外科心法要诀·痔疮》说，痔疮多"风湿燥热四气相合而成"、"结肿多痒者，风盛也"。风与燥热相合，侵袭肛肠，可引起便血，古人称之为"肠风下血"。《医宗金鉴·杂病心法要诀·失血治法》说："热与风合为肠风，下血多清。"

2. **内伤后阴病病机**

内生燥热：内生燥热，多因饮食不节，过食辛辣，或因肾阴不足，脏腑失润，或因肠液自亏，失于滋润，以致便燥干结，坚硬粗糙，排出艰难。甚则干硬粪便排出时，常出现肛裂或擦破痔核而出血。同时，干燥则肠道黏膜脆弱，热盛则脉道扩张，血行加快，加之火热易灼伤脉络，而引起便血。亦有因燥热内结，便秘不通，久而导致气血不畅，肛周血脉瘀滞不散，遂成痔疮者。

腑气不通：大肠腑气不通，传导之功失职，可见腹部胀满，大便不畅。导致脏腑之气不利的原因，多由肺气壅塞，失于肃降，以致大肠传导不利；亦可由胃气壅滞，或胃气虚弱，无力向下通降，以致影响大肠传导。另有精神情志所伤，肝气犯脾，肝脾不和，以致肠道气滞，症见腹痛、腹泻者。

脾虚气陷：脾主运化水谷精微以化生气血。脾虚则运化无力而易致便溏泄泻；气血生化匮乏则抗病功能低下，易致诸邪入侵后阴为病；致病后又可因无力祛邪，余毒不尽而缠绵难愈。如肛门直肠周围脓肿，其气虚者，溃破之后，常经久不敛，易成肛瘘。

若因劳倦耗气，或妇人生育过多，元气亏虚，或久泄伤脾，久病重病伤气，脾虚气弱，升举无力，中气下陷，易引起后阴、直肠脱垂不收，内痔亦脱出后阴之外，甚者不能自行回纳。

【文献选录】

1. 巢元方：风不仁者，由荣气虚，卫气实，风寒入于肌肉，使血气行不宣流。其状，搔之皮肤如隔衣是也。诊其寸口脉缓，则皮肤不仁。不仁，脉虚数者生，牢急疾者死。(《诸病源候论·风不仁候》)

2. 巢元方：夫目是五脏六腑之精华，宗脉之所聚，肝之外候也。脏腑虚损，为风邪痰热所乘，气传于肝，上冲于目，故今视瞻不分明，谓之茫茫也。凡目病，若肝气不足，兼胸膈风痰劳热，则目不能远视，视物则茫茫漠漠也。若心气虚，亦令目茫茫，或恶见火光，视见蜚蝇黄黑也。（《诸病源候论·目茫茫候》）

3. 巢元方：肾为足少阴之经而藏精，气通于耳。耳，宗脉之所聚也。若精气调和，则肾脏强盛，耳闻五音。若劳伤血气，兼受风邪，损于肾脏而精脱，精脱者，则耳聋。然五脏六腑十二经脉，有络于耳者，其阴阳精气有相并时，并则有脏气逆，名之为厥。厥气相搏，入于耳之脉，则令耳聋。其肾病精脱耳聋者，其候颊颧色黑。手少阳之脉动，而气厥逆而耳聋者，其候耳内辉。辉，焞焞也。手太阳厥而聋者，其候聋而耳内气满。（《诸病源候论·耳聋候》）

4. 张介宾：凡病目者，非火有余则阴不足耳，但辨以虚实二字可尽之矣。盖凡病红肿赤痛及少壮暂得之病，或因积热而发者，皆属之有余。其既无红肿又无热痛，而但或昏或涩，或眩晕，或无光，或年及中衰，或酒色过度，以至羞明黑暗，瞻视无力，珠痛如拒等证，则无非水火之不足也。虚者当补。实者当泻，此固其辨也。然而实中亦有兼虚者，此于肿痛中亦当察其不足；虚中亦有兼实者，又于衰弱内亦当辨气有余。总之，虚实殊途，自有形气脉色可诊可辨也。知斯二者，则目证虽多无余义也。（《景岳全书·杂证谟·眼目》）

5. 张介宾：鼻为肺窍，又曰天牝。乃宗气之道而实心肺之门户，故经曰心肺有病而鼻为之不利也。然其经络所至，专属阳明，自山根以上则连太阳、督脉以通于脑。故数经之病，皆能及之。若其为病，则窒塞者谓之鼽；时流涕而或多臭气者，谓之鼻渊，又曰脑漏；或生息肉而阻塞气道者，谓之鼻齆；及有喷嚏、鼻衄、酒齄、赤鼻之类，各当辨而治之。然总之，鼻病无他也，非风寒外感则内火上炎耳。外感者治宜辛散，内热者治宜清凉。知斯二者，则治鼻大纲尽乎是矣。（《景岳全书·杂证谟·鼻证》）

6. 张介宾：喉病所属诸经，凡少阳、阳明、厥阴、少阴皆有此证。但其中虚实各有不同。盖少阳、厥阴为风木之脏，固多热证。阳明为水谷之海而胃气直透咽喉，故又惟阳明之火为最盛。欲辨此者，但察其以情志郁怒而起者，属少阳厥阴；以口腹肥甘辛热太过而起者，多属阳明。发凡患此者，多宜以实火论治。至若少阴之候，则非此之比。盖少阴之脉络于横骨，终于会厌，系于舌本，凡阴火逆冲于上，多为喉痹。但少阴之火有虚有实，不得类从火断。若果因实火，自有火证火脉，亦易知也。若因酒色过度，以至真阴亏损者，此肾中虚火证也，非壮水不可。又有火虚于下而格阳于上，此无根之火，肾中之真寒证也，非温补命门不可。（《景岳全书·杂证谟·咽喉》）

7. 吴谦：大人口破分虚实，艳红为实淡红虚，实则满口烂斑肿，虚白不肿点微稀。此证名曰口疮，有虚火实火之分：虚火者，色淡红，满口白斑微点，甚者陷露色纹，脉虚不渴，此因思虑太过，多醒少睡，以至心肾不交，虚火上炎，宜服四物汤加黄柏、知母、丹皮，少佐肉桂以为引导，从治之法也，外以柳花散搽之；实火者，色艳红，满口烂斑，甚者腮舌俱肿，脉实口干，此因过食膏粱厚味。醇酒炙煿，以至心脾实火妄动，宜服凉膈散，外搽赴筵散，吐涎则效。（《医宗金鉴·外科心法要诀·口部》）

8. 叶桂：肾开窍于耳，心亦寄窍于耳，胆络脉附于耳。体虚失聪，治在心肾；邪干窍闭治在胆经。盖耳为清宫之窍，清阳交会流行之所，易受风热火郁之邪，与水衰火实、肾虚气厥者，皆能失聪。故先生治法，不越乎通阳镇阴、益肾补心清胆等法，使清静灵明之气，上走空窍，而听斯聪矣。如温邪暑热火风侵窍而为耳聋痛胀者，用连翘、山栀、薄荷、竹叶、滑石、银花，轻可去实之法，轻清泄降为主。如少阳相火上郁，耳聋定聤胀者，用鲜荷叶、苦丁茶、青菊叶、夏枯草、蔓荆子、黑山栀、羚羊角、丹皮，辛凉味薄之药，清少阳郁热，兼清气热为主。如心肾两亏，肝阳亢逆，与内风上旋蒙窍而为耳鸣暴聋者，用熟地、磁石、龟甲、沉香、二冬、牛膝、锁阳、秋石、山萸、白芍，味厚质重之药，壮水制阳，填阴镇逆，佐以酸味入阴，咸以和阳为主。因症施治，从虚从实，直如庖丁之导窾矣。(《临证指南医案·耳·华岫云按》)

（李其忠　窦志芳）

主要参考文献

1. 田思胜，胡国臣．朱丹溪医学全书［M］．北京：中国中医药出版社，2006：86.

2. 潘文奎．肾主耳与心开窍于耳之疾病临床辨治［J］．辽宁中医杂志，1993，(4)：12-13.

3. 杜仲．眼病与肝肾小议［J］．山东中医杂志，1994，(9)：422.

4. 蔡新吉，张燕，黄世林．肾虚证患者骨矿物含量改变的初步探讨［J］．中国中西医结合杂志，1994，(3)：154-155.

5. 朱世明．肾虚证脑诱发电位变化研究"肾脑相关"和"肾耳相关"［J］．山东中医学院学报，1994，(6)：420.

6. 刘青，伍春蓉．"肺朝百脉"的现代研究及其临床意义［J］．实用中西医结合杂志，1994，7(3)：175-177.

7. 陈协云．论心开窍于耳及其临床验证［J］．湖南中医学院学报，1994，14(4)：19-21.

8. 欧阳兵．"肺主皮毛"的科学内涵和临床意义［J］．安徽中医学院学报，1996，15(4)：12-15.

9. 叶伟峰．中医五体与现代推拿的对应关系初探［J］．按摩与导引，2002，18(3)：4-5.

10. 张洪斌．关于加强中医体征研究的思考［J］．山东中医药大学学报，2002，26(1)：22-23.

11. 张介宾．景岳全书［M］．太原：山西科技出版社，2006.

12. 叶桂．临证指南医案［M］．北京：华夏出版社，1995：274.

13. 林之翰．四诊抉微［M］．天津：天津科学技术出版社，1993.

14. 侯江红，刘锁超．中医学与生物全息理论的某些相似性［J］．国医论坛，1992，(5)：46.

15. 曹洪欣．面部诊断［J］．中医药信息，1986，(3)：35.

16. 朱文锋．中医诊断学［M］．北京：人民卫生出版社，2006：87.

17. 沈金鳌．杂病源流犀烛［M］．北京：中国中医药出版社，1994：423.

18. 秦昌遇．症因脉治［M］．北京：中医古籍出版社，2000：77.

19. 刘智壶．中医腹诊基本理论及临床意义的初步探讨［J］．湖南中医学报，1982，(3)：48.

20. 章新亮．江心镜叩按肚腹诊治小儿的经验［J］．浙江中医杂志，1997，(1)：44.

第五篇　防治康复

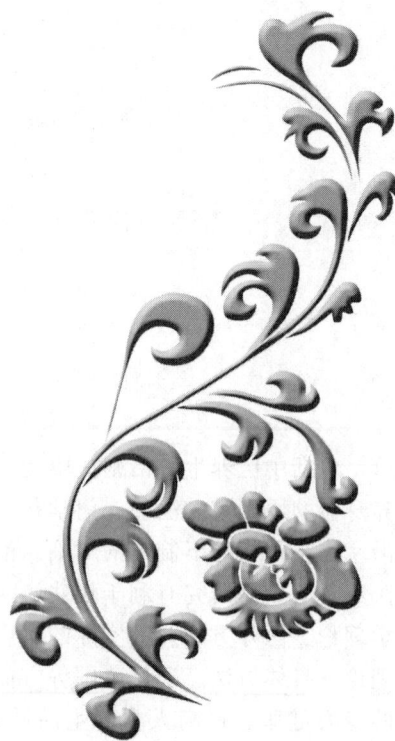

防治康复篇，包括中医养生、治则、康复三章内容。中医养生学是研究人类的生命规律以及各种保养身体的原则和方法的一门学科。中医治则即治疗疾病的原则，是指在整体观念和辨证论治基本精神指导下制定的对临床治疗立法、处方、用药具有普遍指导意义的治疗规律。中医康复学则是研究有利于伤残、病残、慢性病、老年病、肿瘤、精神障碍等疾病康复的医学理论、医疗方法及其实际的运用。虽然中医养生、治则、康复这三者在研究对象、基本理论、具体方法、适用范围等方面不尽相同，但其目的是基本一致的，都是为了维护人体的身心健康，提高人类的生活质量而延年益寿。并且，对于康复患者的医治，也需要运用相应的治疗原则和养生方法，而广义的治则又包括了中医未病先防，即预防养生的原则在内，因此这三者殊途同归，可分不可离，有着内在的密切联系。

第一章

养　生

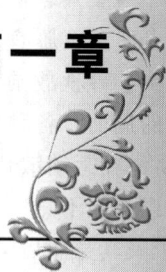

养生的目的在于使人们能够采取各种自我保健措施来延缓衰老的发生，预防老年性疾病，保持身心健康，从而使人的平均寿命不断延长。中医养生的基本理论在《黄帝内经》时代业已形成，经历代医家的不断充实、发展，逐渐成为既有系统理论，又有丰富实践经验的一门专门学科。

第一节　养生与养生学的概念

一、养生的基本概念

养生一词，最早见于《庄子》，《庄子·养生主》说："文惠君曰：'善哉！吾闻庖丁之言，得养生焉。'"养生亦称"道生"、"摄生"、"卫生"、"保生"等。所谓养，即保养、调养、培养、护养之意；所谓生，即生命、生存、生长之意。养生就是根据生命发展的规律，采取各种方法保养身体，增强体质，预防疾病，增进健康，以达到推迟衰老、延年益寿的目的。

二、养生学的基本概念

中医养生学，是指研究衰老的发生发展、老年病的防治与养生具体措施的一门学科。中医养生学是中医学理论体系中的重要组成部分。数千年来，中华民族在同疾病与衰老的斗争中，创造和积累了博大精深的养生理论与实践经验，为人类的繁衍昌盛作出了巨大的贡献。探求健康长寿，既是人类社会不断研究的一个古老课题，也是当今世界人们最为关注的尖端课题。历史悠久而卓有成效的中医养生学，已成为人们普遍瞩目又寄予厚望的宝库，发掘整理这一宝库，汲取其精华，对提高人们的生存质量，实现人类寿命的再一次飞跃，具有极为重要的意义。

第二节　中医养生学的发展概况

中医养生学源远流长，有着悠久的历史。它是以中医理论为指导，以我国传统的方法为主要手段，经过历代养生家、医家和广大劳动人民长期防病保健的实践，不断丰富和发展，并逐步形成了一套较为完整的理论和方法。

早在上古时期，人类就开始了养生知识的积累，如《庄子·盗跖》记载："古者禽兽多而人少，于是民皆巢居以避之，昼拾橡栗，暮栖木上。"说明古人为躲避野兽的伤害，采取了筑巢穴、栖木上的防范措施。《周礼·天官冢宰下》曰："牛宜稌，羊宜黍，豕宜稷，犬宜粱，雁宜麦，鱼宜菰。"这是饮食养生的内容，指出食物之间的搭配应注意合理。

到了春秋战国时期，随着社会生产力和科学文化的发展，出现了"诸子蜂起，百家争鸣"的局面，各种学术思想水平都达到了一定的高度，也促进了养生学说的迅速发展。如《周易》在运动锻炼、道德修养、预防疾病等方面，提出了不少养生原则，如"天行健，君子以自强不息"（《易·乾·象》），"君子以俭德辟难，不可荣以禄"（《易·乾·象》），"君子安其身而后动，易其心而后语，定其交而后求；君子修此三者，故全也"（《系辞下传·第五章》）。

老子是道家学派的师祖，其提倡的"道"，既是构成宇宙的基本物质，又是万事万物演变的根本规律。故道家养生说的核心是让人的生命活动符合自然规律而实现长生，即"深其根、固其柢，长生久视之道也"（《老子·五十九章》）。其主要的理论观点是在"无为而治"的前提下做到"致虚极、守静笃"（《老子·十六章》），重在道德即思想境界方面的修养和调摄。具体而言，守静的根本方法是"养气"，即通过形神相合、恢复本性、积德内敛等修炼来培植、净化、充实自己的生命精神，使体内之气与天地之气息息相通，内外交流，以追求人生自然的境界，去体悟天地自然之道的精神。致虚的根本方法是"寡欲"，如"见素抱朴，少私寡欲"（《老子·十九章》）。在老子看来，一个人朝夕营营，触处皆是名利，且人有生理之欲，情感之逐，则无时无刻不与物质相牵缠，若任其发展，一味追求感官物质的享受，就不能不受物的限制，甚而受物的支配，如此便违背了"无为"、"自然"的规律，从而使人的生命耗损，精神涣散，于身心健康大为不利。所以，致虚是心灵的淡泊，是无为的前提；而无欲则是致虚的养生方法。当然，老子提倡寡欲或无欲，并非是要根除人的一切正常欲望的禁欲主义，而是指力戒贪欲与纵欲，如《老子·十二章》说："五色令人目盲，五音令人耳聋，五味令人口爽，驰骋畋猎令人心发狂。"又说："罪莫大于可欲，祸莫大于不知足，咎莫大于欲得"（《老子·四十六章》）。庄子继承和发展了老子"道法自然"的观点，并将道家学说与医学理论相结合，亦提倡返璞归真，清静无为，修身养性。如："静则无为。……无为则俞俞，俞俞者忧患不能处，年寿长矣。夫虚静恬淡寂寞无为者，万物之本也"（《庄子·天道》），"平易恬淡，则忧患不能入，邪气不能袭，故其德全而神不亏"（《庄子·刻意》）。同时，在人与自然是一个统一的整体方面，庄子认为："天地者，万物之父母也，合则成体，散则成始"（《庄子·达生》）。在发病方面，指出四时之气不正或七情的刺激，都会致人生病，"人大喜邪，毗于阳；大怒邪，毗于阴。阴阳并毗，四时不至，寒暑之和不成，其反伤人之形乎"（《庄子·在宥》）。在运动养生方面，提倡调节呼吸，模仿动物动静结合的养生方法，主张"吹呴呼吸，吐故纳新，熊颈鸟申，为寿已矣"（《庄子·刻意》）等。由此可见，老子和庄子的这些理论对中医学的发展，尤其是精神调摄法的形成有很大的影响，难怪有人认为《黄帝内经》中的养生之论源出于道家，这是有一定道理的。

儒家学说的代表人物有孔子、孟子、荀子等，儒家养生思想既有天命论的唯心主义成分，也不乏重生不重死，以至制天命而用之的唯物主义理论。首先，在修身养性方面，与道家学说也有相通之处。一方面主张加强道德修养和心理调摄，如《礼记·大学》说："欲齐其家者，先修其身；欲修其身者，先正其心。"《论语·卫灵公》说："己所不欲，勿施于人。"《孟子·滕文公下》说："富贵不能淫，贫贱不能移，威武不能屈，此之谓大丈夫。"另一方面也提出"养心莫善于寡欲"（《孟子·尽心下》），认为人有欲念、愿望是自然的，但欲不可尽，若欲望不能满足，应加以节制，否则思虑无穷，则有悖于养生之道。其次，在食居卫生保健方面，都提出了不少具体的养生方法。如要求暑天穿透汗凉爽的葛布单衣，冬天着保暖御寒的毛皮衣服，睡眠时有寝衣，洗澡后穿浴衣。在饮食卫生方面，要做到"食不厌精，脍不厌细"，"鱼馁而肉败不食，色恶不食，臭恶不食，失饪不食，不时不食"（《论语·乡党》），强调食物要精细，烹饪要得当，进餐要定时，同时注意不食腐败变质、变色变味的食物。在生活习惯及居处方面，要求"居无求安"，做到"食不语，寝不言"；"寝不尸，居不容"（《论语·乡党》）。另外，对于气血的保养，孔子也有其精辟的论述，他谆谆告诫："君子有三戒：少之时，血气未定，戒之在色；及其壮也，血气方刚，戒之在斗；及其老也，血气既衰，戒之在得"（《论语·季氏》）。这些都是比较科学的宝贵养生经验，一直被后世养生家所遵循。

《吕氏春秋》一书代表了先秦的杂家学派，有着十分丰富的内容，其中也涉及许多养生的理论。如在重生轻物方面，认为必须重视生命的价值，摆正人与物的关系，所谓"今有人于此，以随侯之珠弹千仞之雀，世必笑之。是何也？所用重，所要轻也。夫生，岂特随侯珠之重也哉"（《吕氏春秋·仲春纪·贵生》）；在效法自然方面，提倡"流水不腐，户枢不蠹"（《吕氏春秋·季春纪·尽数》）的运动健身方法；在趋利避害方面，指出"天生阴阳寒暑燥湿，四时之化，万物之变，莫不为利，莫不为害"（《吕氏春秋·季春纪·尽数》），"利于性则取之，害于性则舍之"（《吕氏春秋·孟春纪·本生》）；在环境选择方面，也有"室大则多阴，台高则多阳，多阴则蹶，多阳则痿。此阴阳不适之患也"（《吕氏春秋·孟春纪·重己》）等论述。

《黄帝内经》集先秦时期道家、儒家、杂家的养生思想之大成，并根据中医学的理论及实践经验，在"天人相应"整体观念的指导下，提出了比较全面而系统的养生原则和养生方法，如调和阴阳、濡养脏腑、疏通气血、形神兼养、顺应自然等原则，以及调情志、慎起居、适寒温、和五味、节房事等多种养生方法，为中医养生学的形成和发展奠定了基础。尤其是强调"治未病"这一预防为主的原则，将养生与预防疾病紧密地联系在一起，使养生保健思想具有了更重要的意义。

汉唐时期，封建经济都曾出现过繁荣昌盛，这对中医养生学的发展产生了积极的作用，并出现了许多养生防病、延年益寿的论著。如《淮南子》是继《吕氏春秋》之后又一部大规模汇集和综合前代文化的书籍，书中对养生理论的论述也颇多，例如"治身，太上养神，其次养形。……神清志平，百节皆宁，养性之本也"（《淮南子·泰族》）。东汉医家张仲景在其所著的《伤寒杂病论》中，提出了调理身体要顺应四时之变化，饮食寒热五味宜调和适度，以及运用导引吐纳的方法防病治病等养生的观点。名医华佗继承了前人"动则不衰"的思想，十分重视"动形养生"的体育锻炼方法，认为体育运动可令"谷气得消，血脉流通"，达到"病不得生"的目的。他还总结模仿虎、鹿、熊、猿、鸟五种动物的活动姿态，创编了一套操作简便又行之有效的导引健身术——五禽戏，其弟子吴普按照此法锻炼，寿高九十余岁，且耳目聪明，牙齿完整。南朝的著名养生家陶弘景，不仅精研医学，还通晓佛学、道学，其所撰写的《养性延命录》一书是现存最早的一部养生学专著。书中对养生的原则和具体方法作了许多论述，包括顺四时、调情志、节饮食、慎房事等，并提出了养生的各种禁忌事项，如教诫、食诫、杂诫等，特别是对服气、导引、吐纳、按摩等的论述较多，为推动中医养生学的发展作出了重要的贡献。唐代孙思邈是一位具有丰富养生理论和实践经验的养生学家，也可谓是一个传奇式的人物，自小是个"屡造医门"的病秧子,后来竟"年已老,而听视聪嘹","神采甚茂",这不能不说是得益于他研究养生,善于养生的精神。在他所著的《备急千金要方》、《千金翼方》中,广泛收集和记载了前人养生防病的经验和方法,同时也总结了自己长期的实践体会,内容丰富,功法众多,在我国养生发展史上,发挥了承前启后的作用。如"可延年益寿","但不得仙耳"的唯物观;"饵药并济","动静相宜"的辩证观;以及"防患未然","形神相即","房中补益"等论述,都是很科学的养生保健理论。

宋元时期,中医界出现了流派争鸣的局面,不但活跃了学术空气,也促进了养生学的进一步发展。许多著名的养生家和医学家在总结自身经验的基础之上,提出了一些新见解、新方法,从各个不同的角度充实和完善了中医养生学的内容。如金元四大家中的刘完素,主张养生重在养气,尤其重视元气,认为"人受天地之气以化生性命也。是知形者,生之舍也,气者,生之元也"(《素问病机气宜保命集·原道论》),提出用吹气、嘘气、呼气、吸气等吐故纳新的方法调养人之精气。张从正养生保健思想的核心是"君子贵流不贵滞",提倡用食物补养正气,反对盲目用药物进补,所谓:"养生当论食补,治病当论药攻"(《儒门事亲·推原补法利害非轻说》),并且在调饮食、戒房劳、慎言语、练气功等方面进行了具体的论述。李杲一向重视脾胃功能的调理,认为:"元气之充足,皆由脾胃之气无所伤,而后能滋养元气"(《脾胃论·脾胃虚实传变论》)。因此他的养生观点便是注重调摄脾胃之气,维护后天之本,具体内容包括了调节饮食养脾胃、调摄精神护脾胃,以及防病治病顾脾胃等。朱震亨在"阳常有余,阴常不足"的理论指导下,十分重视养精护阴的养生思想,在他所著的《饮食箴》、《色欲箴》、《养老论》等著作中,围绕着顾护阴精提出了顺四时以调养神气,饮食清淡以免升阳助火,其中特别强调了晚婚晚育和节欲保精的养生措施。此外,宋代的许多文人学士亦谙熟养生之道。如欧阳修指出"以自然之道,养自然之身",认为只有运动形体,才能延年益寿。苏轼不仅注意饮食起居,对运动养生之道也颇有研究,摸索出一套行之有效的运动养生方法,他每天天刚亮就起床,叩齿吐纳,摩擦脚心、脐下及腰脊,按捏鼻部,梳理头发,认为若能坚持这项运动则"此法甚效,初不甚觉,但积累百余日,功用不可量,比之服药,其效百倍"。

明清之际,人们已普遍重视养生保健的作用,涌现出了大量的养生保健的专著,可以说是养生学历史上的鼎盛时期。如李中梓编著的《寿世青编》一书,论述了调神、节食、保精与五脏功能的密切关系,为五脏调养理论的充实作出了一定的贡献。冷谦的《修龄要旨》综合《黄帝内经》等前人之说,再参合自己的养生经验,提出了四时调摄、气功、导引等具体的养生方法,其中所倡导的"养生十六宜"至今仍广为流传。李梴《医学入门》中的"保养说"分析了古代养生法的优劣,提出了许多切实可行的养生方法。如"避风寒以保其皮肤六腑","节劳逸以保其筋骨五脏","戒色欲以养精","正思虑以养神","薄滋味以养血","寡言语以养气"等。高濂的《遵生八笺》从气功角度介绍了调养五脏的坐功法,并对四时调摄、起居安乐、导引却病、饮馔服食等均作了详细的阐述。清代杰出养生家曹庭栋自幼体弱多病,后因重视养生调摄,享年九十多岁。其所著的《老老恒言》是全面论述养生的专著,也是清代对养生学贡献最大的著述。该书的特点是博引众说,参以己见,把养生的方法贯穿于日常生活诸方面。书中根据老年人的生理状况,总结出一套衣、食、住、行的简便易行的养生方法。如对安寝、盥洗、散步、昼卧、衣、帽、鞋、袜、床、枕、被、席等,逐一分析宜忌,指导取舍。在形体摄养上,他十分强调动静结合,创立坐式、卧式的导引法。在饮食调理上,他提倡药粥养生,认为药粥尤宜于老年人,并编制了粥谱，分为上、中、下三品，配方百余首，可谓集食养保健粥之大成。

　　1949 年中华人民共和国成立，给自然科学的发展送来了阳光雨露，也给中医养生学带来了生机。养生保健事业列入党和政府的议事日程，并在行政法规和结构建设上作了大量的工作。20 世纪 50 年代中期，关于气功养生的研究日益增多，《谈谈呼吸养生》、《小周天气功疗养法》等有关论文相继发表。1957 年 7 月上海市气功疗养所成立，使我国气功养生走上了一个新的台阶。该所成立后，开展了一些引人注目的气功养生项目，并对气功与经络的关系，以及对经络的探测与证实问题进行了探讨。此外，著名中医秦伯未在《中医杂志》上连续撰文，介绍了学习《内经知要》的体会，并且对"道生"作了阐述，认为道生就是防止疾病，充实体力和延长寿命的方法，对普及《黄帝内经》中的养生思想具有一定意义。人民卫生出版社等出版单位，为了配合不断兴起的西学中热及中医养生研究的发展，出版了大量的中医书籍，其中《黄帝内经素问》、《神农本草经》、《备急千金要方》、《太平圣惠方》等著作，涉及许多养生内容。1958 年中国科学院成立了老年学研究室，整理传统延寿方药，进行某些中医药抗衰老作用的研究。20 世纪 60 年代初，李经纬探讨了孙思邈的养生思想，明确提出了"养生长寿学"这一学科名词。武汉医学院卫生系56 级科研组还对武汉地区 90 岁以上的长寿老人进行了调查。进入 20 世纪 70 年代末期，党和国家将改革开放作为基本国策，尊重科学、重视科学蔚然成风，促使了中医养生学的飞速发展。加上这一时期国际上老年医学发展很快，社会老龄化的趋势也很明显，均给中医养生学带来了动力和机遇。1980 年 6 月，中国中医研究院成立了岳美中学术经验研究室，在著名中医老年病学家岳美中教授的指导下，开始从事中医老年医学和抗衰老研究，曾先后发表了《补益类长寿植物药概述》、《抗衰老动物药概述》等论文。特别是近几十年来，我国传统养生学有了很大的发展，形势喜人。一是研究队伍不断壮大，既有一支水平较高的专业研究队伍，又有不少业余研究人员。二是整理和重印了一批很有价值的古代养生学文献，也出版了一批研究传统养生学的专著和工具书，如林乾良等的《养生寿老集》，樊润泉主编的《养生保健集》，李聪甫等的《传统老年医学》，王峻等的《延年益寿精方选》，陈可冀主编的《抗衰老中药学》，王其飞等的《中医长寿学》，刘占文主编的《中医养生学》等等，皆为普及和提高中医养生学理论作出了贡献。三是创办了许多保健杂志，这些杂志大多重视传统养生学理论或经验的发掘与继承发扬。天津科学技术出版社主办的《长寿》杂志，辟有"中国养生"专栏，发表了许多研究传统养生学的优秀文章。其他杂志如《大众健康》、《中国保健》、《健康世界》、《医药与保健》及《食品与保健》等，也同样作出了贡献。四是在研究传统养生文献的基础上，开发了一批养生保健药物，其中有的不但深受国人欢迎，而且还打入国际市场，取得了较好的经济效益和社会效益。

　　如今，许多高等中医院校相继开设了养生康复专业，培养这方面的专门人才。多种形式和各个系统的防病保健学术交流会及全国养生学术研讨会不断举行，这些对中医养生学的研究都起到了一定的推动作用。随着科学的进步，社会经济的发展，人民生活水平的提高，现代医学正由传统的"生物-医学模式"向"生物-心理-社会医学模式"演进，人们对养生保健以防病强身延寿的期望愈来愈高，中医养生学在这个医学模式转变的过程中也越来越受到重视。相信在科学技术飞速发展的前提下，合理地运用现代科技手段对中医传统的养生理论进行更深入的探讨，进一步挖掘继承和发扬光大古老的中医养生学，必定会为我国以及全人类的健康长寿作出新的贡献。

第三节　中医养生的重要意义

生命是自然界发展到一定阶段的必然产物，天地是生命起源的基地。人禀天地之气而生，沐四时之气而成，乃是世间最宝贵的，所谓"天覆地载，万物悉备，莫贵于人"（《素问·宝命全形论》）。中医养生学在继承传统中医理论和古代哲学思想的基础上，从天人相应的整体观出发，告诫人们要以正气为本，重在预防为主，持之以恒地用正确而科学的养生知识和方法调摄机体，以提高身体素质，增强防病抗衰能力，从而达到延年益寿的目的。

一、增强体质，保持健康

中医学认为，人体保持健康的一个重要因素是增强体质。体质是先天遗传和后天获得所形成的，在形态结构、功能活动方面固有的、相对稳定的个性特征，并表现为与心理性格的相关性。一般来说，体质壮实者，气血阴阳充足，脏腑功能健全，正气充盛而身体强壮；反之，体质虚弱者，气血阴阳不足，脏腑功能低下，正气亏虚而身体羸弱。

体质的形成关系到先天和后天两个方面。先天的因素完全取决于父母，如《灵枢·天年》说："人之始生，……以母为基，以父为楯。"《灵枢·寿夭刚柔》说："人之生也，有刚有柔，有弱有强，有短有长，有阴有阳。"也就是说，父母的体质特性，往往对后代的体质状况产生直接的影响，是人的体质形成的第一要素，并在人的一生中都将明显地或潜在地发生作用。除了在遗传基础上形成的体质以外，母亲在妊娠期间调护是否适当，也将影响胎儿出生后的体质。后天的因素主要包括饮食营养、生活起居及劳动锻炼等。这些来自后天生活环境的影响，在遗传性的基础上进一步促进了体质的形成，或者促使某种体质的稳定和巩固，或者促使体质发生转变。

虽然从一定意义上说，体质是相对稳定的，一旦形成不易很快改变，但也并不是一成不变的，可以通过中医养生调摄的方法来进行改善。尤其是先天禀赋薄弱的人，若后天摄养有度，可使体质由弱变强，弥补先天之不足，尽其天年而得长寿，如《景岳全书·杂证谟·脾胃》说："人之自生至老，凡先天之有不足者，但得后天培养之力，则补天之功，亦可居其强半。"

由于子女优生的关键在于父母，父母的身体素质是后代生命产生的基础，故父母身体素质的调摄，包括在妊娠前后的保养就显得十分重要。一般而言，父母体质强壮，则后代也强壮健康；父母体质虚弱，则后代也虚弱多病。中医学认为人之始生，与父母肾中精气的盛衰有着密切的关系，若父母平日注意养生保健，使体质强盛，五脏六腑气血调畅，肾中精气充足，一旦受胎生子，后代往往体质较强；若父母平素不善摄养，使五脏六腑气血虚少，肾中精气亏乏，勉强受胎，后代必然体质较弱。倘若母亲已经受孕怀胎，在直至分娩期间，也应注意饮食、起居、劳逸和心理等方面的调养将息，以保证胎儿的正常发育。因为优孕是优生的前提，中医也谓之"养胎"，其具体方法大体包括适寒温，节饮食，慎起居，忌房事，心情宜愉悦，动作宜舒缓等。《诸病源候论》、《备急千金要方》等书还提出了逐月养胎的方法。

另一方面，不同体质的人，应当采用不同的养生方法。如体质较强之人，不可恃其强壮而忽视摄生，甚至肆意克伐，应重在注意预防疾病，因为疾病可以损伤人体，使人体素质下降，防病则可维护体质；同时还应加强锻炼，促使气血阴阳流通，勿使邪气留滞。对于体质虚弱之人，除了预防疾病以外，在日常生活和工作中，更应重视养生保健，如饮食调理适宜，起居作息有节，劳逸安排得当，并采取适当的锻炼方法，促使体质不断增强。

总之，健康与体质有关，体质的强盛又在于养生，只有注意养生、善于养生的人，才能拥有一个健康强壮的体魄。

二、抵御邪气，预防疾病

疾病对人体健康的危害是极大的，其可以削弱人体的功能，耗散人体的精气，甚至缩短寿命。然而由于人类生存在一定的自然环境和社会环境之中，不可避免地要受到各种致病因素即邪气的侵袭，因此如何抵御邪气，有效地预防疾病的发生，也是中医养生理论中"治未病"思想的意义所在。"治未病"一语，首见于《黄帝内经》。如《素问·四气调神大论》说："圣人不治已病治未病，不治已乱治未乱，……夫病已成而后药之，乱已成而后治之，譬犹渴而穿井，斗而铸锥，不亦晚乎！"所谓"治未病"，包括未病先防和既病防变两个方面。未病先防，是指在未发生疾病之前，慎于摄生，预先做好各种预防工作，以防止疾病的发生。既病防变，是指疾病一旦发生，应尽早诊断和治疗，保护未病之脏腑，防止疾病的发展和传变。当然，从养生保健的意义上说，未病先防则显得更为重要。正如朱震亨所言："与其救疗于有疾之后，不若摄养于无疾之先。……是故已病而后治，所以为医家之法；未病而先治，所以明摄生之理。夫如是则思患而预防之者，何患之有哉"（《丹溪心法·不治已病治未病》）。

由于疾病的发生，关系到正气和邪气两方面的因素，是人体在正气不足的情况下，邪气乘虚而入，破坏了体内的相对平衡状态而产生的，因此，未病先防的原则也是从这两方面着手。一是保养正气，提高机体的抗病能力。如重视精神调摄，做到心情舒畅，精神愉快，使气血阴阳调和；加强身体锻炼，经常运动健身，不断增强体质；注意生活起居，做到饮食合理、起居有常、劳逸适度等，这些养生的方法，皆可使正气日渐强盛，达到"正气存内，邪不可干"（《素问·刺法论》），提高抵御疾病的能力。二是避免邪气，防止邪气的侵袭。如讲究卫生，防止环境和饮食的污染；注意气候变化，"动作以避寒，阴居以避暑"（《素问·移精变气论》）；防范金刃伤、跌打损伤、虫兽咬伤等各种外伤；还要注意避其毒气，特别是避免与传染病患者接触等，这些都是有效的避邪防病的措施。

三、延缓衰老，颐养天年

人的一生要经历生、长、壮、老等不同的生命过程，衰老是生命活动不可抗拒的自然规律，但衰老之迟早、寿命之长短，并非人人相同，究其原因，多与养生有关。

衰老是一个很复杂的生物演变过程，包括了机体的形态、组织器官的生理功能、组织器官之间的协调控制以及机体对环境的适应能力等一系列退行性的变化。衰老可分为生理性衰老和病理性衰老两类。生理性衰老是指随着年龄的增长，在机体生长发育成熟以后所出现的生理性退化，这是一切生物的普遍规律；病理性衰老则是因为内在的或外在的原因使人体发生病理性变化，使衰老现象提前发生，又称为早衰。当然，绝对的生理性衰老是不存在的，往往是两者互相影响。

衰老是生命发展的一个阶段，通常将 40～59 岁称为老年前期或渐衰期，60～80 岁为衰老期，80 岁以上为高龄期，这与《黄帝内经》所云女子"五七"、男子"五八"开始逐渐出现衰老的征象是颇相吻合的。不过,由于人体的衰老过程是逐渐进行的,个体之间又存在着较大的差异,因此单凭年龄来划分衰老期还不够全面,还应结合衰老的特征来加以确定。比较明显的衰老特有有:皮肤松弛缺少弹性,皱纹增加色素沉着,头发稀疏变白脱落,反应迟钝行动缓慢,视力减退,听力下降,食欲不振,睡眠不安,记忆力衰减,性功能衰退,适应能力和抵抗能力降低,并可出现诸如高血压病、心血管病、慢性支气管炎、糖尿病、前列腺肥大等老年性疾病。

关于引起衰老的原因,中医学认为肾为元气之根,生命之本,脾为气血生化之源,后天之本,所以肾脾亏虚,精气衰竭,阴阳失调是其最根本的原因。另外脏腑虚损、气血失衡、气虚血瘀等也与衰老有关。近代科学家为了探讨衰老的机制,进行了不懈的努力,迄今提出的理论和假说,已不下几十种,大致可归纳为以下三个方面:

一是遗传论。认为衰老过程是由遗传所决定的,生物的生长、发育、成熟、衰老和死亡,都是由自身的遗传程序展开的必然结果。如生物钟学说认为,在人体的下丘脑中存在着"生物钟样调控机构",控制细胞分裂的速度和次数不同。一个中年人大约由 50 万亿～60 万亿个细胞组成,这些细胞从胚胎开始分裂 46～50 次后,就不再分裂,然后死亡。这说明衰老在机体内类似一种"生物钟",即衰老过程是按一种既定程序逐渐推进的。

二是环境论。其主要观点认为,遗传虽有一定的作用,但环境因素对人体的影响也十分重要,如污染、药物、疾病、辐射等不良因素,会造成细胞的损伤,使损伤积累而导致衰老。如中毒学说认为,衰老是由于各种代谢产物在体内不断积聚,导致细胞中毒死亡而造成的。交联学说认为,在体内的生物化学反应过程中,只要发生了极少量的交联干扰,就可以对机体产生损伤。而人体细胞和组织中胶体异常的交联,是随着年龄增长而增多的,因此细胞功能受其影响便导致衰老。自由基学说认为,在生命活动过程中必然会产生一些自由基,自由基与体内某些成分发生反应,对机体造成损害,引起人体衰老。体细胞突变学说认为,当生物在某些化学因素、物理因素、生物因素的作用下,生物细胞中的遗传物质发生了突然的改变,引起细胞的形态与功能失调,从而导致衰老。

三是综合论。其综合了各种衰老学说的有关内容,是从代谢失调或细胞信息受损等角度出发而形成的衰老学说。如差错灾难学说认为,如果人体在蛋白质的合成过程中发生了差错,那么带有缺陷的蛋白质就可能大量合成,这些蛋白质在细胞中积累到一定程度就会引起细胞的衰老和死亡。衰老色素学说认为,脂褐质在人体组织内分布广泛,且随年龄而增加,一旦其多量出现时,就会使细胞萎缩或死亡,故有人将脂褐质称为"衰老色素"。还有内分泌功能减退学说、中枢神经系统衰退学说等等。以上这些学说虽然都无定论,但从不同的角度和深度反映了衰老这一复杂的生命现象的某一侧面或某一层次的部分机制。

衰老与人的寿命有着密切的关系。衰老得早,会使寿命缩短;衰老得迟,就有长寿的可能。各种生物都有相对稳定的自然寿命,早在《黄帝内经》中就认为人的天赋年寿即"天年"是"百岁"。如《素问·上古天真论》说:"余闻上古之人,春秋皆度百岁,……故能形与神俱,而尽终其天年,度百岁乃去。"美国学者海弗利克通过体外细胞培养试验证明,细胞传代次数多的机体寿限长,反之则短。而人类细胞的传代次数为 40～60 代,以此推断,人的寿限为 110 岁左右。德国学者 H. Frankez 提出:"如果一个人既未患过疾病,又未遭到外源性因素的不良作用,则单纯性高龄老衰要到 120 岁才出现生理性死亡。"以上结论与中医对天年的认识是基本符合的。

虽然中外学者都认为人类的自然寿命可达百年以上,但在现实生活中一般人的寿命仅有六七十岁，离自然的寿限还相差很远。这种早衰现象，其原因除了先天禀赋有差异以外，还包括社会因素、自然环境、精神刺激以及后天调摄等的不良影响。如社会动荡不安，工作过度紧张，竞争激烈，人际关系不和，气候变化多端，空气、水源、噪声污染，长期或剧烈的精神创伤，饮食失调，劳逸不当等等。尽管如此，世上活到高龄乃至百岁的老人也并不鲜见，尤其是随着社会的进步，生产的发展，科学技术水平和物质文明程度的不断提高，长寿的老人也越来越多。我国 1953 年第一次人口普查时，百岁老人有 3384 人。1990 年第四次人口普查时，百岁老人已上升到 6681 人，每百万人口有百岁老人 5.6 人。到 2005 年第五次人口普查时，百岁老人已超过 1.7 万人，平均每百万人口有 13 位百岁老人。

元代医学家李鹏飞曾在《三元参赞延寿书·饮食》中指出："我命在我不在天，全在人之调适。卿等亦当加意，毋自轻摄养也。"认为长寿与否，盖非天命而全在乎人力也。能否活到百岁，终其天年，关键是在于掌握养生之道，调摄得当。《养性延命录·教诫》也说："养之得理，常寿之一百二十岁。"再纵观古今百岁老人长寿的奥秘，也不外乎是通过顺应自然界的气候变化，保持乐观开朗的心情，注意饮食和生活起居，适当进行劳动和体育锻炼等养生的方法，来延缓衰老的进程，以达到健康长寿的目的。如沈阳百岁老人何文章的养生秘诀是：经常运动，饮食规律，心情舒畅，家庭和睦。从台湾回归祖国的百岁老人陈椿，其长寿的秘诀只有八个字：乐业、乐生、乐善、乐天。有人曾根据一些百岁老人的饮食、生活、起居，编了一套老年健身"四字经"：早睡早起，锻炼身体；季节变更，及时换衣；烟酒嗜好，应当禁忌；选用补品，因人而异；节制大荤，素食为宜；食不偏爱，搭配合理；饭后散步，坚持有利；襟怀坦荡，长寿无疑。由此可见，只要在日常生活中注重自我养生保健，并且持之以恒，那么延年益寿、颐享天年的愿望是能够实现的。

第四节　中医养生的基本原则

中医养生学有着丰富的实践基础，养生方法颇多，但其基本的原则，大体可归纳为以下几个方面。

一、天人相应，顺乎自然

天人相应的整体观念，是中医养生的指导思想。人体既是一个有机的整体，又与外界环境有着不可分割的联系。大自然是万物赖以生存的基础，是人类生命的源泉。《灵枢·岁露论》说："人与天地相参也，与日月相应也。"《素问·六节藏象论》说："天食人以五气，地食人以五味。……气和而生，津液相成，神乃自生。"这说明人是禀天地阴阳之气而生的，与自然界息息相通，自然界不仅给人类提供营养、水分、空气、阳光等，以满足人体新陈代谢的需要，同时自然界的各种变化，不论是四时气候，昼夜晨昏，还是日月运行，地理环境，也会直接或间接地影响人体，使人体相应地出现各种不同的生理或病理反应。如《灵枢·本脏》说："五脏者，所以参天地，副阴阳，而连四时，化五节者也。"说明人体生长衰老整个生命过程，就是五脏功能盛衰变化的生理过程，人体五脏功能之间不仅有着相互配合的关系，还与自然界的变化保持着协调统一。

因此，根据天人相应的理论，人们必须掌握自然界的变化规律，并且顺乎自然界的运动变化来进行护养调摄，与天地阴阳保持着协调平衡，这样才能有益于身心健康。《灵枢·本神》说："智者之养生也，必顺四时而适寒暑，和喜怒而安居处，节阴阳而调刚柔。如是则僻邪不至，长生久视。"《素问·四气调神大论》说："夫四时阴阳者，万物之根本也。所以圣人春夏养阳，秋冬养阴，以从其根，故与万物沉浮于生长之门。"要求人们凡精神活动、起居作息、饮食五味等，都要顺应自然界的变化，进行适当的调节。如一年四季有春温、夏热、秋凉、冬寒的更迭变迁，万物随之有春生、夏长、秋收、冬藏的变化，人体气血的运行也会有相应的改变。《素问·八正神明论》说："天温日明，则人血淖液而卫气浮，故血易泻，气易行；天寒日阴，则人血凝泣而卫气沉。"说明春夏天气温热，阳气发泄，气血活动趋向于表，运行较为通畅；秋冬气候寒凉，阳气收藏，气血活动趋向于里，运行较为滞涩。因此，在春和景明，风和日丽的时节，人的精神愉快，生命力较旺盛；而在寒冬腊月，阴暗潮湿的天气，人往往精神不振，情绪低落，或者周身有不适之感。根据这一自然规律，中医养生学便提出了"春夏养阳，秋冬养阴"的理论，主张在万物蓬勃生长的春夏季节，人们要顺应阳气发泄的趋势，早些起床到室外活动，漫步于空气清新之处，舒展形体，使阳气更加充盛。秋冬气候转凉，风气劲疾，阴气收敛，人们又必须注意防寒保暖，适当调整作息时间，以避肃杀之气，使阴精潜藏于内，阳气不致妄泄。这种根据四时气候而调养阴阳的道理，就是天人相应，顺乎自然的养生原则的具体体现。

二、身心合一，形神共养

形神共养这一重要的养生原则，是在形神合一的理论基础上提出来的。形神合一，是指形体与精神的结合，是生命存在的主要保证。所谓形，包括人体的脏腑、皮肉、筋骨、经脉以及气血津液等营养物质；所谓神，是指人的精神、意识、思维活动以及整个生命活动的外在表现。形乃神之宅，是神的物质基础，只有形体完备，才能产生正常的精神活动，即"形体不敝，精神不散"（《素问·上古天真论》）。神乃形之主，是生命活动的统帅，只有精神调畅，才能促进脏腑的功能活动，保持阴平阳秘的生理状态。所以无神则形不可活，无形则神无以附，两者相辅相成，不可分离。

正因为形神合一，才共同构成了人的生命。形神合一的理论，揭示了形与神之间在生命活动过程中相互依存和相互促进的辩证关系。健康的人，应是形、神双方都保持着正常的活动，即健康的形体是精神调畅、思维敏捷的物质保证；而充沛的精神和乐观的情绪又是形体健康的主要条件。所以中医养生学非常重视形体和精神的整体调摄，提倡形神共养，做到养形调神，守神全形，使得形体强壮而精神健旺。

形体是人体生命存在的基础，有了形体，才有生命，有了生命，才能产生精神活动和生理功能，因此保养形体非常重要。养形，主要是指摄养人体的内脏、肢体、五官九窍及气血津液等。明代医学家张介宾在《景岳全书·传忠录中·治形论》中明确指出："善养生者，可不先养此形以为神明之宅？"强调了摄养形体的重要性。中医养生学历来把精、气、神视为人生"三宝"。其中，精和气都是构成人之形体的基本物质，是立命之本。相对而言，精是生命之源，是人体组成的原始基础，而气则是生命的要素，更着重说明其运动变化的状态，如《素问·金匮真言论》说："夫精者，身之本也。"《景岳全书·传忠录上·论治》说："人之所赖者，谓有此气耳，气聚则生，气散则死。"同时，精和气之间又是相互滋生，相互转化的，如"精食气"、"精化为气"、"气归精"、"气虚无精"等说法，皆体现了精盈则气盛，气充则精足的密切关系。可见，人之形体是由精气凝聚而成，五脏六腑的功能，血脉的运行以及精神情志活动，都必须以精气为源泉和动力，都有赖于精气的流通和充实。故形体摄养首先就要注意调养脏腑之精气，做到保精固气，体健神旺。正如《不居集·上集卷十三·血症全书》所说："精气者，万物之体。全其形则生，养其精气则神全，神全则形全而无病，可长生矣。"

养形的具体内容非常广泛，凡调饮食、节劳逸、慎起居、避寒暑、勤锻炼等养生的方法，大多属于养形的重要内容。如"民以食为天"、"人以胃气为本"，人出生以后，其形体的生长发育及健康强壮，均需要饮食物的摄取和脾胃功能的正常。因此要合理调配饮食，既不能单一而进，应谷肉果菜，荤素结合；四气五味，相互配合；又要注意饮食适量，讲究卫生等，这样才能使人体营养充分，满足各组织器官的需要。又如慎起居，就是要求人们建立一套科学、合理、规律的日常生活作息制度，这是强身健体的重要途径。如与四季相应而起卧有时，节制房事而保养肾精等，可使人的精力保持充沛，提高工作和学习的效率。

精神活动是人体生命活动的主宰。在正常情况下，人的精神情志变化是机体对外界各种刺激所产生的"应答性反应"，它不仅体现了生命过程中正常的心理活动，而且良好的精神状态，还可以增强机体适应环境和抵抗疾病的能力，起到强体防病、益寿延年的作用。但如果精神情志活动过于剧烈或持续日久，超过了人体正常生理功能的调节范围，就会使脏腑气机紊乱，阴阳气血失调，导致多种疾病的发生。如《灵枢·本神》指出："是故怵惕思虑者则伤神，神伤则恐惧流淫不止。因悲哀动中者，竭绝而失生。"《素问·疏五过论》说："精神内伤，身必败亡。"现代医学研究也证明，一切对人体不利的因素中，最能使人短命夭亡的就是不良的情绪。由于社会的变化，人际关系日趋复杂，生活节奏日益加快，人在社会环境中的地位升降变化也愈加频繁，导致心理因素起主导作用的躯体疾患即心身疾病不断地增多。长期处于忧郁恼怒，恐惧悲伤，嫉妒贪求，紧张惊慌境地的人，比精神状态稳定的人容易患病，如胃及十二指肠溃疡病、高血压病、冠心病、心绞痛、内分泌紊乱、自主神经功能紊乱、精神病等，甚至肿瘤的发生，都与精神情志调节失常有关。

由于良好的情绪是人体的一种最有助于健康的力量，所以精神心理保健即调神是中医养生的一个重要原则。如《素问·阴阳应象大论》说："圣人为无为之事，乐恬淡之能，从欲快志于虚无之守，故寿命无穷，与天地终，此圣人之治身也。"《医学心悟·保生四要》说："人之有生，唯精与神。精神不敝，四体长春。"因为心为五脏六腑之大主，精神之所舍，心神能统领人的精神情志活动，故调神又必须要以养心为首务。所谓："悲哀愁忧则心动，心动则五脏六腑皆摇"（《灵枢·口问》）。"心不扰者神不疲，神不疲则气不乱，气不乱则身泰延寿矣"（《保生要录·养神气门》）。

调神摄生的内容也很丰富，可从多方面入手。主要要求人们思想上保持安定清净的状态，心境坦然，淡泊名利，不贪欲妄想。同时做到精神愉快，心情舒畅，喜怒不妄发，尽量减少不良的精神刺激和过度的情绪波动。另外也可通过炼气功而意守入静，以神御气；或通过绘画、书法、音乐、下棋、旅游等有意义的活动，来陶冶情操，修性怡神。从国内外对百岁老人的调查资料来看，长寿老人往往都具有良好的心理素质，如性格温和，乐观开朗，对人诚恳，乐于助人，心胸开阔大度，不斤斤计较和患得患失等。总之，虽然养形和调神都是在形神合一理论指导下确立的养生原则，两者不可偏废，要同时进行。但在形神关系中，"神"是人体生命活动的主宰，起着主导的作用，只有"神明"方得"形安"。故有些学者认为，若欲健全形体，必须首重养神，形神共养，也应以调神为先，这是有其一定道理的。

三、动静结合，协调平衡

动与静，是自然界物质运动的两种形式，两者互为其根，不可分割。有动才有静，无静不能动，动中包含着静，静中蕴伏着动，只有动静相互为用，才能保持人体阴阳、气血、脏腑等生理活动的协调平衡。如形属阴主静，是人体的物质基础，营养的来源；气属阳主动，是人体的生理功能，动力的源泉。又如五脏藏而不泻，六腑泻而不藏；藏为静，泻为动，只有维持脏腑的相对动静，气血和畅，百病不生，人体才能充满旺盛的生命力。中医养生学认为"气血极欲动，精神极欲静"，既提倡"养身莫善于动"，又提出"养静为摄生之首务"。因此，只有动静结合，动静适宜，方能达到养生保健之目的。

静，主要指精神上的清静，其次包括形体活动的相对安静状态。如《庄子·在宥》说："必静必清，无劳汝形，无摇汝精，乃可以长生。"由于神为一身之统领，任万物而理万机，具有易动难静的特点，故清静养神就显得十分重要。《医述·医学溯源·养生》说："欲延生者，心神宜恬静而无躁扰。"《素问·痹论》说："静则神藏，躁则消亡。"说明人应保持精神安定舒畅，心境平和宁静的境界。心静方能气清，气清方能神凝，神凝方能心定，如此神藏而不妄耗，才有助于身心健康。倘若心神由于某些原因的侵扰，过于躁动，使神不内守，就可扰乱脏腑，耗血伤精，或易招致疾病，或使人早衰短寿。现代医学也认为，心理活动失衡而增强，常使人产生一种焦虑反应，即忧虑、恐惧和焦灼兼而有之的情绪反应，继而出现交感神经功能亢进的失眠、多梦、眩晕、头痛等一系列症状。当然，清心谧静并不是饱食终日，无所用心，而是指心无妄用，精神专一，主动摒除杂念，使纷繁的思想安静下来。因为正常的用心，能够"思索生知"，对强神健脑是大有裨益的。另外，劳逸结合，不妄作劳也属于静养的范畴。无论从事什么工作，都要保持适度，不可太过。要合理地安排自己的工作和休息时间，保持充足的睡眠，通过静养来消除疲劳，恢复旺盛的精力。再如气功中的静功，也是通过一定的体态姿势、特定的呼吸方法及意念活动，在"入静"的状态下，提高情绪的稳定性，控制自己的心境、感情，进行内部的自我锻炼和调节，从而起到对机体"调整"、"修复"和"建设"的作用。

动，包括劳动和运动两方面。"生命在于运动"，中医学历来非常重视"动"在养生中的重要意义，提出"流水不腐，户枢不蠹"的辩证思想。如《遵生八笺·延年却病笺·左洞真经按摩导引诀》说："人身流畅，皆一气之所周通。气流则形和，气塞则形病。……人身欲得摇动，则谷气易消，血脉疏利。仙家按摩导引之术，所以行血气，利关节，辟邪外干，使恶气不得入吾身中耳。"认为运动可以增强人的体质，促进气机通畅，气血调和，肢体舒展而灵活，提高抗御病邪的能力，延缓衰老，克享遐寿。我们中华民族历来就有爱好运动的优良传统，早在先秦时期，人们就采用舞蹈、射箭、导引等运动方法来养生却病；东汉名医华佗模仿虎、鹿、熊、猿、鸟五种禽兽的动作，创编了具有养生作用的"五禽戏"锻炼身体。即使是现在，百岁以上的长寿老人，绝大多数也是坚持锻炼或经常劳作之人。现代医学已经证实，运动可以增强心功能，使心肌收缩有力，改善供血状况，增加血管弹性，延缓或减少动脉粥样硬化的病变；运动可以改善呼吸功能，增强肺活量，对肺组织弹性、胸廓的活动度及肺脏的通气和换气功能有良好的作用；运动可以提高消化系统的功能，促进人体内营养物质的新陈代谢，保持良好的食欲；运动还可以增强肌肉的收缩与舒张能力，改善骨骼的血液循环，使肌肉结实，关节运动灵活，从而有效地防止了关节炎、骨质疏松一类的疾病。运动养生的方法有多种，如散步、打拳、舞蹈、游泳、按摩、气功等，应根据不同的年龄、体质、季节、环境等而选择适合于自身状况的运动项目，以动形调和气血，疏通经络，通利九窍，防病健身。不过，运动养生也要从实际出发，避免过度疲劳和进行过大的运动量，如《养性延命录·教诫》说："体欲常劳，食欲常少，劳无过极，少无过虚。"孙思邈在《备急千金要方·养性·道林养性》中也说："养性之道，常欲小劳，但莫大疲及强所不能堪耳。"这些都是告诫人们，适当的运动将有助于身体的健康，而过分勉强的运动，反而对身体有害无益，尤其是中老年人更应注意。

总之，中医养生学认为，心神宜静，形体宜动，动静要适度，刚柔须相济，否则太过或不及都会影响人体，导致疾病的发生。如《素问·宣明五气》说："久视伤血，久卧伤气，久坐伤肉，久立伤骨，久行伤筋。"因此，勤运动，要劳而不极；勤用脑，要思而不息。动养而不至大疲，静养而不至过逸，心体互用，动静结合，并保持协调平衡，才能维护身心的健康，符合生命运动的客观规律。

四、摄养脏腑，脾肾为先

脏腑是人体内组织器官的主要部分，五脏是核心内容，人体经络血脉、五官九窍、四肢百骸，都是以五脏为其功能的主宰。脏腑功能强健，则阴阳协调，精气充盈，血脉流畅，生命活动保持旺盛。如脏腑功能衰退或失常，则人体精神气血便随之而耗减，导致防病抗邪的能力降低，引起疾病缠身，甚至早衰夭亡。如《灵枢·天年》说："其不能终寿而死者，何如？岐伯曰：其五藏皆不坚，……故中寿而尽也。""五脏皆虚，神气皆去，形骸独居而终矣。"因此，脏腑功能正常是健康长寿不可或缺的条件，摄养脏腑，增强脏腑功能，是中医养生学的重要原则。

人的生命过程，就是人体内气血阴阳对立统一，五脏六腑互相协调的过程，而脏腑功能的正常维持，又要取决于肾的作用。如肺气之治节，心气之运行，脾气之转输，肝气之疏泄等，莫不由于肾阳的温煦和肾阴的濡养。因而中医学认为肾为先天之本，水火之宅，受五脏六腑之精而藏之，是元气、阴精的生发之源，生命活动的调节中心。肾中精气阴阳的盛衰，与人的生长发育以及衰老过程有着直接而密切的关系。如《黄帝内经》早就指出，人从幼年开始，由于肾中精气逐渐充盛，才有"齿更发长"等变化；发育到青春时期，肾中精气比较充盈，具有生殖功能；到了老年，由于肾中精气逐渐衰减，生殖能力随之降低乃至丧失，形体亦日益衰老。说明人的生命衍变过程的调控是归属于肾的功能，衰老的最根本的原因是肾气虚衰。肾气充足，则精神健旺，身体健康，寿命延长；肾气衰少，则精神疲惫，体弱多病，寿命短夭。正如《医学正传·卷一·医学或问》所说："肾元盛则寿延，肾元衰则寿夭。"

近年来，运用现代科学方法研究发现，中医学中的肾包含了现代医学中的神经、内分泌、免疫及清除自由基等多种调节功能，而这些功能都是随着年龄的增长而逐渐减弱的，这与中医认识到肾气随年龄变化而呈现渐衰的过程是相一致的。如健康人在 40 岁以后五脏虚象的检出率逐渐增高，而肾虚检出率又较其他脏腑虚象检出率为高。机体内自由基生成过多或清除能力下降时，会出现对组织细胞的毒性作用，而超氧化物歧化酶（SOD）具有清除体内自由基的作用，但肾虚患者的 SOD 活性明显偏低，且病情越重，病程越长，则 SOD 活性愈低。另外，胸腺是免疫系统的中枢组织，与肾气也密切相关。肾气虚可出现胸腺退化，T 细胞数量减少，人体免疫功能降低。尤其是胸腺的发育、衰退、萎缩与年龄的平行，同肾气盛衰与年龄的平行几乎完全一致。在内分泌系统方面，临床检查及实验发现，老年人的肾上腺对下丘脑分泌的促肾上腺皮质激素的反应性降低，肾上腺重量减少，尿中17-酮皮质类固醇排泄量比青壮年为低，说明肾与内分泌有着共同的生理病理基础。

脾为后天之本，有运化之能，水谷精微必须依靠脾的吸收和转输，才能营养各脏腑，以维持脏腑的功能活动。脏腑得到营养物质的充养后，又分别输精于皮毛、肌肉、筋骨等组织器官，以维持这些组织器官的正常生理功能。故脾为气血生化之源，五脏六腑、四肢百骸皆赖之以养。特别是人出生以后，脾的消化吸收功能健全，不断供给周身营养物质，才能满足人体生长发育的需要。所以人的生命活动的根基是在肾，而脾的功能则是生命活动的重要保证。如《素问·玉机真脏论》说："五脏者，皆禀气于胃。胃者，五脏之本也。"明代张介宾很重视后天脾胃对生命活动及寿夭的影响，曾指出："后天培养者，寿者更寿；后天斫削者，夭者更夭。"并强调："盖人自有生以来，惟赖后天之为立命之本"（《景岳全书·传忠录中·先天后天论》）。

由此可见，肾与脾，先天与后天，两者相互资助，互相促进，在人体生命活动中共同发挥着重要作用。如果先天不足，但得到后天的保养，就可以弥补先天而增寿；若先天充足，而后天反加斫伤，亦难延长寿命。《类经·藏象类·天年常度》说："夫禀受者先天也，修养者后天也，先天责在父母，后天责在吾心。"意即先天禀赋强实，发育健全，而后天的调养又合乎生理需要，其人便臻寿域。因此养生保健，调摄脏腑，应着眼于两个根本，以脾肾为先，既要顾护肾脏，又要调理脾胃，使精髓足以强中，水谷充以御外，这样才能使人体各脏腑功能强健，气血阴阳充足，从而达到健康长寿之目的。

第五节　中医养生的主要方法

一、精神养生

精神养生，在中医文献中，又称"摄神"、"养神"、"调神"，是通过调节人的精神情志等活动，来保护和增强人的心理健康，达到形神统一、却病延年的一种养生方法。

（一）清静养神

清静养神，指人的精神情志应保持恬淡宁静的状态。中医学认为，神是生命存亡的根本，易于动而致耗，难于静而内守。躁动劳心扰神，必然损害脏腑，轻则萌生疾病，重则催老减寿。清静养神的思想源于道家学说，《庄子·刻意》说："平易恬淡，则忧患不能入，邪气不能袭，故其德全而神不亏。"《黄帝内经》从医学角度提出了"恬淡虚无"的养生思想。如《素问·上古天真论》说："恬淡虚无，真气从之，精神内守，病安从来？"《素问·生气通天论》说："清静则肉腠闭拒，虽有大风苛毒，弗之能害。"《遵生八笺·清修妙论笺上卷》也说："清静二字，清谓清其心源，静谓静其气海。心源清，则外物不能扰，性定而神明；气海静，则邪欲不能作，精全而腹实。"这些理论都指出保持静养，心神清静，不仅使精气内藏，意志平和，还能固护正气，抗邪于外。告诫人们在生活中，不做勉强的事，不胡思乱想，做到意念纯正，无争无贪，使心旷神怡，心神宁静，则能防疾祛病，尽享天年。所谓："心常清静则神安，神安则七神皆安。以此养生则寿，殁世不殆"（《养生四要·慎动》）。

　　清静养神的首要方法是少私寡欲。少私，是指减少私心杂念；寡欲，是降低对名利和物质的欲望。老子在《老子·道经》中提出："见素抱朴，少私寡欲。"《素问·上古天真论》亦主张："志闲而少欲。"因为私心、嗜欲出于心，私心太重，嗜欲不止，不免斤斤计较，患得患失，唯名利是务，使之经常处于愤怒、忧郁、悲伤、失望等情绪变化之中，日久必会扰动心神，破坏心神的清静，影响健康。若能心无妄想，"薄名利"、"禁声色"、"廉贷财"、"损滋味"、"除佞妄"、"去忌妒"（《抱朴子·养生论》），或"少思，少念，少欲，少事，少语，少笑，少愁，少乐，少喜，少怒"（《备急千金要方·养性·道林养性》），常知足，少贪求，无杂念忧患，无嗔怒之心，正确对待个人的利害得失，才能减轻思想上不必要的精神负担，使人心胸开阔，襟怀坦荡，从而保持心神的清静内守，促进身心健康。孙思邈说得好："不以事累意，不临时俗之仪，淡然无为，神气自满，以此为不死之药"（《千金翼方·养性·养性禁忌》）。

　　要使思想清静，还必须注意凝神敛思，用心专一。《遵生八笺·清修妙论笺上卷》说："专精养神，不为物杂，谓之清；反神服气，安而不动，谓之静。制念以定志，静身以安神，保气以存精。"凝神敛思，精神静谧，专心致志，可使思想高度集中而不分散，不仅有利于提高工作和学习效率，而且还可以排除杂念，驱逐烦恼，维护心神的安定状态。另外，为了内心的清静，古人还主张"抑目静耳"。因为耳目均为心神接受外来刺激的主要器官，人世纷尘，耳目所触，都要反映到大脑里，影响心神。故目清耳静，则神气内守而心不劳；若目驰耳躁，则神气烦劳而心不宁。如《养性延命录·教诫》说："目不欲视不正之色，耳不欲听丑秽之言。"《千金翼方·养性·养老大例》说："耳无妄听，口无妄言，心无妄念。"因此抑目静耳并不是要求人们一味地目不斜视，耳不旁听，而是适当地控制自己的意念，不妄听妄看，减少私欲的骚扰，尤其是注意避免淫秽书刊及格调不健康的音像制品的刺激，这对保证心神的平和静谧是十分必要的。

　　当然，清静养神也不是超尘脱世，无所作为或无欲禁欲。人毕竟生活在复杂的社会环境及自然环境之中，各种问题、矛盾、纠纷不可避免，更何况七情六欲乃人之常情，是本能的表现，若精神空虚，无所用心，或有欲强禁，不得疏泄，反而于健康不利。《老老恒言·燕居》说："心不可无所用，非谓必如槁木死灰，方为养生之道，静时固戒动，动而不妄动，亦静也。"现代医学认为，大脑功能是心理健康的物质基础和保证。脑功能的潜力很大，即使到了老年，功能有所减退，也不足以影响脑的正常运转和思维的正常进行。故提高智力，延缓大脑衰退的有效方法就是勤用脑，所谓"用进废退"。因此，清静养神关键在于制念定性，凡事珍惜精神，从容以待，做到自讼、自克、自悟、自解，并注意控制感情和意念，尽量减少情绪激动对身体产生的不良影响，方能不求静而自静也。

　　（二）情志中和

　　情志活动包括喜、怒、忧、思、悲、恐、惊等，是人体对外界客观事物的刺激所产生的情感反应，也是人体生理活动的重要组成部分。和调的情志活动有益于人体健康，而剧烈或持久的精神刺激，引起暴怒、狂欢、痛哭、大惊、卒恐、思虑过度、忧愁不解等情志变化，则可使人气机逆乱，气血消损，脏腑功能失调而致病。因此，中医养生学非常重视避免情志过激，提倡情志中和的摄神方法。

　　情志中和，系指人的情志活动，如喜怒哀乐皆应保持安和适中，情感的发泄也要有节、有度，不宜太过。如子思曾在《中庸》里说："喜怒哀乐之未发，谓之中；发而皆中节，谓之和。中也者，天下之大本也；和也者，天下之达道也。致中和，天地位焉，万物育焉。"中医学认为，情志活动与内脏功能有着密切的关系，情志太过是造成内伤病的主要致病因素。如《素问·疏五过论》说："暴怒伤阴，暴喜伤阳。"《灵枢·本神》说："悲哀动中者，竭绝而失生。""愁忧者，气闭塞而不行。""恐惧者，神荡惮而不收。""喜乐无极则伤魄，魄伤则狂，狂者意不存人。"这些都强调情志太过而未中和，使脏腑阴阳气血受损，不但会诱发疾病，甚至还能引起死亡。如春秋时代楚国的伍员（伍子胥），因无法潜出昭关去借兵报仇，心急如焚，忧愁过度，一夜之间，须发皓然。《红楼梦》中的林黛玉因所欲不遂，长期悲哀郁闷在心，以致过早夭折。即使是笑口常开，也必须要保持适度，否则也会物极必反，乐极生悲。尤其是暴喜大笑，可使人思维紊乱，精神失常，笑而不休乃至发狂，甚至心搏骤停，导致猝死。在我们的现实生活中，有的人多年夙愿一朝得以实现，兴奋无比，突然倒地而亡；有的人得到了什么意外的收获，笑得前仰后合而发生昏厥；更有的人打麻将意外地和了一个"清一色"，也仰面大笑，命归黄泉。所以，情不可不动，但勿令过，情志活动贵在调和适中。百事临头，难急交加，都要自制忍性，沉着镇静，既不为一得而过喜，也不为一失而过忧，这样才能促进人体的健康长寿。正如陶弘景所说，养性之道，"莫大愁忧，莫大哀思，此所谓能中和，能中和者，必久寿也"（《养性延命录·教诫》）。费伯雄在《医醇剩义·劳伤》中更明确地说："夫喜、怒、忧、思、悲、恐、惊，人人共有之境。若当喜而喜，当怒而怒，当忧而忧，是即喜怒哀乐发而皆中节也。此天下之至和，尚何伤之有？"

（三）养性移情

虽然七情太过，五志过激是疾病发生的重要原因，但在漫长的人生道路上，令人失意、沮丧、悲伤、烦恼、愤怒的事常常有之，再加上各人性格脾气不一样，故要在情绪的波澜中经常保持平静与坦然的心境，就必须学会养性移情。

所谓"性"，即指人的性格和情操。人的性格豁达与否，情操高尚与否，直接影响着人的情志变化和生理活动。大凡高寿之人，多半性格开朗，情绪乐观；相反，急躁、固执、多疑、善虑、懦弱、孤僻等性格，常常是情志激变的基础，产生疾病的土壤，甚或是早夭的原因。因而养性，就是加强性格修养，树立正确的人生观，自觉地培养高尚的道德、理想、情操，严于律己，宽以待人，做到养性怡神，益寿延年，所谓"养生莫若养性"。

养性除了加强自身的道德修养以外，还可以通过生活中各种有益于身心健康的文化娱乐活动，来寻找自己的精神寄托，陶冶自己的性情。历代养生家都十分重视和提倡培养健康高雅的兴趣爱好。如《寿亲养老新书》中便载有"十乐"：读书义理、学法帖字、澄心静坐、益友清谈、小酌半醺、浇花种竹、听琴玩鹤、焚香煎茶、登城观山、寓意弈棋。如书画是一种创造性的精神活动，是一种高尚的艺术享受。书法和绘画都有着形象美，可以寄托情怀，培养人愉快平静的性格和积极向上的精神。宋代欧阳修曾以"学书为乐"，元代黄公望也"以画为寄，以画为乐"。又如渊博的知识能使人对周围的瞬息万变应付自如；优美的音乐既可医治心灵的创伤，又可熏陶理想的情怀。还有下棋、雕刻、集邮、种花、旅游、钓鱼等，均有助于消除烦恼，舒畅情志，都是养性怡神的好方法。

移情，指面对错综复杂的情志变化，要善于调节情志，勇于自我排解，可以通过适当地发泄或积极地转移情绪，使情志活动不至太过，以保持良好的精神状态。常用的移情方法如下：

一是自慰法。即退步思量，减轻烦恼，也就是自我安慰的方法。在生活中遇到不愉快的事，最好是自己安慰自己，从经验教训中获取启迪，使自己得到解脱，变不愉快为愉快。如《老老恒言·燕居》说："事值可怒，当思事与身孰重？一转念间可以涣然冰释。"

二是意控法。如发怒时是很容易失去理智的，所以必须先行意识控制，把愤怒的情绪反应减轻到最低程度，可以用内部语言或文字作为媒介来协助，如林则徐就在书房中挂上"制怒"两字的横幅以提醒自己。要尽量以意制情，克制情绪的冲动。

三是宣泄法。碰到不顺心的事，若强压在心中也会憋出病来，可以通过宣泄来排解。如找亲朋好友倾诉以得到安慰，或引吭高歌、痛哭一场，或写诗作文宣散郁结，从而充分表达自己内心的感受，进行排解发泄。

四是转移法。通过自我调节，将困扰不解的情绪转移到其他事物上去，主观上改变刺激的意义，变不良情绪为积极情绪。可以强制自己去做一些平时感兴趣的事情，如有意识地唱歌、听音乐、看报纸、逗孩子等，以求从中得到乐趣，使人恢复平静的情绪。

五是升华法。遇到令人不顺心的事，要善于支配自己的感情，化不良情绪为干劲，在逆境中奋发。历史上因屈辱发愤而有所创造的人很多，如周文王被囚演《周易》；屈原放逐著《离骚》；孙子膑脚论兵法等。这样既可以使自己做出一番事业来，同时也在有所作为中得到了解脱。

（四）愉悦自得

愉，即愉快；悦，即喜悦。愉悦自得，就是常怀乐意，性情开朗，保持乐观的精神状态，使自己能在各种不良因素的刺激面前，做到神愉而不恼，心悦而不烦。乐观开朗是调养精神活动的良方，其能够对抗恶劣情绪的危害，促进人体的身心健康。如《素问·举痛论》说："喜则气和志达，荣卫通利。"《证治百问·瘵瘵》说："人之性情最喜畅快，形神最宜焕发，如此刻刻有长春之性，时时有长生之情，不惟却病，可以永年。"可见，愉悦不仅是健康的保证，还是长寿的根本。

《寿世保元·老人》说："每把戏言多取笑，常含乐意莫生嗔。"《类修要诀·养心要语》亦说："笑一笑，少一少；恼一恼，老一老。"说明经常欢笑才能保持愉悦自得的好心情。中医学认为，笑为心之声，为喜之形。笑口常开能使人精神振奋，心情舒畅，又可通利营卫，和调五脏气血。现代生理学研究证实，笑是一种独特的运动方法。笑能够调节神经功能，促进肌肉运动，加强血液循环，增进新陈代谢。笑是连续性的张口呼吸动作，是一套绝妙的呼吸操，可使肺部扩张，胸肌兴奋，排除呼吸道分泌物，通畅呼吸道。笑能使交感神经兴奋性增强，出现"快乐的心跳"，使心率加快，心肌收缩力增强，心脏射血量增加。笑能增强迷走神经兴奋，引起消化液的分泌和消化道的活动，促进食欲，帮助消化与吸收。另外，笑还可抒发健康的感情，对美好的未来表示向往；笑可减轻各种精神压力，驱散愁闷；笑可缓解情绪紧张，消除疲劳，改善睡眠；笑可克服孤独、寂寞，调节生活情趣；笑还可以发挥人的创造性，提高学习、工作效率等。所以，笑的确是一种有效的精神保健操，笑使人快乐，笑使人长寿。

此外，要想保持乐观开朗的心情，还必须培养"知足常乐"的思想。一切忧愁烦恼大多数是来自某些欲望和需求的不知足，贪心不止。要体会"比上不足，比下有余"的道理，懂得人的地位高低、生活享受等都是无止境的。不知足者会徒增烦恼，自讨苦吃，只有知足者便觉快乐，这样才能随遇而安，宽怀自遣，感到心理上的满足。再者，一个能以风趣幽默的态度对待生活的人，比其他人更容易捕捉到生活中的乐趣。善于"取笑"的人，自己也就乐在其中了。或者当你烦恼时，和幽默者谈谈心，看看幽默故事或幽默画，看看相声、小品表演，这样就能获得欢笑，使人笑颜常驻，心情愉悦，怡然自得。

（五）适时调神

适时调神，即顺应一年四季，一日四时的阴阳之气的自然变化规律，有意识地调养自己的精神活动。中医学认为，四时气候的变化对人的神志活动有着很大的影响，如《素问·阴阳应象大论》指出，春"在志为怒"，夏"在志为喜"，秋"在志为忧"，冬"在志为恐"。因此，摄养精神也要根据四时变化的特点，作出适当的调整。例如，春天，阳气升发，万物复苏，生机益然，人的精神情志活动也要顺其生长之机，舒展条达，乐观开朗。正如《摄生消息论·春季摄生消息》所说："春日融和，当眺园林亭阁虚敞之处，用抒滞怀以畅生气，不可兀坐以生他郁。"夏天，阳气最盛，万物蕃秀，开花结果，故人的精神情志活动应充沛饱满，"使志无怒，使华英成秀，使气得泄，若所爱在外"（《素问·四气调神大论》）。不要厌恶夏日气候的炎热，"宜调息静心，常如冰雪在心，炎热亦于我心少减，不可以热为热，更生热也"（《摄生消息论·夏季摄生消息》）。秋天，万物平定，阳气渐收，阴气渐长，肃杀之气降临，景物萧条。人的精神情志活动也应随之收敛，以保持安定平静。冬天，阳气潜藏，阴气最旺，寒气凛冽，万物生机闭藏，人的精神情志活动亦要顺其闭藏之气，内伏而不外露，"使志若伏若匿，若有私意，若己有得"（《素问·四气调神大论》），不可轻易耗泄。

此外，还可根据每日昼夜的时间顺序而调理精神活动。如《素问·生气通天论》说："阳气者，一日而主外，平旦人气生，日中而阳气隆，日西而阳气已虚，气门乃闭。是故暮而收拒，无扰筋骨，无见雾露。反此三时，形乃困薄。"一日四时，人体阳气随之而有出入盛衰的变化，这种变化与四时生、长、收、藏的规律是相符的。因此，每日调神的方法与四时调摄一样，应以阴阳的变化作指导，早上及上午阳气旺盛，故人的精神宜振奋向外，朝气蓬勃；暮晚阴气旺盛，阳气收敛，则人宜休整静息。

二、饮食养生

饮食为健身之本。饮食养生，是指合理地摄取饮食物中的营养，以增进健康，强壮身体，预防疾病，达到延年益寿的目的。孙思邈曾经说过："安身之本，必资于食。""不知食宜者，不足以存生也。""是故食能排邪而安脏腑，悦神爽志，以资血气"（《备急千金要方·食治·序论》）。早在两千多年前，《黄帝内经》就为人们设计了一张合理的食谱。《素问·脏气法时论》云："五谷为养，五果为助，五畜为益，五菜为充，气味合而服之，以补精益气。"这个食谱有主食，有副食，各种食品齐全，且主次搭配合理，人体维持生命活动所需要的各种营养物质都有，是一张科学的食谱。1993年，我国营养学家根据美国"食物金字塔"，结合我国国情，提出了中国居民食物金字塔雏形，内容大致有8条：食物多样，谷类为主；多吃蔬菜、水果和薯类；每天吃奶类、豆类或其制品；经常吃适量鱼、禽、蛋、瘦肉，少吃肥肉和荤油；食量与体力活动相适应，保持适宜体重；吃清淡少盐的膳食；饮酒应适量；吃清洁卫生、不变质的食物。此"建议"的原则与《黄帝内经》是一致的。

（一）合理调配

由于食物的种类多种多样，所含营养成分各不相同，只有做到合理调配，才能保证人体正常生命活动所需要的各种营养。

1. 谨和五味　五味，指辛、甘、酸、苦、咸五种味道。五味与五脏的生理功能有着密切的关系，对人体的作用各不相同。《素问·至真要大论》说："五味入胃，各归所喜。故酸先入肝，苦先入心，甘先入脾，辛先入肺，咸先入肾。"说明五味对五脏有其特定的亲和性，五味调和则能滋养五脏，补益五脏之气，强壮身体。正如《素问·生气通天论》所说："谨和五味，骨正筋柔，气血以流，腠理以密，如是则骨气以精。谨道如法，长有天命。"另一方面，五味偏嗜甚至太过，久之也会引起相应脏气的偏盛偏衰，导致五脏之间的功能活动失调。如《素问·五脏生成》说："多食咸，则脉凝泣而变色；多食苦，则皮槁而毛拔；多食辛，则筋急而爪枯；多食酸，则肉胝䐢而唇揭；多食甘，则骨痛而发落。此五味之所伤也。"五味对五脏具有双重作用，不可偏颇，应五味和调有节，才有助于饮食营养的消化吸收。根据现代药理学研究，适当吃些酸食，可健脾开胃，促进食欲，并可增强肝脏的功能，提高钙、磷元素的吸收。但过量服食可引起胃肠道痉挛及消化功能紊乱，故脾胃有病者宜少食。苦味具有除烦燥湿、清热解毒、泻火通便、利尿等作用。但多食会引起腹泻、消化不良等症。甘味具有补养气血、解除肌肉疲劳、调和脾胃、缓解疼痛、解毒等作用。但过食甜腻之品，则会壅塞滞气、助湿生痰，甚至诱发消渴病。辛味可发散、行气、活血，能刺激胃肠蠕动，增加消化液的分泌，还能促进血液循环和机体的代谢，祛风散寒，解表止痛。但食之过量会刺激胃黏膜，患有痔疮、肛裂、消化道溃疡、便秘以及神经衰弱的患者不食为好。咸味能软坚润下，有调节人体细胞和血液的渗透压平衡以及正常的水钠钾代谢作用。在呕吐、腹泻及大汗后，适量喝点淡盐水，可防止体内微量元素的缺乏。但成人每天吃 5g 左右已足够，过食可诱发水肿、高血压病、动脉硬化等。

2. 粗细结合 粗细结合，是指主食中的五谷相杂。五谷，是稻、麦、薯及豆一类食物，含有丰富的糖类，为人体提供了必需的热量和能量。所谓五谷相杂，是说人们每天的主食，不可单一化，应粗粮与细粮相结合，才能符合人体的营养结构，满足人身气、血、津液等物质生成的需要。在五谷中，一般认为上等的粳米、面粉为精细品，而高粱、玉米、大麦之类为粗粮。近年来，随着人们生活水平的不断提高，不少人只把营养视为肉、鱼、奶、蛋、精米、白面，忽视了营养丰富、保健力强的粗粮。其实，从营养学观点来看，所谓精品，其营养价值反而不如粗粮高。据现代营养学测定，同样 1kg 粮食，供给热能较多、蛋白质含量较高的是莜麦面、糜子面，其次为小米、玉米和高粱，而大米、白面的含量最低。小米、玉米中的钙相当于精细米的 2 倍，铁为 3～4 倍。维生素 B_1、B_2 及纤维素的含量，精品更比粗粮少。更何况不少粗粮还有防病治病的特殊功效。如玉米富含木质素，可使体内巨噬细胞的吞噬功能增强 2～3 倍，所含谷胱甘肽，其抗氧化能力比维生素 E 还强 500 倍，能有效地清除自由基。甘薯却含有一种令癌细胞丧生的化学武器——去氧表酮，其抗癌功力，远比茶叶为强。至于米糠、南瓜、马铃薯等，均能分别提供大量的胡萝卜素、多种维生素以及硒、镁等矿物质和微量元素，是祛病防病的重要物质。因此，无论从营养学角度，还是从防病延年的角度来看，都应五谷相杂，粗细结合，否则不仅不能满足人体营养的需要，严重的还会产生脚气病等营养缺乏症。

3. 荤素搭配 荤素搭配，是指进食菜肴时，当有荤有素，合理搭配。荤指肉类食物，素指蔬菜、水果等。中医养生学历来是讲究素食的，如《遵生八笺·延年却病笺·饮食当知所忌论》说："蔬食菜羹，欢然一饱，可以延年。"但讲究素食，并不等于不吃荤菜，因肉类对人体尤其是青少年的生长发育，也有着重要的作用。清代医家章穆曾说："大抵肉能补肉，故丰机体、泽皮肤，又能润肠胃、生津液。""内滋外腴，子孙繁衍"（《调疾饮食辨·鸟兽类·豕》)。指出肉类对内滋养脏腑，对外润泽肌肤，并有利于生殖后代。不过，若偏嗜膏粱厚味，反而有害无益，容易助湿、生痰、化热，导致某些疾病的发生。如"消瘅仆击、偏枯痿厥、气满发逆"等病的病机，是由于"肥贵人则高粱之疾也"（《素问·通评虚实论》）；"脾瘅"的病因是由于"数食甘美而多肥"，以致口甘、内热、中满，甚至转为消渴（《素问·奇病论》）；还有痈肿的发生也与多食肥甘有关，所谓"高粱之变，足生大丁"（《素问·生气通天论》）。这与现代医学认为动物性脂肪中含有大量的饱和脂肪酸和胆固醇，过食会形成高脂血症、动脉粥样硬化、冠心病、糖尿病、胆结石、肥胖症等观点是一致的。因此，历代养生家都强调，肥浓油腻之品太过，即成腐肠之药，提倡要多食"谷菽菜果，自然冲和之味，有食人补阴之功"（《格致余论·茹淡论》）。

从现代营养学的角度看，也主张既要荤素搭配，又要以素为主。因荤素食的合理搭配，能满足人们的营养需要。而素食不但有补益的功能，还有疏通胃肠，帮助消化的作用。素食中含有较多的维生素 C、维生素 E 以及大量的纤维素。维生素 C 可促进细胞对氧的吸收，有利于细胞的修复；维生素 E 能促进细胞分裂，延缓细胞衰老；而纤维素可促进胃肠蠕动，有利于通便，成为防治胃肠疾病的重要物质。曾有人总结了素食的五大优点，即增加营养有助消化，防止某种营养缺乏症的发生，防止肥胖，有利于血管的疏通，防癌治癌。尤其是新鲜的蔬菜、干果、浆果等，生物活性极高，是延年益寿的良好食物。一般而言，比较合理的菜肴是蔬菜的总量要超过荤菜的一倍。通过长寿地区的实际调查，证明了以食各类蔬菜瓜果为主者，多获得高寿。在我国百岁以上的老人中，大多数人的饮食习惯也都有荤素搭配，以素为主的特点。

4. 寒热适宜　寒热适宜，一方面指食物属性的阴阳寒热应互相调和，另一方面指饮食入腹时的生熟情况或冷烫温度要适宜。食物除五味外，还有寒热温凉等不同的性质。《寿世保元·饮食》说："所谓热物者，如膏粱、辛辣厚味之物是也，谷肉多有之；寒物者，冰水、瓜桃生冷之物是也，菜果多有之。"属于前者的还包括姜、椒、蒜、韭等；属于后者的还包括鱼、鳖、蟹、贝类水产等。张介宾指出："饮食致病，凡伤于热者，多为火热，而停滞者少。"内可见阴虚痰热、胃脘灼痛、热结旁流等症，外可见疮疡痈肿等。"伤于寒者，多为停滞，而全非火症"（《景岳全书·杂证谟·饮食门》）。常见食滞腹胀、腹痛泄泻，甚至飧泄滑脱、手足厥冷等。

此外，进食时食物的寒热也须讲究，应适合人体的温度。《灵枢·师传》说："食饮者，热无灼灼，寒无沧沧。寒温中适，故气将持，乃不致邪僻也。"孙思邈更进一步指出："热无灼唇，冷无冰齿"（《千金翼方·养性·养性禁忌》）。意即进热食时，口唇不能有灼热感；吃寒食时，也不能使牙齿感觉冰凉。这是因为过食温热之品，容易损伤脾胃之阴液；过食寒凉之物，容易损伤脾胃之阳气。从而使人体阴阳失调，出现形寒肢冷、腹痛腹泻，或口干口臭、便秘、痔疮等症。故《寿亲养老新书·饮食用暖》说："饮食太冷热，皆伤阴阳之和。"现代医学认为，人体中各种消化酶要充分发挥作用，其中一个重要的条件就是温度。只有当消化道内食物的温度和人体的温度大致相同时，各种消化酶的作用才发挥得最充分。而温度过高或过低，均不利于食物营养成分的消化和吸收。

（二）食饮有节

食饮有节，是要求饮食不可饥饱无度，并且进餐要有规律，养成定时定量的良好习惯。如《遵生八笺·饮馔服食笺·序古诸论》说："食饮以时，饥饱得中，水谷变化，冲气融和，精血以生，荣卫以行，脏腑调平，神智安宁。"

1. 饮食以时　中医养生学强调饮食必须有定时，有规律，所谓："食能以时，身必无灾"（《吕氏春秋·季春纪·尽数》）。有规律地定时进食，可以保证人体消化吸收过程有节奏地进行活动，使脾胃功能协调配合，有张有弛，维持平衡状态。《灵枢·平人绝谷》说："胃满则肠虚，肠满则胃虚，更虚更满，故气得上下，五脏安定，血脉和利，精神乃居。"指出只有定时进食，使胃肠保持更虚更满的功能活动，才能使胃肠之气上下通畅，保证食物的消化及营养物质的摄取和输布正常进行。我国传统的饮食习惯是一日早、中、晚三餐，各餐间隔的时间约 4～6 小时，这比较符合生理卫生的要求。《养病庸言·六务》说："早餐必在寅卯之间，中餐必在午前，晚餐必在戌前，此精其时也。"经现代研究证明，早上 7 点前后、中午 12 点前后及晚上 6 点前后，这三个时间内人体的消化功能特别活跃。而一般混合性食物，在胃中停留的时间，素食约为 4 小时，荤食约为 6 小时，然后由胃进入小肠，当胃中食物排空至一定程度时，便产生饥饿感，再次进食。所以经常有规律地定时进餐，养成良好的饮食习惯，于胃肠的消化吸收功能是大有裨益的。如果饮食不定时而随意进食，若零食不离口，使胃肠始终处于充盈状态，得不到适当的休息，打乱了胃肠虚实交替的活动规律，便会导致胃肠功能的失调，长此以往，势必食欲逐渐减退，甚至产生厌食症，严重地影响身体健康。另外，由于老年人脾胃功能薄弱，也可少食多餐，不必拘泥于一日三餐，这样更有利于消化吸收。如《寿亲养老新书·饮食调治》说："尊年之人，不可顿饱，但频频与食，使脾胃易化，谷气长存。"

在做到每日饮食定时之外，为了适应生理活动和工作劳动的需要，还必须注意一日三餐的合理分配。一日之内，人体的阴阳气血随昼夜变化而有盛衰的不同。一般来说，白天阳气偏盛，能量消耗多，机体代谢旺盛，需要的营养也必然多，进食可多些；夜晚阳衰阴盛，活动量相对减少，静息入睡而代谢缓慢，进食可少些。又由于早上一夜过后，胃肠业已空虚，此时摄入高质量的食物，既易于消化吸收，又可确保精力充沛；午饭具有承上启下的作用，既要补充上午的消耗，又要满足下午的需要；而晚上接近安寝，如进食过饱，易使饮食停滞，增加胃肠负担，并会影响睡眠，所以自古以来就有"早饭宜好，午饭宜饱，晚饭宜少"的主张。如《老老恒言·饮食》说："日中而阳气隆，日西而阳气虚，故早饭可饱，午后即宜少食，至晚更必空虚。"

2. 饥饱适度　饥饱适度，是指饮食定量要合理适中，不可过饥过饱，否则便会影响脾胃正常的消化吸收功能，于健康不利。中医学认为，维持人体生命活动的物质基础是依赖水谷精微所化生的，若饥而不能食，渴而不得饮，气血生化无源，脏腑组织失其濡养，则会导致疾病的发生。如《灵枢·五味》说："谷不入，半日则气衰，一日则气少矣。"反之，饮食过量，或经常摄入过多的食物，或在短时间内突然进食大量的食物，超越了脾胃正常的消化能力，亦可加重脾胃负担，损伤脾胃功能，使食物积滞于胃肠，不能及时消化，一则影响营养成分的吸收和输布，二则聚湿生痰化热，变生他病。故《素问·痹论》说："饮食自倍，肠胃乃伤。"《老老恒言·饮食》也说："凡食总以少为有益，脾易磨运，乃化精液，否则极易之物，多食反致受伤，故曰少食以安脾也。"现代医学认为，经常饱食，会使胃肠的负担加重，消化液的分泌供不应求，以致引起消化不良；过饱会使血液过多地集中在胃肠，心、脑等重要器官相对缺血，从而出现精神疲乏，工作学习效率低下，冠心病患者还易诱发心绞痛；长期饱食，摄入量超过机体的需要，多余的能量就转化为脂肪贮存在体内，使身体发胖，高血压病、冠心病、糖尿病等便会接踵而来，并可引起胆囊炎、胆石症等。所以饮食过量，不仅有损脏腑功能，还易使人未老先衰，短命折寿。尤其需要指出的是，晚餐过饱往往危害更大。因为晚餐中摄入高蛋白、高脂肪和高热量食物，使血液黏稠度增加，加之入睡后血流速度减慢，血压降低，使大量脂类沉积在血管壁上，促使动脉粥样硬化及微小血栓形成，从而诱发心脑血管疾病，甚至引起猝死。因此，《备急千金要方·养性·道林养性》明确提出："须知一日之忌，暮无饱食。"《类修要诀·抱一子逍遥歌》也说："晚饭少吃口，享年直到九十九。"

（三）饮食宜忌

饮食宜忌，指饮食调和、饮食卫生、饮食保健等方面的内容，是饮食养生中的重要组成部分。

1. 饮食所宜　一是食宜新鲜。新鲜、洁净的食物，既保持了其中的营养成分，又容易被人体消化吸收，同时还防止了病从口入。若进食了腐败变质或被细菌、毒素污染的食物，必定会损害机体，导致胃肠等疾病的发生。如《金匮要略·禽兽鱼虫禁忌并治》也指出："秽饭、馁肉、臭鱼，食之皆伤人。"提倡讲究饮食卫生，不吃不洁净和腐烂的食物，避免食之有害。

二是食宜细软。孔子曾说："食不厌精，脍不厌细"（《论语·乡党》）。细软的食物，易于消化吸收，不会损伤脾胃。而坚硬之食，消化较难，特别是筋韧的肉食，不煮软烂，更易停滞伤胃。故《备急千金要方·养性·道林养性》明确指出："一切肉惟须煮烂。"

三是食宜细嚼缓咽。进食时应从容缓和，细嚼慢咽，这对消化有很大帮助。因为在细嚼缓咽过程中，使口中唾液大量分泌，能够帮助胃的消化。同时，细嚼使食物充分磨碎，减轻胃的负担；缓咽能避免急食暴食以及吞噎、呛逆现象的发生。所以《养病庸言·六务》说："不论粥饭、点心、肴品，皆嚼得极细咽下。"

四是食宜专致愉悦。《千金翼方·养性·养性禁忌》中说："食勿大言。""饥不得大语。"说明古人主张进食时要专心致志，集中注意力，不可一边吃饭一边思考其他事情，或边看书报边吃饭等，如此心不在"食"，既影响了食欲，纳谷不香，又不利于消化吸收，久之还会引起胃病。乐观愉快的心情可使人食欲大增，并促进胃液分泌，增强脾胃的消化吸收功能。相反，如果在忧愁、悲哀、愤怒等情况下勉强进食，会导致肝失疏泄，气机不畅而乘犯脾土，妨碍脾胃纳运功能，出现食欲不振或脘腹胀满疼痛等症。所以古有"食后不可便怒，怒后不可便食"，"人之当食，须去烦恼"之说。

另外，在食后保健方面，还有食后宜漱口，可以除口臭，防龋齿，保持口腔清洁；食后宜摩腹，以促进胃肠血液循环，加强胃肠的消化功能；食后宜缓行，有利于胃肠气机流通，增进消化吸收等。

2. 饮食所忌　《金匮要略·禽兽鱼虫禁忌并治》曾指出："凡饮食滋味，以养于生，食之有妨，反能为害。……不闲调摄，疾病竞起。"意思是说人们之所以进食各种食物，是为了滋养身体，但吃了不相适宜的食物，反而会危害人体，导致疾病的发生。因此，饮食养生也应重视其禁忌。例如"肉中有如米点者，不可食之"，"六畜自死，皆疫死，则有毒，不可食之"，"诸肉及鱼，若狗不食，鸟不啄者，不可食"等（《金匮要略·禽兽鱼虫禁忌并治》）。还有某些食物对某类体质的人有害，或者能助长某种病邪，也必须注意。《灵枢·五味》说："肝病禁辛，心病禁咸，脾病禁酸，肾病禁甘，肺病禁苦。"如肺结核患者忌食辛辣，水肿患者忌多咸，黄疸病患者忌食油腻，溃疡病患者忌食生冷黏硬等。特别是忌嗜酒过饮，历代养生家都有论述。如《饮膳正要·米谷品》中谓："酒多饮损寿伤形，易人本性。"万全指出酒性湿热，"虽可以陶情，通血脉，然耗气乱神，烂肠胃，腐胁，莫有甚于此者"（《养生四要·寡欲》），警示人们不可"以酒为浆"，无节嗜饮，致酒毒戕害脏腑，渗溢经络，影响健康而早衰。现代医学证实，过量饮酒可使肝的解毒功能锐减，引起急、慢性乙醇中毒，易患酒精性肝硬化或肝癌、酒精性心肌病、酒精性痴呆等，严重者可导致死亡。

（四）三因制宜

人的生理、病理受多方面因素的影响，如春夏秋冬气候的变迁，东南西北地势的高下，个体长幼体质的差异等。因此饮食养生必须根据具体情况区别对待，掌握因人、因时、因地制宜的运用原则，灵活选食。

1. 因人制宜　因人制宜，即重视饮食的个体特异性，根据体质、年龄、性别等不同特点来配制膳食。以体质而论，阳虚阴盛之体宜食温热而不宜寒凉；阴虚阳盛之体宜食清润而不宜辛辣。痰湿体质的人，宜食清淡利湿之品，少吃肥甘油腻；素体脾胃虚者，宜食温软之品，忌吃粗硬生冷。过敏体质之人，又应慎食海腥、鱼虾之类，以免诱发风疹块、哮喘等病。从年龄而言，老人生理机能减退，脾胃功能多虚，只宜茹淡平补，五味不宜太过，厚腻炙煿、辛辣生冷等食物皆应慎食或节食。因此，老人饮食的原则是：清淡可口，以素为主，烹调上要做到熟、细、软、烂，进食宜少吃多餐。最好是多食些粥类，因为粥能推陈致新，养胃生津，极易消化，可培育后天，令五脏安和，对老年人的脏腑尤为相宜。小儿脏腑娇嫩，脾胃未健，气血未充，但生机蓬勃，发育迅速。因而，为了满足小儿生长发育的需要，饮食营养必须丰富、全面、合理。婴儿期，提倡母乳喂养，注意"乳贵有时"，正确掌握哺乳的时间、方法、数量及断奶的时间。断奶后，在保证充足营养的基础上，要注意"食贵有节"，即饥饱适度，不能纵口填腹，否则小儿"肠胃尚脆而窄"，饮食过量，更伤脾胃，致使消化吸收障碍，营养不能为机体所用，从而形成营养不良，或营养过剩导致肥胖。正如《格致余论·慈幼论》所说："惟务姑息，畏其啼哭，无所不与，积成痼疾，虽悔何及。"在性别方面，主要是女子以血为用，有经、带、胎、产的生理特点。如经期前后，饮食宜温，切忌寒凉酸冷，以适应血气喜温恶寒的特性。若恣意进食生冷瓜果或酸凉饮料，可使胞宫经脉拘急，血液运行不畅，发生痛经、闭经等病证。当然，若过食辛辣，亦能生热动血，导致经量增多，或经期延长。妊娠期间，由于胎儿生长发育的需要，应增加营养，但不可偏嗜，一般认为产前宜清补，有"产前一盆火，饮食不宜暖"之说。分娩后气血多虚，且血液上行化为乳汁，故当用血肉有情之品补益气血，并宜温补，因产后体质多属虚寒，所以又有"产后一块冰，寒物要当心"的说法。

2. 因时制宜　一年四季有寒热温凉之别，食物性能也有清凉、甘淡、辛热、温补之异，故饮食摄养宜顺应四时而调整。《饮膳正要·四时所宜》明确指出："春气温宜食麦以凉之，夏气热宜食菽以寒之，秋气燥宜食麻以润其燥，冬气寒宜食黍以治其寒。"

春三月，气候渐温，万物复苏，人体肝气当令。《备急千金要方·食治·序论》中有"省酸增甘，以养脾气"之说。其意是要求少吃酸味食物以制肝木旺盛，多吃甜食以增强脾的功能。一般认为春宜甘温平淡，再适当地配合具有清肝疏肝作用的食物，如小白菜、油菜、胡萝卜、芹菜、菠菜、荠菜、马兰头、菊花脑、荸荠等。

夏三月，暑气当令，气候炎热。人体消化功能下降，食欲普遍不振。因此，夏季饮食应以甘寒清淡，富有营养，易于消化为原则，并少吃肥腻、辛辣、燥热等助阳上火、积湿生热之品。宜食西瓜、黄瓜、绿豆、扁豆、玉米、薏苡仁、豇豆、豌豆、冬瓜、丝瓜、西红柿、杨梅、枇杷等。清淡的饮食能清热、防暑、敛汗、补液，还能增进食欲。此外夏季出汗较多，津液亏乏，故多吃些新鲜蔬菜水果，既可满足所需营养，又可预防中暑。肥腻食物一般难以消化，特别是在长夏季节，易使湿困脾虚，因此要忌食。

秋三月，炎暑渐消，金风送爽，气候偏于干燥，且肺气当令。故在饮食方面多选择甘润性平的食物，以生津养肺，润燥护肤。如梨、柿子、香蕉、甘蔗、菠萝、百合、银耳、萝卜以及乳品、芝麻、糯米、蜂蜜等。另外，秋季人体肠胃内虚，抵抗力较弱，是胃肠疾病的多发季节。此时要特别注意饮食卫生，防止病从口入，虽然天气尚有余热，也不可多食瓜果，贪凉饮冷，以免损伤脾胃。

冬三月，气候严寒，万物凋谢，朔风凛冽，冰冻虫伏，易伤阳气，故饮食宜选温补的食物，以助人体的阳气，尤其是要补助肾阳。如牛肉、羊肉、狗肉、桂圆、红枣、核桃仁等。在调味品上，也可多吃些辛辣的，如辣椒、胡椒、葱、姜、蒜等。不过，冬令饮食虽以温热为宜，但亦要注意到人体内在的生理变化。因为气候虽冷，但人体腹内较温，故温热的食物亦不宜吃得过多，否则有耗阴伤精之弊。又由于冬季人体生理活动处于抑制状态，新陈代谢相对较低，而且人的消化能力有所增强，还不易发胖和"上火"。所以根据中医学"冬藏精"的自然规律，冬月进补才能使营养物质转化的能量最大限度地贮存于体内，滋养五脏，培育元气，提高人体的抵抗力，为来年的健康打下良好的基础。无怪乎民间有"今冬进补，明年打虎"和"三九补一冬，来年无病痛"的俗语。

3. 因地制宜　不同的区域，有不同的地理特点、气候条件，人们的生活习惯也不相同，故应采取相适宜的饮食养生方法。例如我国西北地区，地处多高原，气候较寒冷、干燥；东南地区，地势偏低洼，气候较温热、潮湿。根据这一特点，在饮食上应有所选择，以适应养生的需要。通常是高原之人阳气易伤，宜食温性之品以胜寒凉之气；又由于多风燥，耗损人体阴液使皮肤燥裂，故宜用滋润的食物以胜其干燥。而平原之人阴气不足，湿气偏盛，要多食一些甘凉或清淡通利之品，以养阴益气，宽胸祛湿。总之，根据地区的不同，正确选择对身体有益的食物。

三、起居养生

起居养生，主要是对日常生活包括居处环境、作息睡眠、站立坐行、苦乐劳逸、慎避外邪等各个方面，进行科学的安排及采取一系列保健措施，以达到生活愉快，身心健康，延年益寿的目的。

（一）择地而居

居处环境，是指空气、水源、阳光、土壤、植被、住宅等因素综合起来，所形成的有利于人类生活、工作、学习的外部条件，因此对人类生存和健康的意义重大。适宜的居处环境，可以促进人体的健康长寿；反之则损伤人体，并贻害子孙后代。古代养生家一向非常重视居处地点的选择，认为应选择一个空气新鲜，风景优美，阳光充足，气候宜人，水源清洁，整洁安宁的自然环境，如山林、海滨、农村、市郊等。《千金翼方·退居·择地》说："山林深远，固是佳境……背山临水，气候高爽，土地良沃，泉水清美……地势好，亦居者安。"一般来说，依山而居，在冬季山林作为天然屏障，可遮挡猛烈的风沙，减缓寒冷的气流；在夏季可减少阳光的强烈辐射，调节炎热的气候，且绿树成荫，鸟语花香，使人感到置身于美丽的大自然中，为生活增添了无穷情趣。傍水而居，使日常生活用水方便，尤其是清澈甘洌的泉水终年不断，可湿润空气，减少污染。科学家们通过调查发现，凡是长寿之乡，都是宁静秀丽的山庄，或是景色宜人的田园。在这样的环境里生活，赏心悦目，精神舒畅，体魄健壮，颐养天年。

对于住宅的朝向，最好是坐北朝南，门窗向阳。这样可采光充足，冬暖夏凉。特别是我国的冬季，时有西北风劲吹，寒流袭人，如房门朝北，冷风直入室内，室温降低，使人感到不适，易患感冒；夏季东南风微拂，如房门朝北，凉风只好绕墙而过，不能直接进入室内，室内空气不流通，闷热憋气，同样有害于健康。所以《遵生八笺·起居安乐笺·居室安处条》认为住宅应"南面而坐，东首而寝，阴阳适中，明暗相半"。

（二）改造环境

能够选择适宜的居处环境自然很好，但是由于具体条件的限制，并非所有的人都能自由地进行选择，在这种情况下，改造居处，创造良好的生活环境就显得十分重要。尤其是在城市里，随着现代工业的高度发展，空气、水源、噪音等污染日益严重，给人类健康带来了极大的危害，因此更应重视改造和保护环境。如城市住宅虽无自然山水可依托，但可植树绿化、种花修池，建造街心花园、喷泉、假山等，既可美化环境，又能调节气温，降低噪音，减少污染，保持空气的新鲜。同时保证楼群间适当的空旷地带，从而营造出一个舒适优美的生活环境。如清代养生家曹庭栋就"辟园林于城中，池馆相望，有白皮古松数十株，风涛倾耳，如置身岩壑"（《老老恒言·序》）。还提倡"院中植花木数十本，不求名种异卉，四时不绝便佳。""阶前大缸贮水，养金鱼数尾，浮沉旋绕于中"（《老老恒言·消遣》）等。唐代养生家孙思邈也在庭院内种上甘菊、百合、竹、莲等多种药用植物，把住宅周围装点成一所美丽的药花园。改造环境，还应讲究卫生和居室清洁。良好的清洁卫生习惯是增进健康，防病延年的重要因素。如《寿亲养老新书·宴处起居》说："栖息之室，必常洁雅。夏则虚敞，冬则温密。"所以，要经常洒扫居室庭院，注意卫生，"无事之时，庭堂房屋，洒扫光明，厨房沟渠，整理清洁"（《鼠疫抉微·病情·避疫说》）。

另外，住宅内微小气候像光线、温度、湿度、气流等的变化，也直接影响着人体的健康。居室的采光要明暗适中，随时调节。一般选择门窗向南，室内阳光充足的房间做卧室，这样夏天可以避免过热，冬天可以避免过冷。房间的窗户宜适当大一些，再配以颜色协调的窗帘，随时调节，以适应生理需要。如《遵生八笺·起居安乐笺·居室安处条》说："吾所居座，前帘后屏，太明即下帘以和其内映，太暗即卷帘以通其外耀。内以安心，外以安目。心目皆安，则身安矣。"居室内的适宜温度因人而宜，一般保持在 16～24℃，通常在这种情况下，皮肤温度基本上没有变化，机体内外环境维持着良好的热平衡，使人冬天温暖舒适，夏天清爽凉快。否则室温过高，可引起中暑，过低可引起冻疮，甚至诱发气管炎、血压升高、心肌梗死等病变。室内的湿度也要适当，如过于潮湿，空气污浊，不仅家具、衣物发霉，还会使人气血郁滞而发生感冒、风湿病等。居室内的自然通风可保障房间内的空气新鲜洁净，排除室内的湿热秽浊之气，加强蒸发散热，改善人们的工作和休息环境。因此要注意每天开窗换气，使室内空气经常对流畅通。

厨房是每个家庭日常生活都离不开的，但也是室内空气的主要污染源，故应采取一些积极的防范措施。如在煤气灶上安装抽风装置；做饭时打开窗户，关好居室门；煎炒时油温不要太高；不要在厨房内看书或就餐；并经常检查是否有漏气的地方等等。

（三）作息有时

有规律的周期性变化是自然界的普遍现象。诸如日月星辰的运行，四时寒暑的变化，昼夜的交替，以至人体的生命活动等，都有内在的规律和守时的节律。所以人的生活起居也必须顺应这些自然规律，建立一套科学、合理的作息制度，这是强身健体，延年益寿的重要途径。若起居作息毫无规律，夜卧晨起没有定时，恣意妄行，逆于生乐，就会降低人体对外界环境的适应能力，导致疾病的发生和引起早衰。如《抱朴子·极言》说："寝息失时，伤也。"

作息有时，就是要根据自己的身体条件、生活环境、工作情况等客观因素，制定一个切实可行的作息时间表，做到每日定时起床，定时睡觉，定时洗漱，定时排便，定时工作学习等，并坚持不懈，养成习惯，从而形成生活作息规律。由于人与自然界息息相通，古人很早就提出了"与日月共阴阳"，要求顺应四时阴阳的变化而制定相应的作息制度，所谓"善摄生者，卧起有四时之早晚，兴居有至和之常制"（《备急千金要方·养性·序》）。如《素问·四气调神大论》指出：春季宜"夜卧早起，广步于庭"；夏季宜"夜卧早起，无厌于日"；秋季宜"早卧早起，与鸡俱兴"；冬季宜"早卧晚起，必待日光"。孙思邈还将早晚具体规定为"虽云早起，莫在鸡鸣前；虽言晚起，莫在日出后"（《备急千金要方·养性·道林养性》）。又如一日之中，平旦阳气始生，日中阳气最旺，傍晚阳气渐虚而阴气渐长，深夜阴气最为隆盛。因此人们应在白昼阳气旺盛之时从事工作和学习，而到夜晚阳气衰微的时候，就应安卧休息，这也即是"日出而作，日入而息"的道理。

现代医学研究证明，人的生命活动都遵循着一定的周期性或节律而展开。例如，人的情绪、体力、智力，都有一定的时间规律，人体的许多生理指标，如脑电图、体温、血压、呼吸、脉搏，以及激素的分泌量等，都是按照季节、昼夜的规律而有节奏地变化着，这就是人体内的"生物钟"现象。生物钟控制着人体的一切生理功能，使人体所有的生命活动都按一定的规律而发生周期性的改变，所以起居作息也必须要符合生物钟的运转规律。如在鸡鸣和日出之间，血中肾上腺皮质激素的含量逐渐上升，此时起床，头脑清醒，机智灵敏，再加之清晨空气新鲜，空气中负离子浓度高，有利于排出夜间沉积在呼吸道的有害物质，促进新陈代谢，故黎明即起，并到户外进行适当的体育锻炼是有益于健康的。而晚起贪睡者，由于过多的睡眠会使脑细胞长时间处于抑制状态，使肌肉过度松弛，起床后难以立即清醒，不仅不能振奋精神和增强体力，反而会影响一天的精力。因此，有规律的作息制度，保证了体内生物钟的正常运转，还可以在人体中枢神经系统形成一种良性刺激，建立各种各样有节律的条件反射，使各组织器官的生理活动能不知疲倦地长时间地进行下去。例如，有定时工作学习的良好习惯，到了时间，大脑便开始兴奋，使人思想集中，思维敏捷，可以收到事半功倍的效果；有定时就寝和起床的习惯，到睡眠时间，大脑就处于抑制状态，使睡眠踏实香甜，既可预防失眠，又可保证大脑得到充分的休息，到了起床的时候，也无需别人或闹钟的提醒，便会准时醒来。所以，起居作息有规律，能使体内的各种功能活动更加协调统一，使人更好地与外界环境相适应，提高人体的健康水平。

（四）寝宜安适

睡眠是人类生活的重要组成部分，人的一生约有三分之一的时间是在睡眠中度过的。良好的睡眠可以消除疲劳，恢复体力，增强免疫功能，促进生长发育。在日常生活中，要保证睡眠安然舒适，提高睡眠质量，应注意以下几个方面的调摄。

一是睡眠时间。睡眠时间要根据不同的身体状况因人而宜地进行合理安排。一般刚出生的婴儿除了吮乳和啼哭之外，绝大部分时间都是睡眠，可多达 18～20 小时。以后随着年龄的增长，睡眠时间渐短，到学龄儿童只需 9～10 小时。进入青年时期，每天有 8 小时左右的睡眠即可。人至老年，肾气衰减，阴阳俱虚，常有"昼不精，夜不瞑"的少寐现象，使老人睡眠不深，质量下降，故睡眠时间要适当延长，每天可达 9～10 小时。据调查，人的睡眠时间与寿命长短关系密切，日平均睡眠 7～8 小时的人寿命最长。睡眠不到

4 小时的人，病死率是前者的两倍。而每天睡眠 10 小时以上的人，其中有 80％可能是短命的。所以睡眠时间少了不行，多了也不好，科学的睡眠时间应以醒后周身感到舒适、轻松、头脑清醒、精力充沛为最宜。至于起卧的时间，由于早晨 5～6 点是人体生物钟的高潮期，晚上 10～11 点体温下降，呼吸减慢，激素分泌水平降低，是处于生物钟的低潮期。因此通常认为早晨 5～6 点起床，晚上 10 点左右就寝较合适，最迟也不要超过 11 点。特别要注意纠正长期"开夜车"的不良习惯，这易破坏人体生理性的时间节律。另外午睡，即"昼寝"、"子午觉"，也是古代养生家的睡眠养生法之一。因为子午之时，阴阳交接，极盛及衰，体内气血阴阳极不平衡，必欲静卧，以候气复。如《老老恒言·昼卧》说："每日时至午，阳气渐消，少息以养阳；时至子，阳气渐长，熟睡所以养阴。"德国精神病研究所睡眠研究专家经过多年的观察研究发现，人体睡眠遵循着超昼夜节律，除夜晚外，白天也需要睡眠。在上午 9 点、中午 1 点和下午 5 点有 3 个睡眠高峰，其中尤以中午 1 点的高峰较明显。故午睡可以使人的大脑与身体各个系统都得到放松与休息，缓解上午的疲劳感，使组织细胞重新注满活力，更有利于下午、晚上的工作和学习。不过，午睡时间不宜太长，睡眠久了反而更疲倦，一般以 30 分钟～1 小时为宜。

二是睡前调摄。睡前要注意保持心情安静平和，全身放松，摒除一切杂念，切忌七情过极，创造良好的睡眠意境，所谓"先睡心，后睡眼"；不要看紧张的影视或趣味盎然的小说，不要吃得过饱，更不要饮诸如咖啡、浓茶和烈酒这类带有刺激性的东西，以免因胃中不和而造成卧不安稳；睡前开窗透气通风，可增加室内新鲜空气的含量；睡前刷牙、洗脸、梳头，能使口腔清洁，头面部血液畅通，助人早入梦乡；睡前稍事活动，如散散步、做一些简单的体操等，还可使人精神舒缓，动则身劳，劳则思寝，有利于安然入睡。尤其值得提倡的是，睡前最好能洗个热水澡或用温热水泡脚，并按摩脚心。中医学认为，五脏六腑在脚部都有相应的穴位，如脚底的涌泉穴，属足少阴肾经的井穴，有滋肾填精的作用。用温热水濯足，按摩涌泉穴，可促进经脉阴阳气血流通，消除机体疲劳，还能滋肾清热，导火下行，具有除烦宁神，助睡安眠的作用。

三是睡眠宜忌。寝具适宜是创造良好睡眠环境的重要条件。床宜高低适度，以略高于就寝者膝盖为好。床铺稍宽大，垫褥软硬适中，要符合人体的生理结构，保持脊柱的正常弯曲度，以在木板床上铺垫 10cm 左右的棉褥为佳。枕头的选择不宜太硬，高低亦要适度，否则太硬会使人的头颈部血流不畅；太高使颈椎处于过度弯曲状态，久之会影响脊柱健康，而且会导致落枕、打鼾、呼吸不畅等；太低使头部充血，醒后易感头胀头痛、面目水肿。枕头的高度，《老老恒言·枕》曾指出："高下尺寸，令侧卧恰与肩平，即仰卧亦觉安舒。"药枕作为中医防病健身的手段，具有悠久的历史。如清热明目的菊花枕、荞麦皮枕、蚕沙枕，镇心安神的磁石枕、琥珀枕，还有绿豆皮、决明子、桑叶、小米等做的药枕，可以根据不同体质、不同季节、不同年龄来进行选择。盖被宜柔软，其厚薄应根据地区、气候、个人习惯来决定。既不宜过厚过暖，这会使体内热量丧失过多，呼吸加速，使人感到咽喉口鼻干燥；也不宜太薄不暖，使人体肌肉不能充分放松，影响睡眠深度，脑力和体力不易得到恢复。至于睡眠的姿势因人而异，中医养生学主张最理想的姿势是右侧屈膝而卧，即卧如弓，这种姿势可使心脾之气舒展，四肢肌肉放松，有利于气血的流通和呼吸道的通畅。如《备急千金要方·养性·道林养性》说："屈膝侧卧，益人气力，胜正偃卧。"《老老恒言·安寝》也指出："如食后必欲卧，宜右侧以舒脾气。"此外，就寝时还不可言语，不可当风，不可对灯，不可张口，不可蒙头掩面等。

(五）劳逸结合

正常的劳动和体育运动，可疏通气血，增强体质，提高机体的抗病能力；适当的休息，可解除身心疲劳，恢复生命活力。故日常生活起居要劳逸"中和"，有常有节。

首先要避免过劳。中医学认为，劳力过度易耗伤气血，轻则倦怠乏力，少气懒言，精神疲惫，肌肉消瘦；重则筋骨、肌肉劳伤，引起腰痛、关节疼痛等。《素问·举痛论》说："劳则气耗。""劳则喘息汗出，外内皆越，故气耗矣。"因此任何体力劳动都不可太久，久则超越了人体所能承受的限度，可对形体造成损伤。如久行会使下肢筋脉过度劳累，导致筋伤；久立会影响骨骼组织的健康，感到腿部酸麻僵硬等，正如《素问·宣明五气》说："久立伤骨，久行伤筋。"特别是饥饱劳作，强力劳作，更是伤人致病的重要原因。所以体劳要适度，要量力而行，应"坐不欲至倦，行不欲至劳"（《保生要录·调肢体门》）。亦如孙思邈所说："常欲小劳，但莫大疲及强所不能堪耳"（《备急千金要方·养性·道林养性》）。

过劳，不但指体力劳动，还包括脑力劳动。提倡科学用脑，就是要求人们在勤于用脑的同时，还要善于用脑，注重对脑的保养，防止疲劳作业。当用脑时间过长，感到精神疲惫时，要适当休息，或通过体育锻炼、文化娱乐等方式来调节身心，恢复精力。现代医学认为，当脑力劳动过分紧张或持续过久后，大脑皮质及神经系统有关的部分就从兴奋转入抑制，出现思维不敏捷，反应迟钝，注意力不集中，记忆力下降，工作能力降低。此时若没有及时休息调整，强制性地继续工作下去，就要引起过度疲劳。长期的过劳使神经细胞的负荷超过了生理功能的界限，兴奋与抑制过程就失去平衡，产生神经衰弱等病变。

其次要避免过逸。过劳易伤人，过度安逸同样可以致病。贪逸无度，不进行适当的体力或脑力劳动，不参加体育锻炼，易使气血运行不畅，脾胃功能减弱，精神不振，体质衰退。如《素问·宣明五气》中所提到的"久卧伤气"、"久坐伤肉"，便是过度安逸所致。张介宾说："久卧则阳气不伸，故伤气；久坐则血脉滞于四体，故伤肉"（《类经·疾病类·宣明五气》）。所以应该做到经常参加适当的劳动和锻炼，以及心有所用，勤学不辍，从而在慎防劳伤的同时，避免贪逸不劳。

(六）慎避外邪

人生活在自然界中，自然界的各种变化会影响人体的生理活动，特别是一些对人体有害的因素，若不加以避免和防范，就可从外侵袭人体，使体内阴阳失调，气血失常，导致种种外感疾病的发生。因此慎避外邪也是防病强身的一种养生方法。如《素问·上古天真论》说："虚邪贼风，避之有时。"由于外邪与四时的关系非常密切，所以顺四时而适寒暑乃是慎避外邪的主要内容。

春为四时之首，万象更新之始。但春季阴寒未尽，阳气已生，气候变化较大，极易出现乍寒乍暖的情况，加之人体的腠理逐渐疏松，对寒邪的抵抗能力有所下降。故早春须捂，不要急于减衣，或宜减衣不减裤，以助阳气的升发。如《老老恒言·燕居》说："春冰未泮，下体宁过于暖，上体无妨略减，所以养阳之生气。"尤其是老人气弱骨疏，易伤风冷，冬装更宜渐减，不可顿去。《摄生消息论·春季摄生消息》说："春季天气寒暄不一，不可顿去棉衣。老人气弱骨疏体怯，风冷易伤腠理，时备夹衣，遇暖易之。一重减一重，不可暴去。"另外，初春时节正是由寒转暖的时候，风温、热毒等病邪开始活跃，流感、肺炎、流脑等多有发生，高血压病、心脏病也易复发，这些都要引起警惕，加以预防。

夏季烈日炎炎，雨水丰沛，万物茂盛竞长。由于暑易伤气，夏日首先应防中暑。《摄生消息论·夏季摄生消息》提出夏季"惟宜虚堂、净室、水亭、木阴、洁净空敞之处，自然清凉"。在生活起居上，可晚睡早起，以保存阴精，摄养阳气。中午适当小憩，以消除疲劳，弥补夜间睡眠不足，同时又能避免日中的暴晒酷暑。傍晚空气凉爽，可挥扇纳凉，以散尽体内暑热之气，利于入睡。不过，不可过于避热趋凉，凡"平居檐下、过廊、弄堂、破窗，皆不可纳凉，此等所在虽凉，贼风中人最暴"。更不可露宿或久卧潮湿冷凉之处，"一时虽快，风入腠理，其患最深。贪凉兼汗，身当风而卧，多风痹"（《摄生消息论·夏季摄生消息》）。又夏季不仅炎热，且多雨多湿，暑湿之邪容易乘虚而入，出现头晕胸闷、神疲肢乏、纳减便溏等，故《理虚元鉴·知防》告诫说："夏防暑热，又防因暑取凉，而致感寒，长夏防湿。"

秋季为阴气开始渐盛之季，万物生长平足，地气清肃。秋季气温多变，初秋夏热未消尽，时有阴雨绵绵；白露之后，阳气日退，阴寒日生，昼热夜凉，雨水渐少，倘有不慎，便易伤风感冒，或旧病复发，故有"多事之秋"的说法。初秋来临，不宜一下子穿得太多，捂得太严，以免气温回升，一穿一脱，反而容易受凉感冒，加之气候干燥，更容易得燥咳病；深秋时节，日温变化较大，气温偏低，风寒邪气极易伤人，所以应及时增加衣服，谨避风寒。秋季亦是肠炎、痢疾、疟疾、乙脑等的多发季节，搞好环境卫生，消灭蚊蝇，注意饮食清洁等预防工作尤为重要。

冬季阳气潜藏，阴气盛极，严寒凝野，万物凋零，顺四时而调摄应重在避寒就温，养阴护阳。衣着要保暖，无泄皮肤。居室要保温，床被宜暖和。《摄生消息论·冬季摄生消息》主张："宜居处密室，温暖衣裘，调其饮食，适其寒温；不可冒触寒风，老人尤甚，恐寒邪感冒，多为嗽逆、麻痹、昏眩等疾。"为了增强对寒冷的抵抗能力，可适当地进行一些体育活动，使气血调畅，筋骨健壮。同时注意掌握气象变化，防止寒潮的袭击，否则寒潮会破坏机体的防御功能，导致慢性支气管炎、支气管哮喘、心脑血管疾病、关节炎等病变的复发或加重。

四、房事养生

所谓房事，是指夫妻之间的性生活。房事养生，亦称为性保健，就是根据人体的生理特点，采取科学而健康的性行为，以提高生活质量，维护身心健康。中医房事养生有着悠久的历史，丰富的内涵，在倡导普及性保健知识的今天，研究和借鉴古人房事养生的科学理论，是有着积极的意义的。

（一）欲不可禁

性欲是人类正常的生理需求，性行为是人类正常的生理行为，所谓情欲性事，人皆有之。《礼记·礼运》谓："饮食男女，人之大欲存焉。"把性欲和食欲并举，说明了其是不可抗拒的自然法则。健全协调的性生活对成年男女来说，是促进双方身心健康，保持性器官正常生理活动所必需的条件之一，也是繁衍下一代的基础。其不仅可以增进夫妻之间的感情，化解一些生活上的矛盾，有效地疏解心理忧郁、苦闷和精神压力，给家庭生活带来和睦与安定，还能预防某些疾病，有利于保持良好的心理状态和勃勃生机，达到延年益寿之目的。而禁欲则违背了人的生理和心理特点，也违背了自然界的客观规律，并会引起许多疾病。如《素女经》说："天地有开阖，阴阳有施化，人法阴阳随四时。今欲不交接，神气不宣布，阴阳闭隔，何以自补？"《备急千金要方·养性·房中补益》也指出："男不可无女，女不可无男。无女则意动，意动则神劳，神劳则损寿。……强抑郁闭之，难持易失，使人漏精尿浊。"这些皆说明天地有阴阳开阖，男女有阴阳施化，人效法天地阴阳而互相接济，才能保持阴阳平衡。若健康男女失之交接或勉强禁欲，使阴阳阻隔，神气不宣，精道闭塞，日久气血运行不畅，反而会产生种种疾病，甚至缩短寿命。

实践证明，幽居的女子，未婚的男子，独身丧偶的男女，很多心身疾病的发病率都较高，且寿命较短。如妇女经前期紧张症、乳房小叶增生及月经不调等疾病，所欲不遂往往是潜在的或难以启齿的原因之一。而男子长期禁欲，不仅会造成诸多心理方面的障碍，也容易使精液郁积，导致前列腺局部肿胀充血，引起性功能紊乱，或诱发前列腺病变。对女子来讲，健康的性生活能调整月经周期，改善卵巢功能，提高自身的免疫能力。由于男子的精液中含有一种抗菌物质胞浆素，能抑制细菌的生长，故有正常性生活的女性，丈夫的精液有规律地通过阴道进入子宫及输卵管等部位，可以起到预防和减少阴道炎、子宫内膜炎、输卵管炎等妇科疾病的发生。另外，满意的性生活还具有消除紧张情绪，保持人体健美等作用。性生活发展良好的女性，体内性激素分泌旺盛，血液循环加速，其皮肤就显得润滑细腻，指甲发亮有弹性，头发也乌黑润泽，延缓了整个人体的衰老进程。

（二）欲不可纵

虽然性生活是人类的天性和生理规律，但不加节制，纵欲无度，必然要耗伤精气，对人体健康不利，故房事养生特别强调欲不可纵，当节欲保精。《备急千金要方·养性·房中补益》曾指出："人年四十以下多有放恣，四十以上即顿觉气力一时衰退。衰退既至，众病蜂起，久而不治，遂至不救。"肾藏精，为先天之本，淫欲过度，最易损伤肾精。如《中藏经·劳伤论》说："色欲过度则伤肾。"尤其是青壮年时期，若自恃身强力壮，精气充沛而恣意放纵，便会使肾中精气日益消减，特别是男子，嗜欲妄泄，不知自惜，必将造成严重的房劳损伤。而中老年人，万事累心，肾气渐衰，更要节制性欲，保养肾精，以延缓衰老过程。《三元参赞延寿书·欲不可纵》说："书云：欲多则损精。人可保者命，可惜者身，可重者精。肝精不固，目眩无光；肺精不交，肌肉消瘦；肾精不固，神气减少；脾精不坚，齿发浮落。若耗散真精不已，疾病随生，死亡随至。"临床上房事过度的人，常常出现腰酸膝软，头晕耳鸣，健忘乏力，男子阳痿滑精，女子月经不调等症。根据现代医学研究，精液是精子、前列腺液和性激素等的混合液。精子和性激素是睾丸产生的，过频射精，睾丸负担加重，日久会引起睾丸萎缩而加速衰老。前列腺液具有重要的生物活性和生理作用，大量的损失会给心血管、呼吸、消化、神经等系统的功能带来不利的影响。所以孙思邈告诫说："善摄生者，凡觉阳事辄盛，必谨而抑之，不可纵心竭意以自贼也"（《备急千金要方·养性·房中补益》）。

（三）欲不可早

欲不可早，是强调了早婚早育的危害。青少年正是发育成长的时期，肾气渐充而筋骨未实，故"最防其知识早开，天真损耗"（《冷庐医话·保生》）。若妄行交接，不知节度，过早地克伐肾中阴精，耗损气血，不仅会妨碍自身的生长发育进程，还会严重损害健康，诸恙缠绵，甚则未老先衰，促短天年。正如《寿世保元·老人》所说："精未通而御女以通其精，则五体有不满之处，异日有难状之疾。""男子破阳太早，则伤其精气；女子破阴太早，则伤血脉。"因此古人积极主张晚婚、晚育，提出"男三十而娶，女二十而嫁"的观点。如《女科百问·问古法男三十而娶女二十而嫁》说："男及三十而娶，当是之时，天阳已刚也。""女子二十而嫁，至斯之际，地阴以顺也。故及其时，得子皆强，所谓乾坤之体定矣；不及其时而嫁娶者，则刚阳柔阴必有所亏也。"

现代医学认为，青少年时期的男女双方，性生理方面有了重大的变化，心理情感上也出现了新的转折，对性爱这个领域表现出强烈的好奇和渴求，愿意与异性接触，寻求同异性的友谊。这一时期的青少年虽然已能完成性行为，并可导致新生命的诞生，但是性心理的发育成熟还远远落后于生理上的成熟程度，尚不懂得在性本能启动时如何控制自己，性欲往往会以强烈的失控形式表现出来，导致婚前性生活的发生及早婚早育，其结果是有损于包括神经系统在内的许多系统的生长发育，并可出现女性性冷淡，男性精神性阳痿，以及不孕不育等病变。所以女性最佳的生育年龄为 21～28 岁，男性为 24～32 岁，这与古人所提倡的婚配年龄也是基本吻合的。

（四）欲有所忌

虽说性生活是夫妻生活中不可缺少的组成部分，但在身体条件不适宜等情况下不可勉强行房，以免造成不良后果，引起很多疾病的发生。如《遵生八笺·起居安乐笺·三才避忌条·人事诸忌》曰："大喜大怒，男女热病未好，阴阳等疾未愈，并新产、月经未净，俱不可交合。"

一是情志不调时不宜行房。如《备急千金要方·养性·房中补益》指出："人有所怒，血气未定，因以交合，令人发痈疽。"《三元参赞延寿书·欲有所忌》亦说："恐惧中入房，阴阳偏虚，发厥自汗盗汗，积而成劳。"人的情志活动与气血的运行密切相关，气血的运行又影响着内脏的生理功能。在忿怒、惊恐、忧思等情志不调的状态下，可致气血运行紊乱，脏腑功能失调，若复行房事以耗精血，必会进一步损伤机体。根据现代研究，当人处于情绪不佳或精神过度紧张时，会抑制性激素的分泌，阻碍血液流向性器官，使男子阴茎不能即刻勃起，女子出现性欲低下等。同时由于心情不好，意念不能高度集中，性反应、性兴奋便不易激发，也影响了性生活的质量。

二是身心劳倦时不宜行房。性生活可以说是一种全身性的活动过程，行房时内脏组织的气血运行加速，活动量增大，需要消耗一定的体力。而长途跋涉，或负重劳作，或剧烈运动以后，体内的气血已受到不同程度的耗损，此时却贾其余勇，强力入房，必然更伤精气，变生诸病。如《备急千金要方·养性·房中补益》说："远行疲乏来入房，为五劳虚损，少子。"《三元参赞延寿书·欲不可强》说："强力入房则精耗，精耗则肾伤，肾伤则髓气内枯，腰痛不能俯仰。"

三是饱食、醉酒后不宜行房。《寿世保元·老人》说："饱食过度，房室劳损，血气流溢，渗入大肠，时便清血、腹痛，病名肠澼。"进食过量，已给脾胃造成了负担，又复行房事，使气血趋于周身，脾胃气血相应减少，必然会影响消化吸收功能的正常发挥。醉酒入房是房事养生之大忌，酒可乱人情性，又易损伤内脏，酒醉入房，极易耗竭肾中精气，贻害无穷。如《三元参赞延寿书·欲有所忌》说："大醉入房，气竭肝肠。丈夫则精液衰少，阴痿不起；女子则月事衰微，恶血淹留生恶疮。"

四是病期慎行房事。患病之人，气血不足，阴阳失调，脏腑功能衰弱，若病中行房，可损伤正气，加重病情。如《三元参赞延寿书·欲有所忌》说："赤目当忌房事，免患内障。""金疮未瘥而交会，动于血气，令疮败坏。"特别是病后康复阶段，更应忌房事，否则会因房劳而导致旧病复发，重者使病情恶化，危及生命，中医谓之"女劳复"。如《备急千金要方·伤寒方下·劳复》指出："病新瘥未满百日，气力未平复，而以房室者，略无不死。"

五是注意女性房事禁忌。女性有特殊的生理特点，即经期、孕期、产期和哺乳期。由于在这几个时期内，机体往往呈现冲任亏虚，气血不足，抵抗力较低下的状态，邪气常易乘虚而入，如不禁欲、节欲，极易产生各种疾病，严重影响女性的健康。故房事养生提出经期、产期百日内禁欲，而孕期、哺乳期要节欲。现代医学认为，妇女在月经期，子宫腔内有创伤面，如果行房，会将细菌带入阴道，引起月经失调、痛经或生殖器官发炎等疾病。孕期前3个月行房，会引起子宫收缩而出现腹痛、流血，甚至流产；后3个月行房，也易导致早产或羊膜早破。产后的妇女体质虚弱，抵抗力很差，如过早行房，可造成子宫内膜炎、崩漏、腰腹疼痛等多种病证。

五、运动养生

"生命在于运动"这一至理名言是法国思想家伏尔泰提出的，现已为全世界人们所公认。运动是健康之本，是祛病延年，抗衰长寿的良方。《素问病机气宜保命集·原道论》说："吹嘘呼吸，吐故纳新，熊颈鸟伸，导引按跷，所以调其气也。"运动养生不仅包括了传统的体育运动方式，也包括了现代的运动方法和按摩养生的方法。运动养生的基本原则主要是形神兼炼，协调统一；循序渐进，量力而行；常劳恒炼，贵在坚持；有张有弛，劳逸适度。传统的运动养生法，形式多样，种类繁多。归纳运动的要领，就是意守、调息、动形三者的统一。其中最关键的是意守，只有精神专注，方可宁神静息，呼吸均匀，导周身气血运行，所谓以意领气，以气动形。而现代的运动养生方法，不再强调形神统一，只要动作舒缓协调，全身自如放松即可。按摩养生则是运用手指或手掌，通过揉、摩、推、按、搓、拍等各种手法，作用于体表某些部位或穴位，以达到养生防病的目的。

（一）气功

气功是着眼于"精、气、神"进行锻炼的一种健身术，包括动功和静功。动功，指练功时，形体要做各种动作进行锻炼，如大雁功、鹤翔桩等；静功，指练功时或坐、或站、或卧而形体不动，如放松功、站桩功、内养功等。练气功的基本要领可概括为调心、调息、调身。调心即意守或练意，是在形神放松的基础上，排除杂念，意守丹田，以达到"入静"的状态。调息即调整呼吸，在口鼻自然呼吸的前提下，逐渐把呼吸练得柔和、细缓、均匀、深长。调身即调整形体，使自己的形体符合练功的要求，同时强调身体自然放松，以使气血运行畅通。

（二）五禽戏

五禽戏，是东汉末年名医华佗模仿虎、鹿、熊、猿、鸟五种禽兽的动作，组编而成的一套锻炼身体的功法。具体来说，是模仿了虎的凶猛扑动，鹿的伸展头颈，熊的沉稳走爬，猿的机灵纵跳，鸟的展翅飞翔。练五禽戏时，全身要自然放松，呼吸调匀和缓，意守气沉丹田，动作形象生动。

（三）太极拳

太极拳以太极图势之圆柔连贯、阴阳抱合之势为运动原则，有轻松、自然、舒展、柔和的特点，采用内功与外功相结合，使呼吸吐纳、神意内守与形体运动三者和谐统一，动作和缓而又连绵不断，似同行云流水，如环无端。太极拳的锻炼动作有"十要"：一要立身中正，二要舒神定心，三要以意导动，四要气沉丹田，五要动作和缓，六要速度均匀，七要内（神）外（形）相合，八要上下相随，九要连贯圆活，十要呼吸自然。

（四）八段锦

八段锦是我国民间广泛流传的以八节动作组合而成的健身术。其不仅易学易练，健身效果明显，而且动作舒展，依次连贯进行，遍及全身。关于八段锦的功法和作用特点，有一歌诀总结为：双手托天理三焦，左右开弓似射雕，调理脾胃单举手，五劳七伤往后瞧，摇头摆尾去心火，背后七颠百病消，攒拳怒目增气力，两手攀足固肾腰。

（五）散步

散步，是指不拘形式，闲散从容地踱步。散步前，应使身体自然放松，适当地活动四肢，调匀呼吸，然后再从容散步。散步的速度，按照锻炼的目的和作用的不同，可以分为缓步、快步和逍遥步等。缓步，指步履缓慢，行走稳健，每分钟行 60～70 步，适合于老年人或一般人饭后活动。快步，指步履速度较快，每分钟行 120 步左右，适合于一般人增强心力和减轻体重，但不可急行。逍遥步，指散步时且走且停，时快时慢，缓慢逍遥地行走，适合于病后康复者和体弱之人。

（六）慢跑

慢跑有别于一般的长跑和较激烈的跑步，是一种轻松愉快、自由自在、男女老少都可以参加的运动，即使有轻微心脏病的人，在医生的指导下，也可以训练。你自己想跑多远就跑多远，"听任你的身体"就是慢跑的精髓所在。慢跑也应遵循一些原则：一是跑步之前，应做 5～10 分钟的热身准备活动，使全身筋骨肌肉舒展。二是根据自己的健康状况和体力来决定运动的负荷量，循序渐进，量力而行。三是在跑步时要自然放松，并保持一定的节奏，如脉搏跳动超过每分钟 120 次，可暂停或步行一会儿再继续跑。

（七）按摩

按摩保健方法的操作要领是：意念要集中，呼吸要自然，动作要轻柔，感觉要舒适。主要的方法如浴脸面，将两手搓热，似洗脸般擦面部，至面部感觉微微发热；擦鼻旁，用两手拇指背沿鼻梁骨两侧上下往复摩擦；叩牙齿，上下齿相叩击；咽津液，以舌搅上下腭，鼓嗽漱津，待津液满口时，分数次咽下；旋眼睛，两眼自左至右和从右至左各转动数次，然后闭目片刻，再突然睁开；鸣天鼓，用两手掌心紧按两耳孔，并以两手中间三指轻击后枕部，再紧按两耳孔片刻后骤然抬离；转腰脊，向左右两侧转腰，或作前俯后仰的活动；搓肾俞，以两手掌轮流用力，上下来回地从腰眼搓至腰骶；揉腹部，用手左右旋转揉腹；摩丹田，用右手中间三指在丹田部位擦摩；点三里，用大指点按或揉搓足三里；搓脚心，用手摩搓两脚心即涌泉穴位。

以上仅是主要的运动养生方法，还有游泳、跳舞、做健身操、打球等，也是很好的强身健体运动，可根据各人的身体条件和兴趣爱好加以选择。

六、药物和针灸养生

（一）药物养生

通过服用药物，促使人体气血阴阳旺盛，脏腑功能协调，以增强抗病能力，防衰延年的养生方法，即是药物养生。尤其是身体羸弱者或中老年人，较适宜用药物来进行调养，如《千金翼方·养性·养老大例》说："年少则阳气猛盛，食者皆甘，不假医药，悉得肥壮。至于年迈气力稍微，非药不救。"又说："四十以上，则不可服泻药，须服补药。五十以上，四时勿缺补药。如此乃可延年，得养生之术耳"（《备急千金要方·序例·服饵》）。认为中年以后，身体渐趋衰弱，五劳七伤等虚损病蜂起，应适当配合药物以养生。现代药理学研究证明，不少养生药物具有改善细胞的代谢和营养，增强神经内分泌的调节功能，调整免疫功能，增强机体的解毒功能以及降血脂、抗疲劳等作用，只要应用得当，对养生是大有裨益的。

药物养生通常是扶正为主，兼顾祛邪。在实际运用中，其基本原则是：不可盲目进补，虚则补之，无病体健之人一般不需服用；补勿过偏，宜恰到好处，否则反而危害机体，导致阴阳失调；进补须顾脾胃，若虚不受补，当运脾为先，或寓通于补；祛邪不可伤正，攻泻太过易耗损人体正气，反与养生不利。此外，还应注意以下两个方面：

一是适时施药。药物养生必须根据四时气候的特点，以及四时气候与人体脏腑组织的内在联系来合理地进行调养。如《备急千金要方·养性·服食法》中说："凡人春服小续命汤五剂，及诸补散各一剂；夏大热，则服肾沥汤三剂；秋服黄芪等丸一两剂；冬服药酒两三剂，立春日则止。此法终身常尔，则百病不生矣。"春为"发陈"之季，阳气日升，肝气当令，宜用温散升提之品，以助阳气，同时注意抑肝养脾，以防木旺贼土。夏为"蕃秀"之季，气候炎热，心气火旺，暑湿交蒸，故宜服用平和甘凉之品，以补气滋阴生津，并辅以清心化湿。秋为"容平"之季，阳消阴长，燥气肆虐，肺气当旺，应服甘润之品以滋阴养肺，润燥生津，切忌耗散伤津。冬为"闭藏"之季，天寒地冻，入通于肾，故宜选温补的药物以益肾助阳，鼓舞潜伏之阳气，增强抵抗能力。

二是因人用药。如年龄有老少之别，少儿纯阳之体，生机旺盛，但脏腑娇嫩，气血未充，不胜补药，恐有揠苗助长之虑；青壮年筋骨强健，血气旺盛，一般无须用药，或以平缓少量为宜；老人精气亏耗，脏腑功能日衰，可用药缓图，然不可重剂骤补。体质有强弱寒热之分，虚者宜补，但阳气虚则温补，阴血弱则滋补，气血两虚者则平补。另外，女子耗血过多，常呈阴血不足之象，用药多以滋阴补血，养肝理气为主；而男子肾精易亏，当注重补肾填精，强腰壮骨。

（二）针灸养生

针灸养生，包括针刺和艾灸两种保健方法。针刺养生，指用毫针刺激一定的穴位，采用迎、随、补、泻的手法，以激发经络之气，调整人体的新陈代谢功能。艾灸养生，是在某些特定的穴位上施灸，以达到和气血、调经络、养脏腑、强身体的目的。

针刺养生主要具有疏通经络，调理虚实，调和阴阳等作用。常用的保健穴位有：足三里，为全身强壮要穴，可健脾胃助消化，益气增力，提高人体的免疫功能和抗病能力；曲池，可调整血压，并防止老人视力衰退；三阴交，对增强腹腔诸脏器，特别是女子生殖系统的健康，有重要作用；关元、气海，均为保健要穴，都有强壮机体的功效。

艾灸养生的作用主要是温通经脉，行气活血，培补元气，健脾益胃，升举阳气，固密肌表。可直接灸，也可采用隔姜灸、隔蒜灸、隔盐灸等方法。《扁鹊心书·须识扶阳》中说："人于无病时，常灸关元、气海、命关、中脘……虽未得长生，亦可保百余年寿矣。"常用的保健穴位有：足三里，可强身益寿，自古便有"若要身体安，三里常不干"的说法；神阙，为任脉之要穴，具有补阳益气，温肾健脾的作用；膏肓，起强壮作用；中脘，能健脾益胃，培补后天；涌泉，有补肾壮阳，养心安神之效，常灸此穴，可健身强心，益寿延年。

【文献选录】

1. 高濂：夫人只知养形，不知养神；只知爱身，不知爱神。殊不知形者，载神之车也，神去人即死，车败马即奔也。（《遵生八笺·清修妙论笺上卷》）

2. 高濂：善养生者，养内；不善养生者，养外。外贪快乐，姿情好尚，务外则虚内矣。所谓养内者，使五脏安和，三焦守位，饮食得宜，世务不涉，是可长寿。（《遵生八笺·清修妙论笺上卷》）

3. 高濂：静者寿，躁者夭。静而不能养，减寿；躁而能养，延年。然静易御，躁能持。尽顺养之宜者，则静亦可养，躁亦可养。（《遵生八笺·清修妙论笺上卷》）

4. 稽康：养生有五难：名利不灭，此一难也；喜怒不除，此二难也；声色不去，此三难也；滋味不绝，此四难也；神虑转发，此五难也。（《全上古三代秦汉三国六朝文·全三国文卷四十八·答向子期难养生论》）

5. 高濂：喜怒伤性，哀乐伤神。伤性则害生，伤神则侵命。故养性以全气，保神以安心。气完则体平，心安则神逸，此全生至要诀也。（《遵生八笺·清修妙论笺上卷》）

6. 高濂：凡欲身之无病，必须先正其心，使心不乱，求心不狂思，不贪嗜欲，不著迷惑，则心君无病矣。心君无病，则五脏六腑虽有病不难疗矣。（《遵生八笺·清修妙论笺上卷》）

7. 高濂：静漠恬淡，所以养生也；和愉虚无，所以据德也。外不乱内，即性得其宜；静不动和，即德安其位。养生以经世，抱德以终年，可谓能体道矣。（《遵生八笺·清修妙论笺上卷》）

8. 陶弘景：人神好静而心扰之，心好静而欲牵之。常能遣其欲而心自静，澄其心而神自清。（《养性延命录·教诫》）

9. 万全：欲不可纵，纵欲成灾；乐不可极，乐极生哀。可谓知养生矣。（《养生四要·寡欲》）

10. 孙思邈：众人大言而我小语，众人多繁而我小记，众人悖暴而我不怒。……淡然无为，神气自满。以此为不死之药。（《千金翼方·养性·养性禁忌》）

11. 万全：慎动主静之用，主静慎动之体。动静不失其常之义也。（《养生四要·慎动》）

12. 曹庭栋：人藉气以充其身，故平日在乎善养。所忌最是"怒"。怒心一发，则气逆而不顺，窒而不舒，伤我气，即足以伤我身。（《老老恒言·燕居》）

13. 华佗：阴阳盛衰，各在其时，更始更末，无有休息。人能从之，亦智也。（《中藏经·阴阳大要调神论》）

14. 万全：阴阳和则气平，偏胜则乖，乖便不和。故春夏养阳也，济之以阴，使阳气不至于偏胜也；秋冬养阴也，济之以阳，使阴气不至于偏胜也。（《养生四要·法时》）

15. 陈直、邹铉：食者，生民之天，活人之本也。故饮食进则谷气充，谷气充则气血盛，气血盛则筋力强。（《寿亲养老新书·饮食调治》）

16. 曹庭栋：凡食总以少为有益，脾易磨运，乃化精液，否则极易之物，多食反致受伤，故曰少食以安脾也。（《老老恒言·饮食》）

17. 陈直、邹铉：若少年之人，真气气壮，或失于饥饱，食于生冷，以根本强盛，未易为患。其高年之人，真气耗竭，五脏衰弱，全仰饮食以资气血，若生冷无节，饥饱失宜，调停无度，动成疾患。（《寿亲养老新书·饮食调治》）

18. 陶弘景：人不要夜食，食毕但当行中庭如数里可佳。饱食即卧，生百病，不消成积聚也。食欲少而数，不欲顿多难消。常如饱中饥，饥中饱。（《养性延命录·食诫》）

19. 孙思邈：食毕当漱口数过，令人牙齿不败、口香。食毕当行步踌躇，计使中数里来，行毕使人以粉摩腹上数百遍，则食易消，大益人，令人能饮食，无百病，然后有所修为为快也。（《备急千金要方·养性·道林养性》）

20. 徐文弼：面要常擦，目要常揩，耳要常弹，齿要常叩，背要常暖，胸要常护，腹要常摩，足要常搓，津要常咽，睡要常曲。（《寿世传真·修养宜知要知忌知伤·十要》）

21. 陶弘景：冬温夏凉，不失四时之和，所以适身也。（《养性延命录·教诫》）

22. 陈直、邹铉：凡行住坐卧，宴处起居，皆须巧立制度，以助娱乐。（《寿亲养老新书·宴处起居》）

23. 孙思邈：衣食寝处皆适，能顺时气者，始尽养生之道。故善摄身者，无犯日月之忌，无失岁时之和。须知一日之忌，暮无饱食；一月之忌，晦无大醉；一岁之忌，暮无远行；终身之忌，暮无燃烛行房。暮常护气也。（《备急千金要方·养性·道林养性》）

24. 孙思邈：凡人居止之室，必须周密，勿令有细隙，致有风气得入。小觉有风，勿强忍之，久坐必须急急避之；久居不觉，使人中风。（《备急千金要方·养性·居处法》）

25. 胡文焕：春寒莫放绵衣薄，夏月汗多须换着，秋冬衣冷渐添加，莫待病时才服药。（《类修要诀·孙真人卫生歌》）

26. 葛洪：人复不可都绝阴阳，阴阳不交，则坐致壅瘀之病。故幽闭怨旷，多病而不寿也。任情肆意，又损年命。唯有得其节宣之和，可以不损。（《抱朴子·释滞》）

（梅晓云）

主要参考文献

1. 宋为民. 生物钟养生［M］. 天津：天津科学技术出版社，1991.

2. 王玉川. 中医养生学［M］. 上海：上海科学技术出版社，1992.

3. 莘夷. 实用养生大全［M］. 广西：广西民族出版社，1996.

4. 黄光英. 现代养生［M］. 北京：人民军医出版社，1997.

5. 赵云. 祖国医学的保健学说［J］. 新中医，1981，（1）：54.

6. 李聪甫. 摄生延年与老年学［J］. 浙江中医杂志，1982，（1）：1.

7. 王同立. 长寿初探［J］. 中医药学报，1982，（3）：22.

8. 项平. 曹庭栋与《老老恒言》［J］. 浙江中医杂志，1982，（7）：328.

9. 陆文彬. 关于张景岳长寿学说之探讨［J］. 辽宁中医杂志，1983，（7）：32.

10. 李良松. 略论庄子对祖国医学发展的贡献［J］. 福建中医药，1985，（2）：2.

11. 宋知行. 中医延年学说概述［J］. 云南中医杂志，1985，（4）：56.

12. 杨沛煊. 略论古代养生源流及房内导引［J］. 贵阳中医学院学报，1986，（3）：13.

13. 刘宏阳. 试论《内经》的时间养生理论和方法［J］. 康复与疗养杂志，1986，（4）：6.

14. 荣叶. "治未病"当贵脾胃［J］. 河南中医，1987，（3）：30.

15. 洪治平. 中医学对衰老与抗衰延寿的认识［J］. 辽宁中医杂志，1988，（3）：40.

16. 周文泉，陈可冀. 中国老年养生保健学的起源、形成与发展（一）［J］. 中西医结合杂志，1988，（12）：75.

17. 周文泉，陈可冀. 中国老年养生保健学的起源、形成与发展（二）［J］. 中西医结合杂志，1989，（1）：48.

18. 赵友琴. 魏晋南北朝时期的养生思想与方法［J］. 南京中医学院学报，1989，（3）：45.

19. 陈宝明. 论脾肾在养生防病中的重要作用［J］. 中医药研究，1989，（3）：19-20.

20. 黄世明. 《内经》生命衰老学说探讨［J］. 浙江中医学院学报，1989，13（6）：49-50.

21. 刘正才. 《周易》养生学思想及其影响［J］. 山东中医学院学报，1990，（1）：11.

22．章树林．《吕氏春秋》的养生观［J］．安徽中医学院学报，1990，9（1）：2-3．

23．田金洲，杜怀棠．中国传统的延缓衰老术［J］．中医杂志，1990，（6）：14-17．

24．邓占明．祖国医学情志中和养生思想初探［J］．中医药学报，1990，（4）：13-16．

25．杨毓隽．《内经》的生命观［J］．天津中医，1991，（5）：40．

26．宋纬文．浅谈中医的食养［J］．福建中医药，1992，（2）：62．

27．韩学杰，张印生．孙思邈养生五法［J］．陕西中医学院学报，1992，15（4）：37-39．

28．张淑华．运用中医理论探讨疾病的预防与保健［J］．天津中医，1992，（5）：47，46．

29．何媛钦．从脾肾试论中老年之保健［J］．陕西中医学院学报，1995，18（3）：5-6．

30．周一谋．略论我国传统养生学的进展［J］．中国中医药信息杂志，1995，2（2）：21-23．

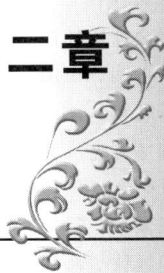

第二章

防　治

中医治疗学在中医学的发展过程中，肇始于《黄帝内经》，又经历代医家从理论到实践的丰富和发展，使之成为系统的知识体系。

中医治则思想源远流长，最初由《黄帝内经》奠定了基础，如《素问·移精变气论》中讲到："治之要极，无失色脉，用之不惑，治之大则，逆从倒行，标本不得，亡神失国。"他如"阴阳应象大论"、"阴阳别论"、"异法方宜论"、"脉要精微论"、"三部九候论"、"经脉别论"、"脏气法时论"、"宝命全形论"、"通评虚实论"、"痹论"、"刺禁论"、"调经论"、"标本病传论"、"五运行大论"、"五常政大论"、"至真要大论"等篇，分别涉及了因时制宜、因地制宜、标本缓急、扶正祛邪、正治反治、表里制宜、脏腑五运补泻等治则的大体内容。因此，《黄帝内经》的成书，标志着中医治则理论已具雏形。

后汉时期，张仲景著成《伤寒杂病论》，在继承《黄帝内经》治则思想的基础上，以阴阳、表里、寒热、上下、虚实分类，建立起以脏腑经络病机理论为核心的六经、脏腑病证治疗体系，创立了理论与实践相统一的中医治则基础，对促进汉以后治则的发展，起到了推动作用。

隋代杨上善分《黄帝内经》理论为摄生、阴阳、脏腑、经脉、设方等（《黄帝内经太素》），其设方中就包括了"知古今"、"知要道"、"知地方"、"知形志所宜"等治疗的理论原则。

唐代王冰演发《黄帝内经》治疗思想，注《素问·至真要大论》"诸寒之而热者取之阴，热之而寒者取之阳"，提出了"壮水之主，以制阳光；益火之源，以消阴翳"等理论，至今仍有很高的应用价值。

唐代以后，随着演发《黄帝内经》、《伤寒杂病论》学说的兴起，中医治则理论也在不断扩展、细化。如宋代许叔微对寒热真假加以分析，使正治、反治理论更为充实；金元时期的刘完素发挥《黄帝内经》天人相应观念，对三因制宜、虚则补之、实则泻之等治则如何统一的问题作了详细研究，充实了虚实、标本治则的理论；李杲则运用脏腑五行生克、脾胃升降理论，丰富了补泻兼施、标本同治等治则理论。

明代李中梓不仅在阴阳、虚实之真假证候的治疗方面，对"正治"、"反治"内容的丰富作出了贡献，而且首先明确提出了"治则"一词，在其所著的《内经知要》中就设有"治则"一节。但此概念长期未引起广大医家的重视。

清代张志聪倡扬五运六气之说，提出了"春气温，宜用凉；夏气热，宜用寒；秋气凉，宜用温；冬气寒，宜用热，此用气之宜逆四时者也，而百病亦如之"（《侣山堂类辩·卷下·四气逆从论》）的因时制宜的治疗原则。同时，温病学派的形成，也使温病治则理论大大地丰富起来。

民国时期，中医不仅行程艰难，甚至连生存也岌岌可危，因而在治则方面基本没有大的进展和创新。

中华人民共和国成立之后，中医事业得到振兴，中医治则理论的研究也在不断进展。特别是近年来，不仅从临床角度，而且注重从理论上对治则进行探讨，对中医治则的含义、具体内容和范畴、层次的划分，以及治则与治法的关系等问题展开了深入的研究，已取得了可喜的成果。

第一节　治则与治法

一、治则的基本概念

治则是在对疾病发生发展规律认识的基础上制定的，作为中医理论的重要组成部分，作为一种治疗规律，虽然一直被体现和应用在中医治疗疾病的实践过程中，但对其理论范围的界定（即治则的定义），看法不尽相同，概括起来主要有两种：一是以《中医基础理论》教材为代表的，也是目前较为公认的观点，即治则是治疗疾病的原则，是在整体观念和辨证论治基本精神指导下制定的对临床治疗立法、处方、用药具有普遍指导意义的治疗规律。这一概念是从治病角度来确立治则的含义，从治疗而言，其对象必然是发生了疾病的人体，治则是针对疾病设置的，如果没有病，"治"当然也无从而谈。所以，治则是治疗疾病时应遵循的原则。一是在 1986 年首届全国中医治则学研讨会上较多人同意的观点，即：中医治则是在中医理论指导下制定的对保持健康和祛除疾病、恢复健康具有普遍指导意义的防病治病规律。这一概念具有三个特点：①未强调辨证论治指导这一前提。认为治则不完全受辨证论治的指导，因为单纯辨证有可能遗漏某些因素，如性别、年龄、生活环境、发病时令、地区差异等，这些因素对拟定治疗具有重要的参考价值，而这部分内容可以由不受辨证论治约束的"三因制宜"原则加以补充。②强调是防病治病规律，而不仅仅是治疗规律。③强调恢复和保持健康。从三个特点看，其后两点拓宽了治则的理论范畴，它不仅仅指治疗原则，同时也包含了中医养生和预防原则在内，体现了一种以人为本，以健康为宗旨，着眼于人而不是着眼于病的防重于治的医疗思想。这种观点认为，任何疾病都有一个演变过程，从酝酿期（病前状态）到形成期，然后进入发病期，所以只以发病期作为治疗对象是不够的，中医学一直强调"圣人"、"上工""治未病"，而只有"粗工"、"下工"才"救其已败"。

分析以上两种观点，我们认为，可以将中医治则的理论范畴划分为广义和狭义。广义者范围大，包括中医的预防养生原则和治疗疾病原则；狭义者单纯指治疗疾病的原则。

中医治则是以中医理论思维中具有特色的整体观、恒动观、动态平衡观、朴素的唯物辩证对立统一观为指导的，所以是我国古典唯物论的认识论在治疗学中的体现。中医治则的哲学核心是"平"，即"以平为期"，恢复机体阴阳平衡和内环境的稳态，是中医治则的直接目标，也是最终目的。而具体治则与认识论的联系，如"治病求本"——认识事物本质；"标本论治"——抓住主要矛盾和矛盾的主要方面；"三因制宜"——具体问题具体分析；"反治"——透过现象看本质；"既病防变"——以发展、联系的观点认识疾病，等等，都反映出中医治则的哲学思想。

中医治则不仅内容丰富，而且是一个多层次的整体结构。治则的特点是具有抽象性，根据抽象的程度不同、适用范围的大小，治则可以划分为不同的层次。高层次治则可以下统低层次治则，而每一低层次治则皆从属于高一层次的治则，秉承高一层次治则的精神，是对其的具体落实。这样就呈现出治则之间纵向联系的主从关系。如治病求本是中医治病的根本原则，属于最高层次的治则，扶正祛邪、标本先后、正治反治、调整阴阳等属于第二层次的治则，这些第二层次的治则，都从属于治病求本的最高治则。而第二层次的治则又分别下统更低层次的治则，如调整阴阳治则下又分为祛其偏盛、补其偏衰；反治治则下又分为寒因寒用、热因热用、通因通用、塞因塞用。因此，中医治则理论是一个有序的、具有多层次内在联系的整体。高层次治则从宏观上、整体上考虑治疗疾病的总方针，而低层次治则是在高层次治则指导下的逐步具体化，针对性较强。治则的多层次整体结构体系，体现了中医对治疗疾病规律认识的逐步深入，它既高度概括了中医治疗思想的特色，又适应了千变万化的临床病证，发挥着指导治疗方向，支配治疗过程，规范治疗活动的重要作用。

二、治则与治法的关系

一般认为，治法是治疗疾病的方法，治则与治法既有区别又有联系。就区别而言，从构成的内涵和作用职能分析，若以狭义治则为对象，是指治疗疾病的原则；若以广义治则为对象，则更拓展至预防养生原则。总之，治则不是直接地针对具体病证，而是一种普遍的原则，具有确定方向、注重整体的职能，故抽象而笼统，对防病治病具有普遍的指导意义；而作为治疗疾病的方法，是在治则指导下确定的具体的治疗措施，每一种治法都对应着某一病证，具有方法或技术的职能，故具体而有针对性，直接指导处方用药而不需要借助其他中间环节。就联系而言，治则与治法二者密切相关，犹如战略和战术的关系。治则从整体上把握治疗疾病的规律，指导着治法的选择，一种治法的确立往往是多项治则综合指导的结果；同时治法也是治则的具体体现。例如对"热结旁流证"采用的清热通腑泻结法，就既是在"治病求本"、"标本缓急"、"正治反治"、"扶正祛邪"等治则指导下确定的，同时也是这些治则的具体体现。另外，治则与治法的联系还表现在两者之间的交接，治则多层次结构逐级下达，至最低层次，治则就过渡到治法。

需要指出的是，有些书中把治则称为"治疗法则"，这样容易与治法混淆而难分，故不用此名为宜。

以狭义治则为分析对象，结合《中医基础理论》教材，本章讨论的内容包括：早治防变防复、治病求本、扶正祛邪、标本先后、正治反治、调整阴阳、调理气血、调理脏腑、三因制宜。

第二节 早治防变防复

所谓早治防变防复，是指在疾病发生的初期就及时诊断、早期治疗，把疾病消灭于萌芽状态，防止其深入传变或发生危变，并且疾病初愈，要防止复发。其意义在于缩短病程，保护正气，使患者早日康复。这是中医治疗的重要原则，源于《黄帝内经》"治未病"的理论。

《黄帝内经》"治未病"理论包括两层含义，一是未病先防，如《素问·四气调神大论》中指出："是故圣人不治已病治未病，不治已乱治未乱，此之谓也。夫病已成而后药之，乱已成而后治之，譬犹渴而穿井，斗而铸锥，不亦晚乎!"《灵枢·逆顺》曰:"上工刺其未生者也……故曰上工治未病不治已病。"这两段经文的意思是要求人们在疾病未发生时，预防疾病的发生，体现了《黄帝内经》摄生防病的思想。二是早治防变，包括有病早治与既病防变两种治疗思想。如《素问·刺热》中说:"肝热病者左颊先赤，心热病者颜先赤，脾热病者鼻先赤，肺热病者右颊先赤，肾热病者颐先赤。病虽未发，见赤色治之，名曰治未病。"这里的"治未病"，是指在疾病的萌芽阶段，主症尚不明显，但已出现了某些特定的预示性症状或特殊体征时，就应积极进行治疗，也就是有病早治。又如《素问·玉机真脏论》说:"五脏受气于其所生，传之于其所胜，气舍于其所生，死于其所不胜。病之且死，必先传行……五脏相通，移皆有次。五脏有病，则各传其所胜。"这说明《黄帝内经》已注意到疾病有一定的传变规律，提示治疗时应重视疾病动态变化，防止其深入传变，也就是既病防变。《黄帝内经》以降，后世医家对其"治未病"的理论代有发挥，特别是当代伴随新的健康理念的诞生，"治未病"有着更丰富的内涵和重要的现实意义。

　　分析"未病"的含义，大致有两方面:一是无病，又分两种:①没有任何疾病的健康状态。即《素问·四气调神大论》、《灵枢·逆顺》中所言。②亚健康状态。是介于健康与疾病之间的一种生理功能低下的身体状态，即非健康、非患病的状态，亦称"第三状态"、"灰色状态"、或"病前状态"。此时机体无明显疾病，却呈现活力降低、反应能力减退、适应力下降等生理状态。由于亚健康是介于健康与疾病之间的一种临界状态，具有双向性，如果经过适当的调理，可以走向健康，而没有足够重视，任之不管，则会量变，进而质变，导致疾病。二是"相对未病"，又分为以下几种情况:①邪气轻微或病在初期，患者自觉症状不明显，或症状较轻、较少。②虽然病情较重，但由于症状比较隐匿，患者无明显感觉。这两种都属于"潜病未病状态"，即体内已有病理信息，但尚未显化，处于潜伏状态，有人称此阶段为"潜病期"、"欲病状态"、"亚临床阶段"。这种状态较难识别，易误作健康无病，但随着科学技术和检测手段的发展提高，将能越来越多地对疾病的此种状态进行早期识别诊断。③以人作为整体而言，某一局部或器官已经发生疾病，而其他部位、器官尚未出现病变，后者对前者来说就属于"未病"。此时，可称为"传变未病状态"，即根据疾病传变规律，已有疾病有可能传至目前尚未发病的相关器官或部位，使其产生病变。④在疾病初愈至完全恢复健康的这一阶段，机体所处的状态与正常健康状态尚有差别，与原先疾病状态更有不同，在这种特殊状况下，往往容易由于调摄不慎而致疾病复发，所以相对于疾病的复发，有学者把瘥后疾病未复发阶段也称为"未病"。

　　对于无病，不论是健康状态，还是亚健康状态，都应当未病先防，内养正气，外避邪气，这些属于养生的范畴，其具体内容参见本篇第一章。针对"相对未病"，我们应采取的治疗原则是"有病早治"、"既病防变"、"瘥后防复"。

一、有病早治

（一）有病早治的概念

　　疾病一旦发生，其变化有可能是迅速而复杂的，因此必须抓住时机，及时诊断，尽早治疗，将疾病消灭在萌芽状态或初期。《素问·八正神明论》云:"上工救其萌芽，……下工救其已成，救其已败。"张仲景在《金匮要略·脏腑经络先后病脉证》中亦指出:"适中经络，未流传脏腑，即医治之。四肢才觉重滞，即导引、吐纳、针灸、膏摩，勿令九窍闭塞。"在疾病的萌芽阶段和初期，一般病位较浅、病情较轻，正气被损伤的程度亦不甚严重，而其抗御邪气以及抗损伤、康复能力相对较强。因此，早期治疗，将疾病消灭于萌芽阶段和初期，有利于机体早日痊愈。若不抓住时机及时诊断治疗，待到病邪深入脏腑，疾病酿至中晚期，病情复杂而严重，则病邪对机体正气的损害程度愈加深重，这不仅给治疗增加难度，也减缓了机体恢复健康的进程，甚至留下后遗诸症，正如《医学源流论·卷下·防微论》所言："病之始生浅，则易治，久而深入，则难治。""盖病之始入，风寒既浅，气血脏腑未伤，自然治之甚易；至于邪气深入，则邪气与正气相乱，欲攻邪则碍正，欲扶正则助邪，即使邪渐去，而正气已不支矣。"所以，中医治疗思想首先强调有病必须早治。

（二）有病早治的运用

运用有病早治原则的重要前提，是及时正确地诊断疾病。如上述"未病"的几种形式中，"潜病未病状态"就需要特别注意诊断的问题。事实上，任何疾病都存在发病的潜证阶段，尽管潜证是隐匿的，但也常常会以各种形式时隐时现地发出信息，有的还会出现某些先兆症状，这些都是诊断疾病的重要依据。由于疾病种类、人体体质的差异，潜证阶段的信息形式或先兆症状也会表现得多种多样，可表现为情绪、性格、睡眠或梦境的变异，也可表现为颜面、皮肤、爪甲、毛发、九窍等部位的微小变化，或者表现为食欲、分泌排泄物的异常等。这些变化的最初表现往往是极轻微的、偶发的、无规律的、不稳定的，并且持续时间大多又很短暂，所以不容易引起患者和医生的注意，而它们又恰恰是某些严重疾病的早期信号，与内在疾病的发生有着必然、特定的联系。例如，中风是一种对人体生命及功能威胁都十分严重的疾病，其发病前多数有先兆症状，如头晕头痛、手指麻木、肌肉瞤动等，此时若能及时发现，采取果断措施，就可避免许多危重症的发生。早在《素问病机气宜保命集》就指出："中风者，俱有先兆之征。凡人如觉大拇指及次指麻木不仁，或手足不用，或肌肉蠕动者，三年内必有大风之至。《经》曰：'肌肉蠕动，名曰微风。'宜先服八风散、愈风汤、天麻丸，各一料为效。……是以圣人治未病，不治已病。又曰：'善治者治皮毛。'是止于萌芽也。故初成者获愈，固久者伐形，是治病之先也。"又如无症状性心肌梗死患者，其临床表现甚为轻微，常被忽视，若不能及时发现治疗而任其发展，就有危及生命之虞。许多疾病在真正发作之前，总是有一些细微的前兆症状，而前兆症状出现的时候可能恰恰是治疗的最佳时机，如果能够抓住这一最佳时机，则可以取得较好的治疗效果。而要想实施早期治疗，首先必须尽早诊断。一方面要以中医理论仔细辨证论治，另一方面不妨借助于现代先进的科学知识和方法、技术，拓宽辨证论治的视野，尽可能在疾病典型症状出现之前就能观察到发病的先兆，及时发现疾病的蛛丝马迹，并作出准确的诊断，从而为早期治疗提供依据。

《素问·缪刺论》说："夫邪之客于形也，必先舍于皮毛，留而不去，入舍于孙脉，留而不去，入舍于络脉，留而不去，入舍于经脉，内连五脏，散于肠胃，阴阳俱感，五脏乃伤。此邪之从皮毛而入，极于五脏之次也。"《素问·阴阳应象大论》说："故邪风之至，疾如风雨。故善治者治皮毛，其次治肌肤，其次治筋脉，其次治六腑，其次治五脏。治五脏者，半死半生也。"《黄帝内经》清楚地揭示了外感病邪侵犯人体由表入里、逐层深入的过程。并指出，当外邪尚在人体浅表部位时即应及时给予祛除，以阻止病邪向里侵犯，若到病邪深入才治，则疗效不尽如人意。

"伤寒"是一类以感受风寒之邪为主的外感病，病邪自皮毛肌腠侵入人体，根据《伤寒论》六经传变规律，病邪是从太阳依次传入阳明、少阳，而后传入太阴，继而传入少阴、厥阴这样循经内传。尽管太阳病在六经病中最为轻浅，但太阳病的篇幅在整个《伤寒论》中却占了将近一半，其论述之详尽，也是其他篇章不能相比的，这反映了张仲景对外感伤寒早期治疗的重视。太阳病虽然是外感伤寒的轻浅证候，但疾病是不断发展变化的，由于人体体质的差异、感邪的轻重、医治的正误等诸多因素的影响，有可能使邪在太阳阶段时发生变化，或传入阳明，或转入少阳，或内传太阴，或内陷少阴、厥阴。伤寒病的早治，抓住"太阳病"这一关键阶段，使邪在太阳时就得到及时正确的治疗，那么，既可阻止病邪向里传变，避免严重证候的发生，又因为病位浅、病情轻而易治，使机体更容易病愈复健。

温病是一类感受温热病邪导致的急性外感热病，其病变发展以卫气营血为序。如果病邪由卫分传气分，再营分，后血分，就称为"顺传"；如果卫分之邪不经气分阶段而直接传入营血，甚或内陷心包，则为"逆传"。由于"顺传"、"逆传"均可始于卫分，因而积极治疗卫分证，是温病早期治疗的关键。特别是瘟疫类疾病，其发病急骤，变化迅速，预后较差，尽早尽速祛邪外出，对治疗具有非常积极的意义。

伤寒、温病的发展趋势都是外邪侵犯人体由表及里，步步深入，病情会越来越复杂，越来越严重。因此，必须早期治疗，将病邪消灭于皮毛、于太阳、于卫分，及早终止病情发展。

二、既病防变

（一）既病防变的概念

在治疗疾病的过程中，不仅要掌握有病早治这一重要原则，还必须了解病情的发展趋势，注意其传变规律，随时掌握治疗的主动权，以防止病邪深入传变甚至发生危变，这就是既病防变。

任何疾病的发展，都有相对固定的规律，除外感疾病由表及里的传变规律外，由情志刺激、饮食劳逸等引起的内伤病，尽管对其传变的表述方法不同，有的以五行生克乘侮解释，有的以阴阳互根互制解释，有的以五脏整体联系解释，有的以经络循行分布解释，但最终都反映内伤病的传变也是有一定规律的。因此，根据疾病传变规律，进行某些预防性的治疗，可以防止病邪的转移、病位的扩散、病情的恶化。既病防变就是这种先于病机变化的前瞻性、预见性治疗。从关系到疾病发展变化的正气、邪气两方面因素而言，既病防变的措施，包括护正于未匮和祛邪于未传两个方面，即一方面在疾病过程中注意充实未病部分的正气，另一方面先于病机变化，提前运用针对病情发展的某些祛邪方法。

（二）既病防变的运用

既病防变理论中立论较早，影响较大者，是《金匮要略》"肝病实脾"理论和叶桂治疗温病的"先安未受邪之地"之说。

"肝病实脾"是《金匮要略》中最著名的既病防变理论。《金匮要略·脏腑经脉先后病脉证》指出："见肝之病，知肝传脾，当先实脾。"表明病理上肝病容易传脾，治疗肝病则当顾及脾。寻根溯源，《金匮要略》这一"肝病实脾"理论，在《黄帝内经》、《难经》中已有记载：如《素问·玉机真脏论》曰："五脏有病，各传其所胜。""肝受气于心，传之于脾。"《难经·七十七难》更是明确指出："所谓治未病者，见肝之病，则知肝当传之于脾，故先实其脾气，无令得受肝之邪，故曰治未病焉。"后世医家对此也有阐述，如尤怡在《金匮要略心典·脏腑经络先后病脉证》中指出："邪气之客于身也，以胜相加。肝应木而胜脾土，以是知肝病当传脾也。"又说"实脾者，助令气旺，使不受邪，所谓治未病也。""治肝实者，先实脾土，以杜滋蔓之祸。"肝病实脾中的肝病，是中医学广泛意义上"肝的病变"，其具体病证可为"肝郁"、"胁痛"、"肝著"等等，这些肝的病变与西医学中肝胆系统的某些疾病表现相似，特别是和其中的"肝炎"、"肝硬化"的临床表现较为相似，而在这些疾病过程中，确实常出现一系列消化功能障碍的症状体征，按中医脏腑病机传变理论分析，属于肝病影响了脾胃功能。因此，肝病传脾理论不仅源远于古，而且是长期临床医疗实践的科学总结。另外，这里的肝病，按传统认识一般多指肝的实证，所谓"实则传，虚则不传"。这种认识主要是基于五行理论的"木旺乘土"之说，有一定的局限性。从肝与脾的生理联系看，肝的疏泄功能对脾的运化起着非常重要的促进作用，因此无论肝实或肝虚，只要出现了肝的疏泄功能失常，就可能影响脾的运化功能，最终导致肝脾同病。所谓"实脾"，其直接含义是使脾气充实，过去一般认为就是补脾。应该认识到，这里的补脾是一个广义的概念，补脾既可以是补脾的气血阴阳，也可以是清脾（胃）湿热，祛脾（胃）寒湿，疏通脾（胃）气机，主旨在于调理脾脏，使脾气健运，保持良好的功能状态。按肝病实脾理论，临床对肝郁或肝虚而又素体脾虚的患者，即使暂未出现脾病的症状，也应在疏肝或益肝的同时，及时加入健脾之药；对于肝郁而脾（胃）尚健的患者，应注意在用香燥之品疏肝时，酌加甘缓益脾的药物，以防止伤脾。肝病实脾是在掌握肝病容易传脾病机演变规律的基础上采取的预防性治疗措施，运用时要与"肝脾同治"加以区别。前者用于肝病有传脾趋向或素体脾虚，但脾尚未出现病变时，治疗重点在肝，治肝时略加顾脾之品；后者用于肝脾同病，治肝治脾的比重，根据两脏病变偏颇决定。从肝病实脾理论推而论之，《金匮要略·脏腑经脉先后病脉证》指出"余脏准此"，也就是说，对内伤脏腑病变皆应运用既病防变的早期治疗原则。由于脏腑之间生理上的密切联系，所以病理上会发生相互影响；并且，脏腑疾病的传变不是仅仅局限在两个脏器之间，病变可以传给一个脏或腑，也可以同时传给多个脏腑。因此，掌握脏腑疾病的传变规律，对可能被传及的脏腑进行预先治疗，就可以阻断其病理性损害的深入，控制疾病的传变和危变。

"先安未受邪之地"是清代医学家叶桂根据温病病理传变特点提出的具有既病防变思想的早期治疗原则。叶桂在《温热论》中说："若斑出热不解者，胃津亡也，主以甘寒，重则如玉女煎，轻则梨皮、蔗浆之类。或其人肾水素亏，虽未及下焦，先自彷徨矣，必验之于舌，如甘寒之中加入咸寒，务在先安未受邪之地，恐其陷入易易耳。"他针对温病过程中温热之邪最易化燥伤阴的基本病理变化规律，指出温病发展至中焦伤及胃阴时，本应甘寒养胃，但由于患者体质的特点和病情发展进而会损伤下焦肾阴，往往需要在甘寒之中加入咸寒之品，先病机发展一步滋养肾阴，先安未受邪之地，以加强下焦正气，防止温邪的深入传变。吴瑭《温病条辨·中焦》中制定的温热病治疗大法，对此也给予了足够的重视，如："阳明温病，下后汗出，当复其阴，益胃汤主之。"下后汗出，暂时并没有出现明显的阴伤症状，但吴瑭用了一"当"字，强调了复阴的重要性，并在注中阐明了其中的道理："下后急议复阴者，恐将来液亏燥起而成干咳身热之怯证也。"认为应该对将来可能因伤阴而导致的后遗症，进行预防性的养阴治疗。温病治疗上这种"先安未受邪之地"的重视早期养阴的治疗思想，对后世影响很大。近年来，中医在治疗急性热病中运用这种早期治疗原则，确实提高了疗效。如重庆中医研究所对 324 例高热患者在伤阴前就预先给予养阴增液，经对照与实验证明，早用养阴能起到较好的保津作用，避免了伤阴病理的发生。

20 世纪 70 年代末，沪上名医姜春华提出的治疗温病的"截断疗法"，就是"先安未受邪之地"之说的进一步完善。截断疗法，是指采取果断措施和有特殊功效的方药，直捣病巢，迅速祛除病原或拦截病邪深入，杜绝疾病的自然发展和迁延，扭转病势，使之向好的方向发展。因为温病的发生发展是一个动态变化的过程，病邪由浅入深，病情由轻转重，证候由实转虚。尤其是某些特殊病原所致的重症温病，其病邪凶险，传变甚速。当温邪深入营血时，往往会导致血液循环和神经系统的损伤，不仅病死率高，后遗症也多。例如，流行性出血热容易出现气营两燔而很快陷入营血，导致弥散性血管内凝血，并出现休克昏迷，甚至衰竭死亡。如果此时仅仅见证施治，入营清营，入血凉血，那只能是亦步亦趋的被动治疗，不仅疗效受到影响，而且不易控制病情的发展。截断疗法要求在温病治疗中，将辨证与辨病相结合，从温病病因的特异性出发，掌握各种温病特别是重症温病的病理实质和发展规律，有预见地抢先一步，先入"未受邪之地"，采用特效方药，针对病原和即将产生的病理变化，截断其进犯之机，主动有效地控制住病情的发展。截断疗法全面体现了既病防变原则，抓住疾病本质的属性以及传变必定要经过的某一阶段的病理实质，针对将要发生的某种病理变化，果断地提前采取切合病机发展的有效的祛邪或扶正方法来阻断病变的继续深入或恶化，是截断疗法的精髓所在。至于使用哪种具体的祛邪或扶正方法来截断病邪，这应该根据具体疾病病理传变的特点决定。如祛邪中"下法"的早期运用。下法的主要作用是泻热通结，是一种迅捷的祛邪方法，温病早期使用下法，能起到通腑泻热，釜底抽薪，尽早祛邪外出，防止病邪内传的积极作用，所以临床运用不必拘泥于肠腑燥屎内结之说。又如在温病的气营阶段早用苦寒凉血化瘀的方法，以及针对"乙脑"病程发展最终必见动风抽搐的规律，采取提前投以凉肝息风的治法，有效地遏制了痉厥证候的发生等，都是截断疗法中祛邪法的运用，而上述"先安未受邪之地"的养阴之法，可以认为是截断疗法在扶正方面的体现。

三、瘥后防复

（一）瘥后防复的概念

瘥后防复，是指在疾病治愈后，应当注意病后调摄，采取各种措施，防止疾病复发。疾病初愈，虽然症状消失，但此时气血未定，阴阳未平，脏腑功能尚未健旺，正气尚未复原，余邪亦可能稽留未清，稍有不慎，即有可能导致疾病复发。

疾病复发，虽然临床表现类似于初病，但又不完全是原有病理过程的再现，常因瘥后正气虚弱、抗邪力低下，导致复病比初病病理损害更复杂、更广泛，病情更为严重，故瘥后防复亦是中医治疗学非常强调的重要原则。

历代医家都很重视复病的问题，并在长期的临床实践中，积累了预防疾病瘥后复发的丰富经验。早在《素问·热论》中论述热病时，就阐述了瘥后复病的原因，认为"热病少愈，食肉则复，多食则遗"，并提出"视其虚实，调其逆从"的治疗复病的方法。张仲景《伤寒论》于六经病篇之后，特设"辨阴阳易差后劳复病脉证并治"篇，专门论述伤寒瘥后复病及其治疗。其中第 393 条云："大病差后，劳复者，枳实栀子豉汤主之。"第 398 条云："病人脉已解，而日暮微烦，以病新差，人强与谷，脾胃气尚弱，不能消谷，故令微烦，损谷则愈。"成无己《注解伤寒论》曰："病有劳复，有食复。伤寒新差，血气未平，余热未尽，早作劳动病者，名曰劳复；病热少愈而强食之，热有所藏，因其谷气留搏，两阳相合而病者，名曰食复。"这些论述不仅反映了疾病复发的诱因，而且也从反面强调了病后预防复发的重要性。除外感热病愈后可能复发，临床许多疾病存在反复发作的特点，如中风、胸痹、心悸、偏头痛、哮喘、痹证、荨麻疹等。中医学对于急性病愈后防复发、慢性病病情缓解后防复发以及发作性疾病的间歇期防发作，均具有独特的优势。

（二）瘥后防复的运用

疾病复发的条件主要有三方面：一是余邪未尽。疾病初愈，病邪已祛，但祛犹未尽，余邪稽留体内，为疾病复发提供了必要的条件。二是正虚未复。由于疾病的过程，正气受损，在疾病初愈阶段，正气尚未完全恢复，正气未盛，不能把病邪祛除干净，以致余邪稽留，或重感新邪，所以正虚未复也是疾病复发的重要条件。三是诱因的作用。诸如复感新邪、过劳、饮食失宜、用药不当、情志过激等，均可助邪或伤正，使正气更虚，邪气复盛，从而导致疾病复发。

所以，瘥后防复亦应当从三个方面着手：一是培养正气。综合使用多种方法，如精神调摄、饮食和药物调理、针灸、体育锻炼、起居生活有规律等，以增强正气，提高机体的抗邪能力，使机体逐渐恢复其健康状态。二是肃清余邪。可适当使用药物祛邪，病后巩固疗效，一定做到祛邪务尽。如急性痢疾，常因治疗不甚彻底，导致愈后复发。可在恢复期根据患者的实际情况，继续服用一段时间的清热利湿之剂。正如《温热论》中所说："热减身寒者，不可就云虚寒而投补剂，恐炉烟虽熄，灰中有火也。"三是慎防诱因。导致疾病复发的一个重要因素是诱因引动，所以在瘥后防复中除注意祛邪务尽，扶助正气外，还应注意慎起居、节饮食、勿作劳、慎用药、怡情悦性，避免各种诱发因素。

第三节 治 病 求 本

一、治病求本的概念

治病求本，是指临床时要寻求出病证的本质，然后针对其本质进行治疗。这是中医治疗疾病的根本原则。治病求本的核心是抓住病证本质进行针对性的治疗，它反映了具有最普遍指导意义的治疗规律，是贯穿于整个治疗过程的基本方针，是任何疾病实施治疗时都必须首先遵循的原则。所以，治病求本是中医治则理论体系中最高层次的治疗原则，对其他各种治则具有统领指导作用，而其他治则都是从属于这一根本原则的，是它的具体体现。

二、对"病本"的不同认识

治病求本，源于《素问·阴阳应象大论》："阴阳者，天地之道也，万物之纲纪，变化之父母，生杀之本始，神明之府也。治病必求于本。""本"在辞海释义中有事物的根源或根基；本来、原来之意。所以治病求本之"本"，应该是指病证的本质。历代医家对它的含义，见仁见智，未能统一。其主要分歧，是对于"病本"理解的差异，主要有以下几种观点。

（一）本为"阴阳"

王冰对《素问·阴阳应象大论》"治病必求于本"原文注曰："阴阳与万类生杀变化，犹然在于人身，同相参合，故治病之道，必先求之。"吴昆注曰："天地万物，变化生杀而神明者，皆本于阴阳，则阴阳为病之本可知。故治病必求其本，或本于阴，或本于阳，必求其故而施治也。"清代张志聪在《黄帝素问集注》中亦注曰："本者，本于阴阳也。人之脏腑气血，表里上下，皆本乎阴阳；而外淫之风寒暑湿，四时五行，亦总属阴阳之二气；至于治病之气味，用针之左右，诊别色脉，引越高下，皆不出乎阴阳之理，故曰治病必求其本。"

（二）本为"病因"

多以《素问·至真要大论》"必伏其所主，而先其所因"为据。元·朱震亨在《丹溪心法·治病必求于本》中说："将以施其疗疾之法，当以穷其受病之源。盖疾疢之原，不离于阴阳之二邪也。"明·周子干在《慎斋遗书·卷二·辨证施治》中说："种种变幻，实似虚，虚似实，外似内，内似外，难以枚举，皆宜细心求其本也。本必有因，或因寒热，或因食气，或因虚实，或兼时令之旺衰。"清·韦协梦亦在《医论三十篇·治病必求其本》中指出："病之起也，有所以起者，治之必求其本。"

（三）本为"标本之本"

宋·赵佶在《圣济经·推原宗本》中说："治病不求其本，何以去深藏之患。盖自黄帝标本之论，后世学者阐以兼治之术，故能智明而功全……诚能由标而探本，斯能由本而明标，五脏六腑之盈虚，血脉荣卫之通塞，盖将穷幽洞微，探颐索隐，而知病之变动，无毫厘之差也。"

（四）本为"先后天之本"

明·李中梓在《医宗必读·卷之一·肾为先天本脾为后天本论》中说："经曰'治病必求于本'。本之为言，根也。世未有无源之流，无根之本。澄其源而流自清，灌其根而枝乃茂，自然之经也。故善为医者，必责根本，而本有先天、后天之辨。先天之本在肾……后天之本在脾。"

（五）本为"肾阴肾阳"

清·冯兆张《冯氏锦囊秘录·卷一·诸病求源论》云："人之有生，初生两肾……可见真阴真阳者，所以为先天之本，后天之命，两肾之根，疾病安危，皆在乎此。学者仅知外袭，而不知乘乎内虚；仅知治邪，而不知调其本气；仅知本气，而不知究其脏腑；仅知脏腑，而不知根乎两肾；即知两肾，而不知由乎二气，是尚未知求本者也。"

（六）本为"表里寒热虚实证"

明·张介宾《景岳全书·卷之二·传忠录中·求本论》说："万病皆有本，而治病之法，尤惟求本为首务。所谓本者，惟一而无两也。盖或因外感者，本于表也；或因内伤者，本于里也；或病热者，本于火也；或病冷者，本于寒也；邪有余者，本于实也；正不足者，本于虚也。……万病之本，只此表、里、寒、热、虚、实六者而已。知此六者，则表有表证，里有里证，寒、热、虚、实无不皆然。"

（七）本为"病机"

刘完素《素问病机气宜保命集·卷上·病机论》说："察病机之要理，施品味之性用，然后明病之本焉。治病不求其本，无以去深藏之大患。"

（八）本为"体质"

饶宏孝认为："从广义上讲，中医治病求本是着眼于人，……人体患病后，出现的'证'，是疾病在一定时期病因、病位、病机等的综合性反映，体现了疾病阶段性的本质。……不同体质的人生病后，可出现不同的病机病证。因此，人的体质是中医辨证论治的根本。"沙建飞也认为："所谓'本'，是指疾病的本质，也即人的体质。因为体质在很大程度上决定了人的患病与否和疾病的性质……同样的致病因子，既病之后，有人患实证，有人则呈虚证，就是因为体质之不同。"

（九）本为"证"

吴润秋认为："治病必求于本之'求'，当释为'辨'，'本'，当释为'证'，意即治病必须辨证。……证反映了疾病某阶段的本质……一个证名的确立，是对疾病本质的高度概括和明确表述。……因此，证反映了疾病的本质，故可称之为'本'。"刘家义认为："……本必须反映疾病的全部情况（包括病因、病位、病性、症状等）之内在联系和根本属性。中医治病，不是针对某种原因或几个症状，而是治证。证……是对医生将四诊获得的全部资料进行分析、归纳，概括出能反映病因、病机、病位、病性和邪正盛衰、阴阳失调等情况的诊断结论，是对疾病过程中某些规律的认识，是对疾病的本质的概括。……可以认为：本与证相当，求本就是辨证，治病求本，本于证。"

三、"本"为病与证本质的统一

以上各种观点，虽从不同角度阐述了对病本的认识，但都有一定的局限性和片面性。如"以阴阳为本"：尽管疾病的发生与发展都不出阴阳之理，但阴阳只是一个抽象的概念，所谓"有名而无形"，它并不代表具体事物和现象本身，对疾病来说，并不能具体揭示其病理变化的本质。所以，以天地间普遍的抽象的"本"概念（阴阳对立统一规律）取代疾病中独特的具体的"本"概念，显然过于笼统，泛而无着。又如"以病因为本"：病因即邪气，邪气固然是发病的重要条件，但疾病发生中更不可忽视的因素是机体正气的作用。即使疾病已成，其病变本质，也不是单独由邪气决定的，它与人体正气有着非常密切的关系，是由正邪双方的力量盛衰对比所决定，特别是与正气的强弱有关。所以，仅以病因论病本似乎不够全面。再如以"标本之本"论病本：病本是指疾病的本质，而标本中的标与本，是一组相对的概念，标与本可以有许多具体的含义，如先病为本，后病为标；原发病为本，继发病为标，等等。标本主要是说明病变过程中矛盾有主次，所以在治疗上要分先后缓急。因此，治病求本之本与标本之本存在着概念上的差异，二者不可等同。另外，以"先后天之本"与"肾阴肾阳"为本的观点，它们强调的是脾肾某些基本物质的重要性，说明它们的某些功能在人体生命活动中的重要作用，所以也不太适合用来概括一切疾病的本质。还有以"体质"为本，这种观点与以病因为本的观点有类似之处，体质与正气成正相关关系，以"体质"为本是强调人体正气在疾病中的作用，忽视了造成疾病的另一个重要原因——邪气的作用，因此也不能全面反映出病证的本质。

那么，究竟应该如何认识病证的本质呢？上述以病机为本和以证为本的观点，基本符合中医对疾病病理变化本质规律的认识。可以认为，"证"是疾病本质的高度概括，其具体内容，包含了病机。

疾病的本质，在中医学中主要是由证来体现的。任何疾病，不论其症状和体征如何复杂，都属于外在现象，都是由疾病的内在本质决定的。当我们以四诊收集临床资料，以各种辨证方法对这些现象加以综合、分析，最后就可以获得一个"证"的概念。证是对机体在疾病发展过程中某一阶段的病理概括，它包括了病因、病位、病性、邪正关系（或称病势）等等，因此，基本上反映了疾病内在病理变化的本质。从证的概念可知，证与病机在某种程度上是一致的，证是一个高度概括的总概念，病机包括阴阳失调、邪正盛衰、升降失常以及脏腑、经络病变机制等，所以，病机是证的更具体的阐述。例如，"风寒束肺证"，其总病机是风寒外袭，肺卫失宣，更具体的病机是：风寒犯表，皮毛闭塞，营卫不通；风寒束肺，肺卫失宣。

　　既然"证"基本反映了疾病的本质，那么辨证以求本就是抓住疾病本质的主要途径。事实上，仅仅这样是不全面的。因为，通过辨证求本，这个"本"，尚不能完全概括疾病整个发展过程的内在规律。所以说，单纯辨证，不一定就能求到本。有学者举了这么一个例子：三位患者，通过辨证诊断均为气虚血瘀证，第一位按西医学诊断是自主神经功能紊乱，第二位是冠心病，第三位是食道癌，三位患者均给予益气活血中药进行治疗。结果，第一位患者经过治疗，很快就完全恢复正常的生活和工作；第二位患者症状得到显著的改善，而冠心病仍然存在，能够进行正常的生活和工作；第三位患者，症状似乎得到改善，但不久即死于癌症的扩散转移。显然，如果"证"是疾病的本质，那么上述治疗应该得到相同的结果，可结果却如此不一。这说明"证"并不能完全揭示疾病的"本"，它反映的主要是疾病发展过程中某一阶段病理变化的本质，而就一种疾病而言，它自身总是有着某些区别于其他疾病的特殊本质，正是这种特殊的本质，决定了各种疾病自身发展变化的规律。因此，治病求本，应该是辨病求本与辨证求本的有机结合。通过辨病，找到不同疾病各自独有的特殊本质，从全程上把握影响疾病初终转归的基本矛盾；通过辨证，找到疾病处于不同阶段时病理变化的本质，从局部上抓住病变的主要矛盾。由此可知，治病求本之本，应该既包括病之本质，又包括证之本质，是病、证本质的统一。在病、证本质明确的前提下，使疾病的基本矛盾和主要矛盾在治疗中得到多靶点的综合解决，这才是中医学治疗疾病的特色所在。如对癌症患者的治疗中，常常在辨证的基础上加用具有抗癌作用的中药；对痛风患者，也往往在辨证的基础上，加用一些具有降低血尿酸作用的中药。又如常山、何首乌皆可治疗疟疾，但常山性寒有毒，何首乌性微温补血，实证疟疾宜用常山，虚证疟疾则可用何首乌。大青叶、大血藤均为清热解毒之药，但外感温病选用大青叶，而肠痈则选用大血藤。可见，辨证论治结合辨病论治，才能更贴切地达到"治病求本"的效果。

第四节　扶正与祛邪

一、扶正与祛邪的概念

　　扶正与祛邪，是针对虚证和实证制定的治疗原则。这一治疗原则是基于正气与邪气在疾病发生发展过程中的作用而建立的。中医病机学说认为，正气不足是疾病发生的内在根据，邪气侵犯是疾病发生的重要条件，二者缺一不可。并且，在疾病的整个过程中，机体正气与致病邪气之间，无时无刻不在进行着相互斗争，邪正斗争造成双方力量消长盛衰的变化，由此形成了证候的虚与实。凡以正气虚弱为主要矛盾的病理变化，为虚证；以邪气亢盛为主要矛盾的病理变化，为实证。正如《素问·通评虚实论》指出："邪气盛则实，精气夺则虚。"对其治疗，《素问·三部九候论》曰"虚则补之"，"实则泻之"；《灵枢·邪客》曰"补其不足，泻其有余"；《景岳全书·卷之一·传忠录上·虚实》指出"实言邪气实，则当泻；虚言正气虚，则当补"。亦即治疗虚证，应当扶助正气；治疗实证，应当祛除邪气。所以，扶正和祛邪是针对虚证和实证的治疗原则。

　　扶正与祛邪虽然是两种截然不同的治则，一是针对正气不足以补为法，一是针对邪气亢盛以泻为法,但二者之间又是相互为用、相辅相成的。扶正的目的在于增强正气,正气充盛,机体抗御病邪和祛除病邪的能力就会大大提高,这样更有利于祛邪;祛邪的目的在于清除病邪,减少和中止了病邪对正气的损害和干扰,这样更有利于正气的恢复。所以,扶正与祛邪这两种治则的关系是:扶正即所以祛邪,祛邪即所以扶正。只要运用得当,扶正与祛邪就会相互促进,使疾病早日好转,机体早日康复。

二、扶正与祛邪的运用

要正确使用扶正与祛邪治则,其前提是必须首先在辨证上分清虚实证,尤其是对虚实真假混杂的证候,如真虚假实证和真实假虚证,要透过现象(特别是出现的假象)找到病证的本质。如果虚实诊断不准而错用扶正与祛邪治则,就会造成不良后果。若虚证用攻,则正气愈加消减衰弱;实证用补,则邪气愈加鸱张亢盛。尤其是虚证用攻的危害性更甚。正如《医门法律·卷一·先哲格言》说:"实而误补,固必增邪,犹可解救,其祸小;虚而误攻,真气忽去,莫可挽回,其祸大。"其次,在用药上要注意轻重缓急,扶正或祛邪方法的峻缓,以及处方、用药量的大小,都应该适合病情的性质和轻重。一般而言,扶正之法贵在长期坚持,药量宜先轻后重,用药应注意不可过量,不可影响脾胃的消化吸收功能,否则亦会酿成"药害",非但不能补虚,反而会导致机体发生新的病变。祛邪之法,用药宜先缓后峻,并当中病即止,过用则易损伤人体正气,不利于恢复健康。

扶正不仅能治疗虚证,还能增强体质,提高机体的抗病能力。所以,扶正治则除了补气、补血、补阴、补阳等最常用的药物疗法外,还有针灸疗法、推拿气功疗法,以及精神调摄、饮食调养、体育锻炼等等,它们都是扶正的具体方法。例如饮食调养法,在《素问·脏气法时论》中就有"毒药攻邪,五谷为养,五果为助,五畜为益,五菜为充。气味合而服之,以补精益气"之说。说明药物一般长于攻邪,而食物则善于扶正补虚。

祛邪的具体方法很多,根据邪气的性质和邪气所在的部位,可以选择不同的祛邪方法。例如:邪在表者,用发汗解表法;邪在胸脘上部,如痰涎壅塞、宿食停滞或食物中毒等,宜用涌吐法;邪在胃肠下部,如热邪与肠中糟粕相结,宜用泻下法;里热证宜用清热法;里寒证宜用祛寒法;湿证宜用化湿、利湿法;食积胀满,宜用消导化积法;有痰饮者,宜用祛痰法;有瘀血者,宜用活血化瘀法等。选择具体祛邪的方法时,要注意使邪有出路,正如《读医随笔·卷四·证治类·用药须使邪有出路》所言:"凡治病,总宜使邪有出路。宜下出者,不泄之不得下也;宜外出者,不散之不得外也。"选择合适的祛邪方法,对尽快祛除邪气具有重要的临床意义。

扶正与祛邪的运用方式,主要有以下三种:

(一)扶正与祛邪单独使用

扶正与祛邪治则的单独使用,适用于单纯的虚证或实证。

1. 扶正 扶正治则适用于以正气虚弱为主要矛盾的虚证。此时,邪正双方力量对比的情况是:正气虚弱是疾病过程中的主要矛盾或矛盾的主要方面,邪气很轻微或已被祛除,已经不能对人体造成伤害,由此形成了机体功能衰退的一系列虚弱证候。所以,治疗应抓住正气虚弱这一主要矛盾,给予扶助正气。虚证一般分为气虚、血虚、阴虚、阳虚四种类型,以及脏腑的各种虚损,因此扶正就应以补气、补血、补阴、补阳法分别结合脏腑补法对应治疗。运用扶正原则治疗虚证,最常用的是药物疗法,除此之外,还可根据病情特点,选择其他疗法配合治疗,如上述针灸疗法、饮食调养等。

2. 祛邪 祛邪治则适用于以邪气亢盛为主要矛盾的实证。此时，邪正双方力量对比的情况是：邪气亢盛是疾病过程中的主要矛盾或矛盾的主要方面，人体正气比较充足，能积极与邪抗争，由此形成了一系列邪正剧烈相争的实证。所以，治疗应抓住邪气亢盛这一主要矛盾，给予祛除邪气。实证的具体证候，往往由于病邪的性质、强弱，以及病邪所侵犯的部位和影响人体功能的不同情况而有所差异。因此，要注意选择好相应的祛邪方法。还要考虑使邪有出路，因势利导、就近逐邪是参考的因素之一。

（二）扶正与祛邪兼用

扶正与祛邪兼用，适用于正虚邪实的虚实错杂证。根据正虚和邪盛的矛盾主次，扶正与祛邪兼用时，亦有主次之分。

1. 扶正兼祛邪 即扶正为主，兼顾祛邪。适用于以正虚为主，邪盛为次的虚实错杂证。例如，肾阳虚弱而水饮内停，治当温补肾阳为主，兼利水湿之邪。

2. 祛邪兼扶正 即祛邪为主，兼顾扶正。适用于以邪盛为主，正虚为次的虚实错杂证。例如，夏季暑热伤津耗气，暑热之邪为主致病，故治当清热祛暑为主，兼以生津益气。

扶正与祛邪兼用，务必注意做到"扶正而不留邪，祛邪而不伤正"。

扶正虽然有使正足则邪易去的一面，但如果使用扶正药物的时间不当或药量过大，则反而会有留邪（恋邪）的可能。例如温热病，经治疗已热退、身凉、脉静，如果此时误将身凉作为阳气虚损而过早采用温补方药或食疗，常常易致余邪留恋，使病情加重。

祛邪虽然有使邪去则正自安的一面，但若祛邪药物用之时间过长或过量，则常会造成耗伤人体正气的弊端。因为祛邪药大多是苦寒攻伐、易伤精气之品。例如外感热病热盛伤津，若苦寒清热、发汗祛邪用之不当，则会更加耗伤人体阴津，造成病体久久不能恢复。

（三）扶正与祛邪分先后使用

扶正与祛邪分先后使用，亦适用于正虚邪实的虚实错杂证。由于某些虚实错杂证不适宜扶正与祛邪兼用，所以采取扶正与祛邪分先后使用，以达到既不伤正，又不碍邪，使邪祛正复的目的。

1. 先祛邪后扶正 适用于虽属邪盛正虚，但具有以下情况者：一是正气虽虚，但尚能耐攻的病证；二是虚实错杂中邪盛为主，若兼顾扶正反会助邪的病证。例如瘀血导致的崩漏，证属瘀血和血虚并存，但瘀血不去，崩漏难止，虽补血而血虚亦难复原，所以先以活血化瘀祛除瘀血，后以养血补益血虚，才能取得较好疗效。

2. 先扶正后祛邪 适用于虽属正虚邪盛，但正气虚甚，不耐攻邪，若兼以攻邪则会更伤正气的病证。对这样的病证，先用扶正补虚，以助正气，待正气能耐受攻邪时，再予祛邪，则不会有正气虚脱之虞。例如某些虫积患者，因病久，患者正气大衰与虫积之邪并存，此时若直接驱虫，则会因药性峻烈而人体气血已虚，难以耐受。故应先用扶正健脾之法，使人体正气渐复，然后才能再用驱虫之法祛除虫积之邪。

扶正与祛邪原则，属于中医治则的第二层次。因为从本质上分析，早治防变防复属于"治未病"的内容，反映了中医对疾病的预防和治疗思想，而治病求本，是具有最普遍指导意义的治疗规律，是贯穿于整个治疗过程的基本方针，是任何疾病治疗时必须首先遵循的原则，所以是最高层次的治疗原则。在这一治则思想的指导下，从发病学和病理过程认识，邪正双方的斗争又是自始至终贯穿其中的，所以治病求本的下一步，就应当是抓住邪正斗争这一疾病的基本矛盾，运用扶正或祛邪原则，改变邪正双方力量对比的盛衰，促进正胜邪退，邪祛正复，使疾病好转乃至痊愈。

现代研究表明，"扶正祛邪"的作用是多方面的，它对于机体免疫系统、内分泌系统、神经系统、心血管系统等均有影响。对整个机体状态的调整均有明显作用，包括改善或恢复患病机体的神经体液调节，调节和加强机体的免疫功能，促进患病器官的功能恢复和有利于组织机构的修复等。研究发现，祛邪扶正药具有"适应原样作用"及"双向调节"的作用。如人参、甘草等，既能使低血压患者血压升高，又能使高血压患者血压下降；既可阻止家兔皮下注射异种蛋白引起的白细胞升高，又可减轻动物苯中毒引起的白细胞下降。又如人参、黄芪、刺五加等，既可使免疫反应亢进者向低调节，又可使免疫反应低下者向高调节。在免疫方面，扶正药与祛邪药有免疫抑制和增强两大方面的作用，扶正药一般具有免疫促进作用，有的也有免疫抑制作用；祛邪药多有抑制与促进双向作用。故临床上常扶正与祛邪并用。比较于西医的病因治疗（如抗生素、杀灭癌细胞等）及支持疗法等，中医的扶正祛邪治疗重在对患者进行全身性调理，通过增强患者的抗病能力，扶助正气，祛除邪气，从而间接达到消除病原和病灶的目的。即"扶正"达到了增强体质、调节免疫、调节机体功能、提高机体对自然界的适应能力和抗病能力、调节机体内环境的紊乱等作用。"祛邪"通过多种途径起到了清除病灶，使机体从宏观到微观都处于一种自我调控状态的作用。中医学的这一理论与治疗思想，已越来越多地受到全世界医学界的重视。

第五节　治标与治本

一、治标与治本的概念

治标与治本，传统又称为标本先后、标本缓急，首见于《素问·标本病传论》，是急则治标、缓则治本以及标本兼治之说的概称。其基本概念是：从复杂多变的临床病证中，区分标本的缓急，然后确定治疗上的先后主次。标本先后反映了矛盾观点对论治的指导，也是对治病求本根本治疗原则的补充。分清标本的缓急以决定治疗上的先后主次，一方面是一种权宜之计，以应急于当时；另一方面是为了更好地实施治病求本这一最终目的。所以，标本先后体现了处理疾病过程中各种矛盾的灵活方法，体现了重点突出、措施有节的治疗步骤。

标本的本义，是指草木的末梢和根，常用以比喻事物的现象与本质、次要矛盾与主要矛盾之间的关系。《黄帝内经》引申运用，使标本的含义有了较大扩展，其内容大致包括以下几方面：一是医患标本，如《素问·汤液醪醴论》说："病为本，工为标。标本不得，邪气不服，此之谓也。"这里的病，指病人，即患者；工，指医生。医生采用的治疗方法必须通过患者的配合才能起作用，所以患者是本，医生为标。二是经脉标本，《灵枢·卫气》说："能知六经标本者，可以无惑于天下，……足太阳之本，在跟以上五寸中，标在两络命门，命门者，目也。"张志聪《黄帝内经灵枢集注》曰："盖以经脉所起之处为本，所出之处为标。"认为十二经脉在人体头面胸腹的特定部位是脉气所止处，其位置较高，故为标；在四肢末端的特定部位是脉气所起处，其位置较低，故为本。三是六气阴阳标本，《素问·六微旨大论》指出："少阳之上，火气治之，中见厥阴；阳明之上，燥气治之，中见太阴……所谓本也，本之下，中之见也，见之下，气之标也。本标不同，气应异象。""言天者求之本。"王冰注曰："本谓元，气也，气则为主……本者病之元，标者病之始……本谓天，六气寒暑燥湿风火也，三阴三阳由是生化，故云本，所谓六元者也。"认为六气即风寒暑湿燥火为本，其效应，即气候和疾病证候变化为标，并根据阴阳盛衰不同，分为太阴、少阴、厥阴、太阳、少阳、阳明。四是本质现象标本，《素问·至真要大论》说："知标与本，用之不殆……粗工嘻嘻，以为可知，言热未已，寒病复始，同气异形，迷诊乱经。""夫标本之道，……可以言一而知百病之害。"认为疾病可有不同的外在表现，只有抓住本质，才能把握住治疗的关键。《景岳全书·卷之二·传忠录中·标本论》说："病有标本者，本为病之源，标为病之变。"五是疾病先后标本，《素问·标本病传论》说："先病而后逆者治其本。"王冰曰："本，先病；标，后病。"李杲《珍珠囊补遗药性赋·卷一·用药发明·标本论》说："以病论之，先受病为本，后传变为标。"认为一般先病者为本，后病者为标。此外，《黄帝内经》中还有以正气与邪气、病原与症状、脏腑病与肌表经络病等分标本之说。

从上可知，标与本是一个相对的概念，用来说明相互关联事物的矛盾关系。在治疗上的应用，主要是用来说明疾病过程中的各种矛盾关系。因此，随着运用范围的不同，标本具有多种不同的含义：以邪正关系而言，正气为本，邪气为标；以疾病的本质与现象而言，本质为本，现象为标；以发病的先后而言，先发之病为本，后发之病为标；以原发病和继发病而言，原发病为本，继发病为标；以病位而言，脏腑精气病为本，肌表经络病为标等。应该指出的是，标本之"本"与治病求本之"本"，不属于同一层次上的概念，前者是相对于"标"建立的概念，并且根据不同的运用范围，有着多种不同的具体含义；后者的含义明确而单纯，指的就是能够决定疾病病理变化规律的内在本质。

二、治标与治本的运用

按治病求本原则，一般情况下，治疗疾病总以"治本"为要务，如上述之病的本质、先发病、原发病，因为它们一般都是疾病的主要矛盾所在。不过，标本代表的是疾病中的矛盾关系，并不表明"标"一定是次要矛盾或矛盾的次要方面，"本"一定是主要矛盾或矛盾的主要方面，矛盾的主次关系不是固定不变的，当标病（症）急重时，就可能由次要矛盾上升为主要矛盾，或由矛盾的次要方面上升为矛盾的主要方面，对疾病的发展、转归起着决定作用，此时"治标"又成了当务之急，待标缓后再治其本。也就是说，标与本孰为矛盾之主，孰为治疗之先，这是由疾病的具体情况决定的，这时的关键是标本的急缓。标急者，急在危及生命，标就是疾病当前的主要矛盾；标不急者，标由本所致，当然本就是疾病的主要矛盾。所以《黄帝内经》提出"标本相移"之说，说明若以标本代表主次矛盾，那么它们在疾病过程中的矛盾关系是可变的，即它们的主次地位可以相互转移，因此治疗重点、先后亦随之而调整。

标本先后强调了临床治疗时必须注意疾病过程中的主要矛盾和矛盾的主要方面，在分清病证标本缓急的前提下，制订治病求本的实施计划：有的可以直接治本，一步到位；有的则需先治其标，再治其本；有的又应标本兼治。正如《素问·标本病传论》所言："知标本者，万举万当；不知标本，是谓妄行。"

1. 缓则治本　缓则治本，是针对标不急的病证进行治疗的常用治疗原则。这是一种在治病求本根本原则指导下，最普遍应用的治疗原则。这里的缓，指的是标。标病（症）不急，应当治其本。

缓则治本原则的临床运用主要包括两种情况：

一是通过治本标象自解。从病证的本质与现象来分析标本，本质为本，现象为标。此时病证由正气与邪气相互斗争所致的病机为本，其所反映的症状和体征现象为标，标症不急，则针对疾病的本质进行治疗，无论是邪气亢盛之实证，还是正气受损之虚证，只要制伏其本，病本一除，标象自解。例如，风寒头痛，风寒之邪阻滞经络的病机为本，头痛的症状表现为标，治疗采用疏风散寒的祛邪之法，风寒之邪被祛除了，则头痛亦随之而愈。又如肺阴虚所致咳嗽，肺阴虚病机为本，咳嗽症状为标，治疗用滋阴润肺以扶正之法，肺阴充足，咳嗽也就消除。

二是先治其本后治其标。以发病先后来分析，先病为本，后病为标。凡后发之病不急，一般都应先治其先发之病，后治其后发之病，《素问·标本病传论》称为"本而标之，先治其本，后治其标"。例如先患外感咳嗽，后病心悸失眠，若心悸失眠不急，则应先治肺病咳嗽，待外感之邪祛除，咳嗽愈后，再治疗心病之心悸失眠。

2. 急则治标　急则治标，是在标症紧急，有可能危及生命的情况下，或后发之标病（症）影响到先发之本病治疗时的一种治疗原则。所谓急则治标，是指标急则先治其标，在标症或标病治疗之后，必须治疗本病，这一点是不容置疑的。《素问·标本病传论》说："标而本之，先治其标，后治其本。"韦协梦《医论三十篇·急则治其标》说："病有标有本，不可偏废，而危急之际，则必先治其标。"因为标病不及时解决就将危及人体生命，或影响本病的治疗，或患者对标病的反应不能适应，此时治本固然重要，但较之治标则属次要，这时的标，已成为疾病当前阶段的主要矛盾或矛盾的主要方面，往往是疾病的关键所在，因此，急当治之。治标以保存生命，同时也是治本的必要前提。所以有人认为，此时治标就是治本。

急则治标原则的临床运用主要包括三种情况：

一是标症甚急，可能危及生命，先治其标是为了挽救生命。例如大出血患者，由于短时间内出血量很大，甚至有生命危险，所以无论是由于什么原因导致的出血，此时都应采取紧急止血、固脱措施以治标，待血止病情缓解后，再究其导致出血的病因病机，予以治本。

二是标病较重，患者痛苦难耐，也当先治其标。如蛔厥腹痛，蛔厥为本，腹痛为标，当虫体盘结肠中，逆窜胆道时，可使人体脏腑气机逆乱而致腹部绞痛、汗出肢冷。此时若先驱虫治本，则虫扰不安，更令人不支。因此，应当先安蛔止痛以治标，痛缓虫安后再图驱虫治本。

三是标病（症）急重，影响病本的治疗，此时先治标是为了更好地治本。如患者原有某种慢性疾病，后又复感外邪发生外感病，且后发之外感病病证急重，若不及时治疗，则一方面病邪将很快深入传变，另一方面亦会影响对宿病的治疗，所以当先治疗外感病，待外感病痊愈，再治宿疾本病。所以《金匮要略·脏腑经络先后病脉证》曰："夫病痼疾加以卒病，当先治其卒病，后乃治其痼疾也。"再如《素问·标本病传论》指出："先热而后生中满者，治其标。""先病而后生中满者，治其标。""小大不利，治其标。"中焦胀满和大小便不利都是较为急重的症状，若不及时通利，一则使药食不能纳入，二则使邪无出路，两者都不利于病本的治疗，甚至可危及生命，所以虽属标症，仍当先予治疗。临床如水臌病，当出现大量腹水、呼吸喘促、大小便不利时，应即用逐水通便之法，先治标症腹水，待大小便通利，腹水减少或消除后，再调理肝脾以治疗本病。《景岳全书·卷之二·传忠录中·标本论》说："诸病皆当治本，而惟中满与小大不利两证，当治标耳。盖中满则上焦不通，小大不利则下焦不通，此不得不为治标，以开通道路，而为升降之所由。是则虽曰治标，而实亦所以治本也。"

3. 标本兼治 标本兼治是在标病与本病错杂并重时采取的一种治疗原则。就是说，当单治本病不顾其标病，或单治标病不顾其本病，都不能适应病证治疗要求时，必须标本兼顾同治。这样，才能取得较好的治疗效果。历代医家运用标本兼治原则治病之例多有记载：如张仲景以麻辛附子汤治少阴太阳两感伤寒；刘完素以防风通圣散治表里俱热；李杲以清暑益气汤治暑热伤气；吴瑭以增液承气汤治热结伤阴等等。

标本兼治原则的临床运用主要包括两种情况：

一是标本俱急而重者，当标本兼治。如热病过程中邪热内结而阴液大伤，临床表现为身热、腹满硬痛、大便燥结、口干渴、舌燥苔焦黄等症，其病机以邪热内结为本，阴液大亏为标，标本俱急且重，治疗当标本兼治，泻下与滋阴并用，泻下实热以存阴液，滋阴润燥以利通下，常用增液承气汤。

二是标本俱缓而轻者，可标本兼治。例如虚人感冒，患者素体气虚或血虚为本，又反复外感为标，其外感病虽不重，但因其正虚无力抗邪，故外邪不易祛除。因此，必须采用益气解表或养血解表治法，益气、养血是扶正治本，解表是祛邪治标。这样标本同治，才能使正盛邪退而病愈。

对于临床治疗时，是标本兼治，还是单独治标、治本，《素问·标本病传论》指出："谨察间甚，以意调之，间者并行，甚者独行。"《类经·十卷·标本类·标本逆从治有先后》注曰："病浅者可以兼治，故曰并行；病甚者难容杂乱，故曰独行。"一般情况下，标本兼治多在病证轻缓时应用，但这也不是绝对的，如果标本俱急并重时，也可运用此法。不过，病证危急时，以"独行"专治单治为宜。

第六节 正治与反治

一、正治与反治的概念

正治与反治，是在"治病求本"根本原则指导下，针对疾病有无假象而制定的两种治疗原则。

各种疾病的性质是不同的，而疾病本质反映于外部的现象亦是非常复杂的。绝大多数疾病，其本质与所反映的现象是一致的，但有些疾病，其本质与所反映的现象却不一致，即出现假象。所谓正治、反治，实际上是在运用"治病求本"原则针对疾病本质进行治疗时反映出来的治法性质与疾病现象之间逆从关系的两种表现形式。"逆"、"从"，是指治疗方法的性质与疾病现象之间的关系是相反的还是一致的。《素问·至真要大论》说："逆者正治，从者反治。"所谓"逆"，是指所用治法性质与疾病现象表现的性质相反（逆），这种治法叫做"正治"；所谓"从"，是指所用治法性质与疾病现象表现的性质一致（从），这种治法叫做"反治"。"反治"是相对于"正治"而言的，逆治属正治，从治就属反治。《景岳全书·卷之一·传忠录上·论治》说得较为明确："治法有逆从，以寒热有假真也，此《内经》之旨也。……夫以寒治热，以热治寒，此正治也，正即逆也；以热治热，以寒治寒，此反治也，反即从也。"

《素问·至真要大论》说："微者逆治，甚者从治。"意思是说病情较轻，往往病证单纯，因此适合用正治法；病情较重的往往病证复杂，会出现假象，此时可用反治法。

二、正治与反治的运用

（一）正治

正，有正规、常规之意。正治是逆其病证性质而治的一种常用治疗原则，又称为"逆治"。这一治则采用与疾病证候性质相反的方药进行治疗，适用于疾病的本质与现象相一致的病证。临床上绝大多数病证的本质与现象是相一致的，现象真实地反映出本质，如寒性病证出现寒象、热性病证出现热象、虚证出现虚象、实证出现实象，当针对疾病本质治疗时，疾病的现象当然随之消除。所以，正治是临床上最常用的治疗原则。常用正治原则主要有以下四种方法：

1. 寒者热之　寒，指证候的属性；热，指治法和方药的性质。寒证表现寒象，用温热性质的方药来治疗，就称为"寒者热之"。反过来说，用温热性质的方药治疗寒性病证，是正治的原则之一。具体运用此原则时，还要分清寒证的表、里、虚、实属性，以分别制订出相应的治疗方法。其中，表寒证多为表实证，治用辛温解表法；里寒证则当根据具体病证的虚实情况分别采取温中祛寒、回阳救逆或温经散寒法予以治疗。

2. 热者寒之　热，指证候的属性；寒，指治法和方药的性质。热证表现热象，用寒凉性质的方药来治疗，就称为"热者寒之"。反过来说，用寒凉性质的方药治疗热性病证，是正治的原则之一。具体运用此原则时，亦应分清热证的表、里、虚、实属性，以分别制订出相应的治疗方法。如表热证用辛凉解表法；里热证则当根据具体病证的虚实情况分别采取清气分热、清营凉血、清热解毒、清脏腑热或清虚热等方法治疗。

3. 虚则补之　虚，指证候的属性；补，指治疗的原则（方药的功用）。虚证表现虚候，用具有补益功用的方药来治疗，就称为"虚则补之"。反过来说，用补益的方药治疗虚性病证，是正治的原则之一。具体运用此原则时，要根据气虚、血虚、阴虚、阳虚等不同证候，分别给予补气、补血、补阴、补阳等方法治疗。

4. 实则泻之　实，指证候的属性；泻，指治疗的原则（方药的功用）。实证表现实候，用具有祛邪功用的方药来治疗，就称为"实则泻之"。反过来说，用祛邪的方药治疗实性病证，是正治的原则之一。具体运用此原则时，要分清邪气的性质以及邪气所在的部位，以分别制订出相应的治疗方法。如瘀阻经脉用化瘀通经法，痰热蕴肺用清肺化痰法，里热积滞用寒下法，宿食壅滞胸脘用涌吐法等。

（二）反治

反，与"正"相对，具有反常、变异、非常规之意。反治是顺从其病证表现的假象而治的一种治疗原则，所以又称为"从治"。这种治则采用与疾病假象性质相同的方药进行治疗，适用于疾病的本质与现象不完全一致的病证。临床上有些疾病，特别是某些比较严重、复杂的病证，在证候表现上有时会出现寒热或虚实的真假之象并存混杂的情况，因此，辨证时要特别注意透过现象找到本质，不可被假象迷惑，以免造成治疗上的错误。反治的治法性质与假象相一致，而对病证的本质来说，仍然是相逆的，所以反治的实质仍属于正治，治病求本是它的核心。

常见的寒热、虚实真假证有：真寒假热证、真热假寒证、真虚假实证、真实假虚证，所以反治法主要有以下四种：

1. 热因热用　前一个"热"，指治法和方药的性质；后一个"热"，指病证出现的假象属性。所以，热因热用就是用温热性质的方药治疗具有假热现象的病证，即以热治热。适用于阴寒内盛、格阳于外的真寒假热证。例如患者四肢厥冷、下利稀溏、小便清长、精神委靡、舌淡苔白，同时可见身热、口渴、面赤、脉大。前组症状是病证本质寒盛的真象表现。后组症状经仔细辨证可发现，其身虽热却欲近衣被取暖；口虽渴却喜热饮，且饮量不多；面赤为颧红如妆，嫩红带白；脉虽大却按之无力：皆为阴寒之邪盛于内、逼迫阳气浮越于外的假热表现。因为寒盛是病证的本质，热象属于假象，所以用温热的方药治其真寒，假热便会随之消失。真寒假热证用温热法治疗，温热治法对"假热"现象而言，属于"热因热用"的反治法；而对于"真寒"本质来说，就属于"寒者热之"的正治法。

2. 寒因寒用　前一个"寒"，指治法和方药的性质；后一个"寒"，指病证出现的假象属性。所以，寒因寒用就是用寒凉性质的方药治疗具有假寒现象的病证，即以寒治寒。适用于里热盛极、阳盛格阴于外的真热假寒证。例如患者口渴喜冷饮、烦躁不安、大便干结、小便短赤、舌红苔黄，同时可见四肢厥冷、脉沉。前组症状是病证本质热盛的真象。后组症状经仔细辨证可发现，其手足虽冷却身灼热，且不恶寒反恶热；脉虽沉却滑数有力：皆为里热盛极、阻遏阳气不能外达的假寒表现。因为热盛是病证的本质，寒象属于假象，所以用寒凉的方药治其真热，假寒便会随之消失。真热假寒证用寒凉法治疗，寒凉治法对"假寒"现象而言，属于"寒因寒用"的反治法；而对于"真热"本质来说，就属于"热者寒之"的正治法。

3. 塞因塞用　前一个"塞"，指具有补益功用的方药，后一个"塞"，指虚性闭塞不通的现象。所以，塞因塞用就是用具有补益功用的方药治疗具有闭塞不通症状的虚证，即以补开塞。适用于真虚假实证。在人体精气血津液不足，功能低下时，会出现闭塞不通的症状，此不通不是实邪阻滞，而是由于人体正气虚弱，布化无力所致，故被称为"虚闭"。例如脾虚患者，可见少气懒言、神疲乏力、肢体倦怠、舌淡脉弱的气虚症状，同时还可出现腹胀纳呆，此腹胀尤以食后为重，且无水湿、食积停滞的征象可循，所以用益气健脾法治疗脾虚的本质，脾气充足，运化正常，则腹胀自消。又如久病精血不足导致的便秘、血枯冲任亏损所致的闭经等病证，由于其本质皆为虚，"闭"症乃由虚所致，所以皆应运用"塞因塞用"的反治法，采取补益法治疗，分别给予益精养血、润肠通便和养血调经。真虚假实证用补益法治疗，补益治法对"假实"现象而言，属于"塞因塞用"的反治法，而对于"真虚"本质来说，就属于"虚则补之"的正治法。

4. 通因通用　前一个"通"，指具有通利功用的方药，后一个"通"，指实性通泄下利的现象。所以，通因通用就是用具有泻下通利功用的方药治疗具有通泄下利症状的实证，即以通治通。适用于真实假虚证。此时出现的通利症状不是由于正气虚弱，无力固摄，而是由于实邪阻滞气机，气化传导失司所致。例如由饮食积滞导致的腹泻、瘀血内停导致的崩漏、膀胱湿热导致的尿频，它们症状上泻利、出血、小便次数多的通泄下利表现，分别是由食积、瘀血、湿热之邪实的病证本质所导致，故皆应运用"通因通用"的反治法，采取祛邪法治疗，分别给予消导泻下、活血祛瘀和清利湿热。真实假虚证用通利法治疗，通利治法对"假虚"现象而言，属于"通因通用"的反治法，而对于"真实"本质来说，就属于"实则泻之"的正治法。

5. 关于"反佐"法　反佐，是《黄帝内经》在论述反治时提出的一个概念，首见于《素问·至真要大论》："奇之不去则偶之，是谓重方。偶之不去，则反佐以取之。所谓寒热温凉，反从其病也。"又说："逆者正治，从者反治。从多从少，观其事也。"因此前人多把它列入反治的范围，认为反治是治法之反，而反佐是配伍之反，且反佐是反治中采取的一种必要的配伍方法。

"佐"的意思是"辅助"，所以"反佐"，即从相反的角度来辅助。《黄帝内经》中的反佐，是指以性能、功效相反的药物，来辅助君药或臣药的一种治疗方法，借相反以相成，故曰"反佐"。运用反佐可以达到几个目的：①防止"君臣"药产生各种副作用；②协助"君臣"药提高疗效；③诱导"君臣"药，使之顺利被人体接收，发挥应有疗效。

反佐法在临床的应用，主要包括配伍反佐和服药反佐两方面。配伍反佐有许多形式，如用寒佐热法、用热佐寒法、用补佐泻法、用泻佐补法、用敛佐散法、用散佐敛法、用升佐降法、用降佐升法等等。临床最常用的反佐法是寒热反佐的配伍与服药方法：即在某些特殊情况下，有的寒证或热证单纯用热药或寒药治疗，会发生呕吐或药力不能直达病变部位的现象，这叫"阴阳格拒"（非病证的阴阳格拒）。为了避免这种现象的发生，可以在温热剂中加入少量寒药或采取冷服法，在寒凉剂中加入少量热药或采取热服法，使药物易被机体接受而发挥疗效。当然，反佐时，一般佐药的药味很少，用量也较小，方中发挥主要药理作用的是君药和臣药，佐药的目的主要是为了防止病药格拒。

从上可知，反佐与反治具有不同的含义。反佐，如果从治法来看，确实包含了相反的意义，但它与反治法的用药与假象相从、实质属于正治的概念是完全不同的。"反佐"法，其实属于《方剂学》中药物配伍和服药的具体方法，它既可以在反治法中运用，也可以在正治法中运用。

三、对反治的不同认识

对于反治，目前医家存在着不同的认识，主要有以下两种观点：

1. 反治与正治的实质一致 认为根据"治病求本"的原则，治疗疾病首先必须"求本"，从错综复杂的寒热虚实真假症状中找到病证的本质，然后针对本质进行治疗，施予与病证本质性质相逆的治法和方药。既然治疗是在已经辨清病证本质之后进行的，并且只能是逆其本质来立法处方用药，那么不论疾病有无假象，只要抓住了本质，就是把握住了治疗的关键。从这个角度来认识正治与反治，应该说二者是不存在区别的。正治与反治，仅仅是在针对本质治疗时反映出来的治法性质与疾病现象真假关系上相逆或相从的两种表现形式。当疾病的本质与现象一致时，治法性质既然与本质相逆，必然亦与现象相反；而当疾病的本质与现象不完全一致，也即出现了某些假象时，则治法性质虽然仍与本质相反，但却与假象相从（一致）。所以，从治病求本的治疗宗旨而言，把治法性质与疾病假象之间的逆从关系作为反治含义的主旨，反而容易混淆概念。其实，强调反治的真正意义，主要是表现在诊断方面，提示辨证须仔细，不要被假象迷惑，要透过现象（假象）找到本质。既然反治对病证本质而言，也是逆其性质而治，那么也应该属于正治。

2. 反治与正治是一对相反的概念 有人认为，正治与反治应该是一对相反的概念，所以真正的反治，应该是顺从病证性质而治，这样才能与正治构成相反的概念。由于上述所言反治，其实质与正治毫无差异，所以不是真反，而是假反。这种观点认为，如果把正治看作是对病证性质的一次否定，那么真正的反治就是对上述否定的再次否定，而否定之否定的结果，是治法与病势（或病证性质）之间出现了"顺从"现象。同时认为，只有当正治无效时，客观上才产生对正治进行否定的要求。关于真正反治的机制，认为其最根本的机制是"顺从病势而治"，理由是：疾病的任何一种病理反应，如发热、呕吐、泄泻等，都是为了适应机体抵抗疾病的需要而产生的，所以，应该在一定程度上保护这些病理反应，必要时还可促发之，以帮助机体排除病邪。此外，还有激发机制、交感机制。根据其机制，反治的方法类型主要有三种：一是"时反"，在发病与间歇时间上反向取时治疗，如病势强盛时，不要逆治；发病时不治疗（急则治标除外），不发病时抓紧治疗。《黄帝内经》中就曾多次提出"不治王气"，如《素问·阴阳应象大论》云："其盛，可待衰而已。"《灵枢·逆顺》云："方其盛也，勿敢毁伤，刺其已衰，事必大昌。"就是说邪气方盛时，不可迎其势而治，而应等待病势稍衰再治。二是"针反"，在针灸选穴上采取反位治疗，即上病取下，下病取上，左病刺右，右病刺左。三是"药反"，又分两种类型：①顺从病势，邪气亢盛向外，当顺其势而逐出之，不宜逆其势而留之。其实，如前所述食积腹泻用消导泻下法治疗的"通因通用"之类，就符合这一原理。②采取与证候性质相一致的方药进行治疗，即以寒治寒，以热治热，以攻为补，以补为泻。如李杲对脾胃气虚，阴火上乘，采用补中益气汤甘温除热，而不是苦寒直折。又如《医碥》所言："真反者，如风火暴盛，痰涎上涌，闭塞咽喉，非辛热之品不能开散，不得已，暂用星、半、乌、附、巴豆等热药，是则真反也。"对痰火壅盛病证，暂用辛温开通顺势而治，待痰火郁结得开，后用清热化痰以正治。姜春华教授认为这种治法"其理是利用温热药之刺激，促使开通，不致滞碍呼吸吞咽之有利作用的一面。"

第七节　调整阴阳

一、调整阴阳的概念

调整阴阳，指的是调整阴阳盛衰，它是针对"阴阳失调"这一疾病的基本病理变化制定的治疗原则。当人体正气不足，又遭到邪气侵袭时，邪正斗争就会破坏机体内阴与阳相对平衡的协调状态，导致"阴阳失调"，于是人体就发生了疾病。所以，一切疾病，无论其病理变化多么复杂，总体上都属于"阴阳失调"。因此，调整阴阳盛衰就是针对阴阳失调而制定的治疗原则。

二、调整阴阳的运用

阴阳失调的病理变化比较复杂，其中最基本的，也是最主要的就是阴阳偏盛和阴阳偏衰，以及由此而导致的阴阳格拒、阴阳互损、阴阳亡失的病理变化。因此，调整阴阳盛衰，主要是针对最基本、最主要的病理变化——阴阳偏盛（邪气盛）和阴阳偏衰（正气虚）而进行治疗。具体运用时，可通过扶正，补充人体阴阳之偏衰；通过祛邪，祛除阴邪阳邪之偏盛，并根据具体的病变机制补偏纠弊，从而达到恢复阴阳相对平衡，使疾病痊愈的目的。正如《素问·至真要大论》所指出的："谨察阴阳所在而调之，以平为期。"

（一）祛其偏盛

祛其偏盛，是针对阴阳偏盛病理变化的治疗原则。由于阴阳之邪偏盛有余，故祛其偏盛又称损其有余，即祛除偏盛有余之邪气的意思。

1. 清热、祛寒法　阴阳偏盛指的是阴邪阳邪的偏盛。"邪气盛则实"，故阳邪偏盛形成实热证，阴邪偏盛形成实寒证。所以，祛其偏盛治疗原则，是针对邪气偏盛造成的实证而言，也就是"实则泻之"。其中，对阳邪偏盛的实热证，用"热者寒之"，即清热的方法以祛除阳邪；对阴邪偏盛的实寒证，用"寒者热之"，即祛寒的方法以祛除阴邪。

2. 热因热用、寒因寒用法　阴阳偏盛的病理变化发展到极期，有可能导致"阴阳格拒"的特殊病理变化，包括阴盛格阳的真寒假热证和阳盛格阴的真热假寒证。对这两种特殊的病理变化，其治疗的关键在于辨清寒热证候的真假，抓住它们阴寒之邪内盛和阳热之邪内盛的病变本质，对真寒假热证治以"热因热用"（寒者热之）、对真热假寒证治以"寒因寒用"（热者寒之），以祛除偏盛的阴邪、阳邪。

（二）补其偏衰

补其偏衰，是针对阴阳偏衰病理变化的治疗原则。由于人体正气之阴阳偏衰不足，故补其偏衰，又称补其不足，即补其不足之正气的意思。

1. 补阴、补阳法　阴阳偏衰指的是人体正气中阴液、阳气的偏衰。"精气夺则虚"，故阴虚不能制约阳而阳亢出现热象，形成虚热证；阳虚不能制约阴而阴盛出现寒象，形成虚寒证。所以，补其偏衰治疗原则，是针对正气偏衰造成的虚证而言，也就是"虚则补之"。其中，对阴虚的虚热证，用补阴的方法治疗，这又称为"阳病治阴"、"壮水之主，以制阳光"；对阳虚之虚寒证，用补阳的方法治疗，这又称为"阴病治阳"、"益火之源，以消阴翳"。

2. 阴阳双补法　由于阴阳之间具有相互依存的关系，所以阴阳偏衰病理变化进一步发展，可以产生"阴阳互损"的病机。其中，在阴虚的基础上继而导致阳虚，属于阴损及阳；在阳虚的基础上继而导致阴虚，属于阳损及阴。阴阳互损的结果，是导致了阴阳两虚的病理变化。对阴阳两虚证的治疗，应该采取阴阳双补的原则。同时，要分清阴阳两虚的主次，阴虚为主者，补阴为主辅以补阳；阳虚为主者，补阳为主辅以补阴。

3. 回阳固脱、救阴固脱法　还有一种"阴阳亡失"的病理变化，包括亡阴和亡阳两类。它们是机体的阴液或阳气突然大量丧失而导致生命垂危的两种严重证候。虽然它们属于阴阳偏衰的范围，但在发病缓急、病情轻重方面是有区别的。亡阴亡阳与一般的阴阳偏衰证候相比，发病较急，病情较重。机体的阴液或阳气多在短时间内大量丧失，并且亡阴可以迅速导致亡阳，亡阳可以迅速导致亡阴，如不及时抢救，最终可出现"阴阳离决，精气乃绝"的严重后果。所以，对亡阳者，急当治以回阳固脱；对亡阴者，急当治以救阴固脱。

4. "阴阳相济"法　治疗阴阳偏衰的病证，还要注意应用阴阳互根的理论。在用药方面，采取"阳中求阴"、"阴中求阳"的阴阳相济之法。"阳中求阴"的"阳"，指的是补阳药，"求阴"，指的是求得补阴的效果，意思是指在补阴时适当配用补阳药，以此来促进阴液的化生；"阴中求阳"的"阴"，指的是补阴药，"求阳"，指的是求得补阳的效果，意思是指在补阳时适当配用补阴药，以此来促进阳气的化生。正如《景岳全书·卷之五十·新方八略引·补略》所言："此又阴阳相济之妙用也。故善补阳者必于阴中求阳，则阳得阴助而生化无穷；善补阴者必于阳中求阴，则阴得阳升而泉源不竭。"

（三）损补兼用

损补兼用，是针对阴阳失调中出现的虚实错杂病理变化而制定的治疗原则。

1. 实夹虚证的治疗　阴阳偏盛病机的开始，是阴阳之邪盛而人体正气亦较充盛，邪正剧烈斗争，表现为单纯的实证。当病情进一步发展，其偏盛的阴阳之邪会损伤人体的正气，并愈来愈严重，这样就形成了实夹虚的病机。此时，就应该采取损补兼用的治疗原则。

（1）清热兼养阴：阳邪盛导致实热证，阳邪易伤人体阴液。故其病机继续发展，就使阴液的虚损越来越严重，形成了实热兼阴虚的证候。此时，治疗应在清泻实热的同时配以养阴，以兼顾阴液虚弱的一面。

（2）祛寒兼助阳：阴邪盛导致实寒证，阴邪易伤人体阳气。故其病机继续发展，就使阳气的虚损越来越严重，形成了实寒兼阳虚的证候。此时，治疗应在温散实寒的同时配以助阳，以兼顾阳气虚弱的一面。

2. 虚夹实证的治疗　阴阳偏衰病机的开始，是人体正气之阴液、阳气不足为主，此时邪已祛除或仅有微邪，表现为单纯的虚证。因为生理情况下，人体阴与阳之间是相互制约而维持相对平衡的，所以病理情况下，阴或阳任何一方的虚弱，则必然不能制约对方，从而导致对方的亢盛。这种亢盛可以是相对的，此时只要治疗矛盾的主要方面——阴液或阳气不足，即可纠正；若阴虚、阳虚程度严重，则可导致对方绝对的偏盛，即机体在正气虚弱的基础上产生了内邪，形成了虚夹实的病机。故此时治疗亦应采取损补兼用的原则。

（1）补阴兼清阳邪：阴液虚导致虚热证，阴虚不能制约阳而阳盛，严重者可导致火热之邪内生，形成阴虚火盛的虚夹实证。此时治疗应在补阴扶正的同时配以清火，以兼顾阳邪偏盛的一面。

（2）补阳兼祛阴邪：阳气虚导致虚寒证，阳虚不能制约阴而阴盛，严重者可导致阴寒之邪内生，形成阳虚阴盛的虚夹实证。此时治疗应在补阳扶正的同时配以祛寒，以兼顾阴邪偏盛的一面。

第八节　调 理 气 血

一、调理气血的概念

调理气血，是在整体观念指导下，针对气、血自身不足和功能失常，以及气血之间关系失调而制定的治疗原则。气和血，都是构成人体和维持人体生命活动的基本物质。一方面，它们在生理和病理上具有各自的特点，因此治疗上应该根据它们各自的特点，气病治气、血病治血。另一方面，气血作为基本物质，生理上又是密切联系的，在病变时可以发生相互间的影响。因此，对气、血病变的治疗，又不能孤立地治气、治血，必须顾及其相互间关系失调的一面，通过调理，从整体上促进它们之间关系的正常协调。

二、调理气血的运用

（一）单纯治气治血

单纯的气病、血病，要根据它们各自的病理特点，给予针对性的治疗。一方面，气、血多有自身不足的病理，这时治疗皆应以补虚为要；另一方面，气机失调、血液运行失常，又分别是气病、血病较常出现的病理变化，因此，要分别予以调理。

1. 治气

（1）补气：补气是针对气虚病理变化的治疗原则。气虚，也称为"气不足"。由于气是维持人体生命活动的基本物质，故当气虚导致推动、温养、防御等功能减弱时，进而可影响到人体脏腑、经络，使其功能活动减弱。正因为如此，气虚就有多种表现形式，如真气不足、脏腑气虚、经络气虚等。所以，以补气原则治疗气虚，还应根据气虚的具体类型给予适宜的补气方法。另外，由于气的生成来源主要包括先天之精气、水谷之精气和自然界之清气，特别是其生成过程中的这些因素与人体肾、脾胃和肺的生理活动密切相关，所以在补气时，要注意调补这些脏腑，使它们的生理功能保持正常，从而保证气的生成充足。

（2）调理气机：调理气机是针对气机失调病理变化的治疗原则。气机失调，是指气的运行异常。气有不断运动的特性，气运动的基本形式是升降出入。所以，气机失调就是气的升降出入运动的异常。常见的气机失调表现形式有：气滞、气闭、气逆、气陷、气脱。对这些病变，总的治疗原则是调理气机，具体而言，气滞者治以行气，气闭者治以开窍通闭，气逆者治以降气。气陷与气脱虽是气运行失常的表现，但本质上属于上述气虚的病理范畴，故治疗的基本出发点在于益气补虚，气陷者益气升提，气脱者益气固脱，气充足则不会下陷、外脱。此外，在调理气机时，还要注意各脏腑之气的气机特点，如脾气主升、胃气主降、肺气主宣发肃降等。要针对各脏腑气机失调的证候特点，以顺应生理之气运行规律为原则，予以适当的调理方法。

2. 治血

（1）补血：补血是针对血虚病理变化的治疗原则。血虚，也称为"血不足"。血液具有营养和滋润作用，其内养脏腑，外充形体。所以，血虚则脏腑失养，形体失充，以致脏腑功能减弱，形体消瘦，肢体无力。临床最常见的血虚病证是心血不足和肝血不足。血虚治当补血，要根据具体的血虚证候选择适宜的补血方药。此外，由于血液的生成与五脏皆有关，尤其是生成血液的主要物质基础——水谷精微，与脾胃的消化吸收功能关系甚为密切，所以，补血时，要特别注意调补脾胃，使脾胃消化吸收功能正常，从而保证血的生成充足。

（2）调理血运失常：调理血运失常是针对血液运行失常病理变化的治疗原则。血液在人体脉管内不断进行着循环往复的运动，这是血液的正常状态。血液的正常运动保证了血液对全身组织器官的营养和滋润作用。在多种因素的影响下，血液运行可以出现失常，其中最基本的病理变化是：出血和血瘀。针对这两种基本病变，应分别采用不同的调理方法予以治疗。

1）出血的治疗：出血，是血液不循常道，溢出脉外的病变。导致出血的原因有：外伤血脉破损、气虚失固、血热妄行等。所以，治疗出血病证，不能单纯用止血的方法，应该分析造成出血的原因，根据病因，分别给予收涩止血、补气摄血、凉血止血以及化瘀止血、温经止血等适合病证的治疗方法。

2）血瘀的治疗：血瘀，是血液失去正常的流动状态，在机体的一定范围内产生了停滞现象。导致血瘀的原因包括两方面：一是由于外伤出血、气虚失固或血热妄行等原因，造成血离经脉而停积于体内，又未能及时消散或排出体外，形成血瘀；二是由于气虚或气滞不能推动血液运行，或血寒经脉拘急，或血与热搏结等，使血液运行不畅，阻滞于脏腑经络之中，形成血瘀。所以，治疗血瘀病证，要在运用活血化瘀的基础上，根据不同的病因，分别配以补气、理气、温经、清热等治疗方法。

（二）调理气血关系

气和血都是人体的基本物质，各有其生理功能，但二者之间存在着相互资生、相互依存、相互为用的关系。气为血之帅，气对血具有生血、行血和摄血的作用；血为气之母，血对气具有生气、载气的作用。正因为生理上的密切联系，所以当气或血发生病变时，都有可能影响对方，出现气病及血、血病及气的病理变化。以气血生理上相互联系的关系为基础，治疗气血关系失常的病变，应重在调理双方为法。

1. 补气生血 生理上气能生血，病理上气虚则生血不足，导致血虚。因此，治疗血虚证不宜单用补血法，必须配以补气法，有时甚至以补气为主，补血为辅，补气以生血，气旺则血足。

2. 补气活血，理气活血 生理上气能行血，病理上气虚推动无力或气滞不能行血都能导致血行瘀滞。因此，治疗血瘀证，不宜单用活血化瘀法，应该在此基础上配以补气或理气之法，气旺、气畅以行血，则血行自可正常。

3. 补气摄血 生理上气能摄血，病理上气虚固摄无力，不能摄血则会导致出血。因此，治疗此种出血病证，不宜单用止血法，必须配以补气法，补气以摄血，气旺能摄，则出血自止。

4. 养血益气 生理上血能生气，血液不断为气提供精微物质，病理上血虚不能生气，则亦会导致气虚。因此，治疗气虚证，常常在补气的基础上配以养血法，养血以益气，气血双补。

5. 益气固脱，止血补血 生理上血能载气，血液是气的载体，气依附于血中而运行于全身，病理上血液大量丧失时，气亦随之而外脱，形成气随血脱证。治疗这种危急证候，由于有形之血不能速生，无形之气所当急固，一般采用益气固脱以救急，同时止血、补血的方法来治疗，待病情稳定以后还须进行气血双补。

第九节 调 理 脏 腑

一、调理脏腑的概念

调理脏腑，是在整体观念指导下，针对脏腑功能失常而制定的治疗原则。脏腑是人体结构的主要组成部分，是整个人体生命活动的核心，也是各种疾病发生的具体部位所在。脏腑失常的病变主要包括两大方面：一是脏腑自身的病变，即生理功能的失常。由于气血阴阳是构成脏腑和维持脏腑生理活动的主要物质基础，所以脏腑功能失常病变的基本机制，就是各脏腑气血阴阳的不足和失调。虽然由于各脏腑的生理功能不同，其发生气血阴阳病变的病机特点也各不相同，但从总体上认识，不外乎虚实两大类。虚者为脏腑气血阴阳物质基础的不足；实者乃病邪侵袭脏腑，造成脏腑气血阴阳的失调，最后都造成了脏腑生理功能的失常。对脏腑自身的病变，应根据其病变的虚实，补益气血阴阳，或祛除脏腑邪气，以恢复其生理功能。二是脏腑之间关系的失常。因为人体是一个有机的整体，生理上无论脏与脏、脏与腑或腑与腑之间都是相互协调、相互促进的。因此，当某一脏腑发生病变时，就会波及其他的脏腑，呈现出脏腑之间相互影响的病理传变关系。所以，治疗脏腑疾病，有时不能仅仅单纯针对病变的脏腑，还应考虑各脏腑之间的关系，注意调整它们的关系，通过治疗上的整体调节，促进各脏腑功能及相互关系恢复到正常协调的状态。

二、调理脏腑的运用

（一）治理脏腑病变

脏病治脏、腑病治腑是治疗脏腑病变最基本的原则。根据脏腑气血阴阳不足或邪气侵袭，导致脏腑气血阴阳失调，以致功能失常的虚实病理变化，总体治疗上应以扶正祛邪原则为指导，对脏腑虚证，当以补益气血阴阳为法；对脏腑实证，当以祛除病邪为治。同时，要考虑到各脏腑自身具有的生理特性，以及由此而产生的病变特点，给予针对性的治疗。

1. 益损脏腑虚实

（1）补益脏腑之虚：脏腑虚证，是由于各种原因使脏腑气血阴阳不足，造成脏腑功能活动低下的病理变化。"虚则补之"，对脏腑虚证，应以扶正为原则，根据气血阴阳虚损的具体情况，选择补阴补阳或益气养血的方法予以治疗。

（2）祛除脏腑之实：脏腑实证，是由于外邪或湿浊、痰饮、食积、瘀血、结石等邪气滞留体内，造成脏腑气血阴阳失调，以致脏腑功能活动失常的病理变化。"实则泻之"，对脏腑实证，应以祛邪为原则，根据病邪的性质，选择适当的祛邪方法。

此外，有些脏腑病变病情较为复杂，虚与实兼而有之，治疗就应采取扶正与祛邪兼用的原则。并且，要分析虚实孰轻孰重，以决定治疗上扶正与祛邪的主次轻重。

（3）脏病多补、腑病多泻：尽管脏病和腑病都会出现虚证或实证，但由于脏与腑的生理特性不同：脏以化生和贮藏精气为主，腑以受盛和传化水谷为主，所以，表现在临床病变特点上，一般五脏精气难成易亏，故脏病多虚；六腑通道易被邪阻，故腑病多实。因此，治疗脏病，补益之法运用较为普遍，而治疗腑病，祛邪之法运用较为常见。

2. 顺应脏腑特性　首先，各脏腑都有自己的生理特性，当其生理特性受到某些因素影响时，常会出现相应的病理变化。因此，对脏腑病变，应该注意其各自的病变特点，治疗上顺应脏腑生理特性以调节之。例如肝属木，性喜条达，而情志之伤最易导致肝气郁结的病变，故治肝之法每以疏肝行气解郁为常。又如肺气的运动特点是宣发肃降，而内外诸邪皆易导致肺失宣降，故治肺常以宣肺、降气为多。再如脾主运化，其气主升，其性喜燥而恶湿；胃主受纳，其气主降，其性喜润而恶燥。脾胃病变多见脾失运而胃失纳的功能失调、脾气下陷而胃气上逆的气机升降失常，以及脾被湿困而胃被燥伤的脏腑喜恶所伤病证。故治疗脾病宜用健脾助运、益气升提、苦温燥湿之剂，慎用阴柔滋腻碍运之品；治疗胃病宜用消食和胃、降气止呕、甘寒生津之剂，忌妄投温燥易伤胃阴之品。另如，六腑的生理特性是以通为用，以降为顺，通降受阻则为病变，故治疗六腑之病，重在促进通降，顺应生理特性。

其次，由于各脏腑的生理功能不同，所以在发生气血阴阳失调时造成的病理特点也各不相同。如：心的病变，表现为由于气血阴阳不足或失调产生的以心血运行失常和精神情志改变为特点的病理变化；肝的病变，具有阴血易亏，阳气易亢而少见阳气不足的病理特点；脾的病变，以气和阳的不足以及湿邪困脾最为多见；肺的病变，主要表现为肺气肺阴的不足和肺气失调；肾的病变，其病理特点是多虚而少实，主要表现为精气阴阳不足的虚损病机。又如奇恒之腑的病变特点除了与各自的功能失常有关外，最重要的是都与五脏病变有关，如此等等。所以治疗脏腑病变，要根据各脏腑功能失常的具体特点，选择适宜的扶正或祛邪之法予以调治，这一点是非常重要的。

（二）调理脏腑关系

调理脏腑关系的治则体现了中医整体观念的基本思想。一方面，脏腑之间生理上相互协调、相互促进，病理上相互影响，一个脏器病变可以传至其他脏器，所以治疗上当然应该调理这种失常的脏腑关系；另一方面，正由于各脏腑生理上的密切联系，所以治疗上主动利用这种关系，进行整体调整，更有利于从多方面、多途径来治疗脏腑病变。

从总的方面认识，当某个脏或腑发生了病变，则不仅要治疗这个脏或腑，还要分析其病变由谁传变而来，并针对引发的脏器予以治疗，调理失常的脏腑关系。例如，肺的病变，既可以是因为自身气血阴阳不足或失调而发生，也可以由心、肝、脾、肾、大肠的病变所引起。所以治疗上除应针对肺脏本身病证外，还应考虑到其他脏腑病变对肺脏的影响，以采取相应的治疗方法。如：因心阳不足、血脉瘀滞而致肺失宣降的咳喘，治疗应以温心阳为主；因肝火亢盛、气火上逆所致的咯血，治疗则应以泻肝火为主；因脾虚湿聚生痰、痰湿蕴肺所致的咳嗽痰多，治疗应以健脾燥湿为主；因肾虚不能纳气以致肺气上逆的动辄气喘，治疗当以补肾纳气为主；因大肠热结以致肺失肃降的气喘胸闷，治疗宜以通泻大肠实热为主。总之，对脏腑病变的治疗，要根据各脏腑之间的生理联系和病理影响原理，注意调理各种失常的脏腑关系。也只有这样，治疗才能取得较好的效果。

具体的调理内容，包括调理脏与脏、腑与腑、脏与腑的关系。其调节方式，有的是利用脏腑五行生克关系，有的是利用脏腑生理上的协同性，有的是利用脏腑表里关系等。

1. 调理脏与脏的关系

（1）依据五脏五行生克规律进行调理：五脏之间存在着相生相克的关系，根据相生规律确定的治疗原则是"补母"、"泻子"，即虚则补其母，实则泻其子。利用母子之间的这种关系，对五脏的虚证，可给予补母法治疗；对五脏的实证，可给予泻子法治疗。如肝虚者补肾，肝实者泻心，就是此法的运用。另如"滋水涵木"、"培土生金"、"金水相生"等，也是根据相生规律制定的治法。根据相克规律确定的治疗原则是"抑强扶弱"，即泻克者之强，补被克者之弱。这一原则重在调整相克关系中两脏之间的乘侮病变。如肝旺乘脾证，其肝木太过为强当泻，脾土被乘为虚当补，这就是所谓的"抑木扶土"法。它如"佐金平木"、"泻南补北"、"培土制水"等，都是根据相克规律制定的治法。

（2）依据五脏生理协同性进行调理：因为人体的许多生理活动是在多脏的协同作用下进行的，所以调理各脏在某一生理活动过程中与他脏的协同作用关系，也是十分重要的。如：肺主呼吸，肾主纳气，所以呼吸功能低弱，常从调治肺肾治疗；正常的水液代谢与脾主运化、肺主行水、肾主水功能的协同作用密切相关，故治疗水肿，多从协调脾肺肾三脏功能着手；人的生殖功能主要取决于肾藏精主生殖与肝主疏泄、藏血功能之间的协同作用，故生殖方面的病变，多从调理肝肾进行治疗，等等。

2. 调理腑与腑的关系　六腑共同的功能特点是"传化物而不藏"，它们生理上的相互关系，主要体现在饮食物消化、吸收和废物排泄过程中的相互联系和密切配合。只有六腑保持通畅和不断向下传导的状态，才能维持功能的正常。六腑中某一个腑的病变，往往会影响其他腑的功能，甚至造成多个腑的病变，以致六腑不通，使整个消化吸收过程受阻。所以，对六腑的病变，一方面要根据腑腑同病的具体情况予以调理，同时要特别注意六腑以通为补、以降为顺的生理特点，时刻保持消化吸收排泄道路的通畅。

3. 调理脏与腑的关系

（1）依据脏腑表里关系进行调理：表里相合的脏腑，在生理和病理上的联系较为密切，故治疗上应注意协调二者之间的关系。这种协调可以是脏病治腑、腑病治脏，也可以是脏腑病同治。如：心火亢盛可清利小肠；肺实咳喘可通利大肠，大肠便秘又可辅以宣降肺气；膀胱气虚遗尿可补肾固涩；肝胆病变常肝胆同治；脾胃病变当协调其纳运、升降和燥湿关系。

（2）依据脏腑间功能的影响关系进行调理：如：大肠的排便功能除了是胃降浊的延续外，还受到五脏中脾气运化、肺气宣降、肾司二便等功能的影响，所以大肠病变不仅要治大肠，还可从脾、肺、肾多方面进行调理；奇恒之腑功能多从属于五脏，如脑的功能与心肝肾、女子胞功能与肝肾的关系密切，所以治疗奇恒之腑病变，要注意调理它们与相关脏之间的关系。

第十节 三因制宜

一、三因制宜的概念

三因制宜，是因时制宜、因地制宜、因人制宜的统称，是指临床治病要根据时令、地理、患者等具体情况，制定适宜的治疗方法。疾病的发生和发展变化是由多方面的因素所决定的，时令气候节律、地理环境差异，以及人的年龄、性别、体质等，对病变都有一定的影响。因此，临床治疗时，除应掌握疾病的一般规律外，还应该知常达变，考虑以上这些因素，以区别对待。三因制宜强调治疗疾病不可孤立地看病证，必须结合时、地、人的特性和差异对疾病的影响，制定出最适宜的治疗方法。

从治疗程序和治疗意义上分析，三因制宜从影响疾病的多因素角度出发，补充了治病求本原则的不足。因为治病求本是从疾病本身发生发展规律的角度来认识疾病的本质，而疾病总是通过一定的个体，在一定的时空中表现出来的。所以，当我们以治病求本为基本原则，掌握了疾病变化的一般规律，又能因时、因地、因人地全面看待问题，对具体情况作出具体分析，就能制定出最适宜病情的治疗方法。《王氏医存·卷四·古法活用之宜》指出："古今论病、临证、选药、立方，大同小异。其大同者，人身脏腑躯肢同，外感内伤为病因，医人读其书，仿以治病，毫不敢背也。其小异者，人之身家异，老幼强弱异，八方水土异，专病兼病异。"

二、三因制宜的运用

（一）因时制宜

因时制宜，是根据时令气候节律的特点，来制定适宜的治法和方药。中医学认为，四时气候和时间节律的变化，对人体生理活动、病理变化都会产生一定的影响，所以治疗疾病时必须考虑时令气候节律的特点。这里的"时"，一是指自然界的时令气候特点；二是指自然界的时间节律变化规律。并且，这二者是相互联系的。自然界纷繁复杂的各种变化，大都呈现出一定的节律运动，最为明显的就是一年的四季交替、月亮的盈亏运行和一日昼夜晨昏的更替。这种年、月、日的时间节律，不仅是自然界本身的运动规律，也带来了不同的时令气候特点，它们在一定程度上影响着人的生理活动和病理变化。另外，时间节律的变化还会影响疾病的治疗效应。所以，治疗疾病应该考虑时令气候节律因素的影响，以制定出适宜的治法方药。

1. 年节律对治疗的影响 地球绕太阳公转形成年节律，地球不同部位在运动周期中与太阳相对位置的改变，形成了四季的变动。四时气候变化，是自然界阴阳之气周期性消长的结果。春夏秋冬温热凉寒的气候特点，对人体的生理活动和病理变化都产生一定的影响，因此要注意不同季节、不同气候条件下的治疗忌宜。一般而言，春夏季节，气候由温转热，阳气生发，人体腠理疏松开泄，即使外感风寒致病，也不宜过用辛温发散之品，以免开泄太过，耗伤气阴；秋冬季节，气候由凉转寒，阴盛阳衰，人体腠理致密，阳气内敛，此时若非大热之证，当慎用寒凉药物，以免寒凉太过损伤阳气。《素问·六元正纪大论》指出："用寒远寒，用凉远凉，用温远温，用热远热。食宜同法。"这是说治疗用药或选择食物必须根据四季气候变化来加以调整。"用寒远寒"中，前一个"寒"，指寒性的药物；后一个"寒"，指寒凉的季节（气候），意思是运用寒性药物应避开寒凉的季节。余意此理类推。饮食之法也是相同的。又如：暑热季节，湿气亦重，故暑邪常兼夹湿邪致病，形成暑湿夹杂证，所以暑天治病要注意解暑化湿；秋天气候干燥，最易形成燥邪致病，故秋天治病要注意多用滋润生津之品，慎用辛燥劫津之药；长夏多湿，易碍脾之运化功能，故此时治病当慎用滋腻助湿之药，多用芳香燥湿运脾之品。此外，一年中还有季节性的多发病和流行病，如《素问·金匮真言论》所说："春善病鼽衄，仲夏善病胸胁，长夏善病洞泄寒中，秋善病风疟，冬善病痹厥。"所以，应当根据各季节的气候特点对生理病理的影响，选择适宜的治疗方法。另外，中医运气学说则阐发了更长周期的气候变迁特点及其对人体生理病理的影响，这也是因时制宜需要考虑的因素之一。

2. 月节律对治疗的影响 月亮绕地球运转，导致太阳、地球、月亮三者相对位置的改变，使月亮运行表现出每月盈亏圆缺的规律。这种月节律的变化，对人体气血等的活动，会产生一定的影响，如《素问·八正神明论》说："月始生，则血气始精，卫气始行；月郭满，则血气实，肌肉坚；月郭空，则肌肉减，经络虚，卫气去，形独居。"并提出了"月生无泻，月满无补，月郭空无治，是谓得时而调之"的按月节律调理气血的治疗原则。女性月经与气血运行有关，其周期变化与月节律的变化极为相似，现代有人调查发现，大部分月经来潮时间在盈月，目前对月经不调、不孕症的治疗，大多是参照月经的周期节律以及气血盛衰变化来进行调治的。

3. 日节律对治疗的影响 地球在其自转中，由于向日与背日，形成了昼夜交替的日节律。昼夜是自然界阴阳之气更迭最明显的标志，昼为阳，夜为阴，"平旦至日中，天之阳，阳中之阳也；日中至黄昏，天之阳，阳中之阴也；合夜至鸡鸣，天之阴，阴中之阴也；鸡鸣至平旦，天之阴，阴中之阳也"（《素问·金匮真言论》）。在自然界这种昼夜阴阳变化节律的影响下，人体阴阳气血的生理活动也发生着规律性的变化，并由此而影响疾病的病理，出现一定的规律性的变化。如《素问·生气通天论》说："故阳气者，一日而主外，平旦人气生，日中而阳气隆，日西而阳气已虚，气门乃闭。"人体阳气，白天多趋向于表，处于积极活动状态；夜晚阳气的活动多趋向于里，处于相对抑制状态。又如《灵枢·顺气一日分四时》就指出疾病多为"旦慧、昼安、夕加、夜甚"，因为"以一日分为四时，朝则为春"，"朝则人气始生，病气衰，故旦慧"；"日中为夏"，"日中人气长，长则胜邪，故安"；"日入为秋"，"夕则人气始衰，邪气始生，故加"；"夜半为冬"，"夜半人气入脏，邪气独居于身，故甚也"。正因为昼夜阴阳之气的变化影响着人体生理活动、病理变化，所以治疗时顺应这种阴阳消长的日节律，结合人体正气消长和病理变化规律择时选方服药，就能取得较好的疗效。李杲曾归纳一日的服药时间有食前服、食后服、食远服、空心服、五更服、上午服、巳午间服、临卧服和不拘时服九种。针灸学中根据人体气血一日周流出入皆有定时而创立的"子午流注针法"，就是择时治疗的最好体现。上海中医研究所应用光子测定仪研究经络，在寅时测得手太阴肺经的光子反射数量是对称的，其他时辰皆不对称，合于子午流注理论，因为寅时是肺经的气血高潮期。有人将"子午流注"理论用于临床药物治疗，提出了"子午流注服药法"，认为按时间分脏腑服药确可提高疗效。又如李冰星通过资料分析研究证实，五脏病死亡与十二经脉营气流注、自然界昼夜阴阳变化有一定关系，死亡高峰在下半夜至黎明前。认为在十二经脉营气流注旺盛之时，对患者采取定时循经施治和在危重患者死亡时间高峰到来之前加强治疗与护理，可以提高治愈率，降低病死率。

总之，"因时制宜"强调治疗疾病应注重时间节律及其气候变化对人体的影响，注重药物（包括针灸等）作用合于人体生理病理节律变化的择时治疗观念。近年来时间药理学的研究成果也表明，由于给药时间或季节不同，相同剂量的药物，其作用的强度可有很大的差异。

研究认为，全球气候变化有周期性的，有非周期性的。周期性的主要是气候的自然变化。针对气候周期性变化的病因学意义，古代医家在长期的医疗实践中已系统总结出"因时制宜"的有效治则。而非周期性变化则是古人不曾经历的，它主要是指由于工农业生产和人类生活造成温室气体含量剧增而引起的全球增暖。现代流行病学证实，因全球变暖和天气异常，目前在全球范围内，传染性疾病正不断增加和扩大传染范围，不但过去已被消灭、控制的一些传染病接连"死灰复燃"，还出现了从未有过的新型传染病。所以必须重视研究当代特有的气候非周期性变化的病因学意义，及时总结近年来因"温室效应"造成的暖冬季节中外感热病的病变规律及成功的治疗用药经验，以拓展、丰富传统的"因时制宜"的内容。

（二）因地制宜

因地制宜，是根据地理环境特点，来制定适宜的治法和方药。我国是一个幅员辽阔的国家，因而在自然地理环境方面有着明显的差异。不同的地区方域，其地势有高下、气候有寒温燥湿之分，并且水土品质和人们的生活习惯等亦各不相同。人们长期在某一地理环境中生活，一方面形成了某种特殊体质，并通过生理上的不断调节来适应地理环境特点的影响；另一方面，如果地理环境的影响超过了人体的适应能力，尤其是其中不利因素对人体的伤害性作用，就可以造成人体脏腑功能的失调而致病，并且显现出病理变化的地域性特点。因此，我们在治疗疾病时必须考虑到地理环境特点对人体生理和病理影响，才能制定出适宜的治法方药。《素问·异法方宜论》说："一病而治各不同，皆愈，何也？岐伯对曰：地势使然也。"《王氏医存·卷三·五方水土为病》指出："五方水土、饮食，各能移人肠胃。凡故土生长，则习与性成；若久客他方，水土不同，肠胃岂无少改？特改而致病者：在东南方，常是湿热、痰燥；在西北方，常是寒泻、疼麻。亦有水土性烈者，偏生异病。"

1. 地域性气候等对治疗的影响　地域性特殊气候、饮食习惯以及地势高下等，造成了人体在体质和脏腑功能上的差异，并表现出不同的病理变化特点。例如，我国西北高原山区，气候寒凉、干燥少雨，人们多食面粉乳肉，一般体质较壮，脾胃消化功能和卫外功能较强，往往耐风寒而不胜暑热，病多内伤或外寒内热；东南滨海平原地区，气候温热、潮湿多雨，人们多食大米鱼虾，一般体质较弱，脾胃消化功能和卫外功能也相对较弱，多耐暑热而不胜风寒，病多外感或生内寒。同时，在许多常见病的发病率和发病机制上，也多存在着地域性差异。因此，在治疗方法和药物选择方面，应当有所区别。《医学源流论·卷下·五方异治论》说："人禀天地之气以生，故其气体随地不同。西北之人，气深而厚，凡受风寒，难于透出，宜用疏通重剂；东南之人，气浮而薄，凡遇风寒，易于疏泄，宜用疏通轻剂。"临床治疗也确实如此。如治疗外感风寒表证，因西北地区气候严寒，人们腠理多致密，故多重用辛温解表药，常选麻黄、桂枝；东南地区气候温热，人们腠理多疏松，故用辛温解表药不可太重，常选荆芥、防风。近代医家张锡纯在《医学衷中参西录·医论·太阳病麻黄汤证·用麻黄汤之变通法》中就曾指出："如大江以南之人，其地气候温暖，人之生于其地者，其肌肤浅薄，麻黄至一钱即可出汗，故南方所出医书有麻黄不过一钱之语；至黄河南北，用麻黄约可以三钱为率；至东北三省人，因生长于严寒之地，其肌肤颇强厚，须于三钱之外再将麻黄加重，始能得汗。此因地也。"

2. 地质状况对治疗的影响 不同地区，其地质状况不同，水土品质的种类和含量有多寡，这些因素影响着人们，甚至会导致地方性疾病的发生。《吕氏春秋·季春纪·尽数》说："轻水所，多秃与瘿人；重水所，多尰与尰人；甘水所，多好与美人；辛水所，多疽与痤人；苦水所，多尪与伛人。"例如我国某些山区易发瘿疾（地方性甲状腺肿），就与水中缺碘有关。如大骨节病、克山病等，都与地域性水土品质的特殊性有关。对地方性疾病发生的地域性病因采取针对性的治疗措施，是因地制宜的重要内容之一。随着人类对自然资源的开发利用，许多人为的因素影响了地理环境，改变了原始地壳表面水土的组成，特别是汞、镉、铝、砷等有害元素污染了土壤和水源，造成了某些特定的地区性疾病，如水俣病、骨痛病、氟骨病等。这些都应该引起人们的重视，并应在治疗疾病的同时，分析地理环境中这些特殊致病因素，采取相应的治理措施，以杜绝此类疾病的发生。

此外，研究者认为，如今的城市也可以算得上是一个特定的地理环境因子。伴随着工业化进程，到 20 世纪末，城市人口已占据世界总人口的 50%。从城市给人类提供的外环境看，空间狭小，交通堵塞，空气污染，噪声污染，水源污染，光污染；从城市提供的内环境看，因人口密集，工作节奏快，人们的心理紧张程度明显高于边缘地区。与上述因素相应，一方面包括恶性肿瘤在内的诸多慢性病在大都市中危害日益严重，另一方面，现代社会特有的一些不明病因的综合征，如慢性疲劳综合征、公共交通综合征，实质是"都市化综合征"，其发病率在发达国家（城市化程度高）日趋增长，西医学尚缺乏切实有效治疗。20 世纪 90 年代，已有国内学者以百合地黄汤、百合知母汤和酸枣仁汤为主，加用人参、沙参、丹参等，组成百合参汤治疗慢性疲劳综合征，获得良效。由此证明，这种在城市新兴行业中发病率较高的慢性疲劳综合征，并非温饱难济的古代社会常见的"气血虚弱"使然，而是以都市化和现代化促成的"心神失养"为主要病因。世界各地的大都市虽处于不同的原生环境，但慢性病和现代社会综合征发病率普遍高于非城市区域是其共同特点，因此，现代中医的"因地制宜"，应该既重视传统的"五方之异"，又着眼现代"城乡之别"，把传统的"因地制宜"深化到"因城乡差别制宜"层次。

（三）因人制宜

因人制宜，是根据患者的特点，来制定适宜的治法和方药。患者的特点，主要是指患者的年龄、性别和体质方面的特点。因为疾病是发生在人体的，所以人的年龄大小、性别不同、体质差异等因素，常常影响着疾病的发生和发展变化，甚至决定着疾病的预后转归。因此，中医在临床治病时，非常注重患者年龄、性别、体质差异对疾病的影响，根据由这些因素导致的病理特点，制定出最适宜病情的治法和方药。正如《医学源流论·卷上·病同人异论》所说："夫七情、六淫之感不殊，而感受之人各殊，或气体有强弱，质性有阴阳，生长有南北，性情有刚柔，筋骨有坚脆，肢体有劳逸，年力有老少，奉养有膏粱藜藿之殊，心境有忧劳和乐之别，更加天时有寒暖之不同，受病有深浅之各异，一概施治，则病情虽中，而于人之气体迥乎相反，则利害亦相反矣。"

1. 年龄因素对治疗的影响　人的年龄不同，则生理状况和气血盈亏等不同，因而不同年龄段，其病理变化的特点也各不相同，所以治疗用药应该有所区别。特别是小儿和老人，尤当注意用药的宜忌。如《温疫论·上卷·老少异治论》指出："凡年高之人，最忌剥削。设投承气，以一当十；设用参术，十不抵一。盖老年荣卫枯涩，几微之元气易耗而难复也。不比少年气血生机甚捷，其势浡然，但得邪气一除，正气随复。所以老年慎泻，少年慎补，何况误用耶！亦有年高禀厚，年少赋薄者，又当从权，勿以常论。"

（1）小儿：小儿生理功能旺盛，但气血未充，脏腑娇嫩，肌肤疏薄，故易被邪侵。发生病变后，病情变化较快，易寒易热，易虚易实。所以治疗小儿疾患，既要少用补益，亦应忌投峻攻之剂，用药量宜轻，疗程多宜短，并随病情变化而及时调整治疗方案。

（2）老人：老人生理功能减退，气血阴阳亏虚，脏腑功能衰弱。发生病变后，多为虚证或虚实夹杂证。所以治疗老年疾患，对虚证，宜用补法，且疗程多较长；对实证以攻法祛邪时，要考虑老人衰退、虚弱的生理特点，注意用药量应比青壮年小，并且中病即止，防止攻邪过度而损伤原已亏虚的正气。

（3）中年：中年人处于生理功能由盛渐衰的转折时期，其精血暗耗，阴阳渐亏，故容易出现脏腑功能失调的病理特点。所以治疗中年疾患，要及时补益精血阴阳，注意调理脏腑功能，使之重归协调状态，以延缓衰老的发生。

2. 性别因素对治疗的影响　性别不同，男女各有生理病理特点，治疗时应加以考虑。临床具体运用时，一方面是要注意男女各自生理特点所导致的疾病差异，以给予相应的治疗；另一方面，也是更重要的，就是在治疗一般内外科疾病时，要结合男女各自的生理特点（特别是女性生理特点），注意用药上的宜忌。

（1）男女特有疾病的治疗：例如，女性一生要经历经、带、胎、产，所以当然就可能发生经、带、胎、产方面的病变；男性则易患精室以及性功能障碍等病证，如阳痿、早泄、遗精等。对男女各自易发疾病，当根据他们的生理特点，分别采取相应的适宜方法进行治疗。

（2）注意女性生理特点：对一般的内外科疾病，男女患者在辨证与治疗方面虽然没有根本的区别，但考虑到女性经、带、胎、产的生理特点，在治疗时，必须注意其所处的生理阶段，掌握用药的宜忌。如月经期，应慎用破血逐瘀之品，以免造成出血不止；妊娠期，当禁用或慎用峻下、破血、滑利、走窜伤胎及有毒的药物，以防伤胎；产褥期，应考虑气血亏虚、恶露留存的特殊情况，在治疗时兼顾补益、化瘀等。

3. 体质因素对治疗的影响　由于先天禀赋与后天环境的影响，人群中每个个体的体质是不相同的，存在着阴阳、强弱等多方面的差异。而体质特性与病理变化是密切相关的，这一方面表现为体质对病邪的易感性，即不同体质的人所容易感受的致病因素或好发的疾病各不相同，如肥人多痰湿易患中风，瘦人多火易患劳嗽；另一方面表现为外邪入侵随体质而化的"从化"现象，即外邪侵犯人体后，可因患者体质的主导作用，促使病证性质随之发生变化。正由于"从化"现象，所以当人们感受同一种病邪后，由于体质的差异，可表现为不同的病理变化，呈现出不同的证候。如风寒之邪，作用于寒性体质形成寒证；若作用于热性体质，则往往很快随体质化热从而形成热证。总之，由于体质的区别，患病后机体的反应性、病证的性质等，都会随之而呈现出差异。并且，由于体质不同，对药物的耐受性也各不相同。因此，治疗疾病必须考虑体质偏颇的影响，以选择适宜的治法，注意用药的宜忌。正如《景岳全书·卷之二·传忠录中·藏象别论》所说："脏气各有强弱，禀赋各有阴阳。……人的气质有常变，医之病治有常变。"

一般而言，体质强者，病证多实，其体耐受攻伐，故治疗宜攻，用药量宜重；体质弱者，病证多虚或虚实夹杂，其体不耐攻伐，故治疗宜补，用攻则药量宜轻。《灵枢·论痛》说："胃厚，色黑，大骨及肥者，皆胜毒；故其瘦而薄胃者，皆不胜毒也。"

偏于阳盛或阴虚体质者，病证多从体质而"热化"，故治疗用药宜寒凉而慎用温热；偏于阴盛或阳虚体质者，病证多从体质而"寒化"，故治疗用药宜温热而慎用寒凉。所以，《景岳全书·卷之二·传忠录中·藏象别论》指出："禀有阴阳，则或以阴脏喜温暖，而宜姜、桂之辛热；或阳脏喜生冷，而宜芩、连之苦寒；或以平脏，热之则可阳，寒之则可阴也。"

综上所述，因人制宜中最重要的是体质因素对治法方药选择的影响作用。因为年龄或性别，实质上是反映了不同年龄阶段体质的特殊性和不同性别的体质特性对治疗的影响。所以，重视影响患者体质的各种因素，把握其体质的特异性，使治疗个体化，是因人制宜的精华，也是中医辨证论治的精髓所在。

【文献选录】

1. 孙思邈：夫欲理病，先查其源，候其病机。五脏未虚，六腑未竭，血脉未乱，精神未散，服药必活；若病已成，可得半愈；病势已过，命将难全。（《备急千金要方·卷第一·序列·诊候》）

2. 王焘：又凡人有少病苦，似不如平常，则须早道，若隐忍不疗，冀望自差，须臾之间，以成痼疾，小儿女子益以滋甚。若天行不和，当自戒勒，若有小不和，则须救疗，寻其邪由，及在腠理，以时早疗，鲜有不愈者。患人忍之数日乃说，邪气入脏则难可制，此虽和缓，亦无能为也。痈疽疔肿尤为其急，此自养之至要也。（《外台秘要·第一卷·诸论伤寒八家合一十六首》）

3. 朱震亨：与其救疗于有疾之后，不若摄养于无疾之先。盖疾成而后药者，徒劳而已。是故已病而后治，所以为医家之法，未病而先治，所以明摄生之理。夫如是则思患而预防之者，何患之有哉？此圣人不治已病治未病之意也。尝谓备土以防水也，苟不以闭塞其涓涓之流，则滔天之势不能遏；备水以防火也，若不以扑灭其荧荧之光，则燎原之焰不能止。其水火既盛，尚不能止遏，况病之已成，岂能治欤？……不治已病治未病之说，著于《四气调神大论》，厥有旨哉！……谆谆然以养生为急务者，意欲治未然之病，无使至于已病难图也。（《丹溪心法·论不治已病治未病》）

4. 罗天一：仲景《伤寒论》曰：凡人有疾，不时即治，隐忍冀瘥，以成痼疾，小儿女子，益以滋甚，时气不和，便当早言，若不早治，真气所失，邪方萌动，无惮劬劳，不避晨夜而即治之，则药饵针艾之效，必易为之。不然，患人忍之数日乃说，邪气极盛而病极，成而后施治，必难为力。《内经》曰：其"善治者治皮毛，其次治肌肤，其次治六腑，其次治五脏，治五脏者，半死半生矣。"正以谓此。昔桓候怠以皮肤之微疾，以至骨髓之病，虽悔何及！……故《金匮玉函》云：生候长存，形色未病，未入腠理，针药及时，脉浮调节，委以良医，病无不愈者矣。（《卫生宝鉴·卷二十四·病宜早治》）

5. 袁班：欲求最上之道，莫妙于治其未病。大凡疾病虽发于一朝，已实酿于多日，若于未发之先必呈于形色，遇明眼人预为治疗，可期消患于未萌也。（《证治心传·卷一·证治总纲》）

6. 徐大椿：故凡人少有不适，必当及时调治，断不可忽为小病，以致渐深，更不可勉强支持，使病更增，以遗无穷之害。此则凡人所当深醒，而医者亦必询明其得病之故，更加意体察也。（《医学源流论·卷下·防微论》）

7. 张介宾：愚按：本者，原也，始也，万事万物之所以然也。世未有无源之流，无根之木，澄其源而流自清，灌其根而枝乃茂，无非求本之道。故黄帝曰：治病必求于本。孔子曰：其本乱而末治者否矣。此神圣心传出乎一贯，可见随机应变，必不可忽根本，而于疾病尤所当先，察得其本，无余义矣。惟是本之一字，合之则惟一，分之则无穷。……凡事有必不可不顾者，即本之所在也。姑举其略曰：死以生为本，欲救其死，勿伤其生。邪以正为本，欲攻其邪，必顾其正。阴以阳为本，阳存则生，阳尽则死。静以动为本，有动则活，无动则止。血以气为本，气来则行，气去则凝。证以脉为本，脉吉则吉，脉凶则凶。先者后之本，从此来者，须从此去。急者缓之本，孰急可忧，孰缓无虑。内者外之本，外实者何伤，中败者堪畏。下者上之本，滋苗者先固其根，伐下者必枯其上。虚实之本，有余者拔之无难，不足者攻之何忍。真者假之本，浅陋者只知见在，精妙者疑似难明。……凡此者，虽未足以尽求本之妙，而一隅三反，从可类推。总之，求本之道无他也，求勿伤其生而已。列子曰：圣人不察存亡，而察其所以然。淮南子曰：所以贵扁鹊者，知病之所从生也。所以贵圣人者，知乱之所由起也。王应震曰：见痰休治痰，见血休治血，无汗不发汗，有热莫攻热，喘生休耗气，精遗不涩泄，明得个中趣，方是医中杰。行医不识气，治法从何据，堪笑道中人，未到知音处。此真知本之言也，学者当知省之。（《类经·十二卷·论治类》）

8. 冯兆张：夫不取化源，而逐病求疗者，犹草木将萎，枝叶蹉挛，不知固其根蒂，灌其本源，而但润其枝叶，虽欲不槁焉可得也。故《经》曰：资其化源。又曰：治病必求其本。又曰：诸寒之而热者取之阴，热之而寒者取之阳。所谓求其属也。垂训谆谆，光如日月，无非专重源本耳。苟舍本从标，不惟不胜治，终亦不可治。故曰：识得标，只取本，治千人，无一损。如脾土虚者，温暖以益火之源；肝木虚者，濡润以壮水之主；肺金虚者，甘缓以培土之基；心火虚者，酸收以滋木之宰；肾水虚者，辛润以保金之宗。此治虚之本也。（《冯氏锦囊秘录·杂症·卷一·化源论》）

9. 陈实功：且如人之病有新久，势有缓急。如受病之初，元气未弱，治当随证迎刃而解。若惧行霸道猛剂，定不能决效于危急时也，但要中病即已，故谓药不瞑眩，厥疾不瘳。……又如受病日久，邪正相拒，其元气未有不衰弱者，纵有余证、杂证、坏证，俱当先固其本，而后调之、和之、散之，使病气渐退，元气渐醒，饮食渐进，根本渐实，则余患再无不愈之理。所谓势孤则守，本立道生。常见治者，不论病之新久，本之盛衰，又不悟因虚致病，因病致虚，其中又有虚热、虚寒之别，一例妄行攻治，如盲人骑瞎马，半夜临深池，岂不致危哉。（《外科正宗·卷之一·痈疽门·痈疽治法总论》）

10. 王好古：夫治病者，当知标本。以身论之，则外为标，内为本；阳为标，阴为本。故六腑属阳为标，五脏属阴为本，此脏腑之标本也。又脏腑在内为本，各脏腑之经络在外为标，此脏腑经络之标本也。更人身之脏腑阴阳、气血、经络，各有标本也。以病论之，先受病为本，后传流病为标。凡治者，必先治其本，后治其标。若先治其标，后治其本，邪气滋甚，其病益蓄；若先治其本，后治其标，虽病有十数症，皆去矣。谓如先生轻病，后滋生重病，亦先治轻病，后治重病，如是则邪气内伏，盖先治本故也。若有中满，无问标本，先治中满，谓其急也。若中满，后有大小便不利，亦无问标本，先利大小便，

次治中满，谓尤急也。除大小便不利及中满三者之外，皆治其本，不可不慎也。(《汤液本草·卷上·标本阴阳论》)

11. 张介宾：病有标本者，本为病之源，标为病之变。病本惟一，隐而难明；病变甚多，显而易见。故今之治病者，多有不知本末而惟据目前，则最为斯道之大病。且近闻时医有云：急则治其标，缓则治其本。互相传诵，奉为格言，以为得其要矣。予闻此说而详察之，则本属不经而亦有可取。所谓不经者，谓其以治标治本对待为言，则或此或彼，乃可相参为用矣。若然，则《内经》曰："治病必求其本。"亦何谓耶？又经曰：夫阴阳逆从，标本之为道也，小而大，浅而博，可以言一而知百病之害也。以浅而知深，察近而知远，言标与本，易而勿及。……由此观之，则诸病皆当治本，而惟中满与小大不利两证，当治标耳！盖中满则上焦不通，小大不利则下焦不通，此不得不为治标，以开通道路，而为升降之所由。是则虽曰治标，而实亦所以治本也。自此之外，若以标本对待为言，则治标治本当相半矣。故予谓其为不经者，此也。然亦谓其可取者，则在缓、急二字，诚所当辨。然即中满及小大不利二证，亦各有缓急，盖急者不可从缓，缓者不可从急，此中亦自有标本之辨，万不可误认而一概论也。今见时情，非但不知标本，而且不知缓急。不知标本，则但见其形，不见其情；不知缓急，则所急在病，而不知所急在命。故每致认标作本，认缓作急而颠倒错乱，全失四者之大义。重命君子，不可不慎察于此！(《景岳全书·卷之二·传忠录中·标本论》)

12. 张介宾：治法有逆从，以寒热有假真也。此《内经》之旨也。经曰："逆者正治，从者反治。"夫以寒治热，以热治寒，此正治也，正即逆也；以热治热，以寒治寒，此反治也，反即从也。如以热药治寒病而寒不去者，是无火也，当治命门，以参、熟、桂、附之类。此王太仆所谓"益火之源，以消阴翳"，是亦正治之法也。又如热药治寒病而寒不退，反用寒凉而愈者，此正假寒之病，以寒从治之法也。又如以寒药治热病而热不除者，是无水也，治当在肾，以六味丸之类。此王太仆所谓"壮水之主，以镇阳光"，是亦正治之法也。又有寒药治热病而热不愈，反用参、姜、桂、附、八味丸之属而愈者，此即假热之病，以热从治之法也，亦所谓甘温除大热也。第今人之虚者多，实者少，故真寒假热之病为极多，而真热假寒之病则仅见耳！(《景岳全书·卷之一·传忠录上·论治》)

13. 何梦瑶：以热治寒，以寒治热，谓之正治，又谓之逆治。以热治热，以寒治寒，谓之反治，又谓之从治。而有真反、假反之分。假反者，如热邪内陷，阳气不达于外，故身冷、肢厥、战栗、恶寒，以大承气汤下之而愈。不识者，见其外症似寒，用寒讶其相反；识者谓其内症真热，用寒实为正治，乃假反而非真反也。真反者，如风火暴盛，痰涎上涌，闭塞咽喉，非辛热之品不能开散，不得已暂用星、半、乌、附、巴豆等热药，是则真反也。

又有寒热并用者，因其人寒热之邪夹杂于内，不得不用寒热夹杂之剂。古人每多如此，昧者訾为杂乱，乃无识也。然亦有纯寒而于热剂中少加寒品，纯热而于寒剂中少加热药者，此则名为反佐。以纯热证虽宜用纯寒，然虑火因寒郁，则不得不于寒剂中少佐辛热之品以行散之，庶免凝闭郁遏之患；纯寒证虽宜用纯热，然虑热性上升，不肯下降，则不得不于热剂中少佐辛寒之品，以引热药下行。此反佐之义也。

知此诸义，则上病取下，下病取上，左病取右，右病取左，欲升先降，欲降先升，欲行先止，欲止先行等法，皆触类贯通矣。(《医碥·卷一·杂症·反治论》)

14. 李中梓：用药之难，非顺用之难，逆用之难也；非逆用之难，逆用而与病情恰当之难也。今之医师，知以寒治热，以热治寒，以通治塞，以塞治通，热者热之无遗，寒者寒之无遗而已矣。独不闻诸《经》曰：塞因塞用，通因通用，寒因热用，热因寒用，用热远热，用寒远寒，则又何以说也。盖塞因塞用者，若脾虚作胀，治以参、术，脾得补而胀自消也。通因通用者，若伤寒挟热下利，或中有燥屎，用调胃承气汤下之乃安；滞下不休，用芍药汤通之而愈也。寒因热用者，药本寒也，而反佐之以热。热因寒用者，药本热也，而反佐之以寒，俾无格拒之患，所谓必先其所主，而伏其所因也。用热远热，用寒远寒者，如寒病宜投热药，热病宜投寒药，仅使中病而已，勿过用焉，过用则反为药伤矣。（《医宗必读·卷之一·用药须知内经之法论》）

15. 徐大椿：热因寒用者，沉寒内结，当以热药治之，第寒甚格热，热不能前，则以热药冷服，下咽之后，冷性既消，热性便发，情且不违，而致大益；寒因热用者，如大热在中，以寒攻治则不入，以热攻治则病增，乃以寒药热服，入腹之后，热性既消，寒性遂行，情且协和，而病日以减也。（《杂病源·治法》）

16. 冯兆张：正强邪盛者，亟祛邪以保正；正弱邪强者，亟保正以御邪，务使神气勿伤，长有天命。益岐黄仁术原重生命以治病，故每重本而轻标，何今之人徒知治病而不顾生命，每多遗本顾末，不惟不胜治，终亦不可治也。故能于虚实、寒热、邪正处灼然明辨，则益心之阳寒亦通行，强肾之阴热亦痊。可发舒阳气以生阴精，滋养阴精以化阳气。或养正而邪自除，或驱邪而正始复，或因攻为补，或借补为攻，治千万种之疾病，总不出乎一理之阴阳。（《冯氏锦囊秘录·杂症·卷一·药论》）

17. 喻昌：设有人焉，正已夺而邪方盛者，将顾其正而补之乎？抑先其邪而攻之乎？见有不的，则死生系之，此其所以宜慎也。夫正者本也，邪者标也。若正气既虚，则邪气虽盛，亦不可攻。盖恐邪未去而正先脱，呼吸变生，则措手无及。故治虚邪者，当先顾正气，正气存则不致于害，且补中自有攻意。盖补阴即所以攻热，补阳即所以攻寒，世未有正气复而邪不退者，亦未有正气竭而命不倾者。如必不得已，亦当酌量缓急，暂从权宜，从少从多，寓战于守斯可矣！此治虚之道也。若正气无损者，邪气虽微，自不宜补，盖补之则正无与，而邪反盛，适足以借寇兵而资盗粮。故治实证者，当直去其邪，邪去则身安，但法贵精专，便臻速效，此治实之道也。要之，能胜攻者，方是实证，实者可攻，何虑之有？不能胜攻者，便是虚证，气去不返，可不寒心！此邪正之本末，有不可不知也。（《医门法律·卷一·先哲格言》）

18. 张介宾：补泻之法，补亦治病，泻亦治病，但当知其要也。如以新暴之病而少壮者，乃可攻之、泻之。攻但可用于暂，未有衰久之病而屡攻可以无害者，故攻不可以收缓功。延久之病而虚弱者，理宜温之、补之。补乃可用于常，未有根本既伤而舍补可以复元者，故补不可以求速效。然犹有其要则，凡临证治病，不必论其有虚证无虚证，但无实证可据而为病者，便当兼补，以调荣卫精血之气；亦不必论其有火证无火证，但无热证可据而为病者，便当兼温，以培命门脾胃之气。此补泻之要领，苟不如此，未有不至决裂败事者。（《景岳全书·卷之一·传忠录上·论治》）

19. 周子干：泻者，泻其有余，有余者，邪气实也。泻实之法，有汗、吐、下三法。病在上者，或寒或食或痰，并宜吐之；邪在表者，汗之；邪在里者，下之。此皆有余之证，当及时施治，不可因循……泻法先缓而后急，不及可再攻，太过恐难复旧，然亦不可确然竟以攻下为长策，盖商鞅治国之法，原非治平之正道也。（《慎斋遗书·卷三·二十六字元机·泻》）

20. 顾靖远：经言："邪气盛则实，精气夺则虚。"二句为治病之大纲，辞甚显而义甚微。盖以邪正相搏而为病，则邪实、正虚亦可并言。故主泻者，则曰邪气实；主补者，则曰精气虚。各执已见，藉口文饰，是以至精之训，反酿莫大之害。

余请以缓急、有无析之。缓急者，察其虚实之缓急也。无虚者，急去其邪，恐久留而生变；多虚者，急培其正，恐临期之无济；微实微虚者，亦急去其邪，一扫而除；大实大虚者，宜急固其正，兼去其邪，寓战于守斯可矣；二实一虚者，兼其虚，防生不测也；二虚一实者，兼其实，开其一面也。总之，实而误补，固必增邪，犹可解救；虚而误攻，正气忽去，莫可挽回。此虚实及缓急不可不察也。所谓有无者，察邪气之有无也。凡风、寒、暑、湿、燥、火，皆能为邪，邪之在表在里、在腑在脏，必有所居。求得其本，则直取之。此所谓有，有则邪之实也。若无六气之邪，而病出三阴，则惟情欲以伤内，劳倦以伤外，非邪似邪，非实似实。此所谓无，无则病在元气也。不明虚实、有无之义，绝人长命，损德多矣。（《顾氏医镜·格言汇纂·卷五·论治大纲》）

21. 周学海：有虚实相兼者焉。病本邪实，当汗、吐、下，而医失其法，或用药过剂，以伤真气，病实未除，又见虚候者，此实中兼虚也。治之之法，宜泻中兼补。倘虚甚者，或不得已，姑从于补，虚复而后宜议泻矣。其人素虚，阴衰阳盛，一旦感邪，两阳相搏，遂变为实者，此虚中兼实也。治之之法，不清凉无由解热，不转刷无由逐结。然，从前之虚不得不顾，故或从缓下，或一下止服。前哲于此证，以为须先治其虚，后治其实，此殆未是也。大抵邪不解则不受补，有邪而补，徒增壅住，且积日之虚，岂暂补所能挽回乎！考之经文，如附子泻心、调胃承气，即泻中兼补之治也。阳明病至循衣摸床，微喘直视，则既属虚愈，而犹用承气者，以实去而阴可回，纵下后顿见虚候，其实既去，则调养易施也。扩充触长，无适而不可矣。此虚实相兼，大较如此。（《读医随笔·卷一·虚实补泻论》）

22. 缪希雍：夫四时之气，行乎天地之间，人处气交之中，亦必因之而感者，其常也。春气生而升，夏气长而散，长夏之气化而软，秋气收而敛，冬气藏而沉。人身之气，自然相通，是故生者顺之，长者敷之，化者坚之，收者肃之，藏者固之。此药之顺乎天者也。春温夏热，元气外泄，阴津不足，药宜养阴；秋凉冬寒，阳气潜藏，勿轻开通，药宜养阳。此药之因时制用，补不足以和其气者也。

然而一气之中，初中末异，一日之内，寒燠或殊。假令大热之候，人多感暑，忽发冰雹，亦复感寒。由先而感则为暑病，由后而感则为寒病。病暑者投以暑药，病寒者投以寒药。此药之因时制宜，以合乎权，乃变中之常也。此时令不齐之所宜审也。假令阴虚之人，虽当隆冬，阴精亏竭，水既不足，不能制火，则阳无所依，外泄为热，或反汗出，药宜益阴，地黄、五味、鳖甲、枸杞之属是已；设从时令，误用辛温，势必立毙。假令阳虚之人，虽当盛夏，阳气不足，不能外卫其表，表虚不任风寒，洒淅战栗，思得热食及御重裘，是虽天令之热，亦不足以敌其真阳之虚，病虽虚寒，药宜温补，参、芪、桂、附之属是已；设从时令，误用苦寒，亦必立毙。此药之舍时从证者也。假令素病血虚之人，不利苦寒，恐其损胃伤血，一旦中暑，暴注霍乱，须用黄连、滑石以泄之；本不利升，须用葛根以散之。此药之舍证从时者也。从违之际，权其轻重耳！

至于四气所伤，因而致病，则各从所由。是故经曰："春伤于风，夏生飧泄。"药宜升之、燥之，升麻、柴胡、羌活、防风之属是已。"夏伤于暑，秋必痎疟。"药宜清暑益气，以除寒热，石膏、知母、干葛、麦门冬、橘皮、参、苓、术之属是已。邪若内陷，必使脓血，药宜祛暑消滞，专保胃气，黄连、滑石、芍药、升麻、莲实、人参、扁豆、甘草之属是已。"秋伤于湿，冬生咳嗽。"药宜燥湿清热，和表降气保肺，桑白皮、石膏、薄荷、杏仁、甘草、桔梗、苏子、枇杷叶之属是已。"冬伤于寒，春必病温。"邪初在表，药宜辛寒、苦温、甘寒、苦寒，以解表邪，兼除内热，羌活、石膏、葛根、前胡、知母、竹叶、柴胡、麦门冬、荆芥、甘草之属是已。至夏变为热病，六经传变，药亦同前，散之贵早，治若后时，邪结于里，上则陷胸，中下承气，中病乃已，慎毋尽剂，勿僭勿忒，能事毕矣。

以上皆四时六气所伤致病，并证重舍时，时重舍证，用药主治之大法，万世遵守之常经，圣哲复起，不可改已。所云六气者，即风、寒、暑、湿、燥、火是也。过则为淫，故曰六淫。淫则为邪，以其为天之气，从外而入，故曰外邪。邪之所中，各有其地，在表治表，在里治里，表里之间，则从和解。病有是证，证有是药，各有司存，不相越也。此古人之定法，今人之轨则也。（《神农本草经疏·卷一·续序例上·脏气法时并四气所伤药随所感论》）

23. 景冬阳：远者，避忌之谓，即无犯也。凡用热者，无犯司气之热及时令之热；用寒者，无犯司气之寒及时令之寒。温凉亦然。惟发表则不远热，惟攻里则不远寒，发攻二字要看，发者逐之于外，闲其外之固也。中表多寒邪，非温热不散，故外虽炽热，内无热症，火不在里，医者不察本寒标热之义，辄用芩、连等，邪寒在表，药寒在里，内外合邪，遂不可解。春秋冬三季，土金水三气，阴盛阳微之时尤甚，亦有用柴胡、白虎、益元、冷水之类取汗而愈者，此因表里俱热，故当凉解，非发之之谓也。攻者逐之于内，伐其内之实也。内郁多热邪，非沉寒不除，故攻里不远寒。亦有用理中、四逆、回阳之类而除痛去积者，此因阴寒留滞，故当温中，非攻之之谓也。知发与攻者，不远之义，益知远热远寒之不可忽矣。（《嵩厓尊生全书·卷之四·病机部·用热远热用寒远寒·发表不远热攻里不远寒论》）

24. 徐大椿：人禀天地之气以生，故其气体随地不同。西北之人，气深而厚，凡受风寒，难于透出，宜用疏通重剂；东南之人，气浮而薄，凡遇风寒，易于疏泄，宜用疏通轻剂。又西北地寒，当用温热之药，然或有邪蕴于中，而内反甚热，则用辛寒为宜；东南地温，当用清凉之品，然或有气随邪散，则易于亡阳，又当用辛温为宜。至交广之地，则汗出无度，亡阳尤易，附、桂为常用之品。若中州之卑湿，山陕之高燥，皆当随地制宜。故入其境，必问水土风俗而细调之。不但各府各别，即一县之中，风气亦有迥殊者。并有所产之物，所出之泉，皆能致病，土人皆有极效之方，皆宜详审访察。若恃己之能，执己之见，治竟无功，反为土人所笑矣。（《医学源流论·卷下·五方异治论》）

25. 程芝田：书言老人多气少血，小儿纯阳无阴。盖缘天癸之水，男子二八始至，八八乃绝；女人二七始至，七七乃绝也。窃谓老人阴既绝，阳亦衰，安得多气？当言老人少气少血为是。故老人多脾虚之证，实由命门阳衰，如八味、右归等丸，老人服之，每多效验，因脾虚釜底添薪之法也，亦为阴中补阳，所以老人宜阴阳并补明矣。至小儿为嫩阳，本是无阴，赖此一点稚阳，以生阴血。寒凉之品，最伐真阳，阳若一虚，即成阳绝、慢脾之症，每多无救；或因外邪入里则变为热，或疫邪内郁，火燥熏蒸，凉解可愈。然因病致热，非谓小儿纯阳，素应寒凉也。至于过汗伤阴，血燥生风，四肢搐搦，再用寒凉，下咽即殆；或作慢惊，投以温补，服之亦毙。要知过汗伤阴，血燥生风，须用滋补；误凉亡阳，胃寒脾败，宜投温补。经言误汗亡阳，必先亡离家之阴，再亡坎中之阳，阴虚阳无所附也；误下亡阴，必先亡胃家之阳，再亡脾中之阴，阳亡阴不独存也。二语从来误解，因并及之。所以小儿宜补阴不宜伐阳，至惊风之妄，喻嘉言以辟之，无庸多赘。老人、小儿诸病，原可统治，所异者如是，宜加意焉！（《医法心传·老幼治法》）

26. 吴达：膏粱之体，表虚里实；藜藿之体，表实里虚。其表虚者，乃自幼谨慎风霜，皮毛柔嫩，偶受风寒，即易致疾；其里实者，非谓本体壮实也，平居饮食供奉，油腻腥膻，积于肠胃，甚或药饵常投，参、茸并进；又有以为中虚者，时服胶、地等滋腻之品，积久生痰，中宫痞满，此其所以为实也。藜藿之体，惯蒙霜露，皮毛厚密，故偶感风寒，卒不易病，而病则必重，所谓表实也；其里虚者，亦非谓本体虚弱，乃平居饮食粗粝，肠胃枯涩，观于食力之夫，食倍于人，卒又易馁，其明征也。故膏粱之体，遇外感经病，宜用轻清解表，不得过用猛烈；若治内伤，宜寓扫除之法，脏腑柔脆，峻攻固所不宜，而浪投滋补，尤易误事。藜藿之体，遇外感经病，发表宜重宜猛，若用轻清，因循贻误；内伤病，消导攻伐之品，极宜慎用，遇宜补者，投以补剂，其效尤速。至于膏粱体亦有外实，藜藿体亦有里实，则又最易治疗之证也。（《医学求是·二集·卷下·膏粱藜藿病体不同论》）

（姜 惟 童园园）

主要参考文献

1. 郭铭信. 温病伤阴的防治及其机理研讨 [J]. 中医杂志，1982，(4)：4.

2. 饶宏孝. "治病求本"探析 [J]. 浙江中医杂志，1993，(1)：77-78.

3. 沙建飞. 治病求本纵横谈 [J]. 江苏中医，1994，15 (3)：35-36.

4. 吴润秋. 对《内经》"治病必求于本"的探讨 [J]. 吉林中医药，1984，(4)：43-44.

5. 刘家义. 试论"治病必求于本"[J]. 山东中医学院学报，1984，8 (4)：19-20.

6. 吴昌国. 论反治本义及其机理 [J]. 辽宁中医杂志，1996，23 (3a)：11-13.

7. 罗颂平. 试论月经周期与月相的关系 [J]. 浙江中医杂志，1982，(10)：477.

8. 艾英. 时辰生物学在《难经》中的反映 [J]. 湖南中医学院学报，1988，(2)：11.

9. 李冰星. 2015 例五脏疾病死亡昼夜节律分析 [J]. 湖南中医学院学报，1988，(2)：13.

10. 何绍雄. 药物作用的时间节律 [M]. 北京：科学出版社，1986：29.

11. 李姿慧，胡建鹏，王键. 中医治则治法研究与探讨 [J]. 安徽中医学院学报，2007，26 (6)：1-4.

12. 洪蕾，冼华. 中医"治未病"的理论研究 [J]. 中国中医基础医学杂志，2007，13 (2)：92-94.

13. 安丽萍，陈雅民，孙盛. 中医未病说与亚健康状态之探析 [J]. 陕西中医，2007，28 (8)：1047-1049.

14. 吴弥漫. 治未病——贯彻"以人为本"理念的中医防治疾病思想 [J]. 新中医，2007，39 (5)：1-3.

15. 张志斌，王永炎. 试论中医"治未病"之概念及其科学内容 [J]. 北京中医药大学学报，2007，30 (7)：440-444.

16. 荆鲁. 治未病理论浅探 [J]. 中医杂志，2002，43 (5)：396-397.

17. 朱美香. 张仲景"治未病"的预防医学观探析 [J]. 中国中医基础医学杂志，2007，13 (10)：733，745.

18. 姜惟，童园园. "治未病"的含义 [J]. 南京中医药大学学报，2002，18 (4)：209-210.

19. 王发渭，陈利平，郝爱真，等. 论中医学"治未病"的特色与优势 [J]. 中华保健医学杂志，2008，10 (2)：159-160.

20. 付亚龙，张士云. 辨证论治与"治病必求于本"[J]. 中医杂志，2004，45 (5)：396-397.

21. 陈雪功. 治病求本论析 [J]. 安徽中医学院学报，2001，20（1）：5-7.

22. 闫平慧，杨金生. 扶正祛邪的思考与实践 [J]. 中国中医基础医学杂志，2005，11（4）：308，265.

23. 孙理军，杨宗林. 论扶正祛邪治疗的现代免疫机制 [J]. 陕西中医学院学报，2002，25（2）：4-6.

24. 梅晓云，姜惟. 标本治则解析 [J]. 南京中医药大学学报，2002，18（4）：202-203.

25. 吴昌国. 反治研究 [J]. 南京中医药大学学报，2002，18（4）：207-208.

26. 杨光，张晓春. 中医反治法与顺势疗法 [J]. 辽宁中医杂志，2007，34（2）：155-156.

27. 刘东辉，邵雅华. 论当代中医"三因制宜"的新要素 [J]. 黑龙江中医药，2002，（2）：6-7.

28. 张福利，罗京滨，马伯艳. 论传统中医学"三因制宜"体系的现代整合 [J]. 医学与哲学，2004，25（12）：63-64.

第三章

康　复

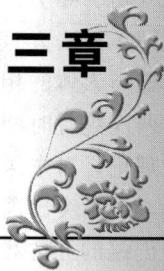

中医康复是关于伤残、某些慢性疾患和急性病后期身体功能和精神情志的恢复的理论和方法。整体观念是中医康复理论的核心。顺应自然，适应环境，形神并重是中医康复的基本原则。

第一节　康复与康复学的概念

一、康复的基本概念

康复，又称平复、康健、康强等，即恢复平安或健康之意。中医学文献中，并没有"康复"这一名词。但据《尔雅》的解释：康，安也；复，返也。包含着恢复平安或健康之义。随着人类老龄化进程的加快，各种因先天或后天（如疾病、损伤、衰老）等因素造成功能失常或障碍的患者不断增多，对疾病康复的需求也与日俱增，所以挖掘和研究中医药学宝库中有关康复的内容有着很重要的现实和长远意义。

二、康复学的基本概念

中医康复学是研究中医传统康复理论、方法和应用的学科。中医养生学和康复学，虽然研究的对象，适用的范围及其学科的名称有所不同，但在学术渊源，理论基础，方法技能等方面，却有着内在的联系。养生学是在于提高人体的抗病能力，维护脏腑的正常功能活动，起到增进人体健康的作用；康复学则是对有病者，或已伤残，发生功能障碍而失去健康者，起着使之重新恢复健康的作用。两者的目的基本一致，可说是殊途同归，因此在理论上方法上也有其共同之处。

第二节　中医康复学的发展概况

中医康复学的历史悠久，早在远古时代，火的发明和运用，使人类增强了征服自然的能力。随之产生的熨法、灸法及砭石、骨针等，是包括康复治疗在内的最早的医疗手段与器具。夏、商时期，人类对疾病有了初步的认识，酒和汤液相继出现，具有重要的康复治疗作用。

春秋战国时，齐相管仲在首都设立了类似康复的机构，收容聋、哑、跛癫、畸形等残疾者。这一时期，由于《黄帝内经》的问世，奠定了中医康复学的理论基础，其中的整体观、形神统一观及辨证论治思想，成为康复学理论的核心。书中广泛应用了情志调摄、针灸、气功、导引、按摩、饮食、体育等多种康复方法，总结出"杂合以治，各得其所宜"（《素问·异法方宜论》）的原则，并系统阐述了风雨、声音、高山、深谷、泉脉、草萱、林木等与人体的相关效应，对后世自然康复疗法的形成产生了深远的影响。

两汉魏晋时期，康复理论逐渐完善，康复方法不断创新，东汉名医张仲景创立的辨证施治理论，对中医康复学有着重要的指导意义。他所阐述的大病瘥后、慢性病残、诸虚百损等，无不突出药物康复疗法的特点，如薯蓣丸等康复诸方，至今仍有很高的实用价值。华佗创编的五禽戏，既能防病健身，又能促使患者康复。晋代皇甫谧撰写的《针灸甲乙经》，包含了非常丰富而又具体的康复医学内容，并为某些慢性病的康复提供了行之有效的针灸疗法。同时，康复机构亦趋增多，官办的"暴室"和"隐宫"，民办的"疾馆"和"老残疾馆"，代代相传，兴盛不衰。

南北朝陶弘景在《养性延命录》中提出引气攻病的方法，对气功、吐纳的康复作用有所创新。隋代巢元方《诸病源候论》记载了200余种导引术势，用于偏枯、拘挛、痹证、癫痫、中风、腰痛等病残者，收到了较好的康复效果。唐代孙思邈的《备急千金要方》与王焘的《外台秘要》，收集处方累计逾万首，汇集中医康复方法之大成，包括食疗、针灸、按摩、磁疗、光疗、冷疗、热疗、泥疗、泉水疗、香气疗、时序疗法、方向疗法、心理疗法，以及药物蒸、熨、熏、洗、敷、贴、吹、摩、灌、搽等，几乎包揽无遗。其中《备急千金要方》详细介绍了150多种谷、肉、果、菜等食物的性味、主治和功用，提出"五脏所宜食法"，可以说是历史上最早的康复营养食谱。

宋元时期由于官方的重视和众多医家的努力，中医康复事业和学术有了较全面的发展。如《太平圣惠方》中有不少可用于康复医疗的方剂，还选列药粥方129首，广泛运用于中风、产后、脚气、水肿、脾胃不足及诸般虚损病证，开创了融药食于一体的饮食疗法的新局面。《圣济总录》是采辑历代医籍并征集民间验方和医家献方整理汇编而成。书中载有一些属于病后康复医疗的内容，如食治虚劳、伤寒后诸病、脾胃虚弱诸证、产后诸病等，并收载药粥方113首，如苁蓉羊肾粥、补虚正气粥等，其中不乏有良好康复作用的食疗方。此外，金元四大家的学术成就也对中医康复医学的发展各有一定的贡献。如刘完素编著的《素问玄机原病式》对临床康复辨证具有一定的指导意义；张从正对许多疑难杂病的康复医疗有所发展和创造，特别是情志相胜疗法，对后世颇有启迪；朱震亨善用滋阴潜阳的康复方法，注重药食并重，对后人影响较大；李杲则强调人以脾胃为本，这也是康复医疗中必须遵循的原则。

明清两代是中医学术的鼎盛时期，中医康复学在理论和方法上也获得了引人注目的提高。张介宾对精神疗法有着深入的研究，他认为人的心理状态受制于精神刺激，影响疾病的发生与转归，指出怒、思、忧虑均可致病，而喜悦开怀则能除病，因此调节情绪是情志疾病最有效的康复措施。李时珍在《本草纲目》中详尽论述了各种不同来源之水的性能，阐明了泉水疗法的应用和选择。如饮清泉之水可以疗疾，冷泉水浴对某些顽症有康复作用，温泉外浴可治皮肤及关节疾病等。龚廷贤对呼吸吐纳、气功锻炼有精辟见解，并认为"诗书悦心，山林逸兴"（《寿世保元·老人》），倡导书画疗法、森林疗法的康复作用。他还力劝人们"每把戏言多取笑，常含乐意莫生嗔"（《寿世保元·老人》），指出喜笑疗法是健身与康复的良方。龚居中在《红炉点雪》中载有"却病延年一十六句之术"，巧妙地将气功、导引、情志、饮食、体育等多种疗法融于一体，系列有序，易学易行。同时还明确指出"歌咏所以养性情，舞蹈所以养血脉"，对轻歌曼舞的娱乐康复作用，作了较正确的评价。清代沈金鳌在《杂病源流犀烛》中将康复方法列在卷首，其中包括气功、按摩等，并提出使用导引、针灸诸法，以行一身之气，而不单纯依赖药物。俞肇源在《通俗伤寒论》的"调理诸法"中，全面阐述了对于热性病的康复医疗，包括瘥后药物调理、食物调理、起居调理等，内容系统详尽。尤乘所辑《寿世新编》"病后调理服食法"一节，专门讨论饮食康复，其所列各种疾病的饮食康复注意事项，各种粥、糕等食疗品种，均有较高的实用价值。

新中国成立后，随着中医药学的不断挖掘和整理，中医康复医学的理论和方法也得到了系统的总结和提高。全国各地建立了不同层次的具有中国特色的康复医疗机构，使中医康复学的理论和方法得到广泛的应用。大多数中医院校都设置了针灸学专业、推拿气功学专业，近年来许多院校还开设了中医养生康复专业，培养了一批中医康复医学人才。与此同时，学术活动亦日益活跃，1983 年成立了中国康复医学研究会。1984 年在石家庄召开了全国首届康复医学学术讨论会，1989 年又在北京召开了第一届国际传统康复医学学术会议。1986 年《中国康复学杂志》公开发行。之后有关中医康复学的专著亦相继出版，如郭子光等主编的《中医康复学》，陈可冀主编的《中国系统康复医学》，孟景春主编的作为高等中医药院校第一版教材《中医养生康复学概论》，以及新世纪以来出版的《老年病中医康复学》、《中西医结合康复学》等，这一切都促进了中医康复学的理论及临床水平的不断提高。

总之，中医康复学体系的建立，对老年病、疾病恢复期、伤残者以及难治难愈性疾病所采用的医学的、心理的、社会的综合性治疗措施，较其他学科有着较大的优势。且中医康复学具有"简、便、廉、验"之特点，越来越受到国内外学者的普遍关注。随着我国残疾人数的不断增加，老龄化进程的日益加速，中医康复学的任务将越来越重大。但目前中医康复学的研究工作还不够深入，还缺乏系统的实践基础和专门人才，各地的中医康复医疗机构尚未完全建立等。今后，中医康复学的服务要更加社会化、人性化、科技化，创造一个更绿色、更人文、更有效率和质量的康复医学新未来。

第三节　中医康复的基本原则

由于中医康复学与养生学殊途同归，关系密切，在理论与方法上有许多共同之处，所以康复的基本原则也包括了养生学中的天人相应、形神统一、动静结合及调养脏腑等理论，除此之外还有如下一些内容。

一、扶正与祛邪相结合

中医康复的对象主要是伤残者、慢性病者、急性病瘥后及某些老年病，大多以正气亏虚为其共同病理特点，也有一部分是属虚中夹实证，因此以扶正固本为主，兼顾祛邪，将扶正与祛邪相结合，是中医康复学的基本原则之一。

扶正，就是扶助正气，增强机体的抗病能力、自我调节能力和康复能力。可采用药物扶正法，如气虚者补气，重在扶养中气；血虚者养血，重在濡养心肝；阴虚者滋阴，重在滋补肝肾；阳虚者温阳，重在温补脾肾。可用食物扶正法，直接补充营养，使人体气血充沛，体质增强。而且食物补养正气，很少有副作用，具有一定的优越性。再加之药物虽有补偏救弊的功效，但使用过久，往往难以坚持。所以药食结合运用，不仅能以药疗补食疗之功力不足，食疗助药疗之效，发挥协同作用，并能减少长期服药的困难，缩短康复所需的时间。《黄帝内经》中早就告诫人们，在疾病的康复阶段，不能只用药物治疗，而应继之以食养疗法以善其后。另外，按照脏腑气血阴阳的虚衰，以经络理论为指导，还可施行针灸、按摩、气功等方法，同样能起到扶正固本的目的。

由于康复患者，正气大伤，虽仅有微邪，也无力祛除，故时常出现正虚邪恋的状态，因此在扶正的同时也要辅以祛邪。特别是疏通经络，活血化瘀，是康复医疗常用的治则。人的经脉气血流通是正常生理功能的反映，是身体健康的需求。若经脉闭阻，气机郁滞，血行不畅，必然久而成瘀。正如《寿世保元·血气论》所说："血荣气卫，常相流通，何病之有？一窒碍焉，则百病由此而生。"常用的治法有补气活血法、理气化瘀法、温经活血法等，均意在通利经络，畅行气血，促使患者逐渐康复。

二、内治与外治相结合

内治主要指饮食、药物内服方法；外治则包括针灸、推拿、气功、传统体育、药物外用等。由于外治康复法能通过经络的调节作用，疏通体内的阴阳气血；而内治康复法则可调整、恢复和改善脏腑组织的功能活动，故内治与外治相结合，往往能收到促进患者整体康复的效果。一般来说，病在脏腑，以内治为主配合外治；病在经络，可以外治为主配合内治；脏腑经络同病，内治外治并重。又如外感疾病当着重于"攻邪"，即以作用较强的药物内治为主；而伤残、慢性病、老年病等大多病情复杂，康复要求较高，则多采取内外并用，综合调治的对策。这正如《理瀹骈文·略言》所说，外治能"与内治并行，而能补内治之不及"。

三、自然康复与自疗康复相结合

自然康复是指通过自然因素的影响，促进人体身心逐步康复的方法。其包括自然之物与自然环境，如日光、空气、泉水、花草、高山、岩洞、森林等。因为人依赖自然界而生存，不同的自然因素必然会对人体产生不同的影响，故有选择性和针对性地利用这些因素对人体的不同作用，以达到康复医疗的目的。此即《论衡·谈天》所谓"因天之生，也可以养生"的道理，因而也就有了日光疗法、空气疗法、花香疗法、泥土疗法、高山疗法、海水疗法、岩洞疗法、森林疗法等诸多自然康复方法。

与此同时，自疗康复法也很重要。康复对象不只是单方面地接受医生的康复服务，还应在医生的指导下，积极主动地进行自我保健调摄，为自己提供康复服务。如外避虚邪贼风，内重恬淡虚无，注意饮食起居，加强身体锻炼等，都可由患者自己来实施。只有把自然康复与自疗康复结合起来，在尽量利用自然界赋予的客观条件之外，充分调动患者自身的主观能动作用，使医生与患者构成完美的配合，才能保证康复计划的顺利实施。

总之，康复医治的对象，绝大多数为慢性疾病，其中不乏疑难杂症，不仅病情复杂，迁延日久，往往多个脏腑受累，几种病证并存，故决非一朝一夕，一方一药或单一疗法就能奏效。必须针对不同的病因，病位的深浅，疾病的不同阶段等情况，选用诸多疗法，有条不紊地进行综合治理，制订合理而有效的康复方案，发挥良好的综合效应，方能"各得其所宜"，使机体逐渐康复。

第四节　中医康复的主要方法

在康复医疗的过程中，需要患者自我调摄、自我保健的相互配合，才能取得最佳的疗效，因此中医养生学的主要方法，如精神、饮食、起居、房事、运动等方面的内容，均适用于康复患者。以下仅介绍与康复医疗直接相关的一些方法。

一、精神康复

精神康复，主要是指医生以某种言行，影响患者的感受、认识、情绪和行为等，以改善和消除患者的不良情志反应，促使其身心康复的一类方法。主要的做法有：

（一）说理开导

病残患者常常伴有不同程度、不同形式的精神情志变化。如初期不了解病情时，或是疾病过程中病情发生变化时，皆容易产生紧张、忧愁、消沉、悲伤、烦躁、焦虑、恐惧等心理。甚至有些患者认为自己已成了社会、家庭的负担，还会产生绝望、厌世的心态。这些不良的情绪，极易加重病情，直接影响到康复的治疗效果。因此，作为医生应善于巧妙地运用语言工具，通过耐心细致的说理开导工作，减轻或消除患者的异常情志反应。如《灵枢·师传》指出："人之情，莫不恶死而乐生。告之以其败，语之以其善，导之以其所便，开之以其所苦，虽有无道之人，恶有不听者乎？"关于开导的方式有多种多样，或通过解释，向患者说明疾病的前因后果及可能出现的转归，让患者对疾病有个正确的认识，端正态度，解除顾虑；或给予积极的安慰鼓励，使患者振作精神，克服悲观、低落的情绪，树立起战胜疾病的信心；或是以科学的态度、充足的信心，向患者保证许诺，承担责任，以消除患者的疑虑、忧愁。

（二）情志相胜

这是中医学独特的调摄情志康复疗法。是指医生根据五脏情志相胜理论，利用语言、行为、事物等各种手段，激起患者的某种情志变化，以克制或纠正其病态情绪的方法。如《素问·阴阳应象大论》指出"怒伤肝，悲胜怒"，"喜伤心，恐胜喜"，"思伤脾，怒胜思"，"忧伤肺，喜胜忧"，"恐伤肾，思胜恐"，这些原则为以情制情的五行相胜理论奠定了基础。后世医家结合临床实践，对此进行了阐发和应用。如《医方考·情志门》说："情志过极，非药可愈，须以情胜。"张从正在《儒门事亲·卷三·九气感疾更相为治衍》中更进一步提出："悲可以治怒，以怆恻苦楚之言感之；喜可以治悲，以谑浪亵狎之言娱之；恐可以治喜，以恐惧死亡之言怖之；怒可以治思，以污辱欺罔之言触之；思可以治恐，以虑彼志此之言夺之。"在历代医书中，记载了众多以情制情的案例，或逗之以笑，或惹之以哭，或激之以愤，或揶之以悲，因势利导，使患者积郁得以发泄，从而畅遂情志，病体霍然。当然，在具体使用情志相胜疗法时，最好要注意取得患者家属的配合，并掌握好治疗的时机和患者对情志刺激的敏感程度，选择适当的方法，以避免太过或不及。

以悲胜怒：即以悲哀苦楚的言行对忿怒气盛、情志亢奋的患者进行感化，并指出忿怒的不良后果，使其气消而怒息。当患者始悲时，可鼓励其痛哭一场，以发泄胸中的郁怒之气。

以喜胜悲：对悲哀过度所致的忧郁悲哭证、脏躁证等，可以喜悦的方法进行开导，使其心中欢快，重新振作精神。如用轻松浪漫、妙趣横生的语言和滑稽可笑的表情、动作，引起患者心情愉悦，甚至哈哈大笑，从而消除悲哀，起到以喜胜悲的效果。例如讲故事、说笑话、听相声、看滑稽戏等，皆能发挥这种作用。

以恐胜喜：又谓惊恐疗法，一般适用于过喜所致的神情亢奋、喜笑不休及狂躁不已的患者。即通过恐惧手段来收敛耗散的心神，制约其过度兴奋，从而恢复心神功能。

以思胜恐：即对恐惧的患者，通过与之交谈，引导其对问题进行思考和认识，使之产生理智的自控和克制。或用确凿的事实，或假物设喻，使患者的疑团得释，自无恐惧之感。

以怒胜思：即通过侮辱欺罔的言行，激惹患者发怒，以疏通气机，使之心境畅快而思虑得解。常用于思虑太过，伤脾耗神引起的郁证、失眠、癫痫等。

（三）避免刺激

病残者因有病在身，心理负担较重，往往容易情绪波动，若再遭受不良的精神刺激，犹如雪上加霜，更易使病情加重或恶化。临床上因忧思抑郁，悲伤太过，忿怒气逆而使病情加重，甚至夺去性命者屡见不鲜。尤其是素有痼疾的患者、风烛残年的老人，更经不起强烈的精神刺激，有的竟在一怒之下诱发真心痛、中风，厥逆吐血而亡；有的因暴受惊恐，冷汗淋漓，二便失禁，神气散失，虚脱而死。不仅如此，病残者长期受到强烈的精神刺激，还可引起并发症，或导致即将痊愈的疾病复发。因此，对于病残者，必须要尽量有效地避免各种不良的精神刺激，医务人员、家庭成员、同事邻里、亲朋好友都应给其生活上的体贴照顾，精神上的安抚劝慰，使之在整个康复过程中处于良好的精神状态，安心养病，安心治疗，促使机体早日康复。

二、饮食康复

饮食康复，是指有针对性地选择适宜的饮食品种，或配合某些药物，以调节饮食的质量，促使人体疾病康复的一种方法，也称食疗。中医学认为，任何饮食都有特定的性味，并对脏腑具有相应的功效。因此，以辨证论治为基础，有目的、有选择地服用某些食物，可补偏救弊，调整阴阳，促进疾病的康复。又因其制作简单，无副作用，且味道鲜美，便于长期服用，故特别适用于慢性病残的康复。对于饮食康复法的优越性，张锡纯曾在《医学衷中参西录·治阴虚劳热方·珠玉二宝粥》中说："病人服之，不但疗病，并可充饥。不但充饥，更可适口。用之对证，病自渐愈。"

（一）辨证进食

饮食康复，也要辨证配膳，因人而异，否则亦会犯"虚虚实实"之戒。应做到每治一病，进食有方，方必依法，定法有理，理必有据，这样才能收到较满意的康复效果。故为医者，不仅要洞察病情，掌握疾病的变化，了解患者的体质、平日饮食的喜恶及病时的改变，同时还必须熟悉食物的性味功能，方可根据不同证候进行科学合理地配膳，以利用食物的偏性来调节人体内部的平衡。如气虚者可服人参黄芪膏、茯苓饼等；血虚者可服当归炖母鸡、红枣桂圆汤等；阴虚者可服枸杞子饮、芝麻首乌粥等；阳虚者可服鹿茸酒、壮阳狗肉汤等。还有猪肺粥以治肺虚咳嗽；山药鸡子黄粥以治肠滑久泻；杜仲蒸猪腰治肾虚腰痛；柏子仁粥治肠燥便秘等，临床上均可根据患者的具体情况而选择加以运用。

（二）重视食忌

食忌即饮食禁忌，包括食量、口味、忌口、配伍禁忌等，这是饮食康复的重要内容之一，正如张仲景所说："所食之味，有与病相宜，有与身相害，若得宜则益体，害则成疾，以此致危，例皆难疗"(《金匮要略·禽兽鱼虫禁忌并治》)。

病残者，尤其是恢复期的患者，大多脾胃功能较为薄弱，应注意固护胃气，节制饮食，不可恣意多食、强食，以免食物停滞难化，复伤脾胃，或致使余邪发作。如《素问·热论》说："病热少愈，食肉则复，多食则遗，此其禁也。"《备急千金要方·伤寒方下·劳复》说："病新瘥后，但得食糜粥，宁少食令饥，慎勿饱，不得他有所食，虽思之，勿与之也。"

疾病初愈，身体虚弱，或久病缠身，元气亏乏，故饮食应以清淡调养为要。如不知利弊，任意进食肥甘厚腻之品，导致食积内停，助邪恋邪，反而容易遗留病根，损害机体，或使旧病复发，或使疾病更加迁延不已。如《医宗金鉴·伤寒心法要诀·食复劳复》指出："新愈之后，脏腑气血皆不足，营卫未通，肠胃未和，惟宜白粥静养。"故康复患者的饮食须清淡适量，易于消化，缓以图之。

饮食"忌口"，对康复患者来说也是重要的一环。有病中忌口，药后忌口，食物与药物及食物之间配伍禁忌等多个方面。《养病庸言·六务》说："生冷之物不吃，鲜发之物不吃，猛烈之物不吃，务择和平中正有益于身、有济于病者吃之。"如热体热病需忌辛辣煎炸；寒体寒病需忌生冷瓜果；久病忌食猪头肉、鹅肉、鱼腥类；疮疡肿毒忌羊肉、蟹、虾及辛辣刺激性食物。又如服食滋补剂后，严禁莱菔子及大寒大凉饮食；服蜂蜜后忌土茯苓、威灵仙；用荆芥后忌鱼蟹等。倘不加注意，阴虚肺病进食辛辣动火食物，可引起咯血；肾炎水肿饮食过咸，可使水肿不退；胆囊炎不忌油腻，就易反复发作；虚寒腹泻吃了生冷食物，就会使腹泻增剧。因此这些饮食"忌口"都应在康复过程中时时加以注意。

三、运动康复

运动康复法，是指患者通过体育运动的锻炼，调养自身的精、气、神，进而促使其身心日渐康复的方法。

首先，要因人因病而异，合理选择运动项目。运动可促进精气流通，调畅气血运行，增强患者体质，扶助正气，提高患者抗御病邪及修复病体的能力。但是由于不同的运动方法，锻炼强度有别，适用范围各有侧重，再加上康复对象的病情、体质、年龄、兴趣爱好等各不相同，故不可强求一致，应区别对待，有针对性地选择合理的运动项目，以求获取最佳的效果。一般来说，静功运动量较小，适宜于阴虚者；动功运动量较大，适宜于阳虚者。内养功、周天功等，重在调整阴阳，练养精气神；鹤翔桩、保健按摩等，犹可宣畅经络，调和气血；五禽戏、太极拳等，对锻炼筋骨，调理脏腑功能颇为有利；而各种静坐、禅定等，则有助于强记益智。如慢性消化系统疾病及高血压病、低血压症、心肌梗死、糖尿病等，可选择放松功、内养功等静功；偏瘫、痹证、痿证、骨质疏松症等，可选择五禽戏、易筋经等；而太极拳由于动作舒缓，刚柔相济，则适宜于神经衰弱、高血压病、冠心病、消化性溃疡、胃下垂、肺结核、慢性支气管炎、糖尿病等多种慢性疾病，故有"太极日日走，活到九十九"的说法。

其次，在进行运动康复时，要遵循以下一些原则。一是量力而行。合理地安排和调节运动量，使其适度，是运动康复中的一条重要原则。运动量太小，达不到锻炼目的，起不到康复作用；而运动量过大，则易超出机体的耐受限度，反而会损伤身体。掌握运动量的依据可采用心率测定法，其公式是180－年龄＝适宜运动的心率。也可以运动后的劳累程度来衡量，若运动后的疲劳感，在休息5～10分钟后即可恢复，为运动适量；若休息后仍感疲劳和不适，并有头痛、头晕、胸闷、心悸、食欲减退等，便属疲劳过度，运动过量。所以既要把握运动量的强弱，又要注意充分的休息，做到练养结合，动而中节。二是循序渐进。可按照先简后繁，从易到难，分段学习的方法进行运动锻炼。应在医生的指导下，有步骤地分阶段练习，并随时检验锻炼的程度和效果，不断调整计划。切忌好高骛远，急于求成，以致后果适得其反，欲速则不达。三是持之以恒。锻炼身体需要坚持不懈的学习和努力，并非一朝一夕所能练就，应经常运动而不间断。一旦拟定了合理的运动项目和时间，就得严格遵守，无论闲忙，都必须"行之有素，持之以恒"，使之逐渐形成体育锻炼的习惯，方能收到良好的康复效果。

四、药物康复

药物康复法，是指在中医理论指导下，运用药物进行调理，以减轻或消除病残患者的形神功能障碍。一般包括内治法和外治法两类。

（一）内治法

内治法是根据患者的具体情况，灵活地选方用药，制成汤、丹、丸、散等剂型内服，以达到协调阴阳，补养气血，恢复脏腑经络功能的目的。内治法的运用原则不外乎辨证求因，随因施治，虚则补之，实则泻之。虚有阴虚、阳虚、气虚、血虚之分，故补法有滋阴、温阳、补气、养血之别。因诸虚所在脏腑不同，治疗时又要详辨虚在何脏何腑，以随其所在而治之。如心脾两虚，可选归脾汤、人参养荣汤之类；肝肾不足，可用六味地黄丸、大补阴丸加减；肾阳亏虚，则选右归丸、金匮肾气丸化裁等。由于脾为后天之本，气血生化之源，而肾为先天之本，脏腑阴阳之根，且久病及肾，故在补虚损的治疗中，应以调养脾肾为主。实，有气滞、血瘀、痰阻等不同，治疗时也应究其原因，分别予以调畅气机、化痰蠲饮、活血化瘀等。如肝气郁结，可用逍遥散加减；痰浊中阻，可选半夏白术天麻汤、泽泻汤加减等。由于气行则血行，治痰先治气，故调畅气机是祛邪的主要方法，化痰、祛瘀往往兼顾理气。另外，康复患者多半病程较长，病机变化相对稳定，所以只要辨证准确，遣方用药得当，一般应耐心守方，静守缓图，切不可心浮急躁，朝令夕改，信手更方，否则疗效多不理想。

（二）外治法

外治法是选择合适的中草药作必要的处理后，对患者全身，或局部或有关穴位，施以熏蒸、浸洗、敷贴、熨敷等，以使病体康复的方法。主要内容如下：

一是熏蒸法。即利用中药煎煮后所产生的蒸气熏蒸患者身体，通过温热与药气的共同作用，使患者毛窍疏通，腠理开泄，气血调畅，郁滞得行，起到温经散寒、活血通络、化瘀消肿、宣水利湿的功效。主要用于风湿痹痛、筋肉劳损、痿证、偏瘫等的康复。既可熏蒸全身，亦可选蒸局部。一般每日熏蒸1～2次，每次30～40分钟，只需熏蒸至微汗出，切忌大汗，以免引起不良后果。凡是有心脏病、高血压病、肺结核、肝炎、肿瘤，或有出血倾向、痈肿化脓、皮肤溃烂者，或孕妇、女子月经期间，均不宜采用熏蒸疗法。

二是浸洗法。指用中草药煎水，乘热浸泡洗浴全身或局部的方法，又称药浴疗法。一般煮沸过滤后先熏蒸患处，待水温不致烫伤皮肤后，再浸泡或用毛巾洗浴全身或局部。每日1～2次，每剂药可用2～3次。此法运用了药效和温热的综合作用，能清洁皮肤，消炎杀虫，温经通络，行气活血，适用于多种皮肤病、筋骨劳伤、偏瘫、痹证、痿证及痔疮、妇女阴痒、子宫脱垂等。浸洗时应注意避风寒，水温不宜太高，勿过度疲劳。

　　三是敷贴法。即用加工过的中草药直接敷贴于患部或穴部，借以康复疾病。通常是将鲜药捣烂成泥，或将干药研成细末，加适量水或醋、蜜、麻油、鸡蛋清、凡士林等调和成膏糊状，再直接敷贴于患处或某个穴位。一般每隔 1～3 天换药一次，可用于慢性咳喘、失眠、眩晕、头痛、腹泻、痹证、痿证等。注意局部皮肤有破损者慎用，并防止感染。

　　四是熨敷法。指用中草药加热后，熨敷于患处或一定穴位，以发挥治疗作用的方法。其具体用法可以是将加热后的药直接敷于患部或穴部，外加包扎，若变冷则设法继续加热；也可用两个布袋盛蒸热或炒热的药物，一袋温熨之，待冷再换另一袋，两袋交替加热使用。一般每日 1～2 次 ，每次 30 分钟左右。此法借助热力和药力的作用，具有温经散寒、行气导滞、活血通络的功效。常用于风寒湿痹痛、脘腹冷痛、阳痿、宫寒不孕、小便不畅等病证的康复。皮肤破损者禁用，注意温度适中，以免烫伤。

五、针灸康复

　　针灸康复，是指运用针刺或艾灸来刺激患者某一穴位或特定部位，以激发经络气血的运行，进而调和阴阳，扶正祛邪，康复身心疾病的方法。其既包括传统的针灸法，也包括近代发展起来的耳针、头针、电针、水针等疗法。

　　康复患者的病机多虚，或虚中夹实，故运用针灸康复治疗，也应首重辨证施治的原则，根据病证的寒热虚实，选穴组方，并采取不同的操作手法，补虚泻实。针灸的补泻手法甚多，其中最常用的是：针刺时用强刺激、行针时间较短，或艾灸时用疾火急烤、持续时间较短，为泻；针刺时用弱刺激、行针时间较长，或艾灸时用微火慢熏、持续时间较长，为补。就针、灸两法对比而言，灸法偏重于补虚，针法偏重于泻实。现代研究证实，针灸具有双向调节作用。如针刺或艾灸曲池、足三里等穴位，血压高者能降，血压低者能升，均可趋于正常；针刺内关穴，可使心动过速者减慢，亦可使心动过缓者增快，调整心律失常。故针灸不仅对呼吸系统、泌尿系统、消化系统、心脑血管系统、神经内分泌系统的功能有良性调节作用，而且还能增强机体的免疫功能，加强机体抗御病邪的能力。

　　针刺法是利用不同的针具，刺激人体的经络腧穴或相应部位，以通经活血，行气导滞，镇静止痛，主要用于实证、郁证。常用的针法除了体针以外，还包括耳针，即在耳郭特定穴位上施行针刺、埋针、电针等方法；头针，即根据大脑皮质在头皮的相应区域而进行针刺的方法；水针，又称"穴位注射"，即是将药物注入穴位、压痛点或反应点，利用针刺和药物的双重作用来进行治疗的方法；电针，即用电针机输出接近人体生物电的微量电流，再通过刺入穴位的毫针作用于人体的方法。

　　艾灸法是对人体一定部位或穴位，利用艾绒或其他药物点燃后的热力和药力进行刺激的方法。常用的灸法分为艾炷灸和艾条灸两类。艾炷灸可直接将艾绒放在穴位上施灸，亦可用姜片、蒜片、食盐等不同的药物将艾绒与皮肤隔开间接施灸。艾条灸分为温和灸和雀啄灸两种不同的手法。艾灸法的作用主要是温阳扶元，温通经络，行气活血，散寒除湿以及消肿散结。适用于哮喘、冠心病、胃痛、腹泻、慢性肾炎、遗尿、子宫脱垂、痹证等多种病证，对阳气虚弱、寒湿内盛的久病痼疾尤为适宜。

　　此外，还有拔罐法。即利用罐内形成的负压及热力，有效地吸附于皮肤上，使之产生局部充血、瘀血，进而达到康复目的的一种方法。常用的工具有竹罐、陶罐、玻璃罐等。拔罐法常用于各种痹证、痛证、气喘、眩晕等，并可与针法、灸法配合使用，以增强治疗效果。

六、自然康复

自然康复法，亦可称环境康复法，是指充分利用自然环境所提供的各种有利条件，以促进人体身心康复的一类方法。

（一）泉水疗法

泉水疗法，即饮用泉水或外浴泉水以康复疾病的方法。

饮泉水法主要包括冷饮法、热饮法及煮食法。所饮泉水以性平味甘、清澄明澈，饮之甘美爽口、无特殊气味者为佳。如《本草纲目·水部·井泉水》说："饮水疗疾，皆取新汲清泉。"并认为"醴泉"即甘泉是"水之精也，味甘如醴，流之所及，草木皆茂，饮之令人多寿。……人饮之者，痼疾皆除。"冷饮法是用新汲冷泉水适量，空腹或饭后饮用，每日2～3次，一日量最多不超过1500ml。此法具有强壮、滋阴、解毒、通淋、通便等作用，常用于消渴病、肥胖症、眩晕、习惯性便秘、淋症等。热饮法是将泉水煮沸，待温饮用，饮量适度，可用于中焦虚寒、寒性头痛、风湿痹痛诸证。煮食法即是用冷泉水煮茶、煮食物或煎药，有滋补强身的功用。

外浴泉水法亦称"浴疗"，是康复治疗中最常用的方法，一般多使用温泉沐浴。温泉浴不仅可温经通络、调畅气血、祛寒舒筋、振奋精神，还可解毒消肿、杀虫止痒，适用于各种皮肤病、风寒湿痹证、瘫证、痿证、腰痛、失眠、眩晕等。如病情需要，也可用冷泉浴。至于浴疗的部位，或全身浸浴，或局部浸浴，当视具体病情而定。

泉水疗法虽可用于多种疾病的康复，但运用时也必须因人而异，如年老体弱及有心脏病者，冷饮法和外浴泉水法均应慎用。另外，还应对水质进行科学的分析与鉴定，若误饮、误用有毒之水，则后患无穷。

（二）空气疗法

空气疗法，就是充分地利用自然界中的新鲜空气，以促进身体康复的方法。

新鲜空气中有大量的负离子，可加强神经系统的调节功能，加速脑组织的氧化过程，增加肺活量，改善血液循环。故空气疗法广泛运用于心血管、呼吸、神经及消化等方面的疾病。经常大量地吸入新鲜空气，能使人感到头脑清新、心胸开阔，消除疲劳，有利于体内吐故纳新的代谢过程，起到滋养五脏，祛病延年的作用。另一方面，自然环境中空气的湿度、温度及其流动，都对人体的皮肤有一定的刺激作用，天长日久，便可提高机体对寒冷和炎热的适应能力，加强了卫表防御病邪的功能。

空气疗法必须在空气清新的环境中进行，时间以日出平旦，万籁俱寂，千家未炊之时为佳，凡空气污浊、烟尘密布之处均不宜。其具体方法有空气吸入和空气浴两种。空气吸入即深呼吸运动，操作时上肢应随吸气而上举、外展，继之随呼气而向下、内收，借此尽量扩展胸部，以充分地吸入新鲜空气。体力较好者，可先运动如打太极拳、慢跑、做健身操后，再做深呼吸运动；体力较差者，可在散步后或在通气良好的室内做深呼吸运动。空气浴即让机体尽可能地裸露于自然环境之中，以接受外界新鲜空气的刺激锻炼。体强者可只穿短裤、背心进行，体弱者应逐渐减衣，量力而行，以不感觉受凉为度。空气吸入和空气浴亦可结合运用。

（三）日光疗法

日光疗法，是指根据日光的生物效应原理，科学地利用日光的照射，以促进机体康复的方法，也称日光浴。

日光，是天地间最精华的阳气，对人体生命活动有着至关重要的作用。明代李时珍在《本草纲目·火部·阳火阴火》中说："太阳，真火也。""天非此火不能生物，人非此火不能自生。"人与天地相应，人体接受自然界之"真火"——日光的照射，可温壮体内的阳气，增强机体抗御疾病的能力。由于人体背部属阳，督脉行于脊背正中，总督一身之阳经，主持一身之阳气，故古人认为日照当以"朝阳"、"晒背"为好。如《老老恒言·晨兴》说："背日光而坐，……脊梁得有微暖，能使遍体和畅。日为太阳之精，其光壮人阳气。"可见，背日而照，不仅直补督脉之阳，进而还起到调节全身脏腑组织功能的作用。总之，日光可刺激神经末梢，调节神经系统的功能；可促进血液循环，加速新陈代谢，调整肺的呼吸；还可振奋精神，使人心情舒畅，消除抑郁。

日光疗法广泛运用于先天不足或后天失养所致的阳虚寒盛、精气亏乏的各种病证，如虚损、久咳喘息、肾虚腰痛、风寒湿痹、眩晕、遗精阳痿，以及小儿发育迟缓、智力低下等。日照地点，一般以江湖海滨为佳，楼顶、阳台等亦可选用，总以光照充足、空气清爽、安静清洁为准。日照的时间要适宜，春、夏、秋三季一般以上午8～10时为好，冬季以中午11～13时为好。进行日照时，最好戴上草帽、墨镜，以免发生头晕头痛，同时播放优美欢快的音乐以减少烦闷感。每次日照时间为1小时左右，或感觉温暖和畅为度。夏日阳光强烈，注意不要晒伤皮肤。

（四）森林疗法

森林疗法，是利用森林环境的影响，促使疾病康复的方法。

森林是一个绚丽多姿的绿色王国，森林之内绿叶繁茂，空气清新，给人以宁静、幽雅的感觉，是消除疲劳，安定情绪，使精神焕然一新的理想场所。冬天林内温度高于林外，夏天林内温度低于林外，气候平稳宜人，优美舒适，极利于培养正气，增强体质。森林中的自然音乐，如鸟语、松涛、水流声，更是妙不可言，可使人神静而不寂，兴趣盎然，乐以忘忧，对神形疾病的康复具有良好的作用。故孙思邈有"山林深处，固是佳境"之言，龚廷贤有"山林逸兴，可以延年"之说。

森林疗法适宜于多种精神情志病变、慢性虚弱病证，以及心脏病、高血压病、慢性支气管炎、偏瘫、糖尿病等。常用方法一般是到位于森林中的康复机构或疗养院生活一段时间，同时配合适当的治疗和锻炼。对不具备留居森林条件的患者，可在医生的指导下，每天定时去山林中进行康复运动，只要坚持不懈，同样会收到较好的效果。

（五）岩洞疗法

岩洞疗法，又称"洞穴疗法"，是利用岩洞内的特殊气候和环境条件，以改善和修复患者机体状况的方法。

中医学利用岩洞防病治病，具有悠久的历史。认为岩洞内幽静清雅，使人精神安宁，心志愉悦；洞中冬暖夏凉，寒暑变化小，有利于防寒避暑，保养正气，恢复病体。如唐代推崇居住"石室"以养生延年，即"洞府养生法"。北魏至北宋，宣武帝为治疗"斑烂皮肤病"，人工凿石为洞2100个，至今尚存"药方洞"遗址。

岩洞内含有大量的负离子，空气新鲜，湿度较高，温度变化不大，故可明显改善神经系统及各器官的功能，使人心情舒畅，思维敏捷，血压平稳，食欲增加，易于入睡。适用于高血压病、心脏病、神经衰弱以及消化系统和呼吸系统等多种慢性疾病的康复。具体方法可采取病房式，即在岩洞内安置病床，让患者住宿，每天有几次洞外活动，同时配合各种康复医疗。也可用洞游式，即白天去岩洞进行治疗和锻炼，晚上仍回到室内住宿。洞内滞留的时间长短，当因人而异。对有特殊地质结构的岩洞，要有选择地采用，注意安全性。

（六）花卉疗法

花卉疗法，即利用鲜花绚丽的颜色、多姿的形态、扑鼻的馨香及其对环境的美化、净化作用，以促使机体疾病康复的方法。

正在生长、开放的鲜花，其绚丽姿色、馥郁馨香和蓬勃生机，常给人以美的享受，已成为精神生活中不可缺少的因素。观赏鲜花的多姿多彩，可悦目爽情。如牡丹之艳丽华贵，给人以热烈、动情、欢欣之感；兰花、水仙花之素雅洁白，给人以沉静、朴实、高洁之乐。而嗅闻鲜花的扑鼻清香，则可怡情悦志。如紫罗兰、玫瑰的香气，使人爽朗愉快；橘子、柠檬的香气，使人兴奋进取；茉莉、丁香的香气，使人沉着冷静。经临床研究发现，天竺花的香气可消除疲劳，促进睡眠；白菊花的香气能降低血压；薰衣草的香气对神经性心动过速有一定疗效；香叶天竺葵的香气可以舒张支气管平滑肌以治疗哮喘。因此鲜花的视觉、嗅觉综合立体效果，可调整心理活动，起到影响乃至改善人体身心状态的特殊治疗作用。另外，鲜花还能美化和净化环境。古人认为花之香气能"解秽气"。现代研究证实，菊花、山栀花等均有吸收有毒气体而净化空气的作用，梅花则对环境污染尤为敏感。故花卉疗法作为精神康复的一种辅助疗法，广泛运用于高血压病、低血压、神经官能症、肺结核、习惯性便秘、紧张性头痛、更年期综合征、抑郁症、癔症、失眠等。具体应用时，可根据不同的病情，或在室内摆设适合病情的香花数盆，或指定患者到花圃接触不同的鲜花，或在花园内观赏、散步、弈棋、读书等，以舒畅情志，通利气血，调节脏腑功能。不过，对某些特殊体质的患者，如有花粉过敏史者，应忌用或慎用。

七、娱乐康复

娱乐康复法，是指利用各种形式的娱乐活动，调节患者的精神，锻炼患者的形体，从而使其身心康复的一类方法。娱乐活动包括音乐、歌舞、琴棋、书画、风筝、钓鱼等多种丰富多彩的内容，均具有养心怡情，畅通气血，锻炼形体之功效，已成为现今喜闻乐见的康复方法。

（一）音乐疗法

音乐疗法，是用音乐来调节人体的身心，促使疾病康复的方法。

早在两千多年前，《乐记》就有关于音乐能增进健康的记载。古人认为，不同的音阶有不同的作用，如闻其宫声，使人温良而宽大；闻其商声，使人方廉而好义；闻其角声，使人恻隐而仁爱；闻其徵声，使人乐养而好施；闻其羽声，使人恭俭而好礼。故音乐通过其强烈的艺术感染力，调摄人的情志，继而以情导理，影响人的行为。如节奏鲜明的音乐能使人精神振奋，欢快优美的音乐能使人轻松愉快，柔和舒缓的音乐能使人安详平和。总之，音乐能协调脏腑功能，促进气血运行，在一些疾病的康复医疗中可收到诸如减轻疼痛、增进智力、疏郁制怒、催眠通便等独特的效果。

具体运用音乐疗法时，首先要根据不同的病情而"辨证施曲"，其次应考虑到不同的文化素养、兴趣特点而因人选曲。一般每日听音乐2～3次，每次30～60分钟，最好配合相应的灯光、色彩、花卉等，以创造与乐曲相适应的环境。

（二）歌咏疗法

歌咏疗法，即让患者通过唱歌来恢复身心健康的方法。

　　古人认为，歌咏与气功有着相似之处。如气功要求调心、调形、调气；而歌咏同样需要集中注意力和想象力，以便进入意境，同时亦须调整姿态，讲究运气，以利发声。因此歌咏可以怡养性情，调节情绪，除却忧郁与悲伤，增强患者的抗病信心和勇气。某些哮喘病患者通过唱歌，还可畅通气道，帮助呼吸，有利于痰涎的排出。故康复患者可根据自己的音乐修养、爱好和民族习惯来选择适宜的歌曲。

（三）舞蹈疗法

　　舞蹈疗法，主要是指组织患者参与舞蹈活动，陶冶神情，锻炼形体。

　　舞蹈疗法，源远流长。据史书记载，我国大禹治水时，人们就利用"大舞"以愈病。舞蹈时，人的头、胸、腰、胯、腿、手等都伴随着音乐而有节奏地摆动，同时还要求全身动作协调，舞姿优美，这对于调畅情志或恢复肢体的运动功能有着良好的康复作用。舞蹈的种类很多，不同的舞蹈，其节奏和动作也不一样。如有的充满活力，热情奔放；有的步伐稳健，动作敏捷；有的旋律活泼，轻松愉快等。可根据患者的具体情况，灵活选择。

（四）琴棋疗法

　　琴棋疗法，是指通过弹琴、弈棋以促进身心健康的方法。

　　弹琴时优美动听的音乐享受，一是可以使人心情舒畅，愉快开朗；二来亦可抚琴寄思，抒其情怀，泄其忧愤。同时弹琴可练习指掌，使之灵活自如，具有帮助手指关节恢复活动功能的作用。故中风后遗症、痿证、痹证等手指屈伸不利的病变，可配合弹琴以增强治疗效果。

　　弈棋疗法，可使人心神集中，杂念尽消，并随着棋子的起落，神情有弛有张，故对注意力分散，精力不易集中，或忧愁、郁闷的患者有调节情绪的功效。另外，棋盘之上，瞬息之间，变化无穷，只有反复谋略才能得之，因此也是一种提高智力的训练方法，可用于小儿智力发育迟缓及老人智力减退。不过，弈棋也不得过于计较输赢，要注意适度，以免耗神太多。

（五）书画疗法

　　书画疗法，是指通过习练书法或绘画来恢复身心健康的方法。

　　习练书画，是一种集肢体活动与全身气力于笔端的艺术劳动。其要求运用指力、腕力、臂力甚至腰力，这就有助于舒筋活血，贯通经络。还要求凝神静气，排除杂念，调匀呼吸，又与太极拳、气功等调心、调息、调意的特点相似。故书画疗法动静结合，刚柔相济，既可修身养性，调节情趣，益智灵心，亦可防病治病，促进机体的康复。如以书法的字体为例，楷书可安神除烦，隶书可静心定志，行草则可激情舒郁等。因此康复患者可根据自己的情趣爱好，灵活地选择不同的书画内容进行练习。

【文献选录】

　　1. 陶弘景：凡行气欲除百病，随所在作念之，头痛念头，足痛念足，和气往攻之，从时至时便自消矣。（《养性延命录·服气疗病》）

　　2. 黄宫绣：食之入口，等于药之治病，同为一理。合则于人脏腑有益，而可却病卫生；不合则于人脏腑有损，而即增病促死。（《本草求真·食物》）

　　3. 高濂：运体以却病，体活则病离。（《遵生八笺·延年却病笺上卷》）

　　4. 吴师机：七情之为病也，看花解闷，听曲消愁，有胜于服药者也。（《理瀹骈文·续增略言》）

　　5. 绮石：虚劳之人，其性情多有偏重之处，每不能摅节其精神，故须各就性情所失以为治。其在荡而不收者，宜节嗜欲以养精；在滞而不化者，宜节烦恼以养神；在激而不平者，宜节忿怒以养肝；在躁而不静者，宜节辛勤以养力；在琐屑而不坦夷者，宜节思虑以养心；在慈悲而不解脱者，宜节悲哀以养肺。(《理虚元鉴·知节》)

6. 赵佶：凡治病之术，不先治其所欲，正其所念，去其所恶，损其所恐，未有能愈者也。(《圣济总录·治法·治神》)

7. 陈直：凡老人首患，宜先以食治，食治未愈，然后命药，此养老人之大法也。是以善治病者，不如善慎疾；善治药者，不如善治食。(《寿亲养老书·序》)

8. 孙思邈：调利筋骨，有偃仰之方；祛疾闲邪，有吐纳之术；流行荣卫，有补泻之法；节宣劳逸，有与夺之要。(《备急千金要方·养性·养性序》)

9. 程文囿：诸病久则气滞血凝而成郁结，治之各因其证，兼以解郁，郁滞一开，则气血通畅，而诸病自愈矣。(《医述·杂证汇参·郁》)

10. 《黄帝内经》：形数惊恐，经络不通，病生于不仁，治之以按摩。(《素问·血气形志》)

11. 《黄帝内经》：肾有久病者，可以寅时面向南，净神不乱思，闭气不息七遍，以引颈咽气顺之，如咽甚硬物，如此七遍后，饵舌下津令无数。(《素问·刺法论》)

（梅晓云）

主要参考文献

1. 郁觉初. 中医康复 [M]. 南京：江苏科学技术出版社，1992.

2. [美] 安德鲁·韦尔. 不治而愈——发现和提高人体自我康复能力 [M]. 北京：新华出版社，1998，1.

3. 刘大立. 中医心理学在康复医学中的应用 [J]. 中医药学报，1986，(6)：8.

4. 赵家祺. 试论精气流通与康复长寿 [J]. 江苏中医杂志，1987，(6)：20.

5. 李滨. 养生康复学的历史回顾和现实意义 [J]. 中医药信息，1987，(2)：1.

6. 郭子光. 中国古代的康复医学 [J]. 上海中医药杂志，1988，(4)：36.

7. 赵娣桃. 康复医学与中医心理学 [J]. 河北中医学院学报，1989，(3、4)：6.

8. 聂天义. 中医康复学术中的通补论 [J]. 江苏中医，1990，(11)：44-46.

9. 王云龙. 脾胃学说在康复医学和老年病学中的应用 [J]. 康复与疗养杂志，1991，(2)：38.

10. 刘辉. 论中医康复学的五大特点 [J]. 江苏中医，1994，15 (8)：37-38.

11. 曹贵珠，戴长林. 张仲景对康复医学的贡献 [J]. 江苏中医，1994，15 (6)：34-36.

12. 黄国志. 音乐治疗与心身康复 [J]. 中国康复医学杂志，1996，11 (4)：190-192.

13. 刘昭纯. 试析《内经》康复医学思想及其影响 [J]. 安徽中医学院学报，1997，16 (5)：4-6.